H. Brugger, K. Zafren, L. Festi, P. Paal, G. Strapazzon (Hrsg. der Originalausgabe)

M. Jacob, H. Brugger (Hrsg. der deutschen Ausgabe)

Alpine Notfallmedizin

Hermann Brugger, Ken Zafren, Luigi Festi, Peter Paal, Giacomo Strapazzon (Hrsg. der Originalausgabe)

Matthias Jacob, Hermann Brugger (Hrsg. der deutschen Ausgabe)

Alpine Notfallmedizin

Mit Beiträgen von: Giancelso Agazzi, Danica Barron, Marc Blancher, Pierre Bouzat, Bruce Brink, Monika Brodmann Maeder, Douglas J. Brown, Heiner Brunner, Giulio Carcano, Emmanuel Cauchy (†), Osvaldo Chiara, Stefania Cimbanassi, Rik De Decker, Lana Donlagic, John Ellerton, Fidel Elsensohn, Patrick Fauchère (†), Herbert Forster (†), Alessandro Forti, Flavio Gaudio, Julien Ghelfi, Guido Giardini, Mike Greene, Elisabeth Gruber, Natalie Hölzl, Katharina Hüfner, Giuseppe Ietto, Michèle Imhasly, Chris Imray, Barbara Juen, Thorsten Keil, Alexandre Kottmann, Dietmar Kratzer, Oliver Kreuzer, Thomas Küpper, Raimund Lechner, Grant Lipman, Christoph Lutter, Darryl Joseph Macias, Stephen Maier, Peter Mair, Gianluca Marconi, Herbert Mayer, Daniel Migliaccio, Mario Milani, Roger Mortimer, Maria Antonia Nerin, Christian Nußbickel, Gianfranco Parati, Mathieu Pasquier, Ryan Paterson, Dario Pellegrini, Urs Pietsch, Simon Rauch, Oliver Reisten, Steven Roy, Johannes Schiffer, Volker Schöffl, Corinna Ariane Schön, Nathan Simonson, Sven Christjar Skaiaa, Iñigo Soteras, Barbara Sperner-Unterweger, Günther Sumann, Mario Teruzzi, Gela Tölken, Iztok Tomazin, Anjan Truffer, Philipp Venetz, Bernd Wallner, Ruth Warger, Patrick Wenger, Jason Williams, Alberto Zoli

Übersetzt von: Gregor Franke, Baumkirchen/Österreich; Manuel Kirchschlager, Bad Mitterndorf, Österreich; Peter Mayringer, Altheim/Österreich; Mag. Andreas Prenner BScN, Graz/Österreich; Armin Reisinger, Linz/Österreich; Dr. med. univ. Daniel Staribacher, Wien/Österreich

Mit einem Geleitwort von: Dr. John Ellerton, Präsident der Internationalen Kommission für Alpine Notfallmedizin (ICAR MedCom)

ELSEVIER

Elsevier GmbH, Bernhard-Wicki-Str. 5, 80636 München, Deutschland
Wir freuen uns über Ihr Feedback und Ihre Anregungen an: kundendienst@elsevier.com

Titel der Originalausgabe
Mountain Emergency Medicine

ISBN: 978-88-214-4733-4

(*) Edra S.p.A. is part of LSWR GROUP

This translation of Mountain Emergency Medicine, 1st edition by Hermann Brugger, Ken Zafren, Luigi Festi, Peter Paal, Giacomo Strapazzon was undertaken by Elsevier GmbH and is published by arrangement with Edra S.p.A. which is part of LSWR GROUP

Diese Übersetzung von Mountain Emergency Medicine, 1. Auflage, von Hermann Brugger, Ken Zafren, Luigi Festi, Peter Paal, Giacomo Strapazzon wird durch die Elsevier GmbH ausgeführt und in Absprache mit Edra S.p.A.* veröffentlicht.

Alpine Notfallmedizin, 1. Auflage von Hermann Brugger, Ken Zafren, Luigi Festi, Peter Paal, Giacomo Strapazzon, Matthias Jacob

ISBN 978-3-437-15102-6
eISBN 978-3-437-05075-6

1. Auflage 2024

Wichtiger Hinweis
Die Übersetzung wurde von der Elsevier GmbH eigenverantwortlich ausgeführt. Ärzte/Praktiker und Forscher müssen sich bei der Bewertung und Anwendung aller hier beschriebenen Informationen, Methoden, Wirkstoffe oder Experimente stets auf ihre eigenen Erfahrungen und Kenntnisse verlassen. Bedingt durch den schnellen Wissenszuwachs insbesondere in den medizinischen Wissenschaften sollte eine unabhängige Überprüfung von Diagnosen und Arzneimitteldosierungen erfolgen. Im größtmöglichen Umfang des Gesetzes wird von Elsevier, den Autoren, Redakteuren oder Beitragenden keinerlei Haftung in Bezug auf die Übersetzung oder für jegliche Verletzung und/oder Schäden an Personen oder Eigentum, im Rahmen von Produkthaftung, Fahrlässigkeit oder anderweitig, übernommen. Dies gilt gleichermaßen für jegliche Anwendung oder Bedienung der in diesem Werk aufgeführten Methoden, Produkte, Anweisungen oder Konzepte.

Für die Vollständigkeit und Auswahl der aufgeführten Medikamente übernimmt der Verlag keine Gewähr.
Geschützte Warennamen (Warenzeichen) werden in der Regel besonders kenntlich gemacht (®). Aus dem Fehlen eines solchen Hinweises kann jedoch nicht automatisch geschlossen werden, dass es sich um einen freien Warennamen handelt.
Hinweise zu Diagnose und Therapie können sich von den in Deutschland üblichen Standards unterscheiden. Achtung: Die bei den genannten Arzneimitteln angegebenen Dosierungen und Anwendungshinweise können von der deutschen Zulassung abweichen.

Bibliografische Information der Deutschen Nationalbibliothek
Die Deutsche Nationalbibliothek verzeichnet diese Publikation in der Deutschen Nationalbibliografie; detaillierte bibliografische Daten sind im Internet über https://www.dnb.de abrufbar.

24 25 26 27 28 5 4 3 2 1

In ihren Veröffentlichungen verfolgt die Elsevier GmbH das Ziel, genderneutrale Formulierungen für Personengruppen zu verwenden. Um jedoch den Textfluss nicht zu stören sowie die gestalterische Freiheit nicht einzuschränken, wurden bisweilen Kompromisse eingegangen. Selbstverständlich sind **immer alle Geschlechter** gemeint.

Planung: Dr. Barbara Schweighofer, München
Projektmanagement: Annekathrin Sichling, München
Redaktion: Christel Hämmerle, München
Bildredaktion und Rechteklärung: Andrea Ispan, Riemerling
Herstellung: Dietmar Radünz, Leipzig
Satz: STRAIVE, Puducherry/Indien
Druck und Bindung: EGEDSA, Sabadell (Barcelona)/Spanien
Umschlaggestaltung: SpieszDesign, Neu-Ulm
Titelfotografie: Fotos: @ Eurac Research, Bozen/Italien; Graphik und Layout: Debora Morabito

Aktuelle Informationen finden Sie im Internet unter www.elsevier.de

Herausgeber der deutschen Ausgabe

Prof. Dr. med. Matthias Jacob, MHBA

Matthias Jacob ist Landesarzt der Bergwacht Bayern, Professor für Anästhesiologie der Ludwig-Maximilians-Universität München und Chefarzt der Klinik für Anästhesiologie, Operative Intensivmedizin und Schmerzmedizin des Barmherzige Brüder Klinikums St. Elisabeth, Straubing. Der aktive Bergwacht- und Hubschraubernotarzt absolvierte in fast 40 Jahren Rettungsdiensttätigkeit weit mehr als 5.000 Einsätze in der Berg-, Land- und Luftrettung. Als Forscher beschäftigt sich der begeisterte Hochschullehrer mit den Grundlagen von Kreislauf, Mikrozirkulation und Schock, sein klinischer Arbeitsschwerpunkt ist die Volumentherapie. Aus seinen Arbeiten gingen bis heute 140 zum Teil hochrangige wissenschaftliche Publikationen, Bücher und Buchbeiträge und mehr als 100 internationale Kongressvorträge hervor. Matthias Jacob ist ärztlicher Leiter des DIMM-Formats der Bergwacht Bayern, er vertritt die Bergwacht Bayern in der ICAR MedCom und im Rettungsdienstausschuss des Bayerischen Innenministeriums. Er leitet zudem die AG „Alpine Notfallmedizin" der Sektion Notfall- und Katastrophenmedizin der DIVI.

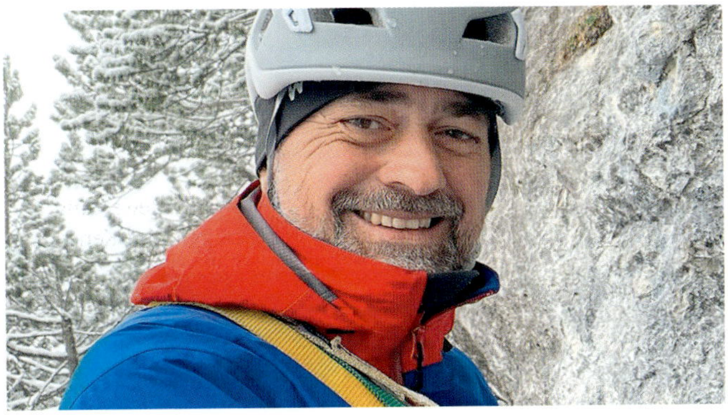

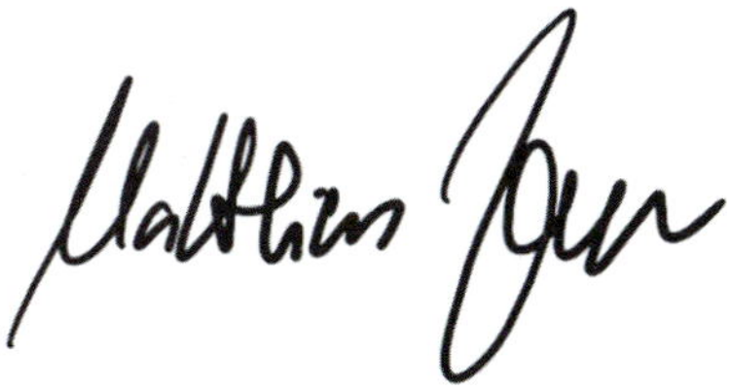

PD Dr. med. Hermann Brugger

Hermann Brugger war Notarzt in Südtirol, Italien, und assoziierter Professor an der Medizinischen Universität Innsbruck, Österreich. Er führte mehr als 2500 Rettungseinsätze für den ärztlichen Notdienst und die Bergrettung durch und forschte zu verschiedenen Aspekten der alpinen Notfallmedizin, einschließlich Höhenmedizin. 2009 hat Hermann Brugger das EURAC-Institut für alpine Notfallmedizin in Bozen gegründet und bis 2022 geleitet. Als Herausgeber und Autor hat er mehrere Bücher und Buchkapitel und rund 330 wissenschaftliche Publikationen im Bereich der Notfall- und Höhenmedizin veröffentlicht. Hermann Brugger war Präsident der Internationalen Kommission für Alpine Notfallmedizin ICAR MedCom und der Internationalen Gesellschaft für Gebirgsmedizin ISMM. Er ist begeisterter Bergsteiger und Skitourengeher und hat zahlreiche Gipfel in Europa, Amerika und Asien bestiegen.

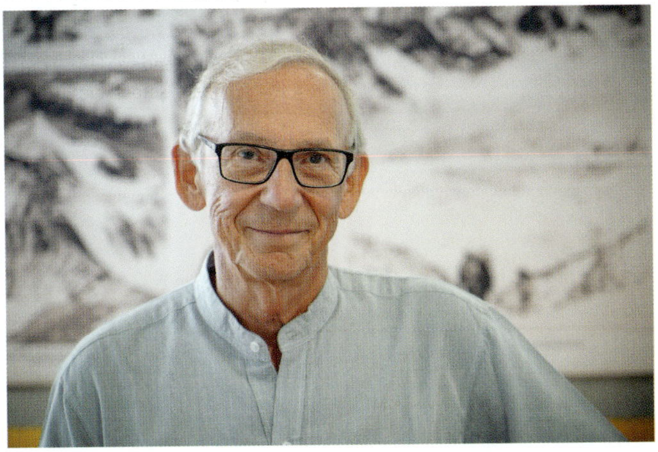

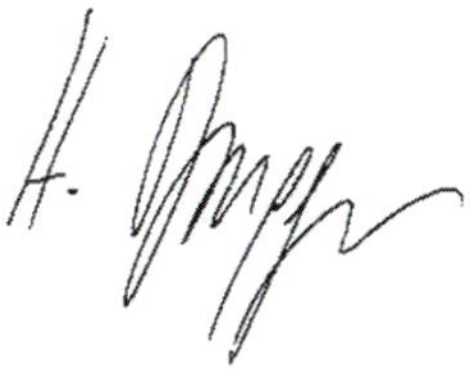

Vorwort der Herausgeber der deutschen Ausgabe

Erfolgreiche Bergrettungsmedizinerinnen und -mediziner suchen keine Gründe, sondern finden Wege, ihr Interesse gilt der Rettung ihrer Patientinnen und Patienten und der Sicherheit aller Beteiligten. Da akademische Lorbeeren meist andernorts verteilt werden, ist in aller Regel ihre Vorliebe für das Schreiben und Pflegen von Lehrbüchern leider nicht annähernd so stark ausgeprägt wie ihre Passion für die Bergrettung. Und deshalb ist die Auswahl an wirklich guten, v.a. deutschsprachigen Lehrbüchern zur Alpinen Notfallmedizin nach wie vor überschaubar. Mit jedem Bergretter, der die aktive Laufbahn beendet, geht der Community daher ein unersetzlicher Wissens- und Erfahrungsschatz verloren, der einfach nicht niedergeschrieben wurde.

Umso erfreulicher ist es, dass einer renommierten Autorengruppe aus dem Kreis der ICAR MEDCOM kürzlich ein absolutes Meisterwerk gelungen ist. *Mountain Emergency Medicine* bietet nicht nur einen umfangreichen Überblick über Geschichte und Strukturen des internationalen Bergrettungsdienstes, sondern berichtet auch aus erster Hand und mit erfreulicher fachlicher Tiefe auf dem aktuellen Stand der medizinischen Wissenschaft über Physiologie, Pathophysiologie und Notfalltherapie der in den Bergen relevanten Krankheitsbilder und Verletzungsmuster. Es werden auch psychologische und strategische Belange der professionellen Bergrettungsmedizin rund um Ausbildung, Team Ressource Management, Krisenintervention und Entscheidungsfindung im weglosen Gelände ausgiebig beleuchtet. Viele Abbildungen und Beispiele aus der langjährigen alpinmedizinischen Praxis veranschaulichen selbst komplexe Inhalte fern der eigenen Erfahrung eindrucksvoll und geben realistische Lösungswege an die Hand.

Dieses Buch kann als das neue internationale Standardwerk der alpinen Notfallmedizin bezeichnet werden. Es wird nicht nur die medizinische Ausbildung noch lernender Einsatzkräfte bereichern, selbst „alte Hasen“ werden es im Kontext ihrer eigenen Erfahrungen mit Interesse lesen: Ein absolutes Muss für jeden medizinisch interessierten Bergretter.

Bereits beim ersten Durchblättern war uns und vielen Kolleginnen und Kollegen klar, dass es nicht ausreicht, ein solch bedeutendes Fachbuch in englischer Sprache auf den Markt zu bringen. Im deutschsprachigen Alpenraum sind Jahr für Jahr mehr als 20.000 Bergretterinnen und Bergretter aktiv, und die Zahl an ärztlichen und nichtärztlichen alpinen Notfallmedizinern, deren Fremdsprachenkenntnisse nicht ausreichen, um vom Lesen eines englischen Fachbuchs zu profitieren, ist groß. Trotzdem hat grundsätzlich jeder einzelne Notfallpatient auch im unwegsamen Gelände Anspruch darauf, nach dem neuesten Stand der Technik und medizinischen Wissenschaft versorgt zu werden. Wir sind deshalb froh, dass sich ein renommierter Medizinverlag entschlossen hat, das ambitionierte Vorhaben einer zeitnahen deutschen Bearbeitung dieses international vielbeachteten Werkes zu wagen. Dieses Buch wird dabei helfen, lebensrettendes Expertenwissen aus aller Welt noch mehr in die Breite zu tragen und unzählige Notfallpatientinnen und Notfallpatienten im deutschsprachigen Alpenraum werden davon profitieren.

Nochmals ein großes Dankeschön an den Elsevier-Verlag und Gratulation an die Autorinnen und Autoren der Originalausgabe und zu diesem Meilenstein der alpinmedizinischen Fachliteratur! Die Herausgeber bedanken sich insbesondere bei den deutschsprachigen Autoren der Originalausgabe *Mountain Emergency Medicine* für die Überarbeitung und finale Freigabe ihrer übersetzten Kapitel.

Straubing und Bozen, im Herbst 2023
Prof. Matthias Jacob und Prof. Hermann Brugger

Geleitwort der Originalausgabe

Dieses Buch ist das Ergebnis eines Lebenswerkes. Die Hauptherausgeber sind Koryphäen in ihrem Gebiet. Mit Hilfe von über 70 Kapitelautor(inn)en ist das hier dargestellte Wissen und Know-how unübertroffen. Die Herausgeber haben identifiziert und definiert, was unter Alpiner Notfallmedizin zu verstehen ist. Durch ihre Entschlossenheit wurde eine Vision in Druck übersetzt – was für ein bedeutender Schritt ist in diesem Band dargestellt!

Die Geschichte dieses Buches beginnt als Vielzahl von Ereignissen. Die im Jahr 2001 veröffentlichten Konsensrichtlinien für Alpine Notfallmedizin und Risikominderung in den Bergen mussten aktualisiert und in ihrem Geltungsbereich erweitert werden. Zu dieser Zeit konnte die sehr aktive und wachsende ICAR MedCom, die mit Forschung, Arbeit und Tagesgeschäft beschäftigt war, keinen Weg finden, das Geschriebene zu Papier zu bringen. Dies änderte sich 2017 in der ruhigen Umgebung von Cinque Terre in Italien. Hier präsentierten Hermann und Luigi eine kühne Vorgehensweise, um ihre Vision zu verwirklichen. ICAR MedCom gab grünes Licht und nicht einmal eine Flut biblischer Ausmaße am letzten Tag konnte die Anfänge des Buchs für Alpine Notfallmedizin verhindern.

Ich muss einem Bergretter nicht erklären, was Alpine Notfallmedizin ist. Innerhalb eines Jahres nach der Einführung in die Welt der Bergrettung wird ein junger Anwärter erkannt haben, dass sein medizinisches Wissen nur die Grundlage für seine Leistung ist. Wenn sie auf widriges Wetter, schlechte Sicht, zeitkritische Logistik und Verletzungen, Teamarbeit und Vertrauen stoßen, verstehen sie, wie sich die drei Wörter Alpin, Notfall und Medizin in der Praxis verbinden und anpassen. Dies geschieht unabhängig von ihrer regulären Arbeit, ob dies nun in der sicheren Umgebung der Notaufnahme, im Setting einer ländlichen medizinischen Versorgung oder im Rettungs- bzw. Hubschrauberdienst ist. Wo sonst trainieren sie eine Stunde lang körperlich mit einer Herzfrequenz über 140 pro Minute, bevor sie einen Patienten untersuchen und behandeln? Wo sonst müssen sie einen Patienten durch vier oder mehr Schichten Outdoor-Kleidung in einer unangenehmen Haltung beurteilen? Wo sonst arbeiten sie in einer Umgebung mit Nebel und Minustemperaturen, um bei einem schockierten Patienten einen venösen Zugang zu legen? Wo sonst hängt ihr Leben und das ihrer Patienten davon ab, dass die geknüpften Knoten halten und die Rotorblätter frei von Hindernissen sind? Diese Faktoren verändern die Medizin vom algorithmischen Standardansatz zur Erforschung weniger frequentierter Pfade und „veralteter", aber wirksamer Behandlungen. Dies macht die Alpine Notfallmedizin zu einer eigenständigen Disziplin und rechtfertigt ihre eigene Literatur. Machen Sie nicht den Fehler zu denken, dass Sie in ein Feld ohne Wissen und mit nur spärlichen Ressourcen eintreten. Ja, in den frühen Tagen war es das Reich der Extrovertierten und Enthusiasten. Aber jetzt nicht mehr! Viele von uns denken über ihre früheren Kollegen nach, die den Übergang in die evidenzbasierte Praxis, die wir heute (er)leben, geprägt haben. In Europa gab es Bruno Durrer und Emmanuel Cauchy, beide nicht mehr unter uns, und eine Vielzahl anderer, die zu diesem Buch beigetragen haben. Die Redakteure halten evidenzbasierte Praxis als Mantra und wenn dies mit Erfahrung und Wertschätzung des Rettungsteams kombiniert wird, steht eine wirklich unverzichtbare Ressource zur Verfügung. Während sich die Welt von der Globalisierung zur Blockade bewegt (während der COVID-19-Pandemie), enthält dieses Buch Schätze, die zukünftige Generationen leiten und anregen können.

Bitte lesen Sie, bitte diskutieren Sie und bitte hinterfragen Sie!

Dr. John Ellerton
Präsident der Internationalen Kommission für Alpine Notfallmedizin (ICAR MedCom)

Vorwort der Originalausgabe

Wo immer der Mensch auftaucht, kann es zu Missgeschicken kommen, die eine angemessene medizinische Versorgung erfordern, um die Gesundheit zur erhalten und das Überleben zu sichern. In den Bergen treten sehr spezielle Krankheiten auf, wie z. B. Höhenkrankheiten (Hypoxie), Erfrierungen, Lawinen und Unterkühlung, doch es gibt auch die Möglichkeit, das gesamte medizinische Spektrum in einer ebenso großartigen wie unwirtlichen Umgebung zu behandeln. Und dann sind da noch die Unfälle: Die komplizierteste Bergung eines Opfers aus einem verunglückten Auto auf der Autobahn ist nichts im Vergleich zur Bergung einer hilflosen Person von einem Berggipfel bei eisigen Temperaturen und stürmischem Wind. Die Retter können selbst zu Opfern werden, und manchmal ist es erforderlich, das Seil zu kappen – eine schwierige ethische Entscheidung, die man vielleicht nur einmal im Leben trifft.

Wenn wir uns mehr in mit der Alpinmedizin beschäftigen, wird es klar, dass es sich um die alpine Notfallmedizin handelt, weil sie das bereits per Definition ist oder weil ohne eine sorgfältige Behandlung einfache Beschwerden zu dem werden können, was Bewohner, die in Gebieten geringerer Höhe wohnen, als ernsthafte Probleme betrachten. Es gibt keine „Notaufnahme", die eine Meile entfernt ist, und der orthopädische Gipsraum befindet sich in einem dunklen Zelt, das auf einer Plane auf dem harten, kalten Boden liegt. Zudem gibt es eine besondere Ausrüstung, spezielle Kommunikationstechniken und einen Fachjargon sowie den Geist der Improvisation, der zu Ausnahmen von jeglicher Regel führt.

Für Bergsteiger gibt es letztlich nur die alpine Notfallmedizin.

Die vorliegende Erstausgabe ist ein guter Einstieg, um darzustellen, was es bedeutet, Medizin in den Bergen zu praktizieren. Besonders wertvoll sind die Berichte und Dokumentation der verschiedenen Aspekte der alpinen Notfallmedizin, bevor diese durch mündliche Weitergabe und fehlerhafte Zuschreibungen verfälscht werden. Die Kombination einer historischen Perspektive mit prägnanten und direkten Empfehlungen für die Praxis zeigt uns, wie weit wir gekommen sind und dass wir noch weiter gehen müssen.

Der größte Notfall in den Bergen ist der Klimawandel. Wir heizen die Atmosphäre, das Land und das Wasser auf und verlieren Polareis und Gletscher in einem Tempo, das nicht mehr tragbar ist, wenn wir diese geologischen Besonderheiten bewahren wollen. Diese Zerstörung und andere wetterbedingte Katastrophen verändern die Landschaft auf den Höhen und überall dort, wo die Wege und Pfade hinaufführen, die den Zugang zu den majestätischen Bergen ermöglichen. Der erste Schritt ist das Eingeständnis, dass es ein Problem gibt. Wir müssen aufhören, die Erde auszuplündern und zu zerstören oder wir müssen die Konsequenzen tragen. Lesen Sie weiter und setzen Sie Ihre Leidenschaft in die Tat um.

Paul S. Auerbach (†)
MD MS Family Professor Emeritus Abteilung für Notfallmedizin
Medizinische Fakultät der Stanford University

Herausgeber der Originalausgabe

Hermann Brugger, MD
Leiter Institut für Alpine Notfallmedizin, Eurac Research, Bozen (Italien)
Außerordentlicher Professor i.R. Medizinische Universität Innsbruck, Innsbruck (Österreich)
Präsident der International Society for Mountain Medicine (ISMM) Zürich (Schweiz)
Ehemaliger Präsident der Internationalen Kommission für Alpine Notfallmedizin (ICAR MedCom), Zürich, (Schweiz)

Luigi Festi, MD
Notfallchirurg, Thoraxchirurg, Alpinarzt, Leiter der Abteilung für Notfallchirurgie und Transplantation, Universitätskrankenhaus, Varese (Italien)
Koordinator und Programmdirektor, Internationaler Masterkurs für Alpine Notfallmedizin, Universität Insubrien und Universität Mailand-Bicocca, Varese und Mailand, (Italien)

Ken Zafren, MD FAAEM FACEP FAWM
Klinischer Professor, Arzt an der Abteilung für Notfallmedizin, Stanford University Medical Center Stanford, CA (USA)
Assistenzarzt, Abteilung für Notfallmedizin, Alaska Native Medical Center, Anchorage, AK (USA)
Stellvertretender medizinischer Direktor, Himalayan Rescue Association, Kathmandu (Nepal)
Ehemaliger Vizepräsident der Internationalen Kommission für Alpine Notfallmedizin (ICAR MedCom), Zürich, (Schweiz)

Peter Paal, MD PD MBA
Klinischer Direktor, Oberarzt, Abteilung für Anästhesiologie und Intensivmedizin, Krankenhaus der Barmherzigen Brüder, Paracelsus Medizinische Privatuniversität, Salzburg, (Österreich)

Giacomo Strapazzon, MD PhD
Stellvertretender Leiter, Institut für Alpine Notfallmedizin, Eurac Research, Bozen (Italien)
Außerordentlicher Professor, Medizinische Universität Innsbruck, Innsbruck (Österreich)
Medizinischer Berater, Nationale Schule für medizinische Hochrisiko-Notfälle in unterirdischer Umgebung, Corpo Nazionale Soccorso Alpino e Speleologico (CNSAS) (Nationale Organisation für Berg- und Höhlenrettung), Mailand (Italien), Delegierter, Internationale Kommission für Alpine Notfallmedizin (ICAR MedCom), Zürich, (Schweiz)

Mitautoren

Giancelso Agazzi, MD
Mitglied des Vorstands der Italienischen Gesellschaft für Alpinmedizin, Padua (Italien), Sekretär, Medizinische Kommission des italienischen Alpenvereins, Mailand (Italien), Delegierter, Internationale Kommission für Alpine Notfallmedizin (ICAR MedCom), Zürich, (Schweiz)

Danica Barron, MD DiMM
Assistenzärztin, Notaufnahme Santa Clara Valley Medical Center, San Jose, CA (USA) Oberärztin, Notaufnahme Medizinisches Zentrum Kaiser Permanente-Modesto, Modesto, CA, (USA)

Marc Blancher, MD
Medizinischer Koordinator der Bergrettung und Berater der Notaufnahme, Centre Hospitalier Universitaire (Universitätsklinikum), Grenoble-Alpes Grenoble, (Frankreich)

Pierre Bouzat, MD PhD
Professor, Abteilung für Anästhesiologie und Intensivmedizin, Traumazentrum Grenoble-Alpes, Universitätsklinikum Grenoble, (Frankreich)

Bruce Brink, CCP ACP DiMM
Critical Care Paramedic, Whistler Blackcomb Ski Patrol Whistler, BC (Kanada), Delegierter, Internationale Kommission für Alpine Notfallmedizin (ICAR MedCom) Zürich, (Schweiz)

Monika Brodmann Maeder, MD MME FSSREM
Assoziierte Professorin und Oberärztin Abteilung für Notfallmedizin, Inselspital Bern Universitätsspital und Universität Bern, Bern (Schweiz), Senior Researcher, Institut für Alpine Notfallmedizin, Eurac Research, Bozen, (Italien)

Douglas J. Brown, MD
Klinischer Assisstenzprofessor, klinischer Ausbilder, Arzt, Abteilung für Notfallmedizin, Universität von British Columbia, Vancouver, BC, (Kanada)

Heiner Brunner
Mediator, Traumaexperte, Bergwacht Bayern, Garmisch-Partenkirchen, (Deutschland)

Giulio Carcano, MD
Professor für allgemeine Chirurgie, Universität von Insubrien Varese (Italien), Vorsitzender, Medizinische Fakultät, Universität Insubrien Varese (Italien), Direktor, Abteilung für Allgemein-, Notfall- und Transplantationschirurgie, Abteilung für Allgemeinchirurgie (endokrine Stoffwechselkrankheiten) ASST "Sette Laghi" (Regionalkrankenhaus), Varese, (Italien)

Emmanuel Cauchy, MD
Direktor, Institut für Ausbildung und Forschung in Bergmedizin IFREMMONT, Krankenhaus Chamonix, Chamonix, (Frankreich)

Osvaldo Chiara, MD FACS
Professor und Berater, Abteilung für Physiopathologie und Transplantation, Universität Mailand "Statale" Mailand (Italien), Berater, Allgemeinchirurgie-Trauma-Team, ASST Niguarda (Regionalkrankenhaus), Mailand, (Italien)

Stefania Cimbanassi, MD FACS
Oberärztin, Allgemeinchirurgie-Trauma-Team, ASST Niguarda (Regionalkrankenhaus), Mailand, (Italien)

Rik De Decker, MSc MBCHB DCH FCPA-EDS(SA) CERTMEDGENET(SA)
Außerordentlicher Professor, beratender Kinderkardiologe und Leiter des Herzkatheterlabors, Abteilung für Pädiatrie und Kindergesundheit Red Cross War Memorial Children's Hospital Kapstadt, (Südafrika)

Lana Donlagic, MD
Oberärztin, Abteilung für Anästhesiologie und Intensivmedizin, Klinikum Klagenfurt am Wörthersee, (Österreich)

John Ellerton, BM BCh MA MRCGP
Bergrettungsarzt, Patterdale Mountain Rescue Team, Penrith (UK), Präsident der Internationalen Kommission für Alpine Notfallmedizin (ICAR MedCom), Zürich, (Schweiz)

Fidel Elsensohn (†), MD
Bergrettungsarzt, Österreichischer Bergrettungsdienst, Roethis (Österreich), Ehemaliger Präsident, Internationale Kommission für Alpine Notfallmedizin (ICAR MedCom), Zürich, (Schweiz)

Patrick Fauchère(†)
Helikopterpilot und Leiter Flugbetrieb Air-Glaciers SA, Sion (Schweiz), Mitglied des Verwaltungsrats der Rettungsorganisation des Kantons Wallis (OCVS-KWRO), Sierre (Schweiz), Ehemaliger Präsident der Luftrettungskommission der Internationalen Kommission für Alpine Rettung (ICAR ARC), Zürich (Schweiz), Vorstandsmitglied, Schweizerische Helikoptervereinigung (SHA), Bern, (Schweiz)

Herbert Forster(†), MD
Chefarzt, Bergwacht Bayern, Immenstadt, (Deutschland)

Alessandro Forti, MD
Facharzt, Kardio-Anästhesist, HEMS-Arzt, Luft- und Raumfahrtmedizin, Abteilung für Anästhesiologie und Intensivmedizin, Regionalkrankenhaus Treviso, Treviso (Italien), HEMS Dienst Pieve di Cadore (Italien), Nationale medizinische Hochschule, Corpo Nazionale Soccorso Alpino e Speleologico (CNSAS SNaMed), Mailand, (Italien)

Flavio Gaudio, MD FACEP
Assistenzprofessor, Abteilung für Notfallmedizin New York Presbyterian-Weill Cornell Medical Center New York, NY, (USA)

Julien Ghelfi, MD
Facharzt, Abteilung für diagnostische und interventionelle Bildgebung, Universitätsklinik Grenoble Grenoble, (Frankreich)

Guido Giardini, MD
Leiter Abteilung für Neurologie und Schlaganfallstation, Zentrum für Alpinmedizin und Neurologie, Regionalkrankenhaus Valle d'Aosta, Aosta, (Italien)

Mike Greene, MBE FRCSEd FRCEM Dip Med Ed DMM
Facharzt, Notfallmedizin, Kendal (UK), Klinischer Programmleiter, Diploma of Mountain Medicine UK, Royal College of Surgeons Edinburgh Faculty of Pre-Hospital Care, Edinburgh (UK), Medizinischer Leiter, Bergrettung England und Wales, Kendal (UK), Delegierter, Internationale Kommission für Notfallmedizin im Gebirge (ICAR MedCom), Zürich, (Schweiz)

Elisabeth Gruber, MD MSc
Chefärztin, Prähospital Notfallmedizin, Anästhesistin, Notfallärztin, Abteilung, für Anästhesiologie und Intensivmedizin, Landeskrankenhaus Bruneck, Bruneck, (Italien)

Natalie Hölzl, MD
Alpinnotärztin, Expeditions- und Wildnisärztin, BExMed-Deutscher Verband für Berg- und Expeditionsmedizin, München (Deutschland), Anästhesistin, Abteilung für Anästhesiologie und Intensivmedizin, Klinik Immenstadt, Immenstadt (Deutschland) Delegierte und Vizepräsidentin der Internationalen Kommission für Alpine Notfallmedizin (ICAR MedCom), Zürich, (Schweiz)

Katharina Hüfner, MD
Assistenzprofessorin, Fachärztin, Abteilung für Psychiatrie, Psychotherapie und Psychosomatik Abteilung für Psychiatrie II, Medizinische Universität Innsbruck, Innsbruck, (Österreich)

Giuseppe Ietto, MD
Oberarzt, Sektion für Allgemein-, Notfall- und und Transplantationschirurgie, Abteilung für Medizin und Chirurgie, Universität von Insubrien, Varese, (Italien)

Michèle Imhasly
Zertifizierte Ambulanzoffizierin, zertifizierte Human Factors Trainerin und Operations Director, Training Center Air Zermatt, Zermatt, (Schweiz)

Chris Imray, MBBS PhD FRCS FRCP FFSEM FRGS
Facharzt, Gefäß- und Nierentransplantationschirurg, Direktor, Forschung und Entwicklung, Universitätskrankenhaus Coventry & Warwickshire, Coventry (UK), Ehemaliger Präsident, Vascular Society of Great Britain and Ireland, Litchfield, (UK)

Barbara Juen, PhD
Professorin für Psychologie, Institut für Psychologie der Universität Innsbruck, Innsbruck (Österreich), Leiterin der psychosozialen Betreuung, Österreichisches Rotes Kreuz/Zentrale, Wien, (Österreich)

Thorsten Keil, MD
Facharzt für Anästhesie, Intensivmedizin und Notfallmedizin, Leiter der Abteilung für Anästhesie und Intensivmedizin, REGIOMED-Klinikum Lichtenfels, Lichtenfels, (Deutschland)

Alexandre Kottmann, MD
Facharzt für Anästhesiologie und Intensivmedizin, Notarzt, Rega-Schweizerische Rettungsflugwacht, Zürich (Schweiz), Leitender Oberarzt, Notfallabteilung, Universitätsspital Lausanne, Lausanne (Schweiz) Delegierter, Internationale Kommission für Alpine Notfallmedizin (ICAR MedCom), Zürich, (Schweiz)

Dietmar Kratzer, MSc
Klinischer und Notfallpsychologe, Institut für Psychologie, Universität Innsbruck, Innsbruck (Österreich), Leiter der psychosozialen Betreuung, Österreichisches Rotes Kreuz Rum, (Österreich)

Oliver Kreuzer, FP-C CCP-C NREMT-P
SAR-Flightparamedic, Air Zermatt, Zermatt (Schweiz), Critical Care Flight Paramedic HH60 und Combat Medic United States Army, Fort Carson, CO, (USA)

Thomas Küpper, MD
Professor und Berater für Luftfahrt-, Reise-, Sport- und Arbeitsmedizin, Institut für Arbeits- und Sozialmedizin RWHT Technische Hochschule Aachen, Aachen, (Deutschland)

Raimund Lechner, MD
Oberarzt, Abteilung für Anästhesiologie und Intensivmedizin, Bundeswehrkrankenhaus Ulm, Ulm, (Deutschland)

Grant Lipman
Klinischer Professor, Assistenzarzt, Abteilung für Notfallmedizin, Stanford University Medical Center, Stanford, CA, (USA)

Christoph Lutter, MD PhD MHBA
Assistenzarzt, Abteilung für Orthopädische Chirurgie, Universitätsklinikum Rostock, Rostock, (Deutschland)

Darryl Joseph Macias, MD FACEP FAAEM FAWM DIMM
Professor, Programmdirektor, Wildnis-, Austern- und Internationales/Fellowship-Programm, Abteilung für Notfallmedizin, Universität von New Mexico Albuquerque, NM (USA), Medizinischer Direktor, Internationales Zentrum für Alpinmedizin, Universität von New Mexico, Albuquerque, NM, (USA)

Stephen Maier
Leitender Flugretter, Hubschrauber-Rettungsspezialist Travis County STAR Flight, Austin, TX, (USA)

Peter Mair, MD
Professor, Facharzt, Abteilung für Anästhesie und Intensivmedizin, Medizinische Universität Innsbruck, Innsbruck, (Österreich)

Gianluca Marconi, MD
Leiter des AAT 118-Helikopter-Notfalldienstes AREU Lombardia (Lombardischer Notdienst) ASST della Valtellina e dell'Alto Lario (Regionalkrankenhaus), Sondrio (Italien), Facharzt für Anästhesie und Intensivmedizin, Corpo Nazionale Soccorso Alpino e Speleologico (CNSAS) (Nationale Organisation für Berg- und Höhlenrettung) Mailand, (Italien)

Herbert Mayer, MD
Leiter der Abteilung für Unfallchirurgie und Orthopädische Chirurgie, Krankenhaus Immenstadt, Immenstadt (Deutschland) Notarzt, Bergwacht Bayern, Immenstadt, (Deutschland)

Daniel Migliaccio, MD FAAEM
Leiter der Ultraschall-Gruppe, klinischer Assistenzprofessor, Oberarzt, Abteilung für Notfallmedizin, Universität von North Carolina, Chapel Hill, NC, (USA)

Mario Milani, MD
Direktor, Nationale Medizinische Hochschule, Corpo Nazionale Soccorso Alpino e Speleologico (CNSAS SNaMed) Mailand (Italien), Delegierter, Internationale Kommission für Alpine Notfallmedizin (ICAR MedCom), Zürich, (Schweiz)

Roger Mortimer, MD
Professor, Oberarzt, Abteilung für Familien- und Gemeinschaftsmedizin, Fresno Medical Education Program, University of California, San Francisco Fresno, CA, (USA)

Maria Antonia Nerin, DM PhD
Direktorin, Medizinische Vereinigung & CUEMUM (Universitätskurse für Alpine Notfallmedizin), Chia (Spanien) Co-Direktorin, Offizieller Master in Alpiner Notfall- und Wildnismedizin, Universität Camilo José Cela Madrid (Spanien), Notärztin und SMUR (Mobiler Dienst für Notfallmedizin und Reanimation), Krankenhaus Lannemezan (Frankreich), Präsidentin, Spanische Gesellschaft für Alpinmedizin und Rettung (SEMAM), Zaragoza (Spanien), Delegierte, Internationale Kommission für Alpine Notfallmedizin (ICAR MedCom), Zürich, (Schweiz)

Christian Nußbickel, MD
Oberarzt, Notaufnahme, Zentrum für Gebirgsmedizin Klinik Immenstadt, Immenstadt, (Deutschland)

Gianfranco Parati, MD FESC
Professor für Kardiologie, Abteilung für Medizin und Chirurgie, Universität Mailand-Bicocca, Mailand (Italien), Wissenschaftlicher Direktor, Abteilung für kardiovaskuläre, neuronale und metabolische Wissenschaften, Istituto Auxologico Italiano (Italienisches Auxologisches Institut), Krankenhaus „S. Luca“, Mailand, (Italien)

Mathieu Pasquier, MD
Chefarzt, PD & MER, Abteilung Prähospital - Notfalldienste, Centre Hospitalier Universitaire Vaudois (CHUV) (Waadtländer Universitätsklinikum), Lausanne, (Schweiz)

Ryan Paterson, MD DTM&H DIMM
US-Delegierter, Internationale Gesellschaft für Alpine Notfallmedizin, Zürich (Schweiz), Assistenzarzt, Kaiser Permanente Notfallmedizin, Denver, CO (USA), Adjungierter Professor, Oberarzt, Abteilung für Notfallmedizin, Abteilung für Wildnis- und Umweltmedizin, University of Colorado School of Medicine, Aurora, CO, (USA)

Dario Pellegrini, MD
Interventioneller Kardiologe, Kardiovaskuläre Abteilung ASST "Papa Giovanni XXIII" (Regionalkrankenhaus) Bergamo, (Italien)

Urs Pietsch, MD DESA EDIC
Konsiliararzt, Abteilung für Anästhesiologie und Intensivmedizin, Kantonsspital St. Gallen (Schweiz), Notarzt, Notfallmedizinischer Dienst Air Zermatt, Zermatt, (Schweiz)

Simon Rauch, MD PhD EDIC
Senior Researcher, Institut für Alpine Notfallmedizin, Eurac Research, Bozen (Italien), Facharzt, Abteilung für Anästhesie und Intensivmedizin, Krankenhaus "F. Tappeiner", Meran, (Italien)

Oliver Reisten, MD PhD
Facharzt, Anästhesie und Notfallmedizin, Spital Solothurn, Solothurn (Schweiz), Zertifizierter Human Factors Trainer und Medical Director Training Centre, Air Zermatt, Zermatt (Schweiz), Ärztlicher Leiter, Abteilung Anästhesie Spital Solothurn Rettungswesen, Solothurn, (Schweiz)

Steven Roy, MDCM DIMM DIMEM DIWEM DIPROM
Co-Programm-Direktor, Wahlfach für Assistenzärzte in Wildnismedizin, McGill University/WildernessMD Medical Solutions, Montreal, QC (Kanada), Spezialisierung, Abteilung für Intensivmedizin, Universität Calgary, Calgary, AB (Kanada), Mitglied des Exekutivausschusses der Internationalen Gesellschaft für Alpinmedizin, Montreal, QC, (Kanada)

Johannes Schiffer, MD
Facharzt für Kinderheilkunde, Hausham (Deutschland), Notarzt, Bergwacht, Bayern, Hausham, (Deutschland)

Volker Schöffl, MD PhD MHBA
Leiter der Abteilung für Sportmedizin, Klinikum Bamberg, Bamberg (Deutschland), Außerordentlicher Professor, Klinik für Unfallchirurgie und Orthopädische Chirurgie, Friedrich-Alexander-Universität Erlangen-Nürnberg (Deutschland), Adjoint Assisstant Professor, Abteilung für Notfallmedizin, University of Colorado School of Medicine, Aurora, CO (USA), Gastprofessor, School of Clinical and Applied Sciences, Leeds Becket University, Leeds, (UK)

Corinna Ariane Schön, MD
Forensische Pathologin, Institut für Rechtsmedizin, Universität Bern, Bern (Schweiz), Delegierte, Internationale Kommission für Alpine Notfallmedizin (ICAR MedCom), Zürich (Schweiz), Präsidentin, Schweizerische Gesellschaft für Alpinmedizin Zizers, (Schweiz)

Nathan Simonson
Pararescue Team Leader, United States Air Force, 57. Rettungsschwadron, Aviano (Italien) und 304. Rettungsschwadron Portland, OR, (USA)

Sven Christjar Skaiaa, MD
Facharzt für Anästhesiologie und Intensivmedizin, Abteilung für Luftrettung, Universitätsklinik Oslo Oslo (Norwegen), Delegierter der Internationalen Kommission für Alpine Notfallmedizin (ICAR MedCom), Zürich, (Schweiz)

Iñigo Soteras, MD PhD
Berater, Notaufnahme, Krankenhaus Cerdanya Puigcerdà, (Spanien)

Barbara Sperner-Unterweger, MD
Professorin, Beraterin, Direktorin, Abteilung für Psychiatrie, Psychotherapie und Psychosomatik, Abteilung für Psychiatrie II, Medizinische Universität Innsbruck Innsbruck, (Österreich)

Günther Sumann, MD MSc DESA EDIC
Facharzt für Anästhesiologie, Intensivmedizin und Notfallmedizin, Abteilung für Anästhesiologie und Intensivmedizin, Akademisches Lehrkrankenhaus Bregenz und Feldkirch (Österreich), Notarzt, Christophorus-Hubschrauber-Rettungsdienst, Vorarlberg und Tirol (Österreich), Präsident der Österreichischen Gesellschaft für Berg- und Höhenmedizin (ÖGAHM), Innsbruck (Österreich) Delegierter der Internationalen Kommission für Alpine Notfallmedizin (ICAR MedCom), Zürich, (Schweiz)

Mario Teruzzi, MD
Facharzt für Anästhesie und Intensivmedizin Abteilung für Anästhesie und Intensivmedizin AREU Lombardia (Rettungsdienst der Lombardei), ASST Niguarda (Regionalkrankenhaus), Mailand (Italien), HEMS Base Manager, AREU Lombardia (Rettungsdienst der Lombardei), Mailand, (Italien)

Gela Tölken
Freiwillige Helferin, Wildnis-Ersthelferin, Rettungssanitäterin, Bergrettungsteam Sektion Hottentotten Holland des Mountain Club of South Africa, Stellenbosch, (Südafrika)

Iztok Tomazin, MD MSc PhD
Facharzt für Notfallmedizin und Familienmedizin und Direktor des Gesundheitszentrums Trzic, Trzic (Slowenien) Notfallarzt des slowenischen Hubschrauber-Notfalldienstes (HEMS), Kranj (Slowenien), Mitarbeiter der Abteilung für Familienmedizin Medizinische Universität Ljubljana, Ljubljana (Slowenien), Bergrettungsarzt, Bergrettungsverband von Slowenien, Ljubljana (Slowenien), Delegierter, Internationale Kommission für Alpine Notfallmedizin (ICAR MedCom), Zürich, (Schweiz)

Anjan Truffer
Berufsbergführer UIAGM, Bergrettungsspezialist und Leiter der Bergrettung Zermatt und Air Zermatt, Zermatt (Schweiz), Mitglied Technische Kommission, Rettungsorganisation des Kantons Wallis/Wallis (OCVS-KWRO) Zermatt, (Schweiz)

Philipp Venetz, MD DiMM
Facharzt, Anästhesie, Intensivmedizin und Notfallmedizin, Kantonsspital Luzern (Schweiz), Medizinischer Direktor, Rettungsdienst, Air Zermatt Zermatt, (Schweiz)

Bernd Wallner, MD
Forschungsleiter, Abteilung für Anästhesiologie und Allgemeine Intensivmedizin, Medizinische Universität Innsbruck, Innsbruck, (Österreich)

Ruth Warger, MSc PhD
Notfallpsychologin, Krankenhaus "F. Tappeiner" Meran (Italien), Bergrettungsdienst Südtirol, Vilpian, (Italien)

Patrick Wenger
Flugretter SAR Critical Care, Air Zermatt Zermatt, (Schweiz)

Jason Williams, BS DIMM
Paramedic, Abteilung für Notfallmedizin Universität von New Mexico School of Medicine Albuquerque, NM (USA), Direktor, Internationales Zentrum für Alpinmedizin Universität von New Mexico Medizinische Fakultät Albuquerque, NM, (USA)

Alberto Zoli, MD
Generaldirektor, AREU Lombardia (Lombardische Rettungsdienste), Mailand, (Italien)

Abkürzungen

(a)HT	Arterielle Hypertonie (Arterial Hypertension)
ACR	Air Rescue Commission
AED	Automatisierter externer Defibrillator
AIS	Score zur Klassifikation der Verletzungsschwere (Abbreviated-Injury-Scale)
AKI	Akutes Nierenversagen (Acute Kidney Injury)
ALS	Erweiterte Maßnahmen der Reanimation (Advanced Life Support)
AMS	Akute Höhenkrankheit (Acute Mountain Sickness)
aPTT	Aktivierte partielle Thromboplastinzeit
ARDS	Acute Respiratory Distress Syndrom
ASD	Vorhofseptumdefekte (Atrial septum defect)
AVPU-Schema	Algorithmus Beurteilung des Bewusstseins (alert, voice, pain, unresponsive)
BIPAP	Intubation mit Überdruckbeatmung (Bilevel Positive Airway Pressure)
BLS	Basismaßnahmen der Reanimation (Basic Life Support)
BPS	Benignes Prostatasyndrom
CCU	Kardiologische Station (Cardiac Care Unit)
CHF	Herzinsuffizienz (Chronic Heart Failure)
CHS	Klassischer Hitzschlag (Classical Heat Stroke)
CISM	Critical Incident Stress Management
CIVD	Kälteinduzierte Vasodilatationen (Cold-Induced Vasodilation)
CKD	Chronische Niereninsuffizienz (Chronic Kidney Disease)
CPAP	Nichtinvasive Überdruckbeatmung (Continuous Positive Airway Pressure)
CPR	Kardiopulmonale Reanimation, Wiederbelebung (Cardiopulmonary Resuscitation)
CRM	Crew Resource Management (Cockpit Resource Management)
DAMP	Schadenassoziierte molekulare Muster (Damage Associated Molecular Patterns)
DCR	Schadensbegrenzender chirurgischer Eingriff (Damage Control Resuscitation), Laparotomie bei kritischem Allgemeinzustand
DiMM	Internationale Lehrgänge für Alpinmedizin (International Diploma in Mountain Medicine)
DNR	Do not resuscitate
DPL	Diagnostische Peritoneallavage
DSM	Diagnostic and Statistical Manual of Mental Disorders
E/V/M	Klinische Parameter der Glasgow-Coma-Scale (GCS), Augen (E), verbale Kommunikation (V), körperlichen Motorik (M)
EAH	Trainingsassoziierte Hyponatriämie (Exercise Associated Hyponatraemia)
ECLS	Extrakorporales Life-Support-System (Extracorporeal Life Support System)
ECMO	Extrakorporale Membranoxygenierung (Extracorporeal Membrane Oxygenation)
E-FAST	Erweiterte FAST-Untersuchung (FAST)
EHS	Anstrengungshitzschlag (Exertional Heat Stroke)
EMS	Notfalldienst (Emergency Medical Services)
EPO	Erythropoietin
EPP	Beckentamponade (Extraperitoneal Pelvic Packing)
$ETCO_2$	Endtidales Kohlendioxid
$etCO_2$	Endtidaler CO_2-Partialdruck
FAST	Sonografisches Untersuchungsschema in der Notfallsonografie (Focused Assessment with Sonography for Trauma)
FAST	Face (Gesicht), Arms (Arme), Speech (Sprache), Time (Zeit)
GCS	Glasgow Coma Scale
h	Stunde(n)
HAA	High Altitude Airship
HACE	Höhenhirnödem (High Altitude Cerebral Edema)
HAH	Höhenkopfschmerz (High Altitude Headache)
HAPE	Höhenlungenödem (High Altitude Pulmonary Edema)
HAT	Hypothermie
HEC	Flüge mit Personen-Außenlasten (Human External Cargo)
HEMS	Notarzt-/Rettungshubschraubersysteme (Helicopter Emergency Medical Services)
HF	Herzinsuffizienz (Heart Failure)
HI	Herzinfarkt
HOPE	Hypothermia Outcome Prediction after ECLS
HT	Hyperthermie
HZV	Herzzeitvolumen
ICAR	Internationale Kommission für Alpine Rettung
ICAR MedCom	Internationale Kommission für Alpine Notfallmedizin
ICU	Intensive Care Unit (Intensivstation)
IHR	Internationale Hypothermie Register
ILCOR	International Liaison Committee on Resuscitatio
INR	Weltweit standardisierte Umrechnung des Quick-Werts bzw. der Thromboplastinzeit (International Normalised Ratio)
ISS	Injury Severity Score (International anatomischer Score zur Bewertung der Verletzungsschwere bei Traumapatienten)
KED	Rettungskorsett (Kendrick Extrication Device)
KF	Kammerflimmern
KKT	Körperkerntemperatur
LMA	Larynxmaske
LOC	Level of Conciousness/Bewusstseinsgrad
LT	Larynxtubus
LVS	Lawinenverschüttetensuchgerät
MAD	Mukosaler Medikamentenzerstäuber (Mucosal Atomization device)
MANV	Massenanfälle von Verletzten
MGAP	Präklinischer Score des französischen Rettungsdienstes (Mechanism, GCS, Age, Arterial Pressure)
MILS	Manuelle Inline-Stabilisierung
min	Minute(n)
MODS	Multiorgan-Dysfunktion-Syndrom
MOOC	Internetbasierter Kurs, der sich an viele Teilnehmende richtet (Massive Open Online Course)
NASB	Nichtlawinenbedingte Schneeverschüttung (Non-alavanche snow burial)
NIRS	Nahinfrarotspektroskopie
NIV	Nichtinvasive Beatmung (Noninvasive Ventilation)
NSTEMI	Nicht-ST-Hebungsinfarkt (Non-ST-segment Elevation Myocardial Infarction)
OHCA	Außerklinischer Herz-Kreislauf-Stillstand (Out Of Hospital Cardiac Arrest)
$PaCO_2$	Kohlendioxid-Partialdruck

PAMP	Pathogen-assoziierte molekulare Muster (Pathogen associated molecular patterns)
paO_2	Arterieller Sauerstoffpartialdruck
PBl	Problembasiertes Lernen (Problem-Based Learning)
PCI	Perkutane koronare Intervention (percutaneous coronary intervention)
PEA	Pulslose elektrische Aktivität (Pulseless Electrical Activity)
PEEP	Positiver endexspiratorischer Druck (Positive Endexpiratory Pressure)
PEH	Psychische Erste Hilfe
PFO	Offenes Foramen ovale (Persistierendes Foramen Ovale)
PHT	Plötzlicher Herztod Pulmonale Hypertonie
PHTLS	Präklinisches Traumamanagement (Prehospital Trauma Life Support)
POCUS	Sonografie am Einsatzort (Point-of-Care-Sonografie)
PSNV	Psychosoziale Notfallversorgung
PSS	Psychosocial Support
PTBS	Posttraumatische Belastungsstörung
pVT	Pulslose ventrikuläre Tachykardie (pulseless ventricular tachycardia)
RAPT	Höhenrettungstool (Rescue at Altitude Prophylaxe Tool)
RAPT	Altitude prophylaxis tool (Rescue at Altitude Prophylaxe Tool)
REBOA	Okklusion der Aorta descendens durch einen Ballonkatheter (Resuscitative Endovascular Balloon Occlusion of the Aorta)
RICE	Rest, Ice, Compression and Elevation
ROSC	Rückkehr des Spontankreislaufs (Return of Spontaneous Circulation)
RSI	Blitzintubation, Crush-Intubation (Rapid Sequence Induction)
SABA	Atemschutzgeräte (Supplied Air-Breathing Apparatus)
SAR	Such- und Rettungsdienst (Search and Rescue)
SBP	Systolischer Blutdruck (systolischer Blutdruck)
SCABA	Umluftunabhängiges Atemschutzgerät (Self-Contained Breathing Apparatus)
SCD	Plötzlicher Herztod (Sudden Cardiac Death)
SGA	Supraglottsiche Atemwegshilfen
SIRS	Systemisches inflammatorisches Response-Syndrom
SNS	Sympathikus (Sympathetic Nervous System)
SpO_2	Arterielle Sauerstoffsättigung
STC	Höhlenrettung (Speleo Trauma Care)
STEMI	ST-Hebungsinfarkt (ST-segment-elevation myocardial infarctions)
T	Temperatur
TRISS	Trauma Revised Injury Severity Score
T-RTS	Triage Revised Trauma Score
TVT	Tiefe Venenthrombose
UIAA	Union Internationale des Associations d'Alpinisme
VA-ECMO	Venös-arterielle ECMO
VF	Kammerflimmern (Ventricular Fibrillation)
VHF	Vorhofflimmern
WMS	Wilderness Medical Society

Fehler gefunden?

An unsere Inhalte haben wir sehr hohe Ansprüche. Trotz aller Sorgfalt kann es jedoch passieren, dass sich ein Fehler einschleicht oder fachlich-inhaltliche Aktualisierungen notwendig geworden sind.
Sobald ein relevanter Fehler entdeckt wird, stellen wir eine Korrektur zur Verfügung. Mit diesem QR-Code gelingt der schnelle Zugriff.

https://else4.de/978-3-437-15102-6

Wir sind dankbar für jeden Hinweis, der uns hilft, dieses Werk zu verbessern. Bitte richten Sie Ihre Anregungen, Lob und Kritik an folgende E-Mail-Adresse: kundendienst@elsevier.com

Inhaltsverzeichnis

I Allgemeine Überlegungen

1 Einführung in die alpine Notfallmedizin 3
Hermann Brugger, Ken Zafren Luigi Festi

2 Geschichte der Bergrettung 7
Giancelso Agazzi
2.1 Entwicklung der Bergrettung 7
2.1.1 Anfänge 7
2.1.2 Hannibal mit seinen Elefanten 8
2.1.3 Erste organsierte Bergrettung 8
2.1.4 Alpine Rettung in den Alpen 8
2.1.5 Bergrettung auf der ganzen Welt 10
2.2 Bergrettungsgeschichten aus der ganzen Welt 14
2.2.1 Mont Blanc und Unglücke am Matterhorn 15
2.2.2 Ein Gelübde nach der Kreuzfahrt 15
2.2.3 Unter der Lawine 15
2.2.4 Tragödien von 1936 und 1946 15
2.2.5 Tragödien in den 1950er-Jahren 15
2.2.6 Tragödien in den 1960er-Jahren 16
2.2.7 Tragödien in den 1970er-Jahren 17
2.2.8 Aktuellere Tragödien 17
2.3 Persönlichkeiten 18
2.4 Such- und Rettungshunde 23
2.5 International Commission for Mountain Emergency Medicine (ICAR) 24

3 Herausforderungen der Bergrettung 27
Oliver Reisten, Oliver Kreuzer, Michèle Imhasly Philipp Venetz
3.1 Einführung 27
3.2 Generelle Überlegungen 27
3.2.1 Der „Spirit" des Bergsteigens und der Bergrettung 27
3.2.2 Bergsteigen und Bergrettung als Herausforderung 28
3.2.3 Entscheidungsfindung 28
3.2.4 Erfahrung 29
3.3 Kultur des Rettungsteams 30
3.4 Kenntnisse und Fähigkeiten 31
3.4.1 Fortbewegung im alpinen Gelände 31
3.4.2 Spezielle Überlegungen 34

II Gegenwärtige Situation weltweit

4 Bergrettungsdienste 39
Fidel Elsensohn
4.1 Hintergrund 39
4.2 Die Internationale Kommission für alpine Rettung 40
4.3 Aktueller Stand der Bergrettung 41
4.3.1 Finanzierung 41
4.3.2 Bodengebundene/terrestrische Rettung 41
4.3.3 Luftrettung 41
4.3.4 Notfallmedizinisches System im alpinen Bereich 46

5 Hubschrauberrettung 49
Iztok Tomazin, Patrick Fauchère (†), Günther Sumann
5.1 Hintergrund 50
5.2 Geschichte 50
5.2.1 Erste Schritte 50
5.2.2 Fortschritt 51
5.3 Epidemiologie 51
5.4 Vorteile der Luftrettung in den Bergen 53
5.5 Grundlagen der Luftrettung in den Bergen 53
5.5.1 ICAR ARC 53
5.5.2 ICAR MedCom 53
5.5.3 Terminologie 53
5.5.4 Probleme in schwierigem Gelände 54
5.5.5 Instrumentenflugregeln 55
5.5.6 Rettungsflüge bei Nacht 55
5.5.7 Große Höhen 55
5.5.8 Flugphysiologie 56
5.5.9 Gefahren rund um den Hubschrauber 56
5.5.10 Crew Resource Management 57
5.6 Empfehlungen 57
5.6.1 Organisation 57
5.6.2 Arbeitsplatzbedingungen 59
5.6.3 Dienstpläne 59
5.6.4 Sicherheit 59
5.6.5 Integration und Zusammenarbeit 59
5.6.6 Leitstellen 60
5.6.7 Zeit 61
5.6.8 Kommunikation 61

5.6.9 Team . . . 61
5.6.10 Medizinische Behandlung . . . 62
5.6.11 Winden- und Taubergungen . . . 64
5.6.12 Helikopter . . . 65
5.6.13 Rettungsausrüstung . . . 65
5.6.14 Medizinische Ausrüstung . . . 65
5.6.15 Persönliche Schutzausrüstung . . . 66

III Aus- und Fortbildung

6 Ausbildung und Training . . . 73
Monika Brodmann Maeder, Steven Roy, Jason Williams, Mike Greene
6.1 Einführung . . . 73
6.2 Theorien der Erwachsenenbildung . . . 74
6.2.1 Andragogik: Unterricht für erwachsene Lernende . . . 74
6.2.2 Heutagogik: selbstgesteuertes Lernen . . . 74
6.3 Lehrplangestaltung . . . 75
6.3.1 Allgemeine Überlegungen . . . 76
6.3.2 Bedarfsanalyse . . . 76
6.3.3 Übergeordnetes Ziel und Zielsetzungen . . . 76
6.3.4 Lehrmethoden und -inhalte . . . 76
6.3.5 Umsetzung . . . 77
6.3.6 Lehrkräfte . . . 77
6.3.7 Beurteilung der Lernenden und Kursevaluation . . . 78
6.4 Lehrmethoden . . . 78
6.4.1 Blended Learning . . . 78
6.4.2 E-Learning . . . 78
6.4.3 Fernunterricht . . . 78
6.4.4 „Flipped Classroom" . . . 79
6.4.5 Interaktive Präsentationen . . . 79
6.4.6 Fallbasiertes Lernen . . . 79
6.4.7 Problembasiertes Lernen . . . 80
6.4.8 Skills Labs . . . 80
6.4.9 Virtuelle Lernumgebung . . . 81
6.4.10 Simulation und Debriefing . . . 81
6.5 Konkrete Planung von Lernaktivitäten . . . 82
6.5.1 Inhalt und Ziele . . . 82
6.5.2 Aktivitätenplanung . . . 82
6.6 Tipps für einen erfolgreichen Unterricht . . . 82
6.7 Bewertung der Studierenden . . . 84
6.7.1 Formative Lernbeurteilung . . . 84
6.7.2 Summative Lernbeurteilung . . . 84
6.7.3 Schriftliche Beurteilung . . . 84
6.7.4 Praktische Beurteilung . . . 84
6.8 Evaluierung der Ausbildung . . . 84
6.9 Diplomkurse in Alpinmedizin . . . 85
6.9.1 DiMM-Kurse: Wesentliche Elemente und Standards . . . 85
6.9.2 Kursarten . . . 85

IV Ausrüstung

7 Technische Ausrüstung, Rettungstechniken und Kommunikation . . . 91
Oliver Kreuzer, Danica Barron, Nathan Simonson, Anjan Truffer
7.1 Hintergrund . . . 91
7.2 Technische Bergbekleidung . . . 92
7.2.1 Baselayer . . . 92
7.2.2 Leichte Isolierung . . . 93
7.2.3 Mittlere Isolierung . . . 93
7.2.4 Hardshelljacke . . . 93
7.2.5 Handschuhe . . . 93
7.2.6 Stiefel und Schuhe . . . 93
7.3 Tragemittel . . . 93
7.4 Persönliche Schutzausrüstung . . . 94
7.4.1 Klettergurt . . . 94
7.4.2 Helm . . . 94
7.4.3 Alpine Ausrüstung . . . 94
7.5 Rettungstechniken . . . 96
7.5.1 Prinzipien der Bergrettung . . . 96
7.5.2 Arten von Bergrettungseinsätzen . . . 96
7.5.3 Fähigkeiten für die technische Rettung . . . 96
7.6 SAR-Dienste . . . 97
7.7 Transportarten . . . 97
7.7.1 Bodengebundener Transport ohne Fahrzeug . . . 97
7.7.2 Unmotorisierter Transport auf Schnee . . . 97
7.7.3 Motorisierter Transport auf Schnee . . . 98
7.8 Hubschrauber . . . 99
7.8.1 Hubschraubereinsätze . . . 100
7.8.2 Flugsicherheit . . . 100
7.9 Kommunikation . . . 104
7.9.1 Mobiltelefone . . . 105
7.9.2 Satellitentelefone . . . 106
7.9.3 Ortungssender, Peilsender oder Satellitennachrichtengeräte . . . 107
7.10 Danksagung . . . 107

8 Medizinische Ausrüstung im Bergrettungsdienst . . . 109
Fidel Elsensohn, Urs Pietsch
8.1 Einleitung . . . 109
8.2 Epidemiologie . . . 109
8.3 Geschichte der medizinischen Versorgung in der Bergrettung . . . 110
8.4 Konzepte der medizinischen Versorgung im Bergrettungsdienst . . . 111
8.5 Medizinische Ausrüstung im Bergrettungsdienst . . . 111
8.5.1 Allgemeine Überlegungen . . . 111
8.5.2 Hubschrauberrettung im Bergrettungsdienst . . . 112
8.5.3 Medizinische Ausrüstung . . . 112

8.6 **Aktueller Stand der medizinischen Ausrüstung** ... 119
8.6.1 Medizinische Rucksäcke für Bergretter ... 119
8.6.2 Rucksäcke für Bergrettungsärzte und Sanitäter ... 120
8.7 **Empfohlene medizinische Ausrüstung** ... 123
8.7.1 Medizinische Ausrüstung für Ersthelfer ... 123
8.7.2 Medizinische Ausrüstung für Ärzte ... 123
8.8 **Zusammenfassung** ... 124

V **Versorgung vor Ort**

9 **Einführung in die alpine Notfallversorgung** ... 129
Oliver Reisten, Hermann Brugger
9.1 Einleitung ... 129
9.2 Bergrettungsdienst ... 130
9.3 Bergsteigen und Bergrettung ... 131
9.4 Menschliche Faktoren ... 131

10 **Sicherheit** ... 133
John Ellerton, Johannes Schiffer
10.1 Hintergrund ... 133
10.2 Wissenschaft ... 134
10.3 Wie verbessern wir die Sicherheit unserer Rettungseinsätze? ... 135
10.4 Crew Resource Management ... 136

11 **Patientenbeurteilung und Risikomanagement** ... 141
Fidel Elsensohn
11.1 Einleitung ... 141
11.2 Allgemeine Überlegungen ... 141
11.3 Sicherheit von Rettern und Patienten ... 142
11.4 Primary Survey (Notfall-Check) ... 142
11.5 Secondary Survey ... 142
11.5.1 Kopfverletzungen ... 142
11.5.2 Wirbelsäulen- und Beckenverletzungen ... 143
11.5.3 Verletzungen im Bauch- und Brustbereich ... 144
11.5.4 Frakturen und Verrenkungen der Extremitäten ... 144
11.6 Besondere Situationen ... 144
11.6.1 Lawinenunfall ... 144
11.6.2 Unterkühlung (Hypothermie) ... 145
11.6.3 Unterkühlung durch Eintauchen in kaltes Wasser (cold water immersion) ... 145
11.6.4 Stürze ... 145
11.6.5 Spaltenstürze ... 146
11.6.6 Blitzschläge ... 146
11.6.7 Hitzschlag ... 146
11.6.8 Höhenkrankheit ... 147
11.7 Sonografie am Einsatzort (Point-of-Care-Ultraschall – POCUS) ... 147
11.8 Risikobewertung und -management in der Bergrettung ... 148
11.8.1 Grundsätze ... 148
11.8.2 Risikomanagementprozess: Kommunikation und Situationsbewusstsein ... 148

12 **Wundversorgung** ... 151
Mike Greene
12.1 Hintergrund ... 151
12.2 Pathophysiologie ... 151
12.3 Wundbeurteilung ... 152
12.3.1 Anamnese ... 152
12.3.2 Untersuchung ... 153
12.4 Blutungskontrolle ... 153
12.5 Persönliche Schutzausrüstung und Sicherheit ... 154
12.6 Langfristige Betreuung vor Ort ... 154
12.6.1 Wundreinigung und Débridement ... 154
12.6.2 Wundverschluss ... 155
12.7 Anästhesie ... 155
12.8 Methoden des Wundverschlusses ... 155
12.9 Antibiotika ... 156
12.10 Tetanus ... 156
12.11 Tollwut ... 157
12.12 Spezielle Wunden ... 157
12.12.1 Bauch ... 157
12.12.2 Schürfwunden ... 157
12.12.3 Tierbisse ... 158
12.12.4 Blasen ... 158
12.12.5 Verbrennungen ... 158
12.12.6 Brustkorb ... 158
12.12.7 Füße ... 159
12.12.8 Gesicht und Mund ... 159
12.12.9 Kopf ... 159
12.12.10 Hände ... 159
12.12.11 Insektenstiche ... 159
12.12.12 Hals ... 159
12.12.13 Offene Frakturen ... 159
12.12.14 Hautlappen ... 160

13 **Stabilisierung und Schienung** ... 163
Herbert Mayer, Herbert Forster (†)
13.1 Medizinischer Hintergrund ... 163
13.1.1 Schmerzlinderung ... 163
13.1.2 Vermeiden einer Verschlimmerung ... 163
13.1.3 Erleichterung des Transports ... 163
13.2 Grundlagen der Stabilisierung und Schienung ... 163
13.2.1 Stabilisierung der angrenzenden Gelenke ... 163
13.2.2 Kraftschlüssige Schienung ... 164
13.2.3 Formschlüssige Schienung ... 164
13.2.4 Schienung am Rumpf oder an anderen Körperteilen ... 164
13.2.5 Schienung mit Anwendung von Zug ... 164
13.3 Schienung in der Bergrettung ... 165

13.3.1 SAM®-Splint 165
13.3.2 Vakuumschienen und Vakuummatratzen 165
13.3.3 Luftkammerschienen 165
13.3.4 Vorgefertigte Schienen für häufig verletzte Körperregionen 165
13.4 Schienungen in bestimmten anatomischen Regionen 166
13.4.1 Fingerschienung 166
13.4.2 Handgelenksschienen 166
13.4.3 Stabilisierung des Oberarms und der Schulter 166
13.4.4 Schienung des Oberschenkels 167
13.4.5 Schienung des Unterschenkels 167
13.4.6 Immobilisierung der Wirbelsäule 167
13.4.7 Immobilisierung der Halswirbelsäule 168
13.4.8 Stabilisierung des Beckens 169

14 Polytrauma 171
Günther Sumann, Sven Christjar Skaiaa, Monika Brodmann Maeder
14.1 Einleitung, Begriffe und Definitionen 171
14.2 Hintergrund und Epidemiologie 172
14.3 Verletzungsmechanismen 172
14.4 Pathophysiologie des Polytraumas 173
14.5 Primary Survey, Akutmaßnahmen, Interventionen und Entscheidungsfindung 173
14.5.1 Sicherheit und Risikoreduktion 174
14.5.2 Primary Survey 174
14.6 Secondary Survey 175
14.7 Vitalstabilisierung 176
14.7.1 Respiratorisches Versagen und Intubation 176
14.7.2 Traumatischer Herz-Kreislauf-Stillstand 177
14.7.3 Schock 178
14.7.4 Gerinnungsmanagement und Verwendung von Blutprodukten 180
14.7.5 Hypothermie bei Polytrauma 181
14.8 Spezielle Verletzungsmuster 181
14.8.1 Neurotrauma: Schädel-Hirn-Trauma und Rückenmarksverletzung 181
14.8.2 Thoraxtrauma 183
14.8.3 Abdomen- und Beckentrauma 184
14.8.4 Extremitätentrauma 184
14.9 Lagerung von Verletzten 185
14.10 Medizinische Versorgung während Bergung und Transport 186

15 Frakturen, Verrenkungen und Wirbelsäulenverletzungen 191
Herbert Forster (†), Herbert Mayer, Hermann Brugger
15.1 Frakturen und Verrenkungen der Extremitäten 191
15.1.1 Einleitung 191
15.1.2 Allgemeine Erwägungen 192
15.1.3 Beurteilung 192
15.1.4 Mögliche Komplikationen im Zusammenhang mit Frakturen 193
15.1.5 Beurteilung und Behandlung von Frakturen und Verrenkungen vor Ort 194
15.1.6 Häufige Frakturen und Verrenkungen in der Bergrettung 194
15.2 Beckenfrakturen 198
15.3 Wirbelsäulenverletzungen 200
15.3.1 Einleitung 200
15.3.2 Beurteilung 201
15.3.3 Anzeichen und Symptome 201
15.3.4 Lokalisation 202
15.3.5 Komplikationen 202
15.3.6 Behandlung vor Ort 202

16 Chirurgische Eingriffe vor Ort 207
Luigi Festi, Giulio Carcano, Giuseppe Letto, Guido Giardini
16.1 Einleitung 207
16.2 Diagnostik 207
16.2.1 Ultraschall in schwierigen Umgebungen 208
16.2.2 Telemedizin 209
16.2.3 Chirurgische Behandlung vor Ort 209
16.2.4 Bauch- und Beckenverletzungen 215

17 Kletterunfälle 223
Volker Schöffl, Christoph Lutter, Thorsten Keil
17.1 Hintergrund und Geschichte 223
17.2 Epidemiologie 224
17.3 Verletzungsmuster 224
17.3.1 Verletzungsmuster und Schweregrad 225
17.3.2 Sterblichkeitsraten 226
17.4 Management und Notfallversorgung vor Ort 226
17.4.1 Lokalisation der Verletzung und Schweregrad 230
17.4.2 Schmerzmanagement vor Ort und während des Transports 230
17.4.3 Intubation/Ventilation vor Ort und während einer Longlinebergung 230

18 Hängesyndrom 235
Simon Rauch, Christian Nußbickel, Raimund Lechner
18.1 Hintergrund, Geschichte und Epidemiologie 235
18.2 Pathophysiologie 236
18.3 Prävention 237
18.4 Behandlung 237

19 Akzidentelle Hypothermie 241
Peter Paal, Douglas J. Brown, Bearbeitung der deutschen Version: Peter Paal, Simon Rauch
19.1 Epidemiologie 241
19.2 Primäre und sekundäre Hypothermie 242

19.3 Pathophysiologie ... 242
19.4 Diagnostik und Gradeinteilung ... 244
19.4.1 Messung der Körperkerntemperatur ... 246
19.4.2 Klinische Symptome ... 247
19.5 Bergungstod und Afterdrop ... 248
19.6 Behandlung vor Ort ... 248
19.7 Triage am Einsatzort ... 250
19.8 Krankenhausmanagement ... 250
19.8.1 Triage im Krankenhaus bei hypothermen Patienten mit Herz-Kreislauf-Stillstand ... 251
19.8.2 Nichtextrakorporale Wiedererwärmung ... 252
19.8.3 Extrakorporale Erwärmung ... 252
19.9 Logistisches Patientenmanagement bei akzidenteller Hypothermie ... 254
19.10 Outcome ... 255
19.11 Danksagung ... 257

20 Lawinenunfälle ... 261
Hermann Brugger, Giacomo Strapazzon, Ken Zafren
20.1 Hintergrund ... 261
20.2 Schnee und Lawine ... 263
20.2.1 Schnee ... 264
20.2.2 Lawinen ... 264
20.3 Epidemiologie ... 266
20.3.1 Lawinenunfälle im freien Gelände ... 266
20.3.2 Lawinenunfälle in bewohntem Gebiet ... 268
20.4 Pathophysiologie ... 268
20.4.1 Atmung im Schnee ... 270
20.4.2 Akzidentelle Hypothermie ... 273
20.4.3 Trauma ... 273
20.5 Präklinisches Management ... 275
20.5.1 Erste Hilfe durch Begleitpersonen ... 275
20.5.2 Organisierte Lawinenrettung ... 275
20.5.3 Sicherheit, Kommando und Management vor Ort ... 276
20.5.4 Ausrüstung ... 276
20.5.5 Suche ... 277
20.5.6 Leitlinien für die medizinische Erstversorgung ... 277
20.5.7 Bergung, Erstbeurteilung und Monitoring ... 277
20.5.8 Trauma ... 277
20.5.9 Erweitertes Atemwegsmanagement ... 279
20.5.10 Notfallmedikamente zur erweiterten Reanimation ... 280
20.5.11 Prävention und Behandlung der Hypothermie ... 281
20.5.12 Kardiopulmonale Reanimation ... 281
20.5.13 Defibrillation ... 282
20.5.14 Mechanische Thoraxkompressionen ... 282
20.5.15 Verzögerte und intermittierende Reanimation ... 283
20.5.16 CPR: Verzicht oder Abbruch ... 283
20.5.17 Lawinen-Reanimationscheckliste ... 283
20.6 Transport und innerklinisches Management ... 286
20.6.1 Transport ... 286
20.6.2 Diagnostik und Triage ... 286
20.7 Therapie ... 287
20.8 Lawinenunfälle mit Mehrfachverschütteten ... 288
20.9 Prävention, Risikobewertung und Sicherheitsausrüstung ... 288
20.9.1 Lawinenairbag ... 290
20.9.2 Geräte für künstliche Atemhöhlen ... 291
20.9.3 LVS-Gerät, Lawinensonde und -schaufel ... 291
20.9.4 RECCO®-Rettungssystem ... 292
20.10 Medizinische Ausbildung von Lawinenrettungsteams 292
20.11 Prognose von Lawinenopfern ... 292

21 Erfrierungen ... 297
Emmanuel Cauchy, Ken Zafren, Chris Imray
21.1 Einleitung ... 297
21.2 Epidemiologie ... 299
21.3 Risikofaktoren ... 299
21.4 Pathophysiologie ... 300
21.5 Klinik ... 300
21.6 Differenzialdiagnose ... 301
21.7 Diagnosekriterien: Gradeinteilung bei Erfrierungen 302
21.7.1 Ausmaß der anfänglichen Läsion ... 302
21.7.2 Knochenszintigrafie ... 304
21.8 Untersuchungen ... 304
21.9 Behandlung ... 305
21.9.1 Behandlung vor Ort ... 305
21.9.2 Versorgung in der Notaufnahme ... 306
21.10 Ergänzende Therapien ... 309
21.10.1 Hyperbare Sauerstofftherapie (HBO) ... 309
21.10.2 Sympathektomie ... 309
21.10.3 Intraarterielles Reserpin ... 309
21.11 Behandlung im Krankenhaus ... 310
21.11.1 Allgemeine Pflege und Wundversorgung ... 310
21.11.2 Amputation ... 310
21.12 Erfrierungen bei Expeditionen ... 311
21.13 Prognose ... 311
21.14 Folgeschäden ... 312
21.15 Prävention ... 312
21.16 Danksagungen ... 313

22 Gletscherspaltenunfälle ... 315
Oliver Reisten, Oliver Kreuzer, Alessandro Forti, Hermann Brugger
22.1 Hintergrund ... 315
22.2 Epidemiologie und Verletzungsmuster ... 316
22.2.1 Epidemiologie ... 316
22.2.2 Verletzungsmuster ... 317
22.3 Technische Rettung ... 318
22.4 Medizinische Versorgung ... 320
22.4.1 Trauma ... 320
22.4.2 Hypothermie ... 320
22.5 Transport ... 321

23 Flugunfälle . . . 327
Iztok Tomazin, Corinna Ariane Schön, Monika Brodmann Maeder
23.1 Hintergrund . . . 327
23.1.1 Popularität von Extremsport . . . 327
23.1.2 Terminologie . . . 327
23.1.3 Motivation . . . 328
23.2 Geschichte . . . 328
23.3 Epidemiologie . . . 328
23.4 Flugunfälle: Ursachen und medizinische Auswirkungen . . . 329
23.4.1 Allgemeine Ursachen . . . 329
23.4.2 Medizinische Auswirkungen . . . 330
23.5 Spezielle Rettungsaspekte bei Unfällen in der Luftfahrt . . . 330
23.5.1 Rettung von Opfern im Gurtzeug . . . 330
23.5.2 Flugzeugabsturz . . . 332
23.6 Medizinische Behandlung . . . 332
23.7 Übliche Flugaktivitäten in den Bergen . . . 333
23.7.1 Gleitschirmfliegen . . . 333
23.7.2 Drachenfliegen . . . 334
23.7.3 Motorbetriebenes Gleitschirmfliegen und Drachenfliegen . . . 335
23.7.4 Fallschirmspringen . . . 335
23.7.5 Basejumping . . . 336
23.7.6 Segelflugzeuge . . . 339
23.7.7 Allgemeine Luftfahrt . . . 339
23.7.8 Hubschrauber . . . 340
23.7.9 Kommerzielle Luftfahrt/Linienflugverkehr . . . 341
23.7.10 Heißluftballonfahrten . . . 341

24 Canyoning-Unfälle . . . 345
Giacomo Strapazzom, Ingo Soteras, Oliver Reisten
24.1 Hintergrund . . . 345
24.2 Geschichte des Canyonings und der „Search-and-Rescue"(SAR)-Einsätze . . . 345
24.3 Epidemiologie von Canyoning-Unfällen und SAR-Einsätzen . . . 347
24.4 Verletzungsmechanismen und umweltbedingte Krankheiten . . . 349
24.4.1 Verstauchung oder Bruch des Sprunggelenks . . . 349
24.4.2 Verrenkungen . . . 349
24.4.3 Verletzungen der Wirbelsäule . . . 349
24.4.4 Kopfverletzungen . . . 349
24.4.5 Leichte Verletzungen . . . 349
24.4.6 Ertrinken . . . 350
24.4.7 Akzidentelle Hypothermie . . . 351
24.4.8 Bergetod . . . 351
24.4.9 Hitzschlag und Rhabdomyolyse . . . 351
24.4.10 Zoonose und andere Infektionen . . . 351
24.5 Rettungseinsätze . . . 351
24.6 Sicherheit im Canyon . . . 352
24.7 Ausrüstung . . . 353
24.7.1 Helm . . . 353
24.7.2 Schuhe . . . 353
24.7.3 Handschuhe . . . 353
24.7.4 Trocken- und Nassanzüge . . . 353
24.7.5 Trillerpfeifen . . . 354
24.7.6 Schnorchelausrüstung . . . 354
24.7.7 Messer und Scheren . . . 354
24.7.8 Persönliches technisches Equipment . . . 354
24.7.9 Rucksäcke . . . 354
24.7.10 Technisches Equipment während SAR-Einsätzen . . . 355
24.8 Fortbewegungstechniken . . . 355
24.8.1 Scrambling und Klettern . . . 355
24.8.2 Springen und Rutschen . . . 356
24.8.3 Abseilen und andere Techniken . . . 356
24.8.4 Schwimmen und sich treiben lassen . . . 356
24.9 Rettungstechniken und Ausrüstung . . . 356
24.9.1 Medizinisches Equipment . . . 357
24.9.2 Kommunikationssysteme . . . 359
24.10 Management der Canyon-Rettung . . . 359
24.10.1 Risikominderung . . . 360
24.10.2 Erster Eindruck . . . 360
24.10.3 Das Opfer an einen sicheren Ort bringen . . . 361
24.10.4 Primary Survey (Erstuntersuchung) . . . 362
24.10.5 Management von lebensbedrohlichen Zuständen . . . 362
24.10.6 Secondary Survey . . . 364
24.10.7 Vorbereitung für den Transport . . . 364
24.11 Evakuierung und Transport . . . 365

25 Höhlenunfälle . . . 369
Inigio Soteras, Lana Donlagic, Giacomo Strappazon, Roger Mortimer
25.1 Geschichte . . . 369
25.2 Epidemiologie . . . 370
25.2.1 Demografie . . . 371
25.2.2 Verletzungsmuster . . . 371
25.2.3 Ursachen . . . 373
25.2.4 Schwere Verletzungen . . . 373
25.2.5 Kontinuierliche Datenerfassung . . . 373
25.3 Gefahren und Schadensbegrenzung . . . 373
25.3.1 Dunkelheit und Licht . . . 373
25.3.2 Navigation in der Höhle . . . 374
25.3.3 Infektionskrankheiten . . . 374
25.3.4 Ungleichmäßige Oberflächen . . . 375
25.3.5 Vertikale Fortbewegung . . . 375
25.3.6 Steinschlag . . . 375
25.3.7 Giftige Wetter . . . 376
25.3.8 Temperatur . . . 377
25.3.9 Wasser . . . 377
25.4 Medizinische Überlegungen . . . 378
25.4.1 Grenzen der medizinischen Versorgung . . . 379
25.4.2 Vorerkrankungen . . . 379

25.4.3 Medizinische Ausrüstung ... 380
25.4.4 Patientenkomfort ... 381
25.4.5 Monitoring ... 381
25.4.6 Leitlinien ... 382
25.4.7 Psychologische Überlegungen ... 382
25.4.8 Hypothermie ... 382
25.4.9 Hängen am Seil ... 383
25.4.10 Verbrennungen ... 383
25.4.11 Schienung ... 383
25.4.12 Dokumentation ... 383
25.4.13 Schmerztherapie ... 383
25.4.14 Transport ... 383
25.5 Management ... 385
25.5.1 Alarmierung ... 385
25.5.2 Suche ... 385
25.5.3 Aufbau des Einsatzes ... 385
25.5.4 Teams ... 386
25.5.5 Ausrüstung ... 387
25.5.6 Tauchen ... 388
25.5.7 Veränderung der Höhle ... 388
25.5.8 Kommunikation ... 388
25.5.9 Verlorene Ausrüstung ... 389
25.5.10 Einsatzende und Demobilisierung ... 389

26 Wasserrettung ... 391
Patrick Wenger, Danica Barron, Stephen Maier
26.1 Hintergrund ... 391
26.1.1 Wildwasserhydrologie und Flussdynamik ... 391
26.1.2 Fachbegriffe ... 393
26.2 Gefahren des Flusses und Terminologie ... 394
26.2.1 Verklausungen ... 394
26.2.2 Unterspülungen ... 394
26.2.3 Kissen ... 394
26.2.4 Löcher ... 395
26.2.5 Buckel ... 395
26.2.6 V-Form stromaufwärts ... 395
26.2.7 V-Form stromabwärts ... 395
26.2.8 Selbstrettungstechniken ... 396
26.3 Ertrinken ... 396
26.3.1 Epidemiologie ... 396
26.3.2 Definition ... 397
26.4 Pathophysiologie des Ertrinkens ... 397
26.5 Hypothermie und Kälteschock ... 398
26.6 Andere Ursachen für Morbidität und Mortalität bei der Wasserrettung ... 399
26.7 Medizinisches Management ... 399
26.8 Grundsätze der Wildwasserrettung ... 400
26.9 Vorplanung der Wasserrettung ... 400
26.9.1 Gefahrenanalyse ... 400
26.9.2 Ausrüstung ... 400
26.9.3 Training ... 401
26.9.4 Festgelegte Verfahren und Kommunikation ... 401
26.9.5 Einschätzung ... 401
26.9.6 Risikobewertung und Management ... 401
26.10 Wildwasser-Rettungstechniken ... 402
26.10.1 Schwimmen im Wildwasser ... 402
26.10.2 Luftgestützte Rettungen ... 404

27 Verletzungen durch Blitzschlag ... 409
Ken Zafren, Daniel Migliaccio
27.1 Hintergrund ... 409
27.2 Geschichte ... 410
27.3 Epidemiologie ... 410
27.4 Wissenswertes über Blitze ... 411
27.5 Pathophysiologie ... 411
27.5.1 Elektrische Verletzungen durch Blitzschlag ... 411
27.5.2 Indirekte Verletzungsmechanismen durch Blitzschlag ... 411
27.5.3 Unterschiede zwischen Verletzungen durch Blitz- und Stromschlag ... 411
27.5.4 Herz-Kreislauf- und Atemstillstand ... 412
27.5.5 Kardiovaskuläre Schäden ... 412
27.5.6 Schädigungen der Lunge ... 412
27.5.7 Neurologische Schädigungen ... 412
27.5.8 Schädigungen der Haut ... 412
27.5.9 Schädigungen der Augen ... 414
27.5.10 Schädigungen der Ohren ... 414
27.5.11 Psychische und kognitive Verletzungen ... 414
27.5.12 Schwangerschaft ... 414
27.6 Management und medizinische Behandlung ... 414
27.6.1 Differenzialdiagnosen ... 414
27.6.2 Sicherheit am Einsatzort ... 414
27.6.3 Primary Survey ... 414
27.6.4 Triage bei Blitzschlagunfällen mit mehreren Verletzten ... 415
27.6.5 Disposition ... 415
27.6.6 Management im Krankenhaus ... 415
27.6.7 Langzeitmanagement ... 415
27.7 Prävention ... 416

28 Ermüdung und Erschöpfung in den Bergen ... 419
Darryl Joseph Macias
28.1 Hintergrund, Geschichte und Epidemiologie ... 420
28.2 Muskelerschöpfung und Ermüdung ... 421
28.2.1 Trainingsreaktion ... 421
28.2.2 Energie und Stoffwechsel im Muskel ... 422
28.2.3 Systemische Faktoren, die zum Training beitragen ... 422
28.2.4 Bewertung der körperlichen Leistungsfähigkeit ... 422
28.2.5 Maximale Sauerstoffaufnahme ... 423
28.2.6 Laktatschwelle ... 423
28.2.7 Beginn peripherer Ermüdung ... 423
28.3 Zentrale Ermüdung und Erschöpfung ... 423
28.4 Modell der zentralen Steuerung ... 425
28.5 Müdigkeit infolge des unterschätzten Magen-Darm-Trakts ... 426

28.6 Prävention von Müdigkeit und Erschöpfung 426
28.6.1 Körperliche Kondition und Ermüdung 426
28.6.2 Intermittierendes hypoxisches Training 427
28.6.3 Ernährung und Ermüdung 427
28.7 Nahrungsergänzung und Medikamente gegen Ermüdung 428
28.7.1 Koffein, Energydrinks und Nahrungsergänzungsmittel . 428
28.7.2 Medikamente und andere Ergänzungsmittel gegen Müdigkeit und Erschöpfung 429

29 Hitzeerkrankungen 433
Gianfranco Gaudio, Grant Lipman
29.1 Hintergrund 433
29.2 Definition 433
29.3 Physiologie 434
29.3.1 Wärmeableitung 434
29.3.2 Akuter Hitzestress 435
29.3.3 Chronischer Hitzestress 435
29.3.4 Beeinträchtigte Wärmeableitung 435
29.4 Hitzschlag 436
29.4.1 Pathophysiologie 436
29.4.2 Hitze und Dehydrierung 437
29.5 Klinische Syndrome 437
29.5.1 Hitzschlag und Hitzeerschöpfung 439
29.5.2 Leichte Hitzeerkrankungen 441
29.6 Präklinische Behandlung einer Hitzeerkrankung .. 441
29.6.1 Immersionskühlung bei Hitzschlag 441
29.6.2 Verdunstungskühlung bei Hitzschlag 443
29.6.3 Hitzeerschöpfung 444
29.6.4 Flüssigkeitszufuhr 444
29.6.5 Behandlung leichter Hitzeerkrankungen 444
29.6.6 Eispackungen oder chemische Kältepackungen 445
29.6.7 Anwendung von Eishandtüchern 445
29.6.8 Antipyretika 445
29.7 Klinische Behandlung 445
29.7.1 Ergänzende oder kombinierte Kühlungsmethoden .. 446
29.7.2 Ziel-Kühltemperaturen 446
29.7.3 Medikamentöse Behandlung eines Hitzschlags 446
29.7.4 Behandlung nach erfolgter Abkühlung 446

30 Notfälle durch Stiche und Bisse 451
Rik De Decker, Gela Tölken
30.1 Einleitung 451
30.2 Toxikologie vs. Toxinologie 451
30.3 Bedrohungen durch beißende und stechende Tiere 452
30.4 Spezielle Gifttiere 453
30.4.1 Schlangen 453
30.4.2 Skorpione 458
30.4.3 Spinnen 461
30.4.4 Hymenoptera 463
30.5 Danksagung 467

31 Kardiovaskuläre Notfälle im Gebirge 469
Gianfranco Parati, Dario Pellegrini
31.1 Hintergrund 469
31.2 Plötzlicher Herztod 470
31.2.1 Epidemiologie und Hintergrund 470
31.2.2 Management und Behandlung 470
31.3 Akutes Koronarsyndrom 471
31.3.1 Epidemiologie 471
31.3.2 Pathophysiologie 471
31.3.3 Klinisches Bild 472
31.3.4 Management und Behandlung 472
31.3.5 Prävention 475
31.4 Lungenembolie 475
31.4.1 Epidemiologie 475
31.4.2 Pathophysiologie 475
31.4.3 Klinisches Bild 476
31.4.4 Therapie 477
31.5 Arterielle Thrombose 478
31.5.1 Epidemiologie 478
31.5.2 Pathophysiologie 478
31.5.3 Klinisches Bild 478
31.5.4 Behandlung 478
31.6 Hypertensive Notfälle 479
31.6.1 Epidemiologie 479
31.6.2 Pathophysiologie 479
31.6.3 Klinisches Bild 479
31.6.4 Behandlung 480
31.7 Akute Herzinsuffizienz 480
31.7.1 Epidemiologie 480
31.7.2 Pathophysiologie 481
31.7.3 Klinisches Bild 481
31.7.4 Behandlung 481
31.8 Aortendissektion 482
31.8.1 Epidemiologie 482
31.8.2 Pathophysiologie 484
31.8.3 Klinisches Bild 484
31.8.4 Management und Behandlung 484
31.9 Ischämische zerebrovaskuläre Notfälle 485
31.9.1 Epidemiologie 485
31.9.2 Pathophysiologie 485
31.9.3 Behandlung 486
31.9.4 Prävention 486

32 Höhenkrankheiten 491
Ryan Paterson, Steven Roy
32.1 Hintergrund 491
32.2 Definitionen 491
32.3 Höhenphysiologie 491
32.3.1 Akute Höhenexposition 492
32.3.2 Chronische Höhenexposition 493
32.4 Prävention von Höhenkrankheiten bei Bergrettern 493

32.4.1 Risikobewertung . . . 493
32.4.2 Vorakklimatisierung . . . 493
32.4.3 Prävention der akuten Höhenkrankheit und des höhenbedingten Hirnödems . . . 494
32.4.4 Prävention des Höhenlungenödems . . . 496
32.4.5 Sonstige Überlegungen . . . 496
32.5 Akute Höhenkrankheit (AMS) . . . 496
32.5.1 Epidemiologie . . . 496
32.5.2 Risikofaktoren . . . 497
32.5.3 Pathophysiologie . . . 497
32.5.4 Diagnostik . . . 497
32.5.5 Transport und medizinisches Management . . . 498
32.6 Höhenhirnödem . . . 498
32.6.1 Epidemiologie . . . 498
32.6.2 Risikofaktoren . . . 498
32.6.3 Pathophysiologie . . . 498
32.6.4 Transport und medizinisches Management . . . 499
32.7 Höhenlungenödem . . . 499
32.7.1 Epidemiologie . . . 499
32.7.2 Risikofaktoren . . . 501
32.7.3 Pathophysiologie . . . 501
32.7.4 Transport und medizinisches Management . . . 501
32.8 Andere höhenbedingte Störungen . . . 503
32.8.1 Höhenbedingte Netzhautblutung . . . 503
32.8.2 Höhenpsychose . . . 503

33 Psychiatrische Notfälle . . . 507
Katharina Hüfner, Barbara Sperner-Unterweger
33.1 Hintergrund . . . 507
33.2 Psychiatrische Erkrankungen bei Menschen, die dauerhaft in großen Höhen leben . . . 508
33.3 Leitsymptom: psychomotorische Agitation . . . 509
33.4 Leitsymptom: Suizidalität . . . 509
33.5 Leitsymptom: Angst . . . 510
33.6 Leitsymptom: Insomnie in der Höhe . . . 510
33.7 Delir . . . 511
33.7.1 Delir im Zusammenhang mit Intoxikation oder Entzug . . . 511
33.7.2 Delir ohne Bezug zu Substanzintoxikation oder Entzug . . . 512
33.8 Substanzintoxikation . . . 512
33.9 Höhenbedingte Psychose . . . 512
33.10 Akute Belastungsstörung und posttraumatische Belastungsstörung . . . 513
33.11 Somatische Belastungsstörung und verwandte Erkrankungen . . . 514
33.12 Veränderungen der Stimmung in großen Höhen . . . 515
33.13 Neuropsychologische Beeinträchtigung in großen Höhen . . . 515
33.14 Psychiatrische Notfallmedikamente . . . 516
33.14.1 Antipsychotika bei psychiatrischen Notfällen . . . 516
33.14.2 Benzodiazepine bei psychiatrischen Notfällen . . . 517

34 Medizinische Notfälle . . . 521
Monika Brodmann Maeder, Bernd Wallner, Darryl Joseph Macias
34.1 Einleitung . . . 521
34.2 Anaphylaxie . . . 522
34.2.1 Hintergrund, Geschichte und Epidemiologie . . . 522
34.2.2 Pathophysiologie . . . 522
34.2.3 Therapie . . . 523
34.3 Neurologische Notfälle . . . 524
34.3.1 Einleitung . . . 524
34.3.2 Unklare Bewusstseinsstörungen . . . 525
34.3.3 Kopfschmerz . . . 526
34.3.4 Krampfanfälle und Epilepsie . . . 527
34.3.5 Zerebrovaskuläre Notfälle . . . 528
34.4 Pneumologische Notfälle . . . 529
34.4.1 Einleitung . . . 529
34.4.2 Pathophysiologie . . . 530
34.4.3 Anzeichen und Symptome von respiratorischen Notfällen . . . 530
34.4.4 Klinische Probleme . . . 530
34.5 Notfälle im Rahmen von Infektionskrankheiten . . . 533
34.5.1 Einleitung . . . 533
34.5.2 Pathophysiologie . . . 533
34.5.3 Behandlung von Infektionen . . . 534
34.6 Spezielle Situationen in der Bergrettung . . . 534
34.6.1 Diarrhö . . . 534
34.6.2 Handinfektionen . . . 534
34.6.3 Fieberkrämpfe bei Kindern . . . 535
34.6.4 Übertragbare Krankheiten . . . 535

35 Schmerztherapie . . . 539
Elisabeth Gruber, Mathieu Pasquier, Bruce Brink, Maria Antonia Nerin
35.1 Hintergrund . . . 539
35.2 Nichtpharmakologisches Schmerzmanagement . . . 542
35.2.1 Empathie . . . 543
35.2.2 Basismaßnahmen . . . 543
35.2.3 Medikamentöse Behandlung: Verabreichungsformen . . . 544
35.2.4 Medikamentöse Therapie: Arzneimittel . . . 546
35.2.5 Inhalationen . . . 553
35.3 Regionalanästhesie . . . 554
35.3.1 Lokalanästhesie . . . 554
35.3.2 Komplikationen . . . 554
35.3.3 Regionale Blockaden . . . 554
35.4 Kinder . . . 557
35.4.1 Schmerzerfassung . . . 557
35.4.2 Komplikationen . . . 557

36 Erweitertes Atemwegsmanagement in der Bergrettung 563
Alexandre Kottmann, Natalie Hölzl, Peter Paal
36.1 Hintergrund 563
36.2 Indikationen für das erweiterte präklinische Atemwegsmanagement 564
36.3 Alternativen zur präklinischen Rapid Sequence Induction (RSI) und zur endotrachealen Intubation 565
36.4 Geräte zur Atemwegssicherung in der Bergrettung 566
36.5 Medikamente zur Rapid Sequence Induction (RSI) in der Bergrettung 567
36.6 Vorbereitung für Anästhesieeinleitung und Atemwegsmanagement 568
36.7 Oxygenierung und Präoxygenierung 569
36.8 Endotracheale Intubation und Beatmung 570
36.9 Lagekontrolle des Endotrachealtubus 570
36.10 Schwieriger Atemweg 570
36.11 Aufrechterhaltung der Anästhesie, Monitoring und Beatmung 572
36.12 Nebenwirkungen der Anästhesie 572
36.13 Training 572

37 Herz-Kreislauf-Stillstand im alpinen Gelände 577
Simon Rauch, Peter Paal
37.1 Hintergrund 577
37.2 Epidemiologie und Ursachen des Herz-Kreislauf-Stillstands in den Bergen 577
37.2.1 Primärer Herz-Kreislauf-Stillstand 577
37.2.2 Sekundäre Ursachen des Herz-Kreislauf-Stillstands 578
37.3 Versorgung 579
37.3.1 Basic und Advanced Life Support 579
37.3.2 Wiederbelebung von Patienten eines Herz-Kreislauf-Stillstands in den Bergen 581

38 Automatisierte externe Defibrillatoren 589
Peter Paal, Fidel Elsensohn
38.1 Hintergrund 589
38.2 Epidemiologie 590
38.3 Risiko eines Herz-Kreislauf-Stillstands in Berggebieten 590
38.4 Automatisierte externe Defibrillatoren 590
38.5 Kardiopulmonale Reanimation und automatisierte externe Defibrillation 591
38.5.1 Kurze Zeit vom Herz-Kreislauf-Stillstand bis zur Defibrillation 591
38.5.2 Frühdefibrillation durch den Rettungsdienst 591
38.5.3 Frühdefibrillation nicht durch den Rettungsdienst 592
38.5.4 Öffentlich zugängliche Defibrillation (PAD) 592
38.5.5 Frühe Defibrillation in Berggebieten 593
38.5.6 Einsatz von automatisierten externen Defibrillatoren 595
38.5.7 Anforderungen für den Einsatz von automatisierten externen Defibrillatoren in Berggebieten 597
38.5.8 Technische Überlegungen für den Einsatz eines AEDs in den Bergen 597
38.5.9 Zukünftige Herausforderungen 598

39 Abbruch der Reanimation bei Bergrettungseinsätzen 601
Peter Paal, Mario Milani
39.1 Hintergrund 601
39.2 Allgemeine Aspekte und ethische Überlegungen 602
39.3 Primärer Herz-Kreislauf-Stillstand 604
39.4 Umweltbedingte Einschränkungen und besondere Umstände 604
39.4.1 Trauma 604
39.4.2 Akzidentelle Hypothermie 605
39.4.3 Ertrinken 606
39.4.4 Lawinen 606
39.4.5 Blitzschlag 607
39.4.6 Verbrennungen 607
39.4.7 Vergiftungen 607
39.4.8 Kindernotfälle 607
39.5 Weitere Überlegungen 608
39.5.1 Gefährliches Terrain, wodurch sich die Patientenbeurteilung verzögert 608
39.5.2 Lange Transportzeiten 608
39.5.3 Rechtsangelegenheiten 608
39.5.4 Limitationen 608
39.6 Glossar 609

40 Transport 613
Alberto Zoli, Gianluca Marconi, Bruce Brink, Mario Teruzzi
40.1 Hintergrund 613
40.2 Anforderungen an Rettungsdienste 614
40.3 Transportvorbereitung 614
40.3.1 Primäruntersuchung und Erstbehandlung 614
40.3.2 Beckenfrakturen 614
40.3.3 Extremitätenfrakturen 615
40.3.4 Immobilisation der Wirbelsäule 616
40.4 Der Einsatz von Hubschraubern in der Bergrettung 617
40.4.1 Flugrettungsorganisationen: Organisation und Regelwerk 619
40.4.2 Versorgung vor Ort und Evakuierung 620
40.4.3 Hubschraubertransport 621
40.4.4 Hubschraubertypen 623
40.5 Terrestrischer Abtransport 624
40.5.1 Dynamischer Entscheidungsprozess 624
40.5.2 Front-End-Loading-Strategie 624
40.5.3 Methoden zur Unterstützung des Patienten 625
40.5.4 Techniken für den Abtransport eines Patienten 625
40.5.5 Medizinische Versorgung während des bodengebundenen Transports 626

VI Management im Krankenhaus

41 Traumamanagement in der Notaufnahme 631
Osvaldo Chiara, Ken Zafren, Stefania Cimbanassi
41.1 Traumateam ... 633
41.2 Kriterien der Trauma-Triage ... 634
41.3 Notfallmaßnahmen ... 634
41.3.1 Primary Survey ... 636
41.3.2 Diagnostische Verfahren im Schockraum ... 638
41.3.3 Chirurgische Noteingriffe ... 640
41.3.4 Weiterer Verlauf nach der Erstversorgung ... 641

42 Management Mehrfachverletzter ... 643
Pierre Bouzat, Luigi Festi, Julien Ghelfi
42.1 Einleitung ... 643
42.2 Systematische Traumaversorgung ... 643
42.3 Triage und Trauma-Scores ... 644
42.4 Primärversorgung und Bildgebung ... 645
42.4.1 Bildgebung ... 645
42.4.2 Damage Control Resuscitation ... 646
42.4.3 Damage Control Hematology ... 646
42.4.4 Damage Control Radiology ... 647
42.5 Chirurgische Behandlung von Schwerverletzten ... 649
42.5.1 Damage Control Surgery ... 649
42.5.2 Chirurgische Strategie ... 650
42.5.3 Spezielle Situationen ... 652

43 Behandlung einer akzidentellen Hypothermie im Krankenhaus ... 661
Peter Mair, Monika Brodmann Maeder
43.1 Einleitung ... 661
43.2 Stationäre Behandlung einer milden akzidentellen Hypothermie ... 661
43.3 Stationäre Behandlung von mittelschwerer oder schwerer akzidenteller Hypothermie ... 662
43.3.1 Pathophysiologie ... 662
43.3.2 Erstbeurteilung im Krankenhaus ... 662
43.3.3 Auswahl der Technik für die aktive Wiedererwärmung ... 663
43.3.4 Medizinische Therapie: Indikationen und Kontroversen ... 664
43.4 Behandlung von schwerer Hypothermie im Krankenhaus ... 667
43.4.1 Kardiopulmonale Wiederbelebung ... 667
43.4.2 Prognose und Beendigung der laufenden kardiopulmonalen Wiederbelebung ... 668
43.4.3 Extrakorporale Kreislaufunterstützung bei hypothermem Herz-Kreislauf-Stillstand ... 669
43.4.4 Wiederbelebung eines unterkühlten Patienten ohne extrakorporale Kreislaufunterstützung ... 671
43.5 Unterkühlte Lawinenopfer ... 671

VII Spezialwissen

44 Alpiner Massenanfall von Verletzten ... 677
Marc Blancher, Natalie Hölzl
44.1 Hintergrund ... 677
44.2 Wann spricht man von einem MANV? ... 677
44.3 Grundsätze der Katastrophenmedizin für die Alpine Notfallmedizin ... 678
44.3.1 Sicherheitsbewertung ... 678
44.3.2 Erste Reaktion: Organisation einer Kommando- und Kontrollstruktur ... 679
44.3.3 Kommunikationsnetz ... 679
44.3.4 Triage ... 680
44.3.5 Identifikation und Verfolgung ... 681
44.3.6 Evakuierung ... 681
44.3.7 Lehren aus der Erfahrung: Ausbildungsstrategie ... 682
44.4 MANV in Gebirgs- und Wildnisgebieten ... 683
44.4.1 Kommunikation ... 683
44.4.2 Verfügbarkeit und Einsatz von Hubschraubern ... 683
44.4.3 Unverletzte Patienten ... 684
44.4.4 Medizinische Behandlung ... 684
44.5 Spezifische MANV ... 684
44.5.1 Lawinen ... 684
44.5.2 Skilift- und Seilbahnunfälle ... 685
44.5.3 Blitzunfälle ... 686
44.5.4 Verlorene oder gestrandete Gruppen ... 686

45 Krisenintervention und Peer-Support bei alpinen Notfällen ... 689
Barbara Juen, Heiner Brunner, Ruth Warger, Dietmar Kratzer
45.1 Psychosoziale Notfallversorgung und Psychische Erste Hilfe in Notfällen ... 689
45.1.1 Geschichte und Terminologie ... 689
45.1.2 Traumabedingte psychische Gesundheitsprobleme ... 689
45.1.3 Merkmale von Alpinnotfällen ... 691

46 Gesundheitsschutz für Bergretter ... 699
Thomas Küpper
46.1 Geschichte ... 699
46.2 Gesundheitsschutz und Arbeitssicherheit in der Bergrettung ... 699
46.3 Kälteexposition bei der Bergrettung ... 700
46.4 Ultraviolette Strahlung ... 701
46.5 Infektionskontrolle ... 701
46.6 Arbeitsbelastung und Fitness ... 702
46.7 Lärmexposition ... 704
46.8 Arbeitsmedizinische Vorsorgeuntersuchung von Hubschrauber-Rettungspersonal ... 705
46.8.1 Voruntersuchung (vor Beginn der Arbeit) ... 705
46.8.2 Nachuntersuchungen ... 708
46.8.3 Nachgehende Untersuchung ... 708

47 Medikolegale Aspekte 711
Corinna Ariane Schön
47.1 Hintergrund 711
47.2 Rechtsfragen 712
47.2.1 Verhaltenskodexe der medizinischen Versorgung . . . 712
47.2.2 Kostendeckung von Bergrettungseinsätzen 715
47.2.3 Bergsportrecht 715
47.3 Dokumentation des Rettungseinsatzes 716
47.3.1 Dokumentation der Bergrettungseinsätze 716
47.3.2 Dokumentation der Aussagen von beteiligten Personen oder Zeugen 716
47.3.3 Fotodokumentation während des Einsatzes 717
47.4 Todesfall im Gebirge 720
47.4.1 Epidemiologie 720
47.4.2 Todesfeststellung aus medizinischer Sicht 720
47.4.3 Rechtliche Rahmenbedingungen der Todesfeststellung 723
47.4.4 Folgen und Probleme bei Todesfeststellung im Gebirge 726
47.4.5 Forensische Untersuchung von tödlichen Bergunfällen 728
47.5 Umgang mit Medien 730

48 Ausblick – Riesenschritte vorwärts 733
Hermann Brugger, Peter Paal, Ken Zafren
48.1 Einleitung 733
48.2 Technologien und Therapien 735
48.2.1 Automatische externe Defibrillatoren 735
48.2.2 Behandlung von Blutungen 736
48.2.3 Kommunikation 736
48.2.4 Mechanische Thoraxkompression 737
48.2.5 Überwachung 737
48.2.6 Ultraschall 737
48.2.7 Ausbildung und Training 737
48.2.8 Simulation 737
48.2.9 Forschung 738

Register 741

I Allgemeine Überlegungen

1 Einführung in die alpine Notfallmedizin 3

2 Geschichte der Bergrettung 7

3 Herausforderungen der Bergrettung 27

KAPITEL

1

Hermann Brugger, Ken Zafren, Luigi Festi

Einführung in die alpine Notfallmedizin

Im August 1957 saßen die italienischen Kletterer Claudio Corti und Stefano Longhi zwei Tage lang in der Eiger-Nordwand (3.920 m) in den Berner Alpen fest und warteten verzweifelt auf Hilfe. Eine Woche zuvor hatten sie zusammen mit zwei weiteren deutschen Bergsteigern begonnen, die große Wand zu besteigen, aber sie wurden vom Pech verfolgt. Nach sechs Tagen Kampf durch Fels und Eis fiel Longhi ins Seil und wurde verletzt, als er gegen einen Felsvorsprung stieß. Corti wurde von einem Stein getroffen und konnte sich nicht mehr bewegen. Die beiden Deutschen sicherten Longhi an einem Doppelseil und brachten Corti im Biwaksack in einer Felsnische in Sicherheit. Anschließend stiegen sie auf den Gipfel, um Hilfe zu rufen. Das Schweizer Rettungsteam in Grindelwald lehnte wegen des schlechten Wetters eine sofortige Rettungsaktion ab. Ludwig Gramminger aus München, ein Pionier der Bergrettung, rekrutierte kurzerhand 50 Kletterer aus sechs Alpenländern, die im Rahmen einer außerordentlich riskanten Aktion auf den Berg stiegen und Corti auf den Gipfel brachten, zum ersten Mal unter der Verwendung von Stahlseilen. Diese Rettung aus der „Mordwand" war die erste international koordinierte Bergrettungsoperation überhaupt (➤ Abb. 1.1). Leider überlebte Longhi die folgende Nacht nicht, sein Leichnam blieb – von den Hotels in Grindelwald aus in den folgenden zwei Jahren gut sichtbar – in der Wand hängen, ein schrecklicher Anblick. Die beiden deutschen Kletterer stürzten beim Abstieg in den Tod, ihre Leichen wurden erst vier Jahre später gefunden. [1] Erst 1971 wurde die erste Hubschrauberrettung an der Eiger-Nordwand durchgeführt.

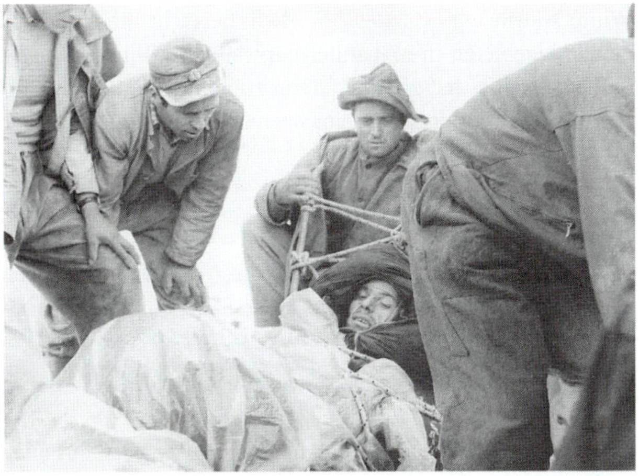

Abb. 1.1 Claudio Corti nach seiner Rettung aus der Eiger-Nordwand in der Schweiz im Jahr 1957. (Mit freundlicher Genehmigung von Keystone Hans-Ueli Bloechliger)

MERKE
Die Bergrettung ist so alt wie das Bergsteigen. Beide Tätigkeiten beruhen auf ein- und derselben Grundhaltung: Kletterer klettern nie, um zu sterben, sondern wollen überleben und hoffen, dass sie gerettet werden, wenn sie nicht mehr weiterkönnen. Der Wille zum Leben ist die treibende Kraft der alpinen Rettung.

Die Notfallmedizin hat ihre Wurzeln in den europäischen Schlachtfeldern des 18. Jahrhunderts. Mit Pferdekutschen, sog. „fliegenden Kutschen", wurden verwundete französische Soldaten in Feldlazarette gebracht. 1881 wurde in Wien der erste städtische zivile Rettungsdienst eingeführt, der mit Ärzten und Sanitätern besetzt war. In vielen europäischen Rettungsdiensten sind auch heutzutage vielerorts Ärzte tätig, während in Nordamerika sog. Paramedics den Großteil der präklinischen Notfallversorgung durchführen. Die ersten Notaufnahmen von Krankenhäusern wurden 1961 in den USA in Alexandria, Virginia und in Pontiac, Michigan eingerichtet.

Die Notfallmedizin als eigenständige Fachrichtung ist relativ jung. In Großbritannien und den Vereinigten Staaten hat sie sich zu einem speziellen innerklinischen Fach mit eigener Ausbildung und Zertifizierung entwickelt. In vielen anderen Ländern gibt es bis heute keine eigenständige notfallmedizinische Fachdisziplin.

Im Gegensatz zu anderen medizinischen Fachgebieten blühte die Aus- und Weiterbildung in Notfallmedizin erst in den 1990er-Jahren auf, als sie zu einer der am schnellsten wachsenden medizinischen Fachrichtungen wurde. „Tintinalli's Emergency Medicine", das Buch, das die Notfallmedizin als eigenes Fach in den USA definierte, wurde erstmals 1978 veröffentlicht. [2] Heute ist die Notfallmedizin unter den Medizinstudierenden eines der attraktivsten und beliebtesten Fächer. Die alpine Notfallmedizin hingegen wurde jahrelang vernachlässigt. Lange Zeit dienten Bergrettungsdienste ausschließlich dem Transport Verletzter aus unwegsamem Gelände zur eigentlichen medizinischen Versorgung, denn professionelle ärztliche Behandlung vor Ort wurde als nicht machbar angesehen. Ein wichtiger Grund dafür war die oft lange Zeit, die bodengebundene Rettungsaktionen in

Anspruch nehmen und die medizinisch ausgebildeten Helfern nicht zur Verfügung steht. Die Transportmittel waren zudem primitiv und ließen eine fachgerechte Lagerung der Verletzten nicht zu. Nur Un- oder Leichtverletzte hatten gute Überlebenschancen und es ist nicht verwunderlich, dass viele Bergrettungsaktionen schließlich zu Totenbergungen wurden. 1955 gründeten Pioniere wie die Ärzte Rudolf Campell in der Schweiz und Gerhard Flora in Österreich die Internationale Kommission für Alpine Notfallmedizin (ICAR MedCom) als eine der vier Unterkommissionen der Internationalen Kommission für Alpine Rettung (ICAR). [3] Dies war der Beginn der Notfallmedizin in den Bergen („Mountain Emergency Medicine" MEM). Während in der städtischen Notfallversorgung zunehmend die Prinzipien der sog. Evidence-based Medicine befolgt wurden, hing die medizinische Behandlung in den Bergen lange Zeit von persönlicher Meinung und Erfahrung der Retter ab.

Erst in den 1980er-Jahren wurden die ersten medizinisch ausgerüsteten und arztbesetzten Rettungshelikopter „Helicopter Emergency Medical Services" (HEMS) eingesetzt, wodurch die Transportzeiten in der Bergrettung mit urbanen Rettungseinsätzen vergleichbar wurden. Auf einmal war es möglich, innerhalb angemessener Zeit Notärzte zu den Patienten in den Bergen zu bringen. Eine neue Ära begann. Heute sind in einigen Ländern die Dauer der Rettungsaktion, die medizinische Behandlung und das Outcome von Unfallpatienten in den Bergen vergleichbar mit denen im städtischen Raum. [4]

MERKE

Das Konzept, den Arzt zum Patienten zu bringen, bringt den größten Vorteil für Verletzte und akut kranke Patienten in Gebirgsregionen und sehr abgelegenen Gebieten. Die Strategie, den Patienten unversorgt zum Arzt zu bringen, ist hingegen Geschichte.

Ab den 1990er-Jahren hat sich die Forschung in alpiner Notfallmedizin rasant entwickelt. Eine Reihe bedeutender wissenschaftlicher Studien befasste sich mit der Pathophysiologie, mit den prognostischen Faktoren und der präklinischen Behandlung von Unfallopfern in Gebirgsregionen und abgelegenen Gebieten. Diese Arbeiten lieferten die wissenschaftliche Grundlage für eine leitliniengerechten Behandlung im Gelände. Inzwischen hat die ICAR MedCom zahlreiche evidenzbasierte Empfehlungen veröffentlicht, die von den führenden notfallmedizinischen Gesellschaften wie dem European Resuscitation Council (ERC) und der American Heart Association (AHA) übernommen wurden. [5–7]

MERKE

Wissenschaftliche Evidenz ist zu einem Grundprinzip in der Bergrettung geworden.

Obwohl die Wissenschaft laufend Fortschritte macht, bleibt die effektive Wirksamkeit der unterschiedlichen organisatorischen und logistischen Strategien unklar. International konkurrieren im Wesentlichen zwei Konzepte: In den meisten europäischen Ländern sind Rettungswagen und Rettungshubschrauber mit Notärzten besetzt. In außereuropäischen Ländern spielen Ärzte außerhalb der Klinik praktisch keine Rolle in der medizinischen Erstversorgung von Notfallpatienten; vielmehr sind es Rettungssanitäter mit Ausbildung in den Wiederbelebungsmaßnahmen des Basic Life Support (BLS) – im angloamerikanischen Raum als Emergency Medical Technicians (EMT) bezeichnet – oder Paramedics mit Ausbildung in Advanced Life Support (ALS), welche Notfallpatienten erstversorgen. Auch die Finanzstruktur von Notfalleinrichtungen (EMS, Emergency Medical Services) ist unterschiedlich: Die Dienste können privat oder von der öffentlichen Hand organisiert und getragen werden. Privat betriebene Dienste berechnen dem Patienten oft den Aufwand der Rettungsaktion und medizinischen Versorgung. Dies kann zu einer Benachteiligung der finanziell schwächer Gestellten führen. Es gibt jedoch keine eindeutigen Belege für einen Unterschied in der Wirksamkeit der verschiedenen Systeme. [8]

Es ist kaum verständlich, warum die alpine Notfallmedizin in der Literatur und Weiterbildung früher und auch noch heute eine Nebenrolle spielt. In 120 Ländern liegen mindestens 20 % der Landmasse über 1.200 m Seehöhe. Über 600 Millionen Menschen (etwa 10 % der Weltbevölkerung) leben über 1.200 m. Es gibt ungefähr 400 Millionen Menschen, die in Gebieten über 1.500 m Seehöhe leben (➤ Abb. 1.2). [9]

Die Welternährungsorganisation der Vereinten Nationen (FAO) schätzt, dass der Bergtourismus 15–20 % der weltweiten Tourismusindustrie ausmacht und einen geschätzten Jahresumsatz von 70–90 Milliarden US-Dollar erzielt. [10]

Wandern und Trekking gehören zu den beliebtesten Aktivitäten in den Bergen. Skifahren ist eine der beliebtesten Wintersportarten weltweit. Jährlich herrscht in mehr als 2.000 Skigebieten in 67 Ländern an ca. 400 Millionen Tagen Skibetrieb. Dies hat zu einer stetig zunehmenden Anzahl an Bergunfällen und Rettungseinsätzen geführt – ein Trend, der bis heute ungebrochen ist. [11]

MERKE

Ungefähr 10 % der Weltbevölkerung leben in Berggebieten. Die Popularität von Freizeitaktivitäten in den Bergen nimmt weltweit ebenso erheblich zu wie der Bedarf an entsprechender medizinischer Versorgung.

In diesem Buch berichten annähernd 100 Experten aus aller Welt über den aktuellen Stand der Wissenschaft rund um die alpine Notfallmedizin. Der Schwerpunkt liegt auf der präklinischen Notfallversorgung und der anschließenden

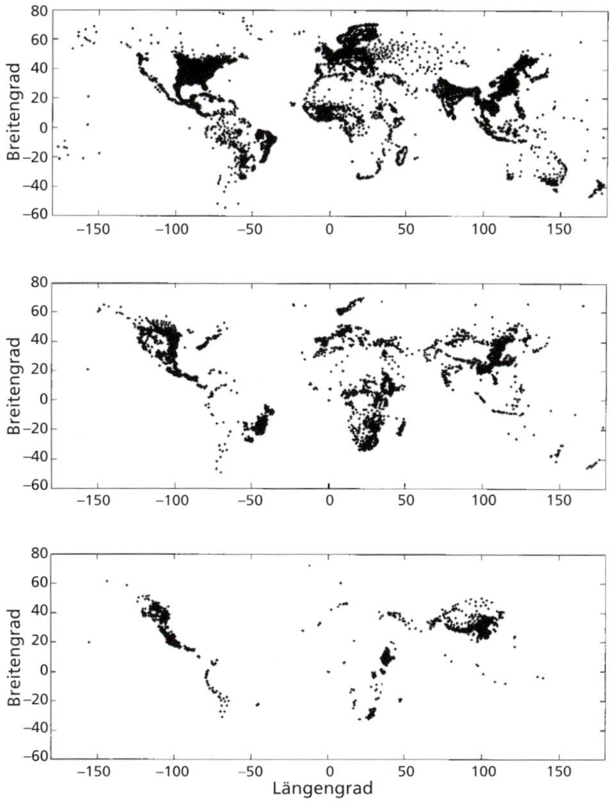

Abb. 1.2 Lokalisation der Landmassen in unterschiedlichen Höhenlagen: ≤ 500 m (oben), 500–1.500 m (Mitte) und > 1.500 m (unten), dargestellt durch die geometrischen Schwerpunkte der 19.032 Polygone jeder Höhenzone. (Mit freundlicher Genehmigung aus [9])

Behandlung im Krankenhaus. Neben den gängigen Verletzungsmustern und medizinischen Notfällen, die im alpinen Gelände anzutreffen sind, stellen die 48 Kapitel auch spezielle Situationen dar, wie z.B. Kletterunfälle, Gletscherspalten-, Canyoning-, Höhlen- und Lawinenunfälle, Unterkühlung, Erfrierung, Flugunfälle, Blitzschlag, Erschöpfung, Hitzekrankheiten, Tierstiche und -bisse und Vergiftungen. Die medizinischen Notfälle umfassen kardiovaskuläre Notfälle, Höhenkrankheiten und psychiatrische Notfälle. Die Geschichte der Bergrettung bis zum heutigen Tag, Ausbildung und Ausrüstung sind ebenfalls wesentliche Bestandteile dieses Buches. Wir wollen Bergsteiger, Bergretter und Bergrettungsärzte dazu ermutigen, die in diesem Buch enthaltenen Informationen zum Wohle von Verletzten und Erkrankten im alpinen und unwegsamen Gelände weltweit einzusetzen.

Danksagungen

Die Herausgeber bedanken sich bei allen, die zu diesem Werk beigetragen haben, insbesondere bei Arianna Ribichesu, die alle Beteiligten während des langen Veröffentlichungsprozesses unterstützt hat, bei Maurizio Meliconi, der das Werk sorgfältig Korrektur gelesen und für Einheitlichkeit gesorgt hat, und bei Donatella Nebulone, welche die Manuskripte optimal koordiniert und bearbeitet hat. Luigi Festi möchte auch all jenen danken, die ihn bei der Idee und bei dem Traum von diesem Buch inspiriert und unterstützt haben, ebenso den Freunden, die ihm den Mut gaben, Schwierigkeiten und unerwartete Ereignisse zu überwinden: Attilio Farè, Romolo Riboldi, Luciano Valentini, Bruno Durrer und Silvio Mondinelli, Cristiano Gobbi, Vincenzo Torti und Peter Habeler.

LITERATUR

1. Rettner DAR. Corti-Drama: Tod und Rettung am Eiger 1957–1961. Zürich, Switzerland: As Verlag + Buchkonzept; 2007.
2. Tintinalli's emergency medicine: a comprehensive study guide. 9th edition. New York, US: McGraw-Hill Education; 2018.
3. Flora G. Alpine Accidents and Mountain Rescue Service. Die Medizinische Welt. 1964;43:223–228.
4. Rauch S, Dal Cappello T, Strapazzon G, et al. Pre-hospital times and clinical characteristics of severe trauma patients: A comparison between mountain and urban/suburban areas. Am J Emerg Med. 2018;36 (10): 1749–1753.
5. Truhlar A, Deakin CD, Soar J, et al. European Resuscitation Council Guidelines for Resuscitation 2015: Section 4. Cardiac arrest in special circumstances. Resuscitation. 2015;95: 148–201.
6. Nolan JP. Part 3: Adult basic life support and automated external defibrillation: 2015 International Consensus on Cardiopulmonary Resuscitation and Emergency Cardiovascular Care Science with Treatment Recommendations. Resuscitation. 2015;95: e43–69.
7. Vanden Hoek TL, Morrison LJ, Shuster M, et al. Part 12: cardiac arrest in special situations: 2010 American Heart Association Guidelines for Cardiopulmonary Resuscitation and Emergency Cardiovascular Care. Circulation. 2010;122(18 Suppl 3): 829–861.
8. Brugger H, Elsensohn F, Syme D, et al. A survey of emergency medical services in mountain areas of Europe and North America: official recommendations of the International Commission for Mountain Emergency Medicine (ICAR Medcom). High Alt Med Biol. 2005;6(3): 226–237.
9. Cohen JE, Small C. Hypsographic demography: the distribution of human population by altitude. Proc Natl Acad Sci U S A. 1998; 95 (24): 14009–14014.
10. Food and Agriculture Organisation of the United Nations. Why our mountains matter. Safeguarding our protectors and playgrounds. Unter: http://www.fao.org/fao-stories/article/en/c/1070101/ (letzter Zugriff: 21.05.2023).
11. Burtscher M, Ponchia A. The risk of cardiovascular events during leisure time activities at altitude. Prog Cardiovasc Dis 2010; 52 (6): 507–511.

KAPITEL

2

Giancelso Agazzi

Geschichte der Bergrettung

Zusammenfassung

Dieses Kapitel beschreibt die Geschichte der Bergrettung. Obwohl es das Ergebnis gründlicher Forschung ist, bietet es keinen umfassenden Überblick über das Thema. Es ist auch nicht darauf ausgerichtet, einen historischer Bericht im engeren Sinne zu liefern. Vielmehr gibt es dem Leser einen Einblick in die Ursprünge der Bergrettung. Mitte des 20. Jahrhunderts wurde es erstmals notwendig, einen organisierten und leistungsfähigen Bergrettungsdienst zu gründen. In den folgenden Jahrzehnten wurde diese neue Rettungsorganisation durch verbesserte Techniken, wachsende Expertise und neue Medikamente kontinuierlich verbessert.

2.1 Entwicklung der Bergrettung

Die Berge: rau, unwirtlich und unverfälscht. Die Berge: still, abgelegen, rastlos. Früher waren sie oberhalb einer gewissen Höhe nicht erreichbar – sei es oberhalb oder unterhalb der Gletscher. Berge waren Orte, auf die nur Gamsjäger und Mineraliensucher, Hirten und Holzfäller es wagten, zu klettern. Vor nicht allzu langer Zeit wurden sie als Reich unheimlicher Kreaturen, Dämonen und Hexen angesehen. Im 18. Jahrhundert lieferte ein Wissenschaftler sogar eine Liste von Drachen, auf die man in den Alpen stoßen konnte. Bereits in der Antike riefen Berge starke Emotionen hervor, sie galten als kraftvoll suggestiv und waren Orte der Anbetung. Fergus Fleming beschrieb sie als „ein Netz von Mythen und Aberglauben", das sowohl anziehend als auch abstoßend wirkte, weshalb man davon ausging, dass eine zu große Nähe zu Bergen der Vorbote eines Unglücks sein könnte. [1] Der Mensch war akrophobisch, wie der Anthropologe Annibale Salsa behauptete, und fügte hinzu: „Große Höhen wurden aufgrund ihrer heiligen Aura vermieden und Bergsiedlungen waren auf niedrigere Höhen beschränkt. Die Beziehung zu den Bergen wurde von einer magisch-religiösen Dynamik beherrscht, die versöhnlich und apotropäisch war und böse Kräfte abwehren konnte. " [2]

2.1.1 Anfänge

„Die Geschichte der Bergrettung ist einfach und bodenständig. Es ist die Geschichte von Männern aus verschiedenen sozialen Milieus, die ein Ideal der Solidarität, alpinistische sowie soziale und zivile Werte teilten und befolgten." So fasste Bruno Toniolo, Ehrenpräsident des italienischen *Corpo Nazionale Soccorso Alpino Speleologico* (CNSAS), 1963 die Ursprünge der Bergrettung treffend zusammen. Gemeint sind die unbeholfenen, wenn auch provisorischen Anfänge, ebenso das „Helfen" von in Not geratenen Menschen in großen Höhen bis hin zu den heutigen Notfallpraktiken. Anstatt sich auf den bloßen guten Willen zu verlassen, hängen Rettungsaktionen heute auch von Technologien und geeigneten Mitteln ab, die zunehmend Schäden verhindern und Menschenleben retten können. [3]

Die Bergrettung entstand durch Menschen, die eine enge Beziehung zu den Bergen aufgebaut, diese gründlich erkundet hatten und sich der damit verbundenen und oft nicht sichtbaren Bedrohungen und Gefahren bewusst waren. Die Bergrettung wurde in dem starken Gefühl der Solidarität und aufgrund der gründlichen Erfahrungen mit der Bergwelt gegründet, ferner in dem Willen, Techniken und Organisationsmodelle für einen effektiven Dienst mit speziell geschultem Personal zu erarbeiten.

Das Alte Testament erzählt die ersten Geschichten von vermissten oder verletzten Menschen, die Hilfe benötigen, wie Weise und Stämme, die mitten in der Wüste in den Bergen verschwanden. Rettungsaktionen sind ein wiederkehrendes Thema in der gesamten Bibel, sowohl mit einem Happy End oder aber auch einem schlechten Ausgang. Die Engel retteten Lot vor der Zerstörung von Sodom (Genesis 19), während sie nichts für Hagar und Ishmael tun konnten, die von Abraham in die Verbannung geschickt wurden. Obwohl sich die Engel beeilt hatten, um zu helfen, waren sie zu spät, um den Tod durch Verdursten zu verhindern. Das Neue Testament präsentiert uns die Figur des barmherzigen Samariters, der als Vorbild diente und immer noch ein motivierendes Beispiel für diejenigen ist, die sich dafür entscheiden, in Notfällen zu helfen. [4] Es wurden auch alte chinesische Wandgemälde entdeckt, die Menschen zeigen, welche ohne ersichtlichen Grund, sondern nur zum Vergnügen auf Felsen klettern. [4] Historiker glauben, dass vor mehr als 2.000 Jahren zu Ehren des Gottes Penn in der Nähe von St. Bernhard in der Schweiz ein Tempel errichtet wurde. Seine Ursprünge gingen auf die keltische Salassi-Bevölkerung zurück, die in Canavese im Nordwesten Italiens und im Dora-Baltea-Tal in Norditalien lebte. Der Tempel diente als Unterschlupf für vorbeikommende Reisende. Die Römer erkannten, wie wichtig es ist, Wanderern zu helfen, die in Schwierigkeiten geraten sind und bauten kleine Hospize entlang der kaiserlichen Straßen, die sog. *Villen* (Haltestellen). [5] Unter dem römischen Kaiser Caligula wurde in St. Bernhard ein Dorf gegründet, um die Sicherheit des Gebiets zu gewährleisten.

2.1.2 Hannibal mit seinen Elefanten

Hannibal überquerte die Alpen im November 218 v. Chr. während des zweiten punischen Krieges. 90.000 Soldaten folgten ihm mit 12.000 Rittern und 36 Elefanten. Sie waren extremen Gefahren ausgesetzt, darunter Lawinen, die das Leben von Soldaten und Tieren gleichermaßen gefährdeten, weil es keine oder nur unzureichende Rettungsmaßnahmen gab. [6] Hannibals schlimmste Feinde waren die Berge, die Alpen, denen er tapfer trotzte. Keine Mittel wurden gescheut, sogar Felsen wurden mit Feuer und Essig aufgebrochen, um seiner Armee zu helfen, kritische Hindernisse zu überwinden. [1] Ebenso überquerte Karl der Große im Jahr 773 mit seiner Armee die Alpen und spendete große Geldsummen für die Einrichtung einer organisierten Form einer Art Notfallrettung. Nach dem Jahr 1000 stand die Unterstützung und alpine Rettung von Wanderern und Pilgern in den Bergen im Mittelpunkt der Herrschaft des Heiligen Benedikt und vor allem der Kongregation der Stiftsherren des heiligen Bernhard (die aus den Stiftsherren des heiligen Augustinus hervorgegangen sind). [6] Im zehnten Jahrhundert beschloss ein junger Mann am Vorabend seiner eigenen Hochzeit, weltliche Freuden aufzugeben, um sich der Kirche anzuschließen und sich den Armen zu widmen. Sein Name war Bernard von Menthon, Beschützer und Schutzpatron derer, die in den Bergen leben, und zugleich Schutzpatron der Bergsteiger. Im Jahr 962 gründete er mit dem Großen Bernhardiner-Hospiz in der Schweiz ein Kloster. Der Augustinerorden richtete auch Hospize entlang der Hauptgebirgswege ein. [3, 4]

2.1.3 Erste organsierte Bergrettung

Zu Beginn des 12. Jahrhunderts wurden junge Männer, die in den Dörfern unterhalb des Großen St.-Bernhard und im Großherzogtum Savoyen lebten, vom Militärdienst befreit, um Reisende zum Hospiz des Großen St. Bernhard zu führen und ihnen bei Bedarf zu helfen. Sie wurden Schneesoldaten (*soldats de la neige*) oder *Marroniers* genannt und waren wohl die ersten professionellen Bergretter. [3, 5] Im Dezember 1130 konnten Berichten zufolge einige Schneesoldaten beim wahrscheinlich ersten organisierten Bergrettungseinsatz zehn Pilger retten, die von einer Lawine begraben worden waren. Im August 1618 wurden bei einem Erdrutsch, der das Dorf Pleurs in der Nähe von Chiavenna in Italien begrub, 2.430 Menschen getötet. Es war eine der größten Tragödien, die jemals in der alpinen Geschichte aufgezeichnet wurden. In den 1660er- und 1670er-Jahren wurden die ersten Bernhardinerhunde, Nachkommen des asiatischen Molossers, eingeführt, um den Mönchen zu helfen, welche die Arbeit von St. Bernhard von Menthon weiterführten. [5–7] Ursprünglich zum Schutz und zur Sicherung des Hospizes eingesetzt, wurden die Hunde später zur Rettung von Opfern bei Lawinenunfällen eingesetzt. Der italienische Künstler Salvatore Rosa malte sie 1695 zweimal. Die ersten Hunde waren als Geschenk für die Mönche einiger Familien in den Kantonen Waadt und Vallese gedacht und sind seitdem das Symbol der alpinen Rettung. Ein Dutzend Mönche wurden zwischen 1810 und 1845 am Großen Sankt Bernhard durch Lawinen getötet. Der Legende nach half Napoleon den Mönchen 1800 bei den Such- und Rettungsaktionen auf dem Pass. Es wird überliefert, dass im 18. Jahrhundert 15.000 Menschen den St. Gotthard-Pass in der Schweiz überquerten und Gefahr liefen, durch unerwartete Lawinen eingeschlossen zu werden. Ein Mönch namens Pater Lorenzo verbrachte viele Jahre im St. Gotthard Hospiz und zeichnete alle Verletzungen und Rettungsaktionen auf, die er miterlebte. 1783 verzeichnete er jährlich drei bis vier Todesfälle aufgrund von Unterkühlung oder durch Lawinen. Seit 1400 hatten Mönche den Reisenden in ihren Berghospizen Beistand und Hilfe geleistet, doch 1885 wurde der Dienst mit der Einführung von Telefonen in Schweizer Hospizen eingestellt.

2.1.4 Alpine Rettung in den Alpen

1499 fiel Kaiser Maximilian mit 10.000 Soldaten in das Engadin in der Schweiz ein. Vierhundert Männer wurden beim Überqueren eines Alpenpasses von einer Lawine erfasst. Obwohl es einige Verletzte gab, wurde trotz der unzureichenden Rettungsaktionen niemand getötet. [6] 100 Söldner, die im selben Jahr den Pass von St. Bernhard überqueren wollten, hatten weniger Glück und starben bei der Überquerung. Napoleon Bonaparte erregte öffentliche Aufmerksamkeit, als er im Mai 1800 mit seiner berittenen Armee die Alpen überquerte.

Edward Whymper war der Erste, der das direkt an der schweizerisch-italienischen Grenze liegende Matterhorn bestieg. Er versuchte 1865 von der Schweizer Seite hinaufzusteigen, während des Abstiegs stürzten allerdings vier Kletterer der Gruppe in den Tod. [8] 1825 beschrieb der Künstler William Brockedon eine Leichenhalle in der Nähe des Hospizes des Großen St. Bernard, in der Leichen aufbewahrt wurden, die in der eisigen Jahreszeit in den Bergen gestorben waren. Da im Winter keine Gräber ausgehoben werden konnten, wurden einige Leichen auf makabre Weise an die Wand gelehnt und so stehen gelassen. Es kann angenommen werden, dass die Bergrettungsdienste in Zusammenhang mit der Gründung von Bergsteigerverbänden entstanden sind. Aus der zunehmenden Gewohnheit, über die Alpen in den Süden zu reisen, entwickelte sich Ende des 18. Jahrhunderts das Bergsteigen allmählich zu einer Sportart. [7]

Bergführer, als ausgewiesene Experten für die Bewältigung alpiner Routen, unterstützten und begleiteten die Wanderer und trugen zur deren Sicherheit bei. Der Titel „Bergführer" entstand 1786, als Jacques Balmat und Michel-Gabriel Paccard als erste Bergsteiger den Gipfel des Mont Blanc erreichten. Im folgenden Jahr erreichte Balmat, ein Bauer, Jäger und Mineraliensucher, erneut den Gipfel in einem Aufstieg, den noch niemand zuvor gewagt hatte. Dabei begleitete er den jungen Schweizer Wissenschaftler Horace-Bénédict de Saussure und eine Gruppe von Bergführern. [8, 9] Als neue Gipfel erklommen wurden wurde klar, dass geeignete Rettungstechniken entwickelt werden mussten. Bergsteiger, Bergführer und die Bewohner der Alpentäler bekamen zunehmend ein Gefühl der Solidarität. Im Jahr 1820 kamen Dr. Joseph Hamel, Berater des russischen Kaisers, und drei Bergführer aus Chamonix, Frankreich, bei einem Unfall ums Leben, was die Notwendigkeit eines zuverlässigen Bergrettungsdienstes weiter in den Vordergrund rückte. [3, 5] 1871 erarbeitete die *Società degli Alpinisti Tridentini* (Organisation der Alpinisten aus Trient) eine Reihe von Regeln für Bergführer, die u.a. auch deren Rolle als Retter von Vermissten und in Bergnot geratenen Bergsteigern festlegten. Dementsprechend wurden sie mit den ersten Notfallkoffern ausgestattet, während sich in einigen Notlagern Notfallmedikamente, eine Verletztentrage und Schienen zum Fixieren von gebrochenen Gliedmaßen befanden. Im November 1892 bildete der 1857 gegründete London Alpine Club ein Komitee zur Festlegung eines Notsignals bei Bergunfällen. 1895 schlug ein römischer Bergsteiger vor, Brieftauben als Boten einzusetzen, um bei Unfällen um Hilfe zu rufen. 1897 bildeten Freiwillige aus Salève, Frankreich, das erste dokumentierte organisierte Rettungsteam.

Die erste offizielle Bergrettungsorganisation wurde jedoch 1910 in Grénoble, Frankreich, gegründet: die *Société Dauphinoise de Secours en Montagne* (Dauphins Organisation für Bergrettung) [3]. 1920 gründete Fritz Berger in München die *Bergwacht*, die sich u.a. der Bergrettung widmete. In den frühen 1900er-Jahren begann man, die Bergrettung systematisch zu organisieren. Erste Ausbildungskurse für Bergführer wurden 1901 von Vittorio Stenico, einem Arzt aus dem Trentino, Italien, eingeführt, um einheitliche Richtlinien für die Rettung zu schaffen, und es entstanden erste Notfallausrüstungen. Der Eintritt Italiens und Österreich-Ungarns in den Ersten Weltkrieg (1915–1918) war ein entscheidender Moment für die Bergrettung. Trotz aller mit den kriegerischen Auseinandersetzungen verbundenen Tragik bot der Krieg auch die Möglichkeit, mit neuen Methoden, Technologien und Medikamenten zu experimentieren und die Qualität der Rettungseinsätze auch in auch in schwer zugänglichen Gebieten oberhalb von 3.000 m zu verbessern. Die Techniken der Chirurgie, Traumatologie und Anästhesie wurden verbessert. Auf Schlachtfeldern kam die sog. Triage zur Anwendung, die heute in Notfällen weit verbreitet ist. Es wurden Lawinenrettungen und neue Therapien gegen Unterkühlung und Erfrierungen erprobt. Hunde wurden eingesetzt, um nach vermissten Personen zu suchen. Giuseppe Carcano, ein Hauptmann und Militärarzt auf dem Adamello, einem Berg in der Lombardei in Italien, entwarf Rettungsschlitten auf Skiern, die von Hunden oder Eseln gezogen wurden, um verletzte und tote Soldaten in Höhen über 3.000 m zu transportieren. [10]

Eine der ersten organisierten Lawinenrettungsaktionen fand am 7. Dezember 1909 am *Passo dei Laghi Gemelli* (Laghi-Gamelli-Pass) in der Nähe von Bergamo (Italien) auf 2.023 m Höhe statt. Ärzte, Soldaten, zivile Freiwillige, Mitglieder des Roten Kreuzes und die *Guardia di Finanza* (Finanzpolizei) schlossen sich dem Team an. Drei Bergsteiger wurden von einer Lawine verschüttet. Zwei überlebten und der dritte wurde 19 Tage später tot aufgefunden (➤ Abb. 2.1, ➤ Abb. 2.2). [11]

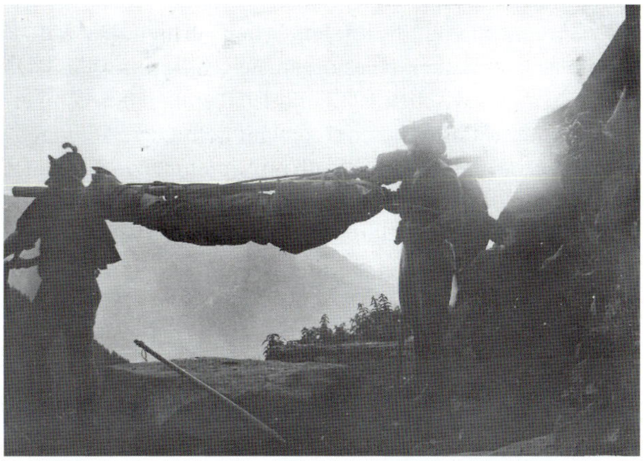

Abb. 2.1 Überführung des Leichnams von Nino Camplani in Cima delle Granate in Val Camonica (Italien), August 1912. (Mit freundlicher Genehmigung von Bruno Camplani)

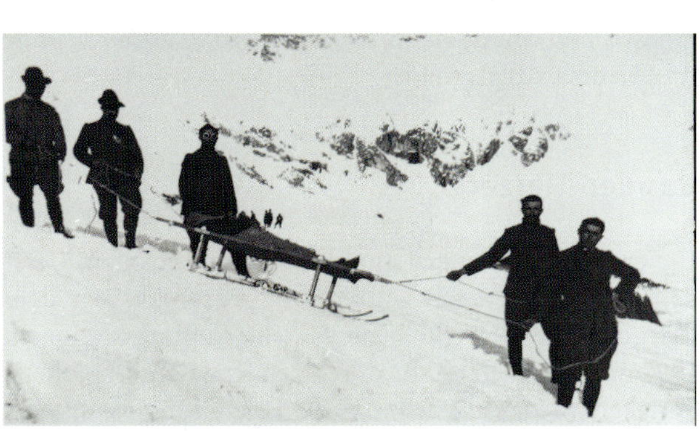

Abb. 2.2 Transport eines verwundeten Soldaten mit dem Schlitten auf dem Lobbia-Gletscher, Adamello-Massiv (Italien). (Mit freundlicher Genehmigung des Archivio Fofografico Museo della Guerra Bianca in Adamello; www.museodel-laguerrabianca.it, „Fondo Giuseppe Carcano")

2.1.5 Bergrettung auf der ganzen Welt

Die Dringlichkeit der Rettung von Verletzten in den Bergen und die Notwendigkeit eines organisierten und effizienteren Bergrettungsdienstes wurde zunehmend deutlich, als zwischen dem Beginn des 19. und 20. Jahrhunderts die Zahl der Unfallopfer im Gebirge mit der wachsenden Anzahl von Bergsteigern dramatisch anstieg.

In der nachfolgenden (alphabetischen) Übersicht über die ersten Schritte zur organisierten Bergrettung werden auch Informationen über Länder bereitgestellt, die neue Techniken und Strategien entwickelt haben welche zum Vorbild für andere geworden sind.

Argentinien

Die *Comision de Auxilio* des *Clubs Andino Bariloche* (Hilfskomitee des Andenclubs von Bariloche (CAB)) wurde am 1. März 1934 gegründet. Sie wurde nach dem Tod von zwei italienischen Bergsteigern, Sergio Matteoda und Walter Durando, am *Cerro Tronador* (3.478m) an der Grenze zwischen Argentinien und Chile ins Leben gerufen. Der Unfall hat die Notwendigkeit eines organisierten Rettungsdienstes erneut betont. Zwischen 1937 und 1950 ereigneten sich keine schweren Unfälle, außer einem auf dem *Cerro Puntiagudo* (Chile), bei dem Rodolfo Roth im September 1937 getötet wurde. Seine Leiche wurde im folgenden April gefunden. Später wurden weitere Rettungsgruppen im *Nahuel Huapi* Nationalpark ins Leben gerufen. Ende der 1940er-Jahre verbesserte Dr. Juan Javier Neumeyer die alpinen Rettungstechniken. 1951 wurde Heriberto Schmöll, Arzt und Leiter der *Comisión de Auxilio*, von einer Lawine auf dem Torres del Paine in Chile mitgerissen. 1958 entwarf die Kommission eine Reihe von Richtlinien für die Rettung. 1964 verfasste Dr. Josè Maria Iglesias, ein argentinischer Arzt und Bergsteiger des Andenclubs von Bariloche, Richtlinien zur Prophylaxe von Erfrierungen und schuf eine weitere Rettungsorganisation mit verbesserten Techniken und Ausrüstungen. 1991 wurde die *Grupo de Apoyo a la Comision de Auxilio* des CAB gegründet.

Bosnien-Herzegovina

Die erste Bergrettungsstation in Sarajevo, Bosnien, *Gorska Sluzba Spasavanja*, wurde 1957 gegründet. Vor dem Krieg von 1992 bis 1995 gab es neun Rettungsstationen. 1997 nahm der Dienst die durch den Krieg unterbrochene Tätigkeit wieder auf. Obwohl die Organisation aufgeteilt wurde, ist sie dank freiwilliger Mitarbeiter immer noch aktiv.

Bulgarien

Die Bulgarian Mountain Rescue (MRS) wurde im November 1933 von Mitgliedern des Bulgarian Alpine Club, der Bulgarian Mountaineering Union, der Youth Mountaineering Union und des Sofia Ski Club ins Leben gerufen. 1938 wurden die Satzungen der MRS festgelegt und 1943 wurde das Logo entworfen: ein rotes Kreuz mit einem Edelweiß. Bald nach dem Zweiten Weltkrieg wurden die ersten Rettungsteams außerhalb der Hauptstadt in Samokov (1948) und Plovdiv (1949) gegründet. 1971 wurde die *MRS* Mitglied der *Comissión International de Sauvetage Alpin – Internationale Kommission für Alpenrettungswesen (ICAR)*. Zwischen 1971 und 1980 wurde die MRS grundlegend erneuert. [12] Die ersten Lawinenrettungshunde wurden 1974 ausgebildet und 1975 wurde die Helikopterrettung eingeführt.

Deutschland

Im 19. Jahrhundert gab es in Deutschland und Österreich noch keinen organisierten Bergrettungsdienst. 1902 richtete die Generalversammlung der deutschen und österreichischen Alpenvereine in jedem Bundesland einen Bergrettungsdienst ein. Innerhalb des Deutschen und Österreichischen Alpenvereins wurde auch die *Tiroler Bergwacht* gegründet. [13]

Frankreich

Das erste Bergrettungsteam in Frankreich, *Les Sauveteurs volontaires du Salève*, wurde 1897 in Annemasse gegründet. 1910 gründete das *Syndicat d'Initiative in Grénoble* das *Comité de Secours en Montagne du Dauphiné*. Im folgenden Jahr veröffentlichte T. Thomas, ein Arzt, der nach einer Reihe von Bergunfällen an neuen Rettungstechniken interessiert war, einen Artikel in *La Montagne*, in dem er auf die Ineffizienz von Bergrettungsoperationen hinwies. Vor dem Ersten Weltkrieg hatten nur Bergsteiger, Bergführer und Freiwillige die Erste Hilfe bei Bergunfällen geleistet. 1928 wurde das *Comité annécien de Secours en Montagne* gegründet. 1935 organisierte die *Sociétè Nationale de Sauvetage* in Chamonix den ersten Bergrettungskongress. 1936 wurde in Pau mit Unterstützung der *Groupe Pyrénéiste de Haute-Montagne* eine Bergrettungsgesellschaft gegründet. Nach dem Zweiten Weltkrieg wurde innerhalb der *Fédération Française de la Montagne* eine Bergrettungsorganisation ins Leben gerufen, und am 11. Oktober 1947 nahm das Bundeskomitee der *Sociétés de Secours en Montagne* seine Arbeit auf. In den 1950er-Jahren kamen zwei neue Bergrettungsdienste dazu: die *Compagnies Républicaines de Sécurité* und die *Géndarmerie Nationale*. Ein tragischer Unfall auf dem Mont Blanc am 28. Dezember 1956, bei dem die Kletterer François Henry und Jean Vincedon starben, zeigte die Dringlichkeit eines effizienten Rettungsdienstes. [14] In den 1960er-Jahren wurden erstmals Hubschrauber bei Notfällen eingesetzt, bereits 1962 waren Hubschrauber an 98 von 179 Rettungsaktionen beteiligt. 1969 wurde die Bergrettung unter staatliche Kontrolle gestellt. Zum ersten Mal traten 1980 Ärzte dem Team bei, und 1985 vervollständigten Sapeurs-Pompiers (Feuerwehrleute) das Team. Derzeit gibt es folgende spezialisierten Bergrettungsgruppen: die *Compagnies Répubicaines de Sécurité* und die *Gendarmerie Nationale* sowie verschiedene Abteilungen der *Pompiers*. [15]

Griechenland

In Griechenland begannen die Bergrettungsdienste in den 1970er-Jahren dank einer Gruppe von Freunden, die in den nördlichen Regionen lebten. Mehr als 20 Jahre später, 1994, wurde die Bedeutung einer strukturierteren Organisation deutlich, ebenso die Notwendigkeit, erfahrene Bergsteiger, Bergführer und Ärzte einzubeziehen. Der neue Verein wurde „Hellenic Rescue Team" genannt. 1999 wurde das griechische Rettungsteam „Attika" von Christos Barouchas gegründet und geleitet, der im Herbst 2003 während einer Expedition auf Cho Oyu an der Grenze zwischen Nepal und Tibet starb. [16]

Irland

Das „Kerry Mountain Rescue Team" und das „Óige Mountain Rescue Team" wurden 1966 ins Leben gerufen. Vor 1965 gab es in Irland keine organisierte Bergrettung. [22] [17] Die Irish Mountain Rescue Association (IMRA), heute Mountain Rescue Ireland, wurde 1965 gegründet. 1993 trat die irische Vereinigung für Such- und Rettungshunde der IMRA bei.

Island

Die isländische Rettungsorganisation für Luft-, Land- und Wasserrettung wurde 1918 von besorgten Frauen gegründet, deren Männer in der Fischereiindustrie der Westman Islands tätig waren. [18] Die Vereinigung wurde nach den 1950er-Jahren zu einer eigenständigen Organisation.

Italien

1926 gründete die *Unione Giovani Escursionisti Torino* (Vereinigung junger Kletterer aus Turin) das erste Komitee zur Bergrettung in den Westalpen. 1931 richtete die „Mountain Guides Society" die ersten vier Rettungsstationen ein und 1932 veröffentlichte der *Club Alpino Italiano* (Italienischer Alpenclub [CAI]) eine Reihe von Regeln für die medizinische Versorgung in den Bergen und übertrug diese einem wissenschaftlichen Komitee unter Leitung des Wissenschaftlers und Bergsteigers Ardito Desio. Die Bergrettung erhielt 1953 mit der Verabschiedung eines Statuts und allgemeiner Regeln eine formale Struktur. Im Dezember 1954 wurde in Bergamo unter der Leitung des CAI-Arztes Scipio Stenico offiziell der Bergrettungsdienst gegründet. [2]

Die Höhlenrettung wurde 1968 Teil des Bergrettungsdienstes *Corpo Nazionale Soccorso Alpino* (CNSA), der 1990 zum *Corpo Nazionale Soccorso Alpino Speleologico* (CNSAS) umgewandelt wurde. 1992 wurde der CNSAS operativ in den italienischen Katastrophenschutz eingegliedert und ist seitdem als einzige Organisation innerhalb des nationalen Gesundheitsdienstes für Notfälle in Bergen oder Höhlen zuständig.

Die Bergrettung arbeitet seit 2001 Hand in Hand mit dem allgemeinen Rettungsdienst (Notrufnummer 112), mit durchschnittlich 4.800 Einsätzen pro Jahr. Dem CNSAS gehören ungefähr 300 Ärzte und 300 Sanitäter an, die circa 10% der Freiwilligen ausmachen. In Südtirol ist der Bergrettungsdienst im Alpenverein seit 1948 mit rund 1.000 Rettungskräften und 50 Hundeführern tätig.

Kanada

Das Interesse am Bergsteigen breitete sich 1865 von Europa nach Nordamerika aus, kurz nach Edward Whympers tragischem Unglück auf dem Matterhorn in der Schweiz. [7] 1895 stürzte der amerikanische Anwalt Philipp Abbott am kanadischen Mount Lefroy oberhalb von Lake Louise ab. Dies war der erste dokumentierte Bergunfall in Nordamerika. In den kanadischen Bergen waren ab Ende des 19. Jahrhunderts Schweizer Bergführer aktiv, während sich schrittweise ein Rettungssystem entwickelte. Die ersten Techniken kamen aus Europa und wurden hauptsächlich 1940 vom österreichischen „Wastl" Mariner eingeführt, dem Jahr, in dem auch die kanadische Pistenrettung gegründet wurde. [19]

Kroatien

Die ersten Versuche, die Bergrettung in Kroatien zu organisieren, erfolgten Mitte der 1930er-Jahre, als die Elite-Bergsteiger der *Hrvatsko planinarsko društvo* (Kroatische Bergsteigergesellschaft) eine inoffizielle, wenngleich aktive Gruppe namens Trained Rescue Team bildeten. Die erste formelle Rettungsaktion wurde 1938 durchgeführt. Die alpine Rettung endete im Zweiten Weltkrieg und wurde Ende der 1940er-Jahre wieder aufgenommen. Am 4. Januar 1950 wurde offiziell ein Bergrettungsverband mit dem Namen *Gorska služba spašavanja - Hrvatski planinarski savez* (Bergrettungsdienst des kroatischen Bergsteigerverbandes [GSS-HPS]) gegründet. Der slowenische Bergrettungsdienst beteiligte sich an der Initiative. Im Jahr 2001 verließ der Dienst das GSS, um eine unabhängige

Organisation zu bilden und änderte ihren Namen in *Hrvatska gorska sluzba spašavanja* (Kroatischer Bergrettungsdienst [HGSS]). [20] Die HGSS hat circa 900 freiwillige Mitglieder, darunter 23 Ärzte. Sie ist in 25 lokale Stationen unterteilt.

Montenegro

Der Bergrettungsdienst von Montenegro *(Mountain Rescue Service Montenegro [MRSM])*, eine Freiwilligenorganisation, wurde 1963 in Niksic nach dem Vorbild von Rettungsteams in anderen europäischen Alpenländern gegründet. Sein Hauptziel war es zu Beginn, Felskletterer zu retten. Später erweiterte der MRSM seine Dienste auf alle Bergsteiger, Wanderer und Sportler, die Canyoning betreiben. [21]

Nepal

Der Bergrettungsdienst in Nepal (*Himalayan Rescue Organisation*) wurde erst vor kurzem gegründet, obwohl es bis heute keine offizielle Rettungsorganisation gibt. Die Qualität hat sich dank Hubschrauberrettung und Pilotenschulung durch die Schweizerische Air Zermatt sowie einige italienische Piloten, die Rettungstechnologien und -techniken eingeführt haben, verbessert. [22] Eine bemerkenswerte Rettungsaktion wurde auf 6.950 m Höhe auf dem Annapurna-Massiv im Himalaya im Jahr 2010 durchgeführt, als drei spanische Bergsteiger mittels Hubschrauber-Taubergung gerettet wurden.

Neuseeland

Die *New Zealand Search and Rescue*, eine Freiwilligenorganisation, wurde 1930 nach einem Unfall in den Tararua Ranges auf der Nordinsel gegründet. Im Jahr 1934 startete sie mit lokalen Rettungsteams im Verbund mit der neuseeländischen Polizei. [23] Die Struktur blieb von den 1970er-Jahren bis 1994 unverändert, als die *Land Search and Rescue New Zealand* zu einer eigenständigen Organisation wurde. Mittlerweile gibt es 60 lokale Gruppen und elf Spezialistenteams.

Norwegen

Während des 20. Jahrhunderts befand sich der norwegische Bergrettungsdienst in privater Hand. Die *Norwegian Society for Sea Rescue* (*Norwegische Gesellschaft für Seerettung)* wurde 1891 gegründet. Aufgrund mangelnder Zusammenarbeit mit Search And Rescue (SAR) schlug eine Regierungskommission 1959 vor, die SAR-Ressourcen zu koordinieren. 1970 wurden zwei gemeinsame Koordinierungszentren für die Rettung eingerichtet. Eines davon in Boda und das andere in Sola, in der Nähe von Stavanger. Zusätzlich wurde ein professioneller Hubschrauberrettungsdienst geschaffen. SAR wurde in eine gemeinsame Organisation integriert, welche für Einsätze auf See, zu Land und in der Luft zuständig ist.

Österreich

Als Innsbruck 1896 sich zum Mittelpunkt des Wintersports und des Bergsteigens entwickelte, wurde eine Bergrettungsorganisation gegründet, um Notfälle geordnet und effizient durchführen zu können. Zwischen 1902 und 1914 wurden in Südtirol etwa 39 Notfallstützpunkte eingerichtet. Während des Zweiten Weltkriegs waren in Südtirol Aktivitäten dieser Organisation verboten. Es wurden jedoch neue Geräte wie das *Stahlseilgerät* zur Rettung verletzter Kletterer aus Felswänden, von Ärzten und Ausbildern der *Gebirgsjäger*-Schule in St. Anton entworfen. [24]

Polen

Der erste Versuch, in Polen einen Bergrettungsdienst zu gründen (*Górskie Ochotncicze Pogotowie Ratunkowe*), fand 1909 statt. Die 1952 ins Leben gerufene Tatra-Bergwacht (*Tatra Mountain Team*), war zunächst die einzige, die im Einsatz war. Später wurde mit dem polnischen Tourismusverband *Towarzystwo Turystyczno-Krajoznawcze* eine neue einheitliche Struktur für das Riesengebirge und die Hohe Tatra geschaffen. 1956 gab es fünf separate Gruppen und bis 2008 wurden mehr als 4.000 Einsätze durchgeführt, bei denen 4.404 Menschen gerettet wurden.

Schweden

Schwedens Bergrettungseinsätze werden von der Umweltschutzbehörde durchgeführt. Der schwedische Rat für alpine Sicherheit wurde 1976–1977 nach einigen schweren Unfällen gegründet. Die schwedische Regierung begann 1979 mit nationalen Behörden und anderen Organisationen zusammenzuarbeiten, um sich u.a. mit der Unfallverhütung in den Bergen zu befassen.

Serbien und Slowakei

Der Bergrettungsdienst Serbiens wurde 1952 von Mitgliedern der *National Mountaineering Association* ins Leben gerufen. [25] In der Slowakei wurde am 1. Dezember 1954 das *Horská záchranná sluzba* (Bergrettungsteam) offiziell gegründet und im Januar 2003 reformiert, als es Teil des Innenministeriums der Slowakischen Republik wurde. [26]

Slowenien

Die beiden Ärzte Josip Ticar und Jernej Demsar wurden bei der ersten Bergrettungsoperation 1909 auf die Nordwand des Skrlatica, des zweithöchsten slowenischen Gipfels entsandt, um Josip Stojc zu retten. 1912 wurde eine Gruppe junger, unterkühlter Menschen auf dem Stol, einem Berg der Karawanken-Kette, gerettet. [27] Im Juni 1912 wurde die erste slowenische Rettungsstation von Ticar und Demsar mit Unterstützung des örtlichen Alpenvereins in Kranjska Gora eingerichtet. 1930 schuf das Zentralkomitee des slowenischen Alpenvereins einen effizienteren Rettungsdienst. Viele Ärzte wurden 1957 in die Organisation aufgenommen und ein Erste-Hilfe-Handbuch veröffentlicht. Der erste Hubschrauber – eine Maschine aus Österreich – war 1963 an einer Rettung aus der Nordwand des Skrlatica beteiligt. Vier Jahre später wurde der slowenische Rettungsdienst mit einem eigenen Hubschrauber ausgestattet. Die Ausbildung für Piloten begann 1974 unter der Leitung von Dr. Gorazd Zavernik. Der slowenische Bergrettungsdienst wurde 1992 als Mitglied der Internationalen Bergrettungskommission ICAR unter der Leitung des Alpinisten Dr. Iztok Tomazin gegründet, der 1997 in einen schweren Unfall am Turska Gora verwickelt war, bei dem fünf der besten slowenischen Kletterer ihr Leben verloren.

Spanien

Die ersten Rettungsteams in Spanien wurden 1940 von den *Carabineros* (Polizei) gegründet, welche die Landesgrenzen kontrollierten um den Schmuggel nach dem Spanischen Bürgerkrieg zu unterbinden. 1956 wurden die Rettungsteams des spanischen Bergsteigerverbandes ins Leben gerufen, 1981 organisierte die *Guardia Civil* (Gendarmerie) den ersten nationalen Bergrettungsdienst. Das heutige Rettungssystem, einschließlich der Flugrettung, wurde Anfang der 1990er-Jahre geschaffen und galt bald als einer der besten Dienste der Welt.

Südafrika

Im September 1889 verirrte sich eine Gruppe Wanderer tagelang auf dem Tafelberg in der Nähe von Kapstadt, Südafrika. In der Folge wurde 1891 der *Mountain Club of South Africa (MCSA)* gegründet. [28] Später wurden Rettungsteams ins Leben gerufen. Bis 2017 wurden rund 3.000 Notfalleinsätze durchgeführt, hauptsächlich auf dem Tafelberg. Westkap ist die aktivste Provinz in Bezug auf Rettungsdienste. Es gibt sechs Rettungsteams in Südafrika, die von freiwilligen Organisationen betrieben werden. Die Hubschrauberrettung begann 1957 dank einer Zusammenarbeit zwischen MCSA und der südafrikanischen Luftwaffe.

Schweiz

Der *Club Alpin Suisse* [Schweizerischer Alpenverein (CAS)] bildete 1901 eine Rettungseinheit innerhalb des Vereins. Am 23. November 1946 flog ein militärischer C-53-Skytrooper-Dakota der US Army Air Force von München nach Marseille und musste auf dem Gauli-Gletscher im Berner Oberland in 3.200 m Höhe notlanden. Zwölf Mitglieder des Militärs waren an Bord. [29] Mit diesem Unfall begann die Bergrettung in der Schweiz. Kapitän Victor Hug, der einen mit Skiern ausgestatteten Fieseler Storch aus deutscher Produktion flog, der für kurze Start- und Landebahnen geeignet war, landete trotz Gletscherspalten 500 m von der Unglücksstelle entfernt. Major Pista Hitz folgte ihm und landete in der Nähe von Hugs Flugzeug. Beide Piloten brachten in Zusammenarbeit mit den Bergrettern alle zwölf Beteiligten in Sicherheit. Nachfolgend wurden die Präventionstechniken und Ausbildung verbessert. In den frühen 1950er-Jahren experimentierten die Piloten Fredy Wissel und Hermann Geiger mit Techniken zur Landung von Flugzeugen auf Gletschern. Die Schweizerische Rettungsflugwacht REGA wurde am 27. April 1952 von Dr. Rudolf Bucher, dem Präsidenten der Schweizerischen Zentralgesellschaft für Rettung, auf dem Delegiertentreffen der Schweizerischen Lebensrettungsgesellschaft (SLRG) in Twann gegründet. SLRG-Rettungsfallschirmspringer begannen ihre Ausbildung auf der Royal Air Force Base in Abington, England. Die Organisation wurde in das Schweizerische Rote Kreuz 1965 aufgenommen. 2005 gründeten REGA und CAS die Stiftung Alpine Rettung Schweiz. [30]

Air Glaciers wurde 1965 ins Leben gerufen. 1968 gründete Beat H. Perren die Air Zermatt, eines der führenden Hubschrauberunternehmen in der Schweiz. Der erste Air Zermatt-Hubschrauber war die Augusta Bell 205 und ihr erster Pilot Gunter Amann. Die Alouette III, der erste Schweizer Hubschrauber, der mit einer Seilwinde ausgestattet war, kam 1969 heraus. Zu dieser Zeit war die Ausrüstung nur spärlich und die Rettung durch Hubschrauber steckte noch in den Kinderschuhen. Im Kanton Wallis, wo jedes Jahr durchschnittlich 500 Unfälle in großer Höhe passieren, wird von der Organisation *Cantonale Valaisanne des Secours* ein Bergrettungsdienst betrieben.

Tschechische Republik

Im März 1913 starben in der Tschechischen Republik zwei Skifahrer an Hypothermie während eines 50-km-Rennens im Krkonoše-Gebirge. Der Bergrettungsdienst *Horská Sluzba Ceské Republiky* wurde im Mai 1935 offiziell gegründet. Zwischen 1948 und 1955 wurden Rettungsteams in Jeseniky, Šumava, Beskydy, Orlické, Jierské Hory und Krušné Hory ins Leben gerufen. 1954 schlossen sich alle Freiwilligen zum neu vereinten Bergrettungsdienst zusammen. [31] Danach wurden regionale Ausschüsse eingerichtet.

Vereinigtes Königreich

1903 löste ein tragischer Unfall auf dem *Scafell Pinnacle* im Westen des Lake District in England eine erste Debatte über die Notwendigkeit der Einrichtung von Bergrettungsdiensten in Großbritannien aus. Doch erst 1928, nach einem weiteren Unfall im Peak District am südlichen Ende der Penines, kam die Idee auf, eine Bergrettungsorganisation zu gründen. 1932 rief der *Rucksack Club* mit dem *Fell and Rock Climbing Club* das *Joint Stretcher Committee* ins Leben, das 1936 in *First Aid Committee of the Mountaineering* Club umbenannt und 1950 zum Mountain Rescue Committee unter der Leitung von Jim Cameron wurde. [32] Das *Mountain Rescue Committee* von Schottland wurde 1965 gegründet. In der Zwischenzeit schlossen sich Rettungsteams in England und Wales zur *Mountain Rescue England and Wales* zusammen. Der Verein besteht aus vielen unabhängigen regionalen Teams. Zusätzlich ist der Bergrettungsdienst der Royal Air Force im Einsatz, bestehend aus drei Teams.

Vereinigte Staaten von Amerika

1909 organisierte das *Amerikanische Rote Kreuz (ARC)* die ersten Bergrettungskurse in den USA. Das ARC-Erste-Hilfe-Lehrbuch wurde 1910 von Colonel Charles Lynch herausgegeben, das Buch *First Aid to the Injured* folgte 1911 und 1933 erschien ein weiteres Erste-Hilfe-Lehrbuch des ARC. Die Kurse für Laienausbilder begannen 1926 und waren viele Jahre lang ein wichtiges Hilfsmittel. Im Januar 1936, während der ersten Winterbesteigung des Mount Rainier kam es zu einer Reihe dramatischer Ereignisse, darunter auch der Tod von Delmar Fadden, einem jungen Kletterer, der an Unterkühlung starb. Die Suche machte landesweit Schlagzeilen und führte zur Bildung einer Bergrettungsorganisation. [7] Die Gründung des *Seattle Mountain Rescue and Safety Council* im Jahr 1950 führte später zur Errichtung einer nationalen Organisation, der *Mountain Rescue Association*.

Die Rettungseinsätze konzentrierten sich hauptsächlich auf die Cascade Mountains in Washington und Oregon, Denali (Mount McKinley, 6.194 m) in Alaska und die Rocky Mountains, in Colorado. Die Zahl der Hubschrauberrettungseinsätze auf Denali nahm zwischen 1960 und 1970 deutlich zu. Zum ersten Mal wurden Militärhubschrauber und der Sikorsky HH-60G Pave Hawk in Höhen unter 4.000m eingesetzt. 1991 wurden Lama-Hubschrauber eingeführt, die Rettungseinsätze in Höhen über 6.000 m fliegen konnten.

Rettung am Denali

Das Bergsteigen am Denali nahm in den 1960er- und 1970er-Jahren zu, was zu einem Anstieg an Todesfällen und Hubschraubereinsätzen aufgrund von Höhenkrankheiten, Unterkühlungsproblemen und Traumen führte. In den späten 1970er und frühen 1980er-Jahren begann der *US National Park Service (NPS)* mögliche Varianten für Rettungsszenarien in abgelegenen Gebieten zu entwickeln. Ab 1982 wurden vom NPS saisonale Camps auf 4.300 m errichtet. Diese Ranger-Camps sind während der Klettersaison – in der Regel von Ende April bis Anfang Juni – besetzt, meistens mit Alpinrangern, medizinischem Fachpersonal (in der Regel Ärzte), Rettern (Pararescuers) der Nationalgarde und anderen Freiwilligen. Die Camps garantieren nicht nur die Kommunikation mit den Rettungsorganisationen, die medizinische Versorgung, vorbeugende Aufklärung der Bergsteiger und Rettung der Verunfallten, sie sind auch Ort medizinischer Forschung. Vom Ranger Camp aus werden in jeder Saison Patrouillen zur Unterstützung der Denali-Besteiger durchgeführt. Die Patrouillen haben wahrscheinlich die Häufigkeit von Todesfällen, Unfällen und Hubschrauberrettungen verringert. [33]

Denali-Einsätze vermittelten Erfahrung und machten die Bergrettung in den USA populär, was zu verbesserten Standards in anderen Staaten, insbesondere in Nationalparks, beitrug. In der Folge wurden Bodenrettungsteams zu einer wertvollen Ressource für die Unterstützung verunglückter Bergsteiger. [7]

Rocky Mountain Rescue Group

Die *Rocky Mountain Rescue Group*, eine ehrenamtliche Organisation aus Boulder County, Colorado ist darauf trainiert und ausgestattet, um Such- und Rettungseinsätze im gebirgigen Umfeld bei allen Wetterbedingungen durchführen zu können. 1947 gegründet, ist sie eine der ältesten, erfahrensten und aktivsten Bergrettungsteams von Nordamerika. [34]

Yosemite Search and Rescue

Das *Yosemite Search and Rescue (YOSAR)* wurde in den 1960er-Jahren gegründet, um bei Notfällen im Yosemite National Park (YNP) in Kalifornien, USA, hochmotivierte und qualifizierte Rettungskräften in allen Aspekten des Rettungsdienstes einsetzen zu können. YOSAR hat das höchste Einsatzaufkommen für technische Rettungsdienste innerhalb des US National Park Service und absolviert durchschnittlich 200 SAR-Missionen pro Jahr. SAR-Dienste innerhalb des YNP werden von YOSAR rund um die Uhr, 365 Tage im Jahr, von Vollzeit- und Saisonmitarbeitern sowie von Freiwilligen durchgeführt. [35, 36]

2.2 Bergrettungsgeschichten aus der ganzen Welt

Die Geschichte der alpinen Rettung ist, wie jede Geschichte, reich an Berichten von Menschen, die dazu beigetragen haben, den Grundstein für eine Praxis zu legen, die viele

Leben gerettet hat. Einige der bedeutendsten Ereignisse werden im Folgenden beschrieben.

2.2.1 Mont Blanc und Unglücke am Matterhorn

1820 ereignete sich der erste Unfall auf dem Mont Blanc auf der Seite von Chamonix, bei dem die Bergführer Auguste Tairraz, Pierre Balmat und Pierre Carrier getötet wurden. Im Juli 1865 kamen die Kletterer Charles Hudson, Lord Francis Douglas und Douglas Robert Hadow ums Leben, als sie mit Edward Whymper, der noch keine 30 Jahre alt war, die Erstbesteigung des Matterhorns versuchten. Bergführer Michel Croz starb ebenfalls. [4, 7] Rettungskräfte wurden aus Zermatt, Schweiz entsandt. Drei Leichen wurden geborgen, die jedoch so entstellt waren, dass sie nur schwer zu identifizieren waren. Douglas Leiche wurde nie gefunden. [1] Am 21. August 1895 stürzte Emile Rey, ein bekannter Bergsteiger, beim Abstieg vom „Zahnfleisch" der *Dente del Gigante/Dent du Géant* (Riesenzahn) im Mont-Blanc-Massiv. [5]

2.2.2 Ein Gelübde nach der Kreuzfahrt

Achille Camplani, ein italienischer Bergsteiger aus Bergamo und Wissenschaftler des CAI, wurde unter ungewöhnlichen Umständen gerettet. Am 29. Juli 1929 fiel er beim Überqueren des *Pian di Neve* in der Adamello-Gruppe in Norditalien in eine Gletscherspalte. Obwohl er unverletzt war, war er dort drei Tage und Nächte gefangen. Er überlebte dank des Wassers, das an den Seiten der Gletscherspalte floss. Während er ein Gebet an Pater Innocenzo da Berzo richtete, schwor er Priester zu werden, wenn sein Leben verschont werden würde. Arbeiter, welche die *Ai caduti dell'Adamello*-Hütte bauten, die den Soldaten gewidmet war, die während des Ersten Weltkriegs auf dem Adamello am oberen Lobbia-Pass ihr Leben verloren, entdeckten Camplani auf ihrem Weg zur Garibaldi-Hütte und retteten ihn. Jahre später trat Camplani dem Rosminianischen Orden bei. [37]

2.2.3 Unter der Lawine

Am 7. Dezember 1909 wurden in der Nähe des *Passo dei Laghi Gemelli* (2.162 m) im oberen Brembana-Tal in der italienischen Provinz Bergamo acht Bergsteiger in einer Lawine gefangen. Sieben wurden teilweise vom Schnee begraben und durch Geröll verletzt, überlebten aber. Ein Bergsteiger wurde vollständig von der Lawine verschüttet. Seine Leiche wurde erst am 26. Dezember 1909 gefunden. Bei diesem, einem der ersten Lawinenrettungseinsätzen nahmen ein Team des Roten Kreuzes und das Militär, darunter Carabinieri und Mitglieder der Guardia di Finanza, an der Rettung teil (➤ Abb. 2.3). [11]

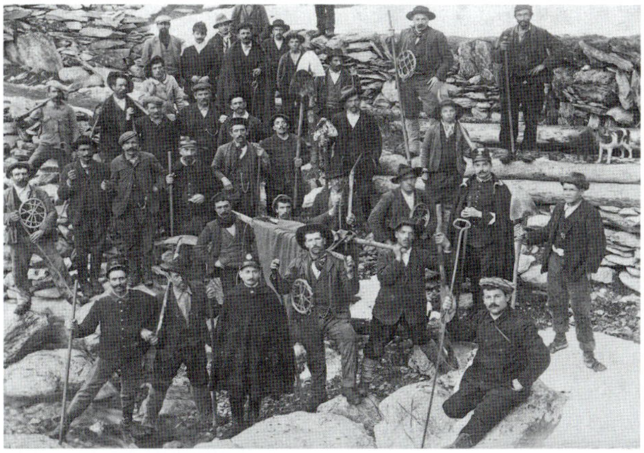

Abb. 2.3 Gruppe von Rettungskräften nach dem Lawinenabgang am *Passo dei Laghi Gemelli* (2.023m) im *Val Brembana* (Italien), Dezember 1909. (Mit freundlicher Genehmigung von Guido Ferrari)

2.2.4 Tragödien von 1936 und 1946

Im Juli 1936 versuchten zwei Bergsteigerpaare, Willy Angerer mit Eduard Rainer und Andreas Hinterstoisser mit Toni Kurz, die Eiger-Nordwand im Berner Oberland der Schweiz zu besteigen. Anfangs kletterten die beiden Gruppen unabhängig voneinander, später schlossen sie sich zusammen. Sie alle kamen in einer Lawine ums Leben. Toni Kurz starb wenige Meter, bevor er in Sicherheit war, an Erschöpfung. [1, 38, 39]

Am 17. September 1946 fand die erste Rettungsaktion bei einer Erstbegehung statt. Der italienische Bergsteiger Giusto Gervasutti, bekannt als Fortissimo, war mit seinem Freund Giuseppe Gagliardone am südöstlichen Pfeiler des Mont Blanc du Tacul abgeseilt, als er beim Versuch, ein verklemmtes Seil während des Abstiegs zu lösen, stürzte. Bergführer aus Courmayeur, Italien, haben Gervasuttis Leiche geborgen. Gagliardone wurde gerettet. [5, 40]

2.2.5 Tragödien in den 1950er-Jahren

1950: Die Tragödie der Constellation Malabar Princess ereignete sich am 3. November 1950, als ein Charterflug von Air India über Bombay nach London in der Nähe des Gipfels des Mont Blanc abstürzte. Achtundvierzig Menschen starben. Es gab keine Überlebenden. Ein Swissair-Pilot entdeckte das Wrack 100 m unterhalb der Aiguille du Goûter und startete eine Rettungsaktion. Niemand hatte jemals versucht, den Mont Blanc im November zu besteigen, schon gar nicht wegen der hohen Lawinengefahr. René Payot, der ein Team von etwa 30 Rettungskräften leitete, wurde getötet, als er von einer Lawine in eine Gletscherspalte gerissen wurde, fast genau an dem Ort an dem sein Bruder 30 Jahre zuvor gestorben war. Die Rettungsaktion wurde ausgesetzt. [30]

1953: Robert Bates, Mitglied der amerikanischen K2 Expedition von 1953, beschrieb später, wie die Rettungsaktion für seinen Kletterpartner Art Gilkey durchgeführt wurde. Gilkey, der an Thrombophlebitis litt und an einer Lungenembolie erkrankte, wurde von seinen Kletterkameraden während eines heftigen Sturms entlang des Abruzzen-Grats hinunter zum Lager VIII gebracht. Der Arzt und Expeditionsleiter Charlie Houston beschloss, ihn weiter hinunter zu bringen, was allerdings nicht erfolgreich war. Gilkey verschwand und wurde dabei anscheinend von einer kleinen Lawine an einem schneebedeckten Hang mitgerissen, bevor er unten die rettenden Zelte erreichen konnte. [6, 41]

1954: Im April 1954 wurde eine berühmte Rettungsaktion am Denali durchgeführt. Das Rettungsteam brauchte fünf Tage, um vier gestrandete US-Kletterer aufgrund eines schweren Sturms und bitterer, extremer Temperaturen zu erreichen. Ein Bergsteiger starb, während die anderen drei überlebten und nach 44 Tagen gerettet wurden. [42]

1955: Die Maschine des Flugs 409 der United Airlines Douglas DC-4, die am 6. Oktober 1955 von Denver, Colorado, USA, nach Salt Lake City, Utah, USA flog, stürzte um 7.26 Uhr in die Ostflanke des Medicine Bow Peak in Wyoming. Dabei gab es 66 Todesopfer (drei Besatzungsmitglieder und 63 Insassen). Der Absturz wurde von einem F-80-Kampfflugzeug entdeckt, das am Tag des Absturzes um 11.40 Uhr in Cheyenne, gestartet war. Bob Foster, ein Mitglied der Civil Air Patrol aus Laramie, WY, war der erste, der die Absturzstelle erreichte. Nur die besten Bergsteiger konnten den Abschnitt des Gipfels erreichen, auf dem die Wrackteile verstreut waren. Die fast senkrechte Wand wurde in Anlehnung an die Ostwand des Long's Peak in Colorado als Medicine Bow Diamond bezeichnet. Die Leichen waren so entstellt, sodass sie nur anhand ihrer Fingerabdrücke identifiziert werden konnten. Mitglieder des alpinen Skiteams der Colorado State University beteiligten sich in Schichten von sechs Personen an der Suche und Bergung der Leichen. Es gilt als sicher, dass die Piloten von Flug 409 absichtlich nicht den geplanten Routen gefolgt sind, sondern versuchten, die Berge zu überfliegen, heißt es in einem Bericht. [43]

1956: Am 22. Dezember 1956 um 18.20 Uhr stürzte ein italienisches LAI-Flugzeug vom Typ Douglas DC-3 auf dem Flug von Rom nach Mailand ab – auf 2.600 m Höhe auf dem Mount Giner (2.957 m) in der Presanella-Kette im Trentino. Viele Retter nahmen an einer der größten Rettungsaktionen teil, die jemals in den Alpen durchgeführt wurden. Extrem niedrige Temperaturen erschwerten die Bergung. Die Opfer, 17 Passagiere und vier Besatzungsmitglieder, starben und wurden zwei Tage später gefunden. 19 Verunglückte, waren Italiener, zwei kamen aus den USA.

1956: Eine Kollision in der Luft über dem Grand Canyon National Park, Arizona, USA, ereignete sich am 30. Juni 1956 zwischen einer Douglas Airlines DC-7 von United Airlines und einer Lockheed L-1049 Super Constellation von Trans World Airlines. Alle 128 Menschen an Bord beider Flüge kamen ums Leben. Damit war es der erste Absturz einer kommerziellen Fluggesellschaft, bei dem mehr als 100 Menschen starben. Erstmals wurden in den USA Stahlseile von einer österreichischen Bergrettungsgruppe zur Bergrettung verwendet, die speziell zur Unterstützung der Rocky-Mountain-Rescue Group bei dieser SAR-Mission eingeflogen wurden. Noch Jahre danach konnten Abenteurer, die den Colorado River hinunter schwammen, die Trümmer des Absturzes sehen. Seit dieser tragischen Kollision hat die Federal Aviation Administration festgelegt, dass die Luftraumkontrolle sowohl für zivile als auch für militärische Flüge vorgeschrieben werden sollte. Fehler führen oft zu großen Fortschritten. [44]

1957: Das Henry-Vincedon-Abenteuer von 1957 ist ein weiterer Meilenstein in der Geschichte der Bergrettung. Zwei französische Bergsteiger, François Henry (23) und Jean Vincedon (24), wurden vermisst und erlitten zwölf Tage lang auf dem Mont Blanc „Schiffbruch". Der französische Kletterer Lionel Terray versuchte vergeblich, sie mit einem Rettungsteam zu Fuß zu erreichen. Ein Sikorsky-Hubschrauber stürzte bei einem Rettungsversuch ab. Die beiden gestrandeten Kletterer suchten Zuflucht in den Trümmern des Hubschraubers, starben jedoch nach dem langem und qualvollem Warten auf die Rettungskräfte. [3, 17, 18, 30, 45] Eine zweite Tragödie, die sich im Berner Oberland ereignete, ging als Eiger-Nordwand-Rettung in die Geschichte ein. Im Sommer des gleichen Jahres scheiterten Claudio Corti und Stefano Longhi beim Versuch, die erste italienische Besteigung der Nordwand durchzuführen. Vierundfünfzig Retter der Münchner Bergwacht, angeführt von Ludwig Gramminger, erreichten sie als erste. Corti wurde gerettet. Longhis Leiche, die zwei Jahre in der Wand verblieb, wurde erst am 20. Juli 1959 von 23 Bergführern des Berner Oberlandes gefunden. [3]

2.2.6 Tragödien in den 1960er-Jahren

1961: Am 29. August 1961 durchtrennte ein französisches Militärflugzeug bei einem Trainingsflug das Hauptseil der Seilbahn oberhalb der Gletscher des Mont Blanc zwischen den Felsen des Petit und des Grand Flambeau. Obwohl die Bergrettung zu dieser Zeit noch nicht sehr ausgereift war, funktionierten die Einsätze. Dieses Ereignis ging als eine der ersten grenzüberschreitenden Missionen in die Geschichte der alpinen Rettung ein. Denn an diesem Einsatz waren die Chamonix-Gendarmerie, die Courmayeur-Bergführer und ein Team von Ingenieuren beteiligt, die alle rasch zusammenkamen. Seilbahnarbeiter waren als erste vor Ort, dann folgten italienische und französische Rettungskräfte. Hubschrauber waren im Einsatz, um die Touristen zu evakuieren. Die 81 Personen, die in den Seilbahnen festsaßen, wurden sicher gerettet. [3]

Ebenfalls 1961, am 13. Juli, ereignete sich auf dem Frêney-Zentralpfeiler auf der italienischen Seite des Mont Blanc eine Tragödie, bei der vier Kletterer ums Leben kamen. Die einzigen Überlebenden waren Walter Bonatti, Roberto Gallieni und Pierre Mazeaud. Der Rettungseinsatz war äußerst schwierig und wurde durch einen massiven Sturm behindert. Diese erste große Mission, an der mehrere Retter auf dem Mont Blanc beteiligt waren, war ein Vorbote der entscheidenden Rolle, die Hubschrauber bei Rettungseinsätzen unter schwierigen Bedingungen in großen Höhen spielen. [3, 46]

1966: Am 24. Januar 1966 stürzte eine Air India Boeing 707, Kanchenjunga, etwa 70 m vom Gipfel des Mont Blanc auf den Tournette-Felsen ab. 117 Menschen wurden getötet. In den Trümmern fanden die Retter einige der 200 noch lebenden Affen an Bord. [30]

2.2.7 Tragödien in den 1970er-Jahren

1970: Am 5. September 1970 ging ein berüchtigter Unfall in die Geschichte der internationalen Bergrettung ein. Es handelte sich um zwei junge Ärzte, Gert Judmaier und Oswald Oelz. Die beiden Bergsteiger hatten den Batian Peak (5.199m), den höchsten Punkt des Mount Kenya, eines erloschenen Vulkans in Ostafrika, erklommen. Beim Abstieg fiel Judmaier von einem Felsvorsprung, als ein Felsblock nachgab. Er wurde schwer verletzt. Oelz holte Hilfe und kehrte dann zum verletzten Judmaier zurück. Mit wenig Proviant half er seinem Freund neun Tage lang, bis ein aus Innsbruck (Österreich) entsandtes Elite-Rettungsteam die beiden erreichte. Beide Kletterer wurden gerettet. Der Vorfall wurde in Reinhold Messners Film *Still Alive* nachgestellt, in dem die Auer-Brüder Hansjörg und Vitus, zwei erfahrene Bergsteiger, die Rolle der beiden Ärzte übernahmen. [47]

1972: Am 25. Februar 1972 verunglückten die französischen Bergsteiger René Desmaison und Serge Gousseault auf der Nordwand der Grandes Jorasses im Mont-Blanc-Massiv. Desmaison wurde nach 342 Stunden von Kapitän Alain Frébault von der *First Republican Company for Security* mit einem Alouette III-Hubschrauber aus der gefürchteten Wand gerettet. Serge Gousseault starb an Erschöpfung und Unterkühlung. [30, 45]

1972: Am 13. Oktober 1972 kamen bei einem Flugzeugabsturz in den Anden bei turbulenten Wetterbedingungen 29 Menschen ums Leben, 16 Passagiere überlebten. Das Flugzeug, eine Fokker der uruguayischen Luftwaffe, war auf dem Weg vom Flughafen Carrasco, Montevideo (Uruguay), zum Flughafen Arturo Merino Benitez in Santiago (Chile) – an Bord war das Rugby-Team des Old Christians Club of Montevideo. Der Pilot machte einen Fehler, nachdem er die Flugroute mit einem 90-gradigen Schwenk nach Norden abrupt geändert hat: Im Anflug auf den Flughafen von Santiago stürzte das Flugzeug auf einer schneebedeckten Ebene auf 3.657 m ab. Die SAR-Teams fanden zwar den richtigen Unglücksort, konnten aber den weißen Flugzeugrumpf im Schnee nicht erkennen. Schlechte Wetterbedingungen und spezifische lokale Gegebenheiten behinderten die Rettungsversuche, die von chilenischen Carabinieri (Polizei) und dem *Cuerpo de Socorro Andino* (Rettungskorps der Anden) angeführt wurden. Wegen des Wetters, der hohen Kosten und der Risiken wurde die Aktion eingestellt. Am 29. Oktober tötete eine Lawine neun der Überlebenden. Während eines Rettungseinsatzes am 23. Dezember entdeckten zwei Bell UH-1 Iroquois-Hubschrauber die restlichen Überlebenden, die dem Tod entgangen waren, weil sie das Fleisch der verstorbenen Passagiere gegessen hatten. [48]

1974: Paul Gazely, ein neuseeländischer Militärpilot, wurde im Januar 1974 für zwölf Stunden auf dem Noeline-Gletscher unter einer der schlimmsten Lawinen begraben, die jemals am Mount Cook abgegangen sind. Seinem Begleiter Olly McCahon, der teilweise verschüttet war, gelang es, sich aus der Lawine zu befreien und die Rettungskräfte zu alarmieren. Nach langer Suche wurde Gazely einen Meter tief in einer Schicht aus kompaktem Schnee und Eis gefunden und auf einem Schlitten gelagert, bevor er mit einem Hubschrauber abtransportiert wurde. Er war bei Bewusstsein und unter Schock, Unterkühlung und Erfrierungen an den Fingern. Er wurde zuerst ins Park Center und am nächsten Tag ins Christchurch Hospital gebracht und überlebte. Er starb jedoch im Juli 1975 an den Folgen einer weiteren Lawine, die am Fuße des Mount Cook während eines militärischen Flugtrainings abgegangen war. Die Rettungsteams retteten ihn mit dem Hubschrauber und suchten mit Sonden nach anderen Verschütteten, die es geschafft hatten, sich zu befreien. 21 Menschen wurden lebend gefunden, allerdings es gab vier Todesfälle.

1979: Am 28. November 1979 flog eine TE-901 McDonnell Douglas DC-10-30 mit der Registrierung ZK-NZP in den Mount Erebus auf Ross Island in der Antarktis. Bei diesem als Mount-Erebus-Katastrophe bekannten Unfall wurden alle 237 Passagiere und 20 Besatzungsmitglieder getötet. Freiwillige wurden eingesetzt, um die Leichen zu bergen. Das Rettungsteam bestand aus acht Mitgliedern des *Federated Mountain Club* in Neuseeland. Ihre Fähigkeiten in der Bergrettung waren wegen der vielen Spalten, welche die Absturzstelle gefährlich machten, von entscheidender Bedeutung. [49]

2.2.8 Aktuellere Tragödien

1993: Im australischen Sommer 1993 stürzte ein DC-6-Flugzeug mit Mitgliedern und Hunden der Mount Vaughan Antarctic Expedition kurz vor der Landung auf Patriot Hills ab. Geplant war der Einsatz von Hundeschlitten, um zum Berg Vaughan (3.150 m) in der Antarktis zu gelangen. 35 Stunden nach dem Absturz startete eine Rettungsaktion. Nach fünf

Stunden konnte mit der gecharterten Lockheed L-1080, der zivilen Version der C-130, von Safair betrieben, das Lager in Patriot Hills erreicht werden, in das die Opfer gebracht worden waren. Ein Verletzter, Dr. Jerry Vanek, ein Tierarzt, erlitt mehrere Verletzungen, darunter einen Schädelbruch, eine Gesichtsschädelverletzung, einen gebrochenen Arm und ein zertrümmertes Bein. Er wurde mit einem C-382-Flugzeug, das als „fliegende Intensivstation" vom medizinischen Zentrum der Universität von Alabama betrieben wurde, in die USA zurückgebracht. Er erholte sich vollständig. Vier Schlittenhunde an Bord entkamen und starben vermutlich durch Spaltenstürze. Der Rest der Gruppe und 16 Schlittenhunde wurden nach Punta Arenas in Chile zurückgeflogen. Das DC-6-Flugzeug blieb in der Antarktis. [50]

1994: Am 15. März 1994 strandeten zehn Soldaten während einer Trainingsübung auf der südostasiatischen Insel Borneo. Sie versuchten in die Schlucht Low's Gully, in Easy Valley auf Kinabalu (4.000 m), erstmals abzusteigen. Die Gruppe wurde in zwei Teams mit jeweils fünf Soldaten aufgeteilt, von denen einer vermisst wurde. Ein Gebirgsteam der Royal Air Force wurde mit der Suche nach den fünf Soldaten beauftragt, die 16.000 km entfernt waren. Alistair Haveron, Chefausbilder der Rettungseinheit, stellte eine Gruppe von 17 Soldaten aus sechs Rettungsteams in Großbritannien zusammen. Die Reise nach Malaysia dauerte 24 Stunden. Die Situation war äußerst anspruchsvoll für die Retter, die mit einer sehr steilen, unwirtlichen, nebligen und regnerischen Umgebung konfrontiert waren. Nach 30 Tagen in der Schlucht wurden die vermissten Soldaten lebend gefunden, sie waren unterernährt, extrem schwach und litten an leichter Unterkühlung. Ein Arzt mit Medikamenten wurde zu den Soldaten gebracht. Wegen des aufgeweichten Bodens und der schlechten Wetterbedingungen wurde die Gruppe am folgenden Tag mit einem Hubschrauber evakuiert. [51]

2018: Die Tragödie von Cabanne des Vignettes in Arolla, Schweiz, ereignete sich am 30. April 2018. Dabei verirrte sich eine Gruppe von 14 Skifahrern in einem unerwartet heftigen Schneesturm. Globale Satellitennavigationssysteme, Mobiltelefone und ihre hochwertige Funktionskleidung waren bei den rauen Wetterbedingungen keine Hilfe. Ein Skifahrer starb durch einen Sturz. Sechs weitere starben an Unterkühlung nach einer Rettungsmission mit sieben Hubschraubern der Air Glaciers, Air Zermatt und Rega.

2.3 Persönlichkeiten

In der Geschichte der Bergrettung gibt es viele herausragende Persönlichkeiten, darunter auch Ärzte. Die folgende Darstellung nennt einige der bedeutendsten Retter seit dem Ende des neunzehnten Jahrhunderts. Einige leben noch und sind aktiv in der Bergrettung tätig. Andere sind gestorben, oft viel zu früh, getötet durch die Berge, denen sie ihr Leben gewidmet hatten.

Kasten 2.1

Bedeutende Persönlichkeiten in der Bergrettung seit Ende des 19. Jahrhunderts

Blaise Agresti: Am 29. Januar 1999 koordinierte Blaise Agresti während seiner Tätigkeit bei der *Peloton de Gendarmerie de Haute Montagne* (PGHM) in Chamonix (Frankreich), eine der außergewöhnlichsten Bergrettungen entlang der Ginat-Route – einer Variante der Cornu-au-Davaille-Route an der Nordwand des Aiguilles Droites im Mont-Blanc-Massiv. Bei der Rettungsaktion wurden zwei Hubschrauber eingesetzt: eine Alouette III und eine Lama, wobei letztere zu Beginn Schwierigkeiten hatte, in der entscheidenden Endphase jedoch leistungsfähiger und einfacher zu bedienen war. Jamie Andrew und Jamie Fisher waren zwei erfahrene englische Bergsteiger, die fünf Nächte in einem Schneesturm auf 4.000 m mit einem Wind von über 100 km/h verbracht hatten. Andrews überlebte, verlor jedoch seine Hände und Füße durch Erfrierungen; Fisher starb. [45, 51]

Paul Auerbach: Der führender Wissenschaftler auf dem Gebiet der Notfallmedizin war auch der Gründer der *Wilderness Medical Society* und Herausgeber des *Journal of Wilderness and Environmental Medicine.* Auerbach war Autor zahlreicher Artikel und Bücher zur Notfall- und Wildernessmedizin und Professor für Chirurgie in der Abteilung für Notfallmedizin der Stanford School of Medicine der Stanford University, Kalifornien, USA. Er verstarb am 23. Juni 2021.

Ulrich (Ueli) Bärfuss: Der 1935 in Zürich geborene Schweizer Pilot lernte das Landen in den Bergen von dem Schweizer Piloten Fredy Wissel aus St. Moritz. Im Winter 1959–1960 besuchte Bärfuss einen von Hermann Geiger durchgeführten Kurs für Gletscherpiloten (➤ Abb. 2.4). Er flog für Heli Swiss, wurde als Hubschrauberpilot für das Unternehmen ausgewählt und nahm an mehr als 3.000 Rettungseinsätzen teil. 1985 gründeten er und der Pilot Leo Caminada am 1. Juni 1985 die Heli Bernina – heute ein führender Anbieter von Helikopter-Charterflügen.

Pietro Bassi: Der italienische Arzt ist in ganz Europa für seine Großzügigkeit sowie für seine Fähigkeiten und menschlichen Tugenden bekannt. Er trug maßgeblich zur Rettung in den Bergen bei. Sein Einsatz am Courmayeur war ein wichtiger Meilenstein für die alpine Notfallmedizin. Er und Cosimo Zappelli (s.u.) waren die ersten, die

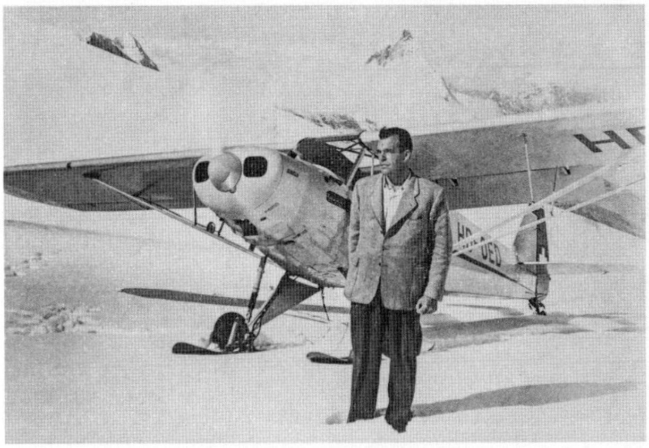

Abb. 2.4 Hermann Geiger, bekannt als der Gletscherpilot. (Mit freundlicher Genehmigung des Hermann Geiger Archivs)

Kommunikation über Funk in der Bergrettung einsetzten. Bassi war Kandidat für den Nobelpreis im Jahr 1983. [3, 5]

Giorgio Bertone: Der Bergführer in Courmayeur (Italien) war als technischer Bergretter einer der Hauptbefürworter von Hubschraubern in der Bergrettung. [4] Er arbeitete als Kameramann für den Film *May Day – Uomini del soccorso alpino* und starb bei einem Flugzeugabsturz auf dem Mont Blanc du Tacul an Bord einer Piper PA-18 Super Cub. [52]

Gerold Biner: Der Pilot der Air Zermatt (seit 1983) arbeitete zunächst als Flughelfer, dann als Flugzeugtechniker und schließlich als Fluglehrer und nahm an über 3000 Bergrettungseinsätzen teil. In Nepal und Pakistan brachte er lokalen Piloten das Fliegen in großen Höhen bei. [53]

Lorenz Böhler: Der österreichisch-ungarische Orthopäde gilt als Vater der modernen Unfallchirurgie und gehört zu den Begründern der Prothetik und Rehabilitation. [10, 54, 55]

Warren Bowman: Er ist der Erstautor des Werkes *Winter Emergency Care und Outdoor Emergency Care*, das von der National Ski Patrol (NSP) in den USA veröffentlicht wurde [56] und arbeitete an den ersten vier Ausgaben der „Outdoor Emergency Care", den medizinischen Richtlinien für das NSP. Bowman war Gründer und Präsident der *Wilderness Medical Society* und medizinischer Direktor der *National Association of Search and Rescue*. Er erhielt 1990 den renommierten *Minnie Dole Award* und bildete unzählige Pistenretter aus.

Hermann Brugger: Herausragende Figur in der Alpinen Notfallmedizin. Von 2001 bis 2009 war er Präsident der *International Commission for Mountain Emergency Medicine (ICAR MedCom)*. 2009 gründete er das Institut für *Alpine Notfallmedizin Eurac Research* in Bozen, Italien.

Rudi Campell: Allgemeinarzt in Pontresina, Kanton Grigioni (Schweiz). Rudi Campell war der erste Präsident der *Internationalen Kommission für Alpine Rettung (ICAR)* nach ihrer Gründung im Jahr 1949. In Zusammenarbeit mit dem Arlt-Team (Deutschland) erfand er eine Methode zur Reposition von Schulterluxationen. Seine Technik wurde in die ICAR-Empfehlungen zur Reposition von Schulterluxationen aufgenommen (Arlt-Campell-Technik). [57]

Giuseppe Carcano: Während des Ersten Weltkriegs (1915–1918) diente der Militärarzt im Rang eines Hauptmanns in der Davide-Carcano-Krankenstation in Adamello (Italien), in der Garibaldi-Hütte. Auf seinen Vorschlag hin wurden die ersten Rettungsschlitten entwickelt, um verletzte italienische Gebirgssoldaten auf eisigen Oberflächen zu transportieren. Er entwickelte auch ein Triagesystem für die Verletzten. [10]

Riccardo Cassin: Großer Bergsteiger des 20. Jahrhunderts, Impulsgeber für die Bergrettung und Konstrukteur von Kletterausrüstung. 1938 wurde ihm vom *Comitato Olimpico Nazionale Italiano*, dem italienischen Nationalen Olympischen Komitee, eine Goldmedaille für sportliche Verdienste verliehen. 1937 gelang ihm zusammen mit dem Bergsteigerkollegen Vittorio Ratti und Gino Esposito sowie den beiden italienischen Kletterern Mario Molteni und Giuseppe Valsecchi die Erstbegehung der Nordostwand des Pizzo Badile in der Schweiz. Molteni und Valsecchi starben während des Abstiegs an Erschöpfung. [3]

Emmanuel Cauchy: Der französische Arzt und Bergführer war Leiter des Instituts für Ausbildung und Forschung der Médecine de Montagne und Präsident und Gründungsmitglied des *Département de Médecine et de Traumatologie de Montagne*. Cauchy war auch Generalsekretär und Gründungsmitglied der Französischen Gesellschaft für Alpinmedizin. [45, 58] Er starb im April 2018 am *Aiguilles Rouges* in Frankreich durch eine Lawine.

Daniele Chiappa: Er war seit über 30 Jahren Mitglied der italienischen Bergrettung, was seinen Lebensinhalt darstellte. Chiappa entwickelte neue Geräte und Techniken, bestieg am 13. Januar 1974 mit dem renommierten internationalen Kletterteam *Ragni di Lecco* die Westwand des Cerro Torre in Südpatagonien und wurde schließlich zum „Accademico del CAI" ernannt. Er starb 2008 im Alter von 56 Jahren an Krebs. [3]

Lorenzino Cosson: Bergführer und Kletterer in Courmayeur, Italien. Er war ein angesehener Bergfotograf, der an vorderster Front der italienischen Bergrettung stand, und der Ausbilder von Franco Garda und Giorgio Bertone, den beiden Experten der Bergrettung. Cosson leitete zwölf Jahre lang bis 2003 die Bergrettung im Aostatal in Norditalien und leitet jetzt das *Rifugio Bertone*, eine Berghütte in Val Ferret im italienischen Aostatal. Sie wurde in Erinnerung an seinen guten Freund Giorgio Bertone, Bergführer, Bergsteiger und Experte für Bergrettung, gebaut. [3, 4, 52]

Ome Daiber: Der als der Vater der nordamerikanischen Bergrettung bekannte Alpinist führte die erste Besteigung des Liberty Ridge auf dem Mt. Rainier durch, schloss sich dem American Alpine Club im Jahr 1937 an und entwarf neue Materialien für alpine Bekleidung und Notfallausrüstung.

Bruno Durrer: Als erfahrener Bergretter entwickelte der Allgemeinarzt und Schweizer Bergführer in Lauterbrunnen (Schweiz) den ersten Algorithmus für die Triage von hypothermen Patienten (1996). Durrer war Präsident der Medizinischen Kommission der *Union Internationale des Associations d'Alpinisme* (UIAA) und Vizepräsident der ICAR MedCom.

Luigi Festi: Thorax- und Notfallchirurg. Er leitet zahlreiche Fortbildungen in Alpinmedizin und alpiner Notfallmedizin. Festi ist zudem der Leiter des universitären Masterkurses in Alpiner Notfall- und Expeditionsmedizin an der Universität Insubria in Varese (Italien).

Gerhard Flora: Der Gefäßchirurg aus Innsbruck (Österreich) war Gründungsmitglied der ICAR MedCom und behandelte Reinhold Messners Erfrierungen. In den Jahren 1964 und 1976 wurde er zum Direktor für Rettungsdienste der Olympischen Spiele ernannt.

Franco Garda: leitete von 1967 bis 1993 die Guido Monzino-Hütte im Veny Valley, Aostatal, Italien. Er nahm an drei Expeditionen außerhalb Europas teil, darunter 1982 an der Expedition zum Kangchendzönga an der nepalesisch-indischen Grenze. 1975 förderte er die Gründung der Bergrettung Aostatal (➤ Abb. 2.5, ➤ Abb. 2.6). Er führte auch innovative Hubschauber-Rettungstechniken ein. [3, 5, 30]

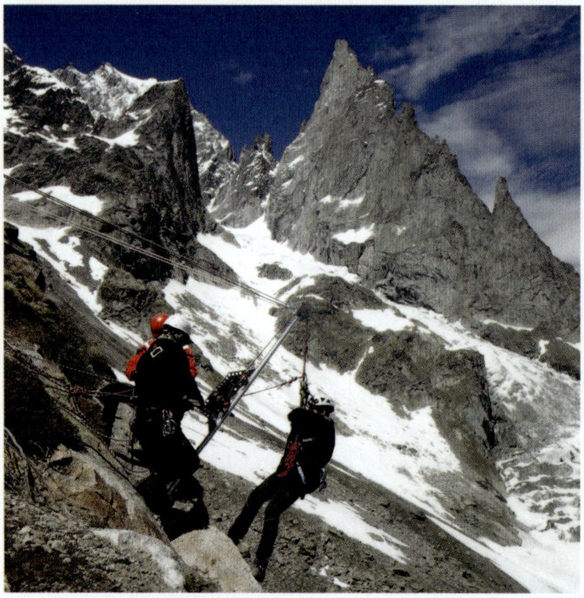

Abb. 2.5 Rettungsübung am Fuße des Aiguille Noire de Peuterey Italien. (Mit freundlicher Genehmigung von Renzino Cosson)

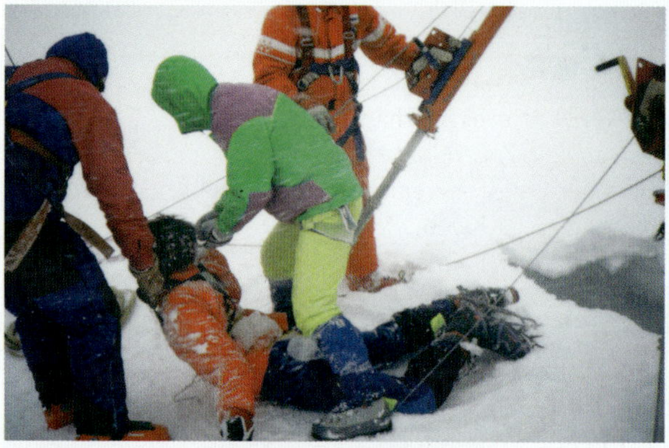

Abb. 2.6 Rettung aus einer Gletscherspalte bei Sturm. (Mit freundlicher Genehmigung von Renzino Cosson)

Hermann Geiger: Erster Pilot, der auf Gletschern gelandet ist. Geboren in Sion, Schweiz, gehörte er 1951 zu den Ausbildnern von Kapitän Victor Hug. Die erste Gletscherlandung auf dem Kander-Neve-Gletscher in den Berner Alpen erfolgte am 10. Mai 1952. Geiger gründete zusammen mit Fernand Magnoni, Bruno Bagnoud und Louis Dallèves die Firma Air Glaciers. [4, 30, 59]

Pierre Girardet: Arzt und Bergführer. Er machte eine eindrucksvolle Karriere am *Centre Hospitalier Universitaire* (CHU) von Grenoble. 1964 war Giradet bei der Besteigung der Pointe Lachenal im Mont-Blanc-Massiv in einen Unfall verwickelt, bei dem sein Kletterpartner an Erschöpfung und Unterkühlung starb, was Girardets Leben für immer veränderte. Er war maßgeblich am Aufbau des medizinischen Systems der Bergrettung in Frankreich beteiligt.

Ludwig Gramminger: Eintritt in die Bergwacht 1925, Gramminger konstruierte Bergrettungsgeräte und entwickelte diese weiter. Gramminger entwarf das nach ihm benannte Stahlseil, das Gramminger-Seil, das in Zusammenarbeit mit Wastl Mariner entstand. 1957 rettete das Seil dem italienischen Bergsteiger Claudio Corti bei der Tragödie in der Eiger-Nordwand das Leben. [3]

Peter Hackett: Der weltbekannte Pionier und Forscher auf dem Gebiet der Höhenmedizin verfügt über langjährige Erfahrung in der Bergrettung im Himalaya und in Nord- und Südamerika. Peter Hackett bestieg den Mt. Everest und leitete das *Institute for Altitude Medicine* in Telluride, Colorado (USA).

Bruno Jelk: Als Leiter des Bergrettungsdienstes in Zermatt arbeitete der Schweizer Bergführer und Zollbeamter mit der Air Zermatt zusammen. Jelk ist eine Legende auf seinem Gebiet und ein sehr erfahrener Bergretter, der die gesamte Entwicklung der Bergrettung miterlebte – angefangen bei der Zeit, als es noch keine Hubschrauber gab und Flugzeuge für die Gletscherlandung eingesetzt wurden. Er entwickelte zahlreiche Ausrüstungsgegenstände für die Bergrettung, die nach ihm benannt wurden. [53] Bruno Jelk erfand mithilfe des Schmieds und Bergführers Fux de Viége eine Teleskopstange zur Bergung von Verletzten aus überhängenden Felswänden. Er war auch an der Konstruktion einer Verletztentrage für die Tau- oder Windenbergung im Helikoptereinsatz beteiligt. In Zusammenarbeit mit Fux de Viége perfektionierte er auch die Rettung aus Gletscherspalten.

Matthias Khun: Bergführer in Garmisch-Partenkirchen, Deutschland. Als erfahrener Bergsteiger mit umfassendem Alpinwissen widmete er sein Leben der Bergrettung in großen Höhen. Bereits mit 18 Jahren wurde er Gründungsmitglied der Bergrettung und später deren Direktor.

Hamish MacInnes: Hamish MacInnes ist seit über 40 Jahren SAR-Experte. Er lebt in Glencoe (Schottland), wo er ein internationaler Bergsteiger und Leiter des *Glencoe Mountain Rescue Teams* ist. Mit *der Glencoe School of Winter Climbing* leistete er Pionierarbeit bei der Erforschung der Glencoe-Klippen für Winterbegehungen und leitete viele Jahre das Bergrettungsteam der Region. MacInnes hat an sieben Himalaya-Expeditionen und vielen weiteren in den Anden und anderen Gebirgen teilgenommen. Er war zudem ein Pionier der „Dropped-Pick"-Technologie des modernen Eiskletterns. Nach ihm benannte Bergrettungstragen werden international eingesetzt. Er war der Gründer der Search and Rescue Dog Association. [60]

Sebastian „Wastl" Mariner: Der österreichische Bergsteiger und Pionier der Bergrettung entwarf eine Vielzahl von Rettungsgeräten, wie z.B. eine einrädrige Verletztentrage, die noch heute im Einsatz ist. Er gründete die Bergsteigerschule im Österreichischen Alpenverein und schrieb ein Buch über Bergrettungstechnik. Er wird als europäischer Vater der Bergrettung bezeichnet.

Fernand Martignoni: Er arbeitete als Pilot am Flughafen Sion (Schweiz). 1954 wurde er Berufspilot und 1958 Hubschrauberpilot auf einer Bell 47G. 1956 wurde er vom Schweizer Aero Club in Sion als zweiter Pilot neben Geiger engagiert. Bekannt als „fliegender Bernhardiner" führte er mehr als 2.500 Bergrettungsaktionen durch. Er starb bei einem Unfall beim Überfliegen des Diablerets-Massivs in der Schweiz, als seine Air Glaciers Alouette III gegen ein nicht markiertes Kabel stieß.

Bernard Marsigny: Facharzt für Alpinmedizin. In den 1990er-Jahren leitete er die Abteilung für Notfallmedizin am Krankenhaus von Chamonix. Er entwickelte eine Rettungsstrategie zur effizienten Erstversorgung und Behandlung von Verunfallten am Unfallort, welche die angelsächsische Scoop-and-Run-Technik mit der eher kontinentalen Methode des Stay and Play verbindet. [30, 45]

Philippe Menthonnex: Französischer Anästhesist. Er leitete den *Service Médical d'Urgence de Grenoble* (Notdienst für medizinische Hilfe an der CHU von Grenoble), Frankreich. Er hatte einen bedeutenden Einfluss auf die Alpine Notfallmedizin, indem er die frühe und präklinische medizinische Versorgung von Verwundeten in das französische System einführte und verbesserte. [61]

William J. Mills: William Mills, MD, aus Anchorage, Alaska (USA), promovierte 1950 in San Francisco, Kalifornien, USA, an der Stanford University School of Medicine. Im Zweiten Weltkrieg verlor er im Südpazifik ein Bein. Von 1966–1967 kehrte er als orthopädischer Chirurg in die III. Marine Amphibious Force in Vietnam in den aktiven Dienst zurück. 1970 war er Direktor des *High Latitude Health Research Center* an der University of Alaska Anchorage. Er gründete das Ranger Camp (s.o.) auf 4.300 m auf dem Mount McKinley (Denali) in Nordamerika. Als Experte für Verletzungen durch Kälte revolutionierte er die Behandlung von Erfrierungen durch Auftauen in warmem Wasser. [62]

Dee Molenaar: Dieser legendäre US-Bergsteiger war ein Pionier am Mount Rainier, Bundesstaat Washington, USA. Er war Park Ranger und Bergführer am Mount-Rainier-Nationalpark. Molenaar bestieg Gipfel im Westen der USA, Kanada, Alaska, Himalaya, Neuseeland und der Antarktis. 1953 nahm er an der amerikanischen K2-Expedition im Karakorum-Gebirge in Pakistan teil. Molenaar war Mitglied des Mountain Rescue and Safety Council of Oregon und Gründer der Mountain Rescue Association in den USA. [7]

José Ramon Morandeira: José Ramon Morandeira, ein Schüler des spanischen Physiologen Augusto Castellò und eine wichtige Persönlichkeit im Bereich alpine Notfallmedizin in Spanien, war Mitglied der *Federación Espanola de Montanissmo* und spanischer Vertreter der ICAR und der UIAA Medical Commission. Er organisierte *Las Jornadas de Medicina*, an denen die weltweit wichtigsten Experten auf dem Gebiet der alpinen Notfallmedizin teilnahmen. 1987 war er Gründer der *Sociedad Espanola de Medicina y Auxilio en Montana*. Morandeira war Chirurg und Universitätsprofessor am *Hospital Clìnico* der Universität Zaragoza. Er widmete sich dem Studium von Erfrierungen, der Ausbildung, der Prävention und der Expeditionsmedizin. Er war Autor zahlreicher wissenschaftlicher Publikationen und mehrerer Bücher, darunter *Guìa de Primeros Auxilios en Montana* und *Rescate y Asistencia Médica Urgente en Montana en Espana*. [63] Dank seiner Arbeit wurde das Krankenhaus *Clinico de Zaragoza* zu einem wichtigen Zentrum für die Behandlung von Erfrierungen. Ebenso schuf er einen Masterstudiengang für alpine Notfallmedizin. Er nahm an zahlreichen Expeditionen außerhalb Europas teil.

Gottfried (Goggi) Neureuther: Der deutsche Arzt aus Garmisch-Partenkirchen war ein Pionier der ICAR und eine zentrale Figur der deutschen Bergrettung.

Sauveur Piguillem: Der Bergführer und Ausbilder im französischen Polizei-Alpinzentrum leitete die Bergrettung von Grénoble, Val d'Isère und Chamonix und schulte Ärzte und Retter im Umgang mit Helikoptern. Er entwarf und baute Bergrettungsgeräte, darunter eine nach ihm benannte Verletztentrage für den Einsatz im alpinen Bereich. [30]

Oliver Reisten: Der Schweizer Arzt, Direktor und Ausbilder im Trainingszentrum der Air Zermatt, spezialisierte sich auf Anästhesie- und Notfallmedizin und organisiert alpinmedizinische Kurse an der Air-Zermatt-Basis. Reisten arbeitet mit dem *International Master Course* in Alpinmedizin an der Universität von Insubria, Varese, Italien zusammen.

Jacques Richon: Schweizer Chirurg. Er ist Mitglied der *Groupe d'Intervention Médicale en Montagne* (GRIMM), einer 1981 gegründeten Gruppe von Schweizer Ärzten, die sich der Bergrettung verschrieben haben, und Bergführer und Arzt für Extremsituationen. Im August 2007 trat er der Forschungsstation Princess Elizabeth Antarctica bei, die von Alain Hubert gegründet wurde, einem belgischen Polarforscher und Präsidenten und Gründer der International Polar Foundation South Africa, 6000 km von Kapstadt entfernt.

Donald „Don" Edward Sheldon: Der legendäre US-Pilot war einer der ersten, der in den 1950er- und 1960er-Jahren Gletscherlandungen am Denali und in anderen Regionen Alaskas durchführte und Rettungsaktionen an Bord seiner Piper Super Cub und anderer Flugzeuge vornahm. Er gründete Talkeetna Air Taxi. [59, 64] Für seine Unterstützung bei zivilen und militärischen Rettungsaktionen wurde ihm das *Alaska Certificate of Achievement* verliehen.

Rudi Steinlechner: Der engagierte Bergsteiger und Alpinexperte war Ausbilder von Hermann Buhl (1924–1957), einem legendären österreichischen Bergsteiger und besten Kletterer aller Zeiten, und Peter Habeler, einem österreichischer Bergsteiger und Bergführer, der am 8. Mai 1978 mit Reinhold Messner den Mount Everest ohne zusätzlichen Sauerstoff bestiegen hat und eine wichtige Säule der Bergrettung war. Im Laufe seiner 60-jährigen Karriere rettete Steinlechner 600 verletzte Bergsteiger. [3]

Otto von Almen: Bergführer und Bergretter. Mit 21 Jahren begann er in der Bergrettung, als er Bergführer wurde. Er leitete den Rettungsstützpunkt des Schweizer Alpen Club Oberhasli und gehört zu den erfahrensten Bergrettern bei Longline-Einsätzen.

Carlo Vettorato: Prominente Persönlichkeit der Bergrettung des Aostatals in Italien. Von 1972 bis 2008 leitete er den Sanitätsdienst des CNSAS und führte bei über 1800 Einsätzen, an denen er beteiligt war, mindestens 400 Windenbergungen durch. [3]

Urs Wiget: Arzt und Leitfigur der Schweizer Bergrettung. Von 1988 bis 1991 war er Präsident von GRIMM und u.a. als Arzt für die Rega und Air Glaciers tätig. Von 1989 bis 2001 war Urs Widget Präsident der ICAR MedCom.

Ken Zafren: Der US-amerikanische Notfallmediziner ist seit 1998 als Notarzt im *Alaska Native Medical Center* in Anchorage, Alaska tätig. Er ist außerdem Professor der Abteilung für Notfallmedizin des Stanford University Medical Centre. Er war Vizepräsident der ICAR MedCom (2001–2017), ist stellvertretender medizinischer Direktor der Himalayan Rescue Association (Nepal) und ehemaliges Mitglied des Board of Directors der Wilderness Medical Society. Zudem ist Zafren wissenschaftlicher Beirat des *Institute of Mountain Emergency Medicine, Eurac Research,* Bozen, Italien. Er hat an Bergexpeditionen teilgenommen und ist Autor zahlreicher Veröffentlichungen zur Gebirgs- und alpinen Notfallmedizin.

Cosimo Zappelli: Er begann als Rettungssanitäter in der Praxis von Pietro Bassis in Courmayeur, Italien. Er nahm an mehreren Rettungseinsätzen in großer Höhe teil und förderte wesentliche Änderungen der Rettungstechniken. [3]

Kasten 2.2

Wichtige Daten

1850–1900: Die Zunahme an Bergunfällen macht die Notwendigkeit deutlich, leichte und praktikable Transportmöglichkeiten für Verletzte im Gebirge zu entwickeln. Es entstanden leichte und kompakte Verletztentragen, die bis heute in der Boden- und Helikopterrettung eingesetzt werden.

1873: Die *Guida alla Valtellina* wird veröffentlicht. In diesem Ratgeber werden für die Bergrettung als nützlich erachtete Utensilien wie Schere, Messer, Talgkerze, sowie die damals verwendeten Heilmittel Ammoniak, Bleiacetat und Arnikatinktur aufgeführt. [65]

1938: Der erste Sikorsky-Hubschrauber wird in Dallas, Texas, USA produziert. In den folgenden Jahrzehnten wurden Helikopter zu einem unverzichtbaren Bestandteil der Bergrettung. [30]

1940: Auf Initiative eines Offiziers der Schweizer Armee werden in der Schweiz die ersten Geräte zur Ortung und Sondierung von Lawinenverschütteten werden eingesetzt. [66]

1940: Ferdinand Schmutz entwickelt ein Ausbildungsprogramm für Lawinenhunde und präsentiert seinen Plan General Guisan vom Oberkommando der Schweizer Armee. [67]

1952: Fritz Bühler organisiert die Schweizer Bergrettung, zu der auch Ärzte gehören. [68]

1952: Dem Schweizer Pilot Hermann Geiger, der für den Swiss Aero Club in Sion fliegt, gelingen die ersten Gletscherlandungen mit einer Piper Super Cub, die mit Skiern ausgestattet ist. [30, 59]

1957: Die erste Luftrettungsaktion wird mit einer Sud Aviation Alouette II, dem ersten Serienhubschrauber mit Gasturbinenantrieb durchgeführt. Der Einsatz findet auf einer Höhe von 4.362m bei der Vallot-Hütte statt, einer Schutzhütte im Mont-Blanc-Massiv knapp unterhalb des Bosses-Grats zwischen dem *Dôme du Gouter* und dem Gipfel des Mont Blanc. [45]

1959: Die Bell 47G3, ein leichter Hubschrauber mit Turbomotor, wird entwickelt, um in größere Höhen zu fliegen. Sie wird erstmals in der alpinen Rettung eingesetzt und kann bis in eine Höhe von etwa 3.000 bis 4.000m fliegen. [30]

1961: In Großbritannien wird eine Winde für die Luftrettung entwickelt. An Bord eines Sikorsky-Hubschraubers kommt sie erstmals in den Alpen, an der Ostwand des Watzmanns – einem Gipfel bei Berchtesgaden –zur Anwendung.

Um 1970: Das erste „Kardiophon" ist im Einsatz, welches die Übertragung von EKG-Signalen über weitere Entfernungen ermöglicht. Von nun an ist Telemedizin ein neues Forschungsgebiet zur Übertragung medizinischer Informationen über Distanz.

1973: Die Air Zermatt beginnt, Ärzte für Helikopter-Rettungseinsätze einzusetzen. [68]

1975: Das französische *Peleton de Gendarmerie de Haute Montagne* von Chamonix führt Ärzte an Bord von Hubschraubern für Rettungseinsätze ein. [5, 30, 45, 68]

1981: Die Vereinigung der Gebirgs-Notärzte (*Groupe d'intervention médicale en montagne* – GRIMM) wird in der Schweiz gegründet. Sie erkennt die medizinische, aber auch psychologische Bedeutung des Einsatzes von Ärzten bei der Behandlung verletzter Bergsteiger. [68]

1991: Beginn der Bergrettung im Himalaya: Westliche Mediziner unterstützen die lokalen Einsatzkräfte mit Ausbildung und Ausrüstung. [53]

1997: Betreiber der Pyramide, einem internationalen Observatorium und Forschungszentrum auf 5.050 m im Khumbu-Tal, im Sagarmatha-Nationalpark, am Fuße des Mount Everest, beraten den in Bergnot geratenen slowenischen Bergsteiger Tomaz Humar via Funk während seiner Expedition auf der Nuptse West 2. Humar wird anschließend vom Himalaya-Rettungsteam gerettet.

2001: Der italienische Bergsteiger und Helikopterpilot Simone Moro rettet den britischen Bergsteiger Tom Moores nach einem Sturz beim Solo-Aufstieg am Lhotse im Himalaya an der Grenze zwischen Nepal und Tibet. [3]

2.4 Such- und Rettungshunde

Die Bergchronik berichtet, dass im Winter 1741 der Pfarrer Don Blaas bei Sulden im Vinschgau von einer Lawine mitgerissen wurde. Sein kleiner Hund schlug Alarm und rettete sein Leben, indem er zur Pfarrkirche eilte. [67]

Der Einsatz von Hunden bei der Lawinensuche und -rettung wurde bereits vor dem 20. Jahrhundert in Betracht gezogen; offiziell begann er jedoch im Winter 1937–1938, als Ferdinand Schmutz die ersten Hundesuchstaffel organisierte. Die Idee kam ihm, nachdem eine Lawine 18 Bergsteiger auf dem Schilthorn im Berner Oberland verschüttet hatte. Siebzehn wurden gefunden; der 18. schien gänzlich verschwunden zu sein. Es war ein Hund, der ihn fand. Der Hund, eine Mischung aus einem *Petit Courant de Mürren* und einem Teckel, scharrte und bellte unaufhörlich und lenkte die Aufmerksamkeit der Retter zu einer Stelle, an die niemand gedacht hatte. Der Bergsteiger wurde gerettet.

Die ersten Lawinensuchhunde waren Bernhardiner und wurden als „Gotteshunde" bezeichnet, da sie einen herannahenden Sturm spüren konnten. Der berühmteste unter ihnen war Barry. Er lebte von 1800 bis 1812 im Großen Hospiz von St. Bernhard auf einer Höhe von 2469 m und rettete mehr als 40 Menschenleben (➤ Abb. 2.7). [3, 67]

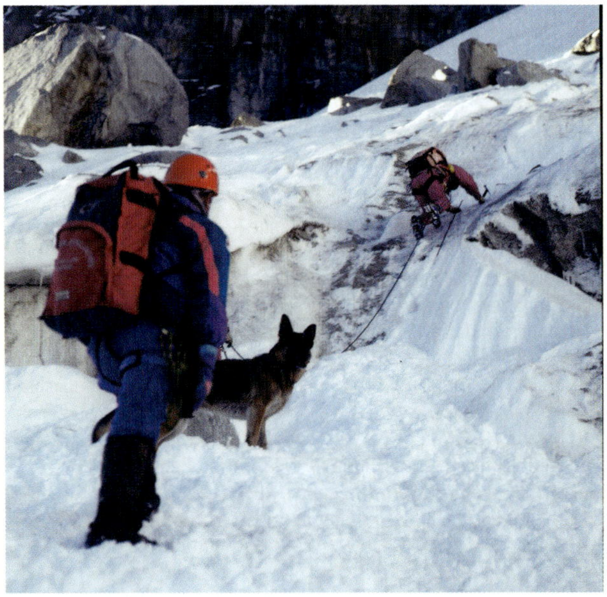

Abb. 2.7 Rettung mithilfe eines Lawinensuchhunds. (Mit freundlicher Genehmigung von Renzino Cosson)

2.5 International Commission for Mountain Emergency Medicine (ICAR)

Durch einen Zusammenschluss der Rettungsorganisationen von Italien, Frankreich, Österreich, der Schweiz und Jugoslawien wurde die ICAR gegründet. Dies fand im Jahr 1955 statt, als Scipio Stenico zusammen mit dem Schweizer Arzt aus Pontresina, Rudi Campell, die *Commission Internationale de Sauvatage Alpin* gründete, aus der die ICAR hervorging. Das Ziel dieser internationalen Organisation war die Koordinierung der Bergrettungstechniken.

Die Satzung des Vereins wurde 1955 in Bozen von den Gründungsmitgliedern beschlossen und von der UIAA anerkannt. Zunächst vertrat die ICAR nur die europäischen Alpenländer, hat sich aber im Laufe der Jahre stark erweitert. Die Mitgliedschaft wurde auf die USA, Kanada sowie auf skandinavische und osteuropäische Länder ausgedehnt. Heute umfasst sie über 100 Bergrettungsorganisationen weltweit.

Bis 2018 wurde die ICAR von einem Vorstand geleitet, der aus einem Präsidenten, einem Vizepräsidenten, einem Kassier und drei Beisitzern bestand. Darin wurden vier Kommissionen gebildet: Bodenrettung, Luftrettung, Lawinenrettung und Bergrettung. [69]

Fazit

- Im Bereich der alpinen Notfallmedizin wurden große Fortschritte erzielt. Instrumente, Ausrüstung und technische Systeme können allerdings nach wie vor nicht alle Gefahren vermeiden und Bergsteiger davor schützen. Auch wenn es bei Aktivitäten in den Bergen häufig zu Todesfällen kommt, üben die Berge eine so starke Anziehungskraft aus, dass die Vorsicht oft zugunsten neuer Herausforderungen vernachlässigt wird.
- Der technische Fortschritt und die verbesserten Rettungsmaßnahmen vermitteln manchmal ein falsches Gefühl der Sicherheit und verleiten die Menschen dazu, in den Bergen immer größere Risiken einzugehen.

In dem Maße, wie sich die Bergrettung verbessert hat, hat auch ihr „Missbrauch“ zugenommen. Es kann vorkommen, dass ein Hubschraubereinsatz angefordert wird, nur weil der Bergsteiger einen bequemen Transport zurück ins Tal wünscht.

LITERATUR

1. Fleming F. Killing Dragons. The conquest of the Alps. London: Granta Books; 2000.
2. Salsa A. The decline of traditional identities: disorientation and existential unease in the Alps. Turin: Priuli & Verlucca Editori; 2007.
3. Serafin R, Serafin M. 1954–2004: 50 years of Mountain Rescue. Corigliano-Rossano: Ferrari Publisher; 2004.
4. Andrasko K, Setnicka TJ. Wilderness Search and Rescue. Boston: Appalachian Mountain Club; 1950.
5. Guichardaz P. The Aosta Valley Alpine Rescue. Aosta: Musumeci Publisher; 2002.
6. McKay J. The White Death Tragedy and Heroism in an avalanche Zone. New York: Random House; 2000.
7. Molenaar Dee. Mountains don't care, but we do. Mountain Rescue Association; 2009.
8. Brevini F. Symbols of the Mountain. Bologna: Il Mulino publishing company; 2017.
9. Rodway GW, Weber DC, McIntosh SE (eds). Mountain Medicine and Technical Rescue. Ross-on-Wye: Carreg Publishing; 2016.
10. Leoni D. Vertical warfare. Einaudi; 2015.
11. The Magazine. Italian Alpine Club. 1910; 1 (29): 26-28.
12. Bulgarian Red Cross. Unter: http://www.en.redcross.bg (letzter Zugriff: 23.05.2023).
13. Bergwacht. Unter: http://www.bergwacht.de (letzter Zugriff: 23.05.2023).
14. Ballu Y. Naufrage au Mont Blanc. Grenoble: Glénat; 1997.
15. Fédération Francaise de la montagne. Le secours en montagne en France; 1960.
16. Greece Hellenic Rescue Team. Unter: http://www.eodathens.gr (letzter Zugriff: 23.05.2023).
17. Ireland Mountain Rescue. Unter: http://www.mountainrescue.ie (letzter Zugriff: 23.05.2023).
18. Icelandic Association for Search and Rescue. Unter: http://icesar.com (letzter Zugriff: 23.05.2023).
19. Mountain Rescue Association. Unter: http://www.mra.org (letzter Zugriff: 23.05.2023).
20. Croatian Mountain Service Rescue. Unter: http://www.hgsszd.hr (letzter Zugriff: 23.05.2023).
21. Montenegrian Mountain Rescue Service. Unter: http://gss-cg.me (letzter Zugriff: 23.05.2023).
22. Himalayan Rescue Association Nepal. Unter: http://www. himalayanrescue.org (letzter Zugriff: 23.05.2023).
23. Search and Rescue New Zealand. Unter: http://www.landsar.org.nz (letzter Zugriff: 23.05.2023).
24. South Tyrolean Mountain Rescue. Unter: http://bergrettung.it (letzter Zugriff: 23.05.2023).
25. Serbia Mountain Rescue Service. Unter: http://www.gss.rs (letzter Zugriff: 23.05.2023).
26. Slovakia Mountain Rescue Service. Unter: http://majekovachata.eu (letzter Zugriff: 23.05.2023).
27. Slovenian Alpine Club. Unter: http://www.grzs.si (letzter Zugriff: 23.05.2023).
28. Mountain Club of South Africa. Unter: http://www.mcsa.org.za (letzter Zugriff: 23.05.2023).
29. Symons L. To ride the mountain wings: a history of aerial mountaineering and rescue. Inverness: Sandstone Press; 2011.
30. Swiss Air-Rescue Association – Rega. Unter: http://www.rega.ch (letzter Zugriff: 23.05.2023).
31. Mountain Rescue Service of Czech Republic. Unter: http://www.vikivisually.com (letzter Zugriff: 23.05.2023).

32. Mountain Rescue England and Wales. Unter: https://www.mountain. rescue.org.uk/ (letzter Zugriff: 23.05.2023).
33. Rodway GW, McIntosh SE, Dow J. Mountain research and rescue on Denali: a short history from the 1980s to the present. High Alt Med Biol. 2011;12(3):277-283.
34. Rocky Mountain Rescue Group. Unter: www.rockymountainrescue.org (letzter Zugriff: 23.05.2023).
35. U.S. National Park Service. Unter: www.nps.gov (letzter Zugriff: 23.05.2023).
36. Hung EK, Townes DA. Search and rescue in Yosemite National Park: a 10-year review. Wilderness Environ Med. 2007;18(2):111-116.
37. Franceschini G. 1911–2011: Dalla Capanna Brescia al Rifugio Maria e Franco. Brescia: Grafiche Artigianelli; 2014.
38. Capra G. Due cordate per una parete: 1962, la prima italiana sulla Nord dell'Eiger, 4 ed. Milano: Corbaccio Editore; 2017.
39. Terray L. La Montagne et Alpinisme. Le sauvetage de l'Eiger; 1958.
40. Gervasutti G. Il fortissimo. Milano: Il Melograno;1985.
41. Lewis JE. The Mammoth Book of Adventures on the Edge. London: Robinson Publishing; 2009.
42. Waterman J. Surviving Denali. A study of accidents on Mount McKinley, 1910–1982. New York: the American Alpine Club; 1983.
43. A project of the Wyoming State Historical Society. Unter: www.wyohistory.org (letzter Zugriff: 23.05.2023).
44. How a terrible plane crash over the Grand Canyon changed history. Unter: https://www.ozy.com/flashback/how-a-terrible-plane- crash-over-the-grand-canyon-changed-history/81463 (letzter Zugriff: 23.05.2023).
45. Agresti B. L'Épopée du secours dans le massif du Mont Blanc. Chamonix: Éditions Guérin; 2006.
46. Ferrari MA. La tragedia del Freney. Milano: Corbaccio Editore; 2009.
47. Oelz O, Zafren K. Accident on Mt Kenya. Wilderness Environ Med. 2011;22(1):87-90.
48. Uruguayan Airforce Flight 571. Unter: https://www.britannica.com/event/Uruguayan-Air-Force-flight-571 (letzter Zugriff: 23.05.2023).
49. New Zealand Search and Rescue. Unter: https://nzsar.govt.nz/ (letzter Zugriff: 23.05.2023).
50. Vaughman ND. My life of adventure, 1st ed. Mechanicsburg: Stackpole Books; 1995.
51. Mac Innes H (ed). The Mammoth Book of Mountain Disasters: true stories of rescue from the brink of death. New York: Carroll & Graf; 2003.
52. Andruetto G. Bertone: la montagna come rifugio. Roma: Castelvecchi Editore; 2017.
53. Biner G. Flight for life: mountain rescuers between the Matterhorn and Everest. Zurich: Orel Fussli Verlag; 2016.
54. Adami F. From last hope to first aid. 1st Edition CreateSpace Independent Publishing Platform; 2016.
55. Kragh JF Jr, Swan KG, Smith DC, et al. Historical review of emergency tourniquet use to stop bleeding. The American Journal of Surgery. 2012;203:242-252.
56. National Ski Patrol. Unter: www.nsp.org (letzter Zugriff: 23.05.2023).
57. Forster H, Zafren K. Shoulder dislocation treatment. Consensus Guidelines on Mountain Emergengy and Risk Reduction. ICAR-MEDCOM, UIAA-MEDCOM, 1st ed; 2001.
58. Cauchy E. Petit Manuel de médecine de montagne. Grenoble: Glénat; 2007.
59. Guex A. Geiger pilote des glaciers. Grenoble: Arthaud; 1955.
60. Hamish MacInnes. Unter: www.en.wikipedia.org/wiki/Hamish_MacInnes. (letzter Zugriff: 23.05.2023).
61. Une mémoire vivante di Samu. Unter: https://www.la-croix.com/Ethique/Sciences-humaines/Une-memoire-vivante-du-Samu-2015-06-02-1318743 (letzter Zugriff: 23.05.2023).
62. Hild CM Jr. A leading authority on cold injuries in Alaska. Int J Circumpolar Health. 2004;63:212-213.
63. Morandeira JR. Approximation a la historia del Rescate y Asistencia Médica Urgente en Montana en Espana. Saragoza: Prames SA; 1988.
64. Greiner J. Scommessa col vento, una vita avventurosa di un pilota dei ghiacciai. CDA, Centro Documentazione Alpina; 2000.
65. Guida alla Valtellina. Milano: Libreria Brignola editore; 1873.
66. ARTVA, apparecchi per la Ricerca di travolti in Valanga. CAI, Servizio Valanghe Italiano, Commissione Centrale. Club Alpino Italiano; 2009.
67. Guardini L, Serafin R. Samaritani con la coda. Torino: Priuli & Verlucca Editori; 2005.
68. Vallotton J, Dubas F (eds). A colour atlas of mountain medicine. Prescott: Wolfe Publishing; 1991.
69. Scatto Libero. Unter: http://www.scattolibero.it (letzter Zugriff: 23.05.2023).

2

KAPITEL

3

Oliver Reisten, Oliver Kreuzer, Michèle Imhasly und Philipp Venetz

Herausforderungen der Bergrettung

Zusammenfassung

Notfallmedizin in den Bergen findet oft in einer extrem unwirtlichen Umgebung statt und macht es erforderlich, vielfältige medizinische und technische Probleme, aber auch personelle und organisatorische Herausforderungen gleichzeitig zu bewältigen. Alpinunfälle passieren oft bei schlechtem Wetter und an exponierten Orten. Rettungskräfte müssen oft zwischen individualmedizinischer Notwendigkeit und der Sicherheit der Einsatzkräfte priorisieren und sollten daher nicht nur gut ausgebildet, sondern auch erfahren sein. Gerade in der Bergrettung zeigt sich immer wieder, dass ein Team die Schwächen des Einzelnen noch am ehesten kompensieren und so Effektivität, Sicherheit und Effizienz sicherstellen kann. Bergretter müssen gut organisieren können, den Patienten im Blick haben, dürfen dabei aber ihre eigene Sicherheit nicht aus dem Blick verlieren. Es ist die zu Recht bewunderte Wildheit der Berge, die im Rettungseinsatz für Patienten und Einsatzkräfte oft zur tödlichen Gefahr wird.

3.1 Einführung

Bergrettung basiert auf dem Bergsteigen. Gute Retter sollten daher in erster Linie gute Bergsteiger in guter körperlicher Verfassung sein, Orientierungssinn besitzen, navigieren können und über ausgezeichnete technische Erfahrungen und Fähigkeiten verfügen. Retter sollten mit den subjektiven und objektiven Gefahren im Gebirge vertraut sein und Gefahren antizipieren könne. Sie sollten auch in der Lage sein, unter Druck zu arbeiten und durch Wachsamkeit und Situationsbewusstsein Risiken zu managen. [1, 2]

Medizinische Bergretter sollten neben Geländeerfahrung und technischem Know-how über ein breites notfallmedizinisches Wissen verfügen, das sie an schwierige Bedingungen anpassen können. Insbesondere in den Bergen erfordert die Fähigkeit zur Priorisierung einen guten medizinischen Ausbildungsstand, den die Retter idealerweise in einem Krankenhaus oder im Straßenrettungsdienst sammeln, bevor sie in der Bergrettung eingesetzt werden. Nur Rettungskräfte, welche die Versorgung unter normalen Bedingungen beherrschen, können auch unter minimalistischen Bedingungen effektiv arbeiten. Simulationstraining ist hilfreich, um sich die erforderlichen Kompetenzen anzueignen. [3, 4]

Je ausgesetzter das Szenario, desto höher das Risiko. Bergretter müssen situationsabhängig Prioritäten setzen, sie müssen vorausdenken und -planen können. Das Wissen um die sog. Human Factors und die menschlichen Limitationen ist entscheidend. Die Fähigkeit, die Umgebung mit wachem Verstand aufmerksam und achtsam wahrzunehmen, erhöht die Sicherheit, denn sie ermöglicht es, die persönlichen Ressourcen zielorientiert einzusetzen. [5–7]

MERKE

Retter verfügen idealerweise über solide bergsteigerische und technische Fähigkeiten: Seiltechnik, sicheres Bewegen in schwierigem Gelände, Orientierungssinn und Navigationsvermögen, Planung und Risikomanagement, Antizipation von Wetter- und Umgebungsbedingungen, Bewusstsein für subjektive und objektive Gefahren und breites notfallmedizinisches Wissen und Können. Diese Fertigkeiten sind die Basis, um die entscheidenden Prioritäten in der alpinmedizinischen Behandlung zu setzen: Was wann und wo zu tun ist.

3.2 Generelle Überlegungen

3.2.1 Der „Spirit" des Bergsteigens und der Bergrettung

Reinhold Messner hat einmal gesagt, dass Bergsteigen zwar eine existenzielle und gefährliche Tätigkeit ist, aber von kommerziellen Interessen dominiert wird. Die Herausforderung wird längst nicht mehr ernst genommen, das Verständnis für die Natur schwindet. [8] Diese Feststellung trifft für das Wesen des Bergsteigens wie auch der Bergrettung zu. Retter müssen Bergsteiger sein, die sich des lebenswichtigen, aber gefährlichen Charakters ihres Einsatzes bewusst sind. Messner betonte den Unterschied zwischen individuellem Bergsteigen und kommerziellen Aktivitäten, die Art und Häufigkeit von Bergrettungen mitbestimmen, zumindest in Gebieten, in denen kommerzielles Bergsteigen betrieben wird. [9]

3.2.2 Bergsteigen und Bergrettung als Herausforderung

Das Angebot an kommerziellen Bergsteigeraktivitäten wird immer größer und spezialisierter. Verschiedene Kombinationen von Bergsteigen und Outdoor-Sportarten werden in maßgeschneiderten Arrangements angeboten. Adrenalin und Nervenkitzel sind sehr beliebt auf dem Markt, der viele Unternehmen im Geschäft hält. Aber nur wenige Menschen versuchen, die Natur und die Bedingungen in den Bergen zu verstehen oder Experten für Bergsteigen oder andere Outdoor-Aktivitäten zu werden. Und nur wenige Menschen, die sich auf den „Massen-Outdoor-Konsum" einlassen, sind sich der damit einhergehenden Gefahren bewusst. Kommerzielle Touren bieten die Möglichkeit, Bergsport zu betreiben und sind im Allgemeinen sicher. In touristischen Gebieten führen diese Aktivitäten jedoch zu einem erheblichen Anstieg der Anzahl und Schwere von Rettungsaktionen. [9]

Unfälle und bergbedingte Krankheiten können sowohl den erfahrenen Bergsteiger als auch den Teilnehmer einer geführten Tour treffen. Geführte Touren können sehr sicher sein, wenn sie kompetent geleitet werden. Die Kunden sollten nicht alles hinterfragen müssen. Sie sind in aller Regel relativ sicher, wenn sie den Anweisungen folgen.

In jedem Fall muss sich jemand um die Sicherheit kümmern. Ein Bergsteiger, der nicht geführt wird, sollte bewusster und besser vorbereitet sein als der Teilnehmer einer geführten Gruppe. Wenn ein erfahrener Bergsteiger ein Problem hat, ist die Situation wahrscheinlich ernster, da zuvor bereits einiges schiefgelaufen sein dürfte. Erfahrung und Können helfen in der Regel, Unvorhergesehenes zu verhindern. Erfahrene Bergsteiger sind eher in der Lage, die Fehlerkette früh genug zu unterbrechen und einen schlechten Ausgang zu vermeiden. [5] Weniger erfahrene Bergsteiger kommen vielleicht nicht weit genug, um in ernsthafte Schwierigkeiten zu geraten. [6]

Es ist unmöglich, bergbezogene Faktoren von menschlichen Faktoren zu trennen. Objektive Gefahren betreffen nur Menschen, die ihnen ausgesetzt sind. Die Natur kann dem, der sie mit Respekt behandelt, viel Freude bereiten. Wenn etwas schiefgeht, kann die Ursache eine Naturgefahr oder menschliches Verhalten sein, das unpassende oder ausbleibende Reaktionen auf Gefahren hervorruft. Retter müssen sich möglicherweise denselben Gefahren stellen, um eine Rettung durchzuführen. Retter sollten darauf vorbereitet sein, mit den Gefahren im Gebirge *und* den menschlichen Faktoren umzugehen. Bei der Bergrettung müssen sich die Retter möglicherweise der Gefahrenzone nähern. Sie müssen wissen, wie weit sie gehen können, ohne in unvertretbarer Weise die eigene Sicherheit zu gefährden.

3.2.3 Entscheidungsfindung

Bei einem Notfall im Gebirge kann die Frage aufkommen, ob eine sichere Rettung überhaupt möglich ist. Die Antwort hängt oft davon ab, wieviel Risiko vernünftigerweise eingegangen werden soll.

Entscheidungen sollten auf der Grundlage der verfügbaren Ressourcen getroffen werden, dazu gehören Informationen, Material, Transport, Kommunikation und das Team. Wer wird für einen bestimmten Einsatz benötigt? Zum Personal können z. B. ein Pilot, ein technischer Spezialist, ein Sanitäter, ein Notarzt und ein Rettungstechniker/Bergretter gehören. Sind alle Teammitglieder für den Einsatz geeignet? Verfügen sie über die erforderlichen Fähigkeiten, Ausbildungen und Erfahrungen? Welche persönliche Ausrüstung wird benötigt? Hat jeder im Team die passende Ausrüstung? Welche Gruppenausrüstung (z. B. Seile, Biwakmaterial, Proviant und Überlebensausrüstung) ist notwendig?

Wenn ein Retter eine verletzte Person erreicht, kommt die Ausbildung ins Spiel. Technische Retter sollten Bergrettungsspezialisten sein und medizinische Retter Spezialisten in der medizinischen Standardversorgung. Beide müssen in der Lage sein, sich den situativen Erfordernissen anzupassen und benötigen zumindest Grundkenntnisse der Aufgaben des jeweils anderen.

Bei der Abwägung der Risiken haben Retter möglicherweise nur unvollständige Informationen. Entscheidungen müssen unter Umständen intuitiv, nach Bauchgefühl getroffen werden. Woher kommt das Bauchgefühl und wie zuverlässig ist es? Es gibt Belege für die Wirksamkeit des Bauchgefühls, wenn es von erfahrenen Rettern eingesetzt wird. [10] In manchen Fällen ist das Bauchgefühl eine bessere Entscheidungshilfe als eine sorgfältige Analyse. Bauchgefühle sind sofort verfügbar.

Gerade in der Bergrettung können blitzschnelle Entscheidungen lebensrettend sein. Wie erwerben Bergretter die Fähigkeit, die richtige Entscheidung „aus dem Bauch heraus" zu treffen? Sie entwickeln diese Fähigkeiten mit der Zeit, mit Erfahrung, was manchmal auch bedeutet, dass sie aus Fehlern lernen. Fehler, die potenziell tödlich sein könnten, sollten unter allen Umständen vermieden werden. Man kann auch aus den Fehlern anderer lernen.

Gut ausgebildete Retter können Risiken schnell analysieren, wenn die wesentlichen Daten wie z. B. Wetter, Höhe und Art der Unfallstelle zur Verfügung stehen. Wenn die verfügbaren Informationen keine eindeutige Entscheidung zulassen, werden möglicherweise mehr Informationen benötigt.

Retter treffen gute Entscheidungen, indem sie die verfügbaren Ressourcen nutzen und sicher handeln, basierend auf

Standardverfahren, [11, 12] auf Erfahrung und auf dem Wissen über Human Factors und Ressourcenmanagement. [13]

3.2.4 Erfahrung

Menschen behalten Erinnerungen an Situationen, die zum Teil bis in die Kindheit zurück reichen. Diese situativen Erinnerungen werden genutzt, um anhand von Eindrücken ein Verständnis für eine Situation zu entwickeln. Je dringlicher eine Reaktion ist, umso wahrscheinlicher ist es, dass das Gehirn hierfür in der Vergangenheit eingeübte Verhaltensmuster verwendet. [14] Dies ist ein wichtiger Grund dafür, dass man durch Training seine Fähigkeiten erweitern und seine Leistung verbessern kann. Zu viel Routine kann aber, besonders in anscheinend alltäglichen Situationen, zu Flüchtigkeitsfehlern führen. [12, 15, 16] Gut sein bedeutet, das Gleichgewicht zwischen der nötigen Vorsicht und dem Streben nach Effizienz und Leistung zu finden. Mark Twain sagte einmal: „Gutes Urteilsvermögen ist das Ergebnis von Erfahrung, Erfahrung das Ergebnis von schlechtem Urteilsvermögen". Wir können jedoch nicht alle Fehler, die wir zum Sammeln von Erfahrungen benötigen, selbst machen.

Die Kenntnis der Human Factors ist für die Bewältigung von komplexen Situationen unerlässlich. Sie nicht zu beachten, kann den Erfolg einer ganzen Rettungsmission gefährden. Die wichtigste Voraussetzung für die richtigen Entscheidungen ist, dass der Teamleiter das gemeinsame Ziel definiert und es zum Ziel des Teams macht. Aus vielen Unfallberichten geht hervor, dass sich die Ziele der einzelnen Teammitglieder erheblich unterschieden. Fehlt aber ein gemeinsames Ziel, dann können sicherheitsrelevante Tätigkeiten schnell gefährlich werden. Das Ziel eines Teammitglieds beispielsweise, das einen Einsatz so schnell wie möglich abschließen möchte, kann mit dem Ziel anderer Mitglieder, die zur Erhöhung der Sicherheit bedächtig vorgehen wollen, unvereinbar sein. Unterschiedliche Ziele können die Teammitglieder unter enormen Druck setzen. Die Rettungsaktion muss unter Umständen unterbrochen werden, bis ein gemeinsames Ziel definiert werden kann.

Die Kollision zweier Flugzeuge auf dem Flughafen Teneriffa im Jahr 1977 war die schlimmste Flugzeugkatastrophe in der Geschichte der Luftfahrt. Zugleich aber war sie ein Meilenstein für das Verständnis der Human Factors und die Umsetzung von Maßnahmen, um Fehlerketten in der Luftfahrt zu durchbrechen, bevor die Katastrophe eintritt. „Es ist erschreckend zu sehen, welche trivialen Dinge zu den Ursachen einer massiven Katastrophe gehören können", lautete ein Kommentar. [17] Seitdem wurden in vielen anderen Bereichen Maßnahmen zur Kontrolle der Human Factors umgesetzt. Auch in der Bergrettung müssen wir uns bewusst sein, dass kleine Ursachen große Wirkung haben können.

Das Bauchgefühl kann nur dann richtig funktionieren, wenn die Ressourcen ausreichen, um relevante Informationen im Zusammenspiel mit anderen Teammitgliedern aufzunehmen. In der Human-Factors-Forschung werden die Anzeichen und Symptome für mögliche Fehler und Missverständnisse als Red Flags bezeichnet. [6, 18–23] Nur uneingeschränkte Ehrlichkeit mit sich selbst versetzt in die Lage, Red Flags zu erkennen. Es sind Zeichen, die uns warnen, wenn etwas schiefläuft. Red Flags sind in der Psychologie, der Flugsicherheit und neuerdings auch in der medizinischen Human-Factors-Forschung ein fester Begriff.

Einige Red Flags aus der Human-Factors-Theorie sind für die Bergrettung relevant. [17, 24–29] Dazu gehören Kommunikationsversagen, Nichteinhalten von Regeln, ungelöste Konflikte, Confirmation Bias, Gesichtsverlust und das Vermeiden von Red-Flag-Problemen.

Kommunikationsversagen

Vollständiges oder teilweises Kommunikationsversagen aufgrund unklarer oder unvollständiger Aussagen mit unzureichender Informationsweitergabe ist ein ernst zu nehmendes Sicherheitsrisiko. Es tritt auf, wenn hierarchische oder andere überholte Teamstrukturen die Kommunikations- und Durchsetzungsfähigkeit der Teammitglieder beeinträchtigen oder wenn die Führungskräfte ihre Gedanken nicht mit den anderen teilen. Jedes einzelne Teammitglied kann für die Sicherheit des Einsatzes entscheidend sein. Ignorante und unberechenbare Führungskräfte können fatale Ergebnisse produzieren. Eine Untersuchung von Flugunfällen durch das US National Transportation Safety Board ergab, dass bei fast jedem Unfall mindestens ein Besatzungsmitglied die Informationen gehabt hätte, die den Unfall hätten verhindern können, wenn die Kommunikationskultur deren Weitergabe ermöglicht hätte. [27]

Nichteinhalten von Regeln

Obwohl es für die meisten sicherheitsrelevanten Situationen klare Regeln gibt, werden sie oft nicht beachtet. Regeln nicht einzuhalten, ist charakteristisch für Individualisten und lässt sich nur schwer verhindern. Viele Retter sind Individualisten und oft auch Alphatier-Persönlichkeiten, die dazu neigen, mehr als ihre Pflicht zu tun. Dieses Verhaltensmuster kann Rettungsaktionen gefährden.

Ungelöste Konflikte

Ungelöste persönliche oder fachliche Konflikte zwischen Teammitgliedern können zu schwerwiegenden Missverständnissen führen. Unstimmigkeiten über das Vorgehen können die gesamte Rettungsaktion verzögern und gefährden. Konflikte sollten deshalb vor einer sicherheitsrelevanten Operation bewältigt sein.

Confirmation Bias

Confirmation Bias bezeichnet die Weigerung, neue Fakten zu berücksichtigen, die im Widerspruch zum derzeitigen mentalen Modell einer Situation stehen. Aussagen wie „eigentlich sieht es doch gar nicht so schlecht aus“ oder „es wird bald besser werden“, obwohl die Fakten in eine andere Richtung deuten, können auf einen Confirmation Bias hinweisen, d.h. es werden Beweise, die eine kritische Neubewertung erforderlich machen würden, nicht wahrgenommen, auch wenn sie offensichtlich sind. Retter können auch Opfer des Confirmation Bias werden, wenn sie zu viele Informationen erhalten. Menschen nehmen in der Regel Informationen verstärkt wahr, mit denen sie sich wohler fühlen oder die besser in ihr mentales Modell passen. In der Rettungsfliegerei gibt u. a. das Wetter den Ausschlag für die Entscheidung, einen Einsatz zu starten. Wenn sich diese Grundlage der getroffenen Entscheidung aber während der laufenden Rettungsoperation ändert, ist die Versuchung, Gefahren zu negieren, für den Verantwortlichen groß. Für unvoreingenommene Beobachter, die das Geschehen von außen verfolgen, erscheint dies zum Teil völlig absurd. Für die Menschen aber, die sich in der Situation befinden, ist oft nur schwer erkennbar, dass sie sich sehenden Auges in große Gefahr begeben. [30]

Gesichtsverlust

Bei prestigebehafteten Aktivitäten wie der Bergrettung, bei denen es auch um persönliche Eigenschaften wie Stolz, Ehre und Expertise geht, ist es für manche ein großes Problem, einen Fehler oder eine Fehleinschätzung zuzugeben. Auch eine falsche Entscheidung rückgängig zu machen, kann wegen der drohenden Blamage schwierig sein. Die Angst, von anderen Teammitgliedern vielleicht weniger geachtet zu werden, ist eine starker Ablenkung von sicheren und vernünftigen Entscheidungen. Der einfachste Weg, um nicht als inkompetent angesehen zu werden, kann darin bestehen, dass eine schlechte Entscheidung nicht aufgedeckt wird. Eine extreme und möglicherweise fatale Ausprägung dieses Phänomens ist die (unbewusste) Einstellung, dass es besser ist, zu sterben, als schlecht auszusehen. [26] Unfalluntersuchungen haben ergeben, dass die Angst, das Gesicht zu verlieren, einer der stärksten und gefährlichsten Human Factors im Rahmen kritischer Tätigkeiten ist.

Vermeiden von Red-Flag-Problemen

Die erste Verteidigungslinie gegen Red-Flag-Probleme ist, sich ihrer Existenz bewusst zu sein. Die zweite Verteidigungslinie ist ein Team, in dem jeder auf den anderen achtet und alle sich gegenseitig helfen.

Wenn in schwierigem Terrain eine Red Flag auftaucht, kann nur eine ruhige und offene Kommunikation innerhalb des Teams ein negatives Ergebnis verhindern. Die Teamkultur sollte eine ehrliche und offene Bewertung des Problems ermöglichen. Nur wenn die Teammitglieder hilfsbereit und respektvoll mit dem Problem umgehen können, können sie die Sicherheit des Einsatzes wiederherstellen.

Das Training sollte intensiv und repetitiv sein. [31, 32] Wenn z.B. Rettungspiloten in den Bergen regelmäßig (nichtmenschliche) Außenlast fliegen, wird diese Fähigkeit automatisiert und führt dazu, dass auch Rettungsflüge mit Personen an Winde und Longline sicher durchgeführt werden können.

Soft Skills wie z. B. gute Kommunikation werden durch gezieltes Training entwickelt. Erfahrene, aufgeschlossene Teammitglieder sollten weniger erfahrene Kollegen auf achtsame Art und Weise anleiten. Wenn Fehlentscheidungen zu gefährlichen Situationen führen, ist es extrem wichtig, auch das eigene Tun hinterfragen zu können, um daraus zu lernen und ähnliche Situationen in Zukunft zu vermeiden. Führungsqualität, Teamgeist und eine bestärkende Organisationskultur sind Schlüsselfaktoren.

Die Teammitglieder sollten erfahren sein, um Risiken effektiv einschätzen zu können. Sie sollten sich selbst und anderen gegenüber ehrlich und respektvoll sein und jedem Einzelnen mit Wertschätzung begegnen.

Dies ist nur ein kurzer und unvollständiger Überblick über Human Factors, menschliche Leistungsfähigkeit und deren Grenzen, Ressourcen, Sicherheit und Risikomanagement. Einige wichtige Themen für die Bergrettung und die Teamarbeit sind in ➤ Kasten 3.1 aufgelistet.

3.3 Kultur des Rettungsteams

Eine intakte Organisationsstruktur, in der die Human Factors in die tägliche Praxis integriert sind, ist die Grundlage einer erfolgreichen Bergrettungsmannschaft. Unabhängig von der Organisationsstruktur ist es wichtig, dass die medizinischen Standards, die Qualität der Arbeit und vor allem die Sicherheit im Vordergrund stehen. Obwohl Rettungsteams in der Regel fest davon überzeugt sind, dass das Wohl des Patienten an erster Stelle steht, gefolgt von Wohlergehen und Sicherheit der Mitarbeiter, können dem finanzielle Interessen entgegenstehen. In vielen Organisationen gehen die täglichen Diskussionen meist um die Finanzierung und finanzielle Fragen. Allzu oft scheinen Qualität und medizinische Standards ein nachrangiger Gedanke zu sein. Müssen Sicherheitsfragen aber hinter finanziellen Interessen zurückstehen, steigt das Unfallrisiko. [33]

Rettungsorganisationen sollten eine „No-blame-Kultur“ haben. [34–40] Die Meldung von Fehlern sollte sowohl von den Führungskräften als auch von allen anderen Teammitgliedern gefördert werden. Leider steht in manchen Situationen auch die Angst vor rechtlichen Problemen einer offenen Diskussion entgegen. Es ist schwierig, eine

Kasten 3.1 Checkliste für die Einsatzvorbereitung

Persönliche und Team-Faktoren

- Was sagt mein Bauchgefühl?
- Erkennen meine Teammitglieder und ich Durchsetzungsvermögen an und respektieren es? (Sind wir ein echtes Team?)
- Gibt es Red Flags?
- Habe ich alle notwendigen Informationen wie z. B. über die Verletzungen des/der Patienten, Umgebungsbedingungen und objektive Gefahren?
- Bin ich körperlich und geistig fit genug, um diesen Einsatz durchzuführen?
- Bin ich geschult und erfahren genug, um auf alle Eventualitäten reagieren zu können?
- Verfüge ich über die notwendige Ausrüstung?
- Ist jeder in meinem Team gleichermaßen gut vorbereitet?

Externe und organisatorische Faktoren

- Kann die Rettung unter den aktuellen Bedingungen sicher durchgeführt werden?
- Verfügen wir über die notwendigen Ressourcen?
- Haben wir einen „Plan B" für den Fall, dass „Plan A" nicht funktioniert?
- Erlauben mir Struktur und Kultur meiner Organisation, meine Aufgabe sicher durchzuführen?

„No-blame-Kultur" zu pflegen, wenn eine Handlung ein justiziables Vergehen darstellt, das „eigentlich" vor Gericht verhandelt werden muss. Ernste Vorfälle und wichtige Themen wie „Beinahe-Ereignisse" werden dann möglicherweise unter den Tisch gekehrt, anstatt Gegenstand einer konstruktiven Diskussion zu werden.

Auch wenn der tragische Fall einer Frau, die aufgrund einer Reihe von Fehlern während eines chirurgischen Routineeingriffs starb, nicht direkt mit der Bergrettung zusammenhängt, ist er lehrreich für jede sicherheitsrelevante Tätigkeit. Anästhesisten mit langjähriger Berufserfahrung hatten in diesem Fall einen so stark eingeschränkten Tunnelblick, dass sie das Situationsbewusstsein verloren. Ihre Patientin starb an einer schweren hypoxischen Hirnschädigung. Martin Bromiley, der Ehemann der Verstorbenen, war ein erfahrener Spezialist für Human Factors. Er überzeugte die Behörden, auf rechtliche Schritte zu verzichten und wies darauf hin, dass es sinnvoller sei, von den Ärzten zu verlangen, sich für die Vermittlung von Human Factors in der Medizin einzusetzen. Von da an unterstützten sie Martin Bromiley dabei, die wichtigen Kenntnisse der Human Factors zu unterrichten und zu verbreiten. Eine von Bromileys Kernbotschaften lautet, dass wir alle, egal wie gut wir sind, Fehler machen. Es geht darum, zuzuhören und zu lernen und nicht darum, der Chef zu sein, damit andere lernen und noch mehr leben können. [41–43] Das gilt für die Bergrettung genauso wie für die Medizin.

3.4 Kenntnisse und Fähigkeiten

(s. a. ➤ Kasten 3.2)

Kasten 3.2

Basiswissen und Kernkompetenzen von Bergrettern

- Bewegung im alpinen Gelände
- Proviant und Flüssigkeit
- Führungseigenschaften
- Navigation
- Wetterlage
- Kleidung
- Technische Fähigkeiten
- Soft Skills
- Team-Ressource-Management
- Fähigkeiten und Fertigkeiten jenseits der eigenen Kernkompetenz (Cross-Training)
- Fitness
- Berücksichtigung besonderer Umstände
- Limitationen
- Anpassung medizinischer Verfahren

3.4.1 Fortbewegung im alpinen Gelände

In den Bergen sind viele verschiedene anspruchsvolle Geländearten anzutreffen. Die Bewegung im Gebirge ist oft anstrengend und gefährlich. Ziele können normalerweise nicht auf direktem Weg erreicht werden. Oft sind Hindernisse zu überwinden und es ist vorausschauende Planung gefragt. Unerlässlich für eine sichere und effiziente Fortbewegung sind umfassende Kenntnisse der geografischen Gegebenheiten. Faktoren wie Wetter, Schnee, Eis und Fels erschweren die Situation zusätzlich (➤ Abb. 3.1). Routen können technisch anspruchsvoll und zeitraubend sein. In großer Höhe stellt sich die Frage, ob die Retter überhaupt an die Höhe akklimatisiert sind oder ob sie gerade mit einem Landfahrzeug, einer Seilbahn oder einem Hubschrauber aus einer viel geringeren Höhe gekommen sind. Falls ja, können sie den Einsatz beenden, noch bevor eine Höhenkrankheit auftritt?

Bewegung im alpinen Gelände ist niemals Routine, auch nicht für erfahrene Retter auf bekannten Routen, da sich die Bedingungen jederzeit ändern können.

Zu den Schwierigkeiten gehören schlechtes Wetter, niedrige oder hohe Temperaturen, Lawinen, Gletscherspalten und Steinschlag. Die Retter sollten mit dem Gebiet und den Auswirkungen des Wetters vertraut sein. Sie sollten ständig auf sich ändernde Bedingungen achten.

Wie wichtig Situationsbewusstsein ist, um Routinefehlern zu vermeiden, zeigt die Geschichte eines Bergführers, der häufig auf derselben Route unterwegs war. Er kannte praktisch jeden Schritt auf dem Weg. Eines Tages löste sich bei

3

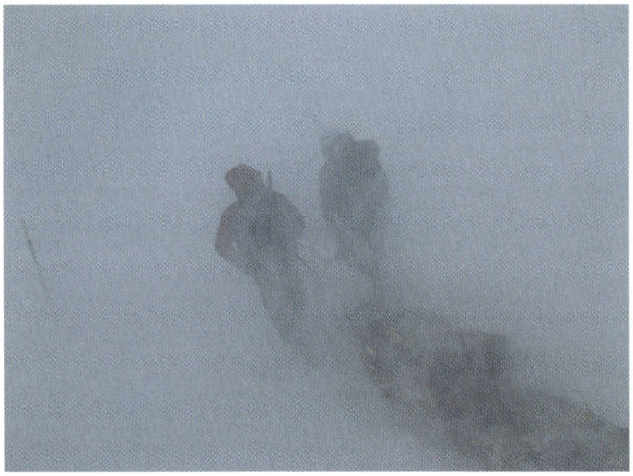

Abb. 3.1 Retter im Nebel. (Mit freundlicher Genehmigung von Oliver Kreuzer)

Tauwetter ein zuvor fester Felsen. Als der Bergführer darauf trat, rutschte der Felsen ab. Ein Bezugspunkt, der immer derselbe gewesen war, war an diesem Tag anders. Jemand, der die Stelle nicht kennt, hätte vielleicht ein geschärftes Bewusstsein gehabt und wäre nicht auf den Felsen getreten.

Führung

Ein Rettungseinsatz sollte eine Führungsstruktur haben. Nur ein effizientes Team kann seine Aufgabe best- und schnellstmöglich erfüllen. Der Einsatzleiter sollte mit den örtlichen Gegebenheiten vertraut und in der Lage sein, die Stärken der einzelnen Mitglieder auf die Bedürfnisse des Teams abzustimmen, aber auch die Schwachstellen des Systems zu identifizieren. Er sollte einen Aktionsplan vorgeben, um sicher und effizient reagieren zu können. In einer Hochrisikoumgebung ist es nicht immer einfach, Effizienz und Sicherheit in Einklang zu bringen. Gute Teams stützen sich auf Training, Erfahrung mit Human Factors und Soft Skills, um die richtige Balance zu finden. Führungskräfte und Teammitglieder sollten als Einheit funktionieren. Gute Führungskräfte hören den Teammitgliedern zu und sind sich bewusst, dass niemand perfekt ist, auch nicht die Führungskraft. [41]

Navigation

Patienten in alpinem Gelände zu finden und zu erreichen, ist häufig schwierig. Die Betroffenen kennen oft ihren genauen Standort nicht. Vor dem Einsatz sollte eine sorgfältige Planung erfolgen. Sobald der Ort identifiziert wurde, sollte der Teamleiter in Absprache mit Experten wie z.B. Piloten und Lawinenkundigen die beste Zugangsroute festlegen. Dies sollte geschehen, bevor man sich in Bewegung setzt. Die kürzeste Route auf der Karte ist nicht immer die schnellste, einfachste oder sicherste. Geografische Merkmale wie Felsen, Berge, Schneefelder und Gletscher und Gefahren wie Lawinengelände und Gletscherspalten sollten identifiziert werden. Der vorläufige Plan sollte dem Rest des Teams für weiteren Input und Verfeinerungen sowie zur mentalen und physischen Vorbereitung vorgelegt werden. Technische Navigationssysteme wie z.B. GPS-Geräte (GPS = Global Positioning System) sollten durch Papierkarten, Kompass und Höhenmesser ergänzt werden (➤ Abb. 3.2). Kritische Entscheidungen sind doppelt zu prüfen, denn ein Fehler könnte am Ende Zeit und Energie kosten. Die Ausrüstung sollte mehrfach vorhanden sein, man sollte sich nicht nur auf einen Satz von Geräten verlassen.

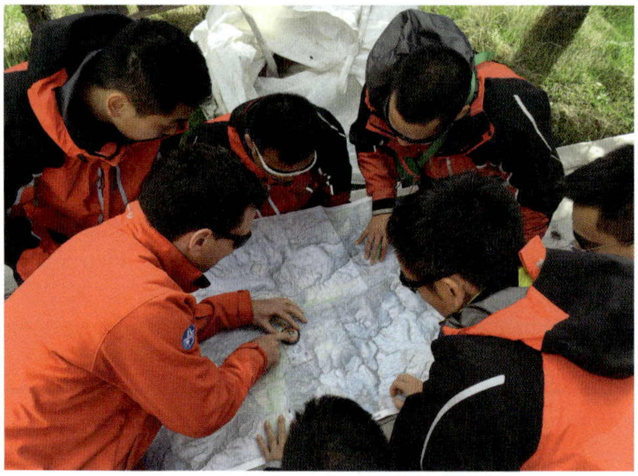

Abb. 3.2 Retter zeichnen mit Karte und Kompass eine Route auf. (Mit freundlicher Genehmigung von Oliver Kreuzer)

Wetter

Die Wetterbedingungen können die Sicherheit und den Erfolg eines Einsatzes beeinflussen (➤ Abb. 3.3). Die aktuelle Wetterlage und die Vorhersage für die voraussichtliche Dauer des Einsatzes sind sorgfältig zu bewerten. Ist eine Wetterverschlechterung absehbar, sollten die Retter zusätzliche Ausrüstung dabeihaben, z.B. Regenkleidung, warme

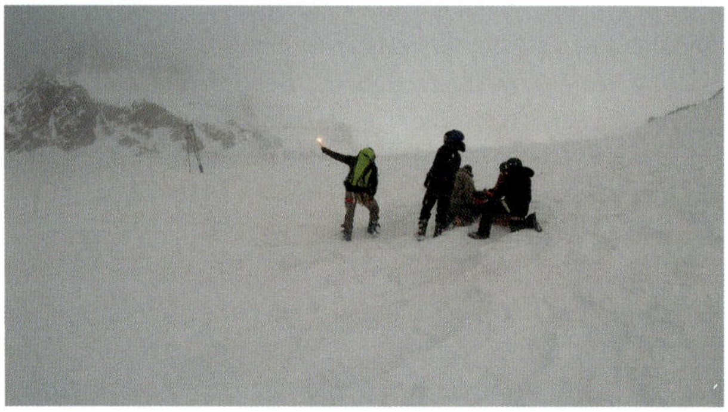

Abb. 3.3 Berge in der Dämmerung mit Nebel und Wolken. (Mit freundlicher Genehmigung von Oliver Kreuzer)

Kleidung, Steigeisen und Lawinenrettungsausrüstung. Mehr Ausrüstung kann mehr Flexibilität bieten, aber sie macht die Bewegung auch langsamer und schwieriger, da die Rucksäcke schwerer werden. Da Geschwindigkeit bei der Bergrettung ein Sicherheitsfaktor ist, kann mehr Ausrüstung die Sicherheit beeinträchtigen. So kann es z.B. sinnvoll und schneller sein, improvisierte Techniken einzusetzen, anstatt schwere Ausrüstung wie ein Rettungsdreibein mitzutragen und aufzustellen. Die Verwendung einfacherer Seiltechniken könnte die Rettung allerdings auch erschweren. Die individuelle Entscheidung hängt ebenso vom Ausbildungsstand der Retter als auch von der Wettervorhersage ab. [44]

Technische Fertigkeiten

Retter sollten in den Bereichen Medizin, Rettungstechnik und Kommunikation versiert sein, um die Chancen für einen erfolgreichen Einsatz zu erhöhen. Sie sollten die erforderlichen Fertigkeiten im Ausbildungssetting sicher beherrschen, bevor sie diese im Echt-Einsatz anwenden. Jeder Spezialist sollte die höchsten Leistungsstandards erfüllen, modernste Ausrüstung verwenden und die aktuellsten Richtlinien befolgen. Sicherheit, Effizienz und Erfolg hängen von Fähigkeiten und Erfahrung ab.

Soft Skills

Soziale Kompetenz und Persönlichkeitsmerkmale werden als Soft Skills bezeichnet. [45] Kritisches Denk- und Durchsetzungsvermögen sowie Flexibilität sind wichtige Soft Skills für die Mitglieder eines Rettungsteams. Einsätze verlaufen nicht immer wie geplant: Anpassungsfähigkeit und Improvisation können notwendig sein. Es sollte ein ausgewogenes Verhältnis zwischen Respekt vor dem Teamleiter und Eigeninitiative bestehen. Fehler zu machen, ist natürlich und unvermeidlich, ein Null-Fehler-System ist unmöglich. Soft Skills erhöhen das Bewusstsein für menschliches Verhalten und Grenzen. Teamarbeit ist bei Rettungseinsätzen unerlässlich. Alle Teammitglieder können zur Sicherheit und der Leistung des Gesamtteams beitragen, wenn sie gut ausgebildet sind und eine gemeinsame Haltung haben. [7, 46]

Team-Ressource-Management

Team-Ressource-Management beschreibt die Strategie zur bestmöglichen Nutzung aller menschlichen Ressourcen, um Sicherheit und Effizienz zu optimieren. Größere Rettungsteams haben den Vorteil, dass sie über mehr Personal und potenziell über ein breiteres Spektrum an Fähigkeiten verfügen als kleinere Teams. Allerdings kann die Planung und Koordination in großen Teams langsamer und komplexer sein. Ein kleines Team kann oft schneller reagieren und sich schneller bewegen als ein großes Team. Kleineren Teams fehlen jedoch möglicherweise Mitglieder mit speziellen Fähigkeiten, d.h., die Teammitglieder müssen deshalb eher Generalisten sein.

Unabhängig davon, ob das Team groß oder klein ist, sollten die Mitglieder in Team-Ressource-Management und in Teamarbeit geschult sein. Die Sicherheit und der Erfolg von Rettungseinsätzen hängen von der Integration der Human Factors und der verfügbaren Ressourcen ab.

Ausbildung „jenseits des Tellerrands" („Cross-Training")

Für kleinere Teams ist es wichtig, dass die Mitglieder in verschiedenen Bereichen geschult sind. Technische Spezialisten beispielsweise sollten auch über medizinische Grundkenntnisse verfügen, um im Bedarfsfall das medizinische Personal zu unterstützen, insbesondere wenn es mehrere Betroffene gibt oder falls die medizinische Fachkraft nicht einsatzfähig ist. Zusätzlich zu den medizinischen Grundkenntnissen sollten technische Spezialisten mit Kommunikation und Navigation vertraut sein für den Fall, dass die jeweiligen Spezialisten diese Funktionen gerade nicht ausführen können.

Medizinische Fachkräfte sind zu ihrer eigenen Sicherheit in der Lage, bei technischen Einsätzen zu helfen und verfügen über grundlegende technische Fähigkeiten. Gemäß dem Vier-Augen-Prinzip (Zwei-Personen-Prinzip), das für erhöhte Sicherheit sorgt, kann es sehr hilfreich sein, ein zweites Paar Augen für technische Aufgaben zu haben. [47] Interprofessionelles Wissen ist ebenfalls nützlich für die Teammitglieder, um neben den eigenen auch die Bedürfnisse von Spezialisten der anderen Bereiche zu verstehen und zu berücksichtigen.

Während des Trainings sollten die Teams Situationen einüben, in denen der medizinische Betreuer außer Gefecht gesetzt oder nicht verfügbar ist, sodass die technischen Experten eine simulierte medizinische Versorgung durchführen müssen, aber auch Szenarien, in denen die medizinischen Fachkräfte technische Fähigkeiten einsetzen müssen.

Fitness

Such- und Rettungseinsätze können langwierig und anstrengend sein. Die Einsätze finden oft in unwirtlicher Umgebung statt, das Erreichen und Evakuieren der Betroffenen kann die Teammitglieder an ihre Grenzen bringen.

Die Patienten haben möglicherweise Verletzungen mit inneren Blutungen oder ein Schädel-Hirn-Trauma oder medizinische Notfälle wie Herz-Kreislauf-Erkrankungen oder einen Schlaganfall erlitten. In der Regel ist es am besten, die Betroffenen so schnell wie möglich zu evakuieren. Die medizinische Behandlung sollte sich auf die Stabilisierung und den schnellen Transport zur endgültigen Behandlung im Krankenhaus konzentrieren.

Die Retter sollten fit genug sein, um die Patienten auch unter anspruchsvollen Umgebungsbedingungen erreichen und behandeln zu können, das betrifft auch die ggf. erforderlichen technischen Komponenten des Einsatzes. Ein Rettungsteam ist nur so effektiv wie sein schwächstes Mitglied. Die Teammitglieder sollten in der Lage sein, sich über einen längeren Zeitraum mit schweren Rucksäcken und Rettungsausrüstung zu bewegen. Sie sollten auf ihren Fitnesszustand achten. Die Teams sollten regelmäßig ihre Fitness bewerten und eine medizinische Untersuchung durchführen lassen. Ein medizinischer Notfall eines Teammitglieds während eines Einsatzes ist im besten Fall unangenehm, im schlimmsten Fall katastrophal.

Kleidung

Das „Zwiebelschalenprinzip" bei der Kleidung erleichtert die Reaktion auf wechselnde und manchmal extreme Wetterbedingungen in den Bergen und ist sowohl beim Outdoor-Sport als auch bei der Bergrettung sinnvoll. Eine gute Basisschicht (Baselayer) ist wichtig, um sich bei Kälte warm zu halten. Sie ist die einzige Schicht, die mit der Haut in Berührung kommt. Da die Basisschicht die Regulierung des Wärme- und Feuchtigkeitsaustauschs unterstützt, ist sie grundlegend für das Wohlbefinden. Moderne Materialien können Schweiß und Kondenswasser schnell von der Haut wegtransportieren. Die mittlere Schicht (Midlayer) kann je nach Anstrengung an die Temperaturregulierung angepasst werden. Äußere Schichten (Outerlayer) sollten Wind abhalten und Wasser abweisen. Hochwertige Stoffe ermöglichen den Feuchtigkeitstransport nach außen und sorgen gleichzeitig für Isolierung. Im Allgemeinen ist es am besten, eine dünne äußere Schicht zu tragen und die mittleren Schichten an den Komfort anzupassen. Hände und Füße sollten trocken und warm bleiben. Gutes Schuhwerk kann vor Blasen und Verletzungen schützen. Eine Mütze sorgt für Isolierung. Eine Sonnenbrille schützt die Augen vor schädlicher UV-Strahlung. Eine Schutzbrille kann hilfreich sein, um die Augen vor Wind zu schützen.

Proviant und Flüssigkeit

Der Teamleiter und jedes Teammitglied sollten sicherstellen, dass das Team über ausreichend Proviant und Flüssigkeit für die erwartete Dauer der Rettung sowie für eventuelle Notfälle oder Verzögerungen verfügt. Besonders in trockenen Gebieten, bei großer Hitze und in großer Höhe kann es eine Herausforderung sein, genügend Flüssigkeit zu trinken, um den Einsatz erfolgreich zu Ende zu bringen.

3.4.2 Spezielle Überlegungen

Ein Rettungsteam sollte einen klaren Aktionsplan für Notfälle haben, bei denen Mitglieder des eigenen Teams betroffen sind (z. B. Verletzungen, medizinische Probleme, psychische Notfälle). Die Teammitglieder sollten ihre Rollen in diesen Situationen kennen. Ressourcen wie z. B. Notunterkünfte sind im Voraus festzulegen. Vor dem Einsatz sollte ein Fluchtplan erstellt werden. Rückzugs- und Fluchtwege sind ausdrücklich zu besprechen. Dies ist besonders wichtig, weil sich die Umgebungsgefahren ändern können. Zum Beispiel kann ein Fluchtweg aus einer Schlucht entscheidend sein, um zu verhindern, weggeschwemmt oder von Hochwasser in der Schlucht eingeschlossen zu werden, wenn es im Einzugsgebiet des Flusses zu regnen beginnt. In der Rettungsfliegerei gehört ein Fluchtplan für die meisten Situationen zum Standardverfahren. Dies sollte auch für die Rettung zu Lande gelten.

Persönliche Limitationen

Die Teammitglieder sollten ihre eigenen technischen und physischen Grenzen kennen. Sie sollten nicht an Einsätzen teilnehmen, für die sie nicht qualifiziert sind. So sollte beispielsweise ein Retter mit Bergkenntnissen, der nicht mit der Wasserrettung vertraut ist, nicht an einem Canyoning-Einsatz teilnehmen. Retter, die zwar für die Bodenrettung, nicht aber für die Luftrettung ausgebildet sind, sollten nicht in einem Hubschrauber-Rettungsteam eingesetzt werden. Neue Mitglieder sollten nicht allein in den Einsatz gehen. Bei ihren ersten Einsätzen sollten sie mit erfahreneren Rettern zusammenarbeiten.

Anpassen medizinischer Verfahren

Medizinische Geräte wie Monitore, Defibrillatoren und Laryngoskope sollten auch unter schwierigen Bedingungen einsetzbar sein. Möglicherweise müssen die Geräte selbst oder ihr Einsatz an die Situation angepasst werden. Helles Sonnenlicht kann z. B. das Licht eines Laryngoskops bei der Intubation überstrahlen und die Sicht beeinträchtigen. Eine Decke, die über den Kopf der intubierenden Person gelegt wird, kann die Sicht wiederherstellen und eine erfolgreiche Intubation ermöglichen (Kap. 36 *Erweitertes Atemwegsmanagement in der Bergrettung*).

Unter schwierigen oder gefährlichen Bedingungen kann es erforderlich sein, auf ein Monitoring zu verzichten. Eine schnelle Bergung ist manchmal besser, als am Einsatzort zu bleiben und den technischen Standardalgorithmen zu folgen. Eine schnelle Rettung nach einer kurzen klinischen Einschätzung kann eine sicherere Strategie sein, als sich die Zeit zu nehmen, die Patienten an den Überwachungsmonitor anzuschließen. Das medizinische Personal der Bergrettung sollte darin geschult sein, die medizinische Behandlung und die Anwendung medizinischer Geräte an die Situation anzupassen. [48]

Klinische Indikatoren wie die Kapillarfüllung, das Messen des Pulses durch Abtasten oder das Beobachten und Sprechen mit dem Betroffenen sind oft die besten Methoden, vor allem, wenn technische Überwachungsgeräte nicht zur Verfügung stehen oder unter kalten oder nassen Bedingungen schwer zu bedienen und fehleranfällig sind. Unter Umständen ist es von Vorteil, den Transport von sperriger und schwerer Ausrüstung bei begrenzten personellen Ressourcen zu vermeiden.

Fazit

- Bergrettungseinsätze konfrontieren die Rettungskräfte oft mit komplexen Kombinationen aus medizinischen, psychologischen, umgebungsbedingten und technischen Problemen.
- Medizinische Bergretter müssen über umfangreiche medizinische und technische Erfahrungen und Fähigkeiten verfügen und sollten körperlich und geistig fit sein.
- „Cross-Training" versetzt medizinisches und technisches Personal in die Lage, sich gegenseitig zu unterstützen und die Sicherheit erhöhen.
- Die Rettungskräfte müssen medizinische, technische und umgebungsabhängige Anforderungen priorisieren, um mehrere Aufgaben gleichzeitig zu bewältigen.
- Die Bedingungen lassen häufig die Anwendung medizinischer Standards nicht zu.
- Anwendungsorientierte Kenntnisse über Human Factors sind entscheidend für die sichere Rettung und medizinische Versorgung unter extremen Bedingungen.
- Erfahrung ist notwendig, um in der Bergrettung sicher zu arbeiten, aber zu viel Erfahrung kann in Routineeinsätzen auch dazu führen, dass die Retter unvorhergesehene Gefahren unterschätzen.
- Kein Bergrettungseinsatz ist wie der andere. Rettungskräfte sollten die Situation regelmäßig und bei jeder Änderung Lage neu bewerten.
- Wenn Retter Risiken eingehen, müssen sie auf die schlimmstmöglichen Folgen vorbereitet sein.
- Material und Verfahren müssen an das schwierige Gelände und die rauen Bedingungen angepasst sein.

LITERATUR

1. Jones DG, Endsley MR. Sources of situation awareness errors in aviation. Aviat Space Environ Med. 1996; 67 (6): 507–512.
2. Endsley MR. Toward a theory of situation awareness in dynamic systems. Hum factors. 1995; 37 (1): 32–64.
3. Elsensohn F, Niederklapfer T, Ellerton J, et al. Current status of medical training in mountain rescue in America and Europe. High Alt Med Biol. 2009; 10 (2): 195–200.
4. Pietsch U, Ney L, Kreuzer O, et al. Helicopter Emergency Medical Service Simulation Training in the Extreme: Simulation-based Training in a Mountain Weather Chamber. Air Med J. 2017; 36 (4): 193–194.
5. Reason J. Managing the risks of organizational accidents. London: Routledge; 2016.
6. Russ AL, Fairbanks RJ, Karsh B-T, et al. The science of human factors: separating fact from fiction. BMJ Qual Saf. 2013; 22 (10): 802–808.
7. Matthews G, Davies DR, Westermann SJ, Stammers RB. Human performance. Cognition, stress and individual differences. Philadelphia, PA: Taylor & Francis; 2000.
8. Messner R. Gefahr und Anstrengung gehören zum Bergsteigen. Unter: https://www.welt.de/debatte/kommentare/article108352626/Gefahr-und-Kraftung-gehoeren-zum-Bergstieg.html. (letzter Zugriff: 23.05.2023).
9. Soteras I, Subirats E, Strapazzon G. Epidemiological and medical aspects of canyoning rescue operations. Injury. 2015; 46: 585–589.
10. Gigerenzer G. Gut Feelings: The Intelligence of the Unconscious. Penguin Books; 2008.
11. Tomazin I, Ellerton J, Reisten O, et al. Medical standards for mountain rescue operations using helicopters: Official recommendations of the International Commission for Mountain Emergency Medicine (ICAR MEDCOM). High Alt Med Biol. 2011; 12 (4): 335–341.
12. The Human Factors Dirty Dozen. Unter: https://www.skybrary.aero/index.php/The_Human_Factors_%22Dirty_ Dozen% 22 (letzter Zugriff: 23.05.2023).
13. Olsen SE, Rasmussen J. The reflective expert and the prenovice: Notes on skill-, rule- and knowledge-based performance in the setting of instruction and training. In Bainbridge L, Quintanilla SAR, editors, Developing skills with information technology. Chichester: Wiley; 1989. pp 9–33.
14. Diamond M, Hopson J. Magic Trees of the Mind: How to Nurture your Child's Intelligence, Creativity, and Healthy Emotions from Birth Through Adolescence. Penguin Books; 1999.
15. Bruce M, Breunig M, Wagstaff M, Goldenberg M. Outdoor Leadership: Theory and Practice, 2nd ed. Champain, IL: Human Kinetics; 2017.
16. De Decker R, Tölken G, Roos J. Human factors: Predictors of avoidable wilderness accidents? S Afr Med J. 2017; 107 (8): 699–673.
17. Bruggink GM. Remembering Tenerife. Airline pilot. 2000; 69 (7): 18-23.
18. Wickens CD, Keller JW, Shaw C. Human factors in high-altitude mountaineering. J Hum Perform Extrem Environ. 2015; 12
19. Friedman MP, Carterette EC. Human Factors in Aviation. San Diego, CA: Academic Press; 2014.
20. Catchpole K, Goldman A, Lyons M, et al. Human Factors Training in the National Health Service: A Scoping Study. Leeds, UK: NHS Institute for Innovation and Improvement; 2010.
21. Catchpole K. Spreading human factors expertise in healthcare: Untangling the knots in people and systems. Qual Saf Health Care. 2013; 22 (10): 793–797.
22. Scanlon MC, Karsh BT. Value of human factors to medication and patient safety in the intensive care unit. Crit Care Med. 2010; 38 (6 Suppl): S90-S96.
23. Health and Safety Executive (UK). Understanding human failure. Unter: www.hse.gov.uk/ construction/lwit/assets/downloads/ human-failure.pdf. (letzter Zugriff: 23.05.2023).

24. Wiener EL, Kanki BG, Helmreich RL. Cockpit Resource Management. Houston: Gulf Professional Publishing; 1995.
25. Dismukes RK, Berman BA, Loukopoulos L. The Limits of Expertise: Rethinking Pilot Error and the Causes of Airline Accidents. London: Routledge; 2017.
26. Kern T. Darker shades of blue. The rogue pilot. New York: McGraw-Hill; 1999.
27. National Transportation Safety Board. A review of flight crew involved, major accidents of U.S. air carriers, 1978 through 1990. NTSB SS-94/01. Washington DC; 1994.
28. Circular 240-AN / 144 Human Factors Digest No7 - Investigation of Human Factors in Accidents and Incidents; International Civil Aviation Organization (ICAO) Montreal, Quebec; 1993.
29. Transport Canada - Human Performance Factors for Elementary Work and Servicing; 2003. Unter: https://tc.canada.ca/sites/default/files/migrated/hpf_elementary.pdf. (letzter Zugriff: 23.05.2023).
30. Nelson JA. The power of stereotyping and confirmation bias to overwhelm accurate assessment: the case of economics, gender, and risk aversion, Journal of Economic Methodology. 2014; 21: 3,211–231.
31. Shimanski C. Situational Awareness in Search and Rescue Operations. Training manuscript of the Colorado Mountain Rescue Team. Denver, CO: Mountain Rescue Association; 2015.
32. Tannenbaum SI, Smith-Jentsch KA, Behson SJ. Training team leaders to facilitate team learning and performance. In Cannon-Bowers JA, Salas E (eds), Making decisions under stress. Washington, DC: Implications for individual and team training. American Psychological Association; 1998. pp 247–270.
33. Cooper D. Treating Safety as a Value. Professional safety; 2001 february: 17–21.
34. White SM. Confidentiality, "no blame culture" and whistleblowing, non-physician practice and accountability. Best Pract Res Clin Anaesthesiol. 2006; 20: 525–543.
35. Wachter RM, Pronovost PJ. Balancing "no blame" with accountability in patient safety. N Engl J Med. 2009; 361 (14): 1401–1406.
36. Van Zwanenberg T. Clinical governance in primary care: from blind - eye to no - blame culture in one short leap? Br J Clin Gov. 2001; 6: 83–86.
37. Khatri N, Brown GD, Hicks LL. From a blame culture to a just culture in health care. Health Care Manage Rev. 2009; 34 (4): 312–322.
38. Elmqvist KO, Rigaudy MTJ, Vink JP. Creating a no-blame culture through medical education: a UK perspective. J Multidiscip Healthc. 2016; 9: 345–346.
39. Provera B, Montefusco A, Canato A. A "No Blame" Approach to Organizational Learning. Br J Manag. 2010; 21 (4): 1057–1074.
40. Walker D, Lloyd-Walker B, Mills A. Facilitating a no-blame culture through project alliancing. In: WBC 2013: Proceedings of the 19th Triennial CIB World Building Congress, Queensland University of Technology, Brisbane, Australia; 2013. pp 1–13.
41. Bromiley M. Have you ever made a mistake? R Coll Anaesth Bull. 2008; 48: 2442–2445.
42. Bromiley M, Mitchell L. Would you speak up if the consultant got it wrong? ... and would you listen if someone said you'd got it wrong? J Perioper Pract. 2009; 19: 326–329.
43. Bromiley M. The journey of human factors in healthcare. J Perioper Pract. 2014; 24: 35–36.
44. Woodmencey J. Reading Weather: The Field Guide To Forecasting The Weather. Falcon Guide, 2nd ed. Kearney: Morris Book; 2012.
45. Robles MM. Executive Perceptions of the Top 10 Soft Skills Needed in Today's Workplace. Business Communication Quarterly 2012; 75 (4): 453–465.
46. Hart CL, Griffith JD. Human error: The principal cause of skydiving fatalities. Hum Perf Extreme Environ. 2003; 7 (2): Article 2.
47. Hall JB, Schmidt GA, Kress J. Principles of Critical Care, 4th ed. New York: McGraw-Hill Education; 2015.
48. Elsensohn F, Soteras I, Reisten O, et al. Equipment of medical backpacks in mountain rescue. High Alt Med Biol. 2011; 12 (4): 343–347.

II Gegenwärtige Situation weltweit

4 Bergrettungsdienste 39

5 Hubschrauberrettung 49

KAPITEL

4

Fidel Elsensohn

Bergrettungsdienste

Zusammenfassung

Die meisten Gebiete in Europa, Australien und Neuseeland werden vollständig von bodengebundenen Rettungsteams abgedeckt. Im Gegensatz zu Europa werden die weit entlegenen Gebieten in Kanada, USA und Australien nur teilweise von Luft- und terrestrischen Rettungsteams betreut. Afrika und die Kontinente mit den höchsten Bergen der Welt – Südamerika und Asien – haben nur wenige lokale Bergrettungsteams. Die meisten Bergrettungen werden von freiwilligen, staatlichen oder nichtstaatlichen Organisationen durchgeführt und teilweise oder vollständig von öffentlichen Stellen finanziert. Unter Bergrettung versteht man die Evakuierung von Verletzten aus schwierigem Gelände durch speziell geschultes Personal. Dabei erfordert die medizinische Versorgung von Opfern in den Bergen besondere Fähigkeiten. Um Opfer notfallmedizinisch zu stabilisieren, ist es manchmal notwendig, von den Leitlinien, die für die notfallmedizinische Versorgung in städtischen Gebieten gelten, abzuweichen. 1948 gründeten die Bergrettungsdienste in den mitteleuropäischen Alpen einen Dachverband, um die technische und medizinische Leistungsfähigkeit der Bergrettung zu verbessern. Aus dieser Gruppe entstand die Internationale Kommission für alpines Rettungswesen (ICAR). Diese besteht mittlerweile aus mehr als 100 Rettungsorganisationen. Die Internationale Kommission für Alpine Notfallmedizin (ICAR MedCom) ist die medizinische Unterkommission der ICAR.

4.1 Hintergrund

Bergrettungsmannschaften in aller Welt versorgen kranke und verletzte Menschen in den Bergen und in abgelegenen Gebieten. Rettungsaktionen werden dann zu Bergrettungseinsätzen, wenn die Evakuierung von Opfern in schwierigem oder schwer zugänglichem Gelände stattfindet und diese nur von Bergrettungsorganisationen und nicht von normalen Rettungsdiensten sicher durchgeführt werden kann. Die technische Rettung und die medizinische Versorgung erfordern ein hohes Maß an bergsteigerischen und notfallmedizinischen Kenntnissen. Schwieriges Gelände, Umweltgefahren und schlechte Wetterbedingungen wie Kälte, Wind, Regen, Schnee und Nebel können das Auffinden, die Evakuierung und die medizinische Behandlung der Opfer erschweren. Durch den Einsatz der Flugrettung kann zwar die Sicherheit der Retter erhöht und das Outcome der Opfer verbessert werden, allerdings können schlechte Sicht oder starke Winde einen Einsatz unmöglich machen. Große Gebiete in Afrika, Südamerika und Asien werden nicht von Boden- oder Luftrettungsteams abgedeckt, im Gegensatz zu Europa, Kanada, den USA, Australien und Neuseeland, wo Boden- und Luftrettung weit verbreitet sind. Die meisten Teams bestehen aus freiwilligen (ehrenamtlichen) Rettern und werden von staatlichen Stellen oder Nichtregierungsorganisationen (NGOs) organisiert und mit öffentlichen oder privaten Mitteln finanziert.

Die medizinische Behandlung von verletzten oder erkrankten Personen im Gebirge verlangt spezielle Kenntnisse der Notfallmedizin. Um eine rasche notfallmedizinische Stabilisierung der Patienten zu erreichen, kann es notwendig sein, von aktuellen Behandlungsrichtlinien, die überwiegend für dicht besiedeltes Gebiet erstellt wurden, abzuweichen. Lawinen, Canyoning-Unfälle und Unterkühlungen führen zu speziellen Situationen, die spezialisierte Behandlungsregimes erfordern. Die ICAR MedCom, ein internationales Komitee von erfahrenen Bergrettungsärzten und -sanitätern, hat Leitlinien veröffentlicht, die auf die Herausforderungen der Notfallmedizin im Gebirge zugeschnitten sind. Rettungskräfte und Ärzte sollten sich möglichst an erprobte Richtlinien halten, um die bestmögliche Versorgung der Patienten zu gewährleisten und gleichzeitig die Sicherheit des Teams zu garantieren. Wenn sie zur Verfügung stehen, können Rettungshubschrauber, die für die präklinische Versorgung schwer verletzter Personenausgerüstet sind und über gut ausgebildete Besatzungen verfügen, die Sicherheit der Retter erhöhen und die Überlebensraten der Opfer verbessern.

4.2 Die Internationale Kommission für alpine Rettung

Die Internationale Kommission für Alpine Rettung (ICAR) wurde 1948 als internationale Plattform für die Bergrettung und verwandte Organisationen gegründet, um die Sicherheit und Effektivität der Bergrettung zu verbessern. Die ICAR ist ein unabhängiger, weltweiter Dachverband, der die Eigenständigkeit der Mitglieder unterstützt und die internationale Zusammenarbeit fördert. Um die Maßnahmen der Bergrettung zu optimieren, bietet die ICAR Innovationen, neu gewonnene Erkenntnisse, modernste Ausbildungsprogramme und eine unterstützende Infrastruktur. Sie unterstützt auch die Weiterentwicklung der speziellen alpinen Notfallmedizin und fördert die internationale Zusammenarbeit.

Im Jahr 2019 umfasste die ICAR 103 Organisationen aus allen Kontinenten außer der Antarktis. Es gibt sechs Mitgliedschaftskategorien für Bergrettungsdienste (➤ Tab. 4.1).

Die ICAR-Mitglieder profitieren von einem weltweiten Netzwerk von Organisationen, die Wissen und Erfahrungen austauschen und haben zudem den Vorteil von direkten Kontakten zu Herstellern von Rettungsgeräten. Die ICAR-Delegiertenversammlung beruft jährliche Tagungen ein, die Workshops, Rettungsvorführungen und Präsentationen neuer Erkenntnisse, Rettungstechniken und Fallberichte von internationalem Interesse bieten.

Tab. 4.1 ICAR-Kategorien für Mitgliedsstaaten

Typ	Charakteristika
Typ A	Rettungsorganisationen eines Landes oder von nationaler Bedeutung*, die alle Aspekte der Bergrettung umfassen
Typ B1	Rettungsorganisationen von regionaler Bedeutung, einschließlich alpiner Vereinigungen** und Organisationen, die einen Teil der Aspekte der organisierten Bergrettung betrifft
Typ B2	Organisationen, die einige Aspekte der Bergrettung berücksichtigen
Typ C	Bergrettungsorganisationen, die nicht direkt in der ICAR aktiv sind, sowie Organisationen, die eine Mitgliedschaft anstreben, derzeit aber die Richtlinien für eine Typ A- oder B-Mitgliedschaft nicht erfüllen können
Typ D	ICAR-Ehrenmitglieder sind Personen, die für ihre Verdienste um die ICAR ausgezeichnet worden sind.
Typ E	Organisationen, die keine organisierte Bergrettung betreiben und die ICAR unterstützen

*Die nationale Bedeutung wird durch eine Beziehung mit der nationalen Regierung bestimmt, die besagt, dass die Organisation in nationalen Notfällen in Anspruch genommen wird.

**Alpinverbände, wie z. B. Bergsteigervereine, die einen organisierten Bergrettungsdienst unterhalten und einen Teil der Aspekte der organisierten Bergrettung abdecken.

Die ICAR hat vier Fachkommissionen, die alle Aspekte der Bergrettung betreffen:

- Die Kommission für bodengebundene Rettung ist spezialisiert auf technische Rettung, neue technische Ausrüstungen, Austausch von Rettungsstrategien, Kommunikation, Risikomanagement und Sicherheit.
- Die Kommission Luftrettung konzentriert sich auf eben dieses Thema. Piloten und Luftretter tauschen Informationen über neue Rettungstechnologien sowie über die Sicherheit aus.
- Die Lawinenrettungskommission befasst sich mit den technischen Aspekten der Lawinenrettung, einschließlich den Suchstrategien und der Rettung von Opfern. Die Rettungshundeführer bilden eine Subkommission dieser Kommission.
- Die Internationale Kommission für alpine Notfallmedizin (ICAR MedCom) besteht aus rund 70 Mitgliedern, die aus fast 50 Mitgliedsorganisationen kommen. Die Mitglieder sind Bergrettungs(not-)ärzte und Bergrettungssanitäter, die Erfahrung in der präklinischen Behandlung von Krankheiten und Verletzungen in den Bergen haben. Das Hauptziel der ICAR MedCom liegt darin, die medizinische Behandlung und damit das Outcome verletzter und erkrankter Personen im Gebirge zu verbessern, indem evidenzbasierte Leitlinien erstellt werden. Diese werden in anerkannten internationalen wissenschaftlichen Fachzeitschriften nach einem Peer-Review Verfahren veröffentlicht. Zielgruppen sind Notärzte, Sanitäter und Ersthelfer sowie Organisationen, die für die Bergrettung zuständig sind.

Spezielle medizinische Empfehlungen für Bergsteiger werden in Zusammenarbeit mit der Medizinischen Kommission des Internationalen Bergsteiger- und Kletterverbandes (UIAA MedCom), der Internationalen Gesellschaft für Bergmedizin (ISMM) und der Wilderness Medical Society (WMS). Gemeinsam mit der ISMM und der UIAA MedCom organisiert die ICAR MedCom alle zwei Jahre den Weltkongress für Alpinmedizin, die größte internationale Tagung für Alpinmedizin und Bergrettung. Die ICAR MedCom engagiert sich auch in der Aus- und Weiterbildung von Bergrettern und medizinischem Personal in Ländern, die am Aufbau eines Systems lokaler Rettungsteams arbeiten. Die ICAR MedCom hat Kurse in Argentinien (2005) und in Nepal (2009–2015) unterstützt. In Zusammenarbeit mit der UIAA MedCom und der ISMM hat sie das „Diploma in Mountain Medicine“ und das „Diploma in Mountain Emergency Medicine“ ins Leben gerufen, um die postgraduale medizinische Ausbildung von Ärzten zu standardisieren, die sich für die Berg- und Rettungsmedizin in Berggebieten interessieren oder damit befassen.

Die ICAR MedCom trifft sich zweimal jährlich, zum einen bei ihrer eigenen Frühjahrssitzung und zum anderen bei der ICAR-Delegiertenversammlung im Herbst. Im Rahmen der Generalversammlung stellt sie ihre Arbeit den anderen Kommissionen vor. Mitglieder der ICAR MedCom halten auch Vorträge bei lokalen, nationalen und internationalen

Kongressen. Es besteht eine enge Zusammenarbeit mit dem Institut für Alpine Notfallmedizin, das bei der Europäischen Akademie (Eurac Research) in Bozen, Italien, angesiedelt ist, sowie mit anderen Forschungseinrichtungen und Universitäten. Viele Mitglieder der ICAR MedCom haben leitende oder beratende Positionen in ihren nationalen Verbänden inne. Zusätzlich zu den offiziellen Richtlinien der ICAR MedCom haben die Mitglieder zahlreiche Richtlinien für die Bergrettung und die Notfallmedizin in den Bergen veröffentlicht.

4.3 Aktueller Stand der Bergrettung

In Europa, Kanada, den USA, Australien, Neuseeland und Südafrika gibt es in den meisten Gebieten, in denen Bergsport betrieben wird, ausgebildete Rettungsmannschaften. In Afrika, Südamerika und Asien hingegen, wo die höchsten Berge der Welt zahlreiche Möglichkeiten für Trekking und Bergsteigen bieten, fehlt es den lokalen Rettungsteams in der Regel an spezieller Ausbildung, nationaler Koordinierung und Unterstützung. Mitglieder dieser Teams sind oft Spezialeinheiten der Polizei oder der Streitkräfte und können nach Katastrophen wie Erdbeben, Überschwemmungen, Lawinen und Erdrutschen eingesetzt werden. Die Unterstützung durch nichtstaatliche Bergrettungsdienste ist hingegen unüblich. Personen, die eine Notfallversorgung benötigen, sind in der Regel Expeditionsmitglieder, oft mit medizinischem Personal als Teil ihres Teams.

Im Jahr 2005 führte die ICAR MedCom eine Umfrage durch, um eine Datenbank der medizinischen Notfallsysteme in den Bergen Europas und Nordamerikas zu erstellen. Der Fragebogen wurde von Vertretern aus 14 Ländern ausgefüllt. Ziel war es, der ICAR MedCom ein besseres Verständnis der nationalen Unterschiede in der medizinischen Versorgung in den Bergen zu ermöglichen, um die Anwendbarkeit der ICAR-MedCom-Richtlinien zu verbessern. [1]

4.3.1 Finanzierung

Alle europäischen Länder verfügen über eine flächendeckende Versorgung der Berggebiete durch Bergrettungsorganisationen. In Kanada und den USA liegt der Abdeckungsgrad je nach Region zwischen 25 % und 75 %. [1]

In Kanada und den USA sind die meisten Bergrettungsmannschaften ehrenamtlich tätig. Einige Bergrettungsmannschaften in Europa sind mit professionellen Rettungskräften besetzt, insbesondere Luftrettungsmannschaften. In Kanada und den USA werden 86 % der Rettungsteams privat finanziert, während in Europa ca. 80 % der Kosten und Ausgaben ganz oder teilweise durch stattliche Organisationen übernommen werden. [1] Eine staatliche Organisation ist Teil einer regionalen oder zentralen Regierung, z. B. ein Nationalparkdienst, eine Feuerwehr, die Polizei, das Militär oder ein staatlicher Bergrettungsdienst. Nahezu alle bodengebundenen Rettungskräfte weltweit (97 %) gehören staatlichen Organisationen oder NGOs mit staatlichem Auftrag oder Vertrag an; 87 % sind Freiwillige (➤ Tab. 4.2). Im Gegensatz zu den staatlich finanzierten Rettungsdiensten werden die Kosten für Rettungseinsätze, die von privat finanzierten Organisationen durchgeführt werden, in der Regel den Patienten in Rechnung gestellt. In einigen Ländern, in denen die Versicherung keine Kosten für Unfälle bei risikoreichen Aktivitäten wie Bergsteigen, Klettern und Sportfliegen übernimmt, können die Bergrettungsmannschaften für die Rettung von Opfern Gebühren verlangen.

4.3.2 Bodengebundene/terrestrische Rettung

Mehr als 230 Rettungsorganisationen in Europa und Nordamerika mit über 38.000 Rettungskräften sind in Berggebieten mit Gipfeln bis zu 6.190 m Höhe (Denali) tätig, sie umfassen alle Arten von Rettungseinsätzen (➤ Tab. 4.3). [1] Für Afrika, wo Rettungsgruppen in Höhen bis zu 5.895 m (Kilimandscharo) tätig sind, und für Asien, wo die Gipfel des Himalayagebirges bis über 8.000 Meter ansteigen, liegen keine Daten vor, obwohl diese Berge viele Trekking-Touristen und Bergsteiger anziehen. In Japan bestehen die bodengebundenen Rettungsteams aus Polizisten oder Feuerwehrleuten, die speziell für die Bergrettung ausgebildet sind. Südafrika kann auf eine lange Geschichte der Bergrettung zurückblicken, mit über 30 Such- und Rettungsteams (SAR) in allen Gebirgsregionen des Landes. Die SAR-Teams in Australien und Neuseeland sind in den australischen und neuseeländischen Alpen konzentriert. Selbst für die Teams, die dort nicht im Hochgebirge tätig sind, werden aufgrund der geografischen und umweltbedingten Herausforderungen in Verbindung mit einer hohen Zahl von Touristen Dienstleistungen ständig nachgefragt. In Südamerika führen Parkwächter und private Rettungsteams Bergrettungseinsätze in den am häufigsten besuchten Gebieten wie dem Aconcagua (6.962 m) durch. In vielen Gebieten der Welt stellt die Abgeschiedenheit mit langen Zugangs- und Evakuierungszeiten die Rettungsteams vor enorme Herausforderungen. Wenn Rettungseinsätze aus der Luft nicht möglich sind, können terrestrische Rettungseinsätze mehrere Tage dauern.

4.3.3 Luftrettung

In Europa werden 75 % der Gebirgsregionen von Luftrettungssystemen erfasst, in Kanada und den USA sind es weniger als 25 %, wobei der Anteil der abgelegenen Gebiete wesentlich größer ist. [1] In Europa, Kanada und USA gibt es insgesamt über 600 Luftrettungsunternehmen mit über 700 Hubschraubern. In ➤ Tab. 4.4 sind all die Faktoren aufgelistet,

4

Tab. 4.2 Reichweite, Finanzierung und Anzahl der Bergretter in den an der Erhebung beteiligten Ländern*

	A	CA	CH	CR	CZ	D
Alpine Gebiete, die von der Bergrettung versorgt werden	100 %	<25 %	100 %	100 %	100 %	100 %
Bergrettungsorganisationen terrestrisch insgesamt	**3**	**51**	**4**	**1**	**1**	**1**
Staatliche Organisationen	2	6	1	0	0	0
Nicht staatliche Organisationen	1	45	3	1	1	1
Finanziell unterstützt durch staatliche Mittel	3	11	1	0	1	1
Privat finanziert	0	40	3	1	0	0
Bergretter terrestrisch insgesamt	**9000**	**1020**	**3150**	**250**	**550**	**4280**
Staatlich	0	120	0	0	0	0
Nicht staatlich	9000	900	3150	250	550	4280
Angestellte	0	920	3150	0	50	0
Freiwillige	9000	100	0	250	500	4280

A = Österreich, CA = Kanada, CH = Schweiz, CR = Kroatien, CZ = Tschechische Republik, D = Deutschland, E = Spanien, E+W = England und Wales, I = Italien, PL = Polen, SCO = Schottland, SK = Slowakei, SLO = Slowenien

Tab. 4.3 Geografische Bevölkerungsdaten und Verteilung der Bergrettungseinsätze in Abhängigkeit von der Höhe*

	A	CA	CH	CR	CZ
Geographische Oberfläche (km²)	82 000	9 984 670	40 000	56 500	79 000
Höchster Gipfel	9797	5959	4515	1834	1602
Einwohner (Mio)	10	31,8	9	5	10
Höhenbereich, in dem Bergrettung tätig ist					
0–1500 m	15 %	0 %	10 %	95 %	97 %
1500–3000 m	70 %	80 %	60 %	5 %	3 %
3000–5000 m	15 %	19 %	30 %	0 %	0 %
>5000 m	0 %	1 %	0 %	0 %	0 %

A = Österreich, CA = Kanada, CH = Schweiz, CR = Kroatien, CZ = Tschechische Republik, D = Deutschland, E = Spanien, E+W = England und Wales, I = Italien, PL = Polen, SCO = Schottland, SK = Slowakei, SLO = Slowenien

Tab. 4.4 Umfang, Finanzierung, Personal und Ausrüstung von Hubschrauber-Rettungssystemen*

	A	CA	CH	CR	CZ	D
Gebirgsregionen, die von Rettungshubschraubern versorgt werden	100 %	<25 %	100 %	100 %	100 %	100 %
Bergrettungseinsätze**	25–50 %	25–50 %	25–50 %	10–25 %	<5 %	50–75 %
Betreiber von Rettungshubschraubern insgesamt	**6**	**21**	**3**	**2**	**5**	**5**
Staatlich	1	6	0	2	2	2
Nicht-staatlich	5	15	3	0	3	3
Finanziell unterstützt durch staatliche Mittel	2	11	0	2	5	2
Privat finanziert	4	10	3	0	0	3
Hubschrauber insgesamt	**30**	**70**	**28**	**4**	**13**	**8**
Mit Arzt besetzt	20	0	17	4	10	5
Mit Rettungssanitäter/Sanitäter besetzt	5	70	7	0	0	1
Ohne medizinisches Personal	5	0	4	0	3	2
Durchschnittliche Flugzeit in min	15–30	30–60	15–30	30–60	15–30	15–30
Mit Winde oder Tau ausgestattet	30	40	28	2	5	8
Mit EKG Monitoring ausgestattet	25	70	10	1	10	6
Mit ALS Medikamenten ausgestattet	20	70	20	1	10	5
Mit nicht automatischen Defibrillatoren ausgestattet	20	20	18	0	8	5
Mit automatischen Defibrillatoren ausgestattet	5	50	2	1	2	0
Nationale Kriterien für Hubschrauberausrüstung	Nein	Nein	Ja	Ja	Ja	Ja
Anteil Winden- oder Taubergungen	10–25 %	5–10 %	10–25 %	<5 %	<5 %	<5 %
Bergretter standardmäßig Teil der Besatzung***	Ja	Ja	Nein	Nein	Nein	Ja
Bergretter angestellt?	Nein	Ja	Ja	Nein	Nein	Nein

A = Österreich, ALS = Advanced Life Support, CA = Kanada, CH = Schweiz, CR = Kroatien, CZ = Tschechische Republik, EKG = Elektrokardiogramm, D = Deutschland, E = Spanien, E+W = England und Wales, I = Italien, PL = Polen, SCO = Schottland, SK = Slowakei, SLO = Slowenien.
*Helikopter-Rettungsdienstleister, die für die Rettung von Verletzten oder Kranken in Berggebieten zur Verfügung stehen, von staatlichen und nicht-staatlichen Betreibern, finanziell unterstützt durch staatliche Mittel oder vollständig privat finanziert (Abrechnung mit dem Patienten oder private Zuschüsse).

E+W	E	I	PL	SCO	SK	SLO	USA	Total	Total
100 %	100 %	100 %	100 %	100 %	>75 %	100 %	>75 %		
2	**5**	**7**	**2**	**2**	**3**	**1**	**150**	**233**	**(100 %)**
1	5	5	0	1	1	0	15	**37**	**(15,9 %)**
1	0	2	2	1	2	1	135	**196**	**(84,1 %)**
1	5	7	2	1	3	1	16	**53**	**(22,7 %)**
1	0	0	0	1	0	0	134	**180**	**(77,3 %)**
2520	**300**	**7735**	**1778**	**1100**	**702**	**785**	**4365**	**37535**	**(100 %)**
20	300	0	0	100	82	20	320	**962**	**2,6 %)**
2500	0	7735	1778	1000	620	765	4045	**36573**	**(97,4 %)**
20	300	0	78	100	82	20	130	**4850**	**(12,9 %)**
2500	0	7735	1700	1000	620	765	4235	**32685**	**(87,1 %)**

*Bergrettungsdienste und Bergretter terrestrisch, staatliche und nichtstaatliche Betreiber, von der öffentlichen Hand finanziell unterstützte Betreiber oder vollständig privat finanzierte Betreiber, bezahlte oder unbezahlte Retter mit Ausnahme des Verwaltungspersonals.

D	E+W	E	I	PL	SCO	SK	SLO	USA
357 023	151 200	506 000	301 300	312 700	175 500	49 000	20 200	916 200
3000	1085	3718	4810	2499	1344	2655	2863	6190
85	54	45	58	40	5	6	4	360
60 %	100 %	30 %	50 %	90 %	100 %	60 %	50 %	14 %
40 %	0 %	60 %	45 %	10 %	0 %	40 %	50 %	70 %
0 %	0 %	10 %	5 %	0 %	0 %	0 %	0 %	15 %
0 %	0 %	0 %	0 %	0 %	0 %	0 %	0 %	1 %

*Die Bevölkerungszahlen beziehen sich auf das Jahr 2020.

E+W	E	I	PL	SCO	SK	SLO	USA	Total	Total
100 %	50–75 %	>75 %	<25 %	100 %	100 %	100 %	<25 %		
>75 %	>75 %	50–75 %	10–25 %	>75 %	50–75 %	>75 %	5–10 %		
11	**23**	**22**	**4**	**3**	**2**	**2**	**506**	**615**	**(100 %)**
1	23	22	4	2	2	2	143	**212**	**(34,5 %)**
10	0	0	0	1	0	0	363	**403**	**(65,5 %)**
1	23	22	4	2	2	2	149	**227**	**(36,9 %)**
10	0	0	0	1	0	0	357	**388**	**(63,1 %)**
15	**26**	**35**	**2**	**4**	**7**	**2**	**503**	**747**	**(100 %)**
0	19	25	1	2	5	2	181	**291**	**(38,9 %)**
15	0	0	1	2	0	0	270	**371**	**(49,7 %)**
0	7	10	0	0	2	0	52	**85**	**(11,4 %)**
30–60	15–30	15–30	15–30	30–60	15–30	15–30	>60		
5	9	28	1	4	4	2	55	221	(29,6 %)
15	26	35	1	4	5	2	465	675	(90,4 %)
15	19	22	1	4	5	2	450	644	(86,2 %)
15	19	15	1	0	5	2	453	581	(77,7 %)
0	0	7	0	4	0	0	22	93	(12,4 %)
Nein	Ja	Ja	Nein	Nein	Ja	Ja	Ja		
50–75 %	<5 %	25–50 %	<5 %	>75 %	25–50 %	25–50 %	<5 %		
Nein	Nein	Ja	Nein	Nein	Nein	Nein	Nein		
Nein	Ja	Ja	Nein	Nein	Ja	Nein	Nein		

**Bestimmt für die Rettung in schwierigem, unzugänglichem Gelände, durchgeführt von speziell ausgebildeten Rettungsteams.
***Bergretter reguläre Besatzungsmitglieder - Ja: Retter sind reguläre Mitglieder der Hubschrauberbesatzung; Nein: Retter werden bei Rettungseinsätzen auf Abruf abgeholt.

Tab. 4.5 Qualifikationen und Ausbildung von Ärzten und Sanitätern in Bergrettungsdiensten

	A	CA	CH	CR	CZ	D
Ärzte (insg.)	**300**	**10**	**150**	**12**	**40**	**213**
Allgemeinmediziner	150	3	80	4	15	170
Anästhesisten	100	0	60	1	11	5
Andere Fachrichtungen	50	7	10	7	14	38
Geschult in Notfallmedizin	Ja	Nein	Ja	Ja	Nein	Ja
Geschult in Bergrettungstechniken	Ja	Ja	Ja	Ja	Ja	Ja
Ausgewählt durch alpine Fähigkeiten	Ja	Ja	Ja	Ja	Ja	Ja
Sanitäter* (insg.)	**500**	**720**	**17**	**0**	**0**	**459**
Fähigkeiten ALS durchzuführen	0	180 (25 %)	10 (59 %)	12 (3 %)	20(4 %)	0
Berechtigung zum Legen eines IV Zugangs	<25 %	25–50 %	100 %	<25 %	<25 %	0 %
Berechtigung zur Verabreichung von ALS Medikamenten	0 %	25–50 %	50–75 %	<25 %	<25 %	0 %
Berechtigung zur Verabreichung von Opiaten	0 %	25–50 %	50–75 %	0 %	100 %	0 %
Berechtigung zum Einsatz von nicht automatischen Defibrillatoren	<25 %	100 %	100 %	>75 %	100 %	0 %
Berechtigung zur endotrachealen Intubation	0 %	<25 %	<25 %	<25 %	<25 %	0 %
Geschult in Erster Hilfe	Ja	Ja	Ja	Ja	Ja	Nein
Geschult in Bergrettungstechniken	Ja	Ja	Ja	Ja	Ja	Ja
Ausgewählt durch alpine Fähigkeiten	Ja	Ja	Nein	Ja	Nein	Ja

A = Österreich, ALS = Advanced Life Support, CA = Kanada, CH = Schweiz, CR = Kroatien, CZ = Tschechische Republik, EKG = Elektrokardiogramm, D = Deutschland, E = Spanien, E+W = England und Wales, I = Italien, PL = Polen, SCO = Schottland, SK = Slowakei, SLO = Slowenien.
*Ein Sanitäter ist definiert als jeder medizinisch ausgebildete Retter (mindestens Basic Life Support).
+US EMT-intermediates und US Paramedics, ++ nur US Paramedics.

Tab. 4.6 Behandlung vor Ort gemäß ILCOR- oder ICAR-Leitlinien

	A	CA	CH	CR	CZ
Behandlung vor Ort nach ILCOR- oder ICAR-Richtlinien	>75 %	<25 %	100 %	25–50 %	>75 %
Prozentsatz der mit einem Arzt besetzten Hubschrauber	67 %	0	61 %	100 %	77 %

A = Österreich, ALS = Advanced Life Support, CA = Kanada, CH = Schweiz, CR = Kroatien, CZ = Tschechische Republik, EKG = Elektrokardiogramm, D = Deutschland, E = Spanien, E+W = England und Wales, ICAR = International Commission for Alpine Rescue, ILCOR = International Liaison Committee on Resuscitation, I = Italien, PL = Polen, SCO = Schottland, SK = Slowakei, SLO = Slowenien.

die den Umfang, die Finanzierung und die Ausrüstung von Hubschrauber-Rettungssystemen betreffen. In den meisten europäischen Ländern werden Hubschrauberdienste von der Polizei oder dem Militär betrieben. In Kanada und den USA werden 70 % der Luftrettungsdienste von privaten Unternehmen unterhalten. [1] In neun der 14 Länder arbeiten Bergretter bei Einsätzen und in der Ausbildung als Freiwillige im Hubschrauberdienst. [1]

In den Alpen nehmen die Hubschraubereinsätze im Winter wegen der vielen Wintersportler drastisch zu. In einigen Gebieten hat die Hubschrauberrettung die Skipatrouillen (Pistenrettung) fast vollständig ersetzt. Selbst Opfer mit leichten Verletzungen werden mit dem Hubschrauber evakuiert. [2, 3] Der Einsatz einer Hubschrauberbergung bei Bagatellverletzungen wurde in einigen Gebieten bereits in Frage gestellt, zumal es fraglich erscheint, ob alle Besatzungsmitglieder dieser Hubschrauber über eine angemessene Bergrettungsausbildung und die dazu notwendigen Fähigkeiten verfügen. [4] Rettungshubschrauber und Besatzungen sollten die in den Empfehlungen der ICAR MedCom festgelegten Standards erfüllen. [5]

Bei jedem Einsatz von Rettungshubschraubern sollte der potenzielle Nutzen für das Opfer das Risiko der Luftrettung überwiegen. Darüber sollten sich die Mitarbeiter der Leitstelle bewusst sein und die Grenzen der Luftrettung kennen, z. B. der Risiken bei schlechtem Wetter oder schlechter Sicht, sowie der Gefahren am Unfallort. Die Disponenten der Rettungsleitstelle sollten ebenso über Kenntnisse, wenn nicht gar Erfahrungen in der Luft- und Bodenrettung verfügen. Einsätze, die nicht unbedingt erforderlich sind, wie z. B. die Rettung einer leicht verletzten Person bei fragwürdigem Flugwetter, bei dem das Luftrettungsteam ein hohes Risiko für einen

E+W	E	I	PL	SCO	SK	SLO	USA	Total	Total
40	**12**	**300**	**39**	**30**	**43**	**27**	**100**	**1316**	**(100 %)**
25	4	120	1	20	1	11	30	**634**	**(48,2 %)**
5	0	30	2	5	4	2	0	**225**	**(17,1 %)**
10	8	150	36	5	38	14	70	**457**	**(34,7 %)**
Nein	Ja	Nein	Ja	Nein	Nein	Nein	Nein	–	–
Ja	Ja	Nein	Ja	Nein	Ja	Ja	Ja	–	–
Nein	Ja	Ja	Ja	Nein	Nein	Ja	Ja	–	–
500	**0**	**3050**	**61**	**10**	**500**	**500**	**44650**	**50967**	**(100 %)**
61 (100 %)	9 (90 %)	30 (6 %)	0	150 (0,3 %)	**472**	**(0,9 %)**	–	–	–
100 %	100 %	<25 %	0 %	25–50 % +	–	–	–	–	–
100 %	>75 %	<25 %	<25 %	25–50 % ++	–	–	–	–	–
100 %	>75 %	0 %	0 %	25–50 % ++	–	–	–	–	–
100 %	0 %	0 %	25–50 % +		–	–	–	–	–
100 %	>75 %	<25 %	0 %	25–50 % +	–	–	–	–	–
Ja	Ja	Ja	Ja	Ja	–	–	–	–	–
Ja	Nein	Ja	Ja	Ja	–	–	–	–	–
Ja	Nein	Ja	Ja	Ja	–	–	–	–	–

D	E+W	E	I	PL	SCO	SK	SLO	USA
>75 %	25–50 %	50–75 %	100 %	>75 %	>75 %	>75 %	50–75 %	<25 %
62 %	0	73 %	71 %	50 %	50 %	50 %	100 %	36 %

geringen Benefit eingeht, sollten vermieden werden. Die Risiken für Teams und Opfer werden durch enge Zusammenarbeit und regelmäßige gemeinsame Einsätze zwischen bodengebundenen Rettungs- und Luftrettungsteams minimiert, zudem werden die Ergebnisse optimiert.

Hubschrauber in Europa und einigen anderen Gebieten sind in der Regel mit schwenkbaren variablen Winden ausgestattet oder haben die Möglichkeit, eine Seil- oder Taubergung mit einem Fix- oder variablen Tau vorzunehmen. Einige Hubschrauber verfügen über beides. Eine Winde oder ein Tau ermöglicht es, Außenlastoperationen in schwierigem Gelände durchzuführen, in denen eine Landung nicht möglich ist. Jedes System hat Vor- und Nachteile (Kap. 5 *Hubschrauberrettung*). Eine Windenbergung kann meist schneller ausgeführt werden und erlaubt außerdem eine einfachere Handhabung. Fixe Bergetaue (longline) haben ein geringeres Gewicht und können im Bedarfsfall bis 200 m verlängert werden. Daneben erfordern sie keinen Windenoperator als zusätzliches Besatzungsmitglied. In großen Höhen, wie dem Himalaya, werden aufgrund der Leistungs- und Gewichtsbeschränkungen nur Bergetaue (Longline-Bergungen) verwendet.

Rettungshubschrauber, die ausschließlich für Rettungseinsätze vorgehalten werden, haben deutlich kürzere Eintreffzeiten am Einsatzort (dispatch to scene time) als Mehrzweckhubschrauber, die auch andere Aufgaben zu erfüllen haben. [5] Um unnötige Verzögerungen zu vermeiden, sollten Rettungshubschrauber direkt von einer Einsatzzentrale alarmiert werden, ohne dass eine Genehmigung durch dritte Behörden, wie Polizei oder Militär, erforderlich ist. [5] In den Alpen können alle Gebiete in weniger als 60 min mit dem Hubschrauber erreicht werden. Alle Luftrettungsdienste in den Alpen sind gemäß den nationalen Vorschriften vollständig mit

Flugrettern und Ärzten besetzt, die in Advanced Life Support (ALS) ausgebildet sind. In Gebieten mit weniger Bergunfällen werden Flugretter bei Bedarf oft „abgeholt“ (Pick-up-Verfahren). Das Abholen (pick up) von Teammitgliedern kann zeitaufwändig sein und ist weniger effizient als ein voll besetzter, einsatzbereiter Hubschrauber. Eine geringe Anzahl von Helikoptereinsätzen der Bergrettung sowie die mangelnde Verfügbarkeit von ausgebildeten Rettern kann eine „Stand-by“- oder Bereitschaftsbesetzung erforderlich machen. Ideal ist es, professionelle Retter an einer Hubschrauberbasis zu haben.

4.3.4 Notfallmedizinisches System im alpinen Bereich

Die Zusammensetzung der Luftrettungsteams ist in Europa, Kanada und den USA sehr unterschiedlich. In Europa sind je nach Land 60–100 % der Rettungshubschrauber mit einem Arzt besetzt. In Kanada, den USA und dem Vereinigten Königreich befinden sich im Rettungshubschrauber in der Regel keine Ärzte (➤ Tab. 4.4). Unterschiede zwischen Kanada, den USA und Europa sowie zwischen den europäischen Ländern gibt es auch im Ausbildungs- und Qualifikationsniveau. Bislang ist nicht klar, ob mit Sanitätern, die eine ALS-Qualifizierung haben, bessere Ergebnisse erzielt werden als mit Bergrettern ohne ALS-Niveau. Ein Unterschied in den Ergebnissen zwischen Sanitätern, Rettungssanitätern und Notärzten konnte ebenfalls nicht nachgewiesen werden. [1]

In den USA sind die Fähigkeiten von Ersthelfern, Rettungssanitätern und Rettungsassistenten in den einzelnen Bundesstaaten recht unterschiedlich. Die Kompetenz der Rettungsassistenten in den USA und Kanada zur Durchführung der ALS-Maßnahmen gemäß den Richtlinien der International Liaison Committee on Resuscitation (ILCOR), ist ebenfalls regional unterschiedlich. In dicht besiedelten Gebieten und an Orten, an denen erfahrungsgemäß viele Einsätze nachgefragt werden, wie z. B. in Urlaubsgebieten, verfügen die meisten Sanitäter über ALS-Kenntnisse. In dünner besiedelten und abgelegenen Gebieten gibt es oft nur Rettungssanitäter, die darin nur begrenzte oder keine Kenntnisse verfügen.

In einigen europäischen Ländern wie dem Vereinigten Königreich, Polen und der Schweiz sind die Rettungssanitäter ALS-qualifiziert. Obwohl alle medizinisch ausgebildeten Rettungskräfte Sanitäter zu sein scheinen, variieren die erlaubten Maßnahmen von Land zu Land, wie z.B. im Hinblick auf den parenteralen Volumenersatz, die Verabreichung von Opioiden oder ALS-Medikamenten, die Durchführung einer Defibrillation und endotrachealen Intubation. In Kanada und den USA sind 25–50 % der Rettungskräfte, einschließlich aller Sanitäter und einiger Rettungssanitäter, für die Durchführung von ALS-Maßnahmen qualifiziert. [1] In den europäischen Ländern können nur 7 % der Sanitäter Maßnahmen auf ALS Niveau vornehmen. Die ALS-Fähigkeiten von Sanitätern sind im Allgemeinen eingeschränkt, wobei diese überwiegend in Assistenz zum Notarzt tätig sind (➤ Tab. 4.5).

Es bestehen also erhebliche Unterschiede zwischen dem Qualifikationsniveau der europäischen Sanitäter und Rettungssanitäter und jenen in Kanada und den USA. Um den Mangel an standardisierter Aus- und Weiterbildung zu beheben, haben die ICAR MedCom, die UIAA MedCom und die ISMM Richtlinien für die Alpinmedizin aufgestellt. [6–9]

Die Qualität der Vor-Ort-Behandlung ist hauptsächlich abhängig vom Einsatz eines Rettungshubschraubers, der mit einem Notarzt oder einem ALS-Sanitäter/Paramedic besetzt ist (➤ Tab. 4.6). In Gebieten, in denen integrierte Leitstellen eingerichtet wurden, haben sich die Eintreffzeiten verkürzt; insbesondere, wenn mehrere Teams alarmiert werden oder wenn spezielle Rettungsteams, wie Höhlen-, Canyoning- oder Wildwasserteams, eingesetzt werden müssen. Die Qualität der Vor-Ort-Behandlung durch Bergrettungsteams hängt in hohem Maße von der Verfügbarkeit, dem Spezialwissen und den Fähigkeiten der Notärzte oder ALS-Sanitäter/Rettungsassistenten ab.

Fazit

- In den Bergen und abgelegenen Gebieten Europas sind die Bergrettungsteams flächendeckend im Einsatz, während die Bergrettungsteams in Kanada und den USA mit ihren riesigen abgelegenen Gebieten je nach Region nur zwischen 25 % und 75 % der Gebiete versorgen können. In Europa können alle Berggebiete in weniger als 60 min von Rettungshubschraubern erreicht werden. In Südamerika und Asien gibt es in den meisten Gebieten keine organisierte Bergrettung. In Europa, den USA und Kanada arbeiten die terrestrischen und Luftrettungsteams in den meisten Organisationen ehrenamtlich. Bergrettungsteams führen häufiger spezifische Behandlungen vor Ort durch, wenn sie mit Notärzten oder ALS-Sanitätern/Paramedics besetzt sind.
- Hubschrauber, die zur Bergrettung eingesetzt werden, sollten nach Möglichkeit mit Bergrettungsspezialisten (Flugrettern) und mit Notärzten oder ALS-zertifizierten Sanitätern/Paramedics besetzt sein, die für Bergrettungseinsätze ausgebildet sind. Rettungshubschrauber sind am effektivsten, wenn sie nach den internationalen Empfehlungen der ICAR MedCom eingesetzt werden. Bei der Entscheidung für den Einsatz eines Rettungshubschraubers sollte das Risiko des Einsatzes gegen den möglichen Nutzen abgewogen werden.

LITERATUR

1. Brugger H, Elsensohn F, Syme D, et al. A survey of emergency medical services in mountain areas of Europe and North America: official recommendations of the International Commission for Mountain Emergency Medicine (ICAR Medcom). High Alt Med Biol. 2005;6:226–237.
2. Tomazin I, Vegnuti M, Ellerton J, et al. Factors impacting on the activation and approach times of helicopter emergency medical services in four Alpine countries. Scand J Trauma Resusc Emerg Med. 2012;20:56.
3. Klemenc-Ketis Z, Tomazin I, Kersnik J. HEMS in Slovenia: one country, four models, different quality outcomes. Air Med J. 2012;31:298–304.
4. Tomazin I, Kovacs T. Medical considerations in the use of helicopters in mountain rescue. High Alt Med Biol. 2003;4:479–483.
5. Tomazin I, Ellerton J, Reisten O, et al. Medical standards for mountain rescue operations using helicopters: official consensus recommendations of the International Commission for Mountain Emergency Medicine (ICAR MEDCOM). High Alt Med Biol. 2011;12:335–341.
6. Peters P. Practical aspects in mountain medicine education. Wilderness Environ Med. 2000;11:262–268.
7. Peters P. Mountaineering and climbing techniques in the curriculum of mountain medicine education programs: a survey of the European Courses for Mountain Medicine. Wilderness Environ Med. 2002;13:59–65.
8. Peters P. Personal and professional profile of mountain medicine physicians. Wilderness Environ Med. 2003;14:155–160.
9. Peters P, Plotz W. Mountain medicine education in Europe. Wilderness Environ Med. 1998;9:19–27.

KAPITEL

5

Iztok Tomazin, Patrick Fauchère (†), Günther Sumann

Hubschrauberrettung

Zusammenfassung

- Die Einführung von Hubschraubern in der Alpinrettung war einer der größten Fortschritte im Hinblick auf Qualität und Effizienz der Rettung und der medizinischen Versorgung in den Bergen. Die Überlebenschancen von Schwerverletzten oder kranken Patienten hängen wesentlich vom Zeitverlauf ab. Im Gegensatz zu Bodenrettungseinsätzen in den Bergen bieten Hubschraubereinsätze mehrere Vorteile, wie z. B. kurze Eintreffzeiten, eine schnelle und sichere Evakuierung des Verunglückten, ferner die Möglichkeiten, notfallmedizinische Maßnahmen am Einsatzort durchzuführen und einen schnellen und schonenden Transport in ein geeignetes Krankenhaus vorzunehmen.
- Qualitativ hochwertige Notarzt-/Rettungshubschraubersysteme (Helicopter Emergency Medical Services [HEMS]) spielen in vielen Ländern eine wichtige Rolle im modernen Rettungsdienst (Emergency Medical Services – EMS), insbesondere in Gebirgsregionen aufgrund der schwierigen geografischen Bedingungen, der langen Eintreffzeiten und der Limitationen für bodengebundenen Rettungsdienste.
- Die Geschichte der Alpinen Flugrettung ist voll von mutigen Experimenten, visionären Entscheidungen, heldenhaften Einsätzen, technischen und organisatorischen Fortschritten und Erfolgen. Sie ist allerdings auch durch Unfälle gezeichnet. In den verschiedenen Ländern und Regionen gibt es verschiedene Rettungs- und HEMS-Systeme mit verschiedenen Organisationsformen und unterschiedlicher Ausrüstung. Sie unterscheiden sich auch im Hinblick auf die Verfügbarkeit von Hubschraubern und die eingesetzten Hubschraubertypen. Effiziente HEMS-Systeme sind gekennzeichnet durch teure, hochtechnische Ausrüstung und gut organisiertes, gut ausgebildetes und trainiertes Personal. Die wichtigsten organisatorischen und fachlichen Qualitätsindikatoren wie z.B. Start- und Eintreffzeit, Qualität der medizinischen Behandlung für HEMS sind gut definiert.
- Zu den grundlegenden Herausforderungen in der Alpinflugrettung zählen schwieriges Gelände, schlechte Sicht durch Witterung oder Dunkelheit in der Nacht, spezifische Probleme in großer Höhe, ferner Kenntnisse in Flugphysiologie, über Hubschraubergefahren sowie das Crew Ressource Management. Die Internationale Kommission für Alpine Flugrettung (ICAR ARC) und für Alpine Notfallmedizin (ICAR MedCom), beides Subkommissionen der Internationalen Kommission für Alpine Rettung (ICAR), sind wegweisende Organisationen für die alpine Flugrettung und Bergrettungsmedizin. Diese internationale Expertengruppen setzen sich aus Piloten, Flugrettern (HEMS Crew Members), Windenführern, Notärzten und Paramedics zusammen. Ihr Ziel ist es, Erfahrungen und Wissen auszutauschen, Sicherheitsstandards zu erarbeiten und die Rettung und medizinische Behandlung durch das Erstellen von Richtlinien zu verbessern. Sie befassen sich mit allen Aspekten von HEMS in den Bergen, um sichere und effektive Rettungseinsätze zu gewährleisten. Die Empfehlungen führen viele wichtige Themen auf: organisatorische Abläufe, geeignete Arbeitsbedingungen und Dienstpläne, Sicherheitsaspekte; Integration in bestehende Strukturen, Kooperationsformen und Alarmierungsabläufe, Kriterien für Start- und Eintreffzeiten; die wichtige Rolle der Kommunikation; HEMS-Team-Themen, einschließlich Konzepte für optimale Besatzungen für die Rettungshubschrauber und für optimale notfallmedizinischen Behandlung in verschiedenen Situationen; Standards für Winden- oder Taubergungen, technische Anforderungskriterien an Hubschrauber, grundlegende Ausrüstungsanforderungen für technische Rettung und Notfallmedizin sowie Sicherheits- und Schutzausrüstung.

5.1 Hintergrund

Die Überlebensraten von Schwerverletzten hängen vom Faktor Zeit ab. [1–4] Sie können deutlich verbessert werden durch rasche Rettung und medizinische Versorgung am Unfallort sowie durch den zügigen Transport von Verletzten zu geeigneten medizinischen Einrichtungen. [5–8] Schwerkranke und Schwerverletzte in abgelegenen oder alpinen Gebieten sind stärker gefährdet als vergleichbare Patienten im städtischen Gebiet, aufgrund der langen Eintreff- und Evakuierungszeiten, wegen schlechtem Wetter, Kälte, alpiner Gefahren, schlechter Ausrüstung und aufgrund der begrenzten medizinischen Kompetenzen der Bergretter. [3] Das primäre Ziel der Bergrettung und prinzipiell in jedem Rettungsdienst muss also sein, so schnell wie möglich beim Patienten zu sein, eine qualitativ hochwertige Versorgung vor Ort zu gewährleisten und ihn sicher in eine geeignete medizinische Einrichtung zu transportieren. [9] In Gebirgsregionen bestehen durch große Entfernungen, verschiedenste Höhenlagen und komplexes, anspruchsvolles und gefährliches Gelände oft zusätzliche An- und Herausforderungen für die Rettungskräfte. Die bodengebundene Rettung in den Bergen ist schwierig, oft sehr komplex, zeitaufwändig, gefährlich und belastend für die Verunfallten. [10]

Die Einführung des Hubschraubers in der alpinen Rettung war einer der größten Fortschritte im Hinblick auf die Qualität und Effizienz der Rettung und die medizinische Versorgung in den Bergen und anderen abgelegenen Gebieten. Ein Hubschraubereinsatz kann die Rettungszeiten erheblich verkürzen [3] und das Outcome von Schwerverletzten verbessern. [11] Im Allgemeinen sind effiziente HEMS eine Kombination aus teurer, hochtechnischer Ausrüstung und, was noch wichtiger ist, gut organisierten, gut ausgebildeten und gut trainierten Mitarbeitern. [3, 12, 13] Qualitativ hochwertige HEMS spielen in vielen Ländern eine wichtige Rolle im modernen Rettungswesen. [14] Dies gilt insbesondere für die Alpen- und andere Gebirgsländer aufgrund der schwierigen geografischen Bedingungen, der langen Eintreffzeiten und anderer Limitationen im bodengebundenen Rettungsdienst. [14] Selbst in überwiegend städtischen Gebieten haben HEMS bei schwer verletzten oder kranken Patienten unter bestimmten Umständen klare Vorteile gegenüber bodengebundenen Rettungsdiensten. [7, 8, 15, 16]

Die wichtigsten organisatorischen und fachlichen Qualitätsindikatoren für Rettungsdienste und Hubschrauberrettungsdienste sind gut definiert. Organisatorische Aspekte sind die Aktivierung von HEMS anstelle eines bodengebundenen Rettungsteams in klinisch begründeten Fällen, erwartete kürzere Alarmierungs- und Eintreffzeiten sowie höhere Geschwindigkeit, Sicherheit und Komfort beim Transport. Der wichtigste klinische Aspekt ist die medizinische Behandlung nach internationalen Standards. [3–6, 9, 12, 14, 16, 17]

5.2 Geschichte

Die Geschichte der Flugrettung und des Rettungsdienstes in den Bergen ist voll von mutigen Experimenten, visionären Entscheidungen, mutigen Aktionen, technischen und organisatorischen Fortschritten, Erfolgen und manchmal aber auch Unfällen.

5.2.1 Erste Schritte

Das Konzept, Flugzeuge im Rettungsdienst einzusetzen, ist fast so alt wie die motorisierte Luftfahrt selbst. Wie viele Innovationen im Rettungswesen, hat auch die Flugrettung ihren Ursprung im Militär. In den 1920er-Jahren wurden in Schweden, Siam (heute Thailand) und Australien Organisationen gegründet, die Luftambulanzen für abgelegene Siedlungen bereitstellten. Am 29. November 1945 führte der Chefpilot der Sikorsky Aircraft Corporation, Dmitry „Jimmy" Viner, die erste zivile Hubschrauber-Rettungsaktion der Geschichte mit einer experimentellen Winde durch: Alle fünf Besatzungsmitglieder eines auf Grund gelaufenen Ölkahns konnten gerettet werden, bevor das Schiff sank.

Die wahrscheinlich erste Luftrettung in den Bergen wurde 1942 in den österreichischen Alpen für einen schwer verletzten Skifahrer im Tiroler Ötztal mit einem deutschen Fi 156 „Fieseler Storch" durchgeführt – einem leichten Kurzstart- und Landungs-Flugzeug (STOL-Flugzeug, Short Take-off and Landing), das auf kurzen Berghängen landen konnte. In den folgenden Jahren wurden mit dem Storch mehrere Rettungseinsätze in Tirol geflogen. [18]

In der Schweiz begann die alpine Luftrettung 1946 mit der Rettung von Passagieren und der Besatzung eines nordamerikanischen Flugzeugs, das auf dem Gauligletscher im Berner Oberland notgelandet war. Dabei landeten zwei Schweizer Militärpiloten mit zwei Storch-Militärflugzeugen auf dem Gletscher. In enger Zusammenarbeit mit den Bergrettern konnten die Piloten Hauptmann Victor Hug und Major Pista Hitz alle in Sicherheit bringen. [19]

In den Jahren 1951 und 1952 begannen die Schweizer Piloten Fredy Wissel und Hermann Geiger mit der systematischen Erprobung von Landetechniken auf Gletschern mit Piper-Cub-Flugzeugen, die mit Skiern ausgerüstet waren. 1952 gründete Dr. Rudolph Bucher die schweizerische Rettungsflugwacht, und im Dezember des gleichen Jahres führte der Pilot Sepp Bauer in Davos die erste Schweizer Helikopterrettung durch. Im Januar 1954 wurden Helikopter der schweizerischen Rettungsflugwacht und der US-Armee für

Rettungseinsätze nach den großen Lawinenkatastrophen in Vorarlberg (Österreich) eingesetzt. Im Jahr 1956 wurden in den österreichischen Alpen Rettungseinsätze mit Flächenflugzeugen (Piper PA-18) und Hubschraubern (Bell H-13) von Polizei und Armee durchgeführt. [18] Die schweizerische Rettungsflugwacht änderte später ihren Namen in Rega, die 1965 zu einer Hilfsorganisation des Schweizerischen Roten Kreuzes wurde. Nachdem es der Rega nicht gelungen war, staatliche Unterstützung zu erhalten, startete sie ein neues Finanzierungsmodell, bei dem gegen eine Spende von 20 Franken oder mehr eine kostenlose Rettung garantiert wurde. Ein ähnliches Finanzierungsmodell besteht auch heute noch bei vielen Flugrettungsorganisationen. Das Schweizer Unternehmen Air-Glaciers SA wurde 1965 gegründet, nachdem eine Gruppe von Freunden die Mittel für den Kauf einer Aérospatiale Alouette III zusammengetragen hatte, des ersten leistungsstarken Leicht-Hubschraubers mit Turbinentriebwerk, der hoch gelegene Orte erreichen konnte. Bis zu diesem Zeitpunkt waren die alpinen Flugrettungseinsätze durch die Limitationen der schweren und leistungsschwachen Kolbenmotormaschinen mit geringer Leistung stark eingeschränkt, diese waren nicht in der Lage, an vielen hoch gelegenen Orten zu landen. [19] Ein weiteres bekanntes Schweizer Flugrettungsunternehmen, die Air Zermatt, wurde 1968 gegründet.

In den 1960er-Jahren begannen auch andere Alpenländer damit, Hubschrauber in ihre Bergrettungsbemühungen einzubeziehen. Sie erreichten ein ähnlich hohes Niveau an organisatorischen, technischen und medizinischen Fähigkeiten mit ihren Luftrettungsdiensten in alpinem Gelände.

5.2.2 Fortschritt

In den folgenden Jahren wurden in den alpinen HEMS und in der Flugrettung im Allgemeinen viele neue Einsatzgebiete und Ausstattungen eingeführt:

- Ärzte und medizinische Ausrüstung an Bord
- Hochentwickelte und fortschrittliche medizinische Ausrüstung an Bord
- Ausrüstung für Winden- und Long Line-Bergungen
- Moderne Leitstellen-Systeme
- Verbesserte Navigation, Nacht- und Instrumentenflugregeln (IFR)
- Rettung in großen Höhen
- Leistungsfähige, schnellere und größere Hubschrauber

Die Befürworter der modernen Flugrettung wurden sich zunehmend darüber bewusst, welche Bedeutung die Eintreffzeit und die Qualität der medizinischen Behandlung vor Ort haben. Internationale Organisationen wurden gegründet: 1992 das European Aeromedical Institute, [13] 1998 das European HEMS & Air Ambulance Committee (EHAC). [20] AirMed-Weltkongresse werden organisiert, um die neuesten Fakten zu vermitteln, Erfahrungen auszutauschen und Standards für künftige professionelle aeromedizinische Dienste zu definieren. Eine neue Entwicklung ist der Einsatz von Drohnen bei Such- und Rettungseinsätzen in den Bergen. Die ersten Erfahrungen sind vielversprechend, denn durch deren Einsatz konnte die Suchzeit verkürzt und die Suche auch unter widrigen, gefährlichen und dunklen Bedingungen ermöglicht werden. [21, 22]

Neben allen Fortschritten und den vielen Rettungsaktionen und Lebensrettungen, die weltweit durchgeführt werden konnten, gibt es auch in der Flugrettung und bei HEMS eine Geschichte von Unfällen und Tragödien. Einer der schlimmsten Unfälle mit einem Bergrettungshubschrauber in den Alpen ereignete sich 1997 in den slowenischen Bergen während eines jährlichen Hubschrauber-Alpinrettungskurses.

In den letzten 25 Jahren hat auch die Hubschrauberrettung in großer Höhe Fortschritte erzielt, insbesondere in den Hochgebirgen von Nepal, Pakistan und Zentralasien, wie die folgenden Beispiele aufzeigen.

- Im August 2005 führten die pakistanischen Armeehubschrauberpiloten R.U. Baig und K. A. Rana mit einem Lama SA-315-Hubschrauber eine technisch äußerst schwierige und gefährliche Rettungsaktion an der Rupalwand des Nanga Parbat durch. Es gelang ihnen, einen in Not geratenen slowenischen Bergsteiger mittels Taubergung aus einer steilen Wand in einer Höhe von über 6.000 m zu retten [23].
- Eine noch höhere Helikopter-Rettung nahm eine Air Zermatt-Crew im April 2010 vor, als Pilot Daniel Aufdenblatten und Bergretter Richard Lehner mit einer Ecureuil AS350 B-3 drei Bergsteiger aus 6.900 m Höhe am Annapurna in Nepal retteten. Die Rettung benötigte drei Anläufe, u. a. weil Lehner während des Flugs zum Unfallort an der Rettungsleine hängend unter Sauerstoffmangel litt. Für diese außergewöhnliche Leistung erhielten die Retter den „Laureate for Heroism Award" der *Aviation Week & Space Technology*. [24]
- Im Jahr 2013 rettete der italienische Pilot Maurizio Folini mit einem B-3-Hubschrauber und einer Longline-Bergung einen verletzten Bergsteiger vom Mount Everest aus 7.800 m Höhe und stellte damit einen neuen Rekord für die höchste Hubschrauberrettung auf.

5.3 Epidemiologie

Es bestehen weltweit große Unterschiede in der Topografie und Sozialgeografie von Gebirgsregionen. In Industrieländern sind Flugrettungssysteme weit verbreitet. [25] So verfügen einige Gebiete, wie die europäischen Alpen, über eine hochentwickelte Infrastruktur und einen Wirtschaftsraum, der bis in die Gebirgsregionen reicht. Andere Gebirgsregionen dagegen sind gekennzeichnet durch riesige Entfernungen, durch eine begrenzte Infrastruktur, meist raues Wetter und eine zu dünne Besiedlung, um eine flächendeckende Flugrettung zu rechtfertigen. [3] Verschiedene Länder und Regionen haben verschiedene Rettungssysteme mit unterschiedlichen Organisationsstrukturen und Ausstattungen. In einigen Ländern ist die Gebirgsflugrettung getrennt von HEMS im städtischen Bereich; in anderen Ländern sind HEMS überall aktiv, unabhängig vom Gelände. [9, 14, 4]

Die Verfügbarkeit und die eingesetzten Hubschraubertypen unterscheiden sich stark. In den meisten europäischen Ländern werden Hubschrauber je nach Wetter und Sichtverhältnissen bei Unfällen oder Krankheiten in den Bergen eingesetzt. Sie sind im Allgemeinen so ausgestattet, dass sie alle möglichen technischen und medizinischen Einsätze durchführen können. Das Rettungspersonal ist nach internationalen Standards ausgebildet. In den Alpenländern werden zwischen einem Drittel und der Hälfte der HEMS-Einsätze in den Bergen durchgeführt.

Eine Querschnittsstudie über HEMS-Aktivitäten in Europa an 85 HEMS-Stützpunkten aus 11 europäischen Ländern zeigte eine beeindruckende Variabilität im Hinblick auf die Merkmale der Flugrettungsstützpunkte. Bis zu einem gewissen Grad spiegelt diese Variabilität die unterschiedlichen Regionen wider. Die Einwohnerzahl in den jeweiligen Einsatzgebieten reichte von 94.000 bis 4.500.000 Menschen. Bei 43 % der Einsätze waren die Patienten lebensbedrohlich erkrankt, was auf eine gute Spezifität der Alarmierungsprotokolle hinweist. Die häufigsten Probleme waren kardialer (36 %) und traumatischer (36 %) Natur. In den meisten Fällen wurden Medikamente verabreicht (78 % der Einsätze). Endotracheale Intubationen wurden bei 25 % der Einsätze durchgeführt. [26]

Fallbeispiel 5.1

Unfall eines Bergrettungshubschraubers in Slowenien

Während einer Windenübung, als das Aufwinchen des Retters und des „Opfers" (eines weiteren Retters) gerade begonnen wurde, hatte der Windenoperator nicht bemerkt, dass die beiden Retter noch mit einem Prusikknoten am Sicherungspunkt an der Wand fixiert waren. In dem Moment waren 14 Personen (fünf am Sicherungspunkt, zwei an der Winde und sieben an Bord) gleichzeitig gefährdet, weil der Helikopter an der Felswand fixiert war. Die Hubschrauberbesatzung erkannte das Problem nicht. Nach einigen dramatischen Sekunden riss der Hubschrauber durch seine volle Motorleistung den Anker mitsamt den fünf daran hängenden Personen heraus. In dem Moment hingen sieben Personen am Tau, und der Hubschrauber wäre wegen der Überlast und Instabilität fast gegen die Felswand geprallt. Dann riss die Verbindungsschnur. Nach der plötzlichen Entlastung schaffte es der Pilot gerade noch, einen Absturz zu verhindern. Die fünf Personen am Sicherungspunkt, ein Arzt und vier Retter, starben nach einem 300 m Absturz über die Wand. Nach einer ausführlichen Analyse der Unfallursachen wurden einige Faktoren ermittelt, die zu diesem Unglück beitrugen: unzureichende Funkverbindung zwischen Boden- und Hubschrauberteam, ein unerfahrener (auszubildender) Windenoperator, ein Bodenteam ohne geeignete Ausrüstung zum Abschneiden des Seils, mangelnde Disziplin am Einsatzort und Mängel bei der Organisation des Ausbildungskurses. Nach dieser Tragödie wurden zahlreiche Verbesserungen (z.B. Ausrüstung, ein Handbuch mit Protokollen, bessere Organisation) in die Hubschrauberrettungskurse in Slowenien implementiert.

Eine Untersuchung der Rettungsdienste in den Berggebieten Europas und Nordamerikas mit Daten aus 14 von 21 Ländern ergab, dass 615 Luftrettungsunternehmen mit 747 Hubschraubern mehr als 75 % der Alpen, aber nur 25 % der Berggebiete in Nordamerika versorgen. [25] In Europa haben 110 von 174 (63,2 %) Hubschraubern einen Arzt an Bord, 31 (17,8 %) sind mit einem Paramedic (Rettungssanitäter) besetzt, 33 (19 %) haben kein medizinisch ausgebildetes Personal an Bord. In Nordamerika sind 181 von 573 (31,6 %) Helikoptern mit einem Arzt besetzt, 340 (59,3 %) mit einem Paramedic, 52 (9,0 %) haben kein medizinisch geschultes Personal an Bord. Der Prozentsatz der Vor-Ort-Behandlung gemäß den Empfehlungen variiert von Land zu Land und steht in einem direkten Zusammenhang mit dem Prozentsatz der mit Ärzten besetzten Hubschrauber. Trotz sehr unterschiedlicher medizinischer Ausrüstungen sind doch 90 % aller Hubschrauber mit EKG-Monitoren und Defibrillatoren und 86 % mit Medikamenten für den Advanced Life Support (ALS) ausgestattet. Der Einsatzradius der HEMS-Stützpunkte beträgt 15–30 min in den Alpen und oft > 30 min in Nordamerika, da es dort große und abgelegene Gebiete gibt. Die Übertragbarkeit der Ergebnisse dieser Studie ist etwas eingeschränkt, da ein Drittel der befragten ICAR-MedCom-Mitgliedsländer keine Daten lieferten und die Daten aus dem Jahr 2003 mittlerweile veraltet sind. Es sind jedoch keine anderen neueren, vergleichbaren Studien verfügbar. In 71 % der Länder werden die Retter bei Bergrettungseinsätzen auf Abruf vom Hubschrauber abgeholt, eine Praxis, die als weniger effizient und potenziell gefährlicher angesehen wird, als wenn ein Rettungsteam direkt an der HEMS-Basis stationiert ist. [9]

Aufgrund der unwirtlichen Umgebung und der vielen verschiedenen Freizeitaktivitäten, die in den Bergen ausgeübt werden, erleiden 70–90 % der Opfer traumatische Verletzungen. [3, 27] Die meisten Patienten sind männlich und weisen nur leichte Verletzungen auf, aber ein erheblicher Anteil hat schwere oder lebensbedrohliche Verletzungen erlitten. [2, 10, 16, 28–32]

5.4 Vorteile der Luftrettung in den Bergen

Im Gegensatz zur bodengebundenen, terrestrischen Bergrettung bietet die Hubschrauberrettung eine Reihe von Vorteilen, wie z. B. kurze Eintreffzeiten, [4] eine schnelle und sichere Evakuierung des Verunglückten, die Möglichkeit einer fortgeschrittenen notfallmedizinischen Versorgung am Einsatzort und einen schnellen Transport in ein geeignetes Krankenhaus, auch über große Entfernungen. Zudem können, wenn der genaue Notfallort nicht bekannt ist, große Gebiete relativ einfach per Hubschrauber abgesucht werden.

Bei einer raschen Wetterverschlechterung oder kurz vor Einbruch der Dunkelheit ist eine zügige Evakuierung der Verletzten bzw. schwer Erkrankten entscheidend. Wenn aufwändige, komplexe Rettungsmaßnahmen erforderlich sind, bieten Hubschrauber die Möglichkeit, Rettungsteams in großer Zahl und technische Ausrüstung in großen Mengen innerhalb kurzer Zeit zu transportieren. [9]

Bei schweren Traumata in abgelegenen Bergregionen kann die Rettung per Hubschrauber die einzige Überlebenschance bedeuten, während bei langen terrestrischen Rettungsaktionen die Belastungen und Gefahren für die Verletzten wesentlich höher sind. Hubschrauberflüge und Winden- oder Taubergungen sind schonender und weniger schmerzhaft für die Verletzten. Medizinische Interventionen während technischer Abseilaktionen sind praktisch unmöglich, Winden- oder Seilbergungen mit dem Hubschrauber dauern dagegen nur wenige Minuten und können auch nach invasiver notfallmedizinischer Therapie durchgeführt werden.

Eine präklinische Rettung innerhalb der „Golden Hour of Trauma“ ist im Gebirge ohne Hubschrauber meist nicht möglich. [1] Die Überlebenschancen von Schwerverletzten oder Erkrankten sind in der Regel am besten, wenn sie schnell vor Ort medizinisch versorgt und in die nächstgelegene geeignete medizinische Einrichtung transportiert werden. [3] Eine Analyse der Daten des deutschen Traumaregisters über einen Zeitraum von 10 Jahren ergab einen direkten unabhängigen Überlebensvorteil nach Hubschrauber-Einsätzen im Allgemeinen. [11] Mehrere Studien unterstützen die Annahme einer verbesserten Überlebensrate nach HEMS-Einsätzen [15, 16, 32, 33], insbesondere in Gebirgsregionen. [28]

5.5 Grundlagen der Luftrettung in den Bergen

5.5.1 ICAR ARC

Die Air Rescue Commission (ARC) ist eine von vier Kommissionen der ICAR und stellt die führende weltweite Plattform für Know-how in der Gebirgsflugrettung dar. Sie stellt weltweit Fachwissen zur Verfügung und veröffentlicht Empfehlungen, die über die ICAR-Website für alle zugänglich sind. [34] Die Datenbank der ARC über Flugrettung im Gebirge ist eine der größten der Welt. Die ARC besteht aus Experten, Piloten, Flugrettern und Windenführer aus allen ICAR-Mitgliedsorganisationen. Ihre Ziele und Aufgaben sind der Erfahrungsaustausch unter den Mitgliedern, das gegenseitige Lernen von anderen und die Erarbeitung von Sicherheitsstandards. Die ARC befasst sich mit international verschiedenen regionalen Bedingungen, Systemen, Regeln und Vorschriften, Verfahren und Arbeitsabläufen sowie Ausrüstungen. Es ist nicht möglich, ein optimales Einheitsmodell nach dem Motto „One size fits all“ zu erstellen, deshalb arbeitet die ARC eher an Best-practice-Modellen als an strikten Regelwerken. [34]

5.5.2 ICAR MedCom

Die „Internationale Kommission für Alpine Notfallmedizin“ (ICAR MedCom) ist eine der vier Kommissionen der ICAR und eine führende Organisation für Alpine Notfallmedizin. Sie besteht aus Notärzten und Paramedics aus allen ICAR-Mitgliedsländern, die Erfahrung in der präklinischen Behandlung von Bergunfällen haben. Das Hauptziel der ICAR MedCom liegt darin, die medizinische Behandlung von Bergunfällen zu verbessern, indem Empfehlungen und Richtlinien erstellt werden, die sich mit wissenschaftlichen und praktischen Aspekten der Bergrettung und Notfalltherapie befassen. Diese werden in internationalen, wissenschaftlichen Peer-reviewed-Fachzeitschriften veröffentlicht. Die Empfehlungen richten sich an Notärzte, Paramedics, Ersthelfer und Behörden, die für die Organisation von Rettungseinsätzen in den Bergen zuständig sind. [34]

5.5.3 Terminologie

Search and Rescue (SAR)

Es gibt unterschiedliche Definitionen von Such- und Rettungseinsätzen (SAR). Die Unterscheidung zwischen SAR- und Flugrettungseinsätzen ist nicht immer eindeutig, da Flugrettungseinsätze oft Elemente des SAR einschließen, bevor eine medizinische Behandlung möglich ist, und viele SAR-Einsätze Personen mit Traumata oder medizinischen Problemen betreffen. [35, 36]

Im Allgemeinen umfasst SAR die Suche nach Menschen und die Bereitstellung von Hilfe für solche, die sich in einer Notlage oder drohender Gefahr befinden. Innerhalb des SAR gibt es spezielle Untergruppen, die in der Regel durch die Art des Geländes, in dem die Suche durchgeführt wird, bestimmt werden, wie z.B. Bergrettung, Luftrettung über Wasser, SAR in Städten.

SAR-Dienste

SAR-Dienste beinhalten die Überwachung von Notlagen, Kommunikation, Koordination, SAR-Funktionen, medizinische Erstversorgung oder medizinische Evakuierung unter Einsatz öffentlicher und privater Ressourcen, einschließlich Flugzeugen, Schiffen und anderer Transportmittel und Einrichtungen. [37]

HEMS-Flug (Rettungsflug)

Ein HEMS-Flug ist ein Flug mit einem Hubschrauber, der mit einer HEMS-Zulassung betrieben wird mit dem Zweck, medizinische Hilfe in Notfällen zu leisten, wenn ein sofortiger und schneller Transport erforderlich ist. HEMS-Hubschrauber transportieren

- medizinisches Personal und Versorgungsgüter wie Ausrüstung, Blut und Medikamente,
- kranke oder verletzte Personen und andere Personen, die unmittelbar mit dem Verunglückten zu tun haben.

HEMS-Crew-Member

Ein Mitglied der Helikopterrettungscrew (HEMS-Crew-Member, Flugretter) ist ein technisches Besatzungsmitglied in einem HEMS-Hubschrauber, das den Piloten während des Einsatzes unterstützt und sich um Personen kümmert, die medizinische Hilfe benötigen. [38]

Air Ambulance (Rettungshubschrauber oder Ambulanzflugzeug)

Wenn man von „Air Ambulance" spricht, sind damit speziell ausgerüstete Rettungshubschrauber oder Ambulanzflugzeuge gemeint, die verletzte oder kranke Personen in einem medizinischen Notfall transportieren und dabei manchmal große Distanzen zurücklegen, die für einen herkömmlichen Rettungswagen am Boden nicht zu bewältigen wären. [39]

5.5.4 Probleme in schwierigem Gelände

Einsätze der Luftrettung können auf niedriger Höhe stattfinden oder sich in größeren Höhen abspielen, zum Teil sogar in solchen Höhen, für die kein Flugzeug zugelassen ist. In SAR-HEMS-Einsätzen ist man auf spezielle Eigenschaften von Hubschraubern über die normalen Anforderungen hinaus angewiesen.

Rettungsaktionen werden oft in schwierigem Gelände, bei schlechten Wetterbedingungen oder bei Nacht durchgeführt. In Gebirgsregionen können Hubschrauber sehr oft nicht landen, weil es an Platz mangelt oder weil das Gelände uneben oder sehr steil ist. Eine Rettungsaktion kann den Einsatz einer Winde oder eines Fixtaus erfordern. Für Hubschraubereinsätze in sehr schwierigem Gelände, wie z. B. in Schluchten, an steilen oder überhängenden Wänden, bei der Rettung von Bäumen, können spezielle Techniken zur Anwendung kommen. In anderen Fällen können Hubschrauber knapp über dem Boden schweben, um Rettungskräfte ein- und aussteigen zu lassen, um Ausrüstung ein- und auszuladen, oder auch Verletzte an Bord zu nehmen. Alle Schwebeflugverfahren erfordern vom Piloten eine hohes Maß an Konzentration, weil dabei eine stabile Position über dem Notfallort gehalten werden muss.

Windensysteme

Eine Winde ist ein mechanisches System, bei dem ein Stahlseil mit einem Haken herabgelassen oder aufgezogen wird, an dem die Person entweder mit einem Gurt befestigt oder in einer Trage gesichert ist. Die Gewichtsgrenzen liegen in der Regel zwischen 115 und 275 kg und die Seillänge beträgt in der Regel zwischen 50 und 90 m. Die Winde ist normalerweise an einer Seite des Hubschraubers angebracht. Dies hat Auswirkungen auf den Schwerpunkt, besonders bei kleinen oder mittelgroßen Maschinen. An schwierigen Stellen, z. B. unter einem Überhang, kann ein Retter am Seil einen speziellen Teleskopstab mit einem Haken am Ende verwenden, um zum Patienten zu gelangen. (➤ Abb. 5.1)

Die Hauptvorteile einer Seilwinde im Vergleich zu einem Fixtau sind Vielseitigkeit und Schnelligkeit. Mit einer Seilwinde kann das HEMS-Team direkt aus dem Hubschrauber zum Notfallort abgelassen werden. Nach der Behandlung des Opfers ermöglicht die Winde das Aufziehen des Teams und des Patienten in den Hubschrauber, ohne dass eine Landung erforderlich ist. Eine Winde ist in der Regel schneller und sicherer als ein fixes Tau, insbesondere bei schwierigen Wetterbedingungen und in der Nacht. Die Nachteile von Windensystemen sind die Kosten, das zusätzliche Gewicht, die geringere Manövrierfähigkeit des Hubschraubers und die Möglichkeit von Fehlfunktionen. [3]

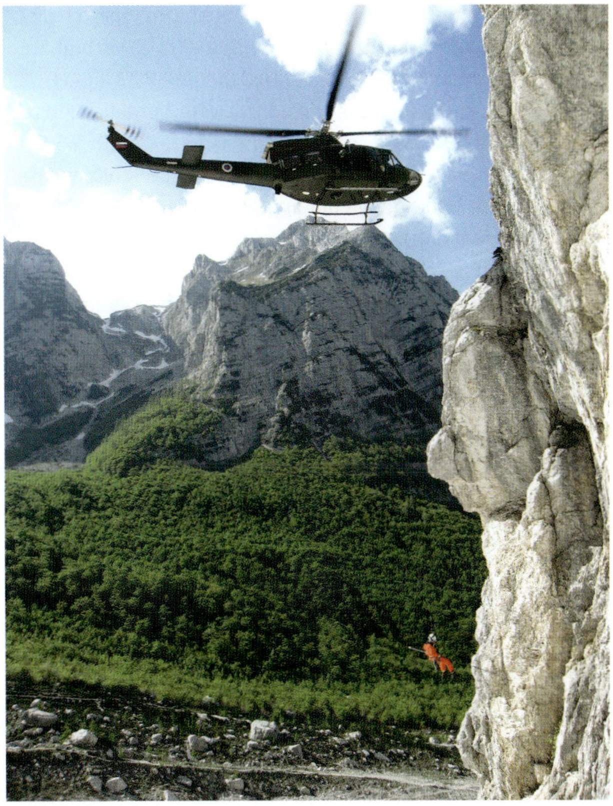

Abb. 5.1 Ein Retter nähert sich einer schwierigen Stelle mithilfe einer Winde und eines Teleskopstabs. Unterer Teil der Triglav-Nordwand in den Julischen Alpen. (Mit freundlicher Genehmigung von Dr. Iztok Tomazin)

Fixtausysteme

Fixtausysteme sind eine weitere Methode zur Durchführung von Rettungseinsätzen ohne Landung am Notfallort. Dabei werden statische Perlon- oder Stahlseile verwendet. Das Seil und die Sicherungsschlinge werden an einem primären und einem zweiten zusätzlichen Lasthaken eingehängt oder auf eine andere Weise am Hubschrauber befestigt. In manchen Situationen reicht die Länge des Taus nicht aus, dann wird zusätzlich eine speziell lange „Longline" verwendet. Zu den Vorteilen dieses Systems zählen eine größere Leistungsreserve des Hubschraubers durch den Wegfall des Gewichts der Windenausstattung. Der Schwerpunkt des Hubschraubers bleibt immer in der Mitte, da der Haken in der Mitte des Flugzeugs angebracht ist. Die Auswahl der Seillänge (10–360 m) liegt im Ermessen des Piloten und hängt von seiner Qualifikation und Erfahrung sowie von der jeweiligen Situation ab.

Der größte Nachteil des Fixtaus besteht darin, dass der Hubschrauber landen muss, um das Tau vorzubereiten. Dann muss er das Rettungsteam am Tau hängend zum Verletzten fliegen, nach der Erstversorgung das Team und den Verletzten wieder abholen und sie, wieder am Tau hängend, zum Zwischenlandeplatz transportieren. Dort wird der Verletzte in den Hubschrauber geladen und danach ins Krankenhaus geflogen. Das Einhängen der verunglückten Person ins Bergetau erfordert einen voll kontrollierten Schwebeflug, was insbesondere bei schlechten Wetterbedingungen schwierig sein kann.

5.5.5 Instrumentenflugregeln

Ein Hubschrauber kann wie jedes andere Luftfahrzeug bei Tag und bei Nacht fliegen. Flüge werden entweder nach Sichtflugregeln (Visual Flight Rules – VFR) oder nach Instrumentenflugregeln (Instrumental Flight Rules – IFR) durchgeführt. Bei VFR-Flügen muss der Pilot ständig Sichtkontakt zum Boden haben, ein Flug durch die Wolken ist verboten. Bei IFR-Flügen ist der Pilot auf spezielle Instrumente angewiesen, um sich zu orientieren. Die IFR-Ausstattung erfordert den Einbau spezieller Ausrüstung, die relativ schwer ist und in der Regel in mittleren und größeren Hubschraubern verwendet werden kann. Für IFR-Flüge müssen die Piloten und die Besatzung speziell ausgebildet sein. In der Vergangenheit waren IFR-Flüge nur von Flughafen zu Flughafen erlaubt und zudem nur auf genau festgelegten Routen oder Korridoren und in größeren Höhen. Neuere Technologien ermöglichen es, dass ein Pilot bei schlechten Sichtbedingungen nach IFR-Regeln fliegen und damit auch außerhalb von kontrollierten Flugplätzen landen kann.

5.5.6 Rettungsflüge bei Nacht

Viele Rettungshubschrauber-Stützpunkte operieren nicht bei Nacht, da der Nachtbetrieb in den Bergen besonders anspruchsvoll und gefährlich ist. Nachtflüge erfordern eine spezielle Ausrüstung und Ausbildung, um die Sicherheit und Effizienz der Einsätze zu erhöhen. Bei Nachtflügen benötigen Hubschrauber leistungsstarke Suchscheinwerfer für Start, Landung und für Suchflüge. Nachtsichtsysteme (Night Vision Imaging Systems, NVIS) werden sowohl in zivilen als auch in militärischen Flugzeugen häufig eingesetzt. Nachtsichtbrillen (Night Vision Goggles, NVG) werden an den Flughelmen der Crew befestigt und bieten ein eingeschränktes Sichtfeld mit verbesserter Sicht in dunkler Umgebung. Ihr Einsatz kann anspruchsvoll sein und erfordert eine spezielle Ausbildung und Erfahrung. Die Nachtflüge erfordern außerdem spezielle Hubschraubermodifikationen und -zertifizierungen.

5.5.7 Große Höhen

Rettungsflüge in großen Höhen sind äußerst anspruchsvoll und erfordern ein hochprofessionelles Vorgehen des Piloten und der anderen Besatzungsmitglieder. Außerdem sind hervorragende Kenntnisse der Bodenverhältnisse, der Winde, der Turbulenzen, der Wettervorhersagen, der Höhen-Leistungs-Berechnungen, der Situation am Boden und anderer Faktoren notwendig.

Das Fliegen oder Schweben in großen Höhen kann einen Hubschrauber sehr nahe an seine technischen Leistungsgrenzen bringen. Die folgenden vier Hauptfaktoren schränken den Betrieb in großer Höhe ein:

- Umgebung: Luftdruck und -dichte, Temperatur, Winde
- Technik: Strömungsabriss der Rotorblätter, begrenzte Motorleistung
- Höhenphysiologie des Menschen: Hypoxie bei den Besatzungsmitgliedern, die in der Regel nicht akklimatisiert sind, um Rettungseinsätze in großen Höhen ohne zusätzlichen Sauerstoff durchzuführen
- Zertifizierung: Die meisten modernen Hochleistungshubschrauber sind für eine Höhe von 7.000 m zugelassen, können aber unter guten Bedingungen auch höher fliegen.

Die Auswirkungen von abnehmendem Luftdruck und Luftdichte auf die Rotorleistung und der menschlichen Physiologie addieren sich, dadurch können Rettungsflüge in großer Höhe äußerst schwierig und gefährlich sein. Selbst mit einem leistungsstarken Hubschrauber und einer qualifizierten Crew müssen alle Risiken äußerst sorgfältig abgewogen werden.

TIPPS

Die Natur kann die Leistungsfähigkeit eines jeden Hubschraubers an die Grenzen bringen. Ein erfolgreicher Rettungseinsatz mit einem Hubschrauber in großer Höhe ist eine Leistung, die ein Zusammenspiel aus geeigneter Technik, menschlichen Fähigkeiten und einer gehörigen Portion Glück erfordert. [23]

5.5.8 Flugphysiologie

Die menschliche Flugphysiologie ist ein komplexes Thema. [12, 40] Hier werden nur einige grundlegende Fakten rund um die Hubschrauberrettung beschrieben.

Bei Hubschrauber-Rettungseinsätzen in den Bergen werden Besatzungen und Patienten innerhalb von Minuten sehr großen Höhenunterschieden ausgesetzt. HEMS-Stützpunkte befinden sich oft in niedrigen Lagen, ihr Einsatzbereich kann jedoch bis zu 4.000 m oder noch höher reichen. Hubschrauber verfügen nicht über einen Druckausgleich in der Kabine. Selbst wenn sie das hätten, wäre dies nutzlos, da die Rettungsarbeit außerhalb des Hubschraubers im Freien erfolgt. Um die physiologischen Auswirkungen wechselnder Flughöhen in alpiner Hubschrauberrettung zu verstehen, sind zwei Gasgesetze von Bedeutung:

- **Dalton-Gesetz der Partialdrücke:** Der Gesamtdruck eines Gasgemisches ist demzufolge die Summe der Partialdrücke der einzelnen Bestandteile. Der Abfall des Gesamtdrucks der Umgebungsluft verursacht einen proportionalen Abfall des Sauerstoffdrucks, wenn der Sauerstoffanteil im Gemisch gleich bleibt. In einem Hubschrauber nimmt während des Steigfluges die verfügbare Sauerstoffmenge erheblich ab. In 2.000 m Höhe sinken Luftdruck und Sauerstoffpartialdruck im Vergleich zur Meereshöhe um 20 %, in 3.000 m um 30 % und in 5.500 m um 50 %. Im Gegensatz dazu steigt der Sauerstoffpartialdruck beim Sinkflug wieder an. Bei der Alpinrettung liegt das Zielkrankenhaus in der Regel tiefer als der Unfallort, die Flugstrecke zum Krankenhaus kann allerdings über höhere Berge führen. Dies ist zu berücksichtigen, wenn sich Patienten mit eingeschränkter Lungen- oder Herz-Kreislauf-Funktion an Bord befinden. Es sollte großzügig Sauerstoff verabreicht werden.
- **Boyle-Mariott-Gasgesetz:** Es beschreibt die Beziehung zwischen Gasvolumen und Gasdruck in einem geschlossenen System. Das Verhältnis von Volumen und Druck bleibt konstant, was bedeutet, dass sich das Gas in größerer Höhe ausdehnt und in geringerer Höhe zusammenzieht. In 2.000 m Höhe dehnt sich das Gas im Vergleich zum Meeresspiegel um 30 % aus, in 3.000 m um 50 % und in 5.500 m um mehr als das Doppelte. Die Gasausdehnung ist bei der Behandlung von Thoraxtraumen und einem Pneumothorax von großer Bedeutung. Wenn z.B. in einer Höhe von > 3.000 m ein Pneumothorax vermutet wird und die Atmungsfunktion beeinträchtigt ist, kann eine schnelle Evakuierung in eine niedrigere Höhe die Situation deutlich verbessern und im Vergleich zu invasiven Maßnahmen vor Ort die bessere Wahl sein. Im Gegensatz dazu ist zu bedenken, dass ein Steigflug die Situation einer Person mit Pneumothorax ernsthaft verschlechtern kann.

Bei starken und turbulenten Winden wie dem Föhn, einem warmen Fallwind in den Alpen, kann ein Hubschrauber hohen Akzelerations- und Dezelerationskräften ausgesetzt sein. Dies kann für Besatzungsmitglieder und umso mehr für Patienten sehr unangenehm sein. Bei Patienten, die zusätzlich an Flugangst leiden, kann das zu Panik führen und eine Sedierung erfordern. Eine Kinetose (Reisekrankheit, Seekrankheit) kann sowohl das medizinische Team als auch den Patienten betreffen. Antiemetika wie Ondansetron bewirken eine Linderung der Übelkeit, schützen aber nicht vor der Kinetose. Zur Vorbeugung der Kinetose können Anticholinergika oder Antihistaminika eingesetzt werden, deren Nebenwirkungen können allerdings für die Hubschraubercrew gefährlich sein.

5.5.9 Gefahren rund um den Hubschrauber

Bei der Bergrettung mit Hubschraubern gibt es viele Umgebungsgefahren: z.B. Wetter, Turbulenzen, Hindernisse am Boden wie Felsformationen, Wände und Grate, Leitungen und Bäume, Steinschlag, Seile. Auch der Hubschrauber selbst stellt eine Gefahr dar, insbesondere für ungeschultes Personal. Die Haupt- und Heckrotoren können aufgrund der hohen Drehzahl und der schlechten Sichtverhältnisse, z. B. bei Staub oder Schnee, nicht sichtbar sein. Außerdem erzeugt der Hubschrauber im Schwebeflug, bei der Landung und beim Start erhebliche Rotorabwinde. Diese Gefahren können selbst bei gut ausgebildeten Crewmitgliedern Stress verursachen. ➤ Abb. 5.2 zeigt einige der Gefahren bei der Hubschrauberrettung.

Es liegen nur wenige Daten über die Hubschrauberrettung im Gebirge vor. Die meisten Untersuchungen wurden zur Flugrettung im Allgemeinen durchgeführt. Eine MED-LINE-Recherche fand 11 relevante Studien über HEMS-Unfälle zwischen 1970 und 2009 mit Unfallraten zwischen 1,7 und 13,4 pro 100.000 Flugstunden und tödliche Flugunfälle zwischen 0,91 und 4,7 pro 100.000 Flugstunden. [41] Es konnte auch aufgezeigt werden, dass der Hubschraubertyp einen Einfluss auf die Unfallschwere haben kann. [42]

Eine vom European Helicopter Safety Team (EHEST) durchgeführte Analyse der Hubschrauberunfälle in Europa zwischen 2006 und 2010 zeigt mehrere Ursachen auf, die dazu beitragen. Die wichtigsten Standard-Problemstellungen, die vom EHEST aufgelistet werden, sind: [43]

- Urteilsvermögen und Handlungen des Piloten
- Sicherheitsmanagement
- Aufgaben am Boden
- Situative Aufmerksamkeit des Piloten
- Datenprobleme
- Einsatzrisiko

MERKE

Menschliche Faktoren spielten bei 94 % aller Unfälle eine Rolle, gefolgt von Wetter (25 %), mechanischen Faktoren (24 %), akzidenteller Bodenberührung (CFIT, Controlled flight into terrain) in schwierigem Gelände (21 %) und Fehlern in der Landezone (9 %). Unachtsamkeit und Selbstüberschätzung waren für 40 % der Unfälle der HEMS-Unfälle verantwortlich. [44]

5.5.10 Crew Resource Management

Das Crew Resource Management (CRM) ist die Anwendung der Human-Factors-Forschung im Luftfahrtsystem. CRM ist ein Managementsystem, das alle verfügbaren Ressourcen wie Ausrüstung, Verfahren und Menschen optimal nutzt, um die Sicherheit zu erhöhen und die Effizienz des Flugbetriebs zu verbessern. Es umfasst ein breites Spektrum von Kenntnissen, Fähigkeiten und Einstellungen, darunter Kommunikation, situative Aufmerksamkeit, Problemlösung, Entscheidungsfindung und Teamarbeit. Das CRM befasst sich mit kognitiven und zwischenmenschlichen Fähigkeiten, um einen Flug mithilfe eines organisierten Systems zu steuern. Kognitive Fähigkeiten sind definiert als jener mentale Prozess, der dazu dient, situative Aufmerksamkeit zu erhöhen und aufrechtzuerhalten, um Probleme zu lösen und Entscheidungen zu treffen. [45–47] Sowohl die Internationale Zivilluftfahrtorganisation (ICAO) als auch die Europäische Agentur für Flugsicherheit (EASA) schreiben CRM-Schulungen für alle Besatzungsmitglieder vor, beginnend mit der Grundschulung, der jährliche Wiederholungsschulungen folgen.

MERKE

In der Bergrettung ist eine „Go-/No-Go"-Entscheidung eine entscheidende Komponente des CRM. Es ist schwierig, der Mannschaft beizubringen, „Stopp" oder „Nein" zu sagen, wenn das wesentliche Ziel darin besteht, Menschen in Not zu helfen. Es können verschiedene Schemata verwendet werden. Jede Firma, die Luftfahrtpersonal beschäftigt, muss für diese anspruchsvolle Aufgabe eigene Verfahren entwickeln. Jedes Besatzungsmitglied muss seine Grenzen kennenlernen und sie mitteilen.

5.6 Empfehlungen

5.6.1 Organisation

Im Gebirge sollte in jeder Region mindestens ein HEMS-Hubschrauber mit einer für die Bergrettung geeigneten HEMS-Besatzung zur Verfügung stehen. [9] Der Hubschrauberrettungsdienst ist von der zuständigen nationalen Behörde zu lizensieren und muss alle nationalen und internationalen Vorschriften erfüllen. Es werden Richtlinien empfohlen, die Qualifikationen, Zertifizierung, Ausbildung, Dienstzeiten und Zeitplanung in Übereinstimmung mit den nationalen Anforderungen regeln, sowie Aussagen enthalten zum Versorgungsauftrag und zum Umfang des Aufgabengebiets. [13] Idealerweise sollte jeder medizinische Notfall in der Region innerhalb von < 20 min erreicht werden können. Die Leiter eines Rettungshubschrauberstützpunktes sollten über die besonderen Anforderungen in der Alpinrettung Bescheid wissen.

Das geeignete Finanzierungsmodell der Organisation hängt von den örtlichen Gegebenheiten ab, aber es sollte keine Kompromisse bei der Sicherheit oder dem Grundprinzip eingehen, dass der Dienst für jeden entsprechend dem medizinischen und rettungsdienstlichen Bedarf zur Verfügung steht, unabhängig von Nationalität, Versicherung oder anderen Einflüssen. [3, 9]

Jeder Rettungshubschrauber muss einen ärztlichen Leiter haben, der die medizinische Leitung übernehmen kann und hierfür alle Anforderungen erfüllt, die an Qualitätsmanagement, klinische Führung, Ausbildung und praktische Arbeit am Helikopter gestellt werden. Die Hauptaufgabe des medizinischen Leiters besteht darin, medizinische und fliegerische Teams zu koordinieren und sicherzustellen, dass Sicherheitsfragen Vorrang haben. Die spezifischen Aufgaben sind: [12, 13]

- Aktive Beteiligung am Sicherheits- und Qualitätsmanagementprogramm, einschließlich des Erstellens und Überprüfens von Protokollen und Standardarbeitsanweisungen (SOPs)

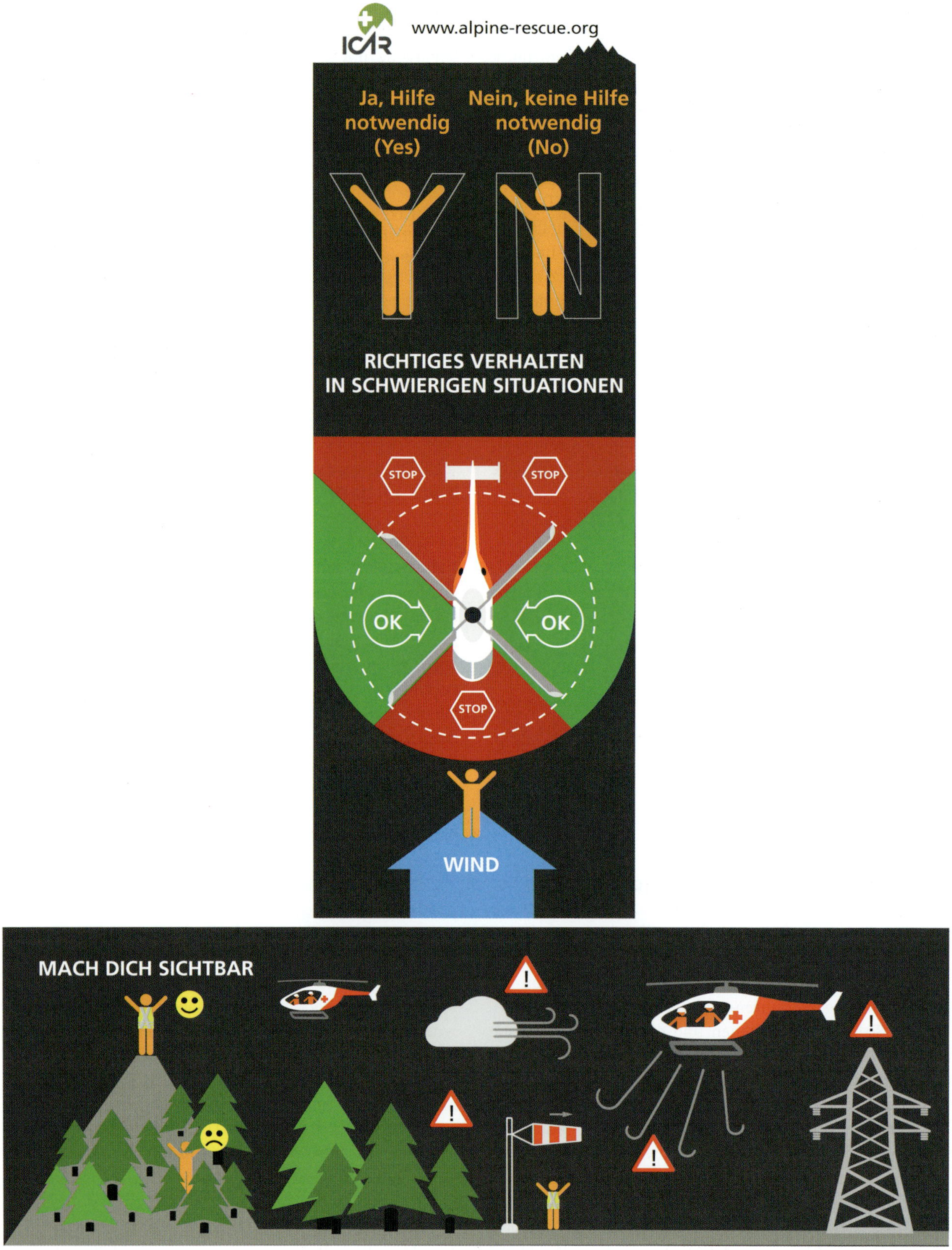

Abb. 5.2 Air safety card: Dokument der ICAR-Flugrettungskommission für Laien und Personen ohne Kenntnisse im Umgang mit Helikoptern. Verfügbar unter www.alpine-rescue.org/xCMS5/WebObjects/nexus5.woa/wa/icar?menuid=1076.

- Überwachung und Bewertung der Qualität der medizinischen Versorgung
- Sicherstellen der Kompetenz und Aktualität des gesamten eingesetzten medizinischen Personals

MERKE

Die Erfahrungen aus vielen Ländern zeigen, dass eine effektive Luftrettung eher ein organisatorisches als ein technologisches Wunderwerk ist.

5.6.2 Arbeitsplatzbedingungen

Ein HEMS-Stützpunkt sollte ein angemessen sicheres und komfortables Arbeitsumfeld für das gesamte Personal bieten mit ausreichender Beleuchtung, Heizung, Belüftung und individuellen Arbeitsräumen. Es sollten ein medizinisches Lager zur Verfügung stehen, die Wartung des Hubschraubers und anderer Transportmittel möglich sein sowie alle erforderlichen Kommunikationseinrichtungen vorhanden sein. Außerdem sollten Einrichtungen für Ausbildung, Einsatzplanung und Ruheräume vorhanden sein. Alle Ressourcen für die Patientenversorgung, Einsatzcrew und -ausrüstung müssen einsatzbereit sein und sich entweder im Hubschrauber befinden oder für den Einsatz bereit liegen. [13] Die Entfernung zwischen Hubschrauber und Team sollte so kurz wie möglich sein.

5.6.3 Dienstpläne

Der Dienstplan eines HEMS-Teams muss so gestaltet sein, dass mögliche Zwischenfälle und hohe Einsatzbelastungen und deren Auswirkungen auf die Einsatzcrews berücksichtigt werden. Normalerweise sollte die Dienstzeit die Tageslichtzeit umfassen. In vielen Fällen ist das mit einer Dienstschicht möglich. In Gebieten mit häufigen Einsätzen wird eine Bereitstellung 24 Stunden/7 Tage pro Woche empfohlen. Bei Nachtflugbereitschaft ist eine zweite Schicht empfehlenswert oder verpflichtend. [3]

5.6.4 Sicherheit

Ein Flugrettungsbetreiber muss die allgemeinen Empfehlungen des ICAO-Annex 19 zum Safety Management [48] und das ICAO Safety Management Manual befolgen. [49] Es sollte ein Safety Officer ernannt werden, der für ein Safety Management System (SMS) zur Minimierung des Betriebsrisikos verantwortlich ist. Dieser sollte alle Aspekte luftfahrtrelevanter Sicherheitsfragen über den gesamten Aufgabenbereich der Organisation überwachen. [13]

Die Gefährdung von Flugpersonal und Patienten muss gegen einen eindeutigen Nutzen für den Patienten aufgewogen werden. [50] Die Sicherheit wird durch die Verwendung standardisierter „Fly-/No-fly"-Entscheidungsprotokolle erhöht, die zahlreiche Faktoren berücksichtigen, um sichere Entscheidungen treffen zu können. Vor Beginn des Rettungseinsatzes ist eine Einsatzbesprechung wichtig. Die jeweiligen Aufgaben sind für das gesamte Boden- und Flugpersonal klar zu definieren. [9]

In die SOPs müssen Risikobewertungen und Notfallpläne für eine zweistufige Evakuierung aus schwierigem Gelände, insbesondere in großer Höhe, oder eine terrestrische Rettungsphase aufgenommen werden. Da Wetter, Dunkelheit und Feuer wesentliche Faktoren für das Überleben nach einem Hubschrauberabsturz sind, ist es notwendig, die Ausstattung und Crashsicherheit der Hubschrauber zu optimieren. [42] So können z.B. NVIS (5.5.6), energieabsorbierende Sitze und absturzsichere Treibstoffsysteme das Risiko verringern. [51] Wenn zusätzlicher Flugverkehr zu erwarten ist, wird ein System zur Vermeidung von Flugzeugkollisionen empfohlen. Ein aktives Sicherheits- und Risikomanagement und eine ausgeprägte Sicherheitskultur sind wichtig. Zudem ist ein System zur Meldung von Zwischenfällen (Incident Reporting System) empfehlenswert. [13]

TIPPS

Setzen Sie nichts voraus. Das Erfolgsgeheimnis liegt in der eigenen Verantwortung, nicht in Sicherheitsregelwerken und Vorschriften. Wenn Sie glauben, dass Ihnen ein Unfall nicht passieren kann, irren Sie sich. [44]

MERKE

„Sicherheit" ist ein Begriff, keine Regel, kein System und kein Projekt. Vielmehr drückt der Begriff „Sicherheit" eine Haltung aus. Leitlinien geben eine vorgeschriebene Handlungsweise vor und verringern das Risiko, dass das Gehirn unter komplexen und wechselnden Bedingungen überfordert wird. Leitlinien sollten immer einen gewissen Spielraum für Improvisation lassen, das hat sich in der Praxis bewährt.

TIPPS

Vermeiden Sie Schuldgefühle, das ist wichtig, wenn eine Rettung fehlgeschlagen ist oder aus Sicherheitsgründen nicht durchgeführt werden konnte. Scheuen Sie sich nicht, „nein" zu sagen, wenn ein „Ja" zu gefährlich ist.

5.6.5 Integration und Zusammenarbeit

Rettungsdienste und Gesundheitssysteme müssen über Leitlinien für den Einsatz von HEMS verfügen und diese auch befolgen, um die richtige Auswahl der Patienten zu ermöglichen. Aus der Verkürzung der Zeit bis zur endgültigen Versorgung von Patienten muss ein klinischer Nutzen resultieren, wie bei zeitkritischen Notfällen. HEMS sollen medizinische Behandlungskompetenz und Gerätschaften zum Patienten bringen und einen Transport ermöglichen, wenn Patienten auf anderem Wege nicht erreichbar sind. [52]

5

Luftrettungsdienste im alpinen Raum sollten in die regionale Rettungs- bzw. Notfallstruktur integriert und unabhängig vom jeweiligen Notfall reibungslos eingesetzt werden. [9, 12, 25] Wir schlagen vor, dass jede in den Bergen tätige Luftrettungsorganisation die Arbeit der ICAR ARC und der ICAR MedCom verfolgt und einen Beitrag leistet. Gegebenenfalls sind Strategien für die Zusammenarbeit über internationale Grenzen hinweg von wesentlicher Bedeutung. Durch gemeinsame Treffen und Ausbildungsaktivitäten können Kooperationsstrategien Grenzen überwinden.

Fallbeispiel 5.2

Lebensbedrohliche Verletzungen eines Eiskletterers

In den Julischen Alpen stürzte ein großer Teil eines gefrorenen Wasserfalls ein und traf einen Kletterer. Nach dem Unfall hing er schwer verletzt in der Mitte des senkrechten Eisfalls. Terrestrische Rettungsteams und die Flugrettung wurden alarmiert, allerdings musste im Rahmen eines Pickup-Systems erst ein verfügbarer Notarzt für den Hubschrauber gefunden werden. Als der Hubschrauber mit einem sehr erfahrenen Bergretter und einem Arzt an Bord eintraf, war es schon fast dunkel, und bodengebundene Rettungsteams befanden sich bereits am Fuß und am oberen Ende des Wasserfalls. Eine terrestrische Rettung des schwerstverletzten Bergsteigers aus dem instabilen Wasserfall wäre zu gefährlich, anstrengend und zeitaufwendig gewesen. Ebenfalls gefährlich und herausfordernd wäre ein Rettungsversuch mit dem Hubschrauber gewesen, da der Wasserfall in einer von drei Seiten eingeengten Schlucht lag, und da es schon fast völlig dunkel war. Es mussten sofort einige schwierige Entscheidungen getroffen werden. Die wichtigste Entscheidung lag am Piloten, er entschied sich für einen Versuch. Das terrestrische Team war in Warteposition in einem Unterstand. Der Arzt und der Flugretter an Bord des Hubschraubers entschieden, dass der Flugretter einen Rettungsversuch mit der Winde starten würde, und der Arzt dabei im Hubschrauber bleibt, um die medizinische Ausrüstung und die weitere Behandlung vorzubereiten. Eine medizinische Behandlung, im senkrechten Eisfall hängend, wäre unmöglich gewesen. Über die Leitstelle forderte der Arzt ein Notfallteam aus der nächstgelegenen Stadt an, um mit einem Rettungswagen zum nächstgelegenen Landeplatz am Taleingang zu kommen. Die Rettungsaktion am Windenseil war für den Piloten und für den Flugretter technisch schwierig. Schließlich gelang es dem Flugretter, den ins Seil gestürzten Verletzten mittels Kaperbergung zu retten und ihn auf die Kufe des schwebenden Hubschraubers zu bringen. Zu diesem Zeitpunkt war es bereits dunkel. Da das Verletzungsmuster noch nicht bekannt war, entschied man sich, den Patienten nicht in die Kabine zu hieven, sondern ihn neben der Kufe hängend mit dem Flugretter, der die Halswirbelsäule manuell stabilisierte, etwa 2 min ins Tal zu fliegen. Von der Kabine aus stellte der Notarzt fest, dass der Gestürzte schwere Kopf- und Gesichtsverletzungen erlitten hatte. Als der Hubschrauber eine Wiese neben dem Soca-Fluss erreichte, befanden sich dort bereits ein Rettungswagen samt Team. Aus dem Schwebeflug heraus wurde der Verletzte vorsichtig auf die Trage gelegt und dann in den Rettungswagen gebracht. Dort bestätigten sich die ersten Diagnosen: schwere Kopf- und Gesichtsverletzungen mit Schock, Atemnot und Unterkühlung (27 °C). Der Bergrettungsarzt aus dem Hubschrauber führte als erfahrenster Mediziner mit Unterstützung des Rettungsteams eine sofortige Rapid-Sequence-Intubation (RSI) durch. Diese war besonders schwierig, weil fast alle Gesichtsknochen und die Schädelbasis frakturiert waren und starke Blutungen auftraten. Nach einer stabilisierenden Behandlung (Analgesie, Sedierung, Relaxierung, Volumentherapie) wurde der Schwerverletzte mit dem Hubschrauber in ein 120 km entferntes Traumazentrum transportiert. Er überlebte mit nur leichten Gesichtsdeformationen und ohne bleibende Folgen. [53]

Fazit: Schnelle und optimale Entscheidungen, eine technisch anspruchsvolle Hubschrauberrettung und hochwertige medizinische Behandlung, die gute Zusammenarbeit zwischen dem terrestrischen Bergrettungsteam, dem Hubschrauber-Rettungsteam und dem Team des Rettungswagens sowie ein wenig Glück haben dazu beigetragen, das Leben dieses schwer verletzten Bergsteigers in schwierigem Gelände und unter schwierigen Umständen zu retten. Mit ziemlicher Sicherheit hätte der Verletzte eine bodengebundene Rettung nicht überlebt. [4]

5.6.6 Leitstellen

Empfehlenswert sind integrierte Leitstellen, in denen alle medizinischen und rettungsdienstlichen Notrufe rund um die Uhr und das ganze Jahr über entgegengenommen werden, mit einer weithin bekannten, international anerkannten Rufnummer wie 112 in Europa oder 911 in Nordamerika. [54, 55] Alle Personen, die einen Hubschrauber disponieren, sollten sich der spezifischen Probleme in Bergregionen oder entlegenen Gebieten bewusst sein. Um eine fundierte Entscheidung über die am besten geeigneten Einsatzkräfte zu treffen, sollte der Disponent alle verfügbaren Mittel zur Erreichbarkeit des Patienten und für den Transport bewerten. [5, 9] Ein computergestütztes Advanced Medical Priority Dispatch System und eine gebietsspezifische Checkliste, die verfügbare Ressourcen, Protokolle für die Aktivierung von terrestrischen und Luftrettungseinheiten sowie Indikationen für die Alarmierung von HEMS enthält, können als Grundlage für den Entscheidungsprozess dienen. Dabei sollten jedoch persönliche Kenntnisse und Erfahrungen nicht ausgeklammert werden. [56] Die endgültige Entscheidung über die Durchführung des Einsatzes liegt bei dem HEMS-Team. Entsandt werden sollte der nächstgelegene qualifizierte Rettungshubschrauber, unabhängig von bürokratischen Hindernissen. [9]

Bei Unfällen mit mehreren Verletzten im Gebirge, beispielsweise bei Lawinenunfällen, kann es notwendig sein, mehrere Hubschrauber zu alarmieren, um so schnell wie möglich Rettungskräfte, Sanitäter, Suchhunde und Ausrüstung zum Einsatzort zu bringen. Wenn Lawinenverschüttete gesucht werden, muss medizinisches Personal sofort auf die Lawine gebracht werden. [57]

MERKE

Die Leitstelle und das Hubschrauberteam sollten gemeinsam entscheiden, ob HEMS eingesetzt werden sollte. Unnötige bürokratische Hürden sollten vermieden werden.

5.6.7 Zeit

Die Überlebenschancen eines Schwerverletzten oder Schwerkranken, insbesondere in einer abgelegenen oder gebirgigen Umgebung, können durch eine rasche medizinische Behandlung vor Ort und durch den Transport in die nächstgelegene geeignete medizinische Einrichtung verbessert werden. [2, 5, 58] Bei optimaler Organisation und modernen Hubschraubern kann eine Startzeit (Zeit vom Notruf bis zum Start des Rettungshubschraubers) von < 5 min erreicht werden. [4] Aus medizinischer Sicht ist eine Eintreffzeit (vom Notruf bis zum Eintreffen des HEMS-Teams beim Unfallopfer) von < 20 min anzustreben. Diese Zeit kann erreicht werden bei HEMS-Stützpunkten, die für einen Bereich von ≤ 50 km Durchmesser zuständig sind. Das sind Idealziele, ein Mindeststandard sollte sein: „So schnell wie möglich, ohne Abstriche bei der Sicherheit." [3, 13]

Eine multizentrische retrospektive Studie [4] von 6.121 Hubschraubereinsätzen ergab große Unterschiede bei den durchschnittlichen Start- und Eintreffzeiten zwischen neun HEMS-Stützpunkten in vier europäischen Alpenländern. Die kürzeste mittlere Startzeit betrug 2,9 min, die längste 17 min. Die kürzeste mittlere Eintreffzeit betrug 10,4 min und die längste 45 min. Es konnten sieben Faktoren ausfindig gemacht werden, die mit kürzeren Zeiten verbunden sind. Die wichtigsten davon sind

- ein privater, nicht-staatlicher HEMS-Hubschrauberbetreiber,
- die Integration der Flugrettung in den Rettungsdienst,
- alle Besatzungsmitglieder befinden sich am selben Ort am Stützpunkt,
- ein Hubschrauber, der nur für Rettungseinsätze eingesetzt wird,
- ein Einsatzgebiet von ca. 10.000 km^2,
- die Verfügbarkeit einer Winde oder eines Bergetaus,
- > 650 Einsätze pro Stützpunkt und Jahr.

Einsätze bei schlechtem Wetter und in der Nacht verlängern häufig die Start- und Eintreffzeiten, da die Flugvorbereitungen aufwändiger sind und die Fluggeschwindigkeit geringer ist.

MERKE

Sicherheit hat jederzeit Vorrang vor medizinischen Überlegungen.

5.6.8 Kommunikation

Eine stabile Zwei-Wege-Kommunikation zwischen den Mitgliedern der HEMS-Crew, den Leitstellen, anderen Rettungsdiensten und dem Einsatzort ist für die Sicherheit, Effizienz und ebenso für optimale medizinische Ergebnisse von entscheidender Bedeutung. Jedes Crewmitglied sollte einen eigenen Helm mit einem integrierten Zwei-Wege-Funk-Headset tragen, der jederzeit Kommunikation ermöglicht. [59] Die Crew-Mitglieder sollten mit den international anerkannten Handzeichen gemäß ICAO und der NATO vertraut sein. [3]

5.6.9 Team

Aufgrund der komplexen Herausforderungen bei Flugrettungseinsätzen muss das HEMS-Personal wesentlich höher qualifiziert sein als bodengebundenes Rettungsdienstpersonal. Besatzungen von Rettungshubschraubern sind verschiedenen umweltbedingten, physischen und psychischen Belastungen ausgesetzt, insbesondere in den Bergen. [3, 60]

Die aktuellen Empfehlungen der ICAR MedCom für HEMS-Ärzte, die an Bergrettungseinsätzen beteiligt sind, streichen die Bedeutung grundlegender technischer Fertigkeiten und körperlicher Fitness heraus in Verbindung mit bestimmten Eigenschaften wie der Fähigkeit, unter extremen Bedingungen arbeiten zu können und sich in gefährlichen Situationen zurechtzufinden sowie Sicherheitsbewusstsein zu haben. [3, 61] Laut anderen Empfehlungen [62] sollen alle Besatzungsmitglieder, mit Ausnahme des Piloten, beim Felsklettern den UIAA (*Union Internationale des Associations d'Alpinisme*)-Schwierigkeitsgrad IV und Steileis mit 50° beherrschen, und mit den gängigen Rettungs-, Seil- und Sicherungstechniken vertraut sein, um die meisten alpinen HEMS-Einsätze sicher durchführen zu können. Diese Empfehlungen berücksichtigen einen Sicherheitspuffer für ungünstige Bedingungen wie z.B. schlechtes Wetter. Verschiedene Länder haben unterschiedliche Anforderungen an das HEMS-Personal in der Bergrettung. Ein häufiges

Problem ist der Mangel an Ärzten mit hochqualifizierten Kenntnissen und Erfahrungen in den Bereichen Bergrettung und Notfallmedizin. [25]

Alle HEMS-Teammitglieder müssen für ihre Arbeit qualifiziert, registriert und zertifiziert sein. [13] Dazu gehören regelmäßige medizinische Untersuchungen, vorzugsweise durch einen flugmedizinischen Sachverständigen. Alle Teammitglieder, das medizinische Personal eingeschlossen, sollten geschult und als Besatzungsmitglieder angesehen werden und über Führungsqualitäten in ihrem Fachgebiet verfügen. [35, 46, 63, 64] Ausbildung und Training in allen Aspekten der Bergrettung, der Sicherheit und der Zusammenarbeit mit bodengebundenen Teams sind unerlässlich. [65] Dies kann durch international oder national anerkannte Kurse erreicht werden, welche die Grundlagen des Bergsteigens, Boden- und Luftrettungstechniken sowie die medizinische Behandlung vermitteln. Es ist wünschenswert, dass das medizinische Personal im HEMS über eine zusätzliche postgraduale Qualifikation verfügt wie z. B. das durch UIAA-ICAR-ISMM (International Society for Mountain Medicine) zertifizierte Diplom für Alpine Notfallmedizin. [66] Der Betreiber sollte sicherstellen, dass das medizinische Personal in SMS und CRM geschult ist. [13, 46, 63] Die Erst- und Auffrischungsschulung müssen durchgeführt und dokumentiert werden. Simulationstrainings sind ein vielversprechendes Mittel, um Einsätze in komplexen multidisziplinären Situationen zu trainieren, das Auftreten tödlicher Fehler zu verringern und die Sicherheit sowohl für die Patienten als auch für die HEMS-Crews zu erhöhen. [65] Um die verfügbaren Ressourcen optimal nutzen zu können, sind lokale Kenntnisse unerlässlich. Das Team muss über eine geeignete Schutz- und Kommunikationsausrüstung verfügen und idealerweise am Stützpunkt stationiert sein, um sofort ausrücken zu können. Das Team muss in der Lage sein, die in ➤ Tab. 5.1 aufgeführten Aufgaben zu erfüllen.

Dieses Konzept der „optimalen Flugrettungsbesatzung" gewährleistet, dass die erforderlichen Aufgaben von verschiedenen Personen wahrgenommen werden können, was eine flexible Personalbesetzung je nach Art und Komplexität des Einsatzes und der Kapazität des Hubschraubers ermöglicht. [65, 67] Für diese Aufgaben werden spezifische Kriterien und Qualifikationen, für medizinische Aufgaben wird ein in der Notfallmedizin erfahrener Arzt empfohlen. [16, 68] Die Anzahl der HEMS-Besatzungsmitglieder hängt von der Organisation sowie von der Größe und Kapazität des Hubschraubers ab. Bei alpinen HEMS-Einsätzen besteht die Besatzung in der Regel aus drei Mitgliedern (Pilot, Techniker/Windenführer und Mediziner oder Bergretter/Bergführer). Einige HEMS mit größeren Hubschraubern haben bis zu sechs Besatzungsmitglieder (zwei Piloten, Windenoperator/Techniker, Arzt, Sanitäter oder Paramedic und Bergretter/Bergführer).

Der Pilot muss nicht nur für das eingesetzte Luftfahrzeug gut ausgebildet sein, sondern auch mit dem Berggebiet und den spezifischen Techniken der Rettungsfliegerei vertraut sein. [69]

Tab. 5.1 Optimales Besatzungskonzept für die Luftrettung im Hubschrauber-Rettungsdienst (HEMS)

Aufgabe	Besatzungsmitglied	Qualifikationen
Flug und Betrieb des Hubschraubers	Pilot HEMS Crew Member Windenoperator	Gemäß den einschlägigen lokalen und internationalen Vorschriften und den Empfehlungen der ICAR ARC [3, 34]
Medizinische Versorgung	Arzt (idealerweise Notarzt), Sanitäter auf ALS-Level, Paramedic oder Krankenpfleger Idealerweise sollte ein Sanitäter auf BLS-Level oder Krankenpflegepersonal dem Personal auf ALS-Level assistieren.	Gemäß den einschlägigen Vorschriften und den Empfehlungen der ICAR MedCom. Dazu gehören bergsteigerische Fähigkeiten, Fähigkeiten zur Berg- und Hubschrauberrettung, sowie das Wissen um die Sicherheit im Gebirge. Eine höhere Qualifikation in alpiner Notfallmedizin sollte angestrebt werden [3, 61, 62, 66].
Rettung	Bergrettungsspezialist oder Bergführer mit Ausbildung in der Bergrettung (mindestens BLS-Level/ Erste Hilfe, bevorzugt jedoch höhere medizinische Ausbildung)	Hohes Maß an Erfahrung, Kenntnisse und Fertigkeiten in Bergsteigen, Berg- und Hubschrauberrettung [3, 34].
Besondere Aufgaben (entsprechende Vorlaufzeiten sollten vordefiniert werden)	Lawinenhund und Hundeführer, Höhlenretter und spezielles medizinisches Fachpersonal	Regelmäßige Ausbildung und Schulung in Hubschraubersicherheit und -rettung [3, 34]

ALS = advanced life support, BLS = basic life support, ICAR ARC = Air Rescue Commision of the International Commission of Alpine Rescue, ICAR MedCom = Medical Commission of the International Commission of Alpine Rescue

MERKE

Es wird dringend empfohlen, dass das medizinische Personal den Verunglückten am Unfallort untersucht; es sei denn, das Gelände ist extrem gefährlich oder übersteigt die bergsteigerischen Fähigkeiten des medizinischen Personals. [12, 15, 28, 61]

5.6.10 Medizinische Behandlung

HEMS bietet eine umfassende medizinische Behandlung von Notfällen im gleichen Umfang wie der bodengebundene Rettungsdienst in städtischen Gebieten. [7, 8] Bei Einsätzen in abgelegenen und schwer erreichbaren Gebieten muss der Umfang der medizinischen Behandlung an die jeweilige Situation angepasst werden, denn jeder Einsatz ist einzigartig. Besondere medizinische Kompetenz ist notwendig, um eine leitlinienkonforme Therapie durchführen zu können und gleichzeitig zwischen Maximaltherapie und optimaler Therapie für den Patienten wählen zu können, entsprechend einem einsatzspezifischen, individualisierten Konzept der Notfallbehandlung. Obwohl die medizinische Entscheidungsfindung und Behandlung in der Regel auf den besten wissenschaftlichen Erkenntnissen beruhen, bestimmen persönliche Fähigkeiten, Kompetenzen und die jeweiligen Einsatzszenarien den Umfang der Therapiemaßnahmen, die zur Optimierung der Ergebnisse geeignet sind. [68] Zahlreiche Faktoren beeinflussen taktische und logistische Überlegungen. So sind z.B. Verfahren, die den Patienten rasch stabilisieren einer langwierigen Behandlung vor Ort vorzuziehen, wenn die Umgebungsbedingungen besonders schwierig sind. [31]

Kritische Beeinträchtigungen der Vitalfunktionen gehen bei HEMS-Einsätzen häufig mit verlängerten präklinischen Versorgungszeiten einher und erfordern ein frühzeitiges erweitertes Trauma-Behandlungskonzept, beispielsweise nach Advanced Trauma Life Support (ATLS). [28] Es sind alle sinnvollen Maßnahmen zu ergreifen, um eine moderne Notfallmedizin gemäß den aktuellen Leitlinien durchführen zu können. Hypoxie, Hypothermie, Hypoglykämie und Hypovolämie müssen während der Evakuierung jederzeit vermieden oder behandelt werden. Daten deuten darauf hin, dass bei einem schweren Trauma oder einer schweren Erkrankung trotz technischer Einschränkungen eine frühzeitige Behandlung nach ALS- und ATLS-Algorithmen einschließlich größerer medizinischer Interventionen notwendig und für einen erfahrenen Notarzt bei den meisten Rettungseinsätzen durchführbar ist. (➤ Abb. 5.3). [25, 28, 57]

Einige Patienten benötigen ein erweitertes Atemwegsmanagement, bevor sie durch Winden- oder Taubergung vom Unfallort gerettet werden können. Eine präklinische endotracheale Intubation ist bei einem Alpinrettungseinsatz möglich, prinzipiell erfolgsversprechend und mit geringen Komplikationsraten verbunden. In der Praxis wird ein erweitertes Atemwegsmanagement – mit Intubation als Goldstandard – nur selten vor der Bergung durchgeführt. Supraglottische Atemwegshilfen sollten auch in Betracht gezogen werden. Wird eine Intubation vor einer Windenbergung in Erwägung gezogen, sind eine Risiko-Nutzen-Abwägung vorzunehmen und klare Standardarbeitsanweisungen zu befolgen.

Winden- oder Longline-Bergungen an sich schränken die Behandlungsmöglichkeiten vor der Bergung nicht ein. Wenn die Situation am Unfallort eine sichere intensivmedizinische Behandlung zulässt, kann der Verletzte, auch wenn er intubiert und beatmet ist, sicher in einem Bergesack mit allen erforderlichen medizinischen Geräten transportiert werden. In diesem Fall ist es entscheidend, dass die gesamte medizinische Ausrüstung im Bergesack beim Patienten befestigt wird, um eine versehentliche Diskonnektion von Schläuchen und Leitungen zu verhindern. Auf keinen Fall zu empfehlen ist eine manuelle Beutelbeatmung während eines Windenmanövers oder die Fixierung eines tragbaren Beatmungsgeräts außerhalb des Bergesacks. Plötzliche, unkontrollierte Bewegungen des Hubschraubers können während der Bergung jederzeit vorkommen, wodurch die Gefahr einer versehentlichen Extubation besteht.

Die meisten Hubschraubertypen, die in Gebirgsregionen eingesetzt werden, haben nur begrenzt Platz in der Kabine.

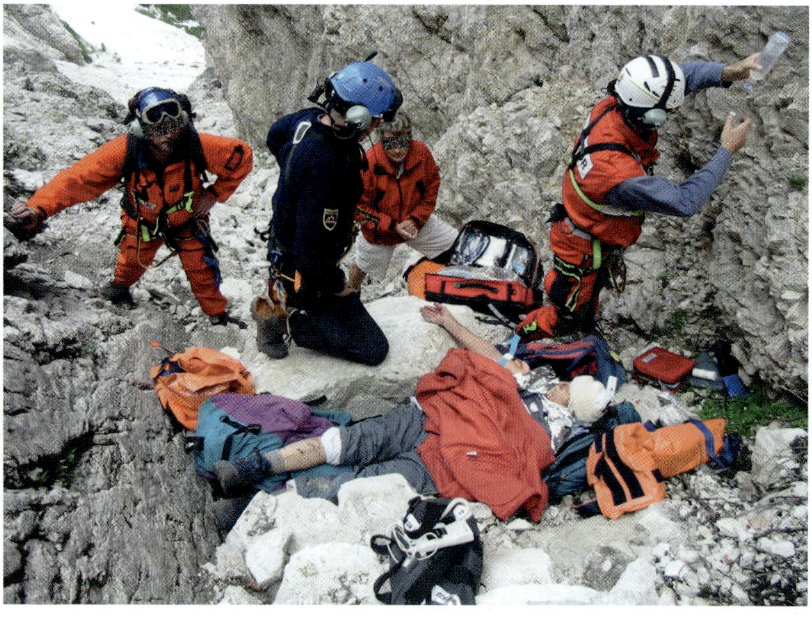

Abb. 5.3 Medizinische Behandlung eines polytraumatisierten Bergsteigers vor Ort durch das HEMS-Team (Arzt und 2 Retter). (Mit freundlicher Genehmigung von Dr. Iztok Tomazin)

Invasive medizinische Eingriffe sollten deshalb, wenn möglich, vor dem Transport durchgeführt werden. Jede Komplikation ist am Einsatzort zu behandeln. Wenn sich der Zustand eines Opfers rasch verschlechtert, kann es schwierig sein, die Rettungsaktion fortzuführen. Eine ernsthafte Verschlechterung des Zustands während des Fluges kann eine sofortige Landung für erweiterte medizinische Maßnahmen erforderlich machen. Allerdings ist es im Gebirge nicht immer möglich, schnell zu landen, weshalb vor Ort eine vorausschauende Behandlungsstrategie zur Anwendung kommen sollte, die Komplikationen vorbeugt. In vielen Situationen ist es am besten, vor einer Bergung nur Basismaßnahmen wie z.B. eine Analgesie und Schienung vorzunehmen, um danach die medizinische Behandlung unter günstigeren Bedingungen fortzuführen. In besonderen Situationen in der Alpinrettung und in Gefahrensituationen kann sogar eine schnelle Evakuierung die beste Wahl sein, bevor eine medizinische Behandlung erfolgt. [71]

In manchen Fällen, wie z. B. bei hypothermen Patienten mit Herz-Kreislauf-Stillstand muss unter laufender CPR über große Entfernungen transportiert werden. Insbesondere in Gebirgsregionen ist der Einsatz automatischer mechanischer Thoraxkompressionsgeräte zu empfehlen, um eine qualitativ hochwertige CPR über lange Zeiträume durchzuführen. [65, 72, 73] Der Einsatz von Defibrillatoren an Bord von Hubschraubern ist sicher. [74]

TIPPS

Last but not least: Neben der Verletzung oder Erkrankung kann der Ausgang einer Rettungsaktion auch durch die Rettungsmaßnahmen selbst beeinflusst werden, insbesondere während der Hubschrauberrettung. Stress, Angst oder sogar Panik können auf den Patienten einwirken. Deshalb ist eine ruhige, aufmerksame, freundliche und beruhigende Vorgehensweise der Hubschrauberbesatzung hilfreich. Manchmal kann es auch notwendig sein, den Patienten mit Medikamenten zu sedieren.

MERKE

Das Risiko-Nutzen-Verhältnis aller medizinischen Interventionen muss sorgfältig abgewogen werden.

5.6.11 Winden- und Taubergungen

Wie bereits beschrieben, kann man mit Winden- und Taubergungen auch in schwierigem Gelände zum Verletzten gelangen, auch wenn dort eine Hubschrauberlandung nicht unmittelbar möglich ist. Vor der Bergung wird der Patient am Unfallort notfallmedizinisch behandelt, soweit notwendig, und für den Transport auf einer Vakuummatratze und auf eine Bergetrage oder in einen Bergesack gelagert (➤ Abb. 5.4). Auf diese Weise kann der Patient in einer stabilen, horizontalen und geschützten Position gelagert werden, während er mit einem Retter oder Arzt aufgewincht oder mit beiden am Fixtau geborgen wird. Notärzte sollen für Winden- und Taubergungen geschult sein (➤ Abb. 5.5). [28, 75]

Ein häufiges Problem bei einer Seilbergung ist die Drehung um die vertikale Achse. Diese Drehung kann in Bodennähe mit einer Anti-Rotationsleine durch einen Helfer am Boden

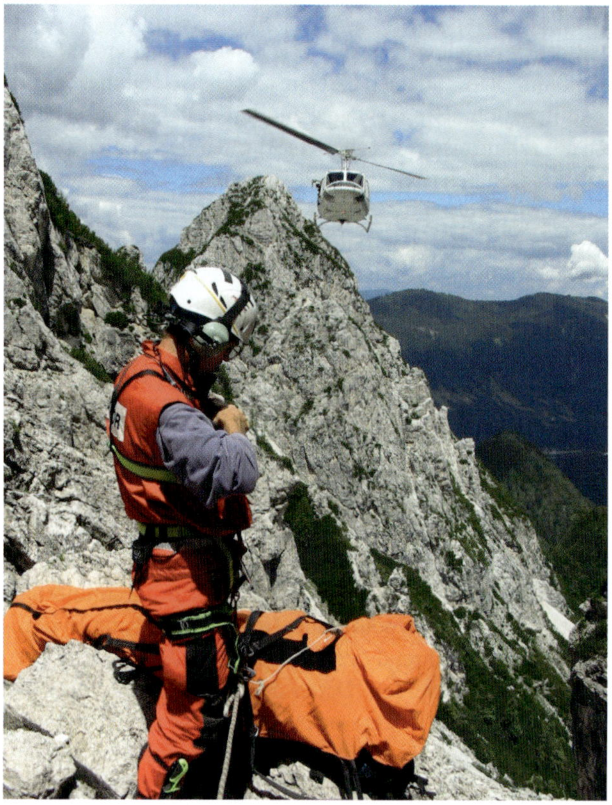

Abb. 5.4 HEMS-Notarzt mit einem Verletzten in einem Bergesack nach der medizinischen Behandlung in Warteposition für die Windenbergung. Julische Alpen in der Nähe des Vrsic-Passes. (Mit freundlicher Genehmigung von Dr. Iztok Tomazin)

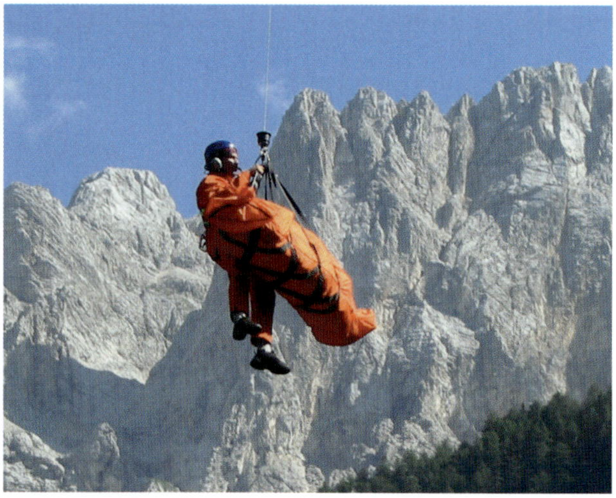

Abb. 5.5 HEMS-Notarzt und Verletzter während einer Windenbergung in den Julischen Alpen. (Mit freundlicher Genehmigung von Dr. Iztok Tomazin)

gebremst werden oder mit einem speziell konstruierten Segel, das am Bergesack befestigt ist. Mit dem Segel kann der am Tau hängende Retter oder Arzt die Rotation durch Ablenken des Luftstroms einbremsen. Unverletzte oder leicht verletzte Patienten können aufrecht sitzend mittels Bergedreieck zusammen mit dem Retter oder Arzt geborgen werden. Solche Bergeverfahren sind sehr effektiv, können aber auch gefährlich sein. (Fallbericht 5.1)

Eine reibungslose Kommunikation zwischen den Besatzungsmitgliedern am Boden und im Hubschrauber ist von größter Bedeutung. Die ICAR ARC empfiehlt einen Safety Check vor jeder sog. HEC-Aktion (Human External Cargo – Person/en am Tau). Dabei sollen die Fixierungsleinen und die Ausrüstung geprüft werden, um ein Verheddern der Seile zu verhindern und Hindernisfreiheit sichergestellt werden. Sobald sich der Pilot vergewissert hat, dass der Check abgeschlossen ist, kann der Hubschrauber von der Position wegschweben.

MERKE

Alle Schritte eines jeden Verfahrens müssen standardisiert und für jeden klar sein.

5.6.12 Helikopter

Ein Rettungshubschrauber sollte den Vorschriften der regionalen Luftfahrtbehörden entsprechen. Die Sicherheitsausrüstung sollte gemäß den internationalen und nationalen Normen installiert sein. Es wird empfohlen, dass die Kabine ausreichend Platz für zwei Personen der medizinischen Crew bietet, für mindestens einen liegenden Patienten, und auch für die erforderlichen medizinischen Geräte und Ausrüstungen. Die medizinische Crew sollte zumindest Zugang zu Kopf, Thorax und Abdomen des Patienten haben, damit eine angemessene Behandlung, Überwachung, Betreuung, Notfallmaßnahmen und, falls erforderlich, eine effektive CPR durchgeführt werden können. (➤ Abb. 5.6) [9, 12, 13]

Aus medizinischer Sicht muss der Hubschrauber das HEMS-Team mit allen erforderlichen Rettungs- und medizinischen Geräten an den Unfallort bringen können. Nach Stabilisierung und Lagerung muss er den Verunglückten und die HEMS-Besatzungsmitglieder wieder abholen können. Idealerweise sollte ein Hubschrauber für Bergrettungseinsätze mit einer Seilwinde mit einer Mindestseillänge von 50 m ausgestattet sein, die zwei Personen tragen kann. Eine Alternative ist die Möglichkeit der Fixtaubergung. [76] An großen, steilen Bergwänden kann ein sehr langes Fixseil (Longline bis zu 360 m) erforderlich sein, um zum Verletzten zu gelangen. Für diese Technik ist eine spezielle Ausbildung erforderlich.

Je nach Einsatzanforderung kann eine spezielle Ausrüstung für Such- und Nachteinsätze erforderlich sein, wie z.B. NVG, extern am Hubschrauber montierte Lawinenverschüttetensuchgeräte oder ein RECCO®-System[1]. Idealerweise sollte ein Ersatzhubschrauber während geplanter Wartungsarbeiten oder im Falle einer Fehlfunktion des Primärhubschraubers zur Verfügung stehen.

Wenn Umweltbedingungen wie große Höhe, extremes Gelände oder extreme Temperaturen die Sicherheit gefährden, kann ein Rendezvous-System eingesetzt werden. Dabei führt ein Hubschrauber die technische Bergung des Verunglückten durch und hat dann ggf. ein Rendezvous mit einem HEMS-Hubschrauber oder einem bodengebundenen Rettungswagen für den Weitertransport ins Krankenhaus. [35]

5.6.13 Rettungsausrüstung

Die Zusammenstellung der technischen Berge- und Rettungsausrüstung sollte durch einen Bergrettungsspezialisten koordiniert werden, wobei die zu erwartenden Unfallarten, die zu erwartenden Anforderungen und das zusätzliche Gewicht für den Hubschrauber zu berücksichtigen sind. Zur Grundausrüstung eines jeden HEMS, das Bergrettungseinsätze durchführt, gehören Kletterseile, eine Auswahl an technischer Kletterausrüstung, darunter Schlingen, Karabiner und Verankerungsvorrichtungen, eine Teleskopstange mit Haken, Bergesack und Trage sowie Bergedreiecke für Windenrettungen. [3]

5.6.14 Medizinische Ausrüstung

Die medizinische Ausrüstung sollte den nationalen und internationalen Normen entsprechen. [13] Sie muss leicht und tragbar sein, um direkt zum Patienten gebracht werden zu können, und robust. Während des gesamten Einsatzes muss die Ausrüstung entsprechend gesichert sein. Bestandteil der medizinischen Ausrüstung sollten diagnostische und therapeutische Geräte zur Durchführung von Advanced Life Support (ALS), zur Schmerztherapie und zur Ruhigstellung und Schienung des Patienten direkt an der Unfallstelle sein. [59] Martin publizierte eine umfangreiche Liste mit Vorschlägen für medizinische Ausrüstung [12], von Elsensohn et al. stammt eine Übersicht über die medizinische Ausrüstung für Bergretter und Ärzte. [77]

Spezielle medizinische Ausrüstung und Medikamente zur Behandlung spezieller alpiner Notfälle, wie Hypothermie, Höhenkrankheit oder Schlangenbiss, können notwendig sein. [29, 30, 78, 79] Die Ausrüstung ist regelmäßig zu überprüfen und zu warten, um sicherzustellen, dass sie voll funktionsfähig

[1] Das RECCO® Rescue System basiert auf zwei Faktoren. Pistenretter und Bergrettungsteams tragen RECCO®-Detektoren, die ein Suchsignal aussenden. RECCO®-Reflektoren in der Kleidung von Skifahrern, Freeridern und anderen Personen senden ein Signal zurück, das die Retter direkt zum Reflektor führt.

5

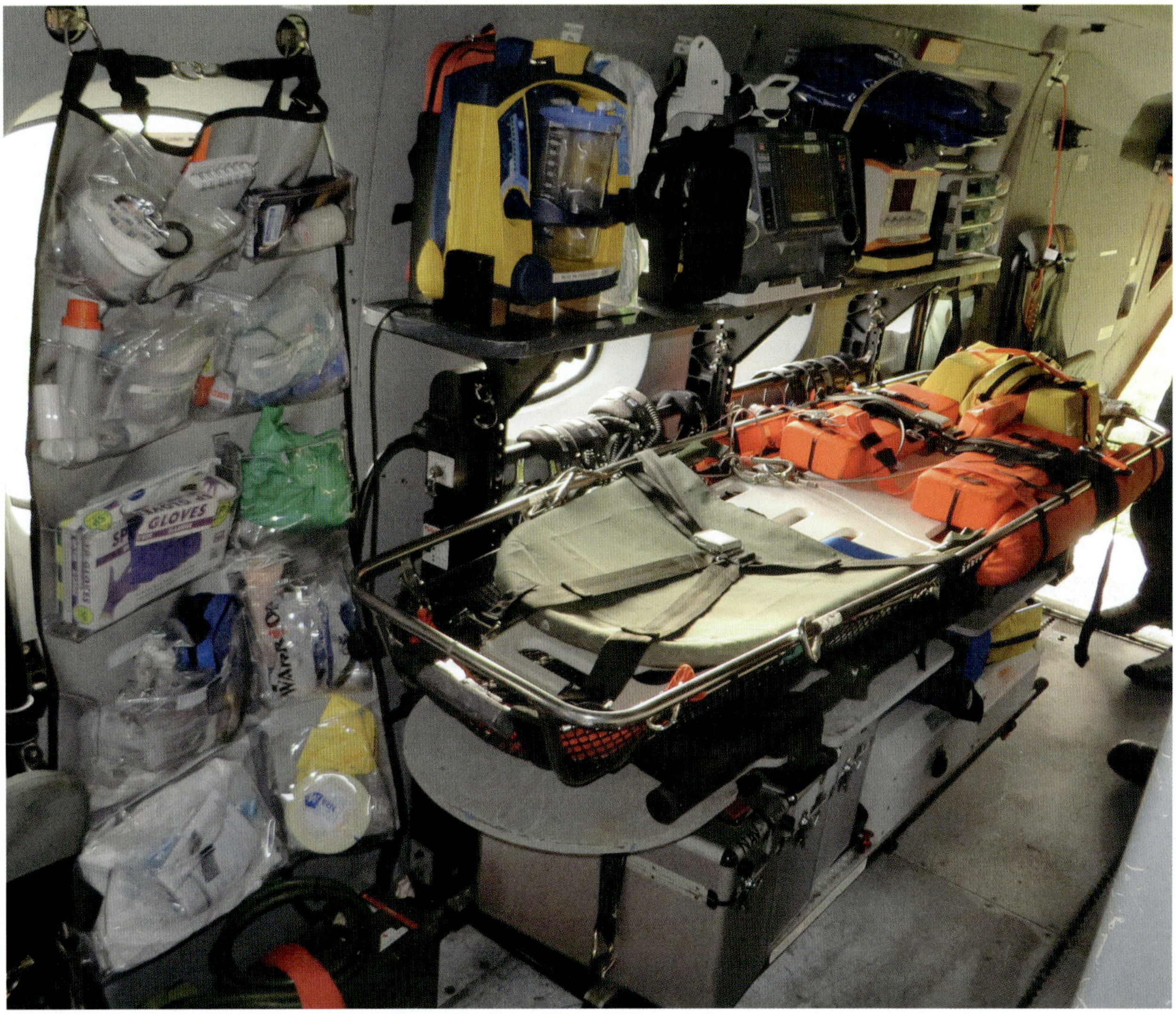

Abb. 5.6 Innenraum eines modernen Such- und Rettungshubschraubers (SAR HEMS-Hubschrauber). (Mit freundlicher Genehmigung von Dr. Iztok Tomazin)

ist. Dokumentationen darüber sollten aufbewahrt werden und das verantwortliche Crewmitglied eindeutig erkennbar sein.

Unter bestimmten Umständen kann auch ein Hubschrauber ohne medizinische Ausrüstung eingesetzt werden. [9] Dies betrifft z.B. die technische Rettung mit einer Winde oder per Tau, der Transport von Bergrettern, Suchhunden mit Hundeführern und deren Ausrüstung, die Evakuierung von unverletzten Personen und von Personen, die in abgelegenen oder hochgelegenen Gebieten festsitzen, wenn eine terrestrische Bergung nicht möglich ist.

5.6.15 Persönliche Schutzausrüstung

Jedes reguläre HEMS-Crew-Mitglied braucht eine eigene persönliche Schutzausrüstung und entsprechende Dienstkleidung, die für die Umgebungsbedingungen angemessen ist, einschließlich Schutzbrille, Handschuhe, reflektierende Warnweste und Bergschuhe. Ein Helm mit Ohrschützern und integrierter Kommunikationsmöglichkeit soll verwendet werden, der sowohl für den Einsatz im und außerhalb des Hubschraubers geeignet ist. Die meisten Helme für die Fliegerei bieten allerdings keinen ausreichenden Schutz vor Steinschlag oder schirmen Außengeräusche ab, sodass sie für bestimmte Geländetypen nicht geeignet sind. Ein zusätzlicher Gehörschutz am Boden und in der Luft kann angebracht sein. [13] In besonderen Situationen, z. B. bei Lawineneinsätzen, ist eine spezielle Sicherheitsausrüstung erforderlich. [80] Die Sicherheitsausrüstung für Flugzeuge muss den nationalen/internationalen Vorschriften entsprechen. [13]

Fazit

Die grundlegenden Prinzipien für HEMS in den Bergen sind:

- **Sicherheit:** Sie ist das Wichtigste in der Bergrettung und Luftfahrt.
- **Schnelligkeit und Qualität der HEMS:** Wie überall sind dies oft kritische Faktoren für das letztendliche Outcome eines Patienten.
- **Start- und Eintreffzeit:** Bei optimaler Organisation und modernen Hubschraubern ist eine Startzeit von < 5 min möglich; aus medizinischer Sicht ist eine Eintreffzeit von < 20 min günstig. Der Versuch, die „goldene Stunde" vom Zeitpunkt des Unfalls bis zum Eintreffen in einem geeigneten Krankenhaus zu erreichen, ist ein erstrebenswertes Ziel.
- **Unfallort:** Hier sollte das medizinische Personal eine erste Einschätzung des Unfallopfers vornehmen.
- **Fähigkeit, alle Aufgaben in schwierigem alpinem Gelände durchzuführen:** Die Einsatzcrews in HEMS müssen für alle Einsätze in den Bergen entsprechend geschult und ausgebildet sein und zur Verfügung stehen.
- **Kontinuität der Ausbildung und Schulung:** Sie ist für alle Beteiligten von größter Wichtigkeit.
- **Optimales Besatzungskonzept für die Luftrettung:** Es erlaubt verschiedenen Personen, die geforderten Aufgaben zu erfüllen und ermöglicht eine flexible Personalbesetzung je nach Art und Komplexität des Einsatzes und der Leistungsfähigkeit des Hubschraubers.
- **Hubschrauber:** Hubschrauber im Bergrettungseinsatz müssen den technischen Normen für eine sichere und effiziente Arbeit unter besonderen Bedingungen entsprechen.
- **Rettungs- und medizinische Ausrüstung:** Sie sollte leicht, tragbar und für die Einsatzbedingungen geeignet sein.

LITERATUR

1. Barrett WT, Brywczinsky JJ, Schriger D. Is the Golden Hour Tarnished? Registries and Multivariable Regression. Answers to the March 2010 Journal Club Questions. Ann Emerg Med. 2010;56:188–200.
2. Haegeli P, Falk M, Brugger H, et al. Avalanche survival: analysis of Canadian patterns and comparison with the Swiss model. Can Med Assoc J. 2011;183:789–795.
3. Tomazin I, Ellerton J, Reisten O. Medical Standards for Mountain Rescue Operations using Helicopters: Official Consensus Recommendations of the International Commission for Mountain Emergency Medicine (ICAR MEDCOM). High Alt Med Biol. 2011;12:335–341.
4. Tomazin I, Vegnuti M, Ellerton J, et al. Factors impacting on the activation and response times of helicopter emergency services in four Alpine countries. Scand J Trauma Resusc Emerg Med. 2012;20:56.
5. Isakov A. Urgent air-medical transport: Right patient, place and time. Can Med Assoc J. 2009;181:569–570.
6. Myers JB, Slovis CM, Eckstein M, et al. Evidence based performance measures for emergency medical service systems: a model for expanded EMS benchmarking. Prehosp Emerg Care. 2008;12:141–151.
7. Ringburg AN, Thomas SH, Steyerberg EW, et al. Lives saved by helicopter emergency medical services: an overview of literature. Air Med J. 2009;28:298–302.
8. Andruszkow H, Lefering R, Frink M et al. Survival benefit of helicopter emergency medical services compared to ground emergency medical services in traumatized patients. Crit Care. 2013;17:R124.
9. Tomazin I, Kovacs T. Medical Considerations in the Use of Helicopters in Mountain Rescue. High Alt Med Biol. 2003;4:479–483.
10. Elsensohn F. Treatment of Casualties in Hostile Environments. In: Felleti F (ed). Extreme Sports Medicine. Switzerland: Springer International Publishing, 2017. pp 3–13.
11. Andruszkow H, Hildebrand F, Lefering R, et al. Ten years of helicopter emergency medical services in Germany: Do we still need the helicopter rescue in multiple traumatised patients? Injury. 2014;45:S53–58.
12. Martin T. Aeromedical Transportation: a clinical guide. Hampshire, UK: Aldershot; 2006.
13. European Aero-Medical Institute EURAMI. European Aero-Medical Institute EURAMI Accreditation Standards for Air Medical Services, version 5.0. EURAMI, Filderstadt, Germany; 2015.
14. Klemenc-Ketis Z, Tomazin I, Kersnik J. HEMS in Slovenia: One Country, Four Models, Different Quality Outcomes. Air Med J. 2012;31:298–304.
15. Den Hartoq D, Romeo J, Ringburg AN, et al. Survival benefit of physician-staffed Helicopter Emergency Medical Services (HEMS) assistance for severely injured patients. Injury.2015;46:1281–1286.
16. Gunkel S, Konig M, Albrecht R, et al. Deployment and efficacy of ground versus helicopter emergency service for severely injured patients. Analysis of a nationwide Swiss trauma centre. Unfallchirurg. 2015;118:233–239.
17. Kovacs T. Model triage and dispatch guidelines for search and rescue coordinators and communications personnel. In: Mountain Rescue Association, ed. Risks in Mountain Rescue Operations. Poway: CA; 2002. pp 27–30.
18. Platzer J. Sie fliegen um Ihr Leben – Flugrettung in Österreich. Eigenverlag; 2003. ISBN 3–901 437-04-5
19. Judd P. The colourful history of Swiss mountain air rescue. Unter: http://lenews.ch/2015/10/07/the-colourful-history-of-swiss-air-rescue/ (letzter Zugriff: 15.04.2023).
20. European HEMS & Air Ambulance Committee (EHAC). Unter: http://www.ehac.eu (letzter Zugriff: 15.04.2023).
21. Karaca Y, Cicek M, Tatli O, et al. The potential use of unmanned aircraft systems (drones) in mountain search and rescue operations. Am J Emerg Med. 2017;pii:S0735–6757(17)30750–30757.
22. Van Tilburg C. First Report of Using Portable Unmanned Aircraft Systems (Drones) for Search and Rescue. Wilderness Environ Med 2017;28:116–118.
23. Fauchere P. High Altitude Rescue Flights – To Boldly go … 4Rescue. 2009;1:17–19.

24. World's Highest Helicopter Rescue. Unter: http://aviationweek.com/business-aviation/world-s-highest-helicopter-rescue. (letzter Zugriff: 15.04.2023).
25. Brugger H, Elsensohn F, Syme D, et al.: A Survey of Emergency Medical Services in Mountain Areas of Europe and North America. Official recommendations of the International Commission for Mountain Emergency Medicine ICAR MEDCOM. High Alt Med Biol. 2005;6:226–237.
26. Di Bartolomeo S, Gava P, Truhlar A, et al. Cross-Sectional Investigation of HEMS Activities in Europe: A Feasibility Study. ScientificWorldJournal. 2014;2014:201–570.
27. Hearns S. The Scottish mountain rescue casualty study. Emerg Med J 2003;20:281–284.
28. Ausserer J, Moritz E, Stroehle M, et al. Physician staffed helicopter emergency medical systems can provide advanced trauma life support in mountainous and remote areas. Injury. 2017;48:20–25.
29. Brown DJ, Brugger H, Boyd J, Paal P. Accidental hypothermia. N Engl J Med. 2012;367:1930–1938.
30. Podsiadlo P, Darocha T, Kosinski S, et al. Severe Hypothermia Management in Mountain Rescue: A Survey Study. High Alt Med Biol. 2017;18(4):411–416.
31. Taubenbock S, Lederer W, Kaufmann M, Kroesen G. HEMS in Alpine Rescue for Pediatric Emergencies. Wilderness Environ Med. 2016;27(3):409–441.
32. Tsuchiya A, Tsutsumi Y, Yasunaga H. Outcomes after helicopter versus ground emergency medical services for major trauma-propensity score and instrumental variable analyses: a retrospective nationwide cohort study. Scand J Trauma Resusc Emerg Med. 2016;24(1):140.
33. Zhu TH, Hollister L, Opoku D, Galvagno SM Jr. Improved Survival for Rural Trauma Patients Transported by Helicopter to a Verified Trauma Center: A Propensity Score Analysis. Acad Emer Med. 2018;25(1):44–53.
34. International Commission for Alpine Rescue (ICAR). http://www.alpine-rescue.org
35. Grissom CK, Thomas F, James B. Medical Helicopters in Wilderness Search and Rescue Operations. Air Med J. 2006;25:18–25.
36. Glomseth R, Gulbrandsen FI, Fredriksen K. Ambulance helicopter contribution to search and rescue in North Norway. Scand J Trauma Resusc Emerg Med. 2016;24(1):109.
37. International Civil Aviation Organization. Annex 12 to the Convention on International Civil Aviation. Search and Rescue. Eight edition, July 2004.
38. Annex 1 COMMISSION REGULATION (EU) No 965/2012 of 5 October 2012. Unter: https://eur-lex.europa.eu/legal-content/EN/TXT/?uri=celex%3A32012R0965 (letzter Zugriff: 23.05.2023).
39. Air medical services. Unter: https://en.wikipedia.org/wiki/Air_medical_services#Advantages. (letzter Zugriff: 23.05.2023).
40. Reinhart RO. Basic Flight Physiology. 3rd ed. New York: McGraw-Hill; 2008.
41. Hinkelbein J, Schwalbe M, Genzwuerker HV. Helicopter emergency medical services accident rates in different international air rescue systems. Open Access Emer Med. 2010;2:45–49.
42. Hinkelbein J, Schwalbe M, Wetsch WA, et al. Helicopter type and accident severity in Helicopter Emergency Medical Services missions. Aviat Space Environ Med. 2011;82(12):1148–1152.
43. EHSAT Safety Analysis Reports. Unter: https://www.easa.europa.eu/en/document-library/general-publications/ehsat-safety-analysis-reports-former-ehest (letzter Zugriff: 23.05.2023).
44. Huber M. HEMS Industry Getting Safer. Aviation International Online; Viewed 10 April 2017.
45. Kanki GB, Helmreich RL, Anca J. Crew Resource Management. San Diego: Academic Press; 2010.
46. Fisher J, Phillips E, Mather J. Does crew resource management training work? Air Med J. 2000;19:137–139.
47. Crew Resource Management (CRM). Unter: https://www.ckju.net/de/tags/crew-resource-management-crm. (letzter Zugriff: 23.05.2023).
48. ICAO Annex 19 "Safety Management". https://www.easa.europa.eu/system/files/dfu/ICAO-annex-19.pdf.
49. ICAO Safety Management Manual (SMM). International Civil Aviation Organization. Third Edition, 2013.
50. Isakov A. Souls on Board: Helicopter Emergency Medical Services and Safety. Ann Emerg Med. 2006;47:357–360.
51. Baker PS, Grabovski GJ, Dodd RS, et al. EMS Helicopter Crashes: What Influences Fatal Outcome? Ann Emerg Med. 2006;47:351–356.
52. Floccare DJ, Stuhlmiller DFE, Braithwaite SA, et al. Appropriate and Safe Utilization of Helicopter Emergency Medical Services: A Joint Position Statement with Resource Document. Prehosp Emerg Care. 2013;17(4):521–525.
53. Tomazin I, Mirkovicˇ T. Survival of severely injured climber in collapsed frozen waterfall: combination of circumstances, luck or something else? In: Gricˇar M, Vajd R, editors. Urgentna medicina. Izbrana poglavja 2012. Zbornik 19. Mednarodni simpozij o urgentni medicini; 2012 jun. Portorož. Ljubljana: Slovensko združenje za urgentno medicino; 2012. pp 95–98.
54. Britvić P, Cemerin D, Trut D. Effect of the 112 call system in major disasters and catastrophes. Lijec Vjesn. 2007;129: 44–53.
55. International Commission for Alpine Rescue (ICAR). International Emergency Telephone Codes & Mountain Rescue Services. 2015. Unter: https://www.alpine-rescue.org/system/production/article/documents/file/001/014/de58ad6f7c1ca7b88fe9cd436daeb-fc0bda58a679f1cf687ec030bdb5e9430e7/20100122-TER%20Mountain%20Rescue%20Service%20Emergency%20Phone%20Numbers.pdf?1651605413 (letzter Zugriff: 23.05.2023).
56. Ringburg AN, de Ronde G, Thomas SH, et al. Validity of helicopter emergency medical services dispatch criteria for traumatic injuries: a systematic review. Prehosp Emerg Care. 2009;13(1):28–36.
57. Mair P, Frimmel C, Vergeiner G, et al. Emergency medical helicopter operations for avalanche accidents. Resuscitation. 2013;84(4):492–495.
58. Brugger H, Durrer B, Adler-Kastner L, et al. Field management of avalanche victims. Resuscitation. 2001;51:7–15
59. Tomazin I. Helicopter Emergency Medical Service in Mountaineous Areas. Lijecˇ Vjesn. 2009;131:43–46.
60. Carchietti E, Valent F, Cecchi A, Rammer R. Influence of stressors on HEMS crewmembers in flight. Air Med J. 2011;30(5):270–275.
61. Rammlmair G, Zafren K, Elsensohn F. Qualifications for Emergency Doctors in Mountain Rescue Operations. In: Elsensohn F. (ed) Consensus Guidelines in Mountain Emergency Medicine and Risk Reduction. Lecco: Stefanoni; 2002. pp 65–70.
62. Kupper T, Hillebrandt D, Steffgen J, Schoffl V. Safety in alpine helicopter rescue operations – requirements of alpine skills for rescue personnel. Ann Occup Hyg. 2013;57(9):1180–1188.
63. Salas E, Wilson KA, Burke CS, Wightman DC. Does crew resource management training work? An update, an extension, and some critical needs. Hum Factors. 2006;48:392–412.
64. Crowe RP, Wagoner RL, Rodriquez Sa, et al. Defining Components of Team Leadership and Membership in Prehospital Emergency Medical Services. Prehosp Emerg Care. 2017;21(5):645–651.
65. Pietsch U, Knapp J, Ney L, et al. Simulation-Based Training in Mountain Helicopter Emergency Medical Service: A Multidisciplinary Team Training Concept. Air Med J. 2016;35(5):301–314.
66. International Mountaineering and Climbing Federation (UIAA). (2018). Mountain medicine. Available at: http://www.theuiaa.

5

org/mountain-medicine/diploma-in-mountain-medicine/ (letzter Zugriff: 23.05.2023).
67. Arthur W, Edwards BD, Bell ST, et al. Team task analysis: identifying tasks and jobs that are team based. Hum Factors. 2005;47:654–669.
68. Bottiger BW, Bernhard M, Knapp J, Nagele P. Influence of EMS-physician presence on survival after out-of-hospital cardiopulmonary resuscitation: systematic review and meta-analysis. Crit Care. 2016;20–24.
69. Shimanski C, Kovacs T. Helicopter Operations in Search and Rescue. In: Risks in Mountain Rescue Operations. Poway, California; Mountain Rescue Association; 2001. pp 15–18.
70. Hofer G, Voelckel WG. Importance of helicopter rescue. Med Klin Intensivmed Notfmed. 2014;109(2):95–99.
71. Ellerton J, Tomazin I, Brugger H, Paal P. Immobilization and Splinting in Mountain Rescue. Official Recommendations of the International Commission for Mountain Emergency Medicine, ICAR MEDCOM. High Alt Med Biol. 2009;10:337–342.
72. Rehatschek G, Muench M, Schenk I, et al. Mechanical LUCAS resuscitation is effective, reduces physical workload and improves mental performance of helicopter teams. Minerva Anestesiol. 2016;82(4):429–437.
73. Pietsch U, Lischke V, Pietsch C. Benefit of mechanical chest compression devices in mountain HEMS: lessons learned from 1 year of experience and evaluation. Air Med J. 2014;33(6):299–301.
74. Dedrick DK, Darga A, Landis D, Burney RE. Defibrillation safety in emergency helicopter transport. Ann Emerg Med. 1989;18(1):69–71.
75. Pasquier M, Geiser V, De Riedmatten M, Carron PN. Helicopter rescue operations involving winching of an emergency physician. Injury. 2012;43(9):1377–1380.
76. Ellerton J, Gilbert H. Should helicopters have a hoist or 'longline' capability to perform mountain rescue in the UK? Emerg Med J. 2012;29:56–59.
77. Elsensohn F, Soteras I, Reisten O, et al. Equipment of Medical Backpacks in Mountain Rescue. High Alt Med Biol. 2011;12(4):343–347.
78. Davis C, Hackett P. Advances in the Prevention and Treatment of High Altitude Illness. Emerg Med Clin North Am. 2017;35(2):241–260.
79. Boyd JJ, Agazzi G, Svajda D, et al. Venomous snakebite in mountainous terrain: prevention and management. Wilderness Environ Med. 2007;18(3):190–202.
80. Brugger H, Etter HJ, Zweifel B, et al. The impact of avalanche rescue devices on survival. Resuscitation. 2007;75(3):476–483.

III Aus- und Fortbildung

6 Ausbildung und Training 73

KAPITEL

6

Monika Brodmann Maeder, Steven Roy, Jason Williams, Mike Greene

Ausbildung und Training

Zusammenfassung

Die Ausbildung in der alpinen Notfallmedizin (Mountain Emergency Medicine – MEM) ist anspruchsvoll. Wir brauchen nicht nur exzellente Fachleute für die Inhalte, sondern auch Lehrerinnen und Lehrer, die ihr Wissen so kompetent und effizient wie möglich an die Lernenden weitergeben können. Die Lehre hat in den letzten Jahrzehnten eine große Veränderung durchlaufen. Sie hat sich von der Lehre ex cathedra mittels klassischen Vorlesungen zu interaktiven Lernkonzepten und schülerzentriertem Lernen entwickelt, die Fernunterricht, vorbereitende Aufgaben, Skills Centers und Simulationsszenarien als Lehrmethoden beinhalten. Die Programmentwicklung beginnt mit einer Bedarfsanalyse, bei der die Bedürfnisse und Kompetenzen der Lernenden sowie die Ziele des Programms festgelegt werden. Das Festlegen der Inhalte des Unterrichts und der Lehrmethoden sind die kreativsten Teile der Programmgestaltung. Die Entwicklung von Prüfungen und Kursevaluationen sind die letzten Schritte. Da ein Großteil der Ausbildung in der alpinen Notfallmedizin im Freien stattfindet, sollte die Sicherheit an erster Stelle stehen. Das oberste Ziel unserer Bildungsanstrengungen in Kursen und Programmen ist es, den Lernenden die beste Vorbereitung für ihre anspruchsvolle Arbeit in der Bergrettung und in der alpinen Notfallmedizin zu bieten.

6.1 Einführung

Unser Ziel in der Ausbildung der alpinen Notfallmedizin ist es, Kurse und andere Bildungsangebote zu verbessern, indem wir uns genau so sehr auf das „Wie" wie auf das „Was" konzentrieren. Viele Lehrende sind inhaltliche Experten, hatten aber nie die Möglichkeit, eine formale Ausbildung im Bildungsbereich zu absolvieren. [1] Erst mit Statements wie „Lehrer werden gemacht, nicht geboren", wurde vermittelt, dass inhaltliches Fachwissen zwar wichtig, aber nur ein Teil des Lehrens ist. [2] Zusätzliche Kompetenzen in den didaktischen Methoden der Wissensvermittlung sind der Schlüssel zur Verbesserung der Wirksamkeit des Unterrichts. Darüber hinaus sollten sich die Lehrkräfte bewusst sein, dass sie auch Vorbilder für ihre Lernenden sind. [3] Sie müssen nicht nur fachliche Experten sein, sondern auch über solide Bergsteigerfähigkeiten, ein ausgeprägtes Risikobewusstsein, ausgezeichnete Kommunikationsfähigkeiten und große Flexibilität verfügen, um auf schnell ändernde Umweltbedingungen beim Unterrichten im Freien reagieren zu können.

Im deutschen Sprachgebrauch gibt es mehrere Ausdrücke sowohl für Lehrende wie Lernende. Um in diesen Begriffen konsistent zu sein, verwenden wir den Ausdruck Lehrer oder Lehrerin für die Person, die für den Unterricht verantwortlich ist, und Lernende für die Personen, die unterrichtet werden.

Die medizinische Ausbildung hat sich in den letzten zwei Jahrzehnten erheblich verändert und sie hat sich von der reinen Wissensvermittlung zur Verbesserung der Kompetenz oder Leistung der Lernenden verlagert. [1] Traditionelle Vorlesungen haben eine viel höhere Vergessensquote im Vergleich zu interaktiven Lehrmethoden (➤ Abb. 6.1). Deshalb wurden ansprechendere und studierendenzentrierte Instrumente wie Gruppenlernen, Simulationen, problem- oder fallbasiertes Lernen eingeführt. Die Ausbildung in der alpinen Notfallmedizin hat den gleichen Weg eingeschlagen und konzentriert sich auf praktische, interaktive Lernerfahrungen. Obwohl es wichtig ist, über einen ausgezeichneten theoretischen Hintergrund zu verfügen, sind Themen wie technische und nichttechnische Fertigkeiten (non-technical skills), eine angemessene Haltung und das Verständnis des anspruchsvollen Umfelds zu einem festen Bestandteil dieser Kurse geworden. Große Teile der gebirgsmedizinischen Ausbildung finden im Freien, im Gelände statt. Das macht sie attraktiv und abenteuerlich, aber auch potenziell gefährlich. Die Sicherheit hat für die Lehrenden, die manchmal in sehr unwirtlicher Umgebung unterrichten, oberste Priorität. Sie muss sowohl bei der Vorbereitung als auch bei der Durchführung einer Lehrveranstaltung berücksichtigt werden.

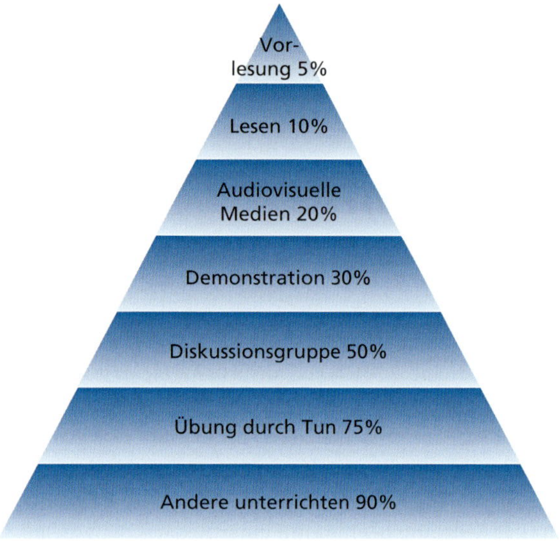

Abb. 6.1 Lernpyramide und Behaltensraten. (Mit freundlicher Genehmigung des NTL Institute for Applied Behavioral Science, Alexandria, Virginia, USA)

Tab. 6.1 Fünf Merkmale erwachsener Lernender nach Knowles

Selbstverständnis	Erwachsene erwarten, dass sie als unabhängige, selbstbestimmte Wesen betrachtet und behandelt werden
Erfahrung	Erwachsene haben einen „Erfahrungsschatz" angesammelt, der als wichtige Ressource für zukünftiges Lernen dient
Bereitschaft	Erwachsene orientieren ihre Lernfähigkeit und ihr Lerninteresse an der Weiterentwicklung ihrer sozialen oder beruflichen Rolle
Orientierung	Erwachsene konzentrieren sich häufig lieber auf problembasiertes als auf fachbezogenes Lernen, da das Wissen unmittelbar angewendet werden kann
Motivation	Obwohl sie auf externe Motivation ansprechen können, ist die stärkste Motivation für Erwachsene intrinsischer Natur (z. B. das Wissenserweiterung, Selbstwertgefühl)

6.2 Theorien der Erwachsenenbildung

6.2.1 Andragogik: Unterricht für erwachsene Lernende

Bis weit in die Mitte des 20. Jahrhunderts wurden die meisten Lerntheorien durch die Untersuchung des Lernens von Kindern im Pflichtunterricht und durch Tierstudien entwickelt. Infolgedessen bezieht sich sogar das Wort für die Theorien und die Wissenschaft des Lernens (Pädagogik) auf Kinder. Das Wort „Pädagogik" leitet sich ab von den griechischen Wörtern für Kind (ped) und Führen (agogos). 1973 führte Malcom Knowles, ein weithin bekannter und einflussreicher Professor für Erwachsenenbildung, das Konzept der Erwachsenenbildung als eigenständiges Studienfach ein und nannte es Andragogik. [4] In seinem grundlegenden Werk identifizierte Knowles anfangs vier Merkmale des erwachsenen Lernenden, die er schließlich zu den fünf Merkmalen erweiterte, die heute allgemein bekannt sind (➤ Tab. 6.1). [5, 6] Davon ausgehend schlug Knowles vier Prinzipien der Andragogik vor (➤ Kasten 6.1), welche die Grundlage der meisten modernen Theorien der Lehrplangestaltung für Erwachsene bilden, einschließlich der zeitgemäßen medizinischen Ausbildung.

Durch die Anwendung der von Knowles vorgeschlagenen Prinzipien können Lehrende in der alpinen Notfallmedizin effektiver unterrichten. Da MEM-Lernende erwarten, dass sie in die Planung und Auswertung ihres Unterrichts einbezogen werden, sollten die MEM-Lehrenden die Lernenden auffordern, Themen zu benennen, die ausgearbeitet oder gekürzt werden sollen und Gelegenheiten für allgemeines Kursfeedback anbieten. Lehrende sollten sich ebenfalls bewusst sein, dass ihre Lernenden frühere und kursinterne Erfahrungen als Grundlage für das Lernen nutzen. In diesem Sinne bauen gute Lehrende im Bereich der alpinen Notfallmedizin auf den früheren Erfahrungen der Lernenden auf und nutzen Simulationen, um neue Erfahrungen zu ermöglichen. Diese können die von den Lernenden als Grundlage für späteres Lernen genutzt werden. Schließlich definieren gute Lehrende MEM-Themen mit hoher Relevanz und beziehen problemorientiertes Lernen (PBL) in ihre Kurse und Seminare ein (Kasten 6.1).

6.2.2 Heutagogik: selbstgesteuertes Lernen

Einer der Kritikpunkte an der andragogischen Ausbildung ist, dass sie weitgehend einen lehrerzentrierten Ansatz zur Vermittlung von Inhalten beibehält. So kann sie als Erbe

Kasten 6.1

Vier Charakteristiken der Andragogik nach Knowles

- Erwachsene müssen in die Planung und Bewertung ihres Unterrichts einbezogen werden.
- Erfahrungen (einschließlich Fehler) bilden die Grundlage für die Lernaktivitäten.
- Erwachsene sind am meisten daran interessiert, Themen zu lernen, die für ihr berufliches oder persönliches Leben von großer Relevanz und Bedeutung sind.
- Das Lernen Erwachsener ist eher problemzentriert als inhaltsorientiert. [7]

der traditionellen pädagogischen Ansätze im Bildungswesen verstanden werden. Im Gegensatz dazu schlugen Hase und Kenyon vor, dass das selbstgesteuerte Lernen – als Heutagogik bezeichnet –eine eigenständige pädagogische Wissenschaft darstellt, die es zu untersuchen und zu verbessern gilt. [8]

Im Gegensatz zur Pädagogik und Andragogik ist dieses Bildungsmodell auf den Lernenden ausgerichtet und legt somit die Verantwortung für die Lerninhalte, den Lernprozess und sogar die Bewertung in die Hände des Lernenden. Der Lehrer stellt seine Ressourcen für das Lernen zur Verfügung, indem er z.B. bestimmt, was seiner Meinung nach für den Lernenden besonders relevant oder von Interesse ist, während er es dem Lernenden überlässt, den Lernprozess selbst zu gestalten. In der Heutagogik wird den Lehrern die Rolle als Ressource zugedacht. Zudem sollen sie die Entwicklung der Fähigkeiten ihrer Lernenden fördern und weniger fachspezifisches Wissen vermitteln.

In der Ausbildung der alpinen Notfallmedizin hat die Theorie der Heutagogik zwei praktische Hauptanwendungen. Erstens kommen die Studierenden in den Kursen aus sehr unterschiedlichen Praxisumgebungen und Hintergründen und kehren dorthin zurück. So kann es sein, dass die Studierenden ein besonderes Interesse an der Expeditionsmedizin haben und nicht an der Notfallmedizin. Ebenso können einige in einer dicht bewaldeten Gebirgsumgebung praktizieren, während andere aus vegetationslosen Gebirgsregionen kommen. Beim andragogischen Ansatz kann der Lehrer den Schülern Techniken für verschiedene Rollen oder Umgebungen beibringen und dann ihre Fähigkeit bewerten, die ausgewählten Techniken zu reproduzieren. Im Gegensatz dazu kann ein heutagogischer Ansatz den Schülern die Möglichkeit geben, selbst zu bestimmen, welche Techniken sie in ihrem speziellen Übungsumfeld benötigen, wie sie diese erlernen möchten und was eine ausreichende Kompetenz in einer bestimmten Technik ausmacht. Die zweite praktische Anwendung der Heutagogik findet sich in der medizinischen Fortbildung: Bergrettungsärzte, die an einer Fortbildung teilnehmen, sind in der Regel bereits erfahrene Experten in dieser speziellen Art von Medizin. Daher ist es für diese Personen oft sinnvoll, selbst zu bestimmen, welche Fähigkeiten oder Kenntnisse für sie von Nutzen und welche Ergebnisse für das von ihnen gewünschte Lernen angemessen wären.

6.3 Lehrplangestaltung

Bei der Planung eines neuen Bildungsangebots – sei es eine 20-minütige Präsentation, ein Wochenkurs oder sogar mehr – sollte man sich auf eine Struktur stützen, die dabei hilft, ein sinnvolles Angebot zu entwickeln, das den Anforderungen und Bedürfnissen der Lernenden entspricht. Die Programmgestaltung, auch Curriculumentwicklung genannt, ist in mehrere Schritte unterteilt. In der medizinischen Ausbildung wird bei der Planung eines neuen Kursformats oder Programms häufig der sechsstufige Ansatz von Kern verwendet (➤ Abb. 6.2). [9] Andere Strukturen sind ähnlich, auch wenn sie sich im Detail unterscheiden. [1]

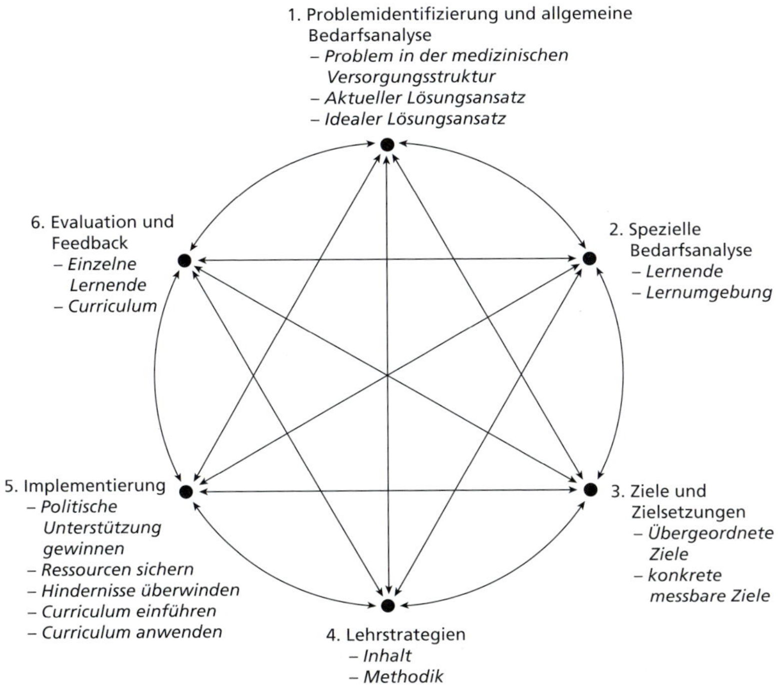

Abb. 6.2 Sechs Schritte zur Curriculumentwicklung nach Kern in der medizinischen Ausbildung. (Entnommen aus [9] mit freundlicher Genehmigung)

6

6.3.1 Allgemeine Überlegungen

Die Planung der Ausbildung beginnt mit folgenden Fragen:
- Was sind die Gründe für die Entwicklung dieses Kurses? Warum ist er notwendig? Gibt es bereits ähnliche Ausbildungen? Was für einen Nutzen bietet diese Veranstaltung?
- Wer sind die Lernenden? Welches Kompetenzniveau haben sie? Was sind ihre Bedürfnisse?
- Was sind die Ziele der Ausbildung? Diese sollte in ein Gesamtziel mit mehreren gut definierten und überprüfbaren Lernzielen unterteilt werden.
- Was soll gelehrt werden und wie soll der Unterricht aussehen? Was sind die Lehrmethoden und -inhalte?
- Wie wird es umgesetzt? Was sind die Etappenziele? Wer werden die Lehrer sein? Müssen diese speziell vorbereitet werden? Wie wird die Fortbildung der Lehrkräfte durchgeführt? Wo wird die Veranstaltung stattfinden?
- Wie wird das Ergebnis kontrolliert? Dies bezieht sich sowohl auf Evaluationen der Lernenden als auch die Bewertung der Veranstaltung durch die Lernenden: Gibt es eine offizielle Verpflichtung, die Ergebnisse oder den Wissens-, Leistungs- oder Kompetenzzuwachs der Lernenden zu kontrollieren?

6.3.2 Bedarfsanalyse

Die Entwicklung neuer Bildungsangebote kann sehr spannend sein. Es muss jedoch ausreichend Zeit eingeplant werden für die Entwicklung eines neuen Kurses und damit auch für die Bildung der Gruppe von Lehrenden mit inhaltlichen und pädagogischen Kenntnissen. Dieses Gremium sollte sich vor Beginn des Umsetzungsprozesses einige Fragen stellen:
- Warum ist diese Ausbildung notwendig?
- Welche Angebote gibt es bereits und wie würde dieses Bildungsangebot die bereits bestehenden ergänzen?
- Wer könnte oder soll das neue Angebot unterstützen?
- Ist die notwendige Kompetenz und finanzielle Unterstützung vorhanden?

Es müssen also Gründe für die Unterstützung der Idee gefunden werden: Man kann eine Literaturrecherche durchführen und mit Interessenvertretern sprechen, die entweder in Bildungsaktivitäten involviert oder Experten für die Inhalte sind. Es können sowohl potenzielle Gremiumsmitglieder zu ihren Ideen befragt werden, als auch die Bedürfnisse der potenziellen Lernenden erhoben werden. Dies ist möglich, indem Interviews und Diskussionsgruppen geführt werden oder durch das Verschicken von Fragebögen an die Lernenden, um einen formelleren Ansatz zu verfolgen.

Die Bedarfsanalyse ist entscheidend. Wenn sie gut durchgeführt wird, kann sie helfen, methodische oder finanzielle Unterstützung zu finden. Zudem kann die Veranstaltung viel besser auf die Bedürfnisse der Beteiligten, der Einrichtungen und vor allem der künftigen Lernenden abgestimmt werden.

6.3.3 Übergeordnetes Ziel und Zielsetzungen

Es ist wichtig, von Anfang an Ziele zu definieren, da sie den Lerninhalt und die Auswertung bestimmen. Das übergeordnete Ziel kann als die übergeordnete Idee des ganzen Projekts angesehen werden. Die Zielsetzungen oder Unterziele müssen gut definiert und konkret sein und überprüfbare Lernergebnisse haben. Sie bestimmen nicht nur den Inhalt, sondern beeinflussen auch die Beurteilung. Ein Beispiel: Ein Workshop für die Anwendung eines Beckengurtes bei Beckenfrakturen wird vorbereitet. Übergeordnetes Ziel des Workshops kann es sein, die Überlebenschancen von Traumapatienten zu verbessern, die an Blutungen infolge eines Beckentraumas leiden.

Die konkreten Zielsetzungen sind, dass der Lernende nach Abschluss des Workshops in der Lage sein sollte
- Beckentraumata als Hauptursache für anhaltende Blutungen zu erkennen,
- Trauma-Mechanismen, die zu großem Blutverlust bei Beckenfrakturen führen aufzuzählen,
- die korrekte Lage eines Beckengurtes aufzuzeigen,
- einen Beckengurt bei einem Patienten mit einer Beckenfraktur korrekt anzulegen,
- die Notwendigkeit einer Analgesie zu kennen.

6.3.4 Lehrmethoden und -inhalte

Wenn die Ziele klar definiert sind, wird in der Regel auch klar, was der Inhalt sein wird. Wenn eine umfassende Ausbildung entwickelt wird, müssen die verschiedenen Lehrmethoden ausbalanciert werden, um die Aufmerksamkeit der Lernenden aufrechtzuerhalten, eine konstruktive Lernatmosphäre zu schaffen und eine motivierende und anregende Erfahrung zu bieten, und dies nicht nur für die Lernenden, sondern auch für die Lehrkräfte. Der Inhalt kann dann wieder die Lehrmethode bestimmen.

Ein Beispiel:
- Die Teilnehmer müssen die wichtigsten Knoten für die Bergrettung beherrschen. Knoten können nicht in einem großen Hörsaal gelehrt werden, sondern müssen von erfahrenen Ausbildern in kleinen Gruppen an praktischen Übungsstationen durchgeführt werden.
- Wenn spezielle Fälle präsentiert und viele Lernende einbezogen werden sollen, kann eine Vorlesung mit der Möglichkeit interaktiver Elemente aufgewertet werden: Das Aufrufen von Lernenden, das Bitten um Handzeichen oder der Einsatz eines elektronischen

Abstimmungssystems können dazu beitragen, die Studenten einzubeziehen.
- Wenn die Zusammenarbeit im Team bei der Bergrettung verbessert werden soll, kann ein Simulationsszenario im Freien hilfreich sein.

Einzelheiten zu den verschiedenen Lehrmethoden finden Sie unten unter Lehrmethoden.

6.3.5 Umsetzung

Nachdem alle Vorbereitungsarbeiten abgeschlossen sind, kann mit der konkreten Planung begonnen werden:
- Dauer der Veranstaltung und detailliertes Programm
- Vorbereitungsarbeiten für die Lernenden vor dem Kurs
- Maximale Anzahl von Lernenden
- Kursort(e)
- Budget
- Ausrüstung und Handouts
- Lehrkräfte und Lehrkräfteentwicklung

Sofern die Veranstaltung länger dauert und aus mehr als einer einzigen Sitzung besteht, ist ein Zeitplan erforderlich, der Dauer, Inhalt, Lehrmethoden, Lehrkräfte und Ausrüstung für die verschiedenen Teile des Kurses festlegt. Die Pausen sollten lang genug sein, damit sich die Lernenden entspannen und ggf. den Ort wechseln können, und sich die Lehrkräfte für die nächste Sitzung vorbereiten können. Die Lehrmethoden beeinflussen die Länge der Stationen: So sollte eine Vorlesung nicht länger als 30 min dauern, da die Konzentration der Lernenden bereits nach 10–15 min nachlässt, selbst wenn die Präsentation ausgewogen und abwechslungsreich ist. [10] Workshops dauern abhängig von der Gruppengröße in der Regel länger, da alle Teilnehmer die Möglichkeit haben sollten, die Übungen durchzuführen. Große Simulationsszenarien mit ausführlichen Nachbesprechungen (Debriefings) können sogar länger als 90 min in Anspruch nehmen.

Die Lernenden müssen so früh wie möglich darüber informiert werden, wenn sie vor dem Kurs Vorbereitungsarbeiten durchführen sollen. Wenn sie gut vorbereitet in den Kurs kommen, können die Lehrkräfte auf einem höheren Niveau beginnen und interaktive Methoden viel besser integrieren. Die Lernenden sollten jedoch nicht durch die Menge der Vorbereitungsarbeiten überfordert werden, da sie vor dem Kurs möglicherweise nur noch wenig freie Zeit haben.

Die Anzahl der Teilnehmer und die Unterrichtsmethoden haben wechselseitige Auswirkungen. Wenn es sich um eine große Gruppe Lernender handelt, wird es schwierig sein, Workshops anzubieten – es sei denn, es gibt viele Ausbilder und ausreichend Platz. Die Vorteile eines Unterrichts in kleinen Gruppen mit hochgradig interaktiven Formaten liegen auf der Hand, können jedoch eine finanzielle Herausforderung darstellen. Bei der Umsetzung eines neuen Bildungsangebots ist hilfreich, Meilensteine festzulegen, die es der Steuerungsgruppe erleichtert, den Überblick über die Details zu behalten, bevor der Kurs beginnt.

Die Suche nach Kursorten, die zur Struktur des Kurses oder Programms passen, kann manchmal eine Herausforderung sein. So haben z.B. Vorlesungssäle eine gute Größe, um viele Lernende aufzunehmen, sie können aber Präsentationen anonym werden lassen. Kleine Räume für Gruppendiskussionen sind in der Regel schwieriger zu finden. Wenn die Kurse im Freien stattfinden, brauchen die Organisatoren einen alternativen Ort für den Fall, dass das Wetter schlecht ist oder sich objektive Gefahren als größer erweisen, als in der Planungsphase angenommen wurde.

Bei der Entwicklung von Kursen oder anderen Bildungsangeboten muss die „Steuerungsgruppe“ frühzeitig festlegen, wie die Veranstaltung finanziert werden soll. Soll der Kurs nur von Teilnehmergebühren leben, oder werden Unterstützer und Sponsoren benötigt? Sind kommerzielle Sponsoren akzeptabel? Größere Veranstaltungen oder Kurse mit vielen Lernenden erfordern einen Budgetplan, in dem angemessene Teilnahmegebühren und Dozentengehälter oder -zulagen festgelegt werden.

Es ist wichtig, den Ausrüstungsbedarf früh genug zu ermitteln. Wenn neue Geräte angeschafft werden müssen, kann es zu Verzögerungen bei der Lieferung kommen. Das Budget muss angepasst werden, wenn spezielle oder teure Geräte angeschafft werden müssen. Wenn Geräte gemietet werden, müssen sie so früh wie möglich bestellt werden, da sie möglicherweise nicht kurzfristig verfügbar sind. Sind pädagogische Handouts erforderlich? Wenn ja, in welcher Form? Sollen die Lernenden gedrucktes Material oder ein Speichermedium erhalten? Werden sie diese vor oder während des Kurses erhalten? Müssen die Lernenden spezielle Geräte oder Bücher kaufen oder mieten? Diese Fragen müssen viele Wochen oder Monate vor der Veranstaltung geklärt werden.

6.3.6 Lehrkräfte

Die Lehrkräfte sind der wichtigste Faktor für den Erfolg oder Misserfolg einer Bildungsveranstaltung. Auch in der Erwachsenenbildung sind sie oft Vorbilder für die Lernenden. Die Erwartungen der erwachsenen Lernenden, die fast so alt oder vielleicht sogar älter sind als die Lehrenden, sind häufig hoch. Daher ist es von entscheidender Bedeutung, dass die Lehrkräfte nicht nur in Bezug auf die Kursinhalte kompetent sind, sondern auch eine hohe pädagogische Kompetenz aufweisen. Respekt und Flexibilität sind weitere wichtige Eigenschaften eines guten Lehrers.

Die Lehrkräfte müssen auf ihre Arbeit vorbereitet werden. Fortbildungsveranstaltungen für Lehrkräfte sind unumgänglich, wenn ein neuer Kurs gestartet wird. Bei der Durchführung von Kursen ist es wichtig, regelmäßige Treffen mit den Lehrkräften abzuhalten, um sie für ihre wichtigen Aufgaben zu motivieren.

6.3.7 Beurteilung der Lernenden und Kursevaluation

Wenn das Programm in eine größere Struktur integriert ist, wie z. B. in Diplomstudiengänge der Alpinmedizin (DiMM) oder in Masterstudiengänge, die an eine Universität gebunden sind, muss sich die „Lenkungsgruppe" über die spezifischen Anforderungen, einschließlich der Credits oder Abschlusstests, im Klaren sein. Die Abstimmung zwischen Lehre und Prüfung ist wichtig. Es muss gelehrt werden, was geprüft, und geprüft werden, was gelehrt wird. Es ist sehr wichtig, die Lernziele exakt zu definieren. Sie bilden die Grundlage für den Inhalt und die Bewertung durch die Lernenden.

Die Kursbewertung durch die Lernenden ist der erste Schritt in einem kontinuierlichen Prozess der Programmanpassung und -verbesserung. Quantitatives Feedback ist leicht zu erhalten, aber schriftliche Kommentare sind oft hilfreicher, wenn Verbesserungen geplant sind. Um eine valide Repräsentation der Lerngruppe zu erhalten, geben viele Kursveranstalter Kursbestätigungen nur im Austausch gegen Feedback-Fragebögen aus. Evaluationen können genutzt werden, um Interessengruppen, interessierte Organisationen, Sponsoren und Lehrkräfte über den Kurs und den erreichten Erfolg zu informieren.

Die Gestaltung eines Programms, Kurses oder einer anderen Bildungsveranstaltung nimmt oft mehr Zeit in Anspruch als erwartet. Die Leitungsgruppe sollte aber nicht unter Zeitdruck arbeiten. Das Gespräch mit den Beteiligten, die Suche nach Sponsoren und die Festlegung des Lehrkörpers sind entscheidende Schritte für den Erfolg des Programms. Die Ausbildung sollte so nachhaltig wie möglich sein und eine hohe Unterrichtsqualität bieten.

6.4 Lehrmethoden

6.4.1 Blended Learning

Blended learning, das mit hybridem Lernen übersetzt werden kann, beschreibt die Kombination von traditionellem Lernen vor Ort und Fernunterricht. Mit diesem Ansatz wird versucht, die Stärken beider Techniken zu nutzen und gleichzeitig die Nachteile der einzelnen Techniken abzumildern. Im Allgemeinen absolvieren die Studierenden den theoretischen Stoff und die Kursarbeit im Fernunterricht und erlernen die praktischen Fertigkeiten in persönlichen Sitzungen. Dadurch sind sie flexibel und können den größten Teil des Materials nach ihrem eigenen Zeitplan und in ihrem eigenen Tempo absolvieren, was der Hauptvorteil des Fernunterrichts ist. Da es jedoch schwierig ist, praktische Fertigkeiten im Rahmen des Fernunterrichts zu vermitteln und noch schwieriger, sie aus der Ferne zu beurteilen, sind Präsenzveranstaltungen notwendig, um manuelle Fertigkeiten zu vermitteln und zu bewerten.

6.4.2 E-Learning

E-Learning wird als der Einsatz von Technologie zur Verbesserung oder Erweiterung des Lernens und Lehrens definiert. [7, 11, 12] E-Learning-Programme sind für internetgestütztes Lernen konzipiert, das im Fernstudium oder direkt stattfinden kann. Eine wachsende Zahl von Universitäten erweitert den Präsenzunterricht durch E-Learning, wie z. B. virtuelle Lernumgebungen (Virtual Learning Environment - VLE) oder Audience-Response-Systeme in der Klasse. Viele globale E-Learning-Initiativen wie internetbasierte Kurse sind ortsunabhängig. E-Learning-Ressourcen sind in der Regel internetbasiert, da das Internet eine skalierbare und weltweit zugängliche Methode zum Austausch von Lernressourcen bietet.

Massive Open Online Courses (MOOCs) sind wichtige Beispiele für einen weltweit zunehmenden Trend, dass Universitäten und Einzelpersonen internetbasierte E-Learning-Ressourcen kostenlos zur Verfügung stellen. Diese Online-Fernkurse begannen damit, dass Universitäten ihre VLEs für nicht immatrikulierte Studenten öffneten. Nach und nach haben sich die MOOCs zu kostenlosen Online-Fernkursen entwickelt.

Im Gegensatz zum zentralisierten E-Learning in MOOCs hat der Aufstieg der sozialen Medien auch die Entwicklung informeller, dezentraler E-Learning-Ressourcen und Gemeinschaften erleichtert. Solche Ressourcen können von Einzelpersonen über persönliche Webseiten oder soziale Medien erstellt werden. Gruppen von Einzelpersonen können kuratierte Inhalte zu bestimmten Themen in einem Webjournal (oder Blog), in aufgezeichneten Vorträgen (Podcasts) oder in von der Gemeinschaft selbst erstellten Ressourcen wie Online-Enzyklopädien (oft Wikis genannt) erstellen. In der medizinischen Ausbildung umfasst die Entwicklung des informellen, dezentralisierten Informationsaustauschs die Entwicklung der Free Open Access Medical Education oder „Meducation" (FOAM). [13] FOAM bezieht sich auf die Erstellung und den Online-Austausch von nutzergenerierten Inhalten zum Erlernen und Teilen von medizinischem Wissen. Da FOAM überwiegend auf sozialen Medien basiert, wird das Konzept oft vereinfacht als eine Art „sozialer Bildungsmedien für die Medizin" bezeichnet. FOAM ermöglicht eine schnelle und offene Diskussion und Verbreitung von Informationen.

6.4.3 Fernunterricht

Unter Fernunterricht versteht man das Lernen ohne die physische Präsenz der Studierenden an einer Schule oder Hochschule.

Der Fernunterricht umfasst eine Vielzahl von Lehrmethoden, darunter Korrespondenz, Live-Übertragungen im Klassenzimmer, aufgezeichnete Unterrichtssitzungen, VLEs und E-Learning-Programme, die über Lernmanagementplattformen präsentiert werden. Fernlehrgänge können nach Zeitplan oder im Selbststudium durchgeführt werden. Geplante Kurse sind weitaus komfortabler und können in einem synchronen Format durchgeführt werden, bei dem die Lernenden zur gleichen Zeit zusammenkommen müssen; in der Regel in einem Online-Forum oder an einem Übertragungsort. Alternativ dazu können geplante Kurse auch asynchron abgehalten werden. Normalerweise werden die Lernenden zur gleichen Zeit eingeschrieben und müssen die Module bis zu einem bestimmten Datum abschließen. [14] Die neueste Entwicklung im Bereich des Fernunterrichts sind die oben erwähnten MOOCs, die in großem Umfang angeboten werden und für die Lernenden üblicherweise kostenlos sind.

Unabhängig von der Methode bietet der Fernunterricht Flexibilität. Natürlich ist der Fernunterricht nicht für die praktischen Aspekte der Ausbildung in der alpinen Notfallmedizin geeignet. Ein gemischtes oder hybrides Fernstudium, bei dem die Lernenden einen Teil des Inhalts im Fernstudium erarbeiten und dann an den Präsenzkursen teilnehmen, kann jedoch eine gute Kombination für die Lernenden und die Trainer des Programms sein. Es sollte jeweils eine Bedarfsanalyse durchgeführt werden, um festzustellen, ob die Lernenden von einem zusätzlichen Fernunterricht zu einem bestehenden Lehrplan profitieren würden.

6.4.4 „Flipped Classroom"

Ein „Flipped Classroom“ ist eine Lehrmethode, welche die übliche Lernumgebung im Klassenzimmer auf den Kopf stellt und es ermöglicht, den Lernstoff außerhalb des Klassenzimmers zu präsentieren. Die meisten „Flipped Classrooms“ bestehen aus gemischtem oder hybridem Fernunterricht, bei dem die Lernenden einen Teil der Kursinhalte online absolvieren und dann persönlich am Unterricht teilnehmen. [15] Der persönliche Unterricht beinhaltet eine direkte Anleitung durch den Lehrer. Bei diesem Format kann die Zeit im Klassenzimmer für ein tieferes Verständnis der Kurskonzepte und kritisches Denken genutzt werden. [16] Ein Beispiel für einen solchen Unterricht in der alpinen Notfallmedizin könnte eine aufgezeichnete Vorlesung über Hypothermie sein, die auf einer E-Learning-Plattform veröffentlicht wird. Die Lernenden sehen sich die Vorlesung an und lesen ergänzendes Material. In der darauffolgenden Unterrichtseinheit wird ein Fall mittels problembasiertem Lernen aufgearbeitet. Die Fälle werden von den Lehrkräften vorgestellt und von den Lernenden diskutiert. Alternativ können die Lernenden auch an praktischen Übungen teilnehmen, in denen ihnen verschiedene Szenarien mit unterkühlten Patienten vorgestellt werden.

6.4.5 Interaktive Präsentationen

Vorlesungen sind eine traditionelle Lehrmethode. Viele der heutigen Lehrer wurden mit dieser Ex-cathedra-Lehrmethode ausgebildet. Die Behaltensquoten traditioneller Vorlesungen sind zwar sehr niedrig (➤ Tab. 6.1), allerdings können auf diese Art vermittelte Präsentationen eingesetzt werden, um Inhalte für große Gruppen zusammenzufassen und die wichtigsten Inhalte nochmals herausstreichen. Die folgenden Strategien können dazu beitragen, den Nutzen von Vorlesungen zu erhöhen:

- Die Lernenden sollten vorbereitet kommen.
- Interaktivität ist das beste Mittel, um das Publikum aktiv und wach zu halten, auch wenn es mehr Zeit kostet.
- Vermeidung von „Tod durch PowerPoint“. Die Präsentationen werden oft zur Unterstützung eines Vortrags verwendet, jedoch sollten die Folien den gesprochenen Vortrag nur unterstreichen. Bei PowerPoint-Präsentationen sollte folgendes beachtet werden:
  - Eine Geschichte erzählen.
  - Nicht zu viel Text auf einer Folie platzieren.
  - Bilder sparsam verwenden.
  - Selten Animationen einsetzen.

Ein einfacher Leitfaden für effektive PowerPoint-Präsentationen ist die 10-20-30-Regel: 10 Folien, 20 min Präsentation, Schriftgröße 30. [17]

6.4.6 Fallbasiertes Lernen

Beim fallbasierten Lernen erfolgt das Lernen im Rahmen eines Diskussionsprozesses in der Klasse auf der Grundlage eines konkreten Falls. Dies gibt den Lernenden einen realen Kontext und die Möglichkeit, Entscheidungen treffen zu lernen. Die Lernenden werden aufgefordert, das Problem zu analysieren und eine Lösung zu finden. Dieser Prozess fördert ein hohes Maß an kognitivem Lernen. Zudem können Verbindungen zwischen dem Faktenwissen und dem aktuellen Problem herstellen. Sie eignet sich gut für komplexe Entscheidungsfindungen, wie sie in der alpinen Notfallmedizin oft erforderlich sind.

Der Fall kann durch Rollenspiele, Simulationen, Diskussionen, mittels schriftlichem Material oder Multimedia präsentiert werden. Die Arbeit erfolgt in der Regel in kleinen Gruppen. Die Fälle können auch den Rahmen für eine Vorlesung bilden oder in einer virtuellen Lehrsituation präsentiert werden, in der die Studenten online interagieren. Die Diskussion kann entweder strukturiert sein und vom Lehrer moderiert werden, um eine Reihe ausgewählter wesentlicher Punkte zu veranschaulichen; oder sie kann auch von den Lernenden selber geleitet werden und ihnen die Möglichkeit geben, Bereiche zu erforschen, die für sie von Interesse und Belang sind (➤ Abb. 6.3).

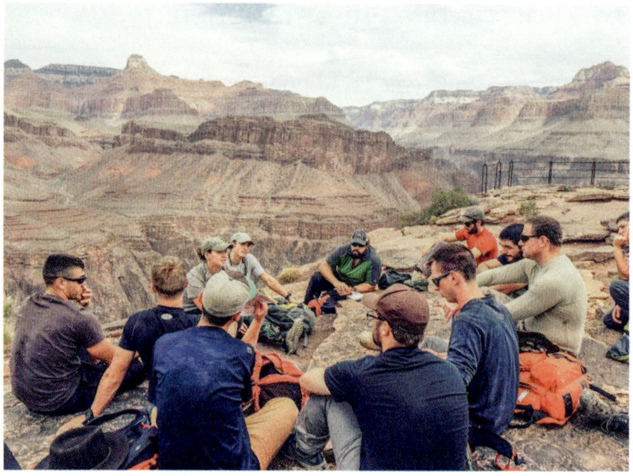

Abb. 6.3 Gruppendiskussion.

6.4.7 Problembasiertes Lernen

Problembasiertes Lernen (PBL) ist eine pädagogische Methode des Lernens durch Nachfragen. Sie eignet sich für kleine Gruppen im Rahmen eines Bildungsangebots, das über einen längeren Zeitraum durchgeführt wird. Der Unterschied zur fallbasierten Diskussion besteht darin, dass die Lernenden das Thema, das sie untersuchen wollen, selbst wählen und einen Beitrag leisten, indem sie einen gemeinsamen Lernprozess starten, der auf einheitlichen Vorgaben beruht: Den Lernenden wird Material vorgelegt, das vom Tutor vorbereitet wurde, um die Diskussion anzuregen. Der „Aufhänger" kann ein klinischer Fall, ein Video, ein Zeitungsartikel, ein Patient oder anderes Material sein. Die Lernenden arbeiten als Gruppe und ernennen einen Koordinator und einen Schriftführer. Sie erforschen das Thema anhand der folgenden sieben Schritte:

1. Klären Sie ungewohnte Begriffe.
2. Definieren Sie das/die Problem(e).
3. Überlegen Sie sich mögliche Hypothesen oder Erklärungen.
4. Ordnen Sie die Erklärungen zu einer vorläufigen Lösung.
5. Definieren Sie Lernziele.
6. Sammeln von Informationen und individuelles Studium.
7. Teilen Sie die Ergebnisse der Informationsbeschaffung und Ihrer Erkenntnisse.

Die Gruppe trennt sich, und jedes Mitglied recherchiert ein Thema. Die Gruppe trifft sich dann wieder, damit die Mitglieder ihre Ergebnisse der gesamten Gruppe präsentieren können. Die Lehrkraft moderiert die Sitzungen, um sicherzustellen, dass die wichtigsten Zielvorgaben behandelt werden.

Einer der Vorteile des PBL ist, dass sich diese Lernformen auf konkrete medizinische Situationen beziehen und nicht auf abstrakte Themen. Zudem erfordert es die Analyse von Situationen und die Anwendung von Wissen zur Lösung von Problemen. Es fördert auch die Teamarbeit und trägt zur Entwicklung lebenslanger Lernfähigkeiten bei. Es ist eine Methode, die gut in die praktische und unsichere Welt der alpinen Notfallmedizin passt.

6.4.8 Skills Labs

Skills Labs sind praktische Unterrichtseinheiten, in denen die Teilnehmer in einer kontrollierten und geschützten Umgebung Fertigkeiten erlernen und einüben. Sie ermöglichen es den Lernenden, die für den Erwerb motorischer Fähigkeiten notwendige Übung zu sammeln. Um ein risikoarmes Umfeld zu schaffen, wird in Skills Labs normalerweise ein Element der realen Umgebung isoliert oder ersetzt. Bei Interventionen, z.B. einer Intubation, bedeutet dies meistens, dass ein tatsächlicher Patient durch eine Puppe bzw. Modell ersetzt wird. Kommunikationsfähigkeiten werden oft mit echten Darstellern geübt, die als Patient auftreten (oft als „simulierte" Patienten bezeichnet). Die Ersatzmodelle werden häufig nach ihrer Realitätstreue zum darstellenden Element eingeteilt. An einem Ende des Spektrums stehen Modelle mit hoher Originaltreue, die der Realität sehr nahekommen (oft mit lebensechter Anatomie und Körpermerkmalen), aber häufig sehr teuer sind. Im Gegensatz dazu sind Low-Fidelity-Modelle nicht sonderlich realitätsgetreu, aber im Allgemeinen viel günstiger. Trotz der geringeren Kosten von Low-Fidelity-Modellen haben mehrere Studien gezeigt, dass sie im Vergleich zu High-Fidelity-Modellen für die Vermittlung chirurgischer Fähigkeiten nicht schlechter sind. [18–20]

Im Gegensatz zu den medizinischen Interventionen wird der Umgang mit Seiltechnik häufig zunächst mit der üblichen Ausrüstung, aber in einer veränderten Umgebung, z. B. in einem weniger steilen Gelände, geübt. Indem der Workshop in einem Gelände mit geringeren Gefahren durchgeführt wird, erfahren die Lernenden weniger von außen auf sie zukommenden Stress. Dadurch werden theoretisch mehr kognitive Ressourcen für das Verstehen und Erlernen der Fertigkeit freigesetzt. Darüber hinaus wird durch das Üben in einem Gelände mit geringeren Folgen auch das Risiko von Fehlern verringert, und kritische Fehler mit Folgeschäden sind weniger wahrscheinlich (➤ Abb. 6.4, ➤ Abb. 6.5).

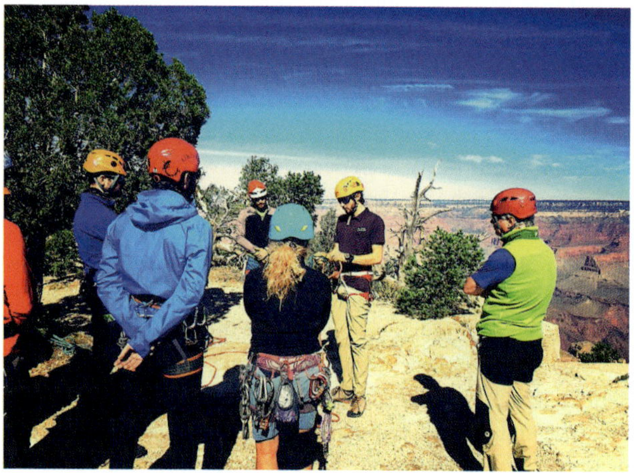

Abb. 6.4 Skills Lab: Kletterknoten.

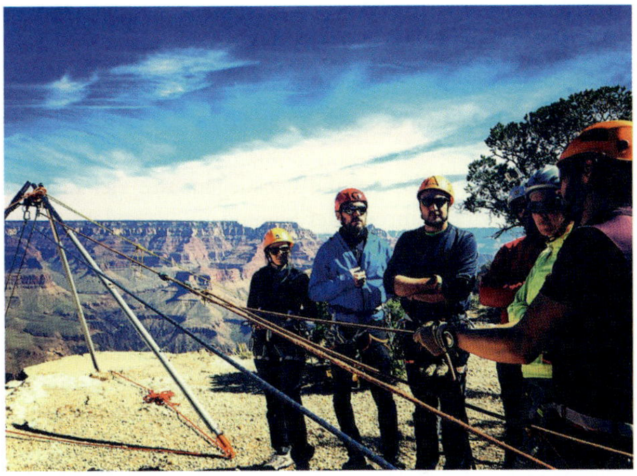

Abb. 6.5 Rettungstechniken.

6.4.9 Virtuelle Lernumgebung

Eine virtuelle Lernumgebung („Virtual Learning Environment" – VLE) ist eine webbasierte Plattform für die Durchführung einer Bildungsveranstaltung. VLEs haben Funktionen, die das Lernen ermöglichen bzw. unterstützen. Sie können genutzt werden, um Informationen wie Programmbeschreibungen, Lehrpläne, Lerninhalte, Aufgaben und Bewertungen bereitzustellen. Für Lernende und Lehrende, die geografisch voneinander getrennt sind, bietet eine VLE einen flexiblen, zugänglichen und vielseitigen Ersatz für ein Klassenzimmer. Die Lernenden können zu einem für sie günstigen Zeitpunkt auf die Plattform zugreifen und übernehmen die Verantwortung für das Lernen an einem von ihnen selbst bestimmten Ort und Tempo, entsprechend ihren Lernbedürfnissen.

Die Lerninhalte können in einer Vielzahl von Medienumgebungen, z.B. Diskussionsforen, E-Mails und Videolinks, präsentiert werden, die eine Interaktion zwischen Schülern und Lehrern ermöglichen. Gruppen von Schülern können gemeinsam arbeiten, indem sie Wikis oder gemeinsame Projekte erstellen, die in der VLE geteilt und durch Diskussionen abgestimmt werden. Die Lehrkräfte können den Studierenden mit minimaler Verzögerung formatives Feedback geben. Zusammenfassende Beurteilungen und Noten können ebenfalls über eine VLE verwaltet werden. Die Verwendung elektronischer Materialien stellt sicher, dass die Inhalte auf dem neuesten Stand sind und geändert werden können, wenn neues Wissen verfügbar wird.

6.4.10 Simulation und Debriefing

Simulation ist eine Technik, die reale Erfahrungen durch geführte Erfahrungen ersetzen oder verstärken kann. Dabei sprechen diese Erfahrungen meist alle Sinne an und bilden wesentliche Aspekte der realen Welt auf interaktive Weise nach. [21] Ein Simulator kann entweder ein Gerät oder eine Puppe sein, die als simulierter Patient fungiert, oder eine Person, welche die Rolle des Opfers spielt. Eine „normale" Simulation besteht aus Briefing-Simulation-Debriefing. Das Briefing beschreibt die Vorbereitung bzw. das Setting der Szene. Die Simulation stellt das Szenario oder den Fall dar. Das Debriefing bzw. die Nachbesprechung definiert die Diskussion über den Fall mit klaren Ergebnissen und Botschaften zum Mitnehmen. Die Entwicklung eines Simulationsszenarios beginnt mit der Definition von Zielen und Vorgaben, bevor die „Geschichte" entwickelt wird.

Die Simulation in der alpinen Notfallmedizin ist oft eine Kombination aus medizinischen und technischen Aspekten einer Rettung. Eine Simulation kann weniger als eine Stunde dauern und ein kleines Rettungsteam mit einer oder wenigen Personen einbeziehen, oder sie kann einen Tag oder länger in Anspruch nehmen und viele Personen in verschiedenen Gruppen wie Bergretter, Rettungssanitäter, Ärzte und Bergführer integrieren. Wann immer eine Simulation im Gebirge durchgeführt wird, hat die Sicherheit aller Beteiligten, einschließlich der Trainer, Teilnehmer und simulierten Opfer, höchste Priorität (➤ Abb. 6.6).

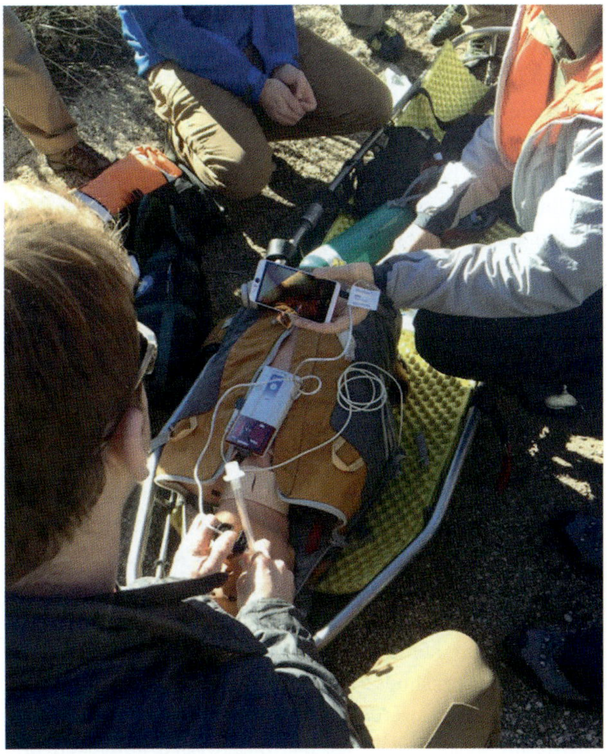

Abb. 6.6 Simulationsszenario.

6.5 Konkrete Planung von Lernaktivitäten

Lernaktivitäten sollten sorgfältig geplant werden und sich an Lernzielen orientieren. Ein wesentlicher Schritt in der Planungsphase ist die Entwicklung eines Unterrichtsplans. Dieses nützliche Instrument dient dem Lehrer als Leitfaden, damit er mit seinen Lehrmethoden die Lernziele einhält und um letztendlich sicherzustellen, dass auch die Lernenden die Lernziele erreichen. Bei der Erstellung eines Unterrichtsplans sollte die Lehrkraft die folgenden Fragen berücksichtigen:

- Von welchen Kenntnissen und Fähigkeiten des Schülers kann ausgegangen werden?
- Was ist das erwartete Ergebnis oder Ziel?
- Was ist die beste Methode, um das Ergebnis zu erreichen?
- Wie soll die Evaluation durchgeführt werden? Gibt es eine Prüfung?
- Gibt es obligatorische Vorgaben des Lehrplans oder institutionelle Anforderungen, die berücksichtigt werden müssen?
- Besteht ein Risiko für den Lernenden, und wenn ja, wie kann es reduziert werden? Dies ist wichtig für Aktivitäten im Freien.

6.5.1 Inhalt und Ziele

Der erste Schritt bei der Erstellung eines Unterrichtsplans ist die Entwicklung von Lernzielen. Lernziele treiben die Lernaktivität voran und sorgen dafür, dass sich Lehrer und Lernende auf die Ziele der Lektion konzentrieren. Sobald die Lernziele definiert sind, können sie als Grundlage für die Formulierung eines Lehrplans dienen, in dem der Schwerpunkt des Lehrstoffs beschrieben wird.

Obwohl der Fernunterricht zu einem beliebten Medium für die Vermittlung von Bildungsinhalten geworden ist, ist es nach wie vor wichtig, Lernziele für Online- und Fernunterrichtsaktivitäten zu formulieren und zu definieren. Erst wenn diese festgelegt sind, kann die Lernaktivität definiert werden.

6.5.2 Aktivitätenplanung

Die Planung der Lernaktivitäten kann ein zeitaufwändiger Prozess sein. Die Lehrkräfte sollten deshalb frühzeitig mit der Entwicklung von Unterrichtsplänen und Aktivitäten beginnen und sich bemühen, diese so vielfältig und umfangreich wie möglich anzulegen. Die meisten klassischen Vorlesungspräsentationen können abgeändert oder mit Gruppendiskussionen, Workshops, PBLs und anderen Lehrmethoden (6.4) kombiniert werden. Die Lernaktivitäten können so entworfen werden, dass sie das Basiswissen abdecken und durch kritische Entscheidungskonzepte erweitert werden. Visualisierung, Verstärkung, aktives Engagement und Setzen von Schwerpunkten können nützliche Instrumente sein, um die Lernaktivität zu gestalten. [22] Der Lehrer sollte sich fragen, ob die Aktivität den Lernenden hilft, sich das Thema anzueignen.

Die Lehrkraft sollte ebenfalls festlegen, wie viel Zeit für jede Lernaktivität während der Sitzung aufgewendet werden soll, um das gewünschte Ergebnis zu erreichen. Die Rolle des Lehrers und des Lernenden sollte klar definiert sein. Dies kann sich allerdings bei dynamischen Aktivitäten wie Gruppendiskussionen ändern. Es kann für die Lernenden hilfreich sein, wenn Zeit für eine gezielte Reflexion oder für ein Feedback im Rahmen der Lerneinheit vorgesehen wird. Bei der abschließenden Vorbereitung auf die Durchführung der Lernaktivität sollte die Lehrkraft

- die Lernziele überprüfen,
- relevante Lehrbuch- und Forschungsartikel durchsehen,
- nach relevanten Nachrichtenartikeln zum Thema suchen,
- Fragen vorhersehen, die die Lernenden während der Aktivität stellen könnten,
- Lernhilfen vorbereiten, wie z. B. Handouts, Bewertungsmaterialien oder Laborgeräte,
- alle zusätzlichen Lehrkräfte über die Unterrichtsaktivität und den -plan informieren.

Nach Abschluss der Lernaktivität sollte die Lehrkraft ihre eigene Leistung bewerten und fragen, wie sie verbessert werden kann (➤ Abb. 6.7).

6.6 Tipps für einen erfolgreichen Unterricht

- Unterrichten Sie Themen, die Sie gut kennen. Die Studierenden merken, wenn ein Thema vom Dozenten nicht beherrscht wird. Ihr Kurs ist erst dann von höchster Qualität, wenn Sie Themen unterrichten, die Sie gut kennen und Ihnen am Herzen liegen. Stellen Sie daher Dozenten ein, die in den Bereichen stark sind, in denen die vorhandenen Lehrkräfte Defizite haben, oder lassen Sie sich weiterbilden, um die Inhalte der schwachen Bereiche zu vertiefen.
- Planen Sie Simulationsübungen, die spezifische, begrenzte Lernziele haben. Gestalten Sie die Simulationsübungen so sorgfältig, dass sie sich um ein Thema drehen. Die Strukturierung der Szenarien an den Themen erleichtert den Lernenden den Erwerb wichtiger Fähigkeiten.
- Planen Sie Zeit und Ressourcen für das Üben von Fertigkeiten ein. Die Bildung des prozeduralen Gedächtnisses braucht Wiederholungen. Selbst wenn die Lernenden konzeptionell verstanden haben, wie ein Vorgang oder eine Aufgabe auszuführen ist, ist es unwahrscheinlich, dass sie die Fähigkeiten ohne wiederholte Ausführung behalten. Es ist wichtig, dass in den Kursen Zeit für

Lehrplan „Erfrierungen"

Diploma in Mountain Medicine (DIMM), Dezember 2018, Zeitrahmen: 1 Stunde, Vorlesung & Problem Based Learning (PBL)

Lernziele

1. Auftreten, Anamnese und körperlichen Befund von Erfrierungen beschreiben.
2. Bedeutung der richtigen Kleidung und des richtigen Schuhwerks erläutern.
3. Hautschichten bezüglich der Entstehung von Erfrierungen beschreiben.
4. Pathophysiologie von Erfrierungen diskutieren.
5. Klassifizierung von Erfrierungen beschreiben.
6. Verschiedene Stadien der Erfrierungen unterscheiden.
7. Einteilung des Schweregrads nach Wiedererwärmung beschreiben.
8. Management von Erfrierungen vor Ort und praktische Vorgehensweisen einschließlich der Vermeidung von Sekundärschäden beschreiben
9. Möglichkeiten der medikamentösen Behandlung von schweren Erfrierungen einschließlich Schmerzmedikation diskiutieren.
10. Krankenhaus- und Langzeitversorgung von Erfrierungsverletzungen diskutieren.
11. Prävention von Erfrierungen diskutieren.
12. Mögliche Komplikationen bei unsachgemäßer Behandlung von Erfrierungen vorhersagen.

Schwerpunkt des Unterrichts

Der Schwerpunkt dieses Moduls liegt auf der Vorbeugung, Erkennung und Behandlung von Erfrierungen in alpiner Umgebung abseits der medizinischen Standardversorgung. Die Klassifizierungskriterien von Erfrierungen werden zusammen mit den aktuellen Behandlungsmodalitäten besprochen.

Fallbeispiel (PBL)

Aufwärmen oder nicht aufwärmen ... das ist hier die Frage. Sie befinden sich auf einer abgelegenen Berghütte mit einem 35-jährigen Opfer mit schweren Erfrierungen an der rechten Hand (0–5 proximal bis distal der Phalangen).
Sie sind 5 km auf Skiern von einer Straße entfernt und haben die notwendigen Materialien bei sich, um die Hand des Patienten wieder zu erwärmen. Sollten Sie das tun? Welche Frage sollten Sie stellen?

Auswertung (Beurteilung des Studierenden)

- Online-Quiz zu Kältenotfällen und MCQ-/Kurzantwortfragen in der Abschlussprüfung des Kurses
- Demonstration der korrekten Behandlung von Erfrierungen während der Übungen

Unterrichtsmaterialien und Hilfsmittel

- Computer und Beamer
- Präsentation oder anderes Anschauungsmaterial
- Bildmaterial der verschiedenen Stadien von Erfrierungen
- Materialien für Wasserbad-Tauchversuch (optional)

Hausaufgaben/Aufgaben

Die Lernenden sollten die erforderliche Lektüre zur Vorbereitung auf die Prüfung durchgehen.

Checkliste für den Unterricht

Der Vortragende bereitet sich folgendermaßen auf dieses Modul vor:

- Durchsicht der Vortragsunterlagen
- Durchsicht aktueller Fachliteratur
- Internetrecherche zum Thema Erfrierungen

Erforderliche Lektüre für Studierende

McIntosh SE, Opacic M, Freer L et al. Wilderness Medical Society practice guidelines for the prevention and treatment of frostbite: 2014 update. Wilderness Environ Med. 2014;25(4 Suppl): S43–54. doi:10.1016/j.wem.2014.09.001
Cauchy E, Davis CB, Pasquier M et al. A New Proposal for Management of Severe Frostbite in the Austere Environment. Wilderness Environ Med. 2016;27(1): 92–9. doi:10.1016/j.wem.2015.11.014.

Anmerkungen des Vortragenden:

Abb. 6.7 Beispiel für eine Lernaktivität.

Übungen eingeplant wird, die entweder von der Lehrkraft (andragogisch) oder von den Schülern (heutagogisch) durchgeführt werden.

- Nutzen Sie die Möglichkeiten zur beruflichen Weiterbildung. Wie bei jeder anderen Fähigkeit auch, kann die Entwicklung der Lehrfähigkeit durch die Nutzung von Gelegenheiten für Coaching, Expertenfeedback und den Erwerb neuer Kenntnisse und Fähigkeiten beschleunigt werden.
- Geben Sie bestätigendes, konstruktives Feedback: Bestätigendes Feedback, das speziell die richtige Technik oder Denkweise aufzeigt und unterstreicht, ist für den Aufbau von Fähigkeiten unerlässlich. Konstruktives und korrigierendes Feedback kann eine Ergänzung zum bestätigenden Feedback sein, wenn es erwartet wird, spezifisch ist und umgesetzt werden kann. Konstruktives Feedback, auf das nicht sofort reagiert werden kann, ist weniger geeignet, den Lernenden beim Erwerb von Verhaltensweisen und Wissen zu helfen.
- Gehen Sie nicht auf individuelle Lernstile ein. Die Ausrichtung auf bestimmte Lernstile ist keine evidenzbasierte Praxis und führt nicht zu besseren Lernergebnissen. [21] Die Association for Psychological Science schlägt vor, dass sich Lehrkräfte stattdessen darauf konzentrieren, „diejenigen Erfahrungen, Aktivitäten und Herausforderungen zu identifizieren und einzuführen, die das Lernen aller verbessern". [23]
- Planen Sie Pausen ein: Gut getimte Pausen verbessern die Lernfähigkeit, das Verständnis und die Merkfähigkeit.
- Verbringen Sie Zeit im Freien. Die Lernenden der alpinen Notfallmedizin sind dort, weil sie die Berge lieben. Versuchen Sie, die Zeit am Bildschirm zu reduzieren und die

Zeit, die mit praktischem Unterricht im Freien verbracht wird, zu maximieren.
- Gestalten Sie das Kursfeedback nach qualitativen Gesichtspunkten: Numerische Skalen sind Forschungsinstrumente, die sehr wenig Informationen über den Inhalt oder den Kontext liefern. Fragen mit offenem Ende verbessern die Qualität des Kursfeedbacks (z. B. „Welche Lernmöglichkeiten waren diese Woche besonders wertvoll?" oder „Wie könnte der Kurs verändert werden, um Ihre Lernerfahrung zu verbessern?").

6.7 Bewertung der Studierenden

Durch die Bewertung erhalten Lehrende und Lernende einen Nachweis darüber, was sie gelernt haben: Sie kann über das Lernen und für das Lernen vorgenommen werden. Lernende und Lehrende müssen den Prozess, die Ziele und die Ergebnisse von Beurteilungen verstehen, die im Programm geplant sein und Lernmöglichkeiten bieten sollten. Sie müssen mit den Lernzielen in Einklang gebracht werden. Die Methode muss geeignet sein, um das gewünschte Ergebnis zu erreichen. Die Ausrichtung auf Ziele und Ergebnisse erhöht die Wahrscheinlichkeit, dass den Lernenden geeignete Lernaktivitäten angeboten werden. Wenn ein Lernender kritisiert wird, wird er dazu neigen, sich eher auf das Erreichen von Noten als auf das tatsächliche Lernen zu konzentrieren.

6.7.1 Formative Lernbeurteilung

Eine formative Beurteilung wird eingesetzt, um den Lernenden zu helfen, ihre Leistungen zu bewerten und ihre Entwicklung zu steuern. Sie dient als Instrument, um zu untersuchen, was der Lernende weiß, um Leistungslücken oder Unklarheiten zu ermitteln und kann zur Motivation und zum Engagement beitragen. Feedback ist das Ergebnis eines zweiseitigen Dialogs mit dem Lernenden, der auf beobachteten Leistungen, Diskussionen oder einer schriftlichen Aufgabe basiert. Das Feedback kann eine Selbsteinschätzung, eine Beurteilung durch einen „Peer" oder durch die Lehrkraft erfolgen. Das Ergebnis der formativen Beurteilung sollte ein konkreter Plan sein, der es dem Schüler ermöglicht, sich zu verbessern.

6.7.2 Summative Lernbeurteilung

Diese Art der Beurteilung erfolgt am Ende eines Studienabschnitts bzw. eines Studiengangs. Sie erbringt den Nachweis, dass der Studierende ein Leistungsniveau erreicht hat, das für die Erlangung einer Qualifikation *oder von* Credits im Rahmen des Studiengangs erforderlich ist. Der Abschluss eines DiMM-Kurses gibt der Öffentlichkeit und anderen Stellen die Gewissheit, dass die betreffende Person ein zufriedenstellendes Niveau an Kenntnissen und Fähigkeiten erreicht hat. Bei DiMM handelt es sich um ein Entwicklungsprogramm, weshalb eine kriterienbasierte Beurteilung angemessen ist. Solche Beurteilungen erfordern eine Note, die an den Ergebnissen gemessen wird. Das Verfahren muss glaubwürdig und vertretbar sein.

6.7.3 Schriftliche Beurteilung

Multiple-Choice-Fragen sind eine beliebte Methode zur Bewertung des Faktenwissens, eignen sich aber weniger für die Prüfung höherer kognitiver Fähigkeiten. Freitext-Aufsatzfragen sind vielseitig und können in Prüfungen oder als offene Aufgaben verwendet werden, bei denen die Lernenden ein Thema recherchieren können. Es gibt nicht den einen besten Fragetyp für eine Prüfung. Wichtig ist vor allem, dass die Fragen die gewünschten Lernergebnisse genau erfassen (➤ Tab. 6.2).

6.7.4 Praktische Beurteilung

Die Bewertung von Fertigkeiten, die in DiMM-Kursen gelehrt werden, ermöglicht es dem Lernenden, sein Wissen darüber zu demonstrieren, wie und warum er eine Fertigkeit ausführt. Dies erfordert die Beobachtung der Aufgabe, was durch sorgfältig konzipierte Simulationen in einer alpinen Umgebung erreicht werden kann.

6.8 Evaluierung der Ausbildung

Bildungsangebote erfordern einen Plan für Evaluationen und kontinuierliches Monitoring. Mithilfe des Monitorings werden Informationen gesammelt, um intern und

Tab. 6.2 Lernerfolg und Beurteilungsarten

Lernerfolg	Beispiel für Beurteilungsarten
Erinnern, Abrufen, Wiedererkennen	Multiple-Choice-Fragen, Lückentext, Beschriftung von Diagrammen, Aufzählen
Verstehen, Erklären, Vergleichen, Interpretieren	Schriftliche Aufsätze, Zusammenfassen von Literatur, Diskussion in der Klasse
Anwenden	Fallbeispiele, Debatten
Analyse	Fallbeispiele, Literaturrezension
Evaluieren	Rezensionen, Tagebuch, Fallbeispiele
Demonstrieren	Praktische Station, z. B. objektive strukturierte klinische Untersuchung

extern Rechenschaft über die eingesetzten Ressourcen und die erzielten Ergebnisse abzulegen. Das Monitoring sollte routinemäßig und systematisch erfolgen. Monitoring und Evaluierung führen gemeinsam zu Empfehlungen für Verbesserungen.

Sie sollten die Perspektive von Lehrern, Lernenden und weiteren direkt Beteiligten einbeziehen. Auch die Ansichten von Arbeitgebern, angehenden Studenten und ehemaligen Lernenden können darin einfließen. Informationen werden aus verschiedenen Quellen mit informellen oder formellen Methoden gesammelt. Mit formellen Methoden wie Umfragen, Fokusgruppen, Interviews mit Vertretern der Lernenden und Beobachtungen während der Tätigkeit wird eine Reihe von Informationen erfasst. Informelle Diskussionen und Beobachtungen können unerwartete Ergebnisse für Lehrkräfte und Lernende zu Tage fördern. Die Evaluation sollte Prozesse, Ergebnisse und Resultate des Bildungsangebots bewerten. Dies kann nur erreicht werden, wenn die Ziele des Programms in einem Dokument festgelegt wurden. Das Ergebnis der Evaluation sollte ein Plan zur Verbesserung sein, um sicherzustellen, dass zukünftige Lernende eine erfolgreiche, positive Bildungserfahrung durchlaufen können. Dieser Prozess braucht Zeit, Geld und Ressourcen.

6.9 Diplomkurse in Alpinmedizin

Im August 1997 legten die medizinischen Kommissionen der *Union Internationale des Associations d'Alpinisme* (UIAA) und der Internationalen Kommission für Alpine Rettung (ICAR) zusammen mit der Internationalen Gesellschaft für Gebirgsmedizin (ISMM) in Interlaken (Schweiz) Mindestanforderungen für die DiMM-Kurse fest. Viele Organisatoren von DiMM-Kursen haben diese Standards übernommen. Das Diplom der DiMM hat sich international zu einer weithin anerkannten Qualifikation entwickelt. Im Jahr 2018 gab es weltweit 25 verschiedene DiMM-Kurse in Österreich, Kanada, Frankreich, Deutschland, Italien, Japan, Nepal, Norwegen, Spanien, der Schweiz, dem Vereinigten Königreich und den Vereinigten Staaten. Mehr als 3.500 Ärzte, Krankenschwestern und Rettungssanitäter haben das internationale Diplom in Mountain Medicine DiMM erworben.

Dieses Diplom vermittelt den Angehörigen der Gesundheitsberufe die Kenntnisse und Fähigkeiten, um ihre medizinische Praxis an die Bergwelt anzupassen. An die Absolventen werden hohe Anforderungen gestellt. Es wird dabei erwartet, dass sie ihre Kompetenz durch schriftliche und praktische Prüfungen nachweisen, und sie müssen auch über bergsteigerische Fähigkeiten verfügen. Die Studierenden sollen eine qualitativ hochwertige medizinische Versorgung mit nicht-medizinischen Bergsteigerfähigkeiten verbinden und zeigen, dass sie in der Lage sind, Opfer medizinisch zu versorgen und gleichzeitig Rettungsszenarien lösen und alpine Gefahren reduzieren können.

Im Mai 2014 trafen sich auf dem ISMM-Weltkongress für Alpinmedizin in Bozen (Italien) zum ersten Mal die Organisatoren der DiMM-Programme aus der ganzen Welt. Damit begann die Tradition, die Programme bei den alle zwei Jahre stattfindenden ISMM-Treffen zusammenzubringen, um bewährte Verfahren zu diskutieren und die Zusammenarbeit zu fördern. Obwohl es von Kurs zu Kurs individuelle Unterschiede gibt, teilen alle Kurse die Leidenschaft für Medizin, Rettung und die Berge. Die DiMM-Kurse bieten weiterhin eine internationale Bühne für die fortschrittliche Ausbildung in der Alpinmedizin.

6.9.1 DiMM-Kurse: Wesentliche Elemente und Standards

Um relevant zu sein, muss der DiMM-Kurs international akzeptiert werden und realistische Ziele für alle Länder darstellen, unabhängig von deren Bildungseinrichtungen. Die DiMM-Kurse sollten auf die internationale und kulturelle Vielfalt der Mitgliedsorganisationen der UIAA, ICAR und ISMM abgestimmt sein. Verschiedene Länder haben unterschiedliche Verwaltungssysteme für medizinische und bergsteigerische Vorschriften, manchmal fehlen auch die Vorschriften. Unterschiedliche Kulturen haben unterschiedliche Lernstile und Bewertungssysteme für die Ausbildung. Die Vorschriften für die DiMM-Kurse sollten diesen Unterschieden Rechnung tragen, gleichzeitig aber die internationale Glaubwürdigkeit wahren und einen hohen einheitlichen Grundstandard gewährleisten. Die offizielle DiMM-Kursordnung ist auf der UIAA-Website zu finden: https://theuiaa.org/mountain-medicine/diploma-in-mountain-medicine.

6.9.2 Kursarten

Es gibt drei Arten von DiMM-Kursen: die Alpinmedizinische Grundausbildung (Mountain Medicine – MM), die Expeditions- und Wildnismedizin sowie einen Spezialkurs für Bergrettung. Der Spezialkurs ist für die Ausbildung von Notärzten, Sanitätern und Pflegepersonal bestimmt, die in Bergrettungsorganisationen arbeiten. Der internationale Lehrplan für die DiMM-Kurse umfasst Physiologie und Pathologie im Hochgebirge, Expeditionsmedizin, Traumaversorgung in abgelegenen Gebieten, Gruppenpsychologie, Reisemedizin und praktische Bergsteigerfähigkeiten. Alle Absolventen des Diploms verfügen über grundlegende Fähigkeiten und Einblicke in die praktischen Probleme bei der Versorgung von Opfern in den Bergen.

6

Grundkurs in Alpinmedizin (120 h)

Der DiMM-Grundkurs umfasst 120 Stunden an didaktischer und praktischer Gebirgsmedizinausbildung. Themen wie Unterkühlung und Erfrierungen, Höhenkrankheiten, Navigations- und Überlebenstechniken sowie grundlegende Bergsteigertechniken im Sommer und Winter werden behandelt und bewertet. Den Kursteilnehmern wird ein vertieftes und umfassendes Verständnis über die am häufigsten vorkommenden medizinischen Gegebenheiten im Gebirge vermittelt. Die Kursteilnehmer verbringen viele Stunden damit, die Versorgung von Opfern in extremer Umgebung und schwierigem Gelände zu simulieren. Dieser Kurs muss abgeschlossen werden, bevor ein Kandidat ein Diplom für den Expeditionskurs oder den Rettungskurs erhalten kann. Die Titel Alpinnotarzt und Alpinrettungssanitäter sind den Teilnehmern vorbehalten, die den Grundkurs und ein spezielles Rettungsmodul absolviert haben.

Spezialkurs: Expeditions- und Wildnismedizin

Der Kurs „Expeditions- und Wildnismedizin“ (42 h) richtet sich an Teilnehmer, die an Wanderungen und Exkursionen teilnehmen und dabei medizinische Hilfe leisten wollen.

Spezialisierungskurs: Rettung

Der DiMM Rettungskurs (54 h und 16 h für das Helikopter-Rettungs-Zusatzmodul) wendet sich an Ärzte, Sanitäter und Pflegepersonal, die Mitglieder oder angehende Mitglieder eines organisierten Rettungsdienstes sind. Die Kursteilnehmer müssen bereits in Advanced Life Support (ALS) ausgebildet sein und über eine angemessene Erfahrung im Bergsteigen verfügen. Es gibt zwei Curricula. Curriculum A konzentriert sich auf die medizinischen Aspekte der bodengebundenden Bergrettung und ist die Voraussetzung für den Erwerb des Diploms. Das optionale Zusatzmodul Luftrettung Curriculum B, wird empfohlen, um sich auf Luftrettungseinsätze im Gebirge vorzubereiten.

DiMM-Verwaltungsteam

Das Verwaltungsteam setzt sich aus Vertretern zusammen, die von den Mitgliedsorganisationen und ihren jeweiligen Präsidenten gewählt werden. Die Aufgabe des Verwaltungsteams besteht darin, die Kurse zu genehmigen, indem sie den Lehrplan beurteilen. Eine Organisation oder Institution, die einen Gebirgsmedizin-Kurs plant, der die erforderlichen Kriterien erfüllt, kann sich um eine Prüfung durch das Verwaltungsteam bewerben.

Weitere Informationen

Ärztinnen, Rettungssanitäter oder Pflegefachleute, die an einem MM-Diplomkurs teilnehmen möchten, können sich für weitere Informationen an eine der unter der folgenden URL aufgeführten Einrichtungen wenden: http://www.theuiaa.org/documents/safety/UIAAApprovedDiplomaCourses

Fazit

- Obwohl in vielen Lehrbüchern betont wird, was gelernt werden soll, ist es genauso wichtig zu erkennen, wie der Stoff vermittelt werden soll.
- Die Erwachsenenbildung ist durch ein Modell gekennzeichnet, das auf den Lernenden ausgerichtet ist. Der Lehrende stellt die Lernmittel zur Verfügung und überlässt es den Lernenden, sein Lernen zu gestalten. Die Lernenden bestimmen, was für sie besonders relevant oder von Interesse ist.
- Die Gestaltung eines Bildungsprogramms in alpiner Notfallmedizin und Alpinmedizin ist ein fortlaufender Prozess der Bedarfsermittlung im Allgemeinen, der Bedarfsermittlung für die Lernenden im Speziellen, der Festlegung von Zielen und Vorgaben, der Auswahl von Bildungsinhalten und -methoden sowie der Bewertung der Lernenden und der Kursevaluation.
- Zu den modernen Lehrmethoden gehören E-Learning und Fernunterricht, interaktive Präsentationen, Fallstudien und problembasiertes Lernen, Flipped Classrooms, Skills Labs, VLEs und Simulationsszenarien – bei allen sind Nachbesprechungen angezeigt.
- Die Beurteilung der Studierenden wird oft unterschätzt, ist aber ein effektives Lerninstrument und kann dabei helfen, das aktuelle Kompetenzniveau des Lernenden und die nächsten Lernschritte zu bestimmen.
- Kursevaluationen helfen dabei, das Programm kontinuierlich anzupassen und zu verbessern.

LITERATUR

1. Davis N, Davis D, Bloch R. Continuing medical education: AMEE Education Guide No 35. Med Teach. 2008;30(7):652–666.
2. Malikow M. Are Teachers Born or Made? The Necessity of Teacher Training Programs. National Forum of Teacher Education Journal. 2006; 16 (3):1–3.
3. Reuler JB, Nardone DA. Role modeling in medical education. West J Med. 1994;160(4):335–337.
4. Knowles MS. The modern practise of adult education: Andragogy versus pedagogy. Oxford, UK: Association Press; 1970.
5. Knowles MS, Holton III EF, Swanson RA. The adult learner. Routledge; 2012.
6. Kearsley G. Explorations in learning & instruction: The theory into practise database. Jacksonville State University Encyclopedia of Psychology; 1994.
7. Kearsley G. Learning outcomes in online graduate education courses. Transformative Learning and Online Education: Aesthetics, Dimensions and Concepts. 2010:89–96.
8. Hase S, Kenyon C. From andragogy to heutagogy. Ulti-BASE In-Site. Available at: epubs.scu.edu.au. Accessed March 2018.
9. Kern D, Thomas P, Howard D, Bass E. Davis N, Davis D, Bloch R. Continuing medical education: AMEE Education Guide No 35. Med Teach. 2008;30(7):652–666.. 1998. Baltimore: The Johns Hopkins University Press;1991;34:29.
10. Matheson C. The educational value and effectiveness of lectures. Clin Teach. 2008;5(4):218–221.
11. Ellaway R, Masters K. AMEE Guide 32: e-Learning in medical education Part 1: Learning, teaching and assessment. Med Teach. 2008;30(5):455–473.
12. Walsh K. Oxford textbook of medical education. Oxford: Oxford University Press; 2013.
13. Nickson CP, Cadogan MD. Free Open Access Medical education (FOAM) for the emergency physician. Emerg Med Australas. 2014;26(1):76–83.
14. Ruiz JG, Mintzer MJ, Leipzig RM. The impact of e-learning in medical education. Acad Med. 2006;81(3):207–212.
15. Ozdamli F, Asiksoy G. Flipped Classroom Approach. World Journal on Educational Technology: Current Issues. 2016;8(2):98–105.
16. Morgan H, McLean K, Chapman C, et al. The flipped classroom for medical students. Clin Teach. 2015;12(3):155–160.
17. Kawasaki G. The 10 20 30 rule of PowerPoint; 2008. Unter: https://guykawasaki.com/the_102030_rule/ (letzter Zugriff 12.04.2023).
18. Grober ED, Hamstra SJ, Wanzel KR, et al. The educational impact of bench model fidelity on the acquisition of technical skill: the use of clinically relevant outcome measures. Ann Surg. 2004;240(2):374.
19. Matsumoto ED, Hamstra SJ, Radomski SB, Cusimano MD. The effect of bench model fidelity on endourological skills: a randomized controlled study. J Urol. 2002;167(3):1243–1247.
20. Saxon KD, Kapadia AP, Juneja NS, Bassin BS. How to teach emergency procedural skills in an outdoor environment using low-fidelity simulation. Wilderness Environ Med. 2014;25(1):50–55.
21. Gaba DM. The future vision of simulation in healthcare. Simul Healthc. 2007;2(2):126–135.
22. Friedlander MJ AL, Armstrong EG, Aschenbrenner C, et al. What can medical education learn from the neurobiology of learning? Acad Med. 2011;86(4):415–420.
23. Pashler H, McDaniel M, Rohrer D, Bjork R. Learning styles: Concepts and evidence. Psychol Sci Public Interest. 2008 Dec;9(3):105–19.

IV Ausrüstung

7 Technische Ausrüstung, Rettungstechniken und Kommunikation 91

8 Medizinische Ausrüstung im Bergrettungsdienst 109

IV

KAPITEL

7

Oliver Kreuzer, Danica Barron, Nathan Simonson, Anjan Truffer

Technische Ausrüstung, Rettungstechniken und Kommunikation

Zusammenfassung

Die Bergrettung mit ihrer Vielzahl von Herausforderungen in einer sich ständig ändernden Umgebung unterscheidet sich grundlegend vom bodengebundenen Rettungsdienst. Für die erfolgreiche Durchführung von Einsätzen ist es entscheidend, dass die Bergretter über genaue Kenntnisse der technischen Ausrüstung und der Rettungstechniken verfügen. Ebenso wichtig ist das Wissen um die Anforderungen an die Einsatzkleidung und deren sachgerechte Verwendung, damit durch die schnelle Adaptation an sich ändernde Witterungs- und Anforderungskonstellationen die Retter bei Anstrengung nicht nass werden und auskühlen. Grundsätzlich muss die Ausrüstung leicht und multifunktional sein. Rettungskräfte müssen den Umgang mit ihrer Ausrüstung beherrschen und regelmäßig in den entscheidenden Techniken geschult werden, um bei Such- und Rettungseinsätzen (SAR) sicher und kompetent arbeiten zu können. Bei Rettungseinsätzen kann der Einsatz von Schneemobilen und Hubschraubern erforderlich sein. Es ist von entscheidender Bedeutung, dass die Retter mit dem Einsatz, den Möglichkeiten und den Grenzen von verschiedenen Einsatzmitteln vertraut sind. Ein erfolgreicher SAR-Einsatz ist auch kaum möglich, wenn die Kommunikation zwischen Einsatzleitung und Rettungsteam nicht reibungslos funktioniert die Bedingungen am Einsatzort nicht bekannt sind.

7.1 Hintergrund

Jedes Jahr strömen Tausende von Menschen in die Berge, um dem städtischen Alltag und der Arbeit zu entfliehen, die Seele baumeln zu lassen und sich an wunderschönen, unberührten Orten zu bewegen. Einfachere und erschwinglichere Reisen haben den Ökotourismus angekurbelt, was wiederum zu einem erheblichen Anstieg der Zahl der Bergrettungseinsätze in vielen Gebieten der Welt geführt hat, vom Lake District in England bis zum Himalaya in Nepal. [2] In einigen Gebieten wie z.B. Schweden hat die Zunahme an Hobbybergsteigern die lokalen Bergrettungsdienste so überfordert, dass die Koordination der Rettungsmaßnahmen durch die Behörden erfolgen musste. [3]

Berge stellen besondere Herausforderungen an die Retter dar. So können z.B. Felsen oder Bäume das Auffinden von Verletzten erschweren und die Landung von Hubschraubern sowie die Anfahrt mit Fahrzeugen unmöglich machen. Während die urbane Umgebung gewissermaßen statisch ist, erfordert der Bergrettungsdienst eine stete Anpassung der Rettungsmaßnahmen an die momentanen Gegebenheiten: Die Gebirgslandschaft ändert sich stetig, z.B. durch Steinschlag, Erdrutsch und Variabilität der Fluss- und Bachläufe. Das Wetter kann sich innerhalb von wenigen Stunden ändern und trockene, relativ einfache Einsätze in dunkle, rutschige, nasse Rettungsaktionen verwandeln, was die Risiken für das Rettungsteam exponentiell erhöht. Es ist von entscheidender Bedeutung, dass Rettungskräfte mit den lokalen Witterungs- und Geländebedingungen vertraut sind. Das Gefahrenpotenzial kann zudem reduziert werden, wenn die Retter gut mit Ausrüstung und Rettungstechniken vertraut sind. Auch Teamfähigkeit und Spezialkenntnisse über die eingesetzten Rettungsmittel wie Hubschrauber, Allradfahrzeuge und Motorschlitten sind von größter Bedeutung.

Schließlich sind Zwei-Wege-Kommunikationssysteme zwischen Einsatzleitung und Rettungsteams entscheidend für den Erfolg der Einsätze. Dies kann nur durch regelmäßiges Training des Teams und das Verständnis der Grenzen von Kommunikationssystemen erreicht werden. Wenn die Teams über solide Grundlagen in Bezug auf Techniken und Verfahren verfügen, können sie wirksame und effiziente Rettungseinsätze in ihren lokalen Gebieten durchführen und das Wissen und die Ausbildung auf Gebirge und andere schwierige Umgebungen auf regionaler oder internationaler Ebene anwenden.

Fallbeispiel

Mission „Komme warm zurück"

Es war ein kalter Wintermorgen bei -10 °C und starkem Wind, als der Notruf einging. Ein Skifahrer war von einer Lawine verschüttet worden. Das Team des Hubschrauber-Rettungsdienstes (HEMS) bereitete sich auf den Abflug vor, indem es sich mit der richtigen Kleidung ausrüstete, denn es ist nie sicher, wie lange sie vor Ort bleiben müssen, um den Einsatz durchzuführen. Sie wussten auch, dass das wechselhafte eisige Wetter einen Rückflug verhindern könnte. Nach dem Eintreffen am Einsatzort musste die Mannschaft schweißtreibende Arbeit verrichten (suchen, sondieren, freischaufeln). Durch das Schichtprinzip der Kleidung war es möglich, dass bei anstrengenden Tätigkeiten die warmen Kleidungsstücke ausgezogen werden konnten. Nach Beendigung dieser schweren Tätigkeiten wurden die warmen Kleidungsstücke angezogen und so konnten die Retter ohne Erfrierungen und Unterkühlungen wieder zum Stützpunkt zurückkehren

7.2 Technische Bergbekleidung

Da alpine Rettungseinsätze oftmals in kalter Umgebung durchgeführt werden müssen, konzentrieren wir uns auf grundlegende Techniken zum Warmhalten. Die Technologie der Bergsportbekleidung wird ständig verbessert. Sich über aktuelle Entwicklungen auf dem Laufenden zu halten, kann den Rettern helfen, kostbare Körperwärme zu sparen, was wiederum die Chancen auf erfolgreiche Einsätze erhöht. Ziel der technischen Bergbekleidung ist es, die Haut trocken zu halten und vor schädlichen Einflüssen wie Wind, Sonne und Feuchtigkeit zu schützen. Anstatt ein einziges sperriges Kleidungsstückes zu tragen, um sich warm zu halten, ist es am besten, mehrere Schichten leichterer Kleidung anzuziehen, die je nach den Umgebungsbedingungen individuell hinzugefügt oder entfernt werden können (➤ Abb. 7.1).

Das Schichtenprinzip ist eine bewährte Technik, mit der die Effizienz der Bekleidung maximiert wird. Im Allgemeinen besteht das System aus einer Basisschicht, einer oder mehreren Isolationsschicht(en) und einer Hardshell-Schicht.

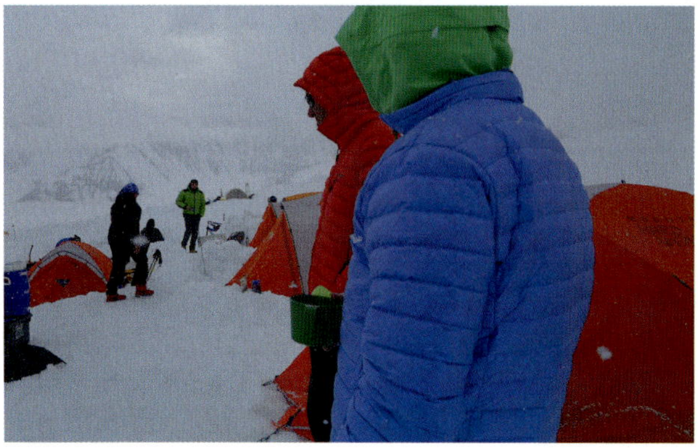

Abb. 7.1 Bergbekleidung.

Sollte es besonders kalt sein, kann noch eine Isolierschicht (Daune oder Primaloft) hinzugefügt werden. Bei ungewöhnlich kaltem oder feuchtem Wetter kann eine Daunen- oder eine andere warme Isolierschicht hinzugefügt werden. Bei heißem oder warmem Wetter wird lockere, dünne Kleidung verwendet, um Feuchtigkeit von der Haut abzuleiten, kühlere Luft einzuschließen und Überhitzung zu vermeiden. Die beliebtesten Stoffe in den Bergen sind Wolle und synthetische Stoffe. Auch wenn manche Menschen andere natürliche Stoffe wie Baumwolle, Seide, Jute oder Leder bevorzugen, sind diese in der Regel keine gute Wahl für herbe Umgebungen, da sie nur begrenzt in der Lage sind, warme Luft einzuschließen und ein schlechtes Verhältnis zwischen Gewicht und Wärme bieten.

7.2.1 Baselayer

Die Basisschicht sollte bequem und atmungsaktiv sein und die Feuchtigkeit vom Körper ableiten können. Hauptaufgabe der Basisschicht ist es, die Haut bei anstrengenden Aktivitäten trocken zu halten. Diese Schicht absorbiert die Feuchtigkeit von der Hautoberfläche und verteilt diese im Gewebe. Deshalb sollte die Basisschicht enganliegend sein und eine mäßige Isolierung bieten.

Es gibt zahlreiche Arten von Baselayern. Die Wahl der richtigen Schicht für die jeweilige Art der Aktivität ist unumgänglich. Beim Bergsteigen sollten Basisschichten aus Baumwolle vermieden werden, da sich diese sich mit Schweiß vollsaugen und die Feuchtigkeit nicht mehr nach außen abgeben und sich auf der Haut feucht, kalt und klamm anfühlen. Dies geht einher mit einem erhöhten Wärmeverlust durch Verdunstungskälte, der Retter in die Gefahr einer Unterkühlung bringen kann.

Die beiden Haupttypen von Materialien für Baselayer sind Wolle und synthetische Materialien. Wolle bietet in der Regel eine gleichbleibende Temperatur über einen größeren Umgebungstemperaturbereich als synthetische Materialien. Wolle reagiert allerdings empfindlicher auf raue Oberflächen und kann leichter einreißen. Als Wolle wird meist Merinowolle verwendet, da diese feinere Fasern hat, als reguläre Wolle und zudem geruchshemmende Eigenschaften hat. Synthetische Stoffe – sie werden in den felsigen Bergregionen bevorzugt – sind Polyester, Polypropylen oder auch firmeneigene Stoffe wie Capilene®. Diese Stoffe jucken weniger, sind preiswerter und trocknen schneller als Wolle. Sie neigen aber dazu, Körpergeruch zu halten, was suboptimal ist, wenn sie nicht regelmäßig gewechselt werden können.

Auch wenn die Basisschichten unterschiedlich dick und isolierend sind, ist es besser, eine leichte Basisschicht zu tragen, da Rettungseinsätze häufig anstrengend sind und leichte Basisschichten weniger zu Überhitzung und Schweißbildung führen als schwerere Basisschichten.

7.2.2 Leichte Isolierung

Die leichte Isolierungsschicht wird als Midlayer bezeichnet. Der Zweck dieser Schicht ist es, Körperwärme einzufangen und zu speichern. Meist besteht diese Schicht aus Fleece oder einer dicken Merinowollschicht. Wie der Baselayer sollte auch diese Schicht atmungsaktiv sein, um Schwitzen und Feuchtigkeitsstau auf der Haut zu vermeiden. Ein Kleidungsstück mit einem V-Ausschnitt oder Reißverschluss ermöglicht die Anpassung der Wärmerückhaltung. Die Dicke dieser Schicht kann auch variieren.

7.2.3 Mittlere Isolierung

Eine mittlere Isolierungsschicht ist dicker als die dünne, kann aber auch mehr Wärme speichern. Als Teil eines vierschichtigen Bekleidungssystems kann eine mittlere Isolationsschicht zusätzlich Wärme speichern. Diese Schicht besteht entweder aus Daunen oder künstlichem Füllmaterial wie Primaloft©. Daunenjacken haben den Vorteil, dass sie ein besseres Verhältnis zwischen Komprimierbarkeit und Wärmeleistung haben als synthetische Materialien. Allerdings sind Daunenjacken bei Nässe unbrauchbar, da sie nicht mehr isolieren können und sehr lange zum Trocken brauchen. Daher empfiehlt sich für Retter eine Kombination von Daunenjacke und Hardshelljacke oder eine Jacke aus Synthetik. Empfohlen wird ferner eine Jacke mit Kapuze, da diese auch den Kopf vor Auskühlung durch Abstrahlungswärme schützen kann.

7.2.4 Hardshelljacke

Die oberste Schicht im Lagensystem ist die Hardshelljacke. Diese sollte leicht, wasserdicht, winddicht und nicht isoliert sein. Der Hauptzeck dieser Jacke ist es, den Träger trocken zu halten und vor Witterungseinflüssen zu schützen, gleichzeitig aber das Schwitzen nicht zu verstärken. Hardshelljacken mit Kapuzen sind unumgänglich für absolute Winddichtigkeit. Die Jacken bestehen meist aus atmungsaktiven Materialien wie Gore-Tex®. Obwohl Hardshelljacken einigermaßen atmungsaktiv sind, können sie bei starker Beanspruchung zusätzliche Feuchtigkeit einschließen. Jacken mit konisch zulaufenden Nähten und wasserdichten Reißverschlusssystemen, insbesondere in der Achselregion, können für Ventilation und Feuchtigkeitsabtransport sorgen. Je nach erwarteter Aktivität und Witterung kann auch eine Softshelljacke verwendet werden.

7.2.5 Handschuhe

Im Rettungswesen finden zwei Arten von Handschuhen Anwendung: warme gut isolierte Handschuhe und leichte technische Handschuhe. Zur Verwendung von Karabinern und technischer Ausrüstung werden leichte technische Handschuhe verwendet. Bei sehr kalten Bedingungen sollten gut isolierende, dicke Handschuhe getragen werden. Wenn man diese gerade nicht benötigt, sollten diese unter der Jacke dicht am Körper verstaut werden, damit sie nicht feucht und kalt werden. Denn kalte, feuchte Handschuhe können sehr schnell Erfrierungen verursachen.

7.2.6 Stiefel und Schuhe

Stiefel und Schuhe sollten entsprechend den Bedingungen ausgewählt werden. Empfehlenswert sind bequeme, gut eingegangene und knöchelhoch Schuhe. Steigeisen müssen vor Rettungsaktionen an die Schuhe angepasst sein. Trailrunningschuhe sind unter Umständen eine gute Wahl bei Suchaktionen auf Wanderwegen. Leichte Bergschuhe sind geeignet, wenn es sich um längere Einsätze handelt, bei denen Steigeisen nicht notwendig sind. Bei Rettungseinsätzen im verschneiten Gelände können auch Skischuhe erforderlich sein.

7.3 Tragemittel

Meist werden heutzutage Rucksäcke verwendet, um die Ausrüstung zu tragen. Die Größe des Rucksacks sollte sich an der Menge der zu tragenden Ausrüstung orientieren. Je kleiner und leichter der Rucksack ist, desto schneller kann man sich im Gelände bewegen. Bei einer Hubschrauberbergung sollte der Rucksack so klein wie möglich sein und es sollten keine Gegenstände am Rucksack außen angebracht sein, um ein Hängenbleiben zu verhindern.

Der Rucksack sollte wasserabweisend sein oder der Inhalt in wasserfesten Beutel verstaut werden. Ebenfalls sollte die Packtechnik beachtet werden – schwere Gegenstände sind nahe am Rücken oder am Boden des Rucksacks.

Bei ausrüstungsintensiven Einsätzen im Schnee oder auf Gletschern kann der Transport mittels Akja eine gute Alternative zum Ausrüstungstransport darstellen. Der Akja ist eine Art Schlitten, mit dem Ausrüstung, Lebensmittel und Personen transportiert werden können. Dieser kann von Skifahrern, Fahrzeugen oder auch Tieren, wie Hunden oder Rentieren, gezogen werden. Viele Retter bevorzugen Akjas anstelle von Rucksäcken zum Ziehen. Denn Flaschenzüge sind weniger belastend und verteilen das Gewicht auf eine größere Fläche als Rucksäcke. Retter sollten Erfahrung mit dem Ziehen von Flaschenzügen haben und über ausreichend Übung verfügen, bevor sie einen Flaschenzug bei einer Rettung verwenden, da Flaschenzüge in ungewohnten Händen schwerfällig und unhandlich sein können. Es gelten die gleichen Grundsätze wie bei Rucksäcken: Es soll nur das

Notwendigste mitgenommen werden, was die Gruppe tragen kann und was für den Einsatz benötigt wird.

7.4 Persönliche Schutzausrüstung

Die persönliche technische Bergausrüstung ist leicht und effizient. Sie muss für die Sicherheit des Retters in der rauen Umgebung sorgen. Zu den Gegenständen gehören ein Klettergurt, Helm und Hardware einschließlich Schnee- und Eisausrüstung. Wenn nötig auch ein Survival Kit.

7.4.1 Klettergurt

Für die meisten Rettungsaktionen ist ein Sitzgurt ausreichend. Es empfiehlt sich ein normaler, leichter Klettergurt, da dieser auf langen Strecken weniger stört. Ganzkörpergurte oder eine Kombination aus Brust- und Sitzgurt schränken die Beweglichkeit stark ein und es ist kaum möglich, Kleidungsstücke aus- oder anzuziehen, ohne den Gurt auszuziehen. Es ist auch wichtig, Kleidung und Gurt aufeinander abzustimmen und dafür Sorge zu tragen, dass man immer gut an die Gegenstände am Gurt kommt, die für eine Rettungsaktion benötigt werden.

7.4.2 Helm

Ein leichter Kletterhelm ist ein wichtiger Bestandteil der persönlichen Schutzausrüstung. Kletterhelme schützen vor Steinschlag und den Kopf vor Verletzungen infolge von Stürzen. Es gibt auch Helme mit integrierten Funksystemen. Diese eigenen sich besonders gut zur Verständigung mit der Einsatzleitung und den anderen Teammitgliedern.

7.4.3 Alpine Ausrüstung

Rettungskräfte sollten mit der technischen Ausrüstung vertraut sein und diese bei Rettungskationen entsprechend einsetzen können. Dies erfordert sowohl stetige Ausbildung als auch Wissen um das Material. Die Ausrüstung sollte in einem Rucksack aufbewahrt werden und kurz vor dem Einsatz am Gurt in den Materialschlaufen befestigt werden. Am Gurt befestigte Hardware kann am Weg zum Einsatzort eine Gefahr darstellen.

Karabiner

- **Schraubkarabiner:** Schraubkarabiner sind zuverlässige Karabiner, die in den meisten Situationen sehr gut funktionieren. Der größte Nachteil ist, dass immer sichergestellt werden muss, dass sie verschlossen sind. Außerdem kann bei kalten Bedingungen das Schraubgewinde einfrieren und es wird unmöglich, den Karabiner zu öffnen.
- **Autolockkarabiner:**
  - Twistlockkarabiner sind einfach und schnell zu bedienende Karabiner, sie sind allerdings nicht so sicher, wie Schraubkarabiner und sollten daher für Rettungseinsätze nicht verwendet werden.
  - Triple-Action-Karabiner sind sicherer als die Twistlockkarabiner und in der Regel schneller zu bedienen als Schraubkarabiner, aber nicht so schnell wie Twistlockkarabiner.
  - Magnetronkarabiner sind sichere und im Schnee effektive Karabiner. Zu den Nachteilen gehört, dass sie durch Schmutz beeinträchtigt werden können und wenn dadurch der Verriegelungshebel nicht vollständig sitzt, funktioniert der Karabiner nicht. Einige ältere Modelle haben scharfe Kanten an der Rückseite, wodurch ein Verletzungsrisiko gegeben ist.

Selbstrettungsgeräte

Selbstrettungsgeräte und Steigklemmen haben Vor- und Nachteile: Sie sind einfach zu handhaben, gleiten in der Regel leicht über das Seil und haben einen bequemen Griff. Sie sind aber auch teuer, schwer und haben auch einen begrenzten Einsatzbereich. So stellt der Prusikknoten eine gute Alternative dar. Rettungskräfte sollten mit den Geräten stets sehr vertraut sein und wissen, welches Gerät sich für welche Situation eignet.

Geräte für Schnee und Eis

- **Eisgeräte/Pickel:** Dieses essenzielle Werkzeug bei Einsätzen in Schnee- und Eisflanken kann zum Abfangen eines Sturzes auf einem Schneefeld, als Anker, oder einfach als Hilfsmittel beim Gehen eingesetzt werden. Pickel und Eisgeräte gibt es in vielen verschiedenen Formen und Varianten für verschiedene Anwendungen. Der Rettung sollte das jeweils richtige Gerät für die jeweilige Aufgaben wählen.
- **Steigeisen:** Sie sind auf Gletschern und bei eisigen Bedingungen unerlässlich. Das Gehen mit Steigeisen erfordert Training und Übung. Man kann leicht stürzen, wenn man keine Erfahrung damit hat. Steigeisen müssen auch vor Anwendung an die Schuhe angepasst werden, ansonsten kann man diese verlieren, was zu Verletzungen führen kann. Steigeisen sollte auf ebenen Flächen angelegt werden. Es gibt verschiedene Steigeisen für verschiedene Bedingungen und Einsatzbereiche.
- **Tourenski:** Das schnellste unmotorisierte Mittel, um auf Schnee voranzukommen, sind Tourenski. Mit diesen kann man im Schnee aufsteigen, abfahren und sogar Notakjas

für den Personentransport bauen. Bergrettungskräfte sollten regelmäßig Skifahren, um die Fähigkeiten aufrechtzuhalten. Eine Alternative stellen die Schneeschuhe dar, mit denen man allerdings viel langsamer unterwegs ist als mit Skiern.

- **LVS, Sonden und Lawinenschaufel:** Dabei handelt es sich um obligatorische Geräte bei Lawinengefahr. Retter sollten geübt sein im Umgang mit diesen Ausrüstungsgegenständen und die Verwendung dieser sollte Teil der Standardausbildung sein. Geräte sollten regelmäßig getestet und gewartet werden. Bei der Verwendung von Sonden aus Metall von Sonden sind zu tragen, da mit bloßen Händen das Metall erwärmt werden und Schnee an der Sonde haften bleiben kann, sodass sie schwer zu bedienen ist. Lawinenschaufeln sollten aus Metall sein, da diese wesentlich stabiler sind als jene aus Kunststoff.

Seile

Die für Bergsteigen, Canyoning und Rettung verwendeten Seile sind sehr unterschiedlich. Die Wahl des Seils hängt von den Umgebungsbedingungen und dem Einsatz ab. Besondere Situationen sind der Einsatz in der Nähe von Wasserfällen, auf Eis oder scharfen Felskanten. Retter sollten mit der Anwendung von Seilen, Knoten und der dazugehörigen Ausrüstung stets vertraut sein.

- **Statikseile:** Sie dienen dem Auf- und Abstieg an Seilen sowie zur Verwendung bei Lastensystemen. Sie haben deswegen eine geringe Dehnung, weshalb sie nicht zum Klettern verwendet werden dürfen.
- **Halbstatikseile:** Diese werden für Höhlenforschungen, zum Abseilen, zur Rücksicherung und dem Bau von Flaschenzugsystemen verwendet. Die auf die Seile wirkenden Kräfte werden durch die Dehnung des Seils absorbiert. Sie sind aber nicht fürs Klettern geeignet, da die Sturzenergie nicht durch das Seil aufgenommen werden kann.
- **Dynamische Seile:** Diese zum Vorstieg- und Topropeklettern verwendeten Seile sind so konzipiert, dass sie die kinetische Sturzenergie aufnehmen. Dynamische Seile haben um bis zu 40 % mehr Dehnung als (halb-)statische Seile. Sie werden auch bevorzugt, wenn es unvermeidlich ist, dass das Seil über eine scharfe Kante laufen muss, da sie leichter gleiten und dadurch weniger anfällig für Beschädigungen sind. Prinzipiell sollte es vermieden werden, Seile über scharfe Kanten laufen zu lassen.

Knoten im Bergsport sind sowohl zum Klettern essenziell als auch für Rettungsaktionen. Die wichtigsten Knoten sind der Achterknoten, Sackstich, Bulinknoten, Halbmastwurf und Mastwurf und Ankerstich. Prusik, Schleifknoten und ähnliche dienen der Bremsung und können bei Lastenübertragungen und Flaschenzügen Seilklemmen ersetzen. Das Knüpfen von Knoten sollte mit und ohne Handschuhe unter verschiedenen Witterungsbedingungen geübt werden.

Überlebensausrüstung

Das Unerwartete ist immer möglich! Retter sollten solide Kenntnisse in der Selbstrettung haben und wissen, wie sie sich selbst und andere vor Witterungseinflüssen schützen können. Zur Überlebensausrüstung sollten Unterkünfte gehören, wie Biwaksäcke, Zelte oder Werkzeuge zum Bau von Unterkünften, z. B. Schneehöhlen. Weitere Ausrüstungsgegenstände sollten Kleidung zum Schutz vor Unterkühlung, Kommunikationsausrüstung, Navigationshilfen wie Kompass oder GPS, Erste-Hilfe-Kästen, ausreichend Wasser oder Wasseraufbereitungsmethoden und ausreichend Nahrung umfassen. Kein Survival-Kit kann alle Eventualitäten abdecken, deshalb ist es wichtig, für sein Einsatzgebiet das entsprechende Kit zusammenzustellen. Ein regelmäßiges Training ist dabei ebenso unumgänglich.

TIPPS

- Das Nichtanwenden des Schichtprinzips kann gefährlich sein und den Retter an seiner Arbeit hindern.
- Die Kenntnis der persönlichen Schutzausrüstung ist unumgänglich für einen sicheren und erfolgreichen Einsatz.
- Bergschuhe sollten vor der ersten Anwendung gut eingelaufen sein, Steigeisen sollten auf die Schuhe angepasst und der Retter mit deren Umgang geschult sein.
- Erwarten Sie das Unerwartete. Survival-Ausrüstung sollte getestet und erprobt sein.
- Bekleidung, technische Ausrüstung und Standards ändern sich schnell – bleiben Sie auf dem aktuellen Stand.

Fallbeispiel

Vermisster, unterkühlter Skifahrer

Ein Bergrettungsteam wurde zur Suche nach zwei Skifahren entsandt, die sich in den Schweizer Alpen in großer Höhe und schwierigem Terrain befanden. Die Teammitglieder waren erfahrene Bergsteiger, sie kannten das Gebiet sehr gut und waren umfassend auch medizinisch ausgebildet. Ein erstes Team wurde als Voraustrupp entsandt, es fand wenige Stunden später die Opfer verletzt, aber lebend nach einem Sturz in technisch schwierigem Gelände. Der Voraustrupp behandelte die Patienten und gab Rückmeldung an das restliche Team, welches die notwendige Ausrüstung zur Bergung und zum Abtransport brachte. Der Voraustrupp versorgte inzwischen die Patienten weiter. Sobald der Nachtrupp eintraf, wurde ein Flaschenzugsystem aufgebaut und die beiden Patienten konnten sicher abtransportiert und dem Rettungsdienst übergeben werden. Dabei zeigte sich, dass durch das monatliche Training des Rettungsteams dieses Szenario mit Bravour gemeistert werden konnte. Die beiden Patienten bedankten sich vor Ort wenige Monate später bei der Rettungsmannschaft.

7.5 Rettungstechniken

7.5.1 Prinzipien der Bergrettung

In den Bergen zu arbeiten, kann schwierig sein. Deshalb sind umfangreiche Kenntnisse in Bergsteigen, Navigation, und Überlebenstechniken für alpine Rettungskräfte unumgänglich: Retter müssen die örtlichen Gegebenheiten kennen und entsprechend planen. Das Auffinden von vermissten Personen ist viel einfacher, wenn die Rettungskräfte mit ihrem Zuständigkeitsbereich bestens vertraut sind und alle Wanderwege und Kletterrouten, die Schneeverhältnisse und Gletscher kennen.

Standardarbeitsanweisungen (Standard Operating Procedures SOPs) sollten klar dokumentiert und geprobt werden, mit dem Ziel, die Opfer so schnell und mit minimalem Risiko für Retter und Patienten zu lokalisieren und in sichere Umgebungen zu transportieren.

7.5.2 Arten von Bergrettungseinsätzen

Jeder Bergrettungseinsatz ist einzigartig aufgrund der spezifischen Witterungsbedingungen, Logistik, Entfernung und Anzahl an Verletzten. Für Einsätze über größere Entfernungen, unter schwierigen Wetter- oder Umweltbedingungen, mit zahlreichen Opfern oder mit schweren Verletzungen sind eine umfangreichere Planung und mehr Personal erforderlich. Folgende Überlegungen wirken sich auf Ressourcen und Einsatzplanung aus:

- Luftunterstützt (Hubschrauber/Flugzeug) oder bodengebunden, motorisiert oder nicht motorisiert
- Kleiner oder großer Einsatz
  - Klein: schnell und leicht, weniger Logistik erforderlich
  - Groß: langsamer und mehr Logistik erforderlich
- Kurze oder lange Distanz
- Anzahl und Art der Patienten
- Verfügbarkeit von lokalen Ressourcen (z.B.: Feuerwehr, Polizei, Ausrüstung)

7.5.3 Fähigkeiten für die technische Rettung

Die Fähigkeiten eines technischen Bergretters sind der Schlüssel zum Erfolg eines erfolgreichen Einsatzes. Ein Retter, der die Bergrettung nicht beherrscht, kann einen Einsatz erheblich verzögern oder ein weiteres Opfer werden.

Minimale Fähigkeiten, Kenntnisse und Anforderungen für einen Retter sind:

- Physische Fitness:
  - Ausdauer für Bergsteigen oder Trailrunning
  - Fähigkeit, schwere Lasten zu tragen, wie z.B. Ausrüstung oder Patienten auf Tragen
  - Schwimmen, falls erforderlich
- Umfassende Kenntnisse der Gegend inklusive Wanderwege, Kletterrouten und lokaler Wetterverhältnisse
- Beherrschung der technischen und der Bergsportausrüstung inklusive Knoten, Material und Seile
- Medizinische Kenntnisse
- Kenntnisse im Winter:
  - Skifahren (oder Schneeschuhgehen) inklusive Gletschertechniken
  - Transport von Patienten im Schnee auf Akja- oder Tragesystemen
  - Kenntnisse über Schnee- und Eisbedingungen
  - Kenntnisse über Lawinenkunde, Lawinengefahren und Rettungstechniken inklusive Verwendung von LVS Geräten, Sonden und Lawinenschaufeln
- Erfahrungen in der Rettung aus Gletscherspalten inklusive der Anwendung von Zwei-/Dreibeinen und Schremm-Hämmer

Es gibt ein großes Angebot an Kursen mit unterschiedlicher Qualität, um die bergsteigerischen und medizinischen Fähigkeiten zu erweitern. Die Kurse sollten von einer internationalen Organisation, wie der ICAR oder der ISMM anerkannt sein.

MERKE
Erfolgreiche Bergretter benötigen ein hohes Maß an Fitness, bergsteigerischem und medizinischem Können sowie Kenntnisse über die Gegebenheiten des lokalen Gebiets.

Effektive Rettungsteams erfordern körperlich fitte und erfahrene Mitarbeiter. Die Mitarbeiter sollen ein Team bilden, in dem jeder seine Funktion und Position hat. Das Team funktioniert als Ganzes und kann Ereignisse abarbeiten, die ein einzelnes Teammitglied allein nicht lösen kann. Die Mitglieder müssen Führungsrollen übernehmen, sich aber auch unterordnen können, Anweisungen befolgen, sich mit der Einsatzleitung abstimmen können, medizinische Behandlungen organisieren und für Abtransporte sorgen können. Diese Zusammenarbeit ist speziell bei Flaschenzug- oder anderen Systemen relevant.

Ihre Konstruktion erfordert ein zusammenhängendes, gut eingespieltes Team. Das Team sollte regelmäßig den Aufbau und die Anwendung einfacher und zuverlässiger Rollensysteme trainieren. Die Vorbereitung von Ausrüstung kann den Arbeitsablauf erleichtern und spart so wertvolle Minuten am Einsatzort. Die Mitglieder sollten die Physik und Wissenschaft hinter den technischen Systemen verstehen. Die Systeme sollten selbsterklärend, einfach, effizient und sicher sein. Die strikte Einhaltung von Sicherheitsregeln ist entscheidend.

7.6 SAR-Dienste

SAR(Serach-and-Rescue)-Dienste können staatlich sein und in Verbindung mit Polizeibehörden, dem Militär oder anderen öffentlichen Institutionen wie der Feuerwehr oder Rettungsdiensten stehen. Es kann sich auch um Non-Governmental-Organisationen (NGOs) handeln. Das Personal kann sowohl ehrenamtlich als auch hauptberuflich arbeiten. Obwohl die Zusammensetzung von SAR-Teams sehr unterschiedlich sein kann, haben sie eine gemeinsame Aufgabe: Verletzte zu suchen und zu orten, die medizinische Versorgung einzuleiten und den Transport der Verletzten durchzuführen. Die Größe und Fähigkeiten eines SAR-Dienstes hängt von vielen Faktoren ab, darunter von der Art des Geländes, von den finanziellen Ressourcen sowie von den Fähigkeiten und Verfügbarkeiten des einzelnen Retters.

7.7 Transportarten

7.7.1 Bodengebundener Transport ohne Fahrzeug

Die Bewegung zu Fuß ist in der Regel die langsamste Art der Fortbewegung. Man ist nur so schnell wie die langsamste Person der Gruppe. Da für größere Rettungsaktionen normalerweise mehrere Rettungsteams nötig sind, sollten die Schnellsten als Voraustrupp vorgeschickt werden. Das zweite Team folgt dem Voraustrupp mit technischer und medizinischer Ausrüstung. Wenn es das Gelände zulässt, kann der Voraustrupp mit Trailrunningschuhen und einem kleinen Rucksack ausrücken. Diese Rucksäcke enthalten nur die notwendigsten Dinge, wie Wasser, Nahrung, Kleidung, Navigations- und Kommunikationsausrüstung, ein Erste-Hilfe-Paket sowie Material für das Wärmemanagement. Eine gute Kommunikation zwischen den Rettungsteams ist unerlässlich, damit jedes Team den Standort und die Ausrüstung der anderen Teams kennt.

7.7.2 Unmotorisierter Transport auf Schnee

Die Fortbewegung auf Schnee erfordert den Einsatz von Alpin, Touren-, oder Langlaufski. Mit diesen ist man in der Regel am schnellsten auf Schnee unterwegs, wenn keine Motorschlitten oder andere Fahrzeuge zu Verfügung stehen. Das Fahren mit Skiern erfordert jedoch Training und Übung. Die Teammitglieder sollten in etwa gleich gut Skifahren können, damit das Team möglichst effektiv unterwegs ist. Die ideale Gruppengröße beträgt zwischen drei und sechs Mitglieder (➤ Abb. 7.2), variiert jedoch nach Gelände, Aufgabe, Erfahrung, Wetter und Können.

Folgende Ausrüstungsgegenstände können benötigt werden:

- Tourenski mit angepassten Fellen und Harscheisen.
- Splitboards sind keine Alternative für Rettungseinsätze.
- Mit Schneeschuhen ist man in der Regel langsamer unterwegs, besonders im Tiefschnee. Sie erfordern aber auch weniger Training und Übung und sind unter bestimmten Bedingungen wendiger.
- Steigeisen sollten mitgeführt werden, wenn der Einsatz durch oder in Eis führt.
- Rettungsschlitten oder Akjas können sowohl zum Material- als auch Patiententransport zur Anwendung kommen.
- Zum Transport von Rettungsschlitten sollten Gurte mit Schnellverschlüssen verwendet werden.

Akja und Rettungsschlitten sind im allgemeinen die beste Wahl für den Transport großer Lasten über Schnee vor allem mit Skiern oder Schneeschuhen. Für den Abtransport nicht mobiler Patienten ist der Akja das ideale Transportmittel, sofern kein Hubschrauber oder Motorschlitten zu Verfügung stehen. Akjas sind aufgrund ihrer Bauweise wendiger als Rettungsschlitten. Akjas haben eine schiffsähnliche Form, sind an den Kanten und Enden nach oben gebogen und erreichen dadurch diese Eigenschaften. Dafür erfordert das Fahren mit Akjas eine gute Technik und Übung. Bremsketten als Zubehör für Akjas haben sich bewährt, um bei Abfahrten in steilem Gelände eine Zusatzbremswirkung zu erzielen. Alternativ kann auch ein Seil mit Bremsknoten am Akja befestigt werden. In der Regel wird das Akja von zwei Rettern gefahren, speziell beim Transport von Personen (➤ Abb. 7.3). Dabei muss das Team eingespielt sein, da es Übung und gute Kommunikation braucht.

Gletscher bieten jede Menge Gefahren, speziell die Gefahr von Gletscherspalten. Bei Rettungskationen in Gebieten mit

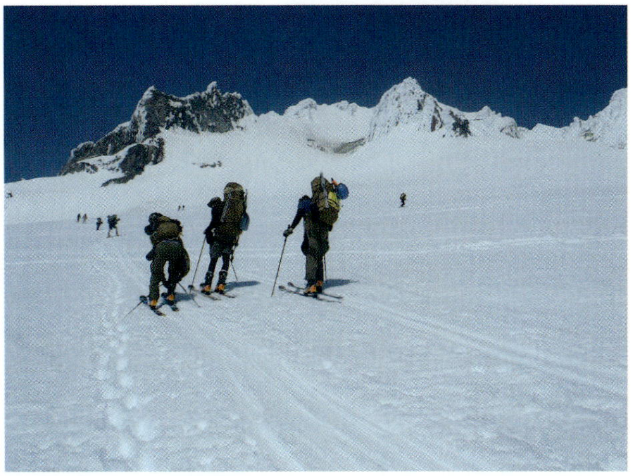

Abb. 7.2 Team von drei Rettern beim Skifahren im Gelände.

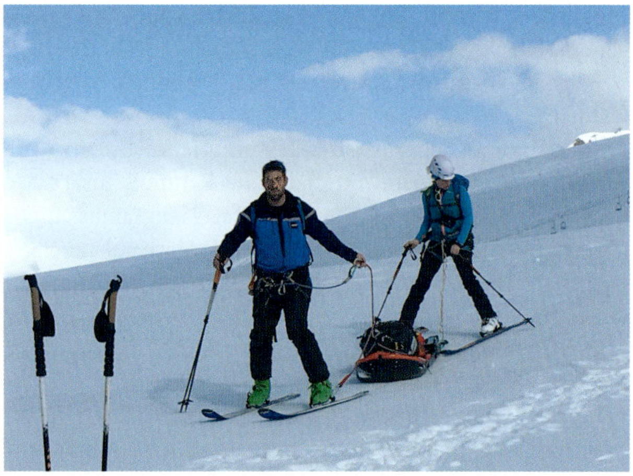

Abb. 7.3 Das Fahren mit einem Akja kann ohne Übung schwierig sein.

Gletscherspalten speziell oberhalb der Firngrenze müssen sich die Retter anseilen. Unter Firn – Firn ist ein schweizerdeutsches Wort für Schnee vom letzten Jahr – versteht man einen teilweise verdichteten körnigen Schnee in einer Art Zwischenstadium zwischen Schnee und Eis. Die Firngrenze ist die Grenze einer zusammenhängenden Schneedecke auf Gletschern.

Regelmäßige häufige und systematische Gletscherbegehungen sowie Übungen in Seiltechnik und Spaltenbergetechnik durch die Mitglieder von Rettungsteams sind unerlässlich, um die Effizienz zu verbessern und zu verhindern, dass die Retter zu Opfern werden. (➤ Abb. 7.4). Gletscherspalten sind heimtückisch, sie können versteckt sein oder an der Oberfläche täuschend klein erscheinen. Instabile Schneebrücken und Wechten bergen die Gefahr von Spaltenstürzen, Einsatzkräfte müssen deshalb darauf vorbereitet sein.

Die Spaltenbergetechnik kann behelfsmäßig oder planmäßig angewendet werden. Ziel ist es in beiden Fällen, den Patienten so schnell wie möglich zu retten. Die behelfsmäßige Rettung erfordert nur eine minimale Ausrüstung unter Verwendung eines Flaschenzugsystems, hat jedoch den Nachteil, dass sich oftmals das Seil ins Eis einschneidet. Die planmäßige Bergung aus Gletscherspalten erfolgt mittels Dreibein, dabei ist in der Regel die Transportmöglichkeit durch Hubschrauber oder Fahrzeuge notwendig. Das Dreibein ist binnen Minuten aufgebaut und die Bergung des Patienten wird dadurch wesentlich erleichtert.

7.7.3 Motorisierter Transport auf Schnee

Fahrzeuge

Für den Einsatz als Bergrettungsfahrzeuge werden Autos, Minivans, Geländewagen oder Lastwagen speziell umgebaut. Diese Fahrzeuge müssen unter sämtlichen möglichen Bedingungen fahren können und sind entsprechend ausgerüstet. Das Fahren unter sämtlichen Bedingungen erfordert gute Kenntnisse des Fahrzeugs. Ebenso sollte das Fahrzeug stets gewartet und für die Bedingungen entsprechend vorbereitet sein. Jedes Bergrettungsfahrzeug sollte mit folgenden Dingen ausgestattet sein:

- Allradantrieb
- Schneeketten (Bergretter sollten das Anlegen von Schneeketten regelmäßig üben)

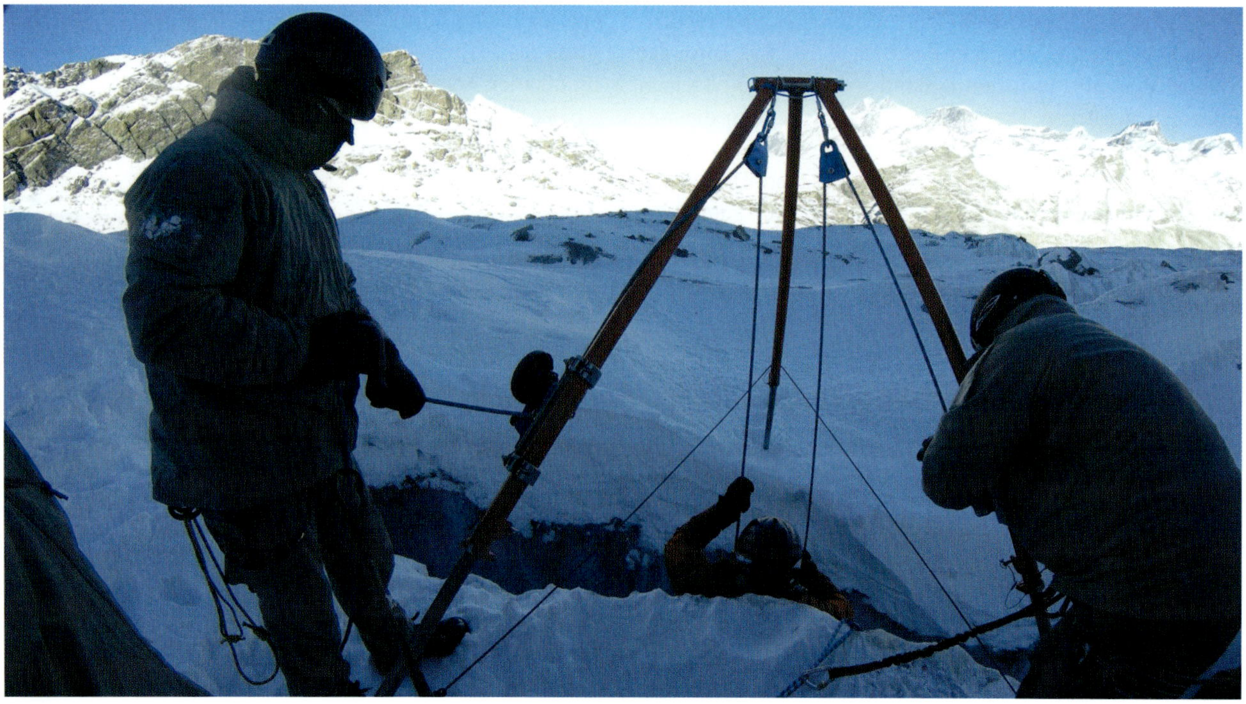

Abb. 7.4 Dreibein zur Spaltenrettung.

- Winterreifen, mit Spikes – wenn zulässig
- Schneeschaufel
- Eiskratzer
- Survival Kit für den Fall, das man festsitzt
- Grundausstattung an KFZ-Werkzeug
- Extratreibstoff

Schneefahrzeuge

Motorschlitten sind eine gute Möglichkeit, um Patienten zügig zu erreichen. Sie sind schnell, wendig und meistens für zwei Personen zugelassen. Einsitzer sind wendiger, schneller und können schwierigeres Gelände erreichen als Zweisitzer.

ATVs oder Quads mit Schneeketten oder Raupen sind eine Alternative im Schnee; sie sind jedoch langsamer als Motorschlitten, können jedoch schwerere Lasten transportieren. Im Tiefschnee über 30 cm stoßen allerdings ATVs an ihre Grenzen. Zu beachten ist die Lawinengefahr – durch Fahrten mit Motorschlitten können Lawinen ausgelöst werden. Lawinenunfälle mit Motorschlitten stehen in Kanada nach Lawinenunfällen beim Skifahren an zweiter Stelle. [5] Aus diesem Grund sollten ein LVS-Gerät, eine Sonde und Lawinenschaufel Teil der persönlichen Ausrüstung bei Fahrten in potenziell lawinengefährlichen Gebieten sein. Fahrer sollten regelmäßig das Fahren in verschiedenen Geländetypen üben. Ebenso sollten die Lenker von Motorschlitten Navigationskenntnisse haben und Überlebenstechniken beherrschen. Es ist sicherzustellen, dass genügend Treibstoff vorhanden ist, denn Bergrettungseinsätze können oftmals länger dauern als erwartet, oder es kann auch zu Folgeeinsätzen kommen. Es sollte auch an Werkzeug für kleinere Reparaturen und an ein Survival-Kit gedacht werden.

TIPPS

- Rettungstechniken müssen regelmäßig geübt und trainiert werden, damit Bergretter sicher und erfolgreich Einsätze durchführen können.
- Am Training sollten auch Personen teilnehmen, die als Fahrer auf sämtlichen Fahrzeugen eingesetzt werden.
- Bei Einsätzen auf Gletschern müssen Bergretter darauf vorbereitet sein, sich selbst oder Kameraden aus Gletscherspalten zu bergen.
- Das Dreibein ist ein effektives Hilfsmittel zur Bergung von Patienten aus Gletscherspalten und sollte möglichst bei der Spaltenbergung verwendet werden.

7.8 Hubschrauber

Hubschrauber sind oft das effektivste Mittel zur Suche und zum Abtransport von Patienten in alpinem Gelände (➤ Abb. 7.5). Gegenüber anderen Transportmitteln bieten sie den Vorteil, dass sie schnell und manövrierfähig sind. Hubschrauber können viel schneller Patienten erreichen als alle anderen Transportmittel. Mit Hubschraubern lassen sich enge Täler absuchen, die für Flächenflugzeuge nicht zugänglich sind. Innerhalb weniger Minuten kann man auch ganze Felswände oder Klippen erkunden. Wenn die Bedingungen stimmen, ist es möglich, Patienten innerhalb kürzester Zeit in Krankenhäuser zu bringen. Dies kann oft innerhalb der „goldenen Stunde des Traumas" erreicht werden. Im Gegensatz dazu kann die bodengebundene Bergung Stunden dauern. Bei Traumapatienten führt die Rettung mit Hubschraubern zu einer signifikanten Verbesserung der Überlebensrate [6] im Vergleich zur terrestrischen Bergung.

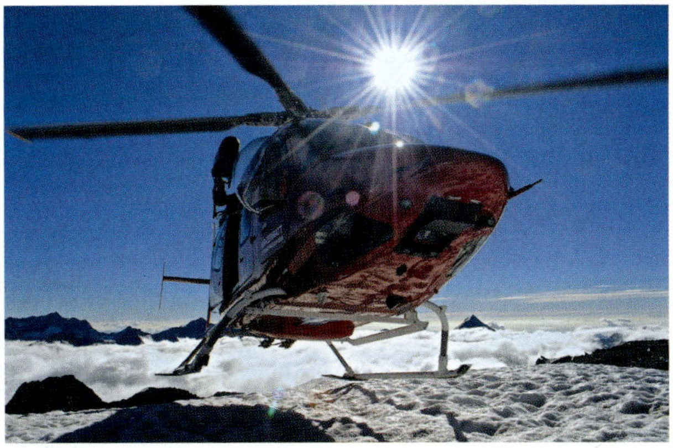

Abb. 7.5 Ein Rettungshubschrauber der Air Zermatt.

Hubschraubereinsätze haben ihre Grenzen: Wetterbedingungen wie Nebel, Wolken, Gewitter, Hagel oder starker Schneefall können Hubschrauberflüge unmöglich machen (➤ Abb. 7.6). Hubschraubereinsätze in den Bergen werden vorrangig durch schlechte Sicht limitiert, aber auch starke Winde können Hubschrauberflüge behindern. Rettungsflüge finden unter Sichtflugregeln (VFR) statt, Instrumentenflüge (IFR) sind für Rettungsflüge im Gebirge nicht möglich. Ob bei schlechtem Wetter ein Rettungseinsatz gestartet wird,

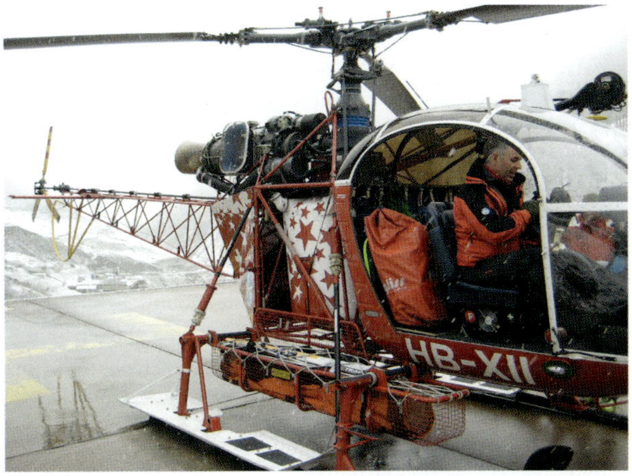

Abb. 7.6 Schlechte Sicht schränkt den Einsatz von Hubschrauber ein.

liegt immer im Ermessen der Hubschrauberbesatzung. Sollte bei schlechten Wetterbedingungen gestartet werden, sucht sich die Besatzung immer Ausweichlandeplätze, falls sich die Bedingungen verschlechtern.

In einigen Ländern sind Rettungshubschrauber routinemäßig nicht berechtigt, Rettungseinsätze nach Anbruch der Dunkelheit zu fliegen. Dies kann erhebliche Auswirkungen auf Patienten haben, die sich in einer Notlage befinden. Zwischen manchen Ländern gibt es bilaterale Abkommen, die diese Situationen entschärfen.

Hubschrauber haben auch Leistungsgrenzen, insbesondere bei Flügen in großen Höhen. Die beste Leistung erzielen Hubschrauber in niedrigen Höhen und bei kalten Temperaturen. Es kann notwendig werden, Material und Ausrüstung vom Hubschrauber zu entladen, wenn Einsätze bei hohen Umgebungstemperaturen oder in großen Höhen durchgeführt werden müssen. In einigen Fällen können mehrere Flüge zum Einsatzort erforderlich sein, um Rettungspersonal zu transportieren oder mehrere Opfer zu befördern.

Die Crews von Rettungshubschraubern sind hochspezialisiert. Piloten benötigen sehr viele Flugstunden und ein enorme Anzahl von Außenlastflügen, bevor sie zu Tauflügen (HEC = Human External Cargo) zertifiziert werden. In der Schweiz werden z.B. 4000 Flugstunden und 10.000 Außenlastrotationen benötigt, um für Tauflüge zugelassen zu werden. Auch alle andren Crewmitglieder wie Flugretter, Windenoperatoren müssen eine umfangreiche Ausbildung durchlaufen. Die Anschaffung, Wartung und der Betrieb von Hubschraubern ist sehr teuer, weshalb sich manche Regionen keinen Hubschrauber leisten können.

7.8.1 Hubschraubereinsätze

Hubschraubereinsätze richten sich nach dem Standort und den Bedingungen [7] und unterscheiden sich je nach

- urbaner oder alpiner Umgebung (einschließlich Größe des Gebiets, Höhe und Art des Geländes,
- Tag- oder Nachteinsätzen (Nachtsichtgeräte, Suchscheinwerfer) und
- SAR oder HEMS (Primär- oder Sekundäreinsätze).

Größere Hubschrauber können mehr Personal und Ausrüstung transportieren als kleine Hubschrauber. Zusätzliche Treibstofftanks können die Reichweite und Dauer von Rettungseinsätzen deutlich erhöhen. Die Nachteile von größeren Hubschraubern sind höhere Anschaffungskosten und Wartungsanforderungen. Sie sind zudem komplexer und zeitaufwändiger zu starten. Kleinere Modelle sind in größeren Höhen leistungsfähiger und können schneller starten. Flugretter tun sich auch bei Tauflügen und dem schwebend Ein- und Aussteigen leichter bei kleinen Hubschraubern.

Da das Gewicht eine besondere Rolle in Bezug auf die Leistung eines Hubschraubers spielt, müssen im Hinblick auf die Ausrüstung besondere Überlegungen angestellt werden. Die Ausrüstung sollte schnell ein- und ausgebaut werden können, um bei Einsätzen in großen Höhen diese möglichst schnell entfernen zu können. In manchen Fällen kann es auch notwendig sein, dass mehrere Hubschrauber zu einem Einsatz kommen: Ein Hubschrauber zur technischen Rettung übernimmt die Bergung und ein Rettungshubschrauber übernimmt den Patienten und bringt diesen ins Krankenhaus.

7.8.2 Flugsicherheit

Hubschrauber haben eine große Außenwirkung, Menschen werden magisch von Hubschraubern angezogen und sammeln sich um Hubschrauber. Speziell während der Landung kann es dabei zu gefährlichen Annäherungen kommen. Zur Hubschrauberlandung soll ein Bergretter die Einweisung übernehmen. Dieser sollte mit dem Rücken zum Wind stehen und Augenkontakt zum Piloten herstellen. Am besten trägt der Einweiser eine Schutz- oder Skibrille, um die Augen vor aufwirbelndem Staub, Schnee oder Steinen zu schützen. Mützen oder Schals sollten abgenommen sowie andere lose Teile gesichert werden. Nach der Landung dürfen sich weitere Personen nur dann nähern, wenn jemand aus der Crew ein eindeutiges Signal gibt. Der Einweiser verbleibt ebenfalls in seiner Position, bis er weitere Zeichen von der Crew bekommt. Die Heckrotoren bieten ein großes Gefahrenpotenzial, da sie kaum sichtbar sind und starke Luftströmungen erzeugen können. Deshalb ist es absolut verboten, sich hinter den Seitentüren eines Hubschraubers zu bewegen, solange der Rotor läuft. Personen sollten sich in Hocke mit kleinen Schritten dem Hubschrauber nähern, möglichst im rechten Winkel zu den Seitentüren. Nach dem Ausstieg sollte der Retter in der Nähe der Tür in der Hocke bleiben, bis der Hubschrauber abfliegt oder abgeschaltet wird. Man sollte niemals vor einem Hubschrauber gehen, insbesondere nicht an einem Hang.

Besatzungen von Rettungshubschrauber sind in der Regel fähig, Kletterrouten im 4 Grad UIAA oder im Eis bis 50° unter Berücksichtigung geeigneter Sicherungs- und Rettungstechniken zu absolvieren.

Folgende vier Möglichkeiten haben Hubschrauber, um einen Einsatzort zu erreichen und Patienten abzutransportieren:

- Landung vor Ort,
- Schwebeflug,
- Windenbergung oder
- Bergung mit der Longline.

Landung vor Ort

Auch wenn es nicht immer möglich ist, stellt die Landung vor Ort die sicherste und einfachste Möglichkeit dar, um Patienten, Rettungskräfte oder andere Personen zu transportieren. Ein Landeplatz sollte (➤ Abb. 7.7),

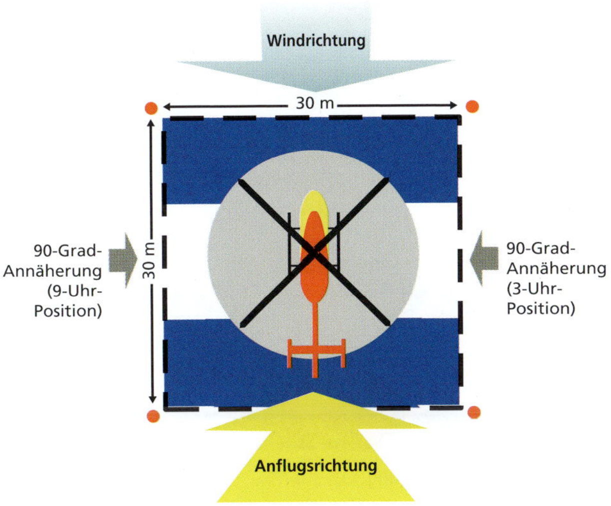

Abb. 7.7 Idealer Landeplatz mit Orientierungsangaben für Helikopter.

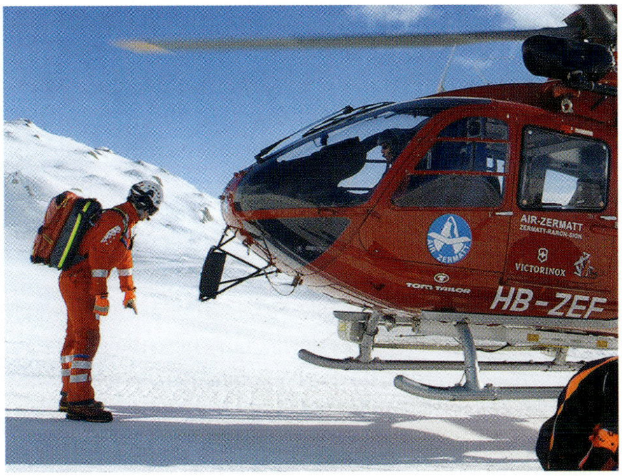

Abb. 7.8 Landung eines Hubschraubers der Air Zermatt.

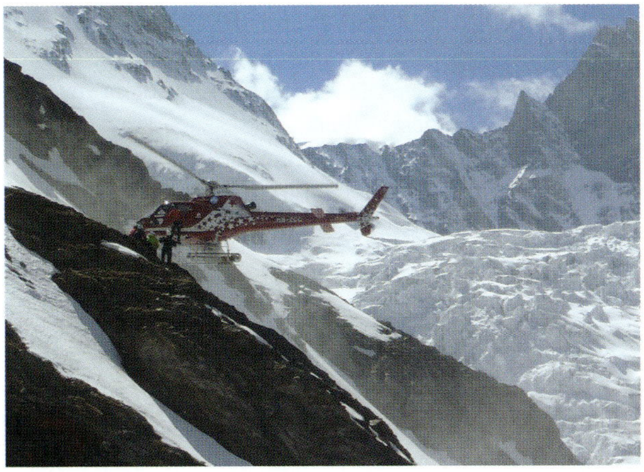

Abb. 7.9 Schwebend ein- und aussteigen. Gut zu erkennen ist das gebückte Annähern an den Hubschrauber.

- groß genug sein, um den Hubschrauber aufzunehmen (idealerweise 30 × 30 m),
- eine ebene, feste Fläche haben, die frei von Trümmern und losen Gegenständen ist, die in die Rotoren fliegen könnten,
- frei von Menschen, Tieren, Fahrzeugen oder Hindernissen wie Antennen, Masten, Leitungen, Bäumen sein.

Folgende Gefahren sollten am Landeplatz kontrolliert werden:

- Rucksäcke, Jacken und weitere lose Gegenstände müssen gesichert werden, da diese vom Rotor angesaugt werden können.
- Drähte sind aus der Luft nur sehr schwer zu erkennen, insbesondere bei Nacht. Wenn eine Landezone in der Nähe von Drähten liegt, müssen die Piloten über die Standorte informiert werden und sollten sich aus einer Richtung ohne Drähte nähern.
- Hubschrauber fliegen gegen den Wind an und ab, daher sollte immer die Windrichtung mitgeteilt werden und der Einweiser mit dem Rücken in den Wind stehen.

Wenn ein geeigneter Landeplatz ausgewählt wurde, ist darauf zu achten, dass der An- und Abflugbereich frei von Hindernissen ist. Sollte es Hindernisse geben, müssen diese über Funk der Crew mitgeteilt werden. Es sollte nach Möglichkeit immer darauf geachtet werden, dass ein Hubschrauber landen kann (➤ Abb. 7.8). Die Landung ist die sicherste und einfachste Möglichkeit, Patienten zu verladen und die Crew zum Patienten zu bringen, auch wenn eine kurze Strecke zwischen Landeplatz und Patient liegt.

Schwebeflug

Bei einem Schwebeflug bringt der Pilot den Hubschrauber so nahe wie möglich an den Einsatzort und schwebt knapp über dem Boden oder mit einer Kufe angestützt, ohne zu landen (➤ Abb. 7.9). Während diesem Schwebeflug können Rettungskräfte schnell ein- oder aussteigen und Material be- oder entladen. Der Schwebeflug verlangt vom Piloten höchste Konzentration und sehr viel Übung, aber auch von den Rettungskräften höchste Konzentration. Zu den potenziellen Gefahren gehört, dass der Gerettete auf unsicheres Gelände, z. B. rutschigen Boden, fällt oder springt. Noch gefährlicher ist eine Situation, in welcher der Hauptrotor einen geringen Abstand zum Boden hat, insbesondere an einem Hang, und eine Person oder den Boden in der Nähe des Hubschraubers treffen kann. Es ist nicht praktikabel, den Verletzten in einen schwebenden Hubschrauber zu laden. Für die Bergung muss eine andere Methode zur Anwendung kommen.

Folgende Schritte sind beim Schwebeflug zu beachten:

- Bei einem Überflug sollte ein alternativer Landeort gesucht werden, wenn die Landung am Einsatzort nicht möglich ist.
- Während des Überflugs hat der Pilot die Möglichkeit, die Windverhältnisse, die Gefahren und die Leistung des Hubschraubers einzuschätzen, während sich die

Rettungskräfte ein Bild von der Lage machen können. Die Rettungscrew beurteilt die objektiven und subjektiven Gefahren an der Einsatzstelle (schwierige Schneeverhältnisse, Gletscherspalten, Lawinengefahr, Absturzgefahr), wie auch die Möglichkeiten, zu Fuß oder auf Skiern den Einsatzort verlassen zu können, sollte der Hubschrauber nicht mehr anfliegen können.

- Beim Anflug unterstützt der Flugretter den Piloten in Bezug auf Rotorblattfreiheit und Bodenverhältnisse.
- Nach Freigabe durch den Piloten steigt der erste Bergretter aus dem Hubschrauber, es dürfen nur langsame Bewegungen gemacht werden, da der Pilot die Gewichtsverlagerung ausgleichen muss. Es darf nie aus dem Hubschrauber gesprungen werden, ausgenommen der Pilot fordert den Retter aktiv dazu auf.
- Der erste Bergretter bleibt am Boden gekauert neben dem Hubschrauber, bis die Ausrüstung ausgeladen und die übrigen Bergretter ausgestiegen sind.
- Sobald der erste Bergretter in Position ist, wird die weitere Ausrüstung entladen. Die Ausrüstung sollte dann von den Bergrettern gesichert werden.
- Jetzt steigen alle weiteren Rettungskräfte aus dem Hubschrauber aus. Der letzte Bergretter schließt die Türe und gibt dem Piloten ein Zeichen, dass alle ausgestiegen sind.
- Alle Bergretter bleiben knieend geduckt neben dem Hubschrauber, bis dieser weggeflogen ist. Niemand darf sich vom Hubschrauber entfernen, solange dieser noch an der Stelle schwebt.

Der Schwebeflug ist zwar bequem und kann die Rettungskräfte schnell an den Einsatzort bringen, birgt aber auch Risiken. Die strikte Einhaltung der Sicherheitsvorschriften ist absolut entscheidend, ebenso die kontinuierliche und methodische Schulung von Pilot und Besatzung.

Rettungswinden

Der Einsatz von Windensystemen ermöglicht das Ablassen und Heraufziehen von Personen und Ausrüstung aus einem Hubschrauber mit einer Seilwinde während des Flugs (➤ Abb. 7.10). In einigen Fällen werden Verletzte und Retter („menschliche Fracht“) in das Flugzeug gebracht. In anderen Fällen werden die Personen zunächst außerhalb des Hubschraubers transportiert, um dann auf einem Zwischenlandeplatz ins Flugzeug verbracht zu werden.

Die Windenbergung ist eine schnelle Möglichkeit, Personen aus unwegsamen Gelände zu retten und stellt auch bei Nacht die sicherste Möglichkeit dar. Der Windenoperator (Winch-Operator) bedient die Winde. Diese Ausbildung ist sehr kostspielig und übungsintensiv. Auch die Seilwinde selbst ist teuer und benötigt regelmäßige Wartungen.

Die Winden sind auf zwei Personen am Seil limitiert und das Windenseil hat in der Regel 90 Meter Länge. Dadurch gibt es Grenzen bei Bergungen aus Schluchten. Durch den Abwind der Rotorblätter kann es zur Rotation der Last führen (➤ Abb. 7.11). Speziell in geringen Abständen unterhalb des Hubschraubers, die dem 1- bis 1,5-fachen Rotordurchmesser entsprechen, ist die Gefahr von Rotationen am größten und kann zu Beeinträchtigungen der Personen führen, wenn die Rotation nicht schnell unter Kontrolle gebracht werden kann.

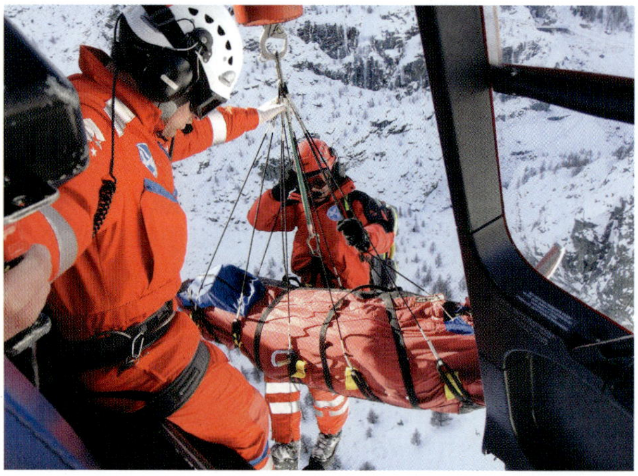

Abb. 7.10 Windenbergung.

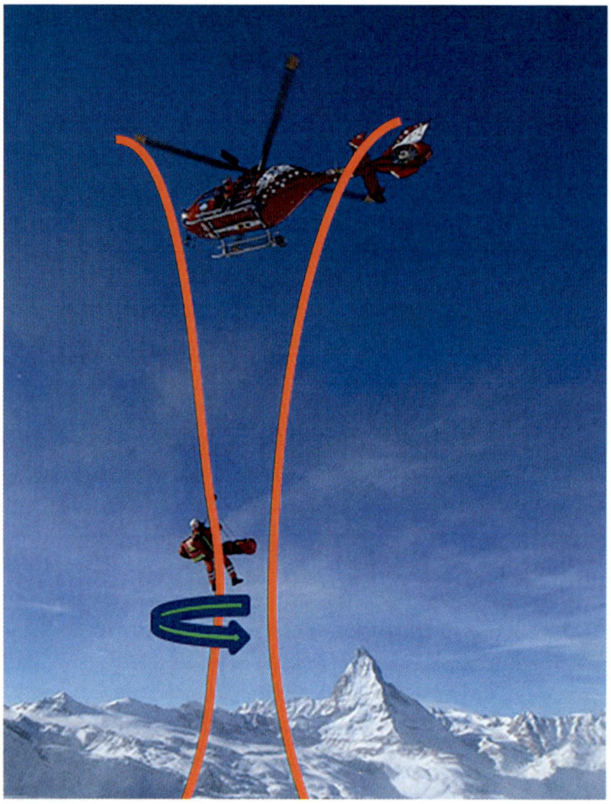

Abb. 7.11 Der Downwash kann eine Rotation des Retters verursachen.

Es gibt zwei Arten des Windenbetriebs: den statischen und dynamischen.

- Beim statischen Betrieb wird die Last während eines stationären Schwebeflugs gehoben oder gesenkt. Dabei ist eine Antirotationsleine erforderlich, um vom Boden aus die Rotation der Last zu verhindern. Diese Technik ist veraltet.
- Unter dynamischen Betrieb versteht man das Heben und Senken der Last während des Hubschrauberfluges. Durch den Vorwärtsflug liegt die Last außerhalb des Abwinds (➤ Abb. 7.12). Dieser Betrieb macht das Anheben viel einfacher, da keine Antirotationsleine benötigt wird. Der dynamische Windenbetrieb kommt bei Bergungen aus Gewässern ebenso zur Anwendung wie bei Situationen, die einen anschließenden statischen Betrieb erfordern, ebenfalls bei Bergungen aus Schluchten oder bewaldetem Gebiet. [9]

Windensysteme und deren Wartungen sind teuer. Ebenfalls benötigen Piloten und Windenoperatoren aufwändige Schulungen, um ihre Fähigkeiten zu erhalten. Umfangreiche Simulationen und reale Einsätze werden benötigt, damit dieses System effizient, sicher und zuverlässig funktioniert. [10]

Longlinebergung

Ein Longline-Einsatz, in den USA auch "short haul" genannt, besteht aus einem halbstatischen Fixseil, das an einem Lasthaken des Hubschraubers befestigt ist, und einem zweiten Haken (unabhängiges Doppelhakensystem) am Boden des Hubschraubers im Schwerpunkt (➤ Abb. 7.13). Wenn das Seil einmal befestigt ist, kann seine Länge während eines Einsatzes nicht mehr verändert werden, es sei denn, der Hubschrauber landet und das Seil wird ausgetauscht. Die Länge kann zwischen 5 und 200 m variieren, wobei je nach Ausbildung des Bedieners auch größere Längen möglich sind. Die Länge sollte je nach den spezifischen Anforderungen der Rettung sorgfältig ausgewählt werden. Longline-Einsätze haben den Vorteil, dass bis zu 6 Personen gleichzeitig transportiert werden können, sofern die örtlichen Vorschriften der Zivilluftfahrt dies zulassen. Der größte Nachteil von Longline-Einsätzen ist, dass sie wesentlich mehr Zeit für die Vorbereitung und Durchführung benötigen als andere Hubschrauber-Rettungstechniken.

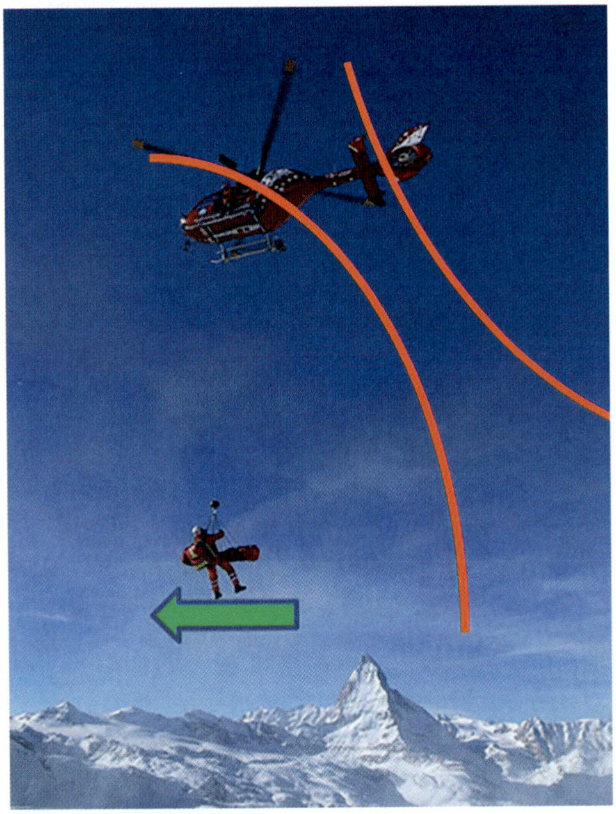

Abb. 7.12 Beim Vorwärtsflug bewegt sich die Last aus dem Downwashbereich und die Drehung reduziert sich.

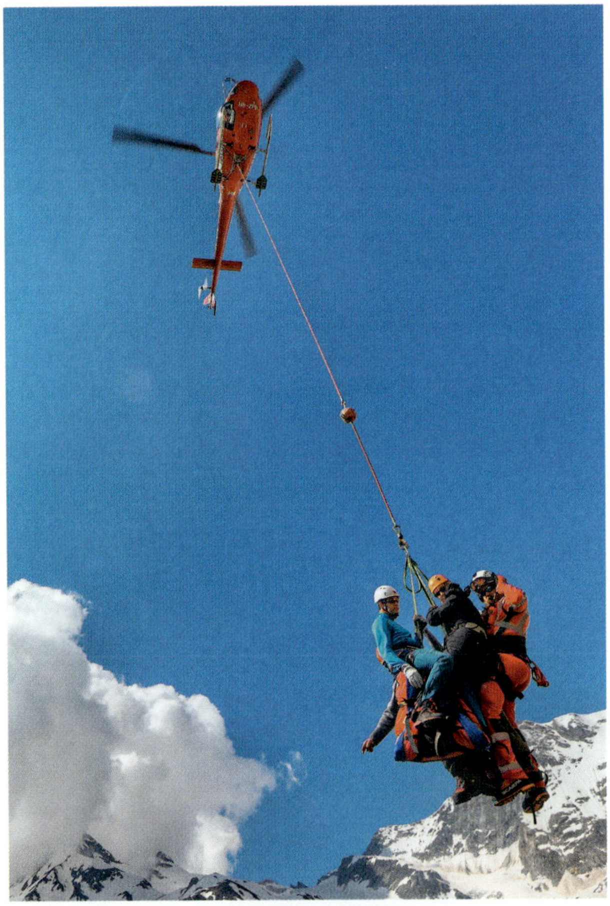

Abb. 7.13 Longline-Training. Neben dem Bergesack sind noch vier weitere Personen an der Longline.

Folgende Schritte sind bei der Longlinebergung erforderlich:

- Den Verletzten auffinden.
- Wenn die Position bekannt ist und eine Longlinebergung durchgeführt werden soll, müssen folgende Entscheidungen getroffen werden:
  - Pilot: Leistungsprüfung, Erfassen der Windrichtung und Erkennen von Hindernissen
  - Crew: Länge der Longline festlegen, Hindernisse beobachten und Einsatzplan an das gesamte Team weitergeben
  - Retter: erklärt der Hubschrauberbesatzung den Plan für die Bergung des Opfers
- Zwischenlandesplatz in der Nähe wird aufgesucht; dort wird die Longlinebergung vorbereitet.
- Der Hubschrauber fliegt zum Einsatzort und lässt den Retter zum Opfer hinab .
- Beim Patienten wird entschieden, ob er sofort geborgen wird oder zuerst versorgt und in einen Bergesack gebracht werden muss. In diesem Fall hängt sich der Flugretter aus der Longline aus, der Pilot fliegt inzwischen eine Warteschleife, bis der Flugretter den Patienten fertig zum Abfliegen vorbereitet hat (➤ Abb. 7.14).
- Der Flugretter wird mit dem Patienten zum Zwischenlandeplatz geflogen.
- Am Zwischenlandeplatz wird der Patient notfallmedizinisch versorgt und anschließend in ein Krankenhaus geflogen.
- Während der Versorgung des Patienten wird die Longline demontiert, in den Longlinebeutel zurückgelegt und im Hubschrauber gesichert

MERKE

- Hubschrauber können die Dauer von Bergrettungseinsätzen stark verkürzen, ihr Einsatz kann aber aufgrund von Witterungsbedingungen verhindert werden.
- Schwebe-, Winden- oder Longlineverfahren erfordern umfangreiche Schulungen und Übungen der Crews. Sie sind jedoch ein zuverlässiges Mittel, um Gefahren für Patienten und Retter zu minimieren.
- Alle Mitarbeiter in Rettungsdiensten sollten umfassend in den Betrieb und das Verhalten bei Hubschraubern im Einsatzfall unterwiesen sein.
- Der sicherste Platz für einen Retter beim Schwebeflug ist neben der Seitentüre.

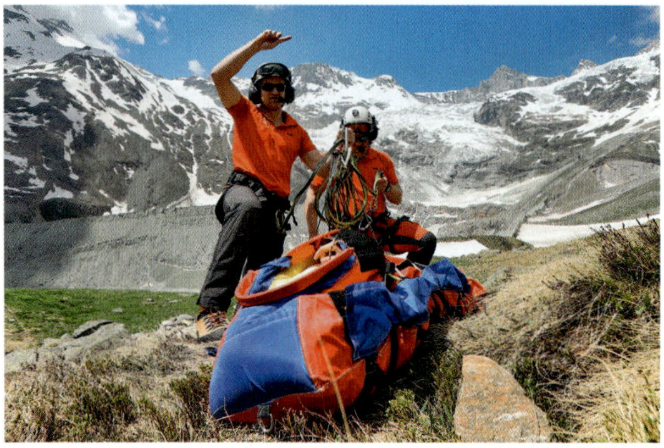

Abb. 7.14 Patient, abflugbereit im Bergesack.

7.9 Kommunikation

Das Ziel der Kommunikation ist es, eine zuverlässige Zwei-Wege-Kommunikation zwischen den Teammitgliedern zu gewährleisten. Ein stabiles und zuverlässiges Kommunikationssystem, das einfach zu bedienen ist, ist von entscheidender Bedeutung. Auf dem Markt gibt es mehrere zuverlässige Systeme, die alle ihre Vor- und Nachteile haben. Unabhängig vom System ist es wichtig, dass die Kommunikation zwischen den Mitgliedern des Rettungsteams und der Einsatzleitung stets professionell und höflich erfolgt. Es wird langsam und deutlich gesprochen, damit das Gegenüber die Sprache versteht. Bei Unklarheiten über die Schreibweise eines bestimmten Wortes kann das Buchstabieralphabet der International Telecommunication Union (ITU) hilfreich sein (➤ Tab. 7.1). Laut werden, schreien oder verbal feindselig werden trägt wenig dazu bei, die Aufgabe der sicheren und schnellen Evakuierung des Opfers zu erfüllen, und kann den Einsatz verzögern oder sogar ganz zum Scheitern bringen.

Eine geschlossene Kommunikation (Closed-Loop-Kommunikation) ist von entscheidender Bedeutung. Dabei handelt es sich um eine Kommunikation, bei der der Anführer (oder das Führungsteam) Aufgaben zuweist (oft mit Beiträgen aus dem Team). Der Leiter weist die Aufgabe einer bestimmten Person zu, die bestätigt, dass sie die Aufgabe ausführen wird, indem sie die Einzelheiten der Aufgabe wiederholt, oder erklärt, dass sie die zugewiesene Aufgabe nicht ausführen kann. Die Person informiert dann den Leiter, wenn die Aufgabe erledigt ist – oder, wenn die Person nicht in der Lage ist, die Aufgabe zu erledigen, informiert sie den Leiter, dass die Aufgabe nicht erledigt wurde.

Tab. 7.1 Internationales Buchstabieralphabet

A – Alpha	J – Juliet	S – Sierra
B – Bravo	K – Kilo	T – Tango
C – Charlie	L – Lima	U – Uniform
D – Delta	M – Mike	V - Victor
E – Echo	N – November	W - Whiskey
F – Foxtrott	O – Oscar	X – X-Ray
G – Golf	P – Papa	Y – Yankee
H – Hotel	Q – Quebec	Z – Zulu
I – India	R – Romeo	

7

7.9.1 Mobiltelefone

Mobiltelefone (Handys) sind weithin zugänglich, erschwinglich und im Allgemeinen zuverlässig. Die wichtigsten Einschränkungen sind die begrenzte Akkulaufzeit und die beschränkte Netzabdeckung. Bergrettungsteams sollte bekannt sein, welche Teile ihres Einsatzgebiets ohne Netzabdeckung sind. Netzabdeckungskarten der Provider bieten dazu eine Hilfestellung, wobei diese Karten oft nicht detailliert genug sind. Oftmals sind keine Telefonate mehr möglich, Textnachrichten lassen sich aber dennoch noch versenden. Sollte die Kommunikation mit Mobiltelefonen nicht sichergestellt sein, muss über ein adäquates Ersatzsystem verfügt werden können, wie z.B. ein Funksystem oder Satellitentelefone.

Fallbeispiel

Zuverlässige Kommunikationsmittel

Es war ein großer Sucheinsatz nach einer vierköpfigen Familie, die am Monte Pilatus in der Zentralschweiz vermisst wurden. Viele Einsatzkräfte von Polizei, Feuerwehren und auch Freiwillige waren mit Flugzeugen, Hubschraubern und ATVs am Weg. Die Einsatzleitung wurde von der örtlichen Polizei übernommen. Die Kommunikation erfolgte mit Funkgeräten, da der Mobilfunkempfang in diesem abgelegenen Gebiet des Nationalparks sehr schlecht war. Alle Teams hatten einen gemeinsamen Funkkanal, um mit der Einsatzleitung und den anderen Teams kommunizieren können. Für Gebiete ohne Funkabdeckung stand ein Satellitentelefon zu Verfügung. Alle Einsatzkräfte waren vertraut mit dem Umgang dieser Gerätschaften und deren Grenzen.

Verwenden Rettungskräfte Mobiltelefone sowohl zur Navigation als auch zur Kommunikation, sollte sichergestellt sein, dass Ersatzgeräte vorhanden sind. Der Verlust des Kommunikations- und Navigationsmittels kann ein Scheitern des Einsatzes verursachen und die Einsatzkräfte in Gefahr bringen. Es sollten Powerbanks zum Aufladen von Mobiltelefonen über USB zur Verfügung stehen. Mobiltelefone verbrauchen viel Strom, besonders bei Kälte. Nicht genutzte Anwendungen auf Smartphones, insbesondere solche, die Satellitennavigation (GPS) nutzen, sollten geschlossen werden, da sie den Akku schnell entladen können. Mobiltelefone und Akkus sind warm zu halten, indem sie in einer Innentasche dicht am Körper getragen werden, um einen schnellen Energieverlust zu verhindern. Mobiltelefone neigen dazu, schnell kaputt zu gehen, wenn sie herunterfallen oder nass werden. Sie sollten durch Schutzhüllen geschützt werden, welche die Häufigkeit von Schäden verringern. Handys können auch in speziellen wasserdichten Taschen oder in einem Plastikbeutel untergebracht werden, um sie wasserdicht zu machen, während der Retter alle Funktionen nutzen kann.

Funkgeräte

Funkgeräte ermöglichen die Kommunikation zwischen den Einsatzkräften, der Einsatzleitung und anderen Rettungskräften wie Hubschraubern oder anderen Organisationen. Es gibt Funkgeräte in verschiedenen Frequenzbereichen und Standards von VHF bis UHF, von Analogfunk bis Digitalfunk (z.B. TETRA). Der Anwender sollte mit seinen Geräten und der Technik seiner Organisation vertraut sein.

Die Arten von Funkgeräten: [11]

- CB Funk (Citizens Band): 40 Kanäle, 10 Watt Maximalleistung, Reichweite bis 30 KM, keine Lizenz erforderlich, verbreitet unter LKW Fahrern.
- MURS (Multi Use Radio Service): 5 Kanäle mit 2 Watt Maximalleistung, Reichweite bis 6 KM, keine Lizenz erforderlich, in den USA verbreitet.
- FRS (Family Radio Service): 14 Kanäle, 0,5 Watt Maximalleistung, Reichweite bis 3 Km, in Amerika keine Lizenz erforderlich, in Europa nicht zugelassen.
- GMRS (General Mobile Radio Service): 16 Kanäle, 50 Watt Maximalleistung, Reichweite bis 8 Km, Lizenz benötigt.
- Amateurfunk: mehrere Bänder und Frequenzen, in der Notfallkommunikation sind die 2 m (VHF) und 70 cm (UHF) Bänder am weitesten verbreitet, 1500 Watt Maximalleistung, Reichweite über 150 Km bei Verwendung von Repeatern.
- Repeater: Ein Gerät, welches Signale empfängt und diese wieder aussendet. So ist es möglich, Funksignale weite Strecken überbrücken können. Zum Beispiel deckt der Notfallkanal 161,300 MHz fast die gesamte Schweiz mittels Repeater ab. Jedes Funkgerät kann in dieser Frequenz mit einem 5-Ton-Signal mit 2,5 Watt Leistung eine Notrufzentrale erreichen.
- TETRA (Terrestrial Trunked Radio): Dies ist eine digitaler Bündelfunk im Bereich von 300 MHz und bietet bundesweite organisationsübergreifende BOS Funknetze und ist Funkstandard für BOS in Europa.

Ablauf eines Funkgesprächs:

- Das Funkgerät wird eingeschaltet. Oftmals ist der Einschaltknopf mit dem Lautstärkeregler kombiniert.
- Das Funkgerät senkrecht halten, um den besten Empfang zu bekommen. Ebenso sollten Antennen ausgefahren werden, wenn es sich um Teleskopantennen handelt. Sollte eine Antenne beschädigt sein, muss diese repariert werden.
- Der gewünschte Kanal wird ausgewählt, wichtig ist, dass alle anderen Teammitglieder denselben Kanal ausgewählt haben.
- Die Lautstärke ist so zu wählen, dass Funkgespräche verstanden werden.
- Um ein Gespräch zu beginnen, die PTT-Taste (Push to talk) drücken. Wichtig ist, eine Sekunde nach dem Drücken der Taste zu warten, da die Verbindung aufgebaut werden muss.

- Nach Beendigung des Gesprächs muss die PTT-Taste sofort wieder losgelassen werden, damit andere Teilnehmer sprechen können.

Die Kommunikation mit Funkgeräten erfolgt im Semiduplexbetrieb. Darunter versteht man, dass immer nur eine Person sprechen kann: Damit ist der Kanal belegt und die Gegenstelle muss warten, bis das Gespräch beendet und die PTT Taste losgelassen wurde. Folgende Funkregeln müssen eingehalten werden:

- Funkgespräche, nur wenn nötig und so kurz und prägnant wie möglich, durchführen.
- Die Funkdisziplin ist einzuhalten, Nachrichten sollten priorisiert werden und der Inhalt sollte vor dem Gespräch überlegt sein.
- Nach Beendigung des Gespräches ist die PTT-Taste sofort loszulassen.
- Es sollte eine klare Sprache verwendet und Dialektbegriffe sowie Codes vermieden werden. Codes können jedoch für vertrauliche Informationen verwendet werden.
- Abkürzungen oder Fachbegriffe sind zu vermeiden, sofern nicht sichergestellt ist, dass die Gegenstelle damit vertraut ist.
- Zu bevorzugen ist eine einfache Sprache mit kurzen, klaren Sätzen.
- Antworten sind kurz und verständlich zu geben und sollten keine Erklärungen enthalten.

In einer lauten Umgebung zu beachten:

- Kopfhörer verwenden.
- Durch Herunterregeln der Lautstärke sinkt der allgemeine Geräuschpegel.
- Das Mikrofon sollte vom Wind weggehalten werden.
- In das Mikrofon mit normaler Lautstärke sprechen.

Bei Hubschraubereinsätzen sollte das Funksystem in den Rettungshelm integriert sein. Die Kommunikation im Hubschrauber muss zuverlässig und sicher funktionieren. Dabei sollten die Mikrophone sprachaktiviert (VOX-Funktion) oder die Sprechtaste am Ohrhörer oder an der Brust vorhanden sein (➤ Abb. 7.15). Während dem Flug sollte durch den Bergretter nur gesprochen werden, wenn es unbedingt notwendig ist, da die Crew sehr viel kommunizieren muss.

7.9.2 Satellitentelefone

Satellitentelefone sind Mobiltelefone, die sich in geostationäre oder erdnahe Satelliten anstelle von terrestrischen Mobilfunknetzen einwählen. Diese bieten ähnliche Funktionen, wie herkömmliche Mobiltelefone, wie Telefongespräche, Kurznachrichten oder ein Internetzugang. Abhängig vom System kann die Abdeckung die ganze Erde oder auch nur bestimmte Regionen umfassen.

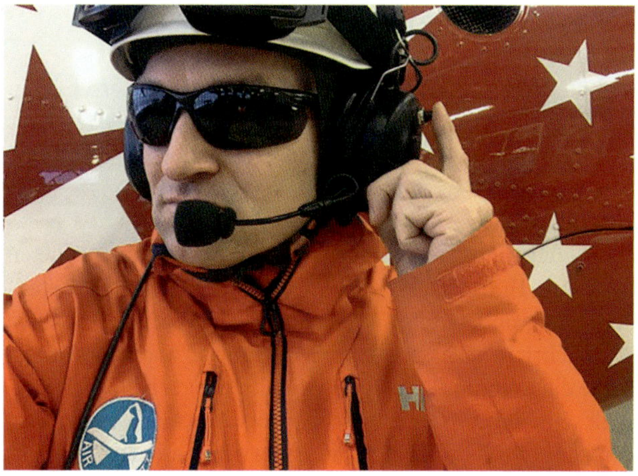

Abb. 7.15 Flughelme ermöglichen die Kommunikation innerhalb der Crew.

Geostationäre Satelliten

Geostationäre Satelliten halten eine konstante Höhe von 35.786 km über einem konstanten Punkt auf der Erdoberfläche und können dadurch einen großen geografischen Bereich abdecken. Es gibt allerdings große Verzögerungen beim Telefonieren oder bei der Nutzung von Datendiensten aufgrund der großen Entfernung zwischen Telefon und Satelliten. [12] Geostationäre Satelliten sind normalerweise nur zwischen 70° nördlicher und 70° südlicher Breite erreichbar. Zudem schränkt eine fehlende Sichtverbindung zwischen Gerät und Satellit oder Hindernisse wie Berge oder Wälder den Empfang ein. Somit muss vor Benutzung immer eine Sichtverbindung von Gerät und Satellit hergestellt werden und es dauert einige Minuten, bis sich das Gerät in das System eingewählt hat.

Erdnahe Satelliten

LEO-Satelliten (Low earth orbiting) haben den Vorteil, dass sie eine weltweite lückenlose Funkabdeckung aufweisen. Sie umkreisen die Erde in niedrigen Umlaufbahnen von 640–1120 km Höhe. Eine Umrundung dauert 70–100 min und bietet Versorgungszellen von rund 2800 km Radius. Mindestens ein Satellit muss eine Sichtlinie zum Versorgungsbereich haben, damit eine Abdeckung möglich ist. Da ein Überflug des Bereichs 4–15 min dauert, werden mehrere Satelliten zur Aufrechterhaltung der Abdeckung benötigt.

Obwohl Satellitentelefone in vielen Situationen nützlich sein können, gibt es einige wichtige Einschränkungen:

- In manchen Ländern ist der Besitz eines Satellitentelefons nicht erlaubt oder eingeschränkt, wie z.B. in China und Indien, die beliebte Ziele für Bergsteiger sind. Es ist ratsam, mit den Behörden Kontakt aufzunehmen, bevor ein Satellitentelefon ins Land gebracht wird.

- Satellitentelefone sind nur mit einem Netz kompatibel, Roaming ist nicht möglich.
- Die Gesprächsgebühren für Satellitentelefone sind sehr hoch und variieren zwischen 0,14 und 1,84 Euro pro Minute. Anrufe von Festnetztelefonen und Handys sind meist billiger.
- Bei Katastropheneinsätzen sind Satellitentelefone sehr zuverlässig, da ihre Netze nicht durch Erdbeben oder Überschwemmungen beeinträchtigt werden.

7.9.3 Ortungssender, Peilsender oder Satellitennachrichtengeräte

Es gibt eine Vielzahl von Ortungsgeräten auf dem Markt, wie z.B. Personal Locator Beacons (PLB) und Satelliten-Messenger. Weitere Geräte befinden sich derzeit in der Entwicklung. Jedes Gerät hat seine Vor- und Nachteile, die bei der Auswahl eines Gerätes zu berücksichtigen sind:

- Das Gerät sollte entsprechend dem Einsatzort ausgewählt werden, an dem es verwendet wird. Ist ein regulärer Mobilfunkdienst oder nur Satellitenempfang verfügbar?
- Einige moderne Geräte haben eine Möglichkeit zu funken.
- Bergrettungsteams können mit einem Tracker ausgestattet werden, damit die Einsatzleitung einen Überblick über den aktuellen Standort und das abgesuchte Gebiet haben.

MERKE

- Die Kommunikation zwischen Rettungskräften und der Einsatzleitung sollte jederzeit aufrechterhalten werden.
- Die Kommunikation in abgelegenen Gebieten kann schwierig sein. Es sollten verschiedene Kommunikationsmöglichkeiten erprobt werden und die Einsatzkräfte auf mögliche Schwierigkeiten vorbereitet sein. Manche Systeme funktionieren an manchen Orten, andere nicht.
- Ein zweites Kommunikationsmedium ist unerlässlich, wenn der Empfang im Einsatzgebiet nicht sichergestellt ist.

Fazit

- Die Bergrettung kann in eine gute Zukunft blicken. Technologien werden weiterentwickelt, die Bekleidung wird immer funktioneller und leichter.
- Die adäquate Nutzung von Ausrüstung und Fähigkeiten sowie eine ordentliche Kommunikation bleiben der Schlüssel für eine erfolgreiche Mission.

7.10 Danksagung

Dieses Kapitel ist dem legendären Schweizer Bergretter Bruno Jelk gewidmet, ohne den viele Rettungstechniken nie entwickelt worden wären. Er war als Bergretter mit der Air Zermatt an vielen Rettungsaktionen beteiligt und hat somit zahlreiche Leben gerettet. Darüber hinaus gilt unser Dank den United States Air Force Pararescue Units, die weltweit im Einsatz sind. „Diese Dinge tun wir, damit andere überleben können."

LITERATUR

1. Mountain Rescue Teams see Spike in Lake District Call Outs. The Mail. Unter: http://www.nwemail.co.uk/news/lakes/16422669. mountain-rescue-teams-see-spike-in-lake-district- call-outs/ (letzter Zugriff: 12.04.2023).
2. Helicopter Rescues Increasing on Everest. National Public Radio. Unter: https://www.npr.org/2012/05/23/153519646/ helicopter-rescues-increasing-on-everest (letzter Zugriff: 12.04.2023).
3. Walkers Who Call Out Emergency Helicopters For A Lift Blow Mountain Rescue Budgets in Sweden. The Local SE. Unter: https://www.thelocal.se/20170814/walkers-who-call-out-emergency-helicopters-for-a-lift-blow-mountain-rescue-budgets-in-sweden. (letzter Zugriff: 12.04.2023).
4. Gosselin B. Making Sense Of The Numbers. Understanding The Climbing Rope Rating System. Vertical addiction. Unter: https://www.vertical-addiction.com/us/blogs/blog/climbing-rope-specs/ (letzter Zugriff: 28.02.2023).
5. Boyd J, Haegeli P, Abu-Laban RB, et al. Patterns of Death Among Avalanche Fatalities: a 21-Year Review. CMAJ. 2009; 180 (5): 507–512.
6. McVey J, Petrie DA, Tellon JM. Air versus ground transport of the major trauma. A natural experiment. Prehosp Emerg Care. 2010; 14 (1): 45–50.
7. Tomazin I, Ellerton J, Reisten O, et al. Medical standards for mountain rescue operations using helicopters: official consensus recommendations of the International Commission for Mountain Emergency Medicine (ICAR MEDCOM). High Alt Med Biol. 2011; 12 (4): 335–341.
8. Küpper T, Hillebrandt D, Steffgen J, Schöffl V. Safety in Alpine Helicopter Rescue Operations- Minimal Requirements of Alpine Skills for Rescue Personnel. Ann Occ Hyg. 2013; 57 (9): 1180–1188.
9. The Benefits of Dynamic Hoisting. AirMed and Rescue Magazine. Unter: https://www.airmedandrescue.com/features/benefits-dynamic-hoisting (letzter Zugriff: 28.02.2023).
10. Kreuzer O. Mountain/High Altitude Rescues-Lessons learned and best practices. Vortrag präsentiert auf der Goodrich Rescue Hoist Conference, Amsterdam 15. Oktober 2018.
11. Portable Radio Fundamentals for the New York City. Office of Emergency Management. Community Emergency Response Team (CERT). Unter: https://www.nyc-arecs.org/arecs_comms_cert.ppsx (letzter Zugriff 28.02.2023).
12. Satellite phones. Unter: https://en.wikipedia.org/wiki/Satellite_phone (letzter Zugriff 28.02.2023).

KAPITEL

8 Medizinische Ausrüstung im Bergrettungsdienst

Fidel Elsensohn, Urs Pietsch

Zusammenfassung

- In den letzten Jahrzehnten hat sich die medizinische Ausrüstung in der Bergrettung ebenso rasant entwickelt wie die der urbanen Notfallmedizin. Bis in die 1970er-Jahre war der Transport von Patienten in das Krankenhaus oft die einzige medizinische Maßnahme. Das Outcome bei schwer verletzten Opfern war im Allgemeinen schlecht. Das folgende Kapitel gibt einen Überblick über die Entwicklung der alpinen Notfallmedizin, der Geschichte der Ausrüstung in der Bergrettung und Ausrüstungsempfehlungen für die Bergrettungsmedizin.
- Medikamente und Überwachungsgeräte in der Bergrettung sind in Gewicht und Größe begrenzt, denn die medizinische Ausrüstung muss oft von den Rettungskräften selbst transportiert werden. Rettungseinsätze finden meist in unwirtlicher Umgebung, bei schlechtem Wetter und in schwierigem Gelände statt. Darum ist es unerlässlich, dass Bergretter, Sanitäter und Ärzte mit ihrer Ausrüstung und den Medikamenten bestens vertraut sind. Mit mechanischen Thoraxkompressionsgeräten kann über längere Zeit eine suffiziente Herz-Lungen-Wiederbelebung durchgeführt und damit möglicherweise das neurologische Outcome bei hypothermen Patienten mit Herz-Kreislauf-Stillstand verbessert werden.
- Dieses Kapitel gibt ferner einen Vorschlag für Ausrüstungsinhalte von medizinischen Rucksäcken für Ärzte und Bergretter. Wichtig ist der regelmäßige Umgang mit der medizinischen Ausrüstung.

8.1 Einleitung

Internationale Standards der Notfallmedizin gelten auch für Bergrettungsteams, auch wenn Patienten in abgelegenen und alpinen Bereichen versorgt werden müssen. Lange Zustiegs- und Transportwege, schwieriges Gelände und anspruchsvolle Bedingungen erfordern eine leichte und kompakte Ausrüstung. Wenn beispielsweise aufgrund von schlechtem Wetter eine Hubschrauberbergung nicht möglich ist, muss die gesamte technische und medizinische Ausrüstung durch die Teams selbst, oft über weite Strecken, getragen werden.

Meist wird die Ausrüstung in Rucksäcken verstaut, damit man diese gut in Fahrzeugen, Hubschraubern und zu Fuß transportieren kann. Die medizinische Ausrüstung muss an die Ausbildungsstände der Retter angepasst sein und sich an gesetzliche Vorgaben halten. Auch die finanziellen Möglichkeiten der Organisationen spielen eine Rolle bei der Auswahl der Ausrüstung.

8.2 Epidemiologie

Die Zahl der Gäste in den Bergen ist in den letzten Jahren und Jahrzehnten enorm angestiegen. [1] Millionen von Touristen besuchen jährlich europäische und nordamerikanische Berge. Die beliebtesten Aktivitäten sind Bergsteigen, Trekking, Skifahren und Freeriding, Wandern, Radfahren, Klettern und Eisklettern, Klettersteigbegehungen, Gleitschirmfliegen, Angeln und Jagen sowie hauptsächlich in Nordamerika Schneemobilfahren.

Es gibt auch statistische Daten über die Verletzungen und die Anzahl der Opfer sowie deren Aktivitäten: Traumata des muskuloskelettalen Apparats, Wunden, Zerrungen und Verstauchungen sind die häufigsten Verletzungen. [2, 3] Wandern und Trekking in gemäßigten Höhen werden als gesunde Outdooraktivitäten empfohlen, weshalb die Anzahl älterer Menschen in den Bergen zugenommen hat. [4] Etwa 25 % der Bergrettungseinsätze in Europa sind auf Erkrankungen zurückzuführen, die meisten davon sind Herz-Kreislauf-Erkrankungen. [3, 5] In Europa hat sich die Anzahl der Verletzten und Getöteten in den letzten Jahren nur geringfügig verändert.

Die Anzahl an Bergrettungseinsätzen ist jedoch stark angestiegen. Von 2014 bis 2018 ist die Zahl der Rettungen in Österreich um ca. 20 % angestiegen, was auch auf die große Anzahl von unverletzten Personen zurückzuführen ist, die mit Handys in den Leitstellen um Hilfe ersuchen.

8.3 Geschichte der medizinischen Versorgung in der Bergrettung

Bis in die 1980er-Jahre war die präklinische Versorgung unvollständig und die Bergrettung beschränkte sich weitgehend auf das Verbinden von Wunden, die Schienung und den Transport in das nächstgelegene Krankenhaus. (➤ Abb. 8.1) Analgesie, Beatmung, medikamentöse Kreislaufunterstützung gab es damals nicht. Im begehbaren Gelände wurden improvisierte Tragen verwendet, in steilem und unwegsamen Gelände wurde mittels „Tiroler-System" abtransportiert, einem ausgeklügelten System aus fixen Stahlseilen, mit dem ein Seilbahnsystem aufgebaut wurde. Die Internationale Kommission für alpines Rettungswesen (ICAR) wurde im Jahre 1947 gegründet und bei den jährlichen Treffen werden regelmäßig neue Rettungssysteme vorgestellt.

Beim ICAR-Treffen 1953 präsentierte die österreichische Delegation eine neue Metalltrage für den Bergrettungsdienst, die mit einem Rad ausgestattet wurde – die erste Einradtrage war erfunden, um den Transport zu erleichtern. (➤ Abb. 8.2)

Die ersten Luftrettungseinsätze mit Hubschraubern und Flugzeugen waren recht abenteuerlich, eine medizinische Behandlung während des Fluges war nicht möglich. (➤ Abb. 8.3, ➤ Abb. 8.4)

MERKE

Der unmittelbare Beginn der medizinischen Versorgung am Unfallort für kranke und verletzte Menschen sollte oberste Priorität bei jedem Rettungseinsatz haben.

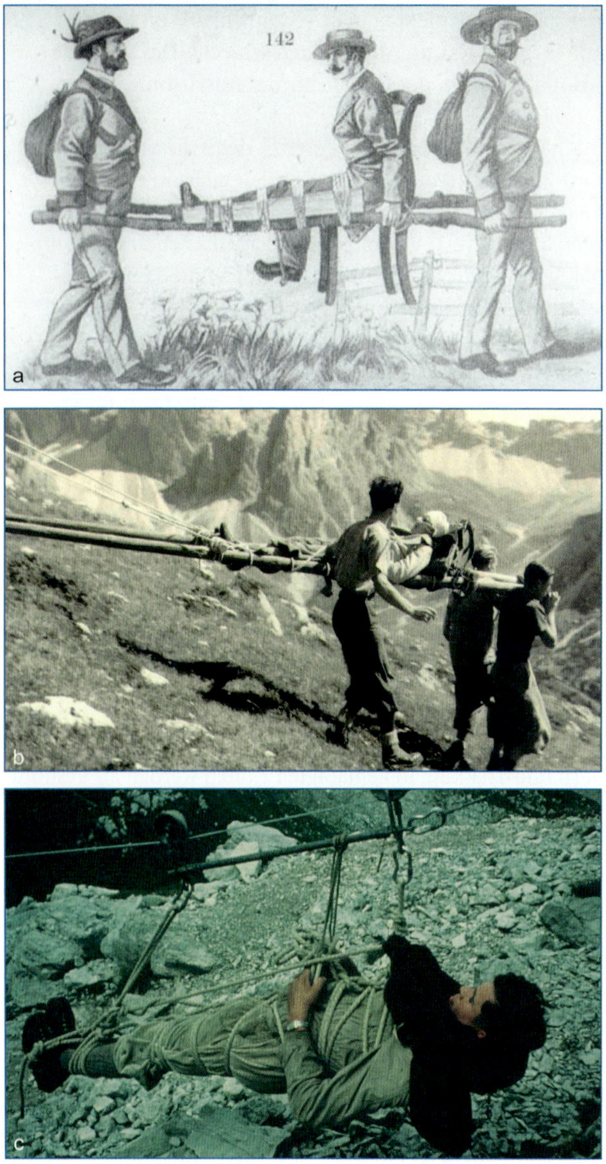

Abb. 8.1 a) Historische Zeichnung eines Patiententransportes in Österreich um 1900. (Archiv Hermann Brugger) b) Improvisierter Patiententransport in Italien um 1947. (Archiv Hermann Brugger) c) Tiroler-System zur Bergung eines Opfers aus einer Felswand mittels Stahlseils. Dieses System wurde von Ludwig „Wiggerl" Gramminger entwickelt. (Archiv ICAR MedCom)

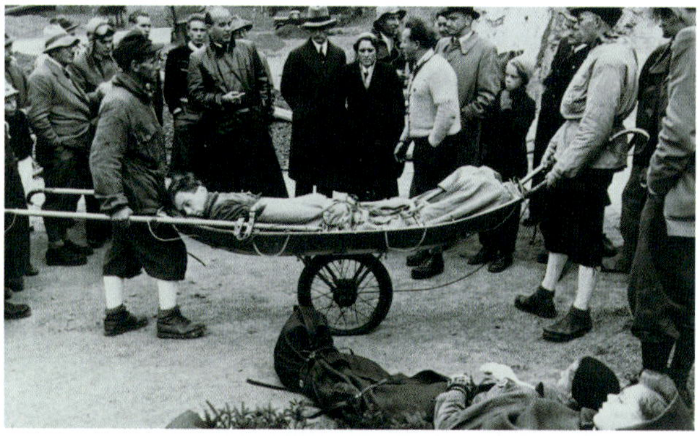

Abb. 8.2 Demonstration der Gebirgstrage am ICAR-Kongress. Erwähnenswert ist die unangenehme Lage des Patienten. Ludwig Gramminger ist in der Mitte zu erkennen. (Archiv ICAR MedCom)

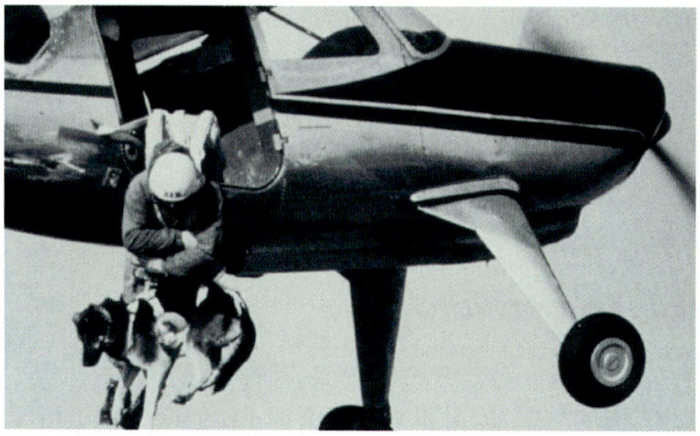

Abb. 8.3 Flugzeugtransport im Jahr 1957 eines Bergretters und seines Hundes in Österreich. (Archiv Hermann Brugger)

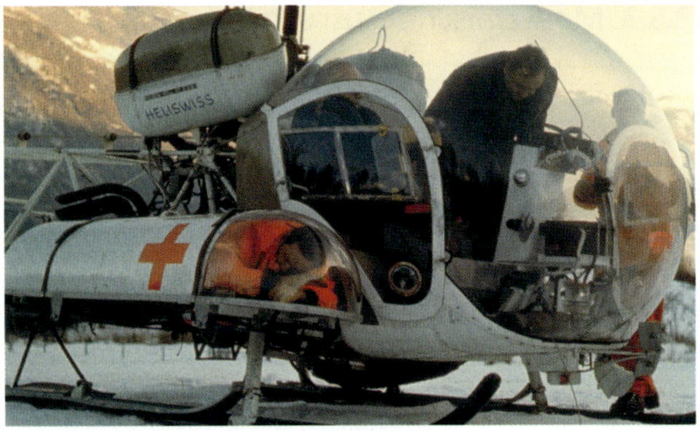

Abb. 8.4 Hubschraubertransport eines Patienten in einer externen Box, Schweiz 1957. (Archiv Hermann Brugger)

Die präklinische Versorgung im urbanen Bereich begann in den 1980er-Jahren mit der Einführung von Notarztsystemen in Europa und dem System der Paramedics in Nordamerika. Diese neuen Modelle brachten eine fortschrittliche medizinische Versorgung während des Transports ins Krankenhaus und führten zu einer Verbesserung der Behandlungsergebnisse. Gleichzeitig wurden Innovationen in der präklinischen Wiederbelebung durch die Entwicklung von tragbaren Defibrillatoren, Beatmungsgeräten und Überwachungssystemen ermöglicht. Größe und Gewicht dieser Geräte überstiegen jedoch die Last, die ein Retter über lange Strecken und in unwegsamem Gelände vernünftigerweise tragen konnte. Die Monitore waren weder wasserfest noch kältetolerant, was zu Geräteausfällen wie eingefrorenen Displays führte. Nach und nach wurden medizinische Geräte, die für den Einsatz in städtischen Gebieten und für Luftrettungssysteme entwickelt worden waren, für die Verwendung durch Bergrettungsteams angepasst.

8.4 Konzepte der medizinischen Versorgung im Bergrettungsdienst

Die präklinische medizinische Versorgung in Europa und in Nordamerika basiert häufig auf einem „zweistufigen" System. Eine Leitstelle aktiviert als First Responder ein Schnelleinsatzteam, um das Opfer so schnell wie möglich zu erreichen. Dieses Team kann mit Defibrillatoren (AED), Sauerstoff, Schienungs- und Wundversorgungsmaterial und je nach gesetzlichen Möglichkeiten mit Medikamenten und Infusionen ausgestattet sein. Zuerst wird der Patient an einen sicheren Ort aus der Gefahrenzone gebracht, um dann lebenserhaltende Sofortmaßnahmen einzuleiten. Der stetige Informationsaustausch mit der Leitstelle und der Einsatzleitung umfasst Einzelheiten zur Anzahl der Patienten, zur Situation, zur Art der Verletzungen/Erkrankungen sowie zur notwendigen Ausrüstung und der empfohlenen Transportmethode. Die Mitglieder des First-Responder-Teams (Schnelleinsatzteam) sind in der Regel in Erste Hilfe/Basic Life Support (BLS) ausgebildet und teilweise auch Rettungssanitäter. Es kommt mit der kompletten Ausrüstung zur medizinischen Behandlung und für den Abtransport. Sollten mehrere Verletzte zu versorgen sein, können zusätzliche Teams nachalarmiert werden. In Nordamerika und Großbritannien sind die Bergretter meist Paramedics. In einigen europäischen Ländern fungieren Rettungshubschrauber als First Responder und arbeiten bei Bedarf mit bodengebundenen Bergrettungsteams zusammen. Im Vergleich zu „einstufigen" Systemen mit sofortiger Alarmierung des gesamten Teams ist das zweistufige System wesentlich effizienter und führt zu deutlich besseren Ergebnissen [6]

In hochfrequentierten Skigebieten gibt es meist Pistenrettungsdienste. Die ICAR empfiehlt das Vorhalten von AEDs in Skigebieten und gut besuchten Wandergebieten, da ein schnell verfügbarerer AED das Überleben bei Herz-Kreislauf-Stillständen massiv erhöhen kann.

MERKE

Der Vorteil von „zweistufigen" Systemen gegenüber „einstufigen" ist die Möglichkeit, schneller mit der medizinische Behandlung zu beginnen und somit die Ergebnisse zu verbessern. Die Informationen des BLS-Teams ermöglichen zusätzlich, dass medizinische und technische Maßnahmen, die auf die jeweilige Situation zugeschnitten sind, auf den Weg gebracht werden können.

8.5 Medizinische Ausrüstung im Bergrettungsdienst

8.5.1 Allgemeine Überlegungen

Die medizinische Ausrüstung im Bergrettungsdienst sollte sich auf das Wesentliche beschränken. Speziell im Hubschrauberdienst (HEMS) spielt das Gewicht eine große Rolle. Bei bodengebundenen Einsätzen müssen Ausrüstung und Material oft über lange Strecken getragen werden. Daher ist eine leichte, kompakte und moderne Ausrüstung unabdingbar, um den Patienten schnell zu erreichen. In den meisten Fällen wird der Patient von Bergrettern erstversorgt, die als Ersthelfer ausgebildet sind. In Ländern mit Rettungssanitätern als Bergretter (Nordamerika, UK) gehören Medikamente zur Ausrüstung des Bergretters, sie sind aber meist auf Schmerzmittel und Nitroglyzerin beschränkt. Die medizinische Ausrüstung des Arztes sollte die Ausrüstung des Bergretters ergänzen, um Gewicht zu sparen. Beispielsweise kann die Verabreichung von Sauerstoff zeitaufwändig und durch einen niedrigen Flow von 1.2l/min in der Wirkung beschränkt sein.

8.5.2 Hubschrauberrettung im Bergrettungsdienst

Die Überlebenschancen von Schwerverletzten sind zeitabhängig. Eine Hubschrauberrettung (HEMS) kann die Transportzeiten, speziell bei Alpinunfällen, wesentlich verkürzen und so die Ergebnisse stark verbessern. [8] Wenn eine Landung vor Ort nicht möglich ist, kann der Patient mittels Longline- oder Windenbergung oder indem er schwebend einsteigt, gerettet werden. Longline- und Windenbergung haben ihre Grenzen, auch durch die Auswirkungen einer direkten Kompression des Brustkorbs und die eventuell erzwungene aufrechte Körperhaltung. Patienten, die notfallmäßig lediglich mit einer Schlinge um den Brustkorb oder unter der Achsel evakuiert werden, können aufgrund der eingeschränkten Thoraxbeweglichkeit über Unwohlsein und Müdigkeit klagen und das Vollbild eines Hängesyndroms mit akutem orthostatischem Verlust der zerebralen Perfusion entwickeln. [9] Sollte ein Liegendtransport erforderlich sein, ist eine Trage oder ein Bergesack erforderlich.

Medizinisch ausgebildete Retter sollten einen Endotrachealtubus oder einen supraglottischen Atemweg mit sich führen, um die Atemwege zu schützen oder eine Absaugvorrichtung, um den Atemweg ggf. von Erbrochenem befreien zu können. Zudem sollten der Kopf und das Gesicht durch entsprechende Ausrüstung (z.B. Helm, Skibrille) geschützt werden. Zusätzlich zur Möglichkeit, Patienten aus schwierigem Terrain zu bergen und kurze Transportzeiten zu erreichen, hat die HEMS den Vorteil, hochqualifiziertes Personal an die Unfallstelle zu bringen und vor Ort zeitkritische medizinische Eingriffe durchzuführen (➤ Abb. 8.5). Diese Vorteile der erweiterten medizinischen Versorgung sollten gegen die erhöhten Risiken für das medizinische Personal abgewogen werden. [10] Es gibt allerdings nur wenige Daten über den Einsatz von erweiterten medizinischen Interventionen durch das HEMS-Personal in schwieriger Umgebung. [11–12]

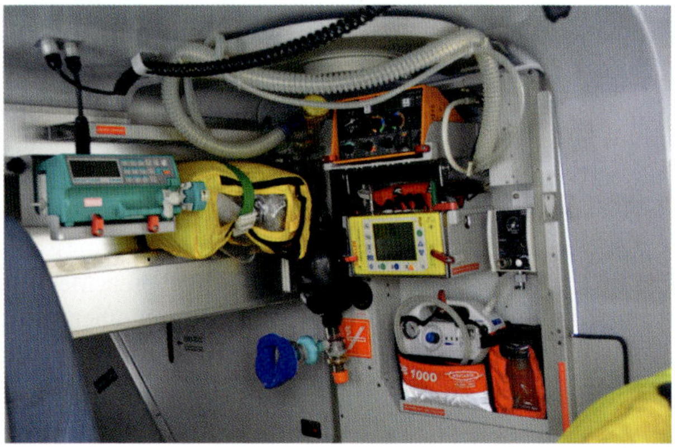

Abb. 8.5 Medizinische Ausrüstung in einem österreichischen Rettungshubschrauber. Diese Ausrüstungsgegenstände können auch entfernt werden.

8

8.5.3 Medizinische Ausrüstung

Die medizinische Ausrüstung reicht von Tragen und anderen Geräten zur Immobilisation und dem Transport bis hin zu Material, um Verletzungen und Krankheiten einschließlich Herzkreislaufstillstände zu versorgen.

Gebirgstragen und Bergesäcke

Mit der Trage können Patienten liegend – unabhängig vom Gelände und ihren Verletzungen – transportiert werden. Die Trage lässt sich abseilen, man kann sie über Schnee, Eis und Schotter gleiten lassen, an steilen Hängen hochziehen oder auf Wegen mit dem Einrad fahren. [14]

Bergesäcke dienen dem Einpacken von liegenden Patienten, um diese mittels Longline- oder Windenbergungen aus dem Gelände zu bergen.

Kardiopulmonale Reanimation

Die kardiopulmonale Reanimation (CPR) wird oft von BLS geschulten Bergrettern in extremen Umgebungen und schwer zugänglichen Gebieten durchgeführt. Oftmals müssen die Maßnahmen über einem langen Zeitraum aufrechterhalten werden. Bei Lawinenopfern und anderen hypothermen Patienten werden oft gute Ergebnisse erzielt, weshalb eine effiziente und lange CPR unabdingbar ist. [15]

Die von Ersthelfern durchgeführte Beatmung verbessert die Überlebenschancen von Patienten mit Herzstillstand, die durch Hypoxie wie z. B. bei Lawinenverschüttungen ausgelöst werden, erheblich. Die einhändige Beutel-Masken-Beatmung, die von BLS-geschulten Helfern durchgeführt wird, führt zu niedrigen Ventilationsvolumina und einer hohen Rate an Magendehnung. Die Qualität der Beatmung verbessert sich aber deutlich, wenn sie von zwei Helfern vorgenommen wird. [16] Bergretter sollten gut in der Mund-zu-Mund- oder Mund-zu-Nasen-Beatmung ausgebildet sein. [17] Studien haben jedoch gezeigt, dass Ersthelfer oftmals keine Mund-zu-Mund-Beatmung durchführen wollen. [18] Eine verbesserte Ausbildung und neue Typen von Beatmungsmasken mit Überdruckventilen und Durchflussreglern haben die Effizienz der Beutel-Masken-Beatmung durch Laien stark verbessert, indem Atemwegsspitzendrücke und Tidalvolumina begrenzt werden. [19] Im Bergrettungsdienst haben sich Mund-zu-Masken Beatmungshilfen durchgesetzt. Vergleichende Studien zur Mund-zu-Mund-, Mund-zu-Maske- und Beutel-Masken-Beatmung haben gezeigt, dass die Mund-zu-Masken-Beatmung mit zusätzlichem Sauerstoff die effektivste Technik für ein nichtinvasives Atemwegsmanagement ist. [29] Ein AED sollte so schnell wie möglich zur Anwendung kommen, um einen schockbaren Rhythmus möglichst früh defibrillieren zu können. [16] Darum sollten Ersthelfer auch immer mit AEDs ausgerüstet sein. Zu den AEDs sollte auch ein Herzmonitor gehören, um ein EKG ableiten zu können. Ärzte und Notfallsanitäter sollten eine Monitor-Defibrillator-Einheit haben. Eine EKG-Diagnostik kann vor Ort die Entscheidung zum Abbruch von Reanimationsmaßnahmen unterstützen und so die Sicherheit des Personals erhöhen und Ressourcen schon. [22]

MERKE

Die Reanimation erfolgt oft unter schwierigen Bedingungen. BLS-Maßnahmen durch Bergretter führen zu besseren Ergebnissen, wenn eine Mund-zu-Maske-Beatmung durchgeführt wird. Unter bestimmten Umständen kann eine verlängerte Wiederbelebung mit einem mechanischen Thoraxkompressionsgerät die einzige Chance sein, einen Patienten mit einer Herz-Kreislauf-Stillstand zu retten. Die endotracheale Intubation sollte von qualifizierten Advanced Life Support (ALS)-Helfern durchgeführt werden. Supraglottische Atemwege, wie z. B. Larynx-Tuben, können nur dann eine ausreichende Beatmung gewährleisten, wenn sie von geschulten Helfern verwendet werden.

Mechanische Thoraxkompressionsgeräte die eine verlängerte Wiederbelebung ermöglichen, werden seit zwei Jahrzehnten in der Notfallmedizin eingesetzt (➤ Tab. 8.1).

Bei Anwendung der mechanischen Brustkorbkompressionsgeräten im städtischen Bereich konnte kein Ansteigen der Überlebensraten bis zur Entlassung aus dem Krankenhaus festgestellt werden. [23] Es gibt allerdings Situationen, in denen mechanische Thoraxkompressionsgeräte die einzige Überlebenschance bieten, so z.B. die Reanimation im alpinen Gelände von hypothermen Patienten. Eine qualitativ hochwertige manuelle Herzdruckmassage während des Abtransportes ist nahezu unmöglich. [24–26] Eine intermittierende Herzdruckmassage ist nur bei stark unterkühlten Patienten eine Alternative. Es gibt einige Fälle mit positivem Ergebnis nach einer verlängerten Herzdruckmassagen, die bis zu neun Stunden durchgeführt wurden. [27] Der Einsatz von mechanischen Thoraxkompressionsgeräten wurde über zwölf Monate an zwei alpinen HEMS-Basen der Air Zermatt untersucht. [24]

Sechs Reanimationen wurden mit mechanischer Thoraxkompression (AutoPulse® und LUCAS® 2) im schwierigen Gelände durchgeführt (➤ Abb. 8.6). Fünf Patienten wurden schwebend in den Hubschrauber verladen, ein Patient wurde mit der Winde geborgen. Bei vier Patienten wurde eine kontinuierliche Thoraxkompression während der Bergung und dem Transport benötigt, drei Patienten waren hypotherme Lawinenopfer, die eine mechanische Thoraxkompression bis zur ECMO benötigten. Diese Studie zeigt, dass mechanische Thoraxkompressionsgeräte (➤ Abb. 8.7) für die Bergrettung sehr nützlich sind und auch im schwierigen Gelände wirksam eingesetzt werden können.

Atemwegsmanagement

Das Atemwegsmanagement hat höchste Priorität bei schwer erkrankten oder verletzten Personen. Der Einsatz invasiver Atemwegshilfen, wie die präklinische Intubation speziell in abgelegenen Gebieten, ist umstritten. Zu den einfachen Atemwegshilfen zählen der Esmarch-Handgriff sowie die Wendl- und Güdeltuben. Zu den invasiven Formen gehört die endotracheale Intubation, supraglottische Atemwegshilfen (SGA) oder chirurgische Atemwegszugänge. Das Atemwegsmanagement ist unerlässlich für Patienten, bei denen Atemwegsprobleme bestehen. Wenn mit den grundlegenden Maßnahmen keine angemessene Sauerstoffversorgung und Beatmung gewährleistet werden kann, werden invasivere Formen der Atemwegssicherung benötigt. Die kontinuierliche Überwachung und Evaluierung der Atmung des Patienten ist essenziell. Atemwegsmanagement ist eine Kernaufgabe in der medizinischen Versorgung von Patienten.

Das Durchführen der endotrachealen Intubation kann bei der Bergrettung durch folgende Faktoren erschwert sein, durch steiles Gelände, beengte Platzverhältnisse oder eingeschränkte Sicht infolge von starkem Sonnenschein oder Dunkelheit. Beachtet werden muss auch, dass sich bei einem Patienten mit Magenblähung die Atmung nach den Reanimationsmaßnahmen verschlechtern kann. Die endotracheale oder supraglottische Intubation ist im Bergrettungsdienst eine Methode, um den Patienten ausreichend mit Sauerstoff zu versorgen und den Atemweg adäquat zu sichern. [13]

Tab. 8.1 Outcome Studie: Mechanische vs. manuelle CPR

Studie	LINC [28]		Paramedic (Rettungssanitäter) [29]		CIRC [30]	
Parameter	LUCAS® 2	Manuell	LUCAS® 2	Manuell	AutoPulse®	Manuell
N	1300	1289	1652	2819	2099	2132
ROSC	35,4 %	24,6 %	31,5 %	31,3 %	28,6 %	32,3 %
4 Stunden Überleben	23,6 %	23,7 %	–	–	–	–
24 Stunden Überleben	–	–	–	–	21,8 %	25,0 %
30 Tage Überleben	8,6 %	8,5 %	6 %	7 %	–	–
Gutes neurologisches Outcome	8,1 %	7,3 %	4,7 %	5,9 %	44,4 %	48,4 %

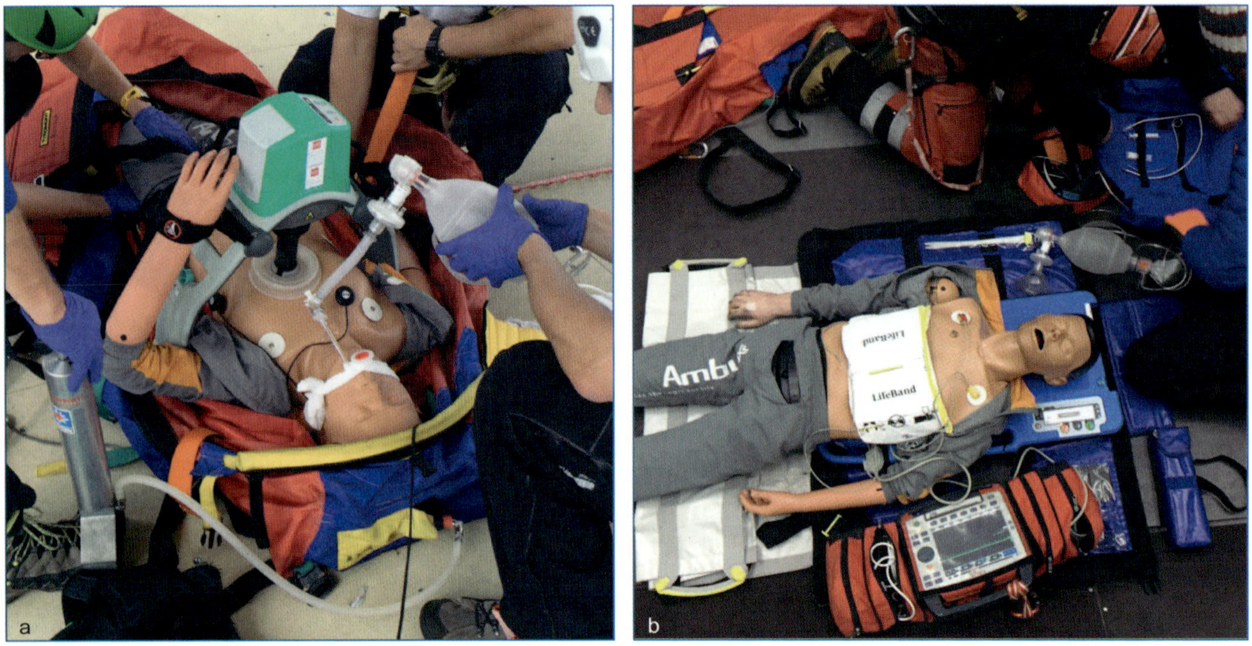

Abb. 8.6 a) LUCAS® 2 Thoraxkompressionsgerät in einem Bergesack. b) AutoPulse Thoraxkompressionsgerät. (Archiv Urs Pietsch)

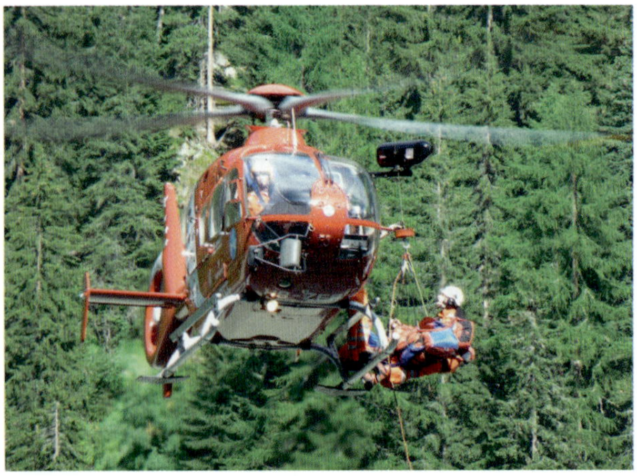

Abb. 8.7 Mechanische Thoraxkompression während einer Windenbergung. (Archiv Urs Pietsch)

Die Intubation sollte nur von entsprechend geschultem Personal bei entsprechender Indikation mit geeigneter Ausrüstung durchgeführt werden. [31, 32] Die präklinische Rapid Sequence Intubation (RSI) hat eine niedrige Komplikationsrate, wenn sie von entsprechend geschultem und erfahrenem Personal durchgeführt wird. [33] In einer Studie gelang es bodengebundenen Sanitätern in 69 % der Fälle erfolgreich zu intubieren, während das HEMS-Personal eine Erfolgsrate 97–99 % erzielte. [32]

Die präklinische Intubation von Patienten mit schweren Schädel-Hirn-Traumata sollte keinesfalls von Personen durchgeführt werden, die nicht über die entsprechenden Ausbildung, Qualifikation und Erfahrung verfügen. Die präklinische Versorgung durch erfahrene Ärzte und Flugretter sind von Vorteil bei polytraumatisierten Patienten oder Patienten mit Schädel-Hirn-Traumata. Die Intubation mit supraglottischen Atemwegen wie dem Larynxtubus, der in Nordamerika King Airway genannt wird, und der in der präklinischen Versorgung weit verbreitet ist, kann eine Lösung sein. [34, 35] Ein intensives Training mit vielen Auffrischungen ist sowohl für Ärzte als auch für Sanitäter unerlässlich.

Die Indikationen für assistierte oder kontrollierte Beatmung im Bergrettungsdienst sind in ➤ Kasten 8.1 angeführt. Die Medikamente für die RSI bei verschiedenen Indikationen werden in ➤ Tab. 8.2 dargestellt.

Es ist aufgrund der Geländebedingungen nicht immer möglich, dass ein Hubschrauber vor Ort landen kann. Deshalb können Schwebe- oder Longlinebergungen nötig werden. [13] Zwischen 70 und 90 % der mittels Longlinebergung geborgenen Patienten in Europa haben sich Verletzungen bei

Kasten 8.1

Absolute und relative Indikationen für erweitertes Atemwegsmanagement

- **Absolute Indikationen:**
  - Atemstillstand oder agonale Atmung
  - Traumatische Hirn- oder Thoraxverletzungen mit $SpO_2 < 90$ % trotz Sauerstoff
  - CPR bei einem stark unterkühlten Patienten
- **Relative Indikationen:**
  - GCS < 9
  - Hämorrhagischer Schock mit systolischem Blutdruck < 90 mmHg, insbesondere bei Kopfverletzung oder Thoraxtrauma

Tab. 8.2 Indikationen und mögliche Medikamente für die Rapid Sequence Intubation, Angepasst von den SOPS Air Zermatt (mit freundlicher Genehmigung)

Indikation	Medikamente zur Sedierung und Relaxans
Traumatische Hirnverletzung, Schlaganfall, intrakranielle Blutung	Fentanyl, Etomidat oder Ketamin Succhinylcholin oder Rocuronium
Respiratorische oder kardiale Dekompensation ohne Trauma	Fentanyl, Etomidat oder Ketamin Succhinylcholin oder Rocuronium
Polytrauma	Ketamin, Etomidat Succhinylcholin oder Rocuronium Noradrenalin oder Epinephrin

Freizeitaktivitäten in Gebieten zugezogen haben, in denen Hubschrauber aufgrund des schwierigen Geländes nicht landen können. [3, 36] Die Berge können unnachgiebig sein. Patienten und Retter sind den außergewöhnlichen Bedingungen wie extreme Temperaturen, Wind, Lawinen, Steinschlag, Absturzgelände oder Gletscherspalten ausgesetzt. Eine rasche Bergung hat höchste Priorität und diese Bedingungen können die Taktik der Retter vorgeben. Es sollte eine stete Nutzen-Risiko-Abwägung durchgeführt werden, um die Bergung oder medizinische Behandlung zu priorisieren. (➤ Kasten 8.2) Die Notfallmedizin im Hochgebirge erfordert eine zuverlässige Atemwegsausrüstung, die unter schwierigen Umweltbedingungen schnell und einfach eingesetzt werden kann.

Einfache Atemwegshilfen

- **Nasopharynxtuben:** Diese werden durch die Nase eingeführt und halten so den oberen Atemweg offen. Sie finden bei wachen und somnolenten Patienten Anwendung und werden besser toleriert als oropharyngeale Tuben.
- **Oropharyngealtuben:** Im Oropharynx erfolgt die Obstruktion der oberen Atemwege durch zurückfallen der Zunge bei bewusstlosen Patienten. Orohpharyngeale Tuben verhindern, dass die Zunge den Rachen komplett verschließt.

Beachte: Bei Patienten mit Würgereflex können Naso- und Oropharyngealtuben Erbrechen auslösen. Zu groß gewählte Tuben können die Glottis verschließen und den Atemweg blockieren.

Supraglottische Atemwegshilfen (SGA)

- Larynxmasken: Es ist nicht immer eine kontrollierte Beatmung möglich, da die pharyngeale Abdichtung schwach ist. Es besteht auch die Gefahr einer Aspiration von Mageninhalt.
- Zweite Generation Supraglotischer Atmewegshilfen (i-gel ™, LMA Supreme ™, King Airways LTS-D ™) Die Geräte wurden sicherer und die Gefahr der Aspirationen wurde reduziert.

Kasten 8.2

Schwierigkeiten, Herausforderungen und mögliche Komplikationen bei der Bergung eines intubierten Patienten mittels Seiltechnik

- **Medizinische Schwierigkeiten und Herausforderungen:**
  - Tubusdislokation
  - Hyper- oder Hypoventilation
  - Diskonnektion des Tubus
  - Limitierte Überwachungsmöglichkeiten
  - Während der Bergung ist eine Korrektur des Tubus nicht möglich
  - Komplexe Sicherung aller Gerätschaften und Ausrüstungsgegenstände
  - Verlängerte Prähospitalzeit mit Einfluss der Umgebungsfaktoren (z.B. Witterung, Nässe)
- **Technische Schwierigkeiten und Herausforderungen:**
  - Einschränkung der situativen Aufmerksamkeit
  - Hohe Arbeitsbelastung während einer komplexen Rettungsaktion
  - Der Fokus wird vom medizinischen auf den technischen der Rettung gelenkt
  - Ausrüstung kann hinunterfallen und verrutschen
  - Der Downwashwind kann das Beatmungsgerät diskonnektieren oder Probleme bei der Beatmung mit dem Beatmungsbeutel verursachen.

Modifiziert von [13]

Beispielsweise haben i-gel ™ folgenden Eigenschaften:

- >85 % richtig platzierte Tuben beim ersten Versuch
- Sehr gute pharyngeale Abdichtung
- Absaugschlauch schützt vor Aspiration
- Der nicht aufblasbare Cuff verursacht weniger Traumata und ist weniger temperaturempfindlich
- Bislang wurden keine randomisierten Studien durchgeführt, die den i-gel ™ mit anderen supraglottischen Atemwegssicherungen verglichen haben.

Endotrachealtubus

Der Endotrachealtubus ist der Goldstandard bei der RSI zur Sicherung des Atemwegs. Die meisten Tuben bestehen aus Polyvenylchlorid und werden daher bei Kälte steif, wodurch das Einführen erschwert wird.

Monitoring

Im Vergleich zum Rettungsdienst im urbanen Bereich bestehen für die medizinische Versorgung im alpinen Gelände folgende Herausforderungen:

- Kein oder nur eingeschränkter Schutz vor Witterungsbedingungen wie Regen, Schnee, Wind, Hitze, Kälte und Sonne
- Begrenzter Zugang zum Patienten, wenn dieser in einem Bergesack verpackt ist
- Lange Einsatzdauer, insbesondere, wenn keine Luftrettung verfügbar ist
- Transport der gesamten Ausrüstung zum Einsatzort
- Gefahr von Beschädigungen beim Transport durch felsiges Gelände

Das ideale Überwachungsgerät für die Bergrettung sollte wasserdicht, kälte- und hitzebeständig und leicht sein. Es verfügt idealerweise über alle Wiederbelebungsfunktionen einschließlich CPR-Feedback, Defibrillation, Kardioversion, externe Schrittmacherfunktion. Das Display und die Batterien sollten heißen, kalten und feuchten Bedingungen standhalten und über ausreichend Leistung verfügen, um eine vollständige Überwachung über mehrere Stunden zu gewährleisten. Das Gerät ist so robust, dass es mechanischen Belastungen, z.B. durch Herunterfallen, standhält. Das Display sollte auch bei direktem Sonnenlicht lesbar sein. Ein tragbares Gerät kann nützlich sein, um eine kontinuierliche Überwachung während des Transportes und der Bergung zu ermöglichen. (➤ Abb. 8.8)

Temperaturmessung

Die schädlichen Auswirkungen von Hypothermie sind gut dokumentiert. [38] Die Temperaturmessung sollte bei allen Traumapatienten erfolgen, um Entscheidungen für Triage, Behandlung oder Transportentscheidungen treffen zu können (➤ Kap. 19 *Hypothermie*) [39]

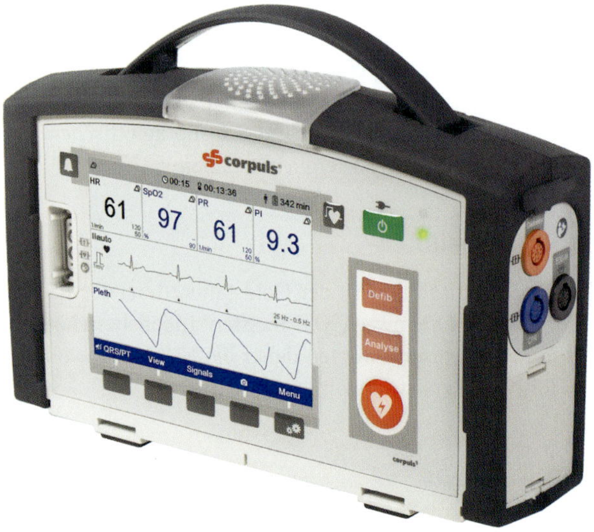

Abb. 8.8 Corpuls1® Überwachungsmonitor mit Defibrillationseinheit. (Mit freundlicher Genehmigung von GS Elektromedizinische Geräte G. Stemple GmbH)

Präklinische Verabreichung von Blutprodukten und Gerinnungsmanagement

Schwer verletzte Patienten mit starken Blutungen stellen den Bergrettungsdienst vor große Herausforderungen, vor allem bei kalten Arbeitsbedingungen und einer langen Rettungsaktion. Oftmals nimmt es viel Zeit in Anspruch, bis ein Notruf abgesetzt werden kann und der Rettungsdienst beim Patienten eintrifft. Oder es herrschen schwierige Wetterbedingungen und es müssen lange Transportzeiten in Kauf genommen werden, sodass die präklinische Behandlung lange dauert und die goldene Stunde oft überschritten wird. [40, 41]

Erheblicher Blutverlust, lange Transportzeiten, hohe Flüssigkeitssubstitution und widrige Witterungsbedingungen wie Regen und Kälte verursachen die tödliche Triade aus Koagulopathie, Hypothermie und Azidose. Diese Triade ist die häufigste Todesursache in den ersten 48 Stunden nach einem schweren Trauma. Wiederbelebungsmaßnahmen zur Schadensbegrenzung, die so schnell wie möglich nach einem schweren Trauma auch in der präklinischen Umgebung eingeleitet werden, können für das Überleben entscheidend sein. Die Blutstillung, das Management der Koagulopathie und das Vermeiden von Hypothermie und die Transfusion von Blutprodukten sind potenziell entscheidend. (➤ Abb. 8.9, ➤ Tab. 8.3)

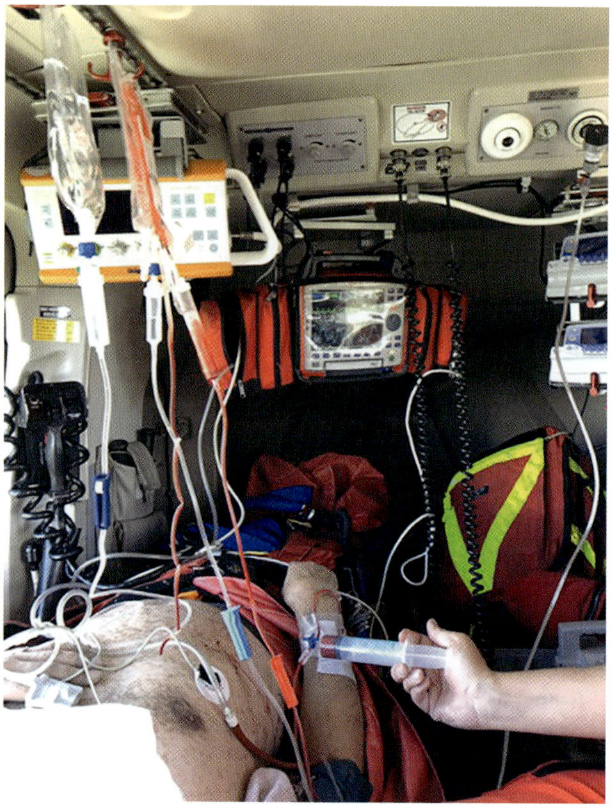

Abb. 8.9 Präklinische Bluttransfusion.

Tab. 8.3 Strategien und Evidenz von Interventionen zur Verhinderung der tödlichen Trias bei Trauma

Intervention	Bemerkungen und Maßnahmen
Prävention von Hypothermie und wiedererwärmen	• Im Bergrettungsdienst oft schwierig • Abkühlrate hängt von vielen Faktoren ab, z.B. von Schwere des Traumas, vom Einsatz von Analgesie oder Sedierung, die zentrale/periphere Thermoregulation beeinträchtigen können • Körper sollte so schnell wie möglich isoliert werden • Externe Wärmequellen wie große Wärmedecken oder Wärmeflaschen sollten während des Transports den Körper wärmen
Tourniquets, Hämostatische Wundauflagen	• Innere, v.a. abdominale Blutungen, treten bevorzugt in den Bergen auf und können nicht durch Kompression kontrolliert werden • Kommerzielle Tourniquets sind besser als improvisierte, die höheres Risiko für neurologische und vaskuläre Schäden haben • Tourniquets nicht länger als 120 min anlegen • Bei längeren Transportzeiten Wechsel auf Kompressions- oder hämatostatische Verbänden erwägen, nachdem Patient stabilisiert ist
Tranexamsäure (TXA)	• Kostengünstig • So schnell wie möglich, aber nicht länger als 3 Stunden nach Verletzung verabreichen • Indikationen: lebensbedrohliche Blutung (systolischer Blutdruck < 90 mmHg, Herzfrequenz > 110/min oder beides) oder Risiko für eine lebensbedrohliche Blutung • Dosis: 1 g TXA über 10 Min, nachfolgend 1 g über 8 Stunden [43]
Erythrozytenkonzentrat (PRBCs)	• Kosten-Nutzen-Verhältnis hängt von Verletzungen ab • Verabreichung von 2–4 Einheiten PRBCs 0 Rhesus Negativ • Kühllagerung erforderlich • Pick-and-Go-Prinzip: Wird der Verunfallte in ein Traumazentrum geflogen, wird im lokalen Krankenhaus zwischengelandet und Einheiten von PRBCs abgeholt, um diese während dem Flug ins Traumazentrum zu verabreichen [44]
Blutplasma	Lyosiliphiertes Plasma oder Fresh Frozen Plasma (FFP) [45]
Gerinnungsfaktorenkonzentrate	Kühllagerung nur für bestimmte Produkte erforderlich, relativ leicht

Obwohl es an qualitativ hochwertigen Ergebnisdaten mangelt, scheint die Verwendung von Blutprodukten bei der Versorgung und Wiederbelebung von polytraumatisierten Patienten mit massiven Blutungen in abgelegenen Regionen von Vorteil zu sein. (➤ Kasten 8.3) Die Vorbeugung von Hypothermie, die Wiedererwärmung und die Anwendung von Tourniquets oder hämostatischen Wundauflagen sowie die Verabreichung von TXA sind derzeit Goldstandard bei der Versorgung von lebensbedrohlichen Blutungen.

Kasten 8.3

Checkliste für Polytraumata

Diese Checkliste für Polytraumata in abgelegenen Regionen wurde von der **Air Zermatt** erstellt (Verwendung mit Genehmigung).

- Äußere Blutung stoppen.
- Warmhalten des Patienten und für eine trockene Umgebung sorgen (wenn das nicht möglich ist, Wahl einer Scoop-and-Fly-Strategie zu Zwischenlandeplatz)
- Verabreichung von 1 g TXA, wenn der Patient blutet oder eine Blutung vermutet wird.
- Bei Verdacht auf eine Beckenfraktur Beckenschlinge anlegen.
- Zwei großlumige venöse Zugänge legen (wenn nicht möglich, 2 intraossäre Zugänge mit Druckinfusion).
- Anstreben des empfohlenen Blutdrucks je nach Art der Verletzung:
  - Bei hypotensiven Opfern unter Verwendung von Kristalloiden (bis 2000 ml, bei Kindern 20 ml/kg KG) und Noadrenalin (10 µg) oder Adrenalin (Bolus von 100 µg)
  - Bei stumpfem oder penetrierendem Traumen ohne Hirnverletzung ein mittlerer arterieller Blutdruck von 65mmH, ein systolischer Druck von 80–90 mmHg
  - Bei erheblichem Schädel-Hirn Trauma: Mittlerer arterieller Blutdruck von ≥ 80 mmHg, systolischer Blutdruck von 120 mmHg
- Alarmieren Sie das Traumazentrum (Alter, Verletzungsmuster, intubiert/nicht intubiert, hämodynamisch stabil/instabil, erwartete Eintreffzeit).
- Berechnen Sie den Early Blood Transfusion Needs Score (➤ Tab. 8.4): [46] Wenn dieser < 8 ist und eine unkontrollierte Blutung vermutet wird oder das Opfer auf eine CPR nicht anspricht, sollte eine Transfusion von PRBCs und Fibrinogenkonzentrat (2–4 g) in die Wege geleitet werden [47]

Tab. 8.4 Early Blood Transfusion Needs Score

Parameter		Score
Alter (Jahren)	0–55	0
	56–70	1
	71	2
Art der Verletzung	Penetrierend	2
	Nicht penetrierend	0
Herzfrequenz	<60	-4
	60–119	0
	≥120	3
Systolischer Blutdruck	<90	7
	≥90	0
Glasgow Coma Scale	3–8	3
	9–13	1
	14–15	0

8

Fallbeispiel

Prolongierte Wiederbelebung in kalter Umgebung

An einem kalten, nebeligen Novembertag erhielt die Leitstelle einen Notruf aus den Schweizer Bergen von einem 70-jährigen Mann mit Brustschmerzen und Atemnot. Aufgrund der Wettersituation konnte kein Hubschrauber entsandt werden, deshalb stieg ein Bergrettungsteam mit Notarzt zum Patienten auf. Nach 15 min Anfahrt erreichte das Notarztteam das Ende der befestigten Straße und machte sich zu Fuß auf den Weg. Sie hatten den Notfallrucksack, einen Defibrillator, einen LUCAS® 2, Sauerstoff, Kartenmaterial und ein Funkgerät mit. Es war nass und kalt (0 °C), das Gelände sehr steil, felsig und rutschig, weil es mit einer Schicht Schnee und Laub bedeckt war. Das Team erreichte eine Hütte, von der eine Funkverbindung möglich war. Sie erfuhren, dass der Patient sich an einer anderen Stelle befand, deshalb kehrte das Team zu ihrem Fahrzeug zurück. In der Zwischenzeit war auch das Bergrettungsteam angekommen und sie begannen gemeinsam den Patienten zu suchen. Auf einer Höhe von 1505 m erreichten sie eine Hütte, wo der Einsatzleiter eine kurze Lagebesprechung abhielt: Die Teams wurden aufgeteilt, das Notarztteam blieb auf der Hütte und die Bergretter stiegen weiter zum Patienten auf.

Die schlechte Sicht behinderte die Suche, das Team konnte den Patienten via Handy erreichen und forderte ihn auf, laut zu schreien. So konnten sie den Patienten am Rücken liegend im Schnee auffinden. Der Verunglückte war bei Bewusstsein, tachypnoeisch, hatte keinen peripheren, aber einen starken Karotispuls. Er war stark unterkühlt und geschwächt. Er erwähnte noch, dass er zuckerkrank sei. Auf der Trage gesichert, begannen die Bergretter mit dem Abtransport. Nach etwa 100 Metern erlitt der Patient einen Herz-Kreislauf-Stillstand, die Bergretter begannen mit der CPR, während sie auf den Rest des Teams mit zusätzlicher Ausrüstung warteten. Nach etwa 15 min traf das Notarztteam ein und die mechanische Thoraxkompression mit LUCAS® 2 wurde eingeleitet. (➤ Abb. 8.10) Das Elektrokardiogramm zeigte Kammerflimmern, und es wurde eine erste Defibrillation mit 200 Joule verabreicht. Die Beatmung mit dem Beatmungsbeutel wurde durchgeführt. Ein venöser Zugang konnte nicht gelegt werden, da aufgrund der Hypothermie eine periphere Vasokonstriktion vorlag. Es konnte jedoch ein intraossärer Zugang erfolgreich etabliert werden.

Während der mechanischen CPR zeigte der Patient Schutzreflexe, weshalb er nicht intubiert werden konnte. Unter Analogsedierung mit 0,1 mg Fentanyl und 10 mg Midazolam konnte der Larynxtubus platziert werden. Nach zwei weiteren Defibrillationen wurde alle 2 min 2 mg Adrenalin und 300 mg Amiodaron in 100 ml 5-prozentiger Glukoselösung verabreicht.

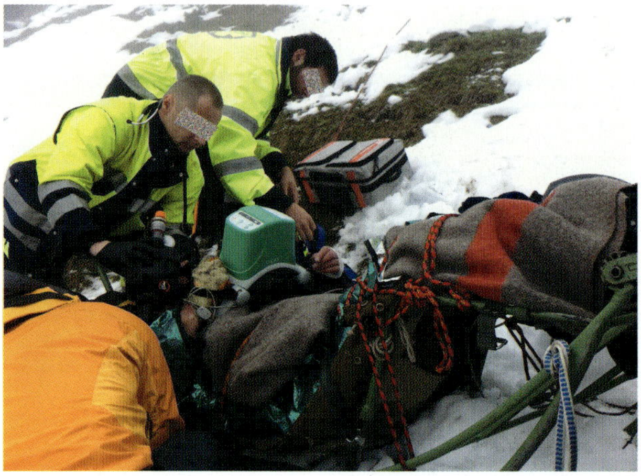

Abb. 8.10 Mechanische Thoraxkompression bei einer Rettungsaktion. (Archiv von Axel Dembeck)

Nach dem siebten Schock zeigte das EKG die Rückkehr eines Spontankreislaufs (ROSC). Sauerstoff konnte nicht verabreicht werden, da das Ventil der Sauerstoffflasche eingefroren war. Während der ersten 30 min atmete der Patient spontan durch den Larynxtubus, eine Beatmung während des Transports wäre ohnehin nicht möglich gewesen. Die Herzfrequenz lag bei 60–90 Schlägen/Minute. Eine erneute Sedierung mit Midazolam war notwendig. Nach zwei weiteren Stunden Bergung in schwierigem Gelände erreichte die Gruppe den Rettungswagen. (➤ Abb. 8.11) Bis zu diesem Zeitpunkt war kein Kontakt mit der Einsatzzentrale möglich gewesen. Der Verunglückte wurde in den Krankenwagen verladen. Inzwischen hatten sich die Wetterbedingungen gebessert und der Hubschrauber konnte anfliegen. Die Crew übernahm den Patienten und brachte diesen in das Krankenhaus nach Bern. Ein peripherer Puls war tastbar, der Blutdruck betrug 130/80, das endtidale CO_2 betrug 35 mmHg. Während des Flugs wurden alle exponierten Körperteile mit Schnee gekühlt. Bei der Ankunft im Krankenhaus wurde eine Körperkerntemperatur von 30 °C gemessen werden. Es wurde ein subtotaler Verschluss der rechten Koronararterie diagnostiziert und eine perkutane transluminale Koronarangioplastie durchgeführt, bei der vier Drug-Eluting-Stents eingesetzt wurden. Anschließend wurde der Patient auf 34 °C wiedererwärmt und für weitere 24 Stunden sediert und beatmet. Nach 30 Stunden wurde der Patient extubiert. Ein atrioventrikulärer Block dritten Grades wurde mittels Schrittmacher behandelt. Der Patient konnte schließlich das Krankenhaus ohne neurologisches Defizit mit einer linksventrikulären Ejektionsfraktion von 40 % verlassen.

MERKE

Die CPR erfolgt in alpinem Gelände meist unter schwierigsten Bedingungen. Ersthelfer erzielen die beste Beatmung durch die Mund-zu-Masken-Beatmung.

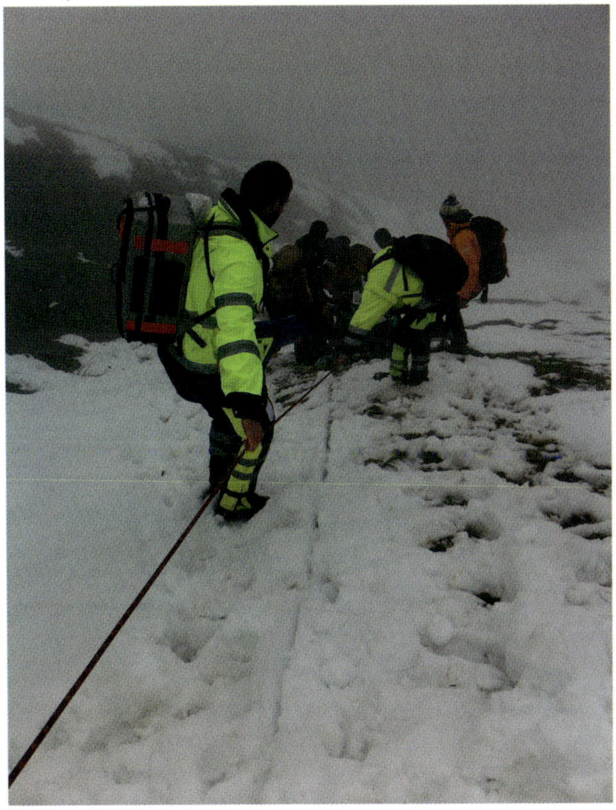

Abb. 8.11 Seilversicherter Abtransport eines Patienten mit mechanischer Thoraxkompression. (Archiv von Axel Dembeck)

8.6 Aktueller Stand der medizinischen Ausrüstung

8.6.1 Medizinische Rucksäcke für Bergretter

Bergretter sind für die Behandlung von Patienten nach internationalen Standards ausgebildet. Die Behandlung in abgelegenen alpinen Bereichen kann jedoch durch knappe Personal- und Materialressourcen begrenzt sein. Schwieriges Gelände, schlechte Wetterbedingungen sowie lange Zustiegs- und Transportzeiten erfordern den Einsatz kompakter und leichter Ausrüstung. (➤ Abb. 8.12) Die technische und medizinische Ausrüstung wird sowohl von den Ersthelfern als auch von den Ärzten in der Regel mit Rucksäcken transportiert. Denn ein Rucksack ist bequem zu tragen und man hat die Hände frei, was besonders in anspruchsvollem Gelände wichtig ist. Die medizinische Ausrüstung sollte für alle zu erwartenden Notfälle geeignet sein. [3] Die medizinische Ausbildung von Bergrettern ist unerlässlich, [16] unterscheidet sich jedoch zwischen den verschiedenen Bergrettungsdiensten. [17]

Bei der bodengebundenen Rettung ist der Arzt selten der erste Retter vor Ort. Bergretter, die als Ersthelfer fungieren,

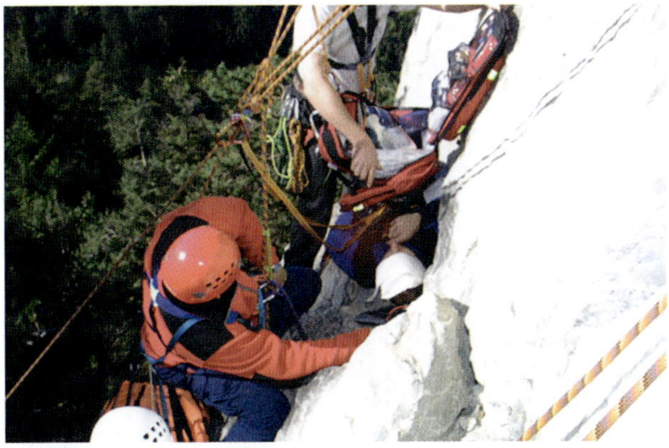

Abb. 8.12 Verwendung des medizinischen Rucksacks in einer Steilwand.

führen in der Regel die Erstuntersuchung und -behandlung durch, einschließlich BLS, Schienung, Wundversorgung und Schutz des Opfers vor weiterem Wärmeverlust. In vielen Ländern ist das Verabreichen von Medikamenten Ärzten oder speziell ausgebildetem medizinischem Personal vorbehalten.

In Nordamerika können First Responder in Erster Hilfe ausgebildet sein und keine Medikamente verabreichen dürfen – es gibt allerdings auch Paramedics, die Medikamente verabreichen dürfen. In Großbritannien sind Ersthelfer speziell in der Erstversorgung von Verletzungen zertifizierte Bergretter, die bestimmte Medikamente verabreichen dürfen. [17]

2009 wurde im Rahmen einer Umfrage der ICAR MedCom der Inhalt von medizinischen Rucksäcken erfragt. Teilnehmer an der Studie waren die mit der IKAR MedCom verbundenen Bergrettungsorganisationen. 18 Organisationen aus Europa und Amerika haben geantwortet und 16 davon (90 %) gaben an, dass sie spezielle medizinische Rucksäcke für ihre Bergretter haben, während alle 18 Organisationen mitteilten, dass ihre Bergrettungsärzte einen speziellen medizinischen Rucksack verwenden. Inwieweit sich die beiden Rucksäcke ergänzen, um Doppelungen und Übergewicht zu vermeiden, hängt von der jeweiligen Organisation ab.

Der Inhalt der 16 Bergretterrucksäcke ist in ➤ Abb. 8.13 dargestellt. Acht der 16 Rucksäcke sind mit oralem Nitroglyzerin (50 %) bestückt, fünf (33 %) mit oralen Analgetika, während sieben (43 %) keine Medikamente enthielten. Die medizinische Ausrüstung ist bei zwei Organisationen (12 %) gesetzlich vorgeschrieben, bei zehn (63 %) Bergrettungen durch die Organisation selbst oder durch Standards. Bei vier Bergrettungen (25 %) gibt es keinen Standard.

Alle Rucksäcke für Bergretter enthalten medizinisches Material zur Traumaversorgung einschließlich Schienungs- und Verbandsmaterial. Obwohl alle Patienten im alpinen Gelände als unterkühlt anzusehen sind, waren nicht alle Rucksäcke mit Material, das zum Wärmemanagement eingesetzt werden kann, ausgestattet. Nach der Veröffentlichung von Studien zum schlechteren Outcome von hypothermen Traumapatienten änderte sich das Bewusstsein in

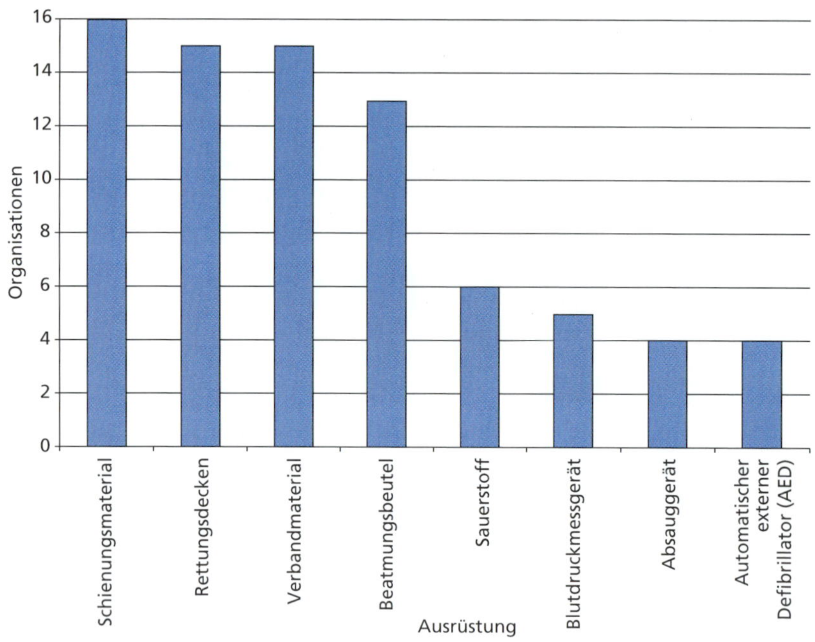

Abb. 8.13 Inhalt eines Bergrettungsrucksacks. (Quelle [48] mit freundlicher Genehmigung)

den Organisationen. Nur acht (50 %) der 16 Organisationen bieten einen AED an. Ohne AED ist das Management des primären Herzstillstands allerdings beeinträchtigt. [18] Nach Veröffentlichung der ICAR-Med-Com-Empfehlungen zu AEDs in der Bergrettung wurden in den meisten Teams solche eingeführt sowie öffentlich zugängliche Defibrillatoren in stark frequentierten Gebieten in den Bergen aufgestellt. Ein Pulsoxymeter als Ausrüstungsbestandteil hängt von der Verfügbarkeit von Sauerstoff ab.

MERKE

Der Ersthelferrucksack von Bergrettern sollte leicht und an den Ausbildungsstand des Bergretters angepasst sein. Diese Rucksäcke sollten Material zur Traumaversorgung, zum Wärmemanagement sowie einen AED und Ausrüstung für BLS-Maßnahmen enthalten.

8.6.2 Rucksäcke für Bergrettungsärzte und Sanitäter

In ➤ Abb. 8.14 und ➤ Abb. 8.15 sind der Inhalt von Rucksäcken von Bergrettungsärzten dargestellt. Von den 18 an der Umfrage teilgenommenen Organisationen sind bei drei (17 %) Organisationen die Inhalte gesetzlich geregelt, bei 13 (72 %) durch interne Standards vorgegeben und bei zwei (11 %) Organisationen gibt es keine Richtlinien.

Bei zwölf (67 %) Organisationen transportiert der Arzt den Rucksack, bei sechs (33 %) Organisationen wird der Rucksack von der Organisation unabhängig von der Anwesenheit eines Arztes zum Einsatzort gebracht. In 13 Organisationen (72 %) werden die Medikamente vom Bergrettungsarzt bereitgestellt. Die Ärzterucksäcke enthalten häufig Geräte zur Stabilisierung der Atmung und des Kreislaufs mit endotrachealer Intubation oder supraglottische Atemwege, Infusionsleitungen und kristalloide Flüssigkeiten. (➤ Abb. 8.16)

Pulsoxymeter gehören mittlerweile zur Standardausrüstung von Ärzten, die Geräte sind immer kleiner und leistungsfähiger geworden. Bei Patienten mit schlechter peripherer Perfusion können Pulsoxymeter jedoch an ihre Grenzen kommen und keine validen Messwerte liefern. [49]

Medikamente

Die Auswahl von Medikamenten ist durch Platz und Gewicht begrenzt. Wichtige Medikamente sind Azetylsalizylsäure, starke Opioide wie Morphin, kristalloide und kolloide Infusionslösungen und ein Vasopressor zur Schockbehandlung [5] sowie Ketamin und Midazolam zur Analgesie und Sedierung. (➤ Tab. 8.5) Die Verfügbarkeit von Medikamenten und Geräten kann auch durch die Anforderungen an Lagerung und Temperatur begrenzt sein. [53]

Die Fachrichtung des Arztes beeinflusst ebenfalls den Inhalt des Rucksackes. Ein Anästhesist wird andere Medikamente mitführen als ein Internist. Grundsätzlich gilt, ein Arzt soll nur jene Medikamente mitführen und verabreichen mit deren Wirkungen und Nebenwirkungen er vertraut ist. Die Verabreichung von Medikamenten, die ein Arzt nicht regelmäßig verwendet, kann eine erhebliche Gefahr darstellen.

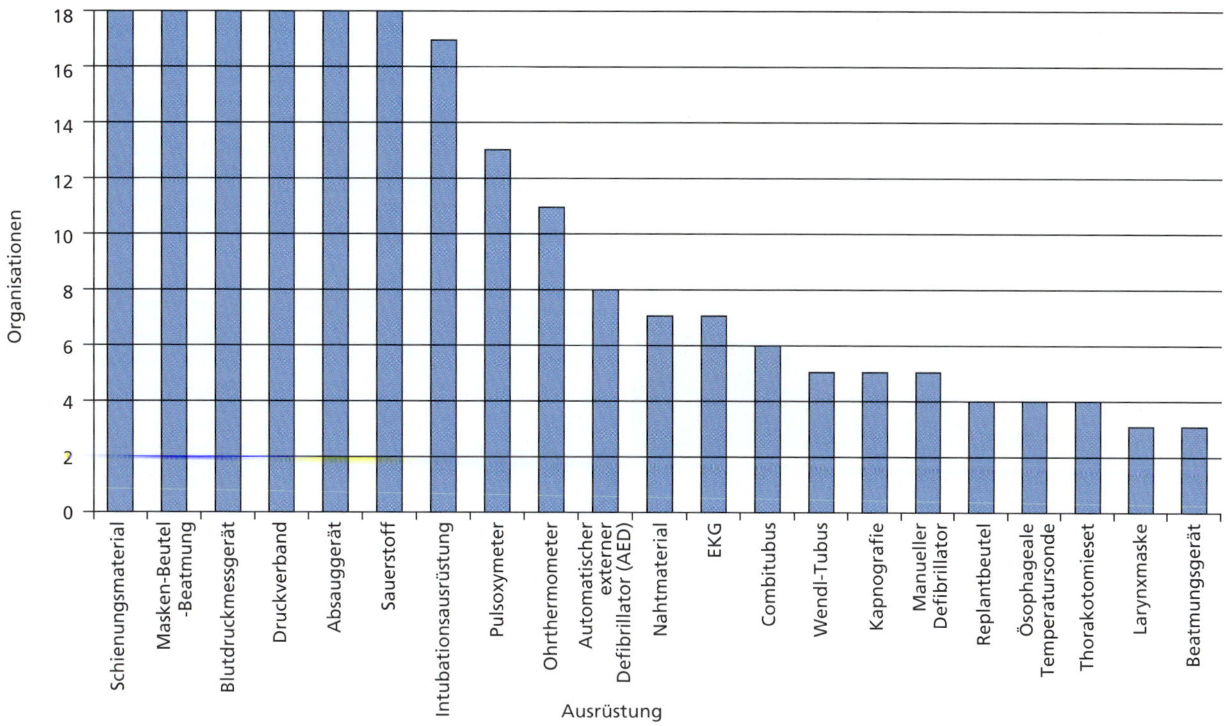

Abb. 8.14 Inhalt eines Bergrettungsarztrucksacks. EKG: Elektrokardiogramm. (Quelle [48] mit freundlicher Genehmigung)

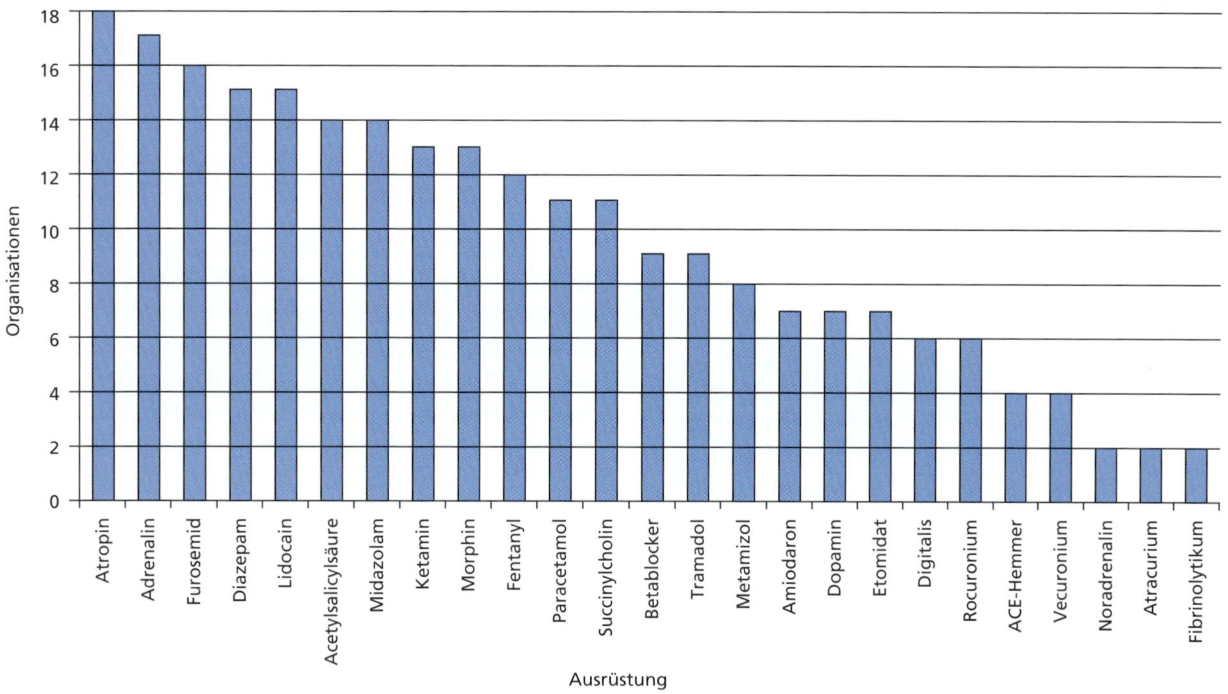

Abb. 8.15 Medikamente von Bergrettungsärzten. (Quelle [48] mit freundlicher Genehmigung)

8

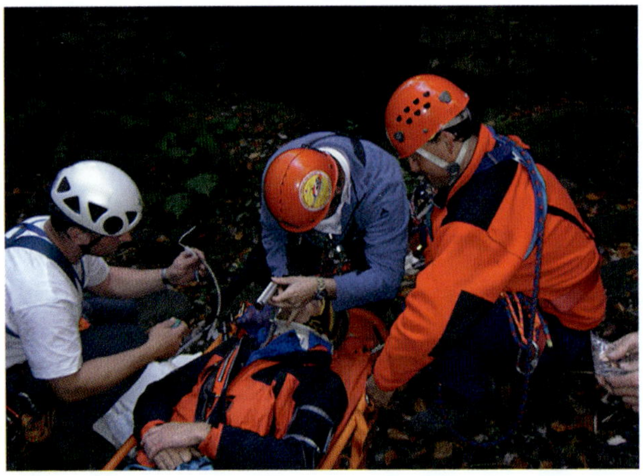

Abb. 8.16 Prähospitale Notfallintubation bei einem Patienten mit schwerem Schädel-Hirn-Trauma.

Tab. 8.5 Folgende Medikamente werden am häufigsten in der Bergrettung verwendet, angepasst von [48]

Medikament	Indikation	Besondere Hinweise
Azetylsalizylsäure (ASS)	Akutes Koronarsyndrom, Schlaganfall	Vorsicht bei Blutungen und bei Asthma
Atropin	Behandlung von Bradykardien mit Hypotension	–
Dexamethason	Asthma-Exazerbationen, Akute Höhenkrankheit, Akutes Höhenlungenödem, Anaphylaxie	Immunsuppression, Hyperkalziämie
Adrenalin	Advanced Life Support, Herzkreislaufstillstand, schwerer Asthmaanfall, Anaphylaxie	Dosierungsfehler, Gewebsnekrosen
Etomidat	Notfallintubation	Verringert die Kortisolproduktion (Unbedeutend bei einmaliger Gabe), erhöht das Krampfrisiko
Glukose	Hypoglykämie	Diabetisches Koma, Sicherer intravenöser Zugang
Ketamin	Analgesie, Sedierung, Notfallintubation	Anstieg von Herzfrequenz und Puls
Labetolol	Hypertensive Entgleisung	Bradykardie und Bronchospasmus
Magnesiumsulfat	Torsades-de Pointes-Tachykardie, Kammerarrhythmien, Eklampsie, Status asthmaticus	Atemdepression, Hypotonie, Dosierungsfehler (g vs. Mmol/L)
Midazolam	Krampflösung, Sedierung	Atemdepression, Dosierungsfehler aufgrund verschiedener erhältlicher Dosierungen
Naloxon	Opioidantagonist	Führt zu Entzugssymptomatik, vorsichtig titriert verabreichen
Noradrenalin	Therapieresistente Hypotonie, Sepsis	Tachyarrhythmien, Gewebsnekrosen
Ondansetron	Antiemetikum	QT-Verlängerung, sehr selten Torsade-de-Pointes-Tachykardie, hilft nicht bei Reisekrankheit
Opioide • Fentanyl • Morphin	Analgetikum	Atemdepression, Übelkeit, Erbrechen, Obstipation, Müdigkeit, Verwirrung, Mundtrockenheit, Hypotonie, Herzklopfen, allergische Reaktion
Rocuronium	Notfallintubation	Bei Unterdosierung unzureichende Muskelrelaxation
Salbutamol	Asthma und andere Bronchospasmen	Tachykardie, Tremor
Succinylcholin	Notfallintubation	Hyperkaliämie, Bradykardie, Hypotension, Arrhythmie, bei Unterdosierung unzureichende Muskelrelaxation

In vielen Bergrettungsorganisationen verwenden die Ärzte die ihrer Expertise entsprechende individuelle medizinische Ausrüstung, die immer beim Arzt bleibt und von diesem auch gewartet wird.

Über die Pharmakokinetik bei hypothermen Patienten ist wenig bekannt. Das Herz reagiert möglicherweise nicht auf kardiovaskuläre Medikamente, Stimulation durch den Herzschrittmacher und Defibrillation. [54] Der Stoffwechsel von Medikamenten kann bei stark unterkühlten Opfern vermindert sein, was bei wiederholter Verabreichung zu einer Anhäufung von Medikamenten im peripheren Kreislauf führen kann, die toxische Werte erreichen. [55] Die Verabreichung von Medikamenten sollte bei Körperkerntemperaturen von unter 30 °C unterbleiben. [55]

Analgetika

Mehr als 75% der Patienten in der Bergrettung benötigen eine Schmerztherapie. Die Analgesie ist ein grundlegender Bestandteil der präklinischen Notfallmedizin. Oftmals erhalten Patienten keine adäquate Schmerztherapie trotz starker Schmerzen. Die Gründe dafür liegen oftmals in der Angst vor

Nebenwirkungen und die Unterschätzung der Dauer der Bergung. Allerdings kann eine wirksame Analgesie die Bergung in den meisten Fällen erleichtern und zum Erfolg und zur Sicherheit der Bergung beitragen.

MERKE
Ärzte und Sanitäter sollen nur Medikamente einsetzen, mit denen sie vertraut sind.

8.7 Empfohlene medizinische Ausrüstung

8.7.1 Medizinische Ausrüstung für Ersthelfer

Die Ziele der von Bergrettern durchgeführten Erste Hilfe sind:
- Für Sicherheit von Rettern und Patienten sorgen.
- Ersteinschätzung vornehmen und lebenserhaltenden Sofortmaßnahmen einleiten.
- BLS-Maßnahmen durchführen.
- Weitere Kräfte (Rückmeldung an Leitstelle oder Einsatzzentrale) nachfordern.
- Rettung/Bergung.

Die Erste-Hilfe-Maßnahmen von Ersthelfern hängen vom Ausbildungsstand der Ersthelfer, der verfügbaren Ausrüstung und von der Art der Verletzung und Methode des Abtransports ab. Zur Ausrüstung gehören eine Taschenbeatmungsmaske, ein AED, Wundversorgungsmaterial, Immobilisationsmaterial und Material zum Wärmemanagement sowie ein Thermometer zur Messung der Körperkerntemperatur (➤ Kasten 8.4).

Kasten 8.4

Möglicher Inhalt eines Ersthelferrucksacks
- Einmalhandschuhe
- Taschenbeatmungsmaske
- Rettungsdecken
- Halskrause
- Schienen, Dreiecktücher, sterile Wundauflagen, Fixierbinden
- Tympanothermometer
- AED mit Monitoringfunktion
- Stirnlampen, Scheren, Pupillenlampen, Lawinencheckliste
- Optional: Blutdruckmessgerät, Pulsoxymeter

MERKE
Der Rucksack für Ersthelfer sollte möglichst leicht und klein sein und die nötige Ausrüstung für BLS-Maßnahmen enthalten. Dieser Rucksack sollte immer bei den Ersthelfern bleiben.

8.7.2 Medizinische Ausrüstung für Ärzte

Folgende Fragen stellen sich (➤ Kasten 8.5 und ➤ Kasten 8.6):
- Welche Behandlung ist vor Ort möglich (best practice)?
- Wie lange sollte die Behandlung dauern (stay and play oder scoop and run)?
- Kann die Behandlung beim Transport fortgesetzt werden?

MERKE
Rucksäcke für Bergrettungsärzte sollen für die häufigsten Verletzungen und Krankheiten, kardiale Notfälle, Lawinenopfer, Hypothermie und Anaphylaxie ausgerüstet sein. Sie sind möglichst klein und leicht, bieten aber auch Platz für die persönliche Ausrüstung.

Kasten 8.5

Equipment für Bergrettungsärzte
- **Monitoring:**
  - EKG mit Defibrillator oder AED mit Monitor
  - Blutdruckmessgerät, Pulsoxymeter, Kapnografie, Thermometer, wenn möglich tragbares Ultraschallgerät
- **Airway:**
  - Beatmungsbeutel mit Masken in verschiedenen Größen, Oropharynx- oder Nasopharyxtubus
  - Taschenbeatmungsmaske
  - Laryngoskop mit verschiedener Spatel
  - Endotrachealtuben (5–8), Mandrin, Magilzange, Absauggerät
  - Alternativer Atemweg: supraglottische Atemwegshilfe
  - Sauerstoff: wenn möglich (Gewicht, Platz)
- **Trauma:**
  - Thorakotomieset: geringes Gewicht, große Wirkung; Zeitfaktor, Transporthindernisse, Infektionsrisiken und Bedarf an Nahtmaterial berücksichtigen
  - Halskrausen, zwei Traumaschienen, Beckenschlinge
  - Wundversorgungsmaterial (Wundauflagen, Verbände, Fixationsbinden)
  - Rettungsdecken
- Scheren, Pinzetten, Skalpell, sterile Handschuhe
- Lawinencheckliste, wasserfester Stift und wasserfestes Papier

8

Kasten 8.6

Medikamente für Bergrettungsärzte

- **Advanced Life Support:**
  - Adrenalin, Nitroglycerin, ASS, Clopidrogel
  - Arrhythmien: Amiodaron, Atropin, Lidocain, Beta-Blocker (wenn Monitoring und Defibrillation möglich sind)
- **Advanced Trauma Life Support:**
  - 500 ml kristalloide und 500 ml kolloidale Infusion
  - Material für periphervenöse Zugänge
  - Intraossärnadeln
  - Tranexamsäure
- **Analgesie:**
  - Opioide (Morphium, Fentanyl)
  - Ketamin
  - Paracetamol
- **Sedadiva/Hypnotika:**
  - Propofol
  - Midazolam
  - Diazepam
- **Muskelrelaxantien:**
  - Succinylcholin
  - Rocuronium
- **Weitere Medikamente:**
  - Inhalative Bronchodilatatoren
  - Kortikosteroide
  - Antihistaminika
  - Antiemetika
  - Glukose
- Naloxon

8.8 Zusammenfassung

Im Bergrettungsdienst sollte die medizinische Ausrüstung auf das Wesentliche beschränkt und leicht sein. Bei bodengebundenen Bergrettungseinsätzen muss die Ausrüstung oft über längere Strecken getragen werden und auch bei HEMS-Einsätzen spielt das Gewicht eine große Rolle. [8]

Die medizinische Ausrüstung muss gesetzlichen Vorgaben entsprechen und sollte auf die zu erwartenden Notfälle in der entsprechenden Region abgestimmt sein. Die Rucksäcke für Ersthelfer sollten Material für BLS, Schienung, Wundversorgung und Temperaturmessung enthalten. [48, 56]

Die Rucksäcke von Ärzten sollte ausreichend ausgestattet sein mit Material für die ALS-Algorithmen, Traumabehandlung, Anaphylaxie und kardiale Notfälle. Sie sollen dem Ausbildungsstand bzw. der Fachrichtung angepasst sein und AEDs/Defibrillatoren mit Monitoringeinheit enthalten. Die Rucksäcke der Ärzte/Sanitäter sollten die Einsatzrucksäcke der Bergretter ergänzen, um Gewicht zu sparen. Ärzte und Sanitäter sollen nur jene Medikamente und Techniken anwenden, mit denen sie vertraut sind.

Fazit

Do's

- Zuerst die Sicherheit für Rettungskräfte und Patienten herstellen.
- In einer gefährlichen Situationen kann es notwendig sein, eine sofortige Bergung der medizinischen Behandlung vorzuziehen.
- Beginne mit der Notfallbehandlung bereits während der Untersuchung des Patienten.
- Beachte die begrenzten medizinischen Ressourcen.

Dont's

- Die eigenen medizinischen oder körperlichen Fähigkeiten überschätzen.
- Unnötige Ausrüstung mitführen.
- Medizinische Maßnahmen beginnen die nicht bis zum Eintreffen im Krankenhaus aufrechterhalten werden können.
- Therapien beginnen, die den Transport verzögern.
- Anwendung von Medikamenten und Geräten, die man nicht kennt.

LITERATUR

1. Procter E, Brugger H, Burtscher M. Accidental hypothermia in recreational activities in the mountains: A narrative review. Scand J Med Sci Sports. 2018;28:2464–2472.
2. Brandenburg WE, Locke BW. Mountain medical kits: epidemiology-based recommendations and analysis of medical supplies carried by mountain climbers in Colorado. J Travel Med. 2017;24.
3. Hearns S. The Scottish mountain rescue casualty study. EmergMed J. 2003;20:281–284.
4. Schobersberger W, Leichtfried V, Mueck-Weymann M, Humpeler E. Austrian Moderate Altitude Studies (AMAS): benefits of exposure to moderate altitudes (1,500–2,500 m). Sleep Breath. 2010;14:201–207.
5. Burtscher M, Ponchia A. The risk of cardiovascular events during leisure time activities at altitude. Prog Cardiovasc Dis.2010;52:507–511.
6. Eisenberg MS, Horwood BT, Cummins RO, et al. Cardiac arrest and resuscitation: a tale of 29 cities. Ann Emerg Med. 1990;19:179–186.

7. Strohle M, Paal P, Strapazzon G, et al. Defibrillation in rural areas. Am J Emerg Med. 2014;32:1408–1412.
8. Tomazin I, Vegnuti M, Ellerton J, et a. Factors impacting on the activation and approach times of helicopter emergency medical services in four Alpine countries. Scand J Trauma Resusc Emerg Med. 2012;20:56.
9. Rauch S, Schenk K, Strapazzon G, et al. Suspension syndrome: a potentially fatal vagally mediated circulatory collapse-an experimental randomized crossover trial. Eur J Appl Physiol. 2019;119:1353–1365.
10. Hinkelbein J, Schwalbe M, Genzwuerker HV. Helicopter emergency medical services accident rates in different international air rescue systems. Open Access Emerg Med. 2010;2:45–49.
11. Moeschler O, Refondini S, Hofliger C, Freeman J. Difficult aeromedical rescue situations: experience of a Swiss pre-alpine helicopter base. J Trauma. 1992;33:754–759.
12. Pietsch U, Strapazzon G, Ambuhl D, et al. Challenges of helicopter mountain rescue missions by human external cargo: need for physicians onsite and comprehensive training. Scand J Trauma Resusc Emerg Med. 2019;27:17. Aktuelle Daten: Pietsch U, Knapp J, Mann M et al. Incidence and challenges of helicopter emergency medical service (HEMS) rescue missions with helicopter hoist operations: analysis of 11,228 daytime and nighttime missions in Switzerland. Scand J Trauma Resusc Emerg Med. 2021 Jul 12;29(1):92. doi: 10.1186/s13049-021-00898-y. PMID: 34253244; PMCID: PMC8276414.
13. Pietsch U, Knapp J, Kreuzer O, et al. Advanced airway management in hoist and longline operations in mountain HEMS – considerations in austere environments: a narrative review This review is endorsed by the International Commission for Mountain Emergency Medicine (ICAR MEDCOM). Scand J Trauma Resusc Emerg Med. 2018;26:23.
14. Hignett S, Willmott JW, Clemes S. Mountain rescue stretchers: usability trial. Work. 2009;34:215–222.
15. Paal P, Beikircher W, Brugger H. [Avalanche emergencies. Review of the current situation]. Anaesthesist. 2006;55:314–324.
16. Olasveengen TM, de Caen AR, Mancini ME, et al. 2017 International Consensus on Cardiopulmonary Resuscitation and Emergency Cardiovascular Care Science With Treatment Recommendations Summary. Circulation. 2017;136:e424-e440.
17. Elsensohn F, Niederklapfer T, Ellerton J, et al. Current status of medical training in mountain rescue in America and Europe. High Alt Med Biol. 2009;10:195–200.
18. Locke CJ, Berg RA, Sanders AB, et al. Bystander cardiopulmonary resuscitation. Concerns about mouth-to-mouth contact. Arch Intern Med. 1995;155:938–943.
19. Von Goedecke A, Wagner-Berger HG, Stadlbauer KH, et al. Effects of decreasing peak flow rate on stomach inflation during bag-valve-mask ventilation. Resuscitation. 2004;63:131–136.
20. Johannigman JA, Branson RD, Davis K, Jr., Hurst JM. Techniques of emergency ventilation: a model to evaluate tidal volume, airway pressure, and gastric insufflation. J Trauma. 1991;31:93–98.
21. Elsensohn F, Agazzi G, Syme D, et al. The use of automated external defibrillators and public access defibrillators in the mountains: official guidelines of the international commission for mountain emergency medicine ICAR-MEDCOM. Wilderness Environ Med. 2006;17:64–66.
22. Paal P, Milani M, Brown D, et al. Termination of cardiopulmonary resuscitation in mountain rescue. High Alt Med Biol. 2012;13:200–208.
23. Gates S, Quinn T, Deakin CD, et al. Mechanical chest compressionfor out of hospital cardiac arrest: Systematic review and metaanalysis. Resuscitation. 2015;94:91–97.
24. Pietsch U, Lischke V, Pietsch C. Benefit of mechanical chest compression devices in mountain HEMS: lessons learned from 1 year of experience and evaluation. Air Med J. 2014;33:299–301.
25. Pietsch U, Lischke V, Pietsch C, Kopp KH. Mechanical chest compressions in an avalanche victim with cardiac arrest: an option for extreme mountain rescue operations. Wilderness Environ Med. 2014;25:190–193.
26. Gordon L, Paal P, Ellerton JA, et al. Delayed and intermittent CPR for severe accidental hypothermia. Resuscitation. 2015;90:46–49.
27. Forti A, Brugnaro P, Rauch S, et al. Hypothermic Cardiac Arrest With Full Neurologic Recovery After Approximately Nine Hours of Cardiopulmonary Resuscitation: Management and Possible Complications. Ann Emerg Med. 2019;73:52–77.
28. Rubertsson S, Lindgren E, Smekal D, et al. Mechanical chest compressions and simultaneous defibrillation vs conventional cardiopulmonary resuscitation in out-of-hospital cardiac arrest: the LINC randomized trial. JAMA. 2014;311:53–61.
29. Perkins GD, Lall R, Quinn T, et al. Mechanical versus manual chest compression for out-of-hospital cardiac arrest (PARAMEDIC): a pragmatic, cluster randomised controlled trial. Lancet. 2015;385:947–955.
30. Wik L, Olsen JA, Persse D, et al. Manual vs. integrated automatic load-distributing band CPR with equal survival after out of hospital cardiac arrest. The randomized CIRC trial. Resuscitation. 2014;85:741–748.
31. Davis DP, Peay J, Sise MJ, et al. Prehospital airway and ventilation management: a trauma score and injury severity score-based analysis. J Trauma. 2010;69:294–301.
32. Herff H, Wenzel V, Lockey D. Prehospital intubation: the right tools in the right hands at the right time. Anesth Analg. 2009;109:303–305. Aktuelle Daten: Pietsch U, Müllner R, Theiler L et al. Airway management in a Helicopter Emergency Medical Service (HEMS): a retrospective observational study of 365 out-of-hospital intubations. BMC Emerg Med. 2022 Feb 8;22(1):23. doi: 10.1186/s12873-022-00579-8. PMID: 35135493; PMCID: PMC8822827.
33. Lossius HM, Roislien J, Lockey DJ. Victim safety in pre-hospital emergency tracheal intubation: a comprehensive meta-analysis of the intubation success rates of EMS providers. Crit care. 2012;16:R24.
34. Gruber E, Oberhammer R, Balkenhol K, et al. Basic life support trained nurses ventilate more efficiently with laryngeal mask supreme than with facemask or laryngeal tube suctiondisposable – a prospective, randomized clinical trial. Resuscitation. 2014;85:499–502.
35. Pakkanen T, Nurmi J, Huhtala H, Silfvast T. Prehospital on-scene anaesthetist treating severe traumatic brain injury victims is associated with lower mortality and better neurological outcome. Scand J Trauma Resusc Emerg Med. 2019;27:9.
36. Pasquier M, Geiser V, De Riedmatten M, Carron PN. Helicopter rescue operations involving winching of an emergency physician. Injury. 2012;43:1377–1380.
37. Cook T, Howes B. Supraglottic airway devices: recent advances. Continuing Education in Anaesthesia Critical Care & Pain. 2011;11(2):56–61.
38. Owen R, Castle N. Prehospital temperature control. Emerg Med J. 2008;25:375–376.
39. Strapazzon G, Procter E, Paal P, Brugger H. Pre-hospital core temperature measurement in accidental and therapeutic hypothermia. High Alt Med Biol. 2014;15:104–111.
40. Ausserer J, Moritz E, Stroehle M, et al. Physician staffed helicopter emergency medical systems can provide advanced trauma life support in mountainous and remote areas. Injury. 2017;48:20–25.

41. Rauch S, Dal Cappello T, Strapazzon G, et al. Pre-hospital times and clinical characteristics of severe trauma victims: A comparison between mountain and urban/suburban areas. Am J Emerg Med. 2018;36:1749–1753.
42. Bulger EM, Snyder D, Schoelles K, et al. An evidence-based prehospital guideline for external hemorrhage control: American College of Surgeons Committee on Trauma. Prehosp Emerg Care. 2014;18:163–173.
43. Shakur H, Roberts I, Bautista R, et al. Effects of tranexamic acid on death, vascular occlusive events, and blood transfusion in trauma victims with significant haemorrhage (CRASH-2): a randomised, placebo-controlled trial. Lancet. 2010;376:23–32.
44. Brown JB, Cohen MJ, Minei JP, et al. Pretrauma center red blood cell transfusion is associated with reduced mortality and coagulopathy in severely injured victims with blunt trauma. Ann Surg. 2015;261:997–1005.
45. Sperry JL, Guyette FX, Brown JB, et al. Prehospital Plasma during Air Medical Transport in Trauma Victims at Risk for Hemorrhagic Shock. N Engl J Med. 2018;379:315–326.
46. Stubbs JR, Zielinski MD, Jenkins D. The state of the science of whole blood: lessons learned at Mayo Clinic. Transfusion. 2016;56 Suppl 2:S173–81.
47. Knapp J, Pietsch U, Kreuzer O, et al. Prehospital Blood Product Transfusion in Mountain Rescue Operations. Air Med J. 2018;37:392–399.
48. Dow J, Giesbrecht GG, Danzl DF, et al. Wilderness Medical Society Clinical Practice Guidelines for the Out-of-Hospital Evaluation and Treatment of Accidental Hypothermia: 2019 Update. Wilderness Environ Med. 2019;30(4S):S47-S69.
49. Budidha K, Kyriacou PA. Investigation of photoplethysmography and arterial blood oxygen saturation from the ear-canal and the finger under conditions of artificially induced hypothermia. Conf Proc IEEE Eng Med Biol Soc. 2015;2015:7954–7957.
50. Sumann G, Paal P, Mair P, et al. Fluid management in traumatic shock: a practical approach for mountain rescue. Official recommendations of the International Commission for Mountain Emergency Medicine (ICAR MEDCOM). High Alt Med Biol. 2009;10:71–75.
51. Bredmose PP, Lockey DJ, Grier G, et al. G. Pre-hospital use of ketamine for analgesia and procedural sedation. Emerg Med J. 2009;26:62–64.
52. Marland S, Ellerton J, Andolfatto G, Strapazzon G, Thomassen O, Brandner B, et al. Ketamine: use in anesthesia. CNS Neurosci Ther. 2013;19:381–389.
53. Kupper TE, Schraut B, Rieke B, et al. Drugs and drug administration in extreme environments. J Travel Med. 2006;13:35–47.
54. Paal P, Gordon L, Strapazzon G, et al. Accidental hypothermiaan update: The content of this review is endorsed by the International Commission for Mountain Emergency Medicine (ICAR MEDCOM). Scand J Trauma Resusc Emerg Med. 2016;24:111.
55. Truhlar A, Deakin CD, Soar J, et al. European Resuscitation Council Guidelines for Resuscitation 2015: Section 4. Cardiac arrest in special circumstances. Resuscitation. 2015;95:148–201.
56. Paal P, Ellerton J, Sumann G, et al. Basic life support ventilation in mountain rescue. Official recommendations of the International Commission for Mountain Emergency Medicine (ICAR MEDCOM). High Alt Med Biol. 2007;8:147–154.

V Versorgung vor Ort

9 Einführung in die alpine Notfallversorgung 129

10 Sicherheit 133

11 Patientenbeurteilung und Risikomanagement 141

12 Wundversorgung 151

13 Stabilisierung und Schienung 163

14 Polytrauma 171

15 Frakturen, Verrenkungen und Wirbelsäulenverletzungen 191

16 Chirurgische Eingriffe vor Ort 207

17 Kletterunfälle 223

18 Hängesyndrom 235

19 Akzidentelle Hypothermie 241

20 Lawinenunfälle 261

21 Erfrierungen 297

22 Gletscherspaltenunfälle 315

23 Flugunfälle 327

24 Canyoning-Unfälle 345

25 Höhlenunfälle 369

26 Wasserrettung 391

27 Verletzungen durch Blitzschlag 409

28 Ermüdung und Erschöpfung in den Bergen 419

29 Hitzeerkrankungen 433

30 Notfälle durch Stiche und Bisse 451

31 Kardiovaskuläre Notfälle im Gebirge 469

32 Höhenkrankheiten 491

33 Psychiatrische Notfälle 507

34 Medizinische Notfälle 521

35 Schmerztherapie 539

36 Erweitertes Atemwegsmanagement in der Bergrettung . . 563

37 Herz-Kreislauf-Stillstand im alpinen Gelände 577

38 Automatisierte externe Defibrillatoren 589

39 Abbruch der Reanimation bei Bergrettungseinsätzen 601

40 Transport 613

KAPITEL

9

Oliver Reisten, Hermann Brugger

Einführung in die alpine Notfallversorgung

Zusammenfassung

Der größte Fortschritt in der Geschichte der Bergrettung war die Einführung der Flugrettung, insbesondere in dicht besiedelten Bergregionen. Hubschrauber stellen rasch die potenziell lebensrettende medizinische Versorgung am Notfallort bereit und können die Patienten zeitnah in die nächste klinische Einrichtung zur definitiven Behandlung transportieren. Luftrettungseinsätze sind jedoch nicht jederzeit und überall möglich, sondern von guten Wetterbedingungen abhängig. Für Bergrettungseinsätze sollte das gesamte Flugpersonal mit den Techniken der Bergrettung, mit Bergsteigen und dem Wissen über Human Factors vertraut sein. Oft muss sich die Bergrettung bei Diagnostik und Therapie auf das absolut Notwendige beschränken, medizinische Interventionen müssen verschoben oder aufgegeben werden. Die Rettungskräfte sollten sich zudem in schwierigem Gelände sicher bewegen können, sie sollten fähig sein zum Bergsteigen, Klettern, Skifahren, Schwimmen und Canyoning, je nach Umgebung. Bei den sogenannten Human Factors geht es um das Verständnis für das menschliche Verhalten und für die Leistung innerhalb einer Gruppe in Stresssituationen. Retter sollten in der Lage sein, in einem Team zu arbeiten, Meinungen auszutauschen, verschiedene Möglichkeiten abzuwägen, sich zu Wort zu melden und Durchsetzungsvermögen zeigen können, bevor Probleme auftreten. Das Wissen über diese Human Factors ist wesentlich, es sollte in jeder Situation angewendet werden, was wiederum Aufmerksamkeit und Teamkultur erfordern.

9.1 Einleitung

Erst längere Zeit nachdem sich die moderne Notfallmedizin etabliert hatte, war eine wirksame medizinische Behandlung bei Notfällen in den Bergen möglich. [1–4] Bis dahin war das Überleben nach einer schweren Verletzung oder Krankheit meist eine Schicksalsfrage. Die erfolgreichste Maßnahme, Unfallopfer zu retten, bestand darin, die Betroffenen, wenn immer möglich, zum Gehen zu motivieren oder bestenfalls auf einem Tier zu einem sichereren, wärmeren und geschützten Ort im Tal zu transportieren. Aufgrund der begrenzten Möglichkeit der Medizin jener Tage hing die Genesung mehr von der Schwere der Verletzung oder der Art des medizinischen Problems und der körperlichen Verfassung des Patienten ab, als von der medizinischen Versorgung. In den meisten Fällen konnten Retter nur eine sehr rudimentäre Versorgung vornehmen. [5, 6] Dank der großen Fortschritte der modernen Medizin ist es heute möglich, eine wirksame medizinische Versorgung direkt zum Betroffenen zu bringen.

Der größte Fortschritt in der Geschichte der Bergrettung war die Einführung der Flugrettung, zumindest in den relativ dicht besiedelten Bergregionen, in denen Menschen mit eher höherem Einkommen leben. [1, 7] Ab diesem Zeitpunkt konnten zwei weitere wichtige Schritte gemacht werden. Erstens konnten die Patienten in angemessener Zeit in die geeignete Versorgungseinrichtung transportiert werden. Zweitens konnte die lebensrettende medizinische Versorgung direkt an den Notfallort in den Bergen gebracht werden.

In den Bergen und anderen unzugänglichen Gegenden hängt die Behandlung vor Ort von den lokalen Bedingungen ab. Bei gutem Wetter ist die Luftrettung ein wesentlicher Bestandteil der Bergrettung geworden. Abgesehen von den Wetterbedingungen sollte jeder Retter mit den notwendigen Vorkehrungen für die allgemeine Sicherheit vertraut sein. Retter sollten auf ein breites Spektrum von Gefahren, die in den Bergen auftreten können, vorbereitet sein.

Im Gegensatz zum Rettungsdienst in der Stadt sollte eine Behandlung vor Ort im Gebirge und im unwegsamen Gelände nicht als selbstverständlich angesehen werden. Denn die Algorithmen des Rettungsdienstes in der Stadt können nicht eins zu eins auf die Bergrettung übertragen werden. Trotzdem sollten Bergretter mit den standardisierten medizinischen Leitlinien vertraut sein, da diese die Basis der medizinischen Versorgung liefern. Die Fähigkeit, sicher in einer rauen Umgebung arbeiten zu können und eine wirksame Versorgung zu gewährleisten, sind unerlässlich für das medizinische Personal bei Bergrettungseinsätzen.

Die Ausbildung zum Bergretter umfasst einige wichtige Fähigkeiten. [8, 9] Drei Ausbildungsziele sind für bodengebundene Rettungsaktionen von besonderer Bedeutung: Kenntnisse in alpiner Notfallmedizin, die Fähigkeit des Bergsteigens einschließlich der Anwendung von

Rettungstechniken, und das Wissen um die Human Factors. Beim sog. menschlichen Faktor geht es um das Verständnis des menschlichen Verhaltens und der Leistungsfähigkeit innerhalb einer Gruppe in Stresssituationen. Bei Rettungseinsätzen wird das Wissen über Human Factors angewandt, um die Zusammenarbeit zwischen den Rettern untereinander und ihren Organisationen zu optimieren und die Sicherheit und Leistungsfähigkeit während der Einsätze zu verbessern. Bei Flugrettungseinsätzen sind zusätzliche Funktionen und medizinische Praktiken im Setting der Flugrettung erforderlich.

Piloten und fliegendes Personal sollten mit den Grundsätzen bodengebundener Bergungen und den Aspekten der Sicherheit bei terrestrischen Einsätzen vertraut sein. Genauso sollte das medizinische Personal in den grundlegenden Abläufen der Luftrettung ausgebildet sein. Dieses übergreifende Wissen erhöht die Einsatzsicherheit erheblich. Für eine Hubschrauber-Crew, die Einsätze im Gebirge durchführt, sollte jedes Teammitglied mit den Aufgaben, den Prioritäten und den Fähigkeiten der jeweils anderen Teammitglieder sowie mit den technischen Ressourcen und Grenzen des Teams vertraut sein. Die Organisation von Rettungsaktionen unter widrigen Bedingungen und mit begrenzten Ressourcen können davon profitieren, wenn das Personal die Komplexität der unterschiedlichen Anforderungen erkennt und weiß, welche Aufgaben gleichzeitig ausgeführt werden sollen und wie die Belastungen bei schwierigen Rettungsaktionen begrenzt werden können.

Die Kapitel in diesem Abschnitt behandeln verschiedene Themen der Bergrettung und alpinen Notfallmedizin aus verschiedenen Perspektiven. Die Besonderheiten, welche die Bergrettung faszinierend machen, sind auch jene, die sie so herausfordernd machen. Auch wenn die technischen und umgebungsbezogenen Herausforderungen nicht explizit als solche erwähnt werden, sind sie in jedem Bereich von Bedeutung. Diese wichtigen äußeren Faktoren werden in der Bewältigung komplexer Szenarien häufig ignoriert. Einige einfache Prinzipien können sehr hilfreich sein, insbesondere wenn objektive Risiken bestehen:

- Behandle in gefährlichen Situationen so wenig wie möglich, aber auch so viel wie nötig.
- Versuche so schnell wie möglich, mit dem Patienten einen sicheren Ort zu erreichen. Verschiebe zeitaufwändige Aufgaben.
- Bei objektiven Gefahren, wie drohendem Felssturz oder Lawinengefahr, nur akut-lebensrettende Maßnahmen durchführen. Alle anderen Maßnahmen sollten verschoben werden, bis sich die Betroffenen an einem sicheren Ort befinden.
- Achte immer darauf, dass noch freie Ressourcen zur Verfügung stehen.
- Achte bewusst auf Sicherheitsaspekte und halte Augen und Ohren offen für das, was um dich herum geschieht.
- Vermeide einen Tunnelblick. Konzentriere dich nicht nur auf die Rettung, sondern beobachte auch das Umfeld, und umgekehrt.
- Human Factors sollten immer berücksichtigt werden. Das Bewusstsein für menschliches Verhalten kann wesentlich zur Verbesserung der Sicherheit beitragen.

9.2 Bergrettungsdienst

In der geschützten Umgebung eines Krankenhauses oder einer Klinik sind medizinische Standards und Verfahren fest etabliert. Die Leistung des medizinischen Teams, das Ausbildungsniveau und die organisatorischen Aspekte sind gut bekannt. Darüber hinaus, kann, wie es bei seltenen oder komplexen Erkrankungen erforderlich ist, eine sehr detaillierte Diagnostik nach Standardalgorithmen erfolgen, ohne nennenswerte Einschränkung durch externe Faktoren, wie z.B. das Wetter.

Das präklinische Setting im Rettungswesen ist hingegen sehr heterogen. Es hängt in erster Linie vom Umfeld ab: Ob es sich um einen Einsatz im städtischen oder ländlichen Bereich handelt. Die alpine Notfallmedizin stellt den Retter vor zusätzliche Herausforderungen. Zusätzlich zu den Schwierigkeiten der medizinischen Versorgung, spielen äußere Faktoren eine entscheidende Rolle, die sich auf die Sicherheit der Betroffenen und des Rettungspersonals auswirken: Schwieriges Gelände, Wetterbedingungen, Verfügbarkeit von Ausrüstung, technische Aspekte des Bergsteigens und der Bergrettung, die Herausforderungen der Luftrettung und luftfahrtbezogene Faktoren sind typisch für Einsätze im Gebirge. Darüber hinaus ist persönliche Erfahrung in der Bewältigung der verschiedenen Herausforderungen in der Bergrettung außerordentlich wichtig. Die Bergrettung sollte sich auf die wichtigsten Anforderungen der Diagnostik und Behandlung beschränken. Die Maßnahmen sollten effizient und zielgerichtet sein. Unnötige Verfahren sollten verschoben oder weggelassen werden. Die meisten technischen und medizinischen Geräte, die in der Bergrettung verwendet werden, sind speziell für die Anwendung unter widrigen Umständen ausgerichtet. Die Retter müssen in ihrem Gebrauch geschult sein. [10]

Bei der Bergrettung und der alpinen Notfallmedizin ist ein breites medizinisches Hintergrundwissen besonders wichtig. Das Rettungsdienstpersonal sollte über gute Kenntnisse der medizinischen Standardalgorithmen verfügen, um zwischen Aufgaben mit hoher und niedriger Priorität unterscheiden zu können. Die alpine Notfallmedizin fordert eine kontinuierliche Bewertung der medizinischen Situation einerseits und der technischen Bedingungen und Umgebungsfaktoren andererseits.

Bergrettungseinsätze durchzuführen, bedeutet oft, in einer „feindlichen" Umgebung zu arbeiten. Faktoren wie Höhe, Kälte, Wind und sich schnell ändernde Wetterbedingungen können sehr herausfordernd sein. [11] Gute Bergretter sollten auch gute Bergsteiger, erfahrene technische Retter (zumindest auf einem vernünftigen Niveau) und hervorragende Teamplayer sein.

9.3 Bergsteigen und Bergrettung

Medizinisches Bergrettungspersonal sollte erfahren und kompetent genug sein, um mit schwierigem Gelände zurechtzukommen. Die Versorgung der Betroffenen unter herausfordernden Bedingungen ist nur möglich, wenn die Retter zwischen medizinischen und technischen und Aufgaben wechseln können. Je nach Umgebung sollten Bergretter kompetente Kletterer sein, sich in Felsen und Eis bewegen können, und zudem Skifahrer, Schwimmer, Canyoning-Experten oder Wanderer sein. Andernfalls ist eine sichere gezielte medizinische Versorgung unmöglich. Nur mit diesen Fähigkeiten kann ein Retter beurteilen, ob medizinische Aufgaben direkt am Einsatzort sofort ausgeführt oder aufgrund möglicher Gefahren aufgeschoben werden sollten, bis die Betroffenen an einen sicheren Ort gebracht wurden.

Oft ist es von entscheidender Bedeutung, den richtigen Ort für die Behandlung eines Patienten zu wählen, sei es für eine umfassende medizinische Versorgung, oder nur für die Behandlung lebensbedrohlicher Zustände, wenn objektive Gefahren bestehen. Bewährte bergsteigerische Fähigkeiten und ausreichende Erfahrung sind unverzichtbar.

9.4 Menschliche Faktoren

Luftfahrtkatastrophen wurden oft verursacht, weil wichtige Informationen, die möglicherweise die Katastrophe verhindert hätten, zwar einem Besatzungsmitglied bekannt waren, aber dem Team vorenthalten wurden. [12] Bei Rekonstruktionen von diversen Flugunfällen haben die Aufzeichnungen der Blackbox und des Funkverkehrs gezeigt, dass vom Co-Piloten oder einem anderen Besatzungsmitglied Lösungsansätze, welche die Katastrophe hätten verhindern können zwar vorgeschlagen, aber aufgrund der hierarchischen Strukturen nicht umgesetzt wurden. Personen „in der zweiten Reihe", deren Entscheidungsfähigkeit nicht bereits stressbedingt durch den sogenannten „Tunnelblick" eingeengt ist, können häufig konstruktive Lösungsvorschläge liefern und sollten in die Entscheidung eingebunden werden. Bei der Bergrettung sollten Retter immer die Fähigkeiten des Teams kennen und diese voll nutzen. Ein Teammitglied sollte in der Lage sein, mit dem Rest des Teams Meinungen auszutauschen, Optionen zu diskutieren, rechtzeitig eine Neubewertung vorzunehmen und Durchsetzungsvermögen zeigen können, bevor weitere Probleme die verbleibenden Ressourcen aufbrauchen. Das Wissen um diese menschlichen Faktoren sollte in jeder Situation eingesetzt werden, was wiederum Bewusstheit und Teamkultur voraussetzt.

Fazit

Bergretterinnen und Bergretter sollten Erfahrung haben in folgenden Bereichen, in
- Alpiner Notfallmedizin (einschließlich Alpinmedizin) sowie im
- Bergsteigen und in Rettungstechniken.

Sie sollten auch über Human Factors Bescheid wissen und den Einsatz des Rettungsteams aktiv steuern können.

LITERATUR

1. Biner G. Flight for life: mountain rescuers between the Matterhorn and Everest. Zurich: Orell Füssli Thalia; 2016.
2. Serafin R, Serafin M. 1954–2004: 50 years of rescues in the mountains. Clusone (BG), Italy: Ferrari Editore; 2004.
3. Andrasko K, Setnicka TJ. Wilderness Search and Rescue. Boston: Appalachian Mountain Club; 1950.
4. Raymond M. Secours en montagne hier et aujourd'hui. La Montagne & Alpinisme; Paris: Fédération française des clubs alpins et de montagne (ed) 2/1993.
5. Rodway GW, McIntosh SE, Dow J. Mountain research and rescue on Denali: a short history from the 1980 s to the present. High Alt Med Biol. 2011;12(3):277–283.
6. Peters P, Plötz W. Mountain medicine education in Europe. Wilderness Environ Med. 1998;9(1):19–27.
7. Symons L. To ride the mountain wings: a history of aerial mountaineering and rescue; Dingwall: Sandstone Press; 2011.
8. Brugger H, Elsensohn F, Syme D, et al. A survey of emergency medical services in mountain areas of Europe and North America: official recommendations of the International Commission for Mountain Emergency Medicine (ICAR Medcom). High Alt Med Biol. 2005;6(3):226–237.
9. Elsensohn F, Niederklapfer T, Ellerton J, et al. Current status of medical training in mountain rescue in America and Europe. High Alt Med Biol. 2009;10(2):195–200.
10. Elsensohn F, Soteras I, Reisten O, et al. Equipment of medical backpacks in mountain rescue. High Alt Med Biol. 2011;12(4):343–347.
11. Basnyat B, Murdoch DR. High-altitude illness. Lancet. 2003;361(9373):1967–1974.
12. Matthews G, Davies DR, Westerman SJ, Stammers RB. Human performance. Cognition, stress and individual differences. London: Psychology Press; 2000.

KAPITEL

10 Sicherheit

John Ellerton, Johannes Schiffer

Zusammenfassung

In der Bergrettung steht die Sicherheit von Bergsteigern, Patienten und Bergrettern an erster Stelle. Daher geht jedem Bergrettungseinsatz eine Risikoeinschätzung voran. Auch während des Einsatzes ist eine ständige Neubewertung des Risikos sich ändernder Witterungsverhältnisse, alpiner Gefahren wie Steinschlag oder Lawinengefahr sowie der Kondition und Konstitution der Retter (Human Factors) notwendig. Auch ohne wissenschaftlichen Beweis setzen professionelle Bergrettungsorganisationen mehr und mehr auf Ansätze wie das Crew Resource Management, das aus der Luftfahrt entlehnt ist. So sollen die Zusammenarbeit im Team intensiviert und Fehler frühzeitig erkannt und abgewendet werden. Dieses bewusst sehr allgemein gehaltene Kapitel gibt einen Einblick in das Risikomanagement. Denn Checklisten, Standardverfahren und dergleichen reichen nicht aus, um Risiken in komplexen Bergrettungseinsätzen zu vermeiden. Alle diese Standards sind hilfreich, aber umsonst, wenn Wissen und kommunikative Fähigkeiten fehlen. Lokale, regionale, nationale und internationale Gegebenheiten und die Berücksichtigung der Einzigartigkeit eines jeden Einsatzes erfordern sehr individuelle Entscheidungen.

10.1 Hintergrund

In den Anfangsjahren der Bergrettung, in denen insbesondere Bergsteiger Rettungsaktionen vorgenommen haben, war das Handeln geprägt von Aufopferung und Selbstgefährdung. Bergretter waren die Helden der Berge. Die Rettungsmannschaften setzten sich ad hoc aus Bergsteigern und Bergführern und später auch aus Sanitätspersonal zusammen. Typisch für diese Teams war der Einsatz von persönlicher Bergsteigerausrüstung und improvisierten Ausrüstungen wie z.B. Tragen aus Stöcken und die Ausübung von Fertigkeiten, die aus dem Bergsteigerleben entlehnt waren. Nach und nach wurden im Eigenbau Bergrettungsgeräte entwickelt (Gebirgstrage oder Grammingersitz). Typisch für diesen Enthusiasmus war z.B. die Rettung von zwei österreichischen Bergsteigern in den 1970er-Jahren am Mt. Kenia, die durch ein Rettungsteam aus Tirol erfolgreich geborgen wurden. [1] Es war unvermeidlich, dass Retter immer wieder ihr Leben verloren, was zum einen der Maxime „wir retten jeden bei jedem Wetter, aus jedem Gelände und zu jeder Zeit“ geschuldet war, zum anderen auf die Unerfahrenheit und das unzureichende Wissen zurückzuführen ist. [2]

In vielen Teilen der Welt besteht heutzutage die Erwartung, von der organisierten Bergrettung sicher, schnell und mit einer höchstmöglichen medizinischen Versorgung gerettet zu werden. Dieses Anspruchsdenken führt bei Unfällen oder Missgeschicken während der Rettung später zu Schuldzuweisungen, Rechtstreitigkeiten und Strafverfahren. Dies gilt unabhängig davon, ob der Geschädigte das Unfallopfer, der Angehörige oder der Retter ist. Inzwischen wurden für die bodengebundene Bergrettung und für die Gebirgsluftrettung strukturierte Verfahren und standardisierte Ausrüstungen entwickelt. Es ist zum Glück selten, aber erschreckend, wenn ein Retter während eines Einsatzes oder bei einer Übung verunglückt oder sogar verstirbt. Die genauen Zahlen solcher Unglücke sind nicht bekannt. Viele Länder verzeichnen hohe Zahlen an Unfallopfern – allein die Hintergründe und Auslöser bleiben unklar. Es bleibt offen, wie viele Verletzte oder zu Tode gekommene Bergretter akzeptabel sind. Laut der Internationalen Kommission für Alpine Rettung (ICAR) sterben pro Jahr zwischen drei und sechs Retter. Jeder schwer verunglückte Retter ist einer zu viel, vor allem im Vergleich zur kommerziellen Luftfahrt, wo seit 2017 die Zahl der Todesfälle bei Passagierflugunfällen kontinuierlich sinkt.

Aus heutiger Sicht sollte einem Rettungseinsatz immer eine strukturierte und umfassende Risikobewertung vorausgehen und während des gesamten Einsatzes kontinuierlich überprüft werden. Standardrettungsverfahren und -ausrüstungen haben die Improvisation im Regelfall ersetzt, dennoch ist eine hohe Flexibilität gefragt, um sich den widrigen Bedingungen anzupassen. Dabei gelingt oft nicht die Eins-zu-eins-Umsetzung der Leitlinien: „Kenne die Leitlinien und wandele sie situationsflexibel ab“. Das ständige Üben von Standardsituationen in geschützten Übungshallen, insbesondere im Gelände und die Schulung in der Teamarbeit mit ständiger Eigenreflektion muss auch die selbstlosesten Bergrettungsorganisationen durchdringen.

MERKE

Es werden weiterhin Bergretter während der Ausübung ihrer Aufgaben verunglücken. Die Optimierung von Ausrüstung und ein ständiges Training körperlicher, geistiger und kommunikativer Fähigkeiten werden das Risiko reduzieren.

10.2 Wissenschaft

Die Fragestellung, wie das Risiko reduziert und wodurch mehr Sicherheit geschaffen werden kann, wohnt allen Bergrettungseinsätzen inne. Es gibt keine wissenschaftliche Untersuchung des Themas in der Fachliteratur. Die Todesursachen während Bergrettungen wurden bislang in keiner Studie erfasst, sodass keine vermeidbaren Faktoren identifiziert und bewertet werden können. Die Sitzungsprotokolle der ICAR und ihrer Kommissionen berichten häufig über Todesfälle von Rettern und nachfolgend eingeleiteten Verfahrensänderungen. Diese wurden jedoch nicht systematisch bearbeitet und ausgewertet. Shimanski [unveröffentlicht] erarbeitete eine Publikation über den Tod von 31 Nationalpark-Rangern zwischen 1925 und 2001. Dabei machten Hubschrauberabstürze und Ertrinken 75 % der Unfälle aus.

In einer nichtsystematischen Sammlung von zu Tode gekommenen Bergrettern, über die beim ICAR-Kongress in Kovacs berichtet wurde, waren 130 bis zum Jahr 2004 erfasst. Abstürze von Rettungshubschraubern, Lawinen, Stürze und Ertrinken machten 70% der Unfallursachen aus. [3] Untersuchungen zu Todesfällen bei Einsätzen von Rettungshelikoptern (*helicopter emergency medical services* HEMS), vor allem in den USA, konnten einige Ursachen der Unfälle bestimmen. So identifizierte z.B. das Analyseteam für Hubschrauberunfälle 1998 die vier wichtigsten Faktoren, die zu tödlichen Unfällen beitragen ($\geq$ 24 %):

- Unsichere Flugbedingungen
- Verfahrensfehler
- Erhöhte Risikobereitschaft durch ein Gefühl der Dringlichkeit
- Pilotenfehler

Rowley und Bryant betonen, dass diese Faktoren durch Crew-Management-Fehler ausgelöst oder verstärkt wurden. [5]

Fallbericht 10.1

Sekundärlawine fordert Leben (2010) [6]

Die erste Lawine verschüttete den ersten einer achtköpfigen Gruppe von Skitourengehern, die den Drümännler (2.436 m) besteigen wollten – ein beliebtes Skitourenziel in der Schweiz. Der verschüttete Skifahrer wurde tot geborgen. Als eine Hubschrauber-Crew mit einem Notarzt am Unfallort eintraf, löste sich ein zweites Schneebrett mit einem Ausmaß von 100 × 300 m von einem gegenüberliegenden Hang und verschüttete weitere zwölf Personen. Die meisten waren aus der Gruppe der Skitourengeher, aber auch der Notarzt wurde verschüttet. Sechs der Skitourengeher und der Notarzt starben.

Ein Jahr später wurde offiziell festgestellt, dass die erste Lawine von zwei Mitgliedern der Gruppe der Skitourengeher ausgelöst worden war. Die zweite Lawine löste sich spontan – nicht durch den Abwind oder das Geräusch der im Einsatz befindlichen Hubschrauber, wie von den Medien vermutet, sondern spontan. Niemandem am Einsatzort wurde eine Schuld zugesprochen. Die Lawinenwarnstufe war als mäßig eingestuft (Stufe 2), aber die Untersuchung stellte fest, dass die Warnstufe lokal im Diemtigtal tatsächlich höher war (Stufe 3). Nach dem Unfall räumte das Institut für Schnee- und Lawinenforschung in Davos dies ein, erklärte aber, dass es fast unmöglich sei, das Risiko für einen bestimmten Lawinenhang prospektiv genau zu bestimmen. Aus diesem Fall sehen wir, dass die Lawinengefahrskala hilft, ein globales Risiko einzuschätzen, dies kann sich allerdings im Laufe der Zeit ändern und es kann nicht ausgeschlossen werden, dass ein einzelner Hang oder Tal ein höheres Risiko aufweist. Die Gefährdung durch eine Nachlawine für ein Rettungsteam muss vor und während der Arbeit im Gefahrengebiet fachkundig beurteilt werden. Ebenso sind geeignete Maßnahmen zur Risikominimierung zu ergreifen – das Tragen von Lawinenverschütteten-Suchgeräten und anderen Sicherheitsausrüstungen wie Airbag-Rucksäcken. Es sollte sichergestellt werden, dass sich so wenige Personen wie möglich im Gefahrenbereich aufhalten, dass die Gefahrensituation von der Luft aus beobachtet wird und ein lokaler Beobachtungsposten von einem sicheren Ort aus vor Nachlawinen warnt oder dass vor dem Einsatz eine Lawinensprengung erfolgen muss. Gegebenenfalls muss die Suche und Bergung bei erheblichen Risiken verschoben werden.

Fallbericht 10.2

Ausfall der Sicherung während einer Übung (1969)

Das Rettungsteam übte eine neue Technik mit horizontaler Gebirgstrage in Low Crag oberhalb von Gatesgarth, Buttermere, England. Das Abseilen einer ersten Partie war erfolgreich abgeschlossen, als sich beim Abseilen einer zweiten Partie ein Felsen löste, der die Verankerung gehalten hatte und einen riesigen Felssturz verursachte, der die Trage und mehrere Mitglieder des Rettungsteams mitriss. Der Teamleiter Jock Thomson, der als einer der Retter am Seil hing, wurde von dem Felsbrocken getroffen und sofort getötet. Jim Coyle, der andere Retter an der Trage, brach sich einen Arm und Rippen. Von den beiden Rettern am Standplatz wurde Michael Stephenson auf das darunter liegende Geröll katapultiert und erlag am nächsten Tag im Krankenhaus seinen Verletzungen. Kathryn Walton, die zweite Retterin am Stand, stürzte den Felsen hinunter, was einen gebrochenen Arm und ein gebrochenes Becken zur Folge hatte. Rex Usher, der als „Verunglückter" auf der Trage lag, wurde unter den Trümmern begraben. Er erlitt Rippenbrüche und schwere Blutergüsse. Mehrere andere Teammitglieder erlitten leichtere Verletzungen, wie z. B. Seilverbrennungen. Der Unfall – er hatte offensichtlich tiefgreifende Auswirkungen auf das sehr junge Team – gilt immer noch als der wohl schwerste Unfall, der sich bei der Bergrettung in Großbritannien ereignet hat. Coyle, einer der Verletzten, war von 1969 bis 2007 Teamchef. Er wird mit den Worten zitiert: „Allgemein hatten wir das Gefühl, aufhören zu wollen. Man muss bedenken, dass wir alle sehr jung waren und sowas noch nicht erlebt hatten. …" (➤ Abb. 10.1). [4]

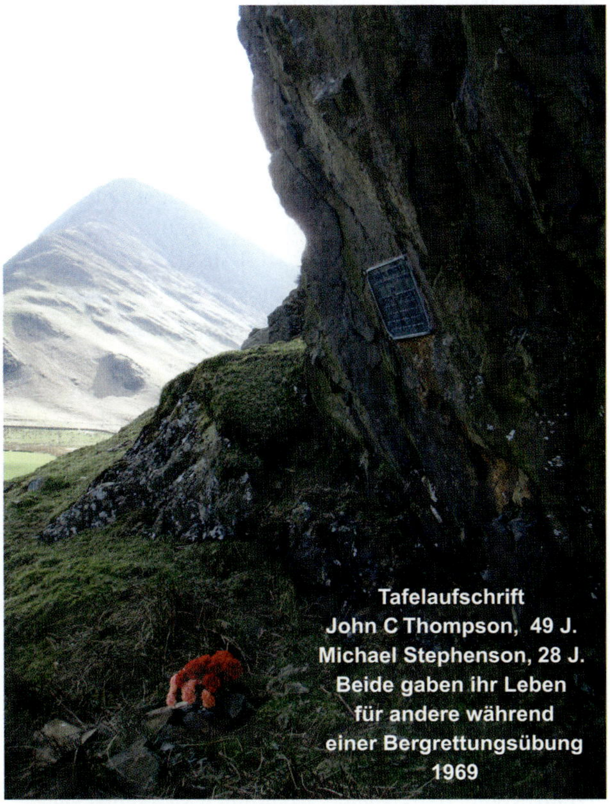

Abb. 10.1 Gedenktafel für die Retter des Cockermouth Bergrettungsdienstes, England.

10.3 Wie verbessern wir die Sicherheit unserer Rettungseinsätze?

Die einfache Antwort besteht darin, aus Fehlern, die bei Einsätzen auftreten, zu lernen und diese im Nachhinein kritisch zu bewerten. Aufgrund dieser Fehleranalyse müssen Verfahrensweisen und Schulungen etabliert werden, die uns lehren, Fehler zu vermeiden, bevor sie zu einem schweren Schaden führen. Wir müssen aber auch sicherstellen, dass persönliche und institutionelle Erfahrungen nicht mit der Zeit verloren gehen. Wissenschaftliche Studien in diesen Bereichen sind begrenzt, denn solche Studien müssen alle Aspekte der Bergrettung beinhalten (Bergrettungstechnik, Einsatzkoordination, Teamzusammenarbeit, Aspekte der Luftrettung). Nachfragen bezüglich der Rettungen, bei denen Beinahe-Unfälle oder tatsächliche Schäden eingetreten sind, können leicht einen unangenehmen Beigeschmack von Schuldzuweisung, Rechtfertigung und Vertuschung mit sich bringen. Vielleicht kommt es deshalb häufig bei der Veröffentlichung von Aufarbeitungen kritischer Ereignisse in der Fachliteratur zu Verzögerungen und in einigen Ländern kaum zur Verbreitung. Dies ist tragisch, wenn man bedenkt, wie sehr sich diese Analysen auf die Sicherheit und die Versorgung der Unfallopfer und die Maßnahmen des Rettungsteams auswirken könnten. Zunehmend findet ein Umdenken statt und es wird ein Risikomanagement in den Rettungsalltag übernommen. Ein Paradebeispiel ist die Einführung eines Risikomanagementsystems durch die Bayrische Bergwacht und dessen Aufnahme in die Ausbildung der Einsatzleiter nach dem Eishallenunfall in Bad Reichenhall bei einem gleichzeitigen Lawineneinsatz auf dem Schrecksattel (2.1.2006) während katastrophaler Schneefälle.

In den Bergen wirken zahlreiche Faktoren risikoverstärkend auf die Sicherheit eines Rettungseinsatzes. Es wird unterschieden zwischen objektiven und subjektiven Gefahren. Objektive Gefahren entstehen durch natürliche Bedingungen wie z.B. Steinschlag, Lawinen, Wetter oder (seltener) durch defekte oder fehlende technische Ausrüstung. Zum anderen gibt es subjektive Risikofaktoren – die Beeinträchtigung des persönlichen Urteilsvermögens oder Mangel an Fähigkeiten und Wissen oder auch psychische Überlastungen. Es sind die sogenannten menschliche Faktoren oder Human Factors.

Viele Studien in der Luftfahrt und im Gesundheitswesen deuten darauf hin, dass meist Human Factors an einem unerwünschten Ereignis beteiligt sind. Ihre Rolle bei Lawinen- und Fallschirmunfällen ist belegt. Es ist anzunehmen, dass sie bei Outdoor- und Bergunfällen ebenso eine wesentliche Rolle spielen. [7]

In der Bergrettung ist die Risikobewertung wesentlich komplexer als die Risikobewertung, die der Alpinist – ob Skitourengeher oder Bergsteiger – während einer Bergtour durchführt. Der medizinische Zustand des Patienten und die herrschenden Bedingungen sind ausschlaggebend, um wohl überlegt im Team Entscheidungen über technische und medizinische Maßnahmen zu treffen. Dabei verzögert oder kompliziert eine umfangreiche medizinische Intervention die technische Rettung und technische Entscheidungen vereiteln möglicherweise eine gebotene medizinische Intervention.

Die Abwägung des Gesamtrisikos und die daraus folgenden Entscheidungen haben das Ziel, das Risiko für Retter und Patienten zu minimieren. Die Versorgung von Notfallpatienten, vor allem von schwer verletzten Patienten in einer alpinen, von Wind und Wetter gekennzeichneten Umgebung und die Bergung mit hochkomplexer technischer Ausrüstung, wie Hubschraubern unterscheidet die Bergrettung von den meisten anderen Notfallsituationen. Als Beispiel dient hier die routinemäßige Entscheidung bei Schädel-Hirn-Traumen, Atemwege und Oxygenierung durch eine Intubation zu sichern und eine effiziente Sauerstoffversorgung zu gewährleisten. Natürlich werden bei jeder präklinischen Versorgung Risiken wie Fehlintubation, hohe Querschnittslähmungen, Pneumothoraxe, Sicherstellung der kontinuierlichen Sauerstoffversorgung berücksichtigt, doch solche Komplikationen sind im Gebirge, bei schlechtem Wetter und bei Nacht ungleich schwerer zu beherrschen. Intubiere erst, wenn es nicht mehr anders geht. Antizipiere Rettungszeit und Strecke, Medikamentenversorgung und Warmerhaltung.

Auch der Einsatz von Technik stößt durch Kälte und Nässe an Grenzen: Pflaster lösen sich, Plastik wird hart und der Tubus droht zu diskonnektieren, Infusionen frieren ein, Monitore werden nass, die Anzeigen versagen.

Insbesondere intubierte Patienten sind beim Abseilen oder Winschen besonders gefährdet. [8] Das Crew Resource Management ist ein sehr geeigneter Weg, um das hohe Risikopotenzial der modernen Bergrettung zu minimieren.

10.4 Crew Resource Management

Das Crew Resource Management wurde in der Luftfahrt entwickelt, um fatale Fehler auf Grund menschlichen Versagens zu vermeiden: Alle Crewmitglieder sind an Entscheidungen beteiligt und aufgefordert, Beobachtungen und ihre Meinungen auszusprechen. Trotz begrenzter öffentlicher Wahrnehmung wird Crew Resource Management heute standardmäßig in der Luftrettung und zunehmend in der Bergrettung als eine Reaktion auf die komplexen Rettungsabläufe verwendet. Das Hauptziel dabei ist es, die kognitiven und sozialen Fähigkeiten aller Teammitglieder anzusprechen und durch Training und Superrevision zu verbessern. Im Rahmen von simulierten Notfallsituationen, die von einfachen Szenarien im Hörsaal bis zur komplexen Simulation im Gelände reichen, werden kritische Verhaltensweisen und die Teamarbeit abgearbeitet und anschließend ausführlich durch Selbstreflexion nachbearbeitet. [9] Diese Szenarien betonen Abläufe in Echtzeit und das Arbeiten mit originaler Einsatzausrüstung an realistischen Plätzen und mit Mimen und Puppen, die nahe an der Realität sind – sie simulieren einen tatsächlichen Einsatz. Es heißt: „Traumteams werden gemacht, nicht geboren", frei nach einem Spruch des US-Footballtrainers Vince Lombardi (1931–1970). Die Kosten und Erfordernisse für Ausstattung und Sicherheit können erheblich sein, wobei umstritten ist, ob komplexe realitätsnahe Szenarien besser sind als improvisierte einfache Simulationen. [10] Die Ausstattung sollte an die zu simulierenden Szenarien angepasst werden. Der Erfolg der Schulung kann durch Widerstände der Teammittglieder, z.B. aufgrund der Furcht bloßgestellt zu werden, beeinträchtigt werden, wobei Ärzte seltener geschult werden als andere Mitglieder der HEMS-Teams. [11] Es wird eine jährliche Wiederholung der Schulungen empfohlen, um die Schulungserfolge zu erhalten. [12]

Die Veränderung der Atmosphäre im Team zu einer gleichberechtigteren, kooperativeren, solidarischeren und zielgerichteteren Einheit, ist an sich schon ein Ziel. Weitaus schwerer lassen sich jedoch der klinische Nutzen für das Opfer oder die verringerte Morbidität und Mortalität der Retter als Ergebnis von Schulungen zum Ressourcenmanagement der Besatzung abschätzen.

Die Inhalte eines Programms zur Schulung des Crew Resource Managements – Situationsbewusstsein, Planung und Entscheidungsfindung (kognitive Fähigkeiten) sowie Kommunikation, Koordination und Teamarbeit (soziale Kompetenzen) – sind in ➤ Tab. 10.1 ausgearbeitet und können als Vorlage für ein Schulungsprogramm und als Leitfaden im Umgang mit komplexen, zeitkritischen Einsätzen verwendet werden.

Dem Bergrettungsarzt kommt die zentrale Rolle bei der Abwägung der Risiken für die Rettungsmannschaft und dem medizinischen Nutzen des Einsatzes aus medizinischer Sicht zu. In Bezug auf das gesamte Einsatzgeschehen nehmen die medizinisch-technischen Tätigkeiten nur wenig Zeit in Anspruch.

So schwierig und lebensrettend die medizinischen Maßnahmen sein mögen, das Ergebnis wird von der Rettungskette abhängen, die zum Unfallzeitpunkt beginnt und in der Notaufnahme mit einem anderen Kreis von Akteuren endet. Um dieser Herausforderung gerecht zu werden und am Berg wie auch auf dem Weg ins Krankenhaus im jeweiligen Team eine zentrale Rolle zu spielen, sollte sich der Bergrettungsnotarzt im exponierten Gelände „wohlfühlen, sich seiner eigenen Sicherheit und der Sicherheit des Opfers bewusst sein, sowie über die Fähigkeit verfügen, unter extremen Bedingungen arbeiten zu können." [13] Er muss auch unter diesen Bedingungen teamfähig bleiben. Der Bergrettungsnotarzt kann zudem die alpinen Gefahren und die Chancen des Opfers einschätzen, unter den gegebenen Bedingungen zu überleben. Und er muss die Schwere der Erkrankung oder Verletzung erkennen und sollte zudem Folgendes berücksichtigen: den Einfluss des Wetters und der Geländebedingungen, die Zeit vom Unfall bis zur Bergung und von der Bergung zur

Tab. 10.1 Bereiche des Crew Resource Managements

Bereich	Anmerkungen	Beispiele
Kognitive Fähigkeiten		
Wahrnehmung	Beobachte genau, beurteile situationsbezogen, denke voraus, rechne mit dem Undenkbaren	Kabel im Landebereich des Hubschraubers Lawinen, Felsstürze, Wetter
Planung und Entscheidungsfindung	Nimm dir Zeit für die Planung Denke immer an das schlechteste Szenario, plane Alternativen, Zeit und ausreichend Ressourcen ein Überlebensketten, entschärfe Engpässe und Stresspunkte, wenn möglich Berücksichtige langfristige Folgen Beobachte Signale, die eine Planänderung erforderlich machen, ermächtige geeignete Personen zur Entscheidungsfindung	Sicherstellung der (Sauerstoff)versorgung Passende Ausrüstung (Seile) für die Aufgaben Pausenzeiten für Einsatzpersonal bei Sucheinsätzen
Soziale Fähigkeiten		
Kommunikation	Spreche aus, wie du den Notfall verstanden hast. Spreche Personen direkt an: „Gedacht aber nicht gesagt, gehört, aber nicht wiederholt, wiederholt, aber nicht verstanden, verstanden, aber nicht gemacht, gemacht, aber niemand weiß es" Überprüfe durch Nachfragen, ob du verstanden worden bist, und bestätige die Richtigkeit, höre aktiv zu	Echtzeit-Informationen über Dringlichkeiten
Koordination	Gemeinsames Training, gemeinsame Sprache, gemeinsame Protokolle, gleiches Verständnis, klare Übergaben	Richtiger Patient (schwere Hypothermie) in richtiges Krankenhaus, vermeide den Verlust von entscheidenden Informationen (z.B. beobachteter oder unbeobachteter Herz-Kreislauf-Stillstand)
Teamwork	Ein Team besteht aus zwei oder mehreren Personen, die ein gemeinsames Ziel verfolgen und ihr Vorgehen abstimmen. Bei einer Gruppe hingegen wollen zwei oder mehrere Personen unabhängig voneinander individuelle Ziele erreichen. Teamwork ist immer zu bevorzugen.	–

definitiven Versorgung im Krankenhaus sowie alle Therapiemöglichkeiten unter den gegebenen Umständen. Wie, wann und wo medizinische Versorgung und technische Rettung möglich und nötig ist, sollte vom Team gemeinsam entschieden werden. Nötigenfalls nach Beratung und Anleitung durch Koordinatoren oder Spezialisten, die aus der Ferne zugeschaltet werden.

Das Motto der Bayrischen Bergwacht „wir retten zu jeder Zeit, an jedem Ort, bei jedem Wetter", änderte sich nach Einführung eines Risikomanagementsystems und wurde ergänzt durch, „wenn eine kalkulierte Risikobewertung dies rechtfertigt". Dadurch wurde das Konzept der eigenverantwortlichen Selbstgefährdung betont: Das Team muss das Risiko selbst einschätzen und sollte alle verfügbaren Informationen zur Hand haben, um das persönliche Risiko mit den Überlebenschancen des Verletzten abzuwägen. Dabei kann die moderne Kommunikationstechnologie eine große Hilfe sein, um über wichtige Fakten zu informieren. Ziel ist es, Leben zu retten, Folgeschäden zu verhindern und den Transport von Verletzten in eine sichere Umgebung zu beschleunigen. Ebenso muss entschieden werden, ob z.B. bei Gewitter oder in der Nacht ein sofortiger Transport besser ist, als an einem geschützten Platz zu bleiben. Der Bergrettungsarzt spielt für diese Entscheidung eine zentrale Rolle. Natürlich wird die medizinische Versorgung von Alpinisten in Not nicht nur vom Arzt erbracht. Zunächst kümmern sich die Kameraden des Opfers oder ein Ersthelfer. Dann übernimmt der erste Bergretter, der das Opfer erreicht, bis ein erfahrener Arzt eintrifft. Während dieser Phasen können moderne Kommunikationsmittel dem Arzt bei der Ferndiagnose helfen und eine Empfehlung für gebotene Behandlungen kann an die Retter durchgegeben werden.

Die Analyse des Fallberichts (➤ Kasten 10.3) hebt folgende Lernaussagen hervor:

- Ein Schock kann ein Schädel-Hirn-Trauma vortäuschen. In diesem Fall war der Schock weitgehend neurogen bedingt und nicht hypovolämischer Natur und reagierte auf die Korrektur der 30°-Schräglagerung des Opfers und dessen flacher Lagerung während des bodengebundenen Transportes.

Fallbericht 10.3

Absturz vom Hellvelyn, England, 2007

Ein 60-jähriger Mann stürzte an der in ➤ Abb. 10.2 gezeigten Stelle 30–50 m tief. Er hatte mehrere stumpfe Verletzungen, keine aktiven Blutungen und es war eine geringe Menge Blut auf dem Boden. Die Erstbeurteilung erfolgte als medizinisches Fachpersonal etwa 50 min nach dem Sturz eintraf. Der Patient war bewusstlos, seine Atemwege waren frei und die Atmung war schwer beeinträchtigt und entsprach einer agonalen Schnappatmung. Der Kreislauf zeigte keinen spürbaren Radialispuls, aber einen tastbaren Karotispuls mit einer Frequenz von 100 Schlägen pro Minute. Die Glasgow Coma Scale (GCS) wurde mit 8 von 15 Punkten bewertet; es gab keine äußeren Anzeichen einer Schädelverletzung, jedoch bestand der Verdacht auf Kopf- und Wirbelsäulenverletzungen. Laut Fremdanamnese war bekannt, dass der Verletzte keine Medikamente einnahm, keine Allergien und keine Vorerkrankungen hatte.

Im Einsatz waren ein lokales Bergrettungsteam und ein regionales HEMS-Team. Ein drittes Team war mit einem militärischen Rettungshubschrauber (SAR) mit zwei Piloten, einem Navigator und einem Windenmann/Sanitäter und einer erwarteten Flugzeit von einer Stunde unterwegs, um das Opfer mit einer Windenbergung zu retten. Die Witterungsbedingungen beeinflussten den Rettungseinsatz erheblich, mit einer dichten Wolkendecke oberhalb von 750 Meter. Die Unfallstelle lag zirka 200 Meter darunter. Der Wind wehte in Böen mit 40–60 km/h, die Lufttemperatur betrug am Einsatzort 2 °C. Es fiel zeitweise Regen oder Graupel. Im Rettungsteam bestanden zwei unterschiedliche Auffassungen:

- Einschätzung A: Ein traumatischer Herz-Kreislauf-Stillstand stand unmittelbar bevor, GCS < 8 (= Kopfverletzung). Der Patient sollte rasch oxygeniert und es sollten die Atemwege gesichert werden. Eine medikamentös unterstützte Intubation ist einzuleiten und anschließend eine Re-Evaluierung der Situation vorzunehmen. Dies ist laut Literatur leitliniengerecht. [14]
- Einschätzung B: Der Schwerverletzte sollte unter einer High-flow-Sauerstoffgabe in die Vakuummatratze umgelagert und an einem günstigeren Versorgungsplatz neu bewertet werden (Crash-Bergung). Dieser Ansatz trägt der beengten und ungünstigen Situation Rechnung. Zudem war das Opfer 60 min nach der Verletzung leidlich stabil und am Leben. Es stand fest, dass aufgrund des Geländes und des Wetters eine bodengebundene Rettung unvermeidbar war. Eine Verkürzung der Bergungszeit, vor allem des bodengebundenen Transports, würde sich günstig auf die fortschreitende Unterkühlung auswirken. Zudem würden sich die geringere Steinschlaggefahr und die geringe Anzahl an Rettern auf das Gesamtrisiko positiv auswirken. Diese Meinung entspricht eher einer Scoop-and-Run-Strategie als einer Strategie des „Stay-and-Play", die einer Maximalversorgung gleichkommt. [15] Es wurden alle Bereiche des Crew Resource Managements(➤ Tab. 10.2) betrachtet und eine Lösung im Team erarbeitet. [16]

Outcome: Der Patient verbesserte sich mit Sauerstoff, Wärmeerhalt und horizontaler Lagerung; seine Atmung wurde regelmäßiger und das Bewusstsein verbesserte sich. Der bodengebundene Transport wurde von sechs Rettern in 40 min durchgeführt. Ein kurzes Wetterfenster, in dem die Wolkendecke 50 Meter anstieg, fiel mit der Ankunft am Fuße der Bergwand zusammen, so dass das HEMS-Team die Windenbergung vornehmen konnte (➤ Abb. 10.3).

Im Helikopter wurden 250 ml einer 0,9-prozentigen Kochsalzlösung intravenös verabreicht. Dadurch verbesserte sich das Bewusstsein des Patienten dramatisch auf GCS 14/15. Die Beurteilung im Traumazentrum ergab, dass keine signifikanten Kopfverletzungen vorlagen, sondern mehrere Verletzungen der Wirbelsäule, der Rippen und der Extremitäten. Das Opfer erholte sich gut und konnte vier Monate nach dem Unfall wieder gehen.

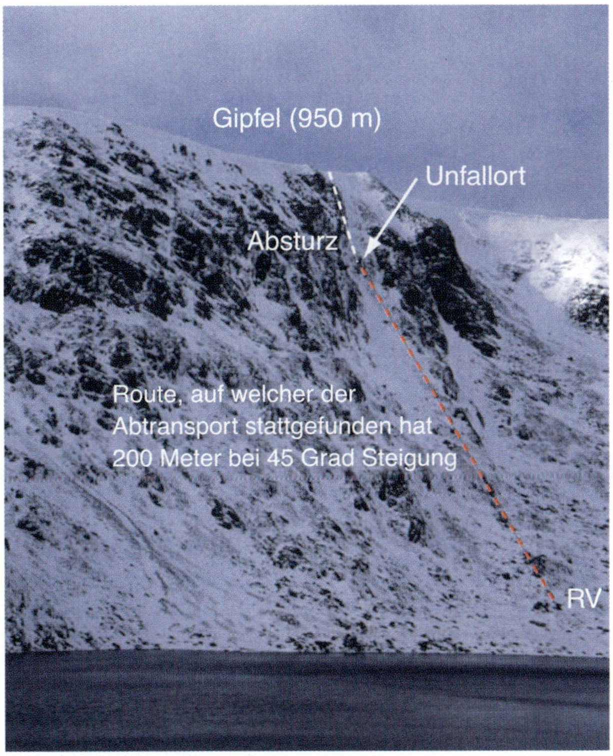

Abb. 10.2 Unfallort bei besseren Wetterverhältnissen.

- Es ist leicht, im Nachhinein über Dinge zu reden, die am Einsatzort hätten getan werden sollen: die Verabreichung von Tranexamsäure, Vasopressin oder die Infusion einer kristalloiden Lösung oder von Blut. Die Überwachung der Vitalzeichen wurde weitgehend vom Arzt durchgeführt, bei der terrestrischen Evakuierung wurde auf das elektronische Monitoring verzichtet. Es ist unmöglich zu wissen, ob wir durch das Tolerieren einer Hypotonie über einen längeren Zeitraum einen Sekundärschaden riskierten. Umgekehrt ist es unmöglich zu wissen, ob – wenn überhaupt – iatrogene Komplikationen bei einer „Stay-and-Play-Strategie" aufgetreten wären.
- Können wir unser Management rechtfertigen? Im digitalen Zeitalter sind wir selten allein, und unsere Entscheidungen und Handlungen sind offen für eine Überprüfung in einer Weise, die es noch vor fünf Jahren nicht gab. Uns war nicht bewusst, dass diese Rettung gefilmt wurde und neun Monate lang im nationalen Fernsehen gezeigt werden würde. Das Management von Crew-Resourcen ist nicht nur für den guten Teamgeist und die möglichen positiven Auswirkungen auf das Opfer förderlich, sondern hilft auch Einzelpersonen im Team, mit diesem Eindringen in ihre persönlichen physischen und psychischen Räume fertig zu werden.

Tab. 10.2 Fallbericht: Aktionsplan

Beurteilung	Tätigkeiten
Wahrnehmung	
• Minimiere die Zeit vor Ort: Felsen können instabil sein und ausbrechen; Steinschlag ist eine ständige Gefahr • Falls eine Bodenrettung aufgrund von Wetter und Lage unausweichlich ist: – Wähle beim Abstieg eine bekannte Route – Beachte das Risiko von Steinschlag ausgelöst durch Personen oder Tragen • Ein Wetterfenster kann eine Windenbergung mittels Hubschrauber ermöglichen	• Führe einfache Maßnahmen zur Sicherung von Atmung und Kreislauf durch; verwende bei Wirbelsäulenverletzungen und Hypothermie zur Stabilisierung die Vakuummatratze bzw. einen Bergesack. Führe die Rettung nach Prioritäten durch, sofern kein Herz-Kreislauf-Stillstand eintritt • Erfahrene und trainierte Teams verkürzen die Bergezeit • Sei jederzeit für eine Windenbergung mittels Hubschrauber bereit
Planung und Entscheidungsfindung	
• Setze die richtigen Prioritäten • Plane Versorgungspunkte in sicherem und stabilem Gelände ein, wo eine erweiterte medizinische Versorgung stattfinden kann und eine Übergabe an den Hubschrauber möglich ist • Der Patiententransport erfolgt direkt vom Übergabepunkt in das Traumazentrum (40 min bis zur Übergabe und 40 min bis zum Traumazentrum per Flugrettung)	• Plane zwei Sauerstoffflaschen und ein persönliches medizinisches Set mit einem Bergrettungsarzt, um das Opfer beim Abstieg zu begleiten; das Bergrettungsteam ist dafür verantwortlich • Verlegung des größten Teils des medizinischen Personals und der Ausrüstung zum Rendez-Vous-Punkt; Vorbereitung des Rendez-Vous-Punkts zur Aufnahme des Patienten; das HEMS-Team ist dafür verantwortlich
Kommunikation	
• Informiere das gesamte Team über den Plan • Die eingesetzte Flugrettung sollte für eine medizinische Versorgung ausgestattet sein. Kommuniziere die Gefahren bei der Landung des Hubschraubers an das Team. Klare Zuteilung von Funkgruppen	• Die Einsatzleiter müssen eine Funkverbindung zwischen dem Team und den Behörden sicherstellen
Koordination	
• Die Rettungskette muss bis in das Traumazentrum durchdacht und geplant werden	• Die Luftrettung soll das Traumazentrum so rasch wie möglich alarmieren, wenn der Zielort bekannt ist
Teamwork	
• Jeder im Team achtet auf Gefahren und meldet diese sofort	• Benutze eine einfache taktische Sprache für eine sichere Kommunikation

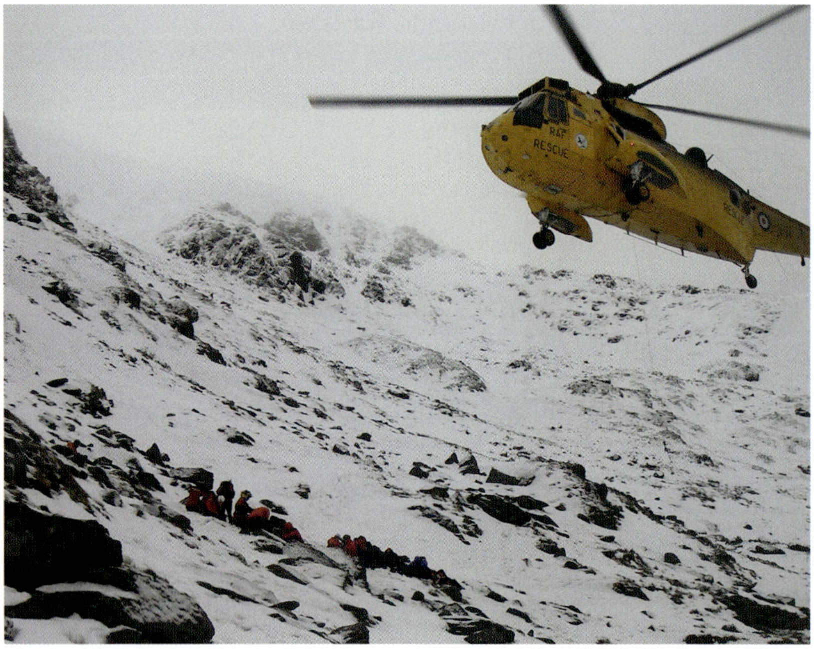

Abb. 10.3 SAR-Hubschrauber beim Abheben von einem Treffpunkt.

Fazit

Die Bergrettung ist mit Risiken behaftet. Deshalb ist Sicherheit oberstes Gebot. Lehren aus dem Bereich der Luftfahrt in der Ausbildung und Umsetzung eines Managementsystems oder einer Kultur, die dem Crew Resource Management entspricht, sind im Rettungswesen von großer Bedeutung. Bewusstsein für die besondere Situation und Teamarbeit sind bei komplexen Bergrettungseinsätzen besonders wichtig. Denke immer daran:

- Was wäre, wenn …?
- Habe einen Plan B.
- Plane voraus!
- Bleibe in der Komfortzone und vermeide es, neu erworbene Fähigkeiten zum ersten Mal während eines Einsatzes anzuwenden. Mache nur das Nötige.
- Verwende Checklisten und Standardabläufe. Kenne die Standards und weiche situationsflexibel davon ab. Aber höre nie damit auf, mit dem Team zu denken und zu kommunizieren.

LITERATUR

1. Webseite Bergrettung Tirol. Interkontinentale Bergrettungsaktion am Mount Kenya. Unter: https://www.bergrettung-innsbruck.at/interkontinentale-bergrettungsaktion-am-mount-kenya/ (letzter Zugriff: 12.04.2023).
2. Webseite Tindle Newspapers Ltd. 20 years rescue team remember heroic leader who gave his life to save young scouts.
3. Ellerton J. In Casualty Care in Mountain Rescue, 2nd ed. Penrith: Reeds; 2006. p 328.
4. Cockermouth Mountain Rescue Team. I60 years Cockermouth Mountain Rescue Team 2013, page 14. Unter: www.cockermouthmrt.org.uk/documents/CMRT_60years.pdf (letzter Zugriff: 12.04.2023).
5. Rowley C, Bryant M. Crew Resource Management in Helicopter Air Ambulance Operations: A Literature Review. Federal Aviation Administration Aerospace Medicine Technical Reports DOT/FAA/AM-17/13 2017.
6. Blick Nachrichten (Schweiz). Zwei Touren-Skifahrer waren schuld. Unter: https://www.blick.ch/schweiz/lawinendrama-diemtigtal-zwei-touren-skifahrer-waren-schuld-id41226.html (letzter Zugriff: 12.04.2023).
7. De Decker R, Tölken G, Roos J. Human factors: Predictors of avoidable wilderness accidents? S Afr Med J. 2017;107(8):669–673.
8. Pietsch U, Knapp J, Kreuzer O, et al. Advanced airway management in hoist and longline operations in mountain HEMS – considerations in austere environments: a narrative review. Scand J Trauma Resusc Emerg Med. 2018;26:23.
9. Pietsch U, Lischke, V. Medical simulation training of helicopter-supported mountain rescue situations. Air Rescue. 2014;4:16–19.
10. Power D, Henn P, Hick D, et al. An evaluation of high fidelity simulation using a human victim simulator in a new Diploma in Military Medical Care. J Mil Veterans Health. 2013;21:4–10.
11. Abrahamsen H, Sollid S, Öhlund L, et al. Simulation-based training and assessment of non-technical skills in the Norwegian Helicopter Emergency Medical Services: a cross-sectional survey. Emerg Med J. 2015;32:647–653.
12. Pietsch U, Miodrag F, Gian-Reto K. Crew Resource Management (CRM) training in the ICU. Is once a year enough? Conference Paper: ESICM LIVES 2 017 30th ESICM Annual Congress. September 23–27. J Intensive Care Med. 2017.
13. Rammlmair G, Zafren K, Elsensohn F. Qualifications for Emergency Doctors in Mountain Rescue Operations. In: Consensus Guidelines on Mountain Emergency Medicine and Risk Reduction, Fidel Elsenshon (ed). Lecco: Casa Editrice Stefanoni; 2001. pp 31–32.
14. Smith J, Rickard A, Wise D. Traumatic Cardiac Arrest. J R Soc Med. 2015;108:11–16.
15. Deakin C. D. Scoop and run versus stay and play: strategies in pre-hospital care. In Gullo A: Anaesthesia, Pain, Intensive Care and Emergency Medicine. Milano: Springer; 2003. pp 1019–1026.
16. Welch S. Crew Resource Management: An Idea for the ED. Emergency Medicine News. 2007;29(2):23–24.

KAPITEL

11 Patientenbeurteilung und Risikomanagement

Fidel Elsensohn

Zusammenfassung

Der traumatische Herz-Kreislauf-Stillstand ist die häufigste Todesursache in den Bergen. Eine genaue Beurteilung des Unfallopfers ist eine der wichtigsten Fähigkeiten von Ersthelfern, Sanitätern und Notärzten. Diese Beurteilung ist ein zentrales Element, um exakte Informationen an die Leitstelle zu übermitteln, die der Situation entsprechende Rettungsmittel, Helikopter oder andere Einsatzkräfte aktiviert. Eine exakte Patientenbeurteilung ist die Voraussetzung für eine effektive Versorgung am Einsatzort.

Dieses Kapitel soll Bergrettern und Notärzten einen Leitfaden bieten, um durch eine richtige Ersteinschätzung eine adäquate Erstversorgung schwerer Verletzungen in den Bergen durchzuführen. Es werden spezielle alpinmedizinische Unfallsituationen, wie Lawinenunfälle, Canyoning-Unfälle, Unterkühlung, Blitzunfälle und Verletzungen durch Steinschlag dargestellt. Die einzelnen Schritte der Patientenbeurteilung sind in Form eines Leitfadens weiter unten angeführt. Entscheidend sind das Atemwegsmanagement und die Diagnosestellung eines hämorrhagischen Schocks bei stumpfen Traumata oder schwerer Hirnverletzung und die rasche Wiederherstellung eines Spontankreislaufs. Ein schneller, sicherer Transport setzt eine schnelle und effektive Erstbeurteilung mit Stabilisierung der Vitalfunktionen voraus. Dadurch kann die präklinische Versorgungszeit minimiert und das Auskühlen des Verletzten begrenzt werden.

11.1 Einleitung

Unfälle können bei den verschiedensten Freizeitaktivitäten in den Bergen wie Klettern, Wandern, Skifahren (Pisten- und Tourenski), Paragliding, Canyoning und Mountainbiken passieren. Bergrettungsteams werden auch gerufen, wenn sich Arbeits- und Verkehrsunfälle in gefährlichen Umgebungen ereignen. Auch hier müssen sie eine rasche Beurteilung, Erstversorgung und Abtransport vornehmen. Die Behandlungs- und Überwachungsmöglichkeiten von Patienten bei Unfällen in den Bergen sind limitiert. In diesem Kapitel sollen die einzelnen Schritte der Erstbeurteilung zusammengefasst und spezielle Unfallsituationen bearbeitet werden, die wegen oft extremer Umweltbedingungen unterschiedliche Behandlungsstrategien erfordern.

11.2 Allgemeine Überlegungen

Unfälle in den Bergen und abgelegenen Gebieten setzen Patienten und Retter in der Regel einem höheren Risiko aus als in städtischen Gebieten. In vielen Fällen können Fahrzeuge die Unfallstelle nicht direkt erreichen, sodass die Rettungskräfte die gesamte Ausrüstung zum Primary Survey (Erstuntersuchung und lebensrettende Sofortmaßnahmen) selbst tragen müssen. Die Flugrettung bietet in vielen Ländern einen großen Nutzen für Patienten und Rettungsmannschaften. Allerdings können schlechtes Wetter, nächtliche Dunkelheit und eingeschränkte Sicht ein sicheres Arbeiten der Helikopter manchmal unmöglich machen. In diesen Fällen sind bodengebundene Bergrettungsteams den Gefahren des Geländes, der eingeschränkten Sicht und Umweltbedingungen wie Schnee, Regen und Kälte ausgesetzt. Große Entfernungen können zu verspäteten Eintreffzeiten am Unfallort führen mit in der Regel begrenzter technischer und medizinischer Ausrüstung. Bei Kälte und Nässe funktionieren möglicherweise manche Überwachungsgeräte nicht ausreichend oder sie sind nicht an die speziellen Erfordernisse angepasst. Die Menge notwendiger Medikamente, Infusionen und Sauerstoff kann eingeschränkt sein, auch weil die Transportwege lang sind. Internationale Leitlinien wie die des Internationalen Verbindungskomitees für Wiederbelebung (ILCOR, International Liaison Committee on Resuscitation) gelten in erster Linie für den urbanen Raum und sind möglicherweise in besonders exponierten Gebiete nicht anwendbar. In den meisten Fällen fungieren die Mitglieder des Bergrettungsteams als Ersthelfer, die eine Erstbeurteilung vornehmen und ggf. lebensrettende Maßnahmen einleiten. Professionelle Notärzte sind in der Regel in der zweiten Gruppe von Rettern und erreichen den Einsatzort erst nach der Notfallversorgung. In dieser Hinsicht können sich die Notfallmaßnahmen in den Bergen von denen unterschieden, die an besser zugänglichen Orten vorgenommen werden. Entscheidungen über die dringlichsten medizinischen

Maßnahmen können durch einen qualifizierten Notarzt telefonisch oder über Funkberatung optimiert werden.

Der Schweregrad von Verletzungen ist möglicherweise zunächst nicht ersichtlich. Eine nicht beobachtete Verschlechterung der Vitalfunktionen kann jederzeit auftreten. Veränderungen von Vitalzeichen können frühzeitig darauf hinweisen, dass sich der Zustand eines Unfallopfers verschlechtert. Bei schweren traumatischen Verletzungen müssen Elektrokardiogramm (EKG), Blutdruck, Sauerstoffsättigung und Körperkerntemperatur kontinuierlich überwacht werden.

11.3 Sicherheit von Rettern und Patienten

Rettungskräfte im alpinen Gelände müssen zunächst für ihre eigene Sicherheit sorgen, um danach einzuschätzen, ob sich der Patient an einem sicheren Ort befindet und ob dieser vor weiteren Verletzungen geschützt ist. Die Rettung aus Gebirgsnot wird häufig in extremen und abgelegenen Umgebungen durchgeführt. Objektive Risiken sollten nach Möglichkeit minimiert werden. In gefährlichen Situationen kann es notwendig sein, einen Patienten vor der Erstbeurteilung und Erstversorgung aus der Gefahrenzone zu bergen. Allerdings sollte das Freimachen verlegter Atemwege und die Stillung lebensbedrohlicher Blutungen auch unter diesen Umständen durchgeführt werden. Diese lebensrettenden Maßnahmen dauern oft nur wenige Sekunden und können vor der Evakuierung ausgeführt werden.

11.4 Primary Survey (Notfall-Check)

Sobald sich der Patient an einem sicheren Ort befindet, beginnen Sie mit demPrimary Survey nach dem ABCDE-Algorithmus (➤ Abb. 11.1). Die anfangs festgestellten Vitalzeichen sind sorgfältig aufzuzeichnen, da sie als Basiswert verwendet werden. Erreicht ein Bergrettungsteam die Unfallstelle, wird der Verunfallte sofort nach einem standardisierten Protokoll untersucht. Die ersten Schritte, nachdem lebensbedrohliche Blutungen ausgeschlossen wurden, sind die Anwendung des ABCDE-Algorithmus. Überprüft werden:

- A (Airway) – Atemwege freimachen und Schutz der Halswirbelsäule
- B (Breathing) – Atmung und Sauerstoffversorgung
- C (Circulation) – Stabilisierung des Kreislaufs und Stillung lebensgefährlicher Blutungen
- D (Disability Neurologie) – Bewertung nach Glasgow Coma Scale (GCS) oder nach dem AVPU-Schema: alert (wach), verbal (reagiert auf Ansprache, pain (reagiert auf Schmerzreize), unresponsive (reagiert auf keine Reize), um den Bewusstseinszustand und die Beobachtung der Pupillen zu überprüfen
- E (Environment, Umgebung) – Hypothermie, Exposition

Die Hypothermie (Unterkühlung) stellt bei Unfällen in den Bergen ein erhebliches Risiko dar und verschlechtert bei polytraumatisierten Patienten das Outcome erheblich. [1] Abhängig von den Kenntnissen der Retter, der Verfügbarkeit der Ausrüstung und den Bedingungen vor Ort ist eine kontinuierliche Überwachung angezeigt. Bei extremer Kälte können Überwachungssysteme wegen des schnellen Verlusts der Batteriekapazität und des Einfrierens von Displays ausfallen.

MERKE

- Es ist sehr wichtig, den Zeitpunkt der Verletzung, die Ergebnisse der Erstbeurteilung und der durchgeführten Maßnahmen zu dokumentieren.
- Mit der Planung der Bergung sollte so rasch wie möglich begonnen werden.

11.5 Secondary Survey

Nach dem Primary Survey sollten im Rahmen des Secondary Surveys (Zweituntersuchung und erweiterte Versorgung), sofern der Verletzte in stabilem Zustand ist, Kopf, Hals, Rumpf und Extremitäten untersucht und eine entsprechende Anamnese erhoben werden. Der Patient darf nur wenig entkleidet werden, sowohl um übermäßigen Wärmeverlust zu vermeiden als auch um die Privatsphäre des Opfers zu schützen. Die Vor-Ort- und Rettungszeiten sind so kurz wie möglich zu halten. Eine Untersuchung des gesamten Körpers von Kopf bis Fuß kann durch Umweltbedingungen oder durch die Notwendigkeit einer raschen Bergung beeinflusst werden. In kritischen Situationen darf eine rasche Bergung und Transport nicht durch eine zeitaufwändige Untersuchung des gesamten Körpers verzögert werden.

Der Unfallmechanismus gibt Aufschluss über den zu erwartenden Schweregrad der Verletzungen. Bei Unfällen mit hohen Aufprallgeschwindigkeiten (high impact trauma) sind multiple Traumata und innere Verletzungen zu erwarten. Jedes weitere neue Such- und Rettungsteam (SAR), das sich um ein Opfer kümmert, sollte den Zustand des Patienten selbst neu bewerten. Informationen sollten von jedem Team protokolliert und an das nachfolgende Team bis zum Eintreffen im Krankenhaus weitergegeben werden.

11.5.1 Kopfverletzungen

Bei jedem Patienten, der nach einem Unfall eine veränderte Bewusstseinslage aufweist, besteht der Verdacht auf ein Schädel-Hirn-Trauma (SHT). Der Bewusstseinszustand

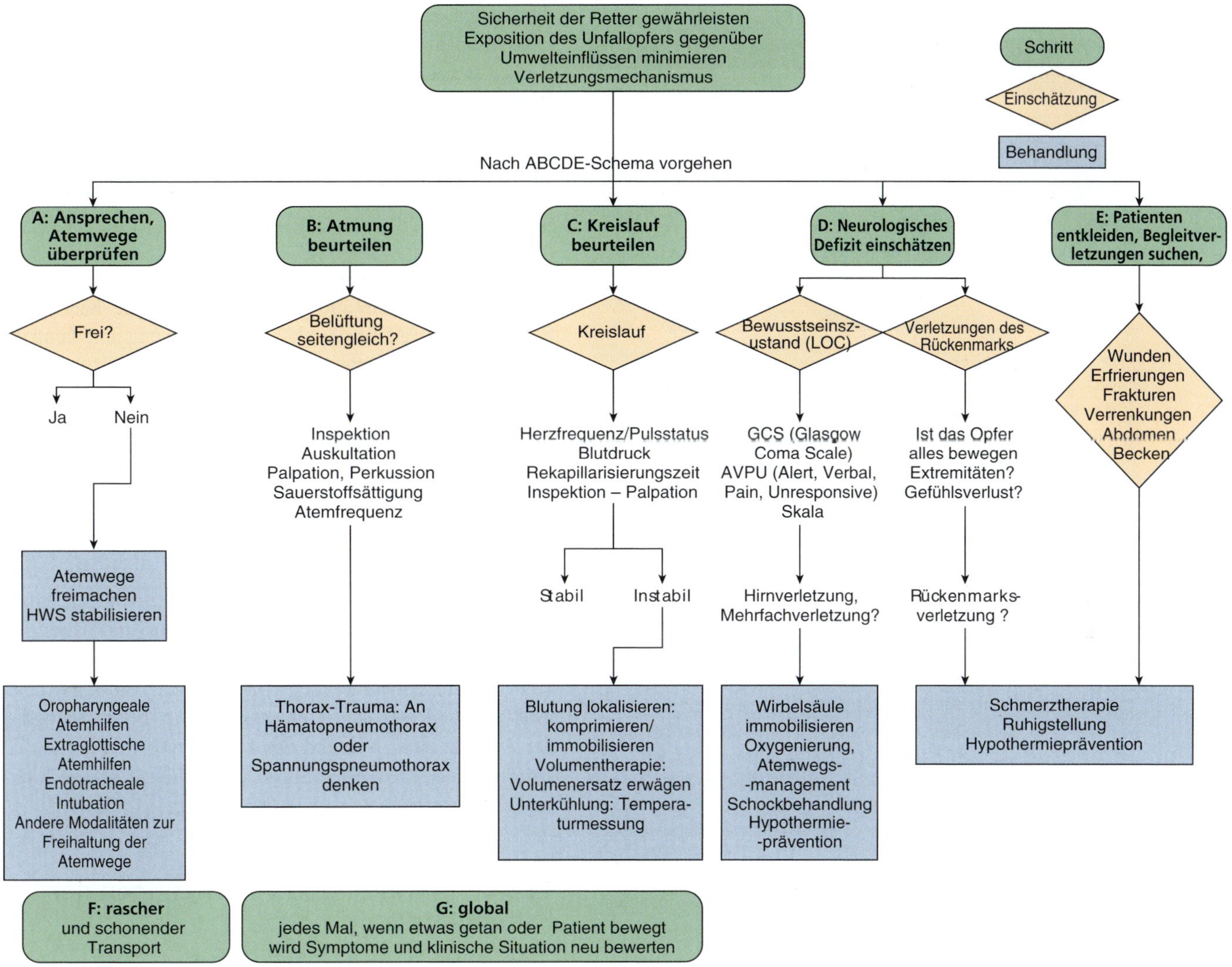

Abb. 11.1 Algorithmus zur Beurteilung von Patienten in den Bergen. AVPU/WASB = alert/wach, verbal/Ansprache, pain/Schmerzreiz, unresponsive/nicht ansprechbar; GCS = Glasgow Coma Scale; LOC = Level of Conciousness/Bewusstseinsgrad.

sollte anhand der GCS-Skala (➤ Tab. 11.1) oder AVPU-Skala (➤ Tab. 11.2) beurteilt und dokumentiert werden. Eine Amnesie für die Ereignisse, die vor oder nach einem Unfall aufgetreten sind, ist ein starker Hinweis für ein SHT. [2] Eine schwere Kopfverletzung kann nicht nur das Gehirn betreffen, sondern auch mit Verletzungen einer Vielzahl anderer Strukturen wie Schädel, Gesichtsknochen, Weichgewebe und Halswirbelsäule einhergehen. Kopfverletzungen bei einem Polytrauma sind meistens mit Verletzungen des Brustkorbs, der Bauchorgane, der Wirbelsäulen-, des Beckens- und der Extremitäten kombiniert. [3, 4]

11.5.2 Wirbelsäulen- und Beckenverletzungen

Rückenmarksverletzungen sind die schwerwiegendste mögliche Folge einer Wirbelsäulenverletzung. Wirbelsäulenfrakturen entstehen häufig im Zusammenhang mit einem Polytrauma. [5, 6] Bei der Beurteilung von Wirbelsäulenverletzungen müssen die motorische Kraft und die Sensibilität der Extremitäten getestet werden. Bei Verdacht auf eine Fraktur der oberen Halswirbelsäule muss mit eingeschränkter Atmung bis zum Atemstillstand gerechnet werden. Verletzungen des Rückenmarks können einen neurogenen Schock auslösen, der durch einen Blutdruckabfall aufgrund einer Vasodilatation des arteriellen Systems zusammen mit einer Bradykardie verursacht wird, Weitere Symptome und Anzeichen können sein: Dyspnoe, mit oder ohne Zyanose, und ein schneller Abfall der Körperkerntemperatur. [7] Die Überwachung von Herzfrequenz, Blutdruck und Sauerstoffsättigung sind von entscheidender Bedeutung.

Hauptsymptome von Beckenfrakturen sind Schmerzen, Blutergüsse, Schwellungen und Krepitationen im Beckenbereich. Mehrfache Versuche, die Beckenstabilität durch

11

Tab. 11.1 Glasgow Coma Scale

Reaktion	Skala	Punkte
Öffnen der Augen	Spontan	4 Punkte
	Nach Aufforderung	3 Punkte
	Auf Schmerzreiz	2 Punkte
	Kein Öffnen der Augen	1 Punkt
Verbale Reaktion (Sprache)	Orientiert, klar	5 Punkte
	Desorientiert, verwirrt	4 Punkte
	Einzelne Worte	3 Punkte
	Einzelne Laute	2 Punkte
	Keine	1 Punkt
Motorische Reaktion (Bewegung)	Bei Aufforderung	6 Punkte
	Gezielte Abwehrbewegung bei Schmerzreiz	5 Punkte
	Ungezielte Bewegung auf Schmerzreiz	4 Punkte
	Beugesynergismen (Beugebewegungen)	3 Punkte
	Strecksynergismen (Streckbewegungen)	2 Punkte
	Keine	1 Punkt

Der Bewusstseinsgrad (LOC) ist ein Maß für die Erregbarkeit des Gehirns und Reaktion auf äußere Reize. Ein veränderter LOC kann durch unzureichende Sauerstoffversorgung, traumatische Verletzungen oder Veränderungen durch chemischen Einflüsse des Gehirns verursacht werden. Eins Standardskala ist wichtig für die Kommunikation zwischen den Leistungserbringern im Gesundheitswesen, als Orientierungshilfe für die diagnostische Aufarbeitung und therapeutische Intervention sowie als potenzieller Leitfaden für die Prognose. Die Glasgow Coma Scale (GCS) quantifiziert LOC und besteht aus drei objektiven Tests: Augen-, verbale und motorische Reaktionen. Der niedrigste mögliche Gesamt-GCS ist 3, während der höchste 15 ist.

Tab. 11.2 AVPU-Schema der Notfallmedizin zur Beurteilung des Bewusstseins des Patienten

Skala	Reaktion
A	Patient ist wach (alert) und in der Lage zu kommunizieren
V	Patient reagiert auf einen verbalen (verbal) Reiz der Helfer
P	Patient reagiert auf einen Schmerzreiz (pain) wie einem Quetschen der Haut oder Reiben am Sternum
U	Patient reagiert auf keinen äußeren Einfluss (unresponsive)

Manipulation (Druck von vorne auf die Beckenschaufeln manchmal auch als „Schaukeln des Beckens" bezeichnet) zu beurteilen, sind kontraindiziert, da sie unzuverlässig sind und zusätzliche Verletzungen oder starke Blutungen verursachen können. [8] Eine sanfte laterale Kompression zur Beurteilung der Schmerzen ist die empfohlene Technik für die Triage-Entscheidungen vor Ort. [9] Besteht aufgrund von Schmerzen bei seitlicher Kompression der Verdacht auf eine Beckenfraktur, sollte diese mit einem Beckengurt (vorgefertigt oder improvisiert) stabilisiert werden. Vaskuläre oder neurologische Anomalien an einem oder beiden Beinen können auf eine Zerreißungen von Gefäßen oder Nerven hinweisen, die im Becken verlaufen (➤ Kap. 15 *Frakturen, Verrenkungen und Wirbelsäulenverletzungen*). [10, 11]

11.5.3 Verletzungen im Bauch- und Brustbereich

Verletzungen des Brustkorbs oder des Abdomens können die Thorax- oder Bauchwand und die Brust- oder Bauchhöhle betreffen. Brustverletzungen können die Atmung und damit die Sauerstoffversorgung des Lungengewebes beeinträchtigen und lebensbedrohend sein. Sie können allerdings leicht übersehen werden. [12] Rupturen der Leber oder Milz – sie sind häufig Folgen eines Thoraxtraumas – können eine massive Blutung und einen hämorrhagischen Schock verursachen. [13] Das detaillierte Erheben des Unfallhergangs, um den Verletzungsmechanismus zu verstehen, ist der erste Schritt der Beurteilung des Verletzungsmusters. Verfärbungen oder Verformungen des Brustkorbs oder der Bauchdecke, schnelle oder erschwerte Atmung, subkutanes Emphysem (Knistergefühl unter der Haut) und Schmerzen müssen durch eine genaue Untersuchung – „Sehen, Hören und Fühlen" – festgestellt werden. Dies können Anzeichen einer lebensbedrohlichen Verletzung sein. Eine Beeinträchtigung der Atmung kann während des Lufttransports aufgrund von Druckunterschieden in verschiedenen Flughöhen zusätzlich verschlechtert werden (➤ Kap. 14 *Polytrauma*). [14, 15]

11.5.4 Frakturen und Verrenkungen der Extremitäten

Frakturen und Luxationen der oberen und unteren Extremitäten sind häufig vorkommende Verletzungen in den Bergen. [16] Es ist wichtig, eine Beurteilung auf abnorme Stellung, Schmerzen, Krepitationen, Schwellung und Funktionsverlust durchzuführen. Extremitätenverletzungen können auch Blutgefäße und Nerven schädigen. Jede Hautverletzung im Bereich einer (auch vermuteten) Fraktur gilt als offene Fraktur. Neurovaskuläre Störungen wie Lähmungen, Puls- oder Gefühlsverlust und anormale Hautfarbe müssen genau untersucht werden. (➤ Kap. 15 *Frakturen, Verrenkungen und Wirbelsäulenverletzungen*).

11.6 Besondere Situationen

11.6.1 Lawinenunfall

Bei der Bergung eines Lawinenopfers sollten Retter zunächst darauf achten, ob die Atemwege frei sind und ob eine Atemhöhle (freier Raum vor Mund und Nase) vorhanden ist. Bei freien Atemwegen, insbesondere, wenn eine Atemhöhle besteht, kann dies darauf hinweisen, dass der Verletzte nach der Verschüttung atmen konnte. [17] Während der Rettung kann es zu einem Herz-Kreislauf-Stillstand kommen (Bergungstod, rescue collapse). Die Überwachung der Vitalfunktionen und, falls verfügbar, die der Körperkerntemperatur sind unmittelbar einzuleiten, um die Wiederbelebung anhand der Richtlinien der ILCOR und der Internationalen Kommission für Alpine Rettung (ICAR) durchzuführen. [18] Damit der Algorithmus zur Behandlung von Lawinenopfern verstärkt zur Anwendung kommt, hat die Internationale Kommission für Alpine Notfallmedizin (ICAR MedCom) eine Checkliste für Ersthelfer für Erstmaßnahmen (BLS) und Notärzte/Paramedics zur Durchführung eines Advanced Life Support (ALS) veröffentlicht. [19] Nach diesen Maßnahmen sollte eine Untersuchung auf Anzeichen für stumpfe Traumen nach dem ABCDE-Algorithmus durchgeführt werden (➤ Kap. 20 *Lawinenunfälle*).

11.6.2 Unterkühlung (Hypothermie)

Die Diagnostik und Einteilung des Schweregrads der Hypothermie am Unfallort erfolgt anhand klinischer Befunde nach den Hypothermie-Richtlinien des Schweizerischen Systems oder der Wilderness Medical Society (WMS) (➤ Tab. 11.3 und ➤ Tab. 11.4) und durch den kürzlich vorgestellten HOPE-Score (➤ 19.7.1, ➤ 20.6.2). [20, 21] Bei Verdacht auf eine Unterkühlung sollte sofort eine Kerntemperaturmessung vorgenommen und der Patient kardial überwacht werden. Bei nicht bewusstlosen Patienten ist der Grad des Bewusstseins (LOC) – Atmung, Puls und Kerntemperatur – zu beurteilen und der Patient ist zusätzlich auf Verletzungen nach dem ABCDE-Algorithmus zu untersuchen. Für die Ersteinschätzung in der Bergrettung ist die epitympanische Temperaturmessung (Messung der Körperkerntemperatur am Trommelfell) weit verbreitet. Bei strikter Beachtung der Fehlerquellen und korrekter Handhabung liefern die Geräte relativ genaue Ergebnisse.[22] Die neueren tragbaren Überwachungssysteme messen die Körperkerntemperatur im Ösophagus. Auch wenn der Verunglückte zum Zeitpunkt der Erstbeurteilung nicht unterkühlt zu sein scheint, kann es im Lauf der Bergung und des Transports durch kalten Wind, nasse Kleidung und Regen oder Schnee zu einer Unterkühlung kommen. Immobilisierte Patienten können sehr schnell auskühlen (Kap. 19 *Akzidentielle Hypothermie*).

Tab. 11.3 Stadien der Hypothermie nach dem Schweizer-Klassifizierungssystem. Retter sollten sich darüber im Klaren sein, dass das Frösteln auch unter 31 °C anhalten kann und Vitalzeichen auch unter 24 °C vorhanden sein können. (Wiedergegeben aus [20], mit freundlicher Genehmigung)

Stadium	Symptome	Köperkerntemperatur
HT I	Klares Bewusstsein mit Zittern	35–32 °C
HT II	Bewusstseinsstörungen ohne Zittern	32–28 °C
HT III	Bewusstlos	28–24 °C
HT IV	Scheintod	24–13,7 °C
HT V	Tod durch irreversible Unterkühlung	< 13,7 °C (< 9 °C)

Tab. 11.4 Stadien der Unterkühlung. Geändert von [21]

Stadien	Temperatur
Zittern	>35 °C
Milde Hypothermie	35–32 °C
Moderate Hypothermie	32–28 °C
Schwere Hypothermie	<28 °C

11.6.3 Unterkühlung durch Eintauchen in kaltes Wasser (cold water immersion)

Bereits mäßig schwere Verletzungen können aufgrund zusätzlicher Faktoren wie Unterkühlung, verzögerte medizinische Behandlung und länger dauernde Bergung lebensbedrohlich werden. Das bei verletzten Personen dadurch ausgelöste Ertrinken stellt ein erhebliches Risiko dar. Die rasche Bergung ist das vorrangige Ziel und nach Verbringung des Opfers an einen sicheren Ort folgt die Erstbeurteilung. Allerdings muss beachtet werden, dass die Bergung sehr zeitaufwändig sein kann. Der Primary Survey vor der Bergung ist meistens nur rudimentär möglich und die Möglichkeiten einer dauernden Überwachung sind erschwert. Die medizinische Situation muss immer wieder neu beurteilt werden, da die möglichen medizinischen Interventionen während einer laufenden Bergung begrenzt sein können. [23]

11.6.4 Stürze

Bei Stürzen in einem Klettergurt können hohe Kräfte – bis zu 6,5 kN – auf den Körper des Kletterers einwirken. [24] Diese Situation bedeutet ein hohes Risiko für schwere Verletzungen. [25, 26] So können Stürze in üblicherweise mäßig schwerem Klettergelände aufgrund des Felskontakts bereits schwere Verletzungen hervorrufen. Bei einem Sturz aus großer Höhe besteht ein hohes Risiko für ein Polytrauma oder den Tod. [27] Kletterer, die nur einen Sitzgurt und keinen Ganzkörpergurt tragen und nach einem Sturz bewusstlos mit dem Kopf nach unten im Seil hängen bleiben, sind aufgrund eines erhöhten intrakraniellen Drucks in Lebensgefahr. [25, 28]

Bewusstlose Patienten, die in aufrechter Position hängen, haben ein hohes Risiko, an einem Suspensionssyndrom bzw.

Hängetrauma oder einer Asphyxie aufgrund einer Obstruktion der Atemwege zu sterben. Stürze mit direktem Aufprall auf die Wirbelsäule, Extremitäten, den Schädel oder den Rumpf an den Felsen während eines Sturzes sind die häufigste Ursache von schweren Verletzungen bei Kletterunfällen. Die Erstbeurteilung sollte sich an der Unfallmechanik orientieren. Bereits bei einem unkontrollierten Sturz aus einer Höhe von 1,5 m ist mit Verletzungen durch den starken Aufprall zu rechnen, und eine kontinuierliche Überwachung der Vitalfunktionen ist angezeigt (➤ Kap. 18 *Suspensionssyndrom*). [27, 28]

11.6.5 Spaltenstürze

Stürze in Spalten gehen einher mit einem hohen Risiko für ein Polytrauma. Außerdem entstehen häufig große Risswunden durch Steigeisen. Dazu kommen Probleme wie z.B. Unterkühlung, die bereits bei Temperaturen um den Gefrierpunkt auftreten kann, und lokale Erfrierungen. Lange Anmarsch-, Berge- und Transportzeiten stellen zusätzliche Risiken für die Patienten dar. Menschen, die in engen Spalten eingeschlossen sind, können von den Rettungsteams oft nur durch den Einsatz von schwerem Gerät befreit werden. In den meisten Fällen ist es unter diesen beengten Verhältnissen äußerst schwierig, eine Erstbeurteilung und Behandlung vorzunehmen. Wenn möglich, sollte ein Arzt oder Sanitäter für eine erste Beurteilung zum Verletzten absteigen und das technische Rettungsteam beraten, um zusätzliche Verletzungen durch die Bergung zu minimieren. [29] Überwachungsgeräte versagen häufig aufgrund der extremen Umgebungsbedingungen. Nach der Rettung sind eine Ganzkörperuntersuchung und ein Hypothermie-Staging obligat. Der sogenannte Bergetod ist ein potenzielles Risiko bei jeder Gletscherspaltenrettung. Eine kontinuierliche Überwachung der Vitalfunktionen ist von entscheidender Bedeutung (➤ Kap. 22 *Gletscherspaltenunfälle*).

11.6.6 Blitzschläge

Verletzungen, die durch Blitzschlag bei Outdoor-Aktivitäten verursacht werden, können auf mehrere Mechanismen zurückgeführt werden. Dazu gehören direkte Blitzschläge, die meistens tödlich sind, Blitzüberschläge von Bäumen oder anderen Gegenständen, Bodenstrom oder Stromschläge bei Kontakt mit einem vom Blitz getroffenen Objekt, wie z. B. einem Klettersteigset (feste Kletterhilfen wie Stahlseile oder Stufen). Stumpfe Verletzungen können durch Druckwellen, Steinschlag oder Absturz hervorgerufen werden.

Ein Herz-Kreislauf-Stillstand durch Kammerflimmern oder Asystolie durch einen direkten Blitzschlag ist die häufigste Todesursache. Eine Lähmung des medullären Atemzentrums kann sekundär zu einem Herz-Kreislauf-Stillstand aufgrund einer Hypoxie führen. Eine Asystolie kann auch durch eine gleichzeitige Depolarisation der Myokardzellen ausgelöst werden. [30] Wird der Patient fortlaufend beatmet, kann eine Rückkehr der Herzaktivität erwartet werden, wird diese aber nicht ausreichend lange und kontinuierlich durchgeführt, ist ein durch Sauerstoffmangel (hypoxischen) bedingte Herz-Kreislauf-Stillstand die Folge. [31] Kopfverletzungen, stumpfe Traumen, Frakturen, neurologische Störungen, Prellungen und Gerinnungsstörungen sind häufige Folgeerscheinungen von Verletzungen durch Blitzschlag. [32–35] Patienten und Retter sind während der Bergung oftmals einem hohen Risiko ausgesetzt. In besonders gefährlichen Situationen sollte die Bergung verschoben werden, bis die Gefahr weiterer Blitzschläge vorüber ist. An der Unfallstelle sollten der kardiorespiratorische Status unverzüglich beurteilt und die entsprechenden Notfallmaßnahmen eingeleitet werden. Die Überwachung mit einem EKG oder einem automatisierten externen Defibrillator (AED) ist so bald wie möglich durchzuführen. [35] Eine exakte neurologische Beurteilung ist essentiell, allerdings sind erweiterte und nicht auf Licht reaktive Pupillen keine Prognose für einen schlechten Ausgang (➤ Kap. 27 *Verletzungen durch Blitzschlag*).

11.6.7 Hitzschlag

Ein Hitzschlag tritt auf, wenn thermoregulatorische Mechanismen in einer extrem heißen, oft feuchten Wettersituation oder, was noch häufiger vorkommt, durch körperliche Betätigung unter mäßigen bis extremen Witterungsverhältnissen überlastet werden. [36–38] Ein Hitzschlag ist lebensgefährlich. [39] Folgende Faktoren können dazu beitragen, die Kapazität der Thermoregulation zu überschreiten: Hohe Lufttemperaturen, Strahlungswärme von umgebenden Objekten wie Felsen und direkte Sonneneinstrahlung, hohe relative Luftfeuchtigkeit, Wind, Körperwärme durch körperliche Aktivität und warme oder dunkle Kleidung. Ein negativer Flüssigkeitshaushalt kann den körperlichen Zustand durch Dehydration rapide verschlechtern und in weiterer Folge einen hypovolämischem Schock auslösen. Zu den hitzebedingten Erkrankungen gehören Hitzekrämpfe, Hitzeerschöpfung und Hitzschlag. Zu den milderen Formen von Hitzekrankheiten zählen Hitzeödeme, Hitzeausschlag, Hitzekrämpfe und Hitzesynkopen. [40] Hitzekrämpfe sind kurze, intermittierende Krämpfe, die durch ein Flüssigkeits- und Elektrolytungleichgewicht verursacht werden. [41] Eine Hitzeerschöpfung ist gekennzeichnet durch unspezifische Symptome wie allgemeine Schwäche, Kopfschmerzen und Übelkeit bei normalem psychischem Zustand. [42] Wird eine Hitzeerschöpfung nicht behandelt, kann sie zu einem Hitzschlag führen – ein vollständiger Zusammenbruch thermoregulatorischer Mechanismen mit einer Kerntemperatur von in der Regel über 40 °C.

Ein Hitzschlag ist eine lebensbedrohliche Erkrankung mit schweren zentralnervösen Funktionsstörungen, die sich durch einen verminderten Bewusstseinszustand (LOC), Delirium, Krampfanfälle oder Koma äußert. Wenn er nicht frühzeitig behandelt wird, kann ein Multiorganversagen auftreten [43] Obwohl bei einem „klassischen" Hitzschlag (verursacht durch hohe Temperatur und Feuchtigkeit) in der Regel kein Schwitzen auftritt, zeigt etwa die Hälfte der Opfer eines Belastungshitzschlags aufgrund der Katecholaminfreisetzung anhaltendes Schwitzen. [38] Die Rekapillarisierungszeit und der Blutdruck sind laufend zu überprüfen, zudem sollte, falls vorhanden, ein Monitoring des Herzrhythmus vorgenommen werden, da es häufig zu einer Dysfunktion des Myokards kommt. Eine Hypotonie und ein vermindertes Herzzeitvolumen deuten auf eine schlechte Prognose hin (➤ Kap. 29 *Hitzeerkrankungen*).

11.6.8 Höhenkrankheit

Die Beurteilung von Patienten in großer Höhe kann eine Herausforderung sein, zumal viele medizinische Probleme Höhenkrankheiten nachahmen und umgekehrt Symptome der Höhenkrankheit anderen Ursachen ähnlich sind. Die klinische Anamnese kann Hinweise geben, ob eine Höhenkrankheit als Differenzialdiagnose in Erwägung gezogen werden sollte. Höhenerkrankungen treten selten unterhalb von 2.400 m auf. Über 2.500 m sollte die Aufstiegsgeschwindigkeit in Betracht gezogen werden. Die Akklimatisierung an die Höhe ohne oder mit nur leichter Höhenkrankheit kann durch einen relativ langsamen Anstieg der Schlafhöhe von nicht mehr als 300–500 m pro Nacht über 2.500–3.000 m verbessert werden. Jede dritte Nacht sollte auf der gleichen Höhe wie die vorherige Nacht verbracht werden, um eine optimale Akklimatisierung zu erreichen. [44, 45] Eine Person, die krank ist, nachdem sie in den letzten Tagen über 2.500 m aufgestiegen ist, sollte sich einer gezielten psychischen und kardiopulmonalen Beurteilung unterziehen. Eine akute Höhenkrankheit (*acute mountain sickness* – AMS) liegt vor, wenn Kopfschmerzen bestehen und mindestens eines der folgenden Symptome vorliegt: Appetitlosigkeit, Schwindel oder Erbrechen, Müdigkeit, Schwäche oder Schwindel. Ein Höhenhirnödem (*High altitude cerebral oedema* [HACE]) muss solange in Betracht gezogen werden, wie der Patient an einer Ataxie (Unfähigkeit, auf ebenem Boden einen Schritt unmittelbar vor den anderen zu setzen), an Verwirrung oder einem veränderten psychischen Status leidet – auch ohne vorherige AMS-Symptome. Es sollten jedoch auch andere Diagnosen, insbesondere eine Kohlenmonoxidvergiftung, in Betracht gezogen werden. Kurzatmigkeit in Ruhe ist in der Regel das erste Anzeichen eines Höhenlungenödems (*high altitude pulmonary oedema* [HAPE]) bei Aufenthalt in großen Höhen. Knisternde Atemgeräusche beim Auskultieren der Lunge, das normalerweise zuerst in der rechten Achselhöhle zu hören ist, sind bei HAPE häufig. [45] Retter sollten sich darüber im Klaren sein, dass viele andere Erkrankungen wie Myokardinfarkt, Lungenentzündung oder eine Lungenembolie ein HAPE nachahmen können (➤ Kap. 32 *Höhenassoziierte Erkrankungen*).

11.7 Sonografie am Einsatzort (Point-of-Care-Ultraschall – POCUS)

In den letzten Jahrzehnten wurde Ultraschall in großem Umfang als klinisches Hilfsmittel für die Entscheidungsfindung bei der Versorgung von Schwerkranken eingesetzt. Die Geräte sind schnell, nichtinvasiv, relativ günstig und verursachen keine schädliche Strahlung. Handheld-Geräte, die als Point-of-Care-Ultraschall oder POCUS bezeichnet werden, erlauben eine schnelle Beurteilung im oder außerhalb des Krankenhauses. Sie kommen in erster Linie für diagnostische Zwecke zur Anwendung können aber auch zur Unterstützung der Therapie eingesetzt werden. Notfallmediziner sind in den Bergen oft mit Situationen mit begrenzten Ressourcen und der Notwendigkeit einer schnellen Entscheidungsfindung konfrontiert. Das Vermeiden unnötiger Behandlungen vor Ort kann wertvoll sein, um die Zeit zu begrenzen, in der Rettungskräfte und Verunglückte umweltbedingten Gefahren ausgesetzt sind. Es hat sich gezeigt, dass POCUS bei der Sofortdiagnostik eines Pneumothorax oder eines Spannungspneumothorax, bei der Diagnostik einer Perikardtamponade, bei schweren Blutungen, bei Bauchtraumen aufgrund von Leber- oder Milzverletzungen sowie bei der Beurteilung des Volumenstatus und Gefäßverletzungen einen hohen Stellenwert hat. Grenzen werden dem Einsatz tragbarer US-Geräte in der Bergrettung durch hohe Ausrüstungskosten und die Notwendigkeit einer umfangreichen Schulung gesetzt. Es gibt noch keine abschließenden Studien, die beweisen, dass Morbidität oder Mortalität durch die Verwendung von POCUS bei Unfällen in den Bergen reduziert wird. [43]

MERKE

POCUS kann für eine schnelle Entscheidungsfindung bei der Behandlung vor Ort und bei der Wahl der besten Transportmethode nützlich sein. Unnötige Behandlungen können vermieden werden, was zu einer geringeren Gefährdung für Verletzte und Retter führt. Verbesserte Ergebnisse wurden jedoch noch nicht nachgewiesen.

11.8 Risikobewertung und -management in der Bergrettung

Eine Risikobewertung ist in der Bergrettung von entscheidender Bedeutung und notwendig. Das primäre Ziel einer Rettungsmission ist es, alle sicher nach Hause zu bringen. In den meisten Fällen müssen jedoch einige Risiken toleriert werden. Viele Bergrettungsaktionen finden bei schlechtem Wetter und in unwirtlichen Umgebungen statt. Das Können der einzelnen Retter in alpiner- und Rettungstechnik sowie die körperliche und psychische Fitness sollten bei der Einsatzplanung berücksichtigt werden. Es ist wichtig, dass sich alle Teammitglieder bestimmter Gefahren wie Lawinen, Steinschlag oder Erschöpfung bewusst sind.

MERKE

Jedes Teammitglied ist für die Bewertung und Bewältigung von Risiken verantwortlich.

11.8.1 Grundsätze

1. Risikobewertung und -management sollten bestimmten Grundsätzen folgen und integraler Bestandteil aller organisatorischen Prozesse sein, nicht nur bei Rettungseinsätzen, sondern auch während der Ausbildung.
2. Jeder ist ein aktiver Partner im Entscheidungsprozess, einschließlich der Entscheidungen über den Beginn und den Abbruch eines Einsatzes. Wenn ein Teammitglied eine Gefahr meldet, muss das Team die Rettungsoperation unterbrechen und die Situation neu bewerten.
3. Unsicherheiten müssen angesprochen werden. Dadurch werden das teambezogene Bewusstsein verbessert und die Risiken für die Teammitglieder verringert.
4. Einsätze müssen systematisch und strukturiert angegangen werden. Bestimmte potenzielle Gefahren können im Voraus bekannt sein, sodass Vorbereitungen getroffen werden können, um schnell reagieren zu können, wenn diese auftreten.
5. Alle verfügbaren und relevanten Informationen müssen genützt werden. Eine stabile Funkkommunikation ist von großer Bedeutung, aber auch zuverlässige topografische und geografische Kenntnisse sowie Wettervorhersagen und Informationen über Lawinengefahr können von entscheidender Bedeutung sein.
6. Bedarfsorientiertes und situatives Handeln ist ein wichtiger Aspekt. Unnötige Informationsüberflutung kann die Aufmerksamkeit verringern.
7. Berücksichtigen Sie menschliche Faktoren. Die physische und psychische Belastbarkeit kann sich während eines langen Einsatzes verschlechtern, z. B. durch Kälte, Wind, schlechte Sicht oder traumatische Erlebnisse.
8. Eine transparente und integrative Organisation ist bemüht, dass alle Teammitglieder Zugang zu den besten verfügbaren Informationen haben, um ihre Aufgaben erfüllen zu können.
9. Dynamische Reaktionen auf Veränderungen der Gesamtsituation erlauben eine hohe Flexibilität für eine möglicherweise notwendige Neubewertung und adaptierte Reaktionen, um Gefahren zu minimieren.
10. Die Bereitschaft, sich ständig zu verbessern und weiterzuentwickeln, ist essenziell. Alle verfügbaren Informationen sollten genutzt werden, um die Situation zu verbessern und die Sicherheit der Retter und des Unfallopfers zu erhöhen.

11.8.2 Risikomanagementprozess: Kommunikation und Situationsbewusstsein

Ein optimaler Risikomanagementprozess zeichnet sich aus durch gute Kommunikation und Situationsbewusstsein und sollte zu jedem Zeitpunkt einer Rettung angewendet werden (➤ Abb. 11.2) – beginnend mit der genauen Lagemeldung eines Einsatzes und der detaillierten Aufgabenverteilung an das Rettungsteam. Mögliche Gefahren wie Wetter, topografische Schwierigkeiten und Lawinengefahr sind vor Beginn einer Rettungsaktion einzuschätzen. Bei Massenunfällen sollten Faktoren wie die Versorgung und der Transport großer Gruppen eventuell auch gehfähiger Patienten im Voraus berücksichtigt werden. Diese Einschätzung ist bei der Planung der Bergung und des Transports von Verletzten ins Krankenhaus zu berücksichtigen. Spezifische Risiken vor Ort müssen mit allen betroffenen Rettungsmannschaften und Behörden kommuniziert werden.

Jeder Einsatzleiter sollte eine Strategie verfolgen, die einen integrierten Risikomanagementprozess berücksichtigt und als Ziel die größte mögliche Sicherheit von Rettern und Patienten verfolgt. Einer der wichtigsten Punkte bei der Entscheidungsfindung ist die Abwägung zwischen Risiko und potenziellem Nutzen, ob eine Rettungsaktion eingeleitet oder

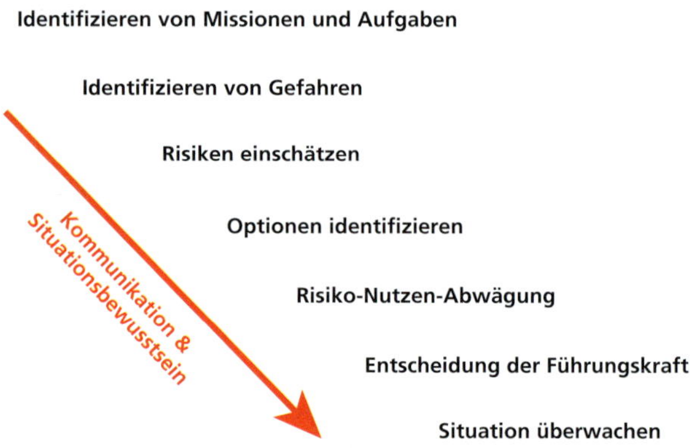

Abb. 11.2 Risikomanagementprozess.

abgebrochen werden soll. Folgende Faktoren sind hierbei zu berücksichtigen: die Sicherheit des Unfallopfers und anderer Patienten, die medizinische Situation (schwere oder leichte Verletzungen, lebensbedrohliche oder geringfügige Krankheiten), die Umweltsituation, der Zustand der Ausrüstung und die Erfahrung der Begleitpersonen. Entscheidungen der Einsatzleiter sollten den Rettungsteams mitgeteilt und umgesetzt werden, es sei denn, die Situation ändert sich. Eine kontinuierliche Überwachung auf potenzielle (neue) Risiken mit Situationsbewusstsein seitens aller Retter ist unabdingbar. Jede neue Information sollten zu einer Neubewertung der Optionen oder zum Abbruch des Einsatzes führen.

Fazit

- Verletzungen und Erkrankungen in Bergregionen und abgelegenen Gebieten treten oft unter schwierigen Umweltbedingungen und in gefährlichem Gelände auf. Die Sicherheit der Retter und der Verletzten hat höchste Priorität. In vielen Fällen ist eine schnelle Rettung der einzige richtige Weg, um das weitere Risiko zu reduzieren. Die Erstbeurteilung (Notfallcheck) eines Patienten sollte so weit wie möglich nach internationalen Algorithmen erfolgen. Die so gründlich wie möglich vorgenommene Beurteilung sollte die Behandlung und Rettung nicht verzögern. Retter sollten sich nicht durch kleine Verletzungen ablenken lassen, bevor schwerere Verletzungen beurteilt und adäquat behandelt wurden.
- Ersthelfer sollten die Details ihrer Beurteilung den Einsatzleitern strukturiert mitteilen, um die Koordinierung der Rettungsmaßnahmen zu erleichtern.
- Medizinprodukte zur Diagnostik, wie tragbare Ultraschallgeräte können von Vorteil sein, um Thoraxverletzungen und schwere innere Blutungen zu erkennen. Dies kann bei der Entscheidungsfindung helfen, die Behandlung vor Ort, die Evakuierung und den Transport in eine medizinische Einrichtung zu optimieren.
- Die Risikobewertung und das Risikomanagement sind für die Verringerung der Risiken für Retter und Verletzte von entscheidender Bedeutung. Sie sollten standardisierten Verfahren folgen und die technischen und persönlichen Umstände aller Beteiligten berücksichtigen.

LITERATUR

1. Søreide K. Clinical and translational aspects of hypothermia in major trauma patients: from pathophysiology to prevention, prognosis and potential preservation. Injury. 2014;45(4):647–654.
2. Earle S, De Moya M, Zuccarelli J, et al. Cerebrovascular resuscitation after polytrauma and fluid restriction. J Am Coll Surg. 2007;204(2):261–275.
3. Lescot T, Abdennour L, Degos V, et al. [Management of severe traumatic brain injury]. Presse Med. 2007;36(7–8):1117–1126. [Article in French].
4. Tentillier E, Dupont M, Thicoïpé M, et al. [Protocol for advanced prehospital emergency care of severe head injury]. Ann Fr Anesth Reanim. 2004;23(2):109–115. [Article in French].
5. Schinkel C, Frangen TM, Kmetic A, et al.; AG Polytrauma der DGU. [Spinal fractures in multiply injured patients: an analysis of the German Trauma Society's Trauma Register]. Unfallchirurg. 2009;112(8):734–737. [Article in German].
6. Hearns ST, Fraser MH Allan DB, McLean AN. Spinal injuries in Scottish mountaineers. Wilderness Environ Med. 2006;17(3):191–194.
7. Meister R, Pasquier M, Clerc D, Carron PN. [Neurogenic shock]. Rev Med Suisse. 2014;10(438):1506–1510. [Article in French].
8. Hak DJ, Smith WR, Suzuki T. Management of hemorrhage in life-threatening pelvic fracture. Am Acad Orthop Surg. 2009;17(7):447–457.
9. Ellerton J, Tomazin I, Brugger H, Paal P. Immobilization and splinting in mountain rescue. Official Recommendations of the International Commission for Mountain Emergency Medicine, ICAR MEDCOM. High Alt Med Biol. 2009;10(4):337–342.
10. Lee C, Porter K. The prehospital management of pelvic fractures. Emerg Med J. 2007;24(2):130–133.
11. Maegele M, Lefering R, Yucel N, et al.; AG Polytrauma of the German Trauma Society (DGU). Early Coagulopathy in multiple injury: An analysis from the German Traum Registry on 8724 Patients. Injury. 2007;38(3):298–304.
12. van Vugt AB. [Protocols for trauma care and the missing of injuries in severely injured accident victims during the prehospital phase]. Ned Tijdschr Geneeskd. 2006;150(40):2180–2182. [Article in Dutch].
13. MacLeod JB, Cohn SM, Johnson EW, McKenney MG. Trauma deaths in the first hour: are they all unsalvageable injuries? Am J Surg. 2007 Feb;193(2):195–199.
14. Seamon MJ, Fisher CA, Gaughan J, et al. Prehospital procedures before emergency department thoracotomy: "scoop and run" saves lives. J Trauma. 2007;63(1):113–120.
15. Lee C, Revell M, Porter K, Steyn R; Faculty of Pre-hospital Care, Royal College of Surgeons of Edinburgh. The prehospital management of chest injuries: a consensus statement. Faculty of Pre-hospital Care, Royal College of Surgeons of Edinburgh. Emerg Med J. 2007;24(3):220–224.
16. Hearns S. The Scottish mountain rescue casualty study. Emerg Med J. 2003;20:281–284.
17. Brugger H, Durrer B, Elsensohn F, et al. Resuscitation of avalanche victims: Evidence-based guidelines of the international commission for mountain emergency medicine (ICAR MEDCOM) Resuscitation. 2013;84(5):539–546.
18. Truhlář A, Deakin CD, Soar J, et al. European Resuscitation Council Guidelines for Resuscitation 2015: Section 4. Cardiac arrest in special circumstances. Resuscitation. 2015 Oct;95:148–201.
19. Kottmann A, Blancher M, Spichiger T, et al. The Avalanche Victim Resuscitation Checklist, a new concept for the management of avalanche victims. Resuscitation. 2015;91:e7–8.
20. Durrer B, Brugger H, Syme D; International Commission for Mountain Emergency Medicine. The medical on-site treatment of hypothermia: ICAR MEDCOM recommendation. High Alt Med Biol. 2003;4(1):99–103.
21. Zafren K, Giesbrecht GG, Danzl DF, et al. Wilderness Medical Society practice guidelines for the out-of-hospital evaluation and

treatment of accidental hypothermia. Wilderness Environ Med. 2014;25(4):425–445.
22. Paal P, Gordon L, Strapazzon G, et al. Accidental hypothermia-an update: The content of this review is endorsed by the International Commission for Mountain Emergency Medicine (ICAR MEDCOM). Scand J Trauma Resusc Emerg Med. 2016;24(1):111.
23. Elsensohn F. First aid training guidelines for mountain rescue service members. In: Consensus Guidelines on Mountain Emergency Medicine and Risk Reduction. F. Elsensohn (ed). Lecco: Stefanoni Editore. pp 29–30, 40–41.
24. Thomassen O, Skaiaa SC, Brattebo G, et al. Does the horizontal position increase risk of rescue death following suspension trauma? Emerg Med J. 2009;26:896–898.
25. Magdefrau H. [Stress on the human body when falling into a rope harness and its sequelae]. Anthropog Anz. 1991;49:85–95. [Article in German].
26. Roeggla M, Brunner M, Michalek A, et al. Cardiorespiratory response to free suspension simulating the situation between fall and rescue in rock climbing accidents. Wilderness and Environ Med. 1996;7:109–114.
27. Hohlrieder M, Eschertzhuber S, Schuber H, et al. Severity and pattern of injury in survivors of alpine fall Accidents. High Altitude Medicine and Biology. 2004;5(3):349–354.
28. Hohlrieder M, Lutz M, Schubert H, et al. Pattern of injury after rock climbing falls is not determined by harness type. Wilderness and Environ Medicine. 2007;18:27–32.
29. Winterberger E, Jetacomet H, Zafren K, et al. The use of extrication devices in crevasse accidents: official statement of the International Commission for Mountain Emergency Medicine and the Terrestrial Rescue Commission of the International Commission for Alpine Rescue. Wilderness Environ Med. 2008;19(2):108–110.
30. Zafren K, Durrer B, Herry JP, Brugger H. Lightning injuries: prevention and on-site treatment in mountains and remote areas. Official guidelines of the International Commission for Mountain Emergency Medicine and the Medical Commission of the International Mountaineering and Climbing Federation (ICAR and UIAA MEDCOM). Resuscitation. 2005;65(3):369–372.
31. Part 8: advanced challenges in resuscitation. Section 3: special challenges in ECC. 3G: electric shock and lightning strikes. European Resuscitation Council. Resuscitation. 2000;46(1–3):279–299.
32. Ritenour AE, Morton MJ, McManus JG, et al. Lightning injury: a review. Burns. 2008;34(5):585–594.
33. Zack F, Hammer U, Klett I, Wegener R. Myocardial injury due to lightning. Int J Legal Med. 1997;110:326–328.
34. Conrad L. Clinical update on lightning injuries. Wilderness Environ Med. 1998;9:217–222.
35. Cooper MA. Emergent care of lightning and electrical injuries. Semin Neurol. 1995;15:268–278.
36. Tom PA, Garmel GM, Auerbach PS. Environment-dependent sports emergencies. Med Clin North Am. 1994 Mar;78(2):305–325.
37. American College of Sports Medicine, Armstrong LE, Casa DJ, Millard-Stafford M, et al. American College of Sports Medicine position stand. Exertional heat illness during training and competition. Med Sci Sports Exerc. 2007 Mar;39(3):556–572
38. Weinmann M. Hot on the inside. Emerg Med Serv. 2003 Jul;32(7):34.
39. Yan YE, Zhao YQ, Wang H, Fan M. Pathophysiological factors underlying heatstroke. Med Hypotheses. 2006;67(3):609–617.
40. Howe AS. Boden BP. Heat-related illness in athletes. Am J Sports Med. 2007;35(8):1384–1395.
41. Wexler RK. Evaluation and treatment of heat-related illnesses. Am Fam Physician. 2003 Apr 1;67(7):1439–1440.
42. Glazer JL. Management of heatstroke and heat exhaustion Am Fam Physician. 2005 Jun 1;71(11):2133–2140.
43. Portable Ultrasound Devices in the Pre-Hospital Setting: A Review of Clinical and Cost-Effectiveness and Guidelines. Ottawa (ON): Canadian Agency for Drugs and Technologies in Health; May 29, 2015.
44. Schneider M, Bernasch D, Weymann J, et al. Acute mountain sickness: influence of susceptibility, pre-exposure, and ascent rate. Med Sci Sports Exerc. 2002;34(12):1886–1891.
45. Basnyat B. Acute high altitude illnesses. N Engl J Med. 2013;369(17):1666.

KAPITEL

12 Wundversorgung

Mike Greene

Zusammenfassung

Dieses Kapitel beschreibt die Wundversorgung im Rahmen von Bergrettungseinsätzen mit verzögerter präklinischer Versorgung. Die Versorgung von Wunden basiert auf den allgemeinen Prinzipien der Wundheilung und den begrenzten Ressourcen in alpiner Umgebung. Blutungen sind eine potenziell lebensbedrohliche Komplikation von Wunden und es wird ein Überblick über die Möglichkeiten der Blutstillung gegeben. Auch das Wundmanagement sowie die Maßnahmen zur Vermeidung von Infekten und zum Wundverschluss werden diskutiert. Abschließend werden Wunden in den verschiedenen Körperregionen und deren Behandlung im unzugänglichen Gelände beschrieben. Eine effektive Wundversorgung ist Teil des Schockmanagements und kann im Rahmen einer Expedition dazu beitragen, dass ein verletzter Bergsteiger die Bergfahrt fortsetzen kann.

12.1 Hintergrund

Im Bergsport kommt es häufig zu offenen Verletzungen. Godden beschrieb im Rahmen einer Studie eine 10-prozentige Häufigkeit von Rissquetschwunden bei Bergrettungseinsätzen. [1] Eine andere Studie berichtet, dass 15 % der Verletzungen bei Freizeitaktivitäten im Freien Rissquetschwunden waren. [2] Bei den meisten Wunden handelt es sich um kleinere, nicht lebensbedrohliche Verletzungen. Schwere offene Verletzungen erfordern jedoch größte Aufmerksamkeit, weil die Blutung mitunter lebensbedrohlich sein kann. In solchen Fällen geht man nach dem cABCDE-Schema (c [critical bleeding] = kritische Blutung, A [airway] = Atemwegsverlegung und Stabilisierung der Halswirbelsäule, B [breathing] = respiratorische Insuffizienz; C [circulation] = Kreislauf, D [disability] = neurologische Defizite, E [exposure] = Umgebung und Exposition, Störungen des Wärmehaushalts v.a. Hypothermie] vor, wobei die Reihenfolge des Vorgehens durch den Grad der Gefährdung und die damit einhergehende Dringlichkeit der Behandlung definiert ist. Die Ziele der Wundversorgung sind:

- Lebensrettung durch Blutstillung
- Unterstützung der Heilung durch das Vermeiden von Infektionen und Komplikationen
- Wiederherstellung der Funktion durch das Erkennen des Ausmaßes des Gewebeverlustes und entsprechende Behandlung
- Schmerzreduktion durch Analgetika, Schienung und persönliche Zuwendung

Die Wundversorgung in den Bergen erfordert vom Arzt, der Situation angemessene Entscheidungen zu treffen. Die Verfügbarkeit von Ressourcen sowie die Einschränkungen durch extreme Umweltbedingungen können die Wundbeurteilung und -behandlung behindern. Eine einfache Wunde wie etwa eine Fersenblase, die in einer dicht besiedelten Gegend kaum von Bedeutung ist, kann ein Unfallopfer in den Bergen in Gefahr bringen, weil es sich möglicherweise nicht mehr fortbewegen kann und daher über einen verlängerten Zeitraum widrigen Bedingungen ausgesetzt ist.

Die Kenntnis der für die Wundheilung entscheidenden Faktoren ermöglicht es dem medizinischen Personal, die geeigneten organisatorischen Entscheidungen für eine rasche Genesung zu treffen.

12.2 Pathophysiologie

Die Wundheilung ist eine orchestrierte Abfolge biologischer Ereignisse. Nach einer Verletzung mobilisiert der Körper in der Wunde Blutplättchen und Gerinnungsfaktoren, um die Blutung zu stoppen. Die Kapillardurchlässigkeit ermöglicht es den weißen Zellen, in die Wunde einzuwandern und Bakterien und Zelldetritus abzutransportieren. In den darauffolgenden Tagen kommt es zu einer akuten Entzündungsreaktion und es wird eine schwache, ungeordnete Kollagenstruktur in der Wunde angelegt. In den nächsten zwei bis drei Wochen wird dieses Kollagen zu dickeren und stärkeren Kollagenfasern umgebaut. Während dieser Zeit zieht sich die Wunde zusammen. Die Kollagensynthese erreicht am siebten Tag ihren Höhepunkt. In der dritten Woche hat die Wunde 20 % ihrer endgültigen Stabilität. Sie baut sich um und gewinnt in den nächsten Monaten weiter an Stärke. Während der Epithelisierung wandern neue Epithelzellen von den Wundrändern aus ein. Bei normaler Heilung ist diese innerhalb von fünf Tagen abgeschlossen. [3]

Das Ziel der Behandlung ist es, diesen natürlichen Prozess zu unterstützen, indem ein geeignetes Umfeld für die Gewebeheilung geschaffen wird. Wunden können ohne chirurgischen Verschluss heilen. Durch den chirurgische Verschluss wird die Integrität der Haut als Schutzschicht wieder hergestellt, ebenso wird die Funktion tiefer gelegener Gewebe, die schichtweise chirurgisch repariert werden, wiederhergestellt. Zudem kann das kosmetische Ergebnis verbessert werden. Ein frühzeitiger Verschluss birgt jedoch das Risiko einer Wundinfektion und ist für die Erstbehandlung vor Ort nicht unbedingt erforderlich.

Eine Wundinfektion kann die Heilung verzögern oder verhindern. Die Mikroorganismen kommen aus der Umgebung oder von der Hautoberfläche. Der behandelnde Arzt muss lokale Risikofaktoren berücksichtigen, z. B. die Kontamination durch Fremdmaterial als Infektionsherd. Bei stumpfen Quetschungen entsteht nekrotisches Gewebe, das anfällig für Infektionen ist. Erde und Verunreinigungen aller Art erhöhen die bakterielle Infektionsgefahr. [4]

Die Infektionsrate ist auch abhängig von der anatomischen Lage der Wunde. Wunden im Gesicht und auf der Kopfhaut haben eine Infektionsrate von < 4 %, am Ober- und Unterschenkel beträgt diese 20 % und am Rumpf und den oberen Extremitäten 10 %. [5]

Das durchschnittliche Infektionsrisiko bei offenen Wunden liegt bei 1–2 %, selbst bei guter Wundversorgung. [6] Obwohl die meisten Wunden bakteriell besiedelt werden, führt dies selten zu einer klinisch relevanten Infektion, es sei denn, die Keimzahl erreicht ein kritisches Niveau. [7] Eine Infektion kann einen Abszess oder eine Phlegmone verursachen. Sie kann sich außerdem in der Tiefe entlang der Faszien und durch Gewebszwischenräume ausbreiten und die hämatogene Ausbreitung kann zur Sepsis und zum Multiorganversagen führen.

Bei den meisten Verletzungen genügt es, die Blutung zu stillen und die Wunde mit einem sauberen Verband abzudecken. Wunden in der Nähe von Gelenken können geschient werden, um die Spreizung der Wunde zu vermeiden. Eine einfache Wundabdeckung kann helfen, Blutungen in Körperregionen zu stoppen, in denen das Anlegen eines Druckverbands nur schwer möglich ist, wie z. B. die Kopfhaut. Sie erleichtert es dem Verletzten auch, sich aus eigener Kraft aus einer schwierigen Situation zu befreien und selbst zu versorgen.

Sollte sich die Bergung erheblich verzögern oder tritt die Verletzung an einem abgelegenen Ort auf, sollte der Arzt die Risiken gegen den Nutzen eines sofortigen Wundverschlusses abwägen, da das Risiko eines vorzeitigen Verschlusses größer sein kann als im städtischen Bereich.

MERKE

Ein Wundverschluss ist in den meisten Rettungssituationen nicht erforderlich. Die vollständige Beurteilung und endgültige Versorgung kann bis zum Erreichen des Krankenhauses warten.

12.3 Wundbeurteilung

12.3.1 Anamnese

Verletzungsmechanismus

Die Abschätzung des Verletzungsmechanismus und der einwirkenden Kraft geben Aufschluss über Art und Ausmaß des Gewebeschädigung. Der Arzt sollte sich fragen: Ist die Verletzung eine Schnittwunde, eine stumpfe Verletzung, ein penetrierendes Trauma, eine Quetschverletzung, ein Biss oder eine Verbrennung?

Umwelt

Berücksichtigen Sie das Risiko einer Kontamination durch Erde, Mikroorganismen und Fremdkörper. Die Heilung wird zudem durch verschiedene Umweltfaktoren wie hohe Luftfeuchtigkeit, Kälte und Hypoxie beeinträchtigt.

Zeitpunkt der Verletzung

Eine Wunde, die älter als 12 Stunden ist, eignet sich möglicherweise nicht für einen sofortigen Verschluss.

Allgemeiner Zustand des Opfers

Fragen Sie nach, ob beim Verletzten Allergien gegen Medikamente bestehen oder ob eine für die unmittelbare Versorgung relevante medizinische Anamnese vorliegt, z.B. Gerinnungsstörungen. Fragen Sie, ob der Betroffene Medikamente einnimmt, welche die Blutgerinnung beeinflussen. Berücksichtigen Sie mögliche Erkrankungen und Gegebenheiten, die sich auf die Infektionsrate oder die Heilung auswirken, wie z. B. Diabetes mellitus, Einnahme von Steroiden oder Immunsuppressiva.

In einer Rettungssituation beeinflussen diese Überlegungen die unmittelbare Behandlung nicht, aber bei längerer Versorgung vor Ort müssten besondere Maßnahmen getroffen werden, um die Heilung zu optimieren.

Alpinistische Erfahrung

Berücksichtigen Sie die Bergerfahrung des Opfers und seine Vertrautheit mit den Bergen. Ein erfahrener Bergsteiger ist möglicherweise in der Lage, sich selbst zu befreien, während ein Anfänger mit ähnlichen Verletzungen möglicherweise überfordert und nicht in der Lage ist, klare Entscheidungen zu treffen und sich in Sicherheit zu bringen.

12.3.2 Untersuchung

Die Untersuchung der Wunde muss die folgenden Schritte umfassen:

- Form, Größe, Tiefe und Position der Wunde sollten notiert werden.
- Die Lokalisation der Wunde gibt dem Arzt Hinweise auf mögliche Schädigungen des darunter liegenden und umgebenden Gewebes.
- Die Gefäße und neurologische Funktion sollten distal der Verletzung untersucht werden. Wenn die betroffene Gliedmaße deformiert und die Durchblutung beeinträchtigt ist, kann eine Korrektur der Fehlstellung die Funktion verbessern.
- Sehnen und Bänder im Bereich der Wunde sollten gegebenenfalls mit untersucht werden.
- Ziehen Sie die Möglichkeit einer darunterliegenden offenen Fraktur oder Gelenkverletzung in Betracht.

12.4 Blutungskontrolle

Fallbeispiel 12.1

Ein Bergsteiger mit einer lebensbedrohlichen Blutung – was tun?

Ein Kletterer stürzte beim Führen einer Klettertour im Schwierigkeitsgrad V nach UIAA (*International Climbing and Mountaineering Federation*) von einem Felsen und löste einen Felsblock, der als Sicherung diente. Der Kletterer landete auf einem kleinen Felsvorsprung 150 m über dem Boden, der gelöste Felsblock zertrümmerte seinen rechten Oberschenkel und verursachte eine offene Oberschenkelfraktur mit Durchtrennung der Oberschenkelarterie.

- Frage: Welche Methoden gibt es zur Behandlung von lebensbedrohlichen Extremitätenblutungen in den Bergen?
- Outcome: Der Begleiter war nicht in der Lage, die Blutung zu stoppen, und der Bergsteiger starb, bevor das Rettungsteam eintraf. Die Obduktion ergab, dass keine weiteren Verletzungen vorlagen.

Direkter Druck auf die Wunde, die Verwendung von blutstillenden Tamponaden und ein Tourniquet sind mögliche Methoden, um Blutungen an den Gliedmaßen zu stoppen. In diesem Fall verzögerte die schlechte Erreichbarkeit des Unfallorts das Eingreifen eines Rettungsteams. Dieser Fall verdeutlicht die Bedeutung der Ersten Hilfe durch Kameraden und den Einfluss des Geländes, der Lage und der Reaktionsgeschwindigkeit als kritische Faktoren für den Ausgang von Bergunfällen.

Blutungen sind eine der Haupttodesursachen nach Unfällen und treten insbesondere nach Verletzungen der Extremitäten auf. [8] In den Bergen und anderen abgelegenen Orten ist es unwahrscheinlich, dass der Verunglückte schnell eine endgültige Versorgung erhalten kann. Retter sollten schnell handeln, um das zirkulierende Blutvolumen zu erhalten. So kann z.B. bei lebensbedrohlichen Blutungen eine Verzögerung beim Anlegen eines Druckverbands in der präklinischen Notfallversorgung zu einer erhöhten Morbidität und Mortalität führen. [9]

Es sollte so schnell wie möglich direkter Druck auf die Wunde ausgeübt werden. Ein durchschnittlicher Druck von 180 mmHg reicht aus, um die meisten Blutungen zu kontrollieren. [10]

Während des Transports auf einer Verletztentrage im Rahmen einer Bergung ist es meist nicht praktikabel, manuellen Druck auf eine Wunde aufrechtzuerhalten. In diesem Fall sollte vor Transportbeginn ein Druckverband mit einem Druck von ~90 mmHg angelegt werden. [11]

In der Vergangenheit wurde das Hochlagern von Gliedmaßen empfohlen. Es gibt jedoch keine Belege für dieses Vorgehen. [12] In den Bergen ist das Hochlagern einer Extremität oft unpraktisch und kann die Bergung verzögern. Das Abdrücken der zuführenden Arterie an Druckpunkten hat sich als unwirksam für die Blutungskontrolle über einen längeren Zeitraum erwiesen, zudem ist es auf einer Verletztentrage nicht praktikabel. [13]

Das frühzeitige Austamponieren der Wunde mit einem hämostatischen Verband, gefolgt von direktem Druck, kann in Betracht gezogen werden. Diese Technik wurde in entlegenen Gebieten bei Kriegsverletzungen erfolgreich eingesetzt. [14, 15] Die Nebenwirkungen, die sich bei früheren hämostatischen Verbänden gezeigt haben, treten bei heutigen Produkten nicht auf. Die korrekte Methode ist es, die Kompresse direkt in die Wunde zu stopfen und dann 5 min lang festen, direkten Druck auf die Wunde auszuüben.

Die Verwendung eines Tourniquets zum Stillen von großen Blutungen an den Gliedmaßen ist heute bei Notfällen in den Bergen eine anerkannte, potenziell lebensrettende Maßnahme. [16, 17] Der Retter oder Notarzt sollte die Konsequenzen bei der Anwendung eines Tourniquets bedenken, da die Rettung aus entlegenen Gebieten oftmals viele Stunden dauern kann. Das Komplikationsrisiko bei der Anwendung eines Tourniquets steigt, wenn die Rettung länger als > 2 h dauert. Wenn Tourniquets ordnungsgemäß verwendet werden, sind Komplikationen selten. [18] Bei der Entscheidung zum Abbinden sollte bedacht werden, dass zwar ein Leben gerettet werden kann, aber notfalls eine Gliedmaße bei einer verlängerten Rettung gefährdet wird. Wenn dies die einzige Möglichkeit ist, die Blutung zu stoppen, sollte für das Abbinden folgende Technik angewendet werden: [19]

- Das Tourniquet so nah wie möglich (5–15 cm) proximal von der Wunde anlegen.

- Ausreichend Druck anwenden, um die arterielle und nicht nur die venöse Blutung zu stoppen.
- Ein breites Tourniquet verwenden, wenn eine große Gliedmaße abgebunden werden soll. Falls erforderlich, zwei Tourniquets nebeneinander verwenden.
- Den Zeitpunkt des Abbindens notieren.
- Abbindung erst dann entfernen, wenn die Blutung endgültig gestoppt werden kann.

Es gibt Bergungssituationen, in denen ein Tourniquet vorübergehend verwendet werden kann, um die Blutung zu stoppen, bis der Verunglückte an einen sicheren und für die Versorgung günstigeren Ort gebracht werden kann. [20] Dort kann die Wunde mit einem blutstillenden Verband versehen und dabei fester direkter Druck angewendet werden. Die Abbindung sollte dann langsam gelöst und die Wunde beobachtet werden, um sicherzustellen, dass die Blutung kontrolliert werden kann, bevor die Abbindung ganz entfernt wird.

Die Verwendung von improvisierten Tourniquets wurde bereits beschrieben. Bei organisierten Rettungseinsätzen werden kommerzielle Produkte bevorzugt. [21]

MERKE
Oberste Priorität bei der Wundbehandlung hat die Blutstillung.

12.5 Persönliche Schutzausrüstung und Sicherheit

In einer Rettungssituation sollten die Retter geeignete Schutzausrüstung verwenden. Angebracht sind bei der Rettung nichtsterile Handschuhe. Es liegen keine Hinweise vor, dass die Verwendung steriler statt unsteriler Handschuhe für die Wundversorgung die Infektionsrate nach Trauma reduzieren kann. [22] Einzusetzen ist eine Schutzbrille zum Schutz vor Blut- und Körperflüssigkeiten, zudem sollte die Verwendung und Entsorgung scharfer Gegenstände klar geregelt sein. Außerdem sollten Retter geimpft sein, um sich gegen die häufigsten durch Blut übertragbaren Krankheiten, z.B. Hepatitis, zu schützen.

12.6 Langfristige Betreuung vor Ort

Wenn sich der Transport zur definitiven Wundversorgung verzögert, sind die Wundreinigung, das Debridement und der definitive Wundverschluss in Betracht zu ziehen. Eine solche Verzögerung kann durch lange Transportwege verursacht sein oder sie kann während einer Expedition auftreten. Eine definitive Versorgung vor Ort ermöglicht es dem Unfallopfer, bei der Gruppe zu bleiben.

Fallbeispiel 12.2

Ein Wanderer mit einer Handverletzung – was würden Sie tun?

Ein Trekker stürzte beim Überqueren eines Gletschers in 5.000 m Höhe in der Khumbu-Region, Nepal. Er wandte sich an eine nahegelegene Erste-Hilfe-Station. Der Trekker hatte sich beim Sturz auf das Eis zwei Risswunden an der Handfläche zugezogen. Die Wunde war mit Gletscherschutt verunreinigt. Er wollte weiter über den nächsten Pass zum Everest-Basislager.

- Fragen: Welche zusätzlichen Informationen benötigen Sie, um über die Behandlung zu entscheiden? Welche Behandlungsmöglichkeiten gibt es?
- Outcome: Der Arzt war ein erfahrener Notarzt, der mit der Behandlung von Handtraumata vertraut war. Bei der Untersuchung waren alle Beugesehnen und Nerven der Hand intakt. Der Wanderer war ein erfahrener Bergsteiger, der in der Lage war, auf sich selbst aufzupassen und er hatte Wegbegleiter sowie eine Versicherung für eine Evakuierung. Er war mit einem primären Wundverschluss einverstanden und wusste über das mögliche Infektionsrisiko Bescheid.

Ein verzögerter Primärverschluss wäre in dieser Umgebung schwieriger zu handhaben gewesen und hätte die Fähigkeit des Wanderers zur Selbstversorgung eingeschränkt. Die geschlossene Wunde hingegen heilt schneller und erfordert kleinere Verbände, die in einen Handschuh passen. Die Wunde wurde unter örtlicher Betäubung gespült, debridiert und mit einfachen Nähten geschlossen. Das Unfallopfer wurde über Anzeichen einer Infektion aufgeklärt und es wurden prophylaktisch Antibiotika verschrieben. Die Untersuchung fünf Tage später in einer anderen Rettungsstation zeigte, dass die Wunde ohne Infektion ausgeheilt war. Der Wanderer konnte seinen Trekkingurlaub fortsetzen.

12.6.1 Wundreinigung und Débridement

Die Reinigung einer Wunde soll Verunreinigungen und Fremdkörper entfernen und die Möglichkeit einer Infektion verringern. [23] Größere Verschmutzungen können mit einem Tupfer entfernt werden. Eine Spülung wird empfohlen, da sie Verunreinigungen entfernt und die Mikrobenkonzentration verringert. Eine Druckspülung (40–100 kpa) mit einer Spritze auf einem 18-Gauge-Venenkatheter kann provisorisch hergestellt werden. [24] Alternativ kann eine Trinkblase zur Spülung verwendet werden, jedoch ohne nennenswerten Druck. Über die optimale Flüssigkeitsmenge gibt es in der Literatur keine Angaben. Es hat sich gezeigt, dass ein Volumen von bis zu einem Liter für eine ausreichende

Entfernung von Bakterien sorgt. Die Flüssigkeit kann aus einer beliebigen Quelle sauberen Wassers stammen. Eine sterile Kochsalzlösung ist nicht erforderlich. [25-27] Die Zugabe von Antiseptika oder Antibiotika zur Spülflüssigkeit ist nicht notwendig. Deren desinfizierende Wirkung wird durch die mögliche negative Wirkung auf die Wundheilung aufgehoben. [28, 29]

Unter Débridement versteht man die Entfernung von nekrotischem oder geschädigtem Gewebe aus der Wunde. Die beschädigten Wundränder und devitalisiertes Gewebe werden mit einer scharfen Klinge in Lokalanästhesie entfernt. Das Debridement ist in der Regel Teil der definitiven Versorgung, kann aber in einer abgelegenen Umgebung in Betracht gezogen werden, wenn die Versorgung nur mit Verzögerung erreicht werden kann.

12.6.2 Wundverschluss

Die Entscheidung, eine Wunde in der Wildnis zu verschließen, sollte von einem erfahrenen Arzt getroffen werden. Das Opfer sollte über die Möglichkeiten und die Risiken einer Infektion, die Bildung einer Wunddehiszenz und anschließende Narbenbildung informiert werden. Es wird davon ausgegangen, dass das Infektionsrisiko bei traumatischen Wunden nach etwa 6 Stunden steigt, denn die meisten Wunden sind mit Bakterien kontaminiert. Die Keimzahl steigt innerhalb von 5 Stunden an, ohne dass jedoch eine Infektion immer auftritt. [30] Wunden im Gesicht und auf der Kopfhaut sind weniger anfällig für Infektionen, in anderen Körperteilen ist die Evidenz nicht eindeutig. Optionen für den Verschluss sind:

- **Primärer Verschluss:** Gewebe und Haut werden innerhalb von 6–12 Stunden nach der Verletzung chirurgisch verschlossen, je nach anatomischer Lage und Risikofaktoren.
- **Verzögerter Primärverschluss** (delayed primary care DPC): Die Wunde wird gereinigt, debridiert, verbunden und nach etwa 48 Stunden erneut inspiziert. Der Verschluss erfolgt etwa 3–5 Tage nach der Verletzung. Bei vielen Wunden ist in diesem Stadium kein weiterer Eingriff erforderlich. Es besteht ein geringeres Infektionsrisiko als beim primärem Verschluss, aber es liegt ein höheres Risiko vor, dass sich eine Dehiszenz entwickelt und die Narbenbildung stärker ausfällt als beim Primärverschluss. DPC wurde in großem Umfang bei militärischen Wunden eingesetzt. [31]
- **Sekundärheilung nach Reinigung und Débridement:** Die Wunde heilt durch einen physiologischen Prozess mit der Bildung von Granulationsgewebe. Dieser Prozess ist langsam und führt zu einer stärkeren Narbenbildung als bei den anderen Methoden, aber die Wahrscheinlichkeit einer Infektion ist geringer.

12.7 Anästhesie

Für die Beurteilung und Behandlung von Wunden kann eine Lokalanästhesie angewendet werden. Durch die Schmerzlinderung kann das Unfallopfer mobiler werden und bei der Evakuierung mithelfen. Die Wahl des Anästhetikums sollte sich an den Eigenschaften der verschiedenen Wirkstoffe orientieren und folgende Punkte berücksichtigen:

- Wirkungsbeginn
- Wirkungsdauer
- Toxizität
- Erforderliches Volumen
- Haltbarkeit und Lagerung
- Allergien

Die Schmerzen bei der Injektion können durch Verdünnung und Erwärmung des Lokalanästhetikums minimiert werden, ohne dass dabei das Infektionsrisiko steigt. Beide Methoden können im Freien schwierig anzuwenden sein. [32, 33] Lang wirksame Mittel sorgen für eine verlängerte Schmerzlinderung, was dem Opfer helfen kann, bei der Evakuierung mitzuhelfen.

Die meisten Wunden können durch lokale Infiltration behandelt werden. Der Arzt sollte jedoch Erfahrung in der Anwendung einfacher Nervenblockaden, wie z. B. der Leitungsanästhesie des Fingers haben. Die Oberflächenanästhesie, die äußerlich angewendet wird und sich als schnelle und einfache Methode in der Pädiatrie bewährt hat, kann auch bei Erwachsenen eingesetzt werden: Da ihre Wirkung langsamer eintritt (nach 30 bis 60 min) hat sich das schichtweise Auftragen mehrerer Anästhetika als sicher und wirksam erwiesen.

12.8 Methoden des Wundverschlusses

In diesem Abschnitt werden verschiedene Methoden und Instrumente zum Wundverschluss aufgeführt:

- **Klebeband:** Es können Papierstreifen mit einer klebenden Unterlage verwendet werden, um die Ränder der Haut miteinander zu verbinden. Dies lässt sich schnell und einfach durchführen und die Streifen sind leicht und vielseitig anwendbar. Allerdings können sie bei Nässe abfallen und sind nicht geeignet für Wunden, bei denen die Haut unter Spannung steht, was ihre Verwendung im Freien einschränkt.
- **Kleber:** Der Kleber lässt sich leicht und schnell auftragen. Die Tube ist klein und leicht zu tragen. Der Kleber wird nur auf die Wundränder aufgebracht und eine Minute lang festgehalten. Die Wunde wird versiegelt, was unter feuchten Bedingungen ein Vorteil ist, aber ein Nachteil,

wenn eine Infektion auftritt. Die Narbenbildung ist minimal, aber es besteht ein geringfügig erhöhtes Risiko einer Wunddehiszenz. Die Zugfestigkeit des Klebstoffs ist geringer als die von Nähten.

- **Nahtmaterial:** Diese Methode erfordert ein höheres Maß an Geschicklichkeit als andere Methoden und benötigt eine Lokalanästhesie. Notwendig ist eine entsprechende Ausrüstung, es kann aber auch improvisiert werden. Einige schnell gesetzte Nähte können eine komplexe Kopfhautblutung stoppen und die Evakuierung des Opfers erleichtern. Eine große Nadel mit Faden ist für die Wundnaht ideal, es sind keine weiteren Materialien notwendig. Absorbierbares Nahtmaterial erhöht die Infektionsrate nicht und kann in der Wildnis praktischer sein. Einzelknopfnähte bringen kaum Fremdmaterial in das Gewebe, und einige oder alle diese Nähte können bei Anzeichen einer Infektion wieder entfernt werden.
- **Hautklammern:** Diese erfordern eine zusätzliche spezielle Ausrüstung zum Einsetzen und Entfernen. Sie sollten nicht im Gesicht verwendet werden.
- **Haarbänder:** Diese wurden erfolgreich an der Kopfhaut eingesetzt, um kleine Wunden zu schließen. Die Stillung größerer Blutungen ist dadurch nicht möglich.

12.9 Antibiotika

Antibiotika sind kein Ersatz für eine gute Wundversorgung. Sie können aber nützlich sein, um sekundäre Infektionen zu vermeiden. In Rettungssituationen, in denen das Unfallopfer schnell in eine medizinische Versorgungseinrichtung gebracht werden kann, ist die Gabe von Antibiotika nicht zu rechtfertigen. Dauert die Evakuierung mehrere Stunden, ist die Verabreichung allerdings indiziert, wenn eine offene Fraktur oder Gelenkverletzung vermutet wird.

Antibiotika werden in Notaufnahmen routinemäßig verabreicht, um das Risiko von Infektionen im Rahmen offener Frakturen zu reduzieren. [34] Obwohl die Verabreichung von Antibiotika innerhalb einer Stunde nach der Verletzung eine tiefe Infektion verhindern kann, ergab ein systematisches Review keinen Hinweis, dass der Zeitpunkt der Antibiotikagabe auf das Outcome einen Einfluss hat. [35] Die Wahl des Antibiotikums sollte sich an den lokalen Leitlinien orientieren. Tierbisse und menschliche Bisswunden weisen erhebliche Infektionsraten auf und rechtfertigen den Einsatz prophylaktischer Antibiotikagaben, insbesondere bei Handwunden. [36] Die routinemäßige Anwendung von Antibiotika ist bei einfachen Wunden, die keine Bisswunden sind, nicht erforderlich. Trotz spärlicher Belege für die Wirksamkeit ist die Verwendung von Antibiotika sinnvoll bei Wunden, die grob kontaminiert sind oder gequetschtes Gewebe aufweisen, ebenfalls bei Opfern mit medizinischen Vorerkrankungen, welche die Heilung beeinträchtigen sowie bei länger dauernder Versorgung vor Ort.

Antibiotika werden nicht für die routinemäßige prophylaktische Anwendung bei Verbrennungen empfohlen. Die topische Anwendung von Silbersulfadiazin hat die Infektionsrate in Studien bislang nicht verringern können. [37, 38]

12.10 Tetanus

Der Wundstarrkrampf ist die Folge einer Infektion mit Clostridium tetani, einem Bakterium, das in Erde und Dung vorkommt. Die Inkubationszeit beträgt 3 Tage bis 3 Wochen, die Sterblichkeitsrate reicht von 10–90 %, je nachdem, welche Ressourcen für die Behandlung zur Verfügung stehen. In den Industrieländern sind die meisten Menschen gegen Tetanus geimpft. Die Weltgesundheitsorganisation bietet eine Beratung zu den Impfungen an und sollte für die jeweils aktuellsten Empfehlungen konsultiert werden. [39]

Das Tetanustoxoid wird als Teil eines kombinierten Impfstoffs verabreicht (häufig als Tetanus-/Diphtherie-/Polio-Impfung). Ziel ist es, einen langfristigen Schutz durch ein Impfschema in einem angemessenen Zeitraum zu erreichen. Die Grundimmunisierung besteht aus drei Dosen. Daran schließen sich Auffrischungsimpfungen 3 und 10 Jahre nach der Grundimmunisierung an.

Zu den tetanusgefährdeten Wunden gehören:

- Wunden oder Verbrennungen, die einen chirurgischen Eingriff erfordern, der sich um mehr als 6 Stunden verzögert hat
- Wunden oder Verbrennungen, die ein erhebliches Maß an devitalisiertem Gewebe aufweisen, insbesondere dann, wenn die Verletzung mit Erde oder Dung in Berührung gekommen ist
- Wunden mit Fremdkörpern (z.B. Stichverletzung)
- Offene Frakturen
- Wunden oder Verbrennungen bei Opfern mit Sepsis

Die gründliche Reinigung aller Wunden ist unerlässlich.

Ein hohes Infektionsrisiko haben Wunden, die eine starke Kontamination mit Material aufweisen, das wahrscheinlich Tetanussporen oder totes Gewebe enthält.

Saubere, nicht kontaminierte Wunden haben ein geringes Risiko, dass Tetanussporen enthalten sind und sich anaerobe Bedingungen entwickeln, die für die Sporenausbreitung erforderlich sind.

Bei Wunden mit hohem Risiko sollte je nach Impfanamnese humanes Tetanus-Immunglobulin zum sofortigen Schutz verabreicht werden (➤ Tab. 12.1). [40]

Tab. 12.1 Impfschema für saubere und tetanusgefährdete Wunden*

Impfstatus	Sofortige Behandlung		
	Saubere Wunde	Tetanusgefährdet	Hohes Tetanusrisiko
Voller Impfschutz	Keine	Keine	Keine
Grundimmunisierung erfolgt, aber Auffrischungsimpfung nicht auf dem neuesten Stand bzw. bei Erwachsenen letzte Auffrischung vor mehr als 10 Jahren	Keine	Auffrischungsimpfung	Auffrischungsimpfung plus eine Dosis humanes Immunglobulin in die andere Seite
Kein voller Impfschutz oder Impfstatus unbekannt	Auffrischungsimpfung	Auffrischungsimpfung plus eine Dosis humanes Immunglobulin in die andere Seite	Auffrischungsimpfung plus eine Dosis humanes Immunglobulin in die andere Seite

*Saubere Wunden sind < 6 h alt, nicht penetrierend und mit vernachlässigbaren Gewebeschäden.

12.11 Tollwut

Die Tollwut ist in vielen Bergregionen endemisch. Es handelt sich um eine virale Infektion, die durch die Gattung der Lyssaviren verursacht wird. Die Erkrankung kommt auf allen Kontinenten mit Ausnahme der Antarktis vor und wird am häufigsten durch Hundebisse übertragen (99 % der Fälle). Andere Tiere wie Affen, Waschbären, Füchse und Fledermäuse sind ebenfalls Überträger. Die Inkubationszeit ist 3–20 Wochen, sie kann aber auch Jahre betragen. Die Infektion befällt das Nervensystem und führt zu einer tödlichen Entzündung des Gehirns und des Rückenmarks. Ist die Krankheit einmal ausgebrochen, führt die Infektion fast immer zum Tod durch Atemlähmung.

Die Vorbeugung und frühzeitige Behandlung von Hochrisikopatienten ist von entscheidender Bedeutung. Reisenden in ein Land, in dem Tollwut weit verbreitet ist, sollte eine Impfung empfohlen werden, wenn

- sie ein abgelegenes Gebiet besuchen, in dem es zu Kontakt mit Wild- oder Haustieren kommen kann und die medizinische Versorgung eingeschränkt ist oder sich die Behandlung verzögern kann,
- sie sich länger als einen Monat in dem Land aufhalten, wodurch sich das Risiko eines Kontaktes erhöht.

Reisende sollten es vermeiden, sich Wild- oder Haustieren zu nähern oder diese zu erschrecken.

Empfohlen wird eine Erstimpfung mit drei Dosen durch eine intramuskuläre Injektion am Tag 0, am Tag 7 und am Tag 21 oder Tag 28. Eine serologische Untersuchung ist für Reisende nicht erforderlich, bei einem Biss oder einer möglichen Infektion vereinfacht eine vorbestehende Impfung die Behandlung.

Nach einer Verletzung muss eine Risikobewertung durchgeführt werden, um die Notwendigkeit einer Behandlung abzuschätzen. So bildet z.B. intakte Haut eine Barriere für Infektionen, während eine Risswunde und direkter Kontakt mit Speichel, oder wenn eine Schleimhaut kontaminiert wurde, eine Behandlung nach der Exposition erforderlich macht.

Die Wunde sollte 15 min lang gründlich gereinigt, mit einem Antiseptikum wie Alkohol oder Povidon-Jod behandelt werden. Die Wunde darf nicht verschlossen werden. Eine vollständig immunisierte Person benötigt weitere zwei Dosen des Impfstoffes an Tag 0 und zwischen Tag 3 und 7.

Nicht immunisierte Personen benötigen Humanes Rabies-Immunglobulin (HRIG) und vier Impfstoffdosen an den Tagen 0, 3, 7 und 21. HRIG ist am wirksamsten, wenn es um die Wunde herum infiltriert und nicht als intramuskuläre Injektion verabreicht wird. [41, 42]

Bergsteiger, die in endemische Gebiete reisen, sollten sich impfen lassen und über einen Plan für den Fall eines Tollwut-Verdachtsfalles verfügen.

12.12 Spezielle Wunden

12.12.1 Bauch

Offene Wunden im Bauchraum können penetrierende intraabdominale Organverletzungen hervorrufen. Deshalb sollte eine sorgfältige klinische Untersuchung auf Anzeichen von Schock, Bauchschmerzen oder auf eine peritoneale Reizung durchgeführt werden. Eine einfache äußere Untersuchung gibt keinen sicheren Hinweis für eine innere Verletzung. Leichte tragbare Ultraschallgeräte, die zur Verfügung stehen, liefern wertvolle Informationen, z.B. darüber, ob freie Flüssigkeit im Bauchraum vorliegt, was die klinischen Entscheidungen in entlegenen Gebieten maßgeblich beeinflusst.

12.12.2 Schürfwunden

Schürfwunden sind oberflächliche Wunden, die nicht die gesamte Haut durchdringen. Sie sind schmerzhaft und oft mit Schmutz verunreinigt. Eine starke Verunreinigung kann zur Tätowierung der Haut führen, was durch Reinigung und Schrubben der Wunde unter Betäubung vermieden werden kann.

12.12.3 Tierbisse

Tierbisse oder Bisse von Menschen können eine Infektionsquelle sein. Die Wunde sollte gründlich gereinigt und durch einen verzögerten Primärverschluss (DPC) behandelt werden. Bevorzugt einzusetzen ist ein Breitspektrum-Antibiotikum, z. B. Amoxicillin/Clavulansäure 1000 mg alle 12 Stunden.

12.12.4 Blasen

Blasen an den Füßen kommen bei Aktivitäten im Freien häufig vor und können die Mobilität stark einschränken. Es hat sich gezeigt, dass die Vorbeugung durch Tapen der Ferse die Entwicklung von Blasen verringert. [43, 44] Das Belassen der Blasenhaut als biologische Abdeckung und die Verwendung von Tapes oder einem Hydrokolloid-Verband wurden als erfolgreiche Behandlungen beschrieben. [45]

12.12.5 Verbrennungen

Verbrennungen sind bei Unfällen im Gebirge eher selten, können aber beim Zelten oder bei Expeditionen vorkommen. [46]

Zu den unmittelbaren Komplikationen von Brandverletzungen gehören:

- Schwellung der Atemwege mit Ödemen, die zu einer Obstruktion der Atemwege führen.
- Atemprobleme, die sowohl durch chemische als auch durch direkte thermische Verletzungen auftreten. Kohlenmonoxidvergiftungen können im Zusammenhang mit Verbrennungen in geschlossenen Räumen auftreten, vor allem, wenn Öfen in schlecht belüfteten Räumen, wie Schneehöhlen, Zelten oder behelfsmäßigen Unterständen oder Hütten stehen.
- Unzureichende Durchblutung aufgrund von Flüssigkeitsverlusten und Schock nach großflächigen Verbrennungen (> 15 % der Oberfläche Fläche beim Erwachsenen).

Im Rahmen der Einschätzung des Zustandes eines Verbrennungsopfers sind folgende Dinge erforderlich:

- **Ausmaß der Verbrennungsverletzung untersuchen:** Bei Verbrennungen, deren Fläche mehr > 15 % (Erwachsene) oder > 10 % (Kinder) der Gesamtkörperoberfläche ausmacht, ist die Sterblichkeit erhöht, was eine sofortige Behandlung und Evakuierung erfordert.
- **Flüssigkeit verabreichen:** Bei Opfern mit einer Gesamtverbrennungsfläche > 15 % (Erwachsene) oder >10 % (Kinder) ist eine Flüssigkeitsgabe erforderlich. Geben Sie eine Infusion mit 0,9-prozentiger Kochsalzlösung 2–4 mL/kg/pro 1 % der verbrannten Fläche (ohne Erythem). Dies ist die Gesamtdosis für die ersten 24 Stunden nach der Verbrennung, wobei die Hälfte der Menge in den ersten acht Stunden verabreicht wird. Die Effektivität der Flüssigkeitsgabe sollte klinisch überwacht werden. Eine einfache Methode zur Schätzung der Verbrennungsfläche ist die Handfläche des Opfers, die etwa 1 % der Körperoberfläche ausmacht.
- **Tiefe der Verbrennung bestimmen:** Die meisten oberflächlichen Verbrennungen heilen ohne Intervention. Tiefere Verbrennungen erfordern möglicherweise eine chirurgische Behandlung wie z.B. eine Hauttransplantation. Der Patient benötigt hierfür eine geeignete Versorgungseinrichtung. Kleine Verbrennungen sollten mit kühlem Wasser (10–20 °C) übergossen werden, um ein Fortschreiten der Schädigung zu verringern. Cave: Kein Eis verwenden. Größere Verbrennungen sollten wegen der Gefahr der Unterkühlung nicht mit kaltem Wasser gekühlt werden.
- **Wunde verbinden:** Die Wunde sollte danach mit einem sauberen, sterilen Verband abgedeckt werden, um Infektionen zu minimieren und die Wunde von der Luft zu isolieren. Plastikfolie für Lebensmittel ist ein geeigneter Expeditionsverband. Es sollte ein Schmerzmittel verabreicht werden. Die Wunden bilden ein Exsudat und der Verband muss regelmäßig gewechselt werden. Cave: Keine Blasen öffnen, falls vorhanden. Bei zirkulären Verbrennungen kann sich ein harter, nicht dehnbarer Belag bilden. Zirkumferentielle Verbrennungen an einer Gliedmaße bergen das Risiko eines Kompartmentsyndroms und im Bereich des Brustkorbs kann dies die Atmung einschränken und zu Atemversagen führen. Verletzte mit zirkumferentiellen Verbrennungen sollten dringend evakuiert werden für den Fall, dass eine Notfall-Escharotomie erforderlich ist.

Wenn Leben oder Gliedmaßen in unmittelbarer Gefahr sind, können Ärzte mit entsprechender Ausbildung eine Notfall-Escharotomie vor Ort erwägen. Das verbrannte Gewebe ist gefühllos und kann hierbei durch einen Längsschnitt bis zum Fettgewebe im Bereich des einschnürenden Schorfs eröffnet werden.

Antibiotika sind prophylaktisch für die Erstversorgung von Verbrennungsverletzungen nicht notwendig, sie sollten verabreicht werden, wenn eine Infektion auftritt.

12.12.6 Brustkorb

Wunden am Brustkorb können bis in die Brusthöhle reichen und das Brustfell, die Lunge und die Blutgefäße betreffen. Eine allgemeine körperliche Untersuchung ist erforderlich, um Anzeichen einer Hypoxie, Hypovolämie und Atemnot frühzeitig zu erkennen. Ein Pulsoximeter kann nützlich sein, um auf dem Transportweg einen Verletzten zu überwachen, der nicht direkt untersucht werden kann, z.B. weil er in einem Bergesack eingepackt ist.

12.12.7 Füße

Fußverletzungen können erhebliche Probleme verursachen, da sich Infektionen durch die vielen Schichten der Fußsohle ausbreiten können. In Betracht zu ziehen sind ein verzögerter Primärverschluss und Antibiotika.

12.12.8 Gesicht und Mund

Wunden im Gesicht sind gut durchblutet, sie weisen eine geringe Infektionsrate auf und können in der Regel auch sekundär verschlossen werden. Lippenverletzungen, die das Lippenrot kreuzen, sollten sorgfältig und stufenlos genäht werden, um eine Stufe in der Narbe zu vermeiden. Schleimhautverletzungen in der Mundhöhle heilen gut und erfordern nur selten einen chirurgischen Verschluss. Der Betroffene sollte auf Mundhygiene achten und mehrmals täglich eine antiseptische Mundspülung anwenden.

12.12.9 Kopf

Kopfwunden können stark bluten. Druckverbände können schwierig anzulegen und zu halten sein. Gut platzierte Nähte können eine Blutung sofort stoppen. An abgelegenen Orten kann die Verwendung eines blutstillenden Verbands und das Aufsetzen einer engen Mütze, die den Verband an Ort und Stelle hält, hilfreich sein.

12.12.10 Hände

Gute Kenntnisse der Handanatomie sind erforderlich, um eine Handverletzung richtig beurteilen und behandeln zu können. Jede Sehne und jeder Nerv in den verletzten Bereichen sollten separat getestet werden. Die Stellung der Hand zum Zeitpunkt der Verletzung ist ausschlaggebend für die Lage und Ausdehnung einer Sehnen- und Nervenverletzung.

Eine Infektion kann aufgrund der raschen Ausbreitung über die Faszienlogen verheerend sein. Erhöhter Gewebedruck in Verbindung mit einer Infektion kann Sehnen und andere Strukturen zerstören. Bisswunden sollten gründlich gespült werden und mit einem verzögerten Primärverschluss verschlossen werden. Einfache Handwunden benötigen keine Antibiotika. Antibiotika sollten hingegen bei den meisten Bisswunden und anderen kontaminierten Wunden eingesetzt werden.

12.12.11 Insektenstiche

Insektenstiche können durch eine Vielzahl von Lebewesen verursacht werden. Die möglichen Folgen sind
- lokale oder systemische allergische Reaktion,
- lokale Infektion sowie
- systemische Infektion, die durch das Insekt übertragen wird.

Die meisten Fälle werden symptomatisch behandelt und benötigen keine routinemäßige Verabreichung von Antibiotika.

Schwere allergische Reaktionen erfordern die dringende Verabreichung von 0,1-prozentigem Adrenalin (1:1000) 0,5 ml durch intramuskuläre Injektion (Erwachsenendosis).

Eine kühlende antiseptische Salbe und 0,5-prozentige topische Hydrokortison-Creme können die Symptome lindern. Ein nicht sedierendes orales Antihistaminikum (Cetirizin 10 mg pro Tag für einen Erwachsenen) kann starken Juckreiz lindern. Cave: Eine seltene Nebenwirkung einiger Antihistaminika ist Lichtempfindlichkeit, die in großer Höhe und in Gebieten mit starker Sonneneinstrahlung unangenehm werden kann.

12.12.12 Hals

Halswunden, die über den Platysma-Muskel verlaufen, bergen ein hohes Risiko für Verletzungen der tieferen Strukturen. Halskrausen sind bei einfachen Wunden oder bei penetrierenden Verletzungen nicht notwendig.

12.12.13 Offene Frakturen

Die Kraft, die erforderlich ist, um eine offene Fraktur zu verursachen, ist beträchtlich und kann umfangreiche Gewebeschäden verursachen. Bei Frakturen der Extremitäten ist die Haut oft gefährdet und sollte mit Vorsicht behandelt werden. Es besteht ein erhöhtes Risiko von Infektionen bei ausgedehnten Weichteilverletzungen. Eine Infektion des tiefen Gewebes kann vermieden werden, wenn Antibiotika innerhalb von einer Stunde nach der Verletzung verabreicht werden. [47, 48] Offene Frakturen sollten mit Antibiotika behandelt werden, wenn sich der Transport in eine geeignete Versorgungseinrichtung verzögert. Beispiele für ein geeignetes Antibiotikaregime sind: Erythromycin 500 mg alle 8 Stunden oder Ciprofloxacin 500 mg 12-stündlich.

Bei stark kontaminierten Wunden Metronidazol 400 mg 8-stündlich plus Amoxicillin/Clavulansäure 1000 mg 12-stündlich.

12.12.14 Hautlappen

Hautlappen sind schonend zu behandeln. Der Lappen sollte über die eröffnete Stelle gelegt werden. Die Hautränder des Lappens können an die Wundränder genähert werden, sollten aber nicht straff gezogen werden, um die Blutversorgung nicht zu beeinträchtigen.

Die Hautränder können mit Klebebändern stabilisiert werden.

MERKE

Die Grundlagen einer guten Wundversorgung sind Reinigung und sorgfältiges Débridement. Die meisten Wunden sollten offen gelassen werden, zumindest in den ersten 48 Stunden. Antibiotika sind in alpinen und anderen abgelegenen Gebieten manchmal indiziert

Fazit

- In einer Rettungssituation ist die Blutstillung gefolgt von einfachen Maßnahmen wie Wundverband und Schienung die einzig erforderliche Behandlung.
- Bei einer längeren Versorgung vor Ort oder einer verzögerten Evakuierung können die Wundreinigung, der Einsatz von Antibiotika und gelegentlich ein primärer Wundverschluss vor Ort von Vorteil sein.
- Die Wundbehandlung sollte sich an der Physiologie der Wundheilung orientieren. Unter Anwendung dieser Grundsätze kann medizinisches Personal die meisten Wunden in den Bergen behandeln.

LITERATUR

1. Mort A J, Godden D J. UK Mountain Rescue Casualties 2002–2006. Emerg Med J. 2002–2006. 2010;27:309–312.
2. Flores AH, Haileyesus T, Greenspan AI. National estimates of outdoor recreational injuries treated in emergency departments, United States, 2004–2005. Wilderness Environ Med. 2008:19:91–98.
3. Simon B, Gene Hern H. Wound Management Principles. In: Rosen's Emergency Medicine Concepts and Clinical Practice. Ed 7. Mosby Elsevier; 2010. pp 698–699.
4. Rodeheaver GT, Pettry D, Turnbull V, et al. Identification of wound infection-potentiation factors in soil. Am J Surg. 1974:128:8–14.
5. Simon B, Gene Hern H. Wound Management Principles. In: Rosen's Emergency Medicine Concepts and Clinical Practice. Ed 7. Mosby Elsevier; 2010. p 700.
6. Cummings P, Del Beccarro MA. Antibiotics to prevent infection of simple wounds: a meta-analysis of randomized studies. Am J Emerg Med. 1995;13:396–340.
7. Cooney WP, Fitzgerald RH Jr, Dobyns J H, Washington JA. Quantitative wound cultures in upper extremity trauma. J Trauma. 1982;22: 112–117.
8. Davis JS, Satahoo SS, Butler FKm et al. An analysis of prehospital deaths: Who can we save? J Trauma Acute Care Surg. 2014;77:213–218.
9. Scerbo MH, Holcomb JB, Taub E, et al. The trauma center is too late: Major limb trauma without a pre-hospital tourniquet has increased death from haemorrhagic shock. J Trauma Acute Care Surg. 2017;83: 1165–1172.
10. Naimer SA, Anat N, Katif G. Evaluation of techniques for treating the bleeding wound. Injury. 2004;35:974–979.
11. Naimer SA, Chemla F. Elastic adhesive dressing treatment of bleeding wounds in trauma victims. Am J Emer Med. 2000;18:816–819.
12. Markenson D, Ferguson JD, Chameides L, et al.; on behalf of the First Aid Chapter Collaborators. Part 13: First Aid: 2010 American Heart Association and American Red Cross International Consensus on First Aid Science. Circulation. 2010;122(suppl 2):S582-S605.
13. Swan KG Jr, Wright DS, Barbagiovanni S, et al. Tourniquets revisited. J Trauma. 2009;66:672–675.
14. Brown MA, Daya MR, Worley JA. Experience with chitosan dressings in a civilian EMS system. J Emerg Med. 2009;37:1–7.
15. Rhee P, Brown C, Martin M, et al. QuikClot use in trauma for hemorrhage control: case series of 103 documented uses. J Trauma. 2008;64:1093–1099.
16. Lee C, Porter KM, Hodgetts TJ. Tourniquet use in the civilian prehospital setting. Emerg Med J. 2007;29(8);584–587.
17. Kragh JF, Walters TJ, Baer DG, et al. Survival with emergency tourniquet use to stop bleeding in major limb trauma. Ann Surg. 2009;249:1–7.
18. Kragh JF, Walters TJ, Baer DG, et al. Practical use of emergency tourniquets to stop bleeding in major limb trauma. J Trauma. 2008;64(Suppl):38–50.
19. Brendon D, Bennett BL, Littlejohn L. Application of Current Hemorrhage Control Techniques for Backcountry Care: Part One, Tourniquets and Hemorrhage Control Adjuncts. Wilderness Environ Med. 2015;26:236–245.
20. Richey S L. Tourniquets for the control of traumatic hemorrhage: a review of the literature. World J Emerg Surg. 2007;2:1–10.
21. Bequette BW, Kragh JF Jr, Aden JK 3rd, Dubick MA. Belts Evaluated as Limb Tourniquets: BELT Study Comparing Trouser Supporters Used as Medical Devices in a Manikin Model of Wound Bleeding. Wilderness Environ Med. 2017;28:84–93.
22. Perelman VS, Francis GJ, Rutledge T, et al. Sterile versus nonsterile gloves for repair of uncomplicated lacerations in the emergency department: A randomized controlled trial. Ann Emerg Med. 2004;43(3):362–370.
23. Anglen JO. Wound irrigation in musculoskeletal injury. J Am Acad Orthop Surg. 2001;9:219–226.
24. FLOW Investigators, Petrisor B, Sun X, Bhandari M, et al. Fluid lavage of open wounds (FLOW): a multi-center, blinded, factorial pilot trial comparing alternative irrigating solutions and pressures in patients with open fractures. J Trauma. 2011;71:596–606.
25. Griffiths RD, Fernendez RS, Ussia CA. Is tap water a safe alternative to normal saline for wound irrigation in the community setting? J Wound Care. 2001;10:407–411.

26. Moscati RM, Mayrose J, Reardon RF, et al. A multicenter comparison of tap water versus sterile saline for wound irrigation. Acad Emerg Med. 2007;14:404–409.
27. Fernandez R, Griffiths R. Water for wound cleansing. Cochrane Database Syst Rev. 2012;2:CD003861.
28. Anglen JO. Comparison of soap and antibiotic solutions for irrigation of lower-limb open fracture wounds. A prospective, randomized study. J Bone Joint Surg Am. 2005;87:1415–1422.
29. Khan MN, Naqvi AH. Antiseptics iodine, povidine iodine and traumatic wound cleaning. J Tissue Viabilty. 2006;16(4):6–10.
30. Robson MC, Duke WF, Krizek TJ. Rapid bacterial screening in the treatment of civilian wounds. J Surg Res. 1973;14:426–430.
31. Shepard GH. Wounds treated by healing of delayed primary closure: a clinical study. Mil Med. 1981;146:473–475.
32. Brogan GX, Singer AJ, Valentine SM, et al. Comparison of wound infection rates using plain versus buffered lidocaine for anesthesia of traumatic wounds. Am J Emerg Med. 1997;15:25–28.
33. Brogan GX Jr, Giarrusso E, Hollander JE, et al. Comparison of plain, warmed, and buffered lidocaine for anesthesia of traumatic wounds. Ann Emerg Med. 1995;26(2):121–125.
34. Gosselin RA, Roberts I, Gillespie WJ. Antibiotics for preventing infection in open limb fractures. Cochrane Database Syst Rev. 2004;1:CD003764.
35. Whitehouse M, McDaid C, Kelly M, et al. The effect of timing of antibiotic delivery on infection rates related to open limb fractures: a systematic review. Emerg Med J. 2017;34(9):613–620.
36. Medeiros I, Saconato H. Antibiotic prophylaxis for mammalian bites. Cochrane Database Syst Rev. 2001;2:CD001738.
37. Barajas-Nava LA, López-Alcalde J, Roqué i Figuls M, et al. Antibiotic prophylaxis for preventing burn wound infection. Cochrane Database Syst Rev. 2013;6:CD008738.
38. Storm-Versloot MN, Vos CG, Ubbink DT, Vermeulen H. Topical silver for preventing wound infection. Cochrane Database Syst Rev. 2010;3:CD006478.
39. WHO. Immunizations. Vaccines. Biologicals. Unter: http://www.who.int/immunization/policy/immunization_tables/en/ (letzter Zugriff: 23.05.2023).
40. Public Health England, Publications, The Green Book, 2006. Tetanus: the green book, chapter 30. Unter: https://webarchive.nationalarchives.gov. uk/20130123170445/http://immunisation.dh.gov.uk/green-book-chapters/chapter-30/ (letzter Zugriff: 23.05.2023).
41. Center for Disease Control and Prevention (CDC). Postexposure prophylaxis. What medical care will I receive if I may have been exposed to rabies? Unter: https://www.cdc. gov/rabies/medical_care/index.html (letzter Zugriff: 23.05.2023).
42. GOV.UK. Informationen zu Tollwut. Unter: https://assets.publishing.service.gov.uk/government/uploads/system/uploads/attachment_data/file/723607/GreenBook_chapter_27_rabies.pdf (letzter Zugriff: 23.05.2023).
43. Worthing RM, Percy PL, Joslin JD. Prevention of Friction Blisters in Outdoor Pursuits. A Systematic Review, Wilderness Environ Med. 2017;28(2):139–149.
44. Lipman GS, Sharp LJ, Christensen M, et al. Paper Tape Prevents Foot Blisters: A Randomized Prevention Trial Assessing Paper Tape in Endurance Distances II (Pre-TAPED II). Clin J Sport Med. 2016;26(5):362–368.
45. Knapik JJ, Reynolds KL, Duplantis KL, Jones BH. Friction blisters. Pathophysiology, prevention and treatment. Sports Med. 1995;20(3):136–147.
46. Elliott TB, Elliot BA, Bixby MR. Risk factors associated with camp accidents. Wilderness Environ Med. 2003:14:2–8.
47. Thomas SH, Arthur PharmD AO, Howard Z, et al. Helicopter Emergency Medical Services Crew Administration of Antibiotics for Open Fractures. Air Med J. 2013;32:74–79.
48. Whitehouse MR, McDaid C, Kelly MB, et al. The effect of timing of antibiotic delivery on infection rates related to open limb fractures: a systematic review. Emerg Med J. 2017;34(9):613–620.

KAPITEL

13

Herbert Mayer, Herbert Forster[1]

Stabilisierung und Schienung

Zusammenfassung

- Stabilisierung und Schienung sind wichtige Eckpfeiler notfallmedizinscher Versorgung. Hierbei sollen die folgenden drei Ziele erreicht werden: Schmerzen lindern, eine Verschlimmerung der Verletzung vermeiden und den Transport erleichtern bzw. ermöglichen.
- Es sind viele Arten von formschlüssigen Schienen verfügbar. Die Stabilisierung kann entweder mit formschlüssigen oder kraftschlüssigen Hilfsmitteln erfolgen. Formschlüssige Vakuumschienen bieten im Gebirge einige Vorteile.
- Bergretter sollten in der Anwendung von Schienen ausgebildet sein, um Probleme zu vermeiden und die beste Versorgung für ein Unfallopfer zu gewährleisten.

13.1 Medizinischer Hintergrund

Stabilisierung und Schienung sind unerlässlich, um bei Verletzten und Erkrankten die folgenden drei Ziele zu erreichen: [1–4] Schmerzlinderung, Vermeiden einer Verschlimmerung, Erleichterung des Abtransports.

13.1.1 Schmerzlinderung

Schmerzen können sich durch Bewegung verschlechtern, insbesondere nach einer Verletzung und durch schmerzhafte Erkrankungen (z.B. akutes Abdomen oder entzündliche Erkrankungen des Bewegungsapparats). Indem Bewegungen – auch Mikrobewegungen – vermindert oder ausgeschaltet werden, kann in vielen Fällen der Schmerz deutlich reduziert werden. Dies geht oft sogar so weit, dass keine Schmerzmittel mehr erforderlich sind.

13.1.2 Vermeiden einer Verschlimmerung

Instabile Verletzungen an den Extremitäten und der Wirbelsäule müssen stabilisiert werden. Geschieht dies nicht, können folgende Komplikationen auftreten:

- Sekundäre Querschnittslähmung bei instabilen Wirbelfrakturen
- Erhöhter Blutverlust durch Fehlstellung der knöchernen Frakturen
- Verschlimmerung von Weichteilschäden bei langen Röhrenknochenbrüchen
- Verletzungen von Nerven und Blutgefäßen bei langen Röhrenknochenbrüchen
- Umwandlung einer geschlossenen Fraktur in eine offene Fraktur

13.1.3 Erleichterung des Transports

Instabile Verletzungen, insbesondere Frakturen der langen Röhrenknochen der unteren Extremitäten sowie Luxationen der großen Gelenke und Wirbelsäulenverletzungen, sollten ruhiggestellt werden, bevor der Patient transportiert wird. Unfallverletzte mit z.B. Frakturen des Oberschenkelschafts sollten erst dann transportiert werden, wenn der gesamte Körper immobilisiert ist.

13.2 Grundlagen der Stabilisierung und Schienung

Wiederverwendbare Schienen, die für die Bergrettung geeignet sind, sowie ihre Besonderheiten werden im Folgenden dargestellt.

13.2.1 Stabilisierung der angrenzenden Gelenke

Das wichtigste Prinzip bei der Schienung von Knochenbrüchen ist die Stabilisierung von mindestens zwei benachbarten Gelenken. [5] Bei einer Unterschenkelfraktur bedeutet dies

[1] Herbert Forster ist vor der Veröffentlichung dieses Buches verstorben (➤ Kap. 15).

z.B. die Stabilisierung des Sprung- und Kniegelenks. Bei einer Oberschenkelfraktur sollten sowohl das Knie- als auch das Hüftgelenk stabilisiert werden. Die Ruhigstellung der beiden benachbarten Gelenke minimiert die Bewegung der Fraktur insbesondere bei Frakturen der langen Röhrenknochen.

Bei Wirbelsäulenverletzungen reicht die Stabilisierung der benachbarten Gelenke allein nicht aus, da die Bewegung der Wirbelsäule von einer kettenartigen Verbindung vieler kleiner Knochen abhängt. Daher ist die Stabilisierung des Körperstamms bzw. eine Ganzkörperimmobilisierung notwendig, um eine ausreichende Stabilisierung der potenziell gebrochenen Wirbel zu erreichen.

13.2.2 Kraftschlüssige Schienung

Diese bewährte Methode der Schienung bedeutet, dass ein nicht verformbarer Gegenstand als Schiene verwendet wird. Der zu stabilisierende Körperteil wird mit Bandagen oder Klebeband fest an die Schiene fixiert. Beispiele sind etwa „Spineboards" oder vorgeformte Schienen für den Unterarm. Diese Form der Schienung hat folgende Vor- und Nachteile:

- **Vorteile:**
  - Die Schienen können schnell angelegt werden.
  - Es ist nur ein geringes bis mittleres Maß an Ausbildung erforderlich.
  - Das Schienungsmaterial ist sehr stabil und robust.
- **Nachteile:**
  - Das Schienungsmaterial ist oft sperrig und schwer zu transportieren insbesondere in einem Rucksack.
  - Die Kraft, die aufgebracht wird, um das verletzte Körperteil an der Schiene zu befestigen, kann zu Sekundärschäden führen, die von leichten Haut- und Gewebeschäden bis hin zu Druckgeschwüren reichen.
  - Mikroinstabilitäten und Rotationsinstabilitäten können oft nicht ausreichend stabilisiert werden, da große Bereiche der Körperoberfläche, wie z. B. ein durchhängender Unterschenkel oder die Lendenlordose nicht durch die Schienen abgestützt werden.

13.2.3 Formschlüssige Schienung

Bei diesem Ansatz wird die Stabilisierung durch Materialien erreicht, die an den Körper angeformt werden. Gipsverbändesind ein bekanntes Beispiel aus der klinischen Behandlung. Formschlüssige Schienen können aus Materialien hergestellt werden, die nach dem Abformen ihre Form dauerhaft beibehalten oder die immer wieder neu geformt und wiederverwendet werden können. Diese Form der Schienung hat folgende Vor- und Nachteile:

- **Vorteile:**
  - Die Schienungsmaterialien lassen sich leichter verstauen und können einfacher transportiert werden, da sie oft zusammengelegt werden können.
  - Sie ermöglichen eine an die Verletzung angepasste Stabilisierung.
  - Es ist weniger Druck auf das Gewebe erforderlich, wodurch das Risiko von Gewebeschäden reduziert wird.
  - Mikroinstabilitäten und Rotationsinstabilitäten können besser adressiert werden.
- **Nachteile:**
  - Das Schienungsmaterial kann beschädigt werden. So können z.B. Luftkammerschienen oder Vakuumschienen durch Löcher unbrauchbar gemacht werden.
  - Dauerhaft formschlüssige Materialien können es schwierig machen, sekundäre Schwellungen zu behandeln – vor allem bei zirkulärer Anlage wie z.B. durch einen harten Gips.

13.2.4 Schienung am Rumpf oder an anderen Körperteilen

Bei dieser altbewährten Art der Stabilisierung werden gebrochene Extremitäten am Rumpf oder an anderen Körperteilen stabilisiert. Diese Art der Schienung wird oft intuitiv von den Verletzten selbst durchgeführt. Ein klassisches Beispiel dafür ist, wenn ein Verletzter mit einem Bruch des Oberarms den Arm fest an den eigenen Rumpf drückt. Dieses Prinzip lässt sich auch auf gebrochene Finger, Zehen und sogar auf Oberschenkelbrüche anwenden, wenn dies mit einer stabilen, anpassungsfähigen Polsterung kombiniert wird. [1]

13.2.5 Schienung mit Anwendung von Zug

Eine Steckschiene (Traktionsschiene) kann zur Verbesserung der Ausrichtung einer isolierten, dislozierten Schaftfraktur des Oberschenkels oder Unterschenkels eingesetzt werden. Traktionsschienen dienen der vorübergehenden Stabilisierung am Unfallort, um den Transport zu ermöglichen. Die Traktion kann Schmerzen und Krämpfe reduzieren, wenn die gebrochenen Knochenfragmente reponiert werden und der arterielle Blutfluss erhöht wird, wenn dieser durch die Fehlstellung beeinträchtigt war. Allerdings sind zunächst strikte Kontraindikationen auszuschließen. Diese sind Hüft- oder Beckenfrakturen, kniegelenksnahe Frakturen des Oberschenkels, Kniefrakturen sowie Frakturen des Knöchels oder Fußes. Aufgrund dieser Kontraindikationen [6, 7] und ihrer Sperrigkeit wurden diese Art von Schienen in der Bergrettung weitgehend aufgegeben. Beispiele für Traktionsschienen sind die Thomas-Schiene für die Schienung eines gebrochenen Oberschenkels oder in Europa die Bergwacht-Streckschiene zur Schienung des Unterschenkels.

13.3 Schienung in der Bergrettung

Wiederverwendbare Schienen sind für die Bergrettung ideal geeignet. Besondere Eigenschaften einiger Schienen, z.B. der Sandwich-, Vakuum und Luftkammerschienen werden im Folgenden beschrieben.

13.3.1 SAM®-Splint

Diese Sandwichschienen bestehen aus einer flexiblen metallischen Innenschicht und einer äußeren Polsterung. Sie werden an die verletzten Extremitäten angeformt und mit Binden oder Klebeband befestigt.

13.3.2 Vakuumschienen und Vakuummatratzen

Vakuumschienen gibt es in teilanatomisch vorgeformten Modellen oder als Vakuummatratzen, die eine Stabilisierung des gesamten Körpers ermöglichen (➤ Abb. 13.1). [8] Vakuumschienen und -matratzen bestehen aus einer flexiblen, luftdichten Kunststoffhülle, die mit kleinen Polystyrolkugeln gefüllt sind. Nachdem die Schiene an den Körper geformt wurde, wird die Luft durch ein Ventil abgesaugt. Die so entstandene formschlüssige Schiene behält ihre Form wie bei einer Vakuumverpackung. Der verletzte Bereich wird ideal ruhigstellt.

Vakuumschienen und -matratzen ziehen sich zusammen, wenn die Luft abgesaugt wird. Dies führt auch dazu, dass sich Vakuummatratzen verkürzen. Wenn die Stabilisierung aufgrund einer Wirbelsäulenverletzung oder eines Bruchs des Oberschenkels durchgeführt wird, kann es hilfreich sein, die Vakuummatratze während des Absaugens der Luft anzupassen, um eine Längskompression zu verhindern. [1]

13.3.3 Luftkammerschienen

Hierbei handelt es sich um anatomisch vorgeformte flexible Kunststoffhüllen, die mit Luft aufgeblasen werden können. Sie nehmen eine stabile Form an, wie bei einer Luftmatratze. Luftkammerschienen üben Druck auf die verletzte Gliedmaße aus und können nach dem Aufblasen nicht mehr weiter angepasst werden. Sie sollten nur verwendet werden, wenn keine andere Art von Schienung zur Verfügung steht und dann auch nur für die kürzest notwendige Zeit. Der Vorteil dieser Schienen ist, dass sie im nicht aufgeblasenen Zustand sehr wenig Platz einnehmen und sehr leicht verstaut werden können.

13.3.4 Vorgefertigte Schienen für häufig verletzte Körperregionen

Handgelenkschienen

Das Handgelenk ist eine sehr häufig verletze Region. Wenn nur das Handgelenk verletzt ist, muss der Ellenbogen nicht zwingend ruhiggestellt werden, denn der Unterarm ist lang genug, um die Fraktur zu stabilisieren. Da Verletzungen des Handgelenks häufig sind, gibt es vorgefertigte Schienen, die einfach

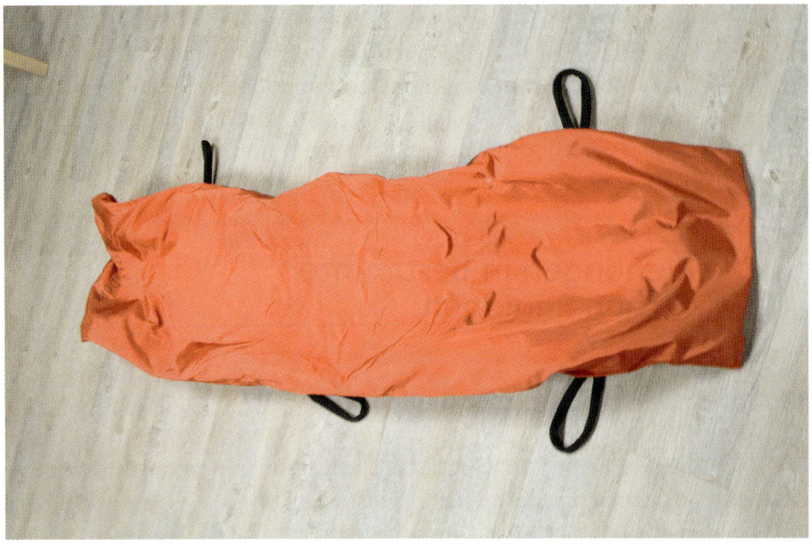

Abb. 13.1 Die Vakuummatratze behält ihre Form nach dem Absaugen.

mit einer Bandage befestigt werden können. Diese Schienen sind in verschiedenen Größen erhältlich (➤ Abb. 13.2). Sie können jedoch nicht angepasst werden und es ist wichtig, für eine ausreichende Polsterung zu sorgen.

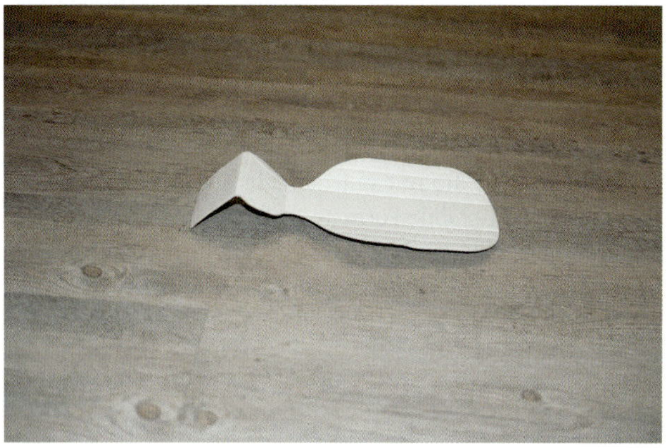

Abb. 13.2 Vorgeformte Handgelenkschiene.

Stabilisierungen der Halswirbelsäule

Zur Stabilisierung der Halswirbelsäule werden häufig formschlüssige Halskrausen verwendet. Diese Halskrausen gibt es in verschiedenen Größen, die an die Länge des Halses des Verletzten angepasst werden können. Es ist wichtig zu wissen, dass eine Halskrause allein die Halswirbelsäule gegenüber dem Rumpf nicht vollständig ruhigstellt. [9]

Besteht der Verdacht auf eine Verletzung im Bereich der Halswirbelsäule, muss der Rumpf mithilfe eines anderen Hilfsmittels zusätzlich stabilisiert werden. Hier wird meist eine Vakuummatratze in Kombination mit einer Halskrause verwendet. [10] Alternativ kann auch ein Spineboard in Kombination mit Headbocks eingesetzt werden. Für die Bergrettung, insbesondere bei langen Transportzeiten, kann die Verwendung eines Spineboards auch zu einer Verschlimmerung der Schmerzen und zu lokalen Druckstellen führen. Spineboards sollten bei der Bergrettung nicht routinemäßig zur Anwendung kommen und wenn doch, dann nur kurzzeitig. [11]

13.4 Schienungen in bestimmten anatomischen Regionen

13.4.1 Fingerschienung

Bei einer Fingerverletzung kann es ausreichend sein, den verletzten Finger mit mehreren Klebebandstreifen (Twin-tape oder Buddy-tape) an einem benachbarten Finger zu fixieren (➤ Abb. 13.3). Wenn dies die Schmerzen lindert, kann der Verunglückte den Rest der Hand noch für einen

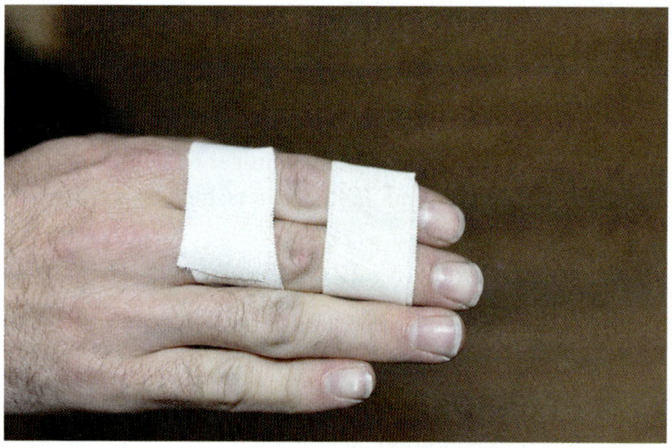

Abb. 13.3 Schienung der Finger mit einem „Twin tape".

selbstständigen oder unterstützten Abstieg verwenden. Wenn das Tapen für einen längeren Zeitraum notwendig ist, sollte zum Schutz der Haut eine Polsterung zwischen die Finger gelegt werden. Lässt sich der Schmerz durch das Tapen nicht lindern, sollte die Hand mit einer Unterarmschiene stabilisiert werden, die auch die Finger mit einschließt. Eine zusätzliche Polsterung zwischen den Fingern vermeidet ein Aufscheuern der Haut.

13.4.2 Handgelenksschienen

Bei der Schienung des Handgelenks ist es am besten, die Schiene auf der Beugeseite der Hand zu platzieren. Bei der Schienung vor Ort sollte die Schiene lang genug sein, um die Finger des Verletzten zu stützen. Dies lindert Schmerzen besser, als wenn die Finger frei bleiben (➤ Abb. 13.4).

13.4.3 Stabilisierung des Oberarms und der Schulter

Bei Verletzungen des Oberarms und der Schulter ist die Fixierung am Rumpf die Methode der Wahl (➤ Abb. 13.5). Der Arm wird mit einer Schlinge aus einem Dreieckstuch am Rumpf fixiert. Dies bietet in der Regel so viel Stabilität, dass der Verletze mit minimalen Bewegungsschmerzen transportiert werden kann.

Bei einer isolierten vorderen oder unteren Schulterluxation wird der verletzte Arm in einer abgespreizten und nach außen gedrehten Position gehalten. Der Verletzte stützt den betroffenen Arm in der Regel mit dem nicht verletzten Arm. Eine Schulterluxation kann mit einer einfachen Schlinge nicht wirksam stabilisiert werden, da der Arm nicht gegen die Brustwand angelagert werden kann. Die Verrenkung sollte entweder reponiert oder der Arm in abgespreizter Position geschient werden. Hierfür kann ein Kissen oder eine gerollte Decke in den Raum zwischen Arm und Brustwand gelegt werden, um den Arm zu stützen. Mit einer Schlinge können

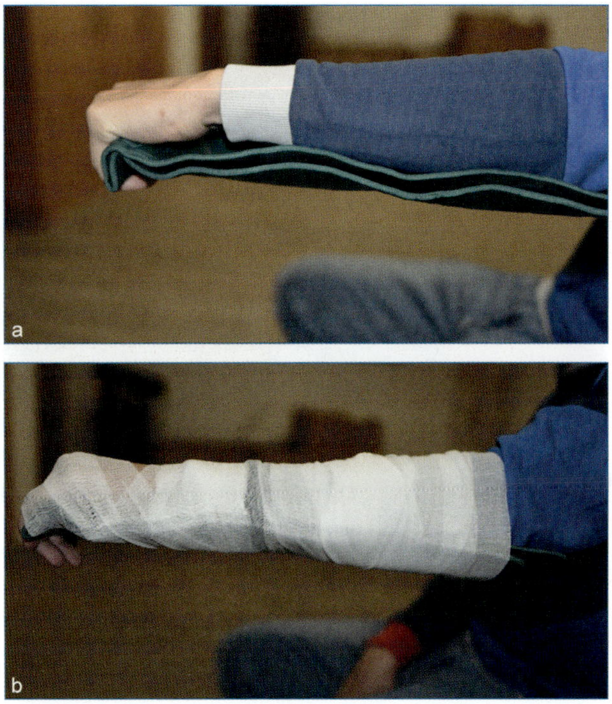

Abb. 13.4 Schienung des Unterarms mit einer verstellbaren Sandwich-Schiene: a) vor und b) nach der Fixierung mit einer Binde.

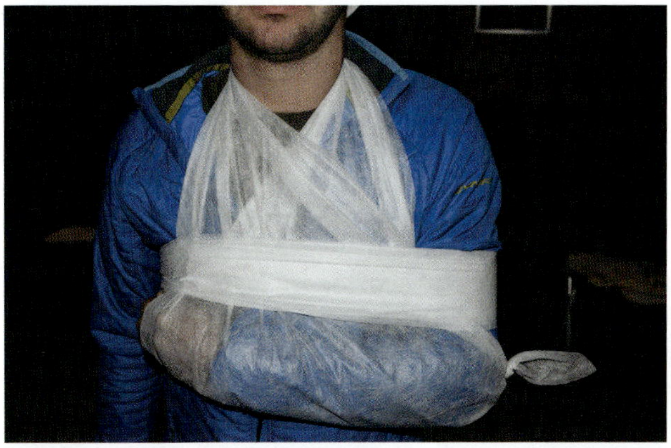

Abb. 13.5 Stabilisierung des Armes am Rumpf.

der angewinkelte Arm unterstützt und das Kissen bzw. Leintuch an der Brustwand fixiert werden. Es kann auch ein Rucksack dafür verwendet werden.

13.4.4 Schienung des Oberschenkels

Für die Schienung des Oberschenkels sollten Hüft- und Kniegelenke stabilisiert werden. Eine Rotationsinstabilität ist zu vermeiden, indem der Fuß neutral oder innenrotiert fixiert wird, wenn der Verletzte auf dem Rücken liegt. Hierzu wird das verletzte Bein an das unverletzte Bein gebunden. Dies ist nur auf einer Vakuummatratze oder einer anderen durchgehenden festen Unterlage möglich.

13.4.5 Schienung des Unterschenkels

Bevor der Unterschenkel geschient wird, sollten Fehlstellungen eingerichtet und das Bein in eine anatomische Position gebracht werden, um die Gefahr von dauerhaften Weichteilschäden zu vermeiden. Offene Wunden sind mit sterilen Verbänden abzudecken, bevor eine Schiene angelegt wird. Die einfachste Methode zur Ruhigstellung des Unterschenkels ist die Verwendung einer anatomisch vorgeformten Vakuumschiene (➤ Abb. 13.6). Das Anlegen der Schiene sollte die Schmerzen des Verunfallten nicht verstärken. Dies lässt sich am besten erreichen, wenn zwei Personen gemeinsam die Schiene anlegen. Eine Person legt die Schiene an, während die andere Person das Bein sanft unter Zug hält.

13.4.6 Immobilisierung der Wirbelsäule

Der Stellenwert einer Ganzkörperruhigstellung als Mittel zur Stabilisierung der Wirbelsäule ist in letzter Zeit in Frage gestellt worden, weil damit Risiken verbunden sind, wie z. B. die Einschränkung der Atemwege/Atmung oder die Fixierung in einer unphysiologischen Position. Die Konsensleitlinien der Wilderness Medical Society kommen zu dem Schluss, dass eine Begrenzung der Wirbelsäulenbewegungen (spinal motion restriction) besser geeignet ist. [12] Dieser Ansatz hat sich in der außerklinischen Versorgung im nordamerikanischen Bereich durchgesetzt.

Der Schutz des Rückenmarks kann durch die ausschließliche Verwendung einer Vakuummatratze oder in Kombination mit einer Halskrause erreicht werden, wenn keine Kontraindikationen vorliegen (z. B. gefährdete Atemwege, Morbus Bechterew). Der Patient ist in Rückenlage zu lagern. [13] Ein in Seitenlage aufgefundener Verletzter sollte von drei oder vier Helfern en bloc umgelagert werden. Eine Beugung der Wirbelsäule ist zu vermeiden. Die Ausrichtung der Halswirbelsäule in normaler gerader Position, jedoch nicht in Überstreckung, ist im Allgemeinen sicher. [9]

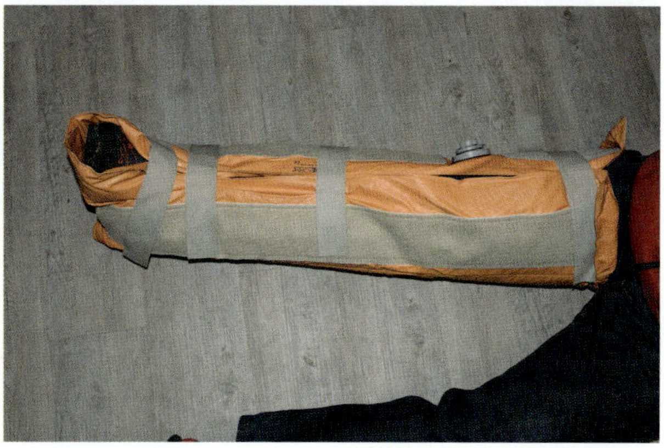

Abb. 13.6 Stabilisierung des gebrochenen Unterschenkels mit einer Vakuumschiene. Die Knie- und Sprunggelenke werden mit stabilisiert.

Das Umlagern eines Patienten auf eine Vakuummatratze kann mithilfe eines Rettungstuchs erfolgen. Das Tuch wird unter dem Patienten positioniert, das von vier Helfern sanft en bloc umgelagert wird (➤ Abb. 13.7).

Bei der Befreiung eines Verunglückten aus einer schwierigen Liegeposition mit Verdacht auf Wirbelsäulenverletzung kann ein Spineboard mit Headblocks verwendet werden. Die Verwendung eines Spineboards für den Transport birgt das Risiko, dass sich ein Druckgeschwür bilden kann und die Schmerzen zunehmen, da das Brett sehr hart ist und die Lendenlordose nicht abgestützt wird. Die Vakuummatratze eignet sich dafür besser und sorgt zusätzlich für einen besseren Wärmeerhalt [14, 15]. Ein Spineboard sollte für den Transport nur dann verwendet werden, wenn keine Vakuummatratze verfügbar ist.

13.4.7 Immobilisierung der Halswirbelsäule

Bei Patienten mit schwerem Trauma sollte die Halswirbelsäule immer mit untersucht werden. Wenn eine Verletzung der Halswirbelsäule nicht gemäß den Triage-Instrumenten –wie der National Emergency X-radiography Utilisation Study (NEXUS) oder den Canadian-C-Spine-Rule-Kriterien (CCR) – ausgeschlossen werden kann, ist eine Inline-Stabilisierung der Halswirbelsäule von einem Helfer vorzunehmen (➤ Abb. 13.8), und zwei weitere Helfer legen die Halskrause an. Da eine Halskrause die Halswirbelsäule alleine nicht ausreichend stabilisiert, sollte zusätzlich der Rumpf mit einer Vakuummatratze gestützt werden.

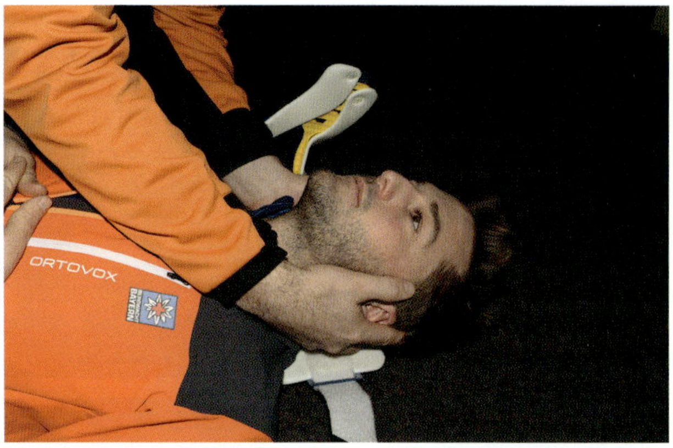

Abb. 13.8 Inline-Stabilisierung der Halswirbelsäule.

Wenn eine endotracheale Intubation erforderlich ist, kann die Halskrause während des Eingriffs geöffnet werden, wobei eine zweite Person die Inline-Stabilisierung der Halswirbelsäule übernehmen muss. [16] Das Öffnen der Halskrause ist in der Regel nicht erforderlich, wenn die Video-Laryngoskopie für die Intubation verwendet wird.

Fallbeispiel 13.1

Fall 1: Schienung ist das beste Schmerzmittel

Ein 39-jähriger Mann verletzte sich beim Schlittenfahren an einem Wintertag. Die Alarmmeldung lautete: „Unterschenkel gebrochen, starke Schmerzen“. Ein Notarzt und eine Bergrettungsmannschaft wurden zur Rettung des

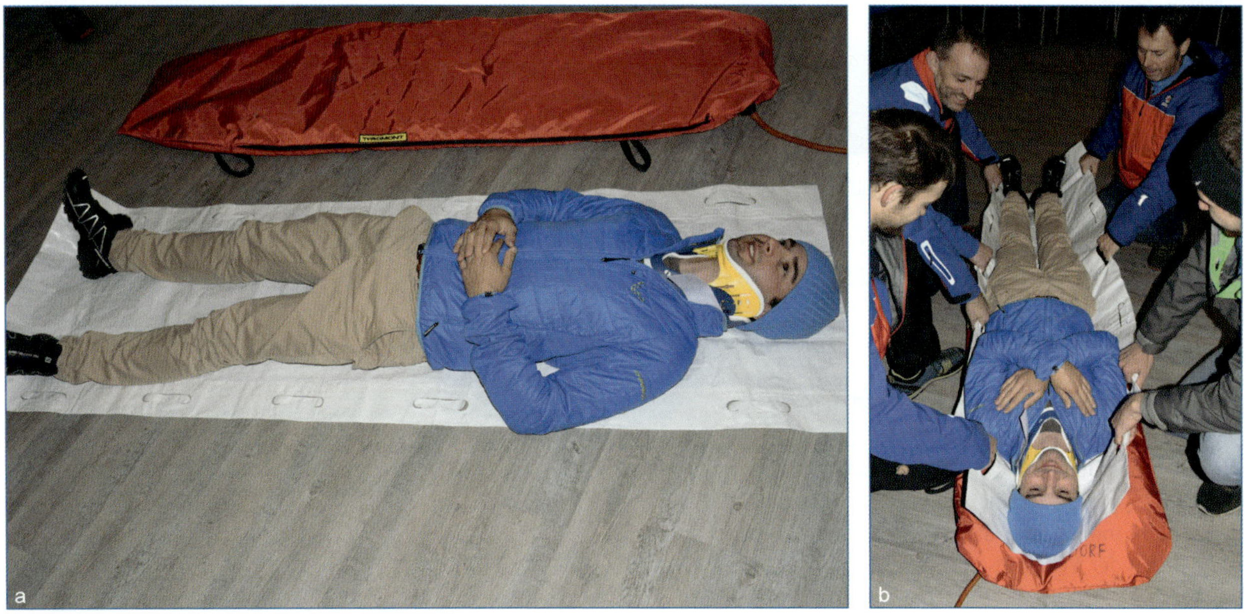

Abb. 13.7 a) Schonende Umlagerung eines Patienten mit einem Rettungstuch. b) Anschließende Stabilisierung in einer Vakuummatratze.

Verunglückten und zur Verabreichung von Schmerzmitteln alarmiert. Beim Eintreffen der Einsatzkräfte klagte der Patient über starke Schmerzen in seinem linken Unterschenkel. Er lag auf dem Boden. Sein Bein lag achsengerecht. Der Patient reagierte aber sehr empfindlich auf jede Manipulation. Die Außentemperatur betrug etwa -5 °C.

Der Arzt verzichtete zunächst wegen der niedrigen Temperatur auf die Verabreichung von Analgetika. Durch die Traktion des Beins ließen die Schmerzen nach, und es wurde eine Vakuumschiene angelegt. Danach war der Patient nahezu schmerzfrei. Der bodengebundene Transport dauerte etwa eine Stunde und verlief problemlos.

Fall 2: Stabilisierung ermöglicht Transport

Ein 18-jähriger Skifahrer prallte in einem steilen bewaldeten Hang im Tiefschnee gegen einen Baum. Sein linker Oberschenkelknochen war gebrochen und er hatte starke Schmerzen. Für die Retter war es fast unmöglich, im Tiefschnee stabil zu stehen oder gar einen Rucksack zu öffnen.

Unter Zug am Unterschenkel wurden die Schmerzen erträglich. Die Retter entschlossen sich, nicht auf den Notarzt zu warten und retteten den verletzten Skifahrer mithilfe einer Vakuummatratze. Nach der Umlagerung und dem Absaugen der Matratze konnte der Verletzte ohne Verabreichung von Medikamenten nahezu schmerzfrei zum Hubschrauberlandeplatz transportiert werden.

13.4.8 Stabilisierung des Beckens

Bei allen Schwerverletzen sollte auch von einer Verletzung des Beckens ausgegangen werden. Die Untersuchung der Beckenringstabilität kann mechanisch instabile Beckenfrakturen nicht zuverlässig ausschließen. [17]

Wenn jedoch der Verletzte wach ist und das Becken bei Palpation und seitlichem Druck nicht schmerzt, liegt höchstwahrscheinlich keine instabile Beckenringfraktur vor. Bei allen anderen Unfallopfern mit schweren Verletzungen sollte das Becken in jedem Fall stabilisiert werden.

Besteht der Verdacht auf einen Beckenbruch, sollten ein Beckengurt und eine Vakuummatratze verwendet werden, um das Becken zu stabilisieren. [17] Es ist darauf zu achten, dass der Beckengurt nicht auf Höhe der Beckenknochen, sondern auf Höhe des Trochanter major platziert wird. Bevor ein Beckengurt angelegt wird, sind die Beine in Innenrotation zu bringen. Nur in dieser Position funktioniert der Beckengurt richtig und das Becken wird über den Druck der beiden Oberschenkelköpfe komprimiert. [18]

TIPPS

Undichte Vakuumschienen oder Luftkammerschienen

Um Luftlecks zu vermeiden, sollten aufblasbare Schienen oder Vakuumschienen vorsichtig gehandhabt und häufig getestet werden. Ein Leck in einer Vakuumschiene/Matratze kann zu einem Verlust der Stabilität führen. Ein Leck in einer Luftkammerschiene macht sie unbrauchbar. Das Leck kann oft mit Klebeband repariert werden.

Druckstellen

Schienen und andere Hilfsmittel zur Stabilisierung können Druckstellen verursachen. Um diese so weit wie möglich zu vermeiden, sind der Bereich um die Verletzung und die umliegenden Bereiche, die in einer Schiene abgepolstert werden auf harte Gegenstände wie Steine oder Holzstücke abzusuchen. Vor Anlage der Schienung sollten diese jedenfalls entfernt werden.

Beeinträchtigung der Durchblutung

Die Durchblutung der Extremitäten ist häufig zu kontrollieren. Mit formschlüssigen Schienen und nicht zu engem Anlegen können Beeinträchtigungen der Durchblutung vermieden werden. Wenn eine verminderte Durchblutung festgestellt wird oder der Verletze über Gefühlsstörungen klagt, sollte die Schiene gelockert oder entfernt und neu angelegt werden.

Instabilität nach der Schienung

Die Instabilität im verletzten Bereich kann fortbestehen, wenn die Schiene nicht gut sitzt bzw. zu groß oder zu kurz ist. Bevor der Verletzte transportiert wird, sollten nochmals die Stabilität der Schienung und die dadurch erreichte adäquate Schmerzlinderung überprüft und ggf. die Schienung nochmals angepasst werden.

Fazit

- Schienung ist das beste Schmerzmittel der Bergrettung.
- Bergretter sollten eine intensive Ausbildung in Schienung erhalten.
- Vorgefertigte Schienen haben mehrere Vorteile, benötigen aber viel Platz für den Transport.
- Retter sollten auf zu enge Gurte und Verbände achten, um Druckstellen zu vermeiden.
- Vakuummatratzen sind im alpinen Gebiet dem Spineboard überlegen.
- Eine Halskrause sollte nicht als alleiniges Schienungsmittel angewendet werden.

LITERATUR

1. Powell RA, Weir AJ. EMS, Bone Immobilization. In: StatPearls; Bethesda MD, USA: National Center for Biotechnology Information, U. S. National Library of Medicine. Unter: https://hubs.ly/H0s7v0V0 (letzter Zugriff: 28.02.2023).
2. Shaw DC, Heckman JD. Principles and techniques of splinting musculocutaneous injuries. Emerg Med Clin North Am. 1984;2:391–407.
3. Perkins, TJ. Fracture management. Effective prehospital splinting techniques. Emerg Med Serv. 2007;36:35–37.
4. Ellerton J, Tomazin I, Brugger H, Paal P. Immobilization and splinting in mountain rescue. Official Recommendations of the International Commission for Mountain Emergency Medicine, ICAR MEDCOM. High Alt Med Biol. 2009;10:337–342.
5. Boehler, Lorenz. [Die Technik der Knochenbruchbehandlung.] Vienna: Wilhelm Maudrich; 1954.
6. Wood SP, Vrahas M, Wedel SK. Femur fracture immobilization with traction splints in multisystem trauma patients. Prehosp Emerg Care. 2003;7:241–243.
7. Bledsoe B, Barnes D. Traction splint. An EMS relic? JEMS. 2004;29:64–69.
8. Letts RM, Hobson DA. The vacuum splint: an aid in emergency splinting of fractures. Can Med Assoc J. 1973;109:599–600.
9. Kreinest M, Gliwitzky B, Schüler S, et al. Development of a new Emergency Medicine Spinal Immobilization Protocol for trauma patients and a test of applicability by German emergency care providers. Scand J Trauma Resusc Emerg Med. 2016;24:71.
10. Chandler DR, Nemejc C, Adkins RH, Waters RL. Emergency cervical-spine immobilization. Ann Emerg Med. 1992;21:1185–1188.
11. Rammlmair G, Zafren K. Immobilization and use of the vacuum mattress in organized mountain rescue. In: Consensus Guidelines on Mountain Emergency Medicine and Risk Reduction, Fidel Elsenshon (ed). Lecco, Italy: Casa Editrice Stefanoni; 2001.
12. Hawkins SC, Williams J, Bennett BL, et al. 2019. Wilderness Medical Society Clinical Practice Guidelines for Spinal Cord Protection. Wilderness Environ Med. 2019;30(4S):S87-S99.
13. Rahmatalla S, DeShaw J, Stilley J, Denning G, Jennissen C. Comparing the Efficacy of Methods for Immobilizing the Thoracic-Lumbar Spine. Air Med J. 2018;37:178–185.
14. Johnson DR, Hauswald M, Stockhoff C. Comparison of a vacuum splint device to a rigid backboard for spinal immobilization. Am J Emerg Med. 1996;14:369–372.
15. Pernik MN, Seidel HH, Blalock RE, et al. Comparison of tissue-interface pressure in healthy subjects lying on two trauma splinting devices: The vacuum mattress splint and long spine board. Injury. 2016;47:1801–1805.
16. Manoach S, Paladino L. Manual in-line stabilisation for acute airway management of suspected cervical spine injury: historical review and current questions. Ann Emerg Med. 2007;50:236–245.
17. Shlamovitz GZ, Mower WR, Bergman J, et al. How (un)useful is the pelvic ring stability examination in diagnosing mechanically unstable pelvic fractures in blunt trauma patients? J Trauma. 2009;66:815–820.
18. Wohlrath B, Trentzsch H, Hoffmann R, et al. Preclinical and clinical treatment of instable pelvic injuries: Results of an online survey. Unfallchirurg. 2016;119:755–762.

KAPITEL

14 Polytrauma

Günther Sumann, Sven Christjar Skaiaa, Monika Brodmann Maeder

Zusammenfassung

Die Behandlung eines polytraumatisierten Patienten in den Bergen ist aufgrund von umweltbedingten, logistischen und medizinischen Faktoren sehr herausfordernd. Durch begrenzte Ressourcen und schwierige Umgebungsbedingungen sind ein grundlegendes Verständnis der Verletzungsmechanismen, der Physiologie und eine fokussierte klinische Untersuchung für ein optimales Management wesentlich. Die Zeitspanne bis zum Beginn lebensrettender Maßnahmen möglichst kurz zu halten, ist oft wichtiger als eine mögliche Zeitersparnis während der Notfalltherapie vor Ort, insbesondere vor komplexen oder langwierigen Bergungs- und Transportmaßnahmen. Bei einem kritisch verletzten Patienten sollten vitalstabilisierende Maßnahmen so früh wie möglich erfolgen und sich nach dem Verletzungsmuster, dem Ansprechen des Verletzten auf die Behandlung, der Erfahrung der Retter und nach dem voraussichtlichen Zeitaufwand bis zur klinischen Versorgung richten. Grundlegende Maßnahmen, die vor Ort durchgeführt werden können, sind die Blutstillung, das frühzeitige Verabreichen von Tranexamsäure (TXA) bei größeren Blutungen, die Reposition und Schienung von Frakturen, das Anlegen eines Beckengurts, die Analgesie, das Verabreichen von Sauerstoff, der Schutz vor Auskühlung und das Beruhigen des Verletzen.

14.1 Einleitung, Begriffe und Definitionen

Notfallmedizinische Maßnahmen im extremen Umfeld und im alpinen Gelände basieren hauptsächlich auf persönlichen Erfahrungen und auf der Motivation derer, die alpine Notfallmedizin praktizieren. Obwohl die Erkenntnisse der evidenzbasierten Medizin aus dem innerklinischen Bereich und der präklinischen Notfallmedizin im urbanen Raum wichtige Grundlagen sind, lassen sich diese nur sehr eingeschränkt auf Bergrettungsszenarien übertragen. Dies gilt insbesondere für polytraumatisierte Patienten. Schwere Verletzungen ereignen sich häufig an abgelegenen und exponierten Stellen, an denen Bergungs- und Rettungsmaßnahmen extrem schwierig sein können. Die Durchführung von aussagekräftigen Studien unter extremen Umgebungsbedingungen ist praktisch unmöglich, lediglich in Teilaspekten gibt es zunehmende Evidenz und vor allem Erfahrungswerte. Wir geben einen Überblick über den aktuellen Stand an „Best-Practice"-Empfehlungen für das Management von Polytraumapatienten im alpinen Umfeld unter Berücksichtigung der verfügbaren Evidenz.

Für den Begriff „Polytrauma" gibt es zahlreiche Definitionen. In der angloamerikanischen Fachliteratur wird neben dem Begriff „polytrauma" häufig die Bezeichnung „multiple trauma" verwendet. Das Wort „polytrauma" impliziert meist eine Lebensbedrohung, „multiple trauma" bezieht sich meist auf Verletzungen von zwei oder mehr Organsystemen.

Eine der ersten und auch sehr praktikablen Definitionen von Polytrauma war: „Eine gleichzeitige Verletzung von mehr als einer Körperregion, wobei mindestens eine Verletzung oder die Kombination der Verletzungen lebensbedrohlich ist". [1] Diese Erklärung wird seit vielen Jahren verwendet, ist aber unter Klinikern und Forschern nicht allgemein anerkannt. Häufig wird der Injury Severity Score (ISS) ≥ 16 als Grundlage für die Definition eines schweren Traumas oder Polytraumas herangezogen. Der ISS wurde eingeführt, um den Gesamtschweregrad von Mehrfachverletzungen zu quantifizieren. Er berücksichtigt die jeweils schwersten Verletzungen in sechs Körperregionen und wird berechnet aus der Summe der Quadrate der höchsten Abbreviated-Injury-Scale-(AIS)-Codes [2] in den drei am stärksten betroffenen Körperregionen. [3] Kritiker des ISS behaupten, dass der ISS allein zwar gut das Verletzungsmuster bei Mehrfachverletzten beschreiben kann, aber nicht den Gesamtschweregrad verschiedener Polytraumafälle unterscheidet und dadurch der Grad der Vitalgefährdung unterschätzt wird. In einer Untersuchung von 2009 wurden nicht weniger als 47 Definitionen für Polytrauma gefunden. Dies unterstreicht den Bedarf für eine Konsensusdefinition. [4] In einer Arbeit aus dem Jahr 2017 wurden 11 Polytrauma-Definitionen im Hinblick auf die Mortalität untersucht. Dabei wurde die Berliner-Definition als am besten geeignet betrachtet. [5] Diese entstand als Konsens einer internationalen Expertengruppe im Jahr 2014. [6] Sie berücksichtigt erhebliche Verletzungen mit einem AIS-Code ≥ 3 in zwei oder mehreren verschiedenen Körperregionen und einem ISS-Code ≥ 16 in Verbindung mit einem oder mehreren von fünf physiologischen Parametern: Hypotonie (systolischer Blutdruck [SBP] ≤ 90 mmHg), verminderte Bewusstseinslage (Glasgow Coma Scale [GCS] ≤ 8), Azidose (Basenexzess ≤ -6), Koagulopathie (International Normalised Ratio [INR] $\geq 1{,}4$), partielle Thromboplastinzeit [PTT] ≥ 40 s) und Alter ≥ 70 Jahre. Während diese Definition für den innerklinischen Gebrauch und für wissenschaftliche Zwecke durchaus nützlich sein kann, werden die meisten in der Alpinrettung tätigen Notärzte wahrscheinlich lieber eine einfachere Definition des Polytraumas als Ausdruck einer lebensbedrohlichen Verletzung anwenden wollen. [1] Schließlich sollten bei jedem Verunfallten eine Erstbeurteilung des Verletzungsmusters und eine subjektive Einschätzung des Schweregrades der Vitalbedrohung am Unfallort durchgeführt werden.

14.2 Hintergrund und Epidemiologie

Die Berge bieten viele Möglichkeiten zur Freizeitgestaltung und für berufliche Aktivitäten für Menschen, die sich gerne in der Natur aufhalten. Für die einen sind die Berge Raum zur Erholung und Entspannung, für andere ein Gelände zur Ausübung anspruchsvoller Sportarten oder für berufliche Tätigkeiten. Vor allem in den Hochsaisonen im Sommer und im Winter kommen Zehntausende in die Berge für sportliche Aktivitäten wie Bergsteigen, Wandern und Trekking, Trailrunning, Mountainbiking, Downhill-Biking, Pistenskilauf, Freeriden, Skilanglauf und Skitouren, Schneeschuhwandern, Rodeln, Gleitschirmfliegen, Drachenfliegen, Canyoning, Kajakfahren – oder sie praktizieren sehr gefährliche Sportarten wie Basejumping und Wingsuit-Fliegen.

Viele Menschen leben und arbeiten in den Bergen auch außerhalb der Tourismus- und Erholungsbranche z.B. in Berufen zur Erhaltung der Infrastruktur, in Lawinenkommissionen oder im Rahmen der Tierhaltung, Forstwirtschaft oder des Bergbaus. Einerseits besteht kein Zweifel, dass vor allem der Freizeitsport in den Bergen positive Auswirkungen auf das körperliche und psychische Wohlbefinden der Menschen hat. Andererseits liegt bei diesen Menschen ein erhöhtes Risiko für eine Vielzahl von traumatischen Verletzungen vor.

Die meisten Bergrettungseinsätze sind auf traumatische Verletzungen zurückzuführen, meistens infolge von Skiunfällen. In den Alpen sind Skifahren und Snowboarden die beliebtesten Bergsportarten. In Österreich gab es zwischen November 2017 und Oktober 2018 7.414 Verletzte und 277 Tote beim Bergsport, davon verunfallten 4.817 (65 %) beim Wintersport und 2.263 (30 %) beim Sommersport. Über die Hälfte der 132 tödlichen Unfälle im Rahmen von Sommersportarten waren auf Klettern und Wandern zurückzuführen. 66 Todesopfer (24 %) gab es beim Schneesport, die meisten davon (91 %) auf Skipisten sowie im freien Gelände. [7] In Österreich sind 55 % der Bevölkerung im Alter zwischen 14 Jahren und 70 Jahren Skifahrer (3,4 Millionen Menschen). [8] In der Schweiz sind jedes Jahr 2,9 Millionen Einwohner (35 % der Gesamtbevölkerung) auf Skiern oder Snowboards unterwegs, was zu ca. 87.000 traumatischen Verletzungen führt, die medizinische Behandlungen nach sich ziehen. Zwischen 2007 und 2011 betrug das Verletzungsrisiko beim Schneesport 3,2 Unfälle pro 1.000 Skifahrertage mit durchschnittlich 314 Tagen zwischen den Verletzungsereignissen. Die Rate von Sportverletzungen wird im Allgemeinen durch die Anzahl der Verletzungen pro 100.000 Aktivitätsstunden angegeben. In der Schweiz liegt die Verletzungsrate bei 46 pro 100.000 Stunden Skifahren und 68 pro 100.000 Stunden Snowboarden. Die Todesfallrate betrug 0,74 pro 1 Million Pistentage (0,69 für Skifahrer, 0,95 für Snowboarder). [9]

Laut Statistiken der US National Trauma Data Bank® (NTDB) gab es bei Snowboard-Verletzungen mit einem ISS > 15 eine hohe Rate an traumatischen Hirnverletzungen (57 % bei Skifahrern, 47 % bei Snowboardern), ferner kam es zu Verletzungen der Wirbelsäule (29 %), Thoraxverletzungen (38 %) und Bauchtraumata (35 %). Die Sterblichkeitsrate betrug 4 % bei Skifahrern und 2 % bei Snowboardern. [10] Das Risiko einer schweren Verletzung bei Schneesportarten ist dennoch geringer als bei anderen Sportarten, aber im Hinblick auf die große Anzahl von Skifahrern und Snowboardern gibt es bei dieser Sportart mehr Verletzte als bei anderen Bergsportarten.

Im Rahmen von Primäreinsätzen der Rega-Flugrettung in der Schweiz wurden im Jahr 2018 2500 Patienten nach Berg- und Wintersportunfällen versorgt, das entsprach 24 % aller 10.224 Patienten. [11] Die Christophorus-Flugrettung führte in den österreichischen Alpen im Jahr 2018 2.360 Bergrettungseinsätze durch, das entsprach 13 % aller 18.424 Einsätze. 494 (22 %) der Bergrettungseinsätze waren Taubergungen. Rund ein Drittel der Verunglückten im Gebirge hatten einen *National Advisory Committee for Aeronautics (NACA)* Score von ≥ 4, was kritisch verletzt oder tot bedeutet. Im Zeitraum von fünf Jahren von 2013–2017 wurden von Christophorus-Notarzthubschraubern 10.792 Bergrettungseinsätze durchgeführt, davon 2.826 Taubergungen. [12]

14.3 Verletzungsmechanismen

Unfälle in den Bergen sind oft eine Folge von Verletzungsmechanismen mit hoher Energie (Hochgeschwindigkeits- oder Rasanztraumen), sie verursachen Polytraumen. Hohe

Geschwindigkeiten treten bei einigen Bergsportarten auf wie z.B. beim Skifahren, Snowboarden und Mountainbiking. Verletzungsmuster nach schweren Skiunfällen können schwerwiegend sein [13, 14] und in vielerlei Hinsicht schweren Motorradunfällen ähneln, besonders nach einem Aufprall gegen harte Hindernisse wie Bäume oder Felsen. Ein Review von 24 Datenbanken aus Kanada, den USA, Österreich, Schweiz und Japan ergab, dass die zunehmende Verwendung von Skihelmen die Rate der schweren Kopfverletzungen zwischen 1990 und 2004 um 22–60 % gesenkt hat. [15] Auch Downhill-Mountainbiker erleiden bei Stürzen schwere, allerdings meistens nicht lebensbedrohliche, Verletzungen. [16–18]

Die meisten Verletzungen beim Klettern sind die Folge von Abstürzen. [19] Das traditionelle alpine Klettern birgt ein höheres Verletzungsrisiko als das Sport- oder Hallenklettern. [20] Abstürze aus großer Höhe, einschließlich Stürze in Gletscherspalten, führen in der Regel zu schweren oder tödlichen Polytraumen. [21] Abstürze ereignen sich beim Klettern in ausgesetztem Fels und Eis, beim Gehen auf steilem Schnee, nassem Gras oder Stein oder auf Wanderwegen. Weitere Ursachen für Abstürze sind Wechtenbruch, Lawinen, Gleitschirmfliegen und Stein- oder Eisschlag. Diese Arten von Unfallmechanismen sind sehr gefährlich und verantwortlich für viele schwere und tödliche Verletzungen. In sehr abgelegenen Bergregionen sind die Überlebenschancen nach sehr schweren Unfällen im Allgemeinen gering. In den europäischen Alpen dagegen, in Gebieten mit sehr hoher Dichte an Flugrettungsstützpunkten, kurzen Eintreffzeiten und kurzen Transportzeiten zu Traumazentren, sehen wir häufig auch Fälle von schweren Polytraumen, die überlebt werden, manchmal auch mit gutem Outcome ohne schwerwiegende Folgeerscheinungen.

14.4 Pathophysiologie des Polytraumas

Ein Polytrauma kann zu schwerem Blutverlust mit hämorrhagischem Schock und ausgedehntem Gewebstrauma, insbesondere an Muskeln und Knochen führen, dabei kann jedes Organsystem betroffen sein. Die Überlebensrate nach Polytrauma sinkt mit zunehmendem Alter des Opfers und dem Schweregrad der Verletzungen. [22, 23] Primäre Schäden am zentralen Nervensystems (ZNS) können zu Bewusstlosigkeit und Hypoxämie durch beeinträchtigte Schutzreflexe oder Apnoe führen. Ein schweres Thoraxtrauma mit Lungenverletzung beeinträchtigt den Gasaustausch. Die Kombination von Gewebsminderperfusion und Hypoxämie ist deletär und wird durch die neuroendokrine Stressreaktion sowie durch eine Gerinnungsaktivierung zusätzlich aggraviert. [24] Primäre Ziele der Traumabehandlung sind Blutstillung, Stabilisierung des Blutdrucks, Gewährleistung einer ausreichenden Sauerstoffzufuhr sowie Analgesie zur Unterbrechung dieses stressbedingten Circulus vitiosus.

Schwere Verletzungen haben eine posttraumatische systemische Entzündungsreaktion, das sog. systemische inflammatorische Response-Syndrom (SIRS) zur Folge, das sich aufgrund von Blutverlust und Gewebstrauma [25] innerhalb von 30 min nach der Verletzung entwickelt. Traumatische Gewebeschäden führen zu einer endogenen Freisetzung von „Damage associated molecular patterns" (DAMPs), auch Alarmine genannt. DAMPs sind Substanzen, die von aktivierten Immunzellen wie Neutrophilen oder nekrotischen Zellfragmenten abgesondert werden. Sie bewirken eine Komplementaktivierung und lösen die Ausschüttung von pro-inflammatorischen Zytokinen wie z. B. Interleukinen aus. Dies führt wiederum zu Endothel- und Organschäden. Die initiale Abwehrreaktion des Wirts und des SIRS können ein prolongiertes Multiorgan-Dysfunktion-Syndrom (MODS) hervorrufen, das manchmal erst nach Stunden oder Tagen auftritt. Ein MODS ist als „host defence failure disease" zu verstehen. [26] Es erhöht wiederum die Anfälligkeit für Infektionen durch Pathogene, man spricht von „Pathogen associated molecular patterns" (PAMPs). PAMPs und DAMPs aktivieren ihrerseits wechselweise die Immunreaktion und verursachen zusätzliche Organschäden, was zu einem Teufelskreis aus anhaltender Entzündungsreaktion, Aktivierung des Immunsystems und schwerem Sepsis-Syndrom führt, das wiederum verantwortlich ist für einen erheblichen Anstieg der Mortalität bei Polytrauma. [24]

Eine optimale Frühbehandlung beim Polytrauma zielt darauf ab, den Schweregrad der nachfolgenden SIRS-Reaktion mit potenziell tödlichen Komplikationen, einschließlich Sepsis und Multiorganversagen, zu reduzieren.

14.5 Primary Survey, Akutmaßnahmen, Interventionen und Entscheidungsfindung

Bevor ein Rettungsteam an der Unfallstelle im Gebirge eintrifft, muss es sich schon bei der Annäherung vor Gefahren wie Stein-, Eisschlag oder Lawinen schützen. Es nützt niemandem, wenn sich die Retter bei einem Einsatz selbst schwer verletzen. Dies gilt insbesondere im abgelegenen Gelände unter schwierigen Bedingungen. Eine Risikoprävention soll bereits vor Einsatzantritt beginnen, sobald der genaue Standort des Verunglückten ermittelt wurde. Das medizinische Team muss Schutz- und Sicherungsausrüstung und ausreichende Kleidung tragen. Alle Beteiligten müssen für einen ungeplanten verlängerten Aufenthalt am Berg gerüstet sein.

Wenn ein Hubschrauberpilot ein Unfallopfer aus der Luft gesichtet hat, führt er einen „High Recon“ durch. Durch das Kreisen über der Unfallstelle kann sich die gesamte Hubschrauberbesatzung einen ersten Eindruck von der Situation, vom Zustand des Verunglückten und von potenziellen Gefahren verschaffen und den Einsatzablauf besprechen. Das Rettungsteam sollte erst dann beim Verunglückten abgesetzt werden, wenn die Lage als ausreichend sicher eingeschätzt worden ist. Bei bodengebundenen Rettungseinsätzen kann es vor Annäherung an den Unfallort aus der Distanz schwierig sein, das Risiko zuverlässig anzugeben. Dennoch ist es notwendig, dass ein Team potenzielle Risiken bereits während des Anmarschs erkennt und nicht erst am Notfallort bei der Versorgung des Unfallopfers.

14.5.1 Sicherheit und Risikoreduktion

Die Sicherheit des Rettungsteams und des Verunglückten muss während eines Bergrettungseinsatzes ständig evaluiert werden. In speziellen Ausnahmefällen kann es bei zu großer Gefahr notwendig sein, die Unfallstelle so schnell wie möglich zu verlassen, auch wenn das Unfallopfer kritische Verletzungen aufweist. Es kann notwendig sein, den Verletzten so schnell wie möglich vom Unfallort zu evakuieren, vor jeder medizinischen Behandlung und ohne suffiziente Schienung oder Stabilisierung der Wirbelsäule. [27] Eine derartige Situation kann eintreten, wenn unmittelbar Eis- oder Steinschlaggefahr droht, bei Lawinengefahr oder drohendem Sichtverlust bei aufziehendem Nebel. Der Hubschrauberpilot sollte immer auf Wetteränderungen und Aspekte der Flugsicherheit achten, während sich die medizinische Besatzung auf die Versorgung des Verunglückten konzentriert. Warnungen des Piloten sind stets ernst zu nehmen, auch wenn die Retter am Boden sind und sich auf medizinische Aspekte konzentrieren.

Eine Sichtverschlechterung kann einen Hubschrauber-Rettungseinsatz für Stunden unterbrechen oder auch gänzlich verhindern. Denn schlechte Sicht gefährdet den Verunglückten, das Rettungsteam und die Hubschrauberbesatzung. Die notfallmedizinische Behandlung eines Schwerverletzten sollte, wenn möglich, vor der Bergung am Einsatzort erfolgen. Allerdings kann in abgelegenem, extremem Gelände in manchen Situationen eine schnelle Evakuierung, insbesondere mit einem Hubschrauber, mit sofortigem Transport in ein Traumazentrum die einzige Chance für das Überleben des Verunfallten bedeuten.

Je nach Situation kann ein „stufenweiser“ Ansatz sinnvoll sein. Nach einer kurzen medizinischen Erstversorgung am Notfallort, z. B. mittels Analgesie und Flüssigkeitsbolus, wird der Patient an einen sicheren Ort in der Nähe der Unfallstelle gebracht. Dort kann die notfallmedizinische Behandlung abgeschlossen werden, bevor der Transport in ein Traumazentrum durchgeführt wird.

14.5.2 Primary Survey

Wesentliche Grundlage für den Primary Survey (Erstuntersuchung und lebensrettende Sofortmaßnahmen) eines Unfallopfers nach einem Bergunfall sind Informationen über den Verletzungsmechanismus. In den meisten Fällen kann man sich schnell einen Überblick über die Situation verschaffen. In der Regel kann der Unfallhergang vom Verletzten selbst oder von Augenzeugen beschrieben werden. Anhand dieser Informationen und der Geländesituation kann eine grobe Einschätzung des Verletzungsmusters erfolgen. Entscheidend ist, ob eine Verletzung auf einen Absturz aus großer Höhe oder auf ein anderes Hochenergietrauma zurückzuführen ist. In solchen Fällen muss von schweren inneren Verletzungen ausgegangen werden, selbst wenn keine Schmerzen angegeben werden und diesbezüglich keine äußeren Verletzungszeichen erkennbar sind. Häufig sind Schmerzen in der Frühphase nach einem dramatischem Unfallereignis durch hohe Endorphinspiegel unterdrückt, wodurch schwere Verletzungen während des Primary Surveys verschleiert werden können. Auch durch die gezielte Verabreichung von Analgetika bei z.B. einer offensichtlichen und schmerzhaften Extremitätenverletzung können durch andere Verletzungen verschleiert werden. Der Einsatz eines mobilen Ultraschallgeräts kann zusätzliche Informationen liefern, sollte aber die Versorgungszeit vor Ort nicht zu sehr verzögern. Bei jedem Hochenergietrauma sollte auch bei fehlenden Verletzungszeichen solange davon ausgegangen werden, dass es sich um ein Polytrauma handeln könnte, bis bei einer vollständigen Traumaabklärung im Krankenhaus das Gegenteil bewiesen wurde. [28]

Während des Primary Surveys eines Schwerverletzten liegt zunächst der Schwerpunkt auf der Bewertung der Vitalbedrohungen. Augenscheinlich lebensbedrohliche Verletzungen sollten erkannt und der Verletzte nach dem cABCDE-Schema beurteilt und behandelt werden, in Anlehnung an die Systematik des Advanced Trauma Life Support (ATLS) und der Europäischen Traumakurse (ETC).

In der Gebirgsrettung sollte jedoch auf den Punkt E im Sinne von Exposition und Umgebung ein besonderes Augenmerk gelegt werden:

- C (critical bleeding): kritische Blutung
- A (airway): Atemwegsverlegung und Halswirbelsäulenverletzung
- B (breathing): respiratorische Insuffizienz
- C (circulation): Kreislaufinsuffizienz
- D (disability): Funktionsstörung des zentralen Nervensystems
- E (exposure): Störungen des Wärmehaushalts, vor allem Hypothermie, sonstige Auffälligkeiten bei der Ganzkörperuntersuchung

Zuerst sollte die Gefahrensituation vor Ort geprüft werden. In bestimmten Situationen hat die sofortige Evakuierung Vorrang vor allen medizinischen Maßnahmen. Gemäß dem cABCDE-Schema sollten zuerst kritische externe Blutungen gestillt werden. Allerdings sind penetrierende oder offene Gefäßverletzungen beim Alpinunfall sehr selten. Äußere Blutungen sind ohne Verzögerung mit direkter Kompression, einem Tourniquet oder einem hämostatischen wirksamen Mittel zu behandeln. Kaolinimprägnierte blutstillende Gaze, wie z. B. QuikClot®, wird häufig zur Blutstillung bei penetrierenden Verletzungen verwendet. Damit kann eine schwere Blutungen wirksam gestillt werden. [29] Bei der Bergrettung kann die Verwendung hämostatischer Gaze lebensrettend sein, da der zeitnahe Zugang zu chirurgischen Eingriffen im Krankenhaus meist nicht möglich ist.

Danach sind die Atemwege und Atmung zu prüfen. Ein akutes respiratorisches Versagen in der präklinischen Situation ist ein besonders kritisches Problem und sollte, wenn irgend möglich, am Unfallort stabilisiert werden. Das medizinische Rettungsteam sollte die Atemwege des Patienten freimachen und sichern, Sauerstoff verabreichen und, falls notwendig, eine Anästhesie einleiten und endotracheal intubieren oder ein supraglottischen Atemweg (SGA) einlegen und einen möglichen Spannungspneumothorax dekomprimieren.

Bei traumatischem Herz-Kreislauf-Stillstand ist die Überlebenschance in der Regel gering.

Mittels neurologischer Untersuchung sollte der Schweregrad von ZNS-Verletzungen beurteilt werden. Es ist sehr wichtig, am Unfallort den Bewusstseinszustand anhand des GCS-Score oder der AVPU-Skala (alert, verbal, pain, unresponsive) zu erfassen und die Extremitätenbewegungen zu überprüfen, bevor der Verletzte anästhesiert wird.

Die Halswirbelsäule sollte, wenn möglich, am Einsatzort geschützt werden.

Ein Unfallopfer am Berg ist sehr empfindlich gegenüber Kälte, Niederschlag und Wind und sollte daher so gut wie möglich geschützt werden, um ein Absinken der Kerntemperatur zu verhindern.

14.6 Secondary Survey

Nach dem Primary Survey (14.5.2) ist ein Secondary Survey (Zweituntersuchung und erweiterte Versorgung) durchzuführen. Daraus können wichtige Erkenntnisse über den Zustand des Verletzten und für den weiteren Ablauf der Rettungsaktion gewonnen werden.

Im alpinen Umfeld ist es in der Regel nicht zweckmäßig, ein Unfallopfer während der Untersuchung vollständig zu entkleiden, insbesondere bei niedrigen Temperaturen oder starkem Wind. Durch Abtasten des Rumpfes und der Extremitäten durch die Kleidung hindurch können schmerzhafte Körperteile oder Deformierungen erkannt werden. Bei penetrierenden Verletzungen oder offenen Brüchen kann man kleine Öffnungen in die Kleidung schneiden, um die Haut zu untersuchen, Blutungen zu stoppen und Wunden mit sterilen Verbänden abzudecken. Über kleine Öffnungen in der Kleidung können auch Sensibilität und Durchblutung überprüft werden. Wichtige Interventionen vor einer Bergung sind das Anlegen eines Beckengurts bei Verdacht auf ein Beckentrauma, die Reposition und Schienung größerer Frakturen sowie die Stabilisierung der Wirbelsäule.

Überwachungsgeräte funktionieren bei Kälte und Nässe nicht zuverlässig. Finger-Clip-Sensoren für die Pulsoximetrie sind oft nutzlos, Ohrclips sind oft praktikabler. Blutdruckmanschetten können ungenaue Messwerte liefern, wenn sie über der Kleidung angelegt werden. Dadurch beschränkt sich die Überwachung eines Unfallopfers am Notfallort manchmal auf die klinische Beurteilung und die Erfahrung des medizinischen Rettungspersonals, auf die Beobachtung des Allgemeinzustands des Verletzten und auf die Intuition des Arztes.

Auf Basis des Secondary Surveys können wichtige Entscheidungen getroffen werden – über die weitere medizinische Behandlung vor Ort, über Immobilisierung und Stabilisierung für den Transport und über die geeigneten Rettungstechniken. Zudem ist zu entscheiden, ob zusätzliches Rettungspersonal, Spezialkräfte oder weiteres Material am Unfallort benötigt werden. Die Auswahl eines geeigneten Krankenhauses und die dafür notwendigen Transportmittel sind für das Outcome des Verletzten von entscheidender Bedeutung. [30, 31] Selbst wenn ein Rettungshubschrauber den Unfallort nicht unmittelbar erreichen kann, kann die Besatzung im Einsatzablauf sehr hilfreich sein. Der Hubschrauber kann den Verunfallten nach der Bergung durch ein terrestrisches Rettungsteam an einem geeigneten, tiefer gelegenen Ort aufnehmen. In vielen Fällen kann der Hubschrauber Personal und Material möglichst nahe an den Einsatzort fliegen. Der Flugrettungsarzt kann möglicherweise zum Opfer aufsteigen oder absteigen, um vor Ort mit der notfallmedizinischen Behandlung zu beginnen. Alle Entscheidungen sollten in enger Absprache zwischen dem Notarzt und dem Rettungspersonal getroffen werden.

Manchmal ereignen sich Bergunfälle in Tourismusgebieten mit vielen Menschen und werden von Unbeteiligten beobachtet. In solchen Fällen kann der Notruf oft schnell abgesetzt werden. In den meisten Fällen jedoch ereignen sich Bergunfälle in einem abgelegenen Gebiet, weit entfernt von anderen Menschen oder Handyempfang. Es kann sein, dass ein Unfall stundenlang nicht bemerkt wird. Dann kann es sehr lange dauern, bis ein Rettungsteam alarmiert werden kann. In den Alpen sind die Eintreffzeiten in der Regel kurz durch eine gute Abdeckung mit Mobilfunknetzen und durch ein dichtes Netz an Rettungshubschrauberbasen und verfügbaren Bergrettungsteams. In den meisten anderen Berggebieten Europas und der Welt sind die Entfernungen zu den nächstgelegenen Rettungsstationen viel größer. Bergrettungseinsätze können in jeder Bergregion weltweit viele Stunden dauern, auch in den Alpen, abhängig von Faktoren wie Wetter und Abgeschiedenheit des Unfallorts.

Abkühlung und Hypothermie sind für Schwerverletzte mit Polytrauma sehr gefährlich. Eine zeitaufwendige medizinische Versorgung des Verletzten am Notfallort sollte immer gegen das Risiko weiterer Unterkühlung und protrahierten Schock abgewogen werden. Die Überlebenschancen nach einem Polytrauma hängen von vielen Faktoren ab, sehr entscheidend sind dabei der Zeitverlauf bis zur Bergung, bis zur notfallmedizinischen Versorgung und bis zur definitiven Versorgung in einem hochqualifizierten Traumazentrum. Die „golden hour of trauma" als Ziel in der Traumaversorgung kann in der terrestrischen Bergrettung kaum erreicht werden kann. Dagegen macht es die Hubschrauberrettung in den Alpen manchmal sehr wohl möglich, einen Patienten in weniger als einer Stunde nach einem Unfall in ein Traumazentrum zu bringen.

MERKE

Die Sicherheit der Retter und der Verunglückten hat beim Alpinrettungseinsatz oberste Priorität. In manchen Fällen muss die Bergung des Opfers vor der notfallmedizinischen Therapie durchgeführt werden. Nach einem Hochrasanztrauma, wie nach einem Absturz, muss so lange von einem Polytrauma ausgegangen werden, bis in einem Traumazentrum das Gegenteil bewiesen wird.

14.7 Vitalstabilisierung

14.7.1 Respiratorisches Versagen und Intubation

Ein akutes respiratorisches Versagen kann bei einem Schwerverletzten durch schwere Thoraxverletzungen wie Rippenserienfrakturen, Lungenkontusionen und -einrisse und einen Spannungspneumothorax verursacht werden. Dabei sind oft sofortige lebensrettende Maßnahmen wie die Verabreichung von Sauerstoff, Beatmungsunterstützung, endotracheale Intubation oder Pleuradrainagen notwendig. Ein respiratorisches Versagen kann auch nach einem Schädel-Hirn-Trauma durch Aspiration oder Atemwegsverlegung bei Bewusstlosigkeit auftreten. Eine zentrale Atemlähmung kann durch ein Neurotrauma wie z.B. ein Schädel-Hirn-Trauma oder eine Querschnittsverletzung verursacht werden. Eine stabile Seitenlage kann in bestimmten Fällen die entscheidende lebensrettende Erstmaßnahme sein. In bestimmten Fällen muss intubiert und beatmet werden.

Bei Bewusstlosigkeit mit einem GCS-Wert ≤ 8 kann eine endotracheale Intubation indiziert sein. [32] Diese mit einem korrekt positionierten und gecufften Tubus durchgeführte Intubation ist Goldstandard bei der Atemwegssicherung. [33, 34] Sie gewährleistet eine optimale Sauerstoffzufuhr und ermöglicht gleichzeitig eine tiefe Anästhesie zur Reduktion von Stress und Schmerzen. [35]

Die präklinische Narkoseeinleitung und Intubation werden kontrovers diskutiert. Eine hohe Rate von Tubusfehllagen bei präklinischer Intubation mit entsprechend schlechtem Outcome wurde beschrieben. Allerdings ist das zum großen Teil von der Erfahrung des notfallmedizinischen Teams abhängig. [36–40] Es besteht ein Unterschied zwischen Rettungssystemen, die mit Paramedics besetzt sind, und Notarztsystemen, die mit Anästhesisten arbeiten. Notfallintubation und Rapid-Sequence-Induction (RSI) sind standardisierte Verfahren für erfahrene Anwender, allerdings scheint es für weniger erfahrenes Personal sicherer und effizienter zu sein, alternative Methoden für das Atemwegsmanagement zu einzusetzen, wie etwa eine supraglottische Atemwegshilfe. In Notarztsystemen in Europa ist die präklinische endotracheale Intubation gängige Praxis, sie gilt allgemein als sicher [41, 42] und bietet den besten Schutz vor Aspiration. Beim Alpinrettungseinsatz sind die Entfernungen zu Krankenhäusern oft groß. Dabei fällt der Vorteil eines sicheren Atemwegs mit optimierter Beatmungsunterstützung wahrscheinlich stärker ins Gewicht als bei einer kurzen Transportzeit in eine Notaufnahme wie z.B. im dicht besiedelten Gebiet.

Wenn eine Intubation nicht gelingt, sollte auf eine suffiziente Maskenbeatmung geachtet oder über einen supraglottischen Atemweg beatmet werden wie z. B. mit einer Larynxmaske oder einem Larynxtubus. Zur Verringerung des Risikos einer unentdeckten Tubusfehllage und zur Sicherstellung korrekter Beatmungseinstellungen muss ein kapnometrisches oder kapnografisches Monitoring verwendet werden. [43] Alternative Methoden der Atemwegssicherung sind supraglottische Atemwegshilfen (SGA) wie die Larynxmaske und der Larynxtubus, oder der Combitube oder ein Luftröhrenschnitt (Koniotomie). [44]

Neben den beschriebenen Problemen bei der präklinischen Atemwegssicherung ist die Anästhesieeinleitung bei einem Polytraumapatienten selbst für einen erfahrenen Notarzt sehr anspruchsvoll. Das Verletzte leidet unter starken Schmerzen und weist eine adrenerge Stressreaktion auf. Nach einer üblicherweise langen Eintreffzeit des Rettungsteams am Notfallort ist der Verletzte meist unterkühlt, hypovoläm und in einer grenzkompensierten Kreislaufsituation. Durch die Verabreichung von Analgetika und Hypnotika kann es unmittelbar zu einem lebensbedrohlichen Kreislaufkollaps kommen. Deswegen soll vor Narkoseeinleitung ausreichend lange eine Präoxygenierung mit einer Sauerstoffmaske mit 100 % Sauerstoff durchgeführt und bei einer Hypovolämie ein initialer Volumenbolus von 500–1.000 ml verabreicht werden. Zur Analgesie werden starke Opioide wie Morphin oder Fentanyl empfohlen. Die Medikamentendosierungen sollten im Kreislaufschock deutlich reduziert werden. Ketamin kann zur Analgesie und zur Narkoseeinleitung verwendet werden und wird durch geringere Kreislaufnebenwirkungen als relativ sicher betrachtet. Eine Kombination von Ketamin mit geringen Dosen von Midazolam wird empfohlen. Propofol oder Thiopental sollten wegen ihrer schwerwiegenden Kreislaufwirkungen, wenn überhaupt, nur mit großer Vorsicht und in niedriger Dosierung eingesetzt werden.

Bei Durchführung einer endotrachealen Intubation im alpinen Gelände müssen zusätzliche Risikofaktoren beachtet werden. Die Lage des Verletzten, insbesondere von Kopf und Hals, kann ungünstig sein und muss, wenn möglich, optimiert werden. Direkte Sonneneinstrahlung kann bei der Laryngoskopie blenden und die Sicht beeinträchtigen und die Lesbarkeit von Monitordisplays behindern. Eine provisorische Beschattung durch eine Decke oder ein Kleidungsstück kann sehr hilfreich sein. Steife Hände und Finger bei klirrender Kälte können manuelle Eingriffe erschweren. Bei Kälte sollen zwischen den Interventionen möglichst konsequent warme Handschuhe getragen oder solche Handschuhe verwendet werden, welche die Fingerfertigkeit wenig beeinträchtigen. Bei der Arbeit in steilem Gelände oder in weichem Schnee gibt es möglicherweise keinen geeigneten Platz, um das Material abzulegen. Medizinisches Personal und Hilfspersonal sollten die Geräte im Auge behalten und lose Gegenstände gegen Abrutschen sichern.

Bei einer Intubation sollte sichergestellt werden, dass genügend Sauerstoff verfügbar ist. Dies ist normalerweise kein Problem bei einer Hubschrauberrettung, kann aber ein limitierender Faktor bei einer bodengebundenen Rettung sein. Einfache tragbare Notfallbeatmungsgeräte benötigen einen Sauerstofffluss von mindestens 10 l/min, manche Geräte sogar bis zu 50 l/min. Bei einer Beatmung mit 100 % Sauerstoff ist eine 2-Liter-Sauerstoffflasche mit einem Fülldruck von 200-bar nach spätestens 40 min leer und bei Anwendung von 50% Sauerstoff nach spätestens 80 min. Auch die Medikamentendosen, die notwendig sind, um eine kontinuierliche Analgesie, Narkoseerhaltung und Relaxierung eines intubierten und beatmeten Notfallpatienten über mehrere Stunden aufrechtzuerhalten, sind vor Ort möglicherweise nicht verfügbar.

Seilbergetechniken für die Rettung eines intubierten Patienten können kompliziert und gefährlich sein. Plötzliche unkontrollierte Bewegungen der Trage können zu einer unbeabsichtigten Extubation führen, während einer Seilbergeaktion besteht aber kaum eine Möglichkeit, einzugreifen. Eine Hubschrauber-Bergung eines intubierten Patienten per Winde oder Tau ist möglich und sicher, wenn sie von einem erfahrenen Team durchgeführt wird. Für die Bergung eines intubierten Unfallopfers empfehlen wir, die Sauerstoffflasche bzw. das tragbare Beatmungsgerät direkt am Körper des Verunglückten zu befestigen, um das Risiko einer versehentlichen Extubation oder anderer Komplikationen aufgrund unkontrollierter Bewegungen zu verringern.

In einigen Fällen ist es nicht ratsam, die Narkoseeinleitung oder Intubation vor einem schwierigen technischen Abtransport durchzuführen. In den meisten Fällen ist es empfehlenswert, zuerst die Bergung vorzunehmen, um dann auf einem günstigen Platz unter sicheren Bedingungen mit der definitiven medizinischen Behandlung beginnen zu können.

MERKE

Die Gewährleistung einer suffizienten Oxygenierung und Ventilation unter Erhaltung stabiler Kreislaufverhältnisse ist das primäre Ziel des Atemwegsmanagements. Das präklinische Atemwegsmanagement mit Intubation und Narkoseeinleitung bei Polytraumapatienten ist mit einem hohen Risiko verbunden und erfordert viel Erfahrung. Die Verwendung eines Monitorings mit Pulsoximetrie und Kapnometrie ist zwingend erforderlich.

14.7.2 Traumatischer Herz-Kreislauf-Stillstand

Die Behandlung eines traumatischen Herz-Kreislauf-Stillstands orientiert sich an den ILCOR-Leitlinien (International Liaison Committee on Resuscitation). [45] Reversible Ursachen wie Hypoxie, Spannungspneumothorax, Herzbeuteltamponade, Hämorrhagie und Hypovolämie sollten rasch erkannt und vordringlich behandelt werden. Wenn es innerhalb von 20–30 min nicht gelingt, einen Spontankreislauf (ROSC) wiederherzustellen, ist die Fortsetzung einer kardiopulmonalen Reanimation (CPR) in den meisten Fällen aussichtslos. [46] Trotzdem können Bergung und Transport unter laufender Reanimation in einigen besonderen Fällen indiziert sein, z. B. bei einem stark unterkühlten Patienten, wenn ein beobachteter Herz-Kreislauf-Stillstand eintritt oder wenn der Transportweg in ein Traumazentrum sehr kurz ist. Die Durchführung einer Herzdruckmassage während einer Bergeaktion in steilem Gelände ist schwierig und kaum ohne Unterbrechungen möglich. Deshalb sollten mechanische Reanimationshilfen verwendet werden. [47, 48] Obwohl die Chance auf ein positives Outcome nach einem präklinischen posttraumatischen Herz-Kreislauf-Stillstand im Allgemeinen gering ist, werden im urbanen Umfeld 3–7% Überlebensrate bis zur Krankenhausentlassung berichtet, allerdings nur in 2 % mit gutem neurologischen Outcome. [49–51] Es ist davon auszugehen, dass die Überlebenswahrscheinlichkeit nach einem traumatischen Herz-Kreislauf-Stillstand im alpinen Umfeld aufgrund der Abgelegenheit und der deutlich längeren Einsatz- und Transportzeiten deutlich niedriger ausfällt als in besiedelten Gebieten. Trotz der generell schlechten Prognose von Patienten mit traumatischem Herz-Kreislauf-Stillstand gibt es einzelne ermutigende Fallberichte von Notarzthubschraubereinsätzen mit überlebtem Herz-Kreislauf-Stillstand nach Alpinunfällen. [52]

MERKE

Die Behandlung eines Herz-Kreislauf-Stillstands nach einem Alpinunfall folgt den ILCOR-Leitlinien, wobei reversible Ursachen rasch behoben werden sollten. Wenn am Unfallort kein ROSC erreicht wird, ist eine verlängerte Reanimation normalerweise nicht angezeigt.

14.7.3 Schock

Ein Schock wird definiert als unzureichende Organperfusion und Sauerstoffversorgung. [53] Bei Schwerverletzten mit Kreislaufschock sollte primär immer eine innere Blutung angenommen werden, bis das Gegenteil bewiesen wurde. Eine länger anhaltende Hypotonie ist ein typisches Problem in der präklinischen Versorgung von Traumapatienten und stellt eine besondere Herausforderung bei Verletzten mit Neurotrauma (SHT oder Rückenmarksverletzung), Kindern, älteren Menschen und Menschen mit relevanten Vorerkrankungen dar. [41] Medikamente, wie z. B. Betablocker, können die Herzfrequenz verlangsamen und den Schweregrad eines Kreislaufschocks verschleiern. Antikoagulanzien in der Dauermedikation können das Ausmaß von Blutungen verstärken.

Schockarten

Neben dem hypovolämen (hämorrhagischen) Schock als der häufigsten Schockform bei Schwerverletzten sollten nach Trauma auch andere Schockformen in Betracht gezogen werden, insbesondere wenn keine größeren Blutungen offensichtlich sind.

- Distributiver Schock (Verteilungsstörung durch inadäquate Vasodilatation):
  - Der neurogene Schock infolge einer Verletzung des Rückenmarks kann zu einem plötzlichen Verlust der sympathischen Innervation führen mit nachfolgender Vasodilatation der unteren Körperhälfte mit Hypotonie und Bradykardie.
  - Ein vasoplegischer Schock kann durch ein SIRS nach ausgedehntem Gewebstrauma auftreten.
- Obstruktiver Schock (Behinderung der Füllung des Herzens): Kommt vor bei einem Spannungspneumothorax oder einer Herzbeuteltamponade. Während die Diagnostik einer Herzbeuteltamponade in der präklinischen Situation sehr schwierig sein kann, sollte ein Spannungspneumothorax schon beim Primary Survey erkannt und behandelt werden.
- Kardiogener Schock (kritische Verminderung der kardialen Pumpleistung): Kann sich bei akutem Herzinfarkt, hochgradiger Kardiomyopathie, fortgeschrittenem Herzklappenvitium, bei akuter Myokarditis oder Herzrhythmusstörungen entwickeln.

Bei älteren Patienten mit Kreislaufschock sollte insbesondere nach weniger schwerwiegendem Trauma daran gedacht werden, dass der Patient einen kardiogenen Schock aufgrund eines akuten Herzproblems wie einem akuten Myokardinfarkt haben könnte. In dem Fall könnte das kardiale Ereignis auch als initiale Ursache für den Unfall in Betracht gezogen werden.

Fallbeispiel 14.1

Überleben nach präklinischer Reanimation nach Polytrauma

Eine 41-jährige Skifahrerin kam von einer Skipiste ab und rutschte etwa 100 m über einen steilen Hang hinunter in einen Wald hinein und prallte dabei gegen mehrere Bäume. Sie kam schließlich am Rande des unteren Teils der Skipiste auf steilem, vereistem Gelände zu liegen. Etwa 30 min nach dem Unfall erreichten wir mit dem Notarzthubschrauber den Unfallort. Beim Primary Survey fanden wir eine komatöse Frau mit GCS 8 vor, sie stöhnte und gab unverständliche Laute von sich. Sie hatte normal große reaktive Pupillen und konnte alle Extremitäten bewegen. Sie war tachypnoeisch mit einer peripheren Sauerstoffsättigung (SpO2) von 91 %, Blutdruck 120/60 mmHg und Herzfrequenz von 110/min. Die Atemgeräusche waren normal und beidseitig gleich. Es schien offensichtlich, dass sie ein schweres Schädel-Hirn-Trauma (SHT) erlitten hatte. Aufgrund des Traumamechanismus und der Sturzbahn vermuteten wir ein Polytrauma mit Thoraxtrauma, stumpfem Bauchtrauma und Verdacht auf Wirbelverletzungen, allerdings waren keine augenscheinlichen äußeren Verletzungszeichen vorhanden.

Während der Präoxygenierung wurden zwei periphere intravenöse Zugänge gelegt, ein Flüssigkeitsbolus verabreicht und eine RSI durchgeführt. Nach Intubation waren die Vitalzeichen zunächst stabil mit einem systolischem Blutdruck (SBP) von 100 mmHg, Puls 100/min und SpO_2 von 100 %. Die Patientin wurde auf einer Vakuummatratze in den Bergesack gelagert und für eine Taubergung vorbereitet. Kurz vor der Abholung durch den Hubschrauber wurde plötzlich kein Pulsoximetriesignal mehr angezeigt. Die Seilbergung wurde abgebrochen und der Bergesack geöffnet, um die Vitalfunktionen zu überprüfen. Puls und Blutdruck waren nicht mehr vorhanden und die Pupillen waren beidseits erweitert. Bei vorhandenem Sinusrhythmus im EKG-Monitoring bestand eine pulslose elektrische Aktivität.

Sofort wurden mit der Herzdruckmassage begonnen und mehrere Volumenboli mit kristalloider und kolloidaler Infusionslösung sowie mehrere Adrenalin-Boli verabreicht, gefolgt von einer kontinuierlichen Adrenalin-Infusion mit 0,5–1,3 µg/kg/min. Wir vermuteten eine schwere thorakale oder abdominale Blutung. Die Bauchdecke war nicht auffällig gespannt, aber linksseitig waren keine Atemgeräusche mehr hörbar. Sofort wurde eine linksseitige Thoraxdrainage durchgeführt, dabei entwich eine große Menge an Luft und Blut. In der Folge stabilisierte sich der Blutdruck für einige Minuten. Der weitere Verlauf war hochgradig instabil mit abwechselnden Perioden mit messbarem Blutdruck und pulsloser elektrischer Aktivität. Die CPR-Maßnahmen konnten immer wieder für wenige Minuten unterbrochen werden, wenn der systolische Blutdruck auf 90–100 mmHg angestiegen war. Auf der sehr steilen Piste gab es keine Möglichkeit für eine Hubschrauberlandung, um eine Patientin nach Polytrauma unter laufender Reanimation einzuladen. Das gesamte Rettungsteam versuchte mit großen Anstrengungen die scheinbare hoffnungslose Problemstellung zu lösen. Die Flugdistanz zum nächstgelegenen Traumazentrum betrug 25 min. Eine Taubergung unter laufender CPR war nicht möglich. Schließlich schoben Pistenraupen neben uns eine kleine Landeplattform in den Steilhang, und so gelang es schließlich, die Patientin in den schwebenden Hubschrauber einzuladen. Während des Fluges blieb ihr Zustand unverändert. Die CPR wurde am Flug bis auf kurze Unterbrechungen kontinuierlich fortgesetzt. Weitere Flüssigkeitsboli und Adrenalin-Dosen wurden verabreicht, wobei zwischenzeitlich kurze Perioden mit SBP > 100 mmHg erreicht wurden.

Nach einer präklinischen Versorgungszeit von 90 min wurde die Verunglückte in den Schockraum gebracht. Vitalwerte bei Aufnahme: Blutdruck bei 105/50, Puls 105/min, SpO2 100 %, Kerntemperatur epitympanisch 30 °C. Der Serum-Hämoglobinwert betrug 2 g/dl, es konnte keine Blutgerinnselbildung nachgewiesen werden. Es wurden sofort 10 Erythrozytenkonzentrate, 2 Thrombozytenkonzentrate und Gerinnungsfaktorenkonzentrate in großer Menge (4000 IE Prothrombinkomplex und 4 g Fibrinogenkonzentrat) verabreicht. Die Computertomografie zeigte ein subdurales Hämatom und ein diffuses Hirnödem, multiple Frakturen der Hals- und Brustwirbel (C2, C5–C6, T 5–8, T12), Lungenkontusionen und Hämatopneumothoraxe beidseits. Die Patientin entwickelte innerhalb weniger Stunden ein schweres Multiorganversagen und einen malignen Hirndruckanstieg, der eine osteoklastische Kraniotomie erforderlich machte. Sie verbrachte 25 Tage auf der Intensivstation mit einer langen Serie von Komplikationen, überlebte aber ohne Folgeerscheinungen.

Dieser Fall veranschaulicht, dass ein traumatischer präklinischer Herz-Kreislauf-Stillstand nicht immer hoffnungslos ist. Er sollte die medizinischen Teams in der Alpinrettung motivieren, auch in scheinbar hoffnungslosen Situationen und schwierigem Gelände nicht zu schnell aufzugeben.

Klinische Zeichen und Symptome

Zu den klassischen klinischen Symptomen eines Kreislaufschocks gehören Blässe, kühle Haut, Tachypnoe und Tachykardie. Der Patient kann ängstlich und lethargisch oder sogar bewusstlos sein. [53] In den Bergen können viele Bedingungen einen Schock vortäuschen. Dazu gehören Unterkühlung, Dehydrierung, Erschöpfung oder Unterzuckerung. Schlechte Lichtbedingungen, kalte Temperaturen, Niederschlag und Wind in den Bergen können die Diagnosestellung erschweren.

Eine Hypotonie ist oft ein spätes Symptom bei einem Schock und kann auf einen Blutverlust von > 30 % hindeuten. [53] Atemfrequenz, Herzfrequenz und Bewusstseinszustand sind hilfreiche Parameter, die auch ohne Monitoringgeräte beurteilt werden können. Die Rekapillarisierungszeit kann sich bei niedrigen Umgebungstemperaturen und Hypothermie deutlich verlängern. [54] Ein fehlender oder schwacher Radialispuls in Verbindung mit einer Tachykardie ist ein guter Hinweis auf einen schweren Schock. Da es sich bei einem Schock um ein dynamisches Geschehen handelt, ist es wichtig, einen Patienten im Schock regelmäßig zu re-evaluieren und dabei genau auf Anzeichen einer Verschlechterung zu achten.

Präklinisches Management

Ziel der Schockbehandlung ist die Verbesserung der Gewebedurchblutung, um die Organfunktionen zu erhalten bzw. wiederherzustellen. In der präklinischen Phase sollte sich die Schockbehandlung am Konzept der „damage control resuscitation" orientieren. Strategien zur Blutstillung sowie zur Vermeidung einer Hypothermie und das Sicherstellen eines schnellen Transports in die nächstgelegene geeignete medizinische Einrichtung sind von entscheidender Bedeutung. Dort sollten die reversiblen Ursachen des Schocks diagnostiziert und behandelt werden. Äußere Blutungen können durch direkte Kompression gestillt werden, manchmal ist die Anlage eines hämostatischen blutstillenden Verbands oder eines Tourniquets proximal der Blutung notwendig. Die Reposition und Stabilisierung von großen Frakturen, insbesondere von Beckenfrakturen (unter Verwendung eines Beckengurtes) und die schnelle Erkennung und Behandlung eines Spannungspneumothorax sind weitere lebensrettende Maßnahmen.

Zu Beginn der Behandlung eines Schockpatienten sollten unmittelbar zwei großlumige, periphere intravenöse Kanülen gelegt werden. Bei intravenöser Volumentherapie sollten die Vorteile der Wiederherstellung des intravaskulären Volumens gegen die Risiken einer Verschlechterung der Gerinnung und der Zunahme einer Hypothermie gegeneinander abgewogen werden. Wir empfehlen die Menge an kristalloiden Flüssigkeiten zu begrenzen, die in der präklinischen Phase gegeben werden. Rasche Bolusinfusionen sollten vermieden werden, da sie nur einen vorübergehenden Anstieg des Blutdrucks bewirken. Zur Stabilisierung des Kreislaufs sind mäßige Mengen an vorzugsweise warmen Flüssigkeiten zu infundieren. [55] Vasopressoren sollten bei einem hämorrhagischen Schock möglichst vermieden werden, da sie unabhängig vom Volumenstatus mit einer erhöhten Mortalität einhergehen. [56] Blutprodukte (Erythrozyten-, Plasma- und Thrombozytenkonzentrate) sind die besten Flüssigkeiten zur Wiederauffüllung des verlorenen Blutvolumens und zur Wiederherstellung der Sauerstofftransportkapazität. Ihre Verwendung hängt von lokalen Protokollen ab. Das gilt auch für Antifibrinolytika, wie Tranexamsäure (TXA). Falls verfügbar, sollte TXA sofort verabreicht werden, da es die Überlebenschancen erheblich verbessern kann. [57] Bei längerdauernden präklinischen Einsätzen sollte ein Therapieerfolg mit Kapillarlaktatmessungen evaluiert werden, sofern diese verfügbar sind. [58]

Eine permissive Hypotonie (hypotensive resuscitation) ist eine Behandlungsstrategie, bei welcher der systolische Blutdruck (SBP) nicht höher als auf 80–90 mmHg angehoben wird, um Blutungen zu verringern und Blutgerinnung zu ermöglichen. Trotz widersprüchlicher Evidenz hat sich dieses Konzept in vielen präklinischen Situationen und Notaufnahmen durchgesetzt. Die permissive Hypotension ist manchmal die einzig mögliche Option, sollte aber bei zeitaufwändigen Bergrettungseinsätzen mit Vorsicht angewendet werden, da die Mortalität mit zunehmender Dauer der Hypotension steigt. [59] Längere Phasen bei SBP < 110 mmHg erhöhen die Mortalität sowohl bei penetrierenden als auch bei stumpfen Verletzungen. [60–62] Seit vielen Jahren wird bei Verletzten mit Neurotrauma ein SBP > 110 mmHg empfohlen. In der präklinischen Praxis bedeutet dies, dass die Volumensubstitution initial so weit durchgeführt werden soll, bis das Bewusstsein wiedererlangt wird oder bis ein Radialpuls getastet oder ein SBP > 110 mmHg gemessen werden kann.

Bei einem Schockpatienten soll mit allen verfügbaren Methoden die Entwicklung einer Hypothermie vermieden werden. Er sollte beruhigt, optimal gelagert werden und eine suffiziente Analgesie erhalten, um den Sauerstoffverbrauch zu reduzieren. Gleichzeitig ist Sauerstoff zu insufflieren. Die präklinische Versorgungszeit („stay and play") durch notwendige Interventionen durch das Rettungsteam ist gegen eine rasche Evakuierung („grab and go") abzuwägen. Die Versorgungszeit ist abhängig vom Verletzungsmuster, aber auch von der Erfahrung und den Fähigkeiten des Rettungsteams sowie von verfügbarem Material und Equipment.

MERKE

Die Stabilisierungsmaßnahmen beim hämorrhagischen Schock, der häufigsten Schockform beim Polytrauma, folgen dem Konzept der Damage Control Resuscitation (DCR). Starke Blutungen sollte durch direkten Druck auf die Blutung oder durch das Anlegen von blutstillenden Verbänden, eines Tourniquets oder eines Beckengurts reduziert werden. Infusionen mit Kristalloiden sind auf ein Minimum zu reduzieren, um weiteren Wärmeverlust und die Zunahme einer Koagulopathie zu vermeiden. Eine permissive Hypotonie sollte als weitere Maßnahme zur Blutstillung eingesetzt werden, außer bei schwerem Neurotrauma oder bei langen Transportwegen. Andere Ursachen für einen Schock, wie z.B. ein Spannungspneumothorax oder ein neurogener Schock sollten erkannt und behandelt werden. Basismaßnahmen bei der Schockbehandlung sind Analgesie, Beruhigung und Zuspruch für den Patienten und effizienter Schutz vor Hypothermie. Eine effektive Schockbehandlung an einem abgelegenen Notfallort unter rauen Umgebungsbedingungen ist komplex und erfordert Erfahrung und detaillierte physiologische Kenntnisse. Ein schneller Transport in ein Spital zur definitiven Blutstillung sollte das primäres Ziel bei einem Patienten mit Verdacht auf einen hämorrhagischen Schock sein.

14.7.4 Gerinnungsmanagement und Verwendung von Blutprodukten

Blutgerinnung

Ausreichende Gerinnungskompetenz ist für einen Traumapatienten entscheidend. Gerinnungsstörungen, entweder bedingt durch vorbestehende Einnahme von gerinnungshemmenden Medikamenten, durch das Trauma selbst oder durch die Behandlung mit großen Infusionsvolumina, können zu schweren prolongierten Blutungen führen. Der Begriff der „Trauma-Trias des Todes" beschreibt die Kombination von Hypothermie, Azidose und Koagulopathie. Diese kann sich dramatisch auf die Überlebenschancen eines Schwerverletzten auswirken. [63] Ein wichtiges Ziel in der präklinischen Behandlung sollte darin bestehen, durch Optimierung der Gewebsperfusion und Oxygenierung eine Azidose zu vermeiden. Eine Koagulopathie sollte durch Verzicht auf große Mengen kristalloider Flüssigkeiten verhindert werden. Der Schutz vor Hypothermie ist von größter Wichtigkeit. Große Mengen an intravenösem Flüssigkeitsersatz erhöhen das Risiko für eine Verdünnungskoagulopathie, für Multiorganversagen und die Entwicklung einer Sepsis. [64] Die Verwendung von hypertonen Infusionen wird nicht empfohlen wegen antikoagulatorischer und hyperfibrinolytischer Effekte. [65] Vollbluttransfusionen können die Gerinnung aufrechterhalten, sind aber präklinisch kaum verfügbar. Die präklinische Verwendung von TXA ist sicher und bewirkt bei frühzeitiger Gabe einen geringeren Verbrauch von Blutprodukten und eine Mortalitätsreduktion. [66] In vielen Flugrettungssystemen und Rettungsdiensten gibt es Richtlinien für den Einsatz von TXA. Die standardmäßige Initialdosis beträgt 1.000 mg i.v. (15 mg/kg) für erwachsene Polytraumapatienten. Lokale Protokolle sollten beachtet werden.

Präklinische Gabe von Blutkonserven

Die Substitutionsflüssigkeiten der Wahl bei einem traumatischen hämorrhagischen Schock wären Vollblutkonserven, damit könnten die wesentlichen Therapieziele – Wiederherstellung der Gewebsperfusion, der Sauerstofftransportkapazität sowie der Blutgerinnung – erreicht werden. [67–69] Blutkonserven, die in zivilen Rettungsdiensten verwendet werden, sind meist Erythrozytenkonzentrate (EK) der Blutgruppe 0-negativ und gefriergetrocknetes, lyophilisiertes Plasma (FFP). Gefriergetrocknetes Plasma kann bei Temperaturen von 2–25 °C gelagert, aufgetaut und bis zu 15 Monate nach der Herstellung verwendet werden. EK und Vollblut müssen bei 2–6 °C gekühlt gelagert werden. Sie können in sog. Golden Hour™-Behältern zum Einsatzort gebracht werden. Das sind Thermobehälter, die eine entsprechende Lagerungstemperatur bis zu 72 Stunden garantieren können, wodurch Bluttransfusionen auch während längerer Rettungseinsätze möglich werden.

In manchen Gebirgsregionen sind Flugrettungsdienste mit Vollblut für präklinische Bluttransfusionen ausgestattet. Transfusionen von frischem Vollblut werden als „wandelnde Blutbank" bevorzugt im militärischen Einsatz vorgenommen, allerdings wird diese Behandlung zunehmend auch im zivilen Einsatz in entlegenen Gebieten genutzt. Mobile Blutbanksysteme gibt es auf einigen Kreuzfahrtschiffen und Ölplattformen, sie können im Prinzip überall auf der Welt eingesetzt werden. [70]

Präklinische Bluttransfusion sind als Teil einer Damage-Control-Resuscitation-Strategie zu verstehen, die hochgefährdeten Patienten mit hämorrhagischem Schock vorbehalten bleiben sollten. Sie sind indiziert bei Verdacht oder sicherem Vorliegen einer schweren Blutung mit klinischen Zeichen eines Kreislaufschocks. Dazu gehören ein verminderter Bewusstseinszustand, ein fehlender oder schwacher Radialispuls oder ein SBP < 90 mmHg. Die Transportzeit vom Einsatzort zum Traumazentrum sollte ebenfalls in Betracht gezogen werden. Wenn eine verlängerte Versorgung vor Ort während einer langen oder komplizierten Bergung erforderlich ist, kann eine Transfusion sinnvoll sein, um die Entwicklung einer Sauerstoffschuld zu verzögern und die Gewebedurchblutung zu verbessern.

Kontraindikationen für die präklinische Transfusion von Blutprodukten sind frühere Transfusionsreaktionen oder eine Unverträglichkeit von Plasmaproteinen. Das Risiko einer Auskühlung durch eine präklinische Bluttransfusion kann bei klarer Indikation toleriert werden, wenn suffiziente Kälteschutzmaßnahmen im Rahmen der Traumaversorgung möglich sind. Das Risiko von akuten schweren Transfusionsreaktionen und der Übertragung von Infektionskrankheiten ist bei modernen Blutbankverfahren gering. Eine präklinische Transfusion von Blutprodukten sollte in Zusammenarbeit mit der örtlichen Blutbank durchgeführt werden und strengen Protokollen folgen.

14.7.5 Hypothermie bei Polytrauma

Die akzidentelle Hypothermie ist ein wesentlicher Faktor der „Trauma-Trias des Todes" und bewirkt eine beträchtliche Mortalitätserhöhung bei Polytraumapatienten. [71] Dieser Effekt ist zum großen Teil auf eine Störung der Blutgerinnung und auf eine Beeinträchtigung der Kreislauffunktion zurückzuführen. Während der Versorgung von Verunglückten im Gebirge, bei der tiefe Temperaturen und Wind die Regel sind und zu schneller Abkühlung beitragen, sind Maßnahmen zum Kälteschutz lebenswichtig. Oft liegt schon bei Eintreffen der Rettungsteams eine manifeste Hypothermie vor. Hypothermieverstärkende Faktoren sind eine Hypovolämie, eine verminderte periphere Durchblutung und die Verabreichung großer Mengen kalter Infusionslösungen. Auch durch das Entkleiden des Verletzten zur Untersuchung und zum Anlegen eines i.v.-Zugangs wird die Kerntemperatur weiter gesenkt. Maßnahmen zur Verhinderung eines weiteren Wärmeverlustes sind: Wetter- und Windschutz, kurze Expositionszeiten während der Untersuchung und Behandlung sowie das Anlegen einer Feuchtigkeitsbarriereschicht, insbesondere bei nasser Kleidung, Isolierdecken und Wärmepackungen, die auf den Rumpf gelegt werden. Wenn möglich, sollten alle Infusionen auf 40 °C erwärmt werden.

14.8 Spezielle Verletzungsmuster

14.8.1 Neurotrauma: Schädel-Hirn-Trauma und Rückenmarksverletzung

Schädel-Hirn-Trauma (SHT)

Das Hauptziel bei der Versorgung von Polytraumapatienten mit SHT oder spinalem Trauma ist die Vermeidung von Sekundärverletzungen mit schwerwiegenden Dauerfolgen. Wesentliche Therapieprinzipien sind die Stabilisierung von Oxygenierung und Kreislauf sowie die Minimierung der präklinischen Versorgungszeit bis zur endgültigen Versorgung in einem Traumazentrum. Die Hypoxämie und Hypotonie sollten während der präklinischen Therapie frühzeitig korrigiert werden, da beide Faktoren mit einer erhöhten Mortalität assoziiert sind. [72] Die Indikationen für die endotracheale Intubation im Gebirgsrettungseinsatz unterscheiden sich nicht von anderen Notfallszenarien: Atemwegsbehinderung, schwere Oxygenierungsstörung oder Bewusstseinsverlust (GCS ≤ 8). Jede präklinische Intubation sollte nach Protokollen für den schwierigen Atemweg durchgeführt werden und erfordert solide Erfahrung im Atemwegsmanagement und bei Notfallintubationen. [73] In speziellen Fällen ist es zweckmäßig, die Intubation bis nach Abschluss der technischen Rettungsaktion aufzuschieben.

Bei Verdacht auf eine instabile Halswirbelfraktur soll während der gesamten Prozedur eine manuelle Inlinestabilisierung (MILS) gewährleistet werden. Die endtidalen Kohlendioxidwerte ($etCO_2$) sollten bei Patienten ohne Einklemmungszeichen bei 30–35 mmHg (4–4,5 kPa) eingestellt werden. [74] Eine permissive Hypotension ist bei Verletzten mit SHT oder Rückenmarksverletzung kontraindiziert, da in diesen Fällen der SBP auf bis zu 120 mmHg angehoben [75] und die Kombination von Hypoxie und Hypotension vermieden werden sollten.

Eine Hypovolämie sollte rechtzeitig vor Narkoseeinleitung und endotrachealer Intubation behandelt werden, da durch die Narkoseeinleitung ein hohes Risiko für eine schwere Hypotonie besteht. Eine Stabilisierung der Halswirbelsäule ist bei Patienten mit SHT wichtig. Dabei ist auf eine korrekte Positionierung einer Halskrause zu achten, um eine jugularvenöse Abflussbehinderung und einen dadurch bedingten Hirndruckanstieg zu verhindern. [76] Die präklinische Anwendung von Mannitol ist umstritten und sollte nur bei intubierten Patienten mit schwerem SHT und akuten Einklemmungszeichen wie etwa lichtstarren weiten Pupille erfolgen. Wesentliche Ziele sind ein möglichst rascher Transport in ein Krankenhaus mit einer neurochirurgischen Versorgungsmöglichkeit und die Stabilisierung der Oxygenierung und des Kreislaufs auf dem Weg dorthin.

Ein Hubschraubertransport ist bei SHT mit einer höheren Überlebensrate assoziiert. [77] Während des Transports sollte der Patient mit etwa 30° erhöhtem Oberkörper gelagert werden, um den intrakraniellen Druck zu senken.

Rückenmarksverletzungen

Die meisten Behandlungsempfehlungen für Patienten mit SHT gelten auch für Personen mit akuter traumatischer Paraplegie oder Tetraplegie. Auch wenn eine vollständige neurologische Untersuchung [78] erst nach der ersten Stabilisierung durchgeführt werden sollte, könnte das präklinische Rettungsteam bereits in der Initialphase der Versorgung bei folgenden Befunden eine Wirbelsäulenverletzung mit Neurotrauma vermuten:

- Unfallmechanismus, vor allem bei Sturz aus großer Höhe
- Fehlende Extremitätenbewegungen bei ansprechbarem Verletzten
- Gefühlsstörungen mit Kribbeln an den Extremitäten
- Zeichen eines neurogenen Schocks

Die wichtigsten Ziele bei der Versorgung eines Verletzten mit Verdacht auf eine Rückenmarksverletzung sind die Ruhigstellung und die Stabilisierung von Oxygenierung und Kreislauf, um Sekundärschäden am Rückenmark zu vermeiden. Obwohl die Evidenz für die Ruhigstellung bei hämodynamisch stabilen Patienten umstritten ist [79], sollte ein Patient mit Verdacht auf eine Rückenmarkverletzung immer immobilisiert werden. Eine vollständige Immobilisierung der Wirbelsäule kann erreicht werden, indem der Patient auf einer Vakuummatratze mit angelegter Halskrause gelagert wird. Spineboards sollten bei der Bergrettung nicht verwendet werden. Sie sind in alpinem Gelände schwer zu handhaben und können bei langen Transportzeiten Druckulzera provozieren.

Die Verwendung einer Vakuummatratze in einem Bergesack wird für die Bergung von Traumapatienten empfohlen, besonders wenn der Hubschrauber unmittelbar am Notfallort nicht landen kann (➤ Abb. 14.1). Wenn eine horizontale Lage nicht möglich ist, z. B. in engen Gletscherspalten, kann ein Kendrick Extrication Device (KED) verwendet werden, um die Wirbelsäule in sitzender Position zu stabilisieren. [80] Ein Verunglückter mit Lähmungserscheinungen nach einem Trauma sollte in ein Traumazentrum mit neurochirurgischen Versorgungskapazitäten transportiert werden. Das Unterschätzen einer Rückenmarksverletzung erhöht die Mortalität in der Notaufnahme (ED). [81] Methylprednisolon sollte bei akuten Rückenmarkverletzungen nicht in der präklinischen Therapie verwendet werden. [82, 83]

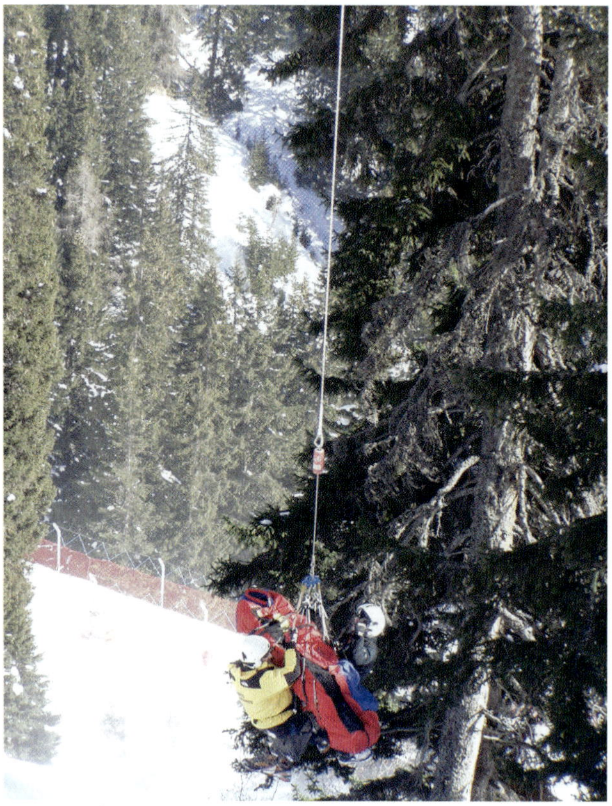

Abb. 14.1 Hubschrauberbergung eines polytraumatisierten Patienten in einem Bergesack am Tau. (Mit freundlicher Genehmigung von Christophorus Flugrettungsverein, Österreich)

Neurogener Schock

Liegt eine schlaffe Parese der unteren Extremitäten (Paraplegie) oder der unteren und oberen Extremitäten (Quadriplegie) bei einem hämodynamisch instabilen Poytraumapatienten ohne Anzeichen eines hämorrhagischen Schocks vor, sollte man einen neurogenen Schock in Betracht ziehen. Der neurogene Schock wird durch eine periphere Vasodilatation hervorgerufen, die aufgrund einer verminderten Aktivität des sympathischen Nervensystems zu einer Blutansammlung in den unteren Extremitäten führt. Typische Anzeichen für einen solchen Schock sind Hypotonie in Kombination mit Hautrötung und Bradykardie. Da sich der neurogene Schock im Lauf der Zeit entwickeln kann [84, 85], müssen Patienten mit Tetraplegie oder hoher Paraplegie (Lähmungshöhe Th 1 bis Th 4) genau überwacht werden. Während der neurogene Schock zu einer schweren hämodynamischen Instabilität führen kann, kann ein hämorrhagischer Schock auch bei einem Polytrauma auftreten und sollte gleichzeitig behandelt werden. Die Therapie des neurogenen Schocks besteht in der Verabreichung von intravenöser Flüssigkeit und bei Bedarf auch Vasopressoren. Eine permissive Hypotension ist kontraindiziert. Der mittlere arterielle Druck (MAP) sollte über 85 mmHg gehalten werden. Ein SBP < 90 mmHg ist zu vermeiden. [86, 87]

14.8.2 Thoraxtrauma

Ein stumpfes Thoraxtrauma tritt häufig bei einem Polytrauma nach Alpinunfällen auf, besonders nach einem Absturz aus großer Höhe, Hochgeschwindigkeitstrauma oder Eis- und Steinschlag, es kann aber auch als isolierte Verletzung auftreten. Die wichtigsten Symptome sind Schmerzen und Atembeschwerden. Rippenfrakturen sind meist eine klinische Diagnose. Eine bimanuelle Kompression des Brustkorbs durch die Kleidung, besonders bei tiefer Inspiration führt zu Schmerzen an den Frakturstellen. [88, 89] Bei Beurteilung der Atmung im Rahmen des Primary Surveys sollen Hinweise auf eine respiratorische Erschöpfung erkannt werden. Eine Pulsoxymetrie ist hilfreich, um die Oxygenierung zu beurteilen. Bei Bedarf soll Sauerstoff verabreicht werden, um eine SpO_2 > 93–94 % zu halten. Da starke Schmerzen infolge von Rippenfrakturen die Atmung einschränken, sind eine suffiziente Analgesie und Sauerstoffgabe zur Atemunterstützung hilfreich. Eine aufrechte Lagerung des Verletzten kann zur Erleichterung der Atmung beitragen, ist aber nur bei hämodynamischer Stabilität möglich und wenn keine Wirbelsäulenverletzung vorliegt. Wenn sich die Oxygenierung im Verlauf nicht verbessert oder sogar massiv verschlechtert, muss eine schwere Lungenverletzung vermutet werden, wie etwa eine Lungenkontusion, ein Lungenriss, ein Pneumo- oder Hämatothorax.

Ohne Bildgebung kann die klinische Diagnose eines Pneumothorax oder Hämatothorax nicht sicher gestellt werden. Ein nichtkritischer Pneumothorax oder Hämatothorax kann ohne Risiko für den Patienten unerkannt bleiben. Bei einer Hubschrauberbergung kann ein schneller Sinkflug die Größe eines Pneumothorax aufgrund des Anstiegs des Umgebungsluftdrucks verringern und so die respiratorischen Symptome wieder verbessern. Verletzte mit Thoraxtrauma, bei denen der Verdacht auf einen Pneumothorax besteht, sollten nicht in einer Flughöhe transportiert werden, die wesentlich höher ist als die Höhe des Unfallortes.

Weitere Therapieentscheidungen orientieren sich an der respiratorischen Funktion. Sehr entscheidend ist es, einen Spannungspneumothorax zu erkennen, bei dem durch einen Ventilmechanismus verhindert wird, dass eingeatmete Luft aus der Pleurahöhle wieder ausströmen kann. Die intrapleurale Drucksteigerung kann zu einem totalen Lungenkollaps führen und den venösen Rückfluss zum Herzen behindern. Das kann zu einem kritischen Abfall des Herzzeitvolumens führen [89] und in weiterer Folge zu schwerer Hypoxämie mit akutem Herzstillstand, insbesondere bei gleichzeitig bestehendem hypovolämem Schock. Typische Anzeichen eines Spannungspneumothorax sind ein plötzlicher schwerer Kreislaufkollaps mit Tachykardie und Hypotonie, was dem Bild eines hypovolämischen Schocks gleichen kann, und ein schweres respiratorisches Versagen mit Zyanose aufgrund niedrigem SpO_2 und ein zunehmender Bewusstseinsverlust. Zudem können einseitig fehlende Atemgeräusche feststellbar sein und folgende Befunde vorliegen: eine Hyperresonanz bei Perkussion, ein subkutanes Emphysem, Zeichen einer venösen Einflussstauung und eine asymmetrische Thoraxbewegung. Eine Ultraschalluntersuchung kann hilfreich sein, um einen Pneumothorax auszuschließen, insbesondere bei Umgebungsbedingungen, die eine klinische Untersuchung erschweren.

Der Verdacht auf einen Spannungspneumothorax erfordert eine sofortige Dekompression der Pleurahöhle. Als erste Akutintervention kann eine Nadeldekompression im zweiten bis dritten Interkostalraum in der Medioklavikularlinie schnell und einfach durchgeführt werden [90]. Die Methode ist allerdings umstritten, weil die Entlastung möglicherweise nur von kurzer Dauer ist und in weiterer Folge eine zweite Punktion notwendig sein könnte. Seltene, aber schwere Komplikationen sind lebensbedrohliche Blutungen oder eine Herzbeuteltamponade. [91–93] Der Zugang über den vierten oder fünften Interkostalraum in der mittleren Axillarlinie könnte aufgrund der geringeren Dicke der Weichteile effektiver sein, ist aber möglicherweise mit einem höheren Risiko verbunden.

Bei einem Alpineinsatz ist die Nadeldekompression die einfachste und schnellste Methode, um einen Spannungspneumothorax zu diagnostizieren und zu beheben. Sie sollte dann durchgeführt werden, wenn eine schnelle Intervention notwendig ist. Wegen des Risikos einer unzureichenden Entlastung sollte anschließend eine Thoraxdrainage vorgenommen werden.

Die Thoraxdrainage ist der Nadeldekompression überlegen, obwohl sie nicht ohne Risken ist. [94, 95] Die Durchführung einer „Mini-Thorakostomie", bei der nach einem Hautschnitt mit stumpfer Dissektion ohne Trokar präpariert wird, scheint die niedrigste Komplikationsrate zu haben. [96, 97] Sobald der Pleuraraum eröffnet ist, wird mit dem Finger die Lungenoberfläche getastet. Dadurch kann die Drainage ohne Trokar sicher und korrekt im Pleuraraum platziert werden.

Anlage und Fixierung einer Thoraxdrainage sind zeitaufwendig und am Unfallort manchmal schwierig durchzuführen. In manchen Fällen ist es besser, sie erst nach der technischen Bergung an einem günstigeren und sichereren Ort vorzunehmen. Um Zeit zu sparen, kann ein Defibrillator-Pad zur provisorischen Fixierung einer Thoraxdrainage verwendet werden.

Ein Thoraxtrauma kann zu einem lebensbedrohlichen Atemstillstand führen und eine Intubation und Beatmung notwendig machen. Eine Überdruckbeatmung kann bei Vorliegen eines, unter Umständen auch unerkannten Pneumothorax, innerhalb von Minuten zu einem lebensbedrohlichen Spannungspneumothorax und einem Kreislaufzusammenbruch führen.

Ein liberaler Einsatz der Thoraxdrainage ist umstritten, und klinische Daten sprechen für eine restriktive Anwendung der Thoraxdrainage auch bei beatmeten Patienten. [98–100] Allerdings ist nicht klar, ob restriktive Indikationen für die Thoraxdrainage auch bei einer verlängerten Evakuierung sinnvoll sind. Aus unserer persönlichen Erfahrung empfehlen wir ein individualisiertes Vorgehen in Abhängigkeit vom klinischen Bild des Patienten und der geplanten Rettungstechnik. Wenn während der Bergung jederzeit eine sofortige Intervention möglich ist, kann ein zurückhaltender Ansatz gewählt werden. Bei Unsicherheiten empfehlen wir eine großzügigere Anwendung der Thoraxdrainage, insbesondere vor einer längeren Bergungsphase. Wenn es zu einem plötzlichen Abfall der Sauerstoffsättigung mit signifikanter Hypotonie und Tachykardie kommt, sollte ein lebensbedrohlicher Spannungspneumothorax vermutet und eine sofortige pleurale Dekompression durchgeführt werden. [91]

Ein stumpfes Thoraxtrauma kann zu einer lebensbedrohlichen Blutung mit Beeinträchtigung des Kreislaufs und der Atmung führen. In vielen Fällen bleibt präklinisch eine intrathorakale Blutung unentdeckt. Ein schwerer Hämatothorax zeigt sich unter Umständen erst nach Anlage einer Pleuradrainage. Bei Verdacht auf eine intrathorakale Blutung kann ein schneller Transport in eine geeignete Klinik lebensrettend sein.

14.8.3 Abdomen- und Beckentrauma

Ein stumpfes Bauchtrauma kann als isolierte Verletzung auftreten, typischerweise durch den Sturz auf einen Skistock, auf einen Baumstumpf oder die Lenkstange eines Mountainbikes. Es ist auch typisch bei Polytrauma. Am häufigsten ist die Milz betroffen, gefolgt von der Leber und, seltener, dem Darm und den Nieren. Die ersten Anzeichen und Symptome können minimal sein, deutliche Bauchschmerzen und Druckempfindlichkeit können fehlen. Wenn ein Patient innerhalb weniger Stunden nach dem Unfall über zunehmende Schmerzen in der linken Schulter klagt, soll an eine Milzverletzung gedacht werden.

Die größte Gefahr in der Frühphase eines Abdominaltraumas besteht in einer intraabdominalen Blutung. Diese kann sich durch ein aufgeblähtes Abdomen oder klinische Zeichen einer Hypovolämie zeigen. Mit mobilen Ultraschallgeräten können Organverletzungen oder freie intraperitoneale Flüssigkeit festgestellt werden. Bei einer intraabdominellen Verletzung ist ein schneller Transport in ein Krankenhaus die einzige effektive Maßnahme. Eine übermäßig aggressive intravenöse Flüssigkeitstherapie sollte bei der präklinischen Therapie vermieden werden, um eine möglichst ausgewogene Hämostase zu erhalten.

Schwere Verletzungen des Beckens werden durch Hochrasanztraumen verursacht, z.B. durch den Absturz aus großer Höhe. Eine Beckenringfraktur ist ein unabhängiger Risikofaktor für den Tod. [101] Die untere Beckenregion ist reich an arteriellen Kollateralnetzen und einem ausgedehnten venösen Plexus. Bei schweren Beckenfrakturen besteht ein erhebliches Risiko einer massiven Einblutung in das Becken. Es kann eine Volumensubstitution erforderlich sein, um den Blutdruck aufrechtzuerhalten. Wie bei der Behandlung von intraabdominalen Blutungen sollte ein schneller Transport die oberste Priorität haben. Eine permissive Hypotonie kann für eine kurze Zeit toleriert werden. Ein Patient mit einer Beckenfraktur sollte so schnell wie möglich in ein hochkategorisiertes Traumazentrum transportiert werden.

Die klinische Untersuchung auf Beckenfrakturen ist nur einmal durch eine Person und so schonend wie möglich vorzunehmen. Das vorsichtige Abtasten des Beckenrings bei einem wachen Patienten kann hilfreich sein, um schmerzhafte Stellen zu finden. Ist eine Fraktur offensichtlich, ist weiteres Abtasten kontraindiziert. Kräftiger Druck auf die Beckenschaufeln liefert keine zuverlässigen Informationen über eine instabile Beckenfraktur und sollte vermieden werden, um keinen zusätzlichen Schaden zu setzen. [102] Bei Verdacht auf eine schwere Beckenfraktur sollen die Beine innenrotiert, die Füße aneinander fixiert und eine Kompression des Beckens auf Höhe des Trochanter major mit einem Beckengurt vorgenommen werden, um das Ausmaß venöser Blutungen zu reduzieren. [103, 104] Beckenfrakturen können äußerst schmerzhaft sein und erfordern möglicherweise hochdosierte Analgetika zur Schmerztherapie. Wenn die analgetische Therapie nicht ausreicht, kann die Einleitung einer Narkose mit Intubation vor Ort erforderlich sein.

14.8.4 Extremitätentrauma

Verletzungen der oberen und unteren Extremitäten kommen häufig vor sowohl bei Sommer- als auch Winterunfällen in den Bergen. [105] Eine deutsche Studie ergab, dass bei Schwerverletzten mit ISS ≥ 16 über die Hälfte (57 %) der Opfer erhebliche Verletzungen an den Extremitäten aufwiesen, wobei die unteren Extremitäten am häufigsten betroffen waren. [106] Signifikante Extremitätenverletzungen waren mit einer höheren Rate an Thoraxtraumata assoziiert, ebenso mit einer höheren Rate an operativen Eingriffen, Bluttransfusionen und längeren Krankenhausaufenthalten. [105] Während eine isolierte Extremitätenverletzung in der Regel bei einer ansonsten gesunden Person kaum eine diagnostische Herausforderung darstellt, ist bei Patienten mit Polytrauma oder Bewusstseinsstörung ein systematisches Vorgehen erforderlich. Dies ist deswegen wichtig, um neben der Fokussierung auf augenscheinliche, aber nicht unbedingt kritische Extremitätenverletzungen, auch die anderen nichtoffensichtlichen und behandlungsbedürftigen Verletzungen nicht zu übersehen. Bei Frakturen großer Röhrenknochen mit grober Dislokation sollte während der Erstversorgung eine Reposi-

tion in achsengerechte Stellung durchgeführt werden. [107] Die peripheren Pulse und die Sensibilität sollten vor und nach der Reposition beurteilt und dokumentiert werden. Die Reposition einer Gelenksluxation hat bei der präklinischen Versorgung eines Polytraumatisierten keine Priorität, es sei denn, die Luxation beeinträchtigt die Kooperation des Patienten aufgrund der Schmerzen erheblich oder erschwert den Transport. Bei der terrestrischen Rettung eines Verletzten mit luxierter Hüfte oder Schulter, die nicht reponiert wurde, sollte das Gelenk stabilisiert und die Gliedmaßen in der bequemsten Position geschient werden. Die Reposition einer traumatischen vorderen Schulterluxation am Notfallort ist umstritten. In einigen Ländern wird bei unklarer Diagnose ohne Röntgenbefund eine Reposition nur empfohlen bei Verlust der peripheren Pulse, bei Sensibilitätsdefizit, bei Vorliegen einer habituellen Luxation, oder bei relevanten Lagerungsproblemen beim Abtransport. [108] Bei nicht kritischen Patienten kann eine Reposition erwogen werden, wenn das Team über die entsprechende Ausbildung und Fähigkeiten verfügt, insbesondere, wenn ein schneller Transport ins Krankenhaus nicht möglich ist (➤ Abb. 14.2).
Alle Frakturen sollten inspiziert werden, um äußere Blutungen auszuschließen. Normalerweise reicht ein einfaches Abstreichen (blood sweep) der Körperoberfläche unter der Kleidung. Wird eine Blutung festgestellt, sollte eine gründliche Untersuchung folgen. Die Blutung ist durch direkten Druck oder bei massiver Blutung durch eine proximale Abbindung zu stoppen. Offene Wunden sollten mit idealerweise sterilen Verbänden abgedeckt werden. Eine transparente Klebeabdeckung, wie z.B. OpSite®, hat den Vorteil, dass die Haut über einer offenen Fraktur bei der Patientenübergabe inspiziert werden kann, ohne dass der Verband geöffnet werden muss. Auch wenn keine sterilen Verbände verfügbar sind, besteht die Priorität darin, äußere Blutungen mit allen möglichen Mitteln zu stoppen. Bei offenen Frakturen oder großen Wunden sind intravenös Antibiotika zu verabreichen, falls verfügbar. [109]

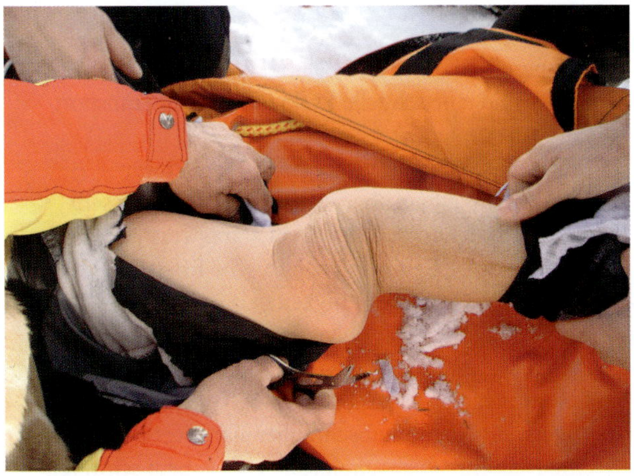

Abb. 14.2 Schwere Luxation des Knies. (Mit freundlicher Genehmigung von Günther Sumann)

Eine Vielzahl kommerzieller oder improvisierter Schienungstechniken sind für verschiedene Arten von Frakturen erhältlich. Die präklinische Behandlung eines kritischen Patienten mit Polytrauma sollte jedoch pragmatisch sein. Oft ist eine ideale Schienung nicht möglich. Die Reposition einer dislozierten oberen Extremität, die Ruhigstellung einer oberen Extremität am Rumpf oder einer unteren Extremität am gegenüberliegenden Bein ist schnell und effektiv. In Kombination mit einer Vakuummatratze können diese Lagerungsmaßnahmen besonders effektiv durchgeführt werden. (➤ Kap. 13 *Stabilisierung und Schienung*) Eine Vakuummatratze bietet maximale Stabilisierung, Schutz und Schmerzlinderung bei einem unter Umständen unsanften Transport, insbesondere bei der terrestrischen Bergrettung. Bei langwierigen Rettungsaktionen sollen, wenn möglich, wiederholte periphere Durchblutungschecks distal der Frakturen durchgeführt werden. Ein Pulsoximeter kann dabei hilfreich sein.

14.9 Lagerung von Verletzten

Die optimale Position des Patienten vor und während des Abtransports hängt von der Art der Verletzungen und der Fähigkeit des Patienten ab, die Atemwege offen zu halten. Bei einem Thoraxtrauma z.B. leidet der Patient häufig unter Atemnot, die subjektiv und objektiv verbessert werden kann, wenn der Patient mit erhöhtem Oberkörper gelagert wird. Ein Patient bei Bewusstsein und bei dem keine Wirbelsäulenverletzung vermutet wird, kann selbst mitteilen, in welcher Position er sich am wohlsten fühlt, insbesondere bei längerer Bergung und Transport.

Bei einem wachen Patienten mit Polytrauma bietet die Rückenlage in der Regel die beste Kombination von Stabilisierung der Wirbelsäule und gleichzeitig optimalem Zugang zum Verletzten für Diagnose, Überwachung und Interventionen. Verletzte mit SHT sollten, wenn möglich, mit erhöhtem Oberkörper und Kopf auf ~30° gelagert werden, um den Anstieg des intrakraniellen Drucks zu minimieren. Dafür kann manchmal die Hangneigung genutzt werden.

Bei einem bewusstlosen Patienten ist das Offenhalten der Atemwege essentiell, vor allem dann, wenn das medizinische Team kein erweitertes Atemwegsmanagement beherrscht oder wenn die kontinuierliche Überwachung während der Bergung und des Transports schwierig ist. Die Traumaseitenlage ist zu bevorzugen, da sie die Atemwege offenhält und gleichzeitig die Wirbelsäule stabilisiert wird. [110] Im Gegensatz zur stabilen Seitenlage wird das Opfer von mindestens zwei Helfern en bloc in die Seitenlage gedreht, während die Halswirbelsäule stabilisiert wird. Wenn keine Halskrause verfügbar ist, werden eine manuelle Inlinestabilisierung, Headblocks oder eine andere Unterstützung von Hals und Kopf empfohlen. [111] Nachdem der Patient in die Traumaseitenlage (laterale Traumaposition, modifizierte Seitenlage) gebracht wurde, wird eine Polsterung unter dem Kopf und entlang des Rückens gelegt. Patienten, die in einem Rettungswagen oder in einem Hubschrauber transportiert werden, sollten mit dem Gesicht zum Arzt oder Retter positioniert werden. Eine Vakuummatratze ist zu verwenden, um die Stabilität in der Rücken- und Seitenlage aufrechtzuerhalten.

Die beste Umlagerungsmethode besteht darin, dass drei bis vier Rettungskräfte den Patienten gleichzeitig anheben, während die Trage mit Vakuummatratze und Bergesack unter den Patienten geschoben und der Patient danach auf die Vakuummatratze abgesenkt wird. Wenn nur eine Trage ohne Vakuummatratze zur Verfügung steht, sollte sie mit einer Polsterung ausgestattet werden, um Druckstellen zu vermeiden sowie mit einer Isolierung, um Wärmeverluste zu verhindern.

Ein Bergesack schützt den Verletzten und die Isolationsschichten vor widrigen Witterungseinflüssen. Zusätzlich sollten eine Feuchtigkeitsbarriere und Wärmepackungen verwendet werden. Der Patient sollte eine warme Kopfbedeckung und bei schlechtem Wetter eine Schutzbrille erhalten. Alle Verletzungen oder Körperteile, die während des Transports überwacht werden müssen, sollten zugänglich sein. Der Patient sollte selbst bei einem kurzen Transport gesichert werden, sobald er auf der Trage liegt. Vor dem Transport sind die Überwachungsgeräte, Gefäßzugänge und Infusionsleitungen zu überprüfen, um sicherzustellen, dass sie funktionieren.

14.10 Medizinische Versorgung während Bergung und Transport

Die medizinische Behandlung beginnt möglichst noch am Unfallort. Der Verunglückte muss möglicherweise beatmet und der Kreislauf stabilisiert werden, um überleben zu können. Eine suffiziente Analgesie sollte so schnell wie möglich begonnen werden. Beim Abseilen oder Aufziehen einer Trage in steilem Gelände oder beim terrestrischen Abtransport lassen sich erhebliche Veränderungen der Körperposition und unangenehme oder schmerzhafte Erschütterungen nicht immer vermeiden. Während Longline- oder Windenbergungen ist es fast unmöglich, medizinische Maßnahmen durchzuführen. Sehr wohl möglich sind einfache Maßnahmen wie das Verabreichen einer zusätzlichen Dosis eines Analgetikums, das Verabreichen von Sauerstoff, aber auch eine Beatmung nach Intubation – mit entsprechender Ausrüstung und Erfahrung. Die meisten anderen Maßnahmen können nur vor oder nach der technischen Rettung vorgenommen werden. Um die Gefahren für das Rettungspersonal und den Verunfallten zu minimieren, kann es notwendig sein, den Patienten sofort zu bergen, noch bevor eine medizinische Behandlung durchgeführt wird.

Während des Hubschraubertransports ist die Fortsetzung der Notfallbehandlung je nach Fluggerät in gewissem Umfang möglich. Viele Hubschrauber, die in der Gebirgsrettung eingesetzt werden, bieten nicht genügend Platz, um invasive Eingriffe vorzunehmen. Der Patient sollte vor dem Start so gut wie möglich vorbereitet werden, um das Risiko für Komplikationen am Transport möglichst gering zu halten. Alle notwendigen Leitungen, Schläuche und medizinischen Geräte sollten so arrangiert werden, dass sie problemlos zugänglich sind. Wenn Komplikationen zu erwarten sind, sollte der Pilot auf eine kurzfristige Landung vorbereitet sein, damit weitere intensivmedizinische Maßnahmen am Boden durchgeführt werden können. Die Behandlung eines Patienten mit schwerem Polytrauma sollte von einem erfahrenen Notarzt durchgeführt werden, der den besten Kompromiss zwischen Behandlung vor Ort und Minimierung der Zeit bis zum Eintreffen des Patienten in einem Traumazentrum finden kann.

Ein Polytraumapatient sollte so schnell wie möglich in ein hochqualifiziertes Traumazentrum eingeliefert werden. Ein Hubschrauber bietet die Möglichkeit, auch ein weit entferntes Transportziel innerhalb einer angemessenen Zeit zu erreichen, um das bestmögliche Ergebnis für den Patienten zu erzielen. [30, 31]

Fazit

- Prüfen Sie zuerst die Gefahrenlage und Sicherheitsaspekte.
- Beurteilen Sie den Unfallmechanismus. Nach Absturz aus großer Höhe oder einem anderen Hochrasanztrauma ist mit einem Polytrauma zu rechnen.
- Die Polytraumabehandlung in den Bergen ist komplex. Das Abwägen, wieviel Zeit für Interventionen aufgewendet wird oder wie schnell der Transport in ein Traumazentrum erfolgen muss, ist heikel. Die Entscheidungen hängen vom Verletzungsmuster ab, den Vitalzeichen und objektiven Befunden, den Fähigkeiten des Notarztes oder Retters und von Umgebungsfaktoren wie der Ausgesetztheit des Notfallorts, von Temperatur, Wetter und Lichtverhältnissen. In vielen Fällen sind eine schnelle Evakuierung und Transport die beste Strategie.
- Eine zeitaufwendige Versorgung eines Schwerverletzten in einem abgelegenen Berggebiet ist sehr anspruchsvoll und erfordert ein klares Verständnis der physiologischen Prinzipien, klinische Erfahrung und gute bergsteigerische Fähigkeiten.
- Die Versorgung eines polytraumatisierten Patienten in den Bergen setzt großes Engagement vonseiten des Rettungsteams voraus. Falls verfügbar, sollte ohne Zögern ein Notarzthubschrauber alarmiert werden, da eine Hubschrauberevakuierung nach einem schweren Polytrauma die einzige Überlebenschance sein kann.

LITERATUR

1. Tscherne H, Oestern HJ, Sturm JA. [Stress tolerance of patients with multiple injuries and its significance for operative care.] Langenbecks Arch Chir. 1984;364:71–77. .
2. Gennarelli TA, Wodzin E. AIS 2005: a contemporary injury scale. Injury. 2006;37(12):1083–1091.
3. Baker SP, O'Neill B, Haddon W Jr, Long WB. The injury severity score: a method for describing patients with multiple injuries and evaluating emergency care. J Trauma. 1974;14:187–196.
4. Butcher N, Balogh ZJ. The definition of polytrauma: the need for international consensus. Injury. 2009;40:12–22.
5. Frenzel S, Krenn P, Heinz T, Negrin LL. Does the applied polytrauma definition notably influence outcome and patient population? – a retrospective analysis. Scand J Trauma Resusc Emerg Med. 2017;25:87.
6. Pape HC, Lefering R, Butcher N, et al. The definition of polytrauma revisited: An international consensus process and proposal of the new 'Berlin definition'. J Trauma Acute Care Surg. 2014;77: 780–786.
7. Walter D et al. Analyse Berg – Jahrbuch Sommer 2019. Österreichisches Kuratorium für Alpine Sicherheit. 2019;17:6.
8. Grabler K, Kulnig A, Dubsky H. Skifahrerpotentiale in Europa: Österreich unter der Lupe. Bundesministerium für Wirtschaft, Familie und Jugend. Manova GmbH. 2010;9–13.
9. Bianchi G, Brügger O. Unfallgeschehen beim Ski- und Snowboardfahren in der Schweiz: Unfallausmass, Risikoabschätzung und Entwicklung. Bern: Beratungsstelle für Unfallverhütung; 2015:5–6.
10. De Roulet A, Inaba K, Strumwasser A, et al. Severe injuries associated with skiing and snowboarding: A national trauma data bank study. J Trauma Acute Care Surg. 2017;82(4):781–786.
11. Schweizerische Rettungsflugwacht. Zürich 2019;28–29. [Article auf Deutsch].
12. Poglitsch M. Annual statistics of Christophorus HEMS. Austria; 2018.
13. Corra S, Girardi P, de Giorgi F, Braggion M. Severe and polytraumatic injuries among recreational skiers and snowboarders: incidence, demographics and injury patterns in South Tyrol. Eur J Emerg Med. 2012;19(2):69–72.
14. Furrer M, Erhart S, Frutiger A, et al. Severe skiing injuries: a retrospective analysis of 361 patients including mechanism of trauma, severity of injury, and mortality. J Trauma. 1995;39(4):737–741.
15. Ackery A, Hagel BE, Provvidenza C, Tator Ch. An international review of head and spinal cord injuries in alpine skiing and snowboarding. Inj Prev. 2007;13:373.
16. Nelson NG, McKenzie LB. Mountain biking-related injuries treated in emergency departments in the United States, 1994–2007. Am J Sports Med. 2011 Feb;39(2):404–409.
17. Ashwell Z, McKay MP, Brubacher JR, Gareau A. The epidemiology of mountain bike park injuries at the Whistler Bike Park, British Columbia (BC), Canada. Wilderness Environ Med. 2012;23(2):140–145.
18. Kim PT, Jangra D, Ritchie AH, et al. Mountain biking injuries requiring trauma center admission: a 10-year regional trauma system experience. J Trauma. 2006;60(2):312–318.
19. Addiss DG, Baker SP. Mountaineering and rock-climbing injuries in US national parks. Ann Emerg Med. 1989 Sep;18(9):975–979.
20. Schöffl V, Morrison A, Schöffl I, Küpper T. The epidemiology of injury in mountaineering, rock and ice climbing. Med Sport Sci. 2012;58:17–43.
21. Hohlrieder M, Kroesslhuber F, Voelckel W, et al. Experience with helicopter rescue missions for crevasse accidents. High Alt Med Biol. 2010;11(4):375–359.
22. De Vries R, Reininga IHF, Pieske O, et al. Injury mechanisms, patterns and outcomes of older polytrauma patients-An analysis of the Dutch Trauma Registry. PLoS One 2018;13(1):e0190587.
23. Lefering R, Waydhas C, Huber-Wagner S, Nienaber U. Traumaregister DGU®. Deutsche Gesellschaft für Unfallchirurgie (DGU). Jahresbericht; 2017. Unter: http://www.traumaregister.de (letzter Zugriff: 24.03.2023).
24. Lord JM, Midwinter MJ, Chen YF, et al. The systemic immune response to trauma: an overview of pathophysiology and treatment. Lancet. 2014;384(9952):1455–1465.
25. Zhang Q, Raoof M, Chen Y, et al. Circulating mitochondrial DAMPs cause inflammatory responses to injury. Nature. 2010;464(7285):104–107.
26. Wutzler S, Lustenberger T, Relja B, et al. [Pathophysiology of multiple trauma: intensive care medicine and timing of treatment] Chirurg. 2013;84(9):753–758.
27. Ellerton J, Tomazin I, Brugger H, Paal P. Immobilization and Splinting in Mountain Rescue. Official Recommendations of the International Commission for Mountain Emergency Medicine, ICAR MEDCOM. High Alt Med Biol. 2009;10:337–342.
28. Rieger M, Sparr H, Esterhammer, et al. Modern CT diagnosis of acute thoracic and abdominal trauma. Radiologe. 2002;42(7):556–563.
29. Schauer SG, April MD, Naylor JF, et al. QuikClot® Combat Gauze® Use by Ground Forces in Afghanistan The Prehospital Trauma Registry Experience. J Spec Oper Med. 2017;17(2):101–106.
30. Zhu TH, Hollister L, Opoku D, Galvagno SM. Improved Survival for Rural Trauma Patients Transported by Helicopter to a Verified Trauma Center: A Propensity Score Analysis. Acad Emerg Med. 2018;25(1):44–53.
31. Harrington DT, Connolly M, Biffl WL, et al. Transfer times to definitive care facilities are too long: a consequence of an immature trauma system. Ann Surg. 2005;241(6):961–968.
32. American College of Surgeons Committee on Trauma: Advanced Trauma Life Support. 9th ed. Chapter 2: Airway and Ventilatory Management. Chicago: Elsevier. 2012;41.
33. Fevang E, Perkins Z, Lockey D, et al. A systematic review and meta-analysis comparing mortality in pre-hospital tracheal intubation to emergency department intubation in trauma patients. Crit Care. 2017;21:192.
34. Pepe PE, Roppolo LP, Fowler RL. Prehospital endotracheal intubation: elemental or detrimental? Crit Care. 201;19:121.
35. Bein B, Gräsner JT, Scholz J. Narkose im Rettungsdienst. In: Scholz J, Sefirn P, Böttiger BW, et al. Notfallmedizin. Stuttgart: Thieme; 2013;154.
36. Haltmeier T, Benjamin E, Siboni S, et al. Prehospital intubation for isolated severe blunt traumatic brain injury: worse outcomes and higher mortality. Eur J Trauma Emerg Surg. 2017;43(6):731–739.
37. Bossers SM, Schwarte LA, Loer SA, et al. Experience in Prehospital Endotracheal Intubation Significantly Influences Mortality of Patients with Severe Traumatic Brain Injury: A Systematic Review and Meta-Analysis. PLoS One. 2015;10(10):e0141034.
38. Wang HE, Peitzman AB, Cassidy LD, et al. Out-of-hospital endotracheal intubation and outcome after traumatic brain injury. Ann Emerg Med. 2004;44(5):439–450.
39. Davis DP, Peay J, Sise MJ, et al. The impact of prehospital endotracheal intubation on outcome in moderate to severe traumatic brain injury. J Trauma. 2005;58(5):933–939.
40. Timmermann A, Russo SG, Eich C, et al. The out-of-hospital esophageal and endobronchial intubations performed by emergency physicians. Anesth Analg. 2007;104(3):619–623.

41. Ausserer J, Moritz E, Stroehle M, et al. Physician staffed helicopter emergency medical systems can provide advanced trauma life support in mountainous and remote areas. Injury. 2017;48(1): 20–25.
42. Pasquier M, Geiser V, De Riedmatten M, Carron PN. Helicopter rescue operations involving winching of an emergency physician. Injury. 2012;43(9):1377–1380.
43. Paal P, Herff H, Mitterlechner T, et al. Anaesthesia in prehospital emergencies and in the emergency room. Resuscitation. 2010;81(2):148–154.
44. Langeron O, Birenbaum A, Amour J. Airway management in trauma. Minerva Anestesiol. 2009;75(5):307–311.
45. Truhlar A, Deakin CD, Soar J, et al. European Resuscitation Council Guidelines for Resuscitation 2015. Section 4. Cardiac arrest in special circumstances. Resuscitation. 2015;95:148–201.
46. Paal P, Milani M, Brown D, et al. Termination of cardiopulmonary resuscitation in mountain rescue. High Alt Med Biol. 2012;13(3):200–208.
47. Thomassen O, Skaiaa SC, Assmuss J, et al. Mountain rescue cardiopulmonary resuscitation: a comparison between manual and mechanical chest compressions during manikin cardio resuscitation. Emerg Med J. 2017;34(9):573–577.
48. Pietsch U, Lischke V, Pietsch C. Benefit of mechanical chest compression devices in mountain HEMS: lessons learned from 1 year of experience and evaluation. Air Med J. 2014;33(6):299–301.
49. Gräsner JT, Wnent J, Seewald S, et al. Cardiopulmonary resuscitation traumatic cardiac arrest – there are survivors. An analysis of two national emergency registries. Crit Care. 2011;15(6):276.
50. Moriwaki Y, Sugiyama M, Yamamoto T, et al. Outcomes from prehospital cardiac arrest in blunt trauma patients. World J Surg. 2011;35(1):34–42.
51. Evans CC, Petersen A, Meier EN, et al. Prehospital traumatic cardiac arrest: Management and outcomes from the resuscitation outcomes consortium epistry-trauma and PROPHET registries. J Trauma Acute Care Surg. 2016;81(2):285–293.
52. Hill JG, Hardekopf SJ, Chen JW, et al. Successful resuscitation after multiple injuries in the wilderness. J Emerg Med. 2013;44(2):440–443.
53. Chapleau W, et al. Advanced trauma life support [ATLS(R)]: the ninth edition. J Trauma Acute Care Surg. 2013;74(5):1363–1366.
54. John RT, Henricson J, Junker J, et al. A cool response-The influence of ambient temperature on capillary refill time. J Biophotonics. 2018;11(6):e201700371.
55. Hahn RG. Fluid therapy in uncontrolled hemorrhage-what experimental models have taught us. Acta Anaesthesiol Scand. 2013;57(1):16–28.
56. Plurad DS, Talving P, Lam L, Inaba K, et al. Early vasopressor use in critical injury is associated with mortality independent from volume status. J Trauma. 2011;71(3):565–570.
57. Gayet-Ageron A, Prieto-Merino D, Ker K, et al. Effect of treatment delay on the effectiveness and safety of antifibrinolytics in acute severe haemorrhage: a meta-analysis of individual patient-level data from 40 138 bleeding patients. Lancet. 2018;391:125–132.
58. Guyette FX, Meier EN, Newgard C, et al. A comparison of prehospital lactate and systolic blood pressure for predicting the need for resuscitative care in trauma transported by ground. J Trauma Acute Care Surg. 2015;78(3):600–606.
59. Chang R, Eastridge BJ, Holcomb JB. Remote Damage Control Resuscitation in Austere Environments. Wilderness Environ Med. 2017;28:124–134.
60. Eastridge BJ, Salinas J, McManus JG, et al. Hypotension begins at 110 mm Hg: redefining "hypotension" with data. J Trauma. 2007;63(2):291–297; discussion 297–299.
61. Hasler RM, Nuesch E, Juni P, et al. Systolic blood pressure below 110 mm Hg is associated with increased mortality in blunt major trauma patients: multicentre cohort study. Resuscitation. 2011;82(9):1202–1207.
62. Hasler RM, Nuesch E, Juni P, et al. Systolic blood pressure below 110 mmHg is associated with increased mortality in penetrating major trauma patients: Multicentre cohort study. Resuscitation. 2012;83(4):476–481.
63. Mikhail J. The trauma triad of death: hypothermia, acidosis, and coagulopathy. AACN Clin Issues. 1999;10(1):85–94.
64. Hubetamann B, Lefering R, Taeger G, et al. Influence of prehospital fluid resuscitation on patients with multiple injuries in hemorrhagic shock in patients from the DGU trauma registry. J Emerg Trauma Shock. 2011;4(4):465–471.
65. Delano MJ, Rizoli SB, Rhind SG, et al. Prehospital Resuscitation of Traumatic Hemorrhagic Shock with Hypertonic Solutions Worsens Hypocoagulation and Hyperfibrinolysis. Shock. 2015;44(1):25–31.
66. Neeki MM, Dong F, Toy J, et al. Efficacy and Safety of Tranexamic Acid in Prehospital Traumatic Hemorrhagic Shock: Outcomes of the Cal-PAT Study. West J Emerg Med. 2017;18(4):673–683.
67. American College of Surgeons Committee on Trauma: Advanced Trauma Life Support. 9th ed. Chapter 3: Shock. Chicago: Elsevier 2012;74–75.
68. Butler FK Jr. Fluid Resuscitation in Tactical Combat Casualty Care: Yesterday and Today. Wilderness Environ Med. 2017;28:74–81.
69. Bjerkvig CK, Strandenes G, Eliassen HS, et al. "Blood failure" time to view blood as an organ: how oxygen debt contributes to blood failure and its implications for remote damage control resuscitation. Transfusion. 2016;56(Suppl 2):182–189.
70. Eliassen HS, Aandstad A, Bjerkvig C, et al. Making whole blood available in austere medical environments: donor performance and safety. Transfusion. 2016;56(Suppl 2):166–172.
71. Tsuei BJ, Kearney PA. Hypothermia in the trauma patient. Injury. 2004;35(1):7–15.
72. Spaite DW, Hu C, Bobrow BJ, et al. Association of Out-of-Hospital Hypotension Depth and Duration With Traumatic Brain Injury Mortality. Ann Emerg Med. 2017;70(4):522–530.
73. Fakhry SM, Scanlon JM, Robinson L, et al. Prehospital rapid sequence intubation for head trauma: conditions for a successful program. J Trauma. 2006;60(5):997–1001.
74. Caulfield EV, Dutton RP, Floccare DJ, et al. Prehospital hypocapnia and poor outcome after severe traumatic brain injury. J Trauma. 2009;66(6):1577–1583.
75. Spaite DW, Hu C, Bobrow BJ, et al. Mortality and Prehospital Blood Pressure in Patients With Major Traumatic Brain Injury: Implications for the Hypotension Threshold. JAMA Surg. 2017;152(4):360–368.
76. Karason S, Reynisson K, Sigvaldason K, Sigurdsson GH. Evaluation of clinical efficacy and safety of cervical trauma collars: differences in immobilization, effect on jugular venous pressure and patient comfort. Scand J Trauma Resusc Emerg Med. 2014;22:37.
77. Bekelis K, Missios S, Mackenzie TA. Prehospital helicopter transport and survival of patients with traumatic brain injury. Ann Surg. 2015;261(3):579–585.
78. Furlan JC, Fehlings MG, Tator CH, Davis AM. Motor and sensory assessment of patients in clinical trials for pharmacological therapy of acute spinal cord injury: psychometric properties of the ASIA Standards. J Neurotrauma. 2008;25(11):1273–1301.
79. Dixon M, O'Halloran J, Hannigan A, et al. Confirmation of suboptimal protocols in spinal immobilisation? Emerg Med J. 2015;32(12):939–945.

80. Winterberger E, Jacomet H, Zafren K, et al. The Use of Extrication Devices in Crevasse Accidents: Official Statement of the International Commission for Mountain Emergency Medicine and the Terrestrial Rescue Commission of the International Commission for Alpine Rescue Intended for Physicians, Paramedics, and Mountain Rescuers. Wilderness Environ Med. 2008;19(2):108–110.
81. Selvarajah S, Haider AH, Schneider EB, et al. Traumatic Spinal Cord Injury Emergency Service Triage Patterns and the Associated Emergency Department Outcomes. J Neurotrauma. 2015;32(24):2008–2016
82. Evaniew N, Belley-Cote EP, Fallah N, et al. Methylprednisolone for the Treatment of Patients with Acute Spinal Cord Injuries: A Systematic Review and Meta-Analysis. J Neurotrauma. 2016;33(5):468–481.
83. Fehlings MG, Tetreault LA, Wilson JR, et al. A Clinical Practice Guideline for the Management of Acute Spinal Cord Injury: Introduction, Rationale, and Scope. J Global Spine. 2017;7(Suppl 3):84–94.
84. Guly HR, Bouamra O, Lecky FE, et al. The incidence of neurogenic shock in patients with isolated spinal cord injury in the emergency department. Resuscitation. 2008;76(1):57–62.
85. Ruiz IA, Squair JW, Phillips AA, et al. Incidence and Natural Progression of Neurogenic Shock after Traumatic Spinal Cord Injury. J Neurotrauma. 2018;35(3):461–466.
86. Catapano JS, John Hawryluk GW, Whetstone W, et al. Higher mean arterial pressure values correlate with neurologic improvement in patients with initially complete spinal cord injuries. World Neurosurg. 2016;96:72–79.
87. Yue JK, Winkler EA, Rick JW, et al. Update on critical care for acute spinal cord injury in the setting of polytrauma. Neurosurg Focus. 2017;43(5):E19.
88. Raja AS. Chapter 38, Thoracic trauma. In: Rosen's Emergency Medicine. 9th ed. Philadelphia: Elsevier; 2018;382–383.
89. American College of Surgeons Committee on Trauma: Advanced Trauma Life Support. 9th ed. Chapter 3: Shock. Chicago: Elsevier 2012;68.
90. American College of Surgeons Committee on Trauma: Advanced Trauma Life Support. 9th ed. Chapter 4: Thoracic Trauma. Chicago: Elsevier 2012;96–97.
91. Leigh-Smith S, Harris T. Tension pneumothorax-time for a re-think? J Emerg Med. 2005;22:8–16.
92. Butler KL, Best IM, Weaver WL, et al. Pulmonary artery injury and cardiac tamponade after needle decompression of a suspected tension pneumothorax. J Trauma 2003;54:610–611.
93. Rawlins R, Brown KM, Carr CS, et al. Life threatening haemorrhage after anterior needle aspiration of pneumothoraces. A role for lateral needle aspiration in emergency decompression of spontaneous pneumothorax. J Emerg Med. 2003;20:383–384.
94. Chan L, Reilly KM, Henderson C, et al. Complication rates of tube thoracostomy. Am J Emerg Med. 1997;15:368–370.
95. Bailey RC. Complications of tube thoracostomy in trauma. J Accid Emerg Med. 2000;17:111–114.
96. Hyde J, Sykes T, Graham T. Reducing morbidity from chest drains. BMJ. 1997;314:914–915.
97. Deakin CD, Davies G, Wilson A. Simple thoracostomy avoids chest drain insertion in prehospital trauma. J Trauma. 1995;39:373–374.
98. Walker SP, Barratt SL, Thompson J, Maskell NA. Conservative Management in Traumatic Pneumothoraces: An Observational Study. Chest. 2018;153(4):946–953.
99. Barrios C, Tran T, Malinoski D, et al. Successful management of occult pneumothorax without tube thoracostomy despite positive pressure ventilation. Am Surg. 2008;74(10):958–961.
100. Wilson H, Ellsmere J, Tallon J, Kirkpatrick A. Occult pneumothorax in the blunt trauma patient: tube thoracostomy or observation? Injury. 2009;40(9):928–931.
101. Schulman JE, O'Toole RV, Castillo RC, et al. Pelvic ring fractures are an independent risk factor for death after blunt trauma. J Trauma. 2010;68:930–934.
102. Shlamowitz GZ, Mower WR, Bergman J, et al. How (un)useful is the pelvic ring stability examination in diagnosing mechanically unstable pelvic fractures in blunt trauma patients? J Trauma. 2009;66(3):815–820.
103. Lustenberger T, Walcher F, Lefering R, et al. The Reliability of the Pre-hospital Physical Examination of the Pelvis: A Retrospective, Multicenter Study. World J Surg. 2016;40(12):3073–3079.
104. Morris R, Loftus A, Friedmann Y, et al. Intra-pelvic pressure changes after pelvic fracture: A cadaveric study quantifying the effect of a pelvic binder and limb bandaging over a bolster. Injury. 2017;48(4):833–840.
105. Coury T, Napoli AM, Wilson M, et al. Injury patterns in recreational alpine skiing and snowboarding at a mountainside clinic. Wilderness Environ Med. 2013;24(4):417–421.
106. Banerjee M, Bouillon B, Shafizadeh S, et al. German Trauma Registry Group. Epidemiology of extremity injuries in multiple trauma patients. Injury. 2013;44(8):1015–1021.
107. American College of Surgeons Committee on Trauma: Advanced Trauma Life Support. 9th ed. Chapter 8: Musculoskeletal Trauma. Chicago: Elsevier 2012;208.
108. Forster H, Zafren K. Treatment of Shoulder Dislocations. International Commission for Mountain Emergency Medicine, ICAR MEDCOM Recommendation 9, 1998.
109. American College of Surgeons Committee on Trauma: Advanced Trauma Life Support. 9th ed. Chapter 8: Musculoskeletal Trauma. Chicago: Elsevier 2012;214.
110. Hyldmo PK, Vist GE, Feyling AC, et al. Is the supine position associated with loss of airway patency in unconscious trauma patients? A systematic review and meta-analysis. Scand J Trauma Resusc Emerg Med. 2015;23:50.
111. Kornhall DK, Jorgensen JJ, Brommeland T, et al. The Norwegian guidelines for the prehospital management of adult trauma patients with potential spinal injury. Scand J Trauma Resusc Emerg Med. 2017;25(1):2.

KAPITEL

15 Frakturen, Verrenkungen und Wirbelsäulenverletzungen

Herbert Forster (†), Herbert Mayer, Hermann Brugger

Herbert Forster ist vor der Veröffentlichung dieses Buches verstorben. Wir haben einen der erfahrensten und enthusiastischsten Bergrettungsärzte und einen lieben Freund verloren. Wir ehren sein Engagement für die Bergrettung und werden ihn immer in Erinnerung behalten.

Zusammenfassung

- Bergretter und medizinisches Personal behandeln häufig Knochenbrüche und Gelenkverrenkungen sowie Wirbelsäulenverletzungen, die teilweise auch mit neurologischen Ausfällen einhergehen. Ersthelfer müssen sich darüber im Klaren sein, dass alle diese Verletzungen nicht nur Knochen und Bänder, sondern eine komplexe Funktionseinheit aus Weichteilen, Blutgefäßen, Nerven und Haut betreffen. Alle diese Komponenten sollten in die Behandlung einbezogen werden, um ein gutes Ergebnis zu erzielen. Verletzungen der Wirbelsäule stellen eine besondere Herausforderung dar, da sie nicht immer leicht zu erkennen und zu behandeln sind. Der Transport von Personen mit Wirbelsäulenverletzungen in den Bergen ist oft kompliziert.
- Bei Ankunft am Unfallort sollten die Retter die Gesamtsituation einschätzen, einschließlich der Gefahren, der Art des Unfalls und des Verletzungsmechanismus. Stürze aus großer Höhe oder Zusammenstöße mit Hindernissen gehen häufig einher mit Wirbelsäulenverletzungen, die auf den ersten Blick vielleicht nicht erkennbar sind. Sie können aber, wie auch Verletzungen des Rückenmarks, schwerwiegende Folgen haben.
- Das Motto „Treat first what kills first" beschreibt die Stabilisierung eines Patienten bei der Erstversorgung. Zwei Arten von Frakturen – Oberschenkel- und Beckenbrüche – können lebensbedrohliche Blutungen verursachen. Diese sollten beim Primary Survey (➤ 15.1.3) identifiziert und stabilisiert werden. Die Vitalparameter sind während der gesamten Rettungsaktion zu überwachen. Wenn der Patient hämodynamisch stabil ist, ist der nächste Schritt der Secondary Survey (➤ 15.1.3) – eine Untersuchung von Kopf bis Fuß, einschließlich der Beurteilung der Wirbelsäule. Alle Körperbereiche sind sorgfältig und systematisch zu untersuchen. Vor der Behandlung des Patienten sollte der Retter oder das medizinische Personal dem Patienten genau erklären, was gemacht wird.
- Die Erstbehandlung hängt vom Unfallort und von den Verletzungen ab. Nach der Stabilisierung sollte der Patient so schonend wie möglich in ein geeignetes Krankenhaus gebracht werden. Der Transport in alpinem Gelände kann schwierig sein und viel Zeit in Anspruch nehmen. Die Schienung von Extremitäten und, was noch wichtiger ist, die Stabilisierung der Wirbelsäule sind unerlässlich, um Folgeschäden zu vermeiden. Obwohl die Überwachung und klinische Beobachtung während des Transports schwierig sein kann, sollten diese so kontinuierlich wie möglich durchgeführt werden. Ein Rettungsteam sollte darin geschult sein, den Primary und Secondary Survey durchzuführen, Analgetika zu verabreichen, einen Patienten hämodynamisch zu stabilisieren sowie durch Schienung eine Stabilisierung der Wirbelsäule zu erzielen.

15.1 Frakturen und Verrenkungen der Extremitäten

15.1.1 Einleitung

Mehr als die Hälfte der Bergrettungseinsätze werden aufgrund von Verletzungen der Extremitäten und der Wirbelsäule durchgeführt. Das Spektrum der Einsätze reicht von der Behandlung kleinerer Verletzungen, wie z. B. eines verstauchten Knöchels, bis hin zur Therapie lebensbedrohlicher Verletzungen. Bei der Behandlung eines Unfallopfers in den Bergen können neben den medizinischen Problemen zusätzliche Schwierigkeiten auftreten, die mit den Wetterbedingungen, dem Gelände, der Tageszeit, dem Notfallort und der Kommunikation zwischen dem Unfallort und der Einsatzzentrale in Zusammenhang stehen. Diese besonderen Umstände können erheblich die Organisation der medizinischen Versorgung beeinflussen. Die Beschaffenheit der Unfallstelle in den Bergen kann eine leichte Verletzung, wie etwa einen verstauchten

Knöchel, zu einer gefährlichen Situation für den Verletzten als auch für die Rettungskräfte machen. [1–3]

MERKE

Gottfried Neureuther, ein ehemaliger Landesarzt der Bergwacht Bayern, fasst die Hauptprobleme der Bergrettung zusammen: „Der Unfallort im Gebirge ist höher, schwieriger und ohne Grenzen. Es ist entweder zu heiß, zu kalt oder zu nass. Ein herbeigerufener Notarzt oder Rettungswagen kann nicht einfach zum Patienten fahren." (Persönliches Zitat)

15.1.2 Allgemeine Erwägungen

Bei der Ankunft am Unfallort sollten die Rettungskräfte die Gesamtsituation beurteilen: Umgebung, Art des Unfalls und Mechanismus der Verletzungen. Dies kann eine erste Information über die möglichen Verletzungen geben. Das medizinische Personal am Unfallort muss wissen, wie sich der Unfall ereignet hat. Infrage kommen beispielsweise ein Sturz aus großer Höhe, das Einklemmen in einer Gletscherspalte oder ein Lawinenabgang in felsigem Gelände oder in einem Wald.

Muskuloskelettale Verletzungen der Extremitäten betreffen nicht nur die Knochen, die gebrochen sein können, sondern auch das umliegende Gewebe. So betrifft z.B. eine Fraktur des Unterschenkels den Knochen und das komplexe System der zugehörigen Haut, Nerven, Gefäße, Sehnen und Muskeln. Dieses komplexe System muss bei der Behandlung von Verletzungen des Bewegungsapparates berücksichtigt werden. Das Ziel ist, nicht nur den gebrochenen Knochen zu behandeln, sondern auch die Extremität zu erhalten und die volle Funktionsfähigkeit wiederherzustellen. [4–6]

15.1.3 Beurteilung

Primary Survey

Eine Verletzung mag auf den ersten Blick geringfügig und gar nicht schwerwiegend sein, allerdings muss bedacht werden, dass der Patient einer äußeren Kraft ausgesetzt war, z. B. einem Sturz, der nicht nur die verletzte Extremität, sondern möglicherweise den gesamten Körper betroffen hat. Es sollte ein Primary Survey (Erstuntersuchung und lebensrettende Sofortmaßnahmen) erfolgen, bevor eine nicht dringende medizinische Behandlung eingeleitet wird. Dabei sollte ein standardisiertes und reproduzierbares Untersuchungsschema zur Anwendung kommen, um sicherzustellen, dass alle wesentlichen Verletzungen entdeckt werden. Zuverlässigkeit und effiziente Zeitnutzung sind wichtige Merkmale, welche die Untersuchung bestimmen sollten. Der Primary Survey dient der Identifizierung und Behandlung schwerer lebensbedrohlicher Verletzungen. [7–11]

Er lässt sich als Checkliste zusammenfassen mit dem ABCDE- oder cABCDE-Schema:

- (c) (critical bleeding): lebensbedrohliche Blutung, diese sollte schnell unter Kontrolle gebracht werden, bevor man weitermacht
- A (airway): Aufrechterhaltung der Atemwege mit Immobilisierung der Halswirbelsäule, falls indiziert
- B (breathing): Atmung und Gasaustausch
- C (circulation): Kreislauf und Blutungskontrolle (Blutungen, die nicht unmittelbar lebensbedrohlich sind)
- D (disability): neurologische Defizite
- E (exposure): Umgebungskontrolle und Hypothermievorbeugung

Lebensbedrohliche Probleme müssen bei jedem Schritt erkannt und behandelt werden, bevor mit dem nächsten Schritt begonnen wird.

Nachdem alle lebensbedrohlichen Probleme behandelt wurden und der Patient während des Primary Surveys stabilisiert worden ist, wird der Secondary Survey durchgeführt. Dieser umfasst die Beurteilung und Behandlung von Verletzungen der Wirbelsäule und der Extremitäten.

Secondary Survey

Der Secondary Survey (Zweituntersuchung und erweiterte Versorgung) besteht aus einer körperlichen Untersuchung von Kopf bis Fuß. Er beginnt mit der Befragung des Verletzten oder von Zeugen über die Umstände des Unfalls. Dies kann sehr aufschlussreich sein, um das Verletzungsmuster zu verstehen. Zudem ergeben sich Rückschlüsse auf den Zeitpunkt des Unfalls und Hinweise darauf, ob die verletzte Person eine Schutzausrüstung, wie z. B. einen Helm, getragen hat. Rettungskräfte sollten die Position des Verletzten beim Auffinden dokumentieren.

Bei der Untersuchung der Extremitäten auf Verletzungen ist besonders zu achten auf Schürfwunden oder blutende Wunden, sichtbare Knochenteile, Hämatome, Hautfarbe und Durchblutung, Schwellungen und Deformitäten, wie z. B. anormale Positionen oder Länge der Gliedmaßen. Bei kooperativen Patienten lässt sich die aktive Bewegung der Extremitäten prüfen. Die Palpation umfasst die Druckschmerzhaftigkeit, die Sensibilität, Gelenkergüsse, Muskeltonus, Hauttemperatur, Pulse und die Rekapillarisierungszeit (capillary refill time). [12]

Eine Fraktur ist eine Unterbrechung der Kontinuität eines Knochens. Zu den eindeutigen (sicheren) Frakturzeichen gehören:

- Fehlstellung der Knochen im Vergleich zur normalen Anatomie
- Anormale Beweglichkeit im Bereich der Verletzung
- Spürbare oder sichtbare Stufenbildung oder tastbare Knochenlücke

- Offene Fraktur
- Krepitation
- Radiologischer Nachweis

Zu den unsicheren Anzeichen von Frakturen gehören Rötung, Schwellung, Schmerzen, Funktionseinschränkung.

TIPPS

Manchmal kann eine alte Verletzung oder eine angeborene Fehlbildung wie eine verschobene Fraktur aussehen und den Untersucher verwirren. Wenn dies der Fall ist, sollten Sie die Anamnese überprüfen und auf neu aufgetretene Schmerzen und Funktionsstörungen untersuchen. Im Zweifelsfall behandeln Sie den verdächtigen Bereich wie eine frische Fraktur.

15.1.4 Mögliche Komplikationen im Zusammenhang mit Frakturen

Starke Blutung

Ein Trauma kann eine Fraktur oder Verrenkung mit einer offenen Wunde und/oder einer starken arteriellen Blutung verursachen. Diese kann entweder nach außen bluten durch eine offene Wunde oder nach innen, in das umgebende Weichteilgewebe. Die distalen Teile der Extremität können blass, kühl und pulslos sein. Arterielle Blutungen sind oft lebensbedrohlich und sollten sofort behandelt werden:

- **Direkter Druck:** Ein Helfer sollte mit einem oder mehreren Fingern direkten Druck ausüben. Dies kann im Verlauf durch einen Druckverband ersetzt werden.
- **Abbindung (Tourniquets).** Dies sollte eingesetzt werden, wenn die Blutung nicht durch direkten Druck und einen Druckverband gestoppt werden kann. Eine Abbindung sollte auch dann zur Anwendung kommen, wenn zu wenige Helfer zur Verfügung stehen, um direkten Druck auszuüben. Denn die manuelle Anwendung von direktem Druck setzt einen Retter außer Gefecht. Hämostatische Verbände können in Wunden gepackt werden, die nicht mit direktem Druck oder mit einer Abbindung behandelt werden können. In einigen Bereichen wie der Achselhöhle oder der Leistengegend, in denen normale Abbindungshilfsmittel wie z.B. ein Abbindeband oder eine Blutdruckmanschette nicht verwendet werden können, können junktionale Tourniquets nützlich sein.
- **Tranexamsäure:** Sie kann bei inneren Blutungen intravenös verabreicht werden (➤ Kap. 14 *Polytrauma*).
- **Reposition und Schienung von Frakturen und Verrenkungen:** Diese Maßnahmen unterstützen nachhaltig die Blutstillung.

MERKE

Starke Blutungen können lebensbedrohlich sein und sollten sofort gestoppt werden, sobald sie erkannt werden.

Crush-Syndrom (Rhabdomyolyse)

Das Crush-Syndrom ist gekennzeichnet durch einen hämodynamischen Schock und akutes Nierenversagen. Wenn eine große Muskelmasse zerquetscht wird, wie bei einer Verschüttung durch einen Felssturz oder durch direkte Verletzung, kann eine erhebliche Menge Myoglobin aus den geschädigten Muskelzellen freigesetzt werden (Rhabdomyolyse). Myoglobin gelangt in die Blutgefäße und kann schließlich die Nierentubuli verstopfen und zu Nierenversagen führen.

Kompartmentsyndrom

Die Muskeln befinden sich in nicht dehnbaren Faszienlogen (Kompartimente). Das Kompartmentsyndrom tritt auf, wenn die Schwellung der Muskeln einen erhöhten Druck in den Faszienlogen verursacht, was zu Ischämie und Nekrose der Muskeln führen kann. Das Kompartmentsyndrom kann durch eine Verletzung oder durch eine zu enge Schienung oder Bandagierung hervorgerufen werden. Mögliche Folgen sind Nerven- und Muskelfunktionsschädigungen und dauerhafte Behinderungen oder der Verlust einer Extremität, wenn ein Kompartmentsyndrom nicht frühzeitig erkannt wird. Zirkuläre Schienen und enge Verbände sollten vermieden werden.

Offene Frakturen

Durch eine offene Wunde in der Nähe einer Fraktur kann es zu einer Kontamination und Infektion des Knochens und des umgebenden Weichteilgewebes kommen. Dies wird als offene Fraktur bezeichnet, auch wenn der gebrochene Knochen nicht sichtbar ist. Offene Frakturen werden nach dem Ausmaß der Verletzung der Weichteilstrukturen in folgende Kategorien eingeteilt:

- **Grad I:** Der Knochen durchspießt die Haut von innen, minimale Weichteilverletzung (Knochen in der Regel nicht freiliegend)
- **Grad II:** Größere Hautverletzungen durch den Knochen aufgrund von inneren oder äußeren Kräften, umschriebene Weichteilverletzung
- **Grad III:** Offene, freiliegende Fraktur mit ausgedehnter Weichteilzerstörung, kombiniert mit schweren Schäden an Muskeln, Sehnen, Gefäßen und Nerven
- **Grad IV:** Subtotale oder totale Amputation

Falls verfügbar, sollte prophylaktisch ein Antibiotikum verabreicht werden, insbesondere wenn die Bergung und der Transport langwierig sind.

15.1.5 Beurteilung und Behandlung von Frakturen und Verrenkungen vor Ort

Die Behandlung von Frakturen und Luxationen vor Ort hängt teilweise von Faktoren ab, die vor der Behandlung beurteilt werden sollten (➤ Kasten 15.1, ➤ Kasten 15.2 und ➤ Kasten 15.3).

Ziel der Reposition ist es, die anatomische Stellung eines Knochens und der umgebenden Weichteile, Gefäße, Nerven und Haut wiederherzustellen. [13] Eine Reposition sollte erst dann versucht werden, wenn alle notwendigen Geräte und Materialien (z.B. Schienen und Verbandsmaterial) vorbereitet sind und die Assistenten in ihre Aufgaben eingewiesen wurden. Analgetika sollten rechtzeitig verabreicht werden und bereits wirken, bevor mit der Reposition begonnen wird. Die Reposition wird am besten von erfahrenen medizinischen Fachkräften vorgenommen. Es gibt Frakturen, bei denen eine geschlossene Reposition vor Ort nicht sinnvoll ist, wie z. B. distale Humerus- oder Radiusfrakturen mit Impaktion. Vor und nach der Reposition und während des Transports sollten die motorischen und sensorischen Funktionen sowie die Durchblutung regelmäßig überprüft werden. Motorische und sensible Defizite, die nach der Reposition auftreten, erfordern eine dringende Intervention. Häufige Ursachen für neurovaskuläre Defizite sind Hyperextension, Druck durch eine Schiene oder unvollständige Reposition.

MERKE

Die Reposition einer verschobenen oder abgewinkelten Fraktur ist zeitkritisch, wenn die neurovaskuläre Funktion beeinträchtigt ist. Eine rechtzeitige Reposition kann auch dazu beitragen, eine Schädigung von Nerven zu verhindern, insbesondere bei einer Humerusfraktur, oder an Blutgefäßen – hier insbesondere bei einer Knieverrenkung. Repositionen werden am besten von medizinischem Personal mit entsprechender Ausbildung durchgeführt. Wenn eine lange Transportzeit zu erwarten ist, kann eine Reposition vor Ort in Betracht gezogen werden.

15.1.6 Häufige Frakturen und Verrenkungen in der Bergrettung

Obere Extremität

Klavikulafraktur

Eine Klavikulafraktur (Bruch des Schlüsselbeins) wird in der Regel durch den Sturz auf eine Schulter oder auf einen ausgestreckten Arm verursacht. Eine Dislokation der Schlüsselbeinfraktur, die typischerweise im mittleren Drittel des Schlüsselbeins auftritt, ist in der Regel auf den Zug des M. sternocleidomastoideus auf das mediale Fragment der Klavikula zurückzuführen. Dies führt häufig zu einer leicht tastbaren Stufenbildung. Zu den seltenen Komplikationen gehören Verletzungen der A. subclavia oder des nahe gelegenen Plexus brachialis. Die Behandlung vor Ort besteht in der Ruhigstellung des Arms, einschließlich des Unterarms, mit einer Schlinge. Eine behelfsmäßige Schlinge kann mit einem Dreieckstuch oder einem Hemd improvisiert werden.

Kasten 15.1

Vor-Ort-Behandlung

Folgende Faktoren beeinflussen die Vor-Ort-Behandlung:
- Zeitpunkt des Unfalls
- Anamnese:
  - Hochrasanztrauma
  - Schutzausrüstung
  - Direkter Aufprall
- Position des Patienten beim Eintreffen des Rettungsdienstes
- Verformung einer Extremität
- Menge des Blutes am Unfallort
- Offene Wunde in der Nähe der Verletzung?
  - Sichtbare Knochenfragmente in der Wunde
  - Motorische und sensorische Funktion

Kasten 15.2

Behandlung und Reposition

- Vergewissern Sie sich, dass der Patient stabil ist (Primary Survey).
- Wenn der Patient wach ist, besprechen Sie die vorgeschlagene Behandlung. Dies hilft ihm, bei den Maßnahmen zu kooperieren.
- Falls erforderlich, Schmerzmittel verabreichen (➤ Kap. 35 *Schmerztherapie*): Die Behandlung von Frakturen und Verrenkungen sollte erst beginnen, wenn die Schmerzen unter Kontrolle sind. [14]
- Alle erforderlichen Geräte und Materialien vorbereiten.
- Assistenten anleiten, wie diese bei dem geplanten Manöver helfen können.
- Kontaminierte Wunden reinigen und sterilen Verband anlegen, falls erforderlich.
- Frakturen und Verrenkungen so schonend wie möglich reponieren.
- Knochen, die neu ausgerichtet wurden und Gelenke, die reponiert wurden, schienen oder anderweitig schützen.
- Position der Schienen überprüfen, wobei Sie besonders auf Druckstellen achten sollen.
- Motorische und sensorische Funktionen sowie Durchblutung während des Transports regelmäßig überprüfen.

Kasten 15.3

Reposition vor Ort

Bei folgenden Frakturen und Luxationen kann eine Reposition vor Ort angezeigt sein:

- Bruch oder Verrenkung des Sprunggelenks
- Oberschenkelschaftfraktur
- Schienbeinfraktur, wenn instabil
- Luxation der Schulter
- Humerusschaftfraktur
- Fingerfraktur oder Gelenkverrenkung

Verrenkung des Schultereckgelenks

Wie ein Schlüsselbeinbruch wird auch eine Verrenkung des Schultereckgelenks (Akromioklavikulargelenksluxation) in der Regel durch einen Sturz auf die Schulter oder einen ausgestreckten Arm hervorgerufen. Bei solch einer Luxation kommt es zu einem Riss in den Bändern zwischen dem Schulterblatt und dem Schlüsselbein. Häufig findet sich eine tastbare Anhebung des äußeren Endes des Schlüsselbeins. Die Vor-Ort-Behandlung besteht in der Ruhigstellung des Arms, einschließlich des Unterarms, mit einer Schlinge. Eine behelfsmäßige Schlinge kann mit einem Dreieckstuch oder einem Hemd hergestellt werden.

Schulterluxation

Eine Schulterluxation kann durch einen Sturz auf einen ausgestreckten Arm oder durch eine gewaltsame Streckung verursacht werden. Häufig kommt es zu einer vorderen oder unteren, sehr selten zu einer hinteren Schulterluxation. Eine Schulterluxation kann sehr schmerzhaft sein, weshalb die Patienten in der Regel Analgetika benötigen. Beim Abtasten ist die Schulterpfanne leer. Bei muskulösen oder fettleibigen Menschen kann dies schwer zu tasten sein. Typischerweise lässt sich der Arm nicht vollständig adduzieren. Dies unterscheidet eine Schulterluxation von einer Humerusfraktur, bei der der Arm vollständig angewinkelt werden kann. Eine Behandlung vor Ort wird empfohlen: [15, 16]

- Analgesie
- Wenn die Luxation nicht reponiert werden kann, sollte der Arm in der am wenigsten schmerzhaften Position mit leichter Außenrotation und anteriorer Elevation ruhiggestellt werden. Dies kann mit einer Schlinge erreicht werden, die aus einem Dreieckstuch oder einem Hemd hergestellt werden kann, evtl. in Kombination mit einem kleinen Rucksack oder einer Decke unter dem verletzten Oberarm.
- Wenn keine Schlinge sofort verfügbar ist, können die Retter den Patienten auffordern, den verletzten Arm in der am wenigsten schmerzhaften Position mit dem anderen Arm zu stabilisieren.
- Die Reposition einer Schulterluxation sollte versuchsweise vor Ort erfolgen, wenn lange Transportzeiten zu erwarten sind oder die Bergung aufgrund logistischer Probleme oder schlechten Wetters nicht möglich ist. Idealerweise sollte der Helfer eine entsprechende Ausbildung absolviert haben. Bei einer gründlichen klinischen Untersuchung sollten andere schwerwiegende Verletzungen ausgeschlossen werden. Bei der Reposition kann durch einen Helfer die sog. Spaso-Technik [17] angewendet werden: Der Patient kann in Rückenlage bleiben, während der Helfer den Arm am Handgelenk und am Unterarm senkrecht hält. Dann wird ein leichter vertikaler Zug ausgeübt und die Schulter wird nach außen gedreht. Andere Techniken können zur Anwendung kommen, wenn der Helfer mit ihnen vertraut ist. Sobald die Schulter reponiert ist, sollte sie in der bequemsten Position fixiert und der Verletzte in das nächstgelegene Krankenhaus transportiert werden.

TIPPS

Wenn sich der Arm vollständig bis zum Brustkorb adduzieren lässt, ist eine Schulterluxation unwahrscheinlich. Der Versuch einer Reposition ist kontraindiziert, da es sich um eine Humerusfraktur handeln könnte. Die Manipulation könnte zu einer Verschiebung der Fraktur führen und Nerven oder Gefäße schädigen.

Humerusfraktur

Der Schaft des Oberarmknochens kann proximal gebrochen sein, nahe der Schulter (subkapitale Humerusfraktur), im Schaftbereich oder weiter distal, in der Nähe des Ellenbogens. Humerusfrakturen treten häufig bei Stürzen auf den ausgestreckten Arm auf. Sie kommen häufig bei älteren Menschen vor. Wenn der Schaft bricht, kann es zu einer Verletzung des N. radialis kommen, der halbkreisförmig um die Mitte des Schaftes des Oberarmknochens verläuft. Diese liegt vermutlich vor, wenn die Dorsalextension der Hand beeinträchtigt oder unmöglich ist und die Sensibilität auf der Dorsalseite des Daumens und der Hand gestört ist. Bei einer Fraktur des distalen Humerus kann der N. ulnaris geschädigt sein.

Humerusfrakturen (➤ Abb. 15.1) sind im Allgemeinen sehr schmerzhaft. Meist wird eine Analgesie benötigt. Bei Humerusfrakturen sollte der Arm am Brustkorb anliegend ruhiggestellt werden. Der Brustkorb dient dabei als Schiene für den gebrochenen Arm. Vor und nach der Schienung sollte eine neurovaskuläre Untersuchung durchgeführt werden.

Unterarmfraktur

Eine Fraktur des Schaftes der Speiche oder Elle ist in der Regel instabil (➤ Abb. 15.2). Diese Art von Frakturen werden typischerweise durch einen Sturz oder ein Abwehrmanöver verursacht. Eine distale Radiusfraktur in der Nähe des Handgelenks ist die häufigste Fraktur (➤ Abb. 15.3). Sie kann den N. medianus gefährden. Bei einer Radiusfraktur sollten Arm, Hand und Finger mit einer Vakuumschiene oder, insbesondere bei distalen Radiusfrakturen,

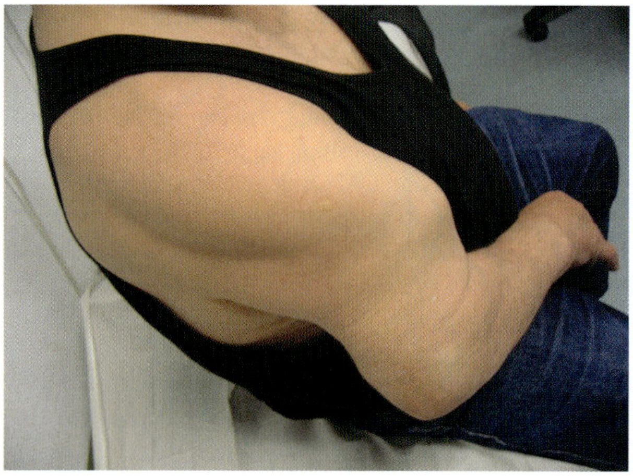

Abb. 15.1 Humerusschaftfraktur.

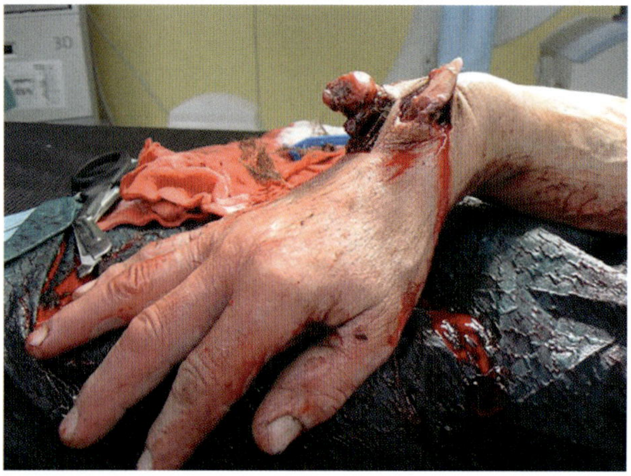

Abb. 15.2 Offene Unterarmfraktur.

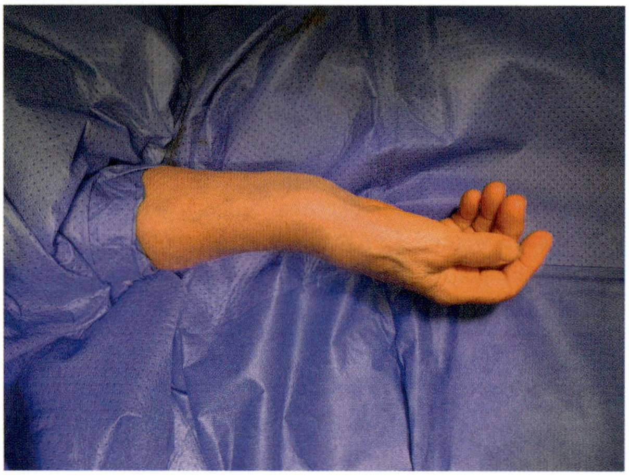

Abb. 15.3 Geschlossene Handgelenksfraktur.

mit einer verformbaren, gepolsterten Schiene, wie z. B. einer SAM®-Schiene ruhiggestellt werden. Das Handgelenk, die Hand und die Finger sollten in Funktionsstellung mit leichter Streckung des Handgelenks und unvollständigem Faustschluss geschient werden. Diese Position kann erreicht werden, wenn der Verletzte während der Schienung eine Mullbinde in der Hand hält.

TIPPS

Distale Radiusfrakturen sind in der Regel eingestaucht und stabil (stabile impaktierte Frakturen). Nehmen Sie keine Reposition vor. Prüfen Sie darüber hinaus die sensible Funktion des N. medianus.

Frakturen und Luxation der Hand und der Finger

Frakturen der Handwurzel, der Mittelhand- oder Fingerknochen sind meist das Ergebnis eines Aufpralls. Sie gehen typischerweise einher mit Schwellungen und Funktionsverlusten des Handgelenks, der Hand oder der Finger. Frakturen der Handwurzelknochen, insbesondere des Kahnbeins, werden leicht übersehen. Eine frakturierte Hand sollte in der bestmöglichen Position geschient werden – und zwar mit einer verformbaren, gepolsterten Metallschiene, z. B. einer SAM®-Schiene. Eine Fingergelenksluxation sollte so schnell wie möglich reponiert werden, normalerweise durch Druck auf das proximale Ende des Knochens, während der Finger unter Zug gehalten wird. Nach Reposition ist der Finger mit einer Fingerschiene zu schienen oder durch ein Tape mit einem benachbarten Finger zu verbinden (Twin-Tape oder Buddy-Tape).

Untere Extremität

Hüftluxation

Eine Hüftluxation ist meist die Folge eines starken Aufpralls im Rahmen eines Hochrasanztraumas und in der Regel sehr schmerzhaft. Das Bein ist oft nach innen gedreht. Der Ischiasnerv und die Oberschenkelgefäße können verletzt werden. Die Reposition der Verrenkung vor Ort ist technisch anspruchsvoll und sollte im Allgemeinen nicht versucht werden. In einigen Fällen kann eine rezidivierende Luxation einer Hüftprothese erfolgreich reponiert werden. Ein schneller Transport ins Krankenhaus ist notwendig, da die Durchblutung des Hüftkopfes beeinträchtigt sein kann, was das Risiko einer avaskulären Nekrose erhöht und bei Schädigung der Nerven und Blutgefäße bleibende Schäden entstehen können je länger die Luxation besteht.

TIPPS

Die Reposition einer Hüftluxation am Unfallort kann schmerzhaft sein und ist nur selten erfolgreich. Normalerweise sollte der Patient mit Schmerzmitteln behandelt, immobilisiert und mit einem Hubschrauber in ein Krankenhaus transportiert werden, sofern verfügbar. Wenn ein Lufttransport nicht möglich ist, sollte der Transport möglichst schonend erfolgen.

Oberschenkelfraktur

Oberschenkelhalsfrakturen sind gekennzeichnet durch die Verkürzung und Außenrotation des Beins. Diese Frakturen kommen häufig bei älteren Unfallopfern nach Stürzen und bei jüngeren Patienten nach einem schweren Aufpralltrauma vor, z. B. bei Ski- oder Fahrradunfällen. Pertrochantäre Frakturen fallen durch eine vergleichbare Fehlstellungen auf und machen sich hauptsächlich durch Schmerzen bemerkbar. Femurschaftfrakturen werden in der Regel durch einen starken Aufprall verursacht wie etwa durch einen Sturz aus großer Höhe oder einen Autounfall mit hoher Geschwindigkeit. Das Bein ist typischerweise instabil und deformiert. Eine Oberschenkelschaftfraktur kann zu einem erheblichen Blutverlust nach innen von bis zu 2 Litern mit hämorrhagischem Schock führen (➤ Abb. 15.4).

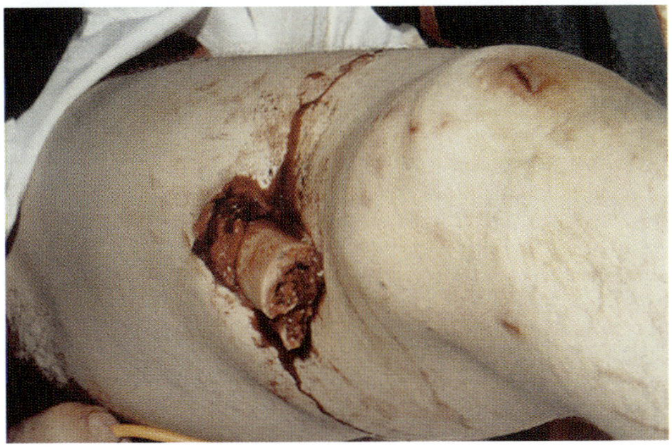

Abb. 15.4 Offene Oberschenkelfraktur.

MERKE

Wie Beckenfrakturen können auch Oberschenkelbrüche lebensbedrohlich sein aufgrund von schweren Blutungen mit erheblichem Blutverlust. Patienten mit Oberschenkelfrakturen sollten auf Anzeichen einer Hypovolämie und eines Volumenmangelschocks untersucht werden. Ein schneller Transport sollte Vorrang vor der Behandlung der Fraktur haben. Eine wirksame Analgesie und ein schneller Transport können das Ergebnis verbessern.

Die Ruhigstellung eines Oberschenkelbruchs ist unerlässlich und sollte die Hüfte und das Knie umfassen. Dies ist nur möglich mit einer Ganzkörperimmobilisierung, idealerweise mit einer Vakuummatratze. Der Ruhigstellung sollte die Verabreichung von Analgetika vorausgehen. Die Reposition sollte erst dann vorgenommen werden, wenn die Schmerzmittel bereits wirken. Eine Traktionsschiene kann verwendet werden, um die Ausrichtung des Oberschenkels wiederherzustellen. Durch die Reduktion des Drucks auf die Knochenfragmente kann sie die Schmerzen lindern. Eine Traktionsschiene kann den Transport erleichtern. Eine Hyperextension sollte jedoch vermieden werden. Wenn das Bein blass wird und das Gefühl nachlässt, sollte die Zugkraft reduziert werden. Eine Vakuummatratze kann alternativ zu einer Traktionsschiene verwendet werden. [18]. Traktionsschienen werden hauptsächlich im angloamerikanischen Bereich eingesetzt.

Knieluxation

Die Knieluxation geht mit einem instabilen Gelenk einher, das durch das Zerreißen mehrerer/aller Bänder des Kniegelenkes entsteht. Die Extremität scheint nicht deformiert zu sein, aber das Kniegelenk ist in der Regel stark geschwollen. Viele Knieluxationen reponieren sich spontan. Es besteht ein hohes Risiko einer Intimaverletzung der A. poplitea und einer Schädigung der Nerven im Bereich des Knies. Eine sofortige Ruhigstellung durch Schienung und ein schneller Transport in ein geeignetes Krankenhaus können entscheidend sein, um bleibende Schäden zu verhindern. Das Bein sollte am besten mit einer Vakuumschiene oder einer Vakuummatratze geschient werden. Der neurovaskuläre Status ist während des Transports in regelmäßigen Abständen zu überprüfen. Eine Bildgebung der A. poplitea sollte bei Verdacht auf eine Knieluxation so schnell wie möglich durchgeführt werden, um eine Gefäßschädigung auszuschließen.

MERKE

Eine Knieluxation ist eine schwere Verletzung, die zu einer Ischämie des Unterschenkels führen kann. Schienung, Transport und dringende Untersuchung der A. poplitea sollten so schnell wie möglich durchgeführt werden.

Patellaluxation

Es gibt zwei Arten der Luxation der Kniescheibe (Patellaluxation). Die habituelle Luxation tritt häufig ohne äußere Einwirkung auf. Die traumatische Luxation wird durch eine äußere Kraft verursacht. So kann z.B. eine Ruptur der medialen Bänder zu einer lateralen Verrenkung der Kniescheibe führen. Ist die Luxation diagnostiziert, sollte die Reposition der Kniescheibe nach einer leichten Hyperextension des Knies vorgenommen werden. Zur Erleichterung dieses Vorgangs können Schmerzmittel verabreicht werden. Nachdem die Kniescheibe reponiert und das Knie in strecknaher Position (10°-Beugung) geschient wurde, sollte der Patient in ein geeignetes Krankenhaus transportiert werden.

Patellafraktur

Querfrakturen oder Trümmerfrakturen der Kniescheibe können durch einen Sturz oder einen anderen starken Aufprall verursacht werden. Patellafrakturen verursachen in der Regel starke Schmerzen. Es besteht oft ein sichtbarer Gelenkerguss. Das Bein sollte in einer Vakuumschiene oder Vakuummatratze immobilisiert werden.

Tibiakopffraktur

Frakturen des Tibiaplateaus entstehen durch starke Einwirkungen wie z.B. durch Stürze aus großer Höhe oder Skiunfälle. Es sollten Schmerzmittel verabreicht werden und das Gelenk sollte mit einer Vakuumschiene oder Vakuummatratze geschient werden.

Tibiaschaftfrakturen

Unterschenkelfrakturen können die Folge eines Verdrehungstraumas bei einem Sturz, z. B. bei einem Skiunfall sein oder durch einen seitlichen Aufprall verursacht werden wie z. B. bei einem Fußgänger, der von einem Auto angefahren wurde.

Tibiaschaftfrakturen sind gekennzeichnet durch starke Schmerzen, Hautverletzungen und Deformierung mit Instabilität. Die Patienten sollten frühzeitig Analgetika erhalten. Eine verschobene oder abgewinkelte Fraktur sollte in eine anatomische Position reponiert werden, wenn dies beim ersten Versuch möglich ist. Eine Vakuumschiene oder Vakuummatratze soll zur Schienung der Extremität unmittelbar nach der Reposition verwendet werden. Periphere Pulse und sensible Funktionen sind vor und nach der Schienung zu überprüfen. [19]

Sprunggelenksfraktur und -luxation

Die Sprunggelenksfraktur ist eine der häufigsten Frakturen beim Bergsteigen. Sowohl Supinations- als auch Pronationsverletzungen können auftreten. Eine Hyperextensionsverletzung des Knöchels kann zu einer Ruptur der vorderen Syndesmose führen oder es kann eine Kombination aus einer Ruptur der Syndesmose in Kombination mit einer Wadenbeinfraktur (Maisonneuve-Fraktur) vorliegen. Sprunggelenksfrakturen verursachen häufig eine seitliche Verlagerung des Fußes mit Hautläsionen oberhalb des Innenknöchels. Sprunggelenksluxationen treten nahezu immer bei Frakturen des Innen- und/oder Außenknöchels auf (➤ Abb. 15.5, ➤ Abb. 15.6, ➤ Abb. 15.7). Sie können einen erheblichen Zug auf Nerven, Gefäße und Haut verursachen. Eine Reposition sollte sofort vor Ort durchgeführt werden, um Haut-, Gefäß- und Nervenschäden zu vermeiden. Analgetika sind, wenn möglich, vor der Reposition zu verabreichen. Das medizinische Personal sollte in der Reposition von Sprunggelenksluxationen geübt sein. Vor der Reposition sollte das Schienungsmaterial vorbereitet werden. Es ist hilfreich, mindestens zwei geschulte Assistenten zu haben. [20–22]

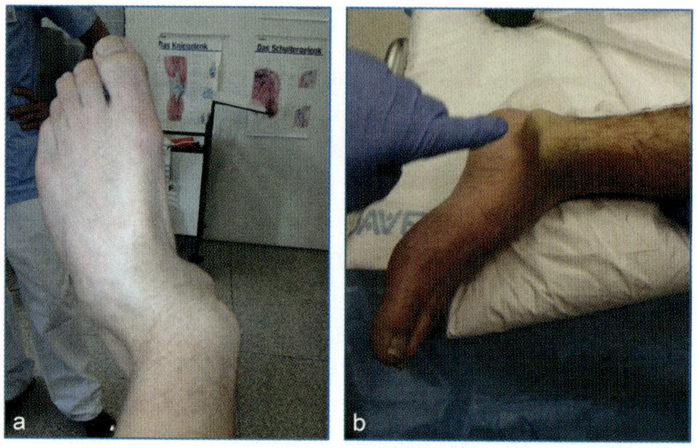

Abb. 15.5 a) Geschlossene Sprunggelenksfraktur. b) Luxation des Sprunggelenks.

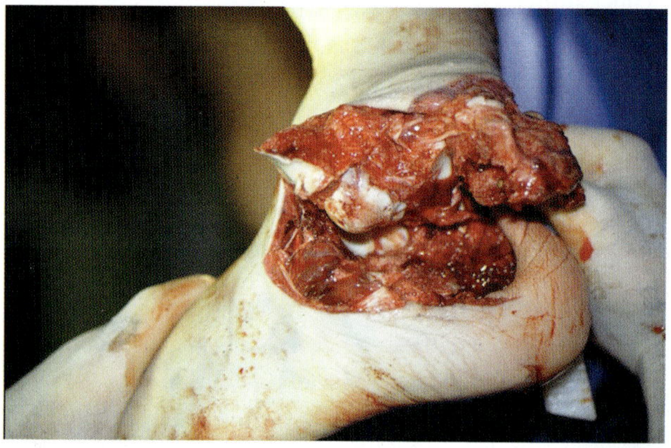

Abb. 15.6 Offene Sprunggelenksfraktur.

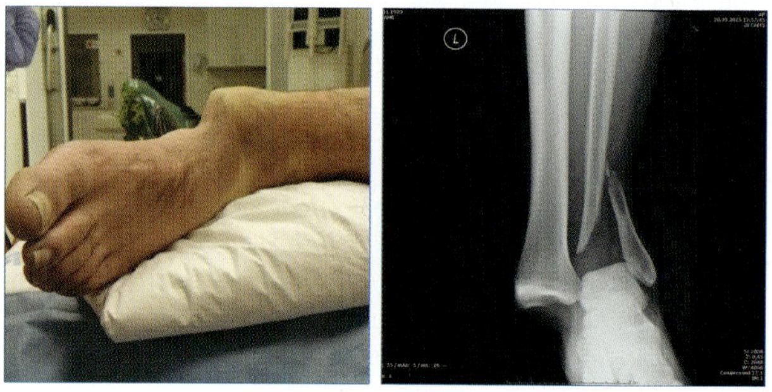

Abb. 15.7 Luxierte Sprunggelenksfraktur und entsprechendes Röntgenbild.

15.2 Beckenfrakturen

Beckenfrakturen treten häufig bei polytraumatisierten Patienten auf, die durch einen starken Aufprall verursacht werden, wie z. B. bei einem Sturz aus großer Höhe oder einem Skiunfall mit hoher Geschwindigkeit. Sie können mit vielen Komplikationen einhergehen und schwer zu behandeln sein. [23] Die häufigsten Probleme sind:

- Beckenfrakturen werden am Unfallort häufig übersehen. Die klinische Diagnose ist schwierig.

- Der damit einhergehende hämorrhagische Schock kann lebensbedrohlich sein.
- Bei Beckenfrakturen können Begleitverletzungen des Harntrakts, wie z. B. Blasen- oder Harnröhrenrupturen auftreten.
- Die Sterblichkeit bei allen Arten von Beckenfrakturen beträgt etwa 15 % und steigt auf 25 %, wenn die Fraktur mit einer Hypotonie einhergeht.

Die manuelle Untersuchung zur Diagnostik eines Beckenbruchs mit dem Kompressions-Distraktionstest (Schmerzen und Krepitus bei Anwendung von Druck- oder Distraktionskraft auf die beiden Beckenknochen) ist nicht zuverlässig. Die Sensitivität und Spezifität der Untersuchung sind gering (etwa 60 %, abhängig von der Erfahrung des Untersuchers). Eine gewaltsame Manipulation kann innere Blutungen verursachen oder verstärken. Die Untersuchung sollte sorgfältig und nur einmal und nur von einem geschulten Retter durchgeführt werden. Bei einem Trauma und bewusstlosen Patienten sind Beckenfrakturen noch schwieriger zu diagnostizieren.

Innere Blutungen infolge von Beckenfrakturen werden in der Regel durch das Zerreißen von Venennetzen verursacht, die ventral auf dem Kreuzbein verlaufen. Der Blutverlust kann bis zu fünf Liter betragen und einen schweren hämorrhagischen Schock verursachen. Bei einem Patienten nach einem schweren Aufpralltrauma sollte die Untersuchung auf Beckenfrakturen ein Teil des Primary Surveys sein. Wenn die Palpation des Beckens Schmerzen verursacht oder eine Instabilität vermutet wird, ist so schnell wie möglich ein Beckengurt anzulegen, um das Becken zu stabilisieren und die Blutung zu begrenzen. Der Beckengurt sollte um die Trochanteres majores der Oberschenkel angebracht werden (➤ Abb. 15.8). Rettungskräfte sollten im Anlegen des Beckengurtes geschult sein. [24]

Besteht der Verdacht auf eine Beckenverletzung, können eine Volumentherapie und ein schneller Transport lebensrettend sein. Wenn sich der Patient in einem kritischen Zustand befindet, sind Tranexamsäure (in den ersten drei Stunden nach der Verletzung) und Blutprodukte, falls verfügbar, zu verabreichen. Der Patient ist schnellstmöglich in ein Traumazentrum zu transportieren.

Fallbeispiel 15.1

Skiunfall

Ein 45-jähriger Mann fuhr mit den Skiern in hoher Geschwindigkeit über eine steile, enge Abfahrt bei schlechten Sichtverhältnissen. Er stürzte etwa 5 m in steiles, felsiges Gelände am Rande der Piste. Seine Freunde konnten nicht zu ihm absteigen, aber er antwortete auf Zuruf. Die örtliche Rettungsleitstelle wurde sofort benachrichtigt.

Die Bergrettungsmannschaft und ein Notarzt trafen 15 min nach dem Notruf vor Ort ein. Nach Sperrung der Piste sicherten sie die Unfallstelle. Etwa 5 min später kletterten der Arzt und ein Bergretter zum Verunglückten hinunter, gesichert durch andere Bergretter. Zur gleichen Zeit begann das Personal auf der Piste mit den Vorbereitungen für den Abtransport.

Der verletzte Skifahrer lag auf dem Rücken und klagte über starke Schmerzen im Becken und im linken Arm. Eine weitere Gefahr für Patient oder Retter war an der Unglücksstelle nicht zu erkennen.

Der Arzt beurteilte den Patienten nach dem cABCDE-Schema :

- c– Es lag keine große offensichtliche Blutung vor.
- A – Die Atemwege waren frei.
- B – Atmung und Sauerstoffsättigung waren normal.
- C – Es waren keine äußeren Blutungen sichtbar, der Blutdruck betrug 100/60 mmHg, allerdings verursachte die Palpation des Beckens starke Schmerzen.
- D – Der Glasgow-Coma-Scale betrug 15.
- E – Der Rumpf fühlte sich kalt an.

Der Secondary Survey ergab eine Instabilität des linken Oberarmknochens. Der Betroffene konnte sein linkes Handgelenk nicht mehr strecken. Die dorsale Seite der linken Hand war gefühllos.

Ein Retter stabilisierte sofort manuell die Halswirbelsäule, bis eine Halskrause angelegt wurde. Zudem wurden ein Beckengurt angebracht und eine venöse Kanüle gelegt. Fentanyl und kristalloide Flüssigkeiten wurden intravenös verabreicht und der Verunglückte wurde mit Decken und Wärmepackungen vor weiterer Auskühlung geschützt. Davon ausgehend, dass eine Humerusfraktur mit Verletzung des Radialisnervs vorlag, wurde der linke Arm mit Bandagen am Brustkorb fixiert.

Vier weitere Retter kletterten zum Patienten hinunter und bereiteten ihn mithilfe einer unter den Körper gelegten Rettungsdecke und einer kontinuierlichen Inline-Stabilisierung für die Bergung vor. Die Retter benutzten die Decke, um den Verletzten auf eine Vakuummatratze zu legen. Er wurde dann vorsichtig zur Skipiste getragen. Unter ständiger klinischer Überwachung wurde der Patient in einem von einem Schneemobil gezogenen Schlitten zu einem Landeplatz transportiert, wo er in einen Hubschrauber verladen wurde. Vor dem Start wurde der Patient noch mittels nichtinvasiver Blutdrucküberwachung und EKG kontrolliert. Der Blutdruck war auf 90/40 gesunken und der Patient war tachykard mit einer Frequenz von 123 Schlägen/Min., was auf einen hämorrhagischen Schock hindeutete. Er wurde notfallmäßig in ein Traumazentrum der Stufe 1 transportiert, wo er operiert wurde. Er überlebte mit einem guten neurologischen Ergebnis nach der Behandlung des hämorrhagischen Schocks und der Versorgung der Becken- und Oberarmfrakturen.

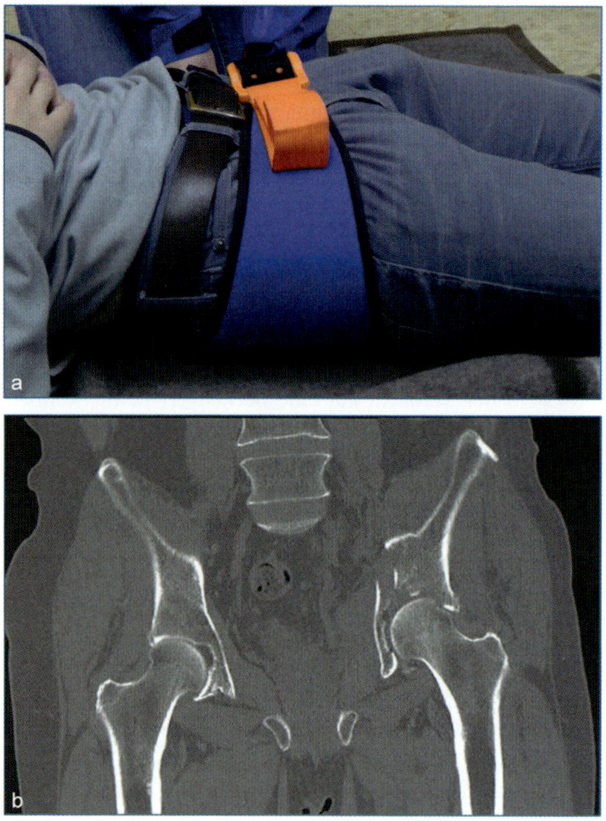

Abb. 15.8 a) Beckengurt. b) Linksseitige Beckenfraktur.

MERKE

Beckenbrüche können aufgrund des massiven Blutverlustes lebensbedrohlich sein. Die endgültige Behandlung in einem Traumazentrum sollte nicht verzögert werden. Die Volumentherapie, das Anlegen eines Beckengurts und der schnelle Transport in ein Traumazentrum sind die Eckpfeiler der Behandlung.

MERKE

Der Transport eines Patienten mit einer Becken-, Oberschenkel- oder Schienbeinfraktur sollte so schnell und so schonend wie möglich erfolgen. Eine kontinuierliche Überwachung ist notwendig.

15.3 Wirbelsäulenverletzungen

15.3.1 Einleitung

Wirbelsäulenverletzungen können Folge eines Sturzes aus großer Höhe beim Klettern oder bei einem Skiunfall sein. Sie können durch ein direktes Trauma, z. B. durch Aufprall auf einen Felsen oder indirekt durch eine Hyperflexion oder Hyperextension verursacht werden. Da die Zahl der Skifahrer und die Geschwindigkeit beim Skifahren zugenommen haben, ist auch die Häufigkeit von Wirbelsäulenverletzungen gestiegen. Zwischen 1 % und 2 % der Verletzungen bei Traumapatienten betreffen die Wirbelsäule. Etwa 20 % der Patienten mit Wirbelsäulenverletzungen erleiden auch Rückenmarksverletzungen mit neurologischen Ausfällen. Die Rate der Rückenmarksverletzungen erhöht sich auf 33 %, wenn die Wirbelsäulenverletzung Folge einer Polytraumatisierung aufgrund eines starken Aufpralls ist.

Die Wirbelsäule besteht aus 7 Halswirbeln, 12 Brustwirbeln und 5 Lendenwirbeln sowie aus dem Kreuzbein und dem Steißbein. Verletzungen der Wirbelsäule können nicht nur die Wirbel, sondern auch das Rückenmark, die Nervenwurzeln und die umliegenden Bänder betreffen. In den meisten Fällen kann eine Wirbelsäulenverletzung am Unfallort nicht sicher diagnostiziert werden. Wirbelsäulenverletzungen reichen von Prellungen bis hin zu Frakturen mit oder ohne Rückenmarksverletzungen oder anderen neurologischen Verletzungen mit neurologischen Defiziten. Wenn das Rückenmark auf Höhe der Halswirbelsäule verletzt ist, kann der Patient möglicherweise nicht mehr atmen.

Etwa 5 % der Patienten mit traumatischen Hirnverletzungen weisen gleichzeitig eine Rückenmarksverletzung auf. Bei etwa 25 % der erwachsenen Patienten mit einer Wirbelsäulenverletzung liegt auch ein Schädel-Hirn-Trauma vor. Bei Verletzten mit Schädel-Hirn-Trauma mit Wirbelsäulenverletzungen besteht bei 55 % eine Verletzung an der Halswirbelsäule, bei 15 % an der Brustwirbelsäule, bei 15 % an der thorakolumbalen Wirbelsäule und bei 15 % an der lumbosakralen Wirbelsäule (➤ Abb. 15.9). [25] Mindestens eine zusätzliche Fraktur der Wirbelsäule wird bei etwa 10 % der Patienten mit Verletzungen der Halswirbelsäule festgestellt. Kinder mit einem Schädel-Hirn-Trauma erleiden mit etwa 1% viel seltener als Erwachsene eine zusätzliche Wirbelsäulenverletzung.

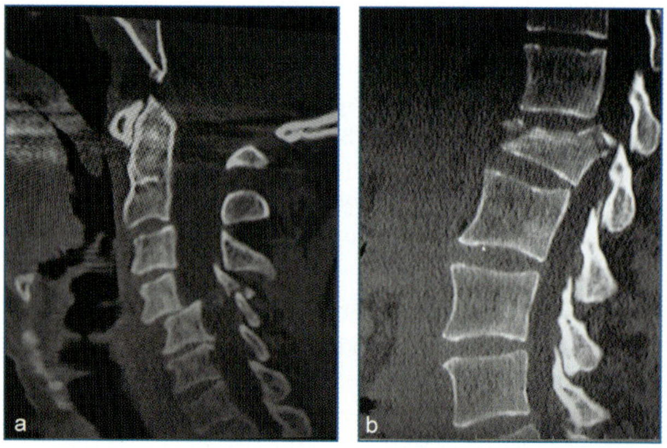

Abb. 15.9 (a) Verletzung der Halswirbelsäule. (b) Fraktur der Lendenwirbelsäule.

MERKE

Die Möglichkeit einer Rückenmarksverletzung besteht, wenn Verunglückte spontan beim Abtasten oder bei Bewegung über

Rückenschmerzen klagen, wenn ein neurologisches Defizit einer Extremität auftritt oder wenn der Verunglückte nicht ansprechbar ist und der Verletzungsmechanismus auf eine direkte oder indirekte Wirbelsäulenverletzung schließen lässt. Besteht der Verdacht auf eine Wirbelsäulenverletzung, sollte der Patient nur sehr vorsichtig bewegt werden, wobei die Wirbelsäule stabilisiert werden soll.

15.3.2 Beurteilung

Primary Survey

Oberste Priorität bei Unfällen ist die Identifizierung und Stabilisierung von lebensbedrohlichen Verletzungen im Primary Survey (15.1.3). Sobald der Patient so gut wie möglich stabilisiert wurde, sollte die Sekundäruntersuchung einschließlich einer Untersuchung von Kopf bis Fuß durchgeführt werden. Bei der Sekundäruntersuchung sind nicht lebensbedrohliche Wirbelsäulenverletzungen und neurologische Defizite auszuschließen.

Secondary Survey

Der Secondary Survey (15.1.3) umfasst die Inspektion, die Palpation der Wirbelsäule und die Untersuchung auf neurologische Defizite an den Extremitäten und im Urogenitalbereich. Die Umstände des Unfalls und der Unfallhergang sowie die Verletzungsmechanismen sind zu ermitteln, da sie für die Diagnose relevant sein können. Die Inspektion des Rückens sollte aufgeschoben werden, bis der Patient das Krankenhaus erreicht hat. Befindet sich der Patient jedoch in einer stabilen Situation, z. B. in einer Berghütte, und der Transport verzögert sich, kann eine Inspektion des Rückens vorgenommen werden. Das Augenmerk liegt auf Fehlstellungen oder Verletzungen der Haut oder Prellmarken sowie Wunden. Der Ort des Schmerzes, der spontan auftritt oder durch Abtasten ausgelöst wird, und die Schwellung können helfen, die Höhe der Wirbelsäulenverletzung zu identifizieren. Wenn der Patient am Rücken liegt, muss er hierfür stabil gedreht werden. Das Drehen sollte mit Hilfe von drei oder vier Helfern durchgeführt werden (➤ Abb. 15.10):

- Eine Person ist für die Stabilisierung der Halswirbelsäule und des Kopfes zuständig. Die Person am Kopf leitet die Aktion. Beim Drehen stabilisiert dieser die Halswirbelsäule mit den Händen und hält den Kopf des Patienten in einer neutralen Position. Der Kopf darf sich zu keinem Zeitpunkt gegen den Körper verdrehen oder nach vorne oder hinten bewegen.
- Eine Person stabilisiert den Rumpf und das Becken.
- Eine Person stabilisiert das Becken und die Beine.
- Eine Person entfernt das Spineboard oder die Vakuummatratze.

Der Untersucher, der nicht am Drehen des Patienten beteiligt ist, untersucht den Rücken des Patienten.

15.3.3 Anzeichen und Symptome

Wirbelsäulenverletzungen können übersehen werden, wenn ein Patient bewusstlos ist oder eine Mehrfachverletzung mit ablenkenden Schmerzen durch andere Verletzungen vorliegt. Wenn ein Patient nach einem Unfall eine eingeschränkte Bewusstseinslage hat, kann eine Wirbelsäulenverletzung klinisch nicht ausgeschlossen werden.

Typische Anzeichen und Symptome einer Wirbelsäulenverletzung sind:

- Rückenschmerzen
- Hautverletzungen, wie Prellungen oder andere Wunden am Rücken
- Beeinträchtigung der Sensibilität an den Extremitäten oder im Urogenitalbereich
- Beeinträchtigung der motorischen Funktion der Extremitäten

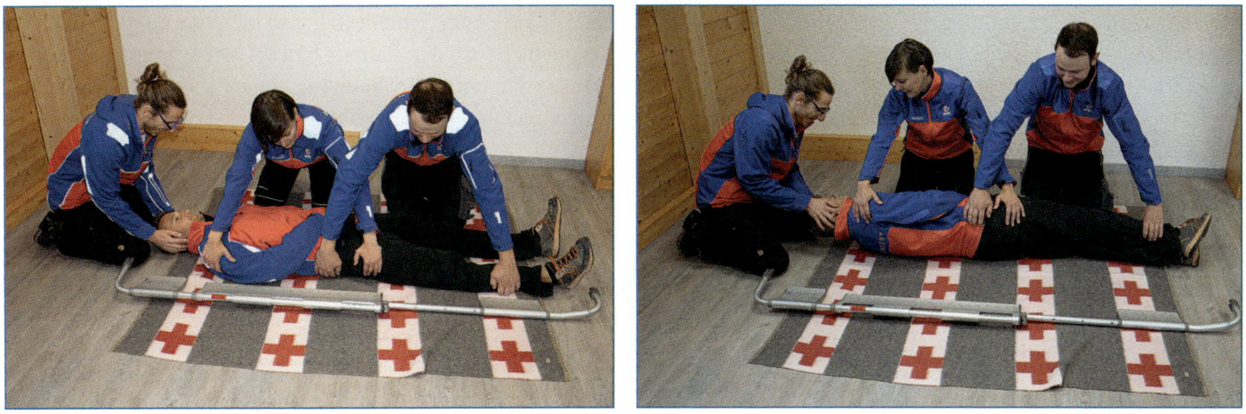

Abb. 15.10 Achsengerechte Umlagerung eines Patienten durch 3 Personen.

15.3.4 Lokalisation

Die Höhe einer Wirbelsäulenverletzung lässt sich anhand der motorischen und sensiblen Defizite bestimmen (➤ Tab. 15.1). Verletzungen der Halswirbelsäule können eine Tetraplegie verursachen, während Verletzungen der Brustwirbelsäule zu einer Lähmung der unteren Extremitäten führen können. Eine Rückenmarksverletzung kann eine Sympathikusblockade mit Vasodilatation hervorrufen. Dies kann eine Hypotonie und einen erhöhten Wärmeverlust, Sprunggelenksluxationen sowie einen Priapismus verursachen. Außerdem können die Blasen- und Mastdarmfunktion beeinträchtigt sein.

MERKE

Bei einem unvollständigen Secondary Survey kann eine Verletzung des Rückenmarks übersehen werden. Die Inspektion des Rückens sollte jedoch im Allgemeinen aufgeschoben werden, bis der Patient das Krankenhaus erreicht und die Drehung (logrolling) unter kontrollierten Bedingungen erfolgen kann.

15.3.5 Komplikationen

Neurogener Schock

Der neurogene Schock ist eine Form des distributiven Schocks aufgrund einer funktionellen Hypovolämie. Er kann auftreten, wenn die unteren zervikalen oder oberen thorakalen Sympathikusnerven verletzt werden. Eine Beeinträchtigung der Autoregulation des Sympathikus kann zu einer Bradykardie und einem Verlust des vasomotorischen Tonus, insbesondere in den viszeralen und Gefäßen der unteren Gliedmaßen führen. Die so verursachte Dilatation dieser Gefäße lässt das Blutvolumen in den Venen der unteren Extremitäten absacken, was zu einer Hypotonie führt.

Spinaler Schock

Der spinale Schock ist kein Schock im eigentlichen Sinne, sondern eine akute Lähmung der unteren Gliedmaßen. Er geht mit einem vollständigen Verlust der Reflexe einher, aber es gibt keine Anzeichen einer Hypovolämie. Er wird durch eine Verletzung der unteren Halswirbelsäule oder oberen Brustwirbelsäule verursacht, was zu einer vorübergehenden Funktionsstörung des Rückenmarks führt. In der Magnetresonanztomografie ist meist keine Verletzung des Rückenmarks zu erkennen. Die Dauer dieser reversiblen Lähmung ist sehr unterschiedlich.

Tab. 15.1 Klinische und neurologische Anzeichen einer Verletzung der Halswirbelsäule in Abhängigkeit der Verletzungshöhe

C2–C4	Ateminsuffizienz Schulterabduktion und Anhebung nicht möglich
C3–C6	Schulterabduktion nicht möglich
C4–C7	Ellenbogenbeugung/-streckung nicht möglich
C5–C7	Handgelenksbeugung/-streckung nicht möglich
C8	Lähmung der Beine, des Rumpfes und der Hände

15.3.6 Behandlung vor Ort

Die Prinzipien für die Behandlung vor Ort einer vermuteten Wirbelsäulenverletzung sind:

- Identifizierung und Stabilisierung lebensbedrohlicher Verletzungen (Primary Survey)
- Sichern der Atemwege und beatmen, falls erforderlich
- Volumentherapie und Vasopressoren zur Stabilisierung des Blutdrucks
- Patienten vor Wärmeverlust schützen
- Immobilisierung der Wirbelsäule, um die Wirbelsäule achsengerecht zu lagern
- Überwachung von Puls, EKG und neurologischen Funktionen des Patienten während des Transports
- Transport in ein Traumazentrum mit entsprechenden Versorgungskapazitäten, wenn möglich

Immobilisierung der Wirbelsäule

Es gibt mehrere Methoden, um die Wirbelsäule eines Patienten mit vermuteter Wirbelsäulenverletzung während des Transportes zu schützen: Halskrause, Schaufeltrage (nur für die Umlagerung, nicht für den Transport), Spineboard (nur für die Umlagerung, nicht für den Transport), und die Vakuummatratze.

Besteht der Verdacht auf eine Verletzung der Halswirbelsäule, ist die Stabilisierung die bevorzugte Methode zum Schutz des Patienten vor weiteren Verletzungen. Die Stabilisierung der Wirbelsäule umfasst in der Regel die Verwendung einer starren Halskrause oder einer verformbaren gepolsterten Schiene, wie z. B. eine SAM®-Schiene. Die Halskrause oder Schiene sollte so früh wie möglich angelegt werden, bevor der Patient bewegt wird. Eine starre Halskrause begrenzt die Beugung, bietet aber weniger Schutz vor Streckung oder Drehung. Ein Helfer sollte während der Rettung des Patienten die Halswirbelsäule zusätzlich stabilisieren. [26]

Auch wenn das Ausmaß einer Wirbelsäulenverletzung nicht gleich klar ist, sollte die Wirbelsäule stabilisiert werden. Eine Vakuummatratze ist komfortabler und beugt Druckgeschwüren besser vor als ein Spineboard, insbesondere, wenn der Transport länger dauert. Ein Patient, der mit einem Spineboard gerettet wird, sollte so schnell wie möglich auf eine Vakuummatratze für den Transport umgelagert werden. [14] Die Umlagerung auf eine Vakuummatratze am

Unfallort sollte im Voraus geplant werden. Es ist hilfreich, eine ausreichende Anzahl von Helfern zu haben. Eine Schaufeltrage oder ein Rettungstuch können ebenfalls hilfreich sein. Nach der Umlagerung ist der Patient für den Transport zu sichern. Dies kann mit einer Vakuummatratze mit oder ohne Halskrause erfolgen, wobei eine einmal angelegte Halskrause in der Regel belassen wird. Ein Spineboard sollte nur dann eingesetzt werden, wenn eine Vakuummatratze nicht verfügbar ist. Der Kopf des Verletzten sollte durch einen Helfer stabilisiert werden, bis er in der Vakuummatratze stabilisiert ist.

Die Kriterien der National Emergency X-Radiography Utilisation Studie (NEXUS) und die kanadische C-Spine-Rule (Canadian C-Spine Rule CCR) zielen darauf ab, Patienten zu identifizieren, die nach einem Trauma keine Bildgebung der Halswirbelsäule benötigen. Sowohl NEXUS als auch die CCR können zur Identifizierung von Verletzten verwendet werden, die keine Stabilisierung der Halswirbelsäule benötigen Diese Leitlinien können auch vor Ort angewendet werden. Die Wilderness Medical Society hat Leitlinien veröffentlicht, die noch praktischer sind und vor Ort angewendet werden sollten. [27] Es ist viel einfacher, einen Patienten ohne Immobilisierung der Halswirbelsäule zu transportieren.

MERKE

Eine Halskrause stellt die Halswirbelsäule nicht vollständig ruhig. Während eine Halskrause die Beugung einschränken kann, ist sie gegen Streckung und Rotation weniger wirksam. Während der Patient bewegt wird, sollte die Halswirbelsäule manuell stabilisiert werden, bis eine Stabilisierung der Wirbelsäule sichergestellt ist.

MERKE

Das KED (Kendrick Extrication Device) ist aufgrund der schwierigen Anwendung und der unzureichenden Stabilisierung der gesamten Wirbelsäule nicht für die Rettung von Patienten mit Wirbelsäulenverletzungen geeignet.

Schockbekämpfung

Eine durch einen neurogenen Schock verursachte Hypotonie sollte mit Volumen behandelt werden und – falls erforderlich – mit Vasopressoren wie Noradrenalin. Bei der Erstbehandlung von traumatischen Hirnverletzungen ist es wichtig, den systolischen Blutdruck bei oder über 90 mmHg zu halten.

Atemwegsmanagement

Die Atemwege sind mit einem Endotrachealtubus oder einer supraglottischen Atemwegshilfe zu sichern, wenn ein Patient mit einer Wirbelsäulenverletzung nicht in der Lage ist, seine Atemwege offen zu halten. Die stabile Seitenlage wird nicht empfohlen, wenn ein Verdacht auf eine Wirbelsäulenverletzung besteht.

Zur Intubation sollte ein Helfer den Kopf und den Oberkörper halten. Der Nacken befindet sich in neutraler Position, um eine Hyperextension oder Hyperflexion der Halswirbelsäule zu vermeiden. Die Halskrause kann belassen werden, wenn die Intubation mit einem hyperangulierten Videolaryngoskop wie Glidescope oder C-MAC durchgeführt werden kann. Steht kein solches Gerät zur Verfügung oder sind die Intubationsversuche erfolglos, sollte die HWS-Orthese gelöst werden, während der Assistent weiterhin die HWS stabilisiert (➤ Abb. 15.11). [28, 29]

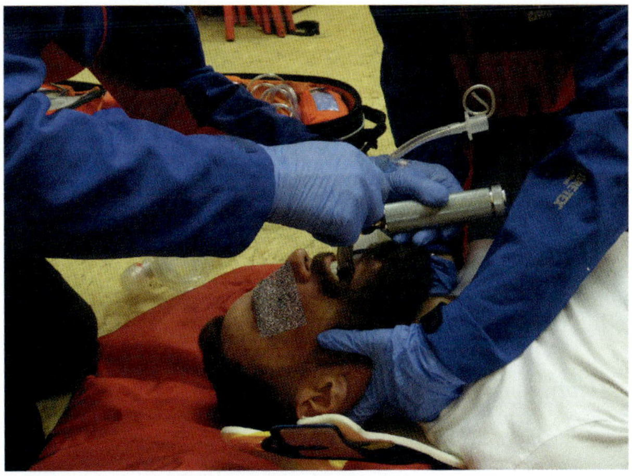

Abb. 15.11 Die endotracheale Intubation sollte nur mit manueller Stabilisierung der HWS in einer neutralen Position durchgeführt werden. Für die direkte Laryngoskopie sollte, wie gezeigt, die Halskrause geöffnet werden.

TIPPS

Eine endotracheale Intubation ohne manuelle In-Line-Stabilisierung der HWS kann eine Verletzung des Rückenmarks verschlechtern.

Transport

Wenn möglich, sollte der Transport per Hubschrauber erfolgen, um einen schnellen und erschütterungsarmen Transport zu gewährleisten. Nach Stabilisierung und Sicherung der Wirbelsäule auf einer Vakuummatratze ist der Patient kontinuierlich zu überwachen. Die Standardüberwachung umfasst EKG, Pulsoxymetrie und Blutdruck. Der Bewusstseinszustand und die Glasgow Coma Scale sollten in regelmäßigen Abständen überprüft werden. Ein Patient mit einer Wirbelsäulenverletzung, insbesondere bei Para- oder Tetraplegie, sollte gut gegen Wärmeverlust geschützt werden. Gegebenenfalls sollte er auch mit chemischen oder elektrischen Wärmepacks zusätzlich gewärmt werden. Der Patient ist, wenn möglich, in ein Traumazentrum zu bringen. Zu den allgemeinen Grundsätzen für den Transport gehören:

- Rechtzeitige Benachrichtigung des Zielkrankenhauses
- Schneller, reibungsloser Transport (vorzugsweise per Hubschrauber)
- Erneute Untersuchung des Patienten unmittelbar vor dem Transport
- Kontinuierliche Überwachung, Wärmeisolierung und ggf. externe Erwärmung

Fallbeispiel 15.2

Mountainbike-Unfall

Ein behelmter Mountainbiker fuhr mit hoher Geschwindigkeit einen steilen Trail hinunter. Dabei prallte er gegen einen Felsen und wurde über den Lenker geschleudert. Er landete auf dem Kopf und überschlug sich. Als seine Begleiter eintrafen, war er bei Bewusstsein und atmete, konnte sich aber nicht bewegen oder seine Arme und Beine spüren. Seine Begleiter allarmierten den Rettungsdienst.

Etwa 15 min später landeten ein Arzt und ein Bergrettungsteam mit einem Hubschrauber in der Nähe des Unglücksortes. Sie fanden den Patienten bei Bewusstsein und auf dem Rücken liegend vor. Die erste Handlung bestand darin, Kopf und Halswirbelsäule manuell zu stabilisieren.

Der Notarzt nahm dann einen Primary Survey vor. Die Atemwege waren frei. Der Patient atmete spontan und hatte eine normale Sauerstoffsättigung. Der Blutdruck war niedrig mit 80/40 mmHg bei normaler Herzfrequenz und die Glasgow Coma Scale lag bei 15.

Beim Secondary Survey wurden außer einer vermuteten Verletzung der Halswirbelsäule keine weiteren Verletzungen festgestellt. Der Patient konnte seine Oberarme mithilfe der Brustmuskeln adduzieren, aber seine Unterarme nicht bewegen und hatte eine vollständige Lähmung der unteren Extremitäten. Eine Verletzung der Halswirbelsäule auf der Höhe von C6–7 wurde vermutet. Die Rettungskräfte legten ihm eine HWS-Orthese an, während der Notarzt einen intravenösen Zugang legte und einen 2-L-Bolus mit kristalloider Flüssigkeit verabreichte. Da die Flüssigkeit keinen Einfluss auf den Blutdruck hatte, wurde eine niedrige Dosis Noradrenalin verabreicht. Gleichzeitig kontaktierte der Arzt die Leitstelle und veranlasste den Transport in ein Traumazentrum. Der Patient wurde mittels Schaufeltrage und mit manueller HWS-Stabilisierung auf eine Vakuummatratze gelegt. Bevor er in den Hubschrauber verladen wurde, untersuchte der Arzt ihn erneut. Sein Blutdruck war nun auf 110/70 mmHg gestiegen. Überwachung, Volumengabe und die Verabreichung von Noradrenalin über eine Infusionspumpe wurden während des Fluges fortgesetzt.

Fazit

- Knochenbrüche sind komplexe Verletzungen, die oft auch Weichteilgewebe, Gefäße, Nerven und Haut betreffen können.
- Lebensbedrohliche Verletzungen müssen zuerst beurteilt und behandelt werden. Das Überleben hat Vorrang vor dem Erhalt und der Behandlung von Gliedmaßen.
- Erklären Sie dem Patienten jede Maßnahme, bevor Sie diese durchführen.
- Der Patient sollte Ihnen und Ihrem Team vertrauen. Geben Sie dem Team klare Anweisungen und vermeiden Sie Diskussionen über die Behandlung vor dem Patienten.
- Stellen Sie vor der Behandlung einer dislozierten Fraktur oder der Reposition eines luxierten Gelenks sicher, dass ein Schmerzmittel verabreicht wurde. Lassen Sie dem Schmerzmittel genügend Zeit zu wirken, bevor Sie mit Ihren Maßnahmen beginnen.
- Prüfen Sie vor und nach der Schienung und während des Transports, ob sich neurovaskuläre Defizite entwickeln.
- Untersuchen Sie Verunfallte sorgfältig auf das Vorliegen einer Beckenverletzung, aber nur einmal.
- Stabilisieren Sie Kopf und Halswirbelsäule während der Rettung manuell und lagern Sie den Patienten auf eine Vakuummatratze.
- Wenn ein Patient eine Verletzung der Halswirbelsäule hat, stabilisieren Sie die Wirbelsäule auf einer Vakuummatratze. Erwägen Sie die Verwendung einer HWS-Orthese. Verwenden Sie ein Spineboard nur, wenn eine Vakuummatratze nicht verfügbar ist.
- Wenn der Blutdruck bei einem Patienten mit einer möglichen Wirbelsäulenverletzung niedrig ist, sollte ein neurogener Schock vermutet werden. Flüssigkeit und möglicherweise Vasopressoren sollten je nach Bedarf verabreicht werden.

LITERATUR

1. ICAR Index Recommendations: Qualifications for Emergency Doctors in Mountain Rescue Operations. MED-REC003.20011231. Unter: http://www.alpine-rescue.org/ikar-cisa/documents/2007/RECM0003E.pdf (letzter Zugriff: 14.04.2023).
2. Luxem J, Runggaldier K, Karut H, et al. [Notfallsanitäter Heute: Mit Zugang zur Medizinwelt.] 6th ed. Munich: Urban & Fisher/Elsevier Gmbh; 2016. [Artikel in Deutsch].
3. ICAR Index Recommendations: Treatment of Dislocations and Fractures. MED-REC 0008. 19961231. Unter: http://www.alpine-rescue.org/ikar-cisa/documents/2007/RECM0008E.pdf (letzter Zugriff: 14.04.2023).
4. Wirth CJ, Mutschler WE (Eds). Praxis der Orthopädie und Unfallchirurgie, 3rd ed. New York, Stuttgart: Thieme Publishers; 2007. pp 463–486, 505–524, 680–703.
5. Perez N. Fracture Mechanics (2nd ed.). Berlin, Heidelberg: Springer Publishing; 2017.
6. Rüter A, Trentz O, Wagner M (Eds). [Unfallchirurgie.] Munich: Urban und Schwarzenberg; 1995. p 69. [Artikel in Deutsch].
7. Paal P, Ellerton J, Sumann G, et al. Basic life support ventilation in mountain rescue. Official recommendations of the International-Commission for Mountain Emergency Medicine (ICAR MEDCOM). High Alt Med Biol. 2007;8(2):147–154.
8. ICAR Index Recommendations: First Aid Kit. MED-REC0035. 2017102.1 Unter: http://www.alpine-rescue.org/ikar-cisa/documents/2017/ikar20171125004512.pdf (letzter Zugriff: 14.04.2023).
9. ATLS – Advanced Trauma Life Support, 10th edition –Student Course Manual. American College of Surgeons. Chicago, IL; 2018. pp 2–62.
10. Hoyt DB, Coimbra R. Trauma systems. Surg Clin North Am. 2007;87(1):21–35.
11. Boffard K. Manual of Definitive Surgical Trauma Care. London, England: Hodder Arnold Publishers; 2007.
12. Witmer DK, Marshall ST, Browner BD. Emergency Care of Musculoskeletal Injuries. In: Townsend CM et al. (eds). Sabiston Textbook of Surgery (20th ed.). Philadelphia: Elsevier; 2016. pp 462–504.
13. Ellerton J, Tomazin I, Brugger H, Paal P. Immobilization and splinting in mountain rescue. Official Recommendations of the International Commission for Mountain Emergency Medicine, ICAR MEDCOM. High Alt Med Biol. 2009;10(4):337–342.
14. ICAR Index Recommendations: Treatment of Pain in the Field. MED-REC 0010.19991231. Unter: http://www.alpine-rescue.org/ikar-cisa/documents/2007/RECM0010E.pdf (letzter Zugriff: 14.04.2023).
15. ICAR Index Recommendations: Treatment of Shoulder Dislocations. MED-REC0009.19981231. Unter: http://www.alpine-rescue.org/ikar-cisa/documents/2007/RECM0009E.pdf (letzter Zugriff: 14.04.2023).
16. Lee C, Revell M, Porter K, Steyn R; Faculty of Pre-hospital Care, Royal College of Surgeons of Edinburgh. The prehospital management of chest injuries: a consensus statement. Faculty of Pre-hospital Care, Royal College of Surgeons of Edinburgh. Emerg Med J. 2007;24(3):220–224.
17. Spaso M, Anne-Maree K. Reduction of anterior dislocation of the shoulder: the Spaso technique. Emerg Med. 1998;10:173–175.
18. ICAR Index Recommendations: Immobilisation and Use of the Vacuum Mattress in Organized Mountain Rescue. MED-REC0007.20011231. Unter: http://www.alpine-rescue.org/ikar-cisa/documents/2007/RECM0007E.pdf (letzter Zugriff: 14.04.2023).
19. Mayr E. [Tibial fractures.] Chirurg. 2002;73:642.
20. Lorez LG, Hintermann B. [Significance of concomitant injuries in malleolar fractures. A prospective study]. Unfallchirurg. 1999;102(12):949–954.
21. Zwipp H, Rammelt S, Grass R. Ligamentous injuries about the ankle and subtalar joints. Clin Podiatr Med Surg. 2002;19(2):195–229.
22. ICAR Index Recommendations: First Aid Training Guidelines for Mountain Rescue service Members. MED-REC0001.19961231. Unter: http://www.alpine-rescue.org/ikar-cisa/documents/2007/RECM0001E.pdf (letzter Zugriff: 14.04.2023).
23. Tile M. Acute Pelvic Fractures: I. Causation and Classification. J Am Acad Orthop Surg. 1996;4(3):143–151.
24. Hsu SD, Chen CJ, Chou YC, et al. Effect of Early Pelvic Binder Use in the Emergency Management of Suspected Pelvic Trauma: A Retrospective Cohort Study. Int J Environ Res Public Health. 2017;14(10).
25. Magerl F, Aebi M, Gertzbein SD, et al. A comprehensive classification of thoracic and lumbar injuries. Eur Spine J. 1994;3(4):184–201.
26. Sundstrøm T, Asbjørnsen H, Habiba S, et al. Prehospital use of cervical collars in trauma patients: a critical review. J Neurotrauma. 2014;31(6):531–540.
27. Hawkins SC, Williams J, Bennett BL, et al. Wilderness Medical Society Clinical Practice Guidelines for Spinal Cord Protection. Wilderness Environ Med. 2019;30:S87-S99.
28. ICAR Index Recommendations: Emergency Intubation and Ventilation on the Field. MED-REC0011. 19981231. Unter: http://www.alpine-rescue.org/ikar-cisa/documents/2007/RECM0011E.pdf (letzter Zugriff: 14.04.2023).
29. Hosalli V, Arjun BK, Ambi U, Hulakund S. Comparison of Airtraq™, McCoy™ and Macintosh laryngoscopes for endotracheal intubation in patients with cervical spine immobilisation: A randomised clinical trial. Indian J Anaesth. 2017;61(4):332–337.

KAPITEL

16 Chirurgische Eingriffe vor Ort

Luigi Festi, Giulio Carcano, Giuseppe Letto, Guido Giardini

Zusammenfassung

Die Versorgung eines Traumapatienten in den Bergen kann eine enorme Herausforderung sein, insbesondere, weil es schwierig ist, sich schnell einen Überblick über das Ausmaß und die Schwere der Verletzung sowie über das Risiko für den Patienten während des Transports zu verschaffen. Oft ist es nicht gleich möglich, den Verletzungsmechanismus zu bestimmen, der jedoch für die Diagnosestellung sehr wichtig sein kann. Wenn das Opfer bewusstlos ist und sich in einem kritischen Zustand befindet, kann die Situation dramatisch werden. Medizinisches Personal kann den Unfallort möglicherweise nicht erreichen. In diesem Fall muss eine Bergung durch Begleitpersonen oder durch nicht medizinisch geschulte Retter erfolgen. Es kann mehrere Verletzte geben mit unterschiedlichen Arten von Verletzungen, die verschiedene Rettungsstrategien erfordern. Während die eigentliche Verletzung die Prognose bestimmt, können schwierige äußere Bedingungen die Beurteilung und Behandlung äußerst schwierig oder unmöglich machen.

16.1 Einleitung

Die Indikationsstellung und Durchführung eines chirurgischen Eingriffs bei erkrankten oder verletzten Unfallopfern gehört zu den vielen Herausforderungen, denen sich Ärzte in alpiner Umgebung zu stellen haben. Weitere Schwierigkeiten sind die Versorgung zeitkritischer Verletzungen sowie das Training und die Erfahrung, sicher und effektiv auch seltene Verletzungen operieren zu können. Unter widrigen Bedingungen kann die Durchführung einer Operation deutlich erschwert sein, da wichtige Voraussetzungen fehlen, die in einer Krankenhausumgebung als selbstverständlich erachtet werden. Dazu gehört etwa eine ausreichende Beleuchtung, erfahrenes Personal, das bei der Vorbereitung des chirurgischen Eingriffs und der Instrumente sowie beim Instrumentieren assistieren und z.B. gezielt die Haken halten kann. Es fehlt auch an erfahrenen Kollegen für etwaige Beratungen oder Unterstützung. Die zunehmende Subspezialisierung in den Krankenhäusern hat die Erfahrung mit chirurgischen Eingriffen deutlich reduziert, z.B. für Spezialisten wie Anästhesisten, Intensivmediziner und Notärzte, welche die Mehrheit der präklinisch tätigen Ärzte ausmachen. Es fehlt oft an Evidenz für oder gegen die Durchführung chirurgischer Eingriffe in den Bergen. Dieses Kapitel fasst die gängigsten chirurgischen Eingriffe zusammen, die in einem präklinischen Setting infrage kommen.

16.2 Diagnostik

Einige der Probleme, die im Zusammenhang mit der Diagnostik und Behandlung von Traumapatienten in extremen Umgebungen auftreten, wurden bereits durch Erfahrungen gelöst, die bei Rettungseinsätzen in den Bergen, nach Naturkatastrophen und während Kriegen gesammelt wurden. Die klinische Untersuchung wurde durch neue diagnostische Technologien ergänzt, die vor Ort eingesetzt werden können. Einige dieser Geräte können auch von nicht ärztlichem Personal angewendet werden und so die Übertragung von Bildern oder Vitaldaten an weit entfernte Krankenhäuser oder Rettungszentren ermöglichen.

Die Technik, welche die Diagnostik in extremen Umgebungen deutlich verbessert hat, ist der Ultraschall; insbesondere der fokussierte Ultraschall in der Traumauntersuchung (FAST – Focused Assessment with Sonography for Trauma) bzw. die Notfallsonografie. Der Ultraschall wird zunehmend als Methode für erste präklinische Diagnostik eingesetzt. [1] Die einfache Anwendung, wenn auch nicht unbedingt die einfache Interpretation, und die Vermeidung ionisierender Strahlung haben den Ultraschall zur wichtigsten Methode der präklinischen diagnostischen Bildgebung gemacht.

Durch die zunehmende technologische Verbesserung wurde der Ultraschall zur diagnostischen Referenztechnik der präklinischen Traumaversorgung. Bei Unfällen mit mehreren Verletzten kann er zur schnellen Beurteilung mehrerer

Verletzter eingesetzt, wodurch zudem Ressourcen optimal genutzt werden. Ultraschall kann bei der Triage am Unfallort helfen, wie nach den Erdbeben in Armenien im Jahr 1988 [2] und in Wenchuan (China) im Jahr 2008. [3] Der Bedarf an einer schnellen Diagnostik unter schwierigen Bedingungen ist nicht auf Traumata beschränkt. Ultraschall kann auch für die Diagnostik anderer Erkrankungen, die einen chirurgischen Eingriff erfordern, eingesetzt werden. Eine französische Studie mit 302 präklinischen Ultraschalluntersuchungen von 169 Verletzten ergab, dass der Ultraschall die Diagnostik und Behandlung in 181 Fällen erleichtert hat (67 %). [4]

Ultraschall kam auch bereits bei nichtmedizinischem Personal auf der Internationalen Raumstation zur Anwendung, in der so große Herausforderungen wie die Schwerelosigkeit zu bewältigen sind. Die einfache Handhabung und die Möglichkeit, Livebilder zur Echtzeit-Konsultation an ein Referenzkrankenhaus zu senden, erhöhen die Einsatzmöglichkeiten des Ultraschalls in vielen verschiedenen präklinischen Situationen.

16

MERKE

Mithilfe des Point-of-Care-Ultraschalls können mit robusten, tragbaren und benutzerfreundlichen Geräten essenzielle Informationen gewonnen werden. Tragbare Ultraschallgeräte können wieder aufgeladen werden; z.B. mit Solarenergie. Sie können in engen Räumen und unter schwierigen Bedingungen eingesetzt werden. Die Daten können an ein Referenzkrankenhaus zur Konsultation in Echtzeit übertragen werden.

16.2.1 Ultraschall in schwierigen Umgebungen

Indikationen

Die Anwendung der FAST-Sonografie und erweiterten FAST (E-FAST) ist in Notaufnahmen üblich. Zunehmend wird E-FAST auch für Traumapatienten in der präklinischen Versorgung eingesetzt, insbesondere auch in schwierigen Situationen. [4–7] Mit der modernen Ultraschalltechnologie ist die Anwesenheit eines Arztes oder eines in der Ultraschalluntersuchung geschulten Rettungsassistenten nicht mehr erforderlich. Ein Laienretter mit minimalen Kenntnissen, aber mit Zugang zu einer Internet- oder Satellitenverbindung, kann aus der Ferne bei der Durchführung von Ultraschalluntersuchungen zur Erstdiagnose angeleitet werden.

Die wichtigsten Ziele der FAST-Sonografie sind die Untersuchung auf Blut im Bauchraum und im Becken [8] sowie im Herzbeutel. [6] Mit E-FAST kann auch ein Hämato- oder Pneumothorax festgestellt werden. Für die FAST-Untersuchung werden der linke und rechte Oberbauch, das Becken und das Herz untersucht. Es ist relativ einfach, Leber, Nieren und Blase zu erkennen. Es kann auch Blut, falls vorhanden, im Bauchraum identifiziert werden. Obwohl es schwierig sein kann, die Lunge durch die Interkostalräume zu erkennen, weist das fehlende Lungengleiten (echoreiche Linie, die sich mit der Verschiebung der Pleura atemabhängig bewegt) auf dem E-FAST darauf hin, dass ein Pneumo- oder Hämatothorax besteht. [9, 10] Die Bilder können an ein entferntes Basiskrankenhaus übertragen werden.

In Verbindung mit der klinischen Untersuchung kann die Ultraschalluntersuchung bei der Behandlung von Traumata helfen. [7] Ein Pneumothorax kann sich schnell verschlimmern, insbesondere bei schnellem Aufsteigen im Rahmen einer luftgebundenen Rettung. Eine Thoraxdrainage oder Nadelthorakostomie (Entlastung durch Nadelpunktion) sollte noch vor dem Abflug durchgeführt werden, es sei denn, die Flugroute beinhaltet nur einen Sinkflug.

Ultraschall kann nützlich sein, um Verletzungen des Muskel-Skelett-Systems zu beurteilen, wenn Röntgenaufnahmen nicht verfügbar sind. [1] Dies erfordert eine spezielle Ausbildung. Ultraschall kann auch sinnvoll sein, um eine gezielte Nervenblockade zur Schmerzbehandlung zu setzen.

MERKE

Ultraschall kann nützlich sein bei der Diagnosestellung eines frühen Stadiums des Höhenlungenödems (HAPE). [11] Der typische Befund sind „Kometenschweife" (sog. „B-Linien"), also Artefakte, die durch Mikroreflexionen des Ultraschalls bei Flüssigkeitsansammlungen in den Alveolen und im Lungenparenchym entstehen.

Die Messung des Durchmessers der Sehnervenscheide (Optic Nerve Sheath Diameter ONSD) kann zur Diagnostik und Überwachung des Verlaufs des intrakraniellen Drucks bei schwerem Schädeltrauma dienen. [12] Der OSND gilt als potenzieller Ersatzparameter für den intrakraniellen Druck. Dies wurde im Rahmen der Kriege in Afghanistan und im Irak erkannt. [13]

Wenn ein in Ultraschalldiagnostik geschulter Arzt vor Ort ist, kann Ultraschall verwendet werden, um das Vorhandensein und das Ausmaß einer intraperitonealen Blutung zu beurteilen. Dies kann für die Triage bei mehreren Patienten hilfreich sein. Der Durchmesser und die Reaktionsfähigkeit der Vena cava inferior auf ein Valsalva-Manöver sind die besten Prädiktoren dafür, ob eine Volumengabe nützlich ist.

Bei schwer verletzten Patienten mit erheblichen Blutungen kann der Ultraschall zur Beurteilung des Volumenstatus und auf die Reaktion auf die Flüssigkeitsgabe verwendet werden. Die verbesserte hämodynamische Stabilität kann einen sichereren Transport ins Krankenhaus ermöglichen. Allerdings sind die Indizes, die bei einer Veränderung des Durchmessers der Vena cava inferior auf einen Flüssigkeitsbedarf hinweisen, in der präklinischen Situationen nicht immer zuverlässig. [14]

Auswahl und Pflege von Ultraschallgeräten

Ultraschallgeräte für den Einsatz in schwierigen Umgebungen sollten tragbar, einfach zu bedienen und zuverlässig sein und eine lange Batterielebensdauer haben. Zudem sollten sie bei hohen und niedrigen Temperaturen funktionieren und wasserdicht sein. Die Fähigkeit zur Datenübertragung (Telemedizin) ist wichtiger als eine hohe Bildauflösung. [15] Weitere Faktoren für die Auswahl sind Kosten, Robustheit und die Frage, ob das Gerät von nicht-medizinischem Personal bedient werden kann.

Die empfindlichsten Teile der meisten Ultraschallgeräte sind die Quarzsonden und die Kabel, die beide vor Witterungseinflüssen und Stößen geschützt werden sollten, indem sie in robusten Taschen verstaut werden.

16.2.2 Telemedizin

Die Telemedizin, also die Übertragung und Fernauswertung von biomedizinischen Daten, hat die medizinische Versorgung in abgelegenen Gegenden signifikant verbessert. Die Telemedizin wurde Ende der 1950er-Jahre entwickelt. [16, 17]

In den letzten Jahren hat sich die telemedizinische Technologie mit der Entwicklung von schnellen Internetverbindungen und Smartphones nochmals verbessert. Vor der Anwendung der Telemedizin hing die Prognose eines Unfallopfers oder einer Person mit einer akuten lebensbedrohlichen Krankheit in einer abgelegenen Bergregion von der physischen Anwesenheit eines ausgebildeten Arztes oder der Verfügbarkeit von Funkverbindungen ab. Studien, welche die erfolgreiche Ferndiagnose von Traumaopfern mithilfe von Echtzeit-Video mit Sprachanweisungen beschrieben, kamen zu dem Schluss, dass die physische Anwesenheit eines Traumaexperten für ein gutes Ergebnis nicht erforderlich ist. [18–19]

Das Aufkommen schneller Datenübertragung und von Smartphones hat dazu beigetragen, dass sich die Versorgungsqualität in entlegenen Gebieten wie dem Hochgebirge oder z.B. der Antarktis verbessert haben. [20] Vitalparameter wie Herzfrequenz und Pulsoxymetrie, sowie Bilder von Patienten, die den klinischen Zustand zeigen, können übertragen und Empfehlungen für die Erstbehandlung gegeben werden, ohne dass ein Arzt vor Ort sein muss. [16–19]

Zu den Vorteilen der Telemedizin gehört die Möglichkeit, Spezialisten aus der Ferne zu konsultieren, wodurch die Ressourcen für die Rettung optimal genutzt werden können, insbesondere wenn mehrere Patienten betroffen sind. [21, 22] Die Durchführung der Triage aus der Ferne kann die Bergung, den Transport und die Verfügbarkeit von Mittel verbessern. Standbilder und Videos, einschließlich Ultraschallbilder und Videoclips, können mit normalen Smartphones sicher übertragen werden. Allerdings kann die Übertragung unter bestimmten Bedingungen nicht ausreichen, um eine Diagnose und Behandlung aus der Ferne zu ermöglichen.

Die Alpinmedizin umfasst auch die medizinische Betreuung von Menschen, die in den Bergen leben und arbeiten. Die Telemedizin kann auch zur Überwachung von Patienten mit chronischen Krankheiten dienen. Es ist heute gängige Praxis, Elektrokardiogramme, Sauerstoffsättigung und andere Vitalparameter aus der Ferne zu überwachen, um eine Verschlechterung des Zustandes von Patienten mit chronischen Erkrankungen zu erkennen und zu beurteilen, ob ein Krankenhausaufenthalt erforderlich ist. [23]

Potenzielle Hindernisse für den Einsatz der Telemedizin bestehen noch in einigen Ländern, in denen die medizinisch-rechtlichen Fragen im Zusammenhang mit der Behandlung durch Fernkonsultation durch nichtmedizinisches Personal noch nicht geklärt sind.

Landgestützte und satellitengestützte Netze, die inzwischen die meisten Gebiete weltweit abdecken, können Rettungseinsätze unterstützen. Es kann hiermit der Ort des Geschehens sehr genau bestimmt werden, was oft die Eintreffzeit sowie die Transportzeit bis zur nächstgelegenen, geeigneten medizinischen Einrichtung verkürzen kann.

Die Telemedizin kann dazu beitragen, in einer bestimmten Situation festzustellen, ob die beste Strategie für die Notfallversorgung darin besteht, vor Ort zu behandeln oder ob ein zügiger Transport sinnvoller ist.

Drohnen bieten eine weitere Möglichkeit zur Lokalisation von Notfallopfern. Eine Drohne kann oft eine detaillierte Ansicht des Unfallorts oder eines Katastrophenschauplatzes liefern. Dies kann den Rettern helfen, die richtige Ausrüstung an den Einsatzort zu bringen. Der routinemäßige Einsatz von Drohnen könnte ein großer Fortschritt für die Bergrettung sein. In Zukunft könnten Drohnen auch für den Transport medizinischer Geräte wie automatische externe Defibrillatoren, die von Laien zur Anwendung gebracht werden können, eingesetzt werden. Drohnen können auch Ausrüstungsgegenstände wie Lebensmittel, Medikamente und Sauerstoff transportieren, die das Überleben der Verletzten ermöglichen, bis ein Abtransport organisiert werden kann ist. [24]

16.2.3 Chirurgische Behandlung vor Ort

Thoraxverletzungen

Das Thoraxtrauma – sei es isoliert oder mit Begleitverletzungen – macht etwa ein Viertel der lebensbedrohlichen Verletzungen im zivilen Bereich aus. [25] Beschreibungen von Thoraxtraumata reichen bis 3000 v. Chr. zurück, dokumentiert auf Papyrus durch die alten Ägypter [26] oder 950 v. Chr. während des Trojanischen Krieges. [27] Neuere Erfahrungen mit Kriegen und Naturkatastrophen haben zur Entwicklung von lebensrettenden Behandlungsmethoden geführt. Zudem haben verbesserte Methoden der klinischen Diagnostik, die Thorakotomie und das Austamponieren großer Wunden, das Überleben nach einem Thoraxtrauma erheblich verbessert.

Thoraxverletzungen werden in der Regel in stumpfe (geschlossene), penetrierende (offene) Verletzungen oder in eine Kombination aus beiden eingeteilt. [28] Ein stumpfes Trauma wird durch einen Aufprall, in der Regel einen Sturz oder eine Quetschung, verursacht. Ein penetrierendes Trauma kann durch eine Kugel, ein Messer oder einen anderen scharfen Gegenstand verursacht werden. Ein Opfer mit Herz-Kreislauf-Stillstand benötigt in der Regel die sofortige kardiopulmonale Reanimation (CPR), [29] wobei in manchen Fällen der Herz-Kreislauf-Stillstand vermeidbar gewesen wäre. Der Primary Survey (Erstuntersuchung und Grundversorgung) von Thoraxverletzungen sollte die gängigen ABCs umfassen wie Atemwege, Atmung (Beatmung) und Kreislauf (hämodynamische Stabilität). Die Beurteilung und Stabilisierung folgen im Allgemeinen den Advanced-Trauma-Life-Support-(ATLS)-Algorithmen.

Der Primary und Secondary Survey (Zweituntersuchung und erweiterte Versorgung) im ATLS-Algorithmus umfassen die Beurteilung der Atemwege, der Bewegung des Brustkorbs und der Hautfarbe (Zyanose). Die häufigste vermeidbare Todesursache bei Traumaopfern ist die Asphyxie. Die Obstruktion der Atemwege sollte so schnell wie möglich durch eine endotracheale Intubation, einen extraglottischen Atemweg (EGA) oder eine Koniotomie beseitigt werden. Die frühzeitige E-FAST-Untersuchung, wenn möglich durchgeführt von medizinischem Personal, das darin geschult ist, Bilder und Videoclips zu scannen und an einen telemedizinischen Konsiliar zu übertragen, kann zur Diagnosestellung eines Hämato- oder Pneumothorax beitragen.

Koniotomie

Ein Traumapatient, der nicht adäquat beatmet (bis SpO2 >90 %) und nicht intubiert werden kann, kann evtl. durch einen extraglottischen Atemweg, z. B. eine Larynxmaske, gerettet werden. Wenn der Versuch, einen extraglottischen Atemweg zu legen, jedoch scheitert, muss der Luftweg chirurgisch gesichert werden. Die Koniotomie, auch bekannt als Krikothyreotomie, ist das Verfahren der Wahl. Sie ist einfach und wirksam und weist ein relativ geringes Komplikationsrisiko auf. Bei der Standard-Koniotomie wird ein Schlauch durch einen Schnitt im Ligamentum conicum (Ligamentum cricothyroideum) eingeführt. Das Ligamentum conicum wird nach oben durch den Schildknorpel und nach unten durch den Ringknorpel begrenzt. Eine alternative Technik ist die Nadelkrikothyreotomie. [30, 31]

Für den präklinischen notfallmedizinischen Einsatz wird weltweit in der Regel ein chirurgisches Set mitgeführt, das die Nadelkrikothyreotomie mit einer klassisch chirurgischen Technik kombiniert (z.B. Melker emergency cricothoroidotomy catheter set, cuffed and uncuffed). Das Set enthält einen Notfall-Atemwegskatheter mit 6-mm-Innendurchmesser, der die Überdruckbeatmung, aber auch die Spontanatmung ermöglicht.

Das Vorgehen ist wie folgt:

1. Ertasten des Kehlkopfvorsprungs des Schildknorpels oberhalb des Ligamentum conicum („Adamsapfel“). Dann den ringförmigen Krikoidknorpel unterhalb des Ligamentum conicum tasten. Das Ligamentum conicum liegt etwa 2 cm unterhalb des Kehlkopfvorsprungs und oberhalb des Krikoids (➤ Abb. 16.1).

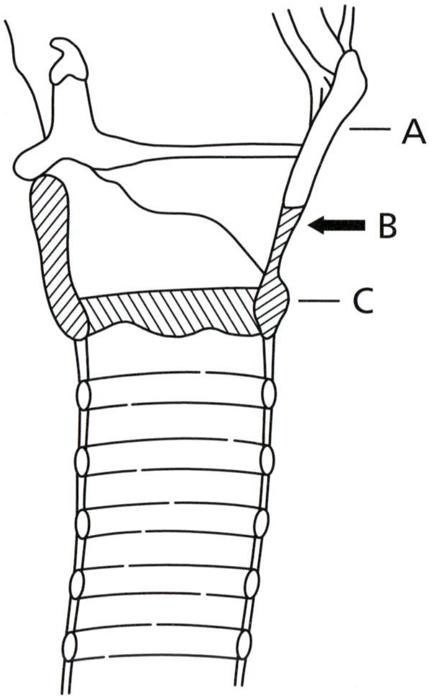

Abb. 16.1 Schildknorpel (A), Zugangsstelle (B), Ringknorpel (C).

2. Stabilisieren Sie den Kehlkopf. Legen Sie das Ligamentum conicum frei und identifizieren Sie den richtigen Eintrittspunkt. Mit dem im Kit enthaltenen Skalpell machen Sie einen kleinen vertikalen Hautschnitt.
3. Verwenden Sie eine halb mit Kochsalzlösung gefüllte Spritze auf der Kathetereinführnadel, um den unteren Rand des Ligamentum conicum in einem Winkel von etwa 45° nach kaudal unter permanenter Aspiration zu punktieren. Sobald Luftblasen aufsteigen, befindet sich die Nadelspitze in der Luftröhre, dann das Vorschieben der Nadel sofort stoppen.
4. Schieben Sie den Katheter vor, bis der Katheter-Ansatz an der Haut anliegt. Entfernen Sie die Spritze und die Nadel und lassen Sie den Katheter an Ort und Stelle.
5. Schieben Sie das weiche, flexible Ende des Führungsdrahtes durch den Katheter mehrere Zentimeter in die Atemwege vor (Seldinger-Technik).
6. Entfernen Sie nun den Katheter und lassen Sie den Führungsdraht an seinem Platz. Lassen Sie den Führungsdraht zu keinem Zeitpunkt los. Halten Sie den Führungsdraht immer auch während der Platzierung und Entfernung des Katheters entweder vor oder hinter dem Katheter.
7. Schieben Sie den Dilatator mit dem verjüngten Ende voran in das Ende der Kanüle mit dem passenden Anschlussstück, bis der Griff am Konnektor durch den Konnektor selbst gestoppt wird.

8. Schieben Sie die Kombination aus Kanüle und Dilatator über den Führungsdraht vor, bis das proximale, steife Ende der Drahtführung am Griffende des Dilatators sichtbar ist. Lassen Sie weiterhin niemals den Führungsdraht los.
9. Behalten Sie die Position des Führungsdrahtes bei und schieben Sie die Kombination aus Kanüle und Dilatator mit Drehbewegungen über den Führungsdraht vor, bis die Katheter-/Dilatator-Kombination vollständig in der Luftröhre ist. Niemals den Führungsdraht loslassen.
10. Entfernen Sie den Führungsdraht und den Dilatator gleichzeitig.
11. Wenn Sie eine Standardkanüle (ohne Cuff) einführen, fahren Sie mit Schritt 12 fort. Wenn Sie eine Kanüle mit Cuff legen, blocken Sie den Cuff mit Luft. Ein Volumen von 8–10 ml Luft im Cuff ergibt einen Durchmesser von 22–29 mm (➤ Abb. 16.2).
12. Sichern Sie die Kanüle mit dem Tracheotomieband.
13. Verbinden Sie die Kanüle zunächst mit dem Beatmungsbeutel (Ambu®) für die manuelle Beatmung und danach mit einem konventionellen Beatmungsgerät, falls vorhanden.

Pneumo- und Hämatothorax

Pneumo- und Hämatothorax sind medizinische Notfälle, die eine Behandlung vor Ort erfordern können. [29, 32] Die meisten Fälle sind die Folge eines direkten Traumas des Brustkorbs mit Rippenfrakturen. Es kann schwierig sein, einen Pneumo- oder Hämatothorax präklinisch zu diagnostizieren.

Ein Pneumothorax kann bei der körperlichen Untersuchung erkennbar sein und lässt sich leicht mit Point-of-Care-Ultraschall (POCUS) bestätigen. Fehlende oder verminderte Atemgeräusche auf einer Seite des Brustkorbs und verstärkte Resonanz bei Perkussion deuten auf Luft im Pleuraraum hin. Wenn der Patient Atemnot und eine verminderte SaO_2 aufweist, sollte die Nadeldekompression oder besser sofort eine Thoraxdrainage durchgeführt werden.

Anders verhält es sich beim offenen Pneumothorax, bei dem ein offensichtlicher Defekt der Brustkorbwand vorliegt. Eine Ateminsuffizienz kann sich schnell entwickeln und erfordert das Anlegen eines okklusiven (dreiseitigen) Verbands, um den Eintritt von Luft in den Pleuraraum zu verhindern und gleichzeitig den Austritt von Luft aus dem Pleuraraum zu ermöglichen. Beim nichtbeatmeten Patienten sollte eine Bülau-Drainage gelegt werden. Vorzugsweise sollte diese mit etwas Abstand zum Defekt platziert werden.

Ein Spannungspneumothorax ist ein dramatischer und potenziell lebensbedrohlicher Zustand. Luft wird im Pleuraraum eingeschlossen, was zu einem Kollaps der Lunge, zur seitlichen Verschiebung des Mediastinums und zur Kompression der großen Gefäße und der kontralateralen Lunge führt. Der Spannungspneumothorax ist eine klinische Diagnose, gekennzeichnet durch zunehmende Atemnot, Schock und Zyanose. Im betroffenen Bereich kann eine verstärkte Perkussionsresonanz vorhanden sein, ohne dass Atemgeräusche zu hören sind. Eine Halsvenenstauung kann vorhanden sein, sie kann aber auch fehlen, wenn ein größerer Blutverlust oder eine Hypotonie vorliegt. Wenn eine Halsvenenstauung vorhanden ist, liegt wahrscheinlich ein Spannungspneumothorax vor. Die

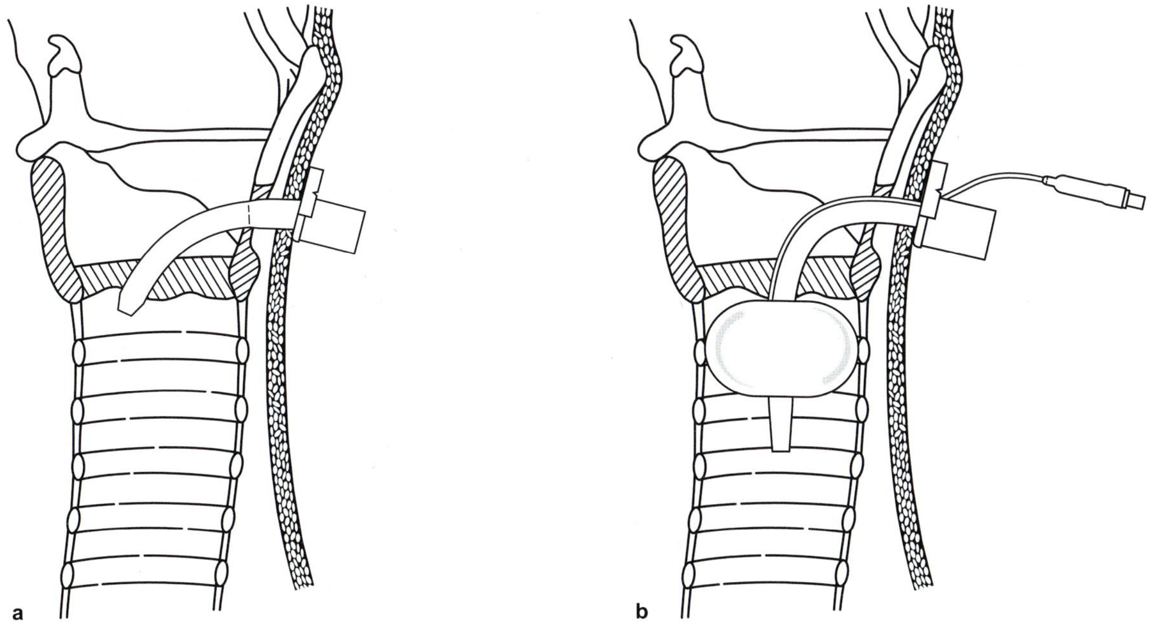

Abb. 16.2 a) Ungeblockte Trachealkanüle. b) Geblockte Trachealkanüle.

Trachealdeviation ist ein spätes Zeichen, das schwer zu erkennen sein kann. Es besteht die Gefahr, dass sich ein Pneumothorax zu einem Spannungspneumothorax entwickelt, wenn der Patient intubiert und beatmet wird. Wenn der Patient spontan atmet und die Sauerstoffsättigung ausreichend ist, sollte die Entscheidung zur Intubation unter strenger Indikationsstellung getroffen werden. Eine Nadeldekompression mit nachfolgender Thoraxdrainage kann lebensrettend sein (➤ Abb. 16.3, ➤ Abb. 16.4, ➤ Kasten 16.1).

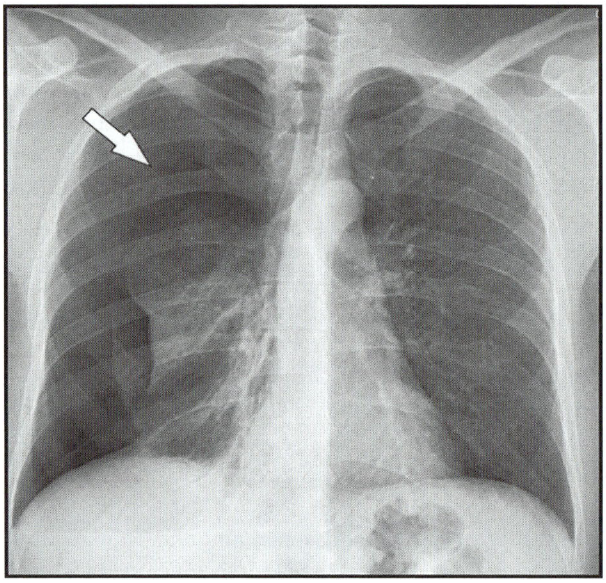

Abb. 16.3 Pneumothorax.

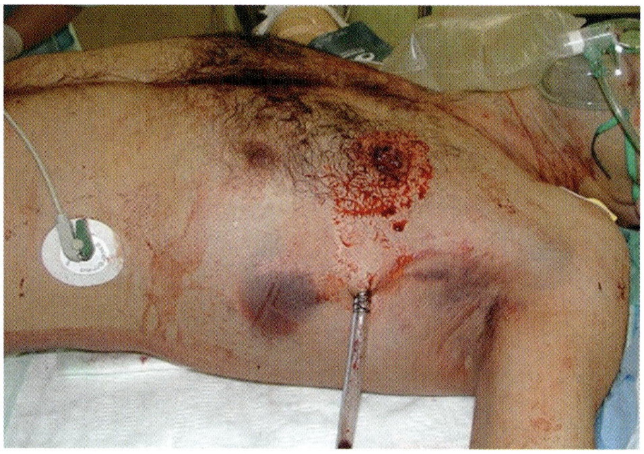

Abb. 16.4 Bülau-Drainage in situ. Die Drainage wird mit Nähten an der Brustwand fixiert.

Kasten 16.1

Minimalinvasives perkutanes Thoraxdrainage-Kit

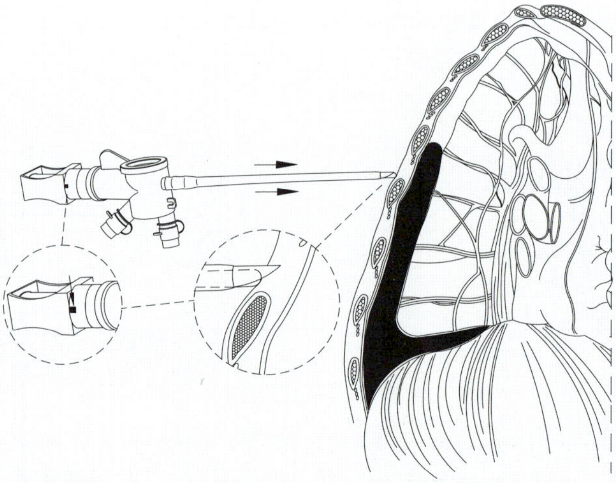

Abb. 16.5 Ein kleiner Schnitt mit dem Skalpell wird im 4. oder 5. Interkostalraum in der vorderen Axillarlinie auf der betroffenen Seite durchgeführt. Bei Frauen ist wegen des Brustgewebes manchmal die mittlere Axillarlinie vorzuziehen. Die Drainage wird entlang der oberen Kante der 5. oder 6. Rippe eingeführt. Beim Einführen mit der rechten Hand kann die Einführtiefe mit der linken Hand kontrolliert werden, wobei der Trokarkatheter mit Daumen und Zeigefinger gefasst wird, um ein zu tiefes Einführen in die Pleurahöhle zu vermeiden.

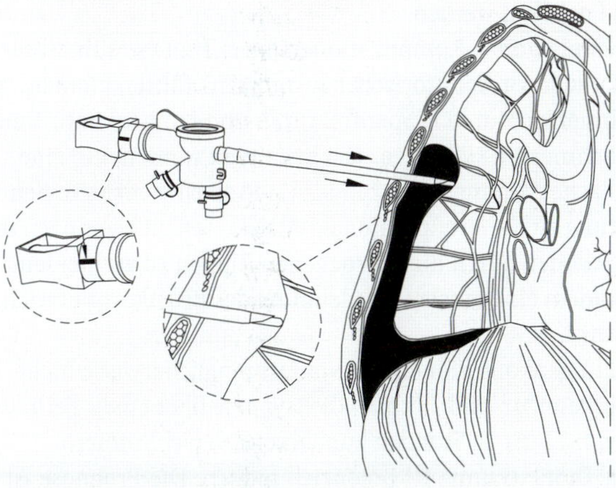

Abb. 16.6 Sobald die Spitze der mit einem Federmechanismus ausgestatteten Nadel (Veres-Nadel) den Pleuraraum erreicht, springt der stumpfe Schutzmandrin heraus und ermöglicht das sichere Einführen des Katheters in den Pleuraraum. Der Katheter wird nun über die Veres-Nadel eingeführt, um ihn in die Pleurahöhle zu bringen. Die Veres-Nadel besteht aus einem Mandrin mit einer atraumatischen Spitze, die am Ende einer abgeschrägten Schneide herausragt. Das Stilett wird in Längsrichtung zurückgezogen, um die Schneidekante der Nadel während der Einführungsphase freizulegen. Beim Eindringen in eine Körperhöhle kehrt das Mandrin mithilfe einer Feder in seine ausgefahrene Position zurück. Die Nadel hat einen Griff mit einer grünen Anzeige, die den Benutzer über die Position des atraumatischen Stilettes informiert. Der Eintritt in den Hohlraum und das daraus resultierende Wiedererscheinen des grünen Indikators kann von einem Klickgeräusch, das durch die Aktivierung der Feder, die den Schutzmandrin ausfährt bedingt ist, begleitet sein.

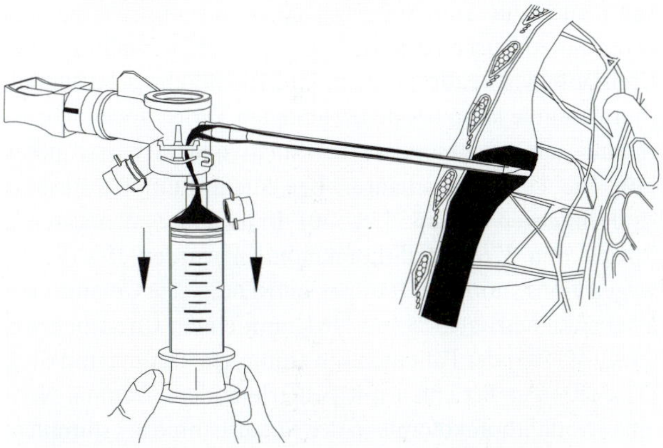

Abb. 16.7 Um sicherzustellen, dass die Pleurahöhle erreicht wurde, kann mit einer zur Hälfte mit Kochsalzlösung gefüllten Spritze aus einer der Katheterleitungen aspiriert werden. Das Auftreten von Luftblasen oder Flüssigkeit zeigt an, dass sich der Katheter im Pleuraraum befindet.

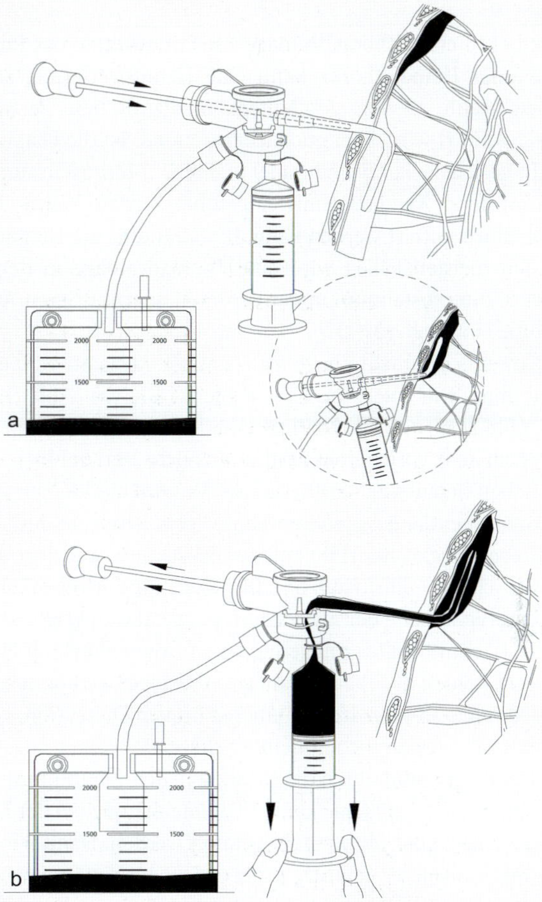

Abb. 16.8 Ein richtig positionierter minimalinvasiv eingebrachter Thoraxkatheter.

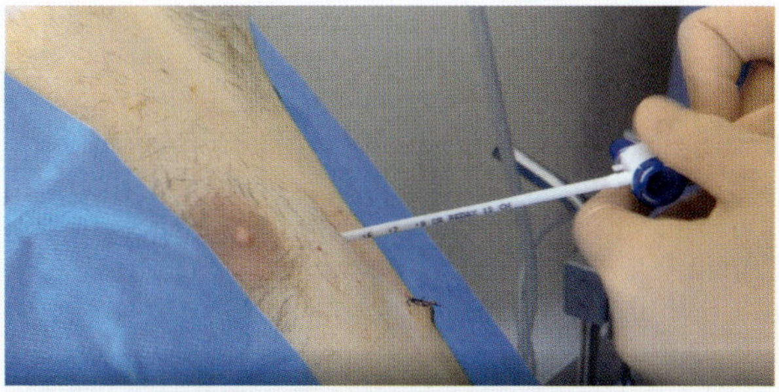

Abb. 16.9 Wenn der Flüssigkeits- oder Luftstrom nicht zufriedenstellend ist, sollte der Katheter neu positioniert werden. a) Dies kann geschehen, indem das Stilett wieder in das Katheterlumen eingebracht wird und der Katheter nun neu ausgerichtet wird, bis mithilfe einer Spritze Flüssigkeit oder Luft aspiriert werden kann. Sobald der Katheter richtig positioniert ist, entfernen Sie das Stilett wieder und schließen Sie den Katheter an ein Wasserverschlusssystem oder an einen Drainagebehälter mit einem Heimlich-Ventil. b) Dann befestigen Sie den Katheter mit Hilfe von Nähten an der Haut.

Anlegen einer Thoraxdrainage

Das Legen einer Thoraxdrainage zur Entlastung eines Pneumo- oder Hämatothorax kann eine Herausforderung sein, selbst wenn es von geschultem medizinischen Personal durchgeführt wird, aber auch lebensrettend. Ist die Diagnose nicht gesichert, kann eine Nadel in den 2. Interkostalraum in der mittleren Klavikularlinie eingeführt werden. Wenn Luft- oder Blut aspiriert werden kann, bestätigt dies die Diagnose. In den meisten Fällen wird eine Thoraxdrainage in den 4. oder 5. Interkostalraum in der vorderen oder mittleren Axillarlinie eingelegt. [33–37]

Um eine Thoraxdrainage im 5. Interkostalraum zu legen, geht man wie folgt vor (➤ Kasten 16.1, ➤ Abb. 16.5, ➤ Abb. 16.6, ➤ Abb. 16.7, ➤ Abb. 16.8, ➤ Abb. 16.9):

1. Nach dem Vorbereiten des Hautbereichs und der örtlichen Betäubung der Inzisionsstelle wird ein kleiner Schnitt entlang der oberen Kante der 6. Rippe, in der Regel auf gleicher Höhe mit der Brustwarze, angelegt. Der Einschnitt sollte knapp oberhalb der Rippe erfolgen, um eine Verletzung der Zwischenrippengefäße zu vermeiden. Der Schnitt sollte groß genug sein, um sowohl einen Finger als auch die Thoraxdrainage einbringen zu können. Der Pleuraraum wird mit einer stumpfen Dissektion erreicht, gewöhnlich mit einer Schere.
2. Ein Finger wird durch die Öffnung in den Pleuraraum eingeführt. Die Lunge kann oft atemabhängig bei der Einatmung an der Fingerspitze getastet werden. Dann wird die Drainage eingeführt, wobei der Finger die Drainage nach kranial führen sollte. Sobald die Drainage in den Pleuraraum eingeführt ist, sollte sie vorübergehend abgeklemmt werden, bis sie an der Haut und an ein Drainagesystem, eine Unterwasserdichtung oder ein Einwegventil (Heimlich) befestigt werden kann. Im Notfall kann auf eine Wasserabdichtung und ein Heimlich-Ventil verzichtet werden, wenn der Patient intubiert und beatmet ist.
3. Die Palpation mit dem Finger, sowie das Einführen der Drainage – geführt durch den Finger entlang der Rippenwand nach kranial – sind entscheidend für die Sicherheit.

Bei mittelschwerem Pneumothorax sollte eine Thoraxdrainage gelegt werden, da sich der Pneumothorax schnell verschlimmern kann, insbesondere während eines Lufttransports. Ein terrestrischer Transport kann einen Pneumothorax ebenfalls aggravieren, da das Rippenfell und das Lungenparenchym durch die Enden der gebrochenen Rippen verletzt werden können. Wenn sich durch das Einbringen einer Thoraxdrainage ein massiver Hämatothorax (mehr als 500/700 ml Blutverlust beim Einführen, gefolgt von einem Blutfluss von über 200/300 ml pro Stunde) entleert, ist abzuwägen, ob weiterhin Blut/Flüssigkeit abgelassen wird, um eine Kompression des Herzens zu verhindern oder ob ein gewisser Druck aufrechterhalten wird, um die lokale Blutstillung zu unterstützen und so eine weitere Blutung durch innere Verletzungen zu verhindern. Die Drainage muss daher während des Transports in das nächstgelegene Krankenhaus intermittierend geschlossen und geöffnet werden.

Zwei häufige Komplikationen eines Thoraxtraumas, die zu sekundärer respiratorischer Insuffizienz führen können, sind Schmerzen durch Rippenfrakturen und Lungenkontusionen.

- Schmerzen sollten vor Ort behandelt werden, um eine flache Atmung zu verhindern und so eine effektive Belüftung zu fördern, pulmonale Atelektasen zu begrenzen und Schäden durch die gebrochenen Rippen zu vermeiden, indem eine bessere Ausdehnung des Brustkorbs erreicht wird.
- Lungenkontusionen, die vor Ort möglicherweise nicht erkennbar sind, können die Hypoxie über einen Zeitraum von 12 bis 24 Stunden zunehmend verschlimmern.

Ein Thoraxtrauma ist potenziell tödlich. Die Prognose ist oft schlecht, insbesondere wenn die Verletzung große Gefäße oder das Herz betrifft. Ein Überleben ist u.U. nur möglich mit erweiterten Reanimationsmaßnahmen inkl. erweiterter Maßnahmen der Atemwegssicherung vor Ort und in einigen Fällen durch eine präklinische Notfallthorakotomie.

Notfallthorakotomie

Theoretisch kann jeder Arzt, der ein Skalpell benutzen kann, eine Notfallthorakotomie durchführen. [38] Die Notfallthorakotomie ist ein sehr invasiver Eingriff, der zur Behandlung einer Herzbeuteltamponade oder zur Blutstillung durch Abklemmen der Aorta oder des Lungenhilus oder durch Verdrehen des Lungenhilums, dient. Die Notfallthorakotomie kann auch zur Durchführung einer offenen Herzmassage (Zusammendrücken des Herzens zur Aufrechterhaltung eines Kreislaufs) verwendet werden. [39] Die präklinische Notfallthorakotomie kann bei penetrierenden Verletzungen lebensrettend sein, insbesondere bei Stich- oder Schusswunden. [40] Die Überlebenschancen bei einem stumpfen Trauma sind hingegen gering. [38, 40] In einem systematischen Review von 376 Notfallthorakotomien wurden 193 (51 %) wegen eines stumpfen Traumas notwendig. Die Gesamtüberlebensrate betrug 43 % (n = 161), mit einem Überleben von 25 % (49/193) der Patienten mit stumpfem Trauma und 61 % (112/183) der Patienten mit penetrierendem Trauma. Nach einer Notfallthorakotomie in der Notaufnahme bei stumpfem Trauma (n = 139) überlebten nur 18 Verletzte (13 %). In einer anderen Studie lag die Überlebensrate nach Notfallthorakotomie bei penetrierenden Traumata bei 42 % (37/89). [41] Bei Patienten nach einem stumpfen Trauma, die nie Lebenszeichen aufwiesen, ist eine Notfallthorakotomie sinnlos, da selbst nach beobachtetem Kreislaufstillstand und wiedererlangten Lebenszeichen das Outcome schlecht ist. [42]

Eine Clamshell-Inzision (transversale Sternotomie) kann einer links-anterolateralen Thorakotomie überlegen sein, da sie eine bessere Exposition des Problems bietet und v.a. für unerfahrene Ärzte schneller durchführbar ist. [43]

MERKE

Nach unserer persönlichen Erfahrung kann eine anterolaterale Notfallthorakotomie vor Ort und das intrathorakale Tamponieren wertvolle Zeit für die Bergung gewinnen, indem die Blutung aus Interkostalgefäßen, aus Parenchymrissen oder aus pulmonalen Gefäßen komprimiert wird.
Berichte über Notfallthorakotomien vor Ort sind meist anekdotisch und betreffen vielfach Kriegsverletzungen. Traumatische Verletzungen der großen pulmonalen Gefäße haben eine schlechte Prognose. Die Blutungen können nicht kontrolliert werden, vor allem nicht im präklinischen Bereich.

Eine Alternative zur Notfallthorakotomie, der endovaskuläre Ballonverschluss der Aorta – *Resuscitative Endovascular Balloon Occlusion of the Aorta (REBOA)* – kann ebenfalls lebensrettend sein (s. u.).

Die Behandlung eines Traumapatienten vor Ort kann eine enorme Herausforderung sein; die Ergebnisse sind trotzdem oftmals enttäuschend. Die Prognose lässt sich durch den Einsatz von Diagnosegeräten wie tragbarem Ultraschall, prompter Bergung mit schnellem Transport in ein Traumazentrum, die Verfügbarkeit einer Thorakotomie vor Ort (➤ Kasten 16.1) und die Versorgung durch geschultes präklinisches Personal verbessern. Da dies mittlerweile zunehmend der Fall ist, könnte sich die Prognose eines Thoraxtraumas insgesamt verbessern.

MERKE

Die Behandlung eines Opfers mit Thoraxtrauma vor Ort kann vor allem für nichtthoraxchirurgisches medizinisches Personal ein bedeutender Stressfaktor sein. Die Herausforderung kann durch schwierige Umweltbedingungen weiter verstärkt werden. Die Ausbildung in alpiner Notfallmedizin für medizinisches Personal sollte das Anlegen der Thoraxdrainage beinhalten.

16.2.4 Bauch- und Beckenverletzungen

Einleitung

Blutungen sind die häufigste Trauma-Todesursache. [44–47] Eine frühzeitige präklinische Blutstillung als Überbrückung zur definitiven chirurgischen Versorgung kann die Überlebensrate deutlich verbessern. Die Überlebenswahrscheinlichkeit im Kontext einer Blutung ist zeitabhängig. Anhaltende Blutungen können zum Tod führen, oder – wenn der Verletzte initial durch eine Massivtransfusion überlebt hat – zu Sepsis oder Multiorganversagen führen. [48] Blutungskontrolle, Schockbekämpfung und die Verhinderung der traumainduzierten Koagulopathie sind die Hauptpfeiler des Blutungsmanagements sowohl in der präklinischen als auch in der definitiven Versorgung. [48] Die Möglichkeiten der Behandlung aktiver Blutungen kann in der präklinischen Umgebung eingeschränkt sein. Die Traktionsschienung einer Oberschenkelfraktur und Kompression durch einen Beckengurt bei einer Beckenfraktur können helfen, den Blutverlust zu begrenzen, bis eine definitive Versorgung erfolgen kann. [49] Arterielle Blutungen aus einer Extremität können mit einem Tourniquet kontrolliert werden. [50] Schwere nasopharyngeale oder oropharyngeale Blutungen können durch Tamponaden oder eine improvisierte Tamponade mit einem Blasenkatheter versorgt werden. [51]

Direkter manueller Druck, ein Druckverband oder blutstillende Nähte können den anhaltenden Blutverlust aus einer äußeren Wunde kontrollieren, z. B. bei Rissquetschwunden der Kopfhaut. [52] Ein hämostyptischer Mullverband kann zusätzlich zur Kompression verwendet werden, um einen größeren Blutverlust durch eine äußere Wunde zu stoppen. [40, 53]

Es kann eine Herausforderung sein, größere Blutungen aus einer Wunde an einer anatomischen Stelle zu stoppen, an der das Anlegen eines Tourniquets oder effektiven Druckverbands nicht durchführbar ist. Blutungen aus Achselhöhle, Leiste und Hals können manchmal durch direkten Druck kontrolliert werden. Direkter Druck in Kombination mit einem hämostyptischen Mullverband kann eine vorübergehende Maßnahme sein, ist aber bei längerer Bergung und Transport nicht praktikabel. Bei nicht komprimierbaren Blutungen aus dem Rumpf, einschließlich intrathorakaler, intraabdominaler und intrapelviner Blutungen gibt es nur sehr wenige Möglichkeiten zur präklinischen Blutungskontrolle. Die Blutstillung in diesen Bereichen kann einen chirurgischen Eingriff erforderlich machen. [38]

Intraabdominelle Blutung

In Anbetracht der Vielzahl von Organen und Gefäßen kann die Diagnostik und Behandlung einer traumatischen intraabdominalen Blutung eine große Herausforderung darstellen. Die wichtigste verfügbare Option ist derzeit die schnelle chirurgische Intervention. [54] Bei einem Opfer mit plötzlichem Kreislaufstillstand aufgrund einer abdominalen Blutung ist die einzige chirurgische Behandlung, die nachweislich eine Chance auf Rettung bietet, die Notfallthorakotomie mit Abklemmen der thorakalen Aorta. [38] Es wurde bereits von erfolgreichen präklinischen Anwendungen berichtet. [40] Wenn die Blutungsquelle nicht bekannt ist, wäre das Ergebnis einer Laparotomie (Exploration des Abdomens) vor Ort ungewiss, ungeachtet der verfügbaren chirurgischen Expertise und Ausrüstung. Zusätzliche chirurgische Techniken zur Kontrolle intraabdominaler Blutungen sind notwendig, um die präklinische Sterblichkeit zu senken.

Gasinsufflation

Studien an Schweinen haben gezeigt, dass der Blutverlust aus der Leber, der Milz oder der Vena cava inferior durch eine Erhöhung des Abdominaldrucks durch Insufflation von Gas beherrscht werden kann. [55] Eine Technik für die präklinische Phase mit einem tragbaren Kohlendioxid-Insufflator wurde beschrieben [56], aber es gibt keine klinischen Studien dazu.

Selbstexpandierender Schaum

Berichte über die intraperitoneale Injektion eines biokompatiblen selbstexpandierenden Schaums zeigen, dass intraabdominale Blutungen bei Schweinen mit Risswunden an Leber, Milz und der Iliakalarterie kontrolliert werden konnten. Eine häufige Komplikation waren lokale Drucknekrosen. Nekrosen traten auch bei 3442 US-Soldaten auf, die während des Irakkrieges traumatische intraabdominelle Blutungen erlitten, die eine Darm-operation in 34 % der Fälle und -resektion in 19 % der Fälle notwendig machten. Lokale Nekrosen sind eine häufige Komplikation bei schweren Blutungen. [57] Die Tatsache, dass Nekrosen chirurgisch durch eine Naht oder Darmresektion behandelt werden können, deutet darauf hin, dass der Überlebensvorteil durch die gewonnene Zeit beim Einbringen von selbstexpandierbarem Schaum zur Verhinderung des Ausblutens, möglicherweise das Nekroserisiko überwiegt. Beide Techniken, der selbstexpandierende Schaum und die Gasinsufflation, wurden noch nicht in der präklinischen Anwendung untersucht. Wenn die taktische Notfallmedizin ihre Wirksamkeit bestätigt, könnten beide Methoden in Zukunft bei schweren Bauchtraumata eingesetzt werden, wenn lange Transportzeiten ins Krankenhaus zu erwarten sind.

Endovaskuläre Ballonokklusion der Aorta

Vielversprechende Ergebnisse wurden mit dem endovaskulären Ballonverschluss der Aorta – *Resuscitative Endovascular Balloon Occlusion of the Aorta (REBOA)* – in der Versorgung von Patienten mit nicht komprimierbaren Blutungen des Rumpfes, erzielt. [58] REBOA wurde erstmals intraoperativ zur Kontrolle intraabdominaler Blutungen während des Koreakrieges eingesetzt. [59] Zur Durchführung der REBOA wird ein spezieller Katheter über eine Oberschenkelarterie eingeführt. Ein femoraler Puls muss während und nach der Kathetereinführung vorhanden sein. Nachdem der distale Ballon aufgeblasen ist, blockiert er den Blutfluss in der Aorta oberhalb der Verletzung. [60, 61] Bei intraabdominellen Blutungen wird der Ballon im Thorax (Zone I, von der linken A. subclavia bis zum Truncus coeliacus) aufgeblasen. Bei einer Becken- oder iliofemoralen Blutung wird der Ballon in der infrarenalen Aorta (Zone III) positioniert (➤ Kasten 16.2).

Bei Anwendung im Thorax (Zone I) führt die REBOA zum Verschluss der abdominalen Aorta, was mit einer deutlichen Reduktion der intraabdominalen Blutung einhergeht. Die REBOA ist weit weniger invasiv als die Notfallthorakotomie mit Abklemmung der absteigenden Aorta. Vorteile im Vergleich zur Notfallthorakotomie wurden in Tier- und Humanstudien nachgewiesen. [60, 62, 63] In einer Studie konnten sieben von acht Opfern mit Hämoperitoneum nach stumpfem Bauchtrauma erfolgreich mit einer REBOA im Krankenhaus behandelt werden. [64] Eine andere kleine Studie mit Patienten, die an einer nicht komprimierbaren Stammblutung litten, ergab eine niedrigere Sterblichkeitsrate (62 %) bei der innerklinischen REBOA (n = 24) im Vergleich zur Notfallthorakotomie (90 %; n = 72).

Die REBOA ist in der präklinischen Umgebung schwierig durchzuführen. Es werden spezielle Geräte und ein Arzt oder Sanitäter benötigt, der in der Lage ist, eine Femoralarterie zu kanülieren. Daher wird die REBOA im alpinen und anderen abgelegenen Gegenden selten eingesetzt. [65] Die REBOA ist zudem umstritten, selbst im Krankenhaus. In einer japanischen Studie mit 452 Patienten erwies sich REBOA als nicht wirksam im Vergleich zur Kontrollgruppe mit vergleichbarem Verletzungsgrad. [39] REBOA wird als letztes Mittel zur Behandlung eingesetzt. Es gibt so viele Variablen, dass es derzeit noch schwierig ist, die tatsächliche Wirksamkeit von REBOA zu beurteilen.

Kasten 16.2

REBOA: Einsatzgebiete

- Zone I erstreckt sich vom Ursprung der linken A. subclavia bis zur A. coeliaca, einer potenziellen Verschlusszone.
- Zone II verläuft von der A. coeliaca bis zur unteren Nierenarterie, eine verschlussfreie Zone.
- Zone III erstreckt sich von der unteren Nierenarterie bis zur Aortenbifurkation. Die REBOA in dieser Zone kann zur Behandlung von Becken- und Junktionsblutungen der kontralateralen Oberschenkelarterie sinnvoll sein (➤ Abb. 16.10).

Bauchaorten-Tourniquet

Die Verwendung eines Bauchaorten-Tourniquets zur Kontrolle von Blutungen im Bauchraum könnte nützlich sein, wenn keine anderen Optionen zur Verfügung stehen, auch wenn wissenschaftliche Beweise der Wirksamkeit bislang fehlen. Durch Druck auf das intraabdominelle Kompartiment von außen kann ein Bauchaorten-Tourniquet eine Blutung in der Bauchhöhle tamponieren.

Beckenblutung und Beckenschlinge

Ein potenziell tödlicher hämorrhagischer Schock kann durch eine instabile Fraktur des Beckenrings verursacht werden, die auch manchmal als „tödliche Fraktur“ bezeichnet wird. [66] Etwa 10 % der Opfer mit Beckenfrakturen entwickeln eine hämodynamische Instabilität. Die genaue Quelle der Blutung ist oft schwer zu identifizieren. Die Blutung kann von der Frakturoberfläche oder aus einem venösen oder arteriellen Plexus

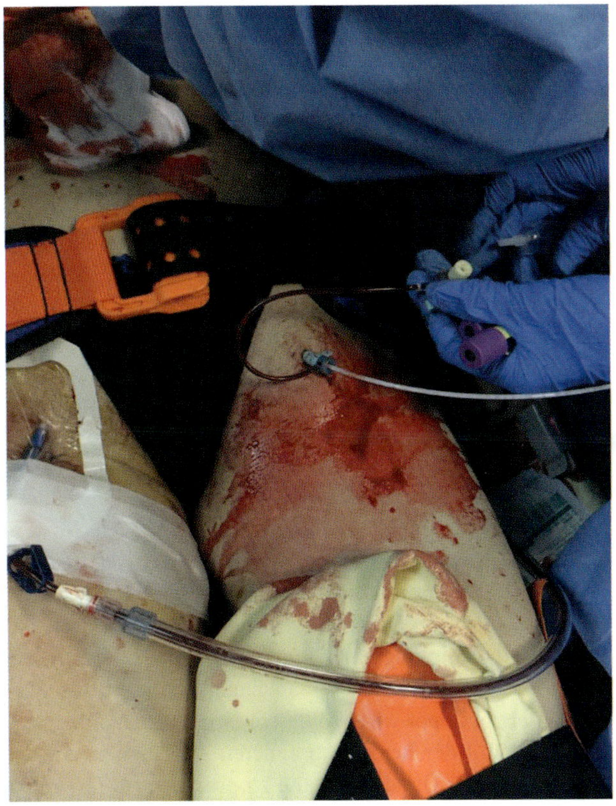

Abb. 16.10 Präklinisch in der Femoralarterie eingebrachter REBOA. (Mit freundlicher Genehmigung von Salomone Di Saverio)

stammen. [67] Eine deutsche Studie mit 5.340 Patienten mit Beckenfrakturen ergab eine Sterblichkeit von 4 %. Blutungen waren die Todesursache bei 34 % der Verstorbenen. Bei 62 % der Todesopfer waren die Blutungen auf das Becken beschränkt. Die Sterblichkeit aufgrund von Blutungen im Zusammenhang mit Beckenfrakturen ist möglicherweise höher, wenn man die präklinischen Todesfälle mit einbezieht. [68]

Es gibt viele Arten von Beckenschlingen zur zirkulären Kompression des Beckens bei Patienten mit Verdacht auf Beckenblutungen. Die einfachste Form der Kompression ist ein Bettlaken, das in sich verwunden wird. Eine handelsübliche Beckenschlinge oder ein Laken kann das Volumen der Beckenhöhle reduzieren und gleichzeitig die Bruchflächen komprimieren, um so ein sekundäres Ablösen von neu gebildeten Blutgerinnseln zu verhindern (➤ Abb. 16.11). [69] In einer Studie wurde die Sprengung der Schambeinfuge mit einer handelsüblichen Beckenschlinge bei 60 % der Patienten, die mit instabilen Beckenfrakturen in der Notaufnahme behandelt wurden, reponiert. Mit der Verwendung der Beckenschlinge stieg der mittlere arterielle Druck von 65 auf 81 mmHg. [70] Eine andere Studie ergab eine signifikante Verringerung der durchschnittlichen 24-Stunden-Transfusionsmenge (9,9 vs. 21,5 U, $p < 0{,}007$) bei Verwendung einer handelsüblichen Beckenschlinge. [57] Falls sich die Hämodynamik nach der Anlage einer Beckenschlinge weiter verschlechtert, deutet dies auf eine arterielle Blutung hin. Wenn dies der Fall ist, sollte

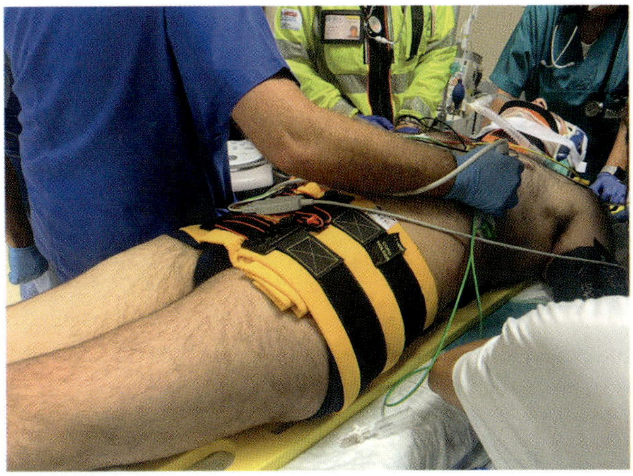

Abb. 16.11 Beckengurt.

die Beckenschlinge dennoch belassen und eine zusätzliche Kompression im Nabelbereich angelegt werden, um die abdominale Aorta zu komprimieren und den arteriellen Fluss zum Becken und zu den unteren Gliedmaßen zu verringern. Es gibt mehrere Berichte, in denen die REBOA eingesetzt wurde, um unkontrollierte Beckenblutungen zu stoppen. [58, 71, 72]

Bei einer Beckenblutung wird der Katheter in die Oberschenkelarterie kontralateral zu der blutenden Arterie platziert und in die A. iliaca vorgeschoben. In einer kleinen Studie wurden 13 Patienten mit unkontrollierter Blutung aufgrund einer Beckenverletzung, welche im Krankenhaus mit REBOA behandelt wurden, untersucht. Bei zwölf Patienten konnte die Blutung gestoppt werden. Allerdings entwickelte sich bei sechs Patienten eine hämodynamische Instabilität, als die Ballons für die Angiographie entleert wurden. Nur sechs der ursprünglichen zwölf überlebten. [73] In einer Serie von sechs Traumapatienten wurde die REBOA innerhalb von 6 min in der Notaufnahme platziert. Fünf der Patienten hatten Beckenfrakturen, einer hatte eine Nierenverletzung. Zwei Patienten starben an zusätzlichen Verletzungen, die anderen überlebten. [58] In einem Fallbericht wurde von einem Patienten mit einer Beckenfraktur berichtet, bei dem vom Rettungsdienst ein REBOA eingesetzt wurde. Die Blutung konnte dadurch kontrolliert werden. Die Rolle der REBOA bei der präklinischen Behandlung lebensbedrohlicher Beckenverletzungen ist limitiert. [73] In einem schwierigen Umfeld wie in den Bergen wäre die REBOA wohl nur schwer in die reguläre Praxis zu integrieren.

Gefäßverletzung

Gefäßverletzungen kommen in den Bergen häufig vor, sie sind meist Folge von Stürzen und Traumata durch Steinschlag. Manchmal werden die großen Gefäße oder die Bauchgefäße verletzt. Die meisten Verletzungen betreffen aber die Gefäße der Extremitäten. Gefäße können auch durch Frakturen und Verrenkungen verletzt werden. Die meisten veröffentlichten

Studien stammen von Verletzungen, die im Krieg oder bei Naturkatastrophen entstanden sind.

MERKE

Eine vaskuläre Verletzung kann eine Blutung oder Gefäßobstruktion verursachen, die zur Ischämie distal der arteriellen Verletzung führt. Eine unkontrollierte Blutung kann zu hämodynamischer Instabilität, Schock oder Tod führen.

Die Blutstillung von äußeren Blutungen aus den distalen Extremitäten kann relativ einfach sein. Direkter Druck ist oft wirksam. Schwieriger kann es sein, eine Blutung in den proximalen Extremitäten oder an anatomischen Stellen, an denen es schwierig ist, direkten Druck auszuüben, zu stoppen, wie z. B. in der Leistengegend, im Axillarbereich (sog. junktionale Bereiche) oder am Hals. Sobald die äußere Blutung gestillt ist, ist der nächste Schritt die Beurteilung der Verletzung. Klassische Anzeichen einer schweren Gefäßverletzung sind großer äußerer Blutverlust, ein sich ausdehnendes Hämatom, insbesondere wenn es pulsiert, Schwirren (Vibration aufgrund eines hohen Durchflusses durch eine arteriovenöse Fistel) oder Anzeichen einer Ischämie. Zu den Anzeichen einer Ischämie gehören distale Blässe, fehlender Puls, Lähmung oder kalte Gliedmaßen.

TIPPS

Eine präklinische arterielle Doppler-Ultraschalluntersuchung kann nützlich sein, um einen Puls distal einer Verletzung zu finden, insbesondere wenn dies bei der körperlichen Untersuchung nicht möglich ist, was häufig vorkommt. In kalter Umgebung kann ein Puls sehr schwer zu identifizieren sein.

Bei einem stumpfen Trauma sollte die kontralaterale Gliedmaße vergleichend zu jener mit der (vermuteten) Gefäßverletzung auf Anzeichen einer versteckten Gefäßverletzung untersucht werden.

Die vergleichende Blutdruckmessung an der gegenüberliegenden Extremität kann ebenfalls hilfreich sein, um eine Hypoperfusion zu diagnostizieren, die durch eine Gefäßverletzung mit Blutung oder ein das Gefäß komprimierendes Hämatom verursacht wird oder auch zur Abgrenzung einer generalisierten schockbedingten Hypoperfusion.

Der arterielle Druckindex ist das Verhältnis des systolischen Blutdrucks in der verletzten Extremität zum systolischen Blutdruck in der unverletzten Extremität. Ein arterieller Druckindex > 0,9 deutet darauf hin, dass keine traumatische arterielle Schädigung vorliegt.

Die Behandlung eines Gefäßtraumas hängt von der voraussichtlichen Dauer der Bergung und des Transportes ab sowie von der Möglichkeit, die möglichen aktiven Blutungen zu stoppen. Die manuelle Kompression kann nicht sehr lange aufrechterhalten werden. Bei einer langwierigen Bergung sind Kompressionsgeräte wahrscheinlich wirksamer als die manuelle Kompression. Kompressionsgeräte haben außerdem den Vorteil, dass der Retter mehr Zeit für andere Aufgaben hat.

Ein Tourniquet kann verwendet werden, um Blutungen aus einer Extremität zu stoppen. Wenn keines verfügbar ist, kann eine pneumatische Blutdruckmanschette proximal der Verletzung platziert werden und auf einen Druck aufgeblasen werden, der leicht über dem systolischen arteriellen Druck liegt. Die längere Verwendung einer Blutsperre (in der Regel länger als sechs Stunden) kann zur Neuropathie oder Neuropraxie, Rhabdomyolyse oder zu einem Kompartmentsyndrom durch venöse Stase und distaler Ischämie führen. [74] Nach sechs Stunden können ischämische Schäden der Nerven und des Gewebes distal der Läsion irreversibel werden. Wenn ein Tourniquet die Blutung nicht stoppt, kann ein zweites Tourniquet unmittelbar proximal des ersten angelegt werden.

Unkontrollierbare, tödliche Blutungen können durch Gefäßverletzungen im junktionalen Bereich verursacht werden, wie etwa dem Übergang vom Rumpf zum Halsansatz oder vom Rumpf zu den Gliedmaßen, einschließlich der Schulter, der Achselhöhle, des Dammes, des Gesäßes und der Leiste.

Die Erstbehandlung einer Blutung aus einer oberen Extremität ist direkter Druck. Unabhängig davon, ob die Blutung sofort gestoppt wird, sollte ein Druckverband angelegt werden, damit der Retter sich anderen Aufgaben zuwenden kann. Wenn der Ort der Blutung zu proximal ist, um einen Druckverband anzulegen, sollte ein Tourniquet verwendet werden oder ein Hämostyptikum in Kombination mit direktem Druck zur Anwendung kommen. Diese Techniken können die ständige Präsenz und Aktivität des Retters erfordern. Die gleichzeitige Verwendung eines hämostatischen Verbandes und eines junktionalen Tourniquets kann einen synergistischen Effekt bei der Kontrolle der Blutung haben. [75]

In den Bergen haben begrenzte Personalressourcen und lange Transportzeiten das Interesse an mechanischen Kompressionsgeräten geweckt, welche die Retter für andere Aufgaben entlasten können. In einem berichteten Fall gelang es zunächst nicht, die Blutung aus einer kombinierten Risswunde der Halsschlagader und der Vertebralarterie im Nacken zu stoppen. Stattdessen wurde sie durch Packen der Wunde mit blutstillender Gaze, Wiederanlegen des junktionalen Tourniquets und direktem Druck gestillt. [76]

Tourniquets können verwendet werden, um Leistenblutungen oder Blutungen der proximalen unteren Extremitäten zu stoppen. Einige Geräte sind auch so konzipiert, dass sie Druck auf den Nabel ausüben, um Leisten- oder Beckenblutungen durch Verschließen der abdominalen Aorta versorgen zu können. [77] Ein junktionales Tourniquet an der Leistenfalte kann den Fluss in der Arteria femoralis communis stoppen. [78]

Wundklammer

Der erfolgreiche Einsatz eines junktionalen Tourniquets zur Verhinderung tödlicher Blutungen aus der Oberschenkelarterie wurde bei Schweinen und perfundierten Leichenmodellen demonstriert. [79] Es gibt auch zwei Fallberichte von Menschen, bei denen die Vorrichtung zur Unterbindung einer Blutung in der Leiste oder an den proximalen unteren Extremitäten erfolgreich angewendet wurde. [80]

REBOA

Die Anwendung der REBOA zur Behandlung von Blutungen in der Leiste und den unteren Extremitäten wurde bisher nicht beschrieben, ist aber denkbar.

MERKE

Die präklinische Blutungskontrolle, gefolgt von der schnellen Bergung und dem zügigen Transport können zum positiven Outcome nach Gefäßverletzungen inkl. der Rettung einer Gliedmaße oder der Verhinderung eines tödlichen hämorrhagischen Schocks beitragen.

Präklinische Amputation

Es gibt mehrere Situationen, in denen die Amputation einer Extremität notwendig sein kann, einschließlich der Einklemmung einer Gliedmaße eines Patienten, der aufgrund anderer Verletzungen in unmittelbarer Todesgefahr schwebt oder bei dem wegen einer externen Gefahrensituation wie z. B. Feuer, die dringende schnelle Rettung aus dem Gefahrenbereich erforderlich wird. Weitere Indikationen sind nicht lebensfähige, verstümmelte Gliedmaßen, die nur durch Weichteilbrücken mit dem Patienten verbunden sind und bei denen die Erhaltung der Gliedmaße die Bergung verzögern würde. Auch die Einklemmung einer Gliedmaße einer toten Person, die amputiert werden muss, um den toten Körper zur Seite zu bewegen, um Zugang zu einem lebenden Patienten zu gelangen, sind denkbare Gründe. [81]

Wenn ein Opfer eine verheerende Zerstörung von Weichteilen aufweist, die auch Muskeln umfassen kann, obwohl die Extremität nicht eingeklemmt ist, sollte die Gliedmaße nicht amputiert werden und das Opfer sollte in die nächstgelegene geeignete Einrichtung verlegt werden. Auch wenn eine Amputation wahrscheinlich erscheint, kann das Ausmaß der Amputation am besten von einem geeigneten medizinischen Team zu einem späteren Zeitpunkt beurteilt werden. Weichteilgewebe aus einer nicht lebensfähigen Gliedmaße kann bei einer rekonstruktiven Operation nützlich sein. Wenn der Patient blutet, sollte zur Lebensrettung ein Tourniquet angelegt werden. [82]

Ein erfahrener orthopädischer Chirurg, der auch Notarzt ist, berichtete von drei Amputationen über einen Zeitraum von 18 Jahren. [81] Zwei der Amputationen erforderten die einfache Teilung einer Weichteilbrücke in einer Gliedmaße mit fast vollständiger traumatischer Amputation. Bei der dritten Amputation wurden Knochen und Weichteile getrennt, um das Opfer bergen zu können, das lebensbedrohliche Verletzungen aufwies. Die anschließende Untersuchung der amputierten Gliedmaße zeigte, dass die ursprünglichen Verletzungen bereits zu einer nicht lebensfähigen Extremität geführt hatten. Es gibt nur wenige veröffentlichte Informationen über präklinische Amputationen, aber es gibt zahlreiche Berichte über traumatische Amputationen. Eine Übersicht der Einsätze von nordamerikanischen Rettungsdiensten im Jahr 1996 ergab 26 präklinische Amputationen, die in den vorangegangenen 5 Jahren durchgeführt wurden. [83] Die meisten dieser Amputationen waren auf Verkehrsunfälle zurückzuführen und wurden von Unfallchirurgen vorgenommen.

Für die Amputation einer Gliedmaße sollte eine Anästhesie mit Ketamin intravenös oder intraossär verabreicht werden. Ein Tourniquet wird angelegt. Haut, Faszien und Muskeln werden zirkulär mit einem Skalpell, so distal wie möglich, und die Muskeln mit einem Skalpell oder einer Schere durchtrennt. Schließlich wird der Knochen mit einer Gigli-Säge durchtrennt. Die Blutgefäße werden, wenn möglich, mit hämostatischen Kompressen versorgt. Das Amputat sollte, wenn möglich, mit dem Patienten ins Krankenhaus gebracht werden, denn die Weichteile könnten noch nützlich sein.

Fazit

- In naher Zukunft wird die Ultraschalluntersuchung wahrscheinlich das beste Mittel zur präklinischen Traumabeurteilung sein. Medizinisches Personal vor Ort wird über eine Smartphone-App oder anderes telemedizinisches Gerät die diagnostische Bildgebung für eine klinische Beurteilung mit Experten teilen können.
- Die Behandlung eines traumatischen Pneumothorax vor Ort erfordert in der Regel eine Nadelpunktion oder chirurgische Thorakostomie. Eine sofortige Behandlung ist bei einem Spannungspneumothorax erforderlich. Der Verdacht auf einen traumatischen Hämatothorax ergibt sich im Allgemeinen aus der klinischen Untersuchung eines Patienten, der sich in einem Schockzustand befindet. Die Diagnose kann durch E-FAST, sofern verfügbar, bestätigt werden. Eine Thoraxdrainage sollte bei einem traumatischen Hämatothorax angelegt werden. Die abgelassene Blutmenge ist zu überwachen.
- Bei massivem Hämatothorax muss zwischen dem Ablassen der Flüssigkeit aus dem Pleuraraum zur Vermeidung einer Kompression des Herzens und der Notwendigkeit, eine Kompression auf die Blutungsstelle aufrechtzuerhalten, abgewogen werden, um die Auflösung von Blutgerinnseln und eine weitere Blutung zu vermeiden.
- Bei manchen Patienten in Lebensgefahr ist die beste Strategie „einladen und fahren" (load and go).

LITERATUR

1. Russell TC, Crawford PF. Ultrasound in the austere environment: a review of the history, indications, and specifications. Mil Med. 2013;178(1):21–28.
2. Sarkisian AE, Khondkarian RA, Amerbekian NM, et al. Sonographic screening of mass casualties for abdominal and renal injuries following the 1988 Armenian earth-quake. J Trauma. 1991;31:247–250.
3. Dan D, Mingsong L, Jie T, et al. Ultrasonographic applications after mass casualty incident caused by Wenchuan earthquake. J Trauma. 2010;68:1417–1420.
4. Lapostolle F, Petrovic T, Lenoir G, et al. Usefulness of hand-held ultra-sound devices in out-of-hospital diagnosis performed by emergency physicians. Am J Emerg Med. 2006;24:237–242.
5. Sargsyan AE, Hamilton DR, Jones JA, et al. FAST at MACH 20: clinical ultrasound aboard the international space station. J Trauma. 2005;58:35–39.
6. Heegaard W, Hildebrandt D, Reardon R, et al. Prehospital ultrasound diagnosis of traumatic pericardial effusion. Acad Emerg Med. 2009;16(4):364.
7. Kirkpatrick AW, Sirois M, Laupland KB, et al. Prospective evaluation of hand-held focused abdominal sonography for trauma (FAST) in blunt abdominal trauma. Can J Surg. 2005;48(6):453–460.
8. Kimura A, Otsuka T. Emergency center ultrasonography in the evaluation of hemoperitoneum: a prospective study. J Trauma Injury Infect Critic Care. 1991;31(1):20–23.
9. Garrone M. Prehospital ultrasound as the evolution of the franco-german model of prehospital EMS. Critic Ultrasound J. 2011;3(3):141–147.
10. Busch M. Portable ultrasound in pre-hospital emergencies: a feasibility study. Acta Anaesthesiol Scand. 2006;50(6):754–758.
11. Fagenholz PJ, Gutman JA, Murray AF, et al. Chest ultrasonography for the diagnosis and monitoring of high altitude pulmonary edema. Chest. 2007;131(4):1013–1018.
12. Otto C, Hamilton DR, Levine BD, et al. Into thin air: extreme ultrasound on Mt. Everest. Wilderness Environ Med. 2009;20(3):283–289.
13. Walker A, Bozzay J, Beel R, et al. Traumatic brain injury in combat casualties. Curr Trauma Rep. 2018;4:149–159.
14. Millington SJ. Ultrasound assessment of the inferior vena cava for fluid responsiveness: easy, fun, but unlikely to be helpful. Can J Anaesth. 2019;66:633–638.
15. Gurney JM, Loos PE, Prins M, et al. The Prehospital Evaluation and Care of Moderate/Severe TBI in the Austere Environment. Mil Med. 2020;185(Suppl 1):148–153.
16. Bird KT. Telediagnosis: a new community health resource. Educational and Institutional Broadcasting. 1969;4:18.
17. Moore GT, Willemain TR, Bonanno R, et al. Comparison of television and telephone for remote medical consultation. N Engl J Med. 1975;292:729–732.
18. Benger J. A review of telemedicine in accident and emergency: the story so far. J Accid Emerg Med. 2000;17:157–164.
19. Kirkpatrick AW, McKee JL, McKee I, et al. Remote telementored ultrasound-directed compression to potentially accelerate hemostasis in exsanguinating junctional vascular injuries. J Spec Open Med. 2015;15(4):71–74.
20. Kirkpatrick AW, McKee JL, McBeth PB, et al. The Damage Control Surgery in Austere Environments Research Group (DCSAERG): A dynamic program to facilitate real-time telementoring/telediagnosis to address exsanguination in extreme and austere environments. J Trauma Acute Care Surg. 2017;83(1 Suppl 1):S156-S163.
21. Prabhakaran K, Lombardo G, Latifi R. Telemedicine for Trauma and Emergency Management: an Overview. Curr Trauma Rep 2. 2016;115–123.
22. Aucar JA, Doarn CR, Sargsyan A, et al. Use of the Internet for Long-Term Clinical Follow-Up. Telemed J. 1998;4:371–374.
23. Giardini G. Realizzazione e Sostenibilità di un servizio di Telemedicina in Territorio Montano. Regione Valle d'Aosta, Italy; 2017.
24. Podsiadlo P, Bargiel B, Moskal W. Mountain Rescue Operations Facilitated with Drone Usage. High Alt Med Biol. 2019;20(2):203.
25. Meredith JW, Hoth JJ. Thoracic trauma: when and how to intervene. Surg. Clin. North Am. 2007 Feb; 87(1):95–118,vii.
26. Breasted JH. The Edwin Smith Surgical papyrus (facsimile and hieroglyphic transliteration with translation and commentary, in two volumes). The University of Chicago Press, Chicago; 1930.
27. Santos GH. Chest Trauma During the Battle of Troy: Ancient Warfare and Chest Trauma. Ann Thorac Surg. 2000;69:1285–1287.
28. Livingston DH, Hauser CJ. Trauma to the chest wall and lung. In: Moore EE, Feliciano DV, Mattox KI, eds. Trauma. 5th ed. New York, NY: McGraw-Hill Medical; 2003. pp 507–537.
29. TCCC Guidelines for Medical Personnel. 2016. Unter: http://www.naemt.org/docs/default-source/education-documents/tccc/072016-updates/tccc-guidelines-for-medical-personnel-160603.docx?sfvrsn=2. (letzter Zugriff: 10.05.2023).
30. Helm M, Hossfeld B, Jost C. Emergency cricothyroidotomy performed by inexperienced clinicians – surgical technique versus indicator-guided puncture technique Emerg Med J. 2013; 30(8):646–649.
31. McKenna P, Morley EJ. Cricothyrotomy (Cricothyroidotomy). In: StatPearls [Internet]. Treasure Island (FL): StatPearls Publishing; 2023
32. American College of Surgeons, Committee on Trauma. Advanced Trauma Life Support, 7th ed. American College of Surgeons; 2004.
33. Beckett A, Savage E, Pannell D, et al. Needle decompression for tension pneumothorax in tactical combat casualty care: do catheters placed in the midaxillary line kink more often than those in the mid-clavicular line? J Trauma. 2011; 71(Suppl 1):S408-S412.
34. Lander OM, Sanchez LD, Pedrosa I. Anterior vs lateral needle decompression of tension pneumothorax: comparison by computed tomography chest wall measurement. Acad Emerg Med. 2005;12(5 Suppl 1):66.
35. Chen J, Nadler R, Schwartz D, et al. Needle thoracostomy for tension pneumothorax: the Israeli Defense Forces experience. Can J Surg. 2015;58:S118-S124.
36. Fitzgerald M, Mackenzie CF, Marasco S. Pleural decompression and drainage during trauma reception and resuscitation. Injury. 2008;39:9–20.
37. Littlejohn LF. Treatment of Thoracic Trauma: Lessons From the Battlefield Adapted to All Austere Environments. Wilderness Environ Med. 2017;28(2S):S69-S73.
38. Rabinovici R, Bugaev N. Resuscitative Thoracotomy: An Update. Scand J Surg. 2014;103:112–119.
39. Norii T, Crandall C, Terasaka Y. Survival of severe blunt trauma patients treated with resuscitative endovascular balloon occlusion of the aorta compared with propensity score-adjusted untreated patients. J Trauma Acute Care Surg. 2015;78:721–728.
40. Davies GE, Lockey DJ. Thirteen survivors of prehospital thoracotomy for penetrating trauma: a prehospital physician-performed resuscitation procedure that can yield good results. J Trauma. 2011;70:E75–78.
41. Narvestad JK, Meskinfamfard M, Soreide K. Emergency resuscitative thoracotomy performed in European civilian trauma patients with blunt or penetrating injuries: a systematic review. Eur J Trauma Emerg Surg. 2016;42:677–685.
42. Seamon MJ, Haut ER, Van AK, et al. An evidence-based approach to patient selection for emergency department thoracotomy: A practice management guideline from the Eastern Association for the Surgery of Trauma. J Trauma Acute Care Surg. 2015;79: 159–173.

43. Flaris AN, Simms ER, Prat N, et al. Clamshell incision versus left anterolateral thoracotomy. Which one is faster when performing a resuscitative thoracotomy? The tortoise and the hare revisited. World J Surg. 2015;9:1306–1311.
44. Tien HC, Spencer F, Tremblay LN, et al. Preventable deaths from hemorrhage at a level I Canadian trauma center. J Trauma. 2007;62:142–146.
45. Teixeira PGR, Inaba K, Hadjizacharia P, et al. Preventable or potentially preventable mortality at a mature trauma center. J Trauma. 2007;63:1338–1346.
46. Sauaia A, Moore FA, Moore EE, et al. Epidemiology of trauma deaths: a reassessment. J Trauma. 1995;38:185–193.
47. Chaudery M, Clark J, Wilson MH, et al. Traumatic intra-abdominal hemorrhage control: has current technology tipped the balance toward a role for prehospital intervention? J Trauma Acute Care Surg. 2015;78:153–163.
48. Geeraedts LMGJ, Kaasjager HAH, van Vugt AB, et al. Exsanguination in trauma: a review of diagnostics and treatment options. Injury. 2009;40:11–20.
49. National Association of Emergency Medical Technicians (NAEMT). PHTLS: Prehospital Trauma Life Support, 8th ed. Sudbury, USA: Jones and Barlett Publishers, Inc; 2015.
50. Schroll R, Smith A, McSwain Jr NE, et al. A multi-institutional analysis of prehospital tourniquet use. J Trauma Acute Care Surg. 2015;79:10–14.
51. Rezende-Neto J, Marques AC, Guedes LJ, Teixeira LC. Damage control principles applied to penetrating neck and mandibular injury. J Trauma. 2008;64:1142–1143.
52. Arne BC. Management of scalp hemorrhage and lacerations. J Spec Oper Med. 2012;12:11–16.
53. Granville-Chapman J, Jacobs N, Midwinter MJ. Pre-hospital haemostatic dressings: a systematic review. Injury. 2011;42:447–459.
54. Boffard KD. Manual of Definitive Surgical Trauma Care. 4th ed. CRC Press; 2015.
55. Velmahos GC, Spaniolas K, Tabbara M, et al. Abdominal insufflation decreases blood loss without worsening the inflammatory response: implications for prehospital control of internal bleeding. Am Surg. 2008;74:297–301.
56. Kasotakis G, Duggan M, Li Y, et al. Optimal pressure of abdominal gas insufflation for bleeding control in a severe swine splenic injury model. J Surg Res. 2013;184:931–936.
57. Rago AP, Duggan MJ, Beagle J, et al. Self-expanding foam for prehospital treatment of intra-abdominal hemorrhage: 28-day survival and safety. J Trauma Acute Care Surg. 2014;77:S127–133.
58. Brenner ML, Moore LJ, DuBose JJ, et al. A clinical series of resuscitative endovascular balloon occlusion of the aorta for hemorrhage control and resuscitation. J Trauma Acute Care Surg. 2013;75:506–511.
59. Hughes CW. Use of an intra-aortic balloon catheter tamponade for controlling intra-abdominal hemorrhage in man. Surgery. 1954;36:65–68.
60. Morrison JJ, Ross JD, Houston R, et al. Use of resuscitative endovascular balloon occlusion of the aorta in a highly lethal model of noncompressible torso hemorrhage. Shock. 2014;41:130–137.
61. Stannard A, Eliason JL, Rasmussen TE. Resuscitative endovascular balloon occlusion of the aorta (REBOA) as an adjunct for hemorrhagic shock. J Trauma. 2011;71:1869–1872.
62. White JM, Cannon JW, Stannard A, et al. Endovascular balloon occlusion of the aorta is superior to resuscitative thoracotomy with aortic clamping in a porcine model of hemorrhagic shock. Surgery. 2011;150:400–409.
63. Moore LJ, Brenner M, Kozar RA, et al. Implementation of resuscitative endovascular balloon occlusion of the aorta as an alternative to resuscitative thoracotomy for noncompressible truncal hemorrhage. J Trauma Acute Care Surg. 2015;79:523–530.
64. Ogura T, Lefor AT, Nakano M, et al. Nonoperative management of haemodynamically unstable abdominal trauma patients with angioembolization and resuscitative endovascular balloon occlusion of the aorta. J Trauma Acute Care Surg. 2015;78:132–135.
65. Schoutheete JC, Fourneau I, Waroquier F, et al. Three cases of resuscitative endovascular balloon occlusion of the aorta (REBOA) in austere pre-hospital environment – technical and methodological aspects. World J Emerg Surg. 2018;13:54.
66. van Vugt A, van Kampen A. An unstable pelvic ring. The killing fracture. J Bone Joint Surg Br. 2006;88:427–433.
67. Papakostidis C, Giannoudis PV. Pelvic ring injuries with haemodynamic instability: efficacy of pelvic packing, a systematic review. Injury. 2009;40 Suppl 4:S53–61.
68. Holstein JH, Culemann U, Pohlemann T. What are predictors of mortality in patients with pelvic fractures? Clin Orthop Relat Res. 2012;470:2090–2097.
69. Scott I, Porter K, Laird C, et al. The prehospital management of pelvic fractures: initial consensus statement. Emerg Med J. 2013;30:1070–1072.
70. Tan ECTH, van Stigt SFL, van Vugt AB. Effect of a new pelvic stabilizer [T-POD (R)] on reduction of pelvic volume and haemodynamic stability in unstable pelvic fractures. Injury. 2010;41:1239–1243.
71. Morrison JJ, Percival TJ, Markov NP, et al. Aortic balloon occlusion is effective in controlling pelvic hemorrhage. J Surg Res. 2012;177:341–347.
72. London's air ambulance. World's first pre-hospital reboa performed. Unter: https://www.londonsairambulance.org.uk/news-and-stories/charity/we-perform-worlds-first-pre-hospital-reboa#:~:text=16%20Jun%202014,surgery%20to%20control%20internal%20bleeding (letzter Zugriff: 10.05.2023).
73. Croce MA, Magnotti LJ, Savage SA, et al. Emergent pelvic fixation in patients with exsanguinating pelvic fractures. J Am Coll Surg. 2007;204:935–939.
74. Dayan L, Sinman C, Stahl S, Norman D. Complications Associated With Prolonged Tourniquet Application on the Battlefield. Mil Med. 2008;173:63–66.
75. Kotwal RS, Butler FK, Gross KR, et al. Management of junctional hemorrhage in tactical combat casualty care: TCCC Guidelines? Proposed Change 13–03. J Spec Oper Med. 2013;13:85–93.
76. Tan ECTH, Peters JH, Mckee JL, Edwards MJR. The iTClamp in the management of prehospital haemorrhage. Injury. 2016;47(5):1012–1015.
77. Kragh JFJ, Parsons DL, Kotwal RS, et al. Testing of junctional tourniquets by military medics to control simulated groin hemorrhage. J Spec Oper Med. 2014;14:58–63.
78. Lyon M, Johnson D, Gordon R. Use of a Novel Abdominal Aortic and Junctional Tourniquet to Reduce or Eliminate Flow in the Brachial and Popliteal Arteries in Human Subjects. Prehosp Emerg Care. 2015;19:405–408.
79. Mottet K, Filips D, Logsetty S, Atkinson I. Evaluation of the iTClamp 50 in a human cadaver model of severe compressible bleeding. J Trauma Acute Care Surg. 2014;76:791797.
80. Barnung S, Steinmetz J. A prehospital use of ITClamp for haemostatic control and fixation of a chest tube. Acta Anaesthesiol Scand. 2014;58:251–253.
81. Porter KM. Prehospital amputation. Emerg Med J. 2010;27:940–942.
82. Passos E, Dingley B, Smith A, et al. Tourniquet use for peripheral vascular injuries in the civilian setting. Injury. 2014;45:573–577.
83. Kampen KE, Krohmer JR, Jones JS, et al. In-field extremity amputation:prevalence and protocols in emergency medical services. Prehosp Disaster Med. 1996;11:63–66.

KAPITEL

17 Kletterunfälle

Volker Schöffl, Christoph Lutter, Thorsten Keil

Zusammenfassung

- Grundsätzlich ist die Anzahl verletzter Kletterer im Vergleich zur gesamten Zeit, die beim Klettern verbracht wird, sehr niedrig. Es kommt jedoch immer wieder in allen Disziplinen zu schweren oder gar tödlichen Kletterunfällen. Aufgrund alpiner Gefahren besteht beim Alpin- und Eisklettern ein höheres Verletzungsrisiko als beim Sportklettern, insbesondere im Indoor-Bereich. Die meisten Unfälle beim Sportklettern führen zu Überlastungsverletzungen der oberen Extremitäten, während beim alpinen Klettern die Unfälle meist Stürze sind und die unteren Extremitäten betreffen. Eine Rettung aus alpinem Gelände wird oftmals durch äußere Gefahren erschwert, wodurch häufig luftunterstützte Longline- oder Windenbergungen notwendig werden. Diese Verfahren erfordern sehr gute alpinistische Fähigkeiten des Flugretters und des Notarztes.
- Der statistische Vergleich von Verletzungsmustern und deren Schwere ist nicht einfach, da nach wie vor unterschiedliche Definitionen und Auswertungsmethoden verwendet werden. Dies führt zu Unterschieden bei den Ergebnissen und den Schlussfolgerungen in Bezug auf Verletzungen und Todesfälle, was wiederum Vergleiche zwischen Studien erschwert. Um diese Unterschiede zu verringern, hat die medizinische Kommission der UIAA (Union Internationale des Associations d'Alpinisme) ein System zur Einstufung von Verletzungen entwickelt.

17.1 Hintergrund und Geschichte

Während das Bergsteigen auf eine jahrhundertalte Tradition zurückblicken kann, entstand das Felsklettern als eigenständige Fertigkeit für schwierige Abschnitte einer Bergbesteigung erst in den 1960er-Jahren. Es war nur den besten Alpinisten vorbehalten. [1–7] Mitte der 1980er-Jahre wurde Klettern eine eigenständige Sportart. [1–8] Seine Popularität breitete sich weltweit aus und umfasste neue Kategorien wie Eisklettern, Bouldern, Speedklettern, technisches Klettern, Indoor- und Wettkampfklettern. [2] Die Wege zum Gipfel wurden immer schwieriger und extremer und die Aufstiegszeiten wurden immer wichtiger. Skyrunning wird mittlerweile auch schon am Mount Everest betrieben (Kilian Journets Geschwindigkeitsversuch auf den Mount Everest im Jahr 2017). Als die Popularität des Sportkletterns zunahm, stieg auch die Nachfrage nach Wettkampfklettern. In Tokio wurde im Jahr 2021 erstmals Klettern ins Programm der olympischen Spiele aufgenommen. [9] Klettern und Bergsteigen werden von zwei internationalen Gremien vertreten – von der Union Internationale des Associations d'Alpinisme (UIAA) und von dem Internationalen Verband für Sportklettern (IFSC). Die UIAA umfasst Outdoor-Klettern, Bergsteigen und Eiskletterwettbewerbe, der IFSC konzentriert sich auf das Wettkampfklettern [9, 10] und die Olympischen Spiele.

Felsklettern im körperlichen Grenzbereich [11] belastet den Oberkörper, insbesondere die Extremitäten, enorm. [1, 4, 8, 10, 12–20] Vor 1986 bestanden die veröffentlichten Studien über Kletterverletzungen hauptsächlich aus Berichten von Sturzverletzungen (z. B. von Trad- oder Big-wall-Klettern > 1.000 m Wandhöhe im Yosemite National Park, Kalifornien, USA) oder aus Studien über die Auswirkung von Höhe. [1, 21, 22] Ab den späten 1980er-Jahren konzentrierten sich die Untersuchungen jedoch auf die zunehmende Anzahl von Verletzungen durch Überbeanspruchung der Hände und des Oberkörpers. [1] In den letzten 15 Jahren wurden in mehreren Studien klettersportspezifische Verletzungen und Todesfälle untersucht. [13, 23–25]

Bergsteigen umfasst mittlerweile eine breite Palette von Aktivitäten, vom Wandern bis hin zum Klettern auf Gipfel > 8.000 m [1] in verschiedensten Schwierigkeitsgraden mit den unterschiedlichsten Gefahrenpotenzialen. Kletterstil, Höhe, Umgebungsbedingungen, Erfahrung und vieles mehr spielen dabei eine große Rolle. [1, 2, 10, 22, 26–31] Die meisten quantitativen Studien zu Todesfällen und Unfällen beim Bergsteigen berichten über die Todes-/Unfallzahlen pro 1.000 Kletterer oder pro 1.000 Gipfel. Der Vergleich mit jenen Daten, die auf 1.000 Stunden Kletterzeit in den verschiedenen Disziplinen basieren, ist daher schwierig. Die folgenden Zahlen wurden zu Vergleichszwecken, gemäß den Empfehlungen der UIAA MedCom, angepasst.

Beim Höhenbergsteigen über 4000 m [32] ist in 28–34 % der Fälle die Höhenkrankheit der Grund, der zu einer Verletzung, zu einem Unfall oder zum Tod führt.

In diesem Kapitel konzentrieren wir uns auf vier der fünf Hauptarten des Kletterns:

- Bergsteigen
- Alpinklettern
- Sportklettern (inkl. Bouldern)
- Indoor- und Wettkampfklettern
- Eisklettern

Da beim Indoor- und Wettkampfklettern keine alpine Rettung stattfindet, sind diese Aktivitäten in den weiteren Untersuchungen nicht mehr berücksichtigt. Die Grenzen zwischen den Disziplinen verschmelzen, da Kletterer regelmäßig mehrere Stile ausüben. [1, 10, 33]

Die Geschichte der Luftrettung in den Bergen reicht 70 Jahre zurück. Im November 1946 stürzte ein US-Militärflugzeug (Douglas C-53 Dakota) am Gauli-Gletscher in den Schweizer Alpen ab. Nach einer Notlandung wurden die Passagiere in einer Operation der Schweizer Luftwaffe mit einem Fieseler-Storch-Flugzeug gerettet. In den folgenden Jahren wurden die Bergrettungseinsätze zunehmend von Militärhubschraubern unterstützt. Aufgrund der zu diesem Zeitpunkt eingeschränkten Flugeigenschaften von Helikoptern (Schwebeflug war noch nicht möglich) mussten Flugretter im Vorbeifliegen abspringen. Infolgedessen kam es bei den Flugrettern selbst zu einer hohen Verletzungs- und Todesrate. Die Flugrettung, wie wir sie heute kennen, begann erst mit dem Aufkommen moderner Hubschrauber. Zudem war die Einführung der Winden- und Taubergung ein Meilenstein zur Entwicklung der alpinen Luftrettung. Eine weitere Errungenschaft waren die Entwicklung und der Ausbau von Mobilfunknetzen, mit denen Bergretter, sofern eine Netzabdeckung besteht, schnellen Kontakt zu den Verletzten aufnehmen können. In mitteleuropäischen Gebirgszügen (z. B. in den Alpen) besteht eine fast vollständige Netzabdeckung. In den nord- und südamerikanischen Gebirgen oder in abgelegenen Gebieten, wie im Himalaya oder im Kaukasus, ist diese nur spärlich oder so gut wie nicht vorhanden. (➤ Kap. 2 *Geschichte der Bergrettung*)

17.2 Epidemiologie

Nelson et al. [34] berichten über ein Durchschnittsalter verletzter Kletterer von 26 Jahren und Schöffl et al. [35] von 28,3 Jahren. Backe et al. analysierten die Verletzungshäufigkeit und beschrieben 4,2 Verletzungen pro 1.000 Kletterstunden, wobei der Grund für 93 % aller Verletzungen Überbeanspruchung war. [3] Neuhof et al. berücksichtigten keine Verletzungen durch Überbeanspruchung und beschrieben bei 1.962 untersuchten Kletterern eine Verletzungshäufigkeit von 0,2 pro 1.000 Stunden. [36] In einer weiteren Studie betrug die durchschnittliche Anzahl von Verletzungen pro Kletterer 2,3 (± 0,14), 17,9 % gaben keine Verletzungen an. [37] Ältere Studien berichteten von einem Verletzungsrisiko von 0,2–0,4 % pro Klettertag im Yosemite National Park, Californien, USA, was 37,5 Verletzungen/1.000 Stunden Kletterzeit entsprach. Beim Eisklettern verletzen sich Frauen häufiger als Männer (76,9 vs. 58,7 %); [38] Schöffl et al. berichteten über ein Verletzungsrisiko von 4,07 pro 1.000 Stunden Kletterzeit. [38] McIntosh et al. fanden nur wenig oder gar keinen Einfluss des Geschlechts auf das Verletzungsrisiko beim Bergsteigen. [39] Freizeitunfälle im Washington-State-Park, Washington, USA, betrafen hauptsächlich Männer. [40]

Typischerweise scheinen zwei Altersgruppen häufiger in Bergsteigerunfälle verwickelt zu sein: Kletterer zwischen 20 und 35 Jahren, die ein Trauma erleiden, und Kletterer zwischen 45 und 55 Jahren, die zusätzlich eine beachtliche Anzahl nicht traumatischer Ereignisse wie Erschöpfung, Herz- oder Lungenfunktionsstörungen zeigen. [41, 42] Schussman et al. berichteten über eine Inzidenz von 2,5 Unfällen pro 1.000 Bergsteiger pro Jahr oder 0,56/1.000 Stunden bergsteigen. [43]

MERKE

Die Inzidenz von Unfällen mit Verletzungen ist eher gering und liegt zwischen 0,02 pro 1.000 Kletterstunden für Indoorklettern, 0,2 pro 1.000 Kletterstunden für Sportklettern sowie ca. 4 pro 1.000 Kletterstunden beim Alpin- und Eisklettern.

17.3 Verletzungsmuster

Bisher berichteten die meisten Studien zum nichtalpinen Klettern, dass Verletzungen am häufigsten die oberen Extremitäten betreffen. [1, 2] Schöffl et al. analysierten 604 verletzte Kletterer (Sport- und Indoorklettern) und berichteten, dass 48,7 % der Verletzungen (294 von 604) an Händen und die Fingern lokalisiert waren. [44] Eine spätere Studie ergab einen noch höheren Prozentsatz an Hand- und Fingerverletzungen (65,1 %, 593 von 911 Verletzungen) [10] Zwei Studien zu alpinen Kletterverletzungen zeigten, dass die in US-amerikanischen Krankenhäusern oder Notaufnahmen behandelten Verletzungen meist die unteren Extremitäten betrafen und auf Anpralltraumata gegen die Felswand oder Stürze mit Bodenkontakt aus mittlerer bis großer Höhe zurückzuführen waren. [22, 34] In einer anderen Studie betrafen 50 % der Traumata die unteren Extremitäten (Fuß, Zehen, Knöchel), während 36 % auf die oberen Extremitäten entfielen. [3] Neuhof et al. fanden eine gleichmäßige Verletzungsverteilung zwischen oberen (42,6 %) und unteren Extremitäten (41,3 %). [36] Beim Eisklettern sind meist der Kopf und die oberen Extremitäten betroffen. [38]

In einer Studie über 2.730 alpine Rettungseinsätze waren 72,8 % der Diagnosen traumatischer Natur, 16,6 % fielen in die Bereiche der inneren Medizin oder Neurologie. [42] Fast 36 % der Verletzungen betrafen den Kopf oder die Wirbelsäule. 14,3 % den Rumpf, 25,5 % die Beine und 14,1 % die Arme. In 1,8 % der Fälle handelte es sich um ein Polytrauma. Beinahe die Hälfte (45,2 %) der Erkrankungen, die in das Fachgebiet der Inneren Medizin und Neurologie fallen, betrafen das Herz-Kreislauf-System. [41] In einer anderen Studie waren 94 von 215 Verletzungen am Knöchel sowie an der unteren Tibia lokalisiert. Ein Großteil der 17 gemeldeten Todesfälle wies Kopfverletzungen auf. [45] Küppers Studie zu Bergunfällen lieferte sehr detaillierte Daten zu den Unfallörtlichkeiten: Mehr als 26 % aller Unfälle ereigneten sich im Gelände, das nur eingeschränkt zu Fuß erreichbar war, was bereits bedeutet, dass Rettungsaktionen beträchtliche Zeit in Anspruch nahmen. 8,5 % befanden sich in schwer zugänglichem und 5,9 % in sehr schwierigem oder extremem Gelände.

MERKE

Bei Verletzungen beim Sport- und Indoorklettern handelt es sich meist um Überlastungsschäden im Bereich der oberen Extremitäten, während beim Alpinklettern die meisten Verletzungen durch Stürze verursacht werden und insbesondere die unteren Extremitäten betreffen.

17.3.1 Verletzungsmuster und Schweregrad

Die meisten Autoren, die über Kletterverletzungen berichten, stellen fest, dass Frakturen, Zerrungen, Überbelastungen und Verstauchungen überwiegen. [3, 10, 34, 36, 37, 44] Chronische Beschwerden der Finger und Ellbogen treten typischerweise beim Sportklettern auf. [1, 2, 6] Schöffl et al. verwendeten den NACA-Score (National Advisory Committee for Aeronautics), der den Schweregrad von Verletzungen klassifiziert. Bei den meisten Verletzungen beim Outdoor- und Alpinklettern handelt es sich um eher leichte Verletzungen. (NACA 1 und 2)

Infolge der widersprüchlichen Angaben bei den Meldungen der Verletzungen und bei den Klassifizierungen schlug die UIAA Medical Commission zur besseren Vergleichbarkeit ein einheitliches Bewertungssystem für zukünftige Studien vor (➤ Tab. 17.1). [1,6]

Die meisten akuten Verletzungen beim Eisklettern scheinen offene Wunden (55,2 %) und Hämatome (21,9 %) zu sein [38], obwohl diese Angaben auf nur wenigen Daten beruhen. Schöffl et al. fanden hauptsächlich NACA-1-Verletzungen und keine Verletzungen, die schwerer waren als im NACA Grad 3 angegeben. [38] Von 46 Eiskletterern, die innerhalb von sechs Jahren gerettet wurden, wiesen nach Mosimann 31 % keine Verletzungen auf (NACA 0). 42 % waren als NACA 2–3 einzustufen, 8 % als NACA 4, 6 % galten als NACA 5 und 13 % (6 Verunfallte) waren tödlich verunglückt (NACA 7). [46]

Tab. 17.1 Verletzungs- und Krankheits-Score. (UIAA Medical Commission)

NACA-Score	Beschreibung	Indikationen und Interventionen
0	Keine Verletzung oder Erkrankung	–
I	Leichte Verletzung oder Erkrankung	Keine ärztliche Behandlung nötig, Selbst-therapie (z. B. Blasen, Prellungen, Zerrungen)
II	Mittelschwere Verletzung oder Erkrankung	Nicht lebensbedrohlich, ambulante Behandlung, Aufsuchen eines Arztes innerhalb eines kurzen Zeitraums (Tage), verletzungs- oder krankheitsbedingte Arbeitsunfähigkeit, Abheilung ohne dauerhafte Schäden (z. B. unverschobene Frakturen, Bänderrisse, Ringbandrupturen, Verrenkungen)
III	Gravierende Verletzung oder Erkrankung	Nicht lebensbedrohend, stationäre Behandlung erforderlich, umgehendes Aufsuchen ärztlicher Hilfe, verletzungs- bzw. krankheitsbedingte Arbeitsunfähigkeit, Abheilung mit oder ohne Dauerschäden (z. B. verschobene Frakturen, Wirbelbrüche, SHT 1)
IV	Akute Lebensgefahr, Polytrauma	Notärztliche Versorgung oder Versorgung durch Rettungsdienst erforderlich, akute ärztliche Intervention nötig; wird normalerweise überlebt, jedoch ist mit Langzeitschäden zu rechnen
V	Akute Lebensgefahr, Polytrauma	Umgehende notärztliche Versorgung oder Versorgung durch Rettungsdienst nötig, akute ärztliche Intervention nötig, tödlicher Ausgang
VI	Primärer Tod	–

UIAA Union Internationale des Associations d'Alpinisme (International Mountaineering and Climbing Federation). (Mit freundlicher Genehmigung von [6])

Bergsteigen geht einher mit schwereren Traumen, Mehrfachfrakturen, schweren Wunden und Polytraumata. Küpper [41] analysierte 2730 Rettungsaktionen. 72,8 % der Bergsteiger waren mit mehreren Brüchen, größeren Wunden und multiplen Traumen schwerer verletzt als Sportkletterer. 17,3 % der Unfälle wurden als NACA 0–2 eingestuft, 43,6 % als NACA 3, 27,4 % als NACA 4–6 und 5,2 % als NACA 7.

17

MERKE

Sport- und Indoorklettern führen in erster Linie zu Überlastungsverletzungen, wie z. B. Zerrungen und Verstauchungen. Bei Alpin-, Fels- und Eisklettern ist mit schwereren Verletzungen wie Frakturen und großen Wunden zu rechnen.

17.3.2 Sterblichkeitsraten

Laut Statistiken des Deutschen Alpenvereins kam es z.B. im Zeitraum 2014–2015 zu sieben tödlichen Kletterunfällen. [47] Diese Statistiken unterscheiden allerdings nicht zwischen Alpin-, Eis- und Sportklettern. Eine retrospektive Studie zum Bergsteigen berichtet von einer Inzidenz von 0,13 Todesfällen pro 1.000 Kletterstunden. [43] Bowie et al. [22] berichteten, dass 13 von 220 verletzten Alpinisten (6 %) starben. Diese Sterblichkeitsrate war viel niedriger, als ältere Aufzeichnungen nahelegten: Sie betrug z.B. 41 % in den USA, [49] 23 % im Grand Teton Nationalpark im Jahr 1982, [43] und 8 % in der Sierra Nevada. [45] Schussman et al. berechneten eine Sterblichkeitsrate von 0,13/1.000 Kletterstunden, was einer Sterblichkeit von 23 % der Unfallereignisse entspricht. Ältere Studien [22, 26, 43] zeigten die schwersten Verletzungen und die höchsten Todesraten. Eine Datenauswertung vom American Alpine Club über Eiskletterunfälle ergab 55 tödliche Eiskletterunfälle in 54 Jahren oder einen tödlichen Unfall pro Jahr innerhalb der USA. [1, 27] Der Canadian Alpine Club meldete im Jahr 2005 92 Eiskletterunfälle innerhalb von 30 Jahren, davon 30 mit tödlichem Ausgang. Aus der Schweiz und aus Kanada wurde über ca. einen Todesfall pro Jahr [47, 50] berichtet – ein Wert, der in den letzten 10 Jahren leicht zugenommen hat.

Monasterio befragte 46 Kletterer/Bergsteiger über einen Zeitraum von vier Jahren zu Unfallarten und -häufigkeiten. Er berichtete über insgesamt fünf Todesfälle: Einer hatte nichts mit Klettern zu tun, zwei waren durch Lawinen verursacht worden und zwei weitere waren Folge eines Kletterunfalls. [51] Küpper fand signifikant mehr tödliche Unfälle bei Männern als bei Frauen. [41] McIntosh et al. überprüften die Todesfälle beim Bergsteigen auf den Mount McKinley, Alaska, USA (6.194 m): In den späteren Jahren der Studie ist zwar die Todesrate auf 3,08/1.000 Gipfelversuche gesunken. [52] Allerdings ist die Rate 20-mal höher als die für Trekkingreisen in Nepal und noch immer höher als die für englische und walisische Bergsteiger. [53, 54]

Firth et al. errechneten eine Sterblichkeitsrate von 1,3 %, als sie die Todesursache derjenigen untersuchten, die den Mount Everest von 1921 bis 2006 bestiegen (192 von 28.276). [55] Pollard et al. fanden heraus, dass in extremen Höhen 70–80 % der Todesfälle auf Umweltfaktoren zurückzuführen waren. [56]

Salisbury und weitere Autoren ermittelten Sterblichkeitsraten zwischen 0 und 0,126 Todesfällen pro 100 Bergsteiger, die über 6.000 m kletterten. [57, 58] In den letzten Jahren ist die Sterblichkeit beim Bergsteigen zurückgegangen [59]. Auf 8000er-Gipfeln nahm die Erfolgsquote beim Aufstieg mit der Gipfelhöhe ab, während die Gesamtsterblichkeit und die Sterblichkeitsrate beim Abstieg vom Gipfel zunahmen. [1, 55, 60]

MERKE

Die Sterblichkeitsraten beim Sport- und Hallenklettern sind niedriger als beim Alpin- und Eisklettern sowie beim Bergsteigen. Nichtsdestotrotz ereignen sich in allen Kletterdisziplinen immer wieder tödliche Unfälle.

In der folgenden Fallbeschreibung beschäftigen wir uns mit den Herausforderungen für den Notarzt des Rettungshubschraubers bei der Behandlung eines verletzten Kletterers.

17.4 Management und Notfallversorgung vor Ort

Das Hauptproblem bei alpinen Kletterunfällen im schwierigen Gelände mit unklarer Ortsangabe besteht darin, den Unfallort zu lokalisieren und das Opfer zu finden. Wenn eine Handyverbindung zum Verletzten hergestellt werden kann, erhält die HEMS-Besatzungzusätzliche Hilfe, um den genauen Standort zu ermitteln [61]. Während dieser Anfangsphase ist die Koordination des HEMS-Teams unerlässlich. Alle Teammitglieder müssen nach dem Opfer Ausschau halten und gleichzeitig den Luftraum um den Hubschrauber beobachten, um eine Kollision mit Hindernissen wie Stromleitungen, Kabeln, Seilbahnen und Gleitschirmen zu vermeiden. [62] Um gefährliche Situationen während eines Rettungseinsatzes möglichst vorausschauend zu erkennen, ist es entscheidend, dass das HEMS-Team gut ausgebildet ist und regelmäßig Übungen im Gelände oder in Technikzentren durchführt. [63]

Nach dem Auffinden des Einsatzortes muss das Team die nächsten Schritte und Vorgehensweisen der Rettung absprechen. Die Risiko-Nutzen-Beurteilung, in die das gesamte Team eingebunden ist, betrifft alle in ➤ Tab. 17.2 aufgeführten Punkte, an jeder Entscheidung ist das gesamte Team beteiligt. [64]

TIPPS

Die Ortung der alpinen Einsatzstelle kann für das Rettungsteam schwierig sein. Eine enge Kommunikation innerhalb des Rettungsteams ist entscheidend für einen sichern Einsatz.

Eine medizinische Behandlung vor Ort kann nur erfolgen, wenn die Situation dies zulässt. So wird es nur in den seltensten Fällen möglich sein, einen noch im Seil hängenden Kletterer medizinisch zu behandeln: Die einzig sinnvolle

Tab. 17.2 HEMS-Crew: Risiko-Nutzen-Beurteilung

Pilot	Flugretter	Notarzt
Anflug möglich?	Rettung/medizinische Notfallversorgung möglich?	Medizinische Notfallversorgung vor Ort möglich?
Landung am Einsatzort möglich?	Winden/Taubergung nötig?	Crashbergung nötig?
Risiko des Stein-/Eisschlags, der Turbolenzen des Winds	Risiko des Stein-/Eisschlags	Risiko des Stein-/Eisschlags

HEMS = helicopter emergency medical service

Option in solch einem Fall ist eine Crashbergung. Der Patient wird zu einem Zwischenlandeplatz gebracht, auf dem eine medizinische Behandlung durchgeführt werden kann. Dabei müssen potenzielle Risiken (z. B. durch Lawinen und Steinschläge) während der medizinischen Behandlung vor Ort kritisch bewertet werden. Wenngleich intensiv diskutiert, gibt es bis heute jedoch keine offiziellen Mindestanforderungen im Hinblick auf technische Kletterfähigkeiten, Rettungs- oder Sicherungstechniken, die an die Mitglieder der HEMS-Crew oder an die Notärzte gestellt werden. [5, 65]

Fallbeispiel 17.1

Hubschrauberrettung eines verunfallten Kletterers in den Alpen

Im Frühsommer unternahm eine Dreier-Seilschaft (zwei Männer, eine Frau) eine Mehrseillängentour im Rofangebirge (Tirol, Österreich). Die Gruppe wollte den 2.194 m hohen Guffert über den Südgrat besteigen. Diese Tour hat acht Seillängen und einen Schwierigkeitsgrat von V+ (UIAA). Nach dem zweistündigem Zustieg begannen sie zu klettern. In der zweiten Seillänge stürzte der Vorsteiger 3 m über dem letzten Sicherungshaken. Am Seil gesichert, stürzte er 5 m ab und schlug dabei mit dem Kopf und dem Rücken auf einem Felsvorsprung auf. Der Sichernde seilte sich zu ihm, auf einen größeren und flachen Standplatz, ab. Um 10.45 Uhr ging per Mobiltelefon der Notruf bei der Notrufzentrale in Innsbruck, Österreich, ein. Der nächstgelegene Hubschrauber wurde alarmiert und startete um 10: 50 Uhr.

Nach der Lokalisation der Unfallstelle um 11: 00 Uhr (➤ Abb. 17.1, ➤ Abb. 17.2, ➤ Abb. 17.3) entschied sich die HEMS-Crew zum Anflug an der Longline und für eine medizinische Erstversorgung vor Ort. Der Hubschrauber verlies den Unfallort, um an einem geeigneten Zwischenlandeplatz die Longlinebergung vorzubereiten. Die erste Untersuchung des Notarztes ergab dann ein leichtes SHT mit retrograder Amnesie, ein stumpfes Trauma im unteren Bereich des Rückens ohne neurologische Ausfälle und mehrere Schürfwunden.

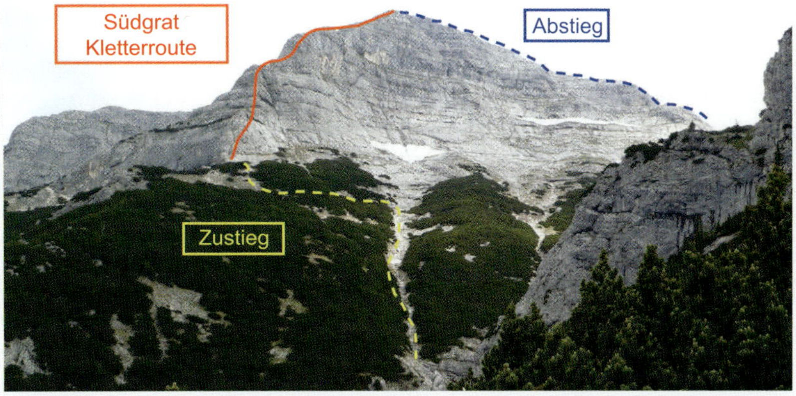

Abb. 17.1 Totalansicht des Guffert.

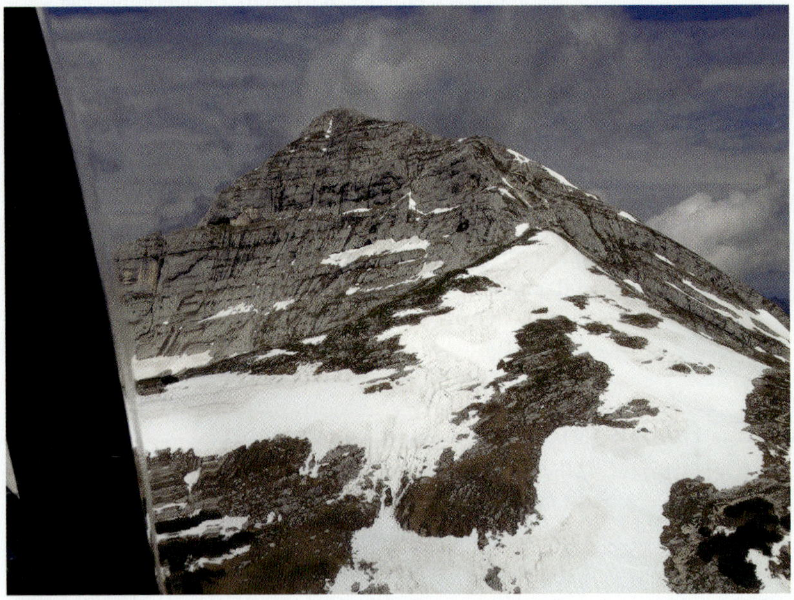

Abb. 17.2 Anflug.

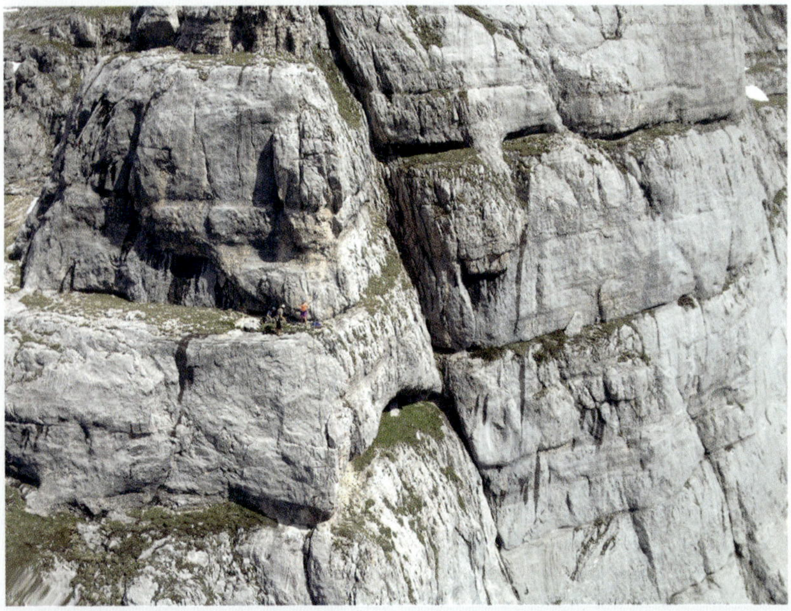

Abb. 17.3 Unfallort.

Die HWS wurde durch einen Stiffneck® stabilisiert. Der Patient bekam zwei i.v.-Zugänge (G 16 und G 18) und wurde mit 2 mg Midazolam und 15 mg Ketamin analgosediert. Zudem wurde der Verletzte mit einer Vakuummatratze immobilisiert und es wurden 6 l/Min Sauerstoff über eine Sauerstoffmaske verabreicht (➤ Abb. 17.4). Um 11.30 Uhr verließen das Rettungsteam samt Patienten per Tau die Unfallstelle (➤ Abb. 17.5). Nach einer weiteren kurzen Landung am Zwischenlandeplatz wurde der Verunfallte in den Hubschrauber geladen, der um 11.45 Uhr Richtung Traumazentrum in Innsbruck abhob. Die endgültige Diagnose lautete leichte Gehirnerschütterung (SHT1) und zwei gebrochene Lendenwirbel (LWK1 und LWK2). Die gesamte Rettungs- und Behandlungszeit außerhalb des Krankenhauses betrug 55 min.

Fallbesprechung: Die Hubschrauberbasis liegt 26 km von der Unfallstelle entfernt. Die HEMS-Besatzung besteht aus einem Piloten, einem Flugretter und einem Notarzt. Der Hubschrauber samt HEMS-Crew steht das ganze Jahr über bei Tageslicht auf Abruf für Notfälle zur Verfügung. Dies ist essenziell, um die geforderte kurze Reaktionszeit (Zeit vom Notruf bis zum Start des Hubschraubers) von < 5 min sowie die rasche Eintreffzeit (vom Notruf bis zum Eintreffen am Unfallort) von < 20 min zu halten. [61, 65]

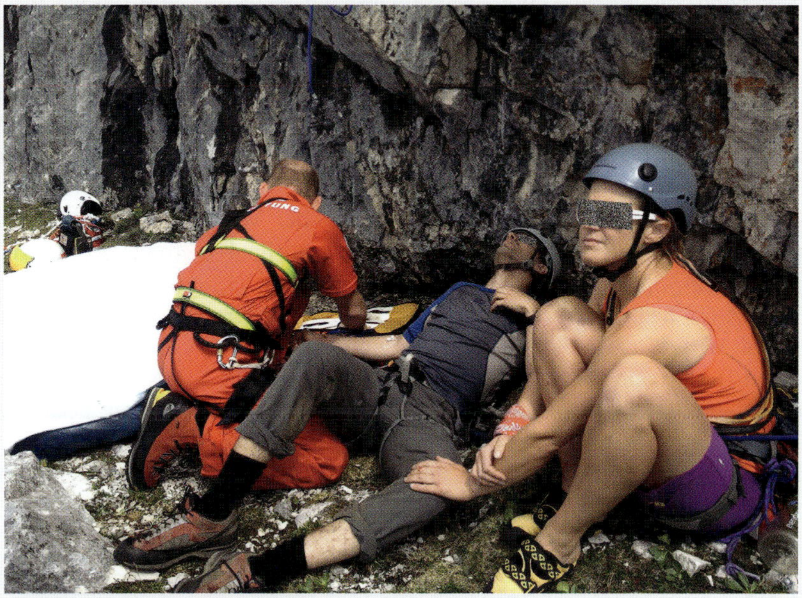

Abb. 17.4 Medizinische Versorgung vor Ort.

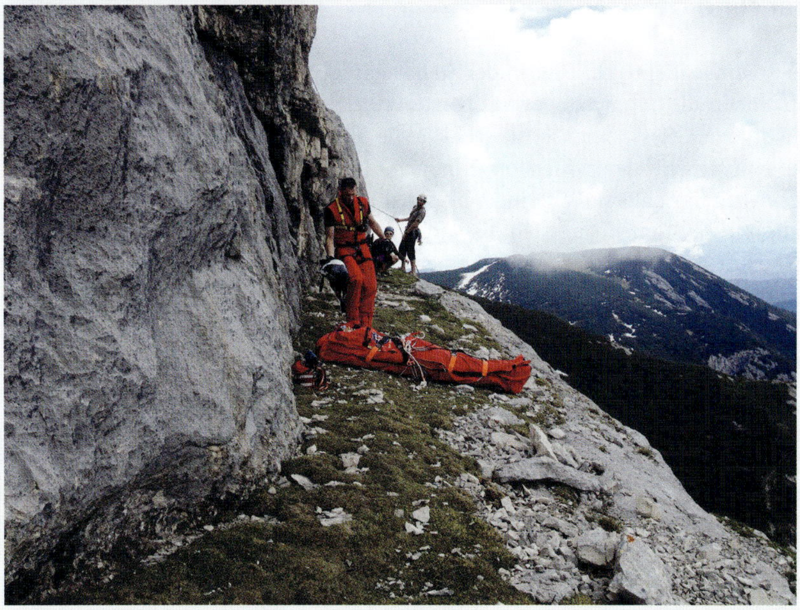

Abb. 17.5 Vorbereitung zur Taubergung.

Um die Vorbereitungszeit optimal zu nutzen, sollte sich der Notarzt samt medizinischer Ausrüstung bereitmachen, während der Flugretter die Taubergung vorbereitet. Nach dem Abheben wird das Rettungsteam samt medizinischem Equipment an der Longline hängend zum Patienten geflogen. Währenddessen ist enger Funkkontakt zum Piloten sehr wichtig. Der Anflug und die genaue Landung am Unfallort hängen von einer klaren und genauen Funkkommunikation ab. Bei Erreichen des Unfallorts muss die Rettungscrew zuerst sich selbst und die Ausrüstung sichern. Die medizinische Behandlung orientiert sich an den geltenden Leitlinien zur Versorgung von Traumapatienten nach dem ABCDE-Schema (A [airway]: Ansprechen, Atemwegeüberprüfen; B [breathing]: Atmung beurteilen, O_2-Versorgung beurteilen; C [circulation]: Kreislauffunktion beurteilen, D [disability]: neurologische Defizite ausschließen, E [exposure]: Entkleiden, Suche nach Begleitverletzungen), wodurch das präklinische Traumamanagement (pre-hospital trauma life support [PHTLS]) der präklinischen Phase des Advanced Trauma Life Support (ATLS) entspricht. [66]

MERKE

Nach Erreichen der Unfallstelle ist primär für die Selbstsicherung zu sorgen.

Die besonderen Umstände von Kletterunfällen im alpinen Gelände erfordern Anpassungen der medizinischen Standards.

17.4.1 Lokalisation der Verletzung und Schweregrad

Viele Studien analysierten den Zusammenhang der Verletzungsarten mit den verschiedenen Kletterstilen (Bouldern, Hallen-, Sport-, Alpin-, Eisklettern, Canyoning). [1, 2, 34, 67, 68] Beim Alpinklettern dominieren Verletzungen an Kopf, Wirbelsäule und der unteren Extremität. [1, 2, 10] Schädel-Hirn-Traumata und Verletzungen des Rückenmarks sind besonders zeitkritisch. Diese Aspekte müssen bei der Entscheidung über die Art der medizinischen Behandlung vor Ort berücksichtigt werden (stay and play versus scoop and run). [69]

17.4.2 Schmerzmanagement vor Ort und während des Transports

Bei Traumapatienten hat neben der Stabilisierung der Vitalfunktionen die Schmerztherapie oberste Priorität. Schmerz erhöht den Stress, verursacht Tachykardie und Hypertonie und erhöht den Sauerstoffverbrauch. Inwiefern eine ausreichende Analgesie mit einem besseren klinischen Outcome im Zusammenhang steht, ist unklar. Studien zeigen, dass akute traumatisch bedingte Schmerzen mit psychischer Belastung einhergehen und die frühzeitige und ausreichende Anwendung von Schmerzmitteln die Entwicklung einer posttraumatischen Belastungsstörung verringert. [70]

Schmerz ist ein subjektives Gefühl und schwer zu messen. Möglichkeiten, Schmerz zu messen und zielorientiert zu therapieren, sind Schmerzskalen wie die numerische Bewertungsskala (NRS) oder die visuelle Analogskala (VAS). [71] Grundsätzlich wird die intravenöse Verabreichung von Analgetika als Goldstandard betrachtet. Die alpine Umgebung kann Bedingungen mit sich bringen, welche die klinischen Wirkungen, Nebenwirkungen und Wirksamkeit von Medikamenten beeinflussen können. [72] Daher ist es manchmal notwendig, eine alternative Methode zur Verabreichung von Medikamenten zu wählen. Trotzdem erfordern es die alpinen Umgebungsbedingungen hin und wieder, alternative Applikationsformen zu wählen. Die intranasale Applikation über einen Mucosal Atomization Device (MAD) oder über intraossäre Zugänge mit einem Knochenbohrer sind solche möglichen Alternativen. Bergretter sollten in den Techniken des Schmerzmanagements trainiert sein. [65]

Bisher gibt es keine wissenschaftlichen Daten, ob eine Regionalanästhesie in der Notfallmedizin, vor allem im alpinen Gelände, praktikabel ist. Notärzte profitieren hierbei von ihrer bereits in der Klinik gesammelten Erfahrung. Die Wahl des Analgetikums hängt von der Stärke der Schmerzen und von der Erfahrung des Arztes ab. Bei starken Schmerzen (NRS > 7) werden starke Opioide intravenös verabreicht (z. B. Fentanyl oder Morphin), sie sind sicher und effektiv. Ketamin bietet ebenfalls eine wirksame Analgesie und ist eine geeignete Alternative zu Opioiden, insbesondere bei hypotonen und ateminsuffizienten Traumapatienten. Die Kombination mit Benzodiazepinen (z. B. Midazolam) ist insbesondere bei Verwendung von Ketamin zu empfehlen, um psychotrope Nebenwirkungen zu minimieren. [73] Bei mäßigen Schmerzen (NRS 4–7) sind Analgetika wie Paracetamol oder spezifische Cyclooxygenase-2-Hemmer, i. v. verabreicht, eine wirkungsvolle Alternative. Bei jedem Traumapatienten sollte das Risikoprofil bewertet werten (z. B. kardiologische Erkrankungen, bekannte Allergien) sowie spezifische Kontraindikationen zur Verabreichung von Analgetika berücksichtigt werden (weitere Informationen ➤ Kap. 35 *Schmerztherapie*).

MERKE
Die Stabilisierung der Vitalfunktionen und ausreichende Analgesie haben bei der medizinischen Behandlung von Traumapatienten oberste Priorität.

17.4.3 Intubation/Ventilation vor Ort und während einer Longlinebergung

Die Vollnarkose am Unfallort ist eine besondere Herausforderung für das Rettungsteam. Ein Glasgow-Coma-Scale (GCS)-Wert von < 9 gilt als Indikation für eine endotracheale Intubation. Neben der Sicherung des Atemweges gibt es weitere Indikationen für eine Vollnarkose, z. B. ein sehr schmerzhaftes Rettungsmanöver, eine schlechte Oxygenierung, die Unmöglichkeit einer Maskenbeatmung, eine Hypoxie (SpO_2 < 90 %) trotz Sauerstoffgabe sowie eine hämodynamische Instabilität (Hypotonie < 90 mmHg).

Um eine sichere Intubation durchzuführen, sind standardisierte Verfahren sehr wichtig. Eine vollständige Überwachung der Patienten ist obligatorisch: Dazu gehören das Monitoring durch das Ableiten eines Elektrokardiogramms, das Messen der Sauerstoffsättigung und des Blutdrucks und die Etablierung einer Kapnografie. Die benötigten Medikamente müssen gewissenhaft vorbereitet werden. Die am häufigsten verwendeten Hypnotika sind Propofol und Ketamin, die am häufigsten verwendeten Analgetika Fentanyl und Morphin; zur Muskelrelaxation können z. B. Rocuronium und Succinylcholin verwendet werden (➤ Kap. 36 *Erweitertes Atemwegsmanagement in der Bergrettung*). [74]

Besondere Aufmerksamkeit sollte der Umgebung an der Unfallstelle geschenkt werden. Ist es möglich, das Opfer für die endotracheale Intubation optimal zu lagern? Wie sind die Lichtverhältnisse? Der starke Kontrast zwischen vollem Tageslicht (Sonne/Schnee) und die im Vergleich dunkleren Lichtverhältnisse auf Larynxebene machen es oft unmöglich,

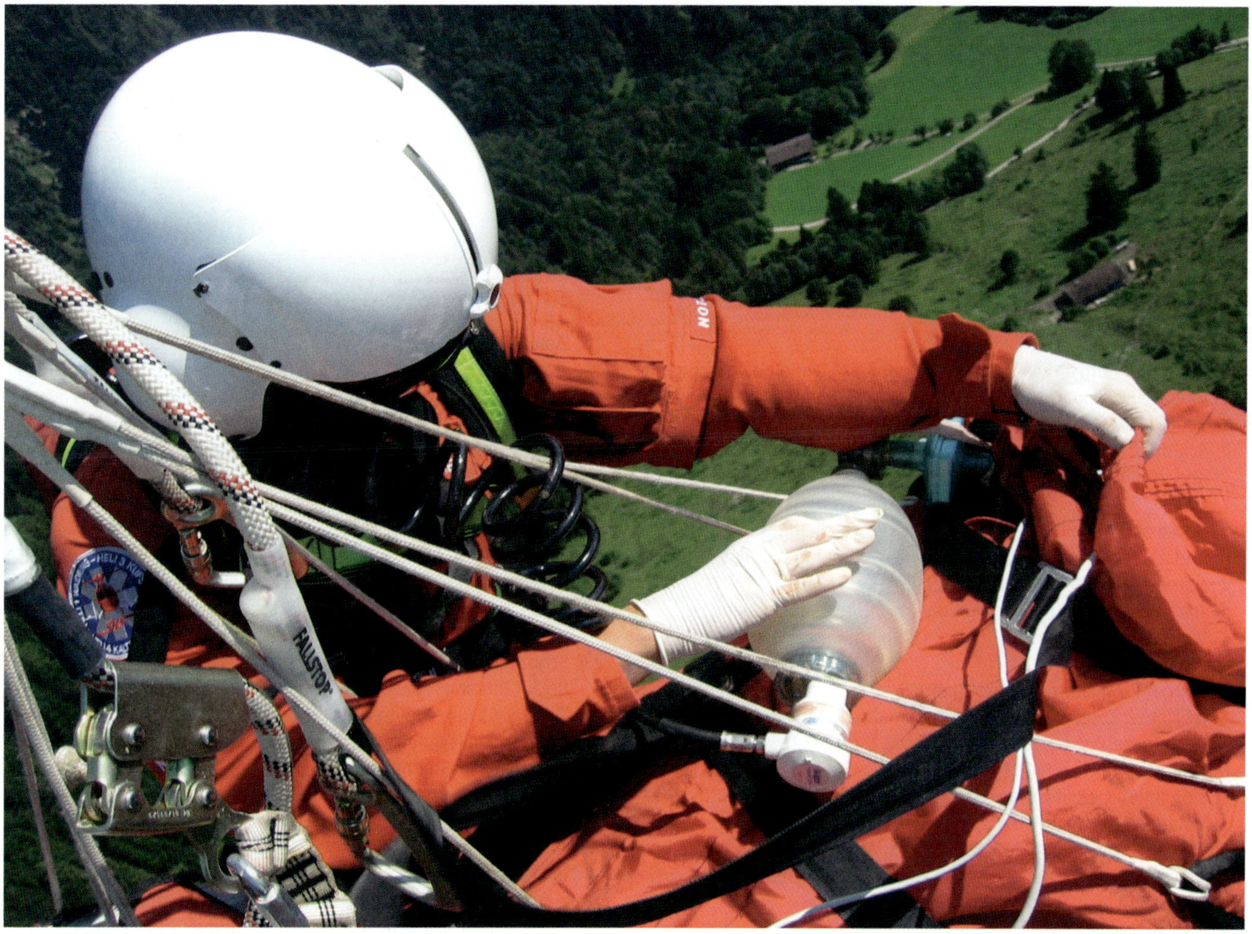

Abb. 17.6 Beatmung während der Taubergung.

Details zu erkennen. In diesem Fall kann Schattenspenden mit einer Decke oder Jacke durch einen Helfer nützlich sein. Die nächste Herausforderung nach erfolgter endotrachealer Intubation ist die sichere und ausreichende Belüftung während der Taubergung. Auch das korrekte Ablesen der Monitordaten ist am Tau häufig nur begrenzt möglich.

Der Endotrachealtubus und ein möglicher Verlängerungsschlauch (sog. „Gänsegurgel") müssen während des gesamten Manövers vor Dislokation gesichert werden. Die manuelle Ventilation mit einem Beatmungsbeutel samt Demand-Ventil gibt direktes, taktiles Feedback zur Ventilationsqualität. (➤ Abb. 17.6). [75]

Sind die medizinische Behandlung vor Ort und die Taubergung abgeschlossen, wird in aller Regel wieder der Zwischenlandeplatz angeflogen, um das Unfallopfer in den Hubschrauber zu laden. Eine enge Kommunikation zwischen den Mitgliedern der HEMS-Crew ist wichtig, um Hindernisse und Gefahren für Crew und Patient zu erkennen und zu meiden. Bei jedem Rettungseinsatz soll, basierend auf der Art und Schwere der Verletzung, ein geeignetes Zielkrankenhaus ausgewählt und angeflogen werden. Dies trägt wesentlich zum Outcome eines Traumapatienten bei. [76] Dabei können Wetterbedingungen (Nebel, Gewitter, starke Winde) die Wahl der Klinik beeinflussen.

Ist ein Rettungseinsatz abgeschlossen, sollte eine Nachbesprechung der HEMS-Crew erfolgen. Mögliche Gefahren und Kritikpunkte müssen professionell angesprochen werden, um die Rettungseinsätze zu bewerten und mögliche Probleme und Konflikte innerhalb des Teams sofort lösen zu können. Gefährliche Handlungen und Beinaheunfälle während den Einsätzen sollten mit anderen geteilt werden. Hierfür gibt es für HEMS-Besatzungen ein System zur Meldung kritischer Vorfälle. [77]

MERKE

Ein GCS-Wert von <9 gilt als Indikation für die endotracheale Intubation.

MERKE

Herrschen bei der Intubation schlechte Sichtbedingungen, z. B. durch Sonnenlicht, können über den Kopf gestülpte Jacken oder Decken als Schattenspender hilfreich sein.

Fazit

- Die Unfall-/Verletzungsrate pro 1000 Kletterstunden ist in den meisten Kletterdisziplinen eher niedrig. Bei den auftretenden Verletzungen handelt es sich meistens um leichte Verletzungen.
- Schwere Unfälle und Todesfälle sind meist auf Stürze sowie Stein- und Eisschlag zurückzuführen und treten eher beim Bergsteigen und beim Alpinklettern auf als beim Sportklettern. Trotzdem kann es in allen Kletterdisziplinen zu schweren und tödlichen Kletterunfällen kommen.
- Kletterunfälle stellen oftmals hohe Anforderungen an Rettungsteams dar, meistens ist eine Hubschrauberrettung erforderlich.

LITERATUR

1. Schöffl V, Morrison A, Schöffl I, Küpper T. Epidemiology of injury in mountaineering, rock and ice climbing. Med Sport Sci. 2012; 58: 17–43.
2. Schöffl V, Morrison AB, Schwarz U, et al. Evaluation of injury and fatality risk in rock and ice climbing. Sport Med. 2010; 40: 657–679.
3. Backe S, Ericson L, Janson S, Timpka T. Rock climbing injury rates and associated risk factors in a general climbing population. Scand J Med Sci Sports. 2009; 19: 850–856.
4. Jones G, Johnson M. A critical review of the incidence and risk factors for finger injuries in rock climbing. Curr Sports Med Rep. 2016; 15: 400–409.
5. Küpper T, Hillebrandt D, Steffgen J, Schöffl V. Safety in alpine helicopter rescue operations – minimal requirements of alpine skills for rescue personnel. Ann Occup Hyg. 2013; 57: 1180–1188.
6. Schöffl V, Morrison AB, Hefti U, et al. The UIAA Medical Commission Injury Classification for Mountaineering and Climbing Sports. Wilderness Environ Med. 2011; 22: 46–51.
7. Kupper T, Steffgen J, Morrison A, et al. Workload during cardiopulmonary resuscitation. Int Arch Occup Environ Health. 2015; 88: 175–184.
8. Schöffl V, Hochholzer T, Lightner S. One move too many. Boulder CO, USA: Sharp End Publishing; 2016.
9. Lutter C, El-Sheikh Y, Schoffl I, et al. Sport climbing: medical considerations for this new Olympic discipline. Br J Sports Med. 2017; 51: 2–3.
10. Schöffl V, Popp D, Küpper T, et al. Injury distribution in rock climbers – A prospective evaluation of 911 injuries between 2009–2012. Wilderness Environ Med. 2015; 26: 62–67.
11. Draper N, Giles D, Schöffl V, et al. Comparative grading scales, statistical analyses, climber descriptors and ability grouping: International Rock Climbing Research Association position statement. Sports Technology. 2015; 34: 88–94.
12. Schöffl V, Einwag F, Strecker W, et al. Strength Measurement after conservatively treated Pulley Ruptures in Climbers. Med Sci Sports Exerc. 2006; 38: 637–643.
13. Schöffl VR, Hoffmann G, Küpper T. Acute injury risk and severity in indoor climbing-a prospective analysis of 515, 337 indoor climbing walls visits in 5 years. Wilderness Environ Med. 2013; 24: 187–194.
14. McDonald JW, Henrie AM, Teramoto M, et al. Descriptive Epidemiology, Medical Evaluation, and Outcomes of Rock Climbing Injuries. Wilderness Environ Med. 2017; 28: 185–196.
15. Lutter C, Schweizer A, Hochholzer T, et al. Pulling Harder than the Hamate Tolerates: Evaluation of Hamate Injuries in Rock Climbing and Bouldering. Wilderness Environ Med. 2016; 27: 492–499.
16. Pozzi A, Pivato G, Pegoli L. Hand Injury in Rock Climbing: Literature Review. J Hand Surg Asian Pac. 2016; 21: 13–17.
17. Chang CY, Torriani M, Huang AJ. Rock Climbing Injuries: Acute and Chronic Repetitive Trauma. Curr Probl Diagn Radiol. 2016; 45: 205–214.
18. Lion A, van der Zwaard BC, Remillieux PP, et al. Risk factors of hand climbing-related injuries. Scand J Med Sci Sports. 2016; 26: 739–744.
19. Jones G, Llewellyn D, Johnson MI. Previous injury as a risk factor for reinjury in rock climbing: a secondary analysis of data from a retrospective cross-sectional cohort survey of active rock climbers. BMJ Open Sport Exerc Med. 2015; 1 (1).
20. Schweizer A. Sport climbing from a medical point of view. Swiss Med Wkly. 2013; 142: w13688.
21. Rohrbough JT, Mudge MK, Schilling RC. Overuse injuries in the elite rock climber. Med Sci Sports Exerc. 2000; 32: 1369–1372.
22. Bowie WS, Hunt TK, Allen HA Jr. Rock-climbing injuries in Yosemite National Park. West J Med. 1988; 149: 172–177.
23. Schöffl V, Küpper T. Injuries at the 2005 World Championships in Rock Climbing. Wilderness Environ Med. 2006; 17: 187–190.
24. Schöffl V, Winkelmann HP. [Accident statistics at "indoor climbing walls"]. Sportverletzungen Sportschaden. 1999; 13(1): 14–16.
25. Josephsen G, Shinneman S, Tamayo-Sarver J, et al. Injuries in bouldering: a prospective study. Wilderness Environ Med. 2007; 18: 271–280.
26. Addiss DG, Baker SP. Mountaineering and rock-climbing injuries in US national parks. Ann Emerg Med. 1989; 18: 975–979.
27. American Alpine Club. Accidents in North American Mountaineering. Golden, CO, USA: The American Alpine Club; 2006.
28. Canadian Alpine Club. Accidents in North American Mountaineering. Golden: The American Alpine Club, 2005.
29. Hartsock LA, Feagin JA, Jr., Ogilvie BC. Climbing and the older athlete. Clin Sports Med. 1991; 10: 257–267.
30. Paige TE, Fiore DC, Houston JD. Injury in traditional and sport rock climbing. Wilderness Environ Med. 1998; 9: 2–7.
31. Zafren K, Durrer B, Herry JP, Brugger H. Lightning injuries: prevention and on-site treatment in mountains and remote areas. Official guidelines of the International Commission for Mountain Emergency Medicine and the Medical Commission of the International Mountaineering and Climbing Federation (ICAR and UIAA MEDCOM). Resuscitation. 2005; 65: 369–372.
32. Basnyat B, Lemaster J, Litch JA. Everest or bust: a cross sectional, epidemiological study of acute mountain sickness at 4243 meters in the Himalayas. Aviat Space Environ Med. 1999; 70: 867–873.
33. Woollings KY, McKay CD, Emery CA. Risk factors for injury in sport climbing and bouldering: a systematic review of the literature. Br J Sports Med. 2015; 49: 1094–1099.
34. Nelson NG, McKenzie LB. Rock climbing injuries treated i. e.ergency departments in the U. S., 1990–2007. Am J Prev Med. 2009; 37: 195–200.
35. Schöffl V, Hochholzer T, Winkelmann HP, et al. Pulley injuries in rock climbers. Wilderness Environ Med. 2003; 14: 94–100.
36. Neuhof A, Hennig FF, Schöffl I, Schöffl V. Injury risk evaluation in sport climbing. Int J Sports Med. 2011; 32: 794–800.
37. Gerdes EM, Hafner JW, Aldag JC. Injury patterns and safety practices of rock climbers. J Trauma. 2006; 61: 1517–1525.
38. Schöffl V, Schöffl I, Schwarz U, et al. Injury-risk evaluation in water ice climbing. Med Sport. 2009; 2: 32–38.

39. McIntosh SE, Leemon D, Visitacion J, et al. Medical Incidents and Evacuations on Wilderness Expeditions. Wilderness Environ Med. 2007; 18: 298–304.
40. Stephens BD, Diekema DS, Klein EJ. Recreational Injuries in Washington State National Parks. Wilderness Environ Med. 2005; 16: 192–197.
41. Küpper T. [Workload and professional requirements for alpine rescue]. Professoral Thesis at Aachen Technical University/ Deutschland, 2006.
42. Burtscher M, Philadelphy M, Nachbauer W, et al. [Alpine Notfallstatistik – Langzeitergebnisse und notwendige Konsequenzen, Todesfallrisiko beim Bergsport.] In: Jahrbuch 1994. Edited by Jenny E, Flora G. Innsbruck. Österr. Ges. f. Alpin- & Höhenmedizin; 1994: 145–152.
43. Schussman LC, Lutz LJ, Shaw RR, et al. The epidemiology of mountaineering and rock climbing accidents. Wilderness Environ Med. 1990; 1: 235–248.
44. Schöffl V, Hochholzer T, Winkelmann HP, et al. [Differential diagnosis of finger pain in sport climbers]. D Z Sportmed. 2003; 54: 38–43. [Article in German].
45. McLennan JG, Ungersma J. Mountaineering accidents in the Sierra Nevada. Am J Sports Med. 1982; 11: 160–163.
46. Mosimann U. [Notfälle beim Eisklettern.] Berg und Steigen. 2006: 70–73.
47. DAV. DAV Unfallstatistik 2014–15. München: Deutscher Alpenverein; 2016.
48. Ferris BG. Mountain-climbing accidents in the United States. N Engl J Med. 1963; 268: 430–431.
49. Schussman LC, Lutz LJ, Shaw RR, et al. The epidemiology of mountaineering and rock climbing accidents. Wilderness Environ Med. 1990; 1: 235–248.
50. Alpine Club of Canada. Mountain Safety. Unter: https://accjasperhinton.ca/mountain-safety/ (letzter Zugriff: 10.05.2023).
51. Monasterio ME. Accident and fatality characteristics in a population of mountain climbers in New Zealand. N Z Med J. 2005; 118: U1249.
52. McIntosh SE, Campbell AD, Dow J, et al. Mountaineering fatalities on Denali. High Alt Med Biol. 2008; 9: 89–95.
53. Shlim DR, Houston R. Helicopter rescues and deaths among trekkers in Nepal. JAMA. 1989; 261: 1017–1019.
54. Avery JG, Harper P, Ackroyd S. Do we pay too dearly for our sport and leisure activities? An investigation into fatalities as a result of sporting and leisure activities in England and Wales. Public Health. 1990; 104: 417–423.
55. Firth PG, Zheng H, Windsor JS, et al. Mortality on Mount Everest, 1921–2006: descriptive study. BMJ. 2008; 337: a2654.
56. Pollard A, Clarke C. Deaths during mountaineering at extreme altitude. Lancet. 1988; 1: 1277.
57. Salisbury R. The Himalayan Database: The Expedition Archives of Elizabeth Hawley. Golden, CO: American Alpine Club; 2004.
58. The Himalaya by the numbers. Unter: https://www.himalayandatabase.com/hbn2011.html (letzter Zugriff: 10.05.2023).
59. Windsor JS, Firth PG, Grocott MP, et al. Mountain mortality: a review of deaths that occur during recreational activities in the mountains. Postgrad Med J. 2009; 85: 316–321.
60. Huey RB, Eguskitza X. Limits to human performance: elevated risks on high mountains. J Exp Biol. 2001; 204: 3115–3119.
61. Tomazin I, Vegnuti M, Ellerton J, et al. Factors impacting on the activation and approach times of helicopter emergency medical services in four Alpine countries. Scand J Trauma Resusc Emerg Med. 2012; 20: 56
62. Hinkelbein J, Schwalbe M, Neuhaus C, et al. Incidents, accidents and fatalities in 40 years of German helicopter emergency medical system operations. Eur J Anaesthesiol. 2011; 28: 766–773.
63. Pietsch U, Ney L, Kreuzer O, et al. Helicopter Emergency Medical Service Simulation Training in the Extreme: Simulation based Training in a Mountain Weather Chamber. Air Med J. 2017; 36: 193–194.
64. Hinkelbein J, Schwalbe M, Wetsch WA, et al. Application of the FIA score to German rescue helicopter accidents to predict fatalities in Helicopter Emergency Medical Systems (HEMS) crashes. J Emerg Med. 2012; 43: 1014–1019.
65. Tomazin I, Ellerton J, Reisten O, et al. Medical standards for mountain rescue operations using helicopters: official consensus recommendations of the International Commission for Mountain Emergency Medicine (ICAR MEDCOM). High Alt Med Biol. 2011; 12: 335–341.
66. Wolfl CG, Gliwitzky B, Wentzensen A. [Standardised primary care of multiple trauma patients. Prehospital Trauma Life Support und Advanced Trauma Life Support]. Unfallchirurg. 2009; 112: 846–853.
67. Lack DA, Sheets AL, Entin JM, et al. Rock climbing rescues: causes, injuries, and trends in Boulder County, Colorado. Wilderness Environ Med. 2012; 23: 223–230.
68. Jones G, Asghar A, Llewellyn DJ. The epidemiology of rock climbing injuries. Br J Sports Med. 2007: 773–778.
69. McQueen C, Bridle P, Bexon K, et al. An injured climber. Emerg Med J. 2013; 30: 1056–1057.
70. Keene DD, Rea WE, Aldington D. Acute pain management in trauma. Trauma. 2011; 13: 167–179.
71. Bahreini M, Jalili M, Moradi-Lakeh M. A comparison of three self-report pain scales in adults with acute pain. J Emerg Med. 2015; 48: 10–18.
72. Küpper T, Schraut B, Rieke B, et al. Drugs and Drug administration in Extreme Environments. J Trav Med. 2006; 13: 35–47.
73. Marland S, Ellerton J, Andolfatto G, et al. Ketamine: use in anaesthesia. CNS Neurosc Ther. 2013; 19: 381–389.
74. Sibley A, Mackenzie M, Bawden J, et al. A prospective review of the use of ketamine to facilitate endotracheal intubation in the helicopter emergency medical services (HEMS) setting. Emerg Med J. 2011; 28: 521–525.
75. Paal P, Ellerton J, Sumann G, et al. Basic Life Support Ventilation in Mountain Rescue. High Alt Med Biol. 2007; 8: 147–154.
76. Black JJ, Ward ME, Lockey DJ. Appropriate use of helicopters to transport trauma patients from incident scene to hospital in the United Kingdom: an algorithm. Emerg Med J. 2004; 21: 355–361.
77. Waeschle RM, Bauer M, Schmidt CE. [Errors in medicine. Causes, impact and improvement measures to improve patient safety]. Anaesthesist. 2015; 64: 689–704.

KAPITEL

18 Hängesyndrom

Simon Rauch, Christian Nußbickel, Raimund Lechner

Zusammenfassung

Das Hängesyndrom ist ein seltenes, aber potenziell lebensbedrohliches Ereignis, das durch bewegungsloses Hängen in einem Seil verursacht wird. Es kann beim Klettern, Eisklettern, Canyoning, Höhlenforschen, Fallschirmspringen und Paragliding auftreten. Die neurokardiogene (früher vasovagale) Synkope scheint eine wichtige pathophysiologische Rolle zu spielen. Dabei kann die Bewusstlosigkeit plötzlich und unvorhersehbar eintreten. Eine schnelle Rettung aus der hängenden Position ist von größter Bedeutung. Nach der Rettung können die Opfer sicher in Rückenlage gebracht werden. Die Behandlung sollte den cABCDE-Algorithmen (critical bleeding, airway, breathing, circulation, disability, exposure) entsprechen.

18.1 Hintergrund, Geschichte und Epidemiologie

Beim Hängesyndrom handelt es sich um ein potenziell lebensbedrohliches Ereignis durch passives Hängen in einem Gurtsystem in vertikaler Position. [1] Wenn das Opfer nicht zeitnah aus dieser Situation befreit wird, kann es auch ohne Begleitverletzungen zu einer tödlichen Minderdurchblutung der Organe kommen.

Das Hängesyndrom (engl. „suspension syndrome") kann sowohl beim Industrieklettern als auch bei Sportarten wie Klettern, Eisklettern, Canyoning, Höhlenforschen, Fallschirmspringen und Paragliding auftreten. Auf der zweiten internationalen Bergrettungsärztetagung 1972 in Innsbruck (Österreich) wurden erstmals einige Fälle eines Hängesyndroms vorgestellt. [2] Obwohl bei keinem der 23 Verunfallten ein signifikantes Trauma vorlag, starben 10 von ihnen. Trotz zahlreicher Fallberichte gibt es bis heute keine eindeutigen Daten zur Inzidenz. [3]

Aktuelle experimentelle Studien, in denen gesunde Freiwillige in einem Klettergurt aufgehängt wurden, konnten bei 10–30 % der Probanden eine (Beinahe-)Synkope auslösen. [4, 5]

Fallbeispiel

Hängesyndrom eines Paragliders

An einem Septembernachmittag wurde der Bergrettungsdienst Pfronten im Allgäu zu einer abgestürzten Paragliderin alarmiert. Nach nur wenigen Minuten war zusätzlich ein Rettungshubschrauber an der Einsatzstelle. Die Retter fanden eine 46-jährige Gleitschirmpilotin etwa 12 m über dem Boden zwischen zwei Bäumen hängend in den Seilen ihres Haupt- und Rettungsschirms. Die aufrecht im Geschirr hängende Frau war bei Bewusstsein, orientiert und gab keine Verletzungen an. Ein Retter kletterte auf den größeren der beiden Bäume, um die Möglichkeiten einer bodengebundenen Rettung zu erkunden. Er versuchte, die Verunfallte mit einem Seil zu sichern, um einen weiteren Absturz zu verhindern. Dies misslang, da die Verunfallte ihre Finger nicht mehr bewegen konnte. Der Retter hielt sie dazu an, ihre Arme und Beine so gut wie möglich zu bewegen.

Nach einer kurzen Beratung mit der Hubschrauberbesatzung wurde beschlossen, eine Taubergung mit einem 50 m Tau vorzunehmen. Der Rettungsversuch musste jedoch abgebrochen werden, weil die Gefahr bestand, dass die Frau durch den Abwind des Rotors abstürzen würde. 45 min nach Absetzen des Notrufes war die Verunfallte nicht mehr ansprechbar. Nach 75 min wurde sie schließlich mit einem 75 m Tau geborgen und auf den Boden verbracht, wo der Notarzt einen Herzstillstand feststellte und unmittelbar mit Wiederbelebungsmaßnahnahmen begann. Nach 2 min wurde ein ROSC erzielt und die Patientin kam wieder zu Bewusstsein. Sie überlebte den Vorfall ohne neurologische Defizite.

18.2 Pathophysiologie

Der Mechanismus des Hängesyndroms ist bereits seit den frühen 1970er-Jahren Gegenstand intensiver Diskussion. [6] Autopsien von Verunglückten in Österreich und Spanien, die an Seilen hängend gestorben sind, zeigten nur minimale Verletzungen, sodass als Todesursache ein Schockgeschehen angenommen wurde. [7–9] Die französische Vereinigung für Speläologie (Höhlenkunde) analysierte Berichte von Höhlenforschern, die ein Hängesyndrom erlitten. [10] Ursprünglich ging man davon aus, dass diese an Unterkühlung starben, da sich 10 von 12 Fällen in Höhlen mit kaltem Wasser ereignet hatten. Mehrere Opfer verloren allerdings das Bewusstsein, bevor eine Unterkühlung hätte eintreten können. Bei einem Experiment wurden die Teilnehmer gebeten, sich körperlich so zu verhalten, als wären sie bewusstlos, also regungslos am Seil zu hängen. Die ersten beiden Probanden verloren bereits nach sieben respektive 30 min das Bewusstsein. Somit ist davon auszugehen, dass eine Hypothermie nicht als (alleinige) Ursache für das Versterben in Frage kommt. [10, 11]

Aufgrund der Schwerkraft sammelt sich Blut in den Venen der unteren Extremitäten, was durch eine verminderte Muskelaktivität aufgrund von Erschöpfung, Schmerzen oder Bewusstseinseintrübung verstärkt werden kann. Eine Hypothese ist, dass dies zu einer Verringerung der kardialen Vorlast führt, wodurch wiederum das Herzminutenvolumen und konsekutiv die Gewebsperfusion allgemein reduziert wird. Dies könnte zur Bewusstlosigkeit bzw. zum Versterben führen (➤ Abb. 18.1).[6]

Eine andere Hypothese ist, dass der Bewusstseinsverlust auf einen neurokardiogenen (vasovagalen) Mechanismus zurückzuführen ist. [13] In einer experimentellen Studie konnte mit Ultraschall gezeigt werden, dass der venöse Rückstrom zum Herzen bereits in den ersten Minuten des „Im-Gurt-Hängens" deutlich abnimmt. [4] Allerdings blieben hämodynamische Parameter wie Herzfrequenz, Blutdruck und Schlagvolumen unverändert. Dies spricht gegen die Hypothese, venöses Pooling bewirke eine Verminderung der kardialen Vorlast. Eine reduzierte Vorlast durch venöses Pooling müsste nämlich eine kompensatorische Tachykardie hervorrufen, wie sie beim hypovolämischen Schock beobachtet wird. In besagter Studie kam es dagegen Sekunden bis Minuten vor der Synkope zu einem plötzlichen Abfall von Herzfrequenz, Blutdruck und Schlagvolumen, was zu Schwindel mit Benommenheit, blasser kaltschweißiger Haut, verschwommenen Sehen und Übelkeit sowie letztlich zu einer (Beinahe-)Bewusstlosigkeit führte. Diese Ergebnisse stützen die Hypothese, dass ein neurokardiogener Mechanismus für die plötzliche Reduktion der zerebralen Perfusion und die Bewusstlosigkeit bei einem Hängesyndrom, ähnlich wie bei der neurokardiogenen Synkope, verantwortlich sein könnte.

Es besteht allerdings ein wesentlicher Unterschied zur einer „normalen" Synkope, bei welcher der Patient das Bewusstsein rasch wiedererlangt, nachdem er in eine horizontale Position verbracht wurde, da dies zu einer Wiederherstellung der zerebralen Perfusion führt. [14] Kommt es dagegen zu einer Bewusstlosigkeit, während der Patient an einem Seil hängt, stellt der Anseilpunkt am Gurt (Hüfte oder Brust) den höchsten Punkt dar. Die Beine bleiben unterhalb der Herzhöhe und das in den Beinvenen akkumuliert Blut kann nicht zum Herzen zurückfließen. Die Perfusion des Gehirns und anderer lebenswichtiger Organe bleibt damit vermindert. Wenn es nicht zu einer raschen Rettung kommt, kann dies zum Tod des Patienten führen. (➤ Abb. 18.2)

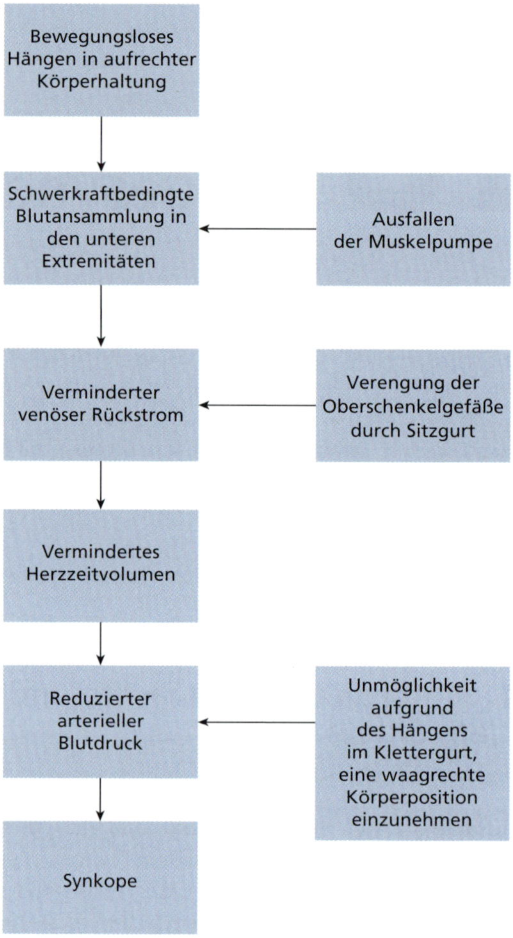

Abb. 18.1 Mechanismus des Hängesyndroms. (Übernommen aus [12])

Weitere Mechanismen können zu einem Versterben bei einem Hängesyndroms beitragen. Bei einer bewusstlosen Person, die an einem Seil hängt, kann es z.B. zu einer Hyperflexion oder Hyperextension des Nackens kommen, was zu einer mechanischen Atemwegsobstruktion führt. [16] Nach längerer Hängezeit kann auch durch Gewebehypoperfusion und Hypoxie eine Zellschädigung auftreten, insbesondere in der Muskulatur. Eine solche Rhabdomyolyse kann eine lebensbedrohliche Hyperkaliämie mit lebensgefährlichen Herzrhythmusstörungen verursachen. [13, 16, 17]

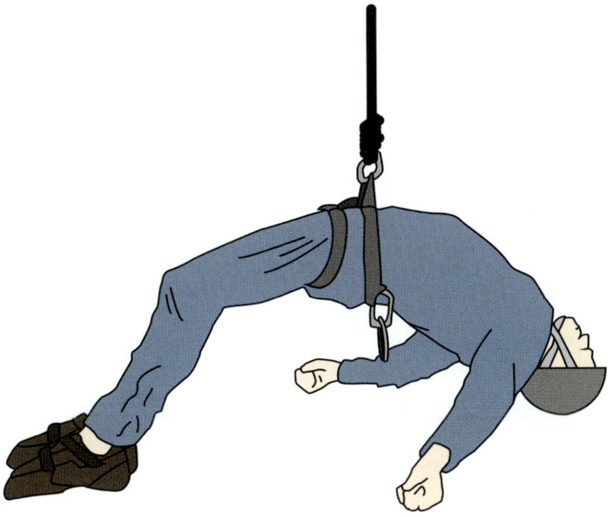

Abb. 18.2 Der Anseilpunkt ist der höchste Punkt, dadurch wird der venöse Rückstrom aus den Beinen behindert.

Obwohl es prinzipiell bei allen gesunden Menschen zu einer neurokardiogenen Reaktion kommen kann, scheint es individuelle Unterschiede zu geben. [15] Beispielsweise ist die Zeit bis zum Bewusstseinsverlust beim freien Hängen am Seil sehr unterschiedlich und kann im Extremfall nur wenige Minuten betragen.

18.3 Prävention

Ein Hängesyndrom tritt selten auf, kann jedoch tödlich enden. Personen, die seilgesicherte Arbeiten bzw. Sportarten ausüben, sollten sich dieser Gefahr bewusst sein und bezüglich Ursache und Behandlung des Hängesyndroms geschult werden. Wie bei einem Lawinenabgang stehen Selbst- und Kameradenrettung an erster Stelle der Überlebenskette. Aus präventiver Sicht sollten Seilmanöver ohne Partner deshalb vermieden werden. [1, 5] Da das Auftreten und der Zeitpunkt einer Bewusstlosigkeit unvorhersehbar sind, sollte sich eine am Seil hängende Person so schnell wie möglich selbst retten bzw. gerettet werden und in Rückenlage gebracht werden. [1, 16]

Obwohl der exakte Auslösemechanismus der neurokardiogenen Reaktion nicht abschließend geklärt ist, deuten Kipptischstudien darauf hin, dass das venöse Pooling in den unteren Extremitäten eine relevante Rolle spielt. Wenn der Verunfallte sich nicht selbst retten oder zügig von Kameraden gerettet werden kann, sollten daher Maßnahmen ergriffen werden, die das venöse Pooling reduzieren. So kann z.B. die Beinmuskelpumpe den venösen Rückfluss erhöhen, sodass kräftige Beinbewegungen wie z. B. „Radfahren in der Luft“ oder wiederholtes Abdrücken mit den Füßen von Felsvorsprüngen oder Wänden als Präventionsmaßnahme empfohlen werden. [1, 13, 16, 18] Sind keine solchen Strukturen in Reichweite, sollten Schlingen mit Klemmknoten am Seil befestigt und als Steighilfen eingesetzt werden. [1, 13, 16] Zusätzlich kann das Umfassen der Beine mit einer Schlinge unter den Knien eine horizontalere Hängeposition schaffen, somit das venöse Pooling reduzieren und das Hängen insgesamt erträglicher macht. (➤ Abb. 18.3). [13, 19]

Das alleinige Verwenden eines Brustgurts ist gefährlich und obsolet, da es zu einer Einengung des Brustkorbs und zur Beeinträchtigung der Atmung kommen kann (Kompressionsasphyxie). [1, 13, 20] Die Verwendung des hinteren Anseilpunktes bei Industrieklettergurten (Rückengurt) um die Hände freier benutzen zu können, kann ebenfalls gefährlich sein. Die Hängeposition ist viel vertikaler als bei herkömmlichen Sitzgurten, was das Erreichen einer horizontaleren Position erschwert und daher dem venösen Pooling nicht entgegengesteuert werden kann. Zudem können Oberschenkelvenen komprimiert werden, was den venösen Rückstrom einschränkt. Im Rückengurt kann außerdem die Selbstrettung erschwert sein [21] und letztlich kann es bei Bewusstlosigkeit zu einer Flexion des Halses kommen, wodurch die Gefahr der Atemwegsobstruktion besteht. (➤ Abb. 18.4). [16]

Im Allgemeinen sollten Gurte bequem und richtig auf die Körpergröße eingestellt sein und eine halbhorizontale Position beim Hängen ermöglichen, um ein venöses Pooling zu minimieren. [6, 16, 22] Ein improvisierter Brustgurt kann das Hängen bequemer machen und die Kontrolle des Oberkörpers unterstützen. [16] Außerdem sollten Rucksäcke vom Rücken abgenommen und z. B. am Anseilring aufgehängt werden, um das Hängen erträglicher zu machen.

18.4 Behandlung

Die Sicherheit der Rettungskräfte hat wie immer oberste Priorität. Patienten mit Hängesyndrom befinden sich oft in steilem und schwierigem Gelände. Daher muss eine adäquate Sicherung der Rettungskräfte gewährleistet sein.

So lange die hängende Person bei Bewusstsein ist, animieren die Retter diese dazu, ihre Beine zu bewegen. Wenn der Patient die Beine nicht mehr bewegen kann, sollte der ersteintreffende Retter die Beine des Patienten so anheben, dass eine horizontale Position erreicht wird. Zudem sollte der Oberkörper mit einem improvisierten Brustgurt stabilisiert werden. [16] Bei Bewusstlosen muss auch der Kopf stabilisiert werden, um eine Obstruktion der Atemwege zu verhindern, insbesondere, wenn der Patient einen Seilpunkt am Rücken verwendet.

Seit der Erstbeschreibung des Hängesyndroms wurde viel über die Positionierung des Patienten nach der Rettung aus dem Seil diskutiert. Anfangs wurde empfohlen, den Verletz-

18

ten nicht sofort in die Rückenlage zu bringen, um eine akute Volumenüberlastung des rechten Ventrikels zu vermeiden, die durch den plötzlichen Rückfluss von gestautem Blut aus den Beinvenen verursacht würde [13, 16, 18] Obwohl in vielen Lehrbüchern und Richtlinien zum Hängesyndrom noch oft eine halbsitzende Position empfohlen wird, zeigen neuere Erkenntnisse, dass diese Position kontraindiziert ist und Patienten so schnell wie möglich in eine horizontale Position gebracht werden sollte. [4, 5, 12, 13, 18, 23] Erstens konnte die Hypothese eines Bergungstodes durch eine rechtsventrikuläre Volumenüberlastung nie bestätigt werden. In experimentellen Studien erholten sich die Probanden sogar schnell, nachdem sie horizontal gelagert wurden. [4, 5, 19, 20, 24] Zweitens wird ein Herzstillstand beim Hängesyndrom nach derzeitigem Kenntnisstand eher durch eine generalisierte Minderdurchblutung des Gewebes verursacht und weniger durch Volumenüberlastung. [13, 16] Um einen der Autoren zum Thema zu zitieren: „Wenn man eine Person nicht hinlegt, vermeidet man das theoretische Risiko eines Herzstillstands zugunsten des andauernden und gesicherten Risikos von Hypoperfusion und Hypoxie". [12]

Sobald der Verunglückte am Boden ist, sollte die Behandlung nach dem cABCDE-Schema erfolgen. [12, 13, 18] Da ein erhöhtes Risiko von Herzrhythmusstörungen besteht, ist frühzeitig ein adäquates Monitoring anzubringen. Auftretende Arrhythmien werden nach den aktuellen internationalen Richtlinien behandelt. [13, 15]

Eine Hyperkaliämie ist so rasch wie möglich zu diagnostizieren. Natürlich ist eine Blutgasanalyse in alpiner Umgebung nur selten möglich, jedoch sind im EKG mit einer Hyperkaliämie einhergehende Veränderungen oft erkennbar: hohe T-Wellen, abgeflachte/fehlende P-Wellen, breite QRS-Komplexe (> 120/min), ein Sinuswellenmuster, ventrikuläre Tachykardie (VT) oder Bradykardie. Bei einem Patienten mit erweiterten QRS-Komplexen, ST-Verschmelzungen (Sinuswellen) oder VT sollte zur Stabilisierung des Herzrhythmus Kalzium (30 ml 10-prozentiges Kalziumglukonat oder 10 ml 10-prozentiges Kalziumchlorid) i. v. über 5–10 min verabreicht werden. Salbutamol (10–20 mg vernebelt) und Insulin mit Glukose (z.B. 10 Einheiten Insulin mit 25 g Glukose i. v. über 15 min) können verabreicht werden, um das Kalium in die Zellen zu verschieben und den Blutkaliumwert zu senken. [25, 26]. Kristalloide Flüssigkeit sollte liberal verabreicht werden, um das Risiko für ein Nierenversagen aufgrund einer Rhabdomyolyse bedingten Myoglobinämie zu reduzieren. [13, 17] Befand sich der Patient länger als zwei Stunden in einer hängenden Position, sollte eine Zielklinik mit der Möglichkeit von Nierenersatzverfahren ausgewählt werden.

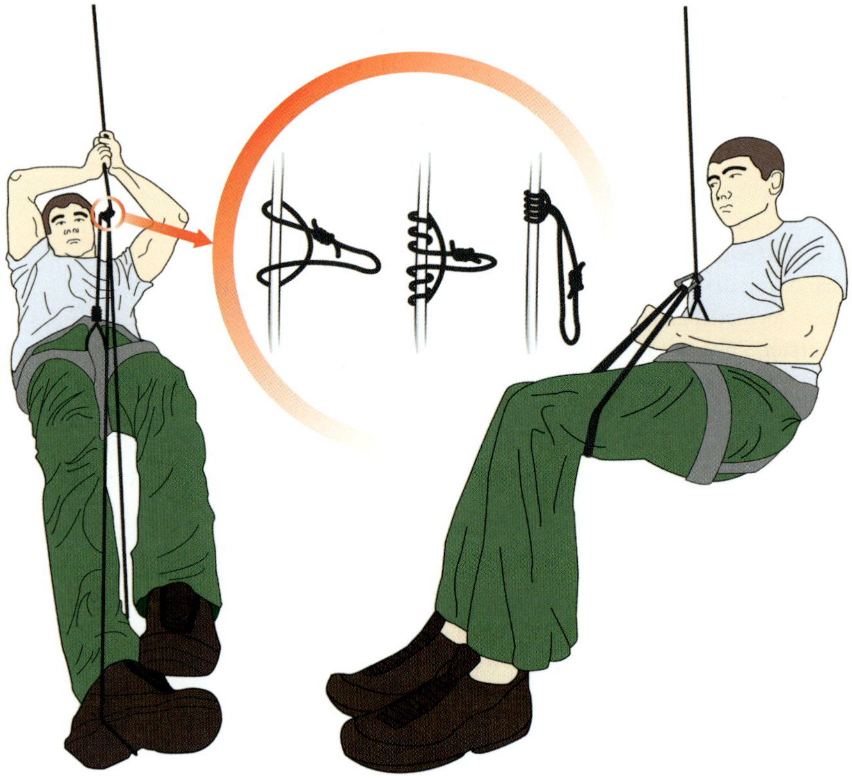

Abb. 18.3 Beinschlaufen, die z.B. mit einem Prusikknoten am Seil befestigt sind, können zur Aktivierung der Muskelpumpe verwendet werden (links). Die höhere Position der Beine verringert das venöse Pooling und macht das Hängen am Seil erträglicher (rechts).

Fazit

- Das Hängesyndrom ist ein potenziell lebensbedrohlicher Zustand.
- Ein neurokardiogener Mechanismus ist die wahrscheinliche Ursache für den Bewusstseinsverlust.
- Prävention:
  - Vermeide Einzelaktivitäten
  - Schnelle Selbst- und Kameradenhilfe
  - Vermeide venöses Pooling durch Aktivierung der Muskelpumpe (Beinbewegungen, von der Wand abstoßen, in Fußschlingen steigen)
  - Verwende gut eingestellte Gurte
- Behandlungsprinzipien:
  - Sicherheit der Retter steht an erster Stelle
  - Rückenlage nach der Rettung
  - Behandlung gemäß c-ABCDE-Algorithmus
  - Frühzeitiges Monitoring des Herzrhythmus und Behandlung von Arrhythmien
  - Diagnose und Behandlung einer Hyperkaliämie
  - Liberale Flüssigkeitsgabe
  - Bei einer Hängedauer von mehr als 2 h Transport in eine Klinik mit Möglichkeit zu Nierenersatzverfahren

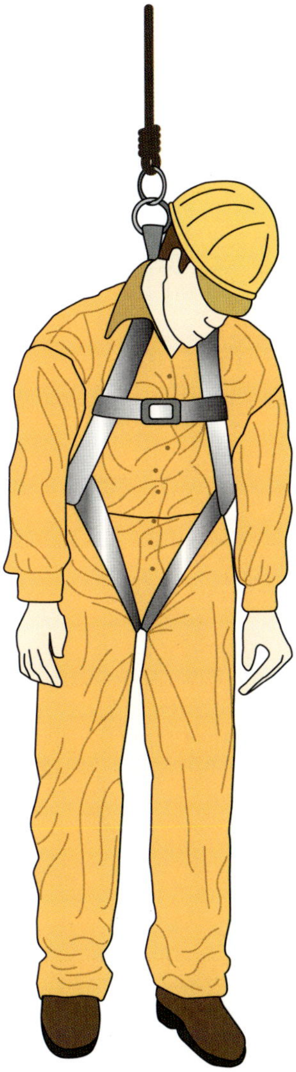

Abb. 18.4 Die Aufhängung eines Bewusstlosen am hinteren Anseilpunkt führt zu einer Flexion des Nackens und damit zu einem hohen Risiko der Atemwegsobstruktion.

LITERATUR

1. Pasquier M, Yersin B, Vallotton L, Carron PN. Clinical update: suspension trauma. Wilderness Environ Med. 2011; 22(2): 167–171.
2. Flora G. Fatal and non-fatal accidents involving falls into the rope. (Dokument vorgestellt bei der zweiten internationalen Bergrettungsärztetagung) (Innsbruck, Österreich); November 1972.
3. Adisesh A, Lee C, Porter K. Harness suspension and first aid management: development of an evidence-based guideline. Emerg Med J. 2011; 28: 265–268
4. Rauch S, Schenk K, Strapazzon G, et al. Suspension syndrome: a potentially fatal vagally mediated circulatory collapse – an experimental randomized crossover trial. Eur J Appl Physio. 2019; 119(6): 1353–1365.
5. Lanfranconi F, Pollastri L, Corna G, et al. The Elusive Path of Brain Tissue Oxygenation and Cerebral Perfusion in Harness Hang Syncope in Mountain Climbers. High Alt Med Biol. 2017; 18(4): 363–371.
6. Lee C, Porter KM. Suspension trauma. Emerg Med J. 2007; 24(4): 237–238.
7. Patscheider H. Pathologico-anatomical examination results in the case of death caused by hanging on the rope. (Dokument vorgestellt bei der zweiten internationalen Bergrettungsärztetagung) (Innsbruck, Österreich); November 1972.
8. Fodisch H. Morphological findings in the case of death after hanging on a rope for four hours. (Dokument vorgestellt bei der zweiten internationalen Bergrettungsärztetagung) (Innsbruck, Österreich); November 1972.
9. Toledo y Ugarte JD. Death from orthostatic shock caused by hanging from the rope. (Dokument vorgestellt bei der zweiten internationalen Bergrettungsärztetagung) (Innsbruck, Österreich); November 1972.
10. Bariod J. Sensibilisation à la pathologie induite par l'utilisation du harnais. European Conference of Speleology. Helecine (Belgium); 1992.
11. Bariod J, Thery B. Le point sur la pathologie induite par le harnais. Spelunca; 1994. pp 39–42.
12. Adisesh A RL, Codling A, Harris-Roberts J, et al. Evidence-Based Review of the Current Guidance on First Aid Measures for Suspension Trauma. Norwick, UK: Health and Safety Executive Books; 2009.
13. Mortimer RB. Risks and management of prolonged suspension in an Alpine harness. Wilderness Environ Med. 2011; 22(1): 77–86.
14. Weimer LH, Zadeh P. Neurological Aspects of Syncope and Orthostatic Intolerance. Med Clin North Am. 2009; 93(2): 427–449.
15. Alboni P, Brignole M, Degli Uberti EC. Is vasovagal syncope a disease? Europace. 2007; 9(2): 83–87.
16. Kolb JJ, Smith EL. SUSPENSION SHOCK. Redefining the diagnosis & treatment of suspension trauma. JEMS. 2015; 40(6): 48–51.

18

17. Wharton DR, Mortimer RB. Rhabdomyolysis after prolonged suspension in a cave. Wilderness Environ Med. 2011; 22(1): 52–53.
18. Thomassen O, Skaiaa SC, Brattebo G, et al. Does the horizontal position increase risk of rescue death following suspension trauma? Emerg Med J. 2009; 26(12): 896–898.
19. Madsen P, Svendsen LB, Jorgensen LG, et al. Tolerance to head-up tilt and suspension with elevated legs. Aviat Space Environ Med. 1998; 69(8): 781–784.
20. Orzech M, Goodwin M, Brinkley J, et al. Test program to evaluate human response to prolonged motionless suspension in three types of fall protection harnesses. Harry G Armstrong Aerospace Medical Research Lab Wright-Patterson Air Force Base, 1987: 1–36.
21. Hsiao H, Turner N, Whisler R, Zwiener J. Impact of Harness Fit on Suspension Tolerance. Hum Factors. 2012; 54(3): 346–357.
22. Hsiao H, Turner N, Whisler R, Zwiener J. Impact of harness fit on suspension tolerance. Hum Factors. 2012; 54(3): 346–357.
23. Lechner R, Lobensteiner T. Hängetrauma. In: Neitzel C, Ladehof K, eds. Taktische Medizin: Notfallmedizin und Einsatzmedizin. Berlin Heidelberg: Springer-Verlag; 2015.
24. Stuhlinger W, Dittrich P, Flora G, Margreiter R. Circulatory and renal function changes in test subjects suspended from the upper half of the body. (Dokument vorgestellt bei der zweiten internationalen Bergrettungsärztetagung) (Innsbruck, Österreich); November 1972.
25. Soar J, Nolan JP, Bottiger BW, et al. European Resuscitation Council Guidelines for Resuscitation 2015: Section 3. Adult advanced life support. Resuscitation. 2015; 95: 100–147.
26. Truhlar A, Deakin CD, Soar J, et al. European Resuscitation Council Guidelines for Resuscitation 2015: Section 4. Cardiac arrest in special circumstances. Resuscitation. 2015; 95: 148–201.

18

KAPITEL

19 Akzidentelle Hypothermie

Peter Paal, Douglas J. Brown
Bearbeitung der deutschen Version: Peter Paal, Simon Rauch

Zusammenfassung

- Eine akzidentelle Hypothermie führt zu einer tiefgreifenden Beeinträchtigung der menschlichen Physiologie. Bei einem ansonsten gesunden Patienten sind Zittern und eine erhöhte Stoffwechselrate die wichtigsten thermoregulatorischen Reaktionen. Sinkt jedoch die Körperkerntemperatur unter ~ 33 °C, wird die Thermoregulation beeinträchtigt und es kommt zur Funktionsstörung mehrerer Organe. Tiefere Temperaturen senken den metabolischen Sauerstoffbedarf und führen zu einer Reduktion des Bewusstseins, zur Bradypnoe, Bradykardie und zu einer arteriellen Hypotonie. Eine stark unterkühlte Person kann tot erscheinen, obwohl sie bei korrekter Behandlung noch erfolgreich reanimiert werden kann.
- Bei ansonsten gesunden Patienten mit Spontankreislauf ist bei primärer Hypothermie bei stabilen Vitalfunktionen eine externe und minimalinvasive Erwärmung empfohlen. Extrakorporale Verfahren (ECLS) haben das Management des hypothermen Herz-Kreislauf-Stillstands revolutioniert. Werden die Patienten für einen Einsatz eines ECLS korrekt ausgewählt, sind Überlebensraten von nahezu 100 % möglich. Folgende Patientengruppen sollen direkt an ein ECLS-Zentrum transportiert werden: Patienten, bei denen ein Risiko besteht, einen hypothermen Herz-Kreislauf-Stillstand zu erleiden, einschließlich junge und gesunde Patienten mit einer Körperkerntemperatur < 30 °C, alte und kranke Patienten mit einer Körperkerntemperatur < 32 °C, Patienten mit systolischem Blutdruck < 90 mm Hg oder kardiozirkulatorischer Instabilität und solche, die bereits einen hypothermiebedingten Herz-Kreislauf-Stillstand erlitten haben. Während des Transports sollte eine kontinuierliche kardiopulmonale Reanimation (CPR) durchgeführt werden. Bei langen und schwierigen Transporten sind mechanische Herzdruckmassage-Geräte empfohlen. Ist eine kontinuierliche CPR nicht möglich, kann eine intermittierende CPR in Betracht gezogen werden.
- Nach einem hypothermen Kreislaufstillstand ist eine geeignete Postreanimationstherapie durchzuführen. Es sollten strukturierte Protokolle vorhanden sein, um die präklinische Triage, den Transport, die Behandlung sowie das innerklinische Management zu optimieren. Zudem sollte es in der Klinik Protokolle zur Verlegung an ein ECLS-Zentrum, für die Anwendung eines ECLS und die Postreanimationstherapie geben.

19.1 Epidemiologie

Die akzidentelle Hypothermie beim Menschen ist definiert als der unbeabsichtigte Abfall der Körperkerntemperatur auf < 35 °C. [1] Hypothermie ist ein häufig auftretendes Problem bei älteren Menschen, wodurch vorliegende Verletzungen und Krankheiten verschlimmert und eine medikamentöse Therapie erschwert werden. Die Hypothermie kann durch eine gestörte Thermoregulation verursacht werden oder das Ergebnis eines übermäßigen Wärmeverlusts sein.

Kinder sind häufiger von Unterkühlung betroffen als Erwachsene, teilweise aufgrund des größeren Verhältnisses von Körperoberfläche zu Gewicht, da dies einen größeren Wärmeverlust begünstigt. Die Inzidenz von Unterkühlung in Europa und Neuseeland reicht von 0,13–6,9 Fällen pro 100.000 Einwohner jährlich. [2-5] Eine akzidentelle Hypothermie ist jährlich für 1,81–2,2 Todesfälle pro 100.000 Einwohner in Großbritannien und für 0,88–1,6 pro 100.000 Einwohner in Polen verantwortlich. [6-8] Eine akzidentelle Hypothermie kommt sowohl in kalten als auch in gemäßigten Klimazonen zu allen Jahreszeiten, in städtischen sowie in ländlichen Gebieten vor. [9-11]

MERKE
Eine akzidentelle Hypothermie kommt in kalten als auch in gemäßigten Klimazonen zu allen Jahreszeiten, in städtischen und in ländlichen Gebieten vor.

19.2 Primäre und sekundäre Hypothermie

Bei Kälteeinwirkung besteht die erste physiologische Reaktion zur Aufrechterhaltung einer normalen Körperkerntemperatur von etwa 37 °C in der Aktivierung des sympathischen Nervensystems, in aktiver Bewegung und durch Kältezittern. Ist der Wärmeverlust größer als die Wärmeproduktion, kommt es zur primären akzidentellen Hypothermie. Sind die Energiespeicher erschöpft oder fällt die Körperkerntemperatur tief genug ab, um die Thermoregulation zu beeinträchtigen, steigt die Abkühlrate rascher an. Zu diesem Zeitpunkt hört das Kältezittern mit großen interindividuellen Unterschieden auf.

Eine sekundäre Hypothermie kann sich bei einer Vielzahl von Krankheiten (➤ Tab. 19.1) aufgrund einer beeinträchtigten Thermoregulation entwickeln. Auch in Innenräumen und bei einer relativ warmen Umgebung kann es zu einer sekundären Hypothermie kommen. Die Sterblichkeit bei der sekundären Hypothermie ist abhängig von den zugrundeliegenden Krankheiten.

MERKE

Die Prognose bei sekundärer akzidenteller Hypothermie ist abhängig von den zugrundeliegenden Krankheiten.

19.3 Pathophysiologie

Der Hypothalamus im Zwischenhirn hält die Körperkerntemperatur um die 37°C. Der menschliche Körper antwortet auf Kälte mit kompensatorischen physiologischen Reaktionen, um den Wärmeverlust zu verhindern und die Wärmeproduktion zu steigern. Die wichtigsten Gegenmaßnahmen sind z.B. das Anziehen einer zusätzlichen, isolierenden Kleidungsschicht oder das Aufsuchen einer wärmeren Umgebung. Zu den physiologischen Gegenregulationsmechanismen gehören die Verringerung des Wärmeverlusts durch periphere Vasokonstriktion, durch die Steigerung der Wärmeproduktion, durch Bewegung oder Zittern sowie durch die metabolische Wärmeerzeugung des braunen Fettgewebes (eher bei Säuglingen als bei Erwachsenen).

Versagen die ausgleichenden physiologischen Reaktionen, welche eine Normothermie aufrechterhalten, nimmt die Körperkerntemperatur ab. Die Geschwindigkeit der Auskühlung hängt von mehreren Faktoren ab: vom Alter, von der Körpergröße, der Fähigkeit zu zittern oder körperliche Arbeit zu verrichten, der Isolierung mit Kleidung und subkutanem Fettgewebe. [12] Insbesondere nasse Kleidung und Wind verstärken die Auskühlung erheblich. Die Auskühlung kann bis zu 9 °C/h im Schnee betragen. [13] Bei einem experimentellen Kühlversuch im 2 °C kaltem Wasser betrug die Auskühlung 0,35 ± 0,14 °C/Minute. [14]

Tab. 19.1 Mit sekundärer Hypothermie einhergehende Erkrankungen und Ursachen, nach [1]

Beeinträchtigte Wärmeregulation	Verminderte Wärmeerzeugung	Erhöhter Wärmeverlust
Zentrales Nervensystem: • Magersucht • Herz-Kreislauf-Erkrankung • Schädel-Hirn Trauma • Dysfunktion des Hypothalamus • Stoffwechselerkrankungen • Neoplasie • Morbus Parkinson • Unerwünschte Arzneimittelwirkungen (UAW) • Subarachnoidalblutung • Vergiftungen	**Endokrines System:** • Alkoholische oder diabetische Ketoazidose • Nebennierenrindeninsuffizienz • Hypophysenunterfunktion • Laktatazidose	**Dermatologische Ursache:** • Verbrennungen • Induzierte Vasodilatation • Medikamente und Toxine
Peripheres Nervensystem: • Akute Rückenmarksdurchtrennung • Neuropathie	**Flüssigkeitshaushalt:** • Extreme körperliche Anstrengung • Hypoglykämie • Unterernährung	**Iatrogene Ursache:** • Notgeburt • Kalte Infusionen • Hitzschlagbehandlung
	Neuromuskuläre Beeinträchtigung: • Hohes Alter • Unkontrolliertes Kältezittern • Inaktivität	**Andere klinische Zustände:** • Karzinose • Herz-Lungen-Krankheiten • Infektionen: bakteriell, viral, parasitär • Mehrfachverletzung • Schock

MERKE

Die Abkühlung kann im Schnee bis zu 9 °C/h und in eiskaltem Wasser bis zu 21 °C/h betragen.

Fällt die Körperkerntemperatur unter 36 °C ab, führen erhöhte Katecholaminspiegel, die durch die Aktivierung des sympathischen Nervensystems (SNS) hervorgerufen werden, zu einer Tachykardie und zur Erhöhung des Gefäßwiderstands sowie zur kardialen Nachlast, was wiederum mit einem Anstieg des mittleren arteriellen Drucks und des Herzzeitvolumens einhergeht. [15] Diese physiologische Reaktion erhöht den Sauerstoff- und Energieverbrauch. Sinkt die Körperkerntemperatur unter 32 °C, verschlechtert sich die Herz-Kreislauf-Funktion allmählich. Durch Abkühlung wird die Erregungsleitung des Herzens zunehmend beeinträchtigt. Bei ~ 28 °C kommt es zur Abnahme der Herzfrequenz um bis zu 50 %. [16, 17] Die Gefahr von atrialen oder ventrikulären Arrhythmien nimmt ab einer Körperkerntemperatur < 32 °C zu. [17, 18] Unter 32°C besteht bei Alten und Kranken und bei Jungen und Gesunden unter 30 °C ein hohes Risiko für Kammerflimmern (VF) oder für eine Asystolie. [1] Beide können mitverursacht werden durch die Kombination aus Hypovolämie, Hypoxie, einer Änderung des pH-Werts, mechanischer Reizung und direkten Temperatureffekten. Bei einer Körperkerntemperatur unter 30 °C nimmt das Herzminutenvolumen deutlich ab. Bei 25 °C reduziert es sich auf ~ 45 %. [19] Die Abnahme der Körperkerntemperatur führt zu einer fortschreitenden Senkung des arteriellen Blutdrucks und zu einer Low-Flow-Organperfusion. Unter 32 °C hört das Zittern auf – die interindividuellen Unterschiede sind aber beträchtlich –, wodurch die Abkühlung schneller voranschreitet. Unter ~ 24 °C wird die Wärmeproduktion vernachlässigbar gering und eine unterkühlte Person wird zunehmend poikilotherm. [12]

Als Reaktion auf den verminderten zerebralen Stoffwechsel bei sinkender Körperkerntemperatur (➤ Tab. 19.2) kommt es zur Bewusstseinseinschränkung. Die Beurteilung kann komplex sein, wenn beim Patienten gleichzeitig eine andere

Tab. 19.2 Klassische Stadieneinteilung und Behandlung der akzidentellen Hypothermie

Symptome	Körperkerntemperatur	Behandlung
Milde Hypothermie (HT I)		
Bewusstseinsklar, evtl. Muskelzittern	35–32 °C	• In warme Umgebung bringen und warme Kleidung (z. B. Rettungsdecke, Mütze, Handschuhe, gut isolierte Kleidung) anziehen; warme, gesüßte Getränke verabreichen; aktive Bewegung (wenn möglich) • Patienten mit schwerem Trauma oder Verdacht auf sekundäre Hypothermie sollten wie HT II behandelt werden
Moderate Hypothermie (HT II)		
Bewusstseinseintrübung (möglicherweise kein Muskelzittern mehr)	< 32–28 °C	• Aktive externe und minimal invasive Wiedererwärmungstechniken (warme Umgebung; Wärmepackungen oder Decken; warme Infusionen) • Monitoring und Überwachung der Körperkerntemperatur • Minimale und vorsichtige Bewegungen, um Arrhythmien zu vermeiden Ganzkörperisolierung, horizontale Position und Immobilisierung
Schwere Hypothermie (HT III)		
Bewusstlosigkeit[a], Vitalzeichen vorhanden	< 28 °C	HT-II-Management plus: • Atemwegsmanagement nach Bedarf • Behandlung in einem ECMO*-/HLM-Zentrum erwägen, (falls verfügbar), vor allem in Fällen mit refraktärer Kreislaufinstabilität
Schwere Hypothermie mit möglichen Herz-Kreislaufstillstand (HT IV)		
Keine oder minimale Vitalzeichen	Ein Herz-Kreislauf-Stillstand ist ab < 30° bei Jungen und Gesunden und bei < 32 °C bei Alten und Kranken möglich. Das Risiko steigt < 30 °C mit weiterer Abkühlung an	• CPR inkl. max. 3 Defibrillationen • Atemwegsmanagement • Transport in ein ECMO*-/HLM-Zentrum • Weiteren Wärmeverlust verhindern (Isolierung, warme Umgebung) • Aktive externe und minimal invasive Wiedererwärmung (siehe HT II) während des Transports wird empfohlen, ist aber umstritten • Wenn kein ECMO*-/HLM-Zentrum innerhalb 6 Stunden erreichbar ist, sollte die Wiedererwärmung im nächstgelegenen Krankenhaus durchgeführt werden (d. h. warme Infusionen, Peritoneal +/- Blasenspülung, warme Luft, kontinuierliche CPR*)

* CPR = kardiopulmonale Reanimation, ECMO = Extrakorporale Membranoxygenierung, HLM = Herz-Lungen-Maschine.

[a] Bewusstseinsveränderungen können durch Komorbiditäten (z. B. Trauma, Erkrankungen des Zentralnervensystems, Toxine) unabhängig von der Körperkerntemperatur beeinträchtigt werden. (Mit freundlicher Genehmigung aus [1].)

Pathologie, wie z.B. ein SHT oder eine Intoxikation vorliegt, die unabhängig von der Körpertemperatur zu Bewusstseinsveränderungen führen können. Nach einer anfänglichen Stimulation des zerebralen Stoffwechsels durch einen Temperaturabfall von 1 °C auf 36 °C, sinkt der Sauerstoffverbrauch um jeweils ~ 6 % pro 1 °C fallender Körperkerntemperatur. Daraus ergibt sich ein Stoffwechsel von ~ 50 % bei 28 °C, ~ 24 % bei 18 °C und ~ 16 % bei 15 °C – im Vergleich mit dem normothermen Stoffwechsel. [20, 21] Die zerebrale Funktion nimmt bei einer Verringerung der Körperkerntemperatur um 4 °C merklich ab. [22, 23] Mit zunehmender Abkühlung ist das Bewusstsein zunehmend beeinträchtigt und bei einer Körperkerntemperatur < 30 °C kann Bewusstlosigkeit eintreten. Einige Patienten mit einer Körperkerntemperatur < 24° zeigen noch neurologische Aktivität. [13] Die Pupillen werden bei ~ 28 °C weit und reagieren nicht mehr auf Licht. Die Pupillengröße und die Pupillenreaktion können jedoch auch durch Verletzung, Krankheit oder Drogen beeinflusst werden. [13]

Vor kurzem wurde eine überarbeitete Schweizer Stadieneinteilung der akzidentellen Hypothermie vorgestellt (➤ Tab. 19.3). Kernpunkt ist, dass die Vitalfunktionen mit abnehmender Körperkerntemperatur linear abnehmen. Die zuverlässigste Korrelation besteht zwischen Körperkerntemperatur und Bewusstsein. Zudem steigt das Risiko eines hypothermiebedingten Herz-Kreislauf-Stillstands bei abnehmender Körperkerntemperatur an. Die überarbeitete Schweizer Stadieneinteilung der akzidentellen Hypothermie sollte dann eingesetzt werden, wenn kein Thermometer mit ausreichendem Messbereich (z.B. < 28°C) vorhanden ist und gleichzeitig keine Zustände vorliegen, die den Patienten neurologisch einschränken, z.B. Intoxikation oder Schädel-Hirn-Trauma.

Während des Abkühlungsprozesses sinken Atemzugvolumen, Atemfrequenz und die Compliance der Lunge und des Brustkorbs. [25] Bei einer Körperkerntemperatur < 28 °C kommt es häufig zur Apnoe. [26] Es gibt aber auch Patienten, die bei einer Körperkerntemperatur < 24 °C eine Atemfrequenz zwischen zwei und 15 Atemzügen pro Minute aufweisen. [13]

Als Reaktion auf Kälte verursacht die periphere Vasokonstriktion eine Flüssigkeitsverschiebung vom intra- zum extravaskulären Raum, wodurch der Hämatokrit steigt. [27] Die aus der peripheren Vasokonstriktion und dem erhöhten arteriellen Blutdruck resultierende relative zentrale Hypervolämie scheint in Kombination mit dem erhöhten Hämatokrit die Freisetzung des antidiuretischen Hormons zu unterdrücken, was zu einer kälteinduzierten Diurese führt. Die Blutviskosität steigt um 2 % pro 1 °C-Abfall der Körperkerntemperatur an. [26]

Während des Abkühlungsprozesses sind die Zellen einer Hypoxie ausgesetzt, da sich die Sauerstoffbindungskurve nach links verschiebt (d. h. weniger O_2 wird an das Gewebe abgegeben). In der Peripherie fördert eine metabolische Azidose die Freisetzung von O_2 aus Hämoglobin (Sauerstoffbindungskurve verschiebt sich nach rechts). Die Zellen stellen auf einen überwiegend anaeroben Stoffwechsel um, die metabolische Azidose nimmt zu.

Eine Hypothermie verursacht eine Koagulopathie durch die Hemmung der plasmatischen Gerinnungsfaktoren und der Thrombozytenfunktion. [28, 29] Diese Hemmung der Aktivität der Gerinnungsfaktoren und Thrombozyten ist reversibel. Bei einer Körperkerntemperatur < 34 °C liegt eine klinisch relevante Koagulopathie vor. [30, 31] Eine Metaanalyse bei Patienten mit elektiver kolorektaler Chirurgie zeigte, dass bereits eine Senkung der Körperkerntemperatur von nur 1 °C die Blutung um 16 % erhöht und auch den Transfusionsbedarf von Erythrozytenkonzentraten steigert. [32]

Die Freisetzung von Katecholaminen kann die Thermogenese stimulieren, wenn die Körperkerntemperatur> 32 °C beträgt. [33] Die katecholamininduzierte Glykogenolyse verursacht wiederum eine Hyperglykämie. Der Glukosespiegel kann bei einer akzidentellen Hypothermie sowohl hoch als auch niedrig sein [34], was darauf hindeutet, dass die Blutzuckerkontrolle hauptsächlich vom Zustand des Stoffwechsels abhängt. [35] Die initiale Abkühlung kann mit einer Hyperventilation und einer respiratorischen Alkalose einhergehen. Wenn die Körperkerntemperatur unter 35 °C fällt, entwickelt sich eine Azidose, da eine Atemdepression mit Hyperkapnie bei abnehmender Stoffwechselrate mit verminderter CO_2-Produktion überwiegt. [26, 36] Häufig treten zuerst eine respiratorische Alkalose und metabolische Azidose (gemischte Azidose) auf, danach entwickeln sich eine respiratorische und metabolische Azidose (kombinierte Azidose). In der Praxis haben einige Patienten eine Azidose und andere eine Alkalose [37], was die Kombination der diversen pathogenen Prozesse, der individuellen Schwankungen und der mit dem hypothermen Ereignis verbundenen Faktoren widerspiegelt (z. B. können leicht hypotherme Patienten hypoventilierend, d. h. respiratorisch alkalisch, sein, tief hypotherme Patienten können sich in einer kombinierten Azidose befinden).

MERKE

Die akzidentelle Hypothermie ist per Definition ein Abfall der Körperkerntemperatur < 35 °C. Der Schweregrad der Unterkühlung geht einher mit Bewusstseinsstörung, Hypoventilation, kardiorespiratorischer Instabilität und dem Risiko eines Herz-Kreislauf-Stillstands.

19.4 Diagnostik und Gradeinteilung

Zur Klassifizierung der akzidentellen Hypothermie wird bei Vorhandensein eines ausreichend tief messenden Thermometers die klassische Stadieneinteilung der akzidentellen Hypothermie empfohlen. Die Körperkerntemperatur korreliert – mit beträchtlichen interindividuellen Schwankungen –

Tab. 19.3 Die Grundprinzipien des präklinischen Hypothermie Managements gemäß der überarbeiteten Schweizer Stadieneinteilung der akzidentellen Hypothermie. [24] ECLS: extracorporeal life support. CPR: kardiopulmonale Reanimation. GCS: Glasgow Coma Scale, SpO2 periphere Sauerstoffsättigung.

	Stadium 1	Stadium 2	Stadium 3	Stadium 4
Klinische Befunde[1]	„Wach" im WASB-Schema	„Ansprechbar" im WASB-Schema	„Schmerzreiz" im WASB-Schema Vitalparameter vorhanden	„Bewusstlos" im WASB-Schema **UND** keine Vitalparameter[2]
Risiko eines Herz-Kreislauf-Stillstands[3]	**Gering**	**Moderat**	**Hoch**	Hypothermer Herz-Kreislauf-Stillstand
Sauerstoffgabe	Gemäß good clinical practice, (Ziel: SpO_2 >94%)[4]	+	+	+
Kohlenhydratzufuhr	Warmer gesüßter Tee, Riegel	Glukose i.v./i.o.[5]	Glukose i.v./i.o.[5]	–
Aktive Bewegung	+	–[6]	–	–
Passive Wiedererwärmung	+	+	+	+
Aktive Wiedererwärmung	(+)	+	+	+
Vorsichtige Mobilisierung / wenn möglich horizontaler Transport	–	+	+	–
Defibrillations Patches	–	+	+	+
Intubation	–	–	In Betracht ziehen	+
Intermittierende CPR	–	–	–	+
Defibrillation	–	–	–	+[7]
Medikamente bei CPR	–	–	–	+[8]
Krankenhaus mit ECLS[9]	–	–	+	+

[1] In der überarbeiteten Schweizer Stadien Einteilung korrespondiert „wach" mit einem GCS von 15, „ansprechbar" mit einem GCS von 9 – 14 (inklusive verwirrter Patienten) sowie „Schmerzreiz" und „Bewusstlos" mit einem GCS < 9. Zittern wird der überarbeiteten Schweizer Stadien Einteilung nicht zur Stadieneinteilung herangezogen, bedeutet aber gewöhnlich eine KKT > 30 °C und somit eine Temperatur bei der ein hypothermer Herzkreislaufstillstand bei jungen und gesunden Personen unwahrscheinlich ist.

[2] Keine Atmung, kein tastbarer Carotis- oder Femoralispuls, kein messbarer Blutdruck. Suche nach Lebenszeichen (Puls und besonders Atmung) für eine Minute.

[3] Der Farbübergang symbolisiert den fließenden Übergang zwischen den Stadien. Die Hypothermie ist in dieser Darstellung der einzige betrachtete Risikofaktor zur Auslösung eines Herzkreislaufstillstands. Bei zusätzlichen Ursachen einer Vigilanz Minderung, wie z.B. Asphyxie, Intoxikation, Höhenhirnödem oder Trauma kann die überarbeitete Schweizer Stadien Einteilung fälschlicherweise einen höheren Grad der Unterkühlung suggerieren. Patienten im Stadium „wach" oder „ansprechbar", die Zeichen einer hämodynamischen Instabilität aufweisen (z.B. Bradykardie oder Hypotension), müssen vorsichtig beurteilt werden, da dies ein erhöhtes Risiko für einen Herz-Kreislauf-Stillstand bedeutet.

[4] Durch eine kältebedingte periphere Vasokonstriktion kann es schwierig sein, ein messbares Signal abzuleiten.

[5] Bei einer Hypoglykämie sollte Glukose verabreicht werden. Wenn eine Blutzuckermessung am Einsatzort nicht möglich ist, sollte einem hypothermen Patienten mit Wesensveränderung empirisch Glukose verabreicht werden.

[6] Aktive Bewegung ist erlaubt, wenn ein ausgeprägtes Kältezittern (hohe Bewegungsamplitude) vorhanden ist.

[7] Wenn nach drei Defibrillationen bei einer KKT <30°C ein Kammerflimmern weiter besteht, sollten weitere Defibrillationen erst bei einer KKT >30°C erfolgen.

[8] Bei einer KKT <30°C sollten weder Adrenalin noch Amiodaron verabreicht werden. Bei einer KKT von 30 – 35°C sollte das Dosierungsintervall auf 6–10 min verdoppelt werden.

[9] Patienten mit einem Herzkreislaufstillstand, einer KKT <30°C, einem systolischen Blutdruck <90 mm Hg oder ventrikulären Arhythmien sollten direkt in ein ECLS Zentrum transportiert werden.

mit den Vitalfunktionen Bewusstsein, Atmung und Kreislauf (➤ Tab. 19.2, ➤ Tab. 19.3) [38, 39]. Ist kein ausreichend tief messendes Thermometer vorhanden, sollte die überarbeitete Schweizer Stadieneinteilung der akzidentellen Hypothermie verwendet werden. Voraussetzung dafür ist, dass die hypothermen Patienten keine Bewusstseinseinschränkung durch andere Umstände wie z.B. Intoxikation oder Schädel-Hirn-Trauma haben. Beträgt die Körperkerntemperatur einer bewusstlosen Person z. B. 34 °C, wird wahrscheinlich eine andere Ursache die Bewusstlosigkeit hervorgerufen haben.

Um den Schweregrad einer akzidentellen Hypothermie abzuschätzen, sollte man sich nicht ausschließlich auf klinische Anzeichen verlassen. Auf jeden Fall ist eine gründliche Bewertung des Patienten, der Unfallstelle und der Umstände vorzunehmen. So können z.B. der Unfallmechanismus, bestehende Vorerkrankungen, Umgebungstemperatur und Aufenthaltsdauer bereits auf die Schwere der Hypothermie hinweisen. Die Bewertung sollte so schnell wie möglich durch eine genaue Messung der Kerntemperatur abgeschlossen werden. Der Patient ist kontinuierlich klinisch und mit nichtinvasivem Monitoring zu überwachen. [40] Die wichtigsten physiologischen Auswirkungen bei schwerer Unterkühlung sind in ➤ Tab. 19.4 aufgeführt.

19.4.1 Messung der Körperkerntemperatur

Ist eine Person Kälte ausgesetzt, sinkt die Hauttemperatur schneller als die Körperkerntemperatur. Bei einem unterkühlten Patienten sollte die Körpertemperatur nicht von außen, sondern so nah wie möglich am Herzen oder Gehirn gemessen werden. Der Goldstandard hierfür ist die Ösophagustemperatur. Die Temperatur im unteren Drittel der Speiseröhre entspricht der Temperatur des Herzens und

Tab. 19.4 Physiologische Veränderungen und ihre Auswirkungen bei schwerer Hypothermie (HT III–IV).

Parameter	Klinische Auswirkungen
Herz-Kreislauf	
Anfängliche Vasokonstriktion (Wirkung durch Äthanol blockiert); Vasokonstriktion versagt bei <24 °C.	Fehlende Vasokonstriktion bedeutet, dass Patient poikilotherm wird (an Umgebungstemperatur angepasst)
Erregungsleitung des Herzens wird durch Kälte und Änderungen des pH-Werts und PaO_2 beeinträchtigt. Die anfängliche Tachykardie durch Zittern lässt bei weiter sinkender Körperkerntemperatur nach, da es zu einer Abnahme der spontanen Depolarisation von Schrittmacherzellen kommt, was zum linearen Abfall der Herzfrequenz (~ 50 % bei 28 °C) führt. Jeder EKG-Rhythmus ist möglich. Häufig bei < 32 °C sind Sinusbradykardie, verlängertes QT oder J-Wellen (in Ableitungen I und V6, aber nicht pathognomonisch für Unterkühlung). Die Wahrscheinlichkeit eines KF ist bei Temperaturen < 30 °C hoch	• Bradykardie reagiert nicht auf Atropin • Wenn Tachykardie nicht mit der Körperkerntemperatur konsistent ist, liegt evtl. eine andere Ursache vor, z. B. unerkanntes Trauma • Seien Sie auf jeden Rhythmus vorbereitet, aber rechnen Sie damit, dass er bis zur Wiedererwärmung therapieresistent ist • Normaler Rhythmus setzt nach der Wiedererwärmung ein
Herzminutenvolumen sinkt bei 25 °C auf 45 %	Arterielle Hypotonie ist die Norm
Nach Wiedererwärmen verringern sich der mittlere arterielle Druck, die Kontraktilität und das Herzminutenvolumen, v.a., wenn Alkohol vor dem Abkühlen getrunken wurde.	Verminderte Herzfunktion kann nach dem Erwärmen etwas länger andauern
Zentrales Nervensystem	
Reflexe werden bei abnehmender Körperkerntemperatur zunehmend träger und fehlen schließlich bei ~ 28–30 °C gänzlich	Grad des Bewusstseins sollte mit Körperkerntemperatur übereinstimmen, eine grobe Diskrepanz verweist auf andere Diagnose
Pupillen werden weit und reagieren bei ~ 28 °C nicht mehr auf Licht	
EEG zeigt Unterdrückung der Hirnaktivität bei ~ 22 °C und wird bei ~ 18–20 °C isoelektrisch (Nulllinie)	Auswirkungen der Unterkühlung machen es sehr schwer, den Tod bei noch kalten Opfern nach den üblichen Kriterien zu diagnostizieren
Atemwege	
Atemzugvolumen, Atemfrequenz, Lungencompliance und Elastizität des Brustraums nehmen ab. Die Atemfrequenz kann nur 5 Atemzüge pro Minute bei einer Körperkerntemperatur <30 °C, betragen. Der Hustenreflex und die Zilienmotilität sind vermindert, Sekretionen werden visköser.	Ein unregelmäßiges Atmungsmuster kann fälschlicherweise für eine Schnappatmung gehalten werden, was zu einer verfrühten Einleitung der CPR führen könnte
Bei 30 °C sinken der Sauerstoffverbrauch und die CO_2-Produktion um ~ 50 %.	Wahrscheinlichkeit einer Atemwegsinfektion ist erhöht
Nieren und Stoffwechsel	
Kälteinduzierte Diurese, teilweise aufgrund der relativen zentralen Hypervolämie infolge der peripheren Vasokonstriktion, aber auch aufgrund einer verminderten ADH-Freisetzung und der Resistenz gegen seine Wirkung. Alkohol erhöht den Harndrang weiter	Stark unterkühlte Opfer sind dehydriert. Dies wird besonders wichtig während der Erwärmung, da die Reperfusion der Peripherie zu einem Blutdruckabfall führen kann
Hyperglykämie kommt häufig vor aufgrund der katecholamininduzierten Glykogenolyse, verminderten Insulinfreisetzung und Hemmung des Insulintransports	Hyperglykämie kann Diuresemenge erhöhen
Glomeruläre Filtrationsrate sinkt mit dem Herzminutenvolumen, dadurch reduziert sich der Nierenblutfluss. Bei niedriger Körperkerntemperatur ist die renale Sekretion von H+ Ionen vermindert, sodass es eine renale Komponente der Azidose gibt.	Dies macht die Interpretation des Säure-Basenhaushalts komplex

Tab. 19.4 Physiologische Veränderungen und ihre Auswirkungen bei schwerer Hypothermie (HT III–IV). *(Forts).*

Parameter	Klinische Auswirkungen
Hypokaliämie tritt häufig bei Unterkühlung auf	• Wird mehr Kalium ersetzt wird als verloren ging, kann es zur Hyperkaliämie beim Wiedererwärmen kommen • Eine schwere anfängliche Hyperkaliämie ist Zeichen einer Azidose und von Zelltod und ist daher prognostisch ungünstig.
Hämatologie	
Der Hämatokrit steigt etwa 2 % für je 1 °C-Temperaturabfall	Ein normaler Hämatokrit bei mäßiger oder schwerer Hypothermie deutet auf eine bestehende Anämie oder Blutverlust hin
Koagulation	
Thrombozytenfunktion und Aktivität der Gerinnungsfaktoren sind verringert	• Koagulopathie ist wahrscheinlich und nimmt mit abnehmender Körperkerntemperatur zu • Bei <33 °C erhöht die Koagulopathie die Sterblichkeit von Polytraumatisierten erheblich

EEG (Elektroenzephalogramm), EKG (Elektrokardiogramm), PaO_2 (Sauerstoffpartialdruck im arteriellen Blut), KF Kammerflimmern (mit freundlicher Genehmigung von [11])

ist die Methode der Wahl bei intubierten Patienten. Bei ansprechbaren Patienten sollte die Messung mittels einer epitympanalen Thermistor-Sonde erfolgen. [41] Es handelt sich hierbei um eine nichtinvasive und sichere Technik, welche die Temperatur des Gehirns zuverlässig reflektiert. [42] Nur Thermistor-Sonden, die auch für die Anwendung bei kalten Umgebungstemperaturen entwickelt wurden, sollten verwendet werden. Der Gehörgang sollte vor der Verwendung frei von Feuchtigkeit oder Schnee sein, um nicht falsch niedrige Werte anzuzeigen. Häufig sind die verwendeten epitympanalen Thermometer mit Infrarot-Sensoren ausgestattet und nicht für die Messung einer niedrigen Körperkerntemperatur (z.B. <32°C) geeignet. Zudem verschließen sie den Gehörgang nicht und werden für den Einsatz außerhalb des Krankenhauses nicht empfohlen. Nur die Thermistor-Ohrthermometer sind für eine kalte Umgebung geeignet. [43] Sind die epitympanalen Sonden nicht gut isoliert können die angezeigten Werte aufgrund der kalten Umgebungstemperatur niedriger sein als jene einer ösophagealen Messung.

MERKE

Bei nicht intubierten Patienten sollte eine epitympanale Thermistorsonde für die Temperaturmessung verwendet werden, bei intubierten Patienten soll das ösophageale Thermometer im unteren Drittel der Speiseröhre platziert werden.

Das Messen der Rektal- oder Blasentemperatur wird präklinisch nicht empfohlen, weil z.B. das Einsetzen einer Rektalsonde nicht praktikabel ist, da der Patient dazu teilweise ausgezogen werden muss. Während des Wiederaufwärmprozesses ist ebenfalls die ösophageale Messung die erste Wahl, da es durch Peritoneal-, Rektal- oder Blasenspülung zu falschen Werten an der jeweiligen Messstelle kommen kann.

19.4.2 Klinische Symptome

Vitalfunktionen nehmen mit zunehmender Unterkühlung linear ab. Die zuverlässigste lineare Korrelation besteht zwischen akzidenteller Hypothermie und Bewusstseinseinschränkung: Je kälter ein Patient ist, desto mehr ist das Bewusstsein eingeschränkt (➤ Tab. 19.4). Zittern ist ein weiteres Hauptsymptom einer akzidentellen Hypothermie, leider ist der interindividuelle Unterschied derart groß, dass nach neuesten Erkenntnissen das Kältezittern nicht mehr zur Graduierung einer akzidentellen Hypothermie herangezogen werden sollte. Das Zittern hört bei einer Körperkerntemperatur von etwa 31 °C auf, kann aber auch bei Temperaturen bis zu 30 °C anhalten. [44] Sobald der Patient nicht mehr zittert, kühlt der Körper schneller ab.

Bei leichter Unterkühlung kann es zu einer vorübergehenden neurologischen Dysfunktion mit Angstzuständen, Reizbarkeit und Urteilsstörungen, unangemessenem Verhalten, Apathie und Ataxie kommen. Dadurch steigt das Risiko zu stolpern oder zu stürzen. Es wurde von Fällen von paradoxem Ausziehen bei Unterkühlung berichtet, der dahinterstehende Mechanismus ist allerdings unklar. [45] Obwohl manche Patienten bei einer Körperkerntemperatur von etwa 30 °C noch weckbar sind, reagieren die meisten Patienten nicht mehr auf Ansprache.

Herzfrequenz, Atemfrequenz und Blutdruck sinken. Das Herzminutenvolumen sinkt bei 25 °C auf etwa 45 %. Unterhalb von ~32 °C kann das Elektrokardiogramm (EKG) Osbornwellen [46, 47] sowie gutartige Arrhythmien wie Vorhofflimmern, Sinustachykardie oder Bradykardie zeigen. Längere QT-Intervalle, AV-nodale Rhythmen, ventrikuläre Tachykardien sowie Kammerflimmern können ebenfalls auftreten. [18] Bei Polytraumatisierten steigt die Mortalität exponentiell mit abnehmender Körperkerntemperatur von unter 5% bei Normothermie auf fast 50 % bei einer Körperkerntemperatur <32 °C bei Krankenhausaufnahme

19

an. [48] Ein Herz-Kreislauf-Stillstand mit einer pulslosen elektrischen Aktivität (PEA), einer pulslosen ventrikulären Tachykardie (pVT), VF oder Asystolie tritt unter ~ 32 °C sporadisch auf. Wahrscheinlicher ist dies jedoch bei einer Temperatur von < 28 °C und häufig ab ~ 24 °C. Es wurde jedoch auch über Fälle mit Vitalzeichen bei einer Körperkerntemperatur < 24 °C berichtet. [13] Bei einer Körperkerntemperatur < 20 °C, können EKG und Elektroenzephalographie (EEG) isoelektrisch sein und der Patient kann klinisch tot erscheinen. Das Fehlen jeglicher Vitalfunktionen sollte nicht dazu führen, dass der Notarzt den Patienten für tot erklärt, es sei denn, es liegen eindeutige, mit dem Leben nichtvereinbare Verletzungen vor, eine tödliche Krankheit oder eine Lawinenverschüttung mit verlegten Atemwegen für länger als 60 min. [49] Weite und lichtstarre Pupillen, Blässe, Starre sowie erscheinende Leblosigkeit sind keine verlässlichen Anzeichen für den Tod unterkühlter Patienten.

MERKE

Ein hypothermiebedingter Herz-Kreislauf-Stillstand tritt auf bei Jungen und Gesunden bei einer Körperkerntemperatur < 30 °C, und bei Alten und Kranken bei einer Körperkerntemperatur < 32°C. Ein hypothermiebedingter Herz-Kreislauf-Stillstand ist bei einer Körperkerntemperatur < 28 °C wahrscheinlich und bei < 24 °C die Regel. Es gibt seltene Fälle mit erhaltenen Vitalfunktionen bei einer Körperkerntemperatur < 24 °C.

19

19.5 Bergungstod und Afterdrop

Unter Bergungstod versteht man einen Herz-Kreislauf-Stillstand, der während der Rettung oder des Transports schwer unterkühlter Personen (HT III) auftritt. [50, 51] Der Bergungstod kann durch Hypovolämie, Herzrhythmusstörungen, durch das Legen eines Zentralvenenkatheters und weiterer Abkühlung ausgelöst werden. [15] Das Risiko steigt bei Personen, die aus kaltem Wasser gerettet wurden.

Als Afterdrop bezeichnet man einen Abfall der Körperkerntemperatur nach der Rettung. Dieser Abfall kann ~ 1 °C betragen. [52, 53] Nach Ankunft im Krankenhaus stabilisiert sich die Körperkerntemperatur in der Regel mit aktiver externer und minimal invasiver Wiedererwärmung. [54] Ein Afterdrop könnte zum Bergungstod beitragen. Die optimalen Strategien, um den Bergungstod zu verhindern, werden noch diskutiert.

MERKE

Als Afterdrop bezeichnet einen Abfall der Körperkerntemperatur nach der Rettung. Der Afterdrop kann zum Bergungstod beitragen.

19.6 Behandlung vor Ort

In Regionen, in denen Unterkühlungen häufig vorkommen, sollten alle Krankenwagen und Hubschrauber mit geeigneten Geräten wie Thermometer, Ausrüstung zur Ganzkörperisolation sowie chemischen Wärmepackungen ausgestattet sein. Zudem sollten Behandlungsrichtlinien an die örtlichen Gegebenheiten und verfügbaren Ressourcen angepasst sein. [55] Für den Umgang mit somnolenten oder komatösen hypothermen Patienten gibt es drei Grundsätze: angemessene Sauerstoffzufuhr, sorgfältige Behandlung und Vermeiden weiterer Wärmeverluste.

MERKE

Es gibt drei Leitsätze für die Behandlung von somnolenten oder komatösen hypothermischen Patienten: ausreichende Oxygenierung sicherstellen, den Patienten nur wenig und sehr vorsichtig bewegen und einen weiteren Wärmeverlust verhindern.

Suchen Sie bei einem bewusstlosen Patienten, bei dem der Verdacht auf eine akzidentelle Hypothermie besteht, bis zu einer Minute nach Vitalfunktionen wie Bewusstsein, Atmung, Puls (inkl. Bewegung). [41] Wenn möglich, sollte die EKG-Überwachung vor dem Transport angebracht werden, um Arrhythmien, die während der Bewegung des Patienten hervorgerufen werden, zu erkennen. [56] Von Anbeginn des Rettungseinsatzes ist die Körperkerntemperatur zu messen, dies muss während des Transports wiederholt werden. Die Pulsoximetrie kann aufgrund peripherer Vasokonstriktion unzuverlässig sein. [57] Möglicherweise muss man sich auf klinische Befunde wie Hautfarbe und Atmungsmuster verlassen. Um einen weiteren Wärmeverlust des Patienten zu verhindern, sollten vor Ort keine unnötigen Handlungen durchgeführt werden. Sollte ein Hubschrauber für den Transport verfügbar sein, ist dieser dem bodengebundenen Rettungseinsatz vorzuziehen. [52]

Wenn der Patient nicht bewusstseinsgetrübt ist, ist nasse Kleidung zu entfernen und durch trockene zu ersetzen, wenn dies in einer warmen Umgebung gemacht werden kann. Andernfalls kann eine wasserdampfundurchlässige Schicht um die nasse Kleidung angebracht werden, bis der Patient in einer warmen Umgebung entkleidet werden kann. Dadurch werden die Wiedererwärmung unterstützt und der Zustand des Patienten verbessert. [58] Der Patient darf nur dann selbst gehen, wenn er dazu sicher in der Lage ist. Durch Bewegung wärmt sich ein unterkühlter Körper schneller wieder auf als durch Kältezittern, allerdings kann es durch aktive Bewegung zu einem Afterdrop von etwa 0,5 °C kommen. [59] Daher empfehlen die Hypothermie-Leitlinien der Wilderness Medical Society (WMS), einen unterkühlten Patienten auch im Stadium I hinzulegen und vor Kälteeinwirkung zu schützen. Dies ist jedoch nicht bei jedem Rettungseinsatz möglich.

Warme, alkoholfreie und zuckerhaltige Getränke dürfen verabreicht werden [56], sofern der Verletzungszustand keine zeitnahe Operation erfordert.

Ein somnolenter oder komatöser Patient sollte in horizontaler Lage bleiben, um die Gefahr eines Bergetods zu reduzieren. Bewusstlose Patienten neigen zum Kammerflimmern [26] und erfordern während der Rettung und des Transports ein äußerst umsichtiges Vorgehen. Lassen sich Bewegungen der Gliedmaßen und des Rumpfes nicht vermeiden, sollten diese langsam ausgeführt werden. [60]

Eine Ganzkörperisolierung und das Anbringen einer Wärmepackung (➤ Abb. 19.1) sind Teil der Standardbehandlung außerhalb des Krankenhauses, es sei denn, der Patient ist bei vollem Bewusstsein und kann normal gehen. [1, 12, 52] Es ist unwahrscheinlich, dass Ganzkörperisolierung und das Anbringen einer Wärmepackung die Wiedererwärmung vor Ort wesentlich beeinflussen, jedoch tragen sie dazu bei, einen weiteren Wärmeverlust während des Transports zu verhindern. Steht keine Ausrüstung für eine Ganzkörperisolierung vor Ort zur Verfügung, kann eine improvisierte Ganzkörperisolierung mit Aluminiumfolie, Jacken, Regenbekleidung, Biwak Sack und Luftpolsterfolie eingesetzt werden. Dem Patienten sollten auch Handschuhe und eine Mütze übergezogen werden. Außerdem kann Wärme durch direkten Körperkontakt oder andere minimalinvasive Techniken appliziert werden. Wärmepackungen, wie Fuß- und Handwärmer, sind zu klein, um einen nennenswerten Nutzen für die Wiedererwärmung zu haben, aber sie sind angenehm zu tragen.

Eine ausreichende Sauerstoffversorgung ist wichtig und hilft, das Myokard zu stabilisieren. [26] Nicht intubierte Patienten sollten nach Bedarf zusätzlichen Sauerstoff über eine Maske oder eine Nasenbrille erhalten, um einen Zielwert von 92–96 % zu erreichen. Reagiert der Patient nicht, so soll der Atemweg gesichert werden. [12] Für eine ausreichende Sauerstoffversorgung und einen Aspirationsschutz ist die endotracheale Intubation der Goldstandard. Alternativ kann ein supraglottischer Atemweg mit z.B. einer Larynxmaske oder einem Larynxtubus eingesetzt werden. [12]

Die Indikationen für die Einleitung einer Anästhesie und die endotracheale Intubation sind dieselben wie für normotherme Patienten. Allerdings ist zu beachten, dass durch die neuromuskuläre Blockade der Stoffwechsel noch weiter verringert und die Abkühlung beschleunigt wird. [62]

MERKE

Bei beatmeten Patienten sollte gewichtsadaptiert beatmet werden (6-8 mL/kg KG). Ein normaler pH-Wert mittels alpha-stat-Methode sollte angestrebt werden. [63]

Durch eine Hyperventilation wird das Reizleitungssystem des Herzens angeregt und es kommt zur zerebralen Vasokonstriktion. Ist es nicht möglich, bei beatmeten Patienten eine arterielle Blutgasmessung durchzuführen, sollte idealgewichtsadaptiert beatmet werden (6–8 mL/kg KG) werden. [64] Die $ETCO_2$-Überwachung bei schwer unterkühlten Patienten ist nicht zuverlässig. [65] Sind die $ETCO_2$-Werte zu niedrig, sollte man die Ventilation nicht zu sehr verringern und jedenfalls eine Atemfrequenz von ca. 10 Atemzügen pro Minute bei gewichtsadaptiertem Tidalvolumen anstreben. [65]

Eine Flüssigkeitsverschiebung ins Interstitium wird bei einer akzidentellen Hypothermie in der Regel nach dem Erwärmen wieder ausgeglichen. Beträgt die Körperkerntemperatur jedoch < 32 °C, sollte die intravasale Hypovolämie mit einer isotonen kristalloiden Lösung behandelt werden. Bei der intravenösen Verabreichung von Ringer-Laktat-Lösung bei Hypothermie ist Vorsicht geboten, da der Laktatstoffwechsel in der Leber eingeschränkt ist. [12] Die Volumensubstitution ist entsprechend dem klinischen Volumenstatus zu titrieren und die Flüssigkeit auf ca. 40°C vor Verabreichung zu erwärmen. Durch die Erwärmung soll eine iatrogene Auskühlung verhindert werden. Erwärmte Infusionen sind keine effizienten Mittel zur Wiedererwärmung. Außerhalb des Krankenhauses hat die intravenöse Flüssigkeitszufuhr keine Priorität, es sei denn, die Transportzeit verlängert sich oder der Patient ist hämodynamisch instabil. Sobald sich die Körperkerntemperatur des Patienten stabilisiert hat und er wieder warm wird, was in der Regel erst im Krankenhaus der Fall ist, sind erwärmte intravenöse Flüssigkeiten in der Regel erforderlich, um eine durch Vasodilatation verursachte Hypovolämie zu behandeln.

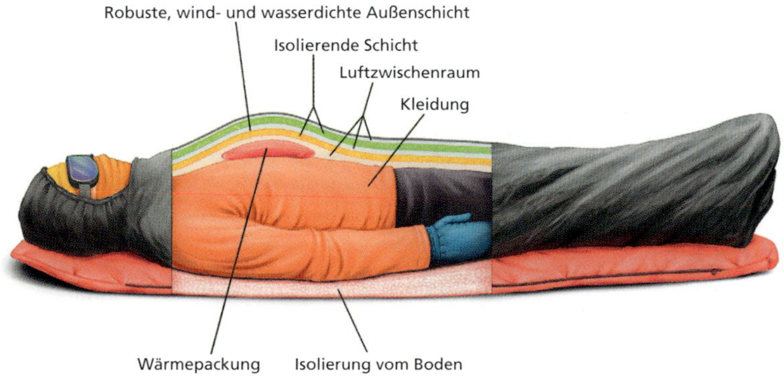

Abb. 19.1 Die Isolierung sollte mit einer äußeren robusten wind- und wasserdichten Dampfsperre erfolgen. Innen isolieren Decken den Körper. Es sollten chemische Wärmepads am Rumpf sowie Fäustlinge oder Handschuhe angebracht werden. Kopf und Gesicht sind vor Kälte zu schützen. [61]

Die Verwendung von Advanced-Life-Support-Medikamenten bei hypothermen Patienten ist umstritten. [66–69] Im Gegensatz zur Normothermie werden bei leichter Unterkühlung die Anästhetika in niedrigeren Dosierungen und in längeren Abständen verabreicht. [66] Bei Patienten mit einer Körperkerntemperatur < 30 °C hat die Verabreichung von Amiodaron oder Adrenalin keinen Nutzen. Bei Erfrierungen kann Adrenalin sogar schädlich sein, da es die Durchblutung der Extremitäten gefährdet.

In Fällen von extremer peripherer Vasokonstriktion, kann das Legen eines i.-v.-Zugangs schwierig sein und den Transport wesentlich verzögern. [57] [56] Ein intraossärer Zugang ist eine einfache und nützliche Alternative, um Medikamente oder Flüssigkeit zu verabreichen.

Die Wahl des Zielkrankenhauses sollte von dessen medizinischen Ressourcen abhängen. Ein hypothermer Patient mit normalem Blutdruck und ohne Arrhythmien kann zur Beobachtung in das nächstgelegene Krankenhaus transportiert werden. Ein Patient mit Bewusstseinsveränderungen sollte in ein Krankenhaus gebracht werden, bei dem die Möglichkeiten zur invasiven Erwärmung bestehen. (➤ Abb. 19.2)

19.7 Triage am Einsatzort

Ein kritisch unterkühlter Patient mit Hypoventilation, Apnoe, malignen ventrikulären Arrhythmien, systolischem Blutdruck <90 mm Hg, PEA, VT, KF, Asystolie oder ROSC nach erfolgreicher CPR sollte direkt zu einem ECLS-Zentrum transportiert werden – dort kann eine Wiedererwärmung mit einer Herz-Lungen-Maschine (HLM) oder vorzugsweise einer extrakorporalen Membranoxygenierung (ECMO) vorgenommen werden. [66] Der Stellenwert von zusätzlichem Monitoring mittels $ETCO_2$ [65] und Nahinfrarotspektroskopie (NIRS) [70] wird derzeit diskutiert. Bei Patienten im hypothermen Herz-Kreislauf-Stillstand ist ein $ETCO_2$ <10 mmHg kein Kriterium gegen den Einsatz einer Wiedererwärmung mittels ECLS. [63] Ebenso sind ein nicht beobachteter Herz-Kreislauf-Stillstand und Asystolie keine Kontraindikationen gegen eine ECLS-Wiedererwärmung (➤ Abb. 19.2). [71]

Bei reanimationspflichtigen Patienten hat die kontinuierliche CPR während des Transports oberste Priorität. [66] Eine Voranmeldung in der Klinik ist essenziell, um die Bereitstellung einer extrakorporalen Wiedererwärmungseinheit zu gewährleisten.

MERKE
Eine frühzeitige CPR erhöht die Überlebenschance mit gutem neurologischen Outcome.

Eine frühe CPR erhöht die Überlebenswahrscheinlichkeit des hypothermen Patienten, auch wenn diese lange andauert. [72] In einem Fall überlebte ein Patient nach 6,5 Stunden kontinuierlicher CPR. [73] Bei einer Körperkerntemperatur <30 °C ist es unwahrscheinlich, dass eine Defibrillation ein Kammerflimmern behebt. Das Scheitern eines Defibrillationsversuchs bedeutet jedoch nicht, dass der Herz-Kreislauf-Stillstand irreversibel ist. Es sollten maximal drei Defibrillationsversuche mit maximaler Energie vorgenommen werden. Wenn sich dies als unwirksam erweist, sollte die CPR über einen längeren Zeitraum, sogar über Stunden, fortgesetzt werden, bis die Wiedererwärmung die Körperkerntemperatur (idealerweise mit ECLS) wieder anhebt (normalerweise ~ 28–30 °C), um eine erfolgreiche Defibrillation zu ermöglichen [12] oder der warme Patient für tot erklärt werden kann.

Die Frequenz von Thoraxkompressionen und Ventilation unterscheidet sich nicht von den Maßnahmen des Basic Life Supports (BLS) bei normothermen Patienten. [66] Eine kontinuierliche CPR ist während eines bodengebundenen Transportes nicht immer möglich. [70] Die Verwendung eines mechanischen Herzdruckmassagegerätes ist für lange Transporte empfohlen. Eine qualitativ hochwertige CPR ist essenziell. Besonders bei beengten Verhältnissen oder technisch schwierigen Transporten (z.B. Hubschrauberrettung, Abseilen, terrestrischer Abtransport) kann dies schwierig sein. [70]

MERKE
Eine qualitativ hochwertige und kontinuierliche Herzdruckmassage sollte, wie bei normothermen Patienten, durchgeführt werden. Bei schwierigen Transportsituationen kann eine intermittierende (CPR ➤ Abb. 19.3) erforderlich sein. Die Verwendung von mechanischen Herzdruckmassagegeräten ist für lange und technisch schwierige Transporte empfohlen.

19.8 Krankenhausmanagement

Wiedererwärmungsmethoden werden wie folgt klassifiziert.

1. Passive Wiedererwärmung: Schutz vor weiterem Wärmeverlust, Erwärmung durch den Patienten
2. Aktive externe Wiedererwärmung: Abgabe von externer Wärme an die Körperoberfläche
3. Aktive innere Wiedererwärmung: Abgabe von Wärme in das Körperinnere

Gängige Wiedererwärmungsmethoden im Krankenhaus, ihre Wirksamkeit und mögliche Komplikationen sind in ➤ Tab. 19.5 aufgelistet. [12] Wiedererwärmungsmethoden sollten anhand der Morbidität, Mortalität sowie aufgrund des Patientenkomforts und der Ressourceneffizienz gewählt

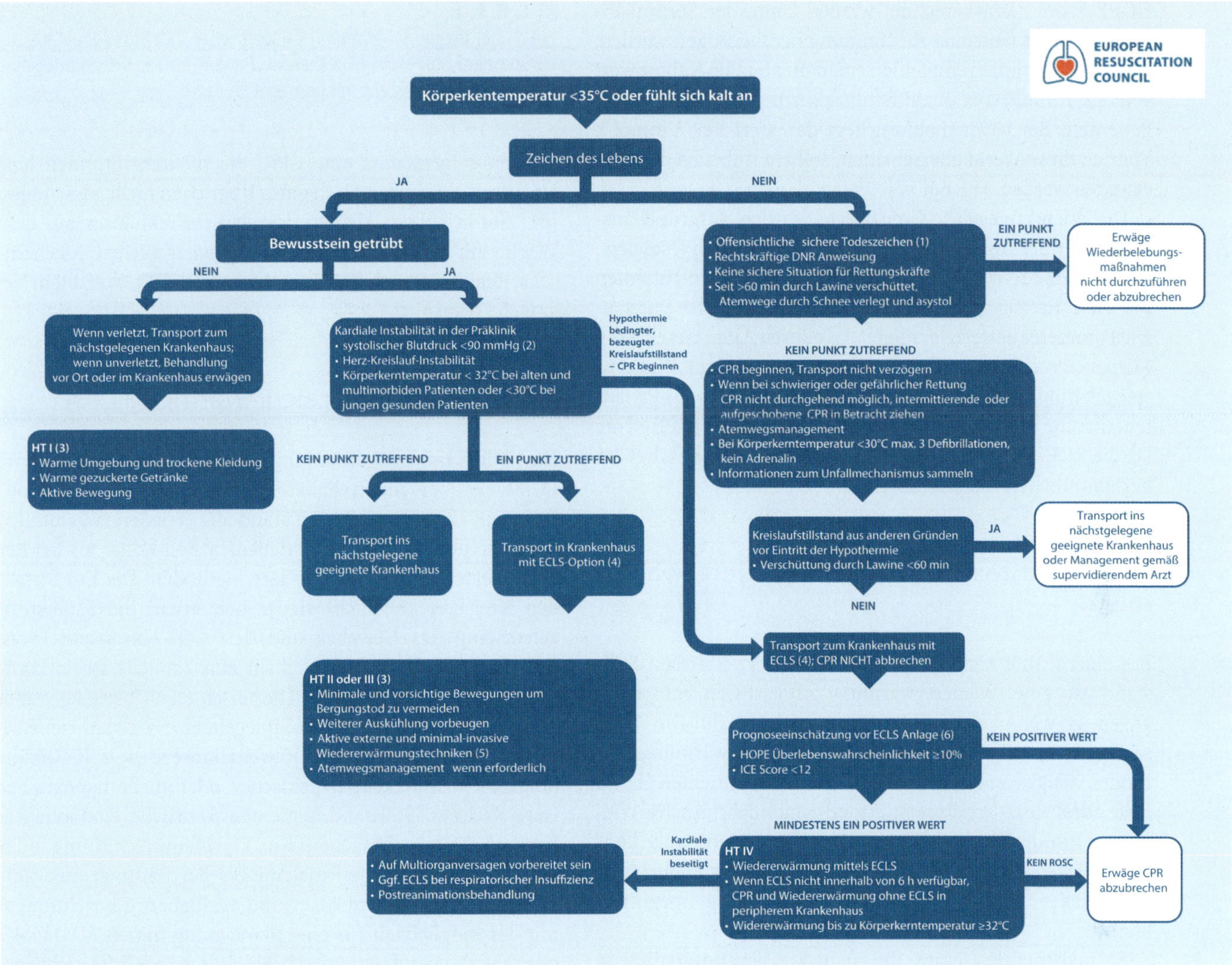

Abb. 19.2 Management bei akzidenteller Unterkühlung. (1) Dekapitation; Durchtrennung des Körperstamms; ganzer Körper zersetzt oder ganzer Körper festgefroren (Brustwand nicht komprimierbar. (2) SBP < 90 mmHg ist eine sinnvolle präklinische Einschätzung einer kardiozirkulatorischen Instabilität, aber für innenklinische Entscheidungen sind minimal notwendige Kreislaufparameter für einen stark unterkühlten Patienten (z. B. < 28 °C) nicht definiert. (3) Schweizer Einteilung einer akzidentellen Unterkühlung. (4) Bei einem hypothermen Patienten mit Kreislaufstillstand wird der direkte Transport in ein ECMO-Zentrum empfohlen. In abgelegenen Gebieten sollen Transportentscheidungen das Risiko einer längeren Transportzeitmit dem potenziellen Nutzen einer Behandlung in einem ECLS-Zentrum (z. B. 6 h) in Einklang bringen. (5) Warme Umgebung, chemische, elektrische oder Forced-air-Heizpackungen oder -decken und warme intravenöse Flüssigkeiten (38–42 °C). Im Fall einer therapierefraktären Kreislaufinstabilität soll eine Wiedererwärmung mit ECLS in Betracht gezogen werden. (6) Wenn die Entscheidung getroffen wird, unterwegs an einem Krankenhaus anzuhalten, um das Serumkalium zu messen,soll ein Krankenhaus auf dem Weg zu einem ECLS-Zentrum ausgewählt werden.HOPE-und ICE-Scores sollen nicht bei Kindern verwendet werden; stattdessen sollen Experten konsultiert werden.CPR kardiopulmonale Wiederbelebung; DNR "do not resuscitate"; ECLS extrakorporale Lebenserhaltung; HT Hypothermie; MD Arzt, ROSC Rückkehr der Spontanzirkulation SBP systolischer Blutdruck

werden. Erfrorene Körperteile sollten nicht erwärmt werden, bevor nicht eine Körperkerntemperatur > 34 °C erreicht wurde. [74] Da der Gefäßwiderstand während des Wiedererwärmens sinkt, benötigen hypotherme Patienten aufgrund des erweiterten Gefäßbettes und der kälteinduzierten Diurese, i. v.-Flüssigkeit, um eine gefährliche Hypovolämie zu vermeiden. Auch bei Erfrierungen sollte eine Hypovolämie zwecks ausreichender Perfusion vermieden werden. [75]

19.8.1 Triage im Krankenhaus bei hypothermen Patienten mit Herz-Kreislauf-Stillstand

Nach Aufnahme des Patienten sollte eine Triage anhand des HOPE-Scores (Hypothermia Outcome Prediction after ECLS) durchgeführt werden. [76] Ergibt der HOPE-Score einen Wert > 10%, sollte eine ECLS-Erwärmung des hypothermen Herz-Kreislauf-Stillstand-Patienten erfolgen. Der HOPE-Score ist nur für Erwachsene ausgelegt. Alternativ kann, falls der

HOPE-Score nicht berechnet werden kann, der Serumkaliumspiegel zur Outcome-Bestimmung herangezogen werden. Aktuelle Richtlinien empfehlen einen maximalen Kaliumwert von 12 mmol/l bei reanimationspflichtigen hypothermen Patienten. Bei Lawinenopfern liegt der Wert bei 7 mmol/l. Werden diese Werte überschritten, soll ein Abbruch der CPR erwogen werden. [12, 66, 77]

Die oben angegeben Grenzwerte wurden aufgrund ausgewerteter Serumkaliumspiegel bei Überlebenden festgelegt. [78, 79] Eine retrospektive Studie zu hypothermen Patienten mit Herz-Kreislauf-Stillstand (n=286), die mehrere potenzielle Parameter bewertete, zeigte, dass durch Alter, Geschlecht, Körperkerntemperatur bei Krankenhausaufnahme, Kaliumspiegel, Kühlmechanismus und CPR-Dauer bereits das Patientenoutcome vorhergesagt werden konnte. Beim HOPE-Score lag die ROC-Kurve bei 0,895 und war somit besser als bei der herkömmlichen Kaliummessung mit 0,774. [76]

19.8.2 Nichtextrakorporale Wiedererwärmung

Bei einem unterkühlten Patienten mit Herz-Kreislauf-Stillstand ist eine Wiedererwärmung ohne ECLS nur dann angezeigt, wenn keine ECLS verfügbar ist. [61, 80] Die Wirksamkeit von nicht-extrakorporalen Wiedererwärmungsmethoden hängt von der Kreislaufsituation des Patienten ab. Im Falle eines Herz-Kreislauf-Stillstands sind nichtinvasive Wiedererwärmungsmethoden langsam. Daher ist eine lange kontinuierliche CPR notwendig, um eine Körperkerntemperatur zu erreichen, bei der das Herz wieder zu schlagen beginnen könnte.

Extrakorporale Geräte, die nicht kreislaufunterstützend arbeiten, wie z. B. Hämodialyse, oder mit der CPR interferieren, z.B. Pleuraspülung, sind in der Regel kontraindiziert. Diese sind bei Patienten ohne Spontankreislauf nicht effektiv, da der Körper im Rahmen einer CPR nur unzureichend durchblutet wird. Die optimale Wiedererwärmungsstrategie ist nicht bekannt. Die Zeitspanne, die zwischen der Temperatur von ~ 28 °C und ROSC liegt, ist theoretisch für den Patienten die gefährlichste. Es sollte eine hochwertige manuelle oder mechanische Herzdruckmassage bis zum ROSC durchgeführt werden. Eine Wiedererwärmung mit 2–4°C könnte ein besseres neurologisches Outcome als eine raschere Wiedererwärmung bewirken. Hierzu können eine oder mehrere Methoden zur Wiedererwärmung, wie Heizdecken, Blasenspülung, Peritonealspülung, eingesetzt werden. Infusionen sollten auf ca. 40 °C erwärmt werden. Steigt die Körperkerntemperatur, kann ab 28 °C, pro Grad steigender Temperatur ein Defibrillationsversuch vorgenommen werden.

MERKE

Auch bei langandauerndem Transport unter CPR (zumindest bis zu 6 Stunden) sollte ein hypothermer Patient im Herz-Kreislauf-Stillstand in ein ECLS-Zentrum gebracht werden.

Studien zeigen, dass eine CPR, die mehrere Stunden lang andauert, ein neurologisch gutes Überleben nicht ausschließt. [81] Somit sollten kleinere lokale Krankenhäuser auf dem Weg in ein Zentrum mit ECLS umgangen werden. Mechanische Reanimationshilfen verbessern die CPR, vor allem bei langem Transport.

19.8.3 Extrakorporale Erwärmung

Die ECLS unter Verwendung einer veno-arteriellen (VA) ECMO ist bei einem Patienten mit einem primär hypothermen Herz-Kreislauf-Stillstand die Wiedererwärmungsmethode der Wahl. Die Überlebensrate ist höher als bei der Wiedererwärmung durch andere Methoden. Die ECLS stellt den Kreislauf künstlich wieder her, erhält die Sauerstoffversorgung des Gewebes und den CO_2-Abtransport vom Gewebe aufrecht und ermöglicht eine schnelle sowie kontrollierte Wiedererwärmung. Die berichteten Überlebensraten sind variabel (23–100 %) und spiegeln eine Vielzahl von Faktoren wider. Dazu gehören Umweltfaktoren, wie z. B. Abkühlungsgeschwindigkeit, hypoxischer oder nicht hypoxischer Herz-Kreislauf-Stillstand, patientenspezifische Faktoren wie Komorbiditäten, Ursachen wie Lawinenverschüttung oder Ertrinken, auftretende Probleme bei der Rettung, Auswahlkriterien für Krankenhäuser und verfügbare Einrichtungen mit der Möglichkeit für eine Erwärmung mittels VA-ECMO oder Herzlungenmaschine (HLM), falls eine ECMO nicht verfügbar ist. [72, 82–84]

Die meisten Patienten mit primärer Hypothermie können ihren Kreislauf bis zu < 28 °C aufrechterhalten. Daher ist die Indikation für eine Wiedererwärmung mit ECLS bei Patienten mit Herz-Kreislauf-Stillstand und einer Körperkerntemperatur >32 °C umstritten. Ein großer Teil dieser Opfer hat einen Herz-Kreislauf-Stillstand aus anderen Gründen erlitten, und die Chancen auf ein neurologisch gutes Ergebnis sind gering.

In folgenden Situationen sollte bei Patienten < 30°, bei Jungen und Gesunden bzw. < 32°C, bei Alten und Kranken mit Spontankreislauf (HT III) eine ECLS in Betracht gezogen werden [82]:

- Wenn aktives externes und minimal invasives Aufwärmen wie oben beschrieben (➤ Tab. 19.5) nicht zum gewünschten Erfolg führt
- Lebensbedrohliche Herzrhythmusstörungen
- Arterielle Hypotonie (systolischer Blutdruck < 90 mmHg)
- Respiratorische Insuffizienz
- Refraktäre Azidose

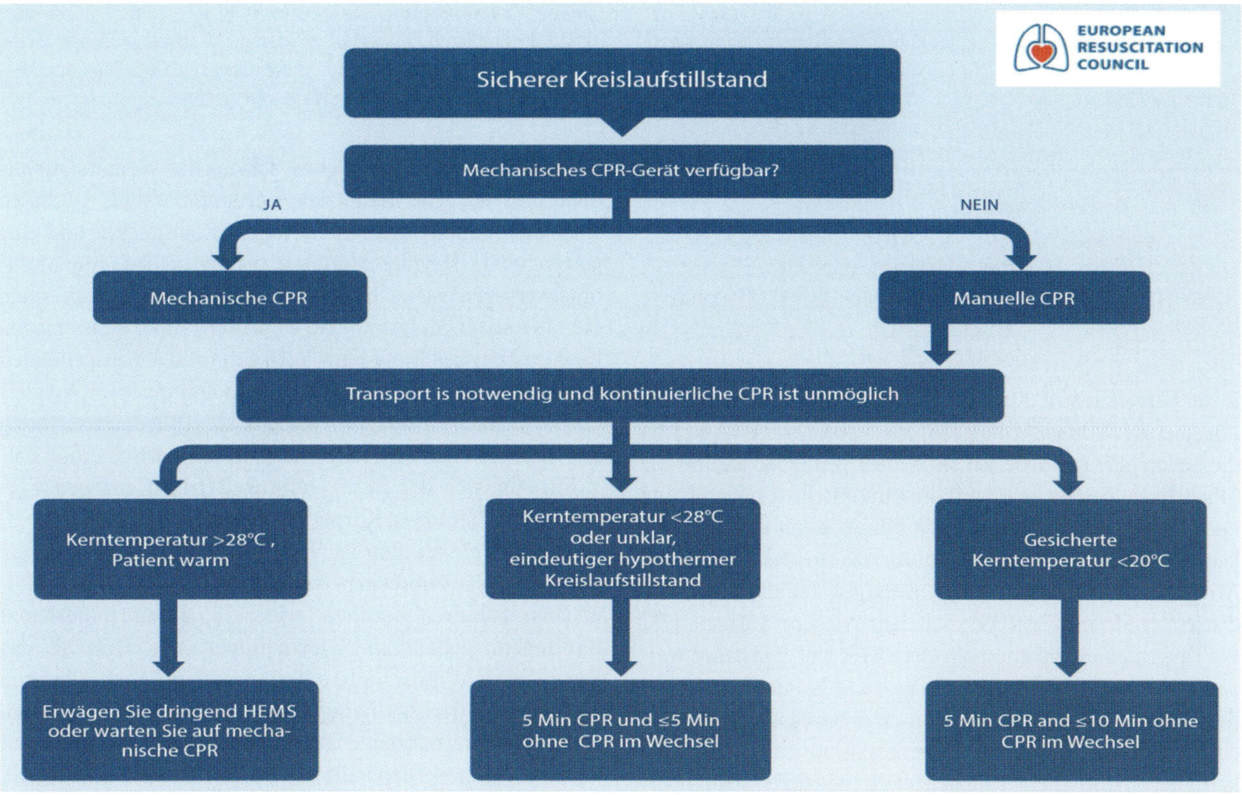

Abb. 19.3 Algorithmus der intermittierenden CPR, der bei hypothermen Patienten mit Herz-Kreislauf-Stillstand mit einer KKT <28 °C gilt, wenn eine kontinuierliche Herzdruckmassage nicht möglich ist. [66] CPR Cardiopulmonary resuscitation. Übersetzung durch das German Resuscitation Council.

Tab. 19.5 Effektivität der Wiedererwärmungsmethoden

Wiedererwärmungstechnik	Erwärmung in °C/h	Indikation
Ohne ECLS-Unterstützung		
Warme Umgebung, warme Kleidung, warme gesüßte Getränke, aktive Bewegung	~2 °C/h von der Stoffwechselrate abhängig	Milde Hypothermie (HT I)
Aktive externe und minimal invasive Erwärmung (warme Umgebung, chemische, elektrische, Wärmepackungen oder Heizdecken, warme i. v. Flüssigkeitsgabe)	0.1–3.4 °C/h	Moderate oder schwere Hypothermie (HT II oder HT III), kardial stabil
Peritoneale Dialyse	1–3 °C/h	Unsicher
Hämodialyse	~2–4 °C/h	Unsicher
Thoraxlavage	~3 °C/h	HT IV, wenn ECMO/CPB nicht möglich ist
Veno-venöse ECMO	~4 °C/h	Unsicher
Mit ECLS-Unterstützung		
Veno-arterielle ECMO	~6 °C/h	HT III, kardial instabil oder HT IV
HLM	~9 °C/h	Wenn eine ECMO nicht möglich ist, HT III, kardial instabil oder HT IV

ECMO Extrakorporale Membranoxygenierung, HLM Herz-Lungen-Maschine, HT Hypothermie. (Genehmigung von [1].)

- Hohes Alter oder bei einer oder mehreren schweren Komorbiditäten (z. B. Herzinsuffizienz, koronare Herzkrankheiten)

MERKE

Die Verwendung von ECLS für HT-III-Patienten (< 30°C) mit Spontankreislauf sollte in Betracht gezogen werden, sofern diese instabil oder resistent gegen Wiedererwärmungsversuche sind.

19

MERKE

- Ältere Patienten oder solche mit Komorbiditäten, die den Low-Flow-Zustand bei HT III nicht tolerieren, könnten von einer ECLS Behandlung profitieren.
- Junge, gesunde HT-III-Patienten sollten zunächst durch aktive externe und minimalinvasive Techniken, erwärmt werden.
- Für Patienten mit Risiko eines Herz-Kreislauf-Stillstands, d.h. mit einer Körperkerntemperatur < 30°C bei Jungen und Gesunden bzw. <32 °C bei Alten und Kranken, kardiozirkulatorischer Instabilität oder einem systolischen Blutdruck < 90 mm Hg sollte die Wiedererwärmung in einem ECLS-Zentrum erfolgen.

In der Vergangenheit wurde die ECLS-Wiedererwärmung meist mit einer HLM durchgeführt. [85] Heutzutage ist die VA-ECMO die bevorzugte Methode, da sie schnell verfügbar ist und die Möglichkeit besteht, die kardiorespiratorische Unterstützung nach der Wiedererwärmung fortzuführen, wenn dies erforderlich ist, z. B. bei anhaltender kardiozirkulatorischer Instabilität, Arrhythmien, schwerem Lungenversagen (adult respiratory distress syndrome – ARDS) nach dem Wiedererwärmen. [78] Bei Opfern eines hypothermen Herz-Kreislauf-Stillstands werden ähnliche ROSC-Raten nach VA-ECMO- oder HLM-Wiedererwärmung berichtet, wobei in einer retrospektiven Studie eine VA-ECMO eine bessere Überlebensrate zeigt. [72] Eine kardiorespiratorische Insuffizienz mit reduzierter Organperfusion und -oxygenierung nach Wiedererwärmung ist nicht ungewöhnlich. [72, 86, 87] Die Veno-venöse-ECMO ist bei Patienten mit Herz-Kreislauf-Stillstand unwirksam, kann jedoch bei hämodynamisch stabilen Patienten mit ARDS nach einer VA-ECMO Erwärmung, eingesetzt werden.

Die Punktion der Oberschenkelarterie und -vene ist der schnellste und einfachste Weg, um einen Notfallzugang für die ECMO zu legen. Eine Sternotomie ist weniger angebracht, da die Durchführung zeitaufwändig ist und eine Unterbrechung der CPR erfordert. Im Idealfall sollte die CPR fortgesetzt werden, bis die ECLS-Wiedererwärmung begonnen hat. [88] Abhängig von der verfügbaren Art der Wiedererwärmung (HLM vs. VA-ECMO), sollten Patienten gemäß den örtlichen ECLS Protokollen antikoaguliert werden. Bei hypothermen traumatisierten Patienten ist die Verwendung von heparinisierten ECLS-Systemen und eine Verringerung der systemischen Heparinisierung in Betracht zu ziehen. Komplett heparinisierte VA-ECMO-Systeme können bis zu einer Woche verwendet werden, ohne oder mit minimaler systemischer Heparinisierung. Dadurch eignet sich die ECLS-Erwärmung auch für verletzte hypotherme Patienten mit Herz-Kreislauf-Stillstand, die ein schweres Trauma erlitten haben und bei denen ein hohes Blutungsrisiko besteht.

MERKE

Die ECLS sollte, bis der Patient einen stabilen Herzrhythmus, eine ausreichende spontane Perfusion und Sauerstoffversorgung sowie eine Körperkerntemperatur> 32 °C aufweist, fortgeführt werden. Inotropika oder Vasopressoren können zum Absetzen der ECLS-Maßnahmen verwendet werden. Ein Postreanimationstherapiebündel sollte gemäß lokalen Protokollen nach Wiederkehr eines Spontankreislaufes (ROSC) durchgeführt werden.

Eine Hyperthermie nach einer CPR sollte vermieden werden. [89, 90] Die Hauptziele bei unterkühlten Patienten sind, den hämodynamischen Status zu optimieren und eine ausreichende Hirndurchblutung sicherzustellen. Ein Multiorganversagen ist nach einem prolongiertem hypothermen Herz-Kreislauf-Stillstand (No-Flow-Zeit) und einer langen Reanimationszeit (Low-Flow-Zeit) aufgrund der ausgeprägten Organischämie keine Seltenheit und kann einen prolongierten VA-ECMO-Einsatz nach erfolgreicher Wiedererwärmung erfordern, bis sich der Patient kardiorespiratorisch erholt hat.

Ein Abbruch der ECLS sollte in Betracht gezogen werden, wenn bei einer Körperkerntemperatur von 32–35 °C kein ROSC eingetreten ist. [61, 66] Die Entscheidung, die Behandlung abzubrechen, kann auch auf zusätzlichen klinischen Faktoren beruhen, wie z. B. unkontrollierbaren Blutungen, genaueren Informationen zur Ursache des Herz-Kreislauf-Stillstands oder Anzeichen einer schweren hyoxischen Hirnschädigung. Am Universitätsklinikum Genf wurde das Internationale Hypothermie Register (IHR) etabliert. [91] Hier werden Fälle aus der ganzen Welt gesammelt, um durch Bündelung der Fälle genauere Erkenntnisse zur Behandlung abzuleiten (www.hypothermia-registry.org).

MERKE

Das International Hypothermie Register (IHR) wurde etabliert, um die selten auftretenden Hypothermie Fallberichte aus der ganzen Welt zu sammeln und zu analysieren und in der Folge die Behandlung hypothermer Patienten zu optimieren.

19.9 Logistisches Patientenmanagement bei akzidenteller Hypothermie

Im Jahr 2013 wurde in einem herzchirurgischen Zentrum in Krakau, Polen das weltweit erste Behandlungszentrum für schwere Hypothermie mit einer 24/7/365-Versorgung, offiziell eröffnet. [92] Die Region im Süden von Polen hat drei Millionen Einwohner. Alle Rettungs-, Notarzt- und Bergrettungsdienste sowie alle relevanten Mitarbeiter des Krankenhauses wurden speziell in Diagnostik, Behandlung und Triage bei Hypothermie geschult und mit Thermometern und mechanischen Reanimationshilfen ausgestattet. Zwischen Juli 2013 und Januar 2016 wurden 152 unterkühlte Patienten analysiert. 127 von ihnen wurden nichtinvasiv wieder aufgewärmt, 25 wurden im ECLS-Zentrum aufgenommen. [93]

Dank der Organisation und Behandlung der hypothermen Patienten in diesem Zentrum für Schwere Akzidentelle Hypothermie (Severe Accidental Hypothermia Center) verbesserte sich das Outcome hypothermer Patienten erheblich. Dies deutet darauf hin, dass es von Vorteil wäre, wenn in anderen Teilen der Welt ähnliche spezialisierte Dienste eingerichtet würden.

19.10 Outcome

Die niedrigste gemessene Köperkerntemperatur, mit der ein unterkühlter Patient erfolgreich wiederbelebt wurde, betrug 11,8 °C. [94] Die niedrigste Temperatur einer induzierten und erfolgreich rückgängig gemachten Hypothermie liegt bei 3 °C. [95, 96] Viele Fallberichte von Langzeitüberlebenden nach schwerer Hypothermie mit vollständiger neurologischer Erholung bieten allen Grund, unterkühlte Opfer optimistisch zu behandeln. [12, 97, 98]

Das Outcome eines unterkühlten Opfers ist am besten, wenn keine mit der Hypothermie assoziierte Pathologie vorliegt und wenn der Hypothermie keine Hypoxie vorausging. Es ist schwierig, anhand klinischer Befunde oder Laborergebnisse, Vorhersagen über die Überlebenswahrscheinlichkeit zu treffen, da jeder Mensch unterschiedlich auf Kälte reagiert. Eine Asphyxie, wie z. B. beim Ertrinken oder bei der Lawinenverschüttung, ist der einzige negative Prognosefaktor, insbesondere bei Hyperkaliämie. Günstige Prognosefaktoren sind hingegen rasches Abkühlen, ein normaler Serumkaliumwert und Fälle, denen keine Asphyxie vorausgeht. Der Leitsatz „Niemand ist tot, bis er nicht warm und tot ist", ist weiterhin gültig. [99] Wiederbelebungsversuche sollten nicht begonnen bzw. abgebrochen werden, wenn dem Herz-Kreislauf-Stillstand eine nichtüberlebensfähige Verletzung vorausgeht, eine Erstickung oder eine tödliche Krankheit vorliegt, die Brust nicht komprimierbar ist oder der Transport unter laufender CPR die Retter gefährden würde.

Die außergewöhnlichsten Fälle akzidenteller Unterkühlung sind in ➤ Tab. 19.6 aufgeführt.

Tab. 19.6 Außergewöhnliche Fälle akzidenteller Hypothermie

Umstand	Fallbeschreibung
Längste Zeit ohne Kreislauf (No-flow-Zeit)	• 42-jähriger Mann in 7 m tiefer Gletscherspalte gefunden; keine Vitalfunktionen; CPR begann erst nach 70 min im Krankenhaus, als das Opfer asystol war; 19 °C; ECLS-Erwärmung; vollständige Genesung
Längste CPR-Zeit (Low-flow-Zeit)	• 42-jähriger im Freien aufgefundener Mann, entwickelte Asystolie kurz nach dem Auffinden; CPR gestartet bei 23,2 °C für die Dauer von 6 h 30 min; mit Nicht-ECLS Methoden bis ROSC erwärmt; vollständige Genesung
Längste Wiederbelebungszeit	• 65-jährige vermisste Frau an einem schneebedeckten Flussufer gefunden. Anfänglich 28 °C (rektal), fiel aber auf 20,8 °C. Asystolie. Wiederbelebung mit CPR (4 h 48 min) und ECLS (3 h 52 min); Gesamtreanimationszeit 8 h 40 min
Niedrigste akzidentell erreichte Körperkerntemperatur ohne neurologische Defizite	• 2-jähriger Junge, der einen unbeobachteten asystolen Herz-Kreislauf-Stillstand erlitten hat. Die Kerntemperatur betrug 11,8 °C. Er wurde 135 min lang wiederbelebt und nach 22 h von der ECMO entwöhnt
Längstes anhaltendes Kammerflimmern	• 42-jähriger Mann im Freien gefunden; CPR gestartet; wiederholte Schocks; Krankenhaustransfer bei 22 °C; die ECLS-Wiedererwärmung begann nach 130 min CPR und nach 38 Schocks; erfolgreicher Schock bei 30 °C; vollständige Genesung
Längste intermittierende CPR	• 57-jährige Frau erlitt in den französischen Alpen auf 2.000 m Höhe in einem Schneesturm einen Herz-Kreislauf-Stillstand; Transportentfernung zum Rettungsfahrzeug 1,1 km; 122 Höhenmeter-Differenz; 1 Minute CPR im Wechsel mit 1 Minute Gehen für 25 min; 5 h CPR; ECLS-Erwärmung; vollständige Genesung
Längste Dauer unter der Wasseroberfläche	• 2,5-jähriges Kind, das mindestens 66 min in kaltem Wasser untergetaucht war; 19 °C; ECLS-Erwärmung; vollständige Genesung • 7-jähriges Kind, mindestens 83 min in eisigem Wasser untergetaucht; CPR für 64 Min; 13,8 °C, K + 11,3 mmol/l; ECLS-Erwärmung; vollständige Genesung
Längstes Überleben in einer Lawine	• Eine Frau mit Körperkerntemperatur < 32 °C; beim Auffinden schläfrig und desorientiert; Erfrierungen ersten und zweiten Grades an Händen und Füßen; keine Verletzungen; war 43 h und 45 min in der Lawine
Längstes Überleben unter einer Lawine in einem Gebäude	• Zwei Frauen im Alter von 40 und 24 Jahren sowie ein 11-jähriges Mädchen überlebten 37 Tage in einem von einer Lawine komplett verschütteten Tierstall in Bergelometto, Italien im Jahr 1755. Ein 5-jähriger Junge starb. Auch zwei Ziegen hatten überlebt
Niedrigste Temperatur mit Vitalzeichen	• 3-jähriger Junge; EKG zeigte einen sehr unregelmäßigen Rhythmus 8–10/min; rektal gemessene Temperatur ~20 min nach Ankunft im Krankenhaus: 17 °C • 37-jährige Frau; rektale Temperatur 17,2 °C; EKG zeigte Vorhofflimmern 28–40/min mit ventrikulären Extrasystolen

Tab. 19.6 Außergewöhnliche Fälle akzidenteller Hypothermie (*Forts.*)

Umstand	Fallbeschreibung
Höchster Kaliumwert bei Lawinenopfer	• 6,4 mmol/l; überlebt; Kerntemperatur und neurologischer Outcome nicht gemeldet
Höchster Kaliumwert bei Erwachsenem	• 34-jährige Frau; 20 °C; kalter Umgebung ausgesetzt; Asystolie; 7.9 mmol/l; ECLS-Erwärmung; überlebt; neurologischer Outcome nicht bekannt
Höchster Kaliumwert bei hypothermem Patienten	• 7 Jahre altes Kind; im kalten Wasser untergegangen; 11,3 mmol/l • 31 Monate altes Kind; Im kalten Wasser untergegangen, 11,7 mmol/l
Längste Zeit in einer Gletscherspalte	• 27-jähriger Mann; 8 Tage in Spalte; guter Outcome; keine Temperatur oder andere spezifischen Details gemeldet • 70-jähriger Mann; mittelgradige Frakturen von Schädel, Wirbelsäule, Becken und Femur; 6 Tage in Spalte; 33,5 °C; Kälteschäden an den Zehen; sonst guter Outcome
Größter Massenunfall mit Unterkühlung und Herz-Kreislauf-Stillstand	• 15 gesunde Personen im Alter von 15–45 Jahren, in 2 °C Salzwasser; 7 Opfer davon wurden mit einer mittleren Temperatur von 18,4 °C, mit ECMO wieder aufgewärmt, alle erfolgreich wiederbelebt

CPR (cardiopulmonary resuscitation) kardiopulmonale Reanimation, ECLS (extracorporeal life support), extrakorporale Herz-Kreislauf-Unterstützung, extrakorporaler Life Support, ECMO (extracorporeal membrane oxygenation) extrakorporale Membranoxyvenierung; EKG Elektrokardiogramm, ROSC (return of spontaneous circulation) Rückkehr des Spontankreislaufs (mit Genehmigung von [12, 11])

Fallbeispiel

Herz-Kreislauf-Stillstand nach Kontakt mit Eiswasser

Ein 40-jähriger Mann fiel in eine Gletscherspalte und tauchte dabei bis zu seinen Schultern in eiskaltes Wasser ein. Er konnte sich nicht selbst retten, jedoch war es ihm noch möglich, mit seinem Handy einen Notruf abzusetzen. Zwei Stunden später wurde er vom Bergrettungsdienst geborgen. Zu jener Zeit betrug seine Körperkerntemperatur 29 °C. Kurz darauf verlor er das Bewusstsein und der Notarzt entschied sich zur Intubation. Er wurde in das nächstgelegene Krankenhaus gebracht – seine Körperkerntemperatur lag bei 26,8 °C, die Herzfrequenz betrug 58/min und der Blutdruck 120/80 mm Hg. Es wurden keine offensichtlichen Verletzungen außer Abschürfungen an den Händen, Unterarmen und dem Rumpf festgestellt. Eine externe Wiederaufwärmung mit warmer Umluft wurde in die Wege geleitet. Während der Umlagerung ins Krankenhausbett erlitt der Patient Kammerflimmern. Defibrillationsversuche blieben ohne Erfolg. Eine Notfallthorakotomie und Laparotomie wurden durchgeführt und eine Herzmassage am offenen Herzen gestartet. Der Patient erhielt Pleura- und Peritonealspülungen mit warmer Kochsalzlösung. Nach 2 Stunden und mehreren Defibrillationsversuchen wurde ein ROSC erreicht. Die Pupillen waren weit und lichtstarr. Aufgrund des intraoperativen Blutverlustes musste eine Transfusion mit Erythrozytenkonzentraten, frisch gefrorenem Plasma, und Gerinnungsfaktoren, verabreicht werden. Das Versagen des Atem-, Kreislauf- und Nierensystems erforderte eine intensivmedizinische Therapie und eine Nierenersatztherapie. Sieben Tage nach der Aufnahme auf die Intensivstation war er weiterhin intubiert. Aufgrund der langsamen neurologischen Erholung wurde eine diffuse hypoxische Enzephalopathie vermutet. Eine Computertomographie (CT) zeigte mehrere kleine zerebrale Blutungen. Er wurde in sein Heimatkrankenhaus verlegt. Nach einem längeren Aufenthalt auf der Intensivstation unterzog er sich einem Rehabilitationsprogramm. Schließlich schloss er sein Studium ab, bekam einen Sohn und arbeitete in einer führenden Management Position. Er bestieg auch wieder 2700 m hohe Berge.

Dieser Fall ist aus mehreren Gründen außergewöhnlich. Erstens wurde der Patient zum nächsten (ländlichen) Krankenhaus und nicht in ein ECLS-Zentrum transportiert. Zweitens erlitt der Patient nach Beginn der externen Erwärmung einen Herz-Kreislauf-Stillstand, was bei gesunden Erwachsenen sehr selten ist, bei älteren Opfern jedoch häufiger vorkommt. [90] Drittens, wurde eine Thorakotomie und Herzmassage am offenen Herzen durchgeführt. Eine ECLS-Wiedererwärmung ist State-of-the-art und empfohlen. Ist dies aufgrund eines zu langen (z.B. >6 h) oder unmöglichen Transportes nicht möglich, sollte alternativ eine Wiedererwärmung ohne ECLS z.B. mit Warmluftgebläse, warmen Infusionen und Peritonealspülung durchgeführt werden. Ein Multiorganversagen nach einem hypothermen Herz-Kreislauf-Stillstand kommt häufig vor. Die Behandlung in einem ECLS-Zentrum führt zu einem besseren Ergebnis. In diesem Fall wurde der Patient keiner Postreanimationstherapie unterzogen. Anfänglich erschien das neurologische Ergebnis ungünstig, der Patient erholte sich glücklicherweise vollständig.

19

Fazit

- Die minimalinvasive Wiedererwärmung im Krankenhaus bei ansonsten gesunden Patienten mit primärer Hypothermie und stabilen Vitalparametern kann die Morbidität und Mortalität erheblich senken.
- Die ECLS hat die Behandlung von hypothermen Patienten mit Herz-Kreislauf-Stillstand revolutioniert, die Überlebensraten nähern sich den 100 %.
- Patienten mit folgenden Risikofaktoren für einen drohenden Herz-Kreislauf-Stillstand sollten direkt an ein ECLS-Zentrum transportiert werden: Körpertemperatur < 30°C bei Jungen und Gesunden und < 32 °C bei Alten und Kranken, systolischer Blutdruck < 90 mm Hg, kardiozirkulatorische Instabilität und Patienten, die bereits einen Stillstand erlitten haben.
- Patienten, die einen Herz-Kreislauf-Stillstand erleiden, sollten eine kontinuierliche CPR während des Transportes erhalten. Bei längerem Transport oder schwierigem Gelände können mechanische Herzdruckmassagegeräte hilfreich sein.
- Eine intermittierende CPR ist angezeigt, wenn eine kontinuierliche CPR bei einem Hypothermen (< 28°C) nicht möglich ist.
- Eine Postreanimationstherapie sollte durchgeführt werden.
- Es sollten strukturierte Protokolle vorhanden sein, um die Triage, den Transport und die präklinische Behandlung sowie das Krankenhausmanagement zu optimieren, dies betrifft auch detaillierte Kriterien und Protokolle für die Verwendung von ECLS und dem Management nach erfolgreicher Wiederbelebung.

19.11 Danksagung

Wir möchten uns bei Hermann Brugger, Giacomo Strapazzon, Jeff Boyd, Les Gordon, Beat Walpoth und Michael Wanscher für die Diskussion und das Schreiben einiger Inhalte bedanken.

LITERATUR

1. Brown DJ, Brugger H, Boyd J, Paal P. Accidental hypothermia. N Engl J Med. 2012;367(20):1930–1938.
2. Brandstrom H, Johansson G, Giesbrecht GG, Angquist KA, Haney MF. Accidental cold-related injury leading to hospitalization in northern Sweden: an eight-year retrospective analysis. Scand J Trauma Resusc Emerg Med. 2014;22:6.
3. Herity B, Daly L, Bourke GJ, Horgan JM. Hypothermia and mortality and morbidity. An epidemiological analysis. J Epidemiol Community Health. 1991;45(1):19–23.
4. Vassal T, Benoit-Gonin B, Carrat F, Guidet B, Maury E, Offenstadt G. Severe accidental hypothermia treated in an ICU: prognosis and outcome. Chest. 2001;120(6):1998-2003.
5. Taylor NA, Griffiths RF, Cotter JD. Epidemiology of hypothermia: fatalities and hospitalisations in New Zealand. Aust N Z J Med. 1994;24(6):705–710.
6. Hislop LJ, Wyatt JP, McNaughton GW, Ireland AJ, Rainer TH, Olverman G, et al. Urban hypothermia in the west of Scotland. West of Scotland Accident and Emergency Trainees Research Group. BMJ. 1995;311(7007):725.
7. Woodhouse P, Keatinge WR, Coleshaw SR. Factors associated with hypothermia in patients admitted to a group of inner city hospitals. Lancet. 1989;2(8673):1201–1205.
8. Kosinski S, Darocha T, Galazkowski R, Drwila R. Accidental hypothermia in Poland - estimation of prevalence, diagnostic methods and treatment. Scand J Trauma Resusc Emerg Med. 2015;23:13.
9. MacDonell JE, Wrenn K. Hypothermia in the summer. South Med J. 1991;84(6):804–805.
10. Gallaher MM, Fleming DW, Berger LR, Sewell CM. Pedestrian and hypothermia deaths among Native Americans in New Mexico. Between bar and home. JAMA. 1992;267(10):1345–1348.
11. Matsuyama T, Morita S, Ehara N, Miyamae N, Okada Y, Jo T, et al. Characteristics and outcomes of accidental hypothermia in Japan: the J-Point registry. Emerg Med J. 2018;35(11):659–666.
12. Paal P, Gordon L, Strapazzon G, Brodmann Maeder M, Putzer G, Walpoth B, et al. Accidental hypothermia-an update : The content of this review is endorsed by the International Commission for Mountain Emergency Medicine (ICAR MEDCOM). Scand J Trauma Resusc Emerg Med. 2016;24(1):111.
13. Pasquier M, Zurron N, Weith B, Turini P, Dami F, Carron PN, et al. Deep accidental hypothermia with core temperature below 24 degrees c presenting with vital signs. High Alt Med Biol. 2014;15(1):58–63.
14. Proulx CI, Ducharme MB, Kenny GP. Effect of water temperature on cooling efficiency during hyperthermia in humans. J Appl Physiol (1985). 2003;94(4):1317–1323.
15. Danzl DF, Pozos RS. Accidental hypothermia. N Engl J Med. 1994;331(26):1756–1760.
16. Prec O, Rosenman R, Braun K, Rodbard S, Katz LN. The Cardiovascular Effects of Acutely Induced Hypothermia. J Clin Invest. 1949;28(2):293–300.
17. Covino BG, D'Amato HE. Mechanism of ventricular fibrillation in hypothermia. Circ Res. 1962;10:148–155.
18. Bjornstad H, Tande PM, Refsum H. Cardiac electrophysiology during hypothermia. Implications for medical treatment. Arctic Med Res. 1991;50 Suppl 6:71–75.
19. Tveita T, Mortensen E, Hevroy O, Ytrehus K, Refsum H. Hemodynamic and metabolic effects of hypothermia and rewarming. Arctic Med Res. 1991;50 Suppl 6:48–52.
20. McCullough JN, Zhang N, Reich DL, Juvonen TS, Klein JJ, Spielvogel D, et al. Cerebral metabolic suppression during hypothermic circulatory arrest in humans. Ann Thorac Surg. 1999;67(6):1895-9; discussion 919–921.
21. Ehrlich MP, McCullough JN, Zhang N, Weisz DJ, Juvonen T, Bodian CA, et al. Effect of hypothermia on cerebral blood flow and metabolism in the pig. Ann Thorac Surg. 2002;73(1):191–197.
22. FitzGibbon T, Hayward JS, Walker D. EEG and visual evoked potentials of conscious man during moderate hypothermia. Electroencephalogr Clin Neurophysiol. 1984;58(1):48–54.
23. Giesbrecht GG, Arnett JL, Vela E, Bristow GK. Effect of task complexity on mental performance during immersion hypothermia. Aviat Space Environ Med. 1993;64(3 Pt 1):206–211.

24. Musi ME, Sheets A, Zafren K, Brugger H, Paal P, Holzl N, et al. Clinical staging of accidental hypothermia: The Revised Swiss System: Recommendation of the International Commission for Mountain Emergency Medicine (ICAR MedCom). Resuscitation. 2021;162:182–187.
25. Severinghaus JW. Respiration and hypothermia. Ann N Y Acad Sci. 1959;80:384–394.
26. Danzl DF. Accidental Hypothermia. In: Auerbach PS, Chushing T, Harris S, editors. Wilderness Medicine. 7th ed. Philadelphia: Mosby; 2016.
27. D'Amato HE, Hegnauer AH. Blood volume in the hypothermic dog. Am J Physiol. 1953;173(1):100–102.
28. Rohrer MJ, Natale AM. Effect of hypothermia on the coagulation cascade. Crit Care Med. 1992;20(10):1402–1415.
29. Wallner B, Schenk B, Hermann M, Paal P, Falk M, Strapazzon G, et al. Hypothermia-Associated Coagulopathy: A Comparison of Viscoelastic Monitoring, Platelet Function, and Real Time Live Confocal Microscopy at Low Blood Temperatures, an in vitro Experimental Study. Front Physiol. 2020;11:843.
30. Shenaq SA, Yawn DH, Saleem A, Joswiak R, Crawford ES. Effect of profound hypothermia on leukocytes and platelets. Ann Clin Lab Sci. 1986;16(2):130–133.
31. Watts DD, Trask A, Soeken K, Perdue P, Dols S, Kaufmann C. Hypothermic coagulopathy in trauma: effect of varying levels of hypothermia on enzyme speed, platelet function, and fibrinolytic activity. J Trauma. 1998;44(5):846-854.
32. Rajagopalan S, Mascha E, Na J, Sessler DI. The effects of mild perioperative hypothermia on blood loss and transfusion requirement. Anesthesiology. 2008;108(1):71–77.
33. Gale CC. Neuroendocrine aspects of thermoregulation. Annu Rev Physiol. 1973;35:391–430.
34. Strapazzon G, Nardin M, Zanon P, Kaufmann M, Kritzinger M, Brugger H. Respiratory failure and spontaneous hypoglycemia during noninvasive rewarming from 24.7 degrees C (76.5 degrees F) core body temperature after prolonged avalanche burial. Ann Emerg Med. 2012;60(2):193–196.
35. Savides EP, Hoffbrand BI. Hypothermia, thrombosis, and acute pancreatitis. Br Med J. 1974;1(5908):614.
36. Axelrod DR, Bass DE. Electrolytes and acid-base balance in hypothermia. Am J Physiol. 1956;186(1):31–34.
37. Miller JW, Danzl DF, Thomas DM. Urban accidental hypothermia: 135 cases. Ann Emerg Med. 1980;9(9):456–461.
38. Durrer B, Brugger H, Syme D. Advanced challenges in resuscitation: special challenges in EEC-hypothermia. Resuscitation. 2001;50(2):243–244.
39. Brown D. Hypothermia. In: Tintinalli JE, Stapczynski J, Ma O, Yealy DM, Meckler GD, Cline DM, editors. Tintinalli's Emergency Medicine: A Comprehensive Study Guide. 8th ed. New York: McGraw-Hill; 2016.
40. Strapazzon G, Procter E, Paal P, Brugger H. Pre-hospital core temperature measurement in accidental and therapeutic hypothermia. High Alt Med Biol. 2014;15(2):104–111.
41. Radwin MI, Grissom CK, Giesbrecht G. The rate of cooling during avalanche burial; a "core" issue. Resuscitation. 2009;80(8):956-7; author reply 7–8.
42. Walpoth BH, Galdikas J, Leupi F, Muehlemann W, Schlaepfer P, Althaus U. Assessment of hypothermia with a new "tympanic" thermometer. J Clin Monit. 1994;10(2):91–96.
43. Strapazzon G, Procter E, Putzer G, Avancini G, Dal Cappello T, Uberbacher N, et al. Influence of low ambient temperature on epitympanic temperature measurement: a prospective randomized clinical study. Scand J Trauma Resusc Emerg Med. 2015;23:90.
44. Bristow GK, Giesbrecht GG. Contribution of exercise and shivering to recovery from induced hypothermia (31.2 degrees C) in one subject. Aviat Space Environ Med. 1988;59(6):549–552.
45. Turk EE. Hypothermia. Forensic Sci Med Pathol. 2010;6(2):106–115.
46. Osborn JJ. Experimental hypothermia; respiratory and blood pH changes in relation to cardiac function. Am J Physiol. 1953;175(3):389–398.
47. Duguid H, Simpson RG, Stowers JM. Accidental hypothermia. Lancet. 1961;2(7214):1213–1219.
48. Wang HE, Callaway CW, Peitzman AB, Tisherman SA. Admission hypothermia and outcome after major trauma. Crit Care Med. 2005;33(6):1296–1301.
49. Paal P, Milani M, Brown D, Boyd J, Ellerton J. Termination of cardiopulmonary resuscitation in mountain rescue. High Alt Med Biol. 2012;13(3):200–208.
50. Plaisier BR. Thoracic lavage in accidental hypothermia with cardiac arrest- -report of a case and review of the literature. Resuscitation. 2005;66(1):99–104.
51. Putzer G, Tiefenthaler W, Mair P, Paal P. Near-infrared spectroscopy during cardiopulmonary resuscitation of a hypothermic polytraumatised cardiac arrest patient. Resuscitation. 2012;83(1):e1–2.
52. Zafren K, Giesbrecht GG, Danzl DF, Brugger H, Sagalyn EB, Walpoth B, et al. Wilderness Medical Society practice guidelines for the out-of-hospital evaluation and treatment of accidental hypothermia: 2014 update. Wilderness Environ Med. 2014;25(4 Suppl):S66–85.
53. Brown D, Ellerton J, Paal P, Boyd J. Hypothermia Evidence, Afterdrop, and Practical Experience. Wilderness Environ Med. 2015;26(3):437–439.
54. Roggla M, Frossard M, Wagner A, Holzer M, Bur A, Roggla G. Severe accidental hypothermia with or without hemodynamic instability: rewarming without the use of extracorporeal circulation. Wien Klin Wochenschr. 2002;114(8-9):315–320.
55. Brugger H, Elsensohn F, Syme D, Sumann G, Falk M. A survey of emergency medical services in mountain areas of Europe and North America: official recommendations of the International Commission for Mountain Emergency Medicine (ICAR Medcom). High Alt Med Biol. 2005;6(3):226–237.
56. Weinberg AD. Hypothermia. Ann Emerg Med. 1993;22(2 Pt 2):370–377.
57. Durrer B, Brugger H, Syme D, International Commission for Mountain Emergency M. The medical on-site treatment of hypothermia: ICAR-MEDCOM recommendation. High Alt Med Biol. 2003;4(1):99–103.
58. Henriksson O, Lundgren P, Kuklane K, Holmer I, Naredi P, Bjornstig U. Protection against cold in prehospital care: evaporative heat loss reduction by wet clothing removal or the addition of a vapor barrier- -a thermal manikin study. Prehosp Disaster Med. 2012;27(1):53–58.
59. Giesbrecht GG, Bristow GK, Uin A, Ready AE, Jones RA. Effectiveness of three field treatments for induced mild (33.0 degrees C) hypothermia. J Appl Physiol (1985). 1987;63(6):2375–2379.
60. Kornberger E, Mair P. Important aspects in the treatment of severe accidental hypothermia: the Innsbruck experience. J Neurosurg Anesthesiol. 1996;8(1):83–87.
61. Paal P, Pasquier M, Darocha T, Lechner R, Kosinski S, Wallner B, et al. Accidental Hypothermia: 2021 Update. Int J Environ Res Public Health. 2022;19(1).
62. Leslie K, Sessler DI, Bjorksten AR, Moayeri A. Mild hypothermia alters propofol pharmacokinetics and increases the duration of action of atracurium. Anesth Analg. 1995;80(5):1007–1114.
63. Darocha T, Debaty G, Ageron FX, Podsiadlo P, Hutin A, Hymczak H, et al. Hypothermia is associated with a low ETCO2 and low pH-stat PaCO2 in refractory cardiac arrest. Resuscitation. 2022.
64. Rasera CC, Gewehr PM, Domingues AM, Junior FF. Measurement of end-tidal carbon dioxide in spontaneously breathing children after cardiac surgery. Am J Crit Care. 2011;20(5):388–394.

65. Darocha T, Kosinski S, Jarosz A, Podsiadlo P, Zietkiewicz M, Sanak T, et al. Should capnography be used as a guide for choosing a ventilation strategy in circulatory shock caused by severe hypothermia? Observational case-series study. Scand J Trauma Resusc Emerg Med. 2017;25(1):15.
66. Lott C, Truhlar A, Alfonzo A, Barelli A, Gonzalez-Salvado V, Hinkelbein J, et al. European Resuscitation Council Guidelines 2021: Cardiac arrest in special circumstances. Resuscitation. 2021;161:152–219.
67. Kornberger E, Lindner KH, Mayr VD, Schwarz B, Rackwitz KS, Wenzel V, et al. Effects of epinephrine in a pig model of hypothermic cardiac arrest and closed-chest cardiopulmonary resuscitation combined with active rewarming. Resuscitation. 2001;50(3):301–308.
68. Stoner J, Martin G, O'Mara K, Ehlers J, Tomlanovich M. Amiodarone and bretylium in the treatment of hypothermic ventricular fibrillation in a canine model. Acad Emerg Med. 2003;10(3):187–191.
69. Krismer AC, Lindner KH, Kornberger R, Wenzel V, Mueller G, Hund W, et al. Cardiopulmonary resuscitation during severe hypothermia in pigs: does epinephrine or vasopressin increase coronary perfusion pressure? Anesth Analg. 2000;90(1):69–73.
70. Putzer G, Braun P, Zimmermann A, Pedross F, Strapazzon G, Brugger H, et al. LUCAS compared to manual cardiopulmonary resuscitation is more effective during helicopter rescue-a prospective, randomized, cross-over manikin study. Am J Emerg Med. 2013;31(2):384–389.
71. Podsiadlo P, Darocha T, Svendsen OS, Kosinski S, Silfvast T, Blancher M, et al. Outcomes of patients suffering unwitnessed hypothermic cardiac arrest rewarmed with extracorporeal life support: A systematic review. Artif Organs. 2021;45(3):222–229.
72. Ruttmann E, Weissenbacher A, Ulmer H, Muller L, Hofer D, Kilo J, et al. Prolonged extracorporeal membrane oxygenation-assisted support provides improved survival in hypothermic patients with cardiocirculatory arrest. J Thorac Cardiovasc Surg. 2007;134(3):594–600.
73. Lexow K. Severe accidental hypothermia: survival after 6 hours 30 minutes of cardiopulmonary resuscitation. Arctic Med Res. 1991;50 Suppl 6:112–114.
74. Freer L, Imray CHE. Frostbite. In: Auerbach PS, editor. Wilderness Medicine. Philadelphia: Elsevier Mosby; 2012.
75. McIntosh SE, Opacic M, Freer L, Grissom CK, Auerbach PS, Rodway GW, et al. Wilderness Medical Society practice guidelines for the prevention and treatment of frostbite: 2014 update. Wilderness Environ Med. 2014;25(4 Suppl):S43–54.
76. Pasquier M, Hugli O, Paal P, Darocha T, Blancher M, Husby P, et al. Hypothermia outcome prediction after extracorporeal life support for hypothermic cardiac arrest patients: The HOPE score. Resuscitation. 2018;126:58–64.
77. Brugger H, Bouzat P, Pasquier M, Mair P, Fieler J, Darocha T, et al. Cut-off values of serum potassium and core temperature at hospital admission for extracorporeal rewarming of avalanche victims in cardiac arrest: A retrospective multi-centre study. Resuscitation. 2019;139:222–229.
78. Romlin BS, Winberg H, Janson M, Nilsson B, Bjork K, Jeppsson A, et al. Excellent Outcome With Extracorporeal Membrane Oxygenation After Accidental Profound Hypothermia (13.8 degrees C) and Drowning. Crit Care Med. 2015;43(11):e521–525.
79. Locher T, Walpoth BH. [Differential diagnosis of circulatory failure in hypothermic avalanche victims: retrospective analysis of 32 avalanche accidents]. Praxis (Bern 1994). 1996;85(41):1275-1282.
80. Gruber E, Beikircher W, Pizzinini R, Marsoner H, Pornbacher M, Brugger H, et al. Non-extracorporeal rewarming at a rate of 6.8 degrees C per hour in a deeply hypothermic arrested patient. Resuscitation. 2014;85(8):e119-120.
81. Hilmo J, Naesheim T, Gilbert M. "Nobody is dead until warm and dead": prolonged resuscitation is warranted in arrested hypothermic victims also in remote areas- -a retrospective study from northern Norway. Resuscitation. 2014;85(9):1204–1211.
82. Dunne B, Christou E, Duff O, Merry C. Extracorporeal-assisted rewarming in the management of accidental deep hypothermic cardiac arrest: a systematic review of the literature. Heart Lung Circ. 2014;23(11):1029–1035.
83. Morita S, Inokuchi S, Inoue S, Akieda K, Umezawa K, Nakagawa Y, et al. The efficacy of rewarming with a portable and percutaneous cardiopulmonary bypass system in accidental deep hypothermia patients with hemodynamic instability. J Trauma. 2008;65(6):1391–1395.
84. Sepehripour AH, Gupta S, Lall KS. When should cardiopulmonary bypass be used in the setting of severe hypothermic cardiac arrest? Interact Cardiovasc Thorac Surg. 2013;17(3):564–569.
85. Althaus U, Aeberhard P, Schupbach P, Nachbur BH, Muhlemann W. Management of profound accidental hypothermia with cardiorespiratory arrest. Ann Surg. 1982;195(4):492–495.
86. Mongardon N, Dumas F, Ricome S, Grimaldi D, Hissem T, Pene F, et al. Postcardiac arrest syndrome: from immediate resuscitation to long-term outcome. Ann Intensive Care. 2011;1(1):45.
87. van der Ploeg GJ, Goslings JC, Walpoth BH, Bierens JJ. Accidental hypothermia: rewarming treatments, complications and outcomes from one university medical centre. Resuscitation. 2010;81(11):1550–1555.
88. Wik L, Kiil S. Use of an automatic mechanical chest compression device (LUCAS) as a bridge to establishing cardiopulmonary bypass for a patient with hypothermic cardiac arrest. Resuscitation. 2005;66(3):391–394.
89. Nielsen N, Wetterslev J, al-Subaie N, Andersson B, Bro-Jeppesen J, Bishop G, et al. Target Temperature Management after out-of-hospital cardiac arrest- -a randomized, parallel-group, assessor-blinded clinical trial- -rationale and design. Am Heart J. 2012;163(4):541–548.
90. Soar J, Bottiger BW, Carli P, Couper K, Deakin CD, Djarv T, et al. European Resuscitation Council Guidelines 2021: Adult advanced life support. Resuscitation. 2021;161:115–151.
91. Walpoth BH, Maeder MB, Courvoisier DS, Meyer M, Cools E, Darocha T, et al. Hypothermic Cardiac Arrest - Retrospective cohort study from the International Hypothermia Registry. Resuscitation. 2021;167:58–65.
92. Darocha T, Kosinski S, Jarosz A, Galazkowski R, Sadowski J, Drwila R. Severe Accidental Hypothermia Center. Eur J Emerg Med. 2015;22(4):288–291.
93. Jarosz A, Kosinski S, Darocha T, Paal P, Galazkowski R, Hymczak H, et al. Problems and Pitfalls of Qualification for Extracorporeal Rewarming in Severe Accidental Hypothermia. J Cardiothorac Vasc Anesth. 2016;30(6):1693–1697.
94. Mroczek T, Gladki M, Skalski J. Successful resuscitation from accidental hypothermia of 11.8 degrees C: where is the lower bound for human beings? Eur J Cardiothorac Surg. 2020;58(5):1091–1092.
95. Zafren K, Lechner R, Paal P, Brugger H, Peek G, Darocha T. Induced Hypothermia to as Cold as 3 degrees C in Humans: Forgotten Cases Rediscovered. High Alt Med Biol. 2022.
96. Zafren K, Paal P, Brugger H, Lechner R. Induced Hypothermia to 4.2 degrees C with Neurologically Intact Survival: A Forgotten Case Series. Wilderness Environ Med. 2020;31(3):367–370.
97. Mittermair C, Foidl E, Wallner B, Brugger H, Paal P. Extreme Cooling Rates in Avalanche Victims: Case Report and Narrative Review. High Alt Med Biol. 2021;22(2):235–240.
98. Gilbert M, Busund R, Skagseth A, Nilsen PA, Solbo JP. Resuscitation from accidental hypothermia of 13.7 degrees C with circulatory arrest. Lancet. 2000;355(9201):375–376.
99. Brugger H, Durrer B, Adler-Kastner L, Falk M, Tschirky F. Field management of avalanche victims. Resuscitation. 2001;51(1):7–15.

KAPITEL

20 Lawinenunfälle

Hermann Brugger, Giacomo Strapazzon, Ken Zafren

Zusammenfassung

- Die meisten Lawinen, von denen Wintersportler betroffen sind, werden von den Freizeitsportlern selbst ausgelöst. Ob eine ganzverschüttete Person überlebt, hängt in erster Linie von der sofortigen Bergung durch unverschüttete Begleitpersonen vor dem Eintreffen der organisierten Rettung ab. Weitere entscheidende Kriterien sind eine professionelle Behandlung vor Ort und die optimale Wahl des Zielkrankenhauses. Während einer Ganzverschüttung hängt die Überlebenswahrscheinlichkeit in erster Linie von Verschüttungsdauer und -tiefe, freien Atemwegen, vom Vorhandensein einer Atemhöhle und Schweregrad von Verletzungen ab. Kann eine verschüttete Person in der Lawine atmen, kommt es in Abhängigkeit von der Schneedichte und Größe einer vorhandenen Atemhöhle vor Mund und Nase zur Hypoxie (Abnahme der arteriellen Sauerstoffsättigung [SpO_2]) und Hyperkapnie (Erhöhung des endtidalen Kohlendioxids [$ETCO_2$] durch Rückatmung) und nach längerer Verschüttung zur Hypothermie. Der Tod durch Lawine ist in den meisten Fällen auf Ersticken oder ein tödliches Trauma und nur in seltenen Fällen auf Hypothermie zurückzuführen.
- In den meisten europäischen und nordamerikanischen Bergsportgebieten steht eine präklinische Notfallversorgung durch organisierte Rettungsorganisationen zur Verfügung. Die Suche und Bergung von Lawinenverschütteten sollte so rasch wie möglich erfolgen, denn unmittelbar nach einer Ganzverschüttung ist jede Minute überlebenswichtig. Die Basisreanimation ist die wichtigste Maßnahme für den Ersthelfer. Die organisierten Einsatzkräfte sollten geschult und ausgerüstet sein, um Patienten mit Herz-Kreislauf-Stillstand, schwerer Hypothermie oder Polytrauma fachgerecht zu behandeln. Ziel der präklinischen Triage von Lawinenverschütteten mit Herz-Kreislauf-Stillstand ist es zu unterscheiden, ob der Kreislaufstillstand auf Ersticken zurückzuführen ist oder ob es sich um einen hypothermen Herz-Kreislauf-Stillstand handelt. Während ein normothermer Herz-Kreislauf-Stillstand durch akute Asphyxie eine geringe Überlebenschance hat, ist ein hypothermer Herz-Kreislauf-Stillstand bei korrekter Therapie und extrakorporaler Wiedererwärmung (ECLS) mit einer guten Prognose verbunden. International anerkannte Empfehlungen und Algorithmen stehen sowohl für die präklinische Therapie und Triage von Lawinenverschütteten als auch für die optimale Wahl des Zielkrankenhauses zur Verfügung. Wichtig ist eine korrekte Weitergabe von präklinischen Informationen über den Zustand von Verschütteten bei der Bergung an das Aufnahmekrankenhaus, um die innerklinische Behandlung und Triage zu erleichtern.
- Begibt sich eine Person in lawinengefährdetes Gelände, sollte sie mit Lawinenverschüttetensuchgerät, Schaufel und Sonde und falls möglich mit einem Lawinen-Airbag oder Atemschlauchsystem ausgerüstet sein. Alle diese Notfall- und Rettungsgeräte verringern die Mortalität im Fall einer Lawinenverschüttung.

20.1 Hintergrund

Die Entdeckung der prähistorischen Gletschermumie Ötzi (der „Mann aus dem Eis") im Jahr 1991 auf 3.200 m Seehöhe auf dem Tisenpass in Südtirol, Italien, enthüllte, dass bereits vor > 5.300 Jahren Migranten die Alpen in beide Richtungen überquerten. Es wird vermutet, dass bereits in der späten Kupferzeit (5000 vor Chr.) Menschen in den europäischen Alpen Opfer von Lawinen wurden. Die größte dokumentierte Katastrophe in der antiken Kriegsführung betraf Hannibals Alpenüberquerung im Jahr 218 vor Chr. während des Zweiten Punischen Kriegs. Der karthagische General führte seine Armee von 38.000 Fußsoldaten, 8.000 Pferden und 38 Elefanten über die Alpen nach Italien, um den Krieg direkt nach Rom zu bringen. Der Dichter Silius Italicus verzeichnete den Verlust von etwa der Hälfte der Soldaten und Tiere. [1] Obwohl Hannibals genaue Route seit jeher die Quelle wissenschaftlicher Auseinandersetzungen war, sprechen sich die einflussreichsten modernen Theoretiker für den Marsch über die französischen Alpen über den Col de Montgenèvre (1.788 m) oder den Kleinen St. Bernhard Pass (2.188 m) aus. Italicus sprach in seinen Erzählungen davon, dass viele Menschen durch „herabstürzende Schneemassen ums Leben kamen, während Hannibals Truppen vom Pass in Italien abstiegen".

Eine der ersten detaillierten Beschreibungen von tödlichen Lawinen stammt aus dem Jahr 1128 n. Chr. Der Abt des Klosters von St. Trond in der Schweiz dokumentierte eine Lawine, die Bergführer erfasste, die den Großen Bernhard Pass (2.469 m) oberhalb des Klosters mit einer Gruppe von Pilgern zu erreichen versuchten. Im späten neunzehnten und frühen zwanzigsten Jahrhundert wurden Hunderte von Bergleuten durch Lawinen in Colorado (USA) getötet.

Die meisten Menschenleben haben Lawinen in den Kriegen des zwanzigsten Jahrhunderts gefordert. Während des Ersten Weltkriegs, fanden in den Dolomiten zwischen 9.000 und 10.000 Soldaten in von Lawinen zerstörten Kasernen und Schützengräben den Tod. In diesem Gebiet war die Zahl der Todesopfer durch Kälte und Lawinen höher als durch Kriegshandlungen.

Die Erfahrungen während des Ersten Weltkriegs führten im Jahr 1931 zur Gründung der ersten Kommission für Schnee- und Lawinenforschung in der Schweiz. 1942 wurde das Institut für Schnee- und Lawinenforschung in Davos, Schweiz, mit einem Schneelabor auf dem Weissfluhjoch (2.693 m) gegründet. Nach dem Zweiten Weltkrieg übernahm das Institut die Verantwortung für Lawinenwarnungen vom Militär und etablierte den ersten zivilen Lawinenwarndienst der Welt.

Im Jahr 1951 führte das Zusammentreffen einer atlantischen Warmfront mit einer polaren Kaltfront in den europäischen Alpen zu außergewöhnlich hohen Niederschlägen innerhalb weniger Tage in Form von 3–5 m hohem Neuschnee. Unzählige Lawinen in der Schweiz und in Österreich zerstörten Bauernsiedlungen, Transportwege und ganze Dörfer. Am Ende dieses katastrophalen Lawinenwinters waren 900 Gebäude dem Erdboden gleich gemacht und etwa 500 Rinder und 256 Menschen fanden den Tod, hauptsächlich in den österreichischen Alpen. Drei Jahre später, im Januar 1954, wurden im österreichischen Bundesland Vorarlberg durch 388 verheerende Lawinen hunderte Häuser und Wirtschaftsgebäude zerstört und 125 Menschen getötet, die meisten in der Gemeinde Blons im Großwalsertal.

Diese Katastrophenjahre und der aufstrebende Wintertourismus hatten mehrere politische Initiativen zur Folge mit dem Ziel, Alpenbewohner und Bergreisende vor Lawinen zu schützen. In allen Alpenländern wurden öffentliche Mittel für den Bau von Lawinenschutzanlagen oberhalb von Straßen und Dörfern, zur Anpflanzung von Schutzwäldern und für die Lawinenvorhersage bereitgestellt. Diese Maßnahmen haben dazu geführt, dass es in den letzten Jahrzehnten kaum noch Lawinenkatastrophen in den Alpen gab. Trotz dieser Maßnahmen kamen bei katastrophalen Lawinenabgängen im Jahr 1999 im österreichischen Galtür 39 Einwohner und Touristen, und im Jahr 2017 in einem Hotel in Farindola, Mittelitalien, 29 Menschen ums Leben. (➤ Abb. 20.1). [2, 3]

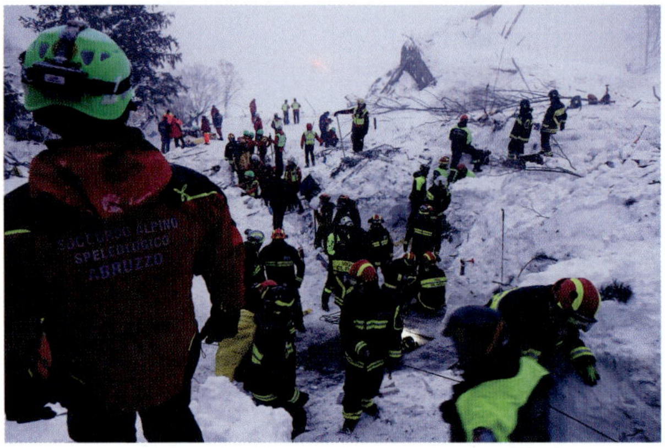

Abb. 20.1 Der katastrophale Lawinenabgang von Farindola, Italien. (Mit freundlicher Genehmigung von Salvatore Diodato/CNSAS)

In anderen Teilen der Welt sind selbst dicht besiedelte Täler und Dörfer noch ungeschützt und durch tödliche Lawinen bedroht. Im Januar 1962 zerstörte in Peru eine Geröll- und Eislawine die Dörfer Ranrahirca und Yungay vollkommen und forderte schätzungsweise 4.000 Menschenleben. Es war die schlimmste Lawinenkatastrophe weltweit in Friedenszeiten. 1979 wurde in Indien das Lahaul Valley unter einer Reihe von Lawinen begraben. Dabei kamen mindestens 200 Menschen ums Leben. 1991, In Bingol, Türkei, hat eine Lawine mehrere Dörfer getroffen und 255 Menschen getötet.

Im Jahr 2002 tötete eine Lawine am Berg Kazbek (5.047 m), einem der höchsten Berge des Kaukasus, zwischen Georgien und der Russischen Republik Nordossetien, 150 Menschen. Im März 2012 zerstörte eine Serie von Lawinen in der Provinz Badakhshan im Nordosten Afghanistans mehrere Dörfer, wobei über 200 Menschen ums Leben kamen. Im Februar 2015 töteten Dutzende von Lawinen 310 Menschen in der Provinz Panjshir, Afghanistan.

Eine der verheerendsten Lawinen in der Geschichte Nepals traf den Khumbu-Eisbruch auf der Hauptkletterroute des Mount Everest im Jahr 2014. Dabei wurden 16 Menschen getötet und neun weitere verletzt. Im Jahr 2015 löste ein schweres Erdbeben eine weitere Eislawine am Everest aus, die das Basislager erreichte. Die verheerende Druckwelle tötete 15 Menschen und verletzte mindestens 70. [4, 5]

Während in Europa und Nordamerika in den letzten fünf Jahrzehnten die Anzahl der Lawinen, die Straßen und Dörfer bedrohen, zurückgegangen ist, hat die Zahl der Lawinenunfälle in Gebieten, in denen Lawinen nicht aktiv kontrolliert werden, deutlich zugenommen. Möglicherweise gehen die Menschen in den Industrieländern angesichts der abnehmenden Bedrohung durch natürliche Lawinenkatastrophen bei winterlichen Freizeitaktivitäten größere Risiken ein, indem sie sich in unkontrollierte Gebiete begeben.

Es ist noch nicht abzusehen, wie sich der Klimawandel auf die Häufigkeit von Lawinen in den Gebirgen der Welt auswirken wird und welche Höhenlagen davon mehr oder weniger betroffen sein werden. [100]

MERKE

„Lawinen wissen nicht, dass Sie ein Experte sind." [6] Prävention kann lebensrettend sein. Wintersportler, die sich in unkontrolliertem Gelände bewegen, sollten eine Standardausrüstung mit sich führen bestehend aus einem Lawinenverschüttetensuchgerät (LVS), einer Lawinensonde und einer Schaufel. Diese Ausrüstung wird verwendet, um Lawinenopfer rasch zu orten und auszugraben. Unmittelbar nach einer Lawinenverschüttung haben unverschüttete Kameraden die größte Chance, ein Lawinenopfer lebend zu bergen. Die organisierte Rettung kommt häufig zu spät, um erstickte Lawinenopfer noch zu retten, sie kann jedoch noch Verschüttete retten, die in der Lawine mit freien Atemwegen länger überleben konnten.

20.2 Schnee und Lawine

Fallbeispiel 20.1

Solo-Skitour ohne Lawinenverschüttetensuchgerät

Im März 2010 startete ein 42-jähriger Skitourengeher eine Solobesteigung eines Gipfels in den Bergen Südtirols, Italien. Das Wetter war stabil, die Temperatur kalt und es war windstill, jedoch betrug die Lawinengefahr Stufe 3 (Lawinen können von einer Person ausgelöst werden, besonders an steilen Hängen) auf einer Skala von 5. Aufgrund des starken Windes in der Nacht bildete sich eine Wechte auf dem Grat oberhalb der Aufstiegsroute. Trotz der frühen Zeit (ca. 9:30 Uhr) löste der Tourengeher im Aufstieg auf ca. 2.200 m eine Lawine aus. Die Hangneigung betrug > 35°. Der Mann wurde vollständig unter 180 cm tiefem Lawinenschnee geringer bis mittlerer Dichte begraben. Augenzeugen beobachten den Unfall und verständigten sofort den Rettungsdienst. Sie begannen die Suche mit LVS-Geräten, jedoch ohne Erfolg. Nach nur 12 min traf der Rettungshubschrauber mit einem Notarzt, einem Lawinensuchhund und Bergrettungspersonal an der Unglücksstelle ein. Nachdem die Stelle für sicher erklärt wurde, wurde eine organisierte Suche, anfangs mit LVS-Geräten gestartet. Leider trug das Opfer kein LVS-Gerät bei sich. Nachdem die LVS-Suche wiederum erfolglos war, wurde sie mit Sonden und einem RECCO®-System (ein tragbares elektronisches Ortungsgerät für professionelle Rettungsteams) fortgesetzt und zusätzliches Bergrettungspersonal zum Einsatzort gebracht (etwa 5 Lawinenhunde und 55 Personen). Die Sicherheit des Unfallorts wurde während des Einsatzes laufend bewertet, da die Lawinengefahr im Tagesverlauf durch Sonneneinstrahlung und steigende Temperaturen zunahm. Nach zwei Stunden und 7 min wurde das Opfer durch Sondieren geortet und rasch ausgegraben.

Bei der Bergung lag der Patient in Bauchlage mit dem Kopf talwärts. Er trug keine Handschuhe, Mütze, Jacke oder sonstigen Wärmeschutz. Der Mann war nicht ansprechbar mit einem Glasgow Coma Scale (GCS) von 10. Seine Atemwege waren frei, er atmete spontan und hatte einen tastbaren Radialispuls. Vor Mund und Nase befand sich ein deutlich sichtbarer Luftraum mit einer dünnen Eisschicht an der Innenfläche. Es gab keine äußeren Verletzungszeichen. Nach der Ersteinschätzung wurden dem Patient 5 l O_2/min über eine Gesichtsmaske verabreicht und der ganze Körper mit einer Rettungsdecke und einem Wärmebeutel vor weiterem Auskühlen geschützt. Die mit einer Thermistorsonde epitympanal gemessene Körperkerntemperatur (KKT) betrug 25 °C. Der Patient wurde monitorisiert und innerhalb von 10–15 min auf einer Vakuummatratze gelagert. Währenddessen besprach der Notarzt mit der Leitstelle die Wahl des Zielkrankenhauses auf der Grundlage des Schweregrades der Hypothermie, des Fehlens von Asphyxiezeichen, der kardialen Stabilität, der Verfügbarkeit medizinischer Ressourcen und der Dauer des Transports.

Der Patient wurde dann mit dem Rettungshelikopter in das Allgemeine Krankenhaus von Bozen, Italien, transportiert, ein Level-1-Traumazentrum, in dem minimalinvasive externe Wiedererwärmung durchgeführt werden kann. Die Wahl des Krankenhauses wurde mit der kurzen Flugzeit (3 min vs. 25 min zur nächstgelegenen ECLS-Einrichtung) und der kardialen Stabilität (trotz Kerntemperatur < 28 °C) begründet. Von der Notaufnahme wurde der Patient sofort auf die Intensivstation verlegt, dort wurden ein peripher venöser Zugang und Harnblasenkatheter gelegt. Die KKT, wiederum epitympanal gemessen, betrug 25 °C, der systolische Blutdruck > 90 mmHg, und ein Elektrokardiogramm (EKG) zeigte einen Knotenrhythmus mit 44 Schlägen/min.

Der Patient wurde extern mittels Warmluft wiedererwärmt und es wurde normale Kochsalzlösung mit 40 °C infundiert. Nach 75 min, bei einer KKT von 31 °C, kam es zu einer respiratorischen Insuffizienz mit einem SpO_2 von 73 % und zum Abhusten von schaumigem hellrotem Sputum. Bei der Auskultation waren diffuse bilaterale Rasselgeräusche zu hören. Der Patient wurde intubiert und mit positiv endexspiratorischen Druck (PEEP) kontinuierlich beatmet. Darauf bildete sich das Lungenödem ohne Verabreichung von Medikamenten wieder zurück, der SpO_2 stieg auf 99 %. Der Kreislauf wurde mit positiv inotropen Medikamenten unterstützt, da es zu einer Hypotonie mit erhöhter Urinausscheidung kam. Nach 5 h Wiedererwärmung erreichte die KKT 37 °C, bei einer mittleren Wiedererwärmungsrate von 2,2 °C/h. Der Patient erholte sich vollständig. Am dritten Tag nach der Entlassung aus dem Krankenhaus ging der Patient seinen normalen Aktivitäten wieder nach. [7]

20.2.1 Schnee

Schneeflocken (Kristalle) entstehen, wenn winzige Wassertröpfchen in Wolken zu Eiskernen erstarren. Wasserdampf lagert sich an den Kernen ab und gefriert. Schneeflocken haben kristallförmige hexagonale symmetrische Strukturen. Die Form variiert je nach Umgebungsbedingungen. [8] Schneeflocken sammeln sich auf dem Boden und bilden eine scheinbar homogene weiße Masse. Die Flocken verschmelzen und bilden eine komplexe mehrphasige Struktur, die Luft, Aerosolpartikel, Eis-Luft-Grenzflächen und Eiskristalle enthält. [9] Schnee unterliegt einer Metamorphose, da er durch die Verschmelzung von Schneeflocken umgewandelt wird. Die Temperatur von Schnee liegt immer nahe oder unter dem Schmelzpunkt. Aufgrund des hohen Dampfdrucks verdampft der Schnee ständig durch Sublimation, er durchläuft also keine Wasserphase. Der Wasserdampf rekristallisiert, wenn er sich auf einer etwas kälteren Oberfläche ablagert. Die Geschwindigkeit der Metamorphose ist je nach Umweltbedingungen sehr unterschiedlich: Je höher das Temperaturgefälle zwischen Boden und Schnee, desto schneller verändert sich die Schneestruktur. Die poröse Struktur des Schnees lässt Luft zirkulieren.

Die Überlebenswahrscheinlichkeit bei einer Verschüttung im Lawinenschnee sinkt mit zunehmender Schneedichte. [10] Die Schneedichte wird durch das Volumenverhältnis von Schneeflocken zu Luft bestimmt. In frischem Schnee (geringer Dichte) macht die Luft 90–95 % des Volumens aus. In älterem Schnee (mittlere oder hohe Dichte) beträgt der Luftanteil immer noch > 60 %. [10]

Die Schneeansammlung am Boden bildet die Schneedecke, normalerweise mit einer Reihe von unterschiedlichen Schichten. Dabei hat die Temperatur einen großen Einfluss auf die Schichtbildung: Je wärmer der Schnee und je höher das Temperaturgefälle zwischen Schneeoberfläche und Boden, desto schneller wandeln sich Schneeschichten und Schneeflocken um. Wind beeinflusst ebenfalls die Schneedeckenbildung, indem er die Oberfläche formt, die Schneeflocken transportiert, zermahlt und in viele kleinere Stücke teilt, die sich eng zusammenlagern. Der Schneedeckenaufbau gibt nicht nur Auskunft über den Schneefall, sondern auch über die Abfolge der Wetterbedingungen. [8] Die Eigenschaften des Schnees variieren je nach geografischer Lage, lokaler Topografie und verschiedenen Umweltfaktoren.

20.2.2 Lawinen

Lawinen sind Schneemassen, die über steile Hänge hinunterstürzen. Sie entstehen durch ein komplexes Zusammenspiel zwischen der Geländetopografie, der Schneeansammlung und den Wetterbedingungen. Wenn die Kräfte, die das Abrutschen des Schnees an einem Hang verhindern, durch die Schwerkraft überwunden werden, rutscht der Schnee ab. Kräfte, die ein Gleiten verhindern, sind die Haftung an tieferen Schichten der Schneedecke oder am Boden und die Haftreibung. Lawinen können Felsen, Erde, Vegetation und Eis enthalten.

Lawinenbildung

Die speziellen Gegebenheiten des Geländes, Niederschlag, insbesondere Neuschnee, Wind, Temperatur, Strahlungseffekte und die Schichtenbildung der Schneedecke (Stratigraphie) beeinflussen die Lawinenbildung.

Für die Entstehung von Lawinen ist ein dafür geeignetes Gelände notwendig und dies ist der einzige konstante Faktor. Für Schneebrettlawinen ist meist eine Hangneigung > 30° erforderlich. [11, 12] Lawinen entstehen häufiger in Anrissgebieten mit konkaven Hangprofilen und Unterbrechungen der Hangneigung. Unebene Geländeoberflächen behindern die Bildung durchgehender schwacher Schneedeckenschichten. Dieser Effekt kann jedoch durch andere Faktoren wie die Dicke der Schneedecke, die Beschaffenheit der Gleitfläche und das Vorhandensein von Verankerungen beeinträchtigt werden. Auf grasbewachsenen Oberflächen ist ein Rutschen wahrscheinlicher als in felsigen Gebieten. Hindernisse, wie z. B. große Bäume, verringern die Wahrscheinlichkeit eines Lawinenabgangs, insbesondere in dichtem Wald.

Neuschneemengen von mehr als 30–50 cm können spontan ausgelöste Lawinen verursachen. Auch bei geringeren Mengen können Lawinen durch Belastung, z. B. durch Menschen, ausgelöst werden. [11, 12] Wind ist ein wichtiger Faktor bei der Lawinenbildung. Er transportiert Schnee und verursacht eine Windlast. Selbst wenn ein Sturm weniger als 30 cm Neuschnee in Windschattenhänge verfrachtet, kann der Windtransport zu sehr großen Schneeansammlungen führen. Die Temperatur ist auch ein entscheidender Faktor bei der Lawinenbildung, da die mechanischen Eigenschaften des Schnees (Härte, Brüchigkeit, Festigkeit) und die

Metamorphose temperaturabhängig sind. Schließlich ist die Stratigrafie der Schneedecke ein weiterer Schlüsselfaktor. Das Versagen einer Schwachschicht im Schneedeckenaufbau ist der Mechanismus, der Schneebrettlawinen auslöst.

Lawinenarten

Lawinen können nach dem Mechanismus des Abbrechens der Schneedecke, der Art der Gleitfläche, der Feuchtigkeit, der Lawinenbahn und der Art der Bewegung klassifiziert werden [11] Es gibt zwei Arten von Lawinen, die hervorgerufen werden durch das Versagen einer Schwachschicht.

- Lockerschneelawinen (➤ Abb. 20.2) lösen sich von einem einzigen Punkt auf einer Oberflächenschicht aus trockenem oder nassem Schnee. [11]
- Schneebrettlawinen werden durch den Abriss einer zusammenhängenden Schneeschicht (Schneebrett) ausgelöst, die über eine Schwachschicht abgleitet (➤ Abb. 20.3).

Die meisten von Skifahrern und Snowboardern ausgelösten Lawinen sind trockene Schneebrettlawinen. [13] Lawinen können über offenes oder kanalisiertes Gelände, auf einer Schneedecke oder auf dem Boden abgleiten. Lawinen können mit laminarer Strömung langsamer als Schneelawinen oder mit turbulenter Strömung in hoher Geschwindigkeit als Staublawinen abgehen.

Schneebrettlawinen

Eine Schneebrettlawine ist durch eine scharfe, lineare Bruchlinie und eine Abrisskante gekennzeichnet. Sie wird durch einen Scherbruch verursacht, der sich entlang einer schwachen Schicht unter dem Schneebrett ausbreitet und die Entwicklung einer hohen Zugspannung ermöglicht. Ein Versagen an der Abrisskante erzeugt einen Bruch quer zum Hang. [11] Eine lokale schnelle, oberflächennahe Belastung, die durch einen Skifahrer oder einen anderen Wintersportler verursacht wird, kann den Einsturz der Schwachschicht auslösen. Der Kollaps kann ein typisches Geräusch verursachen, das als „Wumm“ Geräusch beschrieben wird.

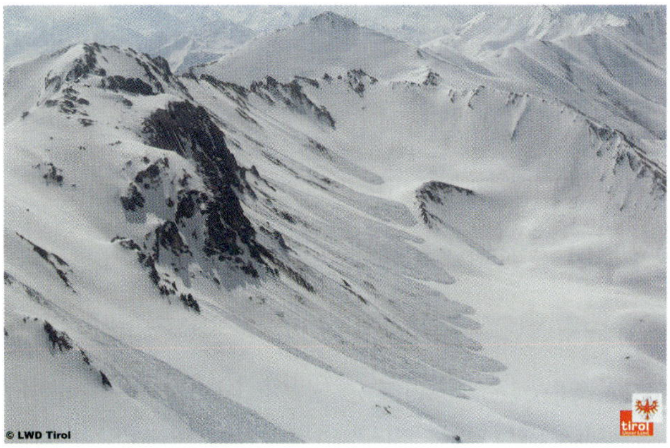

Abb. 20.2 Lockerschneelawine. (Mit freundlicher Genehmigung des Lawinenwarndienstes Tirol)

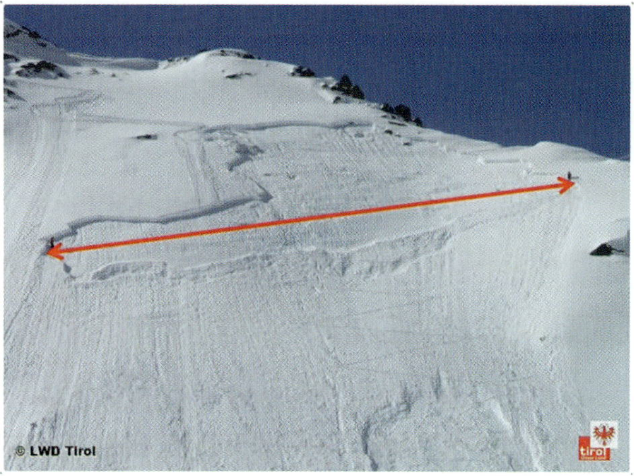

Abb. 20.3 Schneebrettlawine. (Mit freundlicher Genehmigung des Lawinenwarndienstes Tirol)

In einer retrospektiven Schweizer Studie über durch Menschen ausgelöste Lawinen hatten ausgelöste Schneebretter eine mittlere Breite von etwa 50 m, eine mittlere Länge von etwa 80 m und eine mittlere Weglänge von etwa 150 m. Die Hangneigung im Anrissgebiet betrug typischerweise 35–40°. Die Höhe der Abrisskante war im Median 45 cm, wobei die Auslösung meist aufgrund von schwachen Schichten oder Grenzflächen in der Schneedecke erfolgte. Die schwache Schicht war in der Regel weich, etwa 1 cm dick, und befand sich zwischen härteren Schichten. Die schwache Schicht bestand typischerweise aus meist großen (2 mm) Kristallen mit ebenen Flächen. [13]

Lockerschneelawinen

Lockerschneelawinen sind punktförmige Lawinen, die sich vom Auslösepunkt den Hang hinunterbewegen und eine charakteristische, umgekehrte V-Form bilden. Sie werden meistens durch die Verlagerung von Schneeverwehungen an einem Hang oder durch Sonneneinstrahlung verursacht. Lockerschneelawinen können bei trockenem Schnee klein, bei nassem Schnee sehr groß sein.

Lawinendynamik

Wenn Lawinen spontan ausgelöst werden, bewegen sie sich in der Regel immer über die gleichen Wege. Diese sog. Lawinenbahnen können kanalisiert oder offen sein und haben drei Zonen (➤ Abb. 20.4).

- Die Startzone ist der Bereich, in dem eine Lawine entsteht, die nötige Kraft gewinnt und den Ausgangsschnee mitreißt.
- In der Spurzone, in der die Lawine abgeht, bleibt das Schneevolumen im Wesentlichen konstant, die Lawine nimmt wenig oder keinen zusätzlichen Schnee auf.
- In der Auslaufzone endet die Lawinenbewegung und der Schnee sammelt sich an. [12]

20

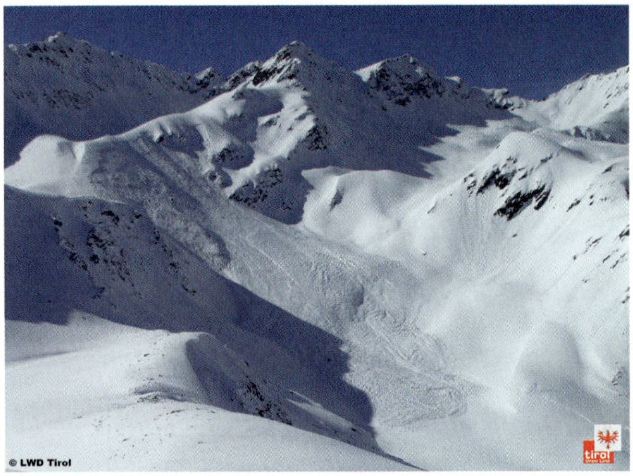

Abb. 20.4 Großer Lawinenkegel, erkennbar sind der Auslösebereich, die Spur und die Auslaufzone, in der sich die Lawine verlangsamt und zum Stillstand kommt und sich Lawinenschnee ablagert. (Mit freundlicher Genehmigung des Lawinenwarndienstes Tirol)

Die Geschwindigkeit einer Lawine variiert je nach Schneeeigenschaften. Eine Trockenschneelawine (geringe Schneedichte) kann eine Geschwindigkeit von 50–350 km/h erreichen. Eine Nassschneelawine (hohe Schneedichte) kann sich mit 40–100 km/h bewegen. [12]

Mit zunehmender Geschwindigkeit steigt der Aufpralldruck. Auch kleine und mittlere Lawinen haben einen Aufpralldruck von 1–15 kPa, der ausreicht, um schwere Verletzungen zu verursachen. Wenn die Sturzbahn steil und lang ist, kann der Aufpralldruck um das 10-fache oder mehr ansteigen, was zur Zerstörung von Bäumen und Betonstrukturen führt. [12]

Hochgeschwindigkeitslawinen folgen in der Regel dem steilsten Weg, können aber von der direkten Linie abweichen, wenn sie durch die Gegebenheiten des Geländes kanalisiert werden. Langsamere Lawinen folgen in der Regel Geländemerkmalen. Lawinenabgänge sind meist ein sehr kurzes andauerndes Ereignis, nur sehr große Lawinen dauern einige Minuten an. Mitgerissene Bäume oder andere Gegenstände können durch die Luft fliegen oder mit der Lawine am Boden fließen, wobei sich Lawinen eher wie Muren als wie fließendes Wasser bewegen. Schneekristalle können die Luftdichte um den Faktor 3 erhöhen, wodurch die Staubwolke einer 100 km/h schnellen Lawine eine enorme Aufprallkraft erreichen kann.

20.3 Epidemiologie

20.3.1 Lawinenunfälle im freien Gelände

Lawinen bei Wintersportaktivitäten

Wintersportaktivitäten wie Skitouren, Schneeschuhwandern Heliskiing und Pistenskilauf sind in den letzten Jahrzehnten aufgrund der höheren Mobilität der Erholungssuchenden, wegen der Nutzung von mechanisierten Transportmitteln wie Aufstiegsanlagen, Hubschraubern und Motorschlitten sowie durch erhebliche Verbesserungen der Ausrüstung immer beliebter geworden. Trotz effektiverer Maßnahmen zur Verhinderung von Lawinenunfällen hat die Zahl der Lawinenunfälle, an denen Wintersportler beteiligt sind, deutlich zugenommen. Bei einer Feldstudie wurden 5.576 Personen (78 % Tourenskifahrer oder Snowboarder, 22 % Schneeschuhwanderer) in Südtirol, Italien, über einen Zeitraum von einer Woche in einem Gebiet von ~7.400 km^2 befragt. [14] Die Anzahl der Tourenskifahrer und Schneeschuhwanderer erreichte an den Wochenenden ihren Höhepunkt. Die Stichprobe enthielt mehr Männer als Frauen (66 % vs. 34 %), am häufigsten in der Altersgruppe der 35- bis 49-Jährigen. Generell umfassen die Freizeitaktivitäten in Lawinengebieten nicht nur Skifahrer und Schneeschuhwanderer, sondern auch Motorschlittenfahrer, Bergsteiger und Eiskletterer. [15, 16] Bei Wintersportaktivitäten in den europäischen Alpen ist die Häufigkeit von Lawinenunfällen größer als von anderen Bergunfällen, wie z.B. Sturz aus großer Höhe oder akzidentelle Hypothermie. [17, 18]

Bei den meisten Lawinenunfällen in Europa oder Nordamerika werden die Lawinen von Freizeitsportlern ausgelöst (85–94 %). [13, 19] In Tirol, Österreich, ereignen sich zwei Drittel der Lawinenunfälle an Tagen mit der Lawinenwarnstufe 2 (Auslösung einer Lawine ist bei hoher Zusatzbelastung möglich) und 3 (Auslösung ist auch bei geringer Zusatzbelastung möglich), bei Hangneigungen zwischen 35–40°. [19] Die meisten Lawinen wurden im offenen baumfreien Gelände oberhalb von 2.500 m ausgelöst, wohingegen sich > 15 % unterhalb der Baumgrenze ereigneten. Am häufigsten kam es zwischen 10 und 15 Uhr zu Lawinenunfällen, [19] allerdings ereigneten sich in der Schweiz circa 2% aller Unfällen in der Nacht, wobei diese mit einer geringeren Überlebensrate verbunden war bei Tag. Die Auswirkungen von Lawinenkursen auf die Lawinenhäufigkeit sind nicht genau bekannt. Lawinenkurse können paradoxerweise die Risikowahrnehmung verringern und die Risikobereitschaft erhöhen. [20] Spontan ausgelöste Lawinen betreffen nur selten Freizeitsportler. Die geringe Anzahl von Unfällen durch spontane Lawinen in den europäischen Alpen ist einerseits auf die geringe Anzahl von Tagen mit Lawinenwarnstufe 4 (Auslösung und Lawine ist auch bei geringer Zusatzbelastung wahrscheinlich), und 5 (zahlreiche große Naturschneelawinen wahrscheinlich, auch in mäßig steilem Gelände) zurückzuführen, andererseits auch auf die bewusste Vermeidung des Risikos durch die Freizeitsportler an diesen Tagen. [19]

Morbidität und Mortalität

In Europa sind Skitourengeher und Snowboarder die am häufigsten von Lawinenunfällen betroffene Gruppe von Freizeitsportlern, gefolgt von Skifahrern, die abseits der Pisten abfahren (Variantenskifahrer). In Nordamerika hingegen sind am häufigsten Motorschlittenfahrer und Skitourengeher betroffen. [15, 21] Wie viele Personen sich im Lawinengelände aufhalten, ist unbekannt, da es keine Angaben zur Anzahl von Wintersportlern außerhalb des gesicherten Geländes gibt. Die Mortalitätsraten können nur grob geschätzt werden. Die Anzahl der Lawinenunfälle, an denen Wintersportler beteiligt sind, hat in den letzten Jahrzehnten aufgrund der zunehmenden Popularität von Winter-Outdoor-Aktivitäten, zugenommen. [13] Die Verwendung von Motorschlitten und die Zunahme von Aktivitäten wie Freeriden und Schneeschuhwandern haben zu epidemiologischen Veränderungen und neuen Herausforderungen für die Rettungsorganisationen geführt. [21, 22] Zwischen 1983 und 2015 starben jährlich über 5.000 Personen in Europa und Nordamerika durch Lawinenabgänge. (Jährlich ca. 130 in Europa und 36 in Nordamerika). [23] Die jährliche Anzahl an Lawinenopfer zeigt seit circa 50 Jahren keinen Trend, obwohl die Zahl der exponierten Personen deutlich zugenommen hat, was darauf hinweist, dass die präventiven Maßnahmen zur Verringerung der Mortalität bisher wirksam waren.

Etwa 50 % der jährlichen Todesfälle in den europäischen Alpen [15, 24] und etwa 60 % in Nordamerika betreffen Tourengeher. In Nordamerika sind etwa 20–25 % der Todesfälle auf Motorschlittenfahrer zurückzuführen. [15, 21] In Entwicklungsländern und anderen Gebirgsregionen wie den Anden, dem Karakorum und dem Himalaya werden Lawinenopfer nicht systematisch erfasst. Historische Berichte deuten darauf hin, dass die Zahl der Todesopfer in diesen großen Gebirgen um ein Vielfaches höher sein könnte.

Überleben in der Lawine

Überlebensanalysen haben gezeigt, dass der Grad der Verschüttung (Ganz- oder Teilverschüttung) die wichtigste Determinante für das Überleben ist. Bei Ganzverschüttung ist das Überleben vor allem von der Dauer der Verschüttung, der Durchgängigkeit der Atemwege und dem Vorhandensein von Verletzungen abhängig. [25] Die Gesamtsterblichkeitsrate von Lawinenopfern wurde auf 23 % geschätzt. [26] Daten aus einer Schweizer Studie zeigten eine Sterblichkeitsrate von 52 % bei vollständig verschütteten Opfern (Kopf und Brust unter Schnee begraben) und ~4 % für Opfer, die teilweise oder gar nicht verschüttet waren. [26] Neuere Daten aus Österreich, Kanada und der Schweiz bestätigen eine ähnliche Sterblichkeitsrate von vollständig verschütteten Opfern (48–56 %). [15, 27] Wie Überlebenszeitanalysen von Ganzverschütteten in Europa und Nordamerika zeigen, steht die Überlebenswahrscheinlichkeit in direkter Beziehung zur Dauer der Verschüttung. (➤ Abb. 20.5) [15, 26–28] Die stufenweise Abnahme der Überlebenswahrscheinlichkeit im Verlauf der Verschüttung wurde erstmals anhand von Lawinendaten aus der Schweiz im Jahr 1994 erfasst. [28]

Die jüngsten Überlebenskurven aus der Schweiz von 2005–2013 waren ähnlich zu denen von 1980–2005 und zu den Daten aus Österreich (2005–2013). [15, 27] Die Daten aus der Schweiz und aus Österreich zeigen einen anfänglichen Abfall der Überlebenswahrscheinlichkeit auf 87–91 % nach einer Verschüttungszeit von ~7–10 min, verglichen mit ~18 min in den bisherigen Überlebenskurven, gefolgt von einem zweiten Abfall auf eine Überlebenswahrscheinlichkeit von 25–28 % nach ~35 min. Nach ~35 min flacht die Kurve bis 180 min ab. [15, 27] Eine andere Überlebenskurve, die 2011 anhand von Daten aus Kanada berechnet wurde, zeigte einen ähnlich schnellen anfänglichen Abfall auf eine niedrigere Überlebenswahrscheinlichkeit (77 %). Nach dem zweiten Abfall war die Überlebenswahrscheinlichkeit mit 4 % deutlich geringer als in der Schweiz und in Österreich. [15]

Die Häufigkeit traumatischer Verletzungen und klimatisch bedingte Eigenschaften der Schneedecke waren wahrscheinlich die Hauptursachen für die Unterschiede in den Überlebensraten zwischen Europa und Kanada in der frühen Phase der Verschüttung. In maritimen Klimazonen mit hoher Schneedichte und milden Temperaturen sank die Überlebensrate früher als in kontinentalen Klimazonen mit niedriger Schneedichte und kalten Temperaturen Längere Rettungs- und Transportzeiten in Kanada als in Europa könnten die Ursache für die geringere Überlebensrate in Kanada nach längerer Verschüttung sein. In Kanada unterscheiden sich die Überlebenskurven von Skilangläufern, Skifahrern abseits der Pisten und Motorschlittenfahrern nicht signifikant voneinander. [15]

Die längste Überlebenszeit bei einem Lawinenabgang im freien Gelände war ein unverletzter Skitourengeher, der mit einer Kerntemperatur <32 °C nach knapp 44 Stunden vollständiger Verschüttung gerettet wurde. [29]

Rettungsdienste bei Lawinenunfällen

Bei ganzverschütteten Lawinenopfern hängt das Überleben weitgehend von der sofortigen Bergung ab. In Österreich und der Schweiz wurde die Hälfte der ganzverschütteten

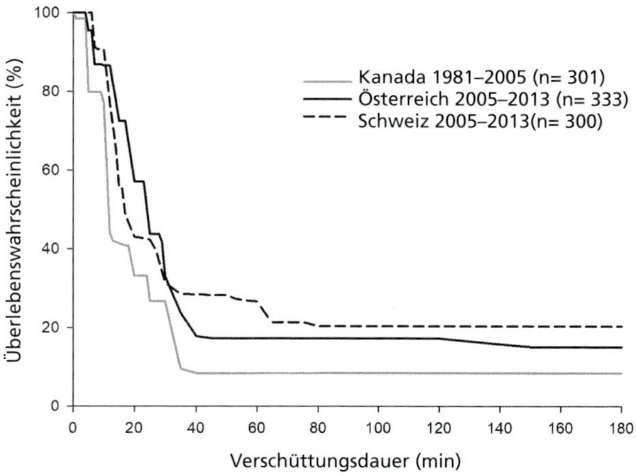

Abb. 20.5 Überlebenskurve für vollständig verschüttete Opfer in Österreich, Schweiz und Kanada. (Modifiziert aus [15] und [27])

Lawinenopfer innerhalb der ersten 15 min nach der Verschüttung gerettet und bis zu 75 % innerhalb von 60 min. [27] Ähnliche Zahlen wurden aus Kanada berichtet. [15] Obwohl in den meisten europäischen Ländern Bergrettungsorganisationen, Flugrettung und Lawinenhunde sofort zur Verfügung stehen, liegt die Überlebensrate ganzverschütteter Opfer bei ~80 %, wenn sie durch Kameraden sofort gerettet werden, im Vergleich zu 20%, wenn die Rettung durch organisierte Rettungsteams vorgenommen wurde. [19, 30] Die Erklärung für diesen Unterschied liegt in der geringen Überlebenswahrscheinlichkeit, da die Zeit bis zum Eintreffen der Rettungsteams am Einsatzort im Durchschnitt etwa 45 min beträgt – zu lang, um dem anfänglichen Abfall der Überlebenswahrscheinlichkeit zuvorzukommen. Eine amerikanische Studie zeigte, dass ganzverschüttete Opfer am häufigsten in Bauchlage und mit dem Kopf nach unten gefunden wurden [31], was die Erstversorgung und Wiederbelebung erschwert. Auch in Norwegen wurde ein großer Anteil von Opfern in Bauchlage mit dem Kopf nach unten beschrieben. [32] Ein Drittel der Opfer in der norwegischen Studie wurde sitzend, stehend oder auf der Seite liegend aufgefunden, was die Sondensuche erschwert, besonders wenn kein LVS-Gerät getragen wurde. Etwa 50 % der Opfer in Österreich und der Schweiz wurden tiefer als 100 cm verschüttet. [27] Während einer Saison in Tirol, Österreich, ereigneten sich die meisten Lawinenunfälle und die meisten Rettungseinsätze an Tagen mit den Gefahrenstufen 2 und 3. [19, 30] Bei den Einsätzen waren HEMS- und Rettungsteams in 5,5–49 % der Einsätze an der Suche mit Sondierung vor Ort beteiligt. Bei der Ankunft am Einsatzort mussten die HEMS-Teams in 11 % der Fälle einen Herz-Kreislauf-Stillstand, eine Unterkühlung und/oder ein Trauma versorgen. [30] In den europäischen Alpen gab es bei etwa einem Drittel der Lawineneinsätze mehrere Opfer. [30, 33]

Sommerlawinen

Lawinen können auch im Sommer auftreten. In einer Schweizer Studie machten Sommerlawinen 6 % der tödlichen Lawinen aus. [34] Einige der Sommerlawinen werden durch herabstürzendes Eis ausgelöst und sind keine Schneelawinen im üblichen Sinne. Obwohl die Anzahl der vollständig verschütteten Opfer pro Lawine im Sommer geringer ist als im Winter ist, sind die durchschnittlichen Zahlen der Todesopfer höher. Grund dafür sind hauptsächlich Traumata (94 % der Todesopfer). Rettungsmannschaften sollten damit rechnen, dass sie bei Sommerlawinen die Opfer eher an der Oberfläche suchen müssen, als mit LVS-Geräten und Sonden.

20.3.2 Lawinenunfälle in bewohntem Gebiet

Lawinen verschütten immer wieder Menschen in Gebäuden oder Fahrzeugen. Solche Katastrophenlawinen lösen sich meistens spontan nach ergiebigen Schneefällen, wie z. B. in Italien 2017 und in Österreich im Jahr 1999. Diese Unfälle ereignen sich hauptsächlich an Tagen mit Lawinenwarnstufen 4 und 5. In entwickelten Ländern, insbesondere in Europa, konnten die Auswirkungen und die Häufigkeit von katastrophalen Lawinen durch präventive Maßnahmen und den Bau von Schutzbauten gemildert werden. Lawinenkatastrophen treten auch in weniger entwickelten Ländern auf, vor allem in den höchsten Gebirgszügen der Welt, dem Himalaya, dem Karakorum und den Anden, wo nur wenige Ressourcen für Präventionsstrategien und Infrastruktur eingesetzt werden können. Die Überlebenskurven für Personen, die in Gebäuden oder Fahrzeugen verschüttet wurden, sind ähnlich wie andere Lawinenüberlebenskurven, zeigen allerdings einen schnelleren anfänglichen Abfall der Überlebenswahrscheinlichkeit nach ~10 min und einen zweiten Abfall auf 50 % nach ~35 min. Danach flacht die Kurve auf dem Niveau von > 30 % Überlebenswahrscheinlichkeit bis 190 min ab. [26] Lawinenopfer, die in Gebäuden oder Fahrzeugen eingeschlossen sind, können größere Lufteinschlüsse oder sogar eine Verbindung nach außen haben und haben damit eine höhere Überlebenswahrscheinlichkeit im Vergleich zu vollständig verschütteten Opfern im freien Gelände, sofern sie nicht verletzt sind. Die längste Überlebenszeit in einem Gebäude nach einem Lawinenabgang wurde 1755 in Bergemoletto in der Region Piemont, Italien, dokumentiert. Drei Schwestern überlebten in einer vollkommen von Schneemassen verschütteten Scheune 37 Tage, zusammen mit einem Esel und zwei Ziegen, ernährten sich von deren Milch und tranken das von der Decke abtropfende Eiswasser. [101] In Heiligenblut, Österreich überlebte ein Bergmann 13 Tage in einem von einer Lawine verschütteten, teilweise zerstörten Haus. Er war nie in direktem Kontakt mit dem Schnee. [29] In Tirol, Österreich, waren 6 % der durch die Flugrettung geretteten Menschen in Gebäuden verschüttet. [30]

20.4 Pathophysiologie

Die Pathophysiologie der Lawinenverschüttung hängt mit der Interaktion zwischen dem Verschütteten, der Lawinendynamik und den Schneeeigenschaften zusammen. Die pathophysiologischen Mechanismen stehen in einem zeitlichen Zusammenhang mit den Phasen der Lawinenüberlebenskurven. Trauma ist die Haupttodesursache in der ersten sog. Überlebensphase, Asphyxie in der zweiten, sog. Asphyxiephase. Die Kombination von Hypothermie, Hypoxie und Hyperkapnie (Triple-H-Syndrom) bei Verschütteten mit freien Atemwegen wird als Todesursache der abgeflachten, sog. Latenzphase zugeordnet (➤ Abb. 20.5 und ➤ Tab. 20.1). [35] Die Pathophysiologie von Lawinenverschütteten mit freien Atemwegen ist einzigartig, sehr komplex und nicht vollständig erforscht. Sie beruht im

Tab. 20.1 Todesursachen durch Lawinen, diagnostiziert durch Autopsie oder vollständiger externer Untersuchung in Kanada, USA und Österreich

Externe Untersuchung*				Autopsie**					Beide Methoden			
	Trauma§	Asphyxie+	HT	Zwischensumme	Trauma§	Asphyxie+	HT	Zwischensumme	Trauma§	Asphyxie+	HT	Summe
Tough 1993 [36]	1 (9,1 %)	10 (90.9 %)	0 (0 %)	11 (100 %) (73,3 %)	0 (0 %)	4 (100 %)	0 (0 %)	4 (100 %) (26,7 %)	1 (6,7 %)	14 (93,3 %)	0 (0 %)	15 (100 %) (100 %)
McIntosh 2007 [18]	1 (3.6 %)	27 (96.4 %)	0 (0 %)	28 (100 %) (50 %)	2 (7.1 %)	26 (92.9 %)	0 (0 %)	28 (100 %) (50 %)	3 (5.4 %)	53 (94.6 %)	0 (0 %)	56 (100 %) (100 %)
Hohlrieder 2007 [37]	0 (0 %)	6 (100 %)	0 (0 %)	6 (100 %) (16.7 %)	2 (6.7 %)	27 (90 %)	1 (3.3 %)	30 (100 %) (83.3 %)	2 (5.5 %)	33 (91.7 %)	1 (2.8 %)	36 (100 %) (100 %)
Gesamt	2 (4.4 %)	43 (95.6 %)	0 (0 %)	45 (100 %) (42.1 %)	4 (6.5 %)	57 (91.9 %)	1 (1.6 %)	62 (100 %) (57.9 %)	6 (5.6 %)	100 (93.5 %)	1 (0.9 %)	107 (100 %) (100 %)

HT-Hypothermie.

* Vollständige äußere Untersuchung mit oder ohne Einsichtnahme in die Krankenakte des Krankenhauses;

** Vollständige Untersuchung der äußeren und inneren Organe;

§ Trauma als alleinige Todesursache;

\+ Einschließlich Fälle mit traumatischen Verletzungen, die nicht als primäre Todesursache angesehen wurden. (Wiedergegeben aus [35], mit freundlicher Genehmigung)

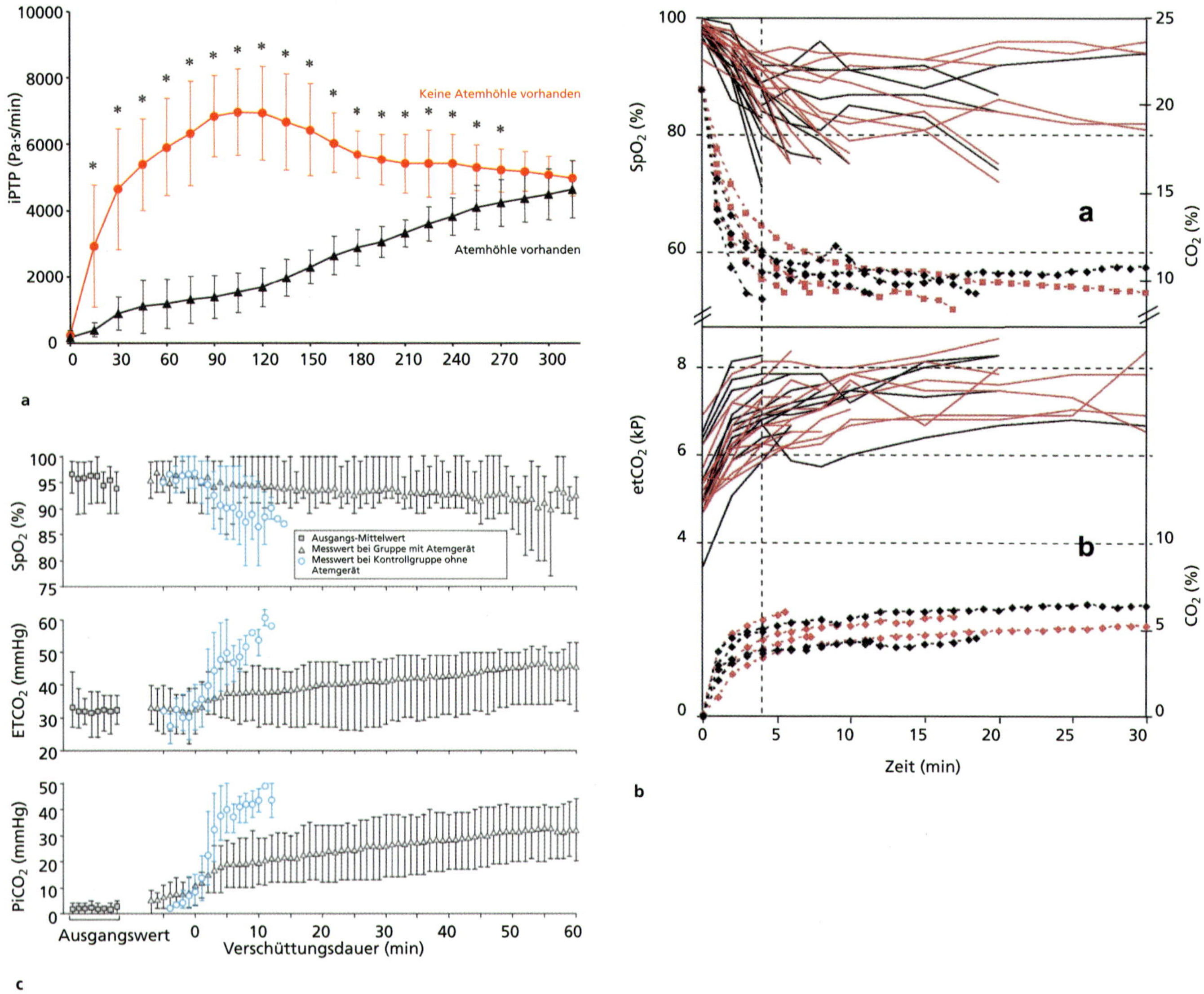

Abb. 20.6 Pathophysiologie der Lawinenverschüttung.
a) Unterschied in der Atemarbeit, ausgedrückt als imposed pressure time product (iPTP), verursacht durch den Strömungswiderstand im Schnee – zwischen fehlender Atemhöhle und vorhandener 1 l-Atemhöhle (*) $p \leq 0,05$. (Mit freundlicher Genehmigung von [38])
b) Zeitlicher Verlauf der Atmungsparameter von Personen, die in eine künstliche Atemhöhle atmen [periphere Sauerstoffsättigung (SpO_2), endexspiratorisches Kohlenstoffdioxid ($ETCO_2$) und Sauerstoffgehalt der Atemhöhle (O_2) und CO_2]. Volumen der Atemhöhle: schwarz 1 l, rot 2 l. (Mit freundlicher Genehmigung von [41])
c) SpO_2, $ETCO_2$ und inspiratorischer CO_2 Partialdruck ($PICO_2$) (mean und range) vor und während einer Verschüttung von Personen, die durch ein Gerät atmen, das abgeatmetes CO_2 ableitet. (Modifiziert von [42])

Wesentlichen auf der Wechselwirkung zwischen der Atemfunktion des Verschütteten, der Dauer der Verschüttung, dem Vorhandensein einer Atemhöhle, den Eigenschaften des umgebenden Lawinenschnees und der langsam abnehmenden Körpertemperatur.

20.4.1 Atmung im Schnee

Mehrere Studien haben gezeigt, dass das Atmen im Schnee möglich ist, wenn die Atemwege offen und mit einem Hohlraum vor Mund und Nase verbunden sind (➤ Abb. 20.6). [10, 38–42] Das Volumen dieser sog. Atemhöhle und die Eigenschaften des umgebenden Schnees haben Auswirkungen auf die Atemarbeit des Verschütteten und den Gasaustausch im Schnee. Ist keine Atemhöhle vorhanden, ist die Atemarbeit der limitierende Faktor für eine ausreichende Atmung. Ist jedoch eine auch sehr kleine Atemhöhle vorhanden, ist der Atemwiderstand und somit die Atemarbeit deutlich geringer, sodass ein Atmen für längere Zeit möglich ist (➤ Abb. 20.6a). [38] Das Volumen der Atemhöhle bestimmt den Grad der sich entwickelnden Hypoxie des Verschütteten. In einer experimentellen Feldstudie konnte gezeigt werden, dass mit einer Atemhöhle mit einem Volumen von 1 l die

Hypoxämie früher eingesetzt und schwerer ausgeprägt ist als mit einer 2 l-Atemhöhle [41] (➤ Abb. 20.6b). [10]

Die Sauerstoffsättigung (SpO_2) sinkt während der Atmung im Lawinenschnee, da der Sauerstoffverbrauch größer ist als die Menge an Sauerstoff, welche aus dem umgebenden Schnee in die Atemhöhle diffundiert. Gleichzeitig akkumuliert während der Atmung durch die körpereigene CO_2 Produktion der Kohlendioxidgehalt in der Atemhöhle und im Verschütteten. Mit einem Atemschlauchsystem, das über ein Ventil die CO_2-reiche Ausatmungsluft von der Einatmungsluft trennt, waren in einem Feldversuch 75 % der im Schnee eingegrabenen Probanden in der Lage, eine Sauerstoffsättigung von > 90 % für 60 min aufrechtzuerhalten (➤ Abb. 20.6c). [42]

Während der Atmung in eine geschlossene Atemhöhle wurde im Feldversuch eine ausgeprägte kompensatorische respiratorische Reaktion beobachtet, mit einem Anstieg der Atemfrequenz, des Tidal- und Atemminutenvolumens sowie des $ETCO_2$. [10, 41, 42] Dies führt wiederum zu erhöhter CO_2 Produktion und erhöhtem O_2-Verbrauch. Einige Verschüttete hingegen konnten mit dem verfügbaren Luftvolumen problemlos atmen, was auf eine ausreichende Gasdiffusion im Schnee hinweist. Der Gasaustausch im Lawinenschnee ermöglicht die Aspiration großer Mengen an Luft, die im Schnee eingeschlossen ist. Bei einer Dichte von 300 kg/m^3 macht Luft circa 70 % des Volumens aus. [10] Die Porosität des umgebenden Schnees ermöglicht die Diffusion von O_2 in die Atemhöhle. Andererseits nimmt der umgebende Schnee das ausgeatmete CO_2 auf, teils durch Diffusion in die entgegengesetzte Richtung, teils durch Absorption. Dieser Gasaustausch macht es möglich, dass Verschüttete mit einer Atemhöhle längere Zeit überleben können (➤ Abb. 20.7). [10] Andere experimentelle Studien zeigten, dass der Gasaustausch auch mit der Schneedichte im Zusammenhang steht. [36, 41, 42] Epidemiologische Daten aus Kanada legen nahe, dass die Überlebensrate in Schnee mit hoher Dichte in maritimen Klimazonen geringer ist als in Schnee mit niedriger Dichte in kontinentalen Klimazonen. [15] Eine höhere Schneedichte geht einher mit einer rascheren Abnahme des SpO_2 und Zunahme des $ETCO_2$.[10]

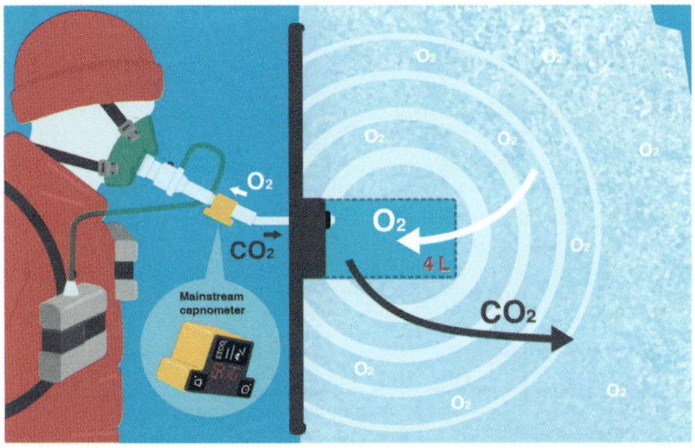

Abb. 20.7 Atmen im Schnee. Schnee ist ein poröses Medium, das große Mengen Luft enthält, ~ 70 % bei einer Schneedichte von 300 kg/m^3. Die Porosität ermöglicht die Diffusion von Sauerstoff (O_2) aus dem Schnee in eine Atemhöhle und die Absorption von abgeatmetem Kohlendioxid (CO_2). $ETCO_2$ end-tidal Co_2, L Liter, O_2 Sauerstoff. (Modifiziert von [10])

Asphyxie

Etwa 70 % der ganzverschütteten Lawinenopfer sterben innerhalb von 35 min an Erstickung. Kein Lawinenopfer kann eine Verschüttungsdauer länger als 35 min überleben, wenn die Atemwege vollkommen obstruiert sind. [27, 43] Die Asphyxie kann durch Obstruktion der Atemwege durch Schnee oder Erbrochenes oder durch die Kompression des Brustkorbs durch die schweren Schneemassen eintreten [32], ferner durch unzureichende Gasdiffusion bei sehr hoher Schneedichte oder durch die Vereisung der Innenwand einer Atemhöhle. Unabhängig von der Ursache führt eine akute Asphyxie zu einem normothermen hypoxischen Herzstillstand. [10, 40–42]

In einer österreichischen Studie war die Überlebensrate von Lawinenopfern ohne Atemhöhle höher als bei Verschütteten mit Atemhöhle. Von den Opfern, die ≤ 15 min verschüttet wurden, überlebten 69 % der Verschütteten ohne Atemhöhle im Vergleich zu 95 % mit Atemhöhle ($p < 0{,}001$). Von den Opfern, die > 15 min verschüttet waren, überlebten nur 4 % ohne gegenüber 67 % mit Atemhöhle ($p < 0{,}001$). [27] In Kanada trat der Erstickungstod bei Lawinenverschütteten in maritimen Klimazonen, wo die Schneedichte höher ist, früher ein als bei Lawinenverschütteten in kontinentalem Klima. [15] All diese Untersuchungen weisen darauf hin, dass bei Lawinenopfern, die in sehr dichtem Schnee verschüttet wurden, ein höheres Risiko für einen normothermischen hypoxischen Herzstillstand besteht.

Triple-H-Syndrom: Hypothermie, Hypoxie und Hyperkapnie

Bis zu ~25 % der ganzverschütteten Lawinenopfer überleben länger als 35 min. Voraussetzung ist, dass sie im Schnee atmen können, ohne lebensgefährliche O_2 und CO_2 Werte zu erreichen. Nach längerer Verschüttung tritt, je nach Abkühlungsgeschwindigkeit, zusätzlich eine Hypothermie ein, welche sich neuroprotektiv auswirken und ein Überleben ohne Dauerschaden begünstigen kann. Der Begriff „Triple-H-Syndrom", der eine Kombination von Hypoxie, Hyperkapnie und Hypothermie bezeichnet, wurde bisher nur bei Lawinenverschütteten beschrieben und im Jahr 2003 geprägt. [41] Im Tierversuch wurden die kardiovaskulären Auswirkungen einer simulierten Lawinenverschüttung untersucht. [44] Die anästhesierten Tiere lagen in Schnee mit hoher Dichte (> 400 kg/m^3) und atmeten in geschlossene Atemhöhlen von 1–2 l Volumen oder in offene mit der Außenwelt verbundene Atemhöhlen. Bei den Tieren welche die geschlossenen Atemhöhlen beatmeten kam es rasch zu Hypoxämie und Hyperkapnie, Abkühlung, sowie zur Herzinsuffizienz und zum Herzstillstand innerhalb einer Stunde. Die Versuchstiere mit offener Atemhöhle hingegen wurden progredient hypotherm ohne kritische O_2- und CO_2-Werte zu erreichen, es trat keine Azidose auf und die Herzleistung blieb erhalten. Erst nach mehreren Stunden trat bei Kerntemperaturen zwischen 21 und 28 °C der hypotherme Herzstillstand ein. (➤ Abb. 20.8). [44]

Klinische, epidemiologische und experimentelle Daten legen nahe, dass Lawinenopfer, die in eine Atemhöhle atmen und in Lawinenschnee geringer Dichte verschüttet sind, ein Triple-H Syndrom entwickeln und ohne neurologische Dauerschäden längere Zeit überleben können, wenn die Sauerstoffzufuhr aus dem Schnee bis zur Abkühlung des Körpers auf tiefe Temperaturen ausreicht und der protektive Effekt der Hypothermie einsetzt. [10] Die während der Verschüttung eintretende Hyperkapnie beschleunigt die Abkühlung und begünstigt die Entwicklung einer Hypothermie aufgrund der Bewusstlosigkeit, Unterdrückung des Kältezitterns und Vasodilatation. [39, 40]

Lungenödem bei Lawinenverschüttung

Ein Lungenödem kann eine Komplikation einer Lawinenverschüttung sein, welche verschiedene Ursachen haben kann. Seit 1981 wurden insgesamt vier Fälle bei Verschütteten mit offenen und verschlossenen Atemwegen publiziert. Die Dauer der Verschüttung lag zwischen 5 und 127 min. [6, 45–47] Die tatsächliche Inzidenz und Pathogenese sowie etwaige Risikofaktoren sind nicht bekannt. Es ist sehr wahrscheinlich, dass das Vorkommen eines Lungenödems im Zusammenhang mit einer Lawinenverschüttung zu wenig bekannt ist.

Zu den vermuteten Ursachen gehören das Unterdruck-Lungenödem, eine pulmonal-arterielle Hypertonie und ein pulmonales Kapillarleck. [48, 49] Das Unterdruck-Lungenödem ist ein nicht-kardiogenes Lungenödem, ausgelöst durch einen Verschluss der oberen Luftwege mit forcierter Inspiration, welche zu einem negativen intrapulmonalen Druck bis -13 kPa und zum Verlust der Integrität der pulmonalen Kapillaren mit Exsudatbildung führen kann. [50] Die negative intrapulmonale Druckerhöhung kann bei einer Lawinenverschüttung durch die deutlich erhöhte Atmungsarbeit im dichten Schnee verursacht werden [38], kombiniert mit einer hypoxiebedingten pulmonalarteriellen Hypertonie und linksventrikulären Herzinsuffizienz. Das Unterdruck-Lungenödem geht häufig mit Blutungen einher, wie Glisenti et al. anhand von Computertomografie-Befunden zeigten. [45] Differenzialdiagnostisch kommen eine Aspiration oder Lungenkontusion infrage. Nach einer längeren Verschüttung kann auch durch die Hypothermie ein Lungenödem auftreten. Die Prognose ist bei rechtzeitiger Diagnose und Behandlung gut.

Nichtlawinenbedingte Schneeverschüttung

Die *Non-alavanche snow burial* (NASB), auch als nichtlawinenbedingte Schneeverschüttung bezeichnet, ist eine Verschüttung im Schnee, welche nicht durch Lawinen verursacht wird, aber genauso zur Erstickung führen kann. Seit 2010 sind nur eine Übersichtsarbeit und eine Fallstudie zur nichtlawinenbedingte Schneeverschüttung veröffentlicht worden. [51, 52] Fälle von NASB wurden vor allem in der Sierra Nevada

20

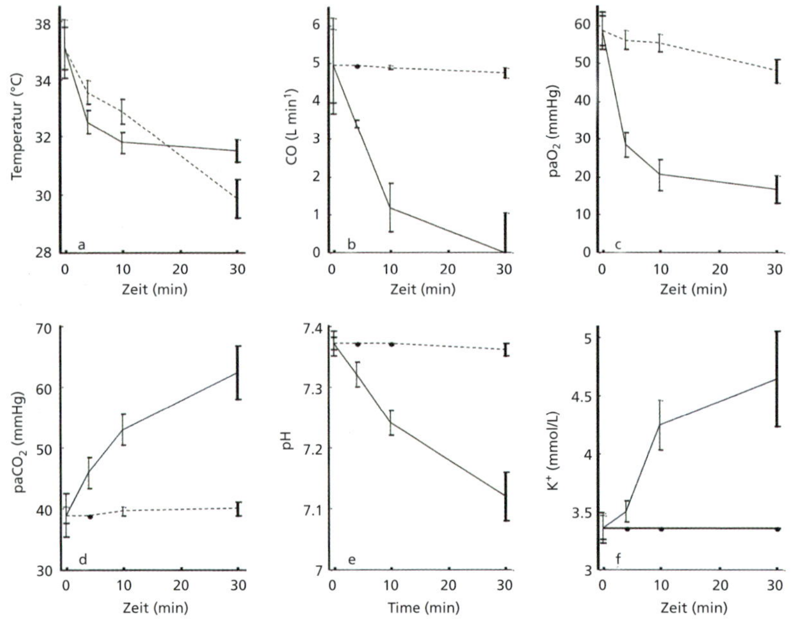

Abb. 20.8 Mittelwerte mit Standardabweichung der Temperatur der Lungenarterie (T), des Herzzeitvolumens (CO), des arteriellen Sauerstoffpartialdrucks (paO_2), des arteriellen Kohlendioxid-Partialdrucks ($paCO_2$), des arteriellen pH-Werts und des Serumkaliums (K^+) für die Tests mit Atemhöhle (durchgezogene Linie) und für die Gruppe mit Atmung nach außen (gestrichelte Linie). (Abgeändert aus [44])

in Kalifornien, in den Cascade Mountains von Oregon und Washington in den USA und in der Coast Range von British Columbia, Kanada, bekannt. [51, 53] NASB tritt auf, wenn Freizeitsportler mit dem Kopf voran in tiefen Pulverschnee fallen. Besonders gefährdet sind Skifahrer und Snowboarder, wenn sie in Schneelöcher stürzen, welche sich nach ergiebigem Schneefall um Baumstämme bilden können. Die Opfer, die sich nicht selbst befreien können, können dabei ersticken. Obwohl die Dauer der Verschüttung, die notwendig ist, um den Tod herbeizuführen, nicht bekannt ist, ist anzunehmen, dass der Tod wie bei einer Lawinenverschüttung in kurzer Zeit eintreten kann. [51] Eine simulierte Verschüttungsstudie ergab, dass der Versuch sich aus den Schneemassen zu befreien auch dazu führen kann, dass das Opfer tiefer in den Schnee sinkt, vor allem, wenn die Skier oder das Snowboard entfernt werden und der Verschüttete mit dem Kopf nach unten liegt. [54]

20.4.2 Akzidentelle Hypothermie

Eine Unterkühlung ist laut Obduktionsberichten nur bei etwa 1 % der Lawinenopfer die alleinige Todesursache (➤ Tab. 20.1). Trotzdem sollte bei Ganzverschütteten, die länger als 35 min verschüttet waren, eine Unterkühlung vermutet werden, umso mehr bei Lawinenopfern, die > 60 min verschüttet waren. [43] Bei Kälteexposition kommt es zu Beginn zum Kältezittern und zu einer Steigerung des Stoffwechsels. Bei weiterer Abkühlung reduziert sich der Sauerstoffverbrauch um ~6 % pro 1 °C Absenkung der Kerntemperatur. [29]

Die Beeinträchtigung des Bewusstseins, der Atmung und des Kreislaufs werden im Verlauf einer Hypothermie nicht ausschließlich durch die Kerntemperatur)bestimmt. Eine Asphyxie oder ein Trauma können das Bewusstsein und das Erscheinungsbild eines Patienten beeinträchtigen und die Diagnose einer Hypothermie erschweren (➤ Kap. 19 *Akzidentelle Hypothermie* und ➤ Kap. 43 *Behandlung der akzidentellen Hypothermie im Krankenhaus*). Eine akzidentelle Hypothermie allein, ohne Trauma oder Asphyxie, führt anfangs zur Hypokaliämie und erst in einem fortgeschrittenen Stadium zum geringen Anstieg des Serumkaliums. [55, 56] Ist die Sauerstoffzufuhr während der Verschüttung unzureichend, führt die Asphyxie hingegen zu einem signifikanten Anstieg des Serumkaliums. [44] Wenn eine schwere Hypothermie vor der Hypoxie eintritt, verzögert sie den Anstieg des Kaliumspiegels. [54] Ein hoher Serumkaliumspiegel ist bei Lawinenverschütteten mit Kreislaufstillstand häufig mit Zeichen einer zerebralen Hypoxie im CT assoziiert. [57] Es wird empfohlen, den Wert des Serumkaliums nur dann zur Triage von Lawinenopfern zu verwenden, wenn diese längere Zeit verschüttet waren. [58]

Für die gesamte Zeit zwischen der Lawinenverschüttung und der Einlieferung ins Krankenhaus wurde eine mittlere Abkühlungsgeschwindigkeit von 3 °C/h berechnet. [59] Die individuellen Abkühlungsgeschwindigkeiten während einer Ganzverschüttung variieren jedoch von 0,1 °C/h bis 9,4 °C/h. [60, 102] Im Allgemeinen dauert es mindestens 1 Stunde ab dem Zeitpunkt der Lawinenverschüttung, bis eine Kerntemperatur <30 °C erreicht ist. [61] Eine Hyperkapnie während der Verschüttung erhöht die Abkühlungsrate durch erhöhten Wärmeverlust über die Atmung. In experimentellen Studien mit einer simulierten Lawinenverschüttung führte Hyperkapnie zu einem Anstieg der Abkühlungsrate um > 70 %. [39, 40] Nach der Bergung von Lawinenverschütteten besteht ein zusätzliches Risiko der Auskühlung, wenn die Opfer während der Rettungsmaßnahmen niedrigen Umgebungstemperaturen ausgesetzt sind. [58]

20.4.3 Trauma

Ein Trauma kann die alleinige Todesursache bei Lawinenopfern sein oder auch als Begleittrauma die Morbidität und Mortalität einer gleichzeitig vorhandenen Asphyxie oder Hypothermie erhöhen. So kann sowohl der Schneedruck als auch eine Kollision mit Objekten wie Bäumen, Felsen oder Eis während des Lawinenabgangs schwere Verletzungen verursachen. [15, 62, 63] In einer kanadischen Studie verursachten Kollisionen mit Bäumen 68 % der traumatischen Todesfälle. [63] Lawinenopfer können jede Art von Verletzung erleiden, wobei Kopf, Halswirbelsäule, Brustkorb und Extremitäten die häufigsten Lokalisationen schwerer Verletzungen sind. [18, 36, 37, 62–65] Schädel-Hirn-Traumen wurden bei ~60 % der Lawinenverschütteten in Utah, USA, festgestellt. [65] In einer kanadischen Studie hatten 42 % der Todesopfer isolierte Kopfverletzungen. [63] Auch wenn ein Schädel-Hirn-Trauma nicht so schwerwiegend ist, dass es zum Tod führt, kann auch ein reversibler Bewusstseinsverlust bei einer Ganzverschüttung zur Erstickung führen. In einer österreichischen Studie waren Verletzungen der Halswirbelsäule die Hauptursache für traumatische Todesfälle. [37] In Kanada war das Thoraxtrauma die häufigste isolierte Verletzung (46 %). Wie bei Kopfverletzungen kann auch ein Thoraxtrauma die Überlebenschance durch Erstickung verringern. [63] Vereinzelt wurde über thorakale Aortenrupturen und intraabdominale Blutungen berichtet. [23, 32]

Insgesamt ist die Inzidenz von tödlichen Verletzungen bei Lawinenopfern unterschiedlich. In Europa und Nordamerika sind Traumata für 6–24 % der Lawinentodesfälle verantwortlich, in Kanada 18 %. [15] Der mittlere Schweregrad der Verletzungen (injurity severity score ISS) lag in Kanada bei Todesfällen bei 30 [Inter-Quartil-Bereich (IQR) 22–75], betrug aber > 15 in 13 % der Fälle, in denen Asphyxie die Todesursache war. [63] Dies unterstützt die Hypothese, dass auch ein nicht tödliches Trauma durch Asphyxie zum Tod führen kann. Die Mortalität durch Trauma nimmt auch mit der Verschüttungstiefe zu. Die Sterblichkeitsrate war fast 5-mal höher, wenn ein Opfer > 120 cm verschüttet wurde, im Vergleich zu ≤40 cm, unabhängig von der Dauer der Verschüttung. [27] Traumata sind die Haupttodesursache bei Sommerlawinen. [26, 34]

Fallbeispiel 20.2

Eine seltene, aber lebensbedrohliche Komplikation

Im Jahr 2012 löste eine Gruppe von Skitourengehern eine Lawine aus. Eine 48-jährige Frau wurde vollständig verschüttet. Die anderen Mitglieder der Gruppe blieben unverletzt. Die Gruppe rief sofort per Mobiltelefon um Hilfe und aktivierte die Flugrettung. Währenddessen suchten alle anderen Gruppenmitglieder mit LVS-Geräten und Lawinensonden die vermisste Person. Nach 20 min lokalisierten sie das Opfer in 50 cm Tiefe und befreiten sie. Sie war voll ansprechbar, atmete spontan und klagte über keine ernsthaften Verletzungen. Als der Rettungshubschrauber am Unfallort eintraf, dokumentierte der Notarzt einen GCS von 14. Das EKG zeigte eine Sinustachykardie mit einer Herzfrequenz von 130. Der Blutdruck war normal. Das Thermometer zeigte epitympanal eine Kerntemperatur von 32 °C. Auf den ersten Blick war das Opfer unverletzt und überlebte glücklicherweise ohne Folgen. Kurze Zeit später bemerkte der Arzt jedoch bei einer zweiten Untersuchung eine Dyspnoe und stellte bei der Auskultation der Lunge Rasselgeräusche fest. SpO_2 lag bei 86 %, was einer mäßigen Hypoxämie entspricht. Das Opfer blieb wach und atmete spontan. Sie erhielt 6 l O_2/min Sauerstoff über die Gesichtsmaske, wurde in den Hubschrauber verladen und zur Beobachtung in das nächstgelegene Krankenhaus transportiert.

Bei der Ankunft in der Notaufnahme hatte die Patientin immer noch einen GCS von 15, jedoch hatte sich der respiratorische Zustand verschlechtert, zudem bestanden eine zentrale Zyanose, Tachypnoe und starker Husten, obwohl mit zusätzlichem Sauerstoff ein SpO_2 Wert von 92 % erreicht wurde. Sie war tachykard mit einer Herzfrequenz von 120. Ihr Blutdruck war mit 120/70 mmHg normal. Die Kerntemperatur betrug 33,8 °C was einer leichten Unterkühlung entspricht. Eine CT-Aufnahme des Kopfes war unauffällig. Ein CT des Thorax zeigte eine beidseitige alveoläre Flüssigkeitsansammlung die auf ein Lungenödem hindeutete ohne weitere Auffälligkeiten. Während der Untersuchungen verschlechterte sich der Zustand des Opfers weiter. Nach ~40 min zeigte sie das Vollbild eines akuten Lungenödems mit schwerer Dyspnoe, Tachypnoe, Zyanose und feinblasigen Rasselgeräuschen über allen Lungenabschnitten. Die Patientin wurde intubiert. Sie wurde mit einem FIO_2 von 1,0 und einem PEEP von 10 beatmet. Sie blieb jedoch hypoxisch und hyperkapnisch mit einem PaO_2 von73,6 mmHg und einem $PaCO_2$ von 56,2 mmHg. Das Thoraxröntgen zeigte ein diffuses bilaterales Lungenödem (➤ Abb. 20.9a). Das Opfer wurde auf die Intensivstation verlegt und mit forcierter Warmluft wiedererwärmt. Innerhalb von 3 Stunden wurde eine normale Kerntemperatur erreicht und die Oxygenierung verbesserte sich deutlich. Der FiO_2 wurde auf 0,35 reduziert. Nach 8 Stunden künstlicher Beatmung atmete das Opfer spontan mit kontinuierlichem positivem Atemwegsdruck (CPAP). Am zweiten Tag wurde sie extubiert, erlangte das Bewusstsein und kam mit zusätzlichem Sauerstoff und intermittierendem CPAP gut zurecht. Am 3. Tag waren die respiratorischen und kardiovaskulären Parameter und das Thorax Röntgenbild normal (➤ Abb. 20.9b). Die Patientin wurde aus dem Krankenhaus entlassen. Sie erholte sich schnell zu Hause. Sie hatte keine bekannten Risikofaktoren für ein Lungenödem, keine signifikante Vorgeschichte und war sportlich.

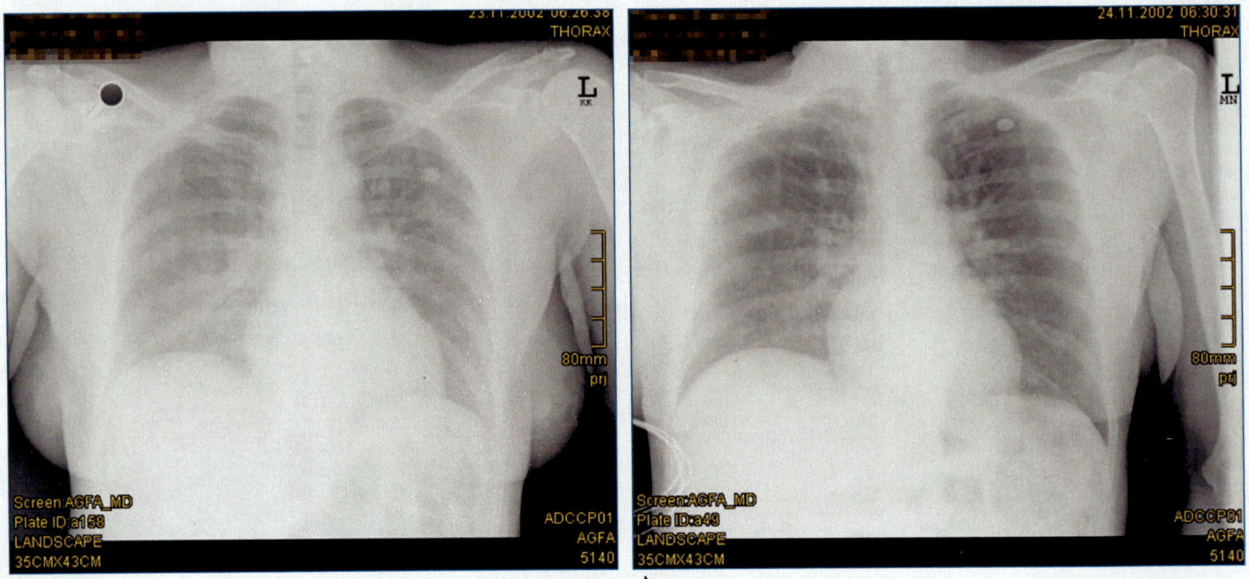

a b

Abb. 20.9 a) Thorax-Röntgen eines vollständig verschütteten Lawinenopfers mit beidseitigem Lungenödem. b) Am 3. Tag war das Röntgenbild normal. (Modifiziert aus [45])

MERKE

Bei der Versorgung eines ganzverschütteten Lawinenopfers sollte das Risiko eines Lungenödems berücksichtigt werden, auch wenn das Opfer bei der Bergung keine kardiopulmonalen Symptome aufweist. Ganzverschüttete sollten in ein Krankenhaus gebracht werden, das ein Lungenödem mit Sauerstoff und Überdruckbeatmung behandeln kann.

20.5 Präklinisches Management

20.5.1 Erste Hilfe durch Begleitpersonen

Die Überlebenschancen nach einer Ganzverschüttung durch eine Lawine hängen in erster Linie von der Verschüttungsdauer ab. In den ersten 15–20 min beträgt die Chance, ein Opfer lebend zu bergen, bis zu ~90 %. [26] Je nach Schneebeschaffenheit tritt die Asphyxie zwischen 15 und 20 min nach der Verschüttung ein. Dies unterstreicht die Bedeutung einer unverzüglichen Rettung durch unverletzte Begleitpersonen am Ort des Geschehens. [30] Die Rettung sollte nach einem Lawinenabgang so schnell wie möglich durchgeführt werden, da in diesem frühen Stadium jede Minute für das Überleben entscheidend ist. Bei einer Bergung durch unverletzte Begleitpersonen, der sog. Kameradenhilfe, ist die Überlebenswahrscheinlichkeit viermal höher als bei Bergung durch die organisierte Rettung. Auf der Lawine dauert es jedoch mindestens 3–5 min, um eine vollständig verschüttete Person mit dem LVS zu orten. Das Ausgraben einer Person aus einer Tiefe von 1 m dauert weitere ~10 min. Diese Zeiten können reduziert werden, wenn zwei oder mehr Personen gleichzeitig suchen und graben. Alle unverletzten Kameraden sollten mindestens 20 min am Ort des Geschehens bleiben, um bei der Rettungsaktion zu helfen. Bei Handyempfang sollte rasch der Notruf abgesetzt werden. Gibt es keinen Handyempfang, sollte ein Mitglied der Gruppe erst nach 20 min den Ort des Geschehens verlassen, um den Alarm auszulösen.

Sobald der Kopf des Opfers frei ist, sollte ein Retter die Atemwege freimachen. Bestehen keine normale Atmung, kein Puls und keine Bewegungen, sollten die Retter mit der Herz-Lungen-Wiederbelebung (HLW) einschließlich der künstlichen Beatmung beginnen. Die Richtlinien des European Resuscitation Council (ERC) empfehlen zur Reanimation von Erwachsenen mit kardialem Kreislaufstillstand für Laienhelfer nur die Herzdruckmassage. Ist eine Kreislaufstillstand auf Erstickung zurückzuführen, wird in den Richtlinien die kombinierte HLW mit Herzdruckmassage und Beatmung empfohlen. [66] Das gilt somit auch für Lawinenverschüttete ohne Vitalfunktionen.

Die Lage des Verunglückten unter dem Schnee hat einen erheblichen Einfluss auf die Dauer der Bergung und auf die Möglichkeit der sofortigen Wiederbelebung (siehe Epidemiologie). Bei fast der Hälfte der vollständig Verschütteten ist die Beatmung vor der vollständigen Bergung und Umlagerung nicht möglich. Frustrane Beatmungsversuche können den Bergungsprozess verzögern. [31] Idealerweise sollten die Ersthelfer darin geschult werden, wie sie am besten einen Verschütteten in Bauchlage (mit dem Gesicht nach unten) erreichen und die Atemwege freilegen. Liegt das Opfer auf dem Rücken (mit dem Gesicht nach oben), kann die Herzdruckmassage und Beatmung eingeleitet werden, sobald der Kopf und Brustkorb freigelegt sind, noch bevor der gesamte Körper ausgegraben wurde. Nachdem das Opfer befreit wurde, sollte es mit allen verfügbaren Materialien wie Parkas, Windjacken, Mützen, Handschuhe, Biwaksäcken und Aluminiumdecken gegen Kälte geschützt werden.

MERKE

Unverletzte Begleitpersonen haben die besten Chancen, ein Lawinenopfer lebend zu bergen, wenn Ortung und Bergung sofort nach einem Lawinenabgang eingeleitet werden. Alle Kameraden sollten mindestens 20 min vor Ort bleiben, um die Rettung zu beschleunigen. Wenn es keinen Handyempfang gibt, kann der Versuch einen Notruf abzusetzen, die Bergung verzögern. Bei Verschütteten, die weder Atmung noch Puls oder Bewegungen aufweisen, sollte sofort mit Herzdruckmassage und Beatmung begonnen werden.

20.5.2 Organisierte Lawinenrettung

Hubschrauberrettung

Eine Lawinenverschüttung ist ein medizinischer oder traumatologischer Notfall und somit eine eindeutige Indikation für einen Hubschraubereinsatz. Rettungshelikopter haben gegenüber einer bodengebundenen Rettung erhebliche Vorteile. HEMS-Einsätze verringern die Einsatzzeiten und die Risiken für die Rettungsteams, indem sie die Retter sicher über potenziell gefährliches Gelände transportieren. Hubschrauber können Retter und Ausrüstung schnell zum Unfallort bringen und Lawinenopfer ebenso schnell evakuieren. Sie sind dabei schneller als jedes andere Transportmittel. Hubschrauber können die Ortung von Verschütteten auch aus der Luft mit Lawinenverschütteten-Suchgeräten und dem RECCO®-System durchführen.

Eine Rettung aus der Luft ist jedoch bei ungünstigen Wetterbedingungen mit schlechter Sicht und Wind nicht möglich. Nachtflüge sind von Natur aus risikoreich und nur in einigen Ländern erlaubt. In vielen Ländern aktivieren und koordinieren die regionale Einsatzzentralen alle Boden- und Luftrettungseinsätze, aktivieren das notfallmedizinische Einsatzteam und prüfen die Aufnahmekapazität der Zielkrankenhäuser. In einigen dicht besiedelten Regionen und Skigebieten mit hoher Lawinenhäufigkeit können zwei Hubschrauber aktiviert werden, um Retter, Hundeführer und medizinisches Personal so schnell wie möglich zum Ort des Lawinenabgangs zu bringen. Mit dieser Strategie kann die organisierte Rettung zumindest in einigen Gebieten die Opfer innerhalb von 35 min nach der Verschüttung orten und ausgraben. [33]

MERKE
Bei Lawineneinsätzen sollten, sofern es die Verhältnisse zulassen, Hubschrauber gegenüber bodengebundenen Rettungsteams bevorzugt werden, da diese schneller, sicherer und effizienter sind.

Bodengebundene Rettung

Wenn eine Rettung aus der Luft nicht möglich ist, können bodengebundene Rettungsteams eingesetzt werden. Bodengebundene Rettungsteams können aus medizinischem Personal bestehen, die in Basic Life Support (BLS) und Advanced Life Support (ALS) geschult sind, z. B. Notfallsanitäter, Rettungssanitäter, Notärzte, freiwillige oder berufliche Retter sowie Hundeführer. In manchen Fällen können auch Bergführer, Skilehrer oder Feuerwehrmänner die Rettung unterstützen. Im Gegensatz zur Kameradenrettung, welche bereits vor Ort ist und sofort eingreifen kann, dauert es beim organisierten Rettungseinsatz wesentlich länger, bis die Mannschaft am Unfallort eintrifft, es stehen dafür jedoch mehr Ressourcen zur Verfügung. Die Überlebenswahrscheinlichkeit bei der Kameradenrettung ist generell höher als bei der organisierten Rettung.

20.5.3 Sicherheit, Kommando und Management vor Ort

„Sicherheit geht vor", sollte der Leitsatz aller Rettungseinsätze sein. Die von den Rettungsteams eingegangenen Risiken müssen gegen den potenziellen Nutzen für das Opfer abgewogen werden. Im Jahr 2001 wurden zwei Bergretter bei einem Lawinenabgang in der polnischen Tatra getötet. Im Jahr 2009 verunglückten vier italienische Bergretter bei einem Lawinenabgang während eines Rettungseinsatzes tödlich. Im Jahr 2010 starb ein Schweizer Notarzt, nachdem er bei einer Rettungsaktion von einer Nachlawine verschüttet worden war.

Diese Ereignisse machen deutlich, dass die Risikobewertung bei jedem Lawinenrettungseinsatz von größter Bedeutung ist. Unmittelbar nach dem Eintreffen am Einsatzort sollte mindestens eine Person den Einsatzort auf dessen Sicherheit beurteilen. Der Sicherheitsbeauftragte sollte sich an einem Aussichtspunkt befinden, von dem aus er das gesamte Areal überblicken kann, um die Sicherheit während der gesamten Rettung ständig neu zu bewerten. Obwohl die Sicherheit für die Retter immer an erster Stelle stehen sollte, kann es gerechtfertigt sein, kurz nach dem Unfall ein größeres Risiko einzugehen als nach langen Verschüttungszeiten, da die Überlebenswahrscheinlichkeit mit der Zeit abnimmt. Dementsprechend können die Rettungsteams nach langen Verschüttungszeiten einen Einsatz auch aufschieben (➤ Abb. 20.10). [23]

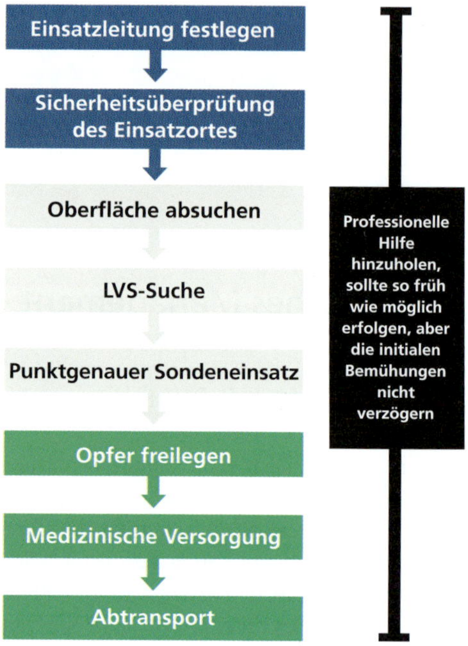

Abb. 20.10 Ablauf eines Lawineneinsatzes. (Modifiziert von [23])

Bei Lawineneinsätzen ist Personalmanagement wichtig, wenn große Gruppen von Rettungskräften beteiligt sind. Um die Zeit in der Gefahrenzone auf ein absolutes Minimum zu beschränken, bedarf es einer guten Koordination zwischen den Bergrettungsteams, Hundeführern und dem medizinischen Personal. Die Grenzen des Lawinenfelds sollten markiert werden, um das Betreten durch Unbefugte zu verhindern. Alle Personen, die das Einsatzgebiet betreten und verlassen, müssen schriftlich erfasst werden.

MERKE
Sicherheit hat Vorrang! Das Risiko eines zweiten Lawinenabgangs muss während der gesamten Rettungsaktion ständig bewertet werden. Der Sicherheitsplan sollte auf der Grundlage der laufenden Risikobewertung kontinuierlich reevaluiert werden.

20.5.4 Ausrüstung

Jedes Mitglied des Rettungsteams, das sich in ein Lawinengelände begibt, muss ordnungsgemäß mit einem Lawinensuchgerät (LVS) und idealerweise mit einem Lawinen-Airbag ausgerüstet sein. Ein Lawinen-Airbag bietet Schutz sowohl am Einsatzort als auch bei Aufstieg und Abfahrt. Retter sollten warm gekleidet sein. Sie sollten eine komplette Winterausrüstung, einschließlich geeignetem Schuhwerk oder Schneeschuhe tragen, um sicher auf dem Lawinenschnee gehen zu können. Die medizinische Ausrüstung sollte vor Kälte geschützt werden. Batterien elektronischer Geräte sollten vollgeladen sein. Die Ausrüstung sollte Biwaksäcke, Aluminiumfolien, chemische Wärmepackungen, ein zur Messung der Kerntemperatur geeignetes Thermometer sowie einen Monitor mit Defibrillator umfassen. [25]

20.5.5 Suche

Die organisierte Suche nach einem vollständig verschütteten Lawinenopfer kann durch visuelle und akustische Methoden, Lawinenhunde, LVS, das RECCO®-Rettungssystem und die Sondierung durchgeführt werden. Begleitpersonen und Retter suchen sofort an der Oberfläche nach sichtbaren Hinweisen und achten auf akustische Zeichen (Rufen und Hören von Hilferufen des Verschütteten). Rettungshunde sind darauf trainiert, Verschüttete anhand ihres Geruchs aufzuspüren. Die erste Hundesuche mit dem Hundeführer sollte erfolgen, bevor das Gelände durch Hubschrauberabgase kontaminiert wurde. Danach wird die Suche mit LVS-Geräten und falls vorhanden, dem RECCO®-System, fortgesetzt. [67] Bleiben diese Versuche erfolglos, beginnen die Retter mit der Sondensuche mittels Sondierkette. Ein Sondierführer ist notwendig, um die lineare Aufstellung der Sondierkette und richtigen Abstände zu kontrollieren und die Kommandos für das schrittweise Voranschreiten zu geben. Professionelles medizinisches Personal sollte am Unfallort bereitstehen, um das Opfer während und nach der Bergung zu behandeln.

20.5.6 Leitlinien für die medizinische Erstversorgung

Der erste Algorithmus für die Triage von reanimationspflichtigen Lawinenopfern wurde 1996 veröffentlicht. [68] Die Empfehlungen für die Betreuung von Lawinenopfern vor Ort wurde von der Internationalen Kommission für alpine Notfallmedizin (ICAR MedCom) im Jahr 2002 verabschiedet. [69] Im Jahr 2010 wurden die Leitlinien vom „International Liaison Committee for Resuscitation (ILCOR) verabschiedet und in die Richtlinien des European Resuscitation Council (ERC) und der American Heart Association (AHA) aufgenommen. [70, 71] Im Jahr 2015 und zuletzt 2021 widmete der ERC ein Kapitel seiner Leitlinien zur Reanimation der alpinen Notfallmedizin und Lawinenrettung und veröffentlichte den aktualisierten Algorithmus für das präklinische Management von Lawinenverschütteten. (➤ Abb. 20.11) [66, 103] Die Wilderness Medical Society (WMS) veröffentlichte 2017 in den USA Praxisleitlinien für die Prävention und das Management von Lawinen- und nichtlawinenbedingten Verschüttungsunfällen. [23]

20.5.7 Bergung, Erstbeurteilung und Monitoring

Bei einem organisierten Lawinensucheinsatz überschreitet die Verschüttungsdauer in der Regel 35 min. Deshalb ist mit einer leichten oder mittleren Unterkühlung des Opfers zu rechnen. Die Bergung und die Erstbeurteilung sollten aus diesem Grund so vorsichtig und nicht so schnell wie möglich durchgeführt werden. Die Retter sollten zunächst die Lage des Opfers beurteilen und einen Weg zum Kopf des Opfers freigraben (➤ Abb. 20.12). Der Retter, der das Gesicht des Verschütteten freilegt, prüft, ob sich vor Mund und Nase eine Atemhöhle befindet und ob die Atemwege offen oder durch Schnee oder Erbrochenes blockiert sind. Idealerweise sollte dieser Befund von einem ALS geschulten Retter oder einem Notarzt vorgenommen werden. Die Feststellung, ob eine Atemhöhle vorhanden war, ist für die spätere Entscheidung über Wiederbelebung und Wiedererwärmung von entscheidender Bedeutung. In unmittelbarer Nähe des Kopfes des Verschütteten sollte mit großer Sorgfalt gegraben werden, um das Opfer nicht zu verletzen oder eine vorhandene Atemhöhle zu zerstören. Ist der Atemweg blockiert, sollte er von Schnee oder anderen Verunreinigungen befreit und offengehalten werden. Ist das Opfer bewusstlos, sind die Vitalzeichen zu überprüfen (Atmung, Karotispuls und Bewegungen). Wenn es die Lage des Opfers erlaubt, kann die erste Beurteilung bereits vor der vollständigen Bergung erfolgen. Ein EKG sollte so bald wie möglich angebracht werden. Wenn möglich, sollte die Kerntemperatur ösophageal oder epitympanal (➤ Kap. 19 *Akzidentelle Hypothermie*) gemessen werden. Die Pulsoximetrie ist nicht zwingend erforderlich, da sie bei Kälteexposition aufgrund der peripheren Vasokonstriktion unverlässlich sein kann.

Sobald das Opfer geborgen ist, sollte eine erste Beurteilung von Vitalfunktionen und Verletzungen erfolgen. EKG und Körperkerntemperatur sind während der gesamten Rettung kontinuierlich zu monitorisieren, um einen Kollaps während der Rettung frühzeitig zu erkennen. Ist ein Defibrillator vorhanden, sind die Pads bereits zu Beginn anzubringen. Das Opfer sollte vor Kälte und Wind geschützt werden (➤ Abb. 20.13).

20.5.8 Trauma

Thorax- und Schädel-Hirn-Trauma sind die häufigsten Verletzungen bei Lawinenunfällen. Wirbelsäulen-, Bauch- und Extremitätenverletzungen kommen seltener vor (*Epidemiologie*). Die aktuellen Wiederbelebungsrichtlinien legen den Schwerpunkt auf die Stabilisierung von Verletzungen, ein fortgeschrittenes Atemwegsmanagement, auf die Blutstillung und den raschen Transport zur medizinischen Versorgungseinheit (➤ Kap. 14 *Polytrauma*).

20

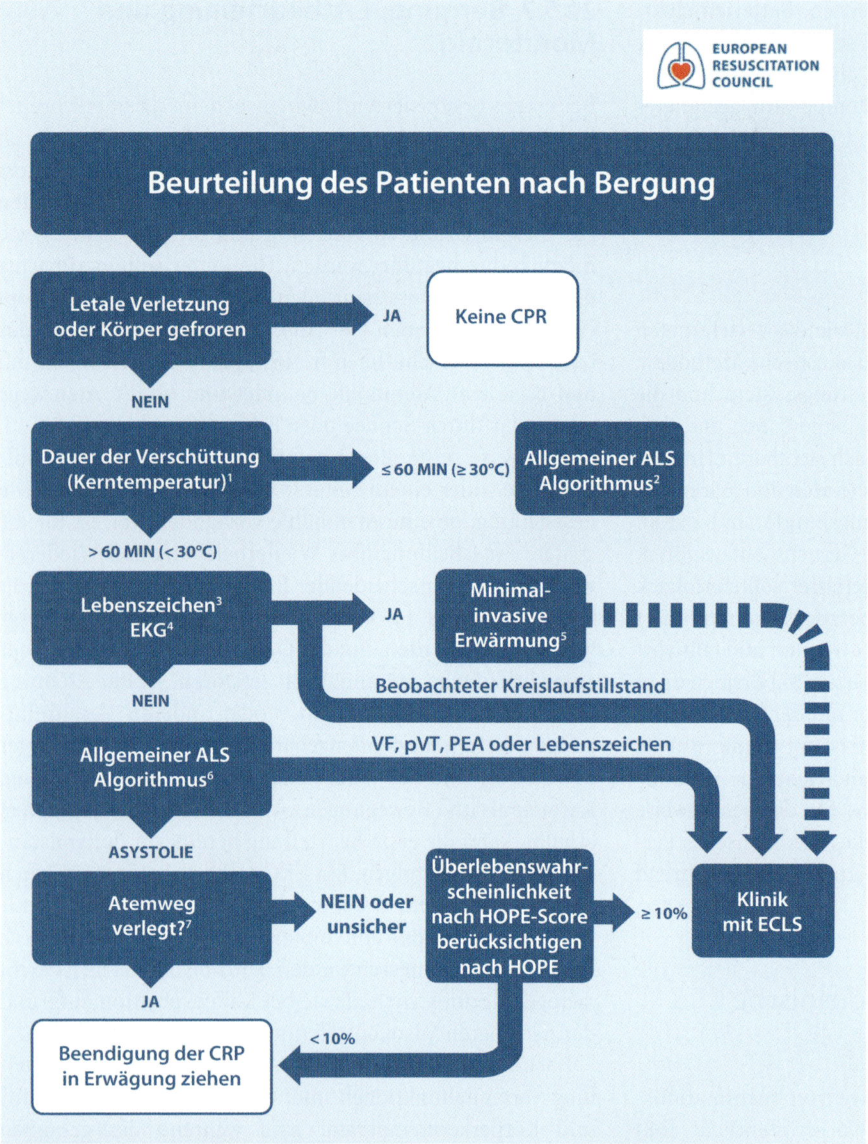

Abb. 20.11 Algorithmus für Lawinenunfälle. Management von ganzverschütteten. Lawinenopfern.
[1] Bei unbekannter Verschüttungsdauer kann die Kerntemperatur herangezogen
[2] Bei Verletzungen oder möglichen Komplikationen (z. B. Lungenödem) Transport in das am besten geeignete Krankenhaus.
[3] Kontrolle von Spontanatmung, Puls und Bewegung für bis zu 60 Sekunden.
[4] Verwende weitere verfügbare Mittel, um die Vitalfunktion zu prüfen (end-tidal CO_2, arterielle Sauerstoffsättigung SaO_2 oder Ultraschall).
[5] Transport von Patienten mit Kerntemperatur < 30 °C, systolischem Blutdruck < 90 mmHg oder kardialer Instabilität in ein Krankenhaus mit ECLS.
[6] Bei schwer hypothermen Patienten (Kerntemperatur < 28 °C) kann die kardiopulmonale Reanimation bei Gefahr verzögert und während eines schwierigen Abtransports intermittierend durchgeführt werden.
[7] Das Vorhandensein einer Atemhöhle ist bei freien Atemwegen ein deutlicher Hinweis auf gute Prognose.
[8] Falls HOPE nicht möglich ist, können Serumkalium und Kerntemperatur (Grenzwerte 7 mmol/l und 30 °C) für die Triage verwendet werden jedoch mit geringerer Zuverlässigkeit. Wiedergegeben aus [26], mit freundlicher Genehmigung)

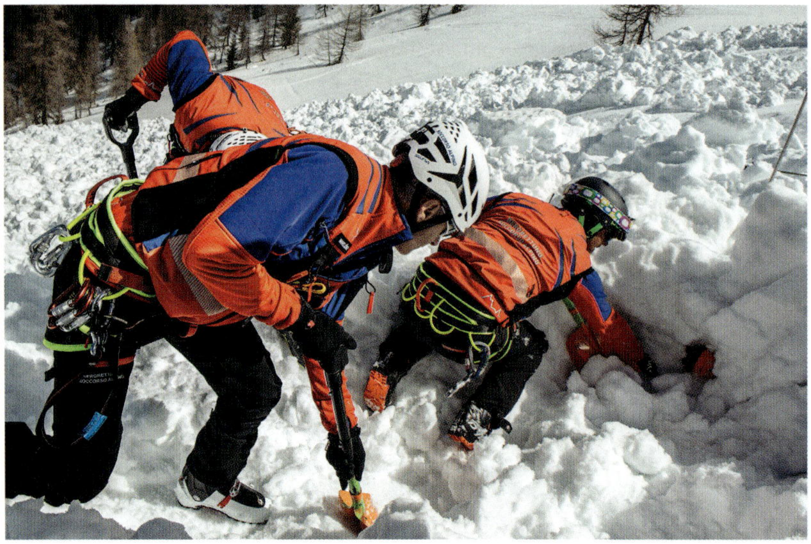

Abb. 20.12 Ein Retter erreicht das Opfer, indem er vorsichtig in Richtung Kopf des Opfers gräbt und diesen freilegt. (Mit freundlicher Genehmigung von Eurac Research/Ivo Corrà)

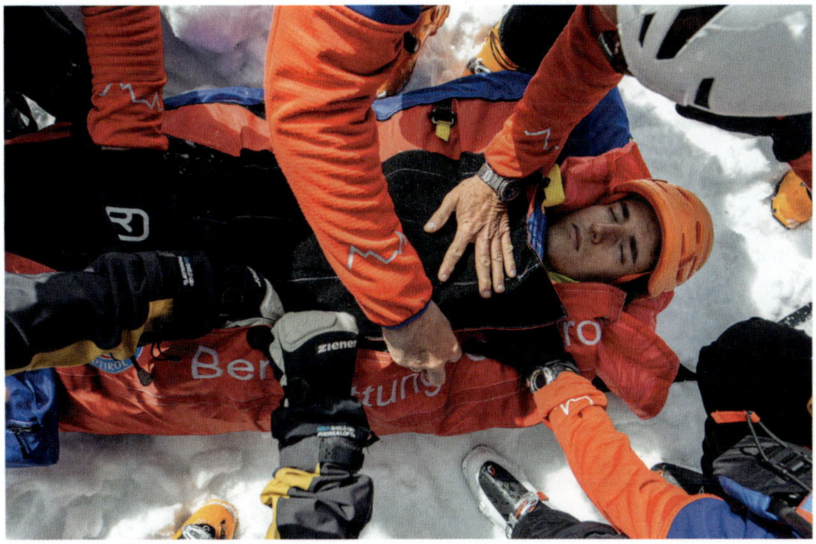

Abb. 20.13 Vor Kälte und Wind geschütztes Lawinenopfer. (Mit freundlicher Genehmigung von Eurac Research/Ivo Corrà)

Rettungskräfte und medizinisches Fachpersonal sollten folgende Erstmaßnahmen ergreifen: Immobilisation der Wirbelsäule, Schienung von Frakturen der Extremitäten und wirksame Analgesie vor Ort und während des Transports. Bei schwerem Schädel-Hirn-Trauma verbessern eine frühzeitige Intubation und normokapnische Beatmung das Outcome des Patienten. Tourniquets können bei stark blutendenden Verletzungen der Gliedmaßen lebensrettend sein. Bei einem Spannungspneumothorax ist die sofortige Entlastung zwingend erforderlich. Bei Pneumo- oder Hämatothorax sollte bei intubierten Patienten eine Thoraxdrainage in Erwägung gezogen werden, insbesondere vor einem Helikoptertransport, wenn ein großer Höhenanstieg zu erwarten ist (➤ Kap. 14 *Polytrauma*).

Die Kombination von Trauma und Unterkühlung kann tödlich sein. Unmittelbar nach der Bergung sollten Lawinenopfer mit Verletzungen durch mehrschichtige Ganzkörperisolierung und das Auflegen von chemischen Wärmepackungen auf den Rumpf vor weiterer Auskühlung geschützt werden. (➤ Kap. 19 *Akzidentelle Hypothermie*). Bei Traumapatienten sollte die Versorgung vor Ort auf das Notwendigste beschränkt werden, um den direkten Transport in ein spezielles Traumazentrum zu beschleunigen. Bei Patienten mit einem traumatisch bedingten Herz-Kreislauf-Stillstand ist die Überlebenschance gering. Lange Wiederbelebungszeiten gehen einher mit einem schlechten neurologischen Outcome. Nach 15 min erfolgloser Wiederbelebung oder bei Unfällen mit mehreren Opfern liegt es im Ermessen des Arztes, insbesondere bei begrenzten Ressourcen, die Wiederbelebungsversuche am Unfallort zu beenden. [72, 73]

20.5.9 Erweitertes Atemwegsmanagement

Bei bewusstlosen Patienten gewährleistet ein erweitertes Atemwegsmanagement für eine ausreichende Sauerstoffversorgung und verringert die Wahrscheinlichkeit einer Aspiration. Insbesondere in abgelegenen Gebieten mit langen Transportzeiten führt die endotracheale Intubation mit Beatmung zu einer verbesserten Überlebensrate. In seltenen Fällen kann die endotracheale Intubation bei Patienten mit mäßiger oder schwerer Hypothermie (in der Regel < 30 °C) Kammerflimmern auslösen. Die Vorteile der Atemwegskontrolle überwiegen jedoch bei weitem.

Ob bei der Beatmung von bewusstlosen hypothermen Lawinenopfern eine Normokapnie ($ETCO_2$ 35–45 mmHg) angestrebt werden sollte, ist umstritten. Eine Hypokapnie ($ETCO_2$ <35 mmHg) aufgrund einer übermäßigen Beatmung oder einer verminderten metabolischen CO_2-Produktion verringert den zerebralen Blutfluss aufgrund von Vasokonstriktion und kann ebenso häufig Arrhythmien auslösen wie eine Hyperkapnie. Eine Normoxie kann vor malignen Herzrhythmusstörungen schützen und verbessert die Myokardstabilität sowohl bei asphyktischen als auch bei stark unterkühlten Patienten. Es ist wahrscheinlich, dass eine ausreichende Sauerstoffzufuhr dazu beiträgt, das Risiko eines Kollapses nach der Bergung zu verringern.

Die endotracheale Intubation erfordert Ausbildung und Übung und sollte nur von qualifiziertem Personal durchgeführt werden (➤ Abb. 20.14). Die Platzierung eines supraglottischen Atemwegs ist einfacher und sicherer als die endotracheale Intubation. [74] Für Rettungskräfte, die keine Erfahrung im erweiterten Atemwegsmanagement haben, ist die Beutel-Masken-Beatmung am effektivsten. Bei einem Überlebenden mit ungesicherten Atemwegen sollte der Transport ins Krankenhaus umgehend erfolgen, um die Atemwege zu sichern. [29]

MERKE

Auf einem Lawinenfeld kann die endotracheale Intubation aufgrund des hellen Lichts schwierig sein. Die Verdunkelung durch das Überstülpen einer Jacke oder Decke kann die Sicht mit dem Laryngoskop verbessern.

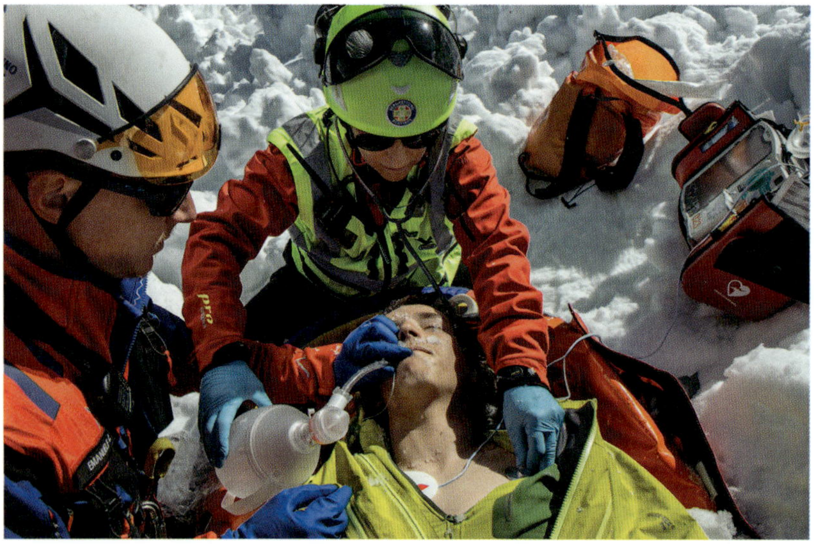

Abb. 20.14 Endotracheale Intubation durch medizinisches Personal während einer organisierten Lawinenrettung. Das erweiterte Atemwegsmanagement ermöglicht eine effektive Sauerstoffzufuhr und verringert die Wahrscheinlichkeit einer Aspiration bei bewusstlosen Opfern. (Mit freundlicher Genehmigung von Eurac Research/Ivo Corrà)

20.5.10 Notfallmedikamente zur erweiterten Reanimation

Damit während der Reanimation Volumen und Medikamente verabreicht werden können, muss ein intravenöser oder intraossärer Zugang gelegt werden. Wenn die peripheren Gefäße verengt sind und der Kreislauf zentralisiert, kann es bei unterkühlten Patienten unter Umständen schwierig sein, einen peripheren intravenösen Zugang zu legen. In diesem Fall ist es einfacher, einen intraossären Zugang zu legen.

Bei einem unterkühlten Patienten ist eine aggressive Volumensubstitution ohne Überwachung des zentralvenösen Drucks nicht angezeigt, da das Herzzeitvolumen aufgrund der Hypothermie und das zirkulierende Volumen aufgrund der peripheren Vasokonstriktion deutlich eingeschränkt sind. In kalter Umgebung sind die infundierten Flüssigkeiten auf ~42 °C zu erwärmen. Dies kann vor Ort schwierig sein. Häufig ist es besser, die Infusion erst in einem beheizten Krankenwagen oder Hubschrauber zu verabreichen.

Bei unterkühlten Patienten mit einer Kerntemperatur < 30 °C ist die Verabreichung von ALS-Medikamenten umstritten. Für Patienten mit Herz-Kreislauf-Stillstand sollen Vasopressoren wie Adrenalin die Durchblutung des Herzmuskels erhöhen und somit die Rückkehr des Spontankreislaufs (ROSC) fördern. Die Wirksamkeit von Vasopressoren wurde bei einem unterkühlten Patienten mit einer Kerntemperatur < 30 °C jedoch noch nie nachgewiesen. Die Auswirkungen von Adrenalin auf das neurologische Outcome sind unterschiedlich, höhere Dosen können mit einem ungünstigen neurologischen Outcome einhergehen. Zudem kann bei unterkühlten Patienten die induzierte periphere Vasokonstriktion bereits bestehende Erfrierungen verschlimmern. Die ERC-Leitlinien 2015 empfehlen, auf Adrenalin zu verzichten, wenn die Kerntemperatur < 30 °C liegt, während die AHA-Leitlinien anregen, die Verabreichung von Adrenalin während eines hypothermen Herz-Kreislauf-Stillstands gemäß dem ALS-Standardalgorithmus in Erwägung zu ziehen. [66, 71] Der Nutzen von Antiarrhythmika bei unterkühlten Patienten ist ebenfalls unklar. Viele Arrhythmien, wie eine Bradykardie, atrioventrikuläre Blockaden, Vorhofflimmern und Knotenrhythmen sind benigne, nach Wiedererwärmung reversibel und erfordern keiner weiteren Behandlung, sofern die Perfusion ausreichend ist. Die transkutane Elektrostimulation ist wahrscheinlich unwirksam und wird daher nicht empfohlen. [75]

Die meisten intravenösen Medikamente zur Einleitung einer Narkose können eine kardiovaskuläre Depression verursachen und sind deshalb bei hypothermen Patienten mit Vorsicht einzusetzen. Ketamin scheint sicherer zu sein, jedoch können sympathomimetische Wirkungen zu Arrhythmien bei einem gereizten Herzen führen. Die neuromuskuläre Übertragung nimmt bei Hypothermie ab, und die Empfindlichkeit gegenüber nicht depolarisierenden Muskelrelaxanzien nimmt zu. Eine Hypothermie verringert auch die systemische Clearance von Cytochrom P450, das am Metabolismus vieler Medikamente, wie Propofol und Ketamin, beteiligt ist. Wenn depolarisierende Muskelrelaxanzien wie Suxamethonium zur Relaxierung verwendet werden, sollte an die Möglichkeit eines Serumkaliumanstiegs gedacht werden. Dies kann sich auf nachfolgende Entscheidungen zur extrakorporalen Wiedererwärmung auswirken

Um unvorhersehbare toxische und arrhythmogene Wirkungen bei einem unterkühlten Patienten zu vermeiden, sind alle Notfallmedikamente mit großer Sorgfalt einzusetzen. Adrenalin und Antiarrhythmika sollten nicht verwendet werden, wenn die Kerntemperatur < 30 °C liegt. Wenn die Kerntemperatur zwischen 30 und 35 °C liegt, sollte man die Dosierungen verringern und Abstände verlängern. Auch bei der Anästhesieeinleitung werden niedrigere Dosierungen empfohlen. [29] Während Bergung und Transport sorgen die Retter für eine kontinuierliche EKG-Überwachung und platzieren die Defibrillator-Pads.

MERKE

Bei einem unterkühlten Lawinenopfer ist präklinisch eine aggressive Volumengabe nicht angezeigt. Die Verabreichung von Vasopressoren ist umstritten. Liegt die Körperkerntemperatur < 30 °C, sollten Notfallmedikamente nicht gegeben werden. Für die Narkoseeinleitung ist, im Gegensatz zu normothermen Patienten, eine geringere Dosis in größeren Abständen zu verabreichen.

20.5.11 Prävention und Behandlung der Hypothermie

Milde Hypothermie

Ist ein Patient voll ansprechbar und zittert, ist es unwahrscheinlich, dass seine Körperkerntemperatur unter 30 °C liegt. Obwohl Bewegung einen unterkühlten Patienten schneller wieder aufwärmen kann als Kältezittern, sollten die Helfer bei Lawinenopfern, die möglicherweise ein Trauma erlitten haben, vorsichtig sein. Patienten mit akzidenteller Hypothermie, die nicht bereits stehen oder sitzen, können einen Afterdrop, d.h. einen signifikanten Abfall der KKT erleiden, wenn sie nach der Bergung bewegt werden oder selbst aufstehen und sich bewegen wollen.

Ein unterkühlter, voll ansprechbarer Patient sollte so warm wie möglich gehalten, mit Kalorien versorgt und für einige Zeit beobachtet werden. Erst dann kann er versuchen aufzustehen und kann beginnen, sich zu bewegen, sofern er es toleriert. Verschlechtert sich der Zustand, sollte man ihn liegend ruhigstellen und ihn entsprechend behandeln (➤ Kap. 19, *Akzidentelle Hypothermie*). Ein ansprechbarer Patient mit einer milden Hypothermie ohne Herzrhythmusstörungen und mit normalem Blutdruck kann zur Beobachtung in das nächstgelegene Krankenhaus transportiert werden. [25]

Moderate bis schwere Hypothermie

Lawinenopfer, die nicht ansprechbar sind oder sich nicht bewegen können, sollten ohne unnötige Bewegung geborgen und auf einer Trage in horizontaler Lage gelagert werden, um einen Abfall der KKT oder einen Kollaps aufgrund von Kammerflimmern zu vermeiden. Die Bergung sollte so vorsichtig wie möglich, nicht so rasch wie möglich erfolgen. Obwohl es sich nicht immer vermeiden lässt, sollten Bewegungen der Gliedmaßen und des Rumpfes nur langsam und behutsam durchgeführt werden. Bewegt sich das Opfer nicht oder zittert es nicht, kann die Kälteexposition nach der Bergung die Abkühlung stark beschleunigen. Damit steigt das Risiko von Herzrhythmusstörungen und eines Herz-Kreislauf-Stillstands, insbesondere, wenn das Bewusstsein beeinträchtigt ist. Für alle immobilisierten Lawinenopfer ist die Wärmeerhaltung unmittelbar nach der Bergung obligatorisch.

MERKE

Eine Ganzkörperisolierung sollte aus mehreren Schichten besteht und eine Wärmequelle, wie z. B. chemische Wärmepackungen enthalten, die am Brustkorb des Patienten aufgebracht werden. Diese Packungen sollte man nie direkt auf der Haut platzieren, da die Gefahr von Verbrennungen besteht. Der Patient sollte in mehrere isolierende Schichten und in eine Dampfsperre eingewickelt werden. Dafür eignen sich ein Biwak- oder Schlafsack mit einer dampfsperrenden Außenschicht, eine Aluminium- oder Luftpolsterfolie. Das Entfernen der nassen Kleidung steigert den Komfort, führt aber in einer kalten oder windigen Umgebung zu einer noch schnelleren Auskühlung und ist nicht notwendig, sobald der Patient angemessen isoliert und eine Dampfsperre angebracht ist (➤ Abb. 20.13). [23]

Ist ein Lawinenopfer bei der Bergung bewusstlos, sollte frühzeitig die Kerntemperatur gemessen werden, um zwischen schwerer Unterkühlung und anderen Ursachen der Bewusstlosigkeit, wie Erstickung oder Schädel-Hirn-Trauma, zu unterscheiden. Ist der Patient intubiert, kann die KKT am besten ösophageal im unteren Drittel der Speiseröhre gemessen werden. Ansonsten ist sie mit einem Thermistor basierten Thermometer epitympanal im äußeren Gehörgang zu messen, wobei die Sonde nach außen isoliert sein muss, um den Einfluss der Außentemperatur auf das Messergebnis zu verringern. Die epitympanale Temperatur kann niedriger sein als die ösophageale Temperatur, wenn die Sonde schlecht isoliert, der äußere Gehörgang blockiert ist oder wenn ein Herz-Kreislauf-Stillstandvorliegt.

Stark unterkühlte Lawinenopfer, die eine KKT <28 °C, einen systolischen Blutdruck <80 mmHg, maligne ventrikuläre Arrhythmien oder eine kardiale Instabilität vorweisen, sollten direkt in ein ECLS-Zentrum transportiert werden. [76]

20.5.12 Kardiopulmonale Reanimation

Das Erkennen von Vitalfunktionen kann bei stark unterkühlten Lawinenopfern schwierig sein, da Atmung und Puls sehr langsam, unregelmäßig und schwach sein können. Die Vitalfunktionen sollten daher im Gegensatz zur Vorgangsweise bei normothermen Patienten bis zu eine Minute lang überprüft werden. [66] Aufgrund der hohen Todesrate durch Asphyxie und Trauma liegt die Überlebenswahrscheinlichkeit von Lawinenopfern, die mit Herz-Kreislauf-Stillstand aufgefunden und von einem organisierten Rettungsteam reanimiert werden, nur bei 19 %. Die Wahrscheinlichkeit einer erfolgreichen Wiedererwärmung durch ECLS liegt bei 11 %. [77–79] Die Überlebenschancen sind beim Lawinenopfer deutlich geringer als bei einem unterkühlten Patienten, der nicht von einer Lawine verschüttet wurde. [76] In der Literatur wird nur über sehr wenige Überlebende berichtet, die bereits bei der Bergung einen Herz-Kreislauf-Stillstand aufweisen. [80] Lawinenopfer, die hingegen nach der Bergung einen beobachteten Herzstillstand erleiden, erlangen mit einer höheren Wahrscheinlichkeit wieder einen Spontankreislauf (ROSC). Es wurden verschiedene Algorithmen zur Triage von Lawinenopfern mit Herzstillstand am Unfallort entwickelt, mit dem Ziel, die Verschütteten mit dem Verdacht auf einen potenziell reversiblen hypothermen Kreislaufstillstand zu identifizieren und um vergebliche Transporte unter laufender Reanimation zu vermeiden, die das Risiko für die Rettungskräfte erhöhen. Bei Mehrfachverschüttungen sind diese Algorithmen darauf ausgelegt, die Ressourcen auf die Reanimation rettungsfähiger Opfer zu konzentrieren und die Wiederbelebung für Opfer ohne Lebenszeichen gar nicht erst zu beginnen. Strenge Triagekriterien dienen auch der Reduzierung der innerklinischen Ressourcen durch die Vermeidung frustraner ECLS-Behandlungen.

Der jüngste Algorithmus für das präklinische Management von Lawinenopfern wurde vom ERC im Jahr 2021 veröffentlicht (➤ Abb. 20.11). [66] Der HOPE-Score (Hypothermia Outcome Prediction after ECLS) wurde speziell für die Triage hypothermer Patienten im Krankenhaus entwickelt. (➤ Kap. 19 *Akzidentelle Hypothermie*) [81] Der ERC-Algorithmus stützt sich auf Parameter, die bei der Bergung bewertet werden sollten: Dauer der Ganzverschüttung, Körperkerntemperatur, freie Atemwege, Vitalparameter und EKG. Bei der Krankenhausaufnahme ist der HOPE-Score eine valide Methode zur Bewertung der Erfolgschancen einer Wiedererwärmung durch den extrakorporalen Kreislauf. Alternativ können das Serumkalium und die KKT für die Entscheidung herangezogen werden. Die Kriterien für die Triage von Lawinenopfern basieren im Wesentlichen auf folgende Kriterien:

- Ausgehend von beobachteten Abkühlungsraten von 0,6 –9 °C/h kann eine moderate bis schwere Hypothermie (< 30°C KKT) frühestens nach 60 min Verschüttungsdauer bei freien Atemwegen auftreten.
- Bei einer Körperkerntemperatur ≥ 30 °C ist ein hypothermer Kreislaufstillstand sehr unwahrscheinlich und die ECLS-Wiedererwärmung nicht indiziert.
- Der höchste je gemessene, überlebte Serumkaliumwert bei einem ganzverschütteten Lawinenopfer betrug 6,4 mmol/l. [82]

Auf der Grundlage dieser prognostischen Faktoren wurden folgende Empfehlungen für die Triage von Lawinenverschütteten mit Kreislaufstillstand vorgeschlagen.

- Beträgt die Verschüttungsdauer < 60 min oder die Körperkerntemperatur ≥ 30 °C sollte eine ECLS-Wiedererwärmung nicht durchgeführt werden.
- Beträgt die Verschüttungsdauer ≤ 60 min und die Kerntemperatur bei der Bergung ≥ 30 °C, ist der Herzstillstand wahrscheinlich Folge eines Traumas oder einer Asphyxie. Der Patient sollte nach dem ALS-Protokoll für 20–30 min reanimiert werden. Wenn dies nicht zu einem ROSC führt, ist die Überlebenschance minimal und die Reanimation kann abgebrochen werden.
- Beträgt die Verschüttungsdauer > 60 min oder die Kerntemperatur bei Bergung < 30 °C und die Atemwege sind sicher blockiert, kann die Reanimation durch den Retter oder Arzt abgebrochen werden, wenn das EKG eine Asystolie anzeigt. Sind die Atemwege hingegen frei oder es ist dazu keine Information erhältlich, kann ein hypothermer Kreislaufstillstand nicht ausgeschlossen werden und es lohnt sich ein Versuch der Wiedererwärmung mit ECLS.
- Beträgt die Verschüttungsdauer > 60 min und das EKG weist jegliche Form von elektrischer Aktivität auf (z.B. pulslose elektrische Aktivität, pulslose ventrikuläre Tachykardie oder Kammerflimmern), sollte die Reanimation fortgesetzt werden bis zur Wiedererwärmung mit ECLS.
- Lawinenopfer, welche mit einem Spontankreislauf geborgen werden und anschließend einen Herz-Kreislauf-Stillstand erleiden, haben eine sehr gute Prognose und sollten auf jeden Fall extrakorporal wiedererwärmt werden.
- Die Reanimation im hypothermen Kreislaufstillstand erfolgt mit denselben Rhythmen der Herzdruckmassage und Ventilation wie bei normothermen Patienten.
- Das Zielkrankenhaus sollte im Voraus avisiert werden, damit das ECLS-Team aktiviert werden kann. Im Krankenhaus kann der HOPE-Score für die weitere Triage bestimmt werden.

20.5.13 Defibrillation

Pulslose schockbare Rhythmen (ventrikuläre Tachykardie und Kammerflimmern) sprechen bei einer Körperkerntemperatur < 30 °C möglicherweise nicht auf eine Defibrillation an. ERC-Richtlinien empfehlen maximal drei Defibrillationsversuche, bis eine Körperkerntemperatur von 30 °C erreicht ist. AHA-Richtlinien sprechen sich hingegen für weitere Defibrillationsversuche während der Erwärmungsmaßnahmen aus. [71]

Obwohl es Fallberichte eines ROSC nach Defibrillation bei < 30 °C Kerntemperatur gibt, bleiben die meisten Versuche erfolglos. Da jede Defibrillation zu einer Myokardschädigung führen kann, gelten bei einer Körperkerntemperatur von < 30 °C maximal drei Versuche als begründbare Richtlinie. Bleiben diese ohne Erfolg, sollte die CPR fortgeführt und weitere Defibrillationsversuche bis zum Erreichen einer KKT von > 30 °C durch die extrakorporale Wiederbelebung, ausgesetzt werden.

20.5.14 Mechanische Thoraxkompressionen

Ein frühzeitiger Beginn der Reanimation erhöht die Überlebenswahrscheinlichkeit hypothermer Patienten mit Herz-Kreislauf-Stillstand. Eine kontinuierliche Durchführung der Thoraxkompressionen unter Vermeidung von Hands-Off-Zeiten kann beim bodengebundenen Transport und auch beim Hubschraubertransport schwierig oder gar unmöglich sein. In diesen Situationen und bei langen Transportzeiten sind mechanische Herzdruckmaschinen wesentlich effizienter als eine manuelle Herzdruckmassage. [83] Mechanische Herzdruckmaschinen sollten in lawinengefährdeten Gegenden in Rettungshubschraubern oder Rettungswagen vorhanden sein.

20.5.15 Verzögerte und intermittierende Reanimation

Ein verzögerter Reanimationsbeginn oder eine intermittierende Reanimation kann dann sinnvoll sein, wenn die Sicherheit der Retter gefährdet ist und eine kontinuierliche Reanimation nicht gewährleistet ist, z.B. wenn zu wenig Retter vor Ort sind oder eine ununterbrochene Reanimation während eines terrestrischen Transportes nicht möglich sind. (➤ Kap. 19 *Akzidentelle Hypothermie* und ➤ Kap. 39 *Abbruch der Reanimation bei Bergrettungseinsätzen*) In der Literatur wurde mehrfach über erfolgreiche Reanimationen von Lawinenopfern trotz verzögertem Reanimationsbeginn oder nach Unterbrechungen berichtet. Hypotherme Patienten mit unbekannter oder gemessener KKT von 20–28 °C sollten für mindestens 5 min reanimiert werden – im Wechsel mit 5 min Pause. Beträgt die Körperkerntemperatur < 20 °C, kann die Unterbrechung auf 10 min ausgeweitet werden [84].

20.5.16 CPR: Verzicht oder Abbruch

In alpinen oder sehr abgelegenen Gegenden sind die Retter immer wieder mit Entscheidungen über einen Verzicht auf eine Reanimation oder deren Abbruch konfrontiert. Aufgrund der Tatsache, dass die Voraussetzungen, Verantwortungen sowie Berechtigungen zur Todesfeststellung in jedem Land variieren, ist es nicht möglich, eine generelle Empfehlung herauszugeben. Entscheidungen über die Vorenthaltung einer CPR oder eines Reanimationsabbruchs sollen daher unter Einhaltung lokaler Gesetze und Bestimmungen getroffen werden.

Reanimationsversuche können unterlassen oder abgebrochen werden, wenn der Patient keine Vitalzeichen hat, das Risiko für die Retter zu hoch ist, die Retter erschöpft sind oder wenn eine CPR auf Grund extremer Umweltbedingungen nicht möglich ist. Weist der Patient Verletzungen auf, die mit dem Leben nicht vereinbar sind (Enthauptung, Durchtrennung des Körperstammes, steif gefrorener Körper), sollte keine Wiederbelebung begonnen werden. Hat ein Lawinenopfer verlegte Atemwege (➤ Abb. 20.15), liegt die Verschüttungsdauer über 60 min oder kehrt nach 20 bis 30 min kein Spontankreislauf (ROSC) zurück, sollten die Reanimationsversuche beendet werden.

20.5.17 Lawinen-Reanimationscheckliste

Die Entscheidung, ob die ECLS-Erwärmung eines Lawinenopfers zur Anwendung kommt, wird normalerweise in der Notaufnahme des Zielkrankenhauses auf der Grundlage präklinischer Daten wie Grad und Dauer der Verschüttung, KKT bei Bergung und Vorhandensein eines freien Atemweges getroffen. Eine Studie hat gezeigt, dass die Einhaltung der ERC-Richtlinien für Rettungsteams sehr schwierig und eine authentische Datenweitergabe lückenhaft ist. [85] Daher wird die Verwendung einer Lawinen-Reanimationscheckliste (➤ Abb. 20.16) empfohlen, um die Einhaltung der ERC-Richtlinien zu erleichtern und die Datenweitergabe ins Zielkrankenhaus zu ermöglichen. Diese Checkliste sollte vor Ort ausgefüllt werden und bis zum Eintreffen im Zielkrankenhaus beim Patienten verbleiben. [86, 87]

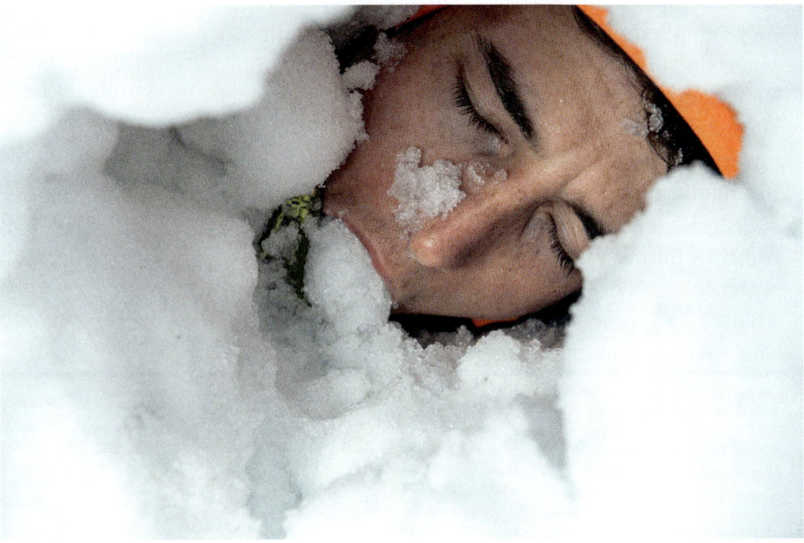

Abb. 20.15 Lawinenopfer mit verlegten Atemwegen. (Mit freundlicher Genehmigung von Eurac Research/Ivo Corrà)

Fallbeispiel 20.3

Eine schwierige Entscheidung

An einem Abend im Februar wurde in der Schweiz die Flugrettung zu einem Nachteinsatz gerufen, um nach zwei vermissten Bergsteigern zu suchen. Die Skitourengeher waren mittags zu ihrer Tour aufgebrochen. Ihr Auto wurde zwar gefunden, jedoch konnten die bodengebundene Rettungsteams keine Lawinenabgänge in den umliegenden Bergen ausfindig machen. Deshalb kam die Flugrettung zum Einsatz. Schweizer Rettungshelikopter können Sucheinsätze auch bei Nacht durchführen. Sie sind mit speziellen Suchscheinwerfern ausgestattet, die Infrarotlicht zur Verwendung von Nachtsichtgeräten liefern, die das Restlicht um den Faktor 30.000 verstärken. Nach einem 30-minütigen Suchflug fand die Hubschrauberbesatzung eine Skispur, die in einer Schneebrettlawine endete. Überraschenderweise sah sie eine Hand aus dem Schnee ragen. Sie forderten sofort Hundeführer und weiteres Rettungspersonal von der Einsatzzentrale nach und landeten sicher in der Nähe der Lawine. Flugretter und Arzt trugen die Standard-Sicherheitsausrüstung, d.h. LVS-Geräte, Schaufeln und Sonden bei sich und begaben sich zum Lawinenkegel. Seit dem Lawinenabgang waren wahrscheinlich etwa neun Stunden vergangen.

Als der Flugretter und der Arzt das erste vollständig verschüttete Opfer ausgruben, fanden sie eine große Atemhöhle um dessen Gesicht, freie Atemwege sowie eine spontane Atmung. Der Patient lag waagrecht auf seiner linken Seite. Die Innenfläche der Atemhöhle war gefroren, jedoch gab es eine deutlich sichtbare Verbindung zur Oberfläche. Die Pupillen des Patienten waren weit und lichtstarr. Der GCS lag bei 7, die Herzfrequenz bei 70/min und der systolische Blutdruck bei 100 mmHg. Die Pulsoxymetrie an der Fingerspitze zeigte keine Werte. Die epitympanale Temperatur betrug 23 °C. Nach ersten Einschätzungen schien der Patient unverletzt zu sein. Aufgrund der kalten Umgebungstemperatur von -16 °C leitete der Arzt die rasche Bergung sowie den Transport der stark unterkühlten Person ein. Der Patient wurde in Rückenlage auf einer Trage stabilisiert, mit Sauerstoff über die Sauerstoffmaske versorgt und in den Hubschrauber verladen. Nach einem 10-minütigen Flug wurde er auf die Intensivstation des nächstgelegenen Krankenhauses eingeliefert. Während des Fluges wurde der Patient von einem Bergretter betreut.

Der Notarzt blieb vor Ort, um nach dem zweiten Verschütteten zu suchen. Dieser wurde rasch gefunden und hatte ebenfalls eine gut sichtbare Atemhöhle vor Mund und Nase. Es konnten allerdings keine Lebenszeichen festgestellt werden. Der gesamte Körper war steifgefroren. Das Opfer wurde noch am Unfallort für tot erklärt.

Überraschenderweise war der erste Patient bei der Ankunft im Krankenhaus stabil. Er atmete spontan, hatte einen Sinusrhythmus mit 70/min, einen Blutdruck von 120/60 mmHg und eine Sauerstoffsättigung von 80 % unter Sauerstoffgabe. Die Blasentemperatur betrug 22,6 °C, somit handelte es sich um eine schwere Hypothermie (Schweizer Stadium 3). Aufgrund schwerer Erfrierungen waren der linke Unterarm und die Hand, die aus dem Schnee ragten, kalt und pulslos. Kalium, Glukose und Kreatinin waren normal. Das Thorax-Röntgen zeigte ein linksseitiges Lungenödem. Da der Patient spontan atmete und stabil war, hatte man sich gegen eine nächtliche Verlegung in ein ECLS-Zentrum entschieden. Stattdessen wurde der Patient mit forcierter Warmluft erwärmt. Der Patient wurde kontinuierlich monitorisiert – und ein Hubschrauber wäre im Falle einer Verschlechterung für den Transport in ein ECLS-Zentrum bereitgestanden. Abgesehen von kurzen tachykarden Episoden traten während der Wiedererwärmung keine Komplikationen auf. Bei einer Körperkerntemperatur von 32 °C erlangte der Patient wieder das Bewusstsein. Nach fünf Stunden wurde eine Körperkerntemperatur von 37 °C erreicht. Durch die Verabreichung von niedrig dosierten Diuretika bildete sich das Lungenödem innerhalb von drei Tagen vollständig zurück. Die Erfrierungen heilten jedoch nicht. Nach drei Monaten konservativer Behandlung mussten alle Finger der linken Hand teilweise amputiert werden. Der Patient konnte sich ohne neurologische Schäden erholen und zwei Jahre später die Oberschule abschließen. [88]

Dieser Fall zeigt, dass ein Langzeitüberleben selbst nach vielen Stunden möglich ist, sofern eine Atemhöhle besteht. In diesem Fall gab es eine Verbindung zwischen den offenen Atemwegen und der Außenwelt. Eine Körperkerntemperatur von 22 °C schließt ein Überleben ohne neurologische Defizite nicht aus. Solange der Kreislauf stabil bleibt, kann eine aktive externe Wiedererwärmung eine Option sein. Wenn möglich, sollte jedoch ein Patient mit einer Körperkerntemperatur < 28 °C in ein ECLS-Zentrum gebracht werden. Auch wenn die extrakorporale Membranoxygenierung (ECMO) oder ein kardiopulmonaler Bypass (CBP) nicht erforderlich ist, sind diese Geräte schnell einsatzbereit, falls sie benötigt werden.

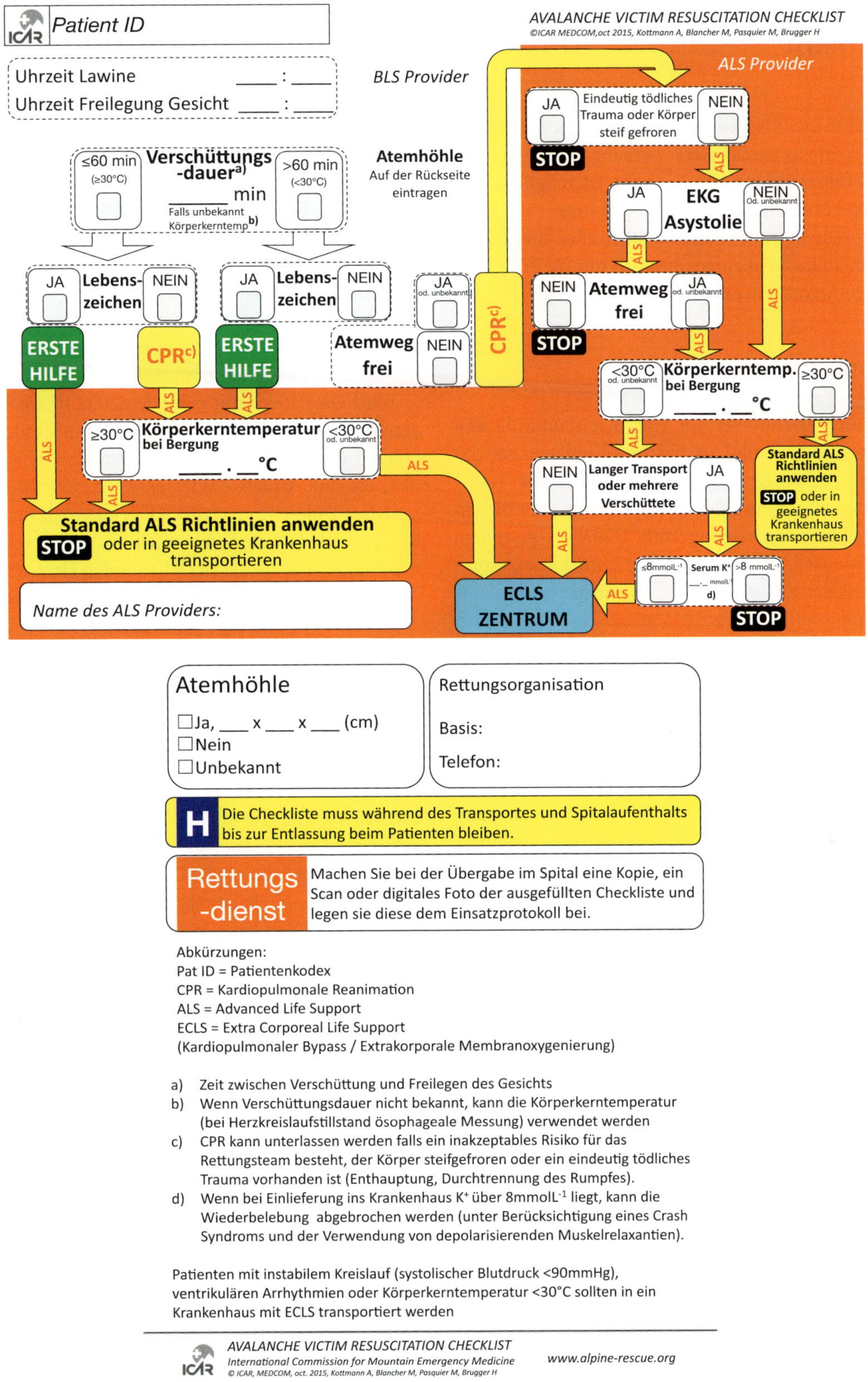

Abb. 20.16 Wiederbelebungs-Checkliste für Lawinenopfer. Der weiße Bereich ist für Ersthelfer mit BLS-Kenntnissen, der rote Bereich enthält die Informationen für Rettungskräfte mit ALS-Kenntnissen. (Modifiziert von [86].)

20.6 Transport und innerklinisches Management

Die häufigsten medizinischen Probleme bei Lawinenopfern, die ins Krankenhaus eingeliefert werden, sind Asphyxie, Trauma und Unterkühlung (➤ 20.4). Es ist möglich, dass ein Lawinenopfer nur eine der drei Komplikationen aufweist, jedoch leiden viele Betroffene an zwei oder allen drei Pathologien. Zudem können Patienten, die auch nur für kurze Zeit ganzverschüttet waren, ein Lungenödem entwickeln.

20.6.1 Transport

Ob ein Lawinenverschütteter im Herz-Kreislauf-Stillstand reanimiert werden soll und in welches Krankenhaus das Lawinenopfer transportiert wird, sollte bereits vor Transportbeginn, gemeinsam mit der Notrufzentrale entschieden werden. Wird die Entscheidung zum Transport getroffen, sollte, wenn möglich, ein Hubschrauber zum Einsatz kommen. Aufgrund der Komplexität der möglichen Erkrankungen und Therapieoptionen wäre das ideale Zielkrankenhaus ein Traumazentrum mit der Möglichkeit der extrakorporalen Wiedererwärmung – ECMO oder CPB. Doch die Lawinenabgänge ereignen sich in den Bergen, wo die Transportzeiten länger und die Zahl der Krankenhäuser geringer ist als im städtischen Bereich. Dies erschwert die Triage vor Ort und die Transportentscheidung, vor allem, wenn mehrere Verschüttete gleichzeitig für eine extrakorporale Wiedererwärmung infrage kommen. Es kommt vor, dass ein kritisch hypothermer Patient in das nächstgelegene lokale Krankenhaus mit begrenzten Ressourcen gebracht wird. Für die Entscheidung und Datenübermittlung sollte die Lawinen-Wiederbelebungs-Checkliste (➤ Abb. 20.16) verwendet werden, um das optimale Zielkrankenhaus zu ermitteln. Ein Transport ins nächste Krankenhaus ist dann sinnvoll, wenn der Patient ansprechbar und hämodynamisch stabil ist, die Körperkerntemperatur > 30 °C beträgt und der systolische Blutdruck ≥ 80 mmHg ist und im EKG keine ventrikulären Arrhythmien vorhanden sind. Andernfalls sollte der Patient in ein Traumazentrum mit ECLS-Möglichkeit transportiert werden.

Sind keine Lebenszeichen vorhanden, sollte die Reanimation mit mechanischen Reanimationshilfen durchgeführt werden. Wenn der Transport in ein Traumazentrum nicht möglich ist, ist die Behandlung im nächstgelegenen Krankenhaus mit der höchstmöglichsten Versorgungsstufe fortzusetzen.

MERKE

Leichtverletzte, normotherme oder leicht unterkühlte und hämodynamisch stabile Lawinenopfer können in das nächstgelegene Krankenhaus transportiert werden. Alle anderen Patienten sollten in ein Traumazentrum mit ECLS-Möglichkeit gebracht werden.

20.6.2 Diagnostik und Triage

Ziel der diagnostischen Untersuchungen bei der Aufnahme ins Krankenhaus ist es, die drei wichtigsten kritischen Zustände, Asphyxie, Trauma und Unterkühlung zu erkennen und zu differenzieren. Die Standarduntersuchungen bei Lawinenopfern beinhalten die Messung der Körperkerntemperatur (KKT), eine E-FAST Sonografie (Extended focused assessment with sonography in trauma) zur Erkennung innerer Blutungen oder Myokardkontraktilität bei pulsloser elektrischer Aktivität und ein Schädel-CT, wenn das Bewusstsein des Patienten eingeschränkt ist oder ein SHT vermutet wird. Die Laboruntersuchung sollte die Standardparameter inklusive Serumkalium umfassen.

Wird ein Patient mit einer Asystolie in ein Krankenhaus eingeliefert, besteht die größte Herausforderung darin, anhand der Klinik und der Laborergebnisse zu unterscheiden, ob eine Asphyxie oder eine Hypothermie die Ursache ist. Diese Differenzierung ist notwendig, um weitere Behandlungsschritte einleiten zu können.

- Ist eine Asphyxie die Ursache für den Herz-Kreislauf-Stillstand, so ist die Prognose schlecht und die Reanimationsversuche sollten eingestellt werden.
- Gilt eine Hypothermie als wahrscheinliche Ursache, kann der Patient von Wiedererwärmungsversuchen profitieren und er sollte extrakorporal wiedererwärmt werden. Steht die ECLS nicht zur Verfügung, sollte der Patient unter laufender Reanimation ins nächste Zentrum mit ECLS transportiert werden. [29]

Die Kriterien für die ECLS-Wiedererwärmung von Lawinenopfern sind noch immer suboptimal. Die Überlebensrate von Lawinenopfern, die eine ECLS erhalten, beträgt ~11 % im Vergleich zu ~50 % bei Opfern, die an einer Hypothermie anderer Genese leiden. [76–79]

Dass eine vorhandene Hypothermie bei der Aufnahme eines Lawinenopfer in ein Krankenhaus auf die Lawinenverschüttung zurückzuführen ist, ist in der Regel evident. In vielen Fällen ist dies jedoch die einzige verfügbare Information, da zusätzliche präklinische Daten meistens fehlen. Die Klärung, ob die Ursache des Herz-Kreislauf-Stillstands eine Asphyxie oder Hypothermie war, ist bei reanimationspflichtigen Patienten jedoch entscheidend für die weitere innerklinische Therapie. Es ist wichtig zu wissen, wie lange die Verschüttungsdauer war und ob es bei der Bergung Lebenszeichen gegeben und eine Atemhöhle bestanden hat. Mit diesen Daten kann eine präklinische Triage nach dem vom ERC approbierten Algorithmus erfolgen. (➤ Abb. 20.11) Die Verwendung der Lawinen-Wiederbelebungs-Checkliste kann den zuverlässigen Datentransfer vom Lawinengebiet zum Zielkrankenhaus erleichtern. [86, 87]

Für die innerklinische Prognose und Triage von hypothermen Patienten mit Herzstillstand gibt es seit 2018 den HOPE-Score (Hypothermia Outcome Prediction after ECLS). (➤ Kap. 19, Akzidentelle Hypothermie) Der Score verwendet die Variablen Alter, Geschlecht, Kerntemperatur und den Serumkaliumspiegel bei Aufnahme, ebenso den Abkühlungsmechanismus und die Dauer der CPR. [81] Der HOPE-Score wurde an 122 hypothermen Patienten mit Herz-Kreislauf-Stillstand validiert, die mit ECLS wiedererwärmt wurden und erreichte einen negativen prädiktiven Wert von 97 %. [89] Der HOPE-Score kann zur Berechnung der Überlebenswahrscheinlichkeit nach ECLS verwendet werden. Die Berechnung kann online über eine Webseite https://www.urg-admin.ch/hope/ durchgeführt werden. Die einzigen präklinischen Daten, die in den HOPE Score einfließen, sind die CPR-Dauer und der Abkühlungsmechanismus bzw. ob die Auskühlung asphyxisch oder nicht asphyxisch bedingt war, wobei eine vollständige Lawinenverschüttung als asphyxisch bedingt gilt. Der HOPE-Score enthält keine präklinischen Daten wie z. B. Verschüttungsdauer, den Atemwegsstatus, das Vorhandensein von elektrischer Herztätigkeit oder die Frage, ob zum Zeitpunkt der Bergung eine Atemhöhle vorgefunden wurde.

Alternativ kann im Krankenhaus das Serumkalium in Verbindung mit der KKT für die Entscheidung herangezogen werden (➤ Abb. 20.11). Eine kürzlich durchgeführte multizentrische Studie umfasste 103 reanimationspflichtige Lawinenopfer, die in sieben ECLS-Zentren in Europa eingeliefert wurden. Das Ziel war, zuverlässige Entscheidungsgrenzwerte zur Identifizierung von reversiblen, hypothermen Herz-Kreislauf-Stillständen bei Krankenhausaufnahme zu finden. Von den 103 Opfern wurden 61 (58 %) durch ECLS wieder aufgewärmt. Sechs (10 %) der wiedererwärmten Opfer überlebten, während 55 (90 %) starben. Die Autoren berechneten Sensitivität, Spezifizität und die ROC-Kurven (Receiver-operating characteristic) und verwendeten dabei Bootstrapping-Verfahren und eine exakte Binomialverteilung, um die optimalen Entscheidungsgrenzwerte zu bestimmen. Mit den Grenzwerten von 7 mmol/L für Serumkalium und 30 °C für die Kerntemperatur wurde der höchste positive prädiktive Wert (19 %) erreicht, mit einer Sensitivität von 100 %. [90]

MERKE

Wird ein Lawinenopfer in ein Krankenhaus eingeliefert, müssen differenzialdiagnostisch vor allem folgende Gegebenheiten in Betracht gezogen werden: Asphyxie, Trauma und Hypothermie. Zur Diagnostik sind die Angaben zu Verschüttungsdauer, Vitalfunktionen und Status der Atemwege bei Bergung sowie KKT, Serumkalium sowie die Standard-Bildgebungsverfahren erforderlich. Für die innerklinische Triage von Patienten mit Herz-Kreislauf-Stillstand sollte der HOPE-Score oder alternativ die Kombination von Serumkalium und KKT herangezogen werden.

20.7 Therapie

Die Behandlung von Lawinenopfern im Krankenhaus gilt den Folgen einer Asphyxie, Trauma oder Hypothermie. Das neurologische Outcome hängt hauptsächlich von der Schwere der Asphyxie ab und weniger davon, ob ein Trauma und eine Hypothermie vorliegen.

Lawinenopfer mit schwerer Asphyxie werden in der Regel innerhalb von 35 min nach der Verschüttung befreit, sie weisen keine Unterkühlung auf und müssen, falls sie ohne Vitalfunktionen geborgen werden, kontinuierlich wiederbelebt werden. In vielen Fällen sind die hypoxischen Schäden an Herz und Gehirn irreversibel. Durch die sofortige Handy-Alarmierung und den Einsatz der Flugrettung hat sich die durchschnittliche Verschüttungsdauer in den letzten Jahren deutlich reduziert und es werden erstickte Lawinenopfer immer häufiger im Krankenhaus behandelt – oft ohne Erfolg oder mit bleibenden Hirnschäden.

Vollständig verschüttete Lawinenopfer können noch mehrere Stunden nach der Bergung ein Lungenödem entwickeln (20.4). Ein Lungenödem benötigt ein erweitertes Atemwegsmanagement mit PEEP-Beatmung, assistierte oder künstliche Beatmung und Intensivpflege. In Europa und Nordamerika werden zunehmend Lawinenopfer mit schweren Traumata geborgen (20.3, 20.4). Ist ein Trauma mit einer mäßigen oder schweren Hypothermie vergesellschaftet, kann dies zur sog. Trauma Triad of Death bestehend aus Azidose, Koagulopathie und Unterkühlung führen. [91] Diese Kombination geht oft einher mit einem Multiorganversagen und führt häufig zum Tod.

Traumapatienten sollten frühzeitig mit aktiver Wiedererwärmung oder falls notwendig mit ECLS behandelt werden. Bei polytraumatisierten Patienten können vollständig heparinisierte ECMO-Systeme mit minimaler Heparindosis eingesetzt werden. Es können somit auch hypotherme, reanimationspflichtige Traumapatienten mit hohem Blutungsrisiko mit ECLS wiedererwärmt werden. Die stationäre Behandlung einer Hypothermie hängt vom Bewusstseinszustand, der KKT und der kardiovaskulären Stabilität des Patienten ab und sollte, wie auch die Traumabehandlung, internationalen Leitlinien folgen. Bei Patienten mit hämodynamischer Instabilität oder Herz-Kreislauf-Stillstand ist die extrakorporale Wiedererwärmung mit veno-arterieller ECMO oder CPB die Methode der Wahl. Alternative Methoden sollten nur zur Anwendung kommen, wenn kein ECLS verfügbar ist. Im Vergleich zur ECLS erfolgt die aktive interne Wiedererwärmung durch Nicht-ECLS-Methoden langsam. Bis das Herz warm genug ist, um starten zu können, ist eine lange kontinuierliche CPR erforderlich. Es gibt bis heute keine Evidenz für die optimale Wiedererwärmung von schwer unterkühlten Lawinenopfern ohne ECLS. (➤ Kap. 43 *Behandlung einer akzidentellen Hypothermie im Krankenhaus*)

Fallbeispiel 20.4

Begrenzte Ressourcen und Zeit: ein schwieriger Lawinenunfall

Im Jahr 2016 nahm eine Gruppe von 52 Skitourengehern an einer militärischen Übung in Valfrejus, Savoyen, Frankreich, teil. Gegen 13 Uhr löste die Gruppe eine Lawine mit einer Breite von 400 m, einer Länge von 500 m und einem Höhenunterschied von 350 m aus. Die nicht verschütteten Personen alarmierten umgehend die Rettungskräfte. Nach 15 min traf ein Notarzthubschrauber mit einem ALS-Sanitäter, einem Lawinenhund und Bergrettungspersonal am Einsatzort ein. Die HEMS-Besatzung war mit LVS Geräten, Lawinenairbags und einem Triage Set ausgestattet einschließlich der Lawinen Wiederbelebungs-Checkliste. Nachdem der Einsatzort für sicher befunden wurde, wurde der Lawinenkegel in drei Sektoren aufgeteilt und die HEMS-Besatzung begann sofort zusammen mit den nicht verschütteten Kameraden die Lawinensuche. Währenddessen wurde weitere medizinische Unterstützung angefordert.

Dreiunddreißig der 52 Skitourengeher wurden teilweise oder vollständig verschüttet. Neunzehn Personen konnten sich selbst aus der Lawine befreien, elf wurden von den Kameraden und nur drei von der Bergrettung ausgegraben. Innerhalb einer Stunde erreichten zwei weitere Rettungsteams per Hubschrauber die Unglücksstelle. Die lokale Einsatzzentrale und das regionale Traumazentrum wurden aktiviert. Als Einsatzleiter wurde ein auf Bergrettung und Katastrophenmedizin spezialisierter medizinischer Koordinator eingesetzt. Da es potenziell noch zwölf komplett verschüttete Opfer gab, alarmierte der Koordinator das Traumazentrum, weil möglicherweise mehrere Patienten gleichzeitig eine ECLS-Behandlung benötigen würden. Zudem bat er um ein regelmäßiges Update über den Status aller Patienten alle 15 min. Kommunikationsprobleme während des Einsatzes waren eine große Herausforderung. Es gab keinen vorab zugeteilten Funkkanal. Die drei anwesenden ALS-Provider konnten nicht direkt mit dem medizinischen Koordinator kommunizieren. Das Triage-Set und das Patientenleitsystem wurden nicht einheitlich verwendet. Zweieinhalb Stunden nach dem Lawinenabgang waren alle Opfer ausgegraben. Insgesamt wurden 18 Personen verschüttet, acht ganzverschüttet und sieben teilverschüttet. 23 Lawinenopfer konnten innerhalb von 15 min geborgen werden, vier zwischen 15 und 35 min und nur zwei nach mehr als 60 min. Im Zuge der gesammelten Informationen konnte der Aktivierungsgrad der Krankenhäuser langsam reduziert werden. Bei sechs Lawinenopfern wurde nach dem Ausgraben ein Herz-Kreislauf-Stillstand diagnostiziert. Bei einem Verschütteten konnte durch CPR die Rückkehr des Spontankreislaufs (ROSC) erreicht werden. Sechs der acht ganzverschütteten Patienten hatten verlegte Atemwege. Der ROSC-Patient erhielt vor Ort eine Standard-ALS-Versorgung und wegen der hämodynamischen Instabilität im Krankenhaus eine ECLS-Behandlung. Er kam jedoch nicht mehr zu Bewusstsein und starb am zehnten Tag. Sechs der 33 Lawinenopfer starben. Die Autopsien ergaben bei allen Opfern Asphyxie als alleinige Todesursache. Fünf der sechs Opfer wurden vor Ort für tot erklärt. Bei 23 von 46 Überlebenden wurde innerhalb von sechs Monaten nach dem Lawinenunglück eine posttraumatische Belastungsstörung diagnostiziert. [88]

20

20.8 Lawinenunfälle mit Mehrfachverschütteten

Wie auch bei anderen Notfällen im Gebirge können bei Lawinenunfällen mehrere Personen betroffen sein (➤ Kap. 44 *Alpiner Massenanfall von Verletzten*). Bei Lawinenunglücken in Österreich [30] waren bei einem HEMS-Einsatz in > 10 % der Fälle und in der Schweiz bei 32 % der Fälle mehr als vier Personen beteiligt. Weniger als die Hälfte davon wurde ganzverschüttet. [33] Die ICAR MedCom hat kürzlich Empfehlungen für das präklinische Management bei einem Massenanfall von Verletzten veröffentlicht. [92] Sofern nicht ausreichend Ressourcen zur Verfügung stehen, hat das Ausgraben von Verletzten oberste Priorität. Die medizinische Versorgung sollte sich auf Personen mit Lebenszeichen und Verschüttungszeiten < 35 min begrenzen. Reanimationspflichtige Patienten mit einer Verschüttungsdauer von 35–60 min sollten nicht reanimiert werden, da in dieser Zeit keine Hypothermie als Ursache eines Herz-Kreislauf-Stillstands und der Tod durch Ersticken zu erwarten ist. Ist jedoch eine Atemhöhle vorhanden und die Verschüttungsdauer beträgt > 60 min, kann ein hypothermer Herz-Kreislauf-Stillstand nicht ausgeschlossen werden und es sollte mit der CPR begonnen werden.

20.9 Prävention, Risikobewertung und Sicherheitsausrüstung

Das Verhindern von Lawinenkatastrophen, die Menschen auf Verkehrswegen und in Siedlungen bedrohen, ist eine Aufgabe des Katastrophenschutzes und erfordert technische, logistische und organisatorische Maßnahmen. Um das Risiko verheerender Lawinenabgänge in Europa und Nordamerika zu minimieren, wurden große Projekte umgesetzt. Diese umfassen die Bewertung von Gefahrenzonen, das Erstellen verbindlicher Entwicklungspläne für Dörfer und Städte, das Errichten von Lawinenwarnsystemen und den Bau von Lawinenverbauungen. In stark gefährdeten Gebieten werden im Bedarfsfall Lawinensprengungen durchgeführt. Um die Gefahr von Lawinenkatastrophen zu mindern, wurden Notfall- und Evakuierungspläne erstellt. Arbeiter, die in gefährlichem Gelände arbeiten müssen, das nicht durch Lawinenverbauung gesichert ist, und Bergsportler, die sich freiwillig in lawinengefährdetes Gelände begeben wie z. B. Skifahrer, Skitourengeher und Schneeschuhwanderer, können auf mehrere Präventionsstrategien zurückgreifen. Sie sollten den bisherigen Wetterverlauf und die Wettervorhersage sowie die Lawinenwarnstufen beachten, die von den Lawinenwarndiensten regelmäßig bekannt gegeben werden. Da im Gelände die Gefahr einer Lawinenauslösung größer sein kann als im Lawinenlagebricht generell bewertet, sollte die Gruppe im lawinengefährdeten Gelände eine detaillierte Beurteilung der lawinengefährdeten Hänge vornehmen. Die Wahl der Route im Aufstieg und bei der Abfahrt ist entscheidend. Zu berücksichtigen sind Hangneigung und -ausrichtung, vorherrschende Windrichtung und Windverfrachtungen, und die Schneebeschaffenheit einschließlich potenzieller Gleitschichten. Eine sorgfältige Beobachtung der Wetterentwicklung ist unerlässlich. [2]

Zu den allgemeinen Empfehlungen gehören das Meiden von Hängen mit einer Neigung über 30°, ebenso von leeseitigen Hängen. Die wohl wichtigste Maßnahme ist die Vermeidung von Aufenthalten in lawinengefährdetem Gelände, wenn Lawinenauslösungen generell wahrscheinlich sind wie z. B. in den ersten 2–3 Tagen nach starkem Schneefall sowie bei schnellem Temperaturanstieg innerhalb kurzer Zeit.

MERKE

Trotz aller Empfehlungen, Richtlinien und Checklisten zur Beurteilung der Lawinengefahr kann keine Strategie das Risiko vollständig ausschließen. Es wird immer ein gewisses Restrisiko bestehen, wenn man den gesicherten Skiraum verlässt.

Neben präventiven Maßnahmen wurden auch Geräte entwickelt, welche die Überlebenschancen bei einem Lawinenunfall verbessern. Diese Geräte sind für alle Personen gedacht, die sich dem Risiko einer Lawinenverschüttung aussetzen, einschließlich des Bergrettungspersonals. Die ➤ Tab. 20.2 enthält eine Übersicht über die wichtigsten Geräte. [23, 94–97] Ganzverschüttete haben eine Mortalität von ~50 %, Teilverschüttete hingegen von nur 5 %. [26] Alle Maßnahmen, welche die Wahrscheinlichkeit einer Ganzverschüttung verringern, senken die Sterblichkeit. Wenn eine vollständige Verschüttung nicht vermieden werden kann, ist die Verschüttungsdauer der wichtigste Faktor für das Überleben. Es sollten alle Anstrengungen unternommen werden, um ein Opfer innerhalb der ersten 15 min nach der Verschüttung auszugraben. 35 min nach der Verschüttung ist ein Überleben nur möglich, wenn die Person unter dem Schnee atmen kann. Dies erfordert offene Atemwege und eine Atemhöhle.

Tab. 20.2 Lawinenausrüstung

Ausrüstung	Funktion	Anwendung	Effekt	Mortalitätsverringerung	Evidenzklasse[a]
Lawinenairbag	Inverse Segregation, Schutz der Halswirbelsäule?	Manuelle Aktivierung, Luftfüllung eines oder mehrerer Ballone	Reduziert Risiko einer Ganzverschüttung	Von 22 % auf 11 % (aller von einer Lawine erfassten Personen)	1B
LVS-Gerät	Übertragung eines Langwellensignals vom Verschütteten an Retter	Verschüttetensuche durch Retter	Reduktion Verschüttungsdauer	Von ~70 % auf ~55 % (nur ganzverschüttete Personen)	1B
Künstliche Atemhöhle	Freihalten der Atemwege, ermöglicht Atmen, separiert Kohlendioxid	Einsetzen eines Mundstücks, Atmung durch Schlauch	Verlängert Überlebenszeit unter Schnee	Unbekannt	1C
Lawinenschaufel	–	Graben von Hand	Reduktion Verschüttungsdauer	Unbekannt	1C
Lawinensonde	Sondierung	Ortung eines Verschütteten durch Sondenkontakt	Reduktion Verschüttungsdauer	Unbekannt	1C
RECCO® System	Übertragung, Reflexion und Empfang eines Radarsignals	Ortung Reflektor	Reduktion Verschüttungsdauer	Unbekannt	1C

[a] Einstufungssystem des American College of Chest Physicians. [93] (Wiedergegeben aus [23], mit Genehmigung)

Es gibt mehrere Empfehlungen für das Verhalten im Falle einer Lawinenverschüttung. Nach der Lawinenauslösung kann ein Skifahrer versuchen, mit einer Schussfahrt der Lawinenbahn zu entkommen. Wenn er verschüttet wird, sollte er versuchen, beide Hände so nahe wie möglich vor Mund und Nase zu halten, bevor die Lawine zum Stillstand kommt, um die Atemwege freizuhalten und ein Luftloch zu schaffen, in dem er atmen kann.

MERKE

Im Wesentlichen gibt es drei Arten von Sicherheitsausrüstungen und Rettungsgeräten:

- Geräte mit Auftriebseffekt, um Kopf und Oberkörper an der Oberfläche zu halten.
- Geräte, welche die Verschüttungsdauer reduzieren, indem sie die Ortung und Bergung der Opfer beschleunigen.
- Geräte, welche die Atemwege freihalten und einem Ganzverschütteten die Atmung ermöglichen (➤ Abb. 20.17).

Alle Methoden können die Sterblichkeit verringern. Der kombinierte Einsatz von mehreren Geräten mit unterschiedlichem Wirkmechanismus kann die Wirksamkeit erhöhen.

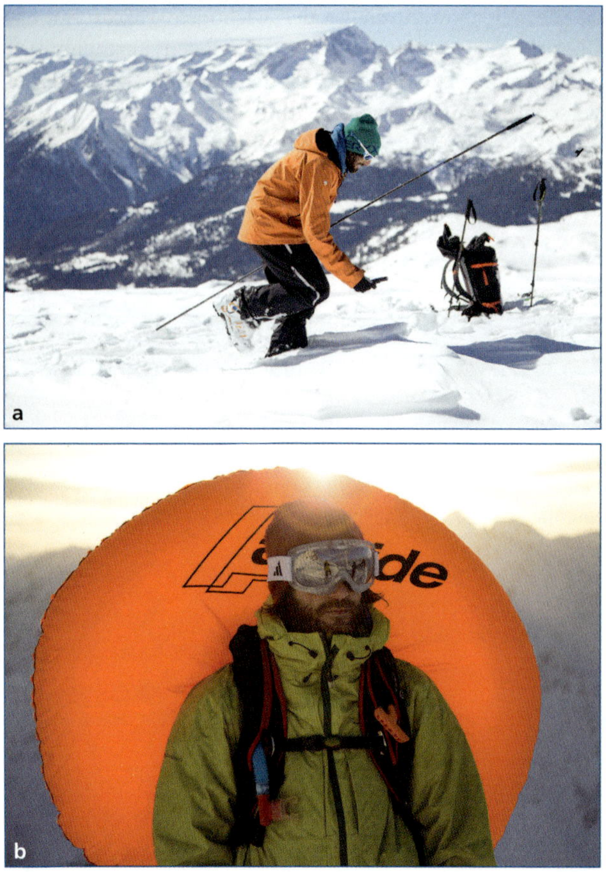

Abb. 20.17 a) Wintersportler bei Ortung eines Lawinenopfers mit dem LVS, bereit dazu, mit der Schaufel zu graben. b) Winterportler mit Lawinenrucksack mit ausgelöstem Airbag (Mit freundlicher Genehmigung von Alfredo Croce/Pillow Lab)

20.9.1 Lawinenairbag

Der erste Lawinenairbag kam im Jahr 1985 auf den Markt. Dieser bestand aus zwei Ballons, die sich mit 150 l Mischgas aus einer Kartusche sowie Umgebungsluft füllten. Heutzutage sind verschiedenste Airbagsysteme im Handel erhältlich. Die Ballons werden entweder mit Druckgas-Kartuschen oder einem batteriebetriebenen Gebläse in wenigen Sekunden befüllt. Die Airbags sind in einen Rucksack oder einer Weste integriert.

Airbags müssen manuell durch Ziehen eines Griffs ausgelöst werden. Es gibt auch Systeme, die von Personen in der Nähe drahtlos ausgelöst werden können. Der Auftriebseffekt funktioniert durch die sog. inverse Segregation: In einer fließenden Ansammlung von Partikeln unterschiedlicher Größe werden größere Partikel zur Oberfläche hin sortiert, während kleinere Partikel nach unten angeordnet werden. Ein aufgeblasener Lawinenairbag vergrößert das Volumen eines Verunglückten und verringert durch diesen physikalischen Vorgang die Wahrscheinlichkeit, in einer abgehenden Lawine vollständig verschüttet zu werden (➤ Abb. 20.17), allerdings nur, wenn der Verunglückte von einer fließenden Lawine mitgetragen wird. Manche Airbags entleeren sich kurz nach dem Aufblasen, wodurch eine Atemhöhle entstehen kann, sollte der Verschüttete trotz Airbag ganzverschüttet werden. Einige Airbagsysteme kombinieren einen Airbag mit einem Gerät für eine künstliche Atemhöhle. Zum Schutz vor Kopf- und Wirbelsäulenverletzungen sind manche Airbags so geformt, dass sie Kopf und Nacken nach der Auslösung umschließen. Epidemiologische Studien von Lawinenunfällen sowie Dummy-Tests mit und ohne Airbags in ausgelösten Lawinen belegen die Wirksamkeit von Lawinenairbags. Im Zeitraum von 1994–2012 analysierten Haegeli et al. retrospektiv 245 Lawinenunfälle mit mindestens einem Airbagbenutzer in sechs europäischen Ländern und den Vereinigten Staaten. Ein aufgeblasener Airbag reduzierte das Risiko einer vollständigen Verschüttung von 47 % auf 20 %. Die Mortalität verringerte sich von 22 % auf 11 %. In 20 % der Fälle wurde jedoch das System nicht aktiviert. Bei etwa 60 % Versager war der Benutzer nicht imstande, das System auszulösen. [94] Um sicherzustellen, dass ein Airbag richtig funktioniert, sollte der Benutzer mit dem Auslösemechanismus vertraut sein und das Gerät ordnungsgemäß warten. Der Airbag verliert seine Auftriebswirkung, wenn die Person im unteren Teil einer Lawine, in einer Mulde oder von einer Nachlawine erfasst wird.

MERKE

Ein Lawinenairbag ist das einzige Gerät, das eine Ganzverschüttung verhindern kann, sofern der Benutzer sich im fließenden Teil einer abgehenden Lawine befindet. Dabei muss der Benutzer imstande sein, den Airbag rechtzeitig auszulösen.

20.9.2 Geräte für künstliche Atemhöhlen

Ausschlaggebend für ein längeres Überleben während einer Ganzverschüttung sind freie Atemwege. Ist die verschüttete Person nicht schwer verletzt und hat sie auch nur eine kleine Atemhöhle vor Mund und Nase, gilt ein Überleben für 1,5–2 Stunden als wahrscheinlich. Geräte für künstliche Atemhöhlen sind so entwickelt, dass sie das Atmen durch ein Schlauchsystem ermöglichen, dabei über ein Ventilsystem ausgeatmetes CO_2 von der Einatmungsluft trennen und dadurch eine Asphyxie verzögern.

Das Gerät besteht aus einem Mundstück und Atemschläuchen, die über ein Ventilsystem die Ausatmungsluft und Einatmungsluft getrennt zu- und abführen. Die eingeatmete Luft stammt direkt aus dem Lawinenschnee. Die ausgeatmete Luft wird getrennt in den Schnee abgeleitet. Geräte für künstliche Atemhöhlen sind entweder im Rucksack integriert oder in einem Gurt eingebaut und können mit einem Lawinenairbag kombiniert sein. Zwei Studien deuten darauf hin, dass diese Geräte bei richtiger Anwendung das Überleben verlängern können. In einer dieser Studien wurde eine ausreichende Sauerstoffversorgung während einer Verschüttung bis 60 min festgestellt. (➤ Abb. 20.17) [42] Mehrere Berichte stützen die Annahme, dass Geräte für künstliche Atemhöhlen die Mortalität verringern, obwohl unklar ist, in welchem Umfang und wie viel Prozent der Anwender tatsächlich das Mundstück bei einem Lawinenunfall positionieren und während des Abgangs im Mund behalten können.

MERKE

Die Kombination eines Lawinenairbags mit Geräten für künstliche Atemhöhlen kann einen Vorteil bieten, da sich die Wirkmechanismen ergänzen.

20.9.3 LVS-Gerät, Lawinensonde und -schaufel

Bei einer Ganzverschüttung hängt die Überlebenswahrscheinlichkeit stark von der Verschüttungsdauer ab. Dies wurde erstmals 1994 nachgewiesen. [28] Da die Überlebenskurve zwischen 15 und 35 min Verschüttungsdauer steil abfällt, kann jede Maßnahme, welche die Verschüttungsdauer auf unter 15 min reduziert, lebensrettend sein. Kurze Verschüttungszeiten (< 35 min) können jedoch nur dann erreicht werden, wenn unmittelbar nach einem Lawinenabgang eine Kameradenrettung eingeleitet wird. Eine Person, die ganzverschüttet ist, ohne sichtbare oder hörbare Zeichen an der Oberfläche, kann nur mithilfe der Standard-Lawinenausrüstung (LVS-Gerät, Schaufel, Sonde) in kurzer Zeit gerettet werden. (➤ Abb. 20.17) Eine Studie ergab, dass 80 % der Skitourengeher, aber nur 14 % der Schneeschuhwanderer in Südtirol, Italien, alle drei Ausrüstungsgegenstände mit sich führten. [95]

Das LVS-Gerät zur elektronischen Ortung von Verschütteten wurde 1968 in den USA entwickelt. Es empfängt das Funksignal eines auf Senden eingestellten LVS-Geräts von Verschütteten und erzeugt einen hörbaren Ton, dessen Intensität und Frequenz mit der Annäherung an den Verschütteten zunimmt. Entfernt sich der Suchende, nimmt die Tonfrequenz ab und der Ton wurde leiser. Hat man die maximale Intensität gefunden, kann man den Standort der verschütteten Person bestimmen und mit der Sondierung beginnen. Ursprünglich wurde mit einer Frequenz von 2,275 kHz gesendet. Im Jahr 1986 wurden verschiedene Frequenzen auf ihre Reichweite getestet. Aufgrund der gesammelten Erfahrungen wurde von der ICAR die Standardfrequenz von 347 kHz festgelegt. Seither gab es zahlreiche technische Verbesserungen wie mehrere Antennen, digitale anstatt analoge Signalanzeige, Entfernungs- und Richtungsanzeigen zu den Verschütteten, Sprachnavigation und sogar Bewegungssensoren, welche die Lebenszeichen von Verschütteten erkennen. Diese Änderungen haben den Einsatz vereinfacht und die Wirksamkeit der LVS verbessert. Um jedoch im reellen Lawinenunfall die Ortung zuverlässig und erfolgreich durchzuführen, muss die Suche mit dem LVS-Gerät geübt sein. Jeder, der sich in Lawinengelände begibt und bei einem Lawinenunfall entweder Retter oder Opfer sein kann, muss mit LVS, Sonde und Schaufel ausgerüstet sein. (➤ Abb. 20.17) Retrospektive Studien zeigen einen signifikanten Einfluss von LVS-Geräten auf die Dauer der Verschüttung und auf die Überlebenswahrscheinlichkeit. Im Jahr 2005 wurde eine Studie über 278 Ganzverschüttungen in den österreichischen Alpen veröffentlicht. Trugen die Opfer LVS-Geräte, wurde die mittlere Verschüttungsdauer von 102 auf 20 min und die Mortalität von 68 % auf 53,8 % ($p = 0{,}011$) reduziert. [96] Im Jahr 2007 ergab eine retrospektive Analyse von 317 ganzverschütteten Opfern eine signifikante Verkürzung der Verschüttungsdauer von 125 auf 25 min und eine Verringerung der Mortalität von 70,6 % auf 55,2 % [$p < 0{,}001$; Odds Ratio 0,26]. Dies entspricht einer relativen Verringerung der Mortalität um 74 % bei einem 95% Konfidenzintervall von 52–86 %. [97] Aus diesen Analysen geht hervor, dass die LVS-Geräte wirksam sind, indem sie die Verschüttungsdauer reduzieren und somit die Sterblichkeit verringern.

Befindet sich ein Retter auf einem steilen Lawinenhang unterhalb des Verschütteten so dass er bei der Suche aufsteigen muss, oder wenn die Person sehr tief verschüttet ist, kann die Zeit zum Verschüttungsort zu gelangen und das Opfer auszugraben, viel länger sein als die reine LVS-Suche. Somit hängt eine rasche Rettung innerhalb von 15 min nicht nur von der LVS-Suche, sondern auch von der Topografie des Geländes, der Verschüttungstiefe und der körperlichen Fitness der Retter ab. Das gilt insbesondere für Mehrfachverschüttungen. Wird eine Person mit einem LVS-Gerät geortet, wird die Lawinensonde zur Feinsuche und Bestimmung der Verschüttungstiefe eingesetzt. Gegraben wird mit einer Lawinenschaufel. Eine effiziente Schaufeltechnik trägt ebenfalls dazu bei, die Verschüttungsdauer zu minimieren und die Überlebenschance zu verbessern.

Alle Personen, die sich in gefährdetes Gebiet begeben wie Skitourengeher, aber auch Schneeschuhwanderer oder sog. Variantenskifahrer, welche die Aufstiegsanlagen von Skigebieten benützen, um abseits der gesicherten Pisten abzufahren, sollten immer ein LVS, eine zusammenklappbare Sonde und eine Metallschaufel für das Ausgraben Verschütteter bei sich tragen. (➤ Abb. 20.12)

MERKE

LVS-Geräte können die Mortalität beim Lawinenunfall wirksam verringern. Die Ausgrabung eines Verschütteten kann mehr Zeit in Anspruch nehmen als die LVS-Suche. Zusätzlich zu einem LVS-Gerät ist eine robuste Schaufel und eine 3 m lange Lawinensonde für die punktgenaue Ortung unerlässlich. Ausbildung und Übung sind notwendig, um die Vorteile dieser Ausrüstung voll ausschöpfen zu können.

20.9.4 RECCO®-Rettungssystem

Das RECCO®-System wird wie ein LVS-Gerät zur Ortung von ganzverschütteten Lawinenopfern verwendet. Im Gegensatz zu einem LVS-Gerät arbeitet RECCO® unidirektional. Das RECCO®-System besteht aus 2 Teilen, einem leichten, tragbaren Detektor (ein Sende-Empfänger) und einem kleinen, flachen Reflektor. Der Reflektor wird vom Freizeitsportler getragen, der sich dessen möglicherweise gar nicht bewusst ist. RECCO®-Reflektoren sind in Bekleidung, Helm, Skiausrüstung und Skischuhen vieler Outdoor-Produkte integriert. Der Detektor sendet ein stark fokussierendes Radarsignal mit einer Frequenz von 800 MHz, das von dem Reflektor empfangen wird. Dieser verdoppelt die empfangene Frequenz (um den Reflektor von reflektierenden Objekten wie Felsen zu unterscheiden) und schickt das Signal an den Detektor zurück. Der Detektor ist viel größer als ein LVS-Gerät.

Das RECCO®-System erfordert häufiges Üben, damit der Retter die Technik beherrscht und ist nur für die professionelle Rettung bestimmt. Am Lawinenkegel kann es von einem Rettungsteam am Boden oder von einem Hubschrauber aus eingesetzt werden. RECCO® kann auch Reflexionen von elektronischen Geräten wie Mobiltelefonen, Uhren, Kameras, Funkgeräten und Lawinenverschüttetensuchgeräten erkennen.

Viele Lawinen werden spontan oder durch Variantenskifahrer in unmittelbarer Nähe des gesicherten Skiraums ausgelöst. Varianten- und Pistenskifahrer sind in der Regel nicht mit der Lawinensicherheit vertraut und führen kein LVS-Gerät mit sich. Hier bietet RECCO® eine Möglichkeit zur Ortung von Lawinenverschütteten. Die Kombination aus einem LVS-Gerät und dem RECCO®-System ermöglicht eine noch raschere Ortung eines Verschütteten. Es gibt Fallberichte von Verschütteten, die nach der Ortung durch RECCO® lebend gerettet wurden. Über den Einfluss auf die Sterblichkeit ist jedoch nichts bekannt. [67]

20.10 Medizinische Ausbildung von Lawinenrettungsteams

Rettungsteams, notfallmedizinisches Personal und die Disponenten von Notrufzentralen sollten mit der Behandlung von Lawinenopfern sowie mit den Triage-Algorithmen zur Identifizierung von Patienten, die potenziell von einer ECLS-Wiedererwärmung profitieren würden, vertraut sein. Die Lawinen-Wiederbelebungs-Checkliste soll BLS- und ALS-Anwender bei der Einhaltung der medizinischen Leitlinien unterstützen und eine zuverlässige Weitergabe von Patientendaten von der Lawine ins Krankenhaus erleichtern.

Europäische Studien zeigen, dass sowohl medizinisches Fachpersonal als auch Ersthelfer nur wenig über die ILCOR- und ICAR MedCom-Empfehlungen wissen. [85, 98] Etwa 75 % der BLS- und ALS-Anwender sowie Mitglieder der Bergrettungsdienste, die in Lawinengebieten vor Ort oder im Krankenhaus tätig sind, hatten noch nie an einer lawinenspezifischen Rettungsausbildung teilgenommen. [98] Die Grundkenntnisse im Management von Lawinenunfällen sind gering. Weniger als 40 % der Befragten benützen die Lawinen-Wiederbelebungs-Checkliste zur Weitergabe von BLS-Patientendaten. Von der ICAR MedCom vorgeschlagene, standardisierte Ausbildungsunterlagen könnten das Wissen und das Bewusstsein bei Lawinenrettungen verbessern. Rettungsteams sowie medizinisches Personal sollten regelmäßig in spezifischen Fertigkeiten wie z. B. der Messung der KKT, Isolierung und Wärmeerhalt, geschult werden. Protokolle für den Transport von Lawinenopfern in geeignete Krankenhäuser sind den Disponenten zur Verfügung zu stellen. Idealerweise sollte ein Experte auf dem Gebiet der akzidentellen Hypothermie als Koordinator zur Verfügung stehen. [99]

20.11 Prognose von Lawinenopfern

Die tiefste gemessene Kerntemperatur, aus der ein Lawinenopfer erfolgreich reanimiert werden konnte, betrug 19 °C. [80] Einige Fallberichte von hypothermen Lawinenverschütteten im Herz-Kreislauf-Stillstand, die sich nach stundenlanger Ganzverschüttung neurologisch vollständig erholt haben, sollten dazu Anlass geben, unterkühlte Lawinenopfer hoffnungsvoll zu behandeln. Die meisten reanimationspflichtigen Patienten, die ohne neurologische Defizite überlebten, hatten bei der Bergung Vitalzeichen und erlitten einen beobachteten Herz-Kreislauf-Stillstand während der Rettung. Sind Lawinenopfer bereits bei der Bergung im Herz-Kreislauf-Stillstand, sind die Überlebenschancen schlecht. Wird eine Person jedoch ohne Vitalzeichen, aber mit freien Atemwegen geborgen. gilt der Grundsatz: „Ein unterkühltes Lawinenopfer mit freien Atemwegen ist erst tot, wenn es wiedererwärmt und tot ist." [79]

Fazit

- Die Überlebenswahrscheinlichkeit von ganzverschütteten Lawinenopfern hängt vor allem ab von der sofortigen Bergung durch Begleitpersonen vor Eintreffen der Rettungsmannschaften, einer professionellen Behandlung vor Ort und von der Wahl des richtigen Zielkrankenhauses.
- Verschüttungsdauer, KKT, Zustand der Atemwege und das Vorhandensein einer Atemhöhle sind die wichtigsten Daten, die am Unfallort erhoben werden sollten.
- Tritt nach der Bergung ein Herz-Kreislauf-Stillstand ein, haben hypotherme Patienten eine gute Prognose.
- Fehlende Fachkenntnisse und Ausbildung können vor Ort zu falschen Entscheidungen führen, welche tödliche Folgen für Lawinenopfer haben können.
- Die Lawinen-Wiederbelebungs-Checkliste kann in Verbindung mit der entsprechenden Ausbildung dazu beitragen, das Wissen und die praktischen Fertigkeiten zu verbessern und die Überlebenswahrscheinlichkeit von Lawinenopfern zu erhöhen.
- Alle an der Lawinenrettungskette beteiligten Personen sollten spezifisch für das jeweilige medizinische Notfallsystem regelmäßig ausgebildet und geschult werden.
- Für die extrakorporale Wiedererwärmung von schwer hypothermen Lawinenopfern sollten auf das jeweilige medizinische Notfallsystem zugeschnittene Protokolle erstellt und den Notrufzentralen zur Verfügung gestellt werden.

LITERATUR

1. Stocks C. In: The Roman Hannibal: Remembering the Enemy in Silius Italicus' Punica. 1st ed. Liverpool, UK: Liverpool University Press; 2014.
2. Bernhard GKL. Lawinenhandbuch. 7th ed: Tirol, Innsbruck, Österreich; 2000.
3. Pivot S. Gli incidenti da valanga. Neve e Valanghe. 2017;90:70–77.
4. Zafren K, Brants A, Tabner K, et al. Wilderness Mass Casualty Incident (MCI): Rescue Chain After Avalanche at Everest Base Camp (EBC) In 2015. Wilderness Environ Med. 2018;29(3):401–410.
5. Stokes S, Koirala P, Wallace S, Bhandari S. Tragedy on Everest: the Khumbu icefall. Emerg Med J. 2015;32(5):418–420.
6. Braham T. In Memoriam Andre Roch (1906–2002). The Himalayan Journal. 2003;59.
7. Strapazzon G, Nardin M, Zanon P, Kaufmann M, et al. Respiratory failure and spontaneous hypoglycemia during noninvasive rewarming from 24.7 degrees C (76.5 degrees F) core body temperature after prolonged avalanche burial. Ann Emerg Med. 2011;60(2):193–196.
8. Seligman G. "The nature of snow". Nature. 1937;139(3530):1090–1094.
9. Domine F, Albert M, Huthwelker T, et al. Snow physics as relevant to snow photochemistry. Atmos Chem Phys. 2008;8(2):171–208.
10. Strapazzon G, Paal P, Schweizer J, et al. Effects of snow properties on humans breathing into an artificial air pocket – an experimental field study. Sci Rep. 2017;7(1):17675.
11. Schweizer J, Bruce Jamieson J, Schneebeli M. Snow avalanche formation. Reviews of Geophysics. 2003;41(4).
12. Schweizer J, Bartelt P, van Herwijnen A. Chapter 12 – Snow Avalanches. In: Shroder JF, Haeberli W, Whiteman C, eds. Snow and Ice-Related Hazards, Risks and Disasters. Boston: Academic Press; 2015. pp 395–436.
13. Schweizer J, Lütschg M. Characteristics of human-triggered avalanches. Cold Regions Science and Technology. 2001;33(2): 147–162.
14. . Procter E, Strapazzon G, Dal Cappello T, et al. Adherence of backcountry winter recreationists to avalanche prevention and safety practises in northern Italy. Scand J Med Sci Sports. 2013.
15. Haegeli P, Falk M, Brugger H, et al. Comparison of avalanche survival patterns in Canada and Switzerland. CMAJ. 2011;183(7):789–795.
16. Stethem C JB, Schaerer P, Liverman D, et al. Snow avalanche hazard in Canada – A review. Nat Hazards. 2003;28:487–515.
17. Silverton NA, McIntosh SE, Kim HS. Risk assessment in winter backcountry travel. Wilderness Environ Med. 2009;20(3):269–274.
18. McIntosh SE, Grissom CK, Olivares CR, et al. Cause of death in avalanche fatalities. Wilderness Environ Med. 2007;18(4):293–297.
19. Rainer B, Frimmel C, Sumann G, et al. Correlation between avalanche emergencies and avalanche danger forecast in the alpine region of Tyrol. Eur J Emerg Med. 2008;15(1):43–47.
20. Burtscher M, Nachbauer W. Effects of training on the risk of avalanche fatality. In: Johnson RJ (ed). Skiing trauma and safety vol. 12, West Conshohocken, PA: American Society for Testing and Materials; 1999. pp 45–49
21. Jekich BM, Drake BD, Nacht JY, et al. Avalanche Fatalities in the United States: A Change in Demographics. Wilderness Environ Med. 2016;27(1):46–52.
22. Zweifel B TF, Björk C. Who is involved in avalanche accidents? Proceedings, 2012 International Snow Science Workshop, Anchorage, Alaska. 2012.
23. Van Tilburg C, Grissom CK, Zafren K, et al. Wilderness Medical Society Practise Guidelines for Prevention and Management of Avalanche and Nonavalanche Snow Burial Accidents. Wilderness Environ Med. 2017;28(1):23–42.
24. Etter HJ. Report of the avalanche subcommission presented at: general meeting of the International Commission for Alpine Rescue; Oktober 20–21, 2011; Åre, Schweden. 2011.
25. Brugger H, Durrer B, Elsensohn F, et al. Resuscitation of avalanche victims: Evidence-based guidelines of the international commission for mountain emergency medicine (IKAR MEDCOM). Resuscitation. 2013;84(5):539–546.
26. Brugger H, Durrer B, Adler-Kastner L, Falk M, Tschirky F. Field management of avalanche victims. Resuscitation. 2001;51(1):7–15.
27. Procter E, Strapazzon G, Dal Cappello T, et al. Burial duration, depth and air pocket explain avalanche survival patterns in Austria and Switzerland. Resuscitation. 2016;105:173–176.
28. Falk M, Brugger H, Adler-Kastner L. Avalanche survival chances. Nature. 1994;368(6466):21.
29. Paal P, Gordon L, Strapazzon G, et al. Accidental hypothermiaan update : The content of this review is endorsed by the International Commission for Mountain Emergency Medicine (IKAR MEDCOM). Scand J Trauma Resusc Emerg Med. 2016;24(1):111.
30. Mair P, Frimmel C, Vergeiner G, et al. Emergency medical helicopter operations for avalanche accidents. Resuscitation. 2013;84(4):492–495.
31. Kornhall DK, Logan S, Dolven T. Body Positioning of Buried Avalanche Victims. Wilderness Environ Med. 2016;27(2):321–325.
32. Stalsberg H, Albretsen C, Gilbert M, et al. Mechanism of death in avalanche victims. Virchows Arch A Pathol Anat Histopathol. 1989;414(5):415–422.

33. Kottmann A, Carron PN, Theiler L, et al. Identification of the technical and medical requirements for HEMS avalanche rescue missions through a 15-year retrospective analysis in a HEMS in Switzerland: a necessary step for quality improvement. Scand J Trauma Resusc Emerg Med. 2018;26(1):54.
34. Pasquier M, Hugli O, Kottmann A, Techel F. Avalanche Accidents Causing Fatalities: Are They Any Different in the Summer? High Alt Med Biol. 2017;18(1):67–72.
35. Brugger H, Etter HJ, Boyd J, Falk M. Causes of death from avalanche. Wilderness Environ Med. 2009;20(1):93–96.
36. Tough SC, Butt JC. A review of 19 fatal injuries associated with backcountry skiing. Am J Forensic Med Pathol. 1993;14(1):17–21.
37. Hohlrieder M, Brugger H, Schubert HM, et al. Pattern and severity of injury in avalanche victims. High Alt Med Biol. 2007;8(1):56–61.
38. Roubik K, Sieger L, Sykora K. Work of Breathing into Snow in the Presence versus Absence of an Artificial Air Pocket Affects Hypoxia and Hypercapnia of a Victim Covered with Avalanche Snow: A Randomized Double Blind Crossover Study. PloS one. 2015;10(12):e0144332.
39. Grissom CK, McAlpine JC, Harmston CH, et al. Hypercapnia effect on core cooling and shivering threshold during snow burial. Aviat Space Environ Med. 2008;79(8):735–742.
40. Grissom CK, Radwin MI, Scholand MB, et al. Hypercapnia increases core temperature cooling rate during snow burial. J Appl Phisiol 2004;96(4):1365–1370.
41. Brugger H, Sumann G, Meister R, et al. Hypoxia and hypercapnia during respiration into an artificial air pocket in snow: implications for avalanche survival. Resuscitation. 2003;58(1):81–88.
42. Grissom CK, Radwin MI, Harmston CH, et al. Respiration during snow burial using an artificial air pocket. JAMA. 2000;283(17):2266–2271.
43. Boyd J, Brugger H, Shuster M. Prognostic factors in avalanche resuscitation: a systematic review. Resuscitation. 2010;81(6):645–652.
44. Paal P, Strapazzon G, Braun P, et al. Factors affecting survival from avalanche burial – a randomised prospective porcine pilot study. Resuscitation. 2013;84(2):239–243.
45. Glisenti P, Rakusa J, Albrecht R, Luedi MM. Negative pressure pulmonary oedema with haemorrhage after 5-minute avalanche burial. Lancet. 2016;388(10057):2321–2322.
46. Sumann G, Putzer G, Brugger H, Paal P. Pulmonary edema after complete avalanche burial. High Alt Med Biol. 2012;13(4): 295–296.
47. Schmid F. [The pathogenesis of pulmonary edema after being buried by an avalanche]. Schweiz Med Wochenschr. 1981;111(39):1441–1445.
48. Bhattacharya M, Kallet RH, Ware LB, Matthay MA. NegativePressure Pulmonary Edema. Chest. 2016;150(4):927–933.
49. Fremont RD, Kallet RH, Matthay MA, Ware LB. Postobstructive pulmonary edema: a case for hydrostatic mechanisms. Chest. 2007;131(6):1742–1746.
50. Udeshi A, Cantie SM, Pierre E. Postobstructive pulmonary edema. J Crit Care. 2010;25(3):508.e501–505.
51. Van Tilburg C. Non-avalanche-related snow immersion deaths: tree well and deep snow immersion asphyxiation. Wilderness Environ Med. 2010;21(3):257–261.
52. Kosinski S, Jasinski J, Krzeptowski-Sabala S, et al. Deep snow immersion suffocation – the deadly threat. Anaesthesiol Intensive Ther. 2013;45(1):33–34.
53. Cadman R. Eight nonavalanche snow-immersion deaths a 6-year series from british columbia ski areas. Phys Sportsmed. 1999;27(13):31–43.
54. Cadman R. How to stay alive in deep powder snow: avoiding tree-well accidents. Phys Sportsmed. 1999;27(13):44.
55. Sprung J, Cheng EY, Bosnjak ZJ. Hypothermia and serum potassium concentration. Anesthesiology. 1991;75(1):164.
56. Buse S, Blancher M, Viglino D, et al. The impact of hypothermia on serum potassium concentration: A systematic review. Resuscitation. 2017;118:35–42.
57. Cohen JG, Boue Y, Boussat B, et al. Serum potassium concentration predicts brain hypoxia on CT after avalancheinduced cardiac arrest. Am J Emerg Med. 2016;34(5):856–860.
58. Strapazzon G, Falk M, Paal P, Brugger H. The challenge of establishing a correct serum potassium cutoff for inhospital triage after avalanche-induced cardiac arrest. Am J Emerg Med. 2016;34(7):1317.
59. Locher T, Walpoth BH. Differential diagnosis of circulatory failure in hypothermic avalanche victims: retrospective analysis of 32 avalanche accidents. Praxis. 1996;85(41):1275–1282.
60. Oberhammer R, Beikircher W, Hormann C, et al. Full recovery of an avalanche victim with profound hypothermia and prolonged cardiac arrest treated by extracorporeal re-warming. Resuscitation. 2008;76(3):474–480.
61. Truhlar A, Deakin CD, Soar J, et al. European Resuscitation Council Guidelines for Resuscitation 2015: Section 4. Cardiac arrest in special circumstances. Resuscitation. 2015;95:148–201.
62. Grossman MD, Saffle JR, Thomas F, Tremper B. Avalanche trauma. J Trauma. 1989;29(12):1705–1709.
63. Boyd J, Haegeli P, Abu-Laban RB, et al. Patterns of death among avalanche fatalities: a 21-year review. CMAJ. 2009;180(5):507–512.
64. Wick MC, Weiss RJ, Hohlrieder M,t al. Radiological aspects of injuries of avalanche victims. Injury. 2008;40(1):93–98.
65. Johnson SM, Johnson AC, Barton RG. Avalanche trauma and closed head injury: adding insult to injury. Wilderness Environ Med. 2001;12(4):244–247.
66. Monsieurs KG, Nolan JP, Bossaert LL, et al. European Resuscitation Council Guidelines for Resuscitation 2015: Section 1. Executive summary. Resuscitation. 2015;95:1–80.
67. Grasegger K, Strapazzon G, Procter E, et al.Avalanche Survival After Rescue With the RECCO Rescue System: A Case Report. Wilderness Environ Med. 2016;27(2):282–286.
68. Brugger H, Durrer B, Adler-Kastner L. On-site triage of avalanche victims with asystole by the emergency doctor. Resuscitation. 1996;31(1):11–16.
69. Brugger H, Durrer B. On-site treatment of avalanche victims ICAR-MEDCOM-recommendation. High Alt Med Biol. 2002;3(4):421–425.
70. Soar J, Perkins GD, Abbas G, et al. European Resuscitation Council Guidelines for Resuscitation 2010 Section 8. Cardiac arrest in special circumstances: Electrolyte abnormalities, poisoning, drowning, accidental hypothermia, hyperthermia, asthma, anaphylaxis, cardiac surgery, trauma, pregnancy, electrocution. Resuscitation. 2010;81(10):1400–1433.
71. Vanden Hoek TL, Morrison LJ, Shuster M, et al. Part 12: cardiac arrest in special situations: 2010 American Heart Association Guidelines for Cardiopulmonary Resuscitation and Emergency Cardiovascular Care. Circulation. 2010;122(18 Suppl 3):S829–861.
72. Paal P, Milani M, Brown D, et al. Termination of cardiopulmonary resuscitation in mountain rescue. High Alt Med Biol. 2012;13(3):200–208.
73. Hopson LR, Hirsh E, Delgado J, et al. Guidelines for withholding or termination of resuscitation in prehospital traumatic cardiopulmonary arrest. J Am Coll Surg. 2003;196(3):475–481.
74. Gruber E, Oberhammer R, Balkenhol K, et al. Basic life support trained nurses ventilate more efficiently with laryngeal mask supreme than with facemask or laryngeal tube suctiondisposable – a prospective, randomized clinical trial. Resuscitation. 2014;85(4): 499–502.

75. Danzl DF. Accidental Hypothermia. In: Auerbach PS, ed. Wilderness Medicine. Vol 6th. Philadelphia: Mosby; 2012. pp 116–142.
76. Brown DJ, Brugger H, Boyd J, Paal P. Accidental hypothermia. N Engl J Med. 2012;367(20):1930–1938.
77. Mair P, Brugger H, Mair B, et al. Is extracorporeal rewarming indicated in avalanche victims with unwitnessed hypothermic cardiorespiratory arrest? High Alt Med Biol. 2014;15(4):500–503.
78. Boue Y, Payen JF, Brun J, et al. Survival after avalanche-induced cardiac arrest. Resuscitation. 2014;85(9):1192–1196.
79. Hilmo J, Naesheim T, Gilbert M. "Nobody is dead until warm and dead": Prolonged resuscitation is warranted in arrested hypothermic victims also in remote areas – A retrospective study from northern Norway. Resuscitation. 2014;85(9):1204–1211.
80. Althaus U, Aeberhard P, Schupbach P, et al. Management of profound accidental hypothermia with cardiorespiratory arrest. Ann Surg. 1982;195(4):492–495.
81. Pasquier M, Hugli O, Paal P, et al. Hypothermia outcome prediction after extracorporeal life support for hypothermic cardiac arrest victims: The HOPE score. Resuscitation. 2018;126:58–64.
82. Locher T. Walpoth B. [Differential diagnosis of circulatory failure in hypothermic avalanche victims: retrospective analysis of 32 avalanche accidents]. Schweiz Rundsch Med Prax. 1996;85:1275–1282.
83. Putzer G, Braun P, Zimmermann A, et al. LUCAS compared to manual cardiopulmonary resuscitation is more effective during helicopter rescue-a prospective, randomized, cross-over manikin study. Am J Emerg Med. 2012;31(2):384–389.
84. Gordon L, Paal P, Ellerton JA, et al. Delayed and intermittent CPR for severe accidental hypothermia. Resuscitation. 2015;90:46–49.
85. Strapazzon G, Plankensteiner J, Mair P, et al. Prehospital management and outcome of avalanche victims with out-ofhospital cardiac arrest: eine retrospektive Studie in Tirol, ÖSterreich. Eur J Emerg Med. 2017;24(6):398–403.
86. Kottmann A, Blancher M, Spichiger T, et al. The Avalanche Victim Resuscitation Checklist, a new concept for the management of avalanche victims. Resuscitation. 2015;91:e7-e8.
87. Kottmann A, Blancher M, Pasquier M, Brugger H. Avalanche Victim Resuscitation Checklist adaption to the 2015 ERC Resuscitation guidelines. Resuscitation. 2017;113:e3-e4.
88. Blancher M, Bauvent Y, Bare S, et al. Multiple casualty incident in the mountain: Experience from the Valfrejus avalanche. Resuscitation. 2017;111:e7-e8.
89. Pasquier M, Rousson V, Darocha T, et al. Hypothermia outcome prediction after extracorporeal life support for hypothermic cardiac arrest victims: An external validation of the HOPE score. Resuscitation. 2019;139:321–328.
90. Brugger H, Bouzat P, Pasquier M, et al. Cut-off values of serum potassium and core temperature at hospital admission for extracorporeal rewarming of avalanche victims in cardiac arrest: A retrospective multi-centre study. Resuscitation. 2019;139:222–229.
91. Rauch S, Dal Cappello T, Strapazzon G, et al. Pre-hospital times and clinical characteristics of severe trauma victims: A comparison between mountain and urban/suburban areas. Am J Emerg Med. 2018.
92. Blancher M, Albasini F, Elsensohn F, et al. Management of Multi-Casualty Incidents in Mountain Rescue: Evidence-Based Guidelines of the International Commission for Mountain Emergency Medicine (IKAR MEDCOM). High Alt Med Biol. 2018;19(2):131–140.
93. Guyatt G, Gutterman D, Baumann MH, et al. Grading strength of recommendations and quality of evidence in clinical guidelines: report from an american college of chest physicians task force. Chest. 2006;129(1):174–181.
94. Haegeli P, Falk M, Procter E, et al. The effectiveness of avalanche airbags. Resuscitation. 2014;85(9):1197–1203.
95. Procter E, Strapazzon G, Dal Cappello T, et al. Adherence of backcountry winter recreationists to avalanche prevention and safety practises in northern Italy. Scand J Med Sci Sports. 2014;24(5):823–829.
96. Hohlrieder M, Mair P, Wuertl W, Brugger H. The impact of avalanche transceivers on mortality from avalanche accidents. High Alt Med Biol. 2005;6(1):72–77.
97. Brugger H, Etter HJ, Zweifel B, et al. The impact of avalanche rescue devices on survival. Resuscitation. 2007;75(3):476–483.
98. Strapazzon G, Migliaccio D, Fontana D, et al. Knowledge of the Avalanche Victim Resuscitation Checklist and Utility of a Standardized Lecture in Italy. Wilderness Environ Med. 2018;29(1):56–60.
99. Darocha T, Kosinski S, Moskwa M, et al. The Role of Hypothermia Coordinator: A Case of Hypothermic Cardiac Arrest Treated with ECMO. High Alt Med Biol. 2015;16(4):352–355.
100. Strapazzon G, Schweizer J, Chiambretti I, Brodmann Maeder M, Brugger H, Zafren K. Effects of Climate Change on Avalanche Accidents and Survival. Front Physiol. 2021 Apr 12;12:639433. doi: https://doi.org/10.3389/fphys.2021.639433. PMID: 33912070; PMCID: PMC8072472.
101. Bruni, Joseph (1755): An account of what happened at Bergemoletto, by the tumbling down of vast heaps of snow from the mountains there, on March 19, 1755: As taken by the Intendant of the town and province of Cuneo. In: Phil. Trans. R. Soc. 49, S. 796–803. DOI: https://doi.org/10.1098/rstl.1755.0112.
102. Mittermair C, Foidl E, Wallner B, Brugger H, Paal P. Extreme Cooling Rates in Avalanche Victims: Case Report and Narrative Review. High Alt Med Biol. 2021 Jun;22(2):235-240. doi: https://doi.org/10.1089/ham.2020.0222. Epub 2021 Mar 24. PMID: 33761270.
103. Lott C, Truhlář A, Alfonzo A, Barelli A, González-Salvado V, Hinkelbein J, Nolan JP, Paal P, Perkins GD, Thies KC, Yeung J, Zideman DA, Soar J; ERC Special Circumstances Writing Group Collaborators. European Resuscitation Council Guidelines 2021: Cardiac arrest in special circumstances. Resuscitation. 2021 Apr;161:152-219. doi: https://doi.org/10.1016/j.resuscitation.2021.02.011. Epub 2021 Mar 24. Erratum in: Resuscitation. 2021 Oct;167:91-92. PMID: 33773826.

KAPITEL

21 Erfrierungen

Emmanuel Cauchy, Ken Zafren, Chris Imray

Emmanuel Cauchy lieferte seinen Beitrag zu diesem Buch zwei Tage vor seinem Tod durch eine Lawine in den Bergen von Chamonix, die er so sehr liebte und so gut kannte. Wir haben einen wertvollen, begeisterten, leidenschaftlichen und höchst kompetenten Freund, Kameraden, Arzt und Bergführer verloren. Mit diesem Buch würdigen wir sein breites Lächeln, seine Hingabe zum Bergsteigen und zu den Bergsteigern sowie sein Leben. Wir werden ihn immer in Erinnerung behalten.

Zusammenfassung

Erfrierung ist das Gefrieren von Gewebe mit Bildung von Eiskristallen. Dazu sind Umgebungstemperaturen deutlich unter dem Gefrierpunkt erforderlich. Zu den gefährdeten Bevölkerungsgruppen gehören Menschen, die aufgrund sozioökonomischer oder verhaltensbedingter Faktoren unfreiwillig sehr niedrigen Umgebungstemperaturen ausgesetzt sind, sowie Personen, die sich bei ihren Aktivitäten absichtlich kalter Umgebung aussetzen. Selbst mit moderner Outdoor-Kleidung und den Fortschritten in der medizinischen Behandlung von Erfrierungen, können Patienten immer noch schwere Erfrierungen erleiden, die zu katastrophalen Amputationen führen.

Die Behandlung von Erfrierungen vor Ort bleibt aus mehreren Gründen eine Herausforderung. Erstens ist die Bewertung des Schweregrads der Verletzung schwierig. Diese Bewertung ist jedoch von entscheidender Bedeutung, da der Schweregrad die Entscheidungen über das Management und die Transportentscheidungen bestimmt. Zweitens hat der frühzeitige Einsatz von Thrombolytika und Iloprost im Krankenhaus zwar zu einer erheblichen Verringerung der Amputationsraten geführt, diese Medikamente sind jedoch für den Feldeinsatz nicht geeignet und oft nicht verfügbar. Und schließlich hängt die Behandlung von Erfrierungen vor Ort in hohem Maße von den medizinischen Fähigkeiten und den verfügbaren Mitteln ab. Diese Umstände wurden in den derzeitigen Behandlungsalgorithmen nicht berücksichtigt. Bei Expeditionen oder Rettungseinsätzen in großer Höhe könnten die Anwendung einer tragbaren Überdruckkammer, eine Thrombolyse, Iloprost-Infusion oder die Regionalanästhesie durch erfahrene Mediziner von Vorteil sein und sollten in Betracht gezogen werden.

21.1 Einleitung

Unter Erfrierungen versteht man das Gefrieren von Gewebe unter Bildung von Eiskristallen. Es sind vor allem zwei Gruppen von Menschen betroffen. Die erste betrifft städtische Obdachlose in kalten Klimazonen, die häufig nicht versorgt und deshalb besonders gefährdet sind. Die zweite Gruppe sind Menschen wie Soldaten, Bergsteiger, Polarforscher und andere, die sich aufgrund ihrer beruflichen Tätigkeit oder ihrer Freizeitaktivitäten kalten Umgebungen aussetzen. Das Erfrierungsrisiko dieser Gruppe wurde durch die Verbesserung der Outdoorkleidung reduziert.

Erfrierungen wurden ursprünglich als ein Problem bei Feldzügen beschrieben. So wurde Napoleons Armee im 19. Jh. während des Rückzugs aus Moskau damit konfrontiert. Auch im 20 Jh. waren Tausende US-Soldaten im Koreakrieg von Erfrierungen betroffen. [1, 2] Auch am Siachen-Gletscher im Karakorum – hier haben Pakistan und Indien 20 Jahre lang gekämpft – litten Hochgebirgssoldaten oftmals an Erfrierungen. Erfrierungen sind auch einer der Hauptgründe für die hohe Morbidität von Opfern von Naturkatastrophen, wie z. B. Erdbeben und von erzwungener Migration im Winter, insbesondere in hoch gelegenen Gebieten. So sind z.B. tibetische Flüchtlinge, die hohe Pässe im Himalaya nach Nepal überqueren, sehr häufig von Erfrierungen betroffen.

Kältetraumen sind das Ergebnis eines unzureichenden Schutzes vor widrigen Umweltbedingungen. Erfrierungen entstehen, wenn das Gewebe über längere Zeit Temperaturen unter -5 °C ausgesetzt wird. [1] Neben der primären Erfrierung gibt es eine sekundäre, fortschreitende Phase weiterer Gewebeschäden, die durch Gefäßspasmen besonders in den ersten 24 Stunden verursacht werden.

MERKE

Erfrierungen entstehen durch unzureichenden Kälteschutz bei Temperaturen deutlich unter dem Gefrierpunkt.

Erfrierungen treten am häufigsten an den Händen und Füßen auf, häufig auch an Ohren, Nase und Wangen. Der Schweregrad der Verletzungen hängt sowohl vom Grad und der Dauer der Kälteeinwirkung als auch von den Schutzmaßnahmen und dem Gesundheitszustand des Patienten ab. Da es keine randomisierten kontrollierten Studien gibt, ist es aus wissenschaftlicher Sicht nach wie vor unklar, welche die optimale Behandlung von Erfrierungen ist. Es ist ungewiss, ob die bestehenden Protokolle, abgesehen vom Auftauen des gefrorenen Gewebes in warmem Wasser, tatsächlich einen Nutzen haben. Folglich gab es in den letzten beiden Jahrzehnten keine standardisierten Behandlungsrichtlinien, jedes Zentrum musste sein eigenes Protokoll entwickeln.

Fallbeispiel

Erfrierungen bei der Erstbesteigung des Annapurna (8.091 m)

Am 3. Juni 1950 erreichten Maurice Herzog und Louis Lachenal als erste Bergsteiger einen 8.000er-Gipfel, den Annapurna im nepalesischen Himalaya. Vom letzten Lager aus brachen sie um sechs Uhr morgens auf. Herzog beschrieb das Wetter als „strahlend schön, aber auch kalt". Bei jeder Pause während des Aufstiegs „stampften wir mit den Füßen", um sie aufzuwärmen. Lachenal zog einen zu engen Bergschuhe aus: „Ich will nicht wie Lambert enden", sagte er. Dem Genfer Bergführer Raymond Lambert mussten nach einem Besteigungsversuch am Everest alle Zehen amputiert werden. Als sie ihren Aufstieg fortsetzten, klagte Lachenal weiterhin über seine Füße. „Ich spüre nichts mehr. Ich glaube, ich bekomme Frostbeulen." Und wieder zog er seinen Bergschuh aus. „Ich wusste aus Erfahrung, wie heimtückisch und schnell man sich Erfrierungen zuziehen kann, wenn man nicht äußerst vorsichtig ist."

Nachdem am Gipfel Fotos gemacht wurden und weil sich das Wetter verschlechterte, eilten die beiden den Berg hinunter. Sie stiegen über die Aufstiegsspur ab und querten einen felsdurchsetzten Schneehang. Dann öffnete Herzog aus unerfindlichen Gründen seinen Rucksack. „Meine Handschuhe! … Ich sah, wie sie den Hang hinunterrutschten … Schnell hinunter zum Lager V. Nie kam es mir in den Sinn, die Socken, die ich für ein solches Missgeschick in Reserve habe, als Handschuhe zu benutzen." Beide Bergsteiger waren sich bewusst, dass sie aufgrund des Sauerstoffmangels in den extremen Höhen über 7.000 m nicht klar denken konnten.

Als Herzog das Lager V erreichte, gab Lionel Terray, einer ihrer Begleiter, der auf sie wartete, ihm die Hand, und rief: „'Maurice – deine Hände!'… Ich hatte vergessen, dass ich meine Handschuhe verloren hatte: Meine Finger waren violett, weiß und hart wie Holz." Lachenal verpasste das Camp V im Nebel und stürzte im Eis, wobei er Mütze und Handschuhe verlor. Nachdem ihn andere Bergsteiger unter dem Lager V entdeckt hatten, stieg Terray zu ihm ab. Lachenal sagte, er habe Erfrierungen an den Füßen und bat darum, hinuntergebracht zu werden, damit der Arzt ihn versorgen konnte, aber das schlechte Wetter und die herannahende Nacht machten dies unmöglich.

Während Terray in einem Zelt die Hände und Füße von Lachenal massierte, massierte Gaston Rébuffat im anderen Zelt die Gliedmaßen von Herzog. Terray versorgte Lachenal und Herzog mit heißen Getränken. „Sie haben uns gerieben, geohrfeigt und mit einem Seil geschlagen. Manchmal trafen die Schläge auf lebendes Gewebe und aus beiden Zelten ertönte Heulen … Allmählich kehrte das Leben in meine Füße und Hände zurück und die Durchblutung setzte wieder ein."

Am nächsten Morgen brachen sie bei Sturm auf. Lachenal konnte seine Bergschuhe nicht anziehen, weil seine Füße zu geschwollen waren. Terray, der größere Füße hatte, tauschte mit Lachenal die Bergschuhe. Er musste jedoch die kleineren Bergschuhe aufschneiden, um sie über seine eigenen Füße zu bekommen. Sie hatten Schwierigkeiten, das Lager IV zu finden und verbrachten die Nacht in einer Gletscherspalte. Sie zogen alle ihre Bergschuhe aus, um das Risiko von Erfrierungen zu verringern.

Am Morgen verbrachten die Bergsteiger viel Zeit damit, ihre Bergschuhe wiederzufinden. Das Wetter war gut, aber Terray und Rébuffat waren noch schneeblind vom Vortag. Terray musste Herzogs Stiefel aufschneiden. Selbst dann konnte Herzog sie nur mit großer Mühe anziehen. Sie bekamen Hilfe von anderen Mitgliedern der Expedition und wurden von ihnen nach unten begleitet. Während des Abstiegs wurden sie von einer Lawine erfasst, die sie etwa 150 m in die Tiefe riss. Glücklicherweise wurde dabei niemand ernsthaft verletzt. Herzog schürfte sich beim Abseilen an einem Fixseil die Haut an den Händen ab.

Im Lager II untersuchte der Expeditionsarzt, Jacques Oudot, die Bergsteiger. Herzog beschrieb seinen Zustand: „Meine Gliedmaßen waren taub bis weit über die Knöchel und Handgelenke hinaus. Meine Hände waren in einem furchtbaren Zustand; es gab praktisch keine Haut mehr, das Wenige, das übrig war, war schwarz und hing in langen Streifen herunter. Meine Finger waren geschwollen und verformt. Meinen Füßen ging es kaum besser. Die ganzen Sohlen waren braun und violett und völlig gefühllos." Lachenals Hände hatten keine Erfrierungen, aber seine Zehen und Fersen waren schwarz. Rébuffat hatte zwei kleine Erfrierungen an den Zehen. Dr. Oudot sagte, er werde Herzog einige Injektionen geben. „Ich habe diese während des Krieges verwendet und es ist die einzige sinnvolle Behandlung bei Erfrierungen."

Dr. Oudot verabreichte Novocain (Procain) in Herzogs Oberschenkel- und Oberarmarterien. Die Injektionen waren äußerst schmerzhaft, aber am nächsten Morgen fühlte Herzog die Wärme bis in die Fußsohlen. Am nächsten Tag wurde Acetylcholin aus dem Lager

I herbeigebracht. Unter Schwierigkeiten, auch weil Herzogs Blut ungewöhnlich dick war, injizierte Dr. Oudot 100 ml in die Beinarterien. Auch diese Injektionen waren äußerst schmerzhaft. Mit noch größerer Schwierigkeit injizierte Dr. Oudot in die Arterien der Arme. Dr. Oudot führte auch eine Blockade der Halsganglien mit Novocain durch, um die Arterien des linken Arms zu erweitern, an dem sich Herzog als junger Mann eine Verletzung zugezogen hatte.

Die Evakuierung, bei der Herzog und Lachental von den Sherpas getragen wurden, dauerte fünf Wochen, heftiger Monsunregen erschwerte die Rettung. In der Anfangsphase der Evakuierung verabreichte Dr. Oudot weitere schmerzhafte Injektionen Acetylcholin, bis es ausging. Später verabreichte er Morphin und Spartocamphor. Nach einigen Tagen begann Dr. Oudot damit, die gangränösen Finger von Herzog und Lachenal zu entfernen. Als Herzog Fieber bekam, verabreichte Dr. Oudot Penicillin-Injektionen. Erst viel später, als die Abgrenzung zwischen Gangrän und lebendem Gewebe klar war, begann Dr. Oudot, Herzogs Finger und Zehen Gelenk für Gelenk zu amputieren. Anfang Juli begann Dr. Oudot auch mit der Amputation der Finger von Lachenal. Auch nach der Ankunft in Indien mussten weitere Amputationen vorgenommen werden. Die Expedition reiste schließlich mit dem Zug weiter. Amputationen konnten in einem fahrenden Zug nicht durchgeführt werden. Darum entschieden sie sich beim Umsteigen am Bahnhof Gorakhpur, die restlichen Amputationen durchzuführen. Die Amputate wurden vor den Augen der Einheimischen am Bahnsteig entsorgt.

Quelle: Annapurna von Maurice Herzog. Übersetzt aus dem Französisch von Nea Morin und Janet Adam Smith. E.P. Dutton & Co. 1952.

21.2 Epidemiologie

Wie häufig es weltweit zu Erfrierungen kommt, ist unbekannt. Im Lauf der Geschichte waren Soldaten am häufigsten betroffen. Mit der Zunahme von Obdachlosen und Flüchtlingen und der Freizeitaktivitäten bei kaltem Wetter sind auch Zivilisten zunehmend gefährdet. Diese demografischen Veränderungen haben Forscher dazu veranlasst, die Risikofaktoren auch in der Zivilbevölkerung zu untersuchen.

Eine über 12 Jahre laufende Studie zu stationären Patienten mit Erfrierungen in der kanadischen Provinz Saskatchewan [3] ergab mehrere prädisponierende Faktoren: Alkoholkonsum (46 %), psychiatrische Erkrankungen (17 %), Fahrzeugpannen (19 %) und Drogenmissbrauch (4 %). Alkoholkonsum führt durch die periphere Vasodilatation zum Wärmeverlust und zu einem getrübten Urteilsvermögen. Das Opfer verspürt keine Notwendigkeit, Schutz und Wärme zu suchen, was die Erfrierung begünstigt. Das Amputationsrisiko hängt eher mit der Dauer der Kälteexposition als mit der absoluten Temperatur zusammen, aber die Temperatur, die zu einer Erfrierungen führen kann, liegt deutlich unter dem Gefrierpunkt. [1, 2] Laut Studien betreffen mehr als 90 % aller Erfrierungen Hände und Füße. [4] Es können aber auch Gesicht, Ohren, Gesäß, Perineum und der Penis betroffen sein. Erfrierungen von Gesäß und Perineum werden in der Regel durch Sitzen auf Metall verursacht. Erfrierungen am Penis sind am häufigsten bei schlecht bekleideten Läufern an sehr kalten Tagen zu beobachten.

Erwachsene im Alter von 30–49 Jahren sind am häufigsten von Erfrierungen betroffen. [5] Bei älteren Menschen verstärken eine schlechte Durchblutung und Komorbiditäten oftmals die Gewebeschäden. Bei Säuglingen und Kindern können Erfrierungen der Knochen die Wachstumsfuge beschädigen. Dies kann zu einem Stopp des Knochenwachstums mit schweren Behinderungen führen. [6]

21.3 Risikofaktoren

Zu den Risikofaktoren für Erfrierungen gehören umweltbedingte, verhaltensbedingte, mechanische und physiologische Faktoren.

- Umweltfaktoren sind Temperatur, Wind, Luftfeuchtigkeit und Höhe. Menschliches Gewebe gefriert ab -5 °C. [2] Bewegt sich ein gesunder, nicht unterkühlter Erwachsener aktiv, ist das Risiko von Erfrierungen an den Fingern bei einer Umgebungstemperatur über -9 °C, unabhängig von der Windgeschwindigkeit, gering. Die Geschwindigkeit der Abkühlung hängt nicht nur von der Temperatur, sondern auch von der Windgeschwindigkeit ab [7, 8]. Der sogenannte Windchill gibt den Unterschied zwischen gemessener und gefühlter Temperatur an. Bei Wind ist die gefühlte Temperatur tiefer als die gemessene Temperatur, da die warme Luft an der Hautoberfläche vom kalten Wind weggeblasen wird, wodurch ein Wärmeverlust entsteht. Bei einer Windchill-Temperatur von -28 °C können Erfrierungen innerhalb von 30 min auftreten. Die Bedingungen, die zu diesem Windchill von -28°C führen können, wären z.B. eine Umgebungstemperatur von -20 °C bei einer Windgeschwindigkeit von 16 km/h.
- Zu den verhaltensbedingten Faktoren gehören unzureichende Kleidung und fehlende Unterkunft, Tabakkonsum (hemmt die periphere Durchblutung), Alkohol und andere Drogen sowie psychiatrische Erkrankungen.
- Zu den mechanischen Faktoren zählen die Immobilität, einschnürende Kleidung und der Kontakt mit wärmeleitendem Material.
- Physiologische Faktoren beeinflussen in erster Linie den peripheren Kreislauf. Zu diesen Faktoren gehören frühere

Erfrierungen, Dehydratation, Hypovolämie, akute oder chronische Hypoxie, Hypothermie, Diabetes mellitus, Vaskulitis, Raynaud-Syndrom, gefäßverengende Medikamente und genetische Prädisposition.

21.4 Pathophysiologie

Wenn die Haut abkühlt, folgt auf die kälteinduzierte Vasokonstriktion die kälteinduzierte Vasodilatation (*cold-induced vasodilation, CIVD*). Dieses Phänomen der wellenförmigen Durchblutungsschwankungen auf den Kältereiz, auch als „hunting reaction" bekannt, schützt die Extremitäten vor Kälteschäden auf Kosten des Wärmeverlusts. Die CIVD tritt in 5- bis 10-minütigen Zyklen auf. [6] Bei einer Hauttemperatur von 10 °C geht die Sensibilität verloren.

Bei weiterer Abkühlung wird das Blut zähflüssiger. Es kommt zur Verengung der Gefäße und zum transendothelialen Austritt von Blutplasma. Arteriovenöse Anastomosen können sich öffnen, wobei das Blut in den Extremitäten unter Umgehung der Kapillarbetten direkt von den Arterien in die Venen geleitet wird. Die Haut muss sehr kalt sein, damit sich Eiskristalle bilden können. [8] Kühlt die Haut auf -4 °C oder darunter ab, kommt es zum Gefrieren, und es beginnt die Erfrierung. Niedrige Umgebungstemperaturen, Wind und Nässe beschleunigen diesen Prozess. Handelt es sich um einen sehr raschen Gefrierprozess, bilden sich die Eiskristalle zuerst im extrazellulären Raum. [1,9] Der extrazelluläre osmotische Druck steigt und zieht freies Wasser durch die Zellmembranen in den extrazellulären Raum. [2] Dies führt zu intrazellulärer Dehydratation und Hyperosmolalität. Geht der Gefriervorgang weiter, kommt es zu extra- und intrazellulären Elektrolyt- und pH-Wert-Veränderungen mit dem Abbau von Enzymen. Das Zellvolumen wird reduziert. Durch die wachsenden Eiskristalle können direkte Schäden an der Zellmembran auftreten. Die Endothelzellen lösen sich von der Arterienwand ab, was zu einer mikrovaskulären Dysfunktion führt, gefolgt von Kapillarschäden, dem Verlust von Mitochondrien in Muskelzellen und anderen intrazellulären Schäden. [9] Knorpel, insbesondere Epiphysenknorpel, ist sehr anfällig für Gefrierschäden. [6]

Während der Wiedererwärmung kann es je nach angewandter Methode zur Hyperämie, Ischämie, Zyanose oder zu vollständigem Kreislaufversagen und in weiterer Folge zu Reperfusionsschäden kommen. [10] In Folge von Vasodilatation, Ödemen und Gerinnungsstörungen können innerhalb von 12–48 Stunden nach der Wiedererwärmung, manchmal auch schon früher, große Blasen auftreten. Thrombozyten- und Erythrozytenaggregate thrombosieren und verformen die Gefäße im durchbluteten Gewebe. Reperfusionsschäden können freie Radikale bilden, Neutrophile aktivieren und mit anderen entzündlichen Veränderungen einhergehen. Prostaglandin F2α (PGF2α) und Thromboxan A2 (TXA2) verursachen eine Thrombozytenaggregation und Thrombosen, die zur Ischämie führen. In der Flüssigkeit von Erfrierungsblasen wurden deutlich erhöhte Konzentrationen von PGF2α und TXA2 gefunden. [11] Diese Eicosanoidderivate werden als Auslöser einer fortschreitenden Ischämie der Haut bei Verbrennungen, Erfrierungen und Reperfusionsschäden gesehen. Eine unerkannte Erhöhung des Kompartmentdrucks kann zu weiteren Schäden führen.

Je nach Schweregrad kann sich die Gefäßschädigung durch Auflösung von Gerinnseln wieder erholen oder es kommt zum Gefäßkollaps, der zum Absterben von Gewebe führt. Gefriert Gewebe nach dem Auftauen ein zweites Mal, kommt es zur intrazellulären Eisbildung mit umfassender Zellzerstörung und weiterer Freisetzung von prothrombotischem, gefäßverengendem PGF2α und TXA2. Ein Tierversuch an einem Kaninchenohr zeigte eine erhöhte Gewebeüberlebensrate nach Blockade der Arachidonsäurekaskade auf allen Ebenen. [12] Am meisten Gewebe konnte gerettet werden, wenn spezifische TXA2-Inhibitoren verwendet wurden. Obwohl dies bereits klinisch untersucht wurde, [13] gibt es keine randomisierte kontrollierte Studie, die eine Behandlungsempfehlung rechtfertigen würde.

21.5 Klinik

Die Schwere der Symptome steht in der Regel im Zusammenhang mit der Schwere der Erfrierung. Der zeitliche Verlauf einer Erfrierungsverletzung lässt sich in vier Phasen unterteilen:

- Die Gefrierphase ist klinisch durch ein Kälte- und Taubheitsgefühl gekennzeichnet. Die Extremität fühlt sich kalt an, die Betroffenen beschreiben ein klobiges Gefühl als wäre die Extremität „ein Stück Holz" (➤ Abb. 21.1).

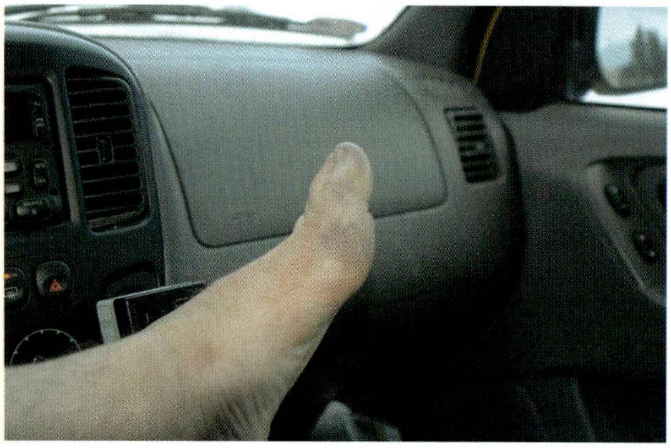

Abb. 21.1 Erfrierungen vor der Wiedererwärmung. (Mit freundlicher Genehmigung von Dr. Nic Kanaan)

- Erholt sich ein Patient in einer warmen Umgebung, tritt die Wiedererwärmungsphase ein. Das betroffene Gebiet ist gut abgegrenzt und blaugrau violett verfärbt (➤ Abb. 21.2). Selbst in den schwersten Fällen kommt es nach einer raschen Wiedererwärmung zunächst zu einer Hyperämie. Die Wiedererwärmungsphase dauert bis zu 12 Stunden. 12–48 Stunden nach der Kälteexposition können große Blasen mit klarer Flüssigkeit (➤ Abb. 21.3) oder kleine mit hämorrhagischer Flüssigkeit entstehen. Gelegentlich treten diese auch schon früher auf.
- Während der Phase der progressiven Nekrose bilden sich Ödeme, Bläschen und Blasen (➤ Abb. 21.4). Im Allgemeinen dauert diese Phase 1–3 Tage.
- Die Phase der sekundären Nekrose und Mumifizierung beginnt am Ende der progressiven Phase und dauert etwa 6 Wochen. Das geschädigte Gewebe wird trocken, dunkel und brüchig (trockenes Gangrän). Wenn sich das Gewebe infiziert, wird es feucht und gallertartig (feuchtes Gangrän). Es bildet sich eine scharfe Abgrenzung (Demarkation) zwischen lebensfähigem und totem Gewebe (➤ Abb. 21.5).

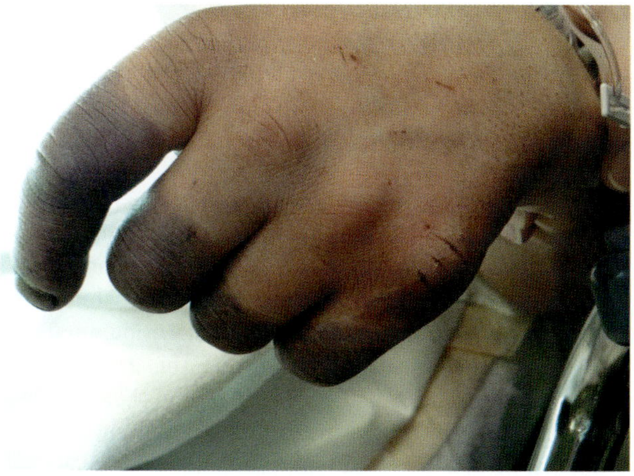

Abb. 21.2 Initialstadium einer Erfrierung am Tag 0, 1h nach der Wiedererwärmung: Grad 3. (Mit freundlicher Genehmigung von Dr. Ken Zafren)

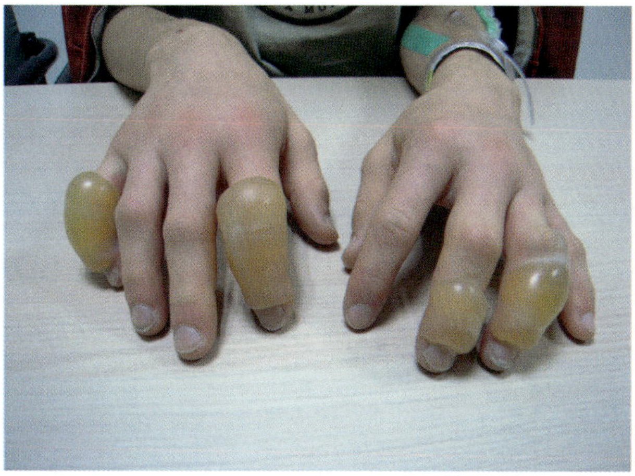

Abb. 21.3 Große klare Blasen im distalen Bereich der Finger weisen auf eine sehr günstige Prognose hin. (Mit freundlicher Genehmigung von Dr. Emmanuel Cauchy)

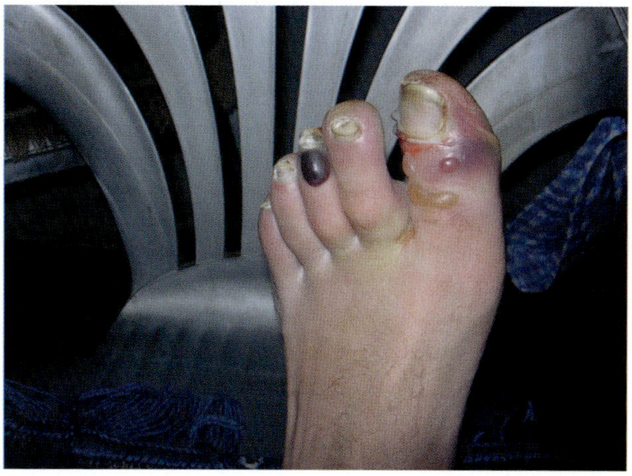

Abb. 21.4 Hämorrhagische Blasen am Tag 3. Diese weisen auf eine Schädigung des Mikrogefäßsystems und eine schlechte Prognose hin. (Mit freundlicher Genehmigung von Dr. Chris Imray)

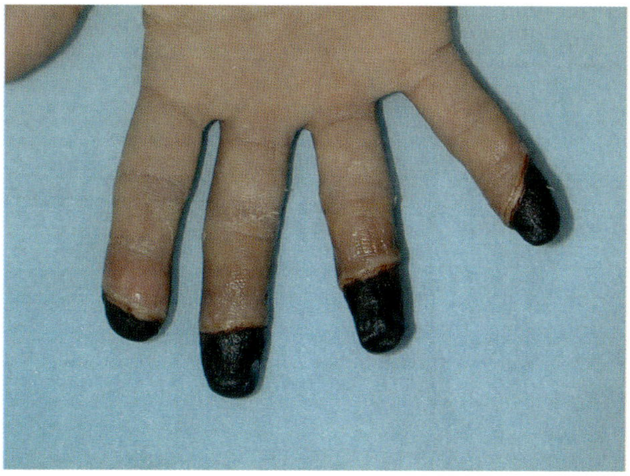

Abb. 21.5 Mumifizierung am Tag 45: Grad 2. (Mit freundlicher Genehmigung von Dr. Emmanuel Cauchy)

MERKE

Erfrierungen werden in ihrem zeitlichen Verlauf in vier Phasen unterteilt: Gefrierphase, Wiedererwärmungsphase, Phase der progressiven Nekrose und Phase der sekundären Nekrose und Mumifikation. [1]

21.6 Differenzialdiagnose

Differenzialdiagnosen von Erfrierungen sind in der Regel kein Problem. Die Anamnese und die körperliche Untersuchung sind fast immer ausreichend, um die Diagnose zu stellen. Sogenannte „Nonfreezing cold injuries" (nicht gefrorene Kälteschäden durch Nässe und Kälte), wie z. B. der sog. trench foot (Fußbrand)[1], können anfänglich ein ähnliches Aussehen haben und ähnlich wie Erfrierungen verlaufen, in der Regel besteht jedoch kein Gewebeverlust, es sei denn, es entwickelt sich ein Kompartmentsyndrom. Verbrennungen können Erfrierungen ähneln und Schorf bilden, sind aber bereits durch die Anamnese von Erfrierungen zu unterscheiden. Läsionen im Zusammenhang mit dem Kompartmentsyndrom und einigen Infektionen, wie die nekrotisierende Fasziitis, können ebenfalls Erfrierungen ähneln, werden aber anhand des klinischen Erscheinungsbilds unterschieden. Im Gegensatz zu Erfrierungen erfordert der Grabenfuß keine Temperaturen unter dem Gefrierpunkt. Der Grabenfuß kann sich bei Kälte, nassen Bedingungen, theoretisch bei Temperaturen bis zu 15 °C und stundenlanger Exposition nahe dem Gefrierpunkt entwickeln. Der Kontakt mit kalter, nasser Umgebung kann zu einer Beeinträchtigung und schließlich zur Zerstörung der Kapillaren führen. In schweren Fällen kann dies einen Gewebsverlust hervorrufen, häufig im Zusammenhang mit einem Kompartmentsyndrom.

21.7 Diagnosekriterien: Gradeinteilung bei Erfrierungen

Erfrierungen, also thermische Verletzungen durch Kälte, wurden in der Vergangenheit ähnlich wie Verbrennungen in vier Grade eingeteilt. Diese klassische Einteilung ist klinisch leider nicht sehr nützlich. Eine bessere Klassifizierung unterteilt Erfrierungen in leichte (kein Gewebeverlust zu erwarten) und schwere (Gewebeverlust zu erwarten) Erfrierungen. Allerdings kann es insbesondere in Grenzfällen schwierig sein, vorherzusagen, ob es zu einem Gewebeverlust kommen wird.

Das medizinische Personal des Krankenhauses in Chamonix, Frankreich, entwickelte anhand retrospektiver Daten eine neue Klassifizierung für Erfrierungen. Diese basiert auf der ersten klinischen Untersuchung nach der raschen Wiedererwärmung durch das Eintauchen in warmes Wasser, kombiniert mit einer frühen Isotopenuntersuchung [14] und bietet den Vorteil, bei der Behandlung von Erfrierungen frühzeitig eine Langzeitprognose stellen zu können. Diese Klassifizierung wurde auch zu Forschungszwecken verwendet, um die Wirksamkeit von klinischen Prozessprotokollen zu vergleichen. Dabei können die verschiedenen Studienarme einer randomisierten Studie anhand dieser einfachen anatomischen Klassifizierung verglichen werden.

21.7.1 Ausmaß der anfänglichen Läsion

Die anfängliche Läsion wird definiert durch das Ausmaß der blau-grauen Verfärbung an der Gliedmaße unmittelbar nach der raschen Wiedererwärmung. Diese Abgrenzung bleibt auch nach der raschen Wiedererwärmung bestehen und wird von Gefühllosigkeit begleitet. Die Grenze der ursprünglichen Läsion wird unmittelbar gemessen, nachdem die Extremitäten im Wasserbad bei 37–39 °C für bis zu 1 Stunde wiedererwärmt wurden. [3] Beschränken sich die initialen Läsionen an Händen und Füßen nur auf die distalen Finger- oder Zehenglieder, ist die Notwendigkeit einer Amputation auch im weiteren Verlauf unwahrscheinlich. Sind ganze Zehen oder Finger betroffen, steigt ohne den Einsatz von Gewebeplasminogenaktivator (t-PA) oder Iloprost die Wahrscheinlichkeit einer Knochenamputation progressiv an und erreicht bis zu 100 % (➤ Tab. 21.1).

Die Spezifität der Vorhersage der beurteilten primären Läsion bezüglich der späteren Amputationshöhe ist mit etwa 30 % allerdings sehr niedrig. Das Ausmaß der anfänglichen Läsion dient also der Vorhersage des Amputationsrisikos, nicht der Höhe. Präklinisch oder in der Notaufnahme wird aufgrund des Ausmaßes der anfänglichen Läsion am Tag 0 eine Behandlungsstrategie festgelegt. ➤ Abb. 21.6 zeigt die Stadieneinteilung basierend auf der ursprünglichen Läsion:

- **Grad 1:** Die leichteste Form einer lokalen Gewebeschädigung. Obwohl der Grad I mit Eisbildung und Gefäßverengung einhergeht, betrifft die Schädigung nur sehr oberflächliches Gewebe und ist durch ausschließliches

Tab. 21.1 Amputationsrisiko in Abhängigkeit vom Ausmaß der anfänglichen Läsion

Lokalisation	Ausmaß der anfänglichen Läsion	Amputationsrisiko (%)
Hand	Handwurzel	100
	Mittelhandknochen	100
	Grundglied	83
	Mittelglied	39
	Endglied	1
Fuß	Fußwurzel	100
	Mittelfußknochen	98
	Grundglied	60
	Mittelglied	23
	Endglied	0

Mit freundlicher Genehmigung von Dr. Emmanuel Cauchy

[1] Im Kriegswinter 1914 erkannte man den Fußbrand als eine Folge des langen Aufenthalts in den Schützengräben. Wenn die Füße eines Soldaten über einen langen Zeitraum in nassen Schuhen stecken, weicht die dicke Haut der Fußsohle auf, die Füße schwellen an und schmerzen höllisch. Wird der Fuß nicht behandelt, stirbt das Gewebe ab, die Füße verfärben sich schwarz und müssen amputiert werden. (Anm. des Übersetzers)

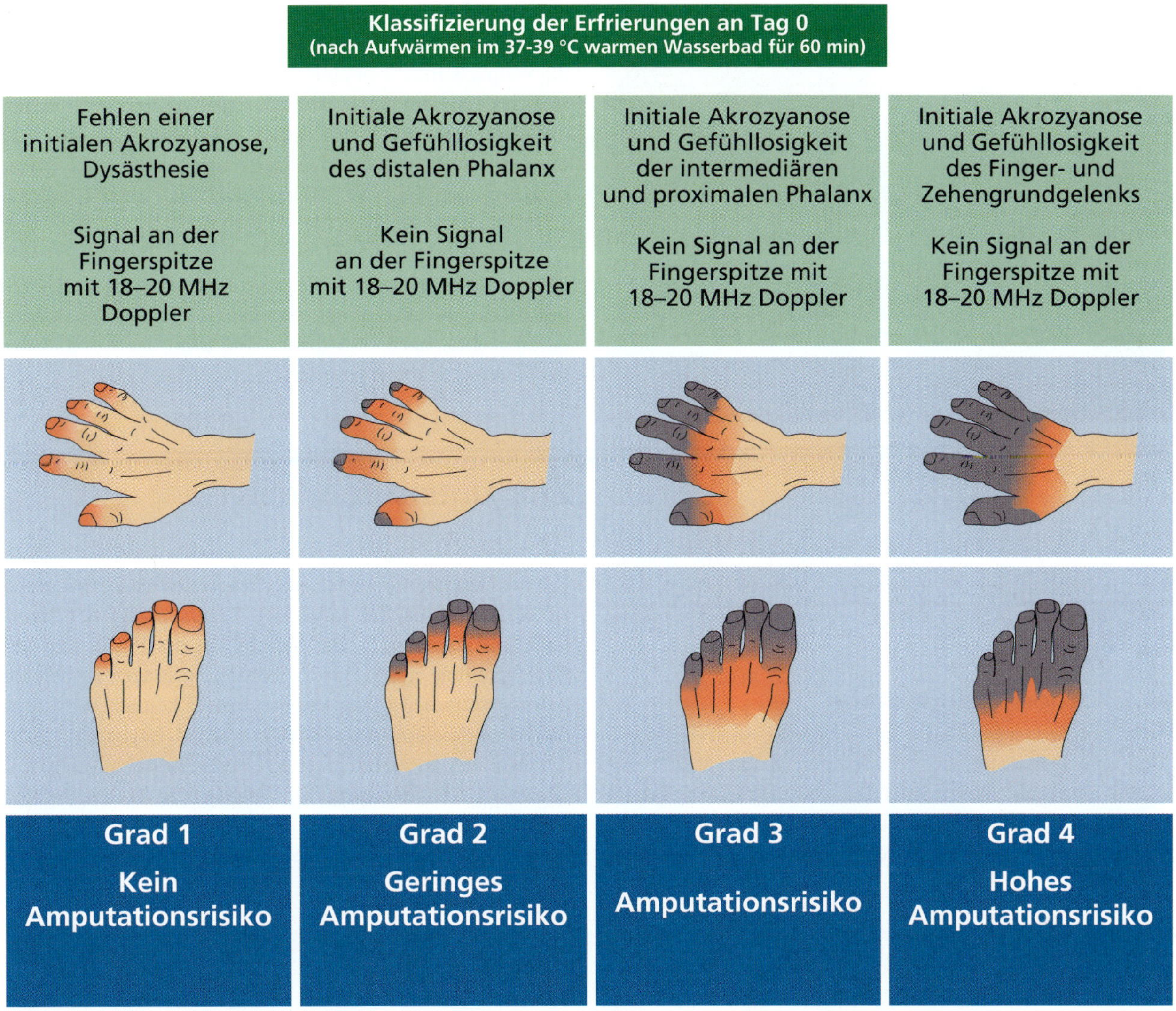

Abb. 21.6 Erfrierungs-Klassifizierung am Tag 0, nach Wiedererwärmung in einem 37–39 °C warmen Wasserbad für 1 Stunde.

Wiederaufwärmen der betroffenen Stelle vollständig reversibel. Die Haut der Akren kann normal sein oder gefühllos und grau zyanotisch verfärbt mit vollständiger Rückbildung nach rascher Wiedererwärmung.

- **Grad 2:** Beteiligung des ganzen distalen Fingerglieds, die Schädigung bleibt nach der Wiedererwärmung bestehen (➤ Abb. 21.7).
- **Grad 3:** Beteiligung des mittleren und proximalen Fingerglieds, Schädigung besteht ebenfalls nach dem Wiedererwärmen fort (3a für das mittlere Fingerglied und 3b für das proximale Fingerglied) (➤ Abb. 21.2).
- **Grad 4:** Beteiligung des Mittelhand-/Mittelfußknochens, die Schädigung bleibt nach Wiedererwärmung bestehen. (➤ Abb. 21.8)

Zur prognostischen Einschätzung der Amputationshöhe sollte zur Komplettierung des Stagings eine Knochenszintigrafie (Technetium-99 m-Hydroxy-Methylen-Diphosphonat [99mTc]) durchgeführt werden.

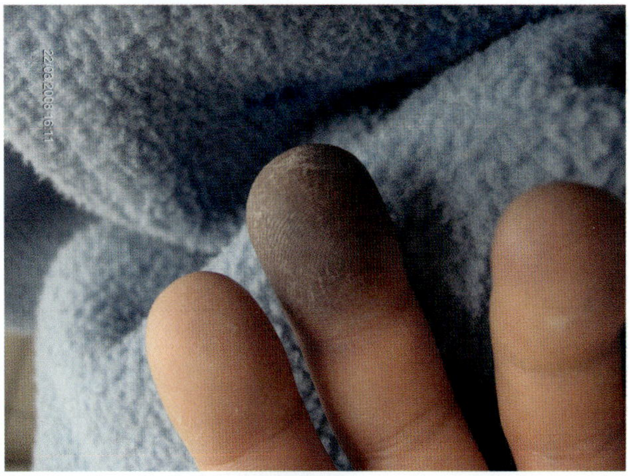

Abb. 21.7 Initiale Läsion am Tag 0, eine Stunde nach der Wiedererwärmung: Grad II. (Mit freundlicher Genehmigung von Dr Emmanuel Cauchy)

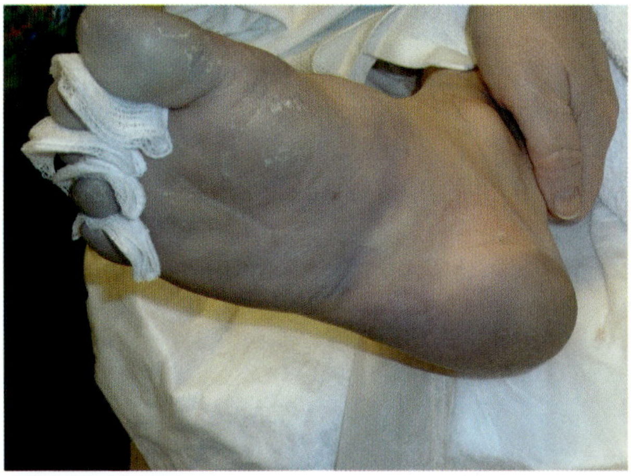

Abb. 21.8 Erfrierung Grad IV am Tag 0, eine Stunde nach der Wiedererwärmung. (Mit freundlicher Genehmigung von Dr Ken Zafren)

MERKE

Das Ausmaß der initialen Läsion der Erfrierung unmittelbar nach rascher Wiedererwärmung, ohne Applikation von Ilosprost und t-PA, kann als Prädiktor des Amputationsrisikos verwendet werden.

21.7.2 Knochenszintigrafie

Eine Knochenszintigrafie (99mTc) bereits am dritten Tag erlaubt eine exakte Beurteilung des Schweregrads von Erfrierungsschäden. [14] Der Grad der Isotopenaufnahme in den Finger- oder Fußknochen und das Ausmaß der Amputation stehen in direktem Zusammenhang. Gibt es Bereiche, in denen keine radioaktiven Tracer aufgenommen werden, liegt die Wahrscheinlichkeit einer Amputation bei 84 %. Ein zweiter Scan, etwa am Tag 8, ist noch sensitiver und spezifischer, insbesondere dann, wenn der erste Knochenscan eine verminderte Aufnahme ergeben hat. Werden radioaktive Tracer aufgenommen, liegt die Wahrscheinlichkeit einer Restitutio ad integrum bei ca. 99 % (➤ Abb. 21.9).

Die Knochenszintigrafie spielt auch in der forensischen Medizin eine wichtige Rolle. Chirurgen können durch die Ergebnisse des ersten Knochenscans die Höhe der Amputation rechtfertigen. Am dritten Tag kann das Ausmaß der Amputation relativ gut vorhergesagt werden. [15]

21.8 Untersuchungen

Um die Durchblutung nach einer raschen Wiedererwärmung zu beurteilen, ist die sorgfältige Untersuchung der Hautfarbe und Temperatur, der Sensibilität, des Pulses und der Kapillarfüllung nötig. Das Expeditionsbasislager, ambulante Rettungsstationen sowie Krankenhäuser können mit Infrarot-Thermometern, Pulsoximetern oder tragbaren Ultraschallgeräten ausgestattet sein. Neuere Ultraschallgeräte mit 18–20-MHz-Sonden bieten im Vergleich zu älteren Geräten einen deutlichen Vorteil bei der Beurteilung der Durchblutung. Bei Begleitverletzungen oder dem Verdacht darauf

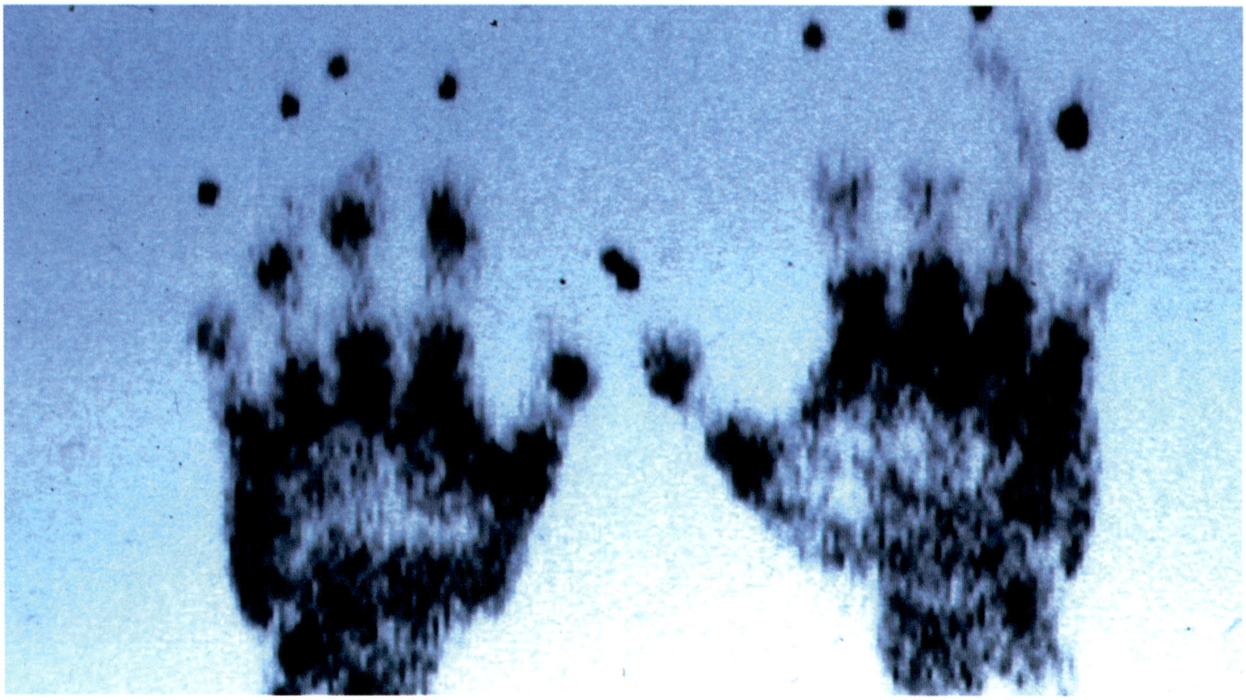

Abb. 21.9 Knochenszintigrafie am zweiten Tag. (Mit freundlicher Genehmigung von Dr. Emmanuel Cauchy)

21

können einfache Röntgenbilder beim initialen Management von Erfrierungsschäden helfen.

Bei Patienten mit schweren Erfrierungen an den Gliedmaßen wird zur Prognoseabschätzung die Knochenszintigrafie mit 99mTc herangezogen. [15] Um den Schweregrad von Erfrierungen zu bestimmen und Prognosen zu stellen, wurden auch schon andere Diagnosemethoden eingesetzt, wie z.B. die Thermografie, [16] Angiografie, [17] Laser-Doppler-Bildgebung, [18, 19] digitale Plethysmografie, [19] und Magnetresonanztomografie/-angiografie (MRI/MRA). [20] Keine dieser Techniken wurde in großen Studien validiert oder findet in der Praxis breite Anwendung.

21.9 Behandlung

21.9.1 Behandlung vor Ort

Wer sich bei Minusgraden mit unzureichender Kleidung im Freien aufhält, sollte sich vor Wind schützen. Eine Kompressionen der Gliedmaßen durch enge Rucksäcke, Klettergurte oder enge Schuhe sollten vermieden werden. Sobald man sich in einer geschützten Umgebung befindet, sollte man warme, süße Getränke und kohlenhydratreiche Nahrung zu sich nehmen. Bergschuhe, nasse Handschuhe und Socken sind auszuziehen und durch trockene Socken zu ersetzen. Kalte Hände oder Füße, die keine Erfrierung aufweisen, können in der Achselhöhle oder der Leiste des Begleiters gewärmt werden. Einige Autoren empfehlen die Einnahme von Aspirin (250 oder 325 mg), Ibuprofen (400–600 mg), Nifedipin (10 mg) oder Sildenafil (50 mg). Dafür gibt es allerdings weder belastbare Daten noch breiten Konsens. Die betroffene Stelle sollte weder massiert noch mit Schnee eingerieben werden und auch keiner direkten Wärme ausgesetzt sein. Eine Erwärmung am offenem Feuer oder durch die Abgase eines Verbrennungsmotors kann das gefrorene Gewebe weiter schädigen und zu Verbrennungen führen. [6]

Gibt es keine andere Möglichkeit eines Abtransports, kann man den Patienten trotz Erfrierungen an den Füßen gehen lassen. Je schneller ein Betroffener medizinische Hilfe erhält, desto besser sind die zu erwartenden Ergebnisse. Nur wenn kein Risiko eines erneuten Erfrierens besteht, können Aufwärmversuche vor Ort unternommen werden. Erfriert bereits aufgetautes Gewebe nochmals, ist es sehr wahrscheinlich nicht mehr zu retten. Falls man sich dazu entscheidet, das erfrorene Gewebe vor Ort aufzutauen, sollte man im weiteren Verlauf für wirksame Schmerzbekämpfung und Aufrechterhaltung von Warmwasserbädern sorgen – und was am wichtigsten ist – das Gewebe vor weiterer Schädigung während des Transports schützen. Ein Patient ist nach der Wiedererwärmung erfrorener Füße wahrscheinlich nicht in der Lage, selbstständig zu gehen. Außerdem wäre das Risiko einer erneuten Erfrierung zu groß. Wenn ein geeigneter Unterschlupf zur Verfügung steht und die oben genannten Kriterien erfüllt werden, sollte die rasche Wiedererwärmung über 30–60 min in 37–39 °C warmem Wasser in einer Wanne oder einem großen Becken erfolgen, in dem die Extremitäten weder die Seiten noch den Boden berühren. Die Wiedererwärmung ist abgeschlossen, sobald die Durchblutung in den distalen Fingern oder Zehen wiederhergestellt ist, die Finger und Zehen wieder beweglich sind und eine rote oder violette Färbung haben.

Eine spontane Wiedererwärmung vor Ort ist zwar suboptimal, lässt sich aber oft nicht vermeiden. Wenn erfrorenes Gewebe vor Ort aufgewärmt wurde, sollte alles unternommen werden, um erneutes Erfrieren zu verhindern. [2] Zusätzlicher Sauerstoff kann in großer Höhe hilfreich sein. Kürzlich wurde auch vorgeschlagen, Patienten mit Erfrierungen, die sich in großer Höhe befinden oder aus irgendeinem Grund hypoxisch sind, mit einer distalen Sympathikusblockade [21] und einer tragbaren Überdruckkammer zu behandeln. [22]

MERKE

Erfrorenes Gewebe sollte vor Ort nur dann wieder aufgewärmt werden, wenn während des Abtransports keine Gefahr des Wiedereinfrierens besteht. Sobald das Gewebe aufgetaut ist, muss erneutes Erfrieren unbedingt verhindert werden.

Regionalanästhesie (periphere Nervenblockaden)

Umfangreiche Literatur, vor allem aus der Handchirurgie, bestätigt, dass die Blockade des sympathischen Nervensystems der oberen Extremitäten eine Vasodilatation verursacht und die Hauttemperatur der Finger erhöhen kann. Theoretisch könnten Sympathikusblockaden bei erfrorenen Händen oder Fingern zu ähnlichen Effekten führen, es liegen hierzu allerdings keine systematischen Untersuchungen vor. [23–25] Im Krankenhaus wurden zur Behandlung von Erfrierungen Zervikal-, Axillar- und Brachialnervenblockaden und intra-arterielle Vasodilatatoren eingesetzt, jedoch auch hierzu gibt es keine kontrollierten Studien. [26, 27] Ein Fallbericht beschreibt die Durchführung von bilateralen Handgelenksblöcken bei der Versorgung eines Alpinisten mit Erfrierungen an den Händen. [21] Die Nervenblockaden wurden proximal der Handgelenke mit Ropivacain durchgeführt. In beiden Händen haben die Schmerzen innerhalb von 10 min nahezu vollständig nachgelassen, die Genesung verlief ausgezeichnet und es war keine Amputation erforderlich. Diese Technik verdient weitere Untersuchungen und könnte für die Behandlung vor Ort, bei Erfrierungen im III. und IV. Grad sowohl zur Schmerzbekämpfung als auch zur Vasodilatation eingesetzt werden, um das Risiko einer Amputation zu verringern.

Oxygenierung oder tragbare Überdruckkammer

Es ist nicht bekannt, ob eine Erhöhung der arteriellen Sauerstoffsättigung in großer Höhe bei Erfrierungsverletzungen hilfreich ist. Zwar liegt die Vermutung nahe, dass eine Verbesserung des arteriellen Sauerstoffgehalts vorteilhaft sein könnte, doch die mangelnde Durchblutung des erfrorenen Gewebes macht diese Therapie möglicherweise sinnlos. Würde Sauerstoff die Gefäßerweiterung fördern und die Durchblutung verbessern, könnte die Gabe von Sauerstoff von Nutzen sein. Verursacht die Sauerstofftherapie jedoch eine Vasokonstriktion, wie es in geringer Höhe der Fall ist, wäre sie wahrscheinlich kontraproduktiv. Es wird angenommen, dass die CIVD (Cold-Induced Vasodilation, die kälteinduzierte Vasodilatation,) vor einem Kältetrauma schützt, indem sie die periphere Durchblutung erhöht. [28] Eine akute Hypoxie vermindert die CIVD und beeinträchtigt damit die Wiedererwärmung der Hände. Eine Akklimatisierung von mehr als einer Woche verstärkt hingegen diese Reaktion. [29, 30] Die Wirkung von zusätzlichem Sauerstoff oder eine hyperbare Therapie auf die periphere Durchblutung kann auch von der Dauer der Hypoxie abhängen. Solange nicht klar ist, ob die Sauerstofftherapie eine periphere Gefäßverengung verursacht, ist bei der Verwendung von zusätzlichem Sauerstoff Zurückhaltung geboten. Tragbare Überdruckkammern und zusätzlicher Sauerstoff sorgen in großer Höhe jedoch lediglich für eine Verringerung der Hypoxie, und verursachen keine Hyperoxie. Außerdem kommt es zu einem leichten Anstieg des endexspiratorischen CO_2, theoretisch mit vasodilatatorischen Effekten. [31] Letztendlich stellt sich die Frage, ob zusätzlicher Sauerstoff dazu beitragen könnte, den Grundumsatz zu erhöhen und zur peripheren Gefäßerweiterung in extremer Höhe führen kann. In Höhen über 8000 m berichten Bergsteiger häufig von einem starken Kältegefühl, das sich während der Sauerstoffatmung in ein Gefühl von Wärme umwandelt. Die Wirkung von Sauerstoffzufuhr in extremer Höhe könnte multifaktoriell sein: So kann z. B. der zusätzliche Sauerstoff den Sauerstoffverbrauch erhöhen, mehr Körperwärme erzeugen und die Kerntemperatur erhöhen, wodurch die periphere Vasokonstriktion verringert würde.

Jede Maßnahme zur Erhöhung oder Aufrechterhaltung der Kerntemperatur kann dazu beitragen, Erfrierungen vorzubeugen und die Behandlung zu verbessern. In extremen Höhenlagen kann die Gabe von Sauerstoff sowohl bei der Behandlung als auch bei der Prävention von Erfrierungen wichtig sein. In weniger extremen Höhen (unter 5.500 m) ist der potenzielle Nutzen weniger klar. Der arterielle Sauerstoffpartialdruck kann vor Ort entweder durch die Verabreichung von Sauerstoff oder durch die Verwendung einer tragbaren Überdruckkammer erhöht werden. In Höhen von 3500–5500 m kann, wenn die mit der Pulsoxymetrie gemessene arterielle Sauerstoffsättigung (SpO_2) <90 % beträgt, der SpO_2 durch eine geringe Sauerstoffflussrate von 1–2 l/min über eine Nasensonde im Allgemeinen auf > 90 % erhöht werden. Die Verwendung niedriger Flussraten hilft, den Sauerstoffvorrat zu schonen. Nach einer raschen Wiedererwärmung können innerhalb der ersten 12 Stunden bis zur Evakuierung alle drei Stunden jeweils einstündige Sitzungen in einer tragbaren Überdruckkammer erfolgen (➤ Abb. 21.10). [22] Auch der Abstieg trägt zur Erhöhung der arteriellen Oxygenierung bei.

21.9.2 Versorgung in der Notaufnahme

Ein Patient mit Erfrierungen sollte auf eine Hypothermie und Begleitverletzungen hin untersucht werden. Lebensbedrohliche Probleme sind auf jeden Fall vor Erfrierungsschäden zu behandeln. Unterkühlte Patienten sollten auf eine Körperkerntemperatur von mindestens 34 °C wiedererwärmt werden, bevor die Behandlung einer Erfrierung vorgenommen wird. [2] Bei hypovolämischen Patienten, die aus großer Höhe oder extremer Kälte gerettet werden, ist ein aggressiver kristalloider Volumenersatz angezeigt. Die zusätzliche Verwendung von kolloidalen Volumenexpandern, die in erster Linie wegen ihrer thrombozytenaggregationshemmenden und viskositätsvermindernden Eigenschaften und nicht zur Volumensubstitution eingesetzt werden, wird von einigen befürwortet, allerdings gibt es hierfür keine Evidenz. [6]

Protokoll zur raschen Wiedererwärmung

Erfrorene Extremitäten, die noch nicht aufgetaut sind, sollten in einem Warmwasserbad bei 37–39 °C rasch wiedererwärmt werden. [32] In vielen Fällen sind erfrorene Gliedmaßen jedoch bereits aufgetaut, bevor das Opfer in der Notaufnahme eintrifft.

Idealerweise erfolgt die Wiedererwärmung in einem Wasserbad bei 38 °C. Einige Zentren fügen dem Wasser ein mildes Antiseptikum wie Jod oder Chlorhexidin zu. Die Wiedererwärmung kann bis zu einer Stunde dauern [1]. Sie ist so lange durchzuführen, bis sich die betroffene Extremität rot oder violett verfärbt ist und beweglich wird. Es wird empfohlen, die Extremitäten im Wasserbad aktiv zu bewegen, jedoch sollte darauf geachtet werden, dass die Ränder des Beckens oder des Gefäßes nicht berührt werden. Das Wasser sollte häufig umgerührt und die Temperatur überwacht werden. Von Zeit zu Zeit ist warmes Wasser hinzuzugeben, um die Zieltemperatur von 38 °C aufrechtzuerhalten. Während der Wiedererwärmung kann eine Analgesie mit Opioiden angezeigt sein. In der Regel ist der Schmerz bei den empfohlenen 38 °C geringer als bei höheren Temperaturen, die früher von einigen Autoren empfohlen wurden.

MERKE
In der Notaufnahme sollte das noch erfrorene Gewebe rasch im warmem Wasserbad (37–39 °C) wiedererwärmt werden.

Sollte kein Impfschutz mehr bestehen, ist die Tetanusimpfung aufzufrischen. Der Einsatz von Antibiotika ist umstritten.

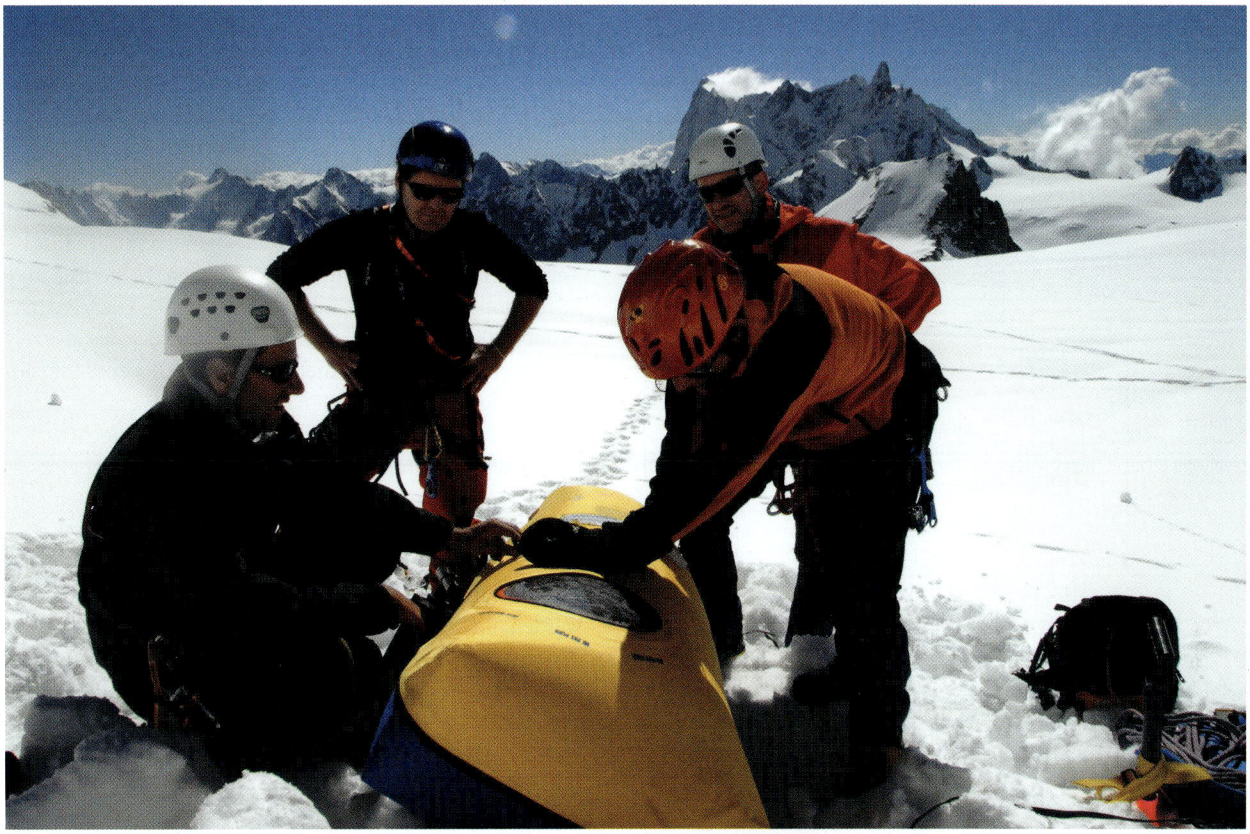

Abb. 21.10 Tragbare Überdruckkammer. (Mit freundlicher Genehmigung von Dr. Emmanuel Cauchy)

Es gibt keine Belege dafür, dass sie bei Erfrierungsschäden eingesetzt werden sollten, es sei denn, die Läsion ist kontaminiert oder es liegen andere Indikationen wie z.B. offene Frakturen vor. Im Krankenhaus von Chamonix werden bei Erfrierungen der Füße im III. und IV. Grad routinemäßig systemisch Antibiotika (Amoxicillin/Clavulansäure oder Pristinamycin, ein Antistreptokokken-Antibiotikum) eingesetzt, um einer Superinfektion vorzubeugen. Ibuprofen und Aspirin werden häufig verwendet. Es ist weder eine optimale Dosierung bekannt, noch ist bislang der Nutzen nachgewiesen. Die empfohlene Dosis von Ibuprofen beträgt 12 mg/kg/Tag in 2–4 Dosen oder 400–600 mg alle 12 Stunden. [33] Die empfohlene Dosis von Aspirin sind 250 mg oder 325 mg täglich.

Ibuprofen und Aspirin sollten nicht gleichzeitig eingesetzt werden.

- Aspirin birgt einerseits das Risiko, dass es die für die Wundheilung erforderliche Prostaglandinsynthese blockiert, andererseits kann seine thrombozytenaggregationshemmende und antithrombotische Wirkung in der Reperfusionsphase von Vorteil sein.
- Ibuprofen ist theoretisch wirksamer, da es eine vorübergehende Antiprostaglandinwirkung bietet und die initiale Entzündungskaskade hemmt, ohne die spätere Wundheilung zu verzögern. [1, 34]

Die weitere Behandlung orientiert sich an dem Grad der Erfrierung. Um den Schweregrad und die damit verbundene Behandlung zu bestimmen, sollte nach der Wiedererwärmung die anfängliche Läsion bewertet werden, nach der sich das Behandlungsprotokoll richtet (➤ Abb. 21.11):

- Grad I und II: Da das Risiko einer Amputation gering ist, ist bei einem Patienten mit Läsionen im Grad I oder II (➤ Abb. 21.7) keine stationäre Behandlung oder eine Knochenszintigrafie erforderlich. Eine lokale Behandlung mit Verbänden ist in den meisten Fällen ausreichend. Eine ergänzende Behandlung mit Aspirin oder Ibuprofen über 8–21 Tage kann in Betracht gezogen werden.
- Grad III (➤ Abb. 21.2):Diese Läsionen bergen ein erhebliches Amputationsrisiko. Ein Patient mit einer Erfrierung im Stadium III sollte ins Krankenhaus gebracht und dort mit Iloprost behandelt werden. Iloprost ist ein synthetisches Analogon des Prostazyklins PGI2, es erweitert die systemischen und pulmonalen arteriellen Gefäße und verringert außerdem die Thrombozytenaggregation. Iloprost wird am häufigsten bei pulmonal arterieller Hypertonie, Sklerodermie und Raynaud-Phänomen eingesetzt. Es steht grundsätzlich in inhalativer und intravenöser Form zur Verfügung, ist aber in vielen Ländern einschließlich der Vereinigten Staaten nicht in intravenöser Form erhältlich. Ob die inhalative Applikation zur Behandlung von

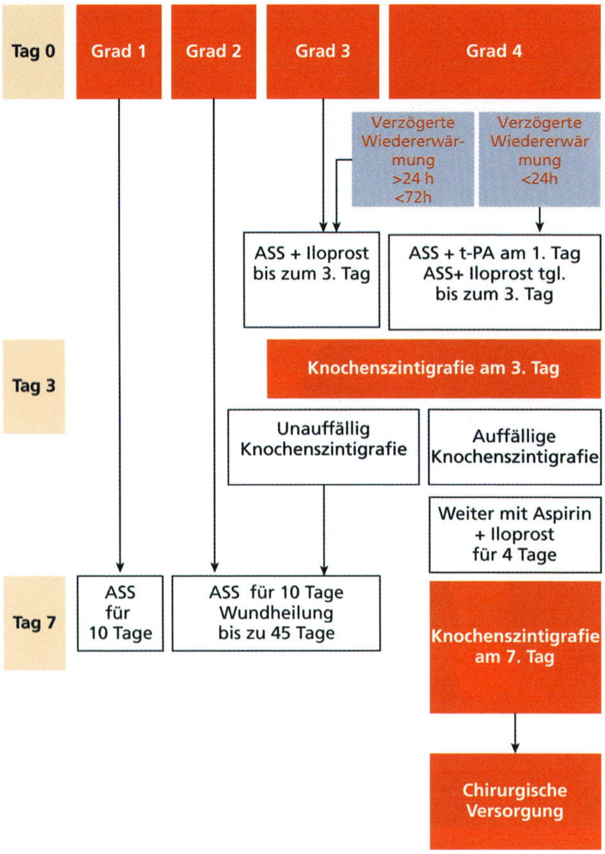

Abb. 21.11 Behandlungsalgorithmus anhand des Stadiums der Erfrierung. (Mit freundlicher Genehmigung von Dr. Emmanuel Cauchy)

Erfrierungen nützlich sein könnte, ist derzeit unbekannt und muss noch untersucht werden. Bislang wurde bei Erfrierungen Iloprost nur intravenös eingesetzt. In der Chamonix-Studie [35] traten über 22 Jahre keine schweren Nebenwirkungen auf, berichtet wurde über vorübergehenden Blutdruckabfall, Kopfschmerzen und Erbrechen. Die ➤ Tab. 21.2 enthält Einzelheiten zur Verabreichung. Die Anfangsdosis von 0,5 ng/kg/min wird alle 30 min um 0,5 ng/kg/min bis auf 2 ng/kg/min erhöht. Bei inakzeptablen Nebenwirkungen wird die Dosis um 0,5 ng/kg/min reduziert. Die Infusion wird fortgesetzt, bis der gesamte Inhalt einer Ampulle (50 µg) verabreicht ist. Jeder Patient, unabhängig vom Gewicht, erhält insgesamt 50 µg, in der Regel über 5–6 Stunden. Die Infusionsdauer hängt von der Verträglichkeit der höheren Dosen ab. Die Dosis wird täglich für insgesamt sieben Tage wiederholt. Da die erste Dosis die wichtigste zu sein scheint, sollte sie auch dann gegeben werden, wenn weitere Dosen nicht möglich sind. Im Gegensatz zur Thrombolyse kann Iloprost auch bei Patienten mit mittelschweren Begleitverletzungen und auch nach mehr als 24 Stunden (bis zu 72 Stunden) nach der raschen Wiedererwärmung begonnen werden. [36]

- Grad IV (➤ Abb. 21.8): Diese Läsionen führen fast immer zur Amputation und gehen mit einem hohen Risiko weiterer schwerer Komplikationen (tiefe Venenthrombose, Sepsis, septischer Schock und Tod) einher. Ein Patient mit Läsionen im Grad IV sollte, wie auch Patienten mit drittgradigen Läsionen, intravenös mit Iloprost behandelt werden. Besteht bei Patienten ein hohes Amputationsrisiko, insbesondere an den Händen, sollte man die intravenöse Verabreichung von t-PA in Betracht ziehen. Dosierung und Indikationen sind in ➤ Tab. 21.3 aufgeführt. Die t-PA-Infusion sollte unmittelbar nach Beendigung der raschen Wiedererwärmung begonnen werden. Die Iloprost-Infusionen werden idealerweise 3–6 Stunden nach Verabreichung der t-PA begonnen und täglich bis zur ersten Knochenszintigrafie verabreicht werden. Zeigen Radiotracer eine Minderversorgung an, ist die Therapie bis zum siebten Tag fortzusetzen. [36] Besteht der Verdacht eines schweren Traumas oder einer signifikanten Blutung, einschließlich einer intrakraniellen Blutung, sollte auf t-PA verzichtet werden, um hämorrhagische Komplikationen zu vermeiden. In dieser Situation können Antifibrinolytika (z. B. 1 g Tranexamsäure) in Betracht gezogen werden. Angioödeme sind eine häufige Komplikation der t-PA-Thrombolyse (1,3–5 %) und sollten mit Antihistaminika und Kortikosteroiden behandelt werden. [37] Bei schweren Erfrierungen an den Füßen wird niedermolekulares Heparin eingesetzt. Der Einsatz von intra-arteriellem t-PA (30–50 mg) [38] ist

Tab. 21.2 Checkliste für Iloprost intravenös

Verabreichung und Monitoring	• 1 Ampulle (0,5 ml) Iloprost in 24,5 ml NaCl 0,9 % verdünnen • Perfusor: 25 ml – Geschwindigkeit: 1 ml/h für 30 min, dann 2 ml/h für 30 min, dann 3 ml/h für 30 min, dann 4 ml/h bei Patienten <75 kg bzw. 5 ml/h bei Patienten > 75 kg • Fortfahren, bis 25 ml abgegeben wurden; jeder Patient erhält 1 Ampulle • Herzfrequenz und Blutdruck alle 30 min überwachen
Kontraindikationen	• Hypotonie, Überempfindlichkeit, Lungenödem, Herzrhythmusstörungen, aktive Ulkuskrankheit, schweres Trauma; unbekannte Auswirkungen auf eine Schwangerschaft
Vorsicht	• Auf Übelkeit und Erbrechen, Schmerzen und Blutdruckabfall achten; das Opfer in Rückenlage halten
Komplikationen und deren Behandlung	• Bei Nebenwirkungen auf die vorherige Dosierungsstufe zurückgehen • Bei systolischem Blutdruck < 90 mmHg, auf niedrigere Dosierungs-Stufe zurückgehen

Mit freundlicher Genehmigung von Dr. Emmanuel Cauchy

21

Tab. 21.3 Protokoll für die Infusion von Gewebeplasminogenaktivator (t-PA)

Verabreichung: in der Regel über einen Perfusor	• Gewicht <67 kg: 15 mg i. v.-Bolus, dann 0,75 mg/kg über 30 min, dann 0,35 mg/kg über weitere 60 min • Gewicht >67 kg: 15 mg i. v.-Bolus, dann 50 mg über 30 min, dann 35 mg über weitere 60 min • Die Gesamtdosis darf 100 mg nicht überschreiten • Heparin nach Bolus
Kontraindikationen	• Kürzlich erlittenes Trauma, hämorrhagische Diathese, Schlaganfall innerhalb der vergangenen 3 Monate, Einnahme von Antikoagulantien, Überempfindlichkeit; Blutdruck > 180 mmHg systolisch oder > 110 mmHg diastolisch
Caveats	• Große Höhe: HACE und HAPE, Netzhautblutungen, Gastritis
Komplikationen und deren Behandlung	• Blutungen: Infusion stoppen, wenn möglich Blutstillung, Tranexamsäure erwägen • Angioödem: Infusion stoppen, Antihistaminikum, Kortikosteroide

HACE (high altitude cerebral oedema) Höhenhirnödem, HAPE (high altitude pulmonary oedema) Höhenlungenödem. (Mit freundlicher Genehmigung von Dr. Emmanuel Cauchy)

aggressiver und sollte nur in Einrichtungen in Erwägung gezogen werden, die Erfahrung mit dieser Methode haben. Die Thrombolyse ist nur bei einem Patienten mit Erfrierungen im Stadium IV angezeigt, da eine hohe Gefahr von Blutungen besteht. Dennoch sollte diese Behandlung bei Patienten mit Erfrierungen IV. Grades in Erwägung gezogen werden, da ein hohes Risiko einer Invalidisierung durch die Amputation besteht.

MERKE

Die Gradeinteilung der Erfrierung sollte unmittelbar nach der Wiedererwärmung vorgenommen werden, um mögliche Amputationen vorhersagen zu können. Daran orientiert sich die Behandlung mit Iloprost oder t-PA, um den Gewebsverlust zu begrenzen, sofern keine Kontraindikationen vorliegen.

21.10 Ergänzende Therapien

In zahlreichen Studien wurden ergänzende Therapien bei der Behandlung von Erfrierungen untersucht. Dazu gehören die chirurgische lumbale Sympathektomie, intra-arterielles Reserpin, brachiale Plexusblockade, orales Nifedipin, hyperbarer Sauerstoff und niedermolekulares Dextran. Einige dieser Behandlungen wurden bisher nur in Tierversuchen getestet. Randomisierte Studien am Menschen könnten weiteren Aufschluss geben.

21.10.1 Hyperbare Sauerstofftherapie (HBO)

Die Rolle der hyperbaren Sauerstofftherapie (HBO) bei Erfrierungen ist unklar. Mehrere Tierversuche zeigten keinen Nutzen. [39] Jedoch haben neuere unkontrollierte Studien am Menschen einige positive Ergebnisse erbracht. [18, 40, 41] Die HBO erhöht die Verformbarkeit der Erythrozyten, vermindert die Ödembildung in verbranntem und postischämischem Gewebe und hat eine bakteriostatische Wirkung. [40] Die HBO kann auch als Antioxidans wirken. [18] Es liegen nur wenige prospektive, randomisierte Daten zur Anwendung beim Menschen vor. Da es sich um eine relativ sichere Behandlung handelt, sollte die Rolle der HBO in der Therapie von Erfrierungen weiter untersucht werden.

21.10.2 Sympathektomie

Der Einsatz der chirurgischen oder chemischen Sympathektomie hat zu unterschiedlichen Ergebnissen geführt.

- Eine frühe Sympathektomie, die innerhalb der ersten Stunden nach der Verletzung durchgeführt wird, verstärkt die Ödembildung und verursacht eine verstärkte Gewebezerstörung.
- Wird die Sympathektomie allerdings 24–48 Stunden nach der raschen Wiedererwärmung vorgenommen, kann sie die Auflösung des Ödems beschleunigen und den Gewebeverlust verringern.

Die Sympathektomie kann eine Rolle bei der Vermeidung langfristiger Folgeerscheinungen wie z.B. Schmerzsyndrome (oft aufgrund von Vasospasmen), Parästhesien und Hyperhidrosis spielen. [42]

21.10.3 Intraarterielles Reserpin

Intraarterielles Reserpin verhindert nachweislich Gefäßspasmen, verringert aber nicht den Gewebeverlust. [43] Orales Pentoxifyllin (400 mg dreimal täglich) hat in Tierversuchen einige vielversprechende Ergebnisse erzielt. [44, 45] Die Daten für die Anwendung bei Menschen sind begrenzt. [46] Pentoxifyllin, ein von Methylxanthin abgeleiteter Phosphodiesterase-Hemmer, erhöht die Durchblutung der betroffenen Extremität, verringert die Hyperaktivität der Blutplättchen, trägt zur Normalisierung des Verhältnisses von Prostazyklin zu TXA2 bei und kann das Überleben des Gewebes verbessern.

21.11 Behandlung im Krankenhaus

21.11.1 Allgemeine Pflege und Wundversorgung

Der stationäre Patient sollte möglichst schnell mobilisiert werden. Bei Erfrierungen an den unteren Extremitäten können ein Rollstuhl oder Krücken für die Mobilisierung verwendet werden. Im Bett sollten die betroffenen Gliedmaßen hochgelagert werden. Um Kontakt mit der Bettdecke zu vermeiden, sollten die Füße auf Kissen mit einer Fußstütze, die Hände auf Kissen oder mit einer Strumpfschlinge hochgelagert werden. An den Extremitäten sind sterile Strumpfhosen zu verwenden. [6]

Blasen erscheinen 12–48 h nach der Wiedererwärmung, manchmal auch früher. Sie können mit klarer oder weißlicher Flüssigkeit gefüllt oder hämorrhagisch sein. Blasen sollten in den ersten 3–5 Tagen nicht ausgeschnitten werden, da sie dazu neigen, sich zu vergrößern. Ein frühes Ausschneiden führt nur dazu, dass zu einem späteren Zeitpunkt ein weiteres Ausschneiden nötig wird. Stattdessen sollten die Blasen drainiert werden, wobei das Dach der Blase intakt bleiben muss. Seröse Blasen sollten entleert werden, hämorrhagische Blasen hingegen nicht. Es sollten nicht haftende, sterile Verbände angelegt und täglich gewechselt werden. Nach 3–5 Tagen, wenn die Blasen ihre maximale Größe erreicht haben, sollte die Wundausschneidung erfolgen.

Einige Zentren verzichten auf Wasserbadbehandlungen nach der initialen Wiedererwärmung, um das Infektionsrisiko zu verringern. Die Wundversorgung kann wie bei thermischen Verbrennungen auch in einer trockenen Umgebung erfolgen. Andere Zentren verwenden Wasserbadbehandlungen, in der Regel zweimal täglich, um abgestorbenes Gewebe zu beseitigen und die bakterielle Besiedlung zu verringern und so Infektionen zu verhindern. Um das Infektionsrisiko zu verringern, wird von einigen Zentren auch die Verwendung von Hydrokolloiden, die Sulfadiazin-Silber enthalten, empfohlen. [2] Wenn Zehen erfroren sind, sollten die Zwischenräume der Zehen gepolstert werden.

21.11.2 Amputation

Kommt es trotz aggressiver Behandlung und sorgfältiger Wundpflege zu bedrohlichen Komplikationen, wie z.B. zu einer Sepsis oder Infektion des nekrotischen Gewebes, kann eine frühzeitige Amputation erforderlich werden. Die Höhe der Amputation kann durch eine Isotopen-Knochenszintigrafie an Tag 2 oder 3 bestimmt und einige Tage später (Tag 6–8), falls verfügbar, wiederholt werden. [15] Bei Patienten mit Begleiterkrankungen wie Unterernährung, Nieren- oder Leberfunktionsstörungen oder anderen systemischen Erkrankungen ist das Auftreten vital bedrohlicher Komplikationen wahrscheinlicher.

Die angewandte chirurgische Amputationstechnik hängt vom Chirurgen ab. Die meisten Chirurgen sind sich einig, dass eine frühe Amputation sowohl die Dauer der Krankenhausbehandlung als auch die Dauer der Wundversorgung insgesamt reduziert und rekonstruktive Operationen früher ermöglicht. Wenn keine Infektion vorliegt, ist eine notfallmäßige Amputation jedoch nicht erforderlich, denn das therapeutische Ziel ist es, die klare Demarkation zwischen lebensfähigem und nekrotischem Gewebe abzuwarten und erst sekundär zu amputieren, um so viel wie möglich funktionsfähiges Gewebe zu erhalten (➤ Abb. 21.12, ➤ Abb. 21.13, ➤ Abb. 21.14). Dieser Prozess dauert in der Regel mindestens 3–6 Wochen.

Schwerere Erfrierungen (➤ Abb. 21.15 und ➤ Abb. 21.16) werden häufig durch eine Infektion kompliziert. Doch je länger die Amputation hinausgezögert wird, desto besser ist wahrscheinlich das funktionelle Ergebnis.

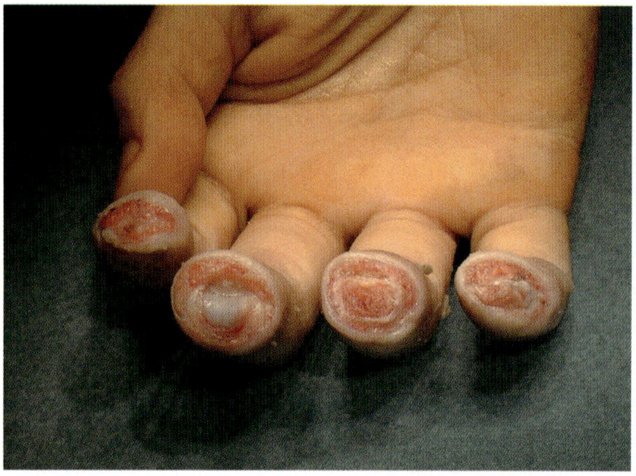

Abb. 21.12 Amputation. (Mit freundlicher Genehmigung von Dr. Emmanuel Cauchy)

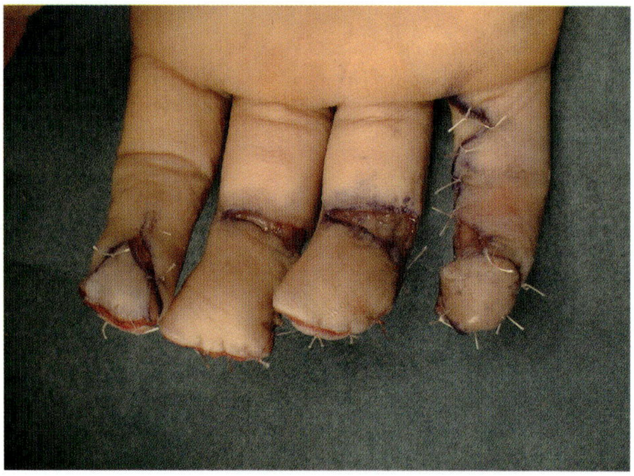

Abb. 21.13 Hautlappentransfer auf die Fingerkuppen. (Mit freundlicher Genehmigung von Dr. Emmanuel Cauchy)

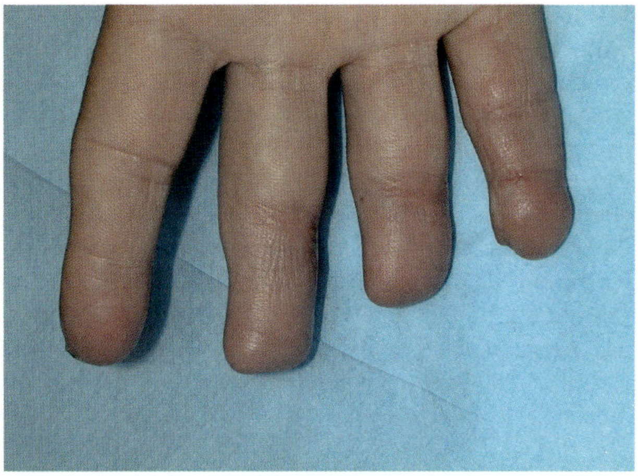

Abb. 21.14 Drei Monate nach der Versorgung. (Mit freundlicher Genehmigung von Dr. Emmanuel Cauchy)

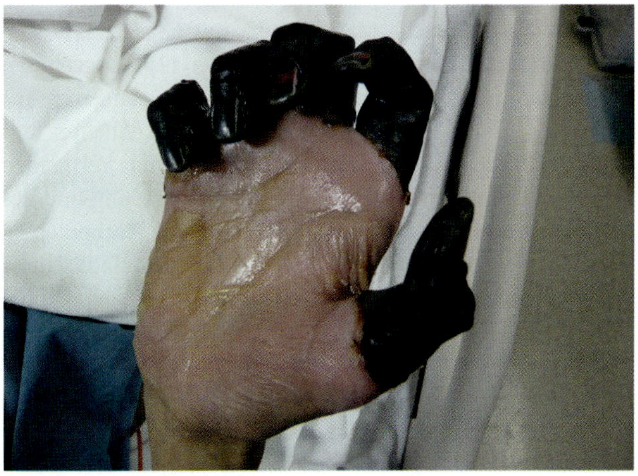

Abb. 21.15 Späte Mumifikation (Grad III – beinahe Grad IV). (Mit freundlicher Genehmigung von Dr. Ken Zafren)

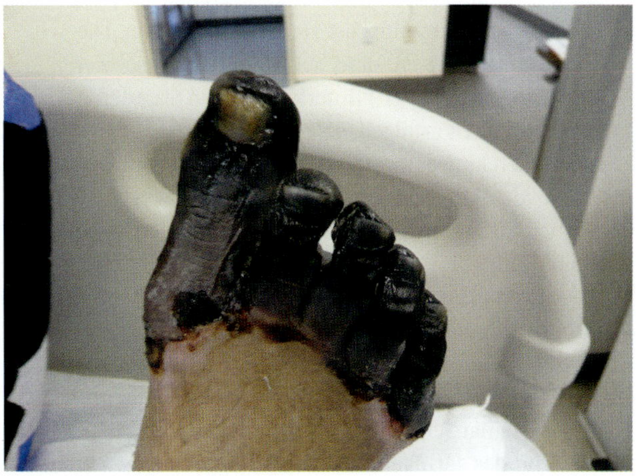

Abb. 21.16 Späte Mumifikation (Grad III und IV). (Mit freundlicher Genehmigung von Dr. Ken Zafren)

21.12 Erfrierungen bei Expeditionen

Trotz der modernen Fortschritte bei der Outdoor-Bekleidung und medizinischen Behandlung können Erfrierungen auch heute noch zu katastrophalen Amputationen führen. Die Behandlung von Erfrierungen vor Ort bleibt eine Herausforderung. Die rechtzeitige Evakuierung von Erfrierungsopfern innerhalb von 48 Stunden ist oft nicht möglich. Die Behandlung sollte idealerweise früher, innerhalb von 6–12 Stunden erfolgen.

Auch wenn eine sofortige Evakuierung nicht möglich ist, kann das Outcome von Erfrierungen durch Begleitpersonen, den Expeditionsarzt oder anderes medizinisches Personal in Erste-Hilfe-Stationen mit geringen Ressourcen verbessert werden. [47] Es kann auch vor Ort möglich sein, eine medikamentöse Behandlung mit Thrombolytika und Iloprost auf der Grundlage der empfohlenen Behandlungsprotokolle durchzuführen, um die Heilungschancen zu maximieren und dadurch das Risiko von Amputationen zu verringern. Um wirksam zu sein, müssen Behandlungen mit t-PA innerhalb von 24 Stunden nach der Wiedererwärmung und mit Iloprost innerhalb von 72 Stunden begonnen werden. Am wirksamsten ist die Behandlung mit t-PA, wenn sie innerhalb von 6–12 h eingeleitet wird. Andere Methoden wie regionale Nervenblockaden und die Behandlung in transportablen Überdruckkammern (➤ Abb. 21.10) können auf einer Expedition ebenfalls eine Rolle spielen. Expeditionsmitglieder und Ersthelfer könnten in sehr großer Höhe die Erstversorgung mit Sauerstoff oder Überdruckkammer für eine Stunde dreimal täglich durchführen. Erfahrene Ärzte könnten vor Ort den Einsatz von Thrombolytika oder Iloprost-Infusionen zur Behandlung von schweren Erfrierungen in Erwägung ziehen. Wegen des Risikos schwerer Komplikationen sollte t-PA nur bei schweren Erfrierungen innerhalb von 24 Stunden und Iloprost innerhalb von 72 Stunden nach Wiedererwärmung eingesetzt werden. [35] Auf einer Expedition kann der Einsatz von Telemedizin (elektronische Fotos oder Videos) die Beratung durch Experten ermöglichen. (https://www.thebmc.co.uk/how-to-get-expert-frostbite-advice; www.altidoc.com; http://www.ifremmont.com/index.php. Wählen Sie die Schaltfläche SOS GELURE [Französisch]). [36]

21.13 Prognose

Oberflächliche Erfrierungen, bei denen kein Gewebeverlust zu erwarten ist, sind in der Regel klinisch als solche erkennbar. Bei schweren Formen ist die Vorhersage über das Ausmaß des Gewebsverlustes oft schwierig. In der Regel ist der Gewebeverlust geringer, als es der äußere Anschein vermuten ließe. Tief im nekrotischen Schorf reicht gesundes Gewebe oft weit über die Oberflächenbegrenzung hinaus. Traditionell basiert die

Behandlung von Erfrierungen auf dem klinischen Verlauf. In den meisten Zentren wird dieser konservative Ansatz verfolgt, um eine unnötige Amputation von lebensfähigem Gewebe zu vermeiden. Erfrierungsläsionen demarkieren sich in der Regel während einer Wartezeit von mindestens 3–6 Wochen. Das Gewebe wird erst amputiert, wenn klar ist, wie viel lebensfähiges Gewebe verbleibt, es sei denn, eine systemische Infektion erzwingt eine frühere Amputation. Dieser Ansatz folgt dem Sprichwort: „Erfrieren im Januar, amputieren im Juli".

Ein verzögertes Staging bedeutet für den Patienten eine unnötige psychische Belastung. Eine frühzeitige Abschätzung der Prognose von Erfrierungen wurde früher durch das Fehlen brauchbarer Leitlinien erschwert. Heute ist es durch eine validierte Methode möglich, den Schweregrad frühzeitig zu bestimmen und eine zielführende Behandlung zu ermöglichen (➤ Tab. 21.2). [48] Dabei (21.7) wird die Ausdehnung der blau-grauen Verfärbung und des gefühllosen Gewebes unmittelbar nach der raschen Wiedererwärmung in Beziehung zum erwarteten Ausmaß des Gewebeverlustes gesetzt. Behandlungen mit t-PA und Iloprost innerhalb von 24 Stunden kann die Prognose erheblich verbessern.

21.14 Folgeschäden

Wiedererwärmung und Reperfusion gehen oft mit starken Schmerzen einher. Ein pochender Schmerz beginnt 2–3 Tage nach der Wiedererwärmung und kann wochen- oder monatelang anhalten, auch nachdem sich das tote Gewebe demarkiert hat. Ein Restkribbeln, das nach einer Woche einsetzt, ist ebenfalls beschrieben worden, wahrscheinlich durch eine ischämische Neuritis. Die Symptome sind individuell sehr unterschiedlich. Einige Betroffene, wie z. B. Diabetiker mit neuropathischen Vorschädigungen, haben während des gesamten Verlaufes keine Schmerzen.

Bei Patienten ohne Gewebeverlust klingen die Symptome normalerweise innerhalb von einem Monat ab, während bei Patienten mit Gewebeverlust die Symptome sechs Monate oder länger andauern können. Eine warme Umgebung kann die Symptome verschlimmern. Zu den Restsymptomen gehören brennende Schmerzen und elektrisierende Empfindungen. Viele Erfrierungsopfer klagen über mehrere Jahre nach der Verletzung über taktile Beschwerden und eine erhöhte Kälteempfindlichkeit. Einige Symptome persistieren für immer. [2]

21.15 Prävention

Es gibt einige einfache Maßnahmen, mit denen das Risiko von Erfrierungen verringert werden kann. [49] Dazu gehören das Tragen mehrerer Kleidungsschichten, eine angemessene Nahrungs- und Flüssigkeitszufuhr, das Trockenhalten, das Tragen von Fäustlingen anstatt Handschuhen, das Vermeiden des Einschnürens von Körperteilen durch Kleidung und das Vermeiden enger Bergschuhe. Zu den neuen Technologien gehören elektrisch beheizte Bergschuhe und Handschuhe sowie chemische Handwärmer. Einige Autoren empfehlen auch die prophylaktische Einnahme von Aspirin, wenngleich der Nutzen wissenschaftlich bislang nicht belegt werden konnte. Bei extrem kalten Witterungsbedingungen ist es wichtig, Erfrierungen rechtzeitig zu erkennen. Da diese schleichend auftreten, können sie übersehen und zu spät erkannt werden, wenn man nicht regelmäßig nach ihnen sucht.

21

Fazit

- Erfrierungen sind Verletzungen, die durch unzureichenden Schutz vor Kälte, insbesondere der Hände, der Füße, des Gesichts und der Ohren, auftreten.
- Eine Hypothermie sowie schwere Begleitverletzungen sollten vor der Behandlung von Erfrierungen therapiert werden.
- Die Erstbehandlung von Erfrierungen umfasst die rasche Wiedererwärmung in warmem Wasser bei 37–39 °C und sollte nur dann durchgeführt werden, wenn keine Gefahr des Wiedereinfrierens besteht.
- Es wird angenommen, dass die Einnahme von Aspirin oder Ibuprofen nach der raschen Wiedererwärmung das Outcome verbessert.
- Die Behandlung im Krankenhaus basiert auf dem initialen Staging des Schweregrades, um das wahrscheinliche Ausmaß des Gewebeverlustes abschätzen zu können. Die erste Bewertung sollte möglichst unmittelbar nach der raschen Wiedererwärmung der betroffenen Körperstellen erfolgen.
- Bei Erfrierungen, die zu einem Gewebsverlust führen können, sollte innerhalb der ersten 72h nach der Wiedererwärmung Iloprost verabreicht werden. Die Behandlung mit t-PA kann bei Patienten mit schweren Erfrierungen (Grad IV) innerhalb von 24 Stunden nach dem Erwärmen erfolgen, sofern das Gewebe weniger als 24 Stunden lang gefroren war und keine Kontraindikationen vorliegen. Innerhalb der ersten 12 Stunden, wenn möglich innerhalb von sechs Stunden, werden bei einer Behandlung mit t-PA die besten Ergebnisse erzielt.
- Die Anwendung von peripheren Nervenblockaden zur Verbesserung der Durchblutung ist ein vielversprechender Behandlungsansatz.
- Der präklinische Einsatz von Iloprost wurde noch nicht systematisch untersucht, könnte aber in Zukunft aufgrund des geringen Risikos und der zu erwartenden Vorteile untersucht werden.

21.16 Danksagungen

Die Autoren danken Dr. Andrew Grieve für seine Hilfe beim epidemiologischen Teil und Dr. Peter Hackett für seine Hilfe beim Abschnitt über die Expedition.

LITERATUR

1. McCauley R, Killyon G, Smith D, et al. Frostbite. In: Auerbach PS (ed), Wilderness Medicine, 5 ed. Philadelphia: Mosby; 2007.
2. Mills W. Clinical Aspects of Freezing Cold Injuries. In: Pandolf K, Burr R, editors. Medical Aspects of Harsh Environments. Vol 1. Falls Church, VA: Office of the Surgeon General; 2001:429–466.
3. Valnicek SM, Chasmar LR, Clapson JB. Frostbite in the prairies: a 12-year review. Plast Reconstr Surg. 1993;92(4):633–641.
4. Reamy BV. Frostbite: review and current concepts. J Am Board Fam Pract. 1998;11(1):34–40.
5. Boswick JA, Jr., Thompson JD, Jonas RA. The epidemiology of cold injuries. Surg Gynecol Obstet. 1979;149(3):326–332.
6. Mills WJ, Jr. Summary of treatment of the cold injured patient: frostbite. Alaska Med. 1993;35(1):61–66.
7. Danielsson U. Windchill and the risk of tissue freezing. J Appl Physiol. 1996;81(6):2666–2673.
8. Wilson O, Goldman RF. Role of air temperature and wind in the time necessary for a finger to freeze. J Appl Physiol. 1970;29(5):658–664.
9. Meryman HT. Freezing injury and its prevention in living cells. Annu Rev Biophys Bioeng. 1974;3(0):341–363.
10. Manson PN, Jesudass R, Marzella L, et al. Evidence for an early free radical-mediated reperfusion injury in frostbite. Free Radic Biol Med. 1991;10(1):7–11.
11. Robson MC, Heggers JP. Evaluation of hand frostbite blister fluid as a clue to pathogenesis. J Hand Surg Am. 1981;6(1):43–47.
12. Raine T, London M, Goluch L. Antiprostaglandins and antithromboxanes for treatment of frostbite. Surg Forum. 1980;31:557–559.
13. McCauley RL, Hing DN, Robson MC, Heggers JP. Frostbite injuries: a rational approach based on the pathophysiology. J Trauma. 1983;23(2):143–147.
14. Cauchy E, Chetaille E, Lefevre M, et al. The role of bone scanning in severe frostbite of the extremities: Eine retrospektive Studie über 88 Fälle. Eur J Nucl Med. 2000;27(5):497–502.
15. Cauchy E, Marsigny B, Allamel G, et al. The value of technetium 99 scintigraphy in the prognosis of amputation in severe frostbite injuries of the extremities: Eine retrospektive Sutdie mit 92 Patienten mit schweren Erfrierungenschäden. J Hand Surg. 2000;25(5):969–978.
16. Imray C, Grieve A, Dhillon S; Caudwell Xtreme Everest Research G. Cold damage to the extremities: frostbite and non-freezing cold injuries. Postgrad Med J. 2009;85(1007):481–488.
17. Saemi AM, Johnson JM, Morris CS. Treatment of Bilateral Hand Frostbite Using Transcatheter Arterial Thrombolysis After Papaverine Infusion. Cardiovasc Intervent Radiol. 2009;39(6):1280–1283.
18. Finderle Z, Cankar K. Delayed treatment of frostbite injury with hyperbaric oxygen therapy: Ein Fallbericht. Aviat Space Environ Med. 2002;73(4):392–394.
19. Rakower SR, Shahgoli S, Wong SL. Doppler ultrasound and digital plethysmography to determine the need for sympathetic blockade after frostbite. J Trauma. 1978;18(10):713–718.
20. Barker JR, Haws MJ, Brown RE, et al. Magnetic resonance imaging of severe frostbite injuries. Ann Plast Surg. 1997;38(3):275–279.
21. Pasquier M, Ruffinen GZ, Brugger H, Paal P. Pre-hospital wrist block for digital frostbite injuries. High Alt Med Biol. 2012;13(1):65–66.
22. Cauchy E, Leal S, Magnan MA, Nespoulet H. Portable hyperbaric chamber and management of hypothermia and frostbite: an evident utilization. High Alt Med Biol. 2014;15(1):95–96.
23. Calder K, Chung B, O'Brien C, Lalonde DH. Bupivacaine digital blocks: how long is the pain relief and temperature elevation? Plast Reconstr Surg. 2013;131(5):1098–1104.
24. Chandran GJ, Chung B, Lalonde J, Lalonde DH. The hyperthermic effect of a distal volar forearm nerve block: a possible treatment of acute digital frostbite injuries? Plast Reconstr Surg. 2010;126(3):946–950.
25. Shapovalov KG, Burdinskii EN, Stepanov AV. Optimization of the components of regulation of vascular tone and microcirculatory hemostasis during prolonged regional block in local cold injury. Anesteziol Reanimatol. 2008(3):20–22.
26. Koster U, Mutschler B, Hempel V. Treatment of frostbite of the extremities by combined axillary plexus and peridural anesthesia: Ein Fallbericht inklusive Medikamentenspiegel von Bupivacain. Reg Anaesth. 1987;10(3):93–95.
27. Syposs T, Novak J, Nagy L, Keresztes L. Management of frostbite of the lower limbs by continuous epidural blockade. Orv Hetil. 1986;127(1):27–30.
28. Mathew L, Purkayastha SS, Selvamurthy W, Malhotra MS. Cold-induced vasodilatation and peripheral blood flow under local cold stress in man at altitude. Aviat Space Environ Med. 1977;48(6):497–500.
29. Daanen HA, van Ruiten HJ. Cold-induced peripheral vasodilation at high altitudes – Eine Feldstudie. High Alt Med Biol. 2000;1(4):323–329.
30. Keramidas ME, Kolegard R, Mekjavic IB, Eiken O. Acute effects of normobaric hypoxia on hand-temperature responses during and after local cold stress. High Alt Med Biol. 2014;15(2):183–191.
31. Imray CH, Clarke T, Forster PJ, et al. Carbon dioxide contributes to the beneficial effect of pressurization in a portable hyperbaric chamber at high altitude. Clin Sci. 2001;100(2):151–157.
32. Mills WJ, Jr. Summary of treatment of the cold injured patient. 1980. Alaska Med. 1993;35(1):50–53.
33. McIntosh SE, Opacic M, Freer L, et al. Wilderness Medical Society practice guidelines for the prevention and treatment of frostbite: 2014 update. Wilderness Environ Med. 2014;25(4 Suppl):S43–54.
34. Heggers JP, Robson MC, Manavalen K, et al. Experimental and clinical observations on frostbite. Ann Emerg Med. 1987;16(9):1056–1062.
35. Cauchy E, Cheguillaume B, Chetaille E. A controlled trial of a prostacyclin and rt-PA in the treatment of severe frostbite. N Engl J Med. 2011;364(2):189–190.
36. Handford C, Buxton P, Russell K, et al. Frostbite: a practical approach to hospital management. Extrem Physiol Med. 2014;3:7.
37. Fugate JE, Rabinstein AA. Update on intravenous recombinant tissue plasminogen activator for acute ischemic stroke. Mayo Clinic proceedings. 2014;89(7):960–972.
38. Bruen KJ, Gowski WF. Treatment of digital frostbite: current concepts. J Hand Surg Am. 2009;34(3):553–554.
39. Murphy JV, Banwell PE, Roberts AH, McGrouther DA. Frostbite: pathogenesis and treatment. J Trauma. 2000;48(1):171–178.
40. Higdon B, Youngman L, Regehr M, Chiou A. Deep Frostbite Treated With Hyperbaric Oxygen and Thrombolytic Therapies. Wounds. 2015;27(8):215–223.
41. Kemper TC, de Jong VM, Anema HA, et al. Frostbite of both first digits of the foot treated with delayed hyperbaric oxygen: Ein Fallbericht und eine Literaturrecherche. Undersea Hyperb Med. 2014;41(1):65–70.
42. Pekar M, Mazur M, Pekarova A, et al. [Lumbar sympathectomy literature review over the past 15 years]. Rozhl Chir. 2016;95(3):101–106.

43. Snider RL, Porter JM. Treatment of experimental frostbite with intra-arterial sympathetic blocking drugs. Surgery. 1975;77(4):557–561.
44. Miller MB, Koltai PJ. Treatment of experimental frostbite with pentoxifylline and aloe vera cream. Arch Otolaryngol Head Neck Surg. 1995;121(6):678–680.
45. Purkayastha SS, Roy A, Chauhan SK, et al. Efficacy of pentoxifylline with aspirin in the treatment of frostbite in rats. Indian J Med Res. 1998;107:239–245.
46. Hayes DW, Jr., Mandracchia VJ, Considine C, Webb GE. Pentoxifylline. Adjunctive therapy in the treatment of pedal frostbite. Clin Podiatr Med Surg. 2000;17(4):715–722.
47. Cauchy E, Davis CB, Pasquier M, et al. A New Proposal for Management of Severe Frostbite in the Austere Environment. Wilderness Environ Med. 2016;27(1):92–99.
48. Cauchy E, Chetaille E, Marchand V, Marsigny B. Eine retrospektive Studie mit 70 Fällen mit schweren Erfrierungsläsionen: ein Vorschlag eines neuen Klassifikationsschemas. Wilderness Environ Med. 2001;12(4):248–255.
49. Zafren K. Frostbite: prevention and initial management. High Alt Med Biol. 2013;14(1):9–12.

KAPITEL

22 Gletscherspaltenunfälle

Oliver Reisten, Oliver Kreuzer, Alessandro Forti, Hermann Brugger

Zusammenfassung

- Obwohl sich Gletscherspaltenunfälle seltener ereignen als andere Bergunfälle, stellt eine Spaltenbergung selbst in sehr beliebten Touristengebieten eine große Gefahr für die Retter dar. Die Sterblichkeitsrate bei Spaltenunfällen liegt zwischen 11 und 16 %. Bergretter und medizinisches Personal sollten mit der technischen Rettung und den medizinischen Komplikationen, die bei Spaltenunfällen auftreten können, vertraut sein. Bergretter sollten in der Lage sein, einen Patienten medizinisch zu versorgen, und das medizinische Personal sollte technische Rettungstechniken anwenden können. Gletscherspaltenunfälle können zu medizinischen Problemen wie Traumata, Unterkühlung und Erfrierungen führen. Dabei beeinflusst das Gelände um die Gletscherspalte den Unfallmechanismus und das Verletzungsmuster. Liegt um die Gletscherspalte tiefer Neuschnee, kann ein Sturz von einem Begleiter besser aufgehalten werden als auf blankem Eis. Wenn der Gletscher mit Staub und Geröll bedeckt ist, kann die Reibung der rauen Oberfläche einen Sturz abbremsen. Stürzt eine Person in eine Gletscherspalte, beeinflussen Tiefe und Struktur von Spaltenwand und Boden den Schweregrad der Verletzungen. Manchmal kommt es zu lawinenähnlichen Situationen, wenn Personen durch herabfallenden Schnee verschüttet werden. Für die Ortung können dann das RECCO®-System und/oder Lawinenverschüttetensuchgeräte eingesetzt werden.
- Die Sicherheit des Rettungspersonals hat oberste Priorität. Die medizinische Erstversorgung sollte sich auf lebensrettende Sofortmaßnahmen wie das Öffnen der Atemwege und die Stillung starker Blutungen beschränken. Beim Erreichen der Patienten besteht die erste Aufgabe darin, diese gegen einen weiteren Sturz zu sichern, sofern dies nicht eindeutig unnötig ist. Der Patient sollte so schnell wie möglich aus der Spalte befreit werden, vorzugsweise mit einem Dreibein, das auch als Zweibein für große Gletscherspalten verwendet werden kann.
- Personen, die aus einer Gletscherspalte gerettet werden, sind Kälte und Wind ausgesetzt. Sie sind mit einer Ganzkörperisolierung zu schützen. Stark unterkühlte, nicht ansprechbare Patienten sollten in ein geeignetes Krankenhaus, Patienten mit schweren Verletzungen in ein Traumazentrum gebracht werden. Wenn möglich, sollte der Transport mittels Hubschrauber erfolgen. Ist ein Transport auf dem Luftweg nicht möglich, ist der Transport auf dem Landweg die einzige Alternative.

22.1 Hintergrund

Gletscherspaltenunfälle können technisch und medizinisch sehr anspruchsvoll sein. Die Spalten können tief und die Betroffenen zwischen Eiswänden eingeklemmt oder von Schnee begraben sein. Verengungen, brüchiges Eis, Dunkelheit, Kälte und Feuchtigkeit können zusätzliche technische Schwierigkeiten verursachen. Die Rettung aus Gletscherspalten ist häufig sehr komplex. Die medizinische Behandlung sollte sich zunächst auf das Wesentliche konzentrieren. Die Retter sollten so schnell und so sicher wie möglich günstige Bedingungen für die weitere medizinische Behandlung schaffen, idealerweise durch eine schnelle Bergung. Ist eine rasche Bergung möglich, können medizinische Maßnahmen außerhalb der Gletscherspalte sicherer und effizienter durchgeführt werden als in der Gletscherspalte. Dort können jedoch lebensrettende Sofortmaßnahmen, wie das Anlegen eines nasopharyngealen Atemwegs notwendig sein, um das Überleben zu sichern und ein akzeptables Ergebnis zu erzielen. Technische und medizinische Aspekte der Spaltenrettung sind untrennbar miteinander verbunden. Ein Bergretter sollte in der Lage sein, die lebensrettende medizinische Erstversorgung durchzuführen; auf der anderen Seite sollte das medizinische Personal Techniken anwenden können, um die Betroffenen zu sichern und zu bergen. Alle Mitglieder des technischen und medizinischen Rettungsteams sind in die Entscheidungen über Rettungstechniken und medizinische Behandlung in oder außerhalb der Spalte einzubeziehen.

Es gibt nur wenige Berichte zu Spaltenunfällen, selbst in stark vergletscherten Tourismusgebieten. Der Klimawandel wirkt sich in einigen Gebieten bereits durch schrumpfende oder schwindende Gletscher aus. Dies könnte aufgrund der sich verändernden Dynamik der Eisstrukturen und zusätzlicher Gefahren wie Steinschlag, Erdrutsche und zusammenbrechende Moränen, zu mehr Unfällen führen. Auch die medizinischen Probleme bei Gletscherspaltenunfällen können sich durch die Kombination verschiedener Gefahren erschweren.

Die häufigsten medizinischen Probleme sind Traumata. Sie können schwerwiegender Natur sein, insbesondere wenn eine Kombination mehrerer Verletzungen vorliegt. Unterkühlung und Erfrierungen können ebenfalls auftreten. In manchen Fällen kann eine Lawine die Opfer unter Eis und Schnee begraben. Die Retter sollten sich immer bewusst sein, dass sie in einer gefährlichen Umgebung arbeiten. Befinden sich Patient und Retter in der Spalte, geht die größte Gefahr von darüberliegenden losen oder schwachen Strukturen aus. In manchen Fällen, kann diese Situation eine „Crash-Rettung“ erfordern, um die Gefahr auf das absolute Minimum zu reduzieren.

MERKE

Gletscherspaltenunfälle gehen mit einem hohen Risiko für Patienten und Retter einher. Die Retter sollten sowohl in der Lage sein, technische Schwierigkeiten zu bewältigen als auch mit spezifischen medizinischen Problemen umzugehen. Die Sicherheit des Rettungspersonals ist wichtig. In Spalten eingeklemmte Personen sollten so schnell wie möglich befreit werden. In der Gletscherspalte sind ausschließlich lebensrettende Sofortmaßnahmen durchzuführen. Weitere Maßnahmen sind aufzuschieben, bis die Patienten aus der Spalte befreit sind.

22.2 Epidemiologie und Verletzungsmuster

22.2.1 Epidemiologie

Gletscherspaltenunfälle passieren nur auf Gletschern. Nicht jeder Gletscher hat eine nennenswerte Anzahl von Gletscherspalten. Eine Randkluft (oder *Rimaye* im Französischen) ist eine Gletscherspalte, die am oberen Rand des Gletschers entsteht, wenn er sich vom Felsen durch Abschmelzen löst. Ist das tiefer liegende Gelände flach, bilden sich nur wenige Gletscherspalten. Bewegt sich der Gletscher langsam, ist die Spaltenbildung ebenfalls weniger ausgeprägt. Ein Bergschrund ist eine Gletscherspalte, die sich bildet, wenn der sich bewegende Gletscher vom feststehenden Eis abspaltet.

Damit ein Gletscher Spalten bilden kann, müssen bestimmte Voraussetzungen gegeben sein. Wenn das Gelände ansteigt oder abfällt, können sich Felsstrukturen wie Grate oder andere Erhebungen unter dem Gletscher befinden und Gletscherspalten bilden. Fließt der Gletscher über ein abfallendes Gelände, bilden sich typischerweise V-förmige Gletscherspalten. Wenn das Gelände abflacht, entwickeln sich eher A-förmige Spalten. Fließen Gletscher über Vorsprünge mit abgerundeten Gipfeln, können kreuzförmige oder V-förmige Gletscherspalten entstehen.

Je nach Alter kann das Gletschermaterial von hartem Schnee bis zu klarem, hartem Wassereis variieren. Diese Unterschiede können eine wichtige Rolle bei den Unfallmechanismen spielen. Während hartes Wassereis einem rutschenden oder fallendem Körper fast keinen Widerstand bietet, könnte noch nicht verdichtetes Eis genügend Reibungswiederstand erzeugen, um den Sturz oder das Rutschen in eine Spalte abzubremsen oder zu verhindern. Das Rutschen auf der Gletscheroberfläche kann bereits vor dem Spaltensturz zu Verletzungen führen. Raues Eis kann schwere Abschürfungen verursachen. Liegt frischer Schnee auf der Oberfläche, kann der Sturz von den Begleitern eher gehalten werden, als ein Sturz auf einem eisigen Gletscher, der wenig Reibung bietet. Eine schneefreie Oberfläche, die mit Staub und kleinen Kieselsteinchen bedeckt ist, kann durch die Sonneneinstrahlung rau und unregelmäßig werden. Wenn sich diese Partikel erwärmen, schmelzen sie in die Eisoberfläche und bilden Löcher. Rutscht man auf einer solchen Oberfläche aus, können Schürfwunden entstehen.

Der Ausgang von Gletscherspaltenunfällen hängt auch von anderen Faktoren ab. Stürzt man im freien Fall, beeinflussen Fallhöhe und bei einem Aufprall die Bodenbeschaffenheit die Schwere der Verletzung. Stürzt man in schmale Spalten, kann je nach Struktur und Reibung der Spaltenwände die Sturzgeschwindigkeit abgebremst werden. Ein Aufprall am Boden kann die Hauptursache für gravierende Verletzungen sein. Wenn eine Gletscherspalte schmaler ist als der Körper, wird die Person eingeklemmt und schwere Kompressionsverletzungen im Bauch- und Beckenbereich können die Folge sein. Es können Blutungen auftreten, die in der Spalte durch Kompression vorübergehend tamponiert werden. Die Blutung wird möglicherweise nicht erkannt, aber sie kann nach der Bergung wieder einsetzen. Unter solchen Umständen kann Berichten zufolge der Tod durch einen hämorrhagischen Schock eintreten.

Eine Kompression des Brustkorbs kann tödlich enden, wenn die Person nicht rechtzeitig gerettet wird. Durch das Körpergewicht rutscht das Opfer mit jedem Ausatmen weiter nach unten, der Brustkorb wird dadurch komprimiert und das Einatmen immer schwieriger, bis es schließlich unmöglich wird. Andere Verletzungen können durch Ausrüstungsgegenstände, wie Steigeisen, Eispickel oder Eisschrauben verursacht werden. Wird ein Sturz durch Steigeisen abrupt gestoppt, können schwere Verletzungen auftreten. Bricht eine Schneebrücke ein, können Personen darunter begraben werden, wodurch auch die Retter gefährdet sein können.

Spaltenunfälle kommen im Vergleich zu Ski-, Lawinen- und sonstigen Bergunfällen selten vor. Beobachtungsstudien [1–4], Fallberichte, [5–8] und Fallserien [9–11] vermitteln ein unvollständiges Bild der Epidemiologie bei Spaltenstürzen, da die topografischen und logistischen Bedingungen sehr unterschiedlich sind und Vergleiche im Hinblick auf die Sterblichkeit und das Verletzungsmuster schwierig sind.

Walpoth et al. berichteten im Jahr 1990 über fünf stark Unterkühlte in der Schweiz, die über einen Zeitraum von zehn Jahren aus Gletscherspalten gerettet und mithilfe eines kardiopulmonalen Bypasses wiedererwärmt wurden. [9] Alle erlangten am Tag nach der Wiedererwärmung das Bewusstsein und konnten ohne neurologische Folgeschäden ihre Arbeit wieder aufnehmen. Marsigny et al. aus Chamonix, Frankreich, untersuchten retrospektiv 5200 Bergrettungseinsätze zwischen 1988 und 1997 im französischen Teil des Mt. Blanc-Massivs. [3] Der Mt. Blanc (4.807 m) ist der höchste Gipfel der Alpen und von riesigen Gletschern mit zahlreichen Gletscherspalten umgeben. Von 1956 Unfällen in diesem Gebiet waren 274 (14 %) Gletscherspaltenunfälle. Durchschnittlich ereigneten sich jährlich 30 Vorfälle. In den Schweizer Alpen, im Berner Oberland, einem Gebiet mit ausgedehnten Gletscherspalten, berichteten Schindera et al. über sechs Spaltenopfer, die zwischen 1997 und 2003 in das Universitätsklinikum Bern eingeliefert wurden. [10] Dies entspricht etwa einem Fall pro Jahr. Kaufmann et al. untersuchten 2.017 Fälle in der Umgebung von Innsbruck, Österreich, die zwischen 1998 und 2003 mit Hubschraubern gerettet wurden. [4] In diesen sechs Jahren wurden 12 Patienten (0,6 % der Gesamtanzahl) aus Gletscherspalten geborgen, das sind durchschnittlich zwei pro Jahr. Im Jahr 2007 berichteten Ruttmann et al. über sieben Verunglückte mit Spaltenstürzen, die zwischen 1987 und 2006 mit einer Unterkühlung in die Universitätsklinik Innsbruck eingeliefert wurden. [11] Alle wurden mit extrakorporaler Wiedererwärmung behandelt. 2010 veröffentlichten Hohlrieder et al. die erste systematische Übersicht von Gletscherspaltenunfällen zwischen 1998 und 2008 in den Tiroler Alpen in Österreich. [2] In diesen elf Jahren gab es bei 90 Spaltenunfällen 95 Patienten, im Jahr also durchschnittlich etwa neun Patienten mit einer Mortalität von 16 %. Im Jahr 2014 veröffentlichten Pasquier et al. die erste und einzige landesweite Studie zu Gletscherspaltenunfällen in der Schweiz. [1] Die Autoren untersuchten alle Hubschrauberrettungen von 2000 bis 2010 mit 415 Patienten (durchschnittlich 38 Personen pro Jahr) und einer Sterblichkeitsrate von 11 %.

MERKE

Obwohl es schwierig ist, aus der Literatur Rückschlüsse auf die Häufigkeit von Gletscherspaltenunfällen in einem bestimmten geografischen Gebiet zu ziehen, zeigen alle Studien eine niedrige Inzidenz. Dabei steht die Zahl der Krankenhausaufnahmen im Zusammenhang mit den regionalen Ausdehnung und Gefährlichkeit der Gletscher.

22.2.2 Verletzungsmuster

Marsigny et al. untersuchten 5200 Rettungseinsätze im Mt. Blanc-Massiv. Dabei waren von 132 Unterkühlten 40 % aus Gletscherspalten gerettet worden. [3] Pasquier et al. analysierten die Daten und Verletzungsmuster von 415 Spaltenopfern, [1] von denen 220 (53 %) während der Skisaison und 195 (47 %) während der Sommersaison in eine Gletscherspalte stürzten. Die meisten Opfer, 346 (84 %), waren Männer. Die durchschnittliche Fallhöhe der Spaltenstürze betrug 16,5 m (1–35 m). Von den 415 Opfern waren 44 (11 %) bei der Bergung bereits tot. Bei den Skifahrern im Winter lag die Sterblichkeitsrate mit 14 % [31/220] höher als bei Bergsteigern im Sommer mit 7 % [13/195] und nahm mit der Fallhöhe zu. Von allen Verunglückten waren 101 (24 %) unverletzt, 34 (8 %) wurden mit einem NACA-Score von 1 gerettet, 84 (20 %) mit NACA 2, 104 (25 %) mit NACA 3, 28 (7 %) mit NACA 4, 13 (3 %) mit NACA 5 und 7 (2 %) mit NACA 6. Bei insgesamt 48 Personen lagen lebensbedrohliche Verletzungen vor mit einem NACA-Score 4 oder höher. Die Studie basierte ausschließlich auf präklinischen Daten. Diagnosen, der Injury Severity Score (ISS) und das Ergebnis bei Krankenhausentlassung wurden nicht angegeben.

Die einzige Studie, die Daten aus dem Krankenhaus mit präklinischen Daten kombinierte, stammt von Hohlrieder et al. aus den Tiroler Alpen in Österreich. [2] Im Gegensatz zur Schweizer Studie [1] hatten sich 43 der untersuchten 95 (45 %) Spaltenunfälle im Winter beim Skifahren oder Snowboarden und 52 (55 %) beim Bergsteigen im Sommer ereignet. Die durchschnittliche Fallhöhe betrug 16 m (2–40 m). 45 Verunglückte (48 %) befanden sich noch in der Gletscherspalte, als die Rettungsmannschaften eintrafen, 28 (29 %) waren bereits von Begleitern befreit worden oder hatten sich selbst befreit. Nur bei sieben Verunglückten 7 (7 %) wurden spezielle Bergungsgeräte wie Dreibeine und Presslufthämmer benötigt. 15 Personen (16 %) waren bei der Bergung bereits tot, ein etwas höherer Anteil als in der Schweizer Studie. [1] Acht von diesen 15 (53 %) waren an den Folgen von Erstickungsanfällen verstorben. Ein Opfer ertrank im Wasser am Boden der Gletscherspalte und 7 (47 %) erlitten ein tödliches Polytrauma. Sieben (7 %) Überlebende wurden mit lebensbedrohlichen Verletzungen (ISS > 20) und neun (9 %) mit schweren, potenziell lebensbedrohlichen Traumata (ISS 16–20) gerettet. Zwölf Personen (13 %) waren mittelschwer verletzt (ISS 9–15) und 52 (55 %) waren leicht verletzt oder unverletzt (ISS < 9).

Die am häufigsten diagnostizierten schweren Verletzungen waren ein Thoraxtrauma sowie Verletzungen der Extremitäten und des Beckens. Zu den weniger schweren Verletzungen gehörten Frakturen der oberen und unteren Gliedmaßen, Wirbelsäulen-, Schädel- und Rippenfrakturen. Ähnlich wie in der Schweizer Studie [1] wiesen neun (10 %) der Verunglückten eine schwere Hypothermie auf. Bei drei der neun stark unterkühlten Verunglückten kam es zu einem Herz-Kreislauf-Stillstand, bei zwei Verunglückten während der

Bergung und bei einer Person während der Erstuntersuchung am Unfallort. Alle drei Patienten wurden unter laufender kardiopulmonaler Reanimation (CPR) in ein Krankenhaus mit ECLS transportiert und erfolgreich extrakorporal wiedererwärmt. Alle haben sich vollständig erholt. Nur zwei (2 %) aller Betroffenen waren mäßig unterkühlt. Die übrigen waren entweder leicht oder nicht unterkühlt. [8]

Zwei Fallberichte zeigen, dass ein Langzeitüberleben in einer Gletscherspalte möglich ist, wenn die Person nicht allzu schwer verletzt ist. Die längste Überlebensdauer wurde 1934 berichtet. [8, 12] Ein 27-jähriger Mann stürzte am Mt. Blanc-Massiv auf 2600 m 20 m tief in eine Gletscherspalte. Er überlebte die Dunkelheit, die Kälte und völlige Isolation mit minimaler Nahrung und Kleidung acht Tage lang, bevor er befreit wurde.

MERKE

Die Sterblichkeitsrate bei Spaltenunfällen liegt zwischen 11 und 16 %. Bei Stürzen in Gletscherspalten sind Traumata bei Bergsteigern im Sommer und der Erstickungstod bei Skifahrern im Winter die häufigsten Todesursachen. Bei etwa 20 % entwickeln sich potenziell lebensbedrohliche Verletzungen und bei 10 % eine schwere Hypothermie. Ein Drittel der stark unterkühlten Personen erleidet während der Rettung einen Herz-Kreislauf-Stillstand. Bei längerer kardiopulmonaler Reanimation und extrakorporaler Wiedererwärmung haben Patienten, die während der Rettung einen Herz-Kreislauf-Stillstand erleiden, eine gute Chance auf vollständige Genesung.

Fallbeispiel

Sechs Tage in Eis und Dunkelheit

An einem sonnigen Tag im August überquerte ein gesunder 70-jähriger Mann allein einen Gletscher und stürzte in 3000 m Höhe in eine Gletscherspalte. Die Fallhöhe betrug 10 m, er war unverletzt, konnte sich aber nicht selbst befreien. Er trug einen Rucksack, Wanderschuhe, Handschuhe und eine Mütze, hatte jedoch keine Standard-Gletscherausrüstung wie Seil, Steigeisen oder Eispickel bei sich. Im Rucksack befand sich auch etwas zu essen. Nach dem Sturz stellte er fest, dass er auf einer Schneebrücke in der Mitte der Gletscherspalte lag. Spärliches Tageslicht schimmerte durch das Loch, durch das er gefallen war. In der Dunkelheit unter ihm konnte er den Grund der Gletscherspalte nicht sehen und hatte Angst, noch weiter zu fallen. Der Mann blieb regungslos auf seinem Rucksack sitzen und deckte sich mit einer dünnen Rettungsdecke zu. Es gab keinen Mobilfunkempfang und der Akku seines Mobiltelefons war bald leer. In den ersten Tagen rief er um Hilfe, aber niemand reagierte. Er trank etwas Wasser, das vom Eis tropfte, wurde aber immer durstiger. Jeden Tag nahm er einen Bissen Schokolade und aß ein paar Kekse. Am vierten Tag verlor er die Hoffnung. Er rief immer noch von Zeit zu Zeit um Hilfe, wurde aber immer emotionsloser und begann innerlich Abschied zu nehmen. Am sechsten Tag überquerten unerwartet Wanderer den Gletscher und hörten seine Stimme, die aus dem Schneeloch kam. Sie fanden den Mann und setzten sofort einen Notruf ab. Innerhalb weniger Minuten trafen ein Rettungshubschrauber und ein Rettungsteam ein und befreiten den Mann aus der Gletscherspalte.

Der Mann war erschöpft, aber bei vollem Bewusstsein. Er wurde in das nächstgelegene Krankenhaus geflogen, alle gemessenen Werte und Bluttests waren normal. Die epitympanale Messung der Körperkerntemperatur ergab 33,5 °C. Der Verletzte hatte Frakturen der Kieferknochen, der Rippen, der Wirbelsäule und eines Trochanter majors. Zudem bestanden Erfrierungen an beiden Füßen und seine beiden großen Zehen mussten amputiert werden. Vier Monate später hatte er sich erholt und konnte wieder normal gehen. Dieses lange Überleben in einer Gletscherspalte war außergewöhnlich. Der Unfall ereignete sich in einem der wärmsten Sommer, die bis dahin aufgezeichnet wurden. Die Lufttemperatur auf dem Gletscher schwankte zwischen 5 und 17 °C. Die Temperatur in der Gletscherspalte lag jedoch wahrscheinlich um 0 °C. Die Rettungsdecke hat möglicherweise einen übermäßigen Wärmeverlust und das Eindringen von Feuchtigkeit verhindert. Übernommen von [7].

22.3 Technische Rettung

Spaltenrettungen stellen eine erhebliche Gefahr für die Rettungsteams dar. Auch hier gilt: Die Sicherheit der Retter hat oberste Priorität. Manchmal ist es bei einer Spaltenrettung für die Retter unmöglich, den Verunfallten zu erreichen, ohne zu große Risiken einzugehen. Die Retter sollten sich immer darüber im Klaren sein, dass es sich bei Gletscherspalten um eine sehr gefährliche Umgebung handelt. Spaltenopfer zu finden und zu erreichen, kann oft sehr schwierig sein. Selbst wenn der Sturz von Kameraden oder Augenzeugen beobachtet wird, kann es sein, dass die Patienten in der Spalte unauffindbar sind. Fallen während eines Sturzes Schnee und Eis herab, kann ein Opfer verschüttet werden. Bei Zwielicht oder wenn es in der Gletscherspalte dunkel ist, kann es schwierig sein, den Verschütteten zu finden. Manchmal müssen RECCO®-Suchsysteme oder Lawinenverschüttetensuchgeräte zur Ortung des Verschütteten eingesetzt werden. Zusätzlich zu den spezifischen RECCO®-Reflektoren kann RECCO® oft auch elektronische Geräte wie Mobiltelefone aufspüren. Ankerpunkte für Seile und Sicherungsgeräte werden mit Standardtechniken wie das Setzen von Eisschrauben oder das

Graben von Schneeankern fixiert. Ein Retter kann dann mit Steigeisen und Eispickel zu der Stelle absteigen, an der das Opfer gesichtet oder vermutet wird. Sobald der Verunfallte lokalisiert ist, sollte er an einem Anker gesichert werden, um einen weiteren Sturz zu verhindern, es sei denn, dies ist eindeutig unnötig. In den meisten Fällen wird der Retter einen Standplatz in der Nähe des Patienten einrichten, um sich selbst zu sichern oder weiteren Rettern den Zugang zum Verunfallten zu erleichtern.

Ein Opfer, das zwischen den Spaltenwänden eingeklemmt ist, kann schwer zu erreichen sein. Sobald ein Zugang möglich ist, sollte der Patient so schnell wie möglich gegen weiteres Abrutschen nach unten gesichert werden. Bei einem eingeklemmten Brustkorb kann es lebensrettend sein, den Patienten leicht anzuheben, um eine ungehinderte Atmung zu ermöglichen und eine Erstickung zu verhindern, unabhängig von möglichen weiteren Verletzungen, Schmerzen oder anderen Bedenken. Eine Technik besteht darin, mit einem Flaschenzug, z. B. dem Seilrollenflaschenzug, das Opfer leicht anzuheben, um den Brustkorb zu entlasten. Sobald dies geschehen ist, kann die Rettung fortgesetzt werden.

MERKE

Ist eine Person zwischen den Spaltenwänden eingeklemmt, ist sie sie sofort gegen weiteres Abrutschen zu sichern. Der Verunfallte sollte so schnell wie möglich leicht angehoben werden, damit er weiter atmen kann. Wenn dies nicht geschieht, kann der Betroffene innerhalb von Minuten ersticken. Diese Maßnahme kann neben dem Freimachen der Atemwege und dem Stoppen starker Blutungen lebensrettend sein. Die Behandlung anderer Verletzungen und die Schmerztherapie sind in diesem Fall nebensächlich.

Nachdem das Opfer gesichert ist und der Brustkorb entlastet wurde, ist für die organisierte Rettung in der Regel das Dreibein das effektivste Bergungsgerät. Ist der obere Teil der Gletscherspalte zu breit für ein Dreibein, kommt das Zweibein (oder die Zweibein-Funktion eines Dreibeins) zum Einsatz. Diese Geräte ermöglichen es, dass zwei unabhängige Seilsysteme, in der Regel Kernmantelseile, verwendet werden können. Es können auch Stahlseile verwendet werden. Werden die Systeme richtig eingesetzt, ist das Abseilen und Aufziehen an zwei verschiedenen Seilen möglich. Winden mit Zahnradgetriebe ermöglichen einen effizienten Seilbetrieb. In Kombination mit motorisierten Hilfsmitteln wie elektrischen oder benzinbetriebenen Bohrmaschinen ist so ein schnelles Aufwinden oder Absenken von Personen oder Ausrüstung am leichtesten möglich. Ist es unmöglich, einen Verunfallten anzuheben, weil er eingeklemmt ist oder dessen Kleidung oder Ausrüstung an den Wänden der Gletscherspalte festgefroren ist, kann es notwendig sein, das Eis aufzubrechen, um den Körper oder verkeilte Gliedmaßen zu befreien. Der Zermatter Bergretter und Bergführer Bruno Jelk entwickelte eine speziell für diesen Zweck geformte Klinge. In den letzten Jahrzehnten wurden auch verschiedene Systeme, wie z.B. generatorbetriebene Kompressoren zum Betreiben von Presslufthämmern entwickelt. Viele erfolgreiche Rettungen wurden mit diesen Geräten durchgeführt. Nachteile dieser Geräte sind ihr Gewicht und die Tatsache, dass sie zum und vom Unfallort transportiert werden müssen – in der Regel als Außenlast an einem Hubschrauber. Fallen während des Arbeitens oberhalb oder in der Nähe des Opfers Trümmer herab, muss an einen Schutz wie z. B. einen aufblasbaren Schirm gedacht werden.

Sobald man Zugang zum Patienten hat und dieser bewegt werden kann, kann mit der Bergung begonnen werden. Der Körper des Verunfallten muss zunächst an einem Sicherungspunkt, z.B. am eigenen Klettergurt, befestigt werden. Im nächsten Schritt wird die Person an einem der Seile für die Rettung befestigt. Während der Bergung sollte der Patient möglichst in einer horizontalen Position gehalten werden. Wenn dies nicht möglich ist, besteht bei unterkühlten Personen das Risiko, dass das Opfer während der Rettungsaktion kollabiert. Unterkühlte Patienten sollten so vorsichtig wie möglich bewegt und behandelt werden, da während der Rettung jederzeit durch das Erreichen einer kritischen Kerntemperatur ein Kreislaufkollaps auftreten kann. Um lange Verzögerungen zu vermeiden, ist es jedoch manchmal nicht möglich, die Patienten so schonend wie nötig zu behandeln, die Rettungskräfte sollten deshalb immer darauf vorbereitet sein, bei einem plötzlichen Herz-Kreislauf-Stillstand sofort Wiederbelebungsmaßnahmen einzuleiten. Nach der Bergung sind Betroffene einer kalten Umgebung mit Windchill ausgesetzt. Selbst geringe Luftbewegungen erhöhen den konvektiven Wärmeverlust, der eine Unterkühlung verschlimmern kann. Auch die Verdunstung erhöht den Wärmeverlust, da die Luft außerhalb der Gletscherspalte oft trockener ist als in der Spalte. Deshalb sollten die Verunfallten gut isoliert werden. Wenn ein mechanisches Gerät zur Brustkorbkompression zur Verfügung steht, wird dieses angebracht, bevor eine weitere Wärmeisolierung erfolgt, um bei einem Herz-Kreislauf-Stillstand rasch reagieren zu können. Ein Hubschrauber ist in der Regel das beste Mittel für den Transport des Patienten.

Zu den wirksamen Materialien für die Wärmeisolierung gehören Luftpolsterfolien, robuste Plastikplanen und synthetische Decken. Dünne Rettungsdecken mit Silber- und Goldbeschichtung werden häufig verwendet, reißen aber leicht, insbesondere bei Wind und werden dadurch unwirksam. Es ist wichtig, mit robusten Folien eine Dampfsperre zu bilden. Eine weitere Möglichkeit ist es, Polyethylen-Müllsäcke einzusetzen, die mit Klebeband befestigt werden. Selbst wenn die Säcke reißen, können sie leicht mit mehr Klebeband fixiert werden. Schließlich sollte der Patient in einem Rettungssack samt Vakuummatratze gelagert werden. [13] Um die vorhandene Körperwärme zu erhalten, sind chemische

Wärmepads, Wärmebeutel und Wärmflaschen geeignet. Es ist umstritten, ob und in welchem Ausmaß nach der Bergung trotz Isolierung ein Auskühlen, der sog. Afterdrop, tatsächlich eintritt. Der Hauptmechanismus des Afterdrops ist eine erhebliche Vermischung von kaltem Blut aus der Peripherie mit wärmerem Blut im Körperkern, was zu einem Absinken der Körperkerntemperatur führt. Es gibt keine Daten, die diesen Effekt während einer Rettungsaktion belegen. Es gibt zwei Mechanismen des Afterdrops: konvektiv und konduktiv. Die Theorie von Lloyd, die sich allein auf die Konduktion bezieht, wurde durch keine Daten gestützt. [14] Die Erfahrung, dass auch große Bewegungen während der Bergung in vielen Fällen nicht zum Herz-Kreislauf-Stillstand führten, sondern dass ein Herz-Kreislauf-Stillstand manchmal nach einer langwierigen Aktion in Ruhephasen eintrat, in denen der Patient nicht bewegt wird, spricht eher für einen konvektiven Effekt. Einige Fälle von Herz-Kreislauf-Stillstand können auch darauf zurückzuführen sein, dass das Myokard die kritische Fibrillationsschwelle erreicht. [14] Ist ein Patient erschöpft oder kann sich nicht bewegen, kann die Kerntemperatur trotz Isolierung schnell sinken. Patienten, die einen Herz-Kreislauf-Stillstand erleiden, haben eine hohe Überlebenschance mit gutem neurologischen Outcome. [15] Die CPR kann mit einem vorbereiteten Herzdruckmassagegerät oder durch intermittierende manuelle Herzdruckmassage erfolgen. [16] Nach einem Spaltensturz ist eine schnelle und effektive Rettung essentiell.

MERKE

Ein plötzlicher Herz-Kreislauf-Stillstand kann während der Behandlung oder Bewegung des Patienten auftreten, wenn der Herzmuskel die kritische Temperatur für das Kammerflimmern erreicht. Denke immer einen Schritt voraus und sei auf einen plötzlichen Herz-Kreislauf-Stillstand vorbereitet.

22.4 Medizinische Versorgung

Die Hauptursachen für Verletzungen und Tod bei Spaltenstürzen sind Traumata, Erstickung durch Schneeverschüttung und Unterkühlung. Wenn eine Kombination von Faktoren vorliegt, wird die Rettung sowohl technisch als auch medizinisch anspruchsvoller.

22.4.1 Trauma

Manche Personen erleiden beim Sturz in Gletscherspalten kein nennenswertes Trauma und können unverletzt gerettet werden. Weicher Schnee in einer Gletscherspalte kann vor schweren Verletzungen schützen. Es ist jedoch keine Seltenheit, dass schwere Traumata vorkommen. Wirbelsäulenverletzungen, oft kombiniert mit Brust- und Beckenverletzungen, können auftreten – mit oder ohne Kopfverletzungen. Frakturen der Extremitäten kommen häufig vor. Bei Brustkorbverletzungen sind Pneumo- und Hämatothorax sowie Spannungspneumothorax möglich. Rettungskräfte sollten darauf vorbereitet sein, einen Spannungspneumothorax mit einer Nadelthorakostomie und anschließender Thoraxdrainage zu entlasten. Erfahrene Ärzte, die eine Thoraxdrainage sehr schnell legen können, können sich dafür entscheiden, sofort eine Thoraxdrainage ohne Nadelthorakostomie zu legen. Die Behandlung erfolgt nach internationalen Standardalgorithmen. Herrschen in einer Gletscherspalte gefährliche Bedingungen, sollte die vollständige Behandlung solange aufgeschoben werden, bis nach der Bergung sichere Bedingungen bestehen. Medizinisches Personal mit technischem und medizinischem Hintergrund sollten die Prioritäten festlegen. Ein Bergesack, eine Vakuummatratze, Beckengurt und andere wichtige Ausrüstungsgegenstände sollten unmittelbar nach der Befreiung der Patienten zur Verfügung stehen.

22.4.2 Hypothermie

Retrospektive Studien zeigen, dass etwa 10 % der aus Gletscherspalten geretteten Personen schwer unterkühlt sind (Hypothermie Grad III–IV). [1, 2] Nur etwa 2 % weisen eine leichte oder moderate Unterkühlung (Hypothermie Grad I–II) auf. Der Rest ist nicht unterkühlt.

Die Behandlung vor Ort sollte nach internationalen Richtlinien erfolgen (➤ Kap. 19 *Akzidentelle Hypothermie*). Bei Personen, die in direktem Kontakt mit dem Eis stehen, insbesondere wenn sie in einer Gletscherspalte eingeklemmt sind, ist die Wahrscheinlichkeit, eine schwere Unterkühlung zu entwickeln, höher als bei nicht eingeklemmten Personen. Denn der Wärmeverlust durch Konduktion ist bei direktem Eiskontakt deutlich erhöht. Im Sommer tragen Bergsteiger in der Regel leichtere Kleidung als im Winter und kühlen daher in einer Gletscherspalte schnell aus.

Ein unterkühlter Patient, der bei vollem Bewusstsein ist und sich bewegen kann, kann dazu aufgefordert werden, bei der Bergung mitzuhelfen. Unnötige Bewegungen sollten jedoch vermieden werden. Muss die Person angehoben werden, um atmen zu können, lassen sich allerdings Bewegungen nicht vermeiden. Der Patient sollte, wenn möglich, während und nach der Bergung horizontal gelagert werden. Die Körperkerntemperatur ist zu diesem Zeitpunkt wahrscheinlich unbekannt und der Patient könnte jederzeit einen Herzstillstand erleiden. ALS-Maßnahmen wie z. B. die erweiterte Atemwegsversorgung und die ösophageale Messung der Körperkerntemperatur müssen möglicherweise aufgeschoben werden, bis der Betroffene befreit ist und sich in einer Position befindet, die dies zulässt. Eine Hypothermie ist mit einer erhöhten Irritabilität des Herzmuskels verbunden. Der Grad der Irritabilität hängt von der Temperatur des Herzmuskels, vom Flüssigkeitsvolumen, den Energiereserven sowie von individuellen Faktoren ab. [14] Erfahrungen bei der Rettung unterkühlter Patienten zeigten, dass ein Kollaps, der in der Regel auf Kammerflimmern zurückzuführen ist, jederzeit während der Rettung auftreten kann. Es besteht jedoch kein sicherer Zusammenhang zwischen dem Auftreten von Kammerflimmern und der Bewegung bei der Bergung. Nur wenn eine Gletscherspalte breit genug ist, um medizinischem Bergrettungspersonal den Abstieg zum Patienten zu ermöglichen und genügend Platz für die Versorgung zur Verfügung steht, könnte man beginnen, ALS-Maßnahmen in der Gletscherspalte einzuleiten. In sehr breiten Gletscherspalten kann auch eine direkte Longline- oder Windenbergung per Hubschrauber erfolgen.

Wasser am Boden einer Gletscherspalte erhöht die Abkühlungsgeschwindigkeit. Personen in Kontakt mit dem Gletscherwasser kühlen sehr rasch aus. Die schützende Wirkung der Unterkühlung auf das Gehirn kann erheblich sein, bevor das Opfer ertrinkt. In solchen Fällen kann es zu einem guten Ausgang kommen, es sei denn, vor der Abkühlung trat eine Asphyxie ein. Wenn eine ansprechbare Person aus dem Wasser befreit wird, kann eine orthostatische Hypotonie aufgrund von Venenstauungen zu einem Kollaps durch akutes Rechtsherzversagen führen. Dieser Effekt wurde bei Seerettungseinsätzen beschrieben. In jedem Fall sollte das Team darauf vorbereitet sein, einen Herz-Kreislauf-Stillstand zu behandeln. In der Regel kann eine orthostatische Hypotonie nicht verhindert werden, außer man bringt den Patienten so schnell wie möglich in die Horizontale. [17]

Stark unterkühlte (Grad III oder IV), nicht ansprechbare Patienten sollten in ein Krankenhaus gebracht werden, das für die Behandlung kritischer hypothermer Patienten geeignet ist. Beträgt der systolische Blutdruck > 90 mmHg, ist das Elektrokardiogramm (EKG) unauffällig und besteht eine Kerntemperatur ≥ 28 °C, kann der Patient zur aktiven externen Wiedererwärmung in das nächste Krankenhaus transportiert werden. Andernfalls sollte der Patient in ein Krankenhaus kommen, in dem die Möglichkeit einer extrakorporalen Wiedererwärmung besteht. [15]

Etwa ein Drittel der Patienten mit schwerer Unterkühlung erleiden einen Herzstillstand während der Rettung. [1, 2] In zwei relevanten Studien wurden alle Patienten so lange wiederbelebt, bis sie einem Zentrum übergeben wurden, in dem eine extrakorporale Wiedererwärmung durchführt werden konnte. Bei allen Patienten kehrte nach der Wiedererwärmung der Spontankreislauf zurück und sie überlebten ohne bleibende neurologische Schäden. Bei einem beobachteten Herzstillstand ohne offensichtlich tödliche Verletzungen sollten die Retter die Hoffnung nie aufgeben und die CPR durchführen, bis eine extrakorporale Wiedererwärmung möglich ist. Auch unterkühlte Patienten mit schweren Verletzungen sollten nicht von einer Wiedererwärmung mit kardiopulmonalem Bypass oder extrakorporaler Membranoxygenierung (ECMO) ausgeschlossen werden. Sind mechanische Reanimationshilfen vorhanden, sollten diese verwendet werden. Der Leitsatz: „Niemand ist tot, bevor er warm und tot ist", gilt bei allen unterkühlten Patienten mit Herz-Kreislauf-Stillstand. Kann während des Transports keine CPR vorgenommen werden, kann sie verzögert oder intermittierend durchgeführt werden. [16] Ist die Körperkerntemperatur < 28 °C oder nicht bekannt, können dabei abwechselnd 5-minütige Phasen mit CPR und ≤ 5 min ohne CPR in Betracht gezogen werden. Wenn die Kerntemperatur < 20 °C beträgt, können die Unterbrechungen auf 10 min ausgedehnt werden.

MERKE

Nicht ansprechbare, unterkühlte Patienten haben möglicherweise eine kritische Kerntemperatur mit einem vulnerablen Herzmuskel und erleiden möglicherweise einen Herz-Kreislauf-Stillstand mit Kammerflimmern. Die Rettungskräfte sollten darauf vorbereitet sein, einen Herz-Kreislauf-Stillstand sofort zu behandeln. Nach der Rettung sollten unterkühlte Patienten mit einer Ganzkörperisolierung geschützt und mit ALS-Maßnahmen behandelt werden. Wird ein Herz-Kreislauf-Stillstand beobachtet, ist die CPR solange fortzusetzen, bis der Patient in einem Zentrum für extrakorporale Wiedererwärmung wiedererwärmt wird.

22.5 Transport

Wenn möglich, sollte ein Patient nach einem Gletscherspaltenunfall mit dem Helikopter transportiert werden. Lassen Wetterbedingungen oder technische Probleme einen Lufttransport nicht zu, ist ein bodengebundener Transport mit Motorschlitten, Pistenraupen, Geländewagen oder Seilbahnen angezeigt. Ist keine dieser Methoden verfügbar, muss der Verunglückte von Helfern auf Skiern (mit einem Schlitten) oder zu Fuß abtransportiert werden.

Alle Teammitglieder sollten körperlich fit sein und in der Lage, bei allen Bedingungen sich mit Skiern oder Schneeschuhen sicher fortzubewegen. Um einen möglicherweise langwierigen bodengebundenen Einsatz zu beschleunigen, sollten geeignete Kombinationen von Transportmittel eingesetzt werden. Wenn eine Hubschrauberflug nur unterhalb einer Wolkenschicht möglich ist, sollte das terrestrische Team so schnell wie möglich so weit absteigen, bis eine sichere und effiziente Patientenübergabe möglich ist.

Fallbeispiel

Ein außergewöhnlicher Spaltensturz

Ein Spaltensturz ist immer ein außergewöhnliches Ereignis, der hier beschriebene Vorfall ist jedoch aufgrund des Unfallhergangs und der Rettungsmaßnahmen besonders ungewöhnlich. Ein Rettungsteam der Air Zermatt in der Schweiz wurde an einem schönen Frühlingsmorgen zu einem Spaltensturz auf den Monte Rosa gerufen. Dies war nicht ungewöhnlich. Viele Bergsportler genießen die meist ausgezeichneten Bedingungen auf den 4000er-Gipfeln rund um Zermatt im Frühjahr zum Skifahren. Vor allem der Monte Rosa ist für lange Abfahrten über breite Gletscherhänge und seine herrliche Landschaft beliebt.

Ein Skifahrer Mitte 60 soll tief in eine Gletscherspalte gestürzt sein. Er war nicht zu sehen und die Umstände des Unfalls waren unklar. Über mögliche Verletzungen gab es keine Angaben. Die HEMS-Besatzung verließ die Zermatter Basis mit Rettungsausrüstung und Bergrettern und flog zum Unfallort auf rund 3400 m. Beim Anflug stellte die HEMS-Besatzung mit Erstaunen fest, dass die Gletscherspalte mindestens acht Meter breit und völlig offen war. Der Hubschrauber schwebte über einem Grat zwischen zwei Gletscherspalten. Es war eine seltsame Unfallstelle. Seitlich der Gletscherspalte waren Skispuren zu sehen, die am Spaltenrand im rechten Winkel abdrehten und direkt auf die Gletscherspalte, in die er gefallen war, zuliefen. Aus unbekannten Gründen drehte der Verunfallte nicht mehr ab und sprang wie über eine Schanze in Richtung der Spalte, so beschrieb es später einer seiner Begleiter. Er stürzte etwa 15 m ab, landete auf einer stabilen Schneeterrasse (➤ Abb. 22.1) und rutschte dann noch 15 m über eine Rampe in einen engen überdachten Teil der Gletscherspalte (➤ Abb. 22.2). Ein Ski verkeilte sich in einer Wand und blieb dort stecken (➤ Abb. 22.3). Nur ein Meter vor einem weiteren Abhang kam der Verunfallte auf einer kleinen Plattform zu liegen. Hinter dieser Kante befand sich ein weiterer tiefer vertikaler Schlund. Wäre er noch über diese Kante gestürzt, wäre eine Rettung fast unmöglich geworden (➤ Abb. 22.4).

Die Bergretter stiegen sofort die Rampe hinunter und sicherten das Opfer mit einem Seil gegen das weitere

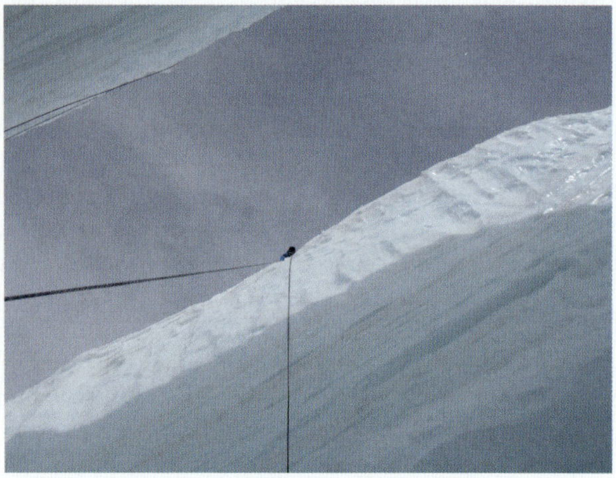

Abb. 22.1 Blick von 15 m Tiefe aus der Gletscherspalte. (Mit freundlicher Genehmigung von Simon Anthamatten)

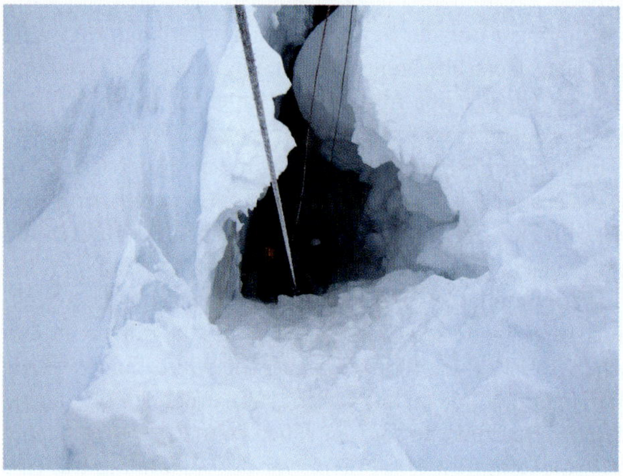

Abb. 22.2 Blick von einer Position weiter unten in der Gletscherspalte. (Mit freundlicher Genehmigung von Simon Anthamatten)

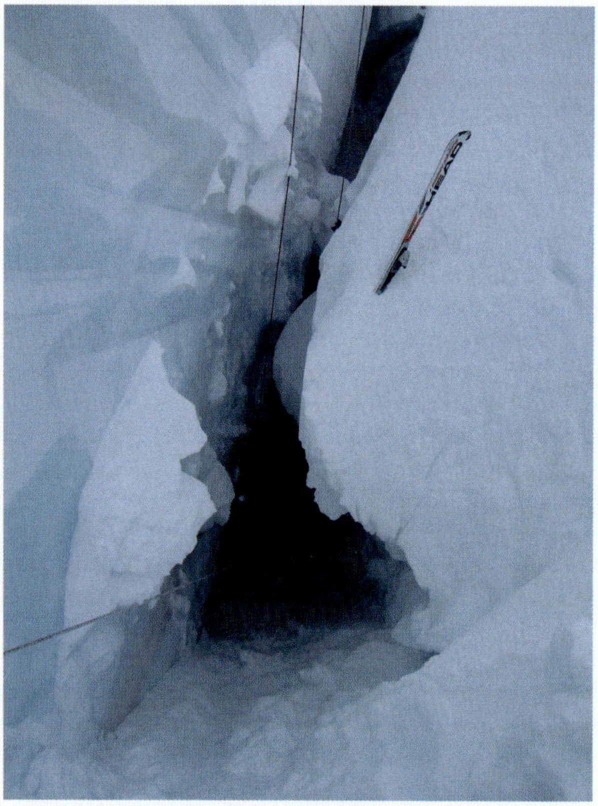

Abb. 22.3 Der Ski des Opfers in der Wand der Gletscherspalte. (Mit freundlicher Genehmigung von Simon Anthamatten)

Abrutschen. Der Notarzt wurde zur Unterstützung hinuntergeschickt. Das Opfer hatte mehrere Verletzungen, darunter eine Kopfverletzung. Er war neurologisch beeinträchtigt, atmete aber und war hämodynamisch stabil. Der Patient wurde schnell auf eine Vakuummatratze gelagert und in einen Bergesack gelegt. Er wurde über die Rampe aus dem Gefahrenbereich (➤ Abb. 22.5 und ➤ Abb. 22.6) auf die erste horizontale Ebene, 15 m unterhalb der Gletscheroberfläche, gebracht.

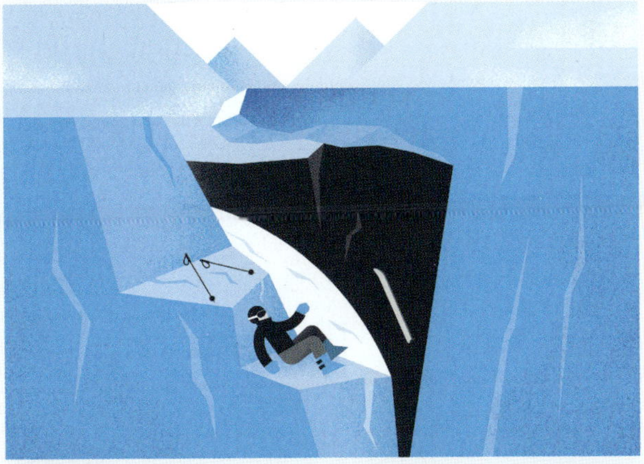

Abb. 22.4 Situation in der Gletscherspalte vor der Rettung. (Mit freundlicher Genehmigung von Oscar Diodoro, EURAC Research)

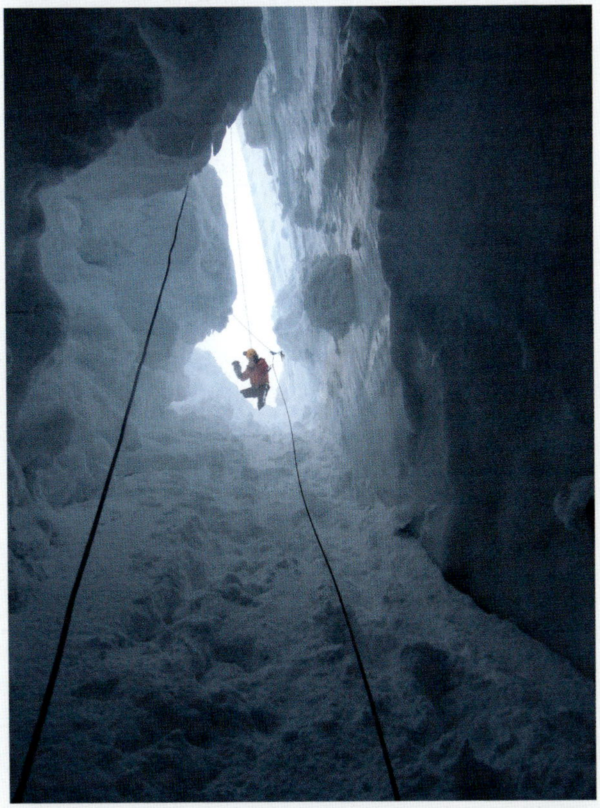

Abb. 22.5 Blick aus 30 Metern Tiefe auf die Position 15 Meter unterm Spaltenrand. (Mit freundlicher Genehmigung von Simon Anthamatten)

Dort wurde die weitere Behandlung durchgeführt, um den Verunfallten transportfähig zu machen (➤ Abb. 22.7, ➤ Abb. 22.8). Zur direkten Seilbergung von Patient und Arzt wurde ein Hubschrauber gerufen. Dies war nur möglich, da die Spalte breit genug und hindernisfrei war (➤ Abb. 22.9, ➤ Abb. 22.10). Sowohl der Arzt als auch der Verunglückte wurden direkt neben einem größeren Rettungshubschrauber abgesetzt und danach in diesen verladen. Sie wurden innerhalb weniger Minuten zur Basis der Air Zermatt geflogen. Die weitere Behandlung fand dort im Hangar statt. Aufgrund der Kopfverletzung wurde der Patient intubiert und eine kontrollierte Beatmung eingeleitet. Wärmepackungen sowie eine zusätzliche Isolierung kamen zur Anwendung. Der Patient wurde dann mit dem Hubschrauber in das Traumazentrum des Universitätsklinikums Bern gebracht. Die Zeit vom Notruf bis zum Eintreffen im Traumazentrum betrug weniger als 90 min, wovon 30 min für den Flug ins Traumazentrum zur definitiven Behandlung in Anspruch nahmen.

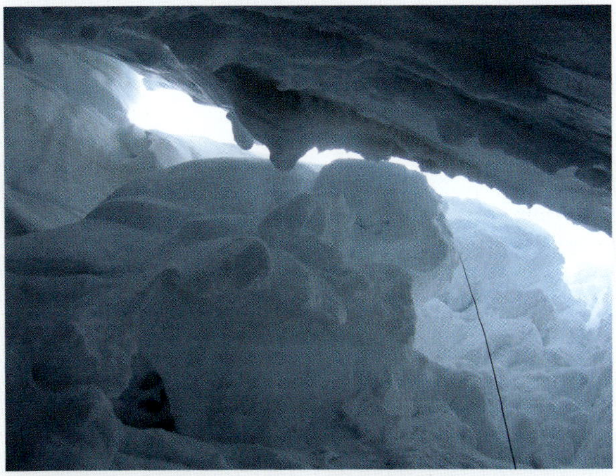

Abb. 22.6 Schnee- und Eistrümmer bedecken den unteren Teil der Gletscherspalte. (Mit freundlicher Genehmigung von Simon Anthamatten)

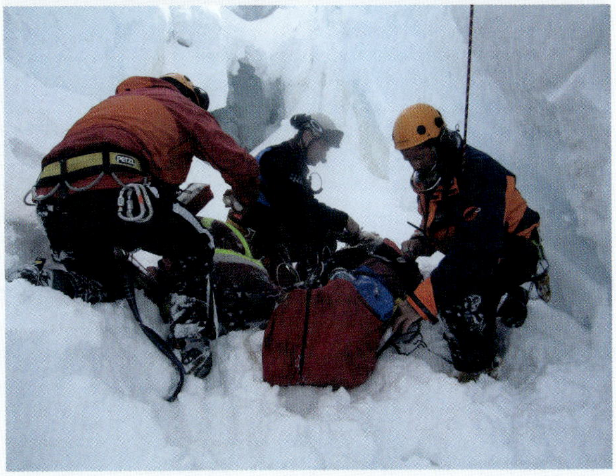

Abb. 22.7 In 15 Metern Tiefe mit dem Patienten. (Mit freundlicher Genehmigung von Simon Anthamatten)

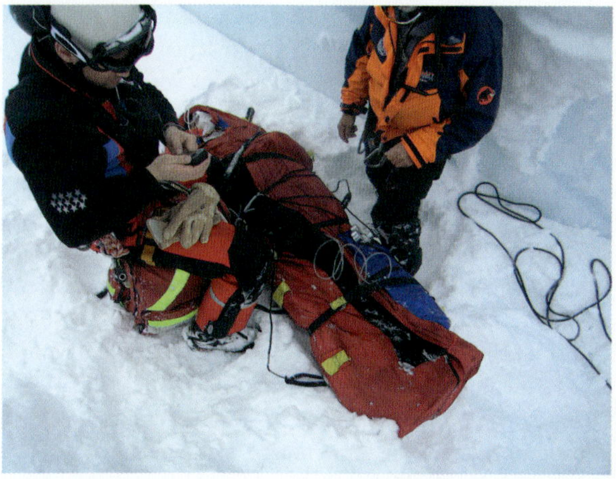

Abb. 22.8 Bereit für die Abholung durch den Hubschrauber. (Mit freundlicher Genehmigung von Simon Anthamatten)

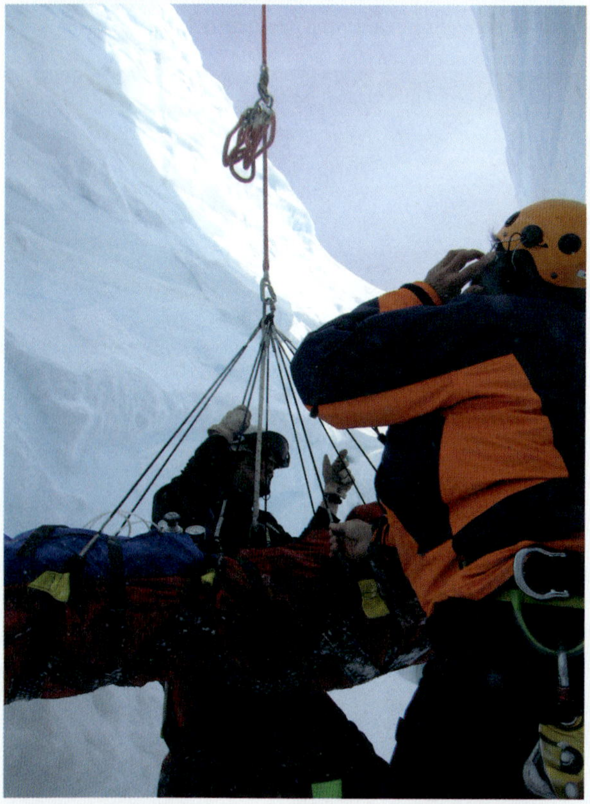

Abb. 22.9 Patient und Retter am Tau des Hubschraubers. (Mit freundlicher Genehmigung von Simon Anthamatten)

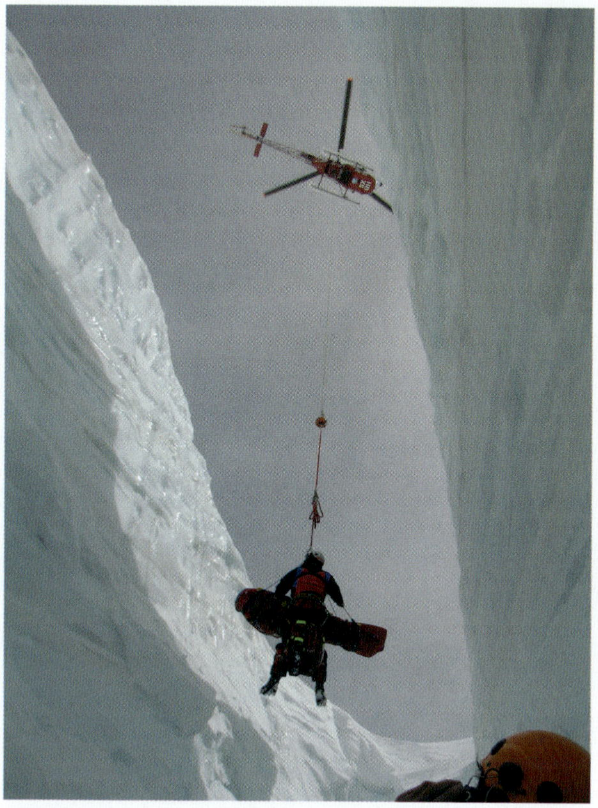

Abb. 22.10 Abflug von der Terrasse im Inneren der Gletscherspalte. (Mit freundlicher Genehmigung von Simon Anthamatten)

Fazit

- Rettungseinsätze auf Gletschern sind aufgrund der damit einhergehenden Gefahren, der Probleme beim Auffinden der Opfer und der benötigten Zeit, um den Gletscher zu erreichen, sehr anspruchsvoll. Falls verfügbar, wird der Lufttransport bevorzugt, da er es dem Rettungsteam ermöglicht, Risiko und Zeitaufwand deutlich abzumildern.
- Planung ist unerlässlich: Das Rettungsteam sollte die notwendige Ausrüstung für eine selbstständige Bergung und einen terrestrischen Transport von Patienten mitbringen, denn es kann vorkommen, dass der Hubschrauber aufgrund des Wetters, unzureichenden Treibstoffs oder aus anderen Gründen im Laufe der Rettungsaktion nicht mehr verfügbar ist.
- Gletscherspaltenbergungen erfordern sowohl erhebliche Personalressourcen wie technische und medizinische Ausrüstung. Damit die Rettungsmannschaften keinem unnötigen Risiko ausgesetzt werden und um die Improvisation auf ein Minimum zu beschränken, ist ein hohes Ausbildungsniveau erforderlich.
- Verletzungsmuster und -schweregrad hängen von der Fallhöhe und Spaltenstruktur ab.
- Eingeklemmte Patienten können schnell auskühlen und eine schwere Unterkühlung entwickeln, wenn sie direkt mit Schnee und Eis in Berührung kommen.
- Das medizinische Personal sollte Kenntnisse in BLS- und ALS-Maßnahmen sowie im präklinischen Traumamanagement (z. B. PHTLS) haben. Es sollte einen Patienten in schwierigem Gelände medizinisch versorgen, sich sicher auf einem Gletscher bewegen können und mit den Rettungstechniken der Spaltenbergungen vertraut sein.
- In der Gletscherspalte sollte ein Bergretter in der Lage sein, grundlegende lebenserhaltende Maßnahmen (BLS) durchzuführen und Schmerzmittel zu verabreichen. Sobald der Verunglückte an die Oberfläche gebracht ist, kann die Beurteilung und die Behandlung durch medizinisches Personal gemäß internationalen Standards erfolgen.
- Das Offenhalten der Atemwege kann entscheidend sein, was in der Gletscherspalte in manchen Fällen nicht möglich ist. In diesem Fall kann das Einführen eines oropharyngealen Atemwegs und die Verabreichung von Sauerstoff notwendig sein.
- Bei Spaltenunfällen ist die Versorgung mit Sauerstoff oft kritisch. Die Flaschen können schnell leer werden. Der Einsatz von Kreislaufsystemen (wie dem Wenoll-System) sollte in Erwägung gezogen werden, um Sauerstoff zu sparen.

LITERATUR

1. Pasquier M, Taffe P, Kottmann A, et al. Epidemiology and mortality of glacier crevasse accidents. Injury. 2014;45:1700–1703.
2. Hohlrieder M, Kroesslhuber F, Voelckel W, et al. Experience with helicopter rescue missions for crevasse accidents. High Alt Med Biol. 2010;11:375–379.
3. Marsigny B, Lecoq-Jammes F, Cauchy E. Bergrettung im Mt. Blanc Massiv. Wilderness Environ Med. 1999;10:152–156.
4. Kaufmann M, Moser B, Lederer W. Changes in injury patterns and severity in a helicopter air-rescue system over a 6-year period. Wilderness Environ Med. 2006;17:8–14.
5. Roggero E, Stricker H, Biegger P. Severe accidental hypothermia with cardiopulmonary arrest: prolonged resuscitation without extracorporeal circulation. Schweiz Med Wochenschr. 1992;122:161–164.
6. Plowright RK. Crevasse fall in the Antarctic: a patient's perspective. Med J Aust. 2000;173:576–578.
7. Paal P, Brugger H, Kaser G, et al. Surviving 6 days in a crevasse. Lancet. 2013;381:506.
8. Pasquier M, Cauchy E. Longest survival in a crevasse. High Alt Med Biol. 2015;16:71.
9. Walpoth BH, Locher T, Leupi F, et al. Accidental deep hypothermia with cardiopulmonary arrest: extracorporeal blood rewarming in 11 patients. Eur J Cardiothorac Surg. 1990;4:390–393.
10. Schindera ST, Triller J, Steinbach LS, et al. Spectrum of injuries from glacial sports. Wilderness Environ Med. 2005;16:33–37.
11. Ruttmann E, Weissenbacher A, Ulmer H, et al. Prolonged extracorporeal membrane oxygenation-assisted support provides improved survival in hypothermic patients with cardiocirculatory arrest. J Thorac Cardiovasc Surg. 2007;134:594–600.
12. Ballu Y. L'impossible sauvetage de Guy Labour. Grenoble: Glènat; 2010.
13. Winterberger E, Jacomet H, Zafren K, et al. The use of extrication devices in crevasse accidents: official statement of the International Commission for Mountain Emergency Medicine and the Terrestrial Rescue Commission of the International Commission for Alpine Rescue intended for physicians, paramedics, and mountain rescuers. Wilderness Environ Med. 2008;19:108–110.
14. Lloyd EL. Accidental hypothermia. Resuscitation. 1996;32:111–124.
15. Brown DJ, Brugger H, Boyd J, Paal P. Accidental hypothermia. N Engl J Med. 2012;367:1930–1938.
16. Gordon L, Paal P, Ellerton JA,et al. Delayed and intermittent CPR for severe accidental hypothermia. Resuscitation. 2015;90:46–49.
17. Strapazzon G, Reisten O, Argenone F, et al. International Commission for Mountain Emergency Medicine Consensus Guidelines for On-Site Management and Transport of Patients in Canyoning Incidents. Wilderness Environ Med. 2018;29:252–265.

KAPITEL

23 Flugunfälle

Iztok Tomazin, Corinna Ariane Schön, Monika Brodmann Maeder

Zusammenfassung

Die Anzahl an Piloten, von denen viele ihre Aktivitäten in den Bergen ausüben, nimmt weltweit zu. Zu den fliegerischen Aktivitäten in den Bergen, bei denen die Hilfe der Bergrettung erforderlich sein kann, gehören Gleitschirmfliegen, Drachenfliegen, motorisiertes Gleitschirm- und Drachenfliegen, Fallschirmspringen, Basejumping, Wingsuit-Fliegen, Segelfliegen und Heißluftballonfahren. Auch Unfälle mit Hubschraubern und Verkehrsflugzeugen können Bergrettungseinsätze erfordern. Menschliche Faktoren sind die häufigsten Ursachen für Unfälle in der Luftfahrt. Es treten je nach Luftfahrtaktivität unterschiedliche hohe Todesraten, Verletzungsdynamiken und Verletzungsmuster auf, die wiederum auf unterschiedliche Flugarten, Ausrüstungen und Bedingungen zurückzuführen sind. Aufgrund der hohen Geschwindigkeit und der Schwerkraft sind schwere Verletzungen und Todesfälle bei Unfällen in der Luftfahrt häufig. Die Kenntnisse über Unfalldynamik und die speziellen Charakteristiken verschiedenster Flugunfälle helfen den Rettungsteams, ihre Kompetenz für solche Einsätze zu verbessern. Die medizinische Versorgung an sich unterscheidet sich nicht von anderen Verletzungen bei Alpinunfällen, aber der Verletzungsmechanismus macht schwere Verletzungen wahrscheinlich. Da sich viele Unfälle in sehr abgelegenem und schwierigem Gelände ereignen, kann es notwendig sein, die medizinische Versorgung am Unfallort auf das Nötigste, wie z. B. Immobilisation, zu beschränken und weitergehende Behandlungen erst nach der Rettung durchzuführen. Neben der medizinischen Versorgung müssen sich Rettungsteams den forensischen (rechtlichen) Aspekten bewusst sein.

23.1 Hintergrund

23.1.1 Popularität von Extremsport

Einige der beliebtesten Flugaktivitäten in den Bergen (Gleitschirmfliegen, Drachenfliegen und Basejumping) gehören in die Kategorie der sog. Extremsportarten. Diese sind definiert als unabhängige Abenteueraktivitäten mit hoher Geschwindigkeit, beträchtlicher Höhe, echter oder vermeintlicher Gefahr und einem hohen Maß an körperlicher Anstrengung. Ein Fehlverhalten, ein Fehler oder ein Unfall führt höchstwahrscheinlich zum Tod. [1, 2] Die Beliebtheit von Extremsportarten ist in den letzten 40 Jahren exponentiell gestiegen und übertrifft oft die traditionellen Sportarten. [3] Wie andere Flugsportarten (Segelflugzeuge, Ultraleichtflugzeuge oder Hubschrauber) werden Extremsportarten häufig im Gebirge ausgeübt. Bei Unfällen ist meist der Einsatz der Flugrettung oder des bodengebundenen Rettungsdienstes erforderlich (➤ Abb. 23.1). [4]

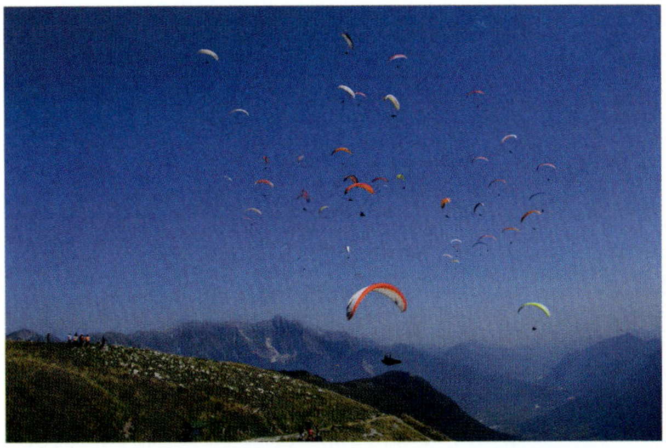

Abb. 23.1 Gleitschirmflieger über dem Soča-Tal, Julische Alpen, Slowenien. (Mit freundlicher Genehmigung von Miljko Lesjak)

23.1.2 Terminologie

Es gibt verschiedene Begriffe für unterschiedliche Luftfahrt-/Flugaktivitäten. Einige überschneiden sich teilweise, andere sind regionalspezifisch oder nicht genau definiert.

- **Luftfahrzeug:** Ein Luftfahrzeug ist jegliche Maschine, die für den Flug den Auftrieb oder die dynamische Wirkung der Luft auf ihrer Oberfläche nutzt. Das Wort „Luftfahrzeug" wird als allgemeiner Ausdruck für Flugzeuge, Hubschrauber, Segelflugzeuge und andere „starre" Maschinen, die fliegen können, verwendet.
- **Drehflügler oder Rotationsflugzeug:** Es handelt sich um ein Fluggerät, das den Auftrieb nutzt, der durch sich drehende Flügel oder Rotorblätter erzeugt wird. Die bekanntesten Vertreter der Drehflügler sind Hubschrauber.
- **Flugzeug:** Ein motorbetriebenes Starrflügelflugzeug, das die dynamische Wirkung der Luft gegen die Flügel zum Fliegen nutzt.
- **Allgemeine Luftfahrt (GA):** Meistens handelt es sich um die Zivilluftfahrt, die nicht im Linienverkehr und im entgeltlichen oder unentgeltlichen Bedarfsflugverkehr betrieben wird. Der größte Teil des weltweiten Luftverkehrs fällt in diese Kategorie, z. B. in Geschäftsflugverkehr, Rundflüge, Such- und Rettungsflüge, Schulungen, Freizeitflüge, Vermessungsflüge, Ambulanzflüge und eine Vielzahl anderer Zwecke.
- **Sportfliegerei:** Dazu gehören Ultraleichtflugzeuge und gewichtsverlagerte Leichtflugzeuge wie Segelflugzeuge, Tragschrauber, Hängegleiter und Gleitschirme, unbemannte Sportflugzeuge (einschließlich Modelle und Drohnen), Fallschirme, Warbirds (alte Militärflugzeuge, die jetzt von zivilen Organisationen und Einzelpersonen betrieben werden), von Amateuren gebaute Flugzeuge sowie Freizeitballonfahrten.
- **Segelflugzeug (Segler):** Diese Gruppe umfasst nichtmotorbetriebene Flugzeuge. [5]
- **Fußgestütztes Fliegen:** Dazu gehören verschiedene Sportarten, darunter Gleitschirmfliegen, Drachenfliegen, motorisiertes Gleitschirmfliegen und motorisiertes Drachenfliegen. Der Pilot fliegt mit einem Gleitschirm oder Hängegleiter mit oder ohne mechanischen Antrieb. Gestartet und gelandet wird zu Fuß und ohne Landefahrwerk. [6, 7]

23.1.3 Motivation

Bergretter sollten sich über die Motivation, den Grad der Vorbereitung und den psychologischen Hintergrund von Fliegern, die potenzielle Unfallopfer sind, im Klaren sein. Die Luftfahrt ist im Allgemeinen gut geregelt, von der Schulung und Ausbildung bis zur Lizenzierung. Extremsport ermöglicht eine positive psychologische Erfahrung, schärft die Sinneswahrnehmung und führt zu einem veränderten Bewusstseinszustand, einschließlich einem veränderten Zeitempfinden. Für Extremsportler kann die Möglichkeit, über die tägliche Routine hinauszuwachsen, motivierender und inspirierender sein als der kurzfristige Nervenkitzel durch Risikobereitschaft. [1] Die meisten Extremsportler sind vorsichtig, gut trainiert und selbstbewusst und ziehen es vor, selbst die Kontrolle zu behalten. [8, 9]

23.2 Geschichte

Die ersten Berichte über Fallschirmsprünge und Drachenfliegen stammen aus China und Tibet (Ende des sechsten Jahrhunderts n. Chr.). Vor dem zwanzigsten Jahrhundert waren menschliche Flugversuche selten und endeten oft in Unfällen, bei denen Piloten schwere Verletzungen davontrugen oder starben. Die Flugpioniere haben damals noch nicht alle notwendigen Prinzipien des Fliegens verstanden. Der erste dokumentierte tödliche Flugunfall war der Absturz eines Heißluftballons in der Nähe von Wimereux, Frankreich, im Jahr 1785, bei dem der Erfinder, Jean-François Pilâtre de Rozier, und ein Passagier ums Leben kamen. Der erste Unfall mit einem Motorflugzeug war der Absturz eines Wright-Flugzeugs in Virginia, USA, im Jahr 1908. Dabei wurden der Miterfinder und Pilot, Orville Wright, verletzt und der Passagier getötet. [10]

Mit den Fortschritten der Luftfahrtwissenschaft, der Flugtechnik und der fliegerischen Fähigkeiten kam es im 20. Jahrhundert zu einem beachtlichen Anstieg der Luftfahrtaktivitäten und Teilnehmerzahlen. Mit den technischen Fortschritten bei Flugsportarten, bei denen zu Fuß gestartet wird, wurden die Berge für solche Aktivitäten sehr attraktiv und mit der wachsenden Zahl der Teilnehmer häuften sich auch die Unfälle. Flugunfälle in den Bergen waren teilweise Auslöser für die rasche Entwicklung von Bergrettungsdiensten und der Flugrettung. Als Nebeneffekt dieser Entwicklung traten auch Unfälle bei den Such- und Rettungseinsätzen auf. Der historische Fallbericht eines Bergunfalls veranschaulicht die rasante Entwicklung der Bergrettung in den französischen Alpen (➤ Fallbeispiel 23.1).

23.3 Epidemiologie

Jedes Jahr nimmt eine wachsende Zahl von Menschen weltweit an Luftfahrtaktivitäten teil. Dabei handelt es sich nicht nur um kommerzielle Flugzeuge mit Hunderten von Passagieren, sondern auch um „Arbeitsflüge", einschließlich Rettungsflüge, Flüge zur Versorgung und zum Bau von Gebäuden in den Bergen, Sightseeing und Heliskiing. Kleinflugzeuge und individuelle Flugaktivitäten mit bereits Tausenden von Teilnehmern sind weltweit auf dem Vormarsch.

Fallbeispiel 23.1

Ein Bergrettungseinsatz am Mt. Blanc

Die beiden französische Alpinisten Jean Vincendon und François Henry gerieten Ende Dezember 1956 auf der italienischen Seite des Mt. Blanc in einen heftigen Schneesturm. Der französische Bergrettungsdienst von Chamonix ließ einen Sikorsky-Hubschrauber das Gebiet überfliegen. Die Besatzung entdeckte die beiden Alpinisten, konnte vor Ort aber nicht landen. Da die beiden offenbar noch am Leben waren, wurde eine weitere Rettungsaktion mit einem der größten Hubschrauber der französischen Armee, „The Elephant", gestartet, um ein Rettungsteam in der Nähe der Alpinisten absetzten zu können. Aufgrund der Höhe und der schlechten Bedingungen stürzte dieser Hubschrauber ab, aber keiner der vier Insassen wurde verletzt. In Anbetracht des extrem schlechten Zustandes der Alpinisten und der Tatsache, dass die beiden Hubschrauberpiloten nur schlecht ausgerüstet waren, entschied der leitende Bergretter, Commander Legall, Vincendon und Henry in den abgestürzten Teil des Hubschraubers zu setzen und die Piloten schnellstmöglich zur nahen gelegenen Vallot-Hütte zu bringen. Anschließend wollte er mit seinem Kollegen zurückkehren, um die Alpinisten zu retten. Der Aufstieg zur Schutzhütte mit den unerfahrenen Piloten dauerte jedoch viel länger als erwartet. Ein Pilot stürzte in eine Gletscherspalte und es dauerte eineinhalb Stunden, ihn zu befreien. Als die Gruppe die Vallot-Hütte erreichte, war jeder einzelne erschöpft; es war fast dunkel, und eine Rückkehr zur Rettung der beiden Bergsteiger war unmöglich. Die Wetterprognose für die nächsten zwei Tage war schlecht. Dadurch konnten keine weiteren Rettungsversuche unternommen werden. Nach dem wachsenden Medieninteresse und dem Druck der Regierung landeten zwei leichte Alouette-Hubschrauber in der Nähe der Hütte und retteten Legall und seine Gruppe. Eine Alouette überflog das Wrack der „Elephant" und konnte keine Lebenszeichen erkennen. Erst am 20. März wurden die Leichen von Vincendon und Henry von einem Team aus 28 Personen geborgen. Die Geschichte löste in der Presse und bei verschiedenen Gruppen von Bergführern, Rettungsdiensten, Polizei und Militär ein großes Echo aus: Wie sollten solche Einsätze organisiert werden? Wer sollte die Verantwortung für die schwierigen Entscheidungen, die getroffen werden müssen, tragen? Infolgedessen wurden die Pelotons de Gendarmerie de Haute Montagne gegründet, die auf einem militärischen Bergrettungssystem der Sowjetunion basierte.

Am häufigsten betreffen alpine Flugunfälle Gleitschirm- und Drachenflieger, Basejumper und Segelflieger. In den ICAR Mitgliedsländern machen diese etwa 1 % aller Rettungseinsätze aus. Im Jahr 2008 waren z.B. 292 von 29.320 Einsätzen auf Unfälle mit Gleitschirmen und Drachenflieger zurückzuführen. [11]

Es gibt keine vollständige Statistik über Flugunfälle im Gebirge. Statistiken von Organisationen wie der Europäischen Agentur für Flugsicherheit (EASA) stellen meist nur Unfälle und Zwischenfälle in der kommerziellen und allgemeinen Luftfahrt dar. [12] Statistiken über Flugunfälle und Todesfälle der letzten Jahrzehnte zeigen laut Aircraft Accidents Archives sinkende Zahlen. Eingeschlossen sind hier Ereignisse mit Flugzeugen der kommerziellen und allgemeinen Luftfahrt, die für die Beförderung von mindestens sechs Personen zugelassen sind. Nicht berücksichtigt werden Hubschrauber, Heißluftballons, Luftschiffe, Segelflugzeuge, Kampfflugzeuge und alle anderen Luftfahrzeuge, die nicht den genannten Kriterien entsprechen. [13]

Obwohl die Zahl der Gleitschirm- und Drachenflieger sowie Basejumper jedes Jahr steigt, folgt die Zahl der Unfälle, insbesondere der tödlichen Unfälle, nicht dem gleichen Trend. Dies kann durch eine bessere Ausbildung und Ausrüstung, in einigen Ländern aber auch durch schlechte Statistiken über Bergunfälle erklärt werden.

23.4 Flugunfälle: Ursachen und medizinische Auswirkungen

Die medizinische Literatur über Flugunfälle und ihre Folgen ist spärlich und fragmentiert. Luftfahrtaktivitäten werden oft allgemein zusammengefasst, obwohl sie sich in Bezug auf die Art des Flugs, die Ausrüstung und die Bedingungen der Ausübung (kommerziell/nicht-kommerziell, ein oder mehrere Piloten, Sport/Freizeit usw.) unterscheiden.

23.4.1 Allgemeine Ursachen

Mehrere Studien zeigen, dass Flugunfälle am häufigsten durch menschliches Versagen verursacht werden (bis zu 85 %). Dabei unterscheiden sich Häufigkeit und Tragweite menschlichen Versagens in der Luftfahrt nach Art des Flugbetriebs. Bei schlechtem Wetter ist die Wahrscheinlichkeit menschlichen Versagens, das möglicherweise auf die erhöhten Leistungsanforderungen zurückzuführen ist, höher. [14] Menschliche Fehler als mögliche Ursachen von Unfällen in der Luftfahrt, von denen die meisten vermeidbar sind, sind unten aufgeführt: [15–17]

- Bestehende Vorerkrankungen
- Müdigkeit und Schlafmangel
- Drogen- oder Alkoholkonsum
- Unerfahrenheit/fehlende Ausbildung
- Fähigkeitsbedingte Fehler
- Entscheidungsfehler
- Verstöße gegen die geltenden Regeln
- Risikofreudiges Verhalten
- Selbst modifizierte Ausrüstung

Für die Sicherheit sind das Können und die Erfahrung des Piloten sehr wichtig, allerdings gehen oft erfahrene Piloten größere Risiken ein, z. B. Segelfliegen bei schlechtem Wetter oder unter anderen schwierigen Bedingungen. Dies könnte der Grund sein, warum Piloten mit wenig Erfahrung selten tödliche Verletzungen erleiden und die Todesrate bei erfahrenen Piloten höher ist. [17]

Neben menschlichem Versagen spielen bei allen Flugunfällen auch die Wetterbedingungen (z.B. Wind/Luftturbulenzen, Sichtverhältnisse) eine wichtige Rolle. Technische Probleme wie Fehlfunktionen der Ausrüstung können ebenfalls auslösende Faktoren sein.

MERKE

Menschliches Versagen ist die häufigste Ursache für Unfälle in der Luftfahrt.

23.4.2 Medizinische Auswirkungen

Schwere Verletzungen und Todesfälle sind aufgrund der hohen Fluggeschwindigkeiten und der Schwerkraft bei Flugunfällen üblich. [4] Bei der „British Hang Gliding and Paragliding Association" sind unter den 1411 gemeldeten Verletzungen am häufigsten die unteren Extremitäten betroffen, gefolgt von den oberen. Meist handelt es sich um Verstauchungen, Brüche und Verrenkungen der Knöchel. Zusammenstöße mit Hochspannungsleitungen können zu schweren Verbrennungen führen. Tödliche Folgen haben meist Schädel-Hirn-Traumata, Verletzungen des Rückenmarks im Bereich der Halswirbelsäule und Aortenrisse. Die Verteilung der Verletzungen ist in jeder Disziplin unterschiedlich. Die jährliche Todesrate (pro 100.000) beträgt 40,4 beim Drachenfliegen, 47,1 beim Gleitschirmfliegen, 61,9 beim motorisierten Drachenfliegen und 83,4 beim motorisierten Gleitschirmfliegen. Der Gesamtwert für zu Fuß gestartete Flüge liegt bei 43,9 unter den Mitgliedern der „British Hang Gliding and Paragliding Association" [7]

Bei Unfällen in Hochrisikoluftsportarten, z.B. beim Basejumping, Gleitschirmfliegen und Drachenfliegen, führt die axiale Krafteinwirkung oft zu schweren Verletzungen der Wirbelsäule, des Thorax, des Beckens und des proximalen Oberschenkels. Einige Studien berichten über schwere Wirbelsäulen- und Beckenverletzungen, wobei der Prozentsatz thorakolumbaler Wirbelfrakturen beträchtlich war. [4, 18] Wirbelsäulenverletzungen, meist Kompressionsfrakturen, treten in 30–50 % der Unfälle beim Basejumping und Fallschirmspringen auf. [18]

MERKE

Durch den Aufprall am Boden sind bei allen Flugunfällen axiale Traumata zu erwarten.

Durch Beschleunigungs- und Abbremsmechanismen bei Flugunfällen sind Verletzungen der inneren Organe und großer Gefäße möglich. Bergretter müssen mit einer Verletzung der Aorta rechnen, die für den Patienten tödlich sein kann. [19, 20] Ein Hängetrauma ist zu erwarten, wenn Piloten in einer hängenden Position verharren, z. B. nach der Landung in einem Baum. [21] Aktivitätsbezogene Verletzungen und Todesfälle werden in speziellen Unterkapiteln beschrieben.

TIPPS

Unterschätze niemals die Verletzungsgefahr bei einem Flugunfall. Auch ohne direkten Aufprall können Verletzungen der inneren Organe, wie z. B. eine Aortenruptur, vorliegen.

23.5 Spezielle Rettungsaspekte bei Unfällen in der Luftfahrt

Vorabinformationen über einen Unfall und den Unfallmechanismus helfen den Rettungsteams dabei, das Management eines Flugunfalls zu verbessern. [22] Im Gegensatz zu den klassischen Bergunfällen, die sich zu einem großen Teil in relativ leicht zugänglichem Gelände, auf Pfaden und in der Nähe von Berghütten ereignen, befinden sich die Opfer von Flugunfällen häufig in abgelegenen Gebieten und/oder schwierigem Gelände (z. B. an steilen Felswänden oder auf Bäumen). Während eines Hubschraubereinsatzes sollten andere Flugaktivitäten wie Gleitschirmfliegen oder Basejumping rund um die Einsatzstelle eingestellt werden.

23.5.1 Rettung von Opfern im Gurtzeug

MERKE

Bei allen Flugsportarten, bei denen Fallschirme verwendet werden, können spezielle Probleme auftreten, solange sich das Opfer noch im Gurtzeug befindet und mit dem Schirm verbunden ist.

Hängen in einem Baum

Ein Opfer, das viele Meter über dem Boden an einem Baum hängt, läuft Gefahr, abzustürzen bzw. ein Hängetrauma zu erleiden. Es gibt einige Fälle von schweren oder sogar tödlichen Verletzungen, wenn die Person – in der Regel Gleitschirm- oder Drachenflieger – versucht hat, aus eigener Kraft vom Baum zu klettern. Die Rettung muss entweder durch einen Hubschrauber per Longline- oder Windenbergung oder mit speziellen Rettungstechniken vom Boden aus erfolgen (➤ Kap. 18 *Hängetrauma*).

TIPPS

Der Verunglückte darf keinesfalls den Baum alleine hinunterklettern oder in steilem Gelände alleine absteigen. Denke immer an ein Hängetrauma, wenn der Verunglückte noch im Gurtzeug hängt. (➤ Abb. 23.2)

Bei Pfahlungsverletzungen durch Äste wird die Rettung aus einem Baum noch komplizierter. In dieser Situation muss der Ast nahe genug an der Eintrittsstelle in den Körper abgeschnitten werden, um eine Rettung zu ermöglichen, wobei der Rest des Astes im Körper verbleibt. Die Person muss dann vom Baum gerettet werden, möglichst ohne ihr weiteren Schaden zuzufügen.

Downwash

Nach einem Absturz stellen die Schirme der Fallschirmspringer, Basejumper oder Gleitschirmflieger, eine erhebliche Gefahr dar, wenn sich ein Hubschrauber nähert oder über der Einsatzstelle schwebt. Der Downwash der Rotorblätter kann den Schirm plötzlich aufblasen oder den Flügel eines Gleitschirms verschieben, was zu einem weiteren Absturz der im Schirm hängenden Person führen kann. Ein sich plötzlich aufblasender Fallschirm kann zudem für den Hubschrauber gefährlich werden.

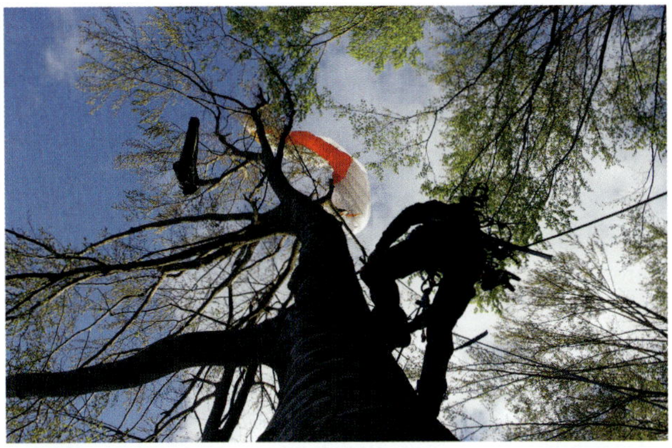

Abb. 23.2 Rettung eines Gleitschirmpiloten und seines Schirms aus einem Baum. (Mit freundlicher Genehmigung von Miljko Lesjak)

Besteht die Gefahr, dass der abgestürzte Fallschirm mit dem daran hängenden Piloten durch den Abwind bewegt wird, muss die gesamte Rettungsaktion sorgfältig geplant werden. Der Hubschrauber darf dem Schirm nicht zu nahekommen, bis dieser getrennt oder fixiert ist. Möglicherweise müssen Bergretter in sicherer Entfernung abgesetzt werden und den Unfallort zu Fuß erreichen. Einige Flugrettungsorganisationen haben für solche Situationen spezielle Rettungstechniken entwickelt, wie z. B. den Einsatz extremer Taulängen bis zu 360 m.

TIPPS

- Befindet sich eine verunfallte Person am Boden, sollte sie als erstes von Gurtzeug und Schirm befreit werden.
- Hängt die betroffene Person noch am Schirm, kann eine Longline- oder Windenbergung sehr schwierig sein und spezielle Rettungstechniken erfordern.

MERKE

Denke bei einem Hubschraubereinsatz immer an die Auswirkungen des Downwashs.

Forensische Aspekte

Wenn es notwendig ist, die Leinen eines Fallschirms oder Gurtzeugs zu durchtrennen oder den Schirm zu entfernen, sollte zuvor die ursprüngliche Position der Ausrüstung durch Fotos dokumentiert werden (➤ Kap. 47 *Medikolegale Aspekte*). Dies kann für die spätere Polizeiarbeit und für den Versuch, das Geschehen zu rekonstruieren, wichtig sein. Risse oder Knoten in den Schnüren oder andere Anomalien an der Ausrüstung können die Flugeigenschaften verändern und somit eine mögliche Unfallursache sein. Für einen Retter bedeutet dies, dass, sofern solche Auffälligkeiten erkannt werden, Leinen niemals an diesen Stellen durchtrennt werden sollten.

Neben Defekten oder anderen Auffälligkeiten am Fallschirm sollte auch auf das Gurtzeug und andere Ausrüstungsgegenstände, einschließlich des Helms und des Reservefallschirms, geachtet werden, bevor sie dem Verletzten zur medizinischen Behandlung abgenommen werden. Da die medizinische Behandlung und Rettung eines noch lebenden Patienten immer im Vordergrund steht, sollte nicht viel Zeit damit verschwendet werden, mögliche Probleme zu dokumentieren, bevor dem Patienten geholfen wird.

MERKE

Neben der medizinischen Versorgung müssen die Rettungsteams auch medizinisch-rechtliche Aspekte, einschließlich forensischer Fragen, beachten. Die Dokumentation kann wichtig sein.

23.5.2 Flugzeugabsturz

Wenn ein Flugzeug in den Bergen abstürzt, haben viele Faktoren Einfluss auf den Ausgang und das Erscheinungsbild des Geschehens. Es kann viele Opfer geben und die Rettungsteams sollten sich darüber bewusst sein, dass diese tot oder schwer verletzt sein können. Insbesondere bei Abstürzen von Verkehrsflugzeugen können die Körper völlig entstellt oder zerstückelt sein. Es ist wichtig, dass die Retter wissen, was sie erwartet. Nach solch einem Einsatz soll eine angemessene psychosoziale Betreuung des Rettungspersonals in Betracht gezogen werden, um posttraumatische Belastungsstörungen (PTBS) und andere mögliche Folgen zu verhindern. [23, 24]

Fallbeispiel 23.2

Tödlicher Irrtum oder Selbstmord?

Zeugen beobachteten, wie ein Gleitschirmpilot kurz nach dem Start aus seinem Gurtzeug rutschte. Er hielt sich eine Zeit lang fest, stürzte aber schließlich ab und wurde schwer verletzt auf einer Wiese gefunden. Sein Schirm wurde einige hundert Meter entfernt entdeckt. Eine Untersuchung der Ausrüstung ergab, dass die Beingurte nicht zugeschnallt waren. Es war nicht klar, ob der Pilot sie vor dem Flug nicht überprüft hatte oder ob er die Gurte absichtlich offengelassen hatte. Ein Selbstmord konnte daher nicht ausgeschlossen werden.

MERKE

Nach Einsätzen mit Todesopfern sollte jedem Retter psychosoziale Hilfe zur Verfügung stehen.

In Abhängigkeit verschiedener Faktoren, wie z.B. der Geschwindigkeit des Flugzeugs, des Aufprallwinkels und des Ortes des Aufpralles (z.B. auf einem Gletscher, in der Nähe eines Berggipfels) kann die Absturzstelle ein großes Gebiet umfassen. Wenn das Flugzeug völlig zerstört und fragmentiert ist, wird es schwierig, Opfer zu lokalisieren. Es kann auch vorkommen, dass trotz erfolgreicher Lokalisation die Helfer die Opfer nicht zeitnah erreichen können. Bleibt das Wrack in einer unstabilen Position liegen, besteht die Gefahr eines weiteren Absturzes z. B. in eine Gletscherspalte oder von einem Grat. Hier könnte der Downwash eines Hubschraubers ein Problem darstellen. Treibstoff könnte aus einem Flugzeug auslaufen, wodurch Brand- und Explosionsgefahr bestehen. Gasflaschen oder scharfe Gegenstände können außerdem zur Gefahr für die Retter als auch für die Opfer werden.

Aus forensischer Sicht geht es bei einem Flugzeugabsturz in erster Linie darum, herauszufinden, warum das Ereignis passiert ist. Die Ursachenermittlung ist die Aufgabe spezialisierter Organisationen, weshalb mit vielen Experten an der Unfallstelle zu rechnen ist. Im alpinen Gelände kann die Bergrettung nicht nur für die medizinische Versorgung und Bergung lebender Opfer zum Einsatz kommen, sondern auch, um den Unfallort für weitere Untersuchungen zu sichern, den Absturzort zu dokumentieren und nach Abschluss der Untersuchungen die tödlich verletzten Opfer und das Flugzeug oder seine Teile zu bergen.

Eine weitere wichtige Frage bei der Untersuchung ist, wer zum Zeitpunkt des Absturzes die Maschine geflogen hat. [25] Daher ist eine Fotodokumentation der Originalsituation wichtig, bevor die Opfer abtransportiert werden. Können am Ereignisort keine Rückschlüsse gezogen werden, können die sich anschließenden rechtsmedizinischen Untersuchungen durch Beurteilung des Verletzungsmusters oder DNA-Untersuchungen hilfreich sein. Ist der mutmaßliche Pilot tot, ist eine Autopsie einschließlich chemisch-toxikologischer Analysen notwendig, um Grunderkrankungen, Drogenkonsum oder andere Einflüsse wie eine Kohlenmonoxidvergiftung bei Feuer an Bord festzustellen. Solche Beeinträchtigungen könnten den Unfall verursacht oder dazu beigetragen haben. [15] Ist der Pilot noch am Leben, sollte baldigst eine Blut- und Urinentnahme zur chemisch-toxikologischen Untersuchung erfolgen. Dies ist wichtig, da die Konzentrationen von dem Körper zugeführten Substanzen mit der Zeit abnehmen und immer schwerer nachzuweisen sind. Eine medizinische Untersuchung sollte ebenfalls umgehend erfolgen, um innere Ursachen wie z. B. eine Hypoglykämie, die den Unfall verursacht haben könnte, zu diagnostizieren.

Es ist wichtig, dass die Bergrettungsmannschaft am Ereignisort keine verstorbenen Personen oder Körperteile bewegen, bevor der Auftrag dazu erfolgt ist.

23.6 Medizinische Behandlung

Die medizinische Behandlung nach Flugunfällen unterscheidet sich grundsätzlich nicht von der Behandlung nach anderen Alpinunfällen. [26] Die größte Herausforderung bei der Bewältigung eines Flugunfalls stellen die medizinische Versorgung und die Bergung in schwierigem Terrain dar. Bei einer kritischen Rettung (Crashbergung) können medizinische Maßnahmen bis nach der Evakuierung aufgeschoben werden, z. B. wenn die betroffene Person noch in der Luft hängt oder das Flugzeug in Flammen steht. Wann immer es möglich ist, sollte die Behandlung vor der Bergung eine Ruhigstellung umfassen. Da Flugunfälle häufig mit einem schweren Aufpralltrauma einhergehen, ist besonders an nicht offensichtliche, schwere Verletzungen zu denken. Piloten könnten ihre Verletzungen bagatellisieren oder aus rechtlichen oder finanziellen Gründen eine medizinische Behandlung ablehnen.

23.7 Übliche Flugaktivitäten in den Bergen

23.7.1 Gleitschirmfliegen

Gleitschirmfliegen zählt zu den Freizeit- und Abenteuersportarten. Heutige Gleitschirme stammen von den Fallschirmen aus den 1960er-Jahren ab. Gleitschirme sind nicht dafür ausgelegt, einen freien Fall durch eine spätere Öffnung abzufangen, sondern sie sind von Beginn des Fluges an geöffnet.

Fallbeispiel 23.3

Harte Landung

Bei einem Gleitschirmpiloten kam es zu einer harten, ungeplanten Landung während eines Streckenfluges in den Bergen. Er schlug in sitzender Position am Boden auf, konnte aber noch mehr als einen Kilometer zur nächsten Schutzhütte gehen. Kurz nach Eintreffen nahmen seine Schmerzen jedoch signifikant zu (VAS 8 und mehr) und der Gleitschirmpilot konnte weder gehen noch sitzen. Ein Rettungshubschrauber wurde alarmiert. Nach der Erstuntersuchung des Notarztes wurde dem Gleitschirmpiloten eine hohe Dosis Analgetika verabreicht. Die Röntgenuntersuchung im Krankenhaus ergab Kompressionsfrakturen von L4 und L5.

Normalerweise startet der Pilot, fliegt und landet mit keiner anderen Energie als seinem Lauf, dem Wind, der Thermik und der Schwerkraft. Im Jahr 1978 begannen drei französische Fallschirmspringer mit dem „Hangflug". Seit den 1980er-Jahren hat sich die Ausrüstung für das Gleitschirmfliegen ständig verbessert und die Popularität des Gleitschirmfliegens nimmt weltweit immer weiter zu.

Der in einem speziellen Gurtzeug sitzende Pilot ist durch eine große Anzahl Leinen am Flügel befestigt, sodass er bei Start und Landung stehen und während des Fluges sitzen kann. Für das Gleitschirmfliegen ist ein Hang erforderlich, den der Pilot zum Start hinunterläuft. Der Schirm wird entweder durch den vorhandenen Wind oder durch das Laufen des Piloten aufgeblasen. Alternativ besteht die Möglichkeit eines Schleppstarts. Da ein Gleitschirm keine feste Struktur hat, handelt es sich um ein aerodynamisch sehr sensibles Fluggerät. Der Pilot bremst mit Hilfe von Handschlaufen, die durch Leinen an der Hinterkante beider Schirmseiten befestigt sind. Damit wird die Geschwindigkeit reguliert, gelenkt und der Schirm vor der Landung wieder ausgeweitet. Der Schirm lässt sich auch durch die Gewichtsverlagerung des Piloten lenken.

Moderne Gleitschirme erreichen ein minimales Sinken von < 0,9 m/sec und eine Gleitzahl von bis zu 13; dies bedeutet, dass sie auf einer Strecke von 13 m 1 m sinken. Die Durchschnittsgeschwindigkeit liegt zwischen 30 und 50 km/h. Paragleiter können viele Stunden in der Luft bleiben und dabei hunderte Kilometer zurücklegen. Durch die Nutzung von Thermik und Wind ist es möglich, beträchtlich an Höhe zu gewinnen.

Die europäische Norm (EN) für die Zertifizierung von Gleitschirmen wurde entwickelt, um Gleitschirme nach passiver Sicherheit, Leistung und Flugschwierigkeit zu kategorisieren. Das vierstufige Zertifizierungssystem für Gleitschirme (A, B, C, D) hilft den Verbrauchern und Herstellern bei der Entscheidung, welcher Schirm für welchen Piloten geeignet ist. Bei der Klasse A handelt es sich um die sichersten Gleitschirme für Anfänger und bei der Klasse D um Schirme für sehr erfahrene Piloten. Im Allgemeinen bedeutet mehr Leistung weniger Stabilität und erfordert ein höheres Maß an Können, um sicher zu fliegen.

Die verschiedenen Disziplinen des Gleitschirmfliegens sind Soaring, Thermikfliegen, Streckenfliegen, Hike and Fly, Kunstflug und Punktlandung. Zu den besonderen Disziplinen mit spezieller Ausrüstung gehören Speedflying und Speedgliding. Speed-Glider mit Skiern benützen z. B. kleinere Schirme mit einer Fläche von nur 8 bis 14 m^2, im Vergleich zu 20 bis 30 m^2 bei einem normalen Gleitschirm, um Geschwindigkeiten von 60–120 km/h zu erreichen. [6, 27]

Aufgrund der Leichtigkeit und der einfachen Ausrüstung ist vor allem in Europa das Gleitschirmfliegen zur beliebtesten Flugsportart geworden. Beim Hike and Fly erklimmen die Piloten mit der gesamten Ausrüstung am Rücken einen Berg und fliegen danach ins Tal. Eine moderne Hike-and-fly-Ausrüstung samt Gleitschirm, Reserveschirm, Gurtzeug und Helm kann unter 4 kg wiegen. Wegen der steigenden Beliebtheit machen Gleitschirmunfälle einen beträchtlichen Teil von Berg- und Flugrettungseinsätzen aus. [11]

Unfallursachen

Wie generell in der Luftfahrt, sind auch beim Gleitschirmfliegen die meisten Unfälle auf Pilotenfehler zurückzuführen, z. B. auf technische Fehler, auf Probleme mit turbulenter Luft umzugehen oder auf eine Fehleinschätzung der Wetterlage. Kollisionen mit anderen Piloten sowie Ausrüstungsdefekte kommen als verursachende Faktoren selten vor. Am anfälligsten für Unfälle sind Anfänger und wenig erfahrene Freizeitpiloten. [28] Speedflying geht aufgrund höherer Geschwindigkeiten und niederer Flughöhen mit einem höheren Verletzungsrisiko einher. Die Einführung von Schutzvorrichtungen und sichereren Fallschirmen hat dazu beigetragen, das Risiko schwerer Verletzungen zu reduzieren. [29]

Grundsätzlich können sich Unfälle in jeder Flugphase ereignen, sie häufen sich jedoch während des Starts (35 %) und der Landung (49 %). Die häufigste Ursache ist das Kollabieren oder Entleeren des Schirms. [28] Je nach Art des Zusammenklappens des Schirms kann die vertikale Abstiegsgeschwindigkeit >20 m/sec betragen. Verliert der Pilot die Kontrolle über den

Schirm, ist ein schwerer Absturz die Folge. Aufgrund mehrerer Gegebenheiten, z. B. exponierter Startplätze, kleiner Landezonen, starker Talwinde und turbulenter Thermiken, sind alpine Regionen gefährlicher als flache.

Verletzungen und Todesfälle

Die Anzahl der Unfälle und Todesfälle im Gleitschirmsport ist im Verhältnis zu den steigenden Zahlen von Sportlern rückläufig. In Deutschland waren im Jahr 2016 rund 35.000 Piloten beim Deutschen Gleitschirmverband und Drachenflugverband registriert, im Jahr 1997 waren es noch 20.000. Die Zahl der tödlichen Unfälle unter deutschen Piloten schwankt seit 1997 konstant zwischen 5 und 15 pro Jahr. Im gleichen Zeitraum wurden in Deutschland zwischen 116 und 251 Unfälle, überwiegend in den Gebirgsregionen, registriert. [28]

Die häufigsten Verletzungen beim Gleitschirmfliegen sind Frakturen, Verrenkungen und Verstauchungen, gefolgt von Wirbelsäulen- und Kopfverletzungen. Üblich sind multiple Verletzungen. Während des Starts betreffen die Verletzungen am häufigsten die Knöchel und die oberen Extremitäten, die durch Stürze beim Bergablaufen hervorgerufen werden. Gerät ein Gleitschirm ins Trudeln oder klappt er während des Fluges zusammen, können Abstürze aus großer Höhe die Folge sein, die zu multiplen Verletzungen oder zum Tod führen. Bei der Landung kommen Verletzungen an den Beinen und der Wirbelsäule am häufigsten vor. [17] Wegen der sitzenden Position beim Fliegen sind Gleitschirmpiloten anfällig für Verletzungen der unteren Gliedmaßen (bis zu 47 %) und des unteren Rückens (bis zu 45 %), die häufig gemeinsam auftreten. [17] Die Wirbelsäule ist der am häufigsten verletzte Körperteil der Gleitschirmflieger und macht etwa ein Drittel aller Verletzungen aus. [28–31] Zu den Kopfverletzungen gehören Gehirnerschütterungen, Hirnprellungen und schwere traumatische Hirnverletzungen, aber auch kleinere Verletzungen wie Weichteiltraumen oder Nasenbeinfrakturen. [32] Die Folgen von Verletzungen reichen von vollständiger Genesung bis hin zu bleibenden neurologischen Schäden oder dem Tod. Eine Analyse der Sportverletzungen, die zu Querschnittslähmung oder Tetraplegie führen, ergab, dass Gleitschirmfliegen mehr Wirbelsäulenverletzungen verursacht als viele andere Sportarten. [30] Es wurde über Fälle berichtet, die zu neurologischen Defiziten führten. [28, 30, 31] Einige Fälle von schweren Kopf- und Halswirbelsäulenverletzungen endeten tödlich. [6] Die Todesfallrate bei Gleitschirmunfällen in Deutschland zwischen 1997 und 1999 (n = 409) lag bei 0,7 %. [28]

23.7.2 Drachenfliegen

Drachenfliegen gilt als Urform des nicht motorisierten Fliegens. In den 1890er-Jahren baute Otto Lilienthal einen steuerbaren Drachen und wurde später zu einem der einflussreichsten Luftfahrtpioniere. Wie moderne Drachen wurde auch dieser durch Gewichtsverlagerungen gesteuert. [33] Ein Drachen muss zu Fuß von einem Hügel oder wie Ultraleichtflugzeuge im Flachland mit einer Winde gestartet werden. Der Flügel besteht aus einem starren oder halbstarren Rahmen, der mit einem Hightech-Segelstoff bespannt wird. Der Pilot hängt in Bauchlage in einem Gurtzeug unter der Tragfläche in einem dreieckigen Rahmen und steuert das Flugzeug mit Körperbewegungen und einer Steuerstange. Bei flexiblen Hängegleitern erfolgt die Steuerung durch Gewichtsverlagerung, bei Starrflüglern durch eine Kombination aus Gewichtsverlagerung und aerodynamischer Steuerung.

Mit der Entwicklung und der wachsenden Beliebtheit des Gleitschirmfliegens hat das Drachenfliegen seine Vorrangstellung als beliebtester Luftsport in den Bergen verloren. Ein Hängegleiter ist viel schwerer und weniger praktisch zu tragen als ein Gleitschirm. Wie beim Gleitschirmfliegen wird ein Reserveschirm, der in der Regel in das Gurtzeug integriert ist, für Notfälle verwendet. Im Allgemeinen ist ein Hängegleiter in der turbulenten Luft stabiler als ein Gleitschirm, er ist allerdings schwieriger zu starten und zu landen. Er kann viel höhere Geschwindigkeiten (bis zu 140 km/h) erreichen und hat bessere Gleiteigenschaften als ein Gleitschirm. Flexible Hängegleiter haben eine Gleitzahl von 10–15, starre Hängegleiter von 16–19 (23.7.1). Die Sinkgeschwindigkeit ist ähnlich wie bei Gleitschirmen – ca. 1 m/sec. Ein Hängegleiter ist schwieriger zu starten und zu landen als ein Gleitschirm, da eine höhere Geschwindigkeit erforderlich ist, er kann aber bei stärkerem Wind geflogen werden.

Unfallursachen

Wie auch beim Gleitschirmfliegen sind die meisten Unfälle beim Drachenfliegen auf menschliches Versagen zurückzuführen. Einigen Studien zufolge ist insbesondere das Fliegen in turbulenter Luft oder bei starkem Wind die Haupt- oder Mitursache für Unfälle. [7, 34] Unzureichende Fluggeschwindigkeit (aufgrund eines zu kurzen oder zu langsamen Startlaufs), nicht optimaler Anstellwinkel des Schirms, schlechte Windverhältnisse (zu stark, falsche Richtung, Turbulenzen) oder Probleme bei Schleppstarts können zu Unfällen führen. Unfälle bei der Landung können durch unkontrollierten Bodenkontakt verursacht werden, z. B. wenn sich eine Seite des Flügels in Schräglage befindet. Als andere Ursachen gelten der Kontakt mit Hindernissen, turbulente Windverhältnisse oder eine unebene Bodenoberfläche bei der Landung. Unfälle während des Fluges sind nicht üblich, können aber aufgrund von Turbulenzen oder Kollisionen hervorgerufen werden.

Eine Studie über 127 Unfälle mit Drachenfliegern in den Vereinigten Staaten zwischen 2003 und 2013 ergab, dass sich 41 Unfälle (32 %) während des Starts, 46 (36 %) während der Landung und 20 (16 %) während des Fluges ereigneten. 16

weitere Zwischenfälle (13 %) gab es bei Schleppstarts. [6] Die schwersten Verletzungen treten in der Regel während des Starts auf. Verletzungen aufgrund von Landeproblemen sind aber am häufigsten. [17]

Verletzungen und Todesfälle

Bei Unfällen mit Drachenfliegern gelten Mehrfachverletzungen als üblich. Da Drachenflieger in Bauchlage im Gurtzeug hängen, sind der Kopf, die oberen Extremitäten und der Rumpf die am meisten gefährdeten Körperteile. Kopfverletzungen werden in 23–27 % der Fälle gemeldet. Eine PubMed-Suche nach den Begriffen Drachenfliegen und Gleitschirmfliegen ergab Studien, in denen der Anteil der Rumpf-, Wirbelsäulen-, oder Rückenmarksverletzungen zwischen 1 % und 34 % lag. In 80 % der Fälle kam es zu Verletzungen der oberen Extremitäten. Auf Verletzungen der unteren Extremitäten entfielen bis zu 43 % der Fälle. [17] Die gemeldeten Todesfälle waren auf multiple Traumata, Herzrisse, Aortenrisse, Schädel-Hirn-Traumata, Rückenmarksverletzungen und andere Ursachen zurückzuführen. [17] In Tirol, Österreich, wurden zwischen 1973 und 1976 insgesamt 75 Unfälle beim Drachenfliegen gemeldet. [35]

MERKE

Aufgrund der liegenden Position des Piloten beim Drachenfliegen können bei Unfällen andere Verletzungsmuster als bei anderen Flugsportunfällen vorliegen.

23.7.3 Motorbetriebenes Gleitschirmfliegen und Drachenfliegen

Motorisiertes Gleitschirmfliegen und nicht motorisiertes Gleitschirmfliegen sind zwei verschiedene Sportarten. Das Gleiche gilt für Drachenfliegen mit und ohne Motorantrieb. Der Unterschied in beiden Disziplinen besteht darin, dass Motoren verwendet werden. Die US Powered Paragliding Association hat zwischen 1995 und 2012 384 Berichte über Zwischenfälle gesammelt. Diesen zufolge war die Hauptursache für Zwischenfälle in 205 Fällen ein Pilotenfehler. In 67 Fällen (17 %) galt mechanisches Versagen und in 12 Fällen (6 %) die Wetterbedingungen als Ursache. [36] Bei den motorbetriebenen Unfällen waren Pilotenfehler (46 %), Motorstörungen (17 %), Probleme mit dem Drachen (12 %) sowie die Wetterbedingungen (4 %) die Hauptursachen. [7]

MERKE

Die verwendete Ausrüstung beim motorbetriebenen Fliegen ist oftmals die Ursache für Zwischenfälle und für mechanisches Versagen. Beim motorisierten Gleitschirm- und Drachenfliegen kommen tödliche Unfälle häufiger vor als bei unmotorisierten Flugsportarten.

Beim motorisierten Gleitschirmfliegen sind die oberen Gliedmaßen (44 %) am häufigsten betroffen, gefolgt von den unteren Gliedmaßen (32 %), dem Rücken (10 %), dem Kopf (7 %), dem Becken (3 %), der Brust (3 %) und dem Unterleib (< 1 %). Fehlfunktionen des Motors verursachten 43 Unfälle (11 %) und waren für die meisten der Verletzungen der oberen Gliedmaßen verantwortlich. Unter den Mitgliedern der „British Hang Gliding and Paragliding Association“ lag die jährliche Todesfallrate beim motorisierten Paragliden bei 83,4 pro 100.000, beim motorisierten Drachenfliegen bei 61,9 pro 100.000. Beide Werte sind höher als beim herkömmlichen Gleitschirmfliegen (61.9) und Drachenfliegen (40.4). [7, 36]

23.7.4 Fallschirmspringen

Als Fallschirmspringen werden der Sprung aus einem Flugzeug gefolgt von einem freien Fall, dem Öffnen des Fallschirms, dem kontrollierten Absinken und der kontrollierten Landung am Boden bezeichnet. Der erste dokumentierte tödliche Fallschirmunfall ereignete sich am 24. Juli 1837. [37] Der erste erfolgreiche Absprung mit einem zusammenklappbaren Fallschirm gelang einem amerikanischen Ballonfahrer im Jahr 1885. Der erste Sprung aus einem Flugzeug erfolgte 1911 in den USA. [38]

Heute wird Fallschirmspringen meist als Freizeitbeschäftigung oder als Wettkampfsport betrieben. Im Jahr 2002 wurden in 118 Ländern, von etwa 700.000 Personen weltweit, schätzungsweise 6 Millionen Sprünge durchgeführt. [22] Fallschirmspringer kommen auch bei einigen militärischen Operationen zum Einsatz. Fallschirme können zudem nützliche Gegenstände für Piloten sein, die in einer unkontrollierbaren Situation das Flugzeug verlassen müssen. Es gibt viele verschiedene Fallschirmsprungdisziplinen wie Präzisionslandung, Formationsspringen, freies Fliegen und Speed-Skydiving. Auch das Wingsuit-Fliegen fällt in diese Kategorie.

Fallschirmsprünge beginnen normalerweise in einer Höhe von 1000 bis 4500 m über dem Boden. Beim klassischen freien Fall in horizontaler Position, mit dem Gesicht nach unten (Boxman-Position), kann ein Fallschirmspringer eine Endgeschwindigkeit von 180–200 km/h erreichen. In einer senkrechten Position mit dem Kopf nach unten können durch die Minimierung des Luftwiderstands Geschwindigkeiten von bis zu 480 km/h erreicht werden. Durch das Öffnen des Fallschirms wird der Sportler mit einer Kraft von 3G bis 5G (3- bis 5-mal so groß wie die Schwerkraft) abgebremst. Dies kann zu Muskelverletzungen oder in seltenen Fällen aufgrund von Scherkräften zu schweren Verletzungen wie Aortenrupturen führen.

Die empfohlene Höhe zur Fallschirmöffnung variiert von Land zu Land. Für Solospringer liegt die Mindesthöhe zwischen 600 m und 900 m, je nach Art der Zertifizierung. Die Mindesthöhe für Tandemspringer beträgt 1,400 m. Ausgelöst wird der Fallschirm normalerweise über der empfohlenen Mindesthöhe, da der Öffnungsvorgang ca. 3–5 Sekunden dauert und einer Distanz von 200 m entspricht. Dies gibt dem Fallschirmspringer genügend Höhe und damit Zeit, um bei einer Fehlfunktion des Hauptfallschirms den Reserveschirm sicher zu öffnen. [39] Die Sinkgeschwindigkeit wird nach der Auslösung je nach Fallschirmtyp auf 3,5–5 m/sec reduziert.

Der Fallschirm kann entweder manuell während des freien Falls ausgelöst werden oder durch eine Aufziehleine während des Hinausspringens aus dem Flugzeug. Häufig wird eine automatische Auslösevorrichtung als Backup verwendet. Diese öffnet automatisch, sofern in einer gewissen Höhe (zwischen 250 und 300 m über dem Boden) die Sinkgeschwindigkeit zu hoch ist und der Fallschirm also noch nicht geöffnet ist. In der Regel geschieht dies, wenn der Pilot das Bewusstsein verloren hat oder wenn er den Fallschirm nicht selbst öffnen kann. Ein Reservefallschirm ist obligatorischer Bestandteil der Ausrüstung. Aus Sicherheitsgründen muss der Hauptschirm abgeworfen werden, bevor der Reservefallschirm ausgelöst werden kann. [39]

Unfallursachen

Die meisten tödlichen Unfälle beim Fallschirmspringen (79 %) werden durch menschliche Fehler verursacht. [40] Die möglichen Ursachen können je nach den verschiedenen Phasen des Fallschirmspringens variieren.

- Ausstieg aus dem Flugzeug: Der Fallschirmspringer kann stecken bleiben oder mit dem Fluggerät kollidieren.
- Freier Fall: Es kann zu einer Kollision mit einem anderen Fallschirmspringer oder mit anderen Hindernissen kommen. Der Fallschirmspringer kann auch ein unsicheres Manöver durchführen, das Bewusstsein verlieren, den Fallschirm aufgrund einer Fehleinschätzung zu spät oder zu tief öffnen. Auch ein Versagen der Ausrüstung ist möglich (z.B. Schirm, Höhenmesser, Gurtzeug).
- Öffnen des Fallschirms: Hier kann es zur abrupten Verlangsamung (Grund für Wirbelsäulenverletzungen), Fehlöffnung aufgrund von Packfehlern, Materialproblemen oder anderen Fehlöffnungen kommen.
- Schirmflug: Kollisionen könnten dazu führen, dass die Luft durch Verheddern oder andere Ursachen entweicht und der Schirm kollabiert.
- Landung: Unfälle können durch wechselnde Windverhältnisse oder Luftturbulenzen, unebenes Gelände, ungeeignetes Schuhwerk oder fehlender Geländekenntnisse auftreten.

Verletzungen und Todesfälle

Unfälle beim Fallschirmspringen in den Bergen kommen selten vor, da Fallschirmspringen kaum in alpinem Gelände ausgeübt wird. Verletzungen und Todesfälle werden in der Regel durch den Aufprall auf den Boden verursacht. Die moderne Ausrüstung hat dazu beigetragen, dass die Gesamtmorbidität und Mortalität abnehmen, Verletzungen, die im Zusammenhang mit Hochgeschwindigkeitslandungen und Wingsuit-Flügen stehen, nehmen allerdings zu [41, 42]

Der deutsche Fallschirmsportverband e. V. zählte im Jahr 2015 fast 375.000 Fallschirmsprünge in Deutschland. Dabei gab es nur drei Todesfälle. [43] Die United States Parachute Association meldete Ende 2016, 38.555 Mitglieder. Von ihren 3,3 Millionen Sprüngen im Jahr 2016 endeten 2.129 (0,06 %) mit einer Verletzung und 21 (0,001 %) mit einem Todesfall. [44]

Andere Untersuchungen ergaben eine Verletzungsrate von 48 und eine Todesfallrate von 0,8 pro 100.000 Sprüngen. [22, 41] Eine Studie, an der 8976 Fallschirmspringer während der World Freefall Convention (4.–13. August 2000 und 3.–12. August 2001) teilnahmen und dabei 117.000 Sprünge absolvierten, ergab eine Verletzungsrate von 174 auf 100.000. 18 Personen mussten in ein Krankenhaus eingeliefert werden und ein Unfall endete tödlich. [41] 34 % der ins Krankenhaus eingelieferten Personen hatten erhebliche Verletzungen. Am häufigsten (47 %) waren die Extremitäten betroffen.

MERKE

Im Vergleich zu anderen Luftsportarten ist die Verletzungs- und Sterberate beim Fallschirmspringen niedrig.

23.7.5 Basejumping

Basejumping ist eine Extremsportart, bei der man mit einem Fallschirm von einer festen Struktur abspringt. Es ist eine der gefährlichsten Sportarten der Welt. Sprünge von festen Objekten mit Fallschirmen wurden bereits vor 2.000 Jahren in der chinesischen Literatur erwähnt und werden seit Jahrhunderten gelegentlich aufgezeichnet. [36] Der Sprung des Österreichers Erich Felbermayr von der Cima Piccola in den Dolomiten, in den norditalienischen Alpen im Jahr 1965, galt als erster moderner Basejump. Im Jahr 1978 wurden Basejumps vom El Capitan in Kalifornien durchgeführt und von dem legendären Basespringer und Filmemacher Carl Boenish gefilmt, der für diesen Sport warb. Zusammen mit Kollegen prägte er das Akronym BASE, das sich auf die Arten von Objekten, von denen die Teilnehmer springen können, bezieht: Buildings (Gebäude), Antennas (Antennen), Spans (Brücken) und Earth (Erde). Die Zahl der ausübenden Sportler weltweit wird von Experten und Ausrüstungsherstellern auf 2.000 bis 3.000 geschätzt. Im Gegensatz zu anderen Sportaktivitäten ist Basejumping eine nicht offiziell geregelte Aktivität, aber es gibt in einigen Regionen Empfehlungen, ethische Standards und lokale Vorschriften. In vielen Gegenden sind BASE-Sprünge jedoch gesetzlich verboten. [45, 46]

Im Gegensatz zum Fallschirmspringen ist Basejumping in den Bergen viel üblicher. Sind Klippen und Bergwände steil genug, sind dies attraktive Absprungplätze [45, 46] insbesondere mit moderner „Flugkleidung" (tracksuits, monosuits, wingsuits), die es ermöglicht, von einer Wand wegzufliegen. Zu den alpinen Hotspots gehören das Lauterbrunnental in der Schweiz (geschätzte 20.000–30.000 Basejumps pro Jahr) und die Felswände rund um den Gardasee in Italien mit geschätzten 13.000–15.000 Sprüngen jährlich. Weitere Hotspots findet man in Norwegen, den USA und einigen anderen Ländern. Dadurch sind in einigen Regionen die Berg- und Flugrettungsstützpunkte durchaus mit Einsätzen, in die Basejumper involviert sind, konfrontiert.

Während der ersten Zeit benutzten die Basejumper eine normale Fallschirmsprungausrüstung. Später kamen speziell konstruierte Schirme, Gurtzeuge und andere Ausrüstungen zum Einsatz. Im Vergleich zum Fallschirmspringen haben Basejumping-Fallschirme bei gleichem Pilotengewicht eine größere Schirmfläche und sind für schnelle „On-Heading"-Entfaltungen ausgelegt, bei denen sich der Schirm mit minimalem Höhenverlust vom Objekt weg entfaltet. Beim Basejumpen muss sich der Fallschirm schnell öffnen, ohne Verletzungen oder Materialschäden zu verursachen, damit der Springer in kürzester Zeit in den Gleitflug übergehen kann. [47] Die Schirme beim Basejumping sind stärker verarbeitet, um den abrupten Kräften beim Öffnen standzuhalten. Da diese Schirme nur eine geringe Geschwindigkeit erreichen, ermöglichen sie dem Piloten durch einen langsamen steilen Anflug, auch im unwegsamen Gelände, Punktlandungen.

Basejumper verwenden oft Wingsuits, Trackingsuits oder Monosuits, welche die Gleitzahl verbessern, indem sie dem menschlichen Körper mehr Oberfläche und eine aerodynamische Form verleihen. Dadurch wird der anfängliche freie Fall vermieden und es kann gleich vom Startplatz weggeflogen, länger in der Luft geblieben und eine horizontale Position eingenommen werden. Erfahrene Wingsuit Piloten erreichen eine Gleitzahl von bis zu 3,5 (23.7.1). Wingsuits können die Vertikalgeschwindigkeit von 180–225 km/h (Endgeschwindigkeit im freien Fall) auf weniger als 60 km/h reduzieren. Trackingsuits und Monosuits haben eine geringere Gleitzahl. Erfahrene Springer erreichen eine Gleitzahl von 2,5. Beim Basejumping wird kein Reserveschirm verwendet, da bei der kurzen Sprungdauer keine Zeit bleiben würde, um einen zweiten Schirm zu öffnen.

Eine besondere Disziplin, bei der Wingsuits und Monosuits eingesetzt werden, ist das Fliegen in Bodennähe (proximity flying). Diese Anzüge ermöglichen den Flug in Bodennähe, entlang steiler Bergwände und Grate oder durch Schluchten. Dabei ist das Unfallrisiko durch Kollisionen mit Hindernissen enorm (➤ Abb. 23.3, ➤ Abb. 23.4). [48]

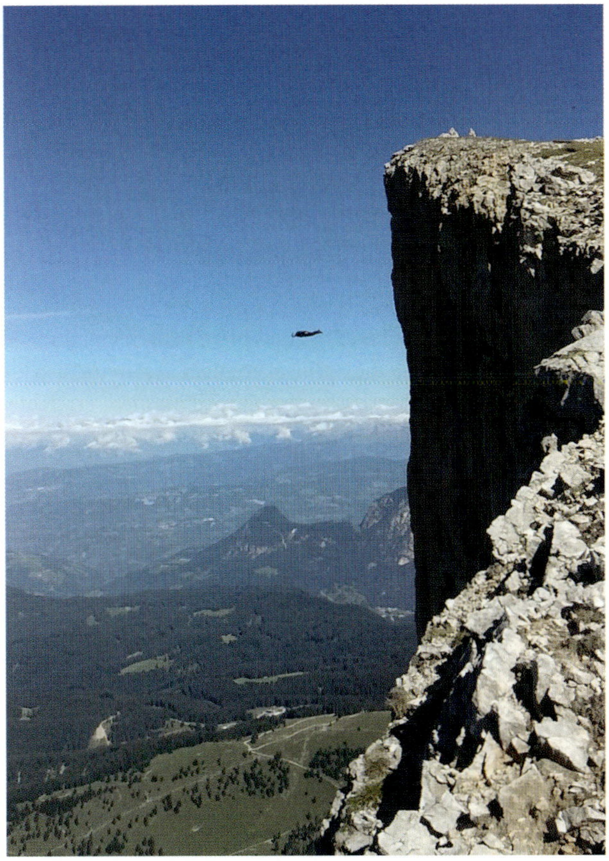

Abb. 23.3 Iztok Tomazin, einer der Autoren, springt von der Spitze der Sextener Rotwand in den Dolomiten. (Mit freundlicher Genehmigung von Mateja Vrhunc Tomazin)

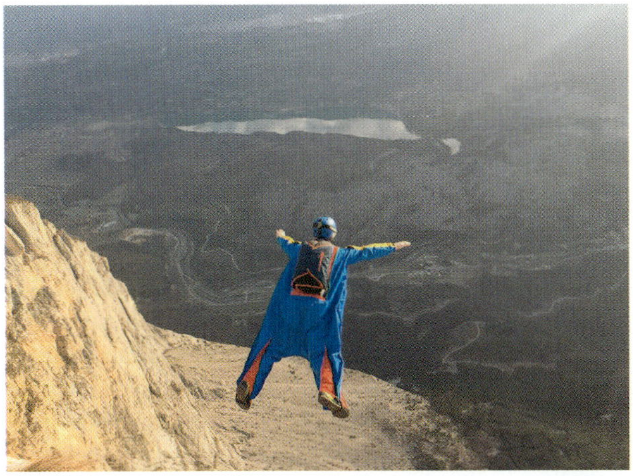

Abb. 23.4 Iztok Tomazin, einer der Autoren, springt mit einem MONO-suit vom Monte Brento in der Region Arco, Italien, Lago di Cavedine in die Tiefe.

Unfallursachen

Basejumping geht mit einem hohen Risiko schwerer Verletzungen einher und scheint 20- bis 40-mal gefährlicher zu sein als Fallschirmspringen. [49, 50]

- Die Absprunghöhe beim Basejumping ist viel niedriger als bei einem Fallschirmsprung aus einem Flugzeug. Manche BASE-Fallschirme können sich in weniger als 60 m Fallhöhe komplett entfalten.
- Die Fluggeschwindigkeiten sind wegen der geringen Absprunghöhen viel niedriger als beim Fallschirmspringen. Deshalb haben die Springer weniger aerodynamische Kontrolle. Die Endgeschwindigkeit wird oft nicht erreicht, da sie 12–15 Sekunden freien Fall erfordert.
- Durch die geringere Fluggeschwindigkeit nimmt das Öffnen des Fallschirms mehr Zeit in Anspruch.
- Basejumper befinden sich immer in der Nähe von Objekten, zumindest während der Absprungphase.

Der Exit (Anfangsphase des Sprungs oder Starts) spielt beim Basejumpen eine Schlüsselrolle. Die Position des Körpers bestimmt die Stabilität des Flugs in den ersten Sekunden, bevor eine ausreichende Fluggeschwindigkeit erreicht ist, welche die aerodynamische Stabilität ermöglicht. Wetterbedingungen wie Wind oder Nebel und nasser oder vereister Boden an der Absprungstelle können das Risiko erheblich erhöhen. Ein weiterer entscheidender Moment ist der Zeitpunkt kurz vor und während der Entfaltung des Fallschirms: In dieser Phase könnte eine instabile Position zu einer Fehlfunktion des Fallschirms, zu einem Verheddern oder zu einer Off-Heading-Öffnung führen, bei der sich der Schirm entgegen der Flugrichtung öffnet. In diesem Fall besteht ein hohes Risiko eines Zusammenstoßes mit dem für den Sprung genutzten Objekt – sei es ein Gebäude oder eine natürliche Erhebung. [51] Ausrüstungsprobleme, wie z. B. die Verwicklung der Hilfsschirmverbindungsleine (starkes Band zwischen Hauptschirm und Hilfsschirm, dessen Aufgabe es ist, nach der Auslösung den Hauptschirm zu ziehen und zu öffnen) oder ein falsch gepackter Schirm, können die korrekte Öffnung des Fallschirms verhindern. Wenn sich der Fallschirm zu schnell öffnet, können die Wirbelsäule, innere Organe oder die großen Gefäße des Piloten verletzt werden. [52] Öffnet er sich zu spät oder schafft es der Pilot gar nicht, den Hilfsschirm zu ziehen, kann es zu einem tödlichen Unfall kommen. [52,53] Der Pilot könnte am Boden aufschlagen, bevor der Fallschirm komplett geöffnet ist. Die Landung im schwierigen Gelände, wie z. B. auf Felsen, Bäumen, im Wasser oder auf Stromleitungen, kann auch zu Verletzungen und zum Tod führen.

Wie bei den meisten Extremsportarten [47] sind auch hier mangelnde Ausbildung und Erfahrung mitunter ein Grund für Unfälle. Als weitere Hauptursache gilt die Fehleinschätzung der Wetterbedingungen. [54] Eine Studie [55] ergab, dass die Verletzungsrate pro Sprung zu Beginn der Karriere eines Springers am höchsten war. Sie erreichte ihren Höhepunkt zwischen 90 und 130 Sprüngen, möglicherweise dann, wenn der Springer genug Selbstvertrauen gewonnen hatte, um von weniger fehlerverzeihenden Objekten zu springen, Kunstflug zu betreiben oder zu Wingsuit-Flügen überzugehen.

Die Muster der Todesfälle beim Basejumping scheinen sich zu ändern, wobei der Anteil der tödlichen Ereignisse im Zusammenhang mit Wingsuit-Flügen zunimmt. Die meisten Todesfälle ereignen sich im Sommer auf der nördlichen Hemisphäre, insbesondere in den USA, der Schweiz, Norwegen, Italien und Frankreich und werden durch den Aufprall am Felsen oder Boden verursacht. Tödliche Zusammenstöße sind meist das Ergebnis von falsch berechneten Flugrouten. [48, 53]

Verletzungen und Todesfälle

Es gibt nur sehr wenige Studien über Basejumping. [2] Schätzungsweise liegt das Verletzungsrisiko zwischen 0,2 und 4 % pro Sprung und ist somit 5- bis 16-mal höher als beim Fallschirmspringen. [41, 50, 54, 56] Bei Männern ist die Verletzungs- und Todesrate 10-mal höher als bei Frauen.

Eine Studie über Verletzungen in einer Gruppe von 102 internationalen Basejumpern zwischen 2006 und 2010 ergab eine Rate schwerer Verletzungen von 1 in 500 Sprüngen (0,2 %). In dieser Studie meldeten 29 verschiedene Springer 39 Verletzungen. Davon betrafen 24 (61 %) Verletzungen die unteren Gliedmaßen, 8 (20 %) die Wirbelsäule, 7 (18 %) den Brustkorb und 5 (13 %) den Kopf. Eingeschlossen in die Studien waren 44 Frakturen und drei Polytraumata. [55]

Westman et al. [49] analysierten Daten über 106 tödliche Basejump-Verletzungen weltweit von 1981 bis 2006. Sie ermittelten eine Todesfallrate von 1 von 60 Springern pro Jahr (2 %), was 40- bis 65-mal höher ist als beim Fallschirmspringen. 54 % der tödlichen Unfälle wurden durch den Wandanprall verursacht. 37 % durch den Aufprall am Boden oder im Wasser. Die restlichen Verletzungen wurden durch Gebäudekollisionen, Ertrinken und Kollisionen mit anderen Objekten hervorgerufen. In 59 % der Fälle war eine unzureichende Öffnung des Fallschirms die Hauptursache.

Am 1. Januar 2018 waren 332 Tote in der sog. BASE Fatality List [53] verzeichnet, in der alle Basejumping-Todesfälle seit 1981 erfasst sind. Im Jahr 2016 gab es mit 37 Toten die meisten Todesfälle, von denen 24 (63 %) Wingsuit-Piloten waren. Im Jahr 2017 kamen mindestens 18 Basejumper ums Leben. [53] Es scheint, dass die Popularität des „Proximity Dlying" eine wesentliche Rolle zu spielt. [48] Eine andere Studie über 20.850 Basejumps am Kjerag in Norwegen, über einen Zeitraum von 11 Jahren ergab eine Todesfallrate von 1 bei 2.317 Absprüngen (9 Fälle; 0,04 % aller Absprünge) und eine Unfallrate ohne Todesfolge von 1 bei 254 Absprüngen (82 Fälle; 0,4 % aller Absprünge). Die Obduktion von sieben Todesopfern zeigte mehrere schwere Verletzungen. Bei den meisten nichttödlichen Unfällen handelte es sich um verstauchte oder gebrochene Knöchel, geprellte Knie und leichte Gehirnerschütterungen. Trotz seiner großen Beliebtheit ist der Kjerag als Exit relativ unproblematisch. Die Springer starten von einer 1.000 m hohen, sehr steilen Klippe, was sonst nicht typisch für Basejump-Plätze ist. [54]

23.7.6 Segelflugzeuge

Ein Segelflugzeug ist ein unmotorisiertes Flugzeug, d. h. ein Flugzeug ohne Motor. Es wird in der Regel durch ein Starthilfsmittel, meist ein Motorflugzeug, in die Luft gebracht, welches das Segelflugzeug an einem Seil in die Luft zieht (Flugzeugschleppstart). Alternativ kann auch ein Windenstart durchgeführt werden. Es gibt auch sog. Selbststarter, die einen ausklappbaren Motor mit Propeller haben. Dieser wird beim Start eingesetzt. Mit dem Motor kann die Flugstrecke bei Bedarf verlängert werden, wenn z. B. ein Landeplatz zu weit entfernt ist, um ihn im Segelflug allein zu erreichen.

Ähnlich wie Gleitschirme oder Hängegleiter nutzen auch Segelflugzeuge die Thermik und den Auftrieb am Berg oder Grat, um in der Luft zu bleiben. Da Segelflugzeuge hohe Geschwindigkeiten erreichen, können sie ein Lee oder Bergwellen nutzen. Bei Bergwellen handelt es sich um Luftströme, die an den Luvseiten von Bergen aufsteigen und dann über den Gipfel fließen und Wellen erzeugen. Segelflugzeuge können Flugstrecken von mehr als 1.000 km zurücklegen, Höhen von bis zu 9.000 m und eine Geschwindigkeit von 170 km/h erreichen. Moderne Hochleistungssegelflugzeuge erreichen eine Gleitzahl von 40–60 und eine Sinkratezwischen 0,5 m und 2 m/sec.

Ein Segelflugzeugpilot kann einen Rettungsschirm mitführen, falls das Segelflugzeug unkontrollierbar wird oder eine kontrollierte Landung nicht möglich ist. Neben dem Piloten kann eine weitere Person mitfliegen. Es gibt auch Segelflugwettbewerbe wie Streckenflüge, Kunstflugwettbewerbe und Rennen. Unfälle mit Segelflugzeugen kommen in den Bergen selten vor.

Wie in allen Bereichen der Luftfahrt sind menschliche Faktoren wie Unerfahrenheit und schlechte Entscheidungen die häufigsten Unfallursachen. Dazu zählen:

- Vorzeitiges Einziehen des Schleppseils; gefährliche Position des Segelflugzeugs während des Schleppvorgangs (z. B. zu steiler Anstellwinkel oder zu nah am Schleppflugzeug), Einklemmen des Seils im Fahrwerk eines Segelflugzeugs, wodurch die Trennung der beiden Flugzeuge unmöglich wird
- Kollision in der Luft mit einem anderen Flugobjekt, z. B. einem Gleitschirm oder einem Segelflugzeug
- Zu langsames Fliegen oder gewichtsbedingte Unregelmäßigkeiten können zur Verschlechterung oder gar zum Verlust der Aerodynamik führen und somit einen Absturz verursachen
- Strömungsabriss
- Einschränkung des Piloten durch Krankheit, Medikamente, Drogen oder Alkohol, Stress, Müdigkeit, Sonneneinstrahlung, Nahrungs- und Flüssigkeitsmangel. Dadurch können die kognitiven und anderen Funktionen, die für sicheres Fliegen notwendig sind (Aufmerksamkeit, Konzentration, höhere sensorische Wahrnehmung, exekutive Funktionen, motorische Kontrolle usw.) beeinträchtigt werden
- Fehleinschätzung der Segelflugleistung
- Schlechte Routenwahl, was möglicherweise zu Landungen außerhalb von Flughäfen führt
- Ungünstige Wetterbedingungen

Weniger erfahrene Segelflugzeugpiloten sind viel häufiger in Unfälle verwickelt. [57] Eine US-Studie zeigte, dass etwa 20 % der 143 Segelflugunfälle in einem Zeitraum von fünf Jahren tödlich endeten (➤ Abb. 23.5). [58]

23.7.7 Allgemeine Luftfahrt

Die allgemeine Luftfahrt ist bei weitem die größte zivile Luftfahrtaktivität weltweit. Sie findet sowohl innerhalb als auch außerhalb des kontrollierten Luftraums statt, einschließlich ausgewiesener Flugwege und Flughäfen. Neben privaten Flügen umfasst sie auch Geschäftsflüge, Flüge für land- und forstwirtschaftliche Zwecke sowie Such- und Rettungsflüge. Flüge zur Beförderung von Post, Fracht und Passagieren fallen ebenfalls in den Bereich der allgemeinen Luftfahrt.

Viele dieser Flugaktivitäten umfassen Starts und Landungen außerhalb von Flughäfen und anderen ausgewiesenen Gebieten wie Hubschrauberlandeplätzen, z.B. auf Wasser, Gletschern, Schotterstraßen, Tundrakämmen. Flugzeuge der allgemeinen Luftfahrt reichen von Segelflugzeugen und motorbetriebenen Fallschirmen bis hin zu Geschäftsflugzeugen. An großen Flughäfen sind häufig ausgewiesene Bereiche für die allgemeine Luftfahrt zu finden.

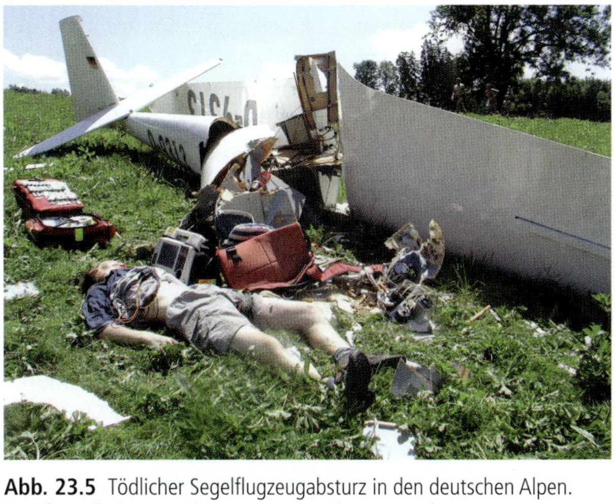

Abb. 23.5 Tödlicher Segelflugzeugabsturz in den deutschen Alpen. (Mit freundlicher Genehmigung von Herbert Forster)

Unfallursachen

In der allgemeinen Luftfahrt sind Unfälle am häufigsten auf menschliche Faktoren zurückzuführen. Auch mechanische und technische Probleme können Unfälle verursachen oder dazu beitragen. [59, 60] Beispiele hierfür sind:

- System- oder Komponentenausfall
- Feuer an Bord
- Eisbildung oder Schnee auf den Oberflächen des Flugzeugs, wodurch die Kontrolle und Leistung beeinträchtigt werden
- Kontrollverlust im Flug oder am Boden aufgrund eines Ausrüstungsfehlers
- Kollisionen mit Gegenständen und Tieren auf der Startbahn oder im Flug
- Kollisionen mit Bergen, Gebäuden oder dem Boden, z.B. schlechte Instrumentenanflugverfahren bei Nacht oder schlechte Sicht (Nebel, Regen)
- Schlechtes Treibstoffmanagement: ausgehender Treibstoff oder ungeeignete Qualität des Kraftstoffs
- Kriminelle Handlungen

TIPPS

An der Unfallstelle eines Flugzeugs oder Hubschraubers muss das Rettungsteam auf mögliche Gefahren, die von dem Wrack ausgehen, wie z. B. Feuer, Explosion, chemische oder elektrische Gefahren sowie scharfe Kanten, achten.

Verletzungen und Todesfälle

Die allgemeine Luftfahrt verzeichnet eine glanzlose Sicherheitsbilanz und ist für die meisten Todesfälle (83–94 %) in der zivilen Luftfahrt verantwortlich. [59] In der allgemeinen Luftfahrt lag die Todesfallrate bei sechs pro 100.000 Flugstunden im Vergleich zu 1 pro 100.000 in der gesamten Luftfahrt. Die meisten Unfälle betrafen private Flüge mit einmotorigen Maschinen. Ein Kontrollverlust während des Fluges war die häufigste Unfallursache. 45 % aller Unfälle im Privatflugverkehr ereigneten sich während des Starts oder der Landung. 72 % der tödlichen Unfälle traten beim Manövrieren auf der Strecke oder im Landeanflug auf. [61] Aguiar et al. berichteten, dass die Unfälle der allgemeinen Luftfahrt im alpinen Gelände oder in großer Höhe eine höhere Sterblichkeitsrate (40–43 %) haben als Unfälle in flachem Gelände oder in geringer Höhe. [62]: Die häufigsten Ursachen waren Kollisionen im Gelände oder mit anderen Hindernissen, Windböen und Scherwinde. Die schlechte Erreichbarkeit der Opfer im alpinen Gelände spielt bei den Todesfallraten eine große Rolle. Ein Vergleich der geografischen Merkmale in den USA zeigte, dass Gebiete mit hohen Todesraten tendenziell gebirgig, während Gebiete mit niedrigen Todesraten eher flach waren. [63]

Eine Untersuchung von 559 Autopsien in den USA ergab, dass in 481 Fällen (86 %) ein stumpfes Trauma die Haupttodesursache war.

MERKE

Flüge sind in alpinem Terrain gefährlicher und haben eine höhere Rate an tödlichen Unfällen.

23.7.8 Hubschrauber

Hubschrauber sind das häufigste Beispiel für Drehflügler. Bei einem Hubschrauber wird die Motorleistung auf Rotoren übertragen, die sich drehen, um Auftrieb und Vortrieb zu erzeugen. Hubschrauber können senkrecht starten und landen, sodass sie kleine, ebene, hindernisfreie Flächen als Landeplätze nutzen können. Sie können stationär in der Luft bleiben (Schwebeflug) sowie seitwärts, rückwärts und vorwärts fliegen. Diese Eigenschaften haben einen großen Vorteil gegenüber Starrflüglern, insbesondere bei Rettungseinsätzen im alpinen Gelände. Das Fliegen von Hubschraubern in den Bergen gilt im Allgemeinen als anspruchsvoll und gefährlich. Dies gilt insbesondere für Rettungsflüge, bei denen ein starker Wille, die Opfer zu retten, trotz der Umstände, die vom Fliegen abhalten würden, im Vordergrund steht und möglicherweise dadurch mehr Risiko eingegangen wird. Für Rettungsflüge sind spezielle Ausbildungen und Erfahrung von größter Bedeutung. [64–66]

Die Höchstgeschwindigkeiten bei Hubschraubern liegen normalerweise zwischen 200–300 km/h, es wurden auch Geschwindigkeiten bis zu 500 km/h erreicht. Die maximale Einsatzhöhe beträgt im Durchschnitt etwa 5.000 m, einige Hubschraubermodelle können jedoch bis zu 9.000 m erreichen.

Neben den militärischen Einsätzen werden Hubschrauber auch im zivilen Bereich vielfältig eingesetzt. Zu den Einsatzmöglichkeiten gehören Rettung, Transporte, Materialtransporte, Bauarbeiten, Sightseeing und Heli-Skiing.

Unfallursachen

Die Ursachen für Hubschrauberunfälle ähneln denen anderer Unfälle in der Luftfahrt. Während Flugzeuge am häufigsten auf Flughäfen starten und landen, wo die Bedingungen bekannt sind und allgemein als sicher gelten, sind Hubschrauber aufgrund der besseren Manövrierfähigkeit viel besser geeignet für Landungen im unebenen Gelände wie in der Bergrettung. Bei geringer Flughöhe stellen Hindernisse wie Stromleitungen oder Seilbahnen ein großes Risiko dar. Sie können für Hubschrauberpiloten unsichtbar und auf Luftfahrtkarten möglicherweise ungenau eingezeichnet sein. Besondere Bedingungen wie starke Winde, schwierige Lande- und Startplätze, enge Täler, große Höhe usw. machen Hubschrauberflüge im Gebirge oft anspruchsvoller und gefährlicher als Flüge im Flachland. Technisch gesehen ist der Hubschrauber anfälliger als andere Luftfahrzeuge, weil er mehr rotierende Teile hat, die brechen oder versagen können, und keine festen Tragflächen, die nach einem Leistungsverlust einen kontrollierteren Gleitflug ermöglichen als die Rotorblätter des Hubschraubers (➤ Abb. 23.6).

Verletzungen und Todesfälle

In Deutschland, Australien, dem Vereinigte Königreich und der USA liegt die Unfallrate bei HEMS-Einsätzen im Allgemeinen – nicht nur in den Bergen – zwischen 0,57 und 0,75 pro 10.000 Einsätze mit einer tödlichen Unfallrate zwischen 0,04 und 0,23. [67] Rettungsflüge sind von Natur aus risikoreicher als die kommerzielle Luftfahrt oder andere Lufttransporte. [68, 69] Eine Studie über Unfälle mit zivilen Drehflüglern in Neuseeland zwischen 1988 und 1994 ergab einige signifikante Risikofaktoren für schwere Verletzungen: fehlendes Wetterbriefing, Flüge zu Lufttransportzwecken, Flüge mit mindestens einem Passagier und die Lage des Absturzortes außerhalb des Flughafens. Andere Risikofaktoren für tödliche Verletzungen waren Feuer nach dem Absturz und die Beschaffenheit des Absturzgeländes. Faktoren, die unter der Kontrolle des Piloten stehen, die Umgebung und die Flugcharakteristika sind Schlüsselfaktoren für den Ausgang von Verletzungen bei Abstürzen von zivilen Drehflüglern. [70]

Stürzt ein Rettungshubschrauber ab, können Pilot und Passagiere verletzt oder getötet werden. Es kann mehrere Opfer geben. Todesfälle nach HEMS-Unfällen treten insbesondere bei Abstürzen in der Dunkelheit oder bei schlechtem Wetter sowie bei Bränden nach dem Absturz auf. [71] Bei HEMS-Unfällen waren der Patient und das HEMS-Besatzungsmitglied auf dem Rücksitz dem größten Risiko für tödliche oder schwere Verletzungen ausgesetzt. [72]

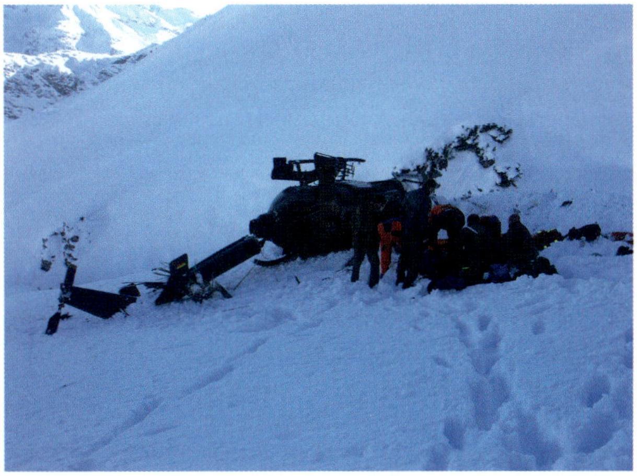

Abb. 23.6 Hubschrauberabsturz in den deutschen Alpen. (Mit freundlicher Genehmigung von Herbert Forster)

23.7.9 Kommerzielle Luftfahrt/ Linienflugverkehr

Neben der allgemeinen Luftfahrt sind auch Linien- und Charterflüge ein Teil der Zivilluftfahrt. Dazu gehört die gesamte kommerzielle Luftfahrt, bei der Passagiere oder Fracht gegen eine Gebühr befördert werden. Der Linienflugverkehr wird von Fluggesellschaften durchgeführt. Moderne Verkehrsflugzeuge können bis zu 615 Passagiere befördern (Airbus A380). Unfälle in der kommerziellen Luftfahrt in den Bergen sind selten, aber wenn sie sich ereignen, kann es zu einer großen Zahl von Opfern kommen. Seit 2011 wurden die folgenden Ereignisse im Gebirge dokumentiert: [73]

- Mai 2012: Zusammenstoß eines Sukhoi-Superjet 100 mit einem Berg in Indonesien in 1800 m Seehöhe – 48 Tote.
- 14. Mai 2012: Bei einem Manöver nach einem missglückten Landeanflug in Jomsom, Nepal, streift eine Dornier Do 228 einen Berg mit einem Flügel und stürzt ab – 15 Tote.
- 11. September 2012: Halbinsel Kamtschatka, Russland, eine Antonov An-28 stürzt beim Anflug auf Palana an einem Berghang ab – 10 Tote.
- 17. Dezember 2012: Eine Antonov An-26 (Frachtflugzeug) kollidiert mit einem Berghang in der Nähe von Tomas, Peru - 4 Tote.
- 16. Februar 2014: Ein Turboprop-Flugzeug (Typ de Haviland Canada DHC-6 Twin Otter) fliegt in einen Berg in der Nähe von Sandhikharka, Nepal –18 Tote.
- 24. März 2015: In Frankreich fliegt ein Airbus A320 durch einen Selbstmord des Co-Piloten gegen einen Berg – 150 Menschen starben.
- 02. Oktober 2015: Ein Turboprop-Flugzeug (Typ de Haviland Canada DHC-6 Twin Otter) kollidiert mit dem Berg Latimojong auf der indonesischen Insel Sulawesi – 10 Tote.
- 24. Februar 2016: Eine zweimotorige Turboprop-Maschine (Viking Air DHC-6-400 Twin Otter) kollidiert mit einem Bergkamm auf dem Weg nach Jomsom, Nepal. Geländewarnungen wurden vom Kapitän ignoriert –23 Tote.
- 07. Dezember 2016: ein Flugzeug vom Typ ATR-42 (AP-BHO) kollidiert beim Anflug auf den Flughafen Islamabad, Pakistan, mit einem Berg – 48 Tote.
- 29. April 2017: Kollision einer zweimotorigen Antonov An-26 mit dem Loma de la Pimienta, Kuba – 8 Tote.
- 18. Februar 2018: Ein zweimotoriges Passagierflugzeug (ATR 72-200) stürzt auf dem 4.359 m hohen Mt. Dena, Iran, ab – 65 Tote.

23.7.10 Heißluftballonfahrten

Die erste bemannte Heißluftballonfahrt fand in Frankreich im Jahr 1782 durch die Brüder Montgolfier statt. Ein Heißluftballon nutzt erwärmte Luft im Inneren des Ballons, um aufzusteigen. Der Ballon hat Auftrieb aufgrund des Dichteunterschieds zwischen der warmen Luft im Inneren des

Ballons und der kälteren, dichteren Luft, die den Ballon umgibt.

Um die Luft im Inneren des Ballons zu heizen, werden Gasbrenner oder Solarheizungen verwendet. Die Temperatur der erhitzten Luft beträgt 70–125 °C. Heißluftballons sind zwischen 400 und 12.000m³ groß. An der Ballonhülle ist ein Korb mit Seilen befestigt, in dem Pilot und Passagiere transportiert werden.

Der Pilot manövriert den Ballon vom Korb aus. Je nach Korbgröße und Konstruktion kann eine große Anzahl von Passagieren transportiert werden. Um Höhe, Richtung und Geschwindigkeit zu beeinflussen, nutzt der Pilot unterschiedliche Windrichtungen und -geschwindigkeiten in verschiedenen Höhen, indem er den Ballon anhebt oder absenkt. Die heiße Luft wird durch Öffnen des sog. „Parachutes" am höchsten Punkt des Ballons mithilfe eines Seils ausgelassen. Dadurch sinkt der Ballon. Ist der „Parachute" geschlossen, steigt der Ballon. Die Geschwindigkeit des Ballons entspricht der Windgeschwindigkeit. Starker Wind und starke Thermik können während des Starts, der Fahrt und der Landung gefährlich sein. Ballonfahrten in den Bergen können aufgrund der manchmal schnell wechselnden Wind- und Wetterbedingungen durchaus herausfordernd werden. Eine komplexe Planung ist daher notwendig. Die Fahrten können privat oder gewerblich durchgeführt werden. Es gibt verschiedene Heißluftballonwettbewerbe und internationale Versammlungen.

Unfallursachen

Unfälle mit Heißluftballons kommen im Vergleich zu anderen beliebten Flugaktivitäten relativ selten vor. Die meisten Unfälle mit Heißluftballons ereignen sich nicht im alpinen Gelände. Einige spezifische Ursachen für Heißluftballonfahrten sind:

- Starke Winde beim Start können den aufrechtstehenden Ballon umkippen und ihn über den Boden schleifen.
- Windböen können heiße Luft aus dem Ballon entweichen lassen.
- Kollisionen mit Hindernissen wie Bäumen, Stromleitungen oder anderen Flugzeugen während des Starts, der Landung oder des Fluges sind möglich.
- Es können Explosionen oder Brände des Brenners auftreten.
- Bei der Landung kann es zu einem harten Kontakt mit dem Boden kommen.
- Ein zu schneller Aufstieg kann zu einer Hypoxie des Piloten und der Passagiere führen.

In einer Studie wurden schlechtes Wetter, Unerfahrenheit der Piloten und schlechte oder unangemessene Entscheidungen als die wichtigsten Risikofaktoren wahrgenommen. [74]

Verletzungen und Todesfälle

Während des 12-Jahres-Zeitraums von 2000 bis 2011 wurden 169 Abstürze von Heißluftballons in den USA registriert. Von diesen ereigneten sich 78 (46 %) während kommerzieller Heißluftballonfahrten mit 519 Insassen, von denen 94 (18 %) leichte Verletzungen, 91 (18 %) schwere Verletzungen erlitten, und fünf (1 %) starben. [75] In den meisten Fällen waren Pilotenfehler die Ursache. Ausrüstungsversagen oder Fehlfunktionen waren selten. [75, 76] Kollisionen mit Stromleitungen und dem Boden gingen mit schweren Verletzungen und Todesfällen einher.

Fazit

- Menschliche Faktoren spielen bei Unfällen in der Luftfahrt die wichtigste Rolle.
- Unfälle in der Luftfahrt, die durch Aktivitäten wie Paragliding oder Basejumping hervorgerufen werden, können in einigen Gebieten die schwierigsten oder häufigsten Arten von Bergunfällen sein.
- Flugunfälle ereignen sich oft in abgelegenen Gebieten und in schwierigem Gelände. Die Ortung von Opfern kann problematisch und die Rettungen können technisch anspruchsvoll sein.
- Bei Unfällen mit Hubschraubern oder Verkehrsflugzeugen ist die Wahrscheinlichkeit groß, dass es mehrere Opfer gibt.
- Bei nichtmotorisierten Flugaktivitäten sind Starts und Landungen die kritischsten Abschnitte des Fluges und der Grund für die meisten Unfälle und Verletzungen.
- Bei Hubschraubereinsätzen kann der Downwash für die Opfer und die Ausrüstung gefährlich sein, vor allem, wenn ein Schirm plötzlich aufgeblasen wird.
- Bei Unfällen mit hoher Geschwindigkeit müssen Hochgeschwindigkeitstraumata erwartet werden, wobei natürlich alle Arten von Verletzungen auftreten können. Im Allgemeinen gibt es keine wesentlichen Unterschiede zwischen Verletzungen durch Luftfahrtunfälle und Verletzungen, die bei anderen alpinen Aktivitäten entstehen.
- Falls die Situation es zulässt, sollten die ursprünglichen Bedingungen am Unfallort, wie z. B. die Position der Opfer und der Ausrüstung, für forensische und andere rechtliche Untersuchungen belassen oder zumindest dokumentiert werden. Allerdings haben lebensrettende Maßnahmen immer Vorrang.

LITERATUR

1. Brymer E, Houge Mackenzie S. Psychology and the Extreme Sport Experience. In: Feletti F (ed). Extreme Sports Medicine. Schweiz: Springer International Publishing; 2017.
2. Laver L, Pengas IP, Mei-Dan O. Injuries in extreme sports. J Ortop Surg Res. 2017;12:59.
3. Feletti F (ed). Extreme Sports Medicine. Schweiz: Springer International Publishing; 2017.
4. Gosteli G, Yersin B, Mabire C, et al. Retrospective analysis of 616 air rescue trauma cases related to the practise of extreme sports. Injury. 2016;47 (7):1414–1420.
5. EU Regulation (EU) 965/2012 on air operations.
6. Feletti F, Goin J, Rekand T. Foot-Launched Flying Injuries. In: Feletti F (ed). Extreme Sports Medicine. Schweiz: Springer International Publishing; 2017.
7. Feletti F, Aliverti A, Henjum M, et al. Incidents and injuries in foot-launched flying extreme sports. Aerosp Med Hum Perform. 2017;88(11):1016–1023.
8. Pain MT, Pain MA. Essay: risk taking in sport. Lancet. 2005;366(1):33–34.
9. Story T. The games outdoor adventurers play. In: Humberstone B, Brown H, Richards K (eds). Whose journeys? The outdoors and adventure as social and cultural phenomena. Penrith: The Institute for Outdoor Learning; 2003.
10. Wikipedia. Aviation accidents and incidents. Unter: https://en.wikipedia.org/wiki/Aviation_accidents_and_incidents (letzter Zugriff: 10.05.2023).
11. International Commission for Alpine Rescue (ICAR). Verfügbar unter: http://www.alpine-rescue.org. Zugriff im Februar 2018. (letzter Zugriff: 10.05.2023).
12. European Aviation Safety Agency (EASA). Annual Safety Review 2017. Unter: https://www.easa.europa.eu/sites/default/files/dfu/213733_EASA_ASR_SUMMARY_2017_2.0pdf.pdf (letzter Zugriff: 10.05.2023).
13. Bureau of Aircraft Accidents Archives. Aircraft accidents from 1.2.2008 till 1.2.2018. Verfügbar unter: http://www.baaa-acro.com/crash-archives?created=2008-02-01&created_1=2018-02-01 (letzter Zugriff: 10.05.2023).
14. Li G, Baker SP, Grabowski JG, et al. Factors associated with pilot error in aviation crashes. Aviat Space Environ Med. 2001;72(1):52–58.
15. Ast FW, Kernbach-Wighton G, Kampmann H, et al. Fatal aviation accidents in Lower Saxony from 1979 to 1996. Forensic Sci Int. 2001;119(1):68–71.
16. Gaur D. Human factors analysis and classification system applied to civil aircraft accidents in India. Aviat Space Environ Med. 2005;76(5):501–505.
17. Rekand T. The epidemiology of injury in hang gliding and paragliding. Med Sport Sci. 2012;58:44–56.
18. Hasler RM, Huttner HE, Keel MJ, et al. Spinal and pelvic injuries in airborne sports: eine retrospektive Analyse eines Schweizer Traumazentrums. Injury. 2012;43(4):440–445.
19. Omori K, Jitsuiki K, Majima T, et al. Aortic injury due to paragliding: ein Fallbericht. Int J Sports Phys Ther. 2017;12(3):390–401.
20. Pezzella AT. Blunt traumatic injury of the thoracic aorta following commercial airline crashes. Tex Heart Inst J. 1996;23(1):65–67.
21. Pasquier M, Yersin B, Vallotton L, et al. Clinical update: suspension trauma. Wilderness Environ Med. 2011;22(2):167–171.
22. Westman A, Bjornstig U. Fatalities in Swedish skydiving. Accid Anal Prev. 2005;37(6):1040–1048.
23. Fullerton CS, Ursano RJ, Wang L. Acute stress disorder, posttraumatic stress disorder, and depression in disaster or rescue workers. Am J Psychiatry. 2004;161(8):1370–1376.
24. Javidi H, Yadollahie M. Post-traumatic Stress Disorder. Int J Occup Environ Med. 2012;3(1):2–9.
25. Olson DM. Control pattern injuries in fatal fixed-wing general aviation accidents. Aviat Space Environ Med. 2014;85(6):618–623.
26. Elsensohn F. Treatment of Casualties in Hostile Environments. In: Feletti F (ed). Extreme Sports Medicine. Schweiz: Springer International Publishing, 2017;3–13.
27. Currer I. Touching Cloudbase: The Complete Guide to Paragliding. 6th ed. Air Supplies; 2015.
28. Schulze W, Richter J, Schulze B, et al. Injury profilaxis in paragliding. Br J Sports Med. 2002;36:365–369.
29. Exadaktylos AK, Sclabas G, Eggli S, et al. Paragliding accidents-the spine is at risk.Eine Studie eines schweizer Traumazentrums. Eur J Emerg Med. 2003;10:27–29.
30. Schmitt H, Gerner HJ. Paralysis from sport and diving accidents. Clin J Sport Med. 2001;11(1):17–22.
31. Rekand T, Schaaning EE, Varga V, et al. Spinal cord injuries among paragliders in Norway. SpinalCord. 2008;45(6):412–416.
32. Christey GR. Serious parasport injuries in Auckland. Emerg Med Australas. 2005;17(2):163–166.
33. Harsch V, Bardrum B, Illiq P. Lilienthal's fatal glider crash in 1896: Hinweise auf die Todesursache. Aviat Space Environ Med. 2008;79(10):993–994.
34. Davidson CS. Hang gliding injuries. N C Med J. 1983;44:439–440.
35. Margreiter R, Lugger LJ. Hang gliding accidents. BMJ. 1978;1(6110):400–402.
36. Feletti F, Goin J. Accidents and injuries related to powered paragliding: eine Querschnittsstudie. BMJ Open. 2014;4(8):e005508.
37. Lucas J. The silken canopy: a history of the parachute. Überarbeitete Ausgabe. Shrewsbury: Airlife; 1997.
38. Mills TJ. Skydiving injuries. In: Feletti F (ed). Extreme Sports Medicine. Schweiz: Springer International Publishing, 2017;197–208.
39. Poynter D, Turoff M. Parachuting: The Skydivers Handbook. 10th ed. Santa Barbara: Para Publishing; 2007.
40. International Parachuting Commission Technical and Safety Committee. Safety report 2009. In: IPC safety reports. Mc Nulty L, ed. Federation Aeronautique Internationale; 2010.
41. Barrows T, Mills TJ, Kassing SD. The epidemiology of skydiving injuries: World Freefall Convention, 2000–2001. J Emerg Med. 2005;28(1):63–68.
42. Westman A, Bjornstig U. Injuries in Swedish skydiving. Br J Sports Med. 2007;41(6):356–364.
43. Deutscher Fallschirmsportverband e. V. Sicherheit und Technik. Unter: https://www.dfv.aero/DFV/Ressorts+Richtlinien/Sicherheit++Technik (letzter Zugriff: 10.05.2023).
44. United States Parachute Association (USPA). How safe is skydiving? Unter: http://www.uspa.org/facts-faqs/safety (letzter Zugriff: 10.05.2023).
45. Laurendau J. Base jumping: the ultimate guide. Santa Barbara: Grenwood; 2012 [Chapter 4].
46. Gerdes M. The great book of base. 2nd ed. USA: BirdBrain; 2014.
47. Feletti F, Westmann A, Mei-Dan O. BASE Jumping and Wingsuit Flying Injuries. In: Feletti F (ed). Extreme Sports Medicine. Schweiz: Springer International Publishing, 2017; p. 209–224.
48. Mei-Dan O, Monasterio E, Carmont M, Westman A. Fatalities in wingsuit BASE jumping. Wilderness Environ Med. 2013;24(4):321–327.
49. Westman A, Rosen M, Berggren P, Bjornstig U. Parachuting from fixed objects: descriptive study of 106 fatal events in BASE jumping 1981–2006. Br J Sports Med. 2008;42(6):431–436.
50. Monasterio E, Mei-Dan O. Risk and severity of injury in a population of BASE jumpers. N Z med J. 2008;121(1277):70–75.
51. Mei-Dan O. BASE jumping. In: Mei-Dan O, Carmont MR (eds). Adventure and extreme sports injuries. London: Springer; 2013.

52. Brugger N, Saguner MA, Zbinden S, Khattab AA. LAD dissection following parachute belt trauma during BASE jumping. Int J Cardiol. 2012;159:25–26.
53. Base Fatality List. Verfügbar unter: http://www.blincmagazine.com/forum/wiki_index.php?title=BASE_Fatality_List; 2017. Zugriff im Jänner 2018.
54. Soreide K, Ellingsen CL, Knutson V. How dangerous is BASE jumping? An analysis of adverse events in 20,850 Sprünge im Kjerag Massiv, Norwegen. J Trauma.2007;62(5):1113–1117.
55. Mei-Dan O, Carmont MR, Monasterio E. The epidemiology of severe and catastrophic injuries in BASE jumping. Clin J Sport Me. 2012;22(3):262–267.
56. Soreide K. The epidemiology of injury in bungee jumping, BASE jumping, and skydiving. Med Sport Sci. 2012;58:112–129.
57. Jarvis S, Harris D. Accident rates for novice glider pilots vs. pilots with experience. Aviat Space Environ Med. 2007;78(12):1155–1158.
58. Van Doorn RR, de Voogt AJ. Glider accidents: an analysis of 143 cases, 2001–2005. Aviat Space Environ Med. 2007;78(1):26–28.
59. Boyd DD, Stolzer A. Accident-precipitating factors for crashes in turbine-powered general aviation aircraft. Accid Anal Prev. 2016;86:209–216.
60. Boyd DD. A Review of General Aviation Safety (1984–2017). Aerosp Med Hum Perform. 2017;88(7):657–664.
61. National Transportation Safety Board. Review of U. S. Civil Aviation Accidents: Review of Aircraft Accident Data 2007–2009. NTSB/ARA11/01 | PB2011–113050.
62. Aguiar M, Stolzer A, Boyd DD. Rates and causes of accidents for general aviation aircraft operating in a mountainous and high elevation terrain environment. Accid Anal Prev. 2017;107:195–201.
63. Grabowski JG, Curriero FC, Baker SP, et al. Exploratory spatial analysis of pilot fatality rates in general aviation crashes using geographic information systems. Am J Epidemiol. 2002;155(5):398–405.
64. Wiegmann DA, Taneja N. Analysis of injuries among pilots involved in fatal general aviation airplane accidents. Accid Anal Prev. 2003;35(4):571–577.
65. Tomazin I, Kovacs T. Medical Considerations in the Use of Helicopters in Mountain Rescue. High Alt Med Biol. 2003;4:479–483.
66. Tomazin I, Ellerton J, Reisten O, et al.: Medical Standards for Mountain Rescue Operations using Helicopters: Official Consensus Recommendations of the International Commission for Mountain Emergency Medicine (ICAR MEDCOM). High Alt Med Biol. 2011;12:335–341.
67. Chesters A, Grieve PH, Hodgetts TJ. A 26-year comparative review of United Kingdom helicopter emergency medical services crashes and serious incidents. J Trauma Acute Care Surg. 2014;76(4):1055–1060.
68. Rhee KJ, Holmes EM 3rd, Moecke HP, Thomas FO. A comparison of emergency medical helicopter accident rates in the United States and the Federal Republic of Germany. Aviat Space Environ Med. 1990;61(8):750–752.
69. Hinkelbein J1, Schwalbe M, Neuhaus C, et al. Incidents, accidents and fatalities in 40 years of German helicopter emergency medical system operations. Eur J Anaesthesiol. 2011;28(11):766–773.
70. O'Hare D, Chalmers D, Scuffham P. Case-control study of risk factors for fatal and non-fatal injury in crashes of rotary-wing aircraft. J Safety Res. 2006;37(3):293–298.
71. Baker SP, Grabowski JG, Dodd RS et al. EMS helicopter crashes: what influences fatal outcome? Ann Emerg Med. 2006 Apr;47(4):351–356.
72. Hinkelbein J, Spelten O, Neuhaus C, et al. Injury severity and seating position in accidents with German EMS helicopters. Accid Anal Prev. 2013;59:283–288.
73. https://de.wikipedia.org/wiki/Liste_von_Flugunf%C3%A4llen_ab_2011#2011. Zugriff im November 2020.
74. Filtness AJ, Goode N, Cook RW. Causal factors of hot air ballooning incidents: identification, frequency, and potential impact. Aviat Space Environ Med.2014;85(12):1190–1198.
75. Ballard SB, Beaty LP, Baker SP. Hot-Air Balloon Tours: Crash Epidemiology in the United States, 2000–2011. Aviat Space Environ Med. 2013 Nov; 84(11): 1172–1177.
76. Frankenfield DL, Baker SP. Epidemiology of hot-air balloon crashes in the U. S., 1984–88. Aviat Space Environ Med. 1994;65(1):3–6.

KAPITEL

24 Canyoning-Unfälle

Giacomo Strapazzom, Ingo Soteras, Oliver Reisten

Zusammenfassung

Canyoning ist eine Freizeitaktivität, die weltweit über die vergangenen Jahre immer populärer geworden ist. In manchen Gebieten ist Canyoning der häufigste Grund für Rettungseinsätze. Dieses Kapitel macht Canyonisten und Canyoning-Retter mit den typischen Verletzungen und Krankheiten bekannt, die im Zusammenhang mit dieser Sportart vorkommen können, und es stellt Methoden zur Rettung und Versorgung verletzter und erkrankter Personen vor. Canyoning zeichnet sich durch die einzigartige Kombination verschiedener Faktoren aus, die wir im Folgenden darstellen werden: widrige Bedingungen, Abgelegenheit, Wirkung des Wassers, schwieriger Zugang, besonders für im Canyoning untrainierte Retter, sowie die Versorgung und die technisch herausfordernde Rettung in schwierigem Terrain.

24.1 Hintergrund

Canyoning – in Australien, Neuseeland und den USA auch als *Canyoneering* bezeichnet – ist eine Freizeitbeschäftigung, bei der enge Täler und Schluchten begangen oder durchschwommen werden, dies in Kombination mit springen, rutschen oder abseilen (➤ Abb. 24.1). Die Felsen können je nach Jahreszeit nass oder trocken sein. Sich durch ein solch anspruchsvolles Gelände zu bewegen, erfordert eine Vielfalt an Techniken und Fähigkeiten beim Abseilen, Schwimmen, Klettern (meist bergab), Kriechen und manchmal auch Tauchen und Springen (➤ Abb. 24.2). Canyoning gewährt uns Zugang zu einzigartigen Orten, die sonst nur schwer zugänglich sind. Das anspruchsvolle Terrain birgt allerdings auch ein erhöhtes Unfallrisiko.

Offenbar zieht Canyoning meist jüngere Leute an und weist einen höheren Frauenanteil im Vergleich zu anderen Bergsport-Aktivitäten auf. [1–4] Canyonisten sind meist in Gruppen von 6–10 Leuten unterwegs. Wegen der Gruppendynamik und dem Spaßfaktor hat die Sicherheit häufig geringere Priorität.

24.2 Geschichte des Canyonings und der „Search-and-Rescue"(SAR)-Einsätze

Canyoning-Vereine in Europa und Tourismusvertreter in den USA und Australien berichten im Rückblick auf die letzten zwei Jahrzehnte über eine Zunahme der Aktivitäten in den beliebtesten Gebieten. [2, 5] Frühe Kulturen, die sich in den von der Natur geformten Höhlen und am Fuße von Klippen aufhielten, z. B. amerikanische Ureinwohner, Anasazi (Ancestral Pueblo) und Angehörige der Fremont-Kultur, waren die Pioniere des Canyonings [6]. Erste Erkundungen von Höhlen und der Beginn des eigentlichen Canyoning-Sports, gehen auf das späte 19. Jahrhundert zurück. [7] Der französische Wissenschaftler Éduard Alfred Martel, der Vater der modernen Höhlenforschung, gilt als der erste „Modern-Day Canyoneer". Er folgte dem Fluss des Wassers über eine vertikale Stufe, um den unterirdischen Verlauf der Bramabiau-Höhle zu erreichen. Der Name dieser Höhle leitet sich aus der okzitanischen Sprache ab und bedeutet so viel wie „der brüllende Ochse", da sich der Wasserfall nach solch einem anhört. Im Jahr 1893 erkundeten Armand Janet und Lucien Briet Canyons in der französischen Region Verdon und in der spanischen Sierra de Guara (➤ Abb. 24.1). Briet verfasste eines der ersten Fotobücher über Schluchten. Nach Unterbrechungen durch den Ersten und Zweiten Weltkrieg, stieg das Interesse an der Freizeitaktivität Canyoning rapide an [7]. Im Jahr 1977 veröffentlichte Piere Minvielle den ersten Canyoning-Führer: *Grottes et Canyons, les 100 Plus Belles Courses et Randonnees* (Höhlen und Schluchten, die 100 besten Routen und Ausflugsziele). [8] Diesem Buch folgte 1980 die Veröffentlichung des topografischen Führers *Les Canyons de Sierra de Guara (Die Schluchten der Sierra de Guara)*, der den Beginn des Canyonings in Europa markierte. Die Sierra de Guara in Spanien, die Pyrenäen zwischen Frankreich und Spanien sowie die Seealpen in Frankreich sind die ersten erschlossenen Gebiete. Dort wurden die ersten kommerziellen Canyoning-Touren durchgeführt. Im Jahre 1988 wurde die erste Kommission für Canyoning in der Französischen Föderation für Speläologie

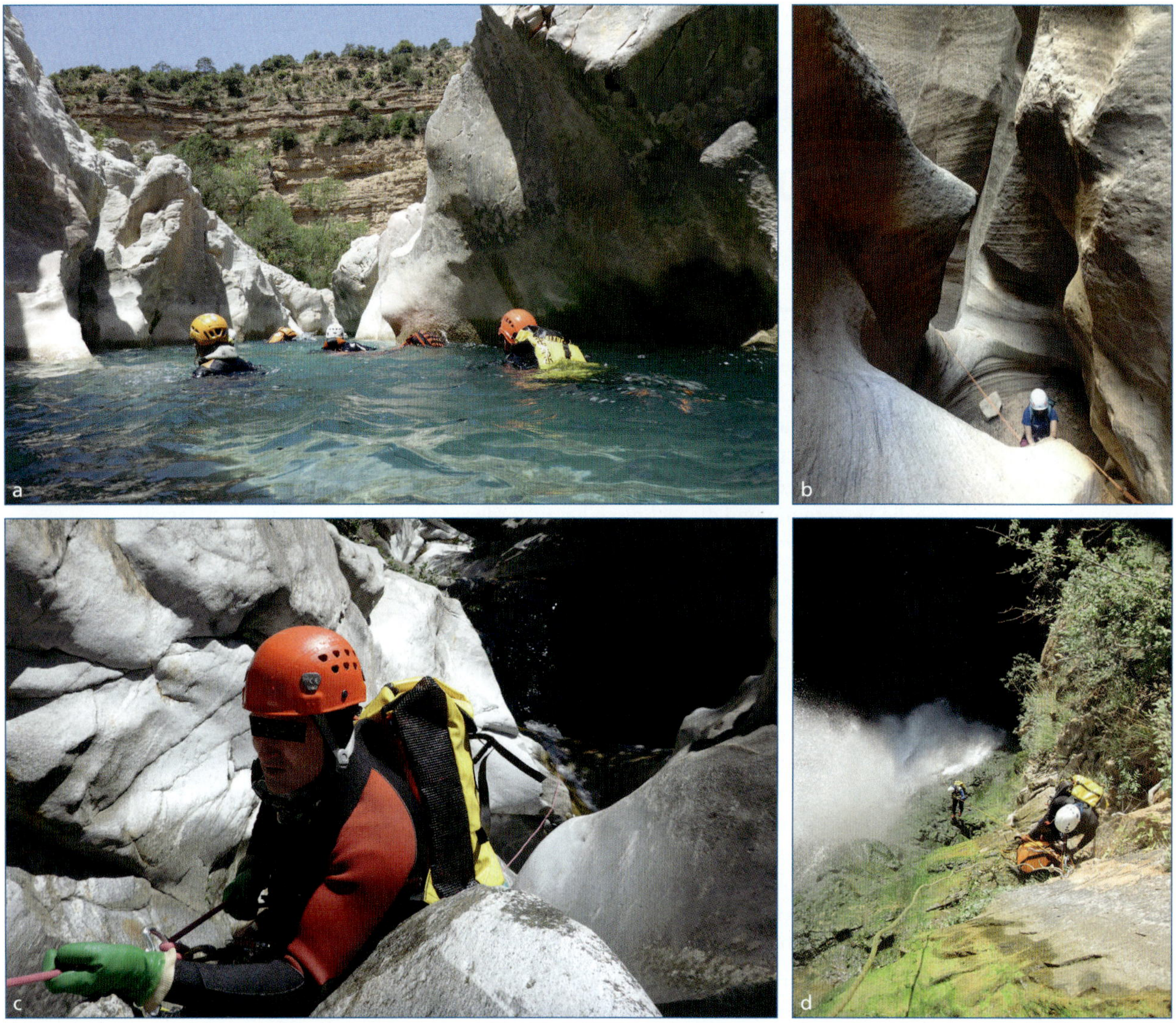

Abb. 24.1 a) Kalkstein Canyon in der Sierra the Guara, Spanien. (Mit freundlicher Genehmigung von Günther Sumann).
b) Sandstein-Canyon im Zion Nationalpark, Utah, USA. (Mit freundlicher Genehmigung von Giacomo Strapazzon).
c) Granit-Canyon im Tessin, Schweiz. (Mit freundlicher Genehmigung von Günther Sumann).
d) Tropischer Canyon auf La Réunion, Indischer Ozean, Frankreich. (Mit freundlicher Genehmigung von Erwin Kob)

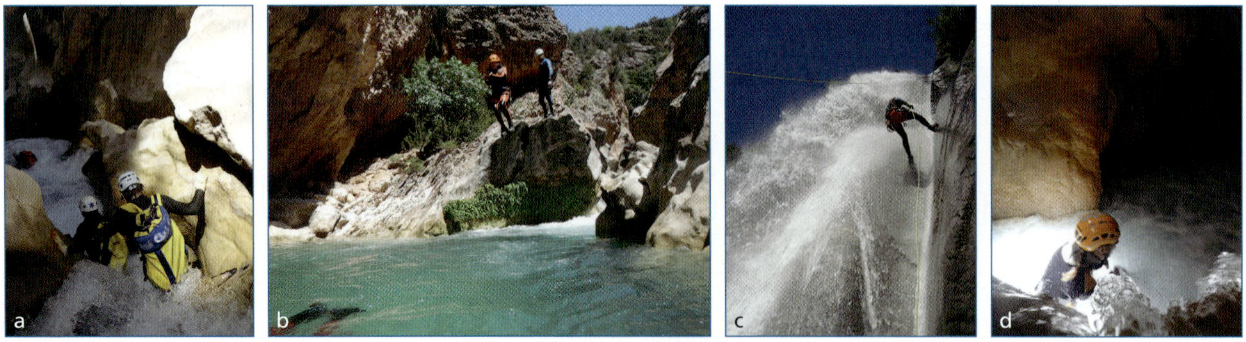

Abb. 24.2 a) Kriechen in nasser Umgebung mit Geröll. (Mit freundlicher Genehmigung von Günter Sumann).
b) Sprung in einen klaren Pool mit den Füßen zuerst – richtige Methode. (Mit freundlicher Genehmigung von Inigo Soteras).
c) Abseilen mit einem Seil in eine Wasserfall. (Mit freundlicher Genehmigung von Erwin Kob).
d) Wildwasserschwimmen mit Strömung. (Mit freundlicher Genehmigung von Günther Sumann).

(FFS) [7] errichtet. Der erste Canyoning Kurs wurde 1991 organisiert und durchgeführt. Ein Jahr später wurde eine Empfehlung für eine Fortbildung in Canyoning-Techniken herausgegeben. Ein Jahr nach der Veröffentlichung wurde Canyoning in Frankreich gesetzlich anerkannt. Dies führte dazu, dass im Jahre 1996 in Frankreich eine Schule für Canyoning eingerichtet wurde. In den USA startete Freizeit-Canyoning im Süden von Utah in den sechziger Jahren. Der Begriff „Canyoneering" wurde bis in die 1990er-Jahre nicht benutzt, bis das Buch *Canyoneering: The San Rafael Swell* erschien. [9]

Die nordamerikanischen Regionen, die erkundet wurden, waren die Sandstone-Slot-Canyons des Colorado-Plateaus (➤ Abb. 24.1), die Canyons der Cascades, die Rocky Mountains, die San-Gabriel- und Sierra-Nevada-Gebirgszüge und die Canyons der Inseln von Hawaii. Seit den 1980er-Jahren ermöglichte die zunehmende Entwicklung spezieller Geräte und Techniken die Kommerzialisierung und die Erkundung immer anspruchsvollerer Canyons. Daraufhin startete Frankreich im Jahre 1995 eine Kampagne zur Risikoprävention, auch in exotischen Canyoning-Gebieten wie La Réunion und Guadeloupe. Doch mit der wachsenden Popularität nahmen auch die Unfälle rapide zu. Einer der schlimmsten Canyoning-Unfälle in der Geschichte Europas ereignete sich in der Saxetbach-Schlucht in der Schweiz im Jahr 1999. [10] 21 Teilnehmer einer geführten Tour ertranken, nachdem sie von einer Sturzflut nach einem starken Sommergewitter erfasst wurden. In den USA stieg das öffentliche Bewusstsein der Gefahr des Canyonings 1993 nach einem Unfall im Kolob-Canyon im Zion Nationalpark in Utah. [11] Zwei Pfadfinderführer starben, nachdem sie in die Strömung unter einem Wasserfall gerieten. Der Rest der Gruppe überlebte nach vier kalten Nächten im Canyon, bis sie von einem Rettungsteam evakuiert werden konnten. Als die Zahlen der Canyoning-Unfälle weiter stiegen, wurde die Notwendigkeit der Einrichtung speziell ausgebildeter und ausgerüsteter Canyon-Rettungsteams deutlich. Die erste Canyon-Rettungseinheit wurde 1978 in Frankreich gegründet. [12] Bis 1991 wurden in einigen Regionen Frankreichs Rettungsteams mit medizinischem Personal ausgestattet [13]. Ein internationaler Konsens über die Mindestanforderungen an die medizinische oder technische Ausbildung für die Canyoning-Rettung wurde jedoch noch nicht erreicht. Im Jahr 2001 veröffentlichte die *Internationale Kommission für alpine Notfallmedizin* (IKAR MedCom) Empfehlungen für die Canyon-Rettung, die auf einem Expertenkonsensus basieren. [14] Sie richteten sich an professionelle Guides und enthielten auch eine Beschreibung von Ausrüstungsgegenständen, die Ärzten bei der Canyoning-Rettung helfen sollten. Im Jahr 2018 stellte die IKAR MedCom weitere aktualisierte Leitlinien für medizinische Dienstleister und Canyoning-Retter hinsichtlich der besten Praktiken für die Rettung und medizinische Behandlung bereit. Diese waren Teil der neuen Konsensleitlinien für das Management vor Ort und den Transport von Verletzten bei Canyoning-Unfällen nach aktuellem Erkenntnisstand. [15]

24.3 Epidemiologie von Canyoning-Unfällen und SAR-Einsätzen

Canyoning ist eine der Aktivitäten, welche in einem hohen Prozentsatz Rettungseinsätze nach sich zieht. Je nach Studie waren im Durchschnitt zwischen 2% und 22% aller Einsätze Canyoning-Rettungseinsätze. [4, 16] Im Jahr 1993 machten SAR-Einsätze 40% der Rettungen in der Sierra de Guara [1] und zwischen 2005 und 2015 bis zu 50% im Zion National Park aus. [17]

Es gibt verschiedene Studien von Canyoning-Unfällen, aber nur wenige wurden in Fachzeitschriften mit Peer Review veröffentlicht. [3, 5, 18] Die meisten Informationen zur Epidemiologie von Canyoning-Unfällen und zu den Verletzungen stammen aus Dissertationen von französischen und spanischen Universitäten. [4, 15, 19, 20] Trotz der lokalen Unterschiede zeigten diese Studien einen progressiven Anstieg der Begehungen von Canyons und der entsprechenden Verletzungen ab der zweiten Hälfte der 1980er-Jahre. [15] Die saisonalen Spitzenwerte ähneln denen anderer Outdoor-Aktivitäten, die im Frühjahr und Sommer zunehmen und laut einer umfassenden Studie aus Spanien insbesondere im Juli und August über 50 % der Unfälle ausmachen.

Traumata waren die häufigsten Gründe für eine Rettung (75–81 % ➤ Tab. 24.1). [3, 5, 18–20] Frakturen machten

Tab. 24.1 Arten der Verletzungen und Krankheiten im Zusammenhang mit Canyoning (n = 520), die durch SAR-Operationen in Aragon (Spanien) im Zeitraum von 1999–2009 gerettet wurden

Verletzungen	n	Verletzungsart	n (%)*
Traumatische Verletzungen	419	Kopf/Gesicht	5 (1)
		Wirbelsäule/Rücken	39 (9)
		Obere Extremitäten	51 (13)
		Untere Extremitäten	310 (74)
		Thorax	2 (0,4)
		Abdomen	1 (0,2)
		Becken	2 (0,4)
		Multiple Verletzungen	9 (2)
Medizinische/umweltbedingte Erkrankungen	49	Ertrinken	16 (33)
		Krankheiten im Zusammenhang mit Hitze	25 (51)
		Hypothermie	1 (2)
		Andere Medizinische Krankheiten+	7 (14)
Unverletzte	50	–	–
Gesamt	518++	–	–

* % Verweist auf die einzelnen Kategorien der Verletzungen/Erkrankungen
+ Anaphylaxie (n=1), Angst (n=1), Koronarsyndrom (n=1), Schwindel (n=1), Erschöpfung (n=1), Krampfanfälle (n=1)
++ Fehlende Daten von zwei Fällen

fast 63 % der Fälle aus, gefolgt von Verstauchungen und Verrenkungen. Am meisten verbreitet waren Frakturen und Verstauchungen der Extremitäten sowie Verletzungen der Wirbelsäule und des Brustkorbs, dicht gefolgt von Luxationen, meist der oberen Extremitäten.

Widrige Umweltbedingungen waren die zweithäufigste Ursache für Rettungseinsätze (< 10 % ➤ Tab. 24.1). [3] Zu den umweltbedingten Problemen, die beim Canyoning auftreten können, gehören akzidentelle Hypothermie, Ertrinken, Hitzschlag sowie Krankheiten, die durch kontaminiertes Wasser, Pflanzen oder Tiere ausgelöst werden können. Das Risiko einer Hypothermie ist immer gegeben, obwohl es eine eher seltene Ursache für SAR-Einsätze in warmen Regionen und im Sommer ist.

Hypothermie war die Hauptursache für nur 2% der Rettungseinsätze in der Sierra de Guara im Sommer. Trotz der Beteiligung von Personen mit hohem Risiko (Kinder, ältere Menschen und Verletzte) wurden Strategien zur Vorbeugung von Hypothermie kaum befolgt. [3] Medizinische Erkrankungen, die mit der Intensität und der Dauer der Belastung im Zusammenhang stehen, wie z.B. Hitzschlag, Erschöpfung, Hypoglykämie und das akute Koronarsyndrom oder Umwelteinflüsse wie Infektionen, können ebenfalls SAR-Einsätze erforderlich machen.

Regionale Unterschiede in der Unfallhäufigkeit, in den Verletzungsmustern und den umweltbedingten Erkrankungen lassen sich auf unterschiedliche Umweltfaktoren zurückzuführen, wie z.B. trockene oder nasse Bedingungen und die Art der in den Studien berichteten Rettungen – Rettung durch Kameraden oder organisierte SAR-Einsätze. Regionale Unterschiede spiegeln auch die unterschiedliche Verbreitung von Fachwissen, Ausrüstung und Techniken wider. Soteras et.al. haben den Schweregrad des *„National Advisory Comitee for Aeronautics* (NACA) *Severity Score“* [3, 21] angewendet, der üblicherweise zur Einstufung von Verletzungen oder Krankheiten herangezogen wird, um den Anteil lebensbedrohlicher Verletzungen (NACA 4-6) im Zusammenhang mit Canyoning zu schätzen. Sie fanden heraus, dass weniger als 6 % der geretteten Canyoneers einen NACA-Score von 4–6 zeigten. Diese Quote war niedriger als die der geretteten Bergsteiger in alpinen Gebieten. [3, 22] Ein NACA Wert ≥ 4 war eher durch medizinische Notfälle als durch traumatische Verletzungen bedingt. Todesfälle traten bei 3–10 % der Opfer bei Canyoning Rettungsaktionen [15] mit Ertrinken oder schweren Verletzungen auf.

MERKE

ICAR-Empfehlung

Rettungskräfte bei Canyoning-Rettungseinsätzen sollten auf präklinische Traumaversorgung und auf verschiedenste umweltbedingte Notfälle, wie akzidentelle Hypothermie, Ertrinken und hitzebedingte Erkrankungen vorbereitet sein. Sie sollten ebenfalls ausgebildet sein für die Behandlung der wahrscheinlichsten Verletzungen, wie z.B. Frakturen, Verstauchungen oder Dislokationen der oberen oder unteren Extremitäten und Verletzungen der Wirbelsäule. [15]

Gemäß einer Studie sind im Rahmen von Canyoning-Rettungen bei mehr als 50 % der SAR-Einsätze Hubschrauber ohne bodengebundenen Rettungsdienst beteiligt; in 41 % der Fälle konnten die Luftretter auf die Unterstützung durch terrestrisches Rettungspersonal zählen (➤ Abb. 24.3). [3] Rettungseinsätze, die nur Bodenpersonal benötigten, lagen bei unter 6 %. [3] Hubschrauber, die mit einer Rettungswinde oder einem Tau ausgestattet sind, können ein Team mit den nötigen Material, direkt beim Patienten absetzen, was die gesamte Rettungszeit reduziert.

Die Retter müssen die Fähigkeit mitbringen, sich in unwegsamem Gelände fortzubewegen (➤ Abb. 24.3). Mehr als 2% der Einsatzorte wurden als extrem schwierig eingestuft. [3] Erfolgreiche Windenrettungen wurden

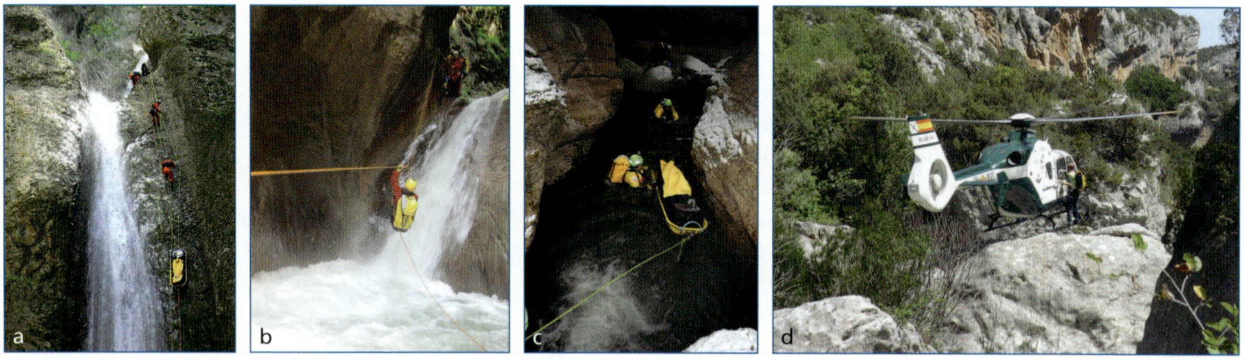

Abb. 24.3 a) Transport einer Canyon-Trage in einem Wasserfall durch ein Rettungsteam. (Copyright KONG. Mit freundlicher Genehmigung von Michael Kammerer http://www.kong.it/)
b) Highline in einem wasserführenden Canyon während einer terrestrischen Rettungsaktion. (Mit freundlicher Genehmigung von Erwin Kob)
c) Schwimmender Transport in Wasserpassagen während einer Canyon-Rettung. (Copyright KONG. Mit freundlicher Genehmigung von Michael Kammerer http://www.kong.it/)
d) Technische Operation mit Helikopter. (Mit freundlicher Genehmigung von Günther Sumann)

ebenfalls beschrieben. [3, 23] Die detaillierte Darstellung der technischen Herausforderungen – technisches Equipment, Rettungstechniken und Kommunikation – erfolgt in ➤ Kap. 7. Das ➤ Kap. 26 hat die Wasserrettung zum Thema. Die durchschnittliche Zeit vom Notruf bis zur Evakuierung eines Unverletzten oder zur bis zur definitiven Versorgung eines Verletzten beträgt durchschnittlich 90 min (10 min – 14:20 h), sie ist also deutlich länger als die *„golden hour“*, trotz Unterstützung durch die Luftrettung (HEMS). [3]

24.4 Verletzungsmechanismen und umweltbedingte Krankheiten

Der Untergrund beim Canyoning ist meist uneben und mit Schotter, Geröll und Steinen bedeckt. Oft muss man sich durch fließendes Gewässer bewegen, auch an Stellen, wo man den Grund nicht sehen kann (➤ Abb. 24.2). In Regionen mit wechselnden Wasserständen können Algen heimtückische rutschige Oberflächen bilden. Es überrascht nicht, dass die meisten Canyoning-Unfälle durch Unachtsamkeit, Fehler bei der Fortbewegung (➤ Abb. 24.2), Stolpern, misslungene Sprünge in seichtes Wasser oder Abstürze beim Abseilen passieren. [15, 18, 20] In einer Studie aus Frankreich waren 35 % der Unfälle, die Rettungseinsätze erforderten, durch Sprünge bedingt, gefolgt von Abstürzen und Ausrutschen (32 %) und Fehlern bei der Seiltechnik (13 %). [20] Diese Angaben sind ähnlich wie die Ergebnisse einer aktuellen Umfrage aus Europa und Nordamerika, die über eine Verletzungsrate von 4,2 pro 1000 Stunden Canyoning berichten. Wenn der Wasserspiegel steigt, können bestimmte Passagen in einem Canyon extrem gefährlich werden und das Risiko zu ertrinken kann beträchtlich ansteigen. [18]

Wenn die Geschwindigkeit des Wassers zunimmt, nimmt auch der Druck, den das Wasser auf ein Objekt ausübt, exponentiell zu (➤ Kap. 26 *Wasserrettung*). [24] Navigation und regelmäßiges Training können dabei helfen, das Risiko einer Verletzung zu minimieren. Sollte es doch zu einem Unfall kommen, so ist Selbstrettung oder Erste Hilfe unabdingbar, um Verletzungen zu minimieren.

24.4.1 Verstauchung oder Bruch des Sprunggelenks

Frakturen oder Verstauchungen zählen zu den häufigsten Verletzungen der unteren Extremitäten beim Canyoning (➤ Abb. 24.4). Werden keine speziellen Canyoning-Schuhe [25] getragen oder solche, die das Sprunggelenk nicht genügend stützen, steigt das Risiko, sich in diesem Bereich zu verletzen. In vielen Fällen wird die Verletzung durch Umgebungsbedingungen verschlimmert. Retter sollten auch daran denken (z. B. akzidentelle Hypothermie).

24.4.2 Verrenkungen

Das Rutschen über nasses Felsgelände kann zu Schulterluxationen führen, wenn die Arme nicht vor dem Brustkorb verschränkt werden oder dazu, im Geröll oder in Ästen oder zwischen Felsen stecken zu bleiben. Hohe Sprünge mit ausgestreckten Armen können ebenfalls der Grund für eine Dislokation der Schulter sein. Durch hohen Wasserdruck kann es dazu kommen, dass der Humeruskopf aus der Gelenkpfanne gedrückt wird. Schulterluxationen können sehr schmerzhaft sein und eine Fortbewegung durch einen Canyon unmöglich machen.

24.4.3 Verletzungen der Wirbelsäule

Wirbelsäulen- oder Rückenverletzungen sind für zirka 10 % der Rettungen verantwortlich. [3] Ein Sprung ins Wasser, ohne zuvor die Tiefe eingeschätzt zu haben oder zu wissen, ob sich Felsen oder Geröll darin befinden, kann zu solchen Verletzungen führen. Ganz besonders dann, wenn man auf den Beinen landet.

24.4.4 Kopfverletzungen

Canyonisten sind Steinschlag oder anderen herabfallenden Dingen (z.B. Ästen) ausgesetzt, weshalb grundsätzlich Kletter- oder Bergsteigerhelme getragen werden, um Kopfverletzungen vorzubeugen.

24.4.5 Leichte Verletzungen

Im Canyoning sieht man eher stumpfe Verletzungen als starke Blutungen. Ein Barotrauma der Ohren oder der Nasennebenhöhlen kann durch plötzliche Druckänderungen bei Sprüngen auftreten, wenn kein Druckausgleich durch den Canyonisten erfolgt. Ein Barotrauma kann auch bereits bei einem Sprung aus einer Höhe von einem Meter resultieren. Schürfwunden, Blasen und Schnittwunden sind die meisten leichten Verletzungen, die beim Anstoßen an einen Stein oder anderen Gegenständen entstehen können. [5, 18] Leichte Verletzungen können auch durch Pflanzen wie z.B. Kakteen hervorgerufen werden, wenn keine Handschuhe, Neopren-Socken oder andere Schutzausrüstung getragen werden. Ebenfalls können Ohrenverletzungen durch Einwirkung des Helms bei Sprüngen vorkommen, Hodenkontusionen durch den Aufschlag auf das Wasser, insbesondere bei falscher Sprungtechnik verursacht werden

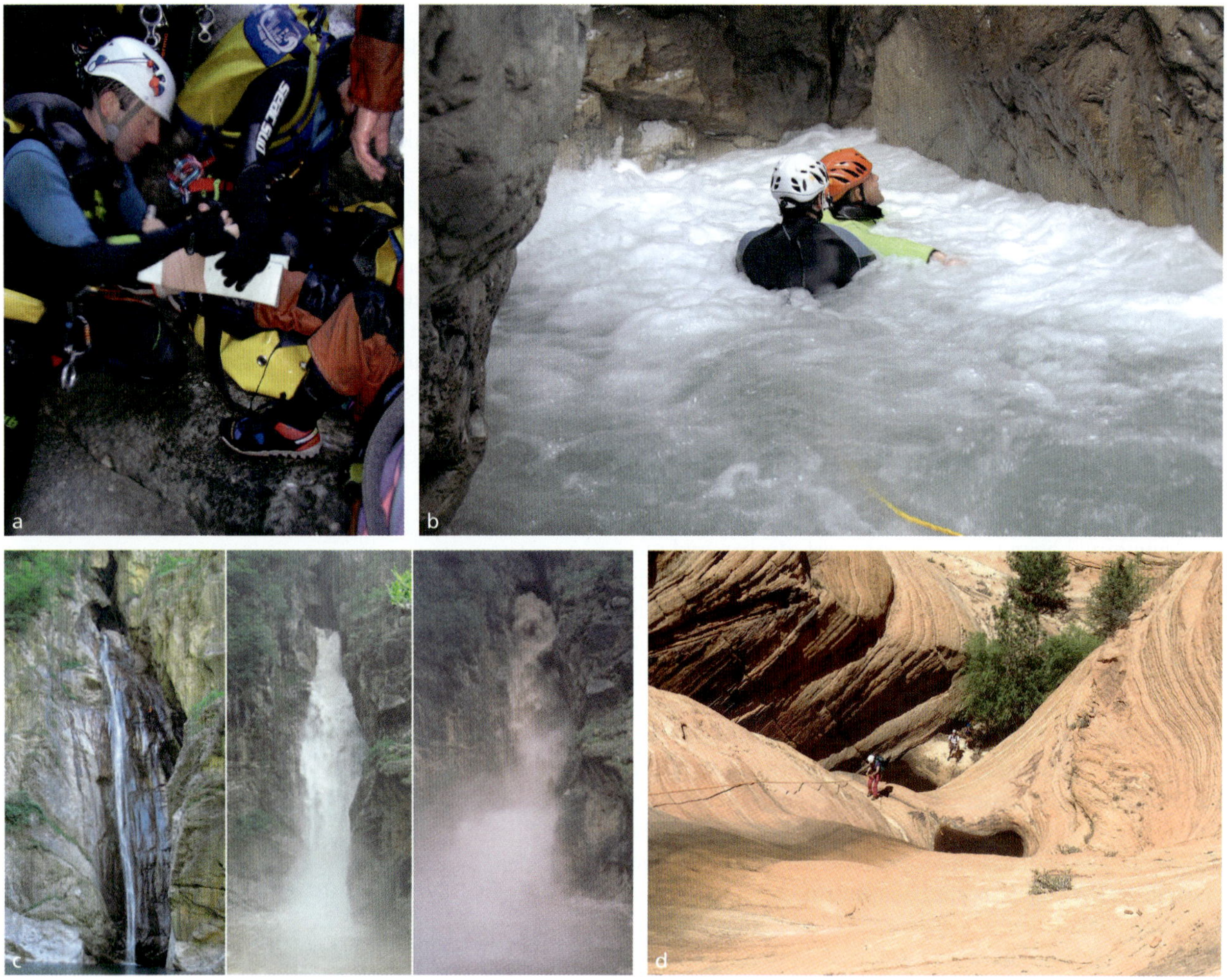

Abb. 24.4 a) Kameradenrettung eines Teammitglieds mit einer improvisierten Schiene. (Mit freundlicher Genehmigung von Gabrielle Russo)
b) Ein Canyoneer, der in einer Strömung gefangen war und zu ertrinken drohte. (Mit freundlicher Genehmigung von Oskar Piazza)
c) Sturzflut. (Mit freundlicher Unterstützung von Erwin Kob)
d) Canyoneers in einem Canyon in der Wüste, ohne strömendes Wasser. (Mit freundlicher Genehmigung von Giacomo Strapazzon)

und kleine orthopädische Verletzungen und Verbrennungen durch mangelhafte Seiltechnik bedingt sein.

24.4.6 Ertrinken

Das Ertrinken führt primär zur Beeinträchtigung der Atmung durch das Untertauchen in Wasser. Ertrinkungssituationen treten beim Canyoning vor allem im Rahmen von Fehleinschätzungen auf, also bei Blockierung in reißendem Wasser, in Strudeln, ebenso bei Blockierung an unterspülten Strukturen oder Siphons beim Schwimmen oder Abseilen. Ein nicht richtig am Rücken fixierter Rucksack kann unter einem Wasserfall zur Rotation führen. Schwere Verletzungen treten bei Ertrinkungsunfällen im Canyoning häufiger auf als bei klassischen Wildwasseraktivitäten. [3, 15, 20, 27]

Fallbeispiel 24.1

Die Saxetbach-Tragödie

Im Juli 1999 ertranken 19 von 43 Mitgliedern einer kommerziellen Canyoning-Tour in der Saxetbach-Schlucht in der Schweiz. [10] Human Factors spielten in diesem tragischen Fall eine große Rolle: Kommerzieller Druck und Selbstüberschätzung eines erfahrenen Canyoning-Guides sowie fehlendes Wissen und schlechtes Einschätzen von Wetterveränderungen durch weniger erfahrene Guides führten ins Desaster. Der hohe Andrang in einem schnell wachsenden Geschäftszweig führte zu einem Mangel an erfahrenen Guides, was wiederum zur Rekrutierung unerfahrener Guides führte. Die Tourenführer konsultierten nicht die Wettervorhersage, die vor möglichen Gewittern und Sturzfluten warnte. Im darauffolgenden Prozess wurden die Manager der Firma wegen des Fehlens eines zuverlässigen Sicherheitsmanagements angeklagt.

24.4.7 Akzidentelle Hypothermie

Akzidentelle Hypothermie (Kerntemperatur <35 °C) entwickelt sich eher in einem wasserführenden Canyon als in einem trockenen. Im Wasser ist die Wärmeabgabe bis zu 25-mal höher als in trockener Umgebungsluft. Im Wasser mit einer Temperatur von unter 25 °C besteht die Gefahr einer akzidentellen Hypothermie. Das Risiko steigt, wenn die Wassertemperatur unter 15 °C sinkt. [28] Es kommt umso eher zur Hypothermie, je mehr Wasser vorhanden ist und je höher die Fließgeschwindigkeit ist. [29, 30] Eine Kombination aus verschiedenen Umweltfaktoren wie geringe Außentemperatur, Wind und Wasser kann tödlich sein. Eine akzidentelle Hypothermie ist in Canyons unabhängig von der Jahreszeit oder der Lufttemperatur ein Risiko. Die Umgebungstemperatur kann über 40 °C betragen, während schattige Pools in einem tief eingeschnittenen Canyon bis zu 5 °C kalt sein können. Immobilisierte Verletzte und deren erschöpfte Begleiter und Retter haben ein erhöhtes Risiko, eine Hypothermie zu erleiden. [15] Ist ein Weiterkommen aufgrund eines Unfalls oder einer Blockade der Schlucht nicht mehr möglich, kommt es zu einem raschen Wärmeverlust, auch wenn man einen Neoprenanzug trägt. Schwimmen oder ein langer Aufenthalt im Wasser erhöhen das Risiko einer akzidentellen Hypothermie durch Konvektion. Auch für Verletzte mit schweren Verletzungen hat die vorsichtige Rettung aus dem Wasser erste Priorität, um einer Hypothermie vorzubeugen, welche rasch die Prognose verschlechtern kann.

24.4.8 Bergetod

Wenn das Herz eine kritisch tiefe Temperatur erreicht, kann eine mechanische Irritation, wie z.B. Schütteln oder Bewegung, eine tödliche Arrhythmie auslösen. Wenn dieser Fall während oder nach der Rettung aus dem Wasser eintritt, spricht man von einem Bergetod oder Rescue Collapse. [29, 31] Dieser kann auch durch eine schwere Hypotonie verursacht werden. Deshalb soll ein potenziell hypothermer Canyonist, der gerade aus dem Wasser gerettet wurde, engmaschig überwacht werden, um einem Bergetod vorbeugen zu können. Die Kerntemperatur, bei der Kammerflimmern eintreten kann, wird von Faktoren wie intravaskulärem Volumen, Vor- und Nachlast und individuellen Gegebenheiten beeinflusst. [32] Das Risiko nimmt zu, wenn die Körperkerntemperatur auf 28 °C oder darunter abnimmt. [15] Solange das Opfer einen Neoprenanzug oder Trockenanzug trägt, kann der Kompressionseffekt das Pooling von peripherem Blut verhindern. Wenn man den Anzug auszieht, steigt das Risiko für einen Kollaps.

24.4.9 Hitzschlag und Rhabdomyolyse

In sehr trockenen Canyons oder Wüstenregionen kann ein Hitzschlag tödlich enden. In Canyons, die wechselnd wasserführend und trocken sind, kann das Risiko einer Dehydration oder eines Hitzschlags signifikant erhöht sein. Insbesondere bei anstrengender Fortbewegung kann es unbequem oder unmöglich sein kann, einen Trocken- oder Neoprenanzug in einem heißen trockenen Abschnitt auszuziehen. Die Rhabdomyolyse ist nur eine der Gefahren. Die negativen Auswirkungen von Hitze, Dehydrierung und Erschöpfung bei Canyoning-Sportlern ähneln denen anderer Extremsportarten, wie z. B. dem Triathlon. [33] Hitzestress kann durch einen Neoprenanzug verschlimmert werden. [34] Ein Neoprenanzug, der aus Jacke und Hose besteht, kann beim Canyoning mit sowohl trockenen als auch nassen Abschnitten sehr nützlich sein, da er leicht ausgezogen werden kann, wenn er nicht benötigt wird.

24.4.10 Zoonose und andere Infektionen

Stehendes Wasser sowie die Exkremente von Tieren oder Tierkadaver können das Risiko einer Zoonose mit sich bringen. Zudem kann das Wasser auch mit menschlichen Ausscheidungen, die aus flussaufwärts gelegenen Regionen stammen, kontaminiert sein. Das Risiko, an einer Zoonose zu erkranken, steigt durch die Immersion in stehenden Gewässern. Ausbrüche parasitärer Infektionen, wie z.B. Giardiasis und bakterieller Infektionen, wie Leptospirose wurden nach Canyoning-Touren sowohl in gemäßigten als auch in tropischen oder subtropischen Regionen berichtet. [35, 36] Canyonisten, die sich in endemischen Gebieten aufhalten, sollten gegen Leptospirose geimpft sein. [37]

24.5 Rettungseinsätze

Canyonisten sind sehr oft umweltbedingten und medizinischen Gefahren ausgesetzt, von schlechtem Wetter bis zu schweren Verletzungen. Techniken zur Selbst- und Kameradenrettung sollten Bestandteil des Basiswissens sein. So können z.B. beengende Platzverhältnisse, gefährliche Oberflächen, Felswände mit Steinschlagrisiko, fließendes Wasser mit der Gefahr von Strudeln, Wassermühlen, Siphons, starken Strömungen, Wasserfällen und einem plötzlichen Anstieg der Wassermenge für Canyonisten und Rettungsteams sehr gefährlich werden. Eine vielseitige universell anwendbare Ausrüstung, genauso wie gute Vorausplanung und präventive Maßnahmen sind unerlässlich, um technische oder menschliche Fehler während einer Rettungsoperation zu vermeiden.

MERKE

Es gibt oft große logistische und technische Schwierigkeiten bei Canyon-Rettungseinsätzen. Deshalb sollten Canyonisten für den Fall, dass eine professionelle Rettung erst verzögert erfolgen kann, in Erste Hilfe ausgebildet sein. Technische und medizinische Retter sollten ein spezifisches Training erhalten und über die entsprechende Ausrüstung für Canyon-Rettungen verfügen.

24.6 Sicherheit im Canyon

Neben anderen präventiven Maßnahmen ist die Erkundung des Wasserstands entscheidend für die Sicherheit im Canyon. Dies sollte vor dem Einstieg in den Canyon gemacht werden. [38] Strömung und Wasserpegel können rapide und dramatisch zunehmen, oft ohne Warnung. Um die Wahrscheinlichkeit einer Flutwelle einschätzen zu können, ist es unerlässlich, die Wettervorhersage zu prüfen und das Einzugsgebiet oberhalb der Schlucht zu beurteilen. Sturzfluten können auch entstehen, wenn ein Damm zur Stromgewinnung oder ein sonstiger Staudamm geöffnet wird, wenn ein Damm bricht oder flussaufwärts die Schneeschmelze begonnen hat. Kalksteinschluchten bergen das zusätzliche Risiko von unterirdischen Quellen, die den Wasserpegel unabhängig vom Wetter ansteigen lassen können.

Sowohl die Vegetation als auch der Grad der Trockenheit im Einzugsgebiet einer Schlucht können die Auswirkungen eines Sturms auf die Wasserstände in einem Canyon beeinflussen. So wird z.B. sehr trockener Boden während starken Regens keine signifikante Menge an Wasser aufnehmen können. Stattdessen wird das meiste Wasser in den Canyon fließen. Sollte die Gefahr bestehen, dass der Wasserstand zunimmt, sollten sich die Canyonisten Alternativen suchen wie z.B. nicht mehr dem Flussbett zu folgen, sondern an den Seiten des Canyons hochzuklettern und enge Abschnitte zu meiden. Veränderungen der Wetterbedingungen, wie z.B. ein nahendes Gewitter, Veränderungen der Wasserfarbe, -klarheit oder -pegel oder das plötzliche Auftauchen von Treibgut können Anzeichen für eine bevorstehende Sturzflut sein.

Strudel, Siphons und Unterspülungen können zu Blockierung und Ertrinken führen (➤ Abb. 24.4). Erosion durch Wasser und Geröll kann tiefe Rinnen und andere Formationen ausschleifen, speziell im Kalkstein. Der Wasserfluss über diese Formationen bestimmt die elementaren Kräfte in einem Canyon wie z.B. die Bildung von Strudeln. Diese Kräfte können durch plötzliche Gewitter, saisonales Klima und regionale Besonderheiten variieren. Generell gilt, dass bei Rettungseinsätzen das Wasser so weit wie möglich gemieden werden sollte, wobei man sich an den Grundsätzen der Wildwasserrettung orientiert (➤ Kap. 26, *Wasserrettung*). [39]

Abgesehen vom Wasser sind andere Umweltrisiken zu erwarten wie Zoonosen, insbesondere bei Überschwemmungen oder in stehendem Gewässer, extreme Temperaturen, Blitzschlag, Gefahren durch Pflanzen wie z.B. Kakteen und Tiere. Giftige Schlangen, Skorpione, Spinnen und Feuerameisen stellen ebenso eine Gefahr dar, wie infizierte Zecken.

Fallbeispiel 24.2

Eine kalte, dunkle und lange Rettung trotz Hubschraubereinsatz

Im August 2006 ereignete sich in den Gorgas Negras (Schwarze Schluchten) in der Sierra de Guara ein Unfall mit einem Verletzten. Zwei Mitglieder der Gruppe blieben beim Verletzten vor Ort – mit Verdacht auf eine Wirbelsäulenverletzung nach einem Sprung –, während die anderen den Canyon auf der Suche nach Mobilfunkverbindung stromabwärts verfolgten. Dreieinhalb Stunden nach dem Unfall konnten die Canyonisten, die weiter abgestiegen waren, den Rettungsdienst alarmieren. Zwei Stunden später erreichte ein Rettungsteam das Gebiet per Helikopter. Die Gorgas Negras sind sehr abgelegen und umfassen große Gebiete, die per Hubschrauber nicht direkt zugänglich sind. Bei Sonnenuntergang wurde ein Team stromaufwärts vom Unfall per Hubschrauber abgesetzt. 45 min später konnte das Team den verunfallten Canyonisten nach mehreren Abseilmanövern im fließenden Wasser erreichen. Das Rettungsteam war mit Neoprenanzügen und der entsprechenden Ausrüstung für die Rettung in einem technischen Canyon ausgestattet. Da das Rettungsteam mit einer langen Evakuierung rechnete, war man auf das Management akzidenteller Hypothermie und das Biwakieren mit dem Patienten vorbereitet. Die gesamte Ausrüstung wurde schwimmfähig verpackt. Elektronisches Equipment, das in der nassen Umgebung nicht einsatzfähig wäre, wurde gar nicht erst mitgenommen. Das 23-jährige Unfallopfer war aus einer Höhe von 10 Metern in das Wasser gesprungen und hatte anschließend plötzliche starke Schmerzen im Rücken verspürt. Das Rettungsteam fand den Patienten am Ufer liegend vor, eingehüllt in eine Aluminium-Rettungsdecke. Er war bei windigen Wetterbedingungen nur durch seinen Neoprenanzug vom Boden isoliert. Die Primär- und Sekundäruntersuchung zeigten normale Vitalwerte und einen unauffälligen neurologischen Status. Der Patient konnte allerdings wegen der starken Rückenschmerzen nicht gehen. Da der Patient stabil war, entschieden sich die Retter dazu, eine Nacht am Unfallort zu bleiben, um den Patienten am nächsten Morgen mit dem Hubschrauber zu bergen.
Das Opfer wurde in eine trockene und windstille Umgebung verbracht. Dort wurde eine Analgesie mit nicht-steroidalen Antirheumatika oral und Fentanyl intravenös durchgeführt. Während der Nacht erreichte ein zweites Team den Unfallort, mit trockener Kleidung und chemischen Wärmepackungen, um das Kältezittern des Patienten zu stoppen. Mit Seilen und Jacken wurde ein Unterstand gebaut, den die Retter mit einem Spirituskocher beheizten.

Am darauffolgenden Morgen wurde der Patient in eine Trage verpackt und über zwei Seilbahnen ohne Wasserkontakt den Canyon hinunterbefördert. Schließlich erreichte das Team eine Stelle, an der es möglich war, den Patienten mit dem Helikopter per Longline zu evakuieren. Im Krankenhaus wurde eine Stauchungsfraktur des dritten Lendenwirbels festgestellt und konservativ versorgt. Der Patient konnte später wieder Canyoning-Sport betreiben.

24.7 Ausrüstung

Für die persönliche Sicherheit und zur Unfallverhütung ist passendes Equipment unerlässlich – ebenso für eine effiziente Rettungsaktion (➤ Abb. 24.5). Das Standardequipment der meisten Canyonisten umfasst einen Helm, Schuhe, Handschuhe, Neoprensocken, einen Neoprenanzug sowie weitere Hilfsmittel, die das Fortkommen erleichtern und die Sicherheit verbessern. [2, 18]

24.7.1 Helm

Kletter- oder Berghelme sollten nach der *Union Internationale des Associations d'Alpinisme* (UIAA) zertifiziert sein. Zu verwenden sind nur Helme, die im Wasser schwimmen.

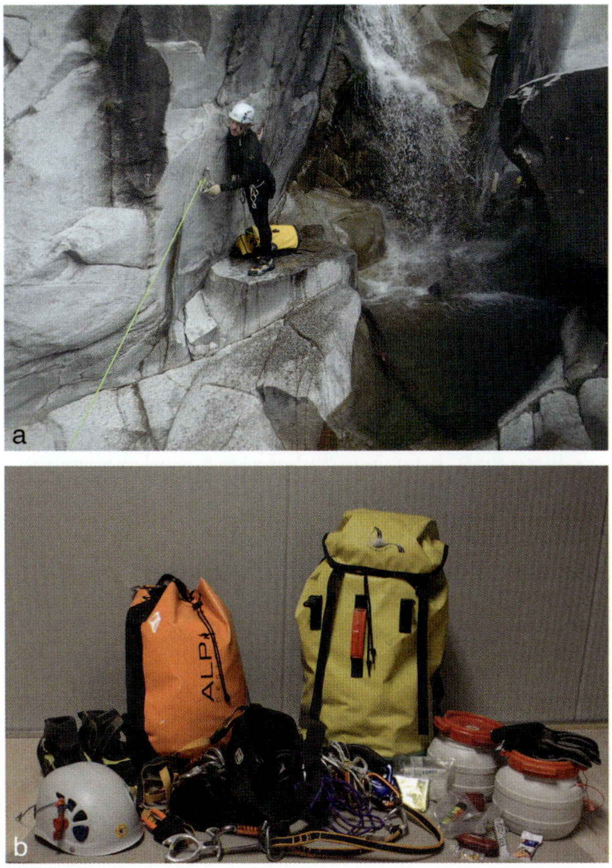

Abb. 24.5 a) Standardequipment für einen Canyonisten in einem wasserführenden Canyon. Von Kopf bis Fuß: Helm mit Trillerpfeife, Neoprenanzug mit Schere in einer Brusttasche, Abseilgerät mit verschiedenen Brems-Systemen, Gurt mit Sicherungsgeräten, Karabiner und Bandschlingen, Handschuhe und Canyoning-Schuhe. (Mit freundlicher Genehmigung von Günther Sumann)
b) Persönliche Standardausrüstung eines Canyon-Retters für SAR Einsätze an einer lokalen Rettungsstation ohne Neoprenanzug. (Mit freundlicher Genehmigung von Marika Falla)

Helme, die für das Kanu- oder Kajakfahren gedacht sind, sollten nicht eingesetzt werden. Zudem ist ein Helm in einer Signalfarbe zu wählen, damit er im Wasser gut zu erkennen ist. Weiß, Schwarz, Grau oder ähnliche Farben sind meist nicht gut sichtbar.

24.7.2 Schuhe

Canyoning-Schuhe können das Risiko einer Verletzung der unteren Extremität durch einen Sturz erheblich senken. [25] Die meisten herkömmlichen Schuhe (z. B. Bestard 880 Canyon Guide®, Five Ten Canyoneer 3®, Grigua Jump Gaibana®) haben eine spezielle Gummisohle, die das Ausrutschen auf nassem oder trockenem Untergrund verhindern soll. Canyonisten sollten Sand und Geröll vermeiden und es sollte auf rutschigen Untergrund, z.B. durch Algen, geachtet werden. Leider haben nicht alle verfügbaren Canyoning-Schuhe einen adäquaten Sprunggelenksschutz, eine ausreichende Drainagefunktion zum Entleeren von Wasser und ein Profil, das ein Verklemmen verhindern.

24.7.3 Handschuhe

Kleinere Hautläsionen können sich an den Fingerspitzen und Handflächen bilden. Ausschläge, punktuelle Blasenbildung, Ödeme an den Fingerspitzen oder am Ballen von Daumen und Kleinfinger sind typisch für eine „Canyoning-Hand", die sich durch das wiederholte Eintauchen in Wasser und erneutes Trocken sowie durch den Kontakt mit Felsen entwickeln kann. [40] Handschuhe bieten Schutz vor Verletzungen wie Abrieb, Verbrennungen und Kratzern, da sie die Finger und die Handflächen gänzlich abdecken. Es wird auch das Auskühlen der Hände und die damit einhergehende Beeinträchtigung der Feinmotorik und Sensibilität verhindert. Neoprenhandschuhe schützen zwar vor Kälte, sind aber eher ungeeignet, da sie keinen zuverlässigen Schutz vor mechanischen Verletzungen bieten. Dicke Handschuhe mit Manschette, wie sie normalerweise für Arbeiten mit Chemikalien gebraucht werden, die einen fest anliegenden Sitz gewährleisten und den Unterarm abdecken, bieten eine gute Alternative.

24.7.4 Trocken- und Nassanzüge

Trockenanzüge, die mit Thermounterwäsche getragen werden, sind aus verschiedenlagigem, robustem, wasserfestem Material gefertigt. Sie isolieren, indem sie verhindern, dass Wasser in den Anzug eindringt. [39] Dies wird durch enge Manschetten an den Händen, Füßen und am Hals gewährleistet. Diese Anzüge sind sehr effizient bei langen oder nächtlichen Rettungseinsätzen. Allerdings schützen Trockenanzüge nicht vor Stößen und bieten keinen Auftrieb. Sollte ein

Trockenanzug ein Loch bekommen, können Stromschnellen oder Wildwasser Probleme erzeugen. Ein solcher Anzug sollte immer mit einer Schwimmweste kombiniert werden, welche die Beweglichkeit nicht einschränkt und einen gewissen Komfort bietet, wie z.B. die von Paddlern verwendeten Typ-III-Modelle.

Nassanzüge isolieren durch eine Schicht Neoprenschaum, der direkt an der Haut anliegt, wodurch die Wärmeabgabe der Haut reduziert wird. [39] Sie garantieren eine bessere Beweglichkeit und einen besseren Auftrieb im Gegensatz zu Trockenanzügen, speziell bei Wildwasserpassagen. Aber sie sind schwerer und fördern einen Hitzestau in trockenen Gebieten des Canyons, insbesondere als Ganzkörperanzug im Gegensatz zu Overalls oder zweiteiligen Anzügen. Neoprenanzüge bieten meist nur begrenzten Schutz vor Kälte, wenn der Anzug nass ist. Neoprenhandschuhe, Neoprensocken und Kapuzen sind sehr sinnvoll zum Schutz vor Schlägen und zur Isolation. Nylonjacken, wie z.B. für Kajakfahrer oder Nylonoveralls, sollten nicht über einem Neoprenanzug getragen werden, da sie sich mit Luft füllen und einen Auftriebseffekt erzeugen können.

24.7.5 Trillerpfeifen

Trillerpfeifen werden verwendet, um sich über das Geräusch des fließenden Wassers während der Begehung und der Abseilarbeiten zu verständigen. Sie sollten am Helm oder an einer Schwimmweste befestigt werden. Es sollten nur Pfeifen eingesetzt werden, die auch dann funktionieren, wenn sie nass werden. Pfeifen mit einem Kork-Ball sind unbrauchbar.

24.7.6 Schnorchelausrüstung

Eine Schnorchelausrüstung (Tauchermaske und Schnorchel) kann verwendet werden, um verlorengegangene Gegenstände aus tiefen Pools zu suchen oder um ein Seil zu befreien, das sich in Schwemmholz, Trümmern, oder Stahlkabeln verfangen hat, aber auch zum Bergen von Körpern. Sollte eine Schnorchelausrüstung verwendet werden, so kann der starke Auftrieb durch den Neoprenanzug umgangen werden, indem man einen schweren Stein mitnimmt, um in die gewünschte Tiefe zu gelangen. Schwimmbrillen sind weniger vorteilhaft. Vor allem bei Rettungsaktionen empfiehlt es sich, eine Tauchermaske zu tragen.

24.7.7 Messer und Scheren

Messer und Scheren, die dazu verwendet werden können, um im Notfall ein Seil zu kappen, werden in der Regel am Gurt oder in einer Brusttasche getragen. Scheren sind sicherer als Messer, da sie kontrolliertes Schneiden ermöglichen. Zudem erleichtern sie in schwierigen Situationen im Gegensatz zu Messern die sichere Identifizierung der zu schneidenden Strukturen.

24.7.8 Persönliches technisches Equipment

Zur technischen Ausrüstung gehören Klettergurte, Abseil-, und Aufstiegsgeräte, Bandschlingen, Karabiner, Umlenkrollen (für Flaschenzüge) und kleinere Seilstücke (Schlingen ➤ Abb. 24.5). Im Gegensatz zu den meisten Klettergurten sollten Canyoning-Gurte (z. B. Edelrid Iguazu®, Kong Target Canyon®, Petzl Canyon®) eine verstärkte Sicherheitsschlaufe haben, die hoch und horizontal angebracht ist, um ein Verdrehen des Abseilgeräts zu vermeiden. Ein austauschbarer Sitz schützt den Neoprenanzug und den Klettergurt vor Abrieb.

Abseilgeräte sollten so verwendet werden können, dass man das Seil einlegen kann, während diese am Gurt befestigt sind. Sie verfügen idealerweise über mehrere Bremssysteme (z. B. Kong OKA®, Petzl Pirana® oder Sterling ATS®). Ein Abseilgerät sollte so geformt sein, dass sich kein Ankerstich bilden kann. Dieser kann bei falscher Anwendung des Abseilachters entstehen, zur Blockierung führen und dann lebensgefährlich werden vor allem beim Abseilen unter einem Wasserfall. Mindestens ein Gruppenmitglied hat mechanische Steigklemmen mit sich zu führen. Jeder Einzelne sollte mehrere Schlingen dabei haben, um Knotenpassagen zu ermöglichen oder für Notsituationen, die einen kontrollierten Auf- oder Abstieg erfordern. [38]

Eine Selbstsicherungsschlinge sollte ein langes und ein kurzes Ende haben. Die Seile sollten aus einem dynamischen Seilmaterial bestehen, insbesondere für Rettungssituationen. Die Verbindung zum Klettergurt kann mit einem Halbkreiskarabiner (z. B. Petzl Omni®) hergestellt werden anstatt mit einem traditionellen Stahl-Maillon und kann mit einem Mastwurf verbunden werden. Das erlaubt dynamische Veränderungen, da die Längen der beiden Enden leicht angepasst werden können, wenn sie bereits am Standplatz eingehängt sind. Anpassungen an verschiedene Seilmanöver sind dadurch auch möglich.

24.7.9 Rucksäcke

Rucksäcke müssen so ausgelegt sein, dass Wasser schnell ablaufen kann. Alle Gegenstände, die trocken bleiben sollen, sind in Dry Bags oder in dicht verschlossenen Behältern, aufzubewahren. Einfache Dichtungen sind die besten – Reißverschlüsse können kaputt gehen und die Taschen unbrauchbar machen. Zusätzlich zur persönlichen Ausrüstung, die auch ein Erste-Hilfe-Set beinhaltet, haben Rettungsteams und First Responder auch Rucksäcke für die medizinische Versorgung bei sich sowie weitere für die Seilarbeit und für Wildwasser (➤ Abb. 24.6). Beim Abseilen sollte der Rucksack besser mit

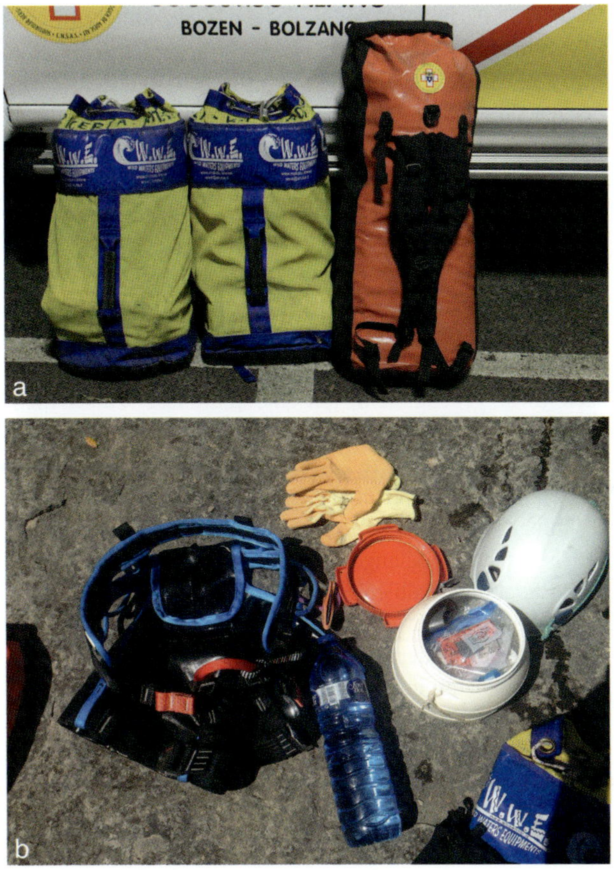

Abb. 24.6 a) Organisation des Equipments, das speziell für die italienischen Canyon Rettungsteams zusammengestellt wurde. Von links nach rechts: Zwei Seil- und Wildwasserrucksäcke und ein Rucksack mit medizinischem Equipment für die Patientenversorgung.
b) Das Canyoning-Überlebenspaket sollte in einem Dry-Bag oder in verschließbaren Behältern aufbewahrt werden. Individuell dazu kann es auch in einem Plastikbeutel transportiert werden. SAR Search and Rescue. (Mit freundlicher Genehmigung von Giacomo Strapazzon)

einem Karabiner an einer Ausrüstungsschlaufe befestigen werden, anstatt ihn auf den Schultern zu tragen. Ein Wurfsack kann sehr hilfreich sein, um Personen in Schwierigkeiten zu helfen, ohne dass der Helfer ins Wasser muss, um mit Unterstützung eines Begleiters die Strömungsverhältnisse im Pool zu überprüfen (➤ Kap. 26 *Wasserrettung*). Er kann auch als zusätzliches Hilfsmittel zum Einrichten von Guided Lines (zum Vorankommen oder zu Rettungszwecken) verwendet werden. [38, 39] Er nutzt die Kraft des fließenden Wassers, um das Seil als Führungsleine zu spannen.

24.7.10 Technisches Equipment während SAR-Einsätzen

Ausführliche Angaben zur technischen Ausrüstung beim Canyoning finden sich in technischen Canyoning-Handbüchern. [38] Der Canyonin-Gurt sollte nicht mit zu viel Ausrüstung überladen sein. Alles, was nicht unbedingt benötigt wird – vor allem Bandschlingen und Karabiner, die sich verfangen und zur Gefahr werden können, sollten im Rucksack mitgeführt werden.

Während eines technischen Einsatzes sollte der Rucksack, der verschiedene Ausrüstungsgegenstände beinhaltet, mit einer kurzen Schlinge an den Verankerungen gesichert werden. Bei den Verankerungen handelt es sich häufig um ein lastverteilendes System von „Ketten" aus rostfreiem Stahl, die aus Schnellverschlüssen, Ringen und Karabinern bestehen (➤ Abb. 24.5). Das Arbeiten unterhalb eines Ankers verringert die Schockabsorption durch die Verwendung von statischen Seilen. Seile mit einer geringen Dehnung übertragen potenziell höhere Kräfte auf den Anker im Gegensatz zu dynamischen Seilen, die nicht geeignet sind für das Abseilen, besonders nicht in einem Wasserfall, da der stoßweise Verlust des Wasserdrucks während des Abseilens zu großen Sprüngen führen kann mit dem Risiko eines Kontrollverlusts oder von Verletzungen. Dynamische Seile können in Notfällen verwendet werden, um Schwierigkeiten zu überwinden, wie z. B. das Umgehen eines Knotens in einem Seil oder beim Aufstieg mit mechanischen Steigklemmen oder Klemmknoten. Seile sollten in fluoreszierenden Farben verwendet werden, damit sie in Weißwasser und turbulentem Wasser leicht zu sehen sind. Schraubverschlusskarabiner sind zu bevorzugen, da selbstschließende Karabiner durch Sand blockiert werden können und sich ein Karabiner versehentlich öffnen kann.

24.8 Fortbewegungstechniken

Um sich in einem technisch herausfordernden Canyon sicher fortbewegen zu können, ist ein spezielles Training erforderlich. Details zum sicheren Vorankommen in einem Canyon kann in Canyoning-Lehrbüchern nachgelesen werden. [7, 38, 39]

24.8.1 Scrambling und Klettern

Scrambling ist Klettern ohne Seil und Sicherung, wenn die Gefahr eines Sturzes sehr gering ist. Sollte es doch dazu kommen, würden keine schwerwiegenden Probleme entstehen, wie z.B. in unwegsamem Terrain oder zwischen Geröll. Wenn möglich, sollten die Hände als Unterstützung verwendet werden, speziell bei eher losem Geröll (➤ Abb. 24.2). Wenn eine Person in solchem Terrain beim Gehen ausrutscht, kann es sogar besser sein, sich fallen zu lassen, als zu versuchen, einen Sturz zu vermeiden. Wird eine einzelne Extremität benutzt, um einen Sturz abzufangen, kann dies durch die hohe Aufprallenergie eine Fraktur verursachen – häufig eine Radiusfraktur. In sehr steinigem Terrain oder wenn das Ufer mit Algen oder anderer rutschiger Flora bedeckt ist kann es hilfreich sein, eine gebückte Haltung einzunehmen, mit angewinkelten Knien, Hüften und Armen, wobei man sich mit den Händen am Felsen abstützt, während man sich fortbewegt.

Für den Ein- und Ausstieg eines steilwandigen Pools, das Absteigen durch einen Kamin oder das Erreichen einer Notausstiegsstelle sollten die üblichen, für das Canyoning angepassten Klettertechniken zur Anwendung kommen. Speziell bei Nässe braucht es Erfahrung, um abschätzen zu können, ob Scrambling sicherer ist als aufrechtes Gehen. Ist eine Stelle vermutlich rutschig, kann man versuchen die Stelle mit der Schuhsohle durch Drehen und Reiben zu reinigen, um dann die Oberfläche vorsichtig zu testen ob sie das Körpergewicht tragen kann.

24.8.2 Springen und Rutschen

Die genaue Erkundung eines Beckens vor einem möglichen Sprung, ist extrem wichtig. Die erste Person, die vorzugsweise per Seil absteigt, sollte die Stelle von oben genau erkunden, sie steigt dann in das Becken, falls keine Strömung besteht und prüft die Stelle mit einer Tauchermaske oder Schwimmbrille, um mögliche Gefahren zu entdecken. Sprünge sollten immer in einer vertikalen Position mit den Füßen voraus, leicht angewinkelten Knien und am Körper angelegten Armen, vorgenommen werden (➤ Abb. 24.2). Zum Rutschen werden die Knie gerade gehalten. [38]

Obwohl Sprünge bei Rettungsoperationen generell vermieden werden sollten, ist es manchmal sicherer zu springen, um voranzukommen, als eine komplizierte Seil- oder Abstiegstechnik anzuwenden. Retter sollten also in der Lage sein, bei Bedarf zu springen. Springen kann auch eine Option sein, wenn das Abseilen aufgrund der Wucht eines Wasserschwalls oder wegen der Strömungsverhältnisse in einem Becken zu gefährlich ist. Der Schlüssel zum sicheren Springen ist die Fähigkeit, eine Landezone im Becken zu finden, die Körperspannung beizubehalten und die Kraft des Aufpralls durch die angewinkelten Knie abzufedern. Eine etwa 70 kg schwere Person sollte einen Sprung aus drei Meter Höhe in einen Pool mit sandigem Boden, der zirka zwei Meter tief ist, machen können. [38, 39]

24.8.3 Abseilen und andere Techniken

Das Abseilen und andere Seiltechniken beim Canyoning haben Gemeinsamkeiten, zeigen aber auch Unterschiede zu den üblichen alpinen Klettertechniken im Gebirge. Zum Abseilen in einem wasserführenden Canyon benutzt man üblicherweise ein Einzelseil und verwendet keine Selbstsicherung, um das Ertrinkungsrisiko zu minimieren, falls man im Seil, in einer Strömung oder in einem Wasserfall stecken bleibt (➤ Abb. 24.2). In einem trockenen Canyon sollte die übliche Methode mit Doppelseil Anwendung finden – mit den dazugehörigen Sicherheitseinrichtungen wie Selbstsicherung durch einen Prusik-, Klemheist- (auch bekannt als Machard-), Bachmannknoten – oder durch ein mechanisches Hilfsmittel. [38]

Abziehbare Handläufe können zur Sicherheit installiert werden, damit ein ausgesetzter Ankerpunkt gut erreicht werden kann. Standplätze sind zumeist lastverteilende Systeme aus rostfreien Stahlketten, die aus den einzelnen Kettengliedern, Ringen und Karabinern bestehen. Ein Knoten (Achter- oder Neunerknoten) oder ein blockiertes Abseilgerät kann als Widerlager gegen einen Abseilring installiert werden etwa in der Mitte des Seils, um einen Ersatzstrang für mögliche Rettungsvorgänge zu haben (➤ Abb. 24.5).

Beim Abseilen in einem Wasserfall sollte der Kopf leicht nach vorne gebeugt sein, um eine „Luftblase“ zu schaffen, um problemlos atmen zu können. Die Fortbewegung in einer speziellen Situation, wie z.B. in einem Wasserfall oder bei starken Strömungen erfordert einiges an Können und andere Techniken wie Führungsleinen, um den Wasserdruck zu meiden. Die richtige Seillänge ist enorm wichtig, um sich nicht in einem Pool unterhalb eines Wasserfalls in turbulentem Wasser im Seilende zu verheddern. Das Seil sollte oberhalb des Wasserspiegels enden, da es sich sonst in Hindernissen verheddern und zum Ertrinken führen kann, wenn sich jemand gerade abseilt. Es ist ebenfalls enorm wichtig, am Ende des Seils keinen finalen Knoten zu machen. [38]

24.8.4 Schwimmen und sich treiben lassen

Retter sollten fähig dazu sein, im Wildwasser zu schwimmen oder sich treiben zu lassen, um in einem Canyon voranzukommen; speziell bei Canyons mit Pools. Wenn eine Strömung durchquert werden muss, sollte ein Mitglied der Gruppe einen Wurfsack bereithalten oder darauf vorbereitet sein, andere Wildwassertechniken zur Rettung einzusetzen. Jemand, der sich mit oder quer zur Hauptströmung des Wassers bewegt, was bei der Rettung notwendig sein kann, sollte mit den Füssen flussabwärts schwimmen, wenn es unterspülte Felsen gibt, oder mit den Füssen flussaufwärts, wenn es Strainers, also Hindernisse gibt, die Wasser durchlassen, in denen aber ein Körper stecken bleiben würde (insbesondere Äste, Bäume, Unrat, Siphons). Diese sollten, wenn möglich, gänzlich vermieden und sonst mit einer speziellen Technik überschwommen werden, wenn unvermeidlich. Siphons, Engstellen, Wasserwalzen und andere hydraulische Hindernisse können durch gute Orientierungstechniken vermieden werden.

24.9 Rettungstechniken und Ausrüstung

Medizinisches Personal, das sich in einen Canyon begibt, sollte über solide Kenntnisse und Erfahrungen sowohl im

Canyoning als auch in Rettungstechniken verfügen. Denn es ist nicht möglich, gute medizinische Entscheidungen zu treffen, wenn sich die Retter in der Canyonumgebung nicht auskennen. Abseilen und Kappen ist ein grundlegendes Verfahren, das Teil der Ausbildung von Rettungskräften und medizinischem Personal sein sollte. Erfahrung in fortgeschrittenen Techniken, wie z.B. am Seil mit einem Klemmknoten (z. B. Klemheist), ist oft bei einer Rettung erforderlich, wenn das Seil über scharfe Kanten läuft, es relativ dünn ist oder wenn ein Abseilvorgang gesichert werden muss. [38]

Wenn die Rettung in einer wasserführenden Schlucht stattfindet, sollten die Retter vermeiden, ins Wasser zu gehen. Besser ist es, einen Wurfsack zu verwenden, wenn das möglich ist. Dieser kann auch zur Unterstützung anderer Rettungstechniken eingesetzt werden, wenn das Opfer bewusstlos in einem Pool ist (➤ Kap. 26 *Wasserrettung*). Auch wenn ein Hubschrauber verfügbar sein sollte, kann es aufgrund von Wetteränderungen oder anderen technischen Problemen zu einer terrestrischen Rettung kommen. Canyoning-Retter müssen alle Techniken der Hubschrauberrettung beherrschen. [38, 39]

MERKE

ICAR-Empfehlung

Canyoning-Rettungsteams für die bodengebundene und Luftrettung sollten über eine spezielle persönliche Ausrüstung und technisches Material für den Einsatz verfügen. Sie absolvieren zudem eine spezielle Ausbildung, einschließlich der Anwendung der Einseiltechnik ohne Selbstsicherung. [15]

Eine detaillierte Beschreibung über technische Canyon-Rettung geht über den Umfang dieses Kapitels hinaus und kann in verschiedenen Lehrbüchern zu Techniken in Wasserrettung und Canyoning nachgelesen werden (➤ Abb. 24.3). [38,39]

24.9.1 Medizinisches Equipment

Viele Canyoneers haben ein Erste-Hilfe-Kit mit Wundauflagen und Analgetika bei sich. Obwohl der Platz in Canyoning-Behälter sehr begrenzt ist, sollten gewisse Gegenstände immer mitgeführt werden, wie z.B. SAM Splints, Klebeband, Aluminium-Rettungsdecke und Müllsäcke (➤ Abb. 24.6).

Die medizinische Ausrüstung bei einer Canyon-Rettung variiert je nach persönlichen oder organisatorischen Präferenzen. [14, 15] Rettungskits enthalten meistens Sets zur Blutstillung, für das Atemwegsmanagement, Medikamente für die Analgesie und Materialien zur Schienung, Immobilisierung und Isolierung (➤ Abb. 24.6).

Kreislauf- und Blutungskontrolle

Wegen der langen Rettungszeiten und der Gefahr einer akzidentellen Hypothermie sollten die Rettungskräfte die Ausrüstung für die, auch nicht intravenöse, Verabreichung von Flüssigkeiten mitführen. Es sollte ein Set zur intraossären Infusion vorhanden sein. Hämostatische Wundauflagen sind wasserfest. Hilfsmittel wie Plastikfolie und Klebeband sollten ebenfalls verfügbar sein.

Atemwegsmanagement und Beatmung

Die Ausrüstung für das Atemwegsmanagement und die Beatmung sollte die Basisausstattung, sowie Hilfsmittel und Backup-Systeme beinhalten, einschließlich eines handbetriebenen Absauggeräts, eines Verlängerungsschlauchs und eines Bakterienfilters für die Beatmung und, insbesondere für die Rettung von Canyoning-Opfern, einer nasogastrischen Sonde zur Magenentleerung bei Ertrinkungsopfern. Die Ausrüstung für das erweiterte Atemwegsmanagment und die Beatmung sollte in einem separaten Modul aufbewahrt werden, das, wenn nötig, mitgenommen oder auch zurückgelassen werden kann, je nach Art des Unfalls und der lokalen Gegebenheiten. Zusatzgeräte zum Einsparen von Sauerstoff und zur Verlängerung der Sauerstoffgabe können hilfreich sein (z. B. the Oxymizer®, ein Sauerstoff-sparendes System oder das Trek® Aerosol System).

Analgesie und andere Medikamente

Da lange Rettungszeiten (> 24 Stunden) die Anwendung eines intravenösen Zugangs begrenzen können, sind andere Applikationsformen sehr hilfreich, um eine Analgesie einzuleiten. Beispiele dafür ist die transmukosale Verabreichung, wie z.B. mithilfe eines MAD (Mucosal Atomization Device) oder Lutschtabletten (Lollies). Hochpotente, lang und kurzwirksame Analgetika können sehr hilfreich sein. [3] Außer den Analgetika sind Benzodiazepine und Antiemetika die häufigsten Medikamente in der Canyon-Rettung. Diese sollten im Ampullarium enthalten sein. Antibiotika sind ebenfalls mitzuführen, um einer Infektion bei einer offenen Fraktur oder anderen Wunden mit Wasserkontakt vorzubeugen.

Schienung und Immobilisation

Wasserfeste Wundauflagen und Schienen sollten ebenfalls Inhalt eines jeden Erste-Hilfe Kits sein. Elastische Verbände sollten anstatt Klebeband verwendet werden, da sie auch im nassen Zustand funktionieren. Schienen mit einer Polsterung über dem Metall, wie bei SAM® Splints, können eine Immobilisation erleichtern. Das Kendrick Extrication Device (KED®) ist sinnvoll für eine weitgehend schonende Rettung bei Verdacht auf Verletzung der Wirbelsäule.

Ausrüstung für Hypothermie

Ein Thermometer zur Diagnose einer akzidentellen Hypothermie sollte in der medizinischen Ausrüstung ebenfalls vorhanden sein: Je nach Ausbildungsgrad der Retter und Zustand des Verletzten kann ein tympanales oder ösophageales Thermometer verwendet werden (➤ Kap. 19 *Akzidentelle Hypothermie*). Die Isolierung sollte aus einer Dampfsperre bestehen, z.B. einem Müllsack oder einer Aluminiumdecke mit Klebeband, und einer luftspeichernden Schicht, z.B. einem Schlafsack. Auch Opfer mit einer milden Hypothermie sollten mit externer Wärme behandelt werden, z.B. mit chemischen Wärmepackungen oder einem mit Kohle betriebenen HeatPac® (Normeca, Loerenskog, Norwegen).

Equipment für spezielle Situationen

Ein tragbares Pulsoxymeter, das auch die Herzfrequenz anzeigt, kann sinnvoll sein. Allerdings können elektronische Geräte in ihrer Funktionsfähigkeit durch Kälte, Wasser und Feuchtigkeit eingeschränkt werden. Ein Dry Bag mit einem EKG-Monitor/Defibrillator oder ein Automatischer Externer Defibrillator (AED) mit Monitor sollte, wenn möglich, für die Versorgung eines Schwerverletzten zur Verfügung stehen, sofern Platz und Gewicht dies zulassen.

Die medizinische Ausrüstung kann selten per Hubschrauber direkt zum Patienten gebracht werden. Dies erfordert üblicherweise einen Bodentransport, einschließlich eines Wassertransports. Um die Ausrüstung trocken zu halten, sollten große Gegenstände in speziellen Containern gelagert werden, in der Regel in Dry Bags oder in verschließbaren Fässern. Kleinere Gegenstände sind in schwimmfähigen Canyoning Packs in Behältern zu transportierten. Sterile Ausrüstung sollte in versiegelten Plastikbeuteln aufbewahrt werden, die regelmäßig ausgetauscht werden. [15]

MERKE

ICAR-Empfehlung

Die Ausrüstung sollte trocken und in schwimmfähigen Behältern, steriles Equipment verschlossen in Plastik versiegelt aufbewahrt werden. Die Ausrüstung erfordert Material zur Analgesie, Immobilisation und Schienung sowie spezielle Module zum Atemwegsmanagement und zur Beatmung. Empfohlen werden modulare Kits für spezielle Behandlung.

Verletztentragen

Die Evakuierung und der Transport eines Verunglückten bei der Canyon-Rettung ist stark durch Umwelteinflüsse und logistische Faktoren beeinflusst. Insbesondere schmale und vertikale Passagen können Grenzen setzen sowie die Tatsache, ob im Wasser transportiert werden muss. Tragen für die Canyoning-Rettung sollten schwimmfähig sein, das Opfer trocken halten und vor Stößen schützen und zum Gleiten und für den Seiltransport geeignet sein. Es gibt Tragen, die, je nach Gelände, in verschiedenen Winkeln positioniert werden können, schwimmfähig sind und über wasserdichte Gehäuse (z. B. Kong911 Canyon®) verfügen, welche die Opfer trocken halten (➤ Abb. 24.7). [41] Eine harte Schale aus Aluminium

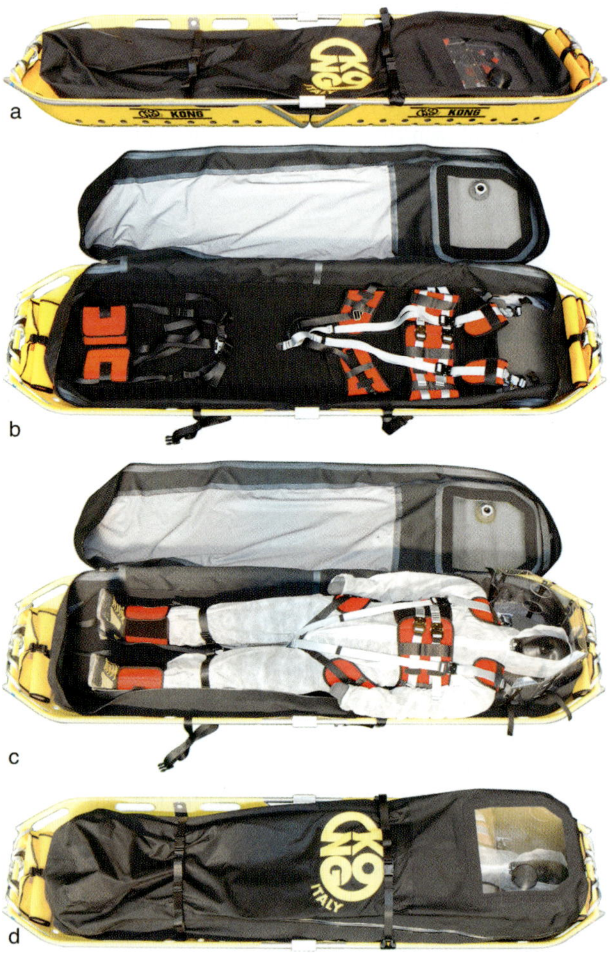

Abb. 24.7 Lagerung des Opfers. (Mit freundlicher Genehmigung von Michael Kammerer)
a) Kong 911 Canyon-Trage horizontal platziert.
b) Offener, wasserdichter Rettungssack mit den Gurten an der Innenseite.
c) Eine Puppe, die in der Trage mit den dafür vorgesehenen Gurten fixiert ist.
d) Wasserdichter Rettungssack mit außenliegenden Gurten, die geschlossen sind.

oder Glasfaser kann vor Stößen schützen. Die Trage sollte so gestaltet sein, dass sie das Opfer vollständig umschließt. Eine transparente Kunststoffkuppel kann den Kopf des Opfers schützen und gleichzeitig ungehindertes Atmen und Sichtkontakt ermöglichen. Die Umhüllung sollte wasserdicht sein und einen wasserdichten Reißverschluss haben, der einen relativ leichten Zugang zum Opfer ermöglicht. Ein Belüftungsventil ermöglicht die Luftzufuhr unter Wasserausschluss während eines Wassertransports. Medizinisches Personal und Retter sollten regelmäßig die Hülle öffnen, den Patienten kontrollieren und die Situation reevaluieren. Ideal wäre dafür ein Zeitabstand von zirka 10 min. Innenliegende Gurte können dabei helfen, den Patienten zu sichern und so eine Rettung aus der Höhe oder Tiefe zu ermöglichen. Es sollte auch spezielles Zubehör wie z.B. eine Aufhängung für eine Windenrettung oder andere technische Operationen vorhanden sein.

Manche Rettungsteams verwenden Standard Bergrettungstragen mit einem abnehmbaren Schwimmer, um eine schwimmfähige Trage zu bauen, damit der Kopf des auf dem Rücken liegenden Opfers über dem Wasser bleibt. [38] Diese Tragen bieten allerdings keinen adäquaten Schutz im Wildwasser oder in einem Wasserfall. Andere Teams nutzen aufblasbare Systeme, die auch in Flüssen mit großen Pools verwendet werden können. Diese bieten allerdings keinen Kopfschutz für den Patienten, sie können auch durchstochen und damit unbrauchbar gemacht werden. [42]

24.9.2 Kommunikationssysteme

Die Kommunikation zwischen den einzelnen Teammitgliedern und zwischen den Teams in einem Canyon sowie zwischen dem Canyon und den Luft- oder Bodenunterstützungsteams außerhalb des Canyons kann schwierig sein. Funkgeräte sollten wasserdicht sein. Der Empfang von Mobiltelefonen kann eingeschränkt sein oder gar nicht bestehen. Möglicherweise muss man mit Handsignalen, Pfeifen oder Schreien kommunizieren. Standard Pfeifsignale wie das SUDOT Pfeif-Kommando System für die Seilrettung (➤ Tab. 24.2) [43] und Wildwasser-Hand-Signale werden während der Seiltechnik im Canyoning oder während der Rettung verwendet (➤ Kap. 26 *Wildwasserrettung*). [39]

Wasserdichte Funkgeräte können es ermöglichen, eine Kommunikation im Team herzustellen. Diese sollten den internationalen Standards entsprechen, die verlangen, dass sie nach 30 min untertauchen in Wasser, das ein Meter tief ist, noch funktionieren. [38] Die Benutzung eines Repeaters kann erforderlich sein. Diese können auch mit tragbaren Funkgeräten realisiert werden.

Tab. 24.2 Stop, Up, Down, Off Rope, Trouble (SUDOT) Pfeifsignale für die Kommunikation während der Seiltechnik beim Canyoning*

Command	Pfeifsignal	Meinung/Aktion
Stop!	Einmal pfeifen	Stoppen jeglicher Bewegung bis weiterführende Anleitungen gegeben sind
Up	Zweimal pfeifen	Wird oft als Signal benutzt, wenn das Seil zu lang ist
Down	Dreimal pfeifen	Wird oft verwendet, wenn das Seil zu kurz ist, oder jemand fest steckt
Off Rope/Seil frei	Viermal pfeifen	Person ist frei und das Seil ist wieder verfügbar
Trouble/Hilfe	Durchgehendes Pfeifen	Notfall-Signal

* in Italien kommen andere Signale zum Einsatz

24.10 Management der Canyon-Rettung

Die Durchführung einer Canyon-Rettung sollte auf den Standard-Notfallverfahren basieren, die den Herausforderungen des Geländes, des Wetters, des Zustands des Opfers und der verfügbaren personellen und materiellen Ressourcen angepasst sind. Potenzielle Kommunikationsschwierigkeiten sollten vorhergesehen und Maßnahmen zur Entschärfung der zu erwartenden Probleme getroffen werden. Der erste grundlegende Schritt ist es, mögliche Risiken des Teams zu erkennen und zu mindern. Sollte das Risiko zu groß sein, ist der Einsatz abzubrechen oder zu verschieben, bis das Risiko wieder besser kontrolliert werden kann. Im nächsten Schritt muss das Risiko für das Opfer und die Teammitglieder beurteilt werden. Nach der Erstversorgung des Verunglückten verschafft man sich einen Gesamteindruck über die Situation und, falls notwendig, bringt man den Verunglückten an einen sicheren Ort. Haben die Retter und der Verunglückte einen sicheren Platz erreicht, wird ein Primary Assessment zur Stabilisierung des Patienten durchgeführt und bei Bedarf auch lebensrettende Sofortmaßnahmen. Ist das Opfer im weiteren Verlauf stabilisiert, erfolgt ein Secondary Assessment, um einen Plan für die Behandlung und die Evakuierung vorzubereiten. [15, 44] Diese Schritte können je nach Situation modifiziert werden.

24.10.1 Risikominderung

Retter sollen das Bestmögliche für den Patienten vor Ort tun, ohne sich dabei selbst in Gefahr zu bringen oder dem Patienten zu schaden (➤ Abb. 24.8). Canyoneinsätze finden oft dann statt, wenn sich das Wetter verschlechtert oder in den Abendstunden, wenn die Gewitterwahrscheinlichkeit eher groß ist. Regen oder Schneeschmelze können zu steigenden Wasserständen oder Sturzfluten führen. Bevor ein SAR-Team den Canyon betritt, sind die Wasserführung, das Wetter und die Eigenschaften der Schlucht sorgfältig zu prüfen, speziell an den engen Stellen. Sobald das Team in der Schlucht ist, ist die Wassermenge in der Schlucht und flussaufwärts genau zu überwachen. Das Wetter sollte vor und während der Operation genauestens begutachtet werden, um das Risiko eines Pegelanstiegs einschätzen zu können. [15] Canyons sind oft tiefe, enge Täler oder Schluchten mit steilen Seitenwänden oder Felswänden. Deshalb muss das Risiko von herabfallendem Material vor und während des Einsatzes bewertet werden.

In fließendem Wasser stecken zu bleiben, kann schnell zum Ertrinken führen. Sich im Wassers während einer Rettung fortzubewegen, sollte idealerweise vermieden werden, was aber nicht immer möglich ist, insbesondere, wenn der Patient schnell erreicht werden muss oder bewusstlos in einem Pool liegt. [15, 39] Eine sorgfältige Risikobewertung und ein sorgfältiges Risikomanagement sind bei Rettungseinsätzen in Schluchten unerlässlich, vor allem bei der Rettung aus Wildwasser.

MERKE

ICAR-Empfehlung

Risikobeurteilung und Risikomanagement sind bei Canyon-Einsätzen unerlässlich, insbesondere bei der Wildwasserrettung. Spezielle Rettungstechniken zur Vermeidung gefährlicher Situationen sollten in der Ausbildung besonders geschult werden. Die Entscheidung zur Rettung eines Opfers bei einem Canyoning-Zwischenfall sollte erst getroffen werden, nachdem klar ist, dass es für Begleitpersonen oder Retter sicher ist, sich an den Ort zu begeben und die Situation vor Ort zu beurteilen. Wann immer es möglich ist, sollte aufgrund der Gefahren im Wildwasser versucht werden, ein Ertrinkungsopfer zu retten, ohne sich selbst ins Wasser zu begeben. [15]

24.10.2 Erster Eindruck

Das SAR-Team sollte Informationen aus erster Hand sammeln, nachdem es den Einsatzort erreicht hat. Allerdings können Kommunikationsprobleme und Verzögerungen – vom Unfallzeitpunkt zum ersten Kontakt mit dem Opfer – auftreten, die Begleiter oder Umstehende daran hindern, verlässliche Informationen über den Zustand des Opfers, den Unfallhergang oder die Art der Erkrankung zu liefern. Die ersten am Notfallort eintreffenden Retter sollten über den Zustand des Opfers sowie über etwaige gefährliche Situationen sofort berichten und die beste Route bekannt geben, über die das Opfer am leichtesten zu erreichen ist. Sie sollten auch ihre Einschätzung über den Zustand des Verunglückten mitteilen, einschließlich der wesentlichen Probleme, wenn das Opfer bei Bewusstsein ist.

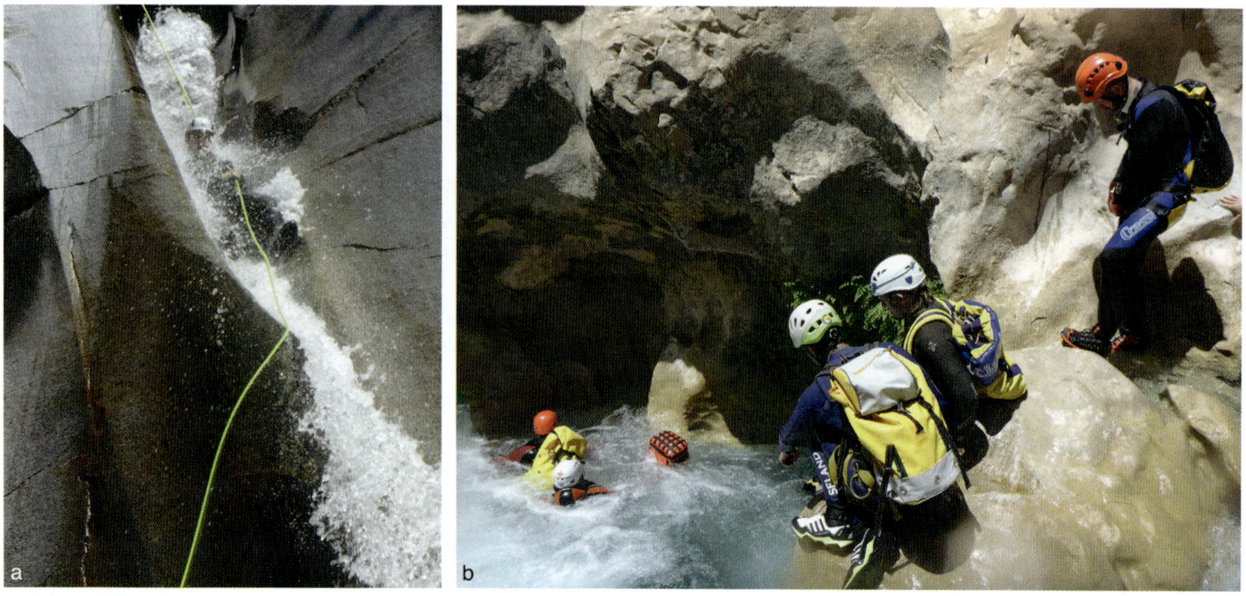

Abb. 24.8 Risiko-Assessment, die Sicherheit bei Rettungsoperationen, und das Wissen wie man vorgeht und wie man dorthin kommt sind ein wichtiger Bestandteil der Sicherheit. (Mit freundlicher Genehmigung von Günther Sumann)
a) Sicherheit beim Abseilen.
b) Sicherheit im Wildwasser.

24.10.3 Das Opfer an einen sicheren Ort bringen

Wenn der Unfallort sicher genug ist, um ihn zu betreten, aber nicht sicher genug, um mit der Versorgung zu beginnen, sollten die Retter das Opfer an einen sicheren Ort bringen (➤ Abb. 24.9). In steilem oder schroffem Gelände kann es schwierig, vielleicht sogar unmöglich sein, ein Primary oder Secondary Survey durchzuführen. Es gibt improvisierte Methoden, um eine Ruhigstellung der Wirbelsäule zu erzielen, wenn kein geeignetes Hilfsmittel verfügbar sein sollte. Obwohl die Immobilisation der Wirbelsäule nach einem Sturz für alle Opfer empfohlen ist, sollte die Bergung des Opfers an einen sicheren Ort Vorrang haben, wenn es sich um eine zeitkritische Verletzung oder eine unsichere Situation handelt. [45] Befindet sich ein Opfer im Wasser, hat die Bereitstellung von Schwimmhilfen und die Entfernung des Opfers aus dem Wasser höchste Priorität (➤ Abb. 24.9). [15, 26] Bei einem Ertrinkungsopfer, das nicht aus großer Höhe oder von einer Rutsche gefallen ist, ist die Wahrscheinlichkeit einer Verletzung der Wirbelsäule eher gering. [46] Einen Überblick über die möglichen medizinischen Interventionen bietet ➤ Tab. 24.3. [39]

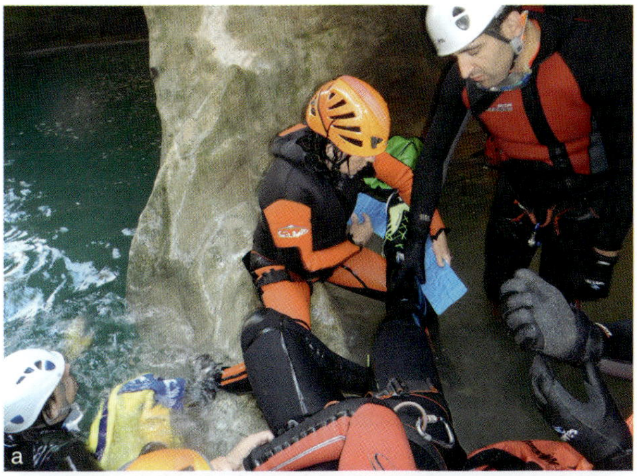

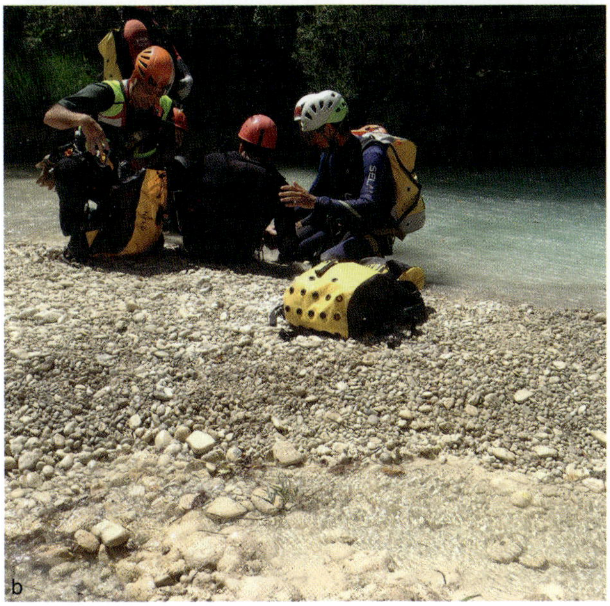

Abb. 24.9 Versorgung des Opfers.
a) Opfer aus dem Wasser retten (Immobilisation bei Trauma) hat die oberste Priorität. (Mit freundlicher Genehmigung von Oliver Reisten)
b) Ein sicherer Platz im Trockenen. (Mit freundlicher Genehmigung von Giacomo Strapazzon)

MERKE

ICAR-Empfehlung

Einsätze in Canyons schließen die Versorgung von Traumata in extremen Umgebungen ein. Verletzungen sollten gemäß den spezifischen Empfehlungen internationaler Leitlinien behandelt werden, angepasst an die typischen Verletzungen und Bedingungen bei Canyoning-Ereignissen, insbesondere lange Rettungszeiten und Umweltfaktoren.

Tab. 24.3 Medizinische Interventionen gemäß der Rettungstechnik und der Umgebung für Rettungsoperationen in Canyons

Art der Intervention	Manöver flach*	Manöver steil[1]	Hubschrauber Seilwinde[2]	Wasser/Wild-wasserrettung[3]
BLS-Atemweg	E	T	E	T
BLS-Vitalwerte	E	N	N	N
Schienung und Verbände	E	T	E	T
Tourniquets	E	E	E	E
Wirbelsäulen-Immobilisation	E	N	E	E
Medikamente i.n., i.m., p.o.	T	T	T	T
Medikamente i.v., i.o.	T	N	N	N
Herzdruckmassage	T	T	T	T
ALS Atemweg	T	T	T	T

ALS Advanced Life Support, *BLS* Basic Life Support, I. M. Intramuskulär, I. N. Intranasal, I. O. Intraossär, I. V. Intravenös, P. O. per Oral, N = Nicht in diesem Setting möglich, E = empfohlene Fähigkeit, T = Training stark empfohlen.
* Unwegsames Terrain mit einer Steilheit von < 20°
[1] Terrain mit einer Steilheit von > 20°
[2] Technisches Manöver ohne komplexe terrestrische Rettung
[3] Rettung aus dem Wasser (modified from [39])

24.10.4 Primary Survey (Erstuntersuchung)

Das Opfer sollte in eine horizontale Position gebracht werden, idealerweise auf ebenen Boden oder zumindest quer zum Hang, und gegen den Untergrund isoliert werden (➤ Abb. 24.9). Um eine komfortable, isolierte Oberfläche zu schaffen, können Seile, Canyoning-Rucksäcke, Aluminiumdecken und Müllsäcke übereinander geschichtet werden. Bei entsprechender Indikation ist eine Immobilisation der Wirbelsäule vorzunehmen. Die körperliche Untersuchung kann in einer Schlucht schwierig sein, wenn das Opfer einen Nass- oder Trockenanzug trägt.

Die Beurteilung ist so gründlich wie nötig und so schnell wie möglich vorzunehmen, um eine Unterkühlung zu vermeiden. Der Schutzanzug sollte nicht ausgezogen, sondern nur vorübergehend geöffnet werden. [15] Sollte es dennoch notwendig sein, den Anzug sofort zu öffnen, bietet sich ein Längsschnitt an, um z.B. eine schwere Blutung kontrollieren zu können. Der Schnitt kann später wieder mit Bandagen oder Klebeband verschlossen werden, um den Wärmeverlust zu begrenzen. Wenn das Opfer unterkühlt ist, sollte die Prüfung von Puls, Atmung und anderer Lebenszeichen mindestens 60 Sekunden dauern, bevor man zu dem Schluss kommt, dass keine Lebenszeichen vorhanden sind. [26] Die Differenzialdiagnose der Ursache des Kreislaufstillstands vor Ort umfassen Hypoxie durch Ertrinken, schwere Unterkühlung und das Hängetrauma, wenn das Opfer bewusstlos in einem Seil hing. [47]

MERKE

ICAR-Empfehlung

Primary und Secondary Survey sollten ohne Ausziehen des Neoprenanzugs durchgeführt werden. Sollte es trotzdem nötig sein, sollte der Anzug per Längsschnitt geöffnet werden.

24.10.5 Management von lebensbedrohlichen Zuständen

Medizinisches Personal sollte während der primären Beurteilung eines kranken oder verletzten Canyoning-Patienten lebensbedrohliche Zustände, einschließlich Blutungen, Atemwege, Atmung und Kreislauf identifizieren können. [48] Die Behandlung kann durch das Gelände und die schwierigen Bedingungen eingeschränkt sein.

Behandlung eines Ertrinkungsopfers

Schwere Verletzungen kombiniert mit Ertrinken sind häufig, aber die erste Priorität ist die Beatmung zur Wiederherstellung der Sauerstoffzufuhr, gefolgt von der Wiederherstellung der Durchblutung. [15] Oft gibt es Möglichkeiten, den Patienten an einen Ort zu bringen, an dem eine suffiziente kardiopulmonale Reanimation durchgeführt werden kann. Die sofortige Defibrillation ist in nasser Umgebung nicht kontraindiziert. [49] Das Atemwegsmanagement hängt von logistischen und umweltbedingten Faktoren ab (➤ Tab. 24.3). Zum erweiterten Atemwegsmanagement gibt es fast keine Berichte in der Literatur. [3, 50] Ein Untertauchen im Wasser (submersion) von mehr als 25 min ist mit einer sehr geringen Überlebenschance verbunden. [51] Die Dauer der Hypoxie und nicht die Wassertemperatur ist der kritische Faktor. [26]

MERKE

ICAR-Empfehlung

Bei der Rettung eines im Wasser liegenden Opfers hat die Unterbrechung des Ertrinkungsprozesses durch Auftrieb oder Bergung aus dem Wasser die höchste Priorität. Stellen Sie die Sauerstoffversorgung durch Ventilation und Perfusion so schnell wie möglich wieder her. Bei Canyon-Rettungen ist die Bergung aus dem Wasser der Beatmung im Wasser vorzuziehen, insbesondere, wenn das Opfer pulslos ist. Bei der Wiederbelebung eines Ertrinkungsopfers sollte ein AED verwendet werden, dessen Einsatz in einer nassen Umgebung nicht kontraindiziert ist. Das erweiterte Atemwegsmanagement sollte an die logistischen und umweltbedingten Faktoren angepasst werden.

Traumamanagement

Traumapatienten sollten so weit wie möglich nach den internationalen Standards beurteilt und behandelt werden (➤ Kap. 14 *Polytrauma*) [48], wobei die spezielle Situation in Schluchten Einschränkungen mit sich bringen kann. Obwohl Mehrfachtraumen in weniger als 10 % der traumatischen Unfälle auftreten und lebensbedrohliche Verletzungen in weniger als 4 % vorkommen [3], sind die Prioritäten nach wie vor die Blutstillung und die Wiederherstellung der Ventilation zur Sauerstoffversorgung und Durchblutung, ggf. mit Immobilisation der Wirbelsäule. [15] Die Behandlung von schweren Blutungen ist die gleiche wie in anderen präklinischen Situationen (➤ Kap. 12 *Wundversorgung* und ➤ Kap. 14 *Polytrauma*). Schwere Blutungen sollten so schnell wie möglich durch direkten Druck gestoppt werden.

Medizinische Fachkräfte sollten darauf achten, die mit dem Wasserkontakt einhergehenden Risiken zu minimieren. Ein venöser Zugang zur Verabreichung von Flüssigkeit und Medikamenten kann durch Hypothermie und Hypovolämie stark beeinträchtigt sein. Ein intraossärer Zugang sollte so schnell wie möglich durch einen intravenösen Zugang ersetzt werden, da das Risiko einer Infektion sehr groß ist. Die Schmerztherapie hat eine hohe Priorität (➤ Tab. 24.4, ➤ Kap. 35 *Schmerztherapie*). [3] Für die Verabreichung von Analgetika können auch andere Wege als der intravenöse Zugang sinnvoll sein. Die orale und transmukosale Verabreichung kann innerhalb von 15 min oder weniger Linderung verschaffen. [52] Das Opfer kann in jeder Position verbleiben. Der Nass- oder Trockenanzug muss nicht ausgezogen werden (➤ Abb. 24.9).

Tab. 24.4 Medizinische Interventionen (n = 520), die während Canyoning-SAR-Operationen in Aragon, Spanien, durchgeführt wurden im Zeitraum von 1999–2009

	n	%
Sauerstoffgabe	19	4
Atemwegsmanagement	0	0
Intravenöser Zugang	31	6
Analgesie*	175	34
Intravenöse Flüssigkeit	27	5
BLS	4	2
Reposition von Dislokationen	35	7
Schienung/Immobilisation	370	71
Hypothermieprävention	10	2
Antibiotikatherapie	0	0

BLS Basic Life Support, I. V. Intravenös, *SAR* Search and Rescue, *Opiate (n = 81), Nicht-sterioidale Antirheumatika NSAR) (n = 72). COX 2 Inhibitoren (n = 41). Tramadol (n = 19). Ketamin (n = 4). (Modifiziert von [3].)

MERKE

ICAR-Empfehlung

Andere Wege der Flüssigkeits- und Medikamentenverabreichung als die intravenöse Verabreichung sollten bei Canyoning-Einsätzen in Abhängigkeit vom Zustand des Opfers und den logistischen Herausforderungen in Betracht gezogen werden. [15]

Ein verminderter Bewusstseinszustand kann auf ein Trauma, Ertrinken, Hypothermie oder auf einen Hitzschlag zurückzuführen sein. [3]

Das Assessment sollte so gründlich wie möglich vorgenommen werden, kann aber eingeschränkt werden durch folgende Faktoren: Nass- oder Trockenanzüge, Schwierigkeiten beim Log-Roll des Patienten, beengende Platzverhältnisse durch Geröll und steiles oder unebenes Terrain. Der Verdacht auf eine Wirbelsäulenverletzung sollte nach den aktuellen validierten Guidelines, wie die *National Emergency X-Radiography Utilisation Study (NEXUS)* oder die *Canadian C-Spine Rule*, gehandhabt werden. [53, 54] Canyoning-Rucksäcke können für eine improvisierte Ruhigstellung der Wirbelsäule (➤ Tab. 24.4) verwendet werden. Die Prävention einer sekundären Hypothermie ist ebenfalls von großer Bedeutung.

Behandlung einer akzidentellen Hypothermie

Rettungskräfte sollten eine Hypothermie diagnostizieren und behandeln können, da die Betroffenen die Symptome meist nicht selbst einschätzen können. Verletzte oder Erkrankte sollten vor weiterem Auskühlen geschützt werden, auch wenn ein Nass- oder Trockenanzug getragen wird. Eine Dampfsperre kann mit einem Müllsack improvisiert werden, was den Wärmeverlust effektiv mindert, auch wenn die betroffene Person nasse Kleidung trägt (➤ Abb. 24.9). [15, 55, 56] Bei der Bergung aus dem Wasser besteht die Möglichkeit eines plötzlichen Kollapses (Bergetod).

MERKE

ICAR-Empfehlung

Aufgrund des hohen Wärmeverlustes im Wasser sollte das Opfer so schnell wie möglich aus dem Wasser gerettet werden. Eine Hypothermie ist bei einer verletzten Person, auch beim Tragen eines Neoprenanzug oder Trockenanzuges, zu erwarten. Ein Patient mit Verdacht auf eine moderate bis schwere Hypothermie (Kerntemperatur < 32 °C) sollte vorsichtig bewegt werden, zudem sollten ruckartige Bewegungen vermieden und die Person horizontal gehalten werden, speziell während der Rettung aus dem Wasser. Ein Verletzter oder Erkrankter sollte vor weiterem Auskühlen geschützt werden. Hier können Wärmepackungen, trockene, isolierende Materialien und außen eine Dampfsperre zur Ganzkörperisolierung zur Anwendung kommen.

Für Hypothermie-Patienten im Herzstillstand sollten die Standardrichtlinien angewandt werden (➤ Kap. 19 *Akzidentelle Hypothermie*). Die Verwendung von mechanischen Kompressionshilfen kann bei Kontakt mit Wasser eingeschränkt sein.

Behandlung eines Hitzschlags

Ein Patient mit Hitzschlag sollte durch Untertauchen in kaltes Wasser gekühlt werden, wobei der gesamte Körper im Wasser sein sollte, der Kopf jedoch herausgehalten werden sollte, um die Atemwege zu schützen. Wenn die Umstände es nicht zulassen, dass der Patient in Wasser eingetaucht wird, sollte eine Kühlung durch Verdunstung und Konvektion erfolgen. Dies kann durch Besprühen oder Benetzen und Fächern erreicht werden, um einen Konvektionseffekt zu erzeugen [57]. Der Nass- oder Trockenanzug sollte so bald wie möglich ausgezogen werden. [15]

MERKE

ICAR-Empfehlung

In der Canyoning-Rettung sollte einem Hitzschlag durch Eintauchen in kaltes Wasser vorgebeugt oder dieser behandelt und der Nass- und Trockenanzug ausgezogen werden.

Versorgung von medizinischen Problemen

Medizinische Probleme beim Canyoning kommen seltener vor als Verletzungen, sie sind aber oft schwerwiegend. Beispiele sind das akute Koronarsyndrom, die Anaphylaxie, Erschöpfung und Krampfanfälle [3]. Dehydration, Volumenverlust, physische Anstrengung und die Konfrontation mit warmen und kalten Temperaturen können chronische

Krankheiten verschlimmern. Die Behandlung sollte auf die Behandlung unmittelbar lebensbedrohlicher Zustände ausgerichtet sein. Die Behandlung medizinischer Probleme kann durch widrige Umgebungsbedingungen oder durch fehlende medizinischen Ausstattung eingeschränkt werden.

24.10.6 Secondary Survey

Wie umfangreich der Secondary Survey und die stabilisierenden Maßnahmen vor Ort sein können, hängt von der Dringlichkeit der Evakuierung und der verfügbaren Zeit und Ausrüstung ab. Die schnelle Evakuierung mit einem Hubschrauber erlaubt unter Umständen die Anwendung erweiterter medizinischer Maßnahmen im Gegensatz zur bodengebundenen Rettung, bei der medizinische Maßnahmen aufgrund der langen Reaktionszeiten und der technischen und logistischen Herausforderungen begrenzt sein können. Die körperliche Untersuchung wird sehr oft durch Nass- und Trockenanzüge beeinträchtigt.

Das Hauptaugenmerk sollte zunächst auf den möglichen Verletzungen und medizinischen Beschwerden liegen. Unverletzte Beteiligte oder Ersthelfer können den Unfallhergang beschreiben und dadurch den Rettern helfen, die Untersuchung zu fokussieren. Vitalparameter können schwer festzustellen sein oder scheinbar fehlen, da Monitore oder andere technische Geräte ausfallen können, z.B. durch Kälte, Staub, Hitze oder Feuchtigkeit.

Eine vollständige von Kopf-bis-Fuß-Untersuchung ist erst durchzuführen, wenn die Kälteexposition durch Lagerung in einem Zelt mit Isolierung gegen den Boden reduziert werden kann. Eine Canyoning-Trage kann eine starre, aber weiche Unterlage und zusätzlichen Schutz vor Kälte bieten. Ebenso besteht die Möglichkeit einer Immobilisierung der Wirbelsäule. Eine Neopren-Haube oder eine Kappe kann helfen, den Wärmeverlust über dem Kopf zu minimieren. Externe Wärmequellen, wie z.B. chemische Wärmepackungen oder die norwegischen Charocoal-burning HeatPac®, sollten für unterkühlte Opfer mit und ohne Kältezittern verwendet werden. [58, 59]

Die Reposition einer Luxation, speziell der Schulter oder des Sprunggelenks, sind häufige Maßnahmen bei Canyon-Einsätzen (➤ Tab. 24.4). Neben der Behandlung von vermuteten Frakturen ist die Reposition von Frakturen indiziert, wenn die Durchblutung kompromittiert ist, neurologische Ausfälle bestehen oder die adäquate Schienung so nicht möglich ist. Repositionen lindern auch die Schmerzen. Trotz häufiger Sicherheitsbedenken sind Repositionen im Allgemeinen sicher. Sie sollten am Unfallort von geschultem medizinischem Fachpersonal durchgeführt werden. (➤ Kap. 15 *Frakturen, Dislokationen und Verletzungen der Wirbelsäule*). Es sollten vorzugsweise einfach durchzuführende Techniken angewendet werden, die schnell, atraumatisch, relativ schmerzarm sind und keine Sedierung benötigen. Besteht die Gefahr von Wasserkontakt während der Evakuierung, sollten die Schienen wasserfest sein, z. B. Neopren-Verbände; PVS First Aid® (➤ Abb. 24.10). Wenn nur Standardschienen und -bandagen verfügbar sind, sollten diese mit Plastikfolie und Klebeband abgedeckt werden. Der Komfort sowie die distale Durchblutung, Sensibilität und Motorik der betroffenen Extremität sind engmaschig zu überprüfen.

MERKE

ICAR-Empfehlung

Retter sollten immer wieder das Schienen und Immobilisieren mit geeignetem Material, das speziell für die Umgebung in einem Canyon ausgelegt ist, trainieren. Ärzte und Sanitäter, die bei Rettungsoperationen in einem Canyon mitwirken, sollten spezifische Eingriffe beherrschen wie z.B. das Reponieren einer Dislokation. [15]

Das Personal vor Ort sollte Verunreinigungen, wie kleinere Steine und Schmutz aus einer Wunde entfernen, um einer Infektion vorzubeugen. Die Spülung mit sterilem Wasser oder Trinkwasser bei ca. 40–80 kPa (6–12 psi) kann mit komprimierbaren Flüssigkeitsbeuteln oder Spritzen erfolgen, es sei denn, es besteht eine starke Blutung. [60] Bei offenen Frakturen oder Mehrfachverletzungen ist eine Antibiose in Erwägung zu ziehen. Dies ist insbesondere relevant bei Verletzungen in Bereichen, die weniger gut durchblutet sind, wie z.B. Füße, Hände und Gliedmaßen. Eine prophylaktische Antibiotikagabe kann auch bei Verdacht auf eine Zoonose vorgenommen werden. [15] Besteht die Gefahr, dass die Wunde während des Abtransports mit Wasser in Kontakt kommt, sollte sie wasserdicht verbunden werden. Dies kann durch Stretchfolie und Klebeband gewährleistet werden. Der Komfort, die distale Durchblutung, Motorik und Sensibilität sollten regelmäßig überprüft werden.

MERKE

ICAR-Empfehlung

Wunden sollten durch Spülung gereinigt werden, um das Risiko einer Infektion zu minimieren. Systemische Antibiotikaprophylaxe sollte bei offenen Frakturen und schwereren Verletzungen in Betracht gezogen werden.

24.10.7 Vorbereitung für den Transport

Bei der Vorbereitung des Transports sollten die aus dem Secondary Survey gewonnenen Informationen und der Evakuierungsplan berücksichtigt werden. Die Trage ist horizontal und nahe genug am Patienten zu platzieren. Der wasserdichte Rettungssack und die Gurte müssen geöffnet sein.

24

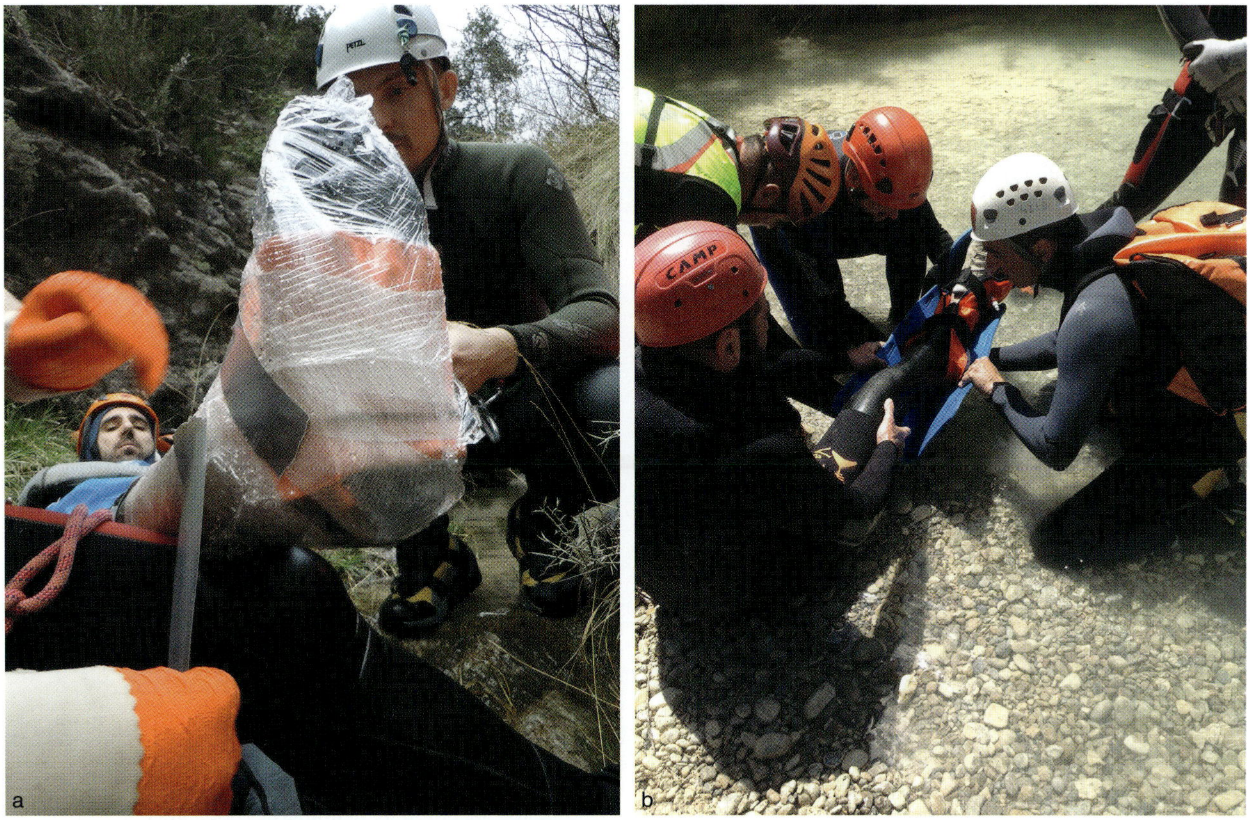

Abb. 24.10 a) Schienung eines Sprunggelenks während einer Canyoning-Rettung: Hier wird Stretchfolie verwendet, die mit Klebeband gesichert wird (nicht zirkulär anwenden), um die Schiene zu schützen. (Mit freundlicher Genehmigung von Iñigo Soteras).
b) Wasserdichtes Schienen mit einer Neopren-Schiene in Verwendung während einer Canyoning-Rettung. (Mit freundlicher Genehmigung von Giacomo Strapazzon)

Das Opfer sollte möglichst in Rückenlage im wasserdichten Rettungssack transportiert werden (bei Bedarf kann auch eine Vakuummatratze auf die Trage gelegt werden, je nach Modell). Die Knie sind leicht gebeugt. Ist eine Vakuummatratze nicht notwendig, sind kleine Polster an Stellen anzubringen, an denen Druckstellen entstehen könnten, ebenso unter den Knien. Der Komfort sowie die distale Durchblutung, Sensibilität und Motorik müssen regelmäßig überprüft werden. Die Gurte sind behutsam je nach Art der Verletzung anzulegen, in der Regel beginnend an der Brust und dann weiter zu den Füßen. Die Trage sollte dann senkrecht gestellt werden, um die Gurte erneut zu testen. Nachdem der wasserdichte Sack und die äußeren Gurte gesichert sind, ist das ordnungsgemäße Funktionieren des Belüftungsventils zu überprüfen. [38]

Die Verabreichung von Flüssigkeiten sowie Analgetika oder anderen Medikamenten hängt vom Evakuierungsplan ab. Ein Flüssigkeitsbolus sollte im Bedarfsfall vor der Evakuierung verabreicht werden, um eine kontinuierliche intravenöse oder intraossäre Infusion während der Evakuierung mittels Rettungswinde oder anderen technischen Manövern, zu vermeiden. (➤ Abb. 24.3)

24.11 Evakuierung und Transport

Evakuierung und Transport bei einer Canyoning-Rettung stellen aufgrund der Umgebung und des logistischen Aufwands oft eine besondere Herausforderung dar, insbesondere durch die engen, vertikalen Passagen und durch die Exposition gegenüber Wasser in Wasserfällen und Wildwasser. Diese Faktoren können zusätzliche Schwierigkeiten bei einer Hubschrauberrettung mit sich bringen, und sie können eine Rettung mittels Rettungswinde oder anderen technischen Manövern ausschließen. Ein spezielles Bergesystem für die Rettungswinde, bei dem die Betroffenen z.B. mit einem KED im Gurt stabilisiert werden, kann hilfreich sein. [61]

Die spezielle Trage sollte genügend Auftrieb und die Fähigkeit haben, die betroffene Person außerhalb des Wassers und trocken zu halten und vor Stößen zu schützen. Die Trage sollte rutschfähig und für den Transport am Seil geeignet sein. Retter und das medizinische Personal beobachten den Verunglückten ständig durch einen durchsichtigen Gesichtsschutz und bleiben über Funk mit dem Verunglückten in Verbindung, um eine Klaustrophobie zu vermeiden. Bei der Verwendung einer abgedichteten geschlossenen Canyoning-Trage ist der Transport auf dem Wasser, auch über Wasserfälle, dem Einsatz von Hochseilen vorzuziehen, da dies eine schnellere Rettung ermöglicht (➤ Abb. 24.3). Zur Sicherheit während des Transports im Wasser wird ein Seil am Kopfende zur Sicherung und ein weiteres am Fußende der Trage als Backup angebracht. Die Trage sollte nicht in horizontaler Lage unter einen stark strömenden Wasserfall gebracht werden und auch nicht durch enge Passagen oder Kurven oder über Strudellöcher, um zu vermeiden, dass die Trage in der Strömung stecken bleibt. In solchen Fällen sollte die Trage über dem Wasser geführt werden (Tyrolienne-System).

MERKE

ICAR-Empfehlung

- Canyon-Rettungsteams müssen Windenoperationen immer wieder üben, genauso wie die Verwendung von Rettungssystemen und schwimmenden Tragesystemen, die speziell für Windengebrauch und Seilrettungsmanöver vorgesehen sind.
- Alle Mitglieder von Canyon Rettungsteams sollten darin geschult sein, gängige medizinische Interventionen in Abhängigkeit von den örtlichen Gegebenheiten und verfügbaren medizinischen Ressourcen durchzuführen. [15]

Fazit

- Medizinische Fachkräfte und Rettungskräfte, die an einer Canyon-Rettung beteiligt sind, sollten in der Behandlung der üblichen Verletzungen und umgebungsbedingter Krankheiten geschult sein.
- Rettungssanitäter sollten mit den medizinischen Aspekten beim Canyoning genauso vertraut sein wie mit den grundlegenden Techniken. Sie sollten auch in der Risikobewertung und Prävention geschult sein, insbesondere im Hinblick auf die Rettung aus Wildwasser und in der Bewertung der regionalen Wetterbedingungen.
- Die Entscheidung, eine betroffene Person zu retten, sollte erst getroffen werden, wenn eine Risikoabwägung für die Retter durchgeführt wurde. Ohne spezielle Ausbildung können Retter, die unter schwierigen Bedingungen in einem Canyon medizinische Hilfe leisten, durch umweltbedingte und logistische Faktoren überfordert sein; insbesondere durch die Abgeschiedenheit, die Gefahr des Wassers, die begrenzten Behandlungs- und Transportmöglichkeiten vor Ort und das technisch anspruchsvolle Gelände.
- Eine organisierte Canyon-Rettung kann Komponenten einer Wasserrettung, eines Hubschraubereinsatzes und eines längeren Bodentransports umfassen. Zu den herausragenden Eigenschaften von Canyon-Rettern gehören gute Kooperation, Kommunikation, Anpassungsfähigkeit, Erfahrung im Sicherheits-Management und darüber hinaus eine profunde Kenntnis der notfallmedizinischen Grundlagen. So kann eine schnelle und effektive Rettungsoperation durch die besondere Kombination aus Bergrettung, Umwelt- und Outdoormedizin möglich werden.
- Es sollten Standardarbeitsanweisungen etabliert sein, die auf die örtlichen Canyon Rettungsorganisationen und medizinischen Notfalldienste zugeschnitten sind.

LITERATUR

1. Avellanas Chavala ML. Los accidentes de montaña en España: análisis de la situación actual, sobre un estudio epidemiológico de los últimos 25 anos (1969–1993). Zaragoza, Spain: Universidad de Zaragoza; 1995.
2. Ballesteros Pena S. Evaluación de la adherencia a las medidas de seguridad en la práctica deportiva del barranquismo en la sierra de guara (Huesca). Arch Med Deport. 2013;30:91–95.
3. Soteras I, Subirats E, Strapazzon G. Epidemiological and medical aspects of canyoning rescue operations. Injury. 2015:46:585–589.
4. Soteras I. Rescate aéreo medicalisado en montaña. Análisis clínico-epidemiológico retrospectivo durante 9 años de actividad. Modelo Aragonés. Girona, Spain: Universidad de Girona; 2012.
5. Stephanides SL, Vohra T. Injury patterns and first aid training among canyoneers. Wilderness Environ Med. 2007;18:16–19.
6. Zion National Park: People of the Past. Unter: http://www.nps.gov/zion/historyculture/people-of-the-past.htm (letzter Zugriff: 23.05.2023).
7. Ecole Francaise de Descente de Canyon. Manuel technique de descente de canyon, 1st ed. Lyon, France: Spelunca; 1977.
8. Minivielle P. Grottes et Canyons, les 100 plus belles courses et randonnées, 1st ed. Paris, France: Denoël; 1999.
9. Allen S. Canyoneering: The San Rafael Swell. 1st ed. Salt Lake City, UT: University of Utah Press; 1992.
10. Stanley A. Toll Now 19 in Swiss Canyon In an Adventure Gone Awry. The New York Times, 1999. Unter: http://www.nytimes.com/1999/07/29/world/toll-now-19-in-swiss-canyon-in-an-adventure-gone-awry.html (letzter Zugriff: 23.05.2023).
11. Anonymous: Trip Down Utah Canyon Becomes Survival Quest. The New York Times, 1993. Unter: http://www.nytimes.com/1993/07/25/us/trip-down-utah-canyon-becomes-survival-quest.html (letzter Zugriff: 23.05.2023).
12. Galli G. Accidentologie de la pratique du canyon. Cahiers du CSSM. 1995;4:47–51.
13. Dombriz N. Medicalisation des secours en canyon dans les Pyrenees-Atlantiques a propos de 20 cas. Bordeaux, France: Université Bordeaux 2; 2002.
14. Elsensohn F. International Commission for Mountain Emergency Medicine. Consensus guidelines on mountain emergency medicine and risk reduction, 1st ed. Lecco, Italy: Casa Editrice Stefanoni; 2001.
15. Strapazzon G, Reisten O, Argenone F, et al. International Commission for Mountain Emergency Medicine Consensus Guidelines for On-Site Management and Transport of Victims in Canyoning Incidents. Wilderness Environ Med. 2018;29:252–265.

16. Heggie TW, Heggie TM. Search and rescue trends and the emergency medical service workload in Utah's National Parks. Wilderness Environ Med. 2008;19:164–171.
17. Beasley H, McIntosh S. Canyoneering-related search and rescue in Zion National Park from 2005–2015 (Abstract). Wilderness Environ Med. 2016;27:430.
18. Ernstbrunner L, Schulz E, Ernstbrunner M, et al. A prospective injury surveillance study in canyoning. Injury. 2018;49:792–797.
19. Boyet P. Les accidents et incidents en canyoning. Nancy, France: Université Henry Poicaré; 2003.
20. Rigot-Nivet L. Le canyoning: la pratique, les secours. Grenoble, France: Université Joseph Fourier; 2003.
21. Weiss M, Bernoulli L, Zollinger A. The NACA scale. Construct and predictive validity of the NACA scale for prehospital severity rating in trauma patients. Anaesthesist. 2001;50:150–154.
22. Fischer M. Aero-medical Retrieval in Extreme Environments: The Zermatt Experience. ITACCS. 2003;13:78–81.
23. Pasquier M, Geiser V, De Riedmatten M, et al. Helicopter rescue operations involving winching of an emergency physician. Injury. 2011;43:1377–1380.
24. Brennen CE. Canyoneering fluid mechanics. Fluids Eng. 2016;138:101102–101105.
25. Dupeyrat JS, Riello C, Barberis J, et al. Canyoning injuries: Impact of wearing technical canyoning shoes in canyoning related accidents (Abstract). High Alt Med Biol. 2014;15:A79.
26. Truhlar A, Deakin CD, Soar J, et al. European Resuscitation Council Guidelines for Resuscitation 2015: Section 4. Cardiac arrest in special circumstances. Resuscitation. 2015;95:148–201.
27. Manolios N, Mackie I. Drowning and near-drowning on Australian beaches patrolled by life-savers: a 10-year study, 1973–1983. Med J Aust. 1988;148:165–167, 170–171.
28. Tikuisis P. Prediction of the thermoregulatory response for clothed immersion in cold water. Eur J Appl Physiol Occup Physiol. 1989;59:334–341.
29. Giesbrecht GG. Cold stress, near drowning and accidental hypothermia: a review. Aviat Space Environ Med. 2000;71:733–752.
30. Steinman AM, Hayward JS, Nemiroff MJ, et al. Immersion hypothermia: comparative protection of anti-exposure garments in calm versus rough seas. Aviat Space Environ Med. 1987;58:550–558.
31. Golden FS, Hervey GR, Tipton MJ. Circum-rescue collapse: collapse, sometimes fatal, associated with rescue of immersion victims. J R Nav Med Serv. 1991;77:139–149.
32. Paal P, Gordon L, Strapazzon G, et al. Accidental hypothermia-an update : The content of this review is endorsed by the International Commission for Mountain Emergency Medicine (ICAR MEDCOM). Scand J Trauma Resusc Emerg Med. 2016;24:111.
33. Eichner ER. Tough mudder injuries, triathlon drownings, and team rhabdomyolysis in the Navy. Curr Sports Med Rep. 2014;13:66–67.
34. Strapazzon G, Falla M, Soteras I, et al. Rhabdomyolysis and hypokalemia after canyoning progression: a case report (Abstract). High Alt Med Biol. 2014;15:A85.
35. Costa F, Hagan JE, Calcagno J, et al. Global morbidity and mortality of leptospirosis: a systematic review. PLoS Negl Trop Dis. 2015;9:e0003898.
36. Hochedez P, Escher M, Decoussy H, et al. Outbreak of leptospirosis among canyoning participants, Martinique, 2011. Euro Surveill. 2013;18:20472.
37. Ministère des Solidarités et de la Santé. Relatif aux recommandations pour la prévention de la leptospirose en cas d'activité professionnelle à risque. Paris, France: 18 mars 2005, 4.
38. Scuola Nazionale Tecnici Soccorso in Forra. Manuale tecnico di progressione e soccorso in forra, 1st ed. Milano, Italy: Direzione Corpo Nazionale Soccorso Alpino e Speleologico; 2013.
39. Thompson J. Medical considerations. In: Phillips K. National Park Service Swiftwater Rescue Manual, 1st ed. United States Department of Interior, National Park Service; 2012.
40. Descamps V, Puechal X. "Canyoning hand": A new recreational hand dermatitis. Contact Dermatitis. 2002;47:363–364.
41. Mancinelli G, Schiavo P, Biasioni M, et al. A new stretcher for canyoning rescue based on medical and technical experience (Abstract). High Alt Med Biol. 2014;15:A81.
42. Black D. Canyoneering: a guide to techniques for wet and dry canyons, 1st ed. Guilford, CT: Globe Pequot Press; 2008.
43. ASTM F1768–97(2014). Standard Guide for Using Whistle Signals During Rope Rescue Operations. Unter: https://www.astm.org/Standards/F1768.htm (letzter Zugriff: 23.05.2023).
44. Billmann FG, Burnett C, Welke S, et al. Effect of advanced trauma life support (ATLS) on the time needed for treatment in simulated mountain medicine emergencies. Wilderness Environ Med. 2013;24:407–411.
45. Ellerton J, Tomazin I, Brugger H, et al. Immobilization and splinting in mountain rescue. Official Recommendations of the International Commission for Mountain Emergency Medicine, ICAR MEDCOM, Intended for Mountain Rescue First Responders, Physicians, and Rescue Organizations. High Alt Med Biol. 2009;10:337–342.
46. Hwang V, Shofer FS, Durbin DR, et al. Prevalence of traumatic injuries in drowning and near drowning in children and adolescents. Arch Pediatr Adolesc Med. 2003;157:50–53.
47. Mortimer RB. Risks and management of prolonged suspension in an Alpine harness. Wilderness Environ Med. 2011;22:77–86.
48. Boyington T, Williams D. Pre-hospital care – current concepts. Accid Emerg Nurs. 1995;3:45–47.
49. Lyster T, Jorgenson D, Morgan C. The safe use of automated external defibrillators in a wet environment. Prehosp Emerg Care. 2003;7:307–311.
50. Thomas F, Guin P, Barcelo M. Cardiopulmonary resuscitations in canyons (Abstract). High Alt Med Biol. 2002;3:132.
51. Perkins GD, Handley AJ, et al. European Resuscitation Council Guidelines for Resuscitation 2015: Section 2. Adult basic life support and automated external defibrillation. Resuscitation. 2015;95:81–99.
52. Ellerton J, Milani M, Blancher M, et al. Managing moderate and severe pain in mountain rescue. High Alt Med Biol. 2014;15:8–14.
53. Stiell IG, Wells GA, Vandemheen KL, et al. The Canadian C-spine rule for radiography in alert and stable trauma victims. JAMA. 2001;286:1841–1848.
54. Hoffman JR, Wolfson AB, Todd K, et al. Selective cervical spine radiography in blunt trauma: methodology of the National Emergency X-Radiography Utilization Study (NEXUS). Ann Emerg Med. 1998;32:461–469.
55. Henriksson O, Lundgren PJ, Kuklane K, et al. Protection against cold in prehospital care: wet clothing removal or addition of a vapor barrier. Wilderness Environ Med. 2015;26:11–20.
56. Henriksson O, Lundgren P, Kuklane K, et al. Protection against cold in prehospital care: evaporative heat loss reduction by wet clothing removal or the addition of a vapor barrier – a thermal manikin study. Prehosp Disaster Med. 2012;27:53–58.
57. Montain SJ, Sawka MN, Cadarette BS, et al. Physiological tolerance to uncompensable heat stress: effects of exercise intensity, protective clothing, and climate. J Appl Physiol (1985). 1994;77:216–222.
58. Lundgren P, Henriksson O, Naredi P, et al. The effect of active warming in prehospital trauma care during road and air ambulance

transportation – a clinical randomized trial. Scand J Trauma Resusc Emerg Med. 2011;19:59.
59. Hultzer MV, Xu X, Marrao C, Bristow G, et al. Pre-hospital torso-warming modalities for severe hypothermia: a comparative study using a human model. CJEM. 2005;7:378–386.
60. Luck JB, Campagne D, Falcon Banchs R, et al. Pressures of Wilderness Improvised Wound Irrigation Techniques: How Do They Compare? Wilderness Environ Med. 2016;27:476–481.
61. Pasquier M, Spichiger T, Ruffinen GZ. Stabilization of the Kendrick Extrication Device during winching. Air Med J. 2013;32:350–351.

KAPITEL

25 Höhlenunfälle

Inigio Soteras, Lana Donlagic, Giacomo Strappazon, Roger Mortimer

Zusammenfassung

Seit Anbeginn der Menschheit üben Höhlen eine geradezu magische Anziehungskraft aus. In der Antike dienten sie als Schutz und Unterschlupf, heute nutzen Menschen sie, um das Unbekannte zu erforschen oder einfach nur, um die Stille zu genießen. Was auch immer die Beweggründe sein mögen, Höhlenforschung hat in den letzten Jahrzehnten an Popularität gewonnen, was unweigerlich zu einer größeren Anzahl Unfällen in Höhlen geführt hat. Die ersten Rettungen erfolgten durch andere Höhlenforscher, die sich spontan zusammenfanden, um einen verletzten Freund aus der Höhle zu transportieren. Heutzutage wird eine solche Rettung von speziell ausgebildeten Höhlenrettern durchgeführt. Während des 20. Jahrhunderts begann die Ära der modernen Höhlenrettung, die nicht mehr nur die Idee verfolgt, einen Patienten in eine medizinische Einrichtung zu transportieren, sondern bereits vor Ort, im Untergrund, notfallmedizinisch tätig zu werden. Auch neue, schonendere Rettungstechniken zur Erhöhung der Sicherheit für alle Beteiligten wurden etabliert, manche davon als Kombination mit traditionellen Bergrettungsmethoden, andere speziell für die Höhlenrettung. Nationale und internationale Gruppen haben sich mittlerweile vernetzt, um Erfahrungen und Erkenntnisse aus vergangenen Rettungsaktionen auszutauschen und so die Versorgung permanent zu optimieren. Die Höhlenretter arbeiten mittlerweile grenzüberschreitend zusammen, um sich bei größeren Rettungsaktionen gegenseitig zu helfen. Ausbildende Organisationen tauschen Lernende und Ausbilder aus. In diesem Kapitel geben wir grundlegende Hinweise zu den Besonderheiten der Rettung unter Tage und einen Überblick über die Herausforderungen, denen sich Rettungsorganisatoren und Retter in dieser besonderen Situation stellen müssen (➤ Abb. 25.1).

25.1 Geschichte

Es würde ein eigenes Buch erfordern, um die Geschichte der Höhlenforschung wirklich zu beschreiben. Rettungseinsätze gab es seit Beginn der Höhlenforschung bis hin zur modernen Erkundung von Höhlen in der Freizeit, aber auch im Rahmen von Minen- und Tunnelarbeiten. Auch Wissenschaftler, welche die Geheimnisse einer Höhle untersuchen, können von einem Rettungseinsatz betroffen sein. Die ersten Rettungseinsätze waren oftmals unorganisierte Kameradenrettungen mit improvisiertem Rettungsmaterial. Nach und nach bildeten sich kleinere Gruppen von erfahrenen Höhlenforschern mit dem Ziel, sich auf solche Rettungen vorzubereiten und so die Sicherheit der Retter zu erhöhen. Da sich einige Materialien als ungeeignet für Höhlenrettungen erwiesen, machten sich die Retter daran, Rettungsmaterial zu entwickeln, das robust, aber flexibel genug war, um den speziellen Anforderungen der Höhle gerecht zu werden. Im Folgenden werden wir einige organisierte Rettungseinsätze der jüngeren Geschichte vorstellen, mit denen die Ära der modernen Höhlenrettung begonnen hat.

Die vielleicht erste ausführlich beschriebene Höhlenrettung war die Rettung von Floyd Collins aus der Sandhöhle in Kentucky, USA, im Jahr 1925. [1] Collins war ein Pionier bei der Erforschung der Höhlen in Zentral-Kentucky, einem Gebiet, in dem sich hunderte von Kilometern miteinander verbundener Höhlen befinden, darunter auch jene, die später zum Mammoth Cave National Park wurden, die mit 651 Kilometern längste Höhle der Welt.

Am 30. Januar 1925, als Collins versuchte, einen neuen Eingang zu einem unterirdischen Höhlennetz zu erkunden, wurde er von einem herabstürzenden Felsen in einem engen Durchgang, 17 Meter unter der Oberfläche, eingeklemmt. Erst am nächsten Tag fanden ihn seine Freunde. Sie brachten Essen und installierten eine elektrische Glühbirne, um für etwas Licht und Wärme zu sorgen. Der unterirdische Gang, der benutzt wurde, um Collins zu erreichen, stürzte an zwei weiteren Stellen ein und die für die Rettung Verantwortlichen waren der Meinung, dass eine weitere Benutzung des Höhlengangs zu gefährlich wäre. Die Retter gruben nun parallel zur Unfallstelle einen künstlichen Schacht, um den Bereich zu erreichen, in dem Collins eingeschlossen war. Er überlebte mehr als eine Woche, während dieser Tunnel angelegt

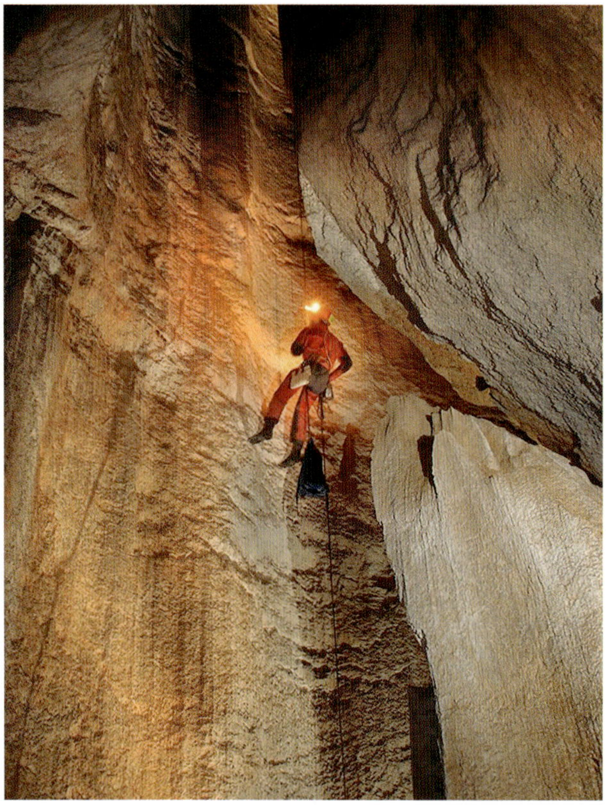

Abb. 25.1 Siphon. (Mit freundlicher Genehmigung von Prof. Darko Baksic)

wurde. Als ihn das Rettungsteam schließlich am 17. Februar erreichte, war er aufgrund der langen Kälteexposition und Unterernährung inzwischen verstorben. Berichte über die Bemühungen, Collins zu retten, lieferten über Tage die Schlagzeilen für die nationalen Medien.

Im Jahr 1952 ereignete sich der tragische Unfall eines Höhlenforschers in der Sima de Piedra de San Martin in den spanischen Pyrenäen. [2] Während der dritten Erkundung dieses kolossalen Bohrlochs war ein Mitglied des Teams, das ein Lager in der Isabel-Casteret-Halle einrichten sollte, auf dem Weg nach draußen. Aufgrund eines Ausrüstungsfehlers stürzte er 346 m tief auf Steinblöcke. Er erlitt einen Schädelbruch, eine Verletzung an der Wirbelsäule sowie eine Dislokation des Ellbogens. Ein medizinisches Team konnte aufgrund der bereits vorhandenen Ausrüstung und des Personals schnell reagieren. Die medizinische Versorgung, die Dr. André Mairey in der Höhle durchführte, umfasste die Immobilisation der Wirbelsäule, die Reposition des Ellbogenbruchs und eine Infusionstherapie. Seine Maßnahmen gelten als erste medizinische Versorgung in einer Höhle vor Ort. Trotz seiner Bemühungen starb das Opfer 36 Stunden später. Sein Leichnam blieb zwei weitere Jahre in der Höhle, bevor Höhlenforscher ihn 1954 an die Oberfläche zurückbrachten. Die Presse verfolgte auch diese Tragödie mit großer Aufmerksamkeit und auf sehr sensationslüsterne Art und Weise. Dies brachte der Höhlenforschung eine bislang nie dagewesene Popularität, allerdings leider in keinem positiven Sinn. Auch heute ziehen Höhlenrettungen die Aufmerksamkeit der Öffentlichkeit auf sich, vor allem, wenn sie einen enormen logistischen Aufwand erfordern.

Eine weitere Rettung geschah im September 2014 in Intimachay im peruanischen Dschungel. Der Höhleneingang lag auf einer Höhe von etwa 3.000 Meter. Ein Höhlenforscher erlitt 400 Meter unter der Erde nach einem Sturz aus einer Höhe von etwa fünf Metern mehrere Wirbelbrüche. Mit der Rettung waren 156 Personen 12 Tage beschäftigt, die medizinische Erstversorgung erfolgte an der Unfallstelle.

Diese Rettungsaktionen zeigen, dass sich die Fähigkeiten, auf solche Notfälle zu reagieren, weiterentwickelt haben: Zunächst wurden Rettungen durch Freunde und lokale Behörden vorgenommen, die in schwierigen Fällen kaum Erfolg haben konnten. Daraufhin entwickelten sich organisierte Rettungsgruppen, die zunächst noch nicht über die für einen Erfolg erforderlichen Mittel verfügten. Im 21. Jahrhundert ist die internationale Zusammenarbeit zwischen den Rettungsgruppen so weit vorangeschritten, dass auch die logistischen Albträume großer Höhlenrettungsszenarien bewältigt werden können und die Opfer bereits vor Ort umfangreiche medizinische Hilfe erfahren können – von einer Glühbirne im Jahr 1925, über intravenöse Flüssigkeit im Jahr 1952, bis hin zu Bluttransfusionen im Jahr 2015. [3] Diese internationalen Erfolge wurden erst durch die Zusammenarbeit nationaler Höhlenrettungsgruppen bei Ausbildung und Training möglich.

In aller Regel gehen die Rettungen „in die Geschichte ein", denen die Medien ihre Aufmerksamkeit schenken. Die Berichterstattung hatte oft einen etwas sensationslüsternen Beigeschmack. Manchmal war die zum Teil übertriebene Berichterstattung allerdings von Vorteil, da sie die Bedeutung von Höhlenrettungsgruppen in den Mittelpunkt rückte und so zu einer größeren Unterstützung und Weiterentwicklung dieser Organisationen führte. Sie hat jedoch auch dazu geführt, dass die Öffentlichkeit Höhlen als gefährlicher ansieht, als sie tatsächlich sind.

25.2 Epidemiologie

Genaue Angaben zur Epidemiologie von Höhlenunfällen sind schwer zu erhalten: Sie umfassen alltägliche kleinere bis hin zu tödlichen Unfällen. [4, 5] Es gibt hierzu keine internationale Datenbank, einige lokale Datenbanken werden von Amateuren geführt und sind oft unvollständig.

Nur wenige Studien befassen sich mit der Epidemiologie der Höhlenrettung. [5–9] Eine der wichtigsten Studien stammt von Stella-Watts et al., die aus Berichten der National Speleological Society der Vereinigten Staaten (NSS) 877

Vorfälle, an denen 1.356 Höhlenforscher von 1980 bis 2008 beteiligt waren, zusammengeführt haben. [5, 6] Cowart et al. berichten aus denselben Quellen über Hawaii von insgesamt 33 Vorfällen mit 35 Beteiligten, die sich zwischen 1984 bis 2013 ereignet hatten. [8] Um einen vollständigeren Überblick zu erhalten, müssen einige nicht indizierte Quellen, wie etwa medizinische Doktorarbeiten, einbezogen werden. Faurax untersuchte Höhlenrettungen von 119 Patienten im Zeitraum zwischen 1975 und 2011 und Soteras analysierte acht Höhlenrettungen mit acht Patienten von 1999 bis 2008. [10] Jeder Autor verwendete Datenbanken mit deutlich unterschiedlichen Stichproben in verschiedenen Teilen der Welt mit unterschiedlicher Geologie; die Ergebnisse waren erwartungsgemäß uneinheitlich.

25.2.1 Demografie

Studien zeigen eine inhomogene Geschlechterverteilung, die von 100 % Männern in Spanien [10] über 84 % in Frankreich, [11] bis zu 71,3 % in den USA [6] reicht, sie berichten ein Durchschnittsalter der Verletzten von 30,5 bis 33 Jahren. [10] Allerdings waren in der Stella-Watts-Studie (mit 47,9 % fehlenden Daten) 37 % der verletzten Höhlenforscher jünger als 20 Jahre. [6] Die Berichte spiegeln die unterschiedlichen demografischen Gegebenheiten in Bezug auf die Höhlenforscher und die Art der Höhlen wider: Europäische Studien konzentrierten sich auf die Rettung aus vertikalen Gruben, während die Berichte über Rettungen in den USA Gruppen von Kindern umfassten, die von Wasser eingeschlossen waren.

25.2.2 Verletzungsmuster

Das häufigste Verletzungsbild ist die distale Extremitätenverletzung (50 %), gefolgt von Kopfverletzungen (15 %). [6] Hooker und Shalit berichten über Verletzungen der unteren Extremitäten als häufigstes Ereignis [7], während Faurax berichtet, dass häufiger Verletzungen an der oberen Extremität (16 %), insbesondere Schulterluxationen, auftreten. [11] Wirbelsäulen-/Rückenverletzungen scheinen unterrepräsentiert zu sein. [6] Eine akzidentelle Unterkühlung ist die häufigste Erkrankung [6, 10, 11], über Erfrierungen wurde in einigen kälteren Höhlen berichtet. [11]

Fallbeispiel 25.1

Im Juni 2014 machte sich eine Gruppe von drei Höhlenforschern auf, um die Riesending-Höhle (➤ Abb. 25.2), das größte Höhlensystem in Bayern, Deutschland, zu erkunden. [12] Ein 53-jähriger Höhlenforscher wurde etwa 6,5 km vom Höhleneingang entfernt in etwa 1000 Meter Tiefe von herunterfallenden Steinen getroffen. Der Höhlenforscher erlitt ein stumpfes Schädel-Hirn-Trauma mit einer Risswunde an der Kopfhaut. Auf ein bewusstseinsklares Intervall von ca. 6,5 Stunden folgte die akute neurologische Verschlechterung mit Bewusstseinsverlust (Glasgow Coma Scale [GCS] 3). Aufgrund der Schwere der Verletzungen und der Örtlichkeit des Unfalls konnten ihn seine Begleiter nur in Schlafsäcke und Rettungsdecken einpacken und an einem sicheren Platz in der Nähe des Unfallortes lagern. Die Lufttemperatur in der Höhle betrug 4–5 °C bei fast 100 % Luftfeuchtigkeit. Nachdem sie Erste Hilfe geleistet hatten, beschlossen die Höhlenforscher, sich aufzuteilen: Ein Kamerad stieg aus der Höhle,

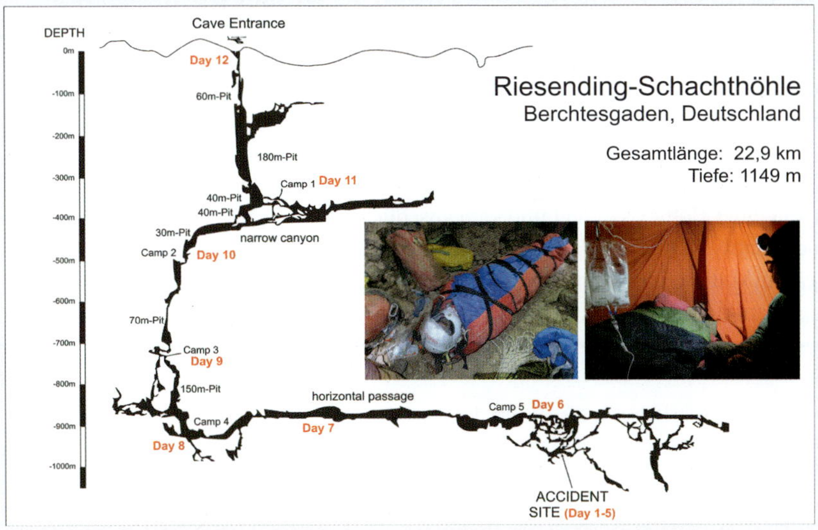

Abb. 25.2 Riesending Höhle in Deutschland.

um die Rettungskräfte zu alarmieren, der andere versorgte und überwachte den verletzten Höhlenforscher. Das Opfer hatte ca. alle 20 min tonisch-klonische Krampfanfälle, gefolgt von postiktalen Zuständen. Da der Begleiter nach den Anfällen keine Vitalzeichen feststellte, begann er nach jedem Anfall mit einer kardiopulmonalen Reanimation. Diese Phase dauerte ca. 30,5 Stunden, danach erlangte das Opfer spontan das Bewusstsein wieder.

Nach seinem 12-stündigen Aufstieg an die Oberfläche aktivierte der andere Begleiter über die Integrierte Leitstelle (ILS) die Bergwacht Bayern. Aufgrund der Lage des Vorfalls hatte die Errichtung einer Einsatzleitung und eines Kommunikationssystems innerhalb der Höhle absolute Priorität. Die ersten Informationen über den Patienten wurden über kurze Textnachrichten via „Cave-Link-System" gesendet.[1] Parallel dazu installierte ein spezialisiertes Rettungsteam nach und nach ein drahtgebundenes Telefonsystem in der Höhle. Angesichts des Ausmaßes der Lage rekrutierten die Behörden sofort erfahrene Höhlenretter und medizinische Teams aus den umliegenden Ländern (Österreich, Italien, Kroatien, Slowenien und der Schweiz) nach, die speziell für die Arbeit in Höhlen ausgebildet waren.

Das medizinische Team mit einem Arzt erreichte den Patienten 3,5 Tage nach dem Unfall. Das Opfer hatte zu diesem Zeitpunkt einen GCS von 13 mit bilateralen periorbitalen Ekchymosen, Dysarthrie und eine Parese des linken Arms; Herz und Kreislauf des Patienten waren, abgesehen vom initial hohen Blutdruck, stabil. Aufgrund der begrenzten Diagnose-, Überwachungs- und Therapiemöglichkeiten war das medizinische Personal gezwungen, sich auf die klinische Einschätzung zu verlassen und Therapien anzuwenden, die in der Höhle mit ihren begrenzten logistischen Möglichkeiten auch realistisch waren. So wurde eine Anisokorie als Anzeichen für einen erhöhten Hirndruck interpretiert und die Entscheidung, Dexamethason zu verabreichen, basierte auf einer Risikoabwägung, wohlwissend, dass keine Leitlinien dies empfehlen würden. Cefuroxim wurde bei vermuteter, aber nicht verifizierbarer Rhinoliquorrhö prophylaktisch verabreicht, um einer Meningitis vorzubeugen, da es keine erweiterten diagnostischen Möglichkeiten und keine adäquate Behandlung für eine Meningoenzephalitis in einer Höhle gibt. Als vorbeugende Maßnahme gegen die Entwicklung einer Unterkühlung wurde das Opfer in einem vom Boden isolierten Zelt untergebracht. Zum Management des Flüssigkeitshaushalts wurden ein intravenöser Zugang und ein Harnkatheter gelegt. Die Ernährung wurde wegen Bewusstseinsstörungen und Weichteilverletzungen zunächst parenteral begonnen und später auf eine enterale Ernährung mit hochkalorischen Drinks umgestellt. Zur Prophylaxe des akuten Nierenversagens erfolgte die vorsichtige Flüssigkeitstherapie mit kristalloiden Infusionslösungen und Flüssigkeiten per os.

Am fünften Tag wurde der Patient zur Evakuierung auf einer Spezialtrage gelagert. Wegen der Komplexität des Höhlengeländes wurde die Trage von Dutzenden von Rettern durch enge Räume getragen und mit Seilsystemen durch komplexe Höhlengänge, einschließlich vertikaler Abschnitte von bis zu 180 m Höhe, hochgezogen. Nachdem sich der neurologische Zustand des Patienten stetig verbessert hatte und das Risiko weiterer (intrakranieller) Blutungen als gering eingeschätzt wurde, wurde am sechsten Tag mit Enoxaparin in prophylaktischer Dosierung begonnen, um das Thromboserisiko aufgrund der langen Immobilität in der Trage zu verringern.

Der Transport des verletzten Höhlenforschers an die Oberfläche dauerte fast sieben Tage, da die Höhle technisch sehr kompliziert ist und die für den Transport des Opfers und die Sicherheit der Rettungskräfte erforderliche Ausrüstung sehr aufwendig war. An der Rettung waren in der Höhle mehr als 202 Retter und 7 Ärzte beteiligt. Unterstützt wurden diese von weiteren 526 Rettern und etwa 100 Hubschrauber-Flugstunden, auch nachts, um Personal und Material zu transportieren. (Abbildung 25.2).

Die Kommunikation zwischen der Höhle und der Einsatzleitung war eine enorme Herausforderung, aber sie war entscheidend für die medizinische und technische Entscheidungsfindung sowie das Management der vielen Teams, die im Schichtbetrieb arbeiteten.

Am 12. Tag wurde der Patient erfolgreich gerettet und mit dem Hubschrauber in ein Traumazentrum transportiert. Bei der stationären Aufnahme ins Krankenhaus hatte er einen GCS von 15, eine intrazerebrale Blutung mit leichter Mittellinienverschiebung, ein kleines epidurales Hämatom und einen frakturierten Kieferknochen. Er wurde auf die Intensivstation aufgenommen.

Sechs Tage später wurde er auf die Normalstation verlegt und kam anschließend in ein Rehabilitationszentrum. Bei seiner letzten Nachuntersuchung sechs Monate später hatte er sich vollständig erholt und nahm seine Arbeit als Physiker wieder auf.

[1] Cave-Link ist ein Datenkommunikations- und Messsystem für die Höhlenforschung und den Bergbau. Es ermöglicht die sichere Datenübertragung und den Empfang durch mehrere hundert Meter Festgestein. Auch die Übertragung von kurzen Textnachrichten ist möglich. Wenn eine Oberflächenstation mit einem GSM-Modem ausgestattet ist, können Kurznachrichten von und in die Höhle gesendet werden (http://www.cavelink.com/cl3x_neu/index.php/en/).

25.2.3 Ursachen

Erkrankungen, die während einer Höhlenbegehung auftreten, z.B. Herzinfarkt, Krampfanfall, oder Asthma bronchiale, scheinen ein seltener Grund für eine Rettung zu sein und machen nur zwischen 1,5–5 % der Vorfälle aus, was in etwa der Häufigkeit der sogenannten „bösen Wetter" (giftige Gasgemische unter Tage) entspricht. [6, 11] Fallberichte und kleine Fallserien brachten das Risiko in der Höhle auch mit dem Auftreten von Leptospirose, Schistosomiasis und endemischen Mykosen in Verbindung. [13, 14] Abstürze durch menschliches Versagen sind allerdings der häufigste Grund für eine Höhlenrettung, der zweithäufigste Grund ist Steinschlag. [6, 11, 15, 16] Anhaltende körperliche Anstrengung, mehrfacher Kontakt mit dem Felsen und Kompression durch den Klettergurt können zu Muskelschäden und Rhabdomyolyse führen. [17] In 5,7 % der Fälle in der Studie von Faurax wurden die Primärunfälle durch einen Sekundärunfall verkompliziert. [11]

25.2.4 Schwere Verletzungen

Die Schwere der gemeldeten Verletzungen variiert: Soteras berichtete von 75 % mit einem NACA (National Advisory Committee for Aeronautics)-Score von $\geq$III. [10, 18] Die durchschnittliche Zeit zwischen dem Unfall und der Evakuierung bzw. dem Eintreffen in einer medizinischen Einrichtung betrug in Europa 24 Stunden [10, 11], in einigen Fällen dauerte es auch bis zu 14 Tage. [12] Die Sterblichkeitsrate schwankt zwischen etwa 6 % und 14 % der Rettungsoperationen. [6, 11] Cowart et al. berichten in einer hawaiianischen Studie von sogar 51 %, bei einem hohen Anteil an Ertrinkungsfällen. [8] Die häufigsten Todesursachen sind Traumata (z. B. durch Absturz des Höhlenforschers) und Ertrinken. [5, 8] Das Suspensionssyndrom (= Hängesyndrom, das Hängen an einem Seil, auch in einem Gurt), das zum Tod führen kann, ist trotz seiner geringen Häufigkeit ein besonderes Problem, da für die Durchquerung vieler Höhlen oftmals große Zeitspannen „hängend" verbracht werden. [4, 11, 19, 20]

25.2.5 Kontinuierliche Datenerfassung

Eine wachsende Zahl von Ländern erstellt inzwischen ein Höhlenrettungs-/Unfallregister und es wurden internationale Anstrengungen unternommen, in den Datenbanken Teams, Ressourcen und Personal aufzuführen, die bei größeren Ereignissen rekrutiert werden können. Beispiele dafür sind der Europäische Verband für Höhlenrettung (European Cave Rescue Association [ECRA]), das Nationale Berg- und Höhlenrettungskorps (Corpo Nazionale del Soccorso Alpino Speleologico [CNSAS]), die Nationale Gesellschaft für Höhlenforschung der Vereinigten Staaten (United States National Speleological Society [NSS], die Europäische Speläologische Föderation (European Speleological Federation [EFS]), die Nationale Höhlenrettungskommission (National Cave Rescue Commission [NCRC]) und andere.

25.3 Gefahren und Schadensbegrenzung

Ausgehend von den bisher gesammelten Erfahrungen geben wir nun einen Überblick über die komplexen Probleme, die bei einem Höhlenrettungseinsatz zu berücksichtigen sind. Wie bei anderen Notfallereignissen unterscheiden sich die Vorfälle in Bezug auf die Umgebung, Ausrüstung und den vorherigen Gesundheitszustand des Opfers. Die Rettungskräfte sind prinzipiell den gleichen Gefahren ausgesetzt wie das Opfer und müssen vermeiden, Teil des Problems zu werden. Die Priorität jedes Retters muss seine eigene Sicherheit sein. Ein verletzter Retter lenkt die Ressourcen von der Hauptaufgabe ab, den verletzten Höhlenforscher so schnell und sicher wie möglich ins Freie zu bringen. Jeder Retter muss auf alle möglichen Herausforderungen unter Tage vorbereitet sein.

25.3.1 Dunkelheit und Licht

Es klingt trivial, aber in Höhlen ist es dunkel. Obwohl der Mangel an Licht für eine Weile angenehm sein mag, kann ein längerer Aufenthalt unter der Erde den zirkadianen Rhythmus beeinträchtigen. Schlafstörungen und Erschöpfung sind die Folge. Höhlenforscher sind abhängig von künstlichem Licht, das natürlich ausfallen kann. Die damit einhergehenden Probleme wie Gangunsicherheit und Orientierungslosigkeit mit allen emotionalen Begleiterscheinungen können massiv sein.

Ausreichendes Licht ist entscheidend für den sicheren Zugang zum Verunglückten, um den Bedürfnissen des Verunglückten gerecht zu werden und dessen Evakuierung zu gewährleisten. Die Beleuchtungsmöglichkeiten haben sich im Laufe der Jahre stark verbessert, aber angesichts der großen Bedeutung einer ausreichenden Beleuchtung ist dies ein Bereich, in dem keinesfalls gespart werden darf. In aller Regel werden drei voneinander unabhängige Lichtquellen als das Minimum betrachtet, zusätzliche Batterien und Kerzen nicht mitgerechnet. Die Leuchtmittel sollten wasserbeständig sein, wenn nicht sogar vollständig wasserdicht. Jede Quelle muss an einem Helm montiert werden können, damit die Hände frei bleiben. Elastische Bänder sind akzeptabel. Viele Höhlenforscher montieren zumindest ihre Hauptlampen direkt am Helm. Mindestens eine Backup-Lampe am Helm zu haben, ist bei kritischen Manövern erforderlich, bei denen ein Lichtausfall katastrophale Folgen haben kann. Retter müssen sicherstellen, dass ihre Batterien voll aufgeladen und für die Einsatzdauer ausreichend sind.

25

25.3.2 Navigation in der Höhle

Moderne Technik erleichtert die Navigation in Gebieten, die für Satelliten „sichtbar" sind, erheblich. Tief im Inneren von Höhlen funktioniert das leider nicht. Komplexe Höhlensysteme können 2D- oder 3D-Labyrinthe sein, in denen sich ein Höhlenforscher oder sogar eine ganze Gruppe leicht verirren kann (➤ Abb. 25.3). Abgesehen von der offensichtlichen Folge, nicht mehr zurückzufinden, kann dies zu Erschöpfung und damit zu einem erhöhten Risiko für Verletzungen und Unterkühlung führen. Man muss sich immer vor Augen führen, dass es in einem Höhlensystem nicht ausreicht, sich den Rückweg in der aktuellen Ebene zu merken, sondern auch, in welcher vertikalen „Etage" sich der Höhlenforscher befindet (z. B. Suche des Ausstiegs in der völlig falschen Etage).

Die Orientierung unter Tage kann schwierig sein, selbst wenn man eine Karte zur Hand hat. Bei einer Rettung kann es sinnvoll sein, einen ortskundigen Höhlenforscher mitzunehmen. Dies kann gegen Protokolle verstoßen, welche die Teilnahme von Personen verbieten –Mitglieder des Rettungsteams ausgenommen –, aber in komplexen Höhlen ist dies meist die beste Lösung. Sollte dies nicht möglich sein, müssen die Retter den Weg zum Opfer markieren. Die Markierungen müssen so gewählt sein, dass sie später wieder gefunden werden können und die Höhle nicht verunreinigen. Nützliche Gegenstände können ein Markierungsband, eine reflektierende Schnur oder Stöcke sein. Während einer längeren Rettungsaktion benötigen die Retter ein System für die Kommunikation zwischen dem Untergrund und der Oberfläche. Wenn dies das Verlegen von Kabeln für ein Telefonsystem beinhaltet, dann ist es die einfachste Lösung, auf dem Rückweg dem Kabel zu folgen.

25.3.3 Infektionskrankheiten

Histoplasmose

In trockenen Höhlen kann Staub zum Problem werden. Er ist nicht nur lästig, er ist auch eine potenzielle Infektionsquelle. Histoplasmose ist im Ohio River Valley und im Südwesten der USA endemisch. Höhlenforscher wissen in der Regel, in welchen Höhlen der Pilz Histoplasma vorkommt und in welchen nicht. Histoplasma ist insbesondere mit Fledermaus-Guano, das häufig unter der Erde zu finden ist, assoziiert. Gutsitzende partikelabsorbierende (HEPA-)Masken sollten ausreichen, um Sporen herauszufiltern. Für Staub können porösere Masken ausreichend sein.

Tollwut

Die Tollwut ist eng mit Fledermäusen und daher mit Höhlen assoziiert. Bisse oder Kratzer von infizierten Fledermäusen können das Virus übertragen. Fledermäuse, die ein anormales

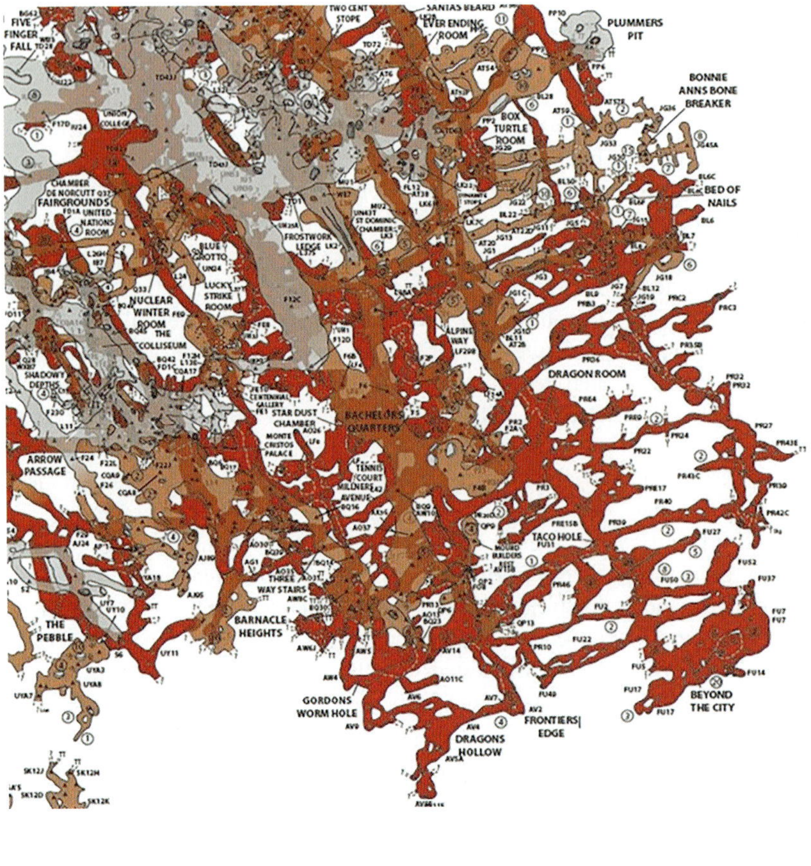

Abb. 25.3 Ein kleiner Ausschnitt der „Grotta del vento" in der Toskana, Italien. Hier ist die Komplexität auf verschiedenen Ebenen zu sehen.

Verhalten zeigen, z. B. in ein Haus eindringen, sind ein erhebliches Risiko. Fledermäuse verhalten sich in Höhlen überwiegend normal, man könnte eher sagen, dass es die Menschen sind, die ein anormales Verhalten zeigen. Fledermäuse nutzen ihre Ultraschall-Echo-Ortung ausgesprochen effektiv, um jeglichen Kontakt mit Menschen unter der Erde zu vermeiden.

Es wurde über eine mögliche Übertragung von Tollwut durch Aerosole berichtet. In den 1950er-Jahren erkrankten zwei Menschen an Tollwut, nachdem sie die Frio-Fledermaus-Höhle in Texas, die eine der größten Fledermauskolonien in den USA beherbergt, besucht hatten. Die US-Zentren für Seuchenkontrolle und -prävention empfehlen für Höhlenforscher eine prophylaktische Tollwutimpfung.[21] Die Weltgesundheitsorganisation erklärt, dass Höhlenluft kein Risiko darstellt, empfiehlt aber eine Impfung für Abenteuerreisende, die auf Fledermäuse treffen könnten. [22] Realistisch betrachtet, gibt es für die Tollwutinfektion der Personen in den 1950er-Jahren bessere Erklärungen als die Frio-Höhle, zumal seither keine weiteren Höhlenforscher an Tollwut erkrankt sind. Rettungskräfte, die voraussichtlich direkten Kontakt mit Fledermäusen haben, sollten eine Postexpositionsprophylaxe bekommen, eine Präexpositionsprophylaxe vor dem Betreten einer Höhle ist nicht notwendig.

Leptospirose

In tropischen Gebieten ist die Leptospirose ein großes Problem, da viele Höhlen-Forschungsgänge durch Wasser führen. Tropische Hitze macht Oberbekleidung unpraktikabel, was zu mehr Abschürfungen führt, die wiederum Eintrittspforten für Leptospiren sind. Die Spirochäten überleben in Nager- und Fledermausnieren und werden mit dem Urin ausgeschieden. Die Leptpospirose ist potenziell mit einer Doxycyclin-Prophylaxe vermeidbar. [24]

25.3.4 Ungleichmäßige Oberflächen

Ein erschöpfter Höhlenforscher kann sich bei schlechten Sichtverhältnissen selbst durch einfaches Stolpern verletzen. Stürze sind in der Tat eine der häufigsten Ursachen für Verletzungen unter Tage. Höhlenforscher ziehen sich vor allem zu Beginn ihrer Höhlenkarriere Verletzungen zu. Stürze sind eine Gefahr, die immer besteht, selbst horizontale Gebiete sind nicht immer sicher, da die Oberflächen oft nass, schlammig, uneben und steil sind. Der Untergrund ist nicht immer fest. Seile könnten zur Sicherheit beitragen, aber es ist eine Ermessensentscheidung, wann sie eingesetzt werden.

Höhlenforscher und Höhlenretter benötigen weitere Schutzausrüstung: Handschuhe schützen die Hände vor scharfen Kanten, Wasser und Schlamm. Beim Abseilen oder im Umgang mit sich bewegenden Seilen schützen Handschuhe mit einer robusten Schicht auf der Handfläche, z. B. aus Leder, vor Verbrennungen. Stiefel geben Halt und schützen die Füße. Viele bevorzugen hohe Gummistiefel (z. B. Wellingtons), mit denen man zumindest durch etwas Wasser gehen kann. Sie bestehen aus weichem Gummi und können auf nassem Felsen eine gute Rutschfestigkeit bieten. Andere bevorzugen eher traditionelle Wanderstiefel mit Stollensohle und besserem Knöchelhalt; die beste Wahl kann nur von der Höhle diktiert werden. Knie- und manchmal auch Ellbogenschoner ermöglichen längeres Kriechen.

Zusätzliche persönliche Schutzausrüstung ist erforderlich, um behaglich und sicher zu bleiben. In einer Höhle wird die Kleidung sehr strapaziert. In kälteren, alpinen Höhlen, tragen die Höhlenforscher in der Regel Vollschutzanzüge aus ballistischem oder mit Polyvinylchlorid (PVC) imprägniertem Nylon. In wärmeren, äquatorialen Höhlen sind meist nur kurze Hosen und ein T-Shirt Standard. In diesen Situationen kann man sich als Retter nicht darauf verlassen, dass man stets in Bewegung bleiben kann. Deshalb ist es wichtig, Isolierschichten in der Kleidung zu haben. Die meisten Retter haben eine Vorstellung von den örtlichen Bedingungen, aber diese können je nach Wasserstand und Höhe variieren. Erkundigen Sie sich bei örtlichen Höhlenforschern über die Bedingungen und die geeignete Kleidung.

25.3.5 Vertikale Fortbewegung

In einer vertikalen Höhle braucht jeder Retter genügend technische Ausrüstung, um am Seil völlig unabhängig zu sein. Auffanggurte sollten robust genug sein, um den Bedingungen in der Höhle standzuhalten und sie sollten für Seilklettersysteme geeignet sein. Übliche Felskletter- und Rettungsgurte sind möglicherweise nicht auf diese Kletterfunktion ausgelegt. Jeder Retter muss über eine Ausrüstung zum Auf- und Abstieg verfügen, die für die Arbeit unter Tage geeignet ist und auch bei schlammigen oder mit Splitt verunreinigten Seilen funktioniert. Höhlenretter verwenden oft andere Arten von Steigklemmen, Abseilgeräten und Karabinern als Bergretter. Sicherungsschlingen, ein Messer und eine Pfeife gehören zur Standardausrüstung.

25.3.6 Steinschlag

Enge Gruben sind geradezu prädestiniert dafür, dass frei fallende Gegenstände den Höhlenforscher (oder seinen Helm) in der Grube treffen können. Vor allem Oberflächengruben können Frost-Tau-Zyklen ausgesetzt sein und lose Felsen aufweisen Bei der Erkundung wird zwar ein Großteil des losen Gesteins zur Seite oder nach unten geschoben, aber in neu entdeckten Bereichen ist die Wahrscheinlichkeit besonders hoch, dass Trümmer, loses Gestein usw. vorhanden sind. Daher sollten große Anstrengungen unternommen werden, um die Gefahr von provoziertem Steinschlag zu minimieren. Außerdem muss der Forscher die gesamte Ausrüstung sicher befestigen, falls sich jemand darunter befindet. Manchmal klettern Höhlenforscher im Tandem am selben Seil, wenn dieses frei hängt, oder auch nebeneinander mit versetzten, umgelagerten Seilen, um zu vermeiden, dass Steine auf den Kollegen fallen. Je mehr Höhlenforscher beteiligt sind, desto größer ist die Gefahr von Steinschlägen, was wiederum bei Rettungseinsätzen ein besonders großes Problem darstellt.

Helme sind unerlässlich. Zwar verursacht Steinschlag durchaus Verletzungen unter Tage, aber am häufigsten rutscht jemand in der Höhle aus und stößt sich den Kopf. Jeder Helm eines Höhlenforschers weist unzählige Dellen und Kratzer auf, die entstehen, wenn der Helm gegen eine feste Felswand oder die Höhlendecke schlägt. Der Helm trägt auch die Lichtquellen, so dass die Hände frei bleiben können.

25.3.7 Giftige Wetter

Luft, im Alltag als selbstverständlich angesehen, kann in der Höhle zum Problem werden. Sauerstoffmangel ist hierbei die größte Gefahr. Werden Karbidlampen verwendet, ist das Problem leicht zu erkennen. Wenn die Acetylenflamme schwächer wird oder erlischt, ist Sauerstoffmangel eines der häufigsten Probleme. Heutzutage, mit überwiegend elektrischen Lampen, kann Kurzatmigkeit das erste Symptom sein, es bleibt dann nur wenig Zeit, sich in eine sicherere Umgebung zurückzuziehen. „Giftige Wetter" können durch Zersetzung von organischem Material, durch giftige Gase aus dem Bergbau oder durch den Einsatz von Maschinen mit Verbrennungsmotor entstehen. Die Verdrängung von Sauerstoff durch andere Gase, manchmal auch nur durch anhaltendes menschliches Atmen in Bereichen mit geringer Luftströmung, kann den Körper akut schädigen und einen rechtzeitigen Rückzug unmöglich machen.

In den meisten Höhlen besteht ausreichend Zirkulation, wodurch sie gute Luft enthalten. Andere können Gase ansammeln, die schädlich sein können oder den verfügbaren Sauerstoff verdrängen. Eine Höhle mit schlechter Luft ist in der Regel den örtlichen Höhlenforschern gut bekannt; sie wissen, welche Gase in der Höhle vorhanden sein können, wo sich diese befinden und welchen jahreszeitlichen Schwankungen sie unterliegen. Wenn ein auch nur theoretisches Risiko besteht, sollte ein Team ein Gasmessgerät mitnehmen. Dieses scannt normalerweise nach vier bis sechs verschiedenen Gase, die das Team auswählen kann, es alarmiert bei Sauerstoffmangel oder bei Anwesenheit ausgewählter gefährlicher Gase. Da diese Geräte in der Regel teuer sind, führen Höhlenteams sie nur selten mit. Minenrettungsteams haben sie allerdings immer bei sich und die Retter arbeiten häufig mit ihnen. Wenn der Verdacht auf giftige Wetter besteht, müssen Minenrettungsspezialisten zur Hilfe gerufen werden.

Kohlendioxid und Kohlenmonoxid

Kohlendioxid (CO_2) ist das am häufigsten vorkommende Gas im Untergrund. Es kann sowohl aus geologischen als auch aus organischen Quellen stammen. Es ist schwerer als Luft und sammelt sich daher eher an Orten, die tiefer liegen als ihre Umgebung. Wenn die CO_2-Konzentration steigt, sinkt die Sauerstoffkonzentration. CO_2 ist geruchsneutral. Zu den Symptomen erhöhter CO_2-Konzentration gehören Kopfschmerzen und eine erhöhte Atemfrequenz. Allein die Tatsache, dass mehrere Menschen auf engem Raum mit schlechter Belüftung arbeiten, kann die CO_2-Konzentration auf ein beachtliches Niveau ansteigen lassen. [25] Während der Rettung einer Jungenfußballmannschaft, die durch Hochwasser in einer Höhle in der Nähe von Chiang Rai in Nordthailand eingeschlossen war, wurde berichtet, dass die Sauerstoffkonzentration aufgrund der Tatsache, dass mehrere Menschen über einen längeren Zeitraum in diesem abgeschlossenen Hohlraum geatmet hatten, auf 15 % abgesunken war. Die Behörden reagierten mit der Lieferung von Lufttanks.

Das farb- und geruchlose, sehr gefährliche Kohlenmonoxid ist ein Produkt unvollständiger Verbrennung. Vorsicht ist geboten vor großen Motoren, die außerhalb von Höhleneingängen oder vor Lüftungsöffnungen eingesetzt und vor Öfen, die im Inneren betrieben werden.

Methan

Methan kann das Ergebnis der Zersetzung organischer Stoffe oder ein Produkt der lokalen Geologie sein, wenn sich Höhlen in der Nähe von Kohleflözen bilden. Es ist geruchlos, leichter als Luft und bleibt in hohen Kuppeln gefangen. Es ist an sich harmlos, verdrängt aber Sauerstoff in der Luft und ist explosiv.

Schwefelwasserstoff

Schwefelwasserstoff, ein vulkanisches Gas, entsteht ebenfalls durch organische Zersetzungsprozesse oder Abwässer. Einige Quellen, insbesondere heiße, produzieren es. Er hat eine höhere Dicht als Luft und sinkt somit ab. Der charakteristische Geruch erinnert an faule Eier, desensibilisiert aber schnell die Geruchsnerven, sodass immer höhere Konzentrationen erforderlich sind, um es weiterhin wahrzunehmen. Er ist gefährlich und brennbar.

Vulkanische Gase

Höhlenforscher erkunden auch Lavaröhren auf Vulkanen. Je nach Alter der Röhre und Aktivität des Vulkans können diese Röhren vulkanische Gase, z.B. Schwefeldioxid, enthalten.

Dies trifft insbesondere auf Eis- und Schneehöhlen zu, die hoch oben auf Vulkanen über den Fumarolen gebildet wurden. [26]

Gefährliche Gasgemische

Sollte Gas vor Ort ein Problem darstellen, muss dieses so schnell wie möglich behoben werden, im oberflächennahen Bereich z.B. durch Belüftung. Es gibt auch Atemschutzgeräte (*supplied air-breathing apparatus* SABA), die)den Träger durch einen Schlauch mit komprimierter Atemluft aus einem zentralen Druckluftbehälter versorgen. Manche sind klein genug, um in einer Höhle eingesetzt werden zu können, die Logistik zur Erneuerung verbrauchter Behälter wirkt allerdings stark limitierend. Auch die Retter sind durch die Länge des Schlauchs in ihrem Bewegungsradius begrenzt. Retter, die ein System dieser Art verwenden, tragen stets eine kleine Reservedruckluftflasche mit sich, die bei einem Notfall die Flucht aus der Höhle ermöglicht. Ein komplett umluftunabhängiges Atemschutzgerät (*self-contained brething apparatus* SCBA), bei dem die Atemluft in einer Druckluftflasche am Rücken eines Höhlenforschers getragen wird, bietet eine flexiblere Lösung, der Retter ist beweglicher. Nachteil hingegen ist das deutlich höhere Gewicht. Umluftunabhängige Atemluftgeräte erfordern eine dicht sitzende Maske und eine umfangreiche Ausbildung. Sobald sie gebraucht werden, sollte daran gedacht werden, professionelle Minenrettungsteams, die regelmäßig intensiv mit Atemschutzgeräten üben, einzubeziehen.

Der Transport von Sauerstoff in eine Höhle ist schwierig (und potenziell gefährlich), sollte aber in Erwägung gezogen werden. Druckluftflaschen, die mit unter Druck stehendem Gas befüllt sind, müssen vorsichtig behandelt werden. Besonderes Augenmerk sollte auf die Sicherung der Sauerstoffflaschen gelegt werden, z.B. durch die Verwendung von Plastikschutzumhüllungen für die Ventile und Tragetaschen, die für den Transport solcher Flaschen auch geeignet sind. Das Abbrechen des Flaschenhalses kann das Gas explosionsartig freisetzen. Es ist fast unmöglich, genügend Sauerstoff für eine längere Höhlenrettung bereitzustellen, aber in kritischen Momenten kann er entscheidend sein.

25.3.8 Temperatur

Die regionalen Klimabedingungen bestimmen auch das Klima in einer Höhle, d.h. die Temperatur in einer Höhle lässt sich anhand der durchschnittlichen Jahrestemperaturen in der Region abschätzen. Die Luftfeuchtigkeit beträgt gewöhnlich nahezu 100 %. Höhlen haben tendenziell eine relativ stabile Temperatur, sie kann aber durch geomorphologische Gegebenheiten wie Kamine, fließendes Wasser oder enge Gänge beeinflusst werden.

Unterkühlung ist ein Risiko für jeden unvorbereiteten Höhlenforscher oder Retter. Die örtlichen Gegebenheiten ergeben die adäquate Prävention. Schichten aus Kleidung, die je nach Aktivität an- oder ausgezogen, sind entscheidend. Gut geeignet sind viele synthetische Materialien, Baumwolle sollte generell vermieden werden. Eine Kopfbedeckung, z.B. eine Sturmhaube, kann einen großen Unterschied beim Wärmeerhalt des gesamten Körpers machen. In kalten, nassen Höhlen kann ein Neoprenanzug am geeignetsten sein. Trockenanzüge reißen sehr schnell und sind daher – das Tauchen ausgenommen – eher unpraktisch. Seien Sie darauf vorbereitet, während der Bewegung Schichten entfernen zu müssen, um starkes Schwitzen zu vermeiden und die Schichten wieder anzuziehen, sobald die Aktivität beendet ist. Wenn Sie sich überhaupt nicht bewegen, sollten Sie eine Dampfsperre in Form einer Plane oder eines großen Müllsacks verwenden, um sich warmzuhalten, insbesondere in Kombination mit einer Wärmequelle, wie z.B. einer Kerze oder einem Wärmekissen. Es ist wichtig, sich gut zu ernähren und hydriert zu bleiben, damit der Körper zur Wärmeproduktion Kalorien verbrennen kann, bis die Rettung erfolgreich beendet wird.

Obwohl die unterirdische Umgebung eine der stabilsten ist, die man als Retter antreffen kann, kann das Wetter diese dennoch beeinträchtigen. Regen ist der offensichtlichste Faktor, da er sowohl den Wasserfluss als auch den Wasserstand im Inneren verändern kann. Schnee und Kälte können Seile einfrieren und möglicherweise einen Eingang blockieren. Blitze dringen über kurze Entfernungen in Höhlengänge ein: Sollte ein Telefonkabel in die Höhle reichen, kann der Blitz bis zum Ende der Leitung durchschlagen, wodurch die Ausrüstung zerstört und Rettungskräfte/Opfer verletzt werden können.

25.3.9 Wasser

Wasser spielt in allen Bereichen des Lebens eine wichtige Rolle, nicht nur für die einzelne Kreatur, sondern auch für das Leben auf unserem Planeten insgesamt. Wasser ist einer der Hauptakteure bei der Höhlenbildung, die in vielen Höhlen noch nicht abgeschlossen ist. Die erste Assoziation, die ein Laie hat, wenn von Höhlen die Rede ist, sind Nässe und Dunkelheit. Der Umgang mit dem Thema Wasser ist daher ein wichtiger Aspekt sowohl für Höhlenforscher als auch für Höhlenretter. Fließendes Wasser muss respektiert werden, auch unter Tage, Wasserfälle in Höhlen haben schon viele Menschenleben gekostet. [4] Höhlenforscher an Land wurden z.B. durch wechselnde Wasserstände aufgrund von Wetterveränderungen im Freien eingeschlossen und die Gezeiten in Küstengebieten haben schon Erforschern von Meereshöhlen den Rückweg abgeschnitten.

Höhlentauchen bedeutet ein zusätzliches Maß an Komplexität und Gefahr. Totenbergungen kommen in diesem Zusammenhang deutlich häufiger vor als Rettungseinsätze. Die Gefahren sind selbsterklärend: Schlechte Sicht ist Normalität, trotzdem müssen sich Taucher orientieren können. Zudem ist es nicht möglich, einfach aufzutauchen, wenn einem die Luft ausgeht. Die tiefere Erkundung von Siphonen erfordert ein hohes Maß an Organisation. Sobald ein Taucher in einem neuen Höhlengang aufgetaucht ist, steht ihm zunächst nicht die notwendige Ausrüstung zur Verfügung, um weiterzugehen. Weitere Erkundungen erfordern mehrere Tauchgänge, um Ausrüstung auf der anderen Seite des Siphons zu platzieren. Ist eine Dekompression notwendig ist, muss sie in jeder Richtung durchgeführt werden. Jeder nachfolgende Siphon erhöht die Komplexität. All diese Gegebenheiten sind bei der Organisation eines Höhlengangs oder einer Rettung zu berücksichtigen.

Einige Höhlen sind sehr anfällig für Überschwemmungen. Einige haben offensichtlich das ganze Jahr über aktiv fließendes Wasser. Andere mögen trocken erscheinen, können aber je nach Wetterlage überflutet werden. Höhlen, die von Bächen gespeist werden, werden nicht nur vom lokalen Wetter beeinflusst. Ein Gewitter flussaufwärts im Wassereinzugsgebiet kann eine Höhle viele Kilometer entfernt überfluten. Das Wetter muss daher intensiv beobachtet werden.

Im Allgemeinen berichten Medien nicht über Rettungsmissionen aus einer überfluteten Höhle. Die Rettungsmaßnahmen müssen maßvoll erfolgen. Die Eingeschlossenen sind entweder tot oder wohlauf und man kann wenig tun, um die Situation kurzfristig zu ändern. Schickt man Retter in eine überflutete Höhle, birgt das ein erhebliches Risiko bei oft geringem Nutzen. Daher sollte in aller Regel gewartet werden, bis der Wasserstand zurückgegangen ist. [27] Währenddessen kann versucht werden, diesen mit Pumpen zu verringern und stromabwärts liegende Hindernisse zu entfernen, um den Rückgang des Pegels zu unterstützen. Zudem kann versucht werden, einen alternativen Weg aus der Höhle zu finden. Wenn Pumpen mit Verbrennungsmotoren verwendet werden, muss festgelegt werden, wohin Auspuffgase abgegeben werden – keinesfalls in Richtung Höhleneingang. [28]

Retter, die in einer überschwemmungsgefährdeten Höhle arbeiten, müssen sich rechtzeitig nach sicheren Orten umsehen, an die sie sich bei Bedarf zurückziehen können. Anzeichen sind Schlamm in niedrigen Bereichen und Geröll hoch oben an den Wänden. Je höher das Geröll zu finden ist, desto höher ist der drohende Wasserstand. Die Suche nach Unterschlupfmöglichkeiten oberhalb der Geröllgrenze ist entscheidend, vorzugsweise an einer erhöht liegenden Stelle stromabwärts eines niedrigen Durchlasses. In einigen Höhlen wurden Nahrung, Wasser, Unterschlupfmöglichkeiten und Kommunikationsmittel an solchen Orten aufgebaut bzw. deponiert.

Die Entscheidung, Taucher zu Eingeschlossenen in einer überfluteten Höhle zu entsenden, ist eine ernste Angelegenheit. Hierzu muss es ein erreichbares Ziel geben, das nicht durch längeres Warten ebenso erreicht werden kann. Es werden ausschließlich Taucher eingesetzt, die für das Höhlentauchen zertifiziert sind, ein Freiwassertaucher ist nicht akzeptabel. Der Schlamm in Höhlen kann einem Taucher die Sicht komplett nehmen. Höhlentaucher sind erfahren im Tragen und Verwenden von mehrfacher (auch scheinbar überflüssiger) Ausrüstung, um mit „Null-Sicht-Situationen" zurechtzukommen. Sie legen Leinen aus, denen sie blind folgen können, um wieder zurück an die Oberfläche zu gelangen. Die offensichtlichste Aufgabe solcher Leinen und Tauchgänge ist es, die im trockenen Teil der Höhle wartenden Höhlenforscher mit Vorräten zu versorgen. Eine direkte Rettung per Tauchgang aus einer Höhle wäre extrem ungewöhnlich.

25.4 Medizinische Überlegungen

Der Zugriff auf eine verletzte Person in einer Höhle ist sowohl Herausforderung als auch Gefahr. Oft befindet sich der Verletzte noch in einer gefährlichen Situation. Dies bedeutet, dass der Retter der gleichen Gefahr ausgesetzt ist, während er das Opfer zu retten versucht. Der erste Schritt besteht darin, so viel Gefahr möglich zu entschärfen oder das Opfer an einen sichereren Ort zu bringen, an dem die Retter die Verletzungen erstversorgen und in vertretbarer Sicherheit auf weitere Hilfe warten können. Meist bleibt genügend Zeit, um eine verletzte Person zu bergen, sodass die Rettung zielgerichtet und organisiert erfolgen kann. Eine Person, die überlebt hat, bis die Rettungskräfte vor Ort sind, ist wahrscheinlich recht stabil. Es sind daher eher die Kameraden des Verletzten, die mit Situationen konfrontiert werden, in denen sofortiges Handeln erforderlich ist, um die Prognose des Opfers zu verbessern, z. B. durch Atemwegssicherung oder Blutstillung. Die Retter müssen eine Ersteinschätzung des Opfers vornehmen, um abzuschätzen, welche Ressourcen für die Rettung benötigt werden. Sobald ein Plan erstellt ist, kann die verletzte Person begleitet oder hinausgetragen werden, wobei darauf zu achten ist, dass Probleme wie Wirbelsäulenverletzungen, Kopfverletzungen und Knochenbrüche nicht verschlimmert werden. Viele Verletzungen können von den Gruppenmitgliedern und selbst von Verletzten, die von der Gruppe evakuiert werden, mit entsprechender Ausbildung versorgt werden. Nur selten findet der Retter die verletzte Person genau an dem Ort und in der Position, in der die Verletzung aufgetreten ist. In diesen Fällen muss derjenige, der den Verletzten zuerst erreicht, den Verletzungsmechanismus ermitteln und eine erste Triage vornehmen.

Zusätzlich zu der meist langen Zeit bis zum Eintreffen medizinischer Hilfe haben Höhlenretter nur begrenzte Ressourcen, wenn sie sich um einen Verunglückten unter Tage kümmern. Dies erlaubt es nicht, jede Leitlinie exakt zu befolgen. Eine bessere Ausbildung der Höhlenforscher und Retter würde zu besserer Improvisationsfähigkeit führen. Höhlenforscher und -retter sollten so ausgebildet sein, dass sie die Ziele ihres Handelns verstehen, also nicht nur das „Wie", sondern auch das „Warum“. Das mag logisch klingen, aber die meisten Kurse haben nach wie vor nicht diese Ausrichtung. Unterrichtet werden zwar sehr wichtige Verfahren und Strukturen, aber die Lehrenden gehen davon aus, dass die Höhlenforscher alle benötigten Materialien zur Verfügung haben und dass professionelle Hilfe innerhalb von Minuten, und nicht Tagen eintreffen wird. Leider gibt es unter Tage keine Hubschrauber.

Mitglieder eines Erstzugriffsteams müssen sich schnell an die gegebenen Umstände anpassen können. Ein gewisses Maß an Monitoring wird meist durchführbar sein, Laboruntersuchungen können hingegen nicht erfolgen. Die Ersthelfer müssen sich auf ihren Verstand, ihre Hände und ihre Sinne verlassen. Selbst wenn ein Kommunikationssystem zur Verfügung steht, über das Ratschläge eingeholt werden kann, wird es trotzdem in den meisten Fällen von den Fähigkeiten und Fertigkeiten des Helfers am Patienten abhängen, was und wie etwas getan werden sollte. Obwohl es unrealistisch ist, sich auf jede Unwägbarkeit vorzubereiten, die einer Höhlenrettung verkomplizieren kann, können einige Hinweise helfen: In vielen Ländern werden Listen kompetenter Höhlenretter gepflegt, die einen schnellen Zugriff ermöglichen und damit die Chancen der verletzten Person erhöhen. Gebiete mit vielen Höhlen verfügen meist über einen eigenen Höhlenrettungsdienst. In anderen Gebieten kann es üblich sein, Einsatzteams aus ausgebildeten Höhlenrettern mehrerer Nichthöhlenrettungsteams zusammenzustellen, die Listen enthalten dann die Namen trainierter Personen und die verfügbare Ausrüstung. Um die Sache weiter voranzubringen, wurden bereits in großem Rahmen (z. B. für ganz Europa) Listen mit höhlenmedizinischen Spezialkräften erstellt, die z.B. in Situationen nützlich sein könnten, in denen ein Arzt jenseits eines Siphons oder in sehr tiefen Höhlen benötigt wird.

25.4.1 Grenzen der medizinischen Versorgung

Die medizinischen Teams bringen die für die Versorgung des Opfers erforderliche Ausrüstung mit. Da eine vollständige ärztliche Ausrüstung für den Transport zu umfangreich ist, sollte sie in vernünftigem Maße an die häufigsten Verletzungen und Erkrankungen angepasst sein, die unter Tage zu versorgen sind. Üblicherweise wird diese Ausrüstung unter den Teammitgliedern aufgeteilt. Sobald zuverlässige Informationen über die Verletzungen vorliegen, kann zusätzlich speziellere Ausrüstung zum Patienten gebracht werden.

Neben der medizinischen Ausrüstung zur Versorgung des eigentlichen Patienten muss jedes Team über ausreichend Material verfügen, um Verletzungen von Teammitgliedern zu versorgen, ohne auf die Hilfe einer größeren Gruppe angewiesen zu sein. Da einige Aufgaben weit entfernt von dem Ort anfallen können, an dem andere Retter arbeiten, braucht jedes Team, das in den Untergrund geht, seine eigene Erste-Hilfe-Ausrüstung: Ein Team kann nicht davon ausgehen, dass andere Retter in der Nähe sein werden.

MERKE

Alle Teammitglieder müssen mit der medizinischen Ausrüstung und den therapeutischen Möglichkeiten vertraut sein, bevor sie eine Höhle betreten. Es kann zwar andere Ausrüstung angefordert werden, aber es darf nicht damit gerechnet werden, dass diese schnell verfügbar sein wird.

Viele Teams halten datiert versiegelte Transporttaschen für die Erstzugriffsteams bereit. Die Tasche wird vor einem Einsatz in der Regel geöffnet, damit der Helfer zusätzliche Materialien seiner Wahl, auch auf Grundlage bereits verfügbarer Informationen über den Einsatzort, hinzufügen kann.

25.4.2 Vorerkrankungen

Nahezu alles, was außerhalb einer Höhle passieren kann, kann auch innerhalb geschehen. Immer häufiger suchen auch Menschen mit chronischen Krankheiten das Abenteuer, so dass die Wahrscheinlichkeit der Exazerbation einer vorbestehenden internistischen Erkrankung in einer Höhle zunimmt. Diese Gefahr ist angesichts des ungewöhnlich hohen Ausmaßes körperlicher Aktivität, die bei einem Höhlengang erforderlich wird, oft sogar noch größer, z.B. die einer Hypoglykämie bei insulinpflichtigen Diabetikern oder die eines Herzinfarkts bei Patienten mit koronarer Herzkrankheit. Es ist auch denkbar, dass Schlaganfälle, physische/psychische Erschöpfung, Dehydrierung oder Vergiftungen auftreten. Unter dem Stress einer Höhlenerforschung können sich sogar bis dato unerkannte Krankheiten erstmanifestieren. Daher ist es wichtig, dass jeder Höhlenforscher, der an einer Krankheit leidet, selbst gut über deren Behandlung Bescheid weiß und diese Informationen rechtzeitig seinen Teammitgliedern mitteilt, die als Ersthelfer davon betroffen sein könnten. Ein im Alltag ausschließlich persönliches Problem kann eine Gefahr für die gesamte Höhlenexpedition darstellen, wenn es in einem ungünstigen Moment unter Tage exazerbiert. Es ist von großer Bedeutung, die potenziellen Risiken, Probleme und Lösungen mit den Teammitgliedern zu besprechen, bevor man die Höhle betritt. Dieses Gespräch kann unangenehm sein. Trotzdem ist es auf der Suche nach einer besseren Lebensqualität und der Möglichkeit, seine gewohnten Aktivitäten in der Wildnis trotz chronischer Erkrankung fortzusetzen, wichtig, dass sowohl Abenteurer mit einem gewissen Grad an eingeschränkter Gesundheit als auch der Expeditionsleiter die damit einhergehenden Risiken verstehen und man gemeinsam ein verantwortbares Gleichgewicht zwischen Risikomanagement und individueller Unabhängigkeit findet.

25.4.3 Medizinische Ausrüstung

Wie bereits erwähnt, halten die meisten organisierten Höhlenrettungsgruppen versiegelte Taschen vor, um keine Zeit für die Überprüfung des Inhalts vor einem Rettungseinsatz zu verlieren. Die medizinische Kommission des italienischen CNSAS hat 2008 Richtlinien für solche First-Responder-Taschen. Sie sind nach den verschiedenen Modalitäten von Assessment und Versorgung der Opfer in drei Taschen unterteilt (Tasche 1, Tasche 2 und Tasche K).

- Tasche 1 enthält in Übereinstimmung mit den Empfehlungen der ICAR MedCom Material für einen medizinisch ausgebildeten nichtärztlichen Helfer, um das ABC der Traumaversorgung abzuarbeiten. Elektronische Geräte wurden vermieden, dennoch gibt es ein Pulsoxymeter und ein Thermometer (idealerweise zur Erfassung einer Körperkerntemperatur < 35 °C).
- Tasche 2 enthält Material für Ernährung, Körperpflege (einschließlich Kontrolle der Diurese/Entwässerung) und Hypothermieprävention.
- Tasche K enthält vielseitig einsetzbare Materialien zur Immobilisation, wie z. B. das Kendrick Extrication Device (KED©) oder Schienungsmaterial aus Neopren. [29] Ein Beispiel ist in ➤ Tab. 25.1 und ➤ Tab. 25.2 dargestellt.

Es kann ratsam sein, verschiedenfarbige Beutel zu verwenden (z. B. weiß mit rotem Kreuz), um Verwechslungen mit anderen Material- und Techniksäcken zu vermeiden. Jede dieser Taschen sollte genügend zusätzlichen Platz für die persönliche Ausrüstung haben, damit der Retter eigenständig arbeiten kann, oder sie sollte in die persönliche Tasche der Person passen, die sie trägt. Es ist schwierig, sich unter Tage mit zwei Taschen zu bewegen. ➤ Tab. 25.1 enthält Beispiele der Ausstattung der Taschen. Diese kann nach Bedarf angepasst werden.

Tab. 25.1 Medizinische Ausrüstung

Tasche 1	Tasche 2	Tasche 3 (K)
Erste Hilfe	Biwak und Nahrung	Schienungsmaterial
Atemweg (drei verschiedene Größen)	Biwak Zelt	Kurzes Spineboard
Manuelle Absaugeinheit	Höhlen-Overall (Speleo Suit [a])	Zervikalstütze (z.B. Stifneck©)
Alurettungsdecke	Selbstwärmende Decke [b]	SAM – Splint©
Stirnlampe	Geschirr und Besteck	Vakuum-Schiene
Protokoll zur Dokumentation	Nahrung	Beckenschlinge
Zwei Müllbeutel	Wasser	
Pulsoxymeter	Teebeutel, Kaffee	
Maske für Mund zu Mund/Nase Beatmung	Zucker	
Fünf Paar sterile Handschuhe	Feuerzeug oder Zündhölzer	
Stethoskop	Wasser Desinfektion	
Blutdruckmanschette	Kochmaterialien	
Zwei elastische Binden	Extra Haube	
Zehn sterile Wundauflagen	Extra Handschuhe	
Zehn unsterile Tupfer	Extra Paar Socken	
Skalpell/Klingen		
Steri-Strips		
500 ml Flüssigkeit für i. v. Anwendung in einem Plastikbeutel		
Spritzen und Kanülen		
Hautantiseptikum		
Sterile Abdecktücher		
Ausscheidungshilfen: • Zwei Kondome • Windeln • Harnkatether • Zwei Beutel für Katheter		

[a] Isolationsanzug, speziell entwickelt für Höhlenrettung, mit multiplen Öffnungen um nasse Kleidung zu wechseln und eine ordentliche Untersuchung sicher zu stellen.

[b] Aktive Selbstwärmende Decke (z.B. Ready Heat®)

Tab. 25.2 Erweiterte medizinische Ausrüstung

Chirurgisches Material	Druckinfusions-beutel	Laryngoskop
Sterile Handschuhe	Monitoring	Endotracheal-Tuben
Medikamente	Material für intra-ossären Zugang	Larynxmasken
Magensonde mit Drainagebeutel	Infusionen in Plastikbeutel	Beatmungsbeutel mit Maske (z. B. Ambu®)
Nadel/Klingen-Abwurfbehälter	Material für intra-venösen Zugang in verschiedenen Größen	Larynxmasken

Da jede vorbereitete Tasche nur das Nötigste enthält, sollte sie, wenn möglich, an jede einzelne Rettungsaktion angepasst werden. Die medizinische Ausrüstungstaschen des italienischen Höhlenrettungsdienstes (CNSAS) enthalten ein Set, das auf Atemwege und Beatmung, Kreislauf mit Blutstillung und Analgesie ausgerichtet ist. [29] Für lange und komplexe Höhlenrettungseinsätze, die an die spezielle Patientenpathologie angepasste Gerätschaften erfordern, gibt es ein nationales Set. Was in die medizinische Tasche gehört, hängt von den Fähigkeiten und der Zertifizierung des betreffenden Helfers ab. Ein Arzt wird mehr Material mitnehmen als ein Sanitätshelfer und benötigt daher mehr Platz. Ein Nichtmediziner sollte keine Ausrüstung mitnehmen, die er nicht verwenden kann, es sei denn, es ist abzusehen, dass ein Arzt später noch eintrifft.

25.4.4 Patientenkomfort

Ein schwer verletzter Höhlenforscher, der weit von einem Eingang entfernt ist, muss über einen längeren Zeitraum an Ort und Stelle bleiben. Es kann Stunden oder Tage dauern, bis Hilfe eintrifft.

Die Gruppenmitglieder des verletzten Höhlenforschers müssen einer Unterkühlung vorbeugen, indem sie ihn zunächst aus einer nassen oder windigen Umgebung an einen trockeneren und windstilleren Ort verbringen. Ein improvisiertes Biwak oder Zelt hilft zusätzlich, die verletzte Person warm und bequem zu halten. Wenn möglich, sollte dem verletzten Höhlenforscher trockene Kleidung übergezogen, eine Art Bett hergerichtet und die Wartezeit genutzt werden, um die Verletzungen weiter zu versorgen und seinen Zustand regelmäßig zu überprüfen. Diese Aufgabe übernehmen bevorzugt die Höhlenforscher, die ursprünglich am Unfallort waren. Je mehr in dieser frühen Phase getan wird, desto schneller kann ein Ersthelferteam das Opfer transportieren (➤ Abb. 25.4).

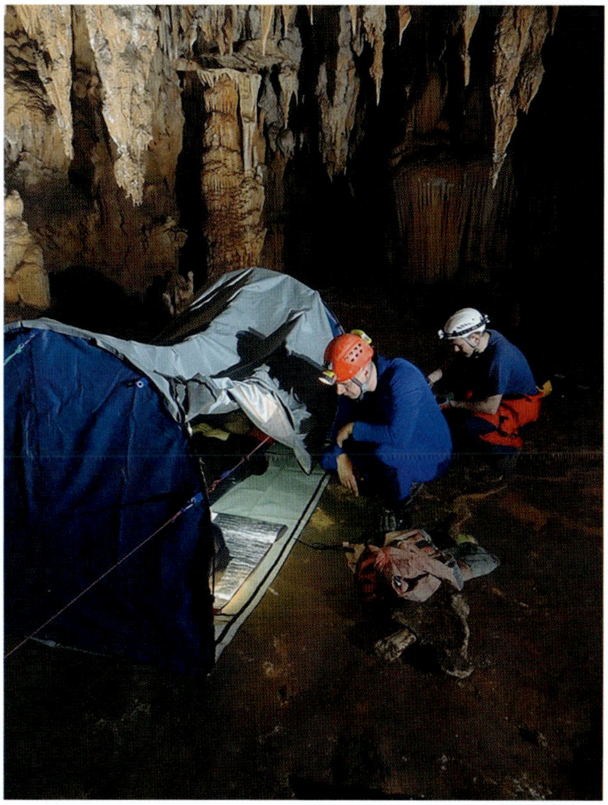

Abb. 25.4 Ein Biwak in einer Höhle. (Mit freundlicher Genehmigung von Prof. Darko Baksic)

MERKE

Die Schaffung eines Unterstandes, der warm und groß genug ist, um verletzte Höhlenforscher zu versorgen, ist von großer Bedeutung für eine längerfristige Stabilisierung oder einen Zwischenstopp bei der Rettung.

25.4.5 Monitoring

Es kann nicht oft genug betont werden, wie wichtig das wiederholte Abarbeiten des ABCDE-Algorithmus während des Wartens auf die Evakuierung und während eines längeren Einsatzes ist. So viele Dinge passieren parallel, so viele Personen wechseln, so viele Sachen müssen erledigt werden, dass der Patient zwangsläufig immer wieder ungewollt für längere Zeit unbeaufsichtigt bleibt. Nur ein engagierter Arzt oder Sanitäter, der nicht in andere Aspekte der Evakuierung eingebunden ist, kann aufmerksam genug sein, dass ihm auch geringfügige Zustandsänderungen des Verunglückten nicht entgehen.

Es gibt Situationen, in denen die lückenlose Überwachung einfach schwierig, wenn nicht gar unmöglich ist, z. B. während der Rettung von Höhlentauchern, beim Transport durch Siphons oder während bestimmter Phasen eines vertikalen Transports. Trotzdem bietet die

Entwicklung neuer, robuster, leichter und wasserfester Monitore und besserer Rettungsausrüstung heute auch für die Situation unter Tage Möglichkeiten, die noch vor zwei Jahrzehnten kaum vorstellbar waren. Dementsprechend ist es wichtig, grundsätzlich auch an exponierten Orten eine Versorgung nach den aktuellen medizinischen Richtlinien anzustreben und nicht nur die verletzte Person aus der Höhle zu transportieren.

25.4.6 Leitlinien

Ein Arzt hat im Rahmen der Versorgung in einer Höhle große Entscheidungsfreiheit. Nichtärztliche Helfer haben bei Abweichungen vom Protokoll weniger Flexibilität, sind aber oft die ersten, die das Opfer erreichen. Sie brauchen für ihre Arbeit unter solch extremen Bedingungen daher Protokolle, die Ihren Handlungsradius so vergrößern, dass sie in der Lage sind, lebensrettende Interventionen vorzunehmen, selbst wenn der Kontakt zu einer delegationsfähigen medizinisch-strategischen Rückfallebene unterbrochen ist. Die medizinische Kommission des CNSAS entwickelt seit 2008 einen speziellen Kurs zur Traumabehandlung für Ersthelfer in der Höhlenrettung, genannt Speleo Trauma Care (STC). [30] Die STC-Protokolle umfassen:

- Überprüfen der Sicherheit und der Risiken sowie Feststellen des Verletzungsmechanismen
- Basis-ABC-Schema mit Immobilisation der Wirbelsäule für Ersthelfer, gefolgt von einer Schnelluntersuchung von Kopf bis Fuß, um mögliche Warnzeichen bereits am Unfallort zu beurteilen
- Evakuierung des Verletzten an einen sicheren Ort (z. B. mit Verwendung einer Zervikalstütze und einem KED©-System), mit den Prinzipien der Vermeidung einer Hypothermie
- Zweite Beurteilung nach dem ABCDE-Schema der Traumabehandlung
- Weitergabe von Informationen, um sowohl medizinische Unterstützung und spezielles Material als auch Hilfe bei der Planung der Rettungsaktion gewährleisten zu können

Dieses Protokoll wurde parallel zur Restrukturierung der medizinischen Ausrüstung erstellt (➤ 25.4.3, ➤ Tab. 25.1).

25.4.7 Psychologische Überlegungen

Ein Höhlenforscher, der auf einer Trage in einer Höhle liegt, hat die Kontrolle verloren, vielleicht hat er auch Schuldgefühle, weil er einen Notruf an die Retter ausgelöst hat, unter denen sich vielleicht auch Freunde des Verletzten befinden. Einige Dinge können getan werden, um die Evakuierung zu erleichtern: [31]

- **Aufrechterhalten der personellen Stabilität:** Evakuierungsteams, welche die Tragearbeit verrichten, werden schnell müde und müssen oft ausgewechselt werden. Ein Arzt oder eine medizinisch ausgebildete Einsatzkraft kann viel länger in seiner Rolle bleiben und ein einzelnes Gesicht oder zwei Gesichter, die sich abwechseln, geben dem Verletzten ein Gefühl von situativer Stabilität. Die persönlichen Betreuer sollte sich daher nicht gleichzeitig an der Tragearbeit beteiligen, um Ermüdung vorzubeugen und bei dem Patienten bleiben zu können. Dies macht es auch einfacher, auch nur subtile Veränderungen z.B. des Bewusstseinszustandes zu erfassen.
- **Belügen Sie den Patienten niemals:** Wenn etwas unangenehm sein wird, sagen Sie es. Dem Patienten kann und sollte gesagt werden, wie schnell sich die Situation verbessern wird, aber der Betreuer muss seine Glaubwürdigkeit bewahren. Kommunizieren Sie gegenüber dem Patienten insbesondere kurze, erreichbare Aufgaben oder gemeinsame Ziele, z.B. „Wir werden noch 90 m kriechen, dann öffnet sich diese Passage und wir können eine Pause machen."

Bei einer Person, die ein Trauma im Untergrund erlebt hat, besteht das Risiko, dass sich eine posttraumatische Belastungsstörung (PTBS) entwickelt. Diese Person zu zwingen, darüber zu sprechen, ist nicht hilfreich und kann alles noch schlimmer machen. [32] Darüber zu sprechen, wenn die Person es möchte, ist jedoch gut. Eine angemessene Schmerzlinderung kann helfen, zukünftige PTBS-Symptome zu verringern. [33]

25.4.8 Hypothermie

Eine aktive Behandlung einer bereits bestehenden Unterkühlung ist unter Tage schwierig. Das Hauptaugenmerk liegt daher darauf, Wärmeverluste zu verhindern. Eine Reihe von Hilfsmitteln können genutzt werden: Das Einatmen von warmer Luft kann die Temperatur im Körperinneren erhöhen, sollte diese fallen. [34] Das ResQAir® ist im Handel frei erhältlich. Der *Little Dragon* ist speziell für die Höhlenrettung konzipiert. Diese Geräte erwärmen Luft oder Sauerstoff, die von außen zugeführt werden, und leiten sie über eine angeschlossene Gesichtsmaske an den Patienten weiter. Die Wiedererwärmung wird durch eine chemische Reaktion zwischen CO_2 und medizinischer Natronlauge in der Flasche erreicht. Dieses System ist auch in einer Version erhältlich, das ohne Säure arbeitet. Es erwärmt die Luft/den Sauerstoff, die/der durch die Flasche strömt, 5 Stunden lang auf eine Temperatur von 40–50 °C und befeuchtet den Sauerstoff bis zu einer Flussrate von 10 l/min. Alternativen sind chemische Wärmepackungen, die auf den Rumpf aufgelegt werden, oder komplette Wärmedecken, wie z. B. die Ready-Heat®.

Das Opfer kann über einen längeren Zeitraum auf einer Trage liegen. So fixiert ist es für einen Verletzten schwer, seine eigene Wärme zu erzeugen. Von wenigen Ausnahmen abgesehen, sollten die Opfer mit einer Isolierung und einer Dampfsperre verpackt werden, um Wärmeverluste während des Transports zu minimieren. [35] Weitere Einzelheiten zu den Möglichkeiten der Erwärmung oder der Verhinderung von Wärmeverlust bei unterkühlten Opfern ➤ Kap. 19.

25.4.9 Hängen am Seil

Höhlenunfälle in vertikalen Höhlenabschnitten kann zum Hängen führen. [4, 19] Oberste Priorität besteht in diesen Fällen darin, die verletzte Person aus dem Seil zu befreien, was in der Regel durch die eigene Gruppe geschieht. Nach der Bergung sollte der Verletzte hingelegt und wie jedes andere Unfallopfer behandelt werden (➤ Kap. 18 *Hängesyndrom*).

25.4.10 Verbrennungen

Verbrennungen sind unter Tage ein Problem. Früher wurden die meisten Verletzungen dieser Art durch Stichflammen verursacht, die durch Acetylen-Explosionen aufgrund von verbrauchtem Karbid verursacht wurden. Heute handelt es sich eher um Verbrennungen, die durch überhitzte Lampen in Taschen, beim Kochen und bei der Verwendung von Kerzen zum Wärmen von Zelten während Erkundungen hervorgerufen werden. Glücklicherweise kommt es selten zu Verbrennungen, sie sind sehr schmerzhaft, aber meist eher umschrieben und nicht lebensbedrohlich.

25.4.11 Schienung

Verletzungen einer Extremität sind häufig. Die Schienung schützt den betroffenen Knochen oder das betroffene Gelenk und lindert die Schmerzen. Dies verbessert die Chancen des Patienten, sich selbst aus der Höhle zu befreien. Auch wenn der Patient auf einer Trage gelagert ist, sollten verletzte Extremitäten geschient werden, um den Patientenkomfort und die Sicherheit zu verbessern und die Schmerzen zu lindern. Einige Materialien für die Schienung im präklinischen Setting sind für die kurzzeitige Ruhigstellung gedacht. Die Schiene sollte gut angepasst werden, da ein Höhlenrettungseinsatz in der Regel länger dauert, das häufige Überprüfen des neurovaskulären Status der Extremität ist obligat. Es wird wasserfestes Schienungsmaterial empfohlen, da die Höhlenumgebung meist feucht ist.

25.4.12 Dokumentation

Höhlenrettungseinsätze sind tendenziell langwierig, sie können Stunden, Tage, manchmal sogar Wochen dauern. Die Betreuer wechseln daher zwangsläufig, und für die genaue Dokumentation über die Verbesserung oder Verschlechterung des Zustands des Verunglückten sind schriftliche Aufzeichnungen unabdingbar – sei es auf einem standardisierten Formular oder formlos. Diese schriftlichen Aufzeichnungen, die mit dem Patienten mitgegeben werden, sind von unschätzbarem Wert für die weitere Versorgung. Das Material, auf dem geschrieben wird, muss einer feuchten Umgebung standhalten, entweder verwendet man speziell behandeltes Papier oder Acetatpapier.

25.4.13 Schmerztherapie

Die Vorbereitung auf eine längere Rettung schließt die Vorbereitung auf ein längerfristiges Schmerzmanagement mit ein. Das Opfer und das gesamte Team werden dafür sehr dankbar sein. Es ist wichtig, Methoden anzuwenden, die dem Behandelnden vertraut sind, da es notwendig sein kann, mit unerwünschten Nebenwirkungen umzugehen. [36] Die Regionalanästhesie wird inzwischen auch bei der Höhlenrettung eingesetzt. [9] Bei allen Vorteilen müssen jedoch auch die damit assoziierten Gefahren berücksichtigt werden, einschließlich der Risiken der intravaskulären Injektion und der lokalen Gewebetoxizität. Unabhängig von der Wahl des Schmerzmittels ist es wichtig, alle potenziellen Schmerzursachen auszuschließen, die behandelt oder vermieden werden können: Während eine angemessene Bewegungseinschränkung in den meisten Fällen zu einer deutlichen Schmerzlinderung führt, wird hingegen die inadäquate Lagerung einer gebrochenen Extremität ebenso unnötige Schmerzen verursachen wie, um nur einige Beispiele zu nennen, das Strecken der Beine bei einem Patienten mit Bauchkrämpfen oder das Transportieren eines Menschen mit gebrochenen Rippen auf der verletzten Seite. Da eine Trage selbst für eine gesunde Person ausgesprochen unbequem ist, sollte der Verletzte so oft wie möglich die Chance haben, sich zu bewegen und zu sitzen. Ist ein Bein verletzt und muss das Opfer in vertikaler Position transportiert werden, so muss das gesunde Bein unterstützt werden, um unnötigen Druck von der verletzten Extremität zu nehmen.

25.4.14 Transport

Der unvermeidlich lange Aufenthalt des Verunglückten in der Höhle erfordert generell eine Transportweise, bei der Qualität vor Schnelligkeit geht. Ein effizientes und gut ausgerüstetes Tragen-Team kann nicht nur unebene oder problematische Passagen bewältigen, sondern erleichtert die Aufgabe des Seiltechnikteams. Verunglückte müssen mit äußerster Sorgfalt transportiert werden, um Stöße und plötzliche Bewegungen zu vermeiden. [37]

Wie dem Fallbericht 25.1 aus der Riesending-Höhle zu entnehmen ist, waren während des Transports der Trage einige Pausen zur Versorgung des Patienten erforderlich, um ihn zu ernähren, zu wärmen, ausruhen zu lassen und medizinisch zu untersuchen. Diese Pausen sollten geplant und ein Lagerplatz für die Aufnahme des Patienten vorbereitet werden. Werden sie ad hoc festgelegt, könnte dies bedeuten, dass der Patient ungeschützt ist, während das Lager eingerichtet wird, und sich weder bewegen noch erholen kann, oder dass ein Retter in einem Wasserfall festsitzt und friert, während er darauf wartet, seine Aufgabe beim Transport zu erfüllen. Wenn solche Pausen richtig geplant werden, haben alle Beteiligten die Möglichkeit, sich zu erholen und das Rettungspersonal kann sich ausruhen und Informationen austauschen.

MERKE

Rettungseinsätze unter Tage können Tage oder sogar Wochen dauern. Die Retter müssen daher auf Probleme vorbereitet sein, mit denen sie bei einem bodengebundenen Rettungseinsatz nicht rechnen. Solche Probleme können Antibiotikatherapie, langfristige Schmerzbehandlung, Regionalanästhesie, langanhaltende Wärmebehandlung und andere langfristige Überlegungen betreffen wie z. B. die Wasserversorgung, mögliche giftige Gase oder Überschwemmungen.

Bei eine Höhlenrettung dauert die Bergung eines Patienten viel länger als der durchschnittliche Rettungswagentransport in der Stadt zu einer medizinischen Einrichtung. [38] Viele Praktiken, die im normalen Rettungsdienst üblich sind, sind unter Tage unangemessen. Die Annahme beispielsweise, dass die Halswirbelsäule bei jeder Verletzung gefährdet ist, führt zu einer langwierigen Evakuierung auf der Trage, die als Selbst-Evakuierung mit Unterstützung schneller und sicherer hätte durchgeführt werden können.

Patienten benötigen bei einer Höhlenrettung ständig Nahrung und Flüssigkeit; sie werden nicht so schnell in einen Operationssaal kommen. Es ist vernünftig, den Patienten von der Trage zu lassen, damit er sich bewegen oder seine Notdurft verrichten kann. Kann er die Trage nicht verlassen, ist für letzteres frühzeitig ein Plan erforderlich – entweder Windeln oder Harnkatheter. Es ist wichtig, einen unbeweglichen Patienten zu polstern, um Druckstellen zu vermeiden und ihn immer wieder auf Anzeichen von Durchblutungsstörungen durch Druckstellen zu überprüfen. Die Protokolle müssen diese Fragen der erweiterten Pflege beinhalten.

MERKE

Höhlenunfälle verschieben die Grenzen der Rettungsmaßnahmen. Viele Situationen, die früher als unmöglich galten, sind heute möglich. Höhlenforscher sind aus schier unglaublich schwierigen Situationen gerettet und selbst unter extrem erschwerten Umständen nach modernen medizinischen Standards behandelt und stabilisiert worden.

Eine weitere wichtige Frage ist, ob die Trage in horizontaler oder vertikaler Position transportiert werden soll. Es ist unvermeidlich, dass der Verletzte während des Manövrierens durch eine Höhle in verschiedene Positionen gebracht wird. Die Form des Höhlengangs bestimmt, wie die Trage bewegt wird. Das Evakuierungsteam muss sich überlegen, wie es diese Bewegungen so gut wie möglich aufeinander abstimmen kann, um eine Kopf-tief-Position zu vermeiden. Am Seil kann die Trage in einer vertikalen oder horizontalen Position befestigt werden. Der horizontale Transport ist deutlich bequemer für den Patienten und oft auch medizinisch sinnvoller, kann allerdings technisch anspruchsvoller und bei Steinschlag gefährlicher sein. Der Arzt oder ein anderer verantwortlich medizinisch Versorgender muss entscheiden, inwieweit der Verunglückte in vertikaler Position transportiert werden kann. Oft jedoch ist es in der Praxis allenfalls möglich, die Zeit in vertikaler Position so weit als möglich zu minimieren. Entscheidet der Verantwortliche, dass die Zeit in vertikaler Position so kurz wie möglich zu halten ist, kann das Rettungsteam Techniken anwenden, um die Position auch während eines vertikalen Hebevorgangs zu ändern. Dies ermöglicht auch einen Positionswechsel, wenn sich die Lage des Patienten während des Anseilens verschlechtert. Wichtig ist, dass der Blutdruck durch Positionswechsels des Opfers stark schwanken kann (➤ Abb. 25.5).

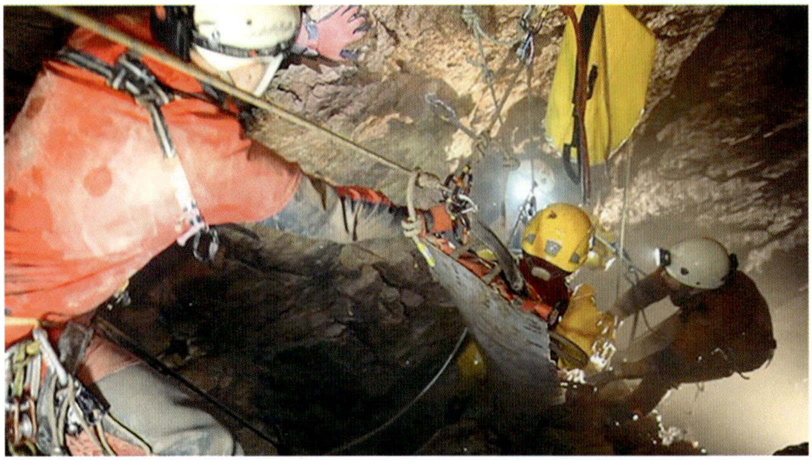

Abb. 25.5 Vertikale Rettung. (Mit freundlicher Genehmigung von Prof. Darko Baksic)

25.5 Management

Eine Höhlenrettung ist eine deutlich größere Herausforderung als eine Rettung über Tage: Die Einsatzzeiten können lang sein, die Kommunikation schwierig. Die Informationen über Hindernisse bei einer Evakuierung sind oft unvollständig. Mit genauen Daten ist das Management um ein Vielfaches einfacher. Am besten ist es, wenn die ersten Teams, welche die Höhle betreten, sorgfältig notieren, welche Stellen und in welcher Reihenfolge sie gesichert werden müssen. Daher ist es hilfreich, wenn jemand mit Erfahrung in der Seiltechnik das erste Team begleitet. [37] Es ist unmöglich, dem Verunglückten jedes gewünschte medizinische Hilfsmittel zukommen zu lassen. Zu Beginn einer Mission folgt das Management den etwas widersprüchlichen Zielen einer klaren Befehlskette einerseits und genügend Flexibilität für die Arbeit unter den Bedingungen mangelhafter Kommunikationsmöglichkeiten andererseits. In Gebieten, in denen Teams aus mehreren Provinzen, Ländern oder Staaten zusammenarbeiten müssen, ist es oft schwierig, diesen Wirrwarr an gefühlten und realen Zuständigkeiten zu koordinieren. Das Incident Command System (ICS) ermöglicht eine einheitliche Befehlsstruktur, die Einsatzziele festlegt, die von gemischten Teams erfüllt werden können. Wenn solche Details im Voraus geklärt werden, kann der konkrete Einsatz reibungsloser ablaufen.

Bei jeder Rettung, bei der Personen über eine Grenze hinweg eingesetzt werden, kann es zu wechselseitigen Problemen mit Akkreditierungen, Zulassungen und Versicherungen kommen. Die begrenzten Möglichkeiten unter Tage und der Notfallcharakter des Einsatzes relativieren solche Dinge meist vor Ort. Trotzdem sollten solche Probleme am besten lange vor einem Einsatz geklärt sein.

25.5.1 Alarmierung

Eine Rettungsmission beginnt, sobald ein Unfall gemeldet wird. Melder kann ein Gruppenmitglied sein, ein Freund oder ein Familienmitglied, das Bescheid gibt, dass jemand nicht rechtzeitig nach Hause zurückgekehrt ist. Ist eine ausreichend große Gruppe in der Höhle und ein Unfall passiert, teilt sich die Gruppe in diejenigen auf, die Hilfe holen und diejenigen, die sich um den oder die Verletzten kümmern. Es ist für das Rettungsteam entscheidend, eine möglichst detaillierte Beschreibung darüber zu bekommen, was, wann, wie, wem und warum passiert ist. Je mehr Informationen das Rettungsteam erhält, desto mehr Zeit kann gespart werden, indem primär die richtige Ausrüstung mitgeführt wird und auf unnötige Ausrüstung verzichtet werden kann. Ungenaue Informationen können viel Zeit und Energie kosten. Da es nicht alltäglich ist, dass zu einer Höhlenrettung alarmiert wird, ist es wichtig, dass die primären Ansprechpartner der örtlichen Rettungsdienste wissen, wen sie kontaktieren müssen.

25.5.2 Suche

Nicht alle Rettungseinsätze beginnen mit genauen Informationen zu einem bekannten Opfer an einem bekannten Ort. So kann von einem Freund oder Familienmitglied eine abgängige Person gemeldet werden, manche Rettungsaktionen beginnen auch gleich mit der Suche nach einem Vermissten. Es wurde bereits viel über die Theorie des Suchens geschrieben: Im Zusammenhang mit Höhlen sollten die Suchenden primär in die Areale geschickt werden, welche die vermisste Person aufsuchen wollte, sofern diese bekannt sind. Ähnlich wie bei „Search and Rescue" (SAR) in den Bergen ist ein Fragebogen hilfreich, der die vermisste Person charakterisiert. In vertikalen Höhlen kann man manchmal einfach auch dem Seil folgen. Es kann vorteilhaft sein, Personen einzubeziehen, welche die Höhle kennen, als sich ausschließlich auf Mitglieder eines offiziellen Höhlenrettungsteams zu verlassen. Sobald ein Opfer gefunden ist, beginnt die eigentliche Arbeit.

25.5.3 Aufbau des Einsatzes

Höhlenrettungseinsätze gehören zu den technisch kompliziertesten Rettungsaktionen. Viele Höhlenrettungsorganisationen verfügen über Standardarbeitsanweisungen (SOPs) für solche Einsätze und eine Liste der Retter mit den jeweiligen Kompetenzen. Viele dieser Dienste arbeiten eng mit den örtlichen SAR-Teams und anderen Rettungsdiensten, beispielsweise der Bergrettung, zusammen. Bei großen Rettungseinsätzen kann diese Zusammenarbeit entscheidend sein.

Um ein besseres Verständnis des Prozesses zu ermöglichen, werden die Rettungseinsätze in einige Schlüsselkomponenten unterteilt, die dazu dienen, die Größe eines Vorfalls zu bestimmen. Die Reaktion ist abhängig von folgenden Faktoren:

- **Beschaffenheit der Höhle:** Hindernisse wie Gruben, Abhänge oder Wasser erfordern eine gute Vorbereitung des Weges zum Opfer – dies betrifft die Rettungskräfte wie auch die Ausrüstung. Bessere Informationen über Hindernisse entlang der Evakuierungsroute helfen zu verhindern, dass Retter unnötige Ausrüstung mitnehmen oder möglicherweise erst in der Höhle feststellen müssen, dass wichtige Ausrüstung nicht verfügbar ist.
- **Verletzungen:** Die Art der Verletzungen und deren Anzahl bestimmen, welche Ausrüstung und wie viele Retter für die Evakuierung benötigt werden.
- **Ressourcen:** Es ist wichtig, im Voraus zu wissen, welche Ressourcen und wie viele Rettungskräfte zur Verfügung stehen, um abzuschätzen, wie lange sie vor Ort bleiben werden.

Es lässt sich kaum vorhersagen, wie lange eine Rettungsaktion dauern wird. Bei einem Patienten auf einer Trage kann es 3- bis 5-mal so lange dauern wie bei einer gesunden Person, um denselben Punkt zu erreichen. [39] Die Zeit hängt von den Hindernissen ab. Mit zunehmender Entfernung erhöht sich auch der Multiplikator.

MERKE

Wer aus einer Höhle aussteigt, muss besonders auf Hindernisse achten, die nur mithilfe von Seilen oder durch andere Techniken überwunden werden können. Je besser die Informationen sind, die aus der Höhle kommen, desto früher und gezielter kann man reagieren. Denken Sie daran, dass ein Abhang oder ein leichter Aufstieg, der für einen gehfähigen Höhlenforscher „horizontal" sein mag, für ein verletztes oder auf einer Trage liegendes Opfer „vertikal" sein kann.

Welche Techniken eingesetzt werden sollen, ist auch wichtig für die Festlegung, wie viele Retter beteiligt sein werden. Oft ist schon der Einstieg in die Höhle eine Herausforderung. Es ist wichtig zu beurteilen, ob ein Retter körperlich in der Lage ist, die Höhle zu betreten. Aufgaben in der Nähe des Eingangs können auch von Personen erledigt werden, die etwas müde sind, aber wer tief in die Höhle eindringt, muss fit beginnen.

MERKE

Rechnen Sie mit einer langwierigen Rettungsaktion. Berücksichtigen Sie die Möglichkeit paralleler Einsätze, wenn es mehr als einen Patienten gibt oder wenn ein Retter verletzt wird. Viele Menschen in einer Höhle erhöhen die Wahrscheinlichkeit eines zweiten Ereignisses. Jeder Retter muss sicherstellen, dass seine Ausrüstung und seine persönlichen Bedürfnisse erfüllt sind, bevor er die Bedürfnisse der anderen bewertet.

Häufig wird primär ein erstes Einsatzteam organisiert, das die Höhle so schnell wie möglich betreten soll. Die Mitglieder dieses Teams können in der Anzahl variieren, meist handelt es sich um eine Gruppe von 3–5 schnellen und erfahrenen Höhlenrettern, darunter ein Arzt und/oder eine medizinisch ausgebildete Einsatzkraft. In den meisten Ländern verwendet dieses Team standardisierte Taschen, die medizinische Ausrüstung, Campingausrüstung (falls benötigt) und alle technischen Geräte enthalten, die für die Aufrechterhaltung der Autonomie in der Höhle erforderlich sind.

Der Aufbau einer Kommunikationsinfrastruktur hat die nächst höhere Priorität, unabhängig davon, ob das Opfer gefunden worden ist oder nicht. Es kann sich um einen höhlengeeigneten Funk, um einen Cave-Link oder um ein Telefon über Kabel handeln. Der Aufbau der Kommunikation zwischen der Einsatzleitung und dem Einsatzort ist das erste Ziel. Der Aufbau der Kommunikation mit den Zwischenlagern erfolgt danach oder zeitgleich, während man sich außerhalb der Höhle ein erstes Bild von der Lage macht.

25.5.4 Teams

Die Rettungskräfte, die in die Höhle einsteigen, werden in der Regel in Teams oder Einsatzgruppen organisiert. Dies können Suchteams, Erstversorgungsteams, medizinische Teams, Aufbauteams, Kommunikationsteams, Evakuierungsteams oder Transportteams sein. Jedes Team sollte einen eindeutig identifizierbaren Teamleader und ein klares Ziel haben, mit genauen Anweisungen, wann sie zurückkehren sollen.

Die angemessene Größe einer Task Force ist umstritten. Die meisten Höhlenforscher sind der Meinung, dass drei Personen das Minimum für sportliche Höhlengänge sind, wobei vier zu bevorzugen sind. So kann eine Person bei einem verletzten Gruppenmitglied bleiben und eine oder zwei Personen können wieder aus der Höhle steigen, um Hilfe zu holen. Ab sechs Personen werden die Gruppen langsamer. Im Zusammenhang mit Rettungsmissionen ist es komplizierter: Ein Evakuierungsteam besteht aus mindestens sieben Personen, es sei denn, es schließt bereits anwesende Retter mit ein. Die meisten Einsatzgruppen bestehen aus mindestens drei Personen (➤ Abb. 25.6).

Für eine erfolgreiche Bergung von Opfern aus Höhlen sind viele verschiedene Techniken und Ausrüstungsgegenstände notwendig, wie z. B. medizinische Ausrüstung, Seilmaterial, Transport der Trage und Kommunikation. Rettungen, die mehrere Tage dauern, insbesondere solche mit technischen Schwierigkeiten oder vertikalen Passagen, erfordern viele Retter mit vielen verschiedenen Fähigkeiten vor Ort. Obwohl alle an einer Höhlenrettung beteiligten Personen über eine Grundausbildung verfügen müssen, wird es immer eine Reihe von erfahreneren Rettern unter ihnen geben.

Diejenigen, die für die Rettung zuständig sind, entscheiden, wie sie die verfügbaren Ressourcen einsetzen. Diejenigen mit der größten Erfahrung können tief in der Höhle am wertvollsten sein, insbesondere, wenn die Kommunikation eingeschränkt ist und Entscheidungen zu bestimmten Aspekten der Rettung vor Ort getroffen werden müssen.

Die Teams müssen unter Tage weitgehend autark sein. Jedes Team muss selbst die Ausrüstung dabeihaben, die es zur Erfüllung seiner Aufgabe benötigt und die es den Teammitgliedern ermöglicht, auch lange genug vor Ort zu bleiben. Dies kann Stunden, aber auch Tage dauern. Ein Team kann sich nicht auf Unterstützung von oben verlassen und muss sich selbst für die gesamte Einsatzdauer mit Lebensmitteln und

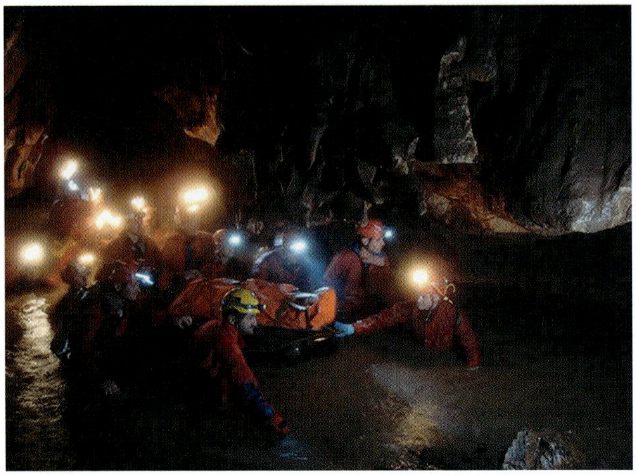

Abb. 25.6 Evakuierungs-Team. (Mit freundlicher Genehmigung von Prof. Darko Baksic)

Wasser versorgen und für unvorhergesehene Probleme gerüstet sein, z. B. durch die persönliche Erste-Hilfe-Ausrüstung.

Die einzelnen Retter müssen ihre persönliche Ausrüstung und höchstwahrscheinlich auch eine Gruppenausrüstung mitführen. Ein guter Höhlenrucksack sollte eine glatte, abrieb- und wasserfeste Seite haben, damit er am Boden geschleift werden kann. Eine Schnur, mit der er unter den Retter gehängt werden kann, hilft, am Seil das Gleichgewicht zu halten. Da das Tragen von zwei Taschen schwierig ist, sollte im Inneren des persönlichen Rucksacks noch genügend Platz für die Gruppenausrüstung sein. Wird ein Behältnis zu groß, wird es unhandlich. Ein Rucksack sollte auf keinen Fall größer sein als der Oberkörper der Person, die ihn trägt. Zur persönlichen Ausrüstung gehören Lebensmittel, Wasser, Ersatzbatterien, zusätzliche Isolierschichten, Ersatzlampen, ein Notizblock, ein teilweises oder vollständiges Erste-Hilfe-Set und Material, ggf. Hilfsmittel zur Verrichtung bzw. Entsorgung der Notdurft.

Kommunikationsteams bestehen in der Regel aus lediglich zwei Personen, da im Normalfall garantiert werden kann, dass ein Team entlang einer von ihm verlegten Telefonleitung den Rückweg aus der Höhle findet. Teams, die eine markierte Route verlassen, müssen eventuell größer sein, damit sie selbstständig bleiben und mehrere Personen bei der Navigation aus der Höhle helfen können. Die Beschaffenheit der Höhle hat großen Einfluss auf die „sichere" Anzahl der Retter, die gemeinsam in eine Höhle geschickt werden können.

MERKE

Obwohl es möglich sein mag, auf dem Weg zum Patienten bereits die Evakuierungszeit grob einzuschätzen, ist es von großem Vorteil, so schnell wie möglich die Kommunikation mit der Einsatzleitung draußen aufzubauen, um diese Information weitergeben zu können. Es kommt vor, dass es unmöglich ist, einen Melder zu schicken, z.B. aufgrund von Veränderungen von Durchgangsmöglichkeiten oder einem veränderten Wasserstand. Das Einholen von Ratschlägen der Kollegen außerhalb kann für den medizinischen Ersthelfer vor Ort eine große Hilfe sein.

25.5.5 Ausrüstung

Ein Großteil der Ausrüstung, die für die Evakuierung einer Person unter Tage notwendig ist, ist dieselbe wie bei einer Bergrettung, allerdings mit einigen Ausnahmen. Jedes Bergrettungsteam wäre grundsätzlich gut ausgerüstet, um eine Höhlenrettung durchzuführen, wenn man nur einige wenige Spezialausrüstungsgegenstände hinzufügt. Vergewissern Sie sich, dass die Ausrüstung, die Sie mit in die Höhle nehmen, für die schwierige Umgebung, einschließlich Wasser, geeignet ist.

Seile

Höhlen werden formal als horizontal (begehbar) oder vertikal (Verwendung von technischen Hilfsmitteln obligat) eingestuft, in der Realität aber sind sie fast immer eine Mischung von beidem. Sobald jemand verletzt ist, kann ein horizontaler Abschnitt einer Höhle funktionell vertikal werden. Der Abhang, den man hinuntergegangen ist, um in die Höhle zu gelangen, kann die technische Sicherung einer verletzten Person erfordern. Vertikale Teile der Höhle erfordern die Verwendung von Seilen für den persönlichen Aufstieg mit Klettergurten und spezielle Techniken zur Fortbewegung wie Abseilen, Aufsteigen am Seil und das Sichern einer frei kletternden Person. Sobald ein Höhlenforscher den Boden verlässt, ist er grundsätzlich dem Risiko ausgesetzt, dass Technik oder Material versagt und somit erhebliche Verletzungen zu erleiden.

Die moderne Ausrüstung ist sehr zuverlässig und nur wenig störanfällig, aber alles, was dauerhaft in der Höhle verbleibt, kann durch Steinschlag, Abrieb und Korrosion beschädigt sein und ist daher weniger zuverlässig als mitgebrachtes. Wenige Höhlenforscher nutzen noch Karbidlampen mit offener Flamme, eine offene Flamme an einem Seil während des Kletterns kann ernste oder sogar tödliche Folgen haben. Ein erfahrener Höhlenforscher oder Retter wird sich bei seinen Erkundungen oder Rettungen dieser Probleme bewusst sein.

Höhlenrettungsausrüstung

Auch unter Tage wird Standardmaterial aus der Bergrettung verwendet. Eine Ausnahme bilden automatisch verriegelnde Karabiner, die durch Schlammeinwirkung funktionsuntüchtig werden können. Schraubkarabiner hingegen sind widerstandsfähiger und werden daher bevorzugt.

Abseilgeräte müssen mit steiferen, statischen Seilen kompatibel sein, die sich nicht so stark dehnen wie die dynamischen Seile. Dynamische Seile dienen zur Sicherung von Vorstiegskletterern. Diese Seile können außerdem mit Schlamm und möglicherweise mit Splitt bedeckt sein, die ein Abseilgerät aus dünnem Aluminium schnell abreiben können. Stahl und Titan sind abriebfester und es lohnt sich durchaus, das zusätzliche Gewicht zu tragen.

Aus der Höhle entfernte, gewaschene und trocken gelagerte Ausrüstung kann wieder verwendet werden. Ausrüstung, die für längere Zeit unter der Erde war, kann korrodiert oder beschädigt sein und ihre weitere Nutzung sollte nur mit größter Vorsicht und Zurückhaltung erwogen werden.

Patiententragen

Für Höhlen geeignete Tragen können über Felsen und Schlamm gleiten. Die bei der Bergrettung häufig verwendeten Korbtragen neigen dazu, sich an Hindernissen zu verfangen und Schlamm aufzuschaufeln, was sie schwerer macht. Steife Kunststofftragen funktionieren in der Höhlenumgebung besser, ebenso flexiblere Kunststoffsäcke, die auf dem Konzept eines Schlepptuchs basieren. Die Tragen müssen sowohl in horizontaler als auch in vertikaler Position geschleift werden können. Zu den bewährten Modellen gehören das Petzl Nest, der Swiss Schwarzer, die AlpDesign Barella da Grotta, das Ferno-Washington Modell 71, und das Skedco Sked. [37]

Haken

Unter Tage müssen sich die Retter auf Sicherungsmöglichkeiten wie große Felsblöcke und stabile Höhlen- und Gesteinsformationen verlassen. Wenn diese natürlichen Fixpunkte für die Sicherung schlecht positioniert sind, aber der Fels gut ist, können künstliche Bohrhaken verwendet werden. In Kalkstein oder Marmor eingelassene Bohrhaken sind leistungsfähig, insbesondere wenn sie neu gesetzt wurden. In der feuchten Umgebung einer Höhle können zurückgelassene alte Bohrhaken korrodieren, vor allem wenn Bolzen und Aufhängung aus verschiedenen Metallarten sind. Felsschonende federbasierte Klemmgeräte sind in der Höhle selten nützlich.

25.5.6 Tauchen

Höhlentaucher sind vielleicht die umsichtigsten, organisiertesten und sicherheitsbewusstesten Menschen, die wir kennen. Sie überprüfen alles dreifach, sie haben einen Backup-Plan für den Backup-Plan. Nur so können sie überleben, denn beim Höhlentauchen können selbst kleine Fehler tödlich sein. Höhlentauchexpeditionen haben ähnliche logistische Anforderungen wie Höhlenrettungseinsätze, denn es sind viele Höhlenforscher zur selben Zeit am selben Ort. Die gesamte Ausrüstung muss zum Tauchplatz getragen werden und nach dem Tauchgang zurücktransportiert werden. Bei einem Höhlenrettungseinsatz haben die Höhlentaucher ihre eigene Ausrüstung dabei. Bei einem länger dauernden Unterwasserrettungseinsatz muss die zuständige Behörde möglicherweise Kompressoren zum Wiederauffüllen der Druckluftflaschen bereitstellen.

25.5.7 Veränderung der Höhle

Manchmal passt eine Trage mit einem Opfer einfach nicht durch einen Raum, durch den ein Körper passen könnte, aber das Opfer muss in der Trage bleiben. Der Umbau eines Höhlengangs widerspricht dem Ethos der meisten Höhlenforscher, ist aber manchmal unumgänglich. [40, 41] Bergbautechniken bieten praktische Lösungen. Extreme Höhlenforscher haben Fertigkeiten in der Veränderung von Gängen, die bei der Höhlenrettung nützlich sind. Sie bringen aber auch potenzielle Probleme mit sich, von rechtlichen Bedenken bezüglich des Sprengstoffs bis hin zu unvorhersehbaren Instabilitäten im Gestein nach der Veränderung des Ganges. Der auf Rettung bedachte Sprengmeister wird Sprengstoffe mit den am wenigsten schädlichen Gasen verwenden, aber er muss vorsichtig vorgehen und für eine gute Belüftung sorgen. Zu den sanfteren Methoden gehören Mikrosprengungen, druckluftbetriebene Gesteinsbohrer sowie Keile und Federn in Löchern, die mit einem Bohrhammer gebohrt werden.

25.5.8 Kommunikation

Die Kommunikation, insbesondere über Funkgeräte, Telefone und digital, ist entscheidend für die Koordination zwischen den Rettungsteams und der Einsatzleitung. Es ist wichtig, bei jedem größeren Unfall frühzeitig ein Kommunikationssystem aufzubauen. Dies können Telefonleitungen, Höhlenfunkgeräte oder ein digitales Datenübertragungssystem wie Cave-Link, sein.

Sobald eine Telefonleitung eingerichtet ist, kann sie neben der Sprachkommunikation auch für die Übertragung medizinischer Bilder über Wi-Fi genutzt werden. [9] Der Aufbau dieser Systeme hat daher gewöhnlich oberste Priorität, nachdem das erste Einsatzteam in die Höhle eingestiegen ist, denn sie sind für die Koordinierung und Sicherheit während der gesamten Rettungsaktion ausgesprochen bedeutsam. Das Kommunikationsteam gehört bei jedem Rettungseinsatz zu den ersten, die die Höhle betreten, und zu den letzten, die sie verlassen (➤ Abb. 25.7).

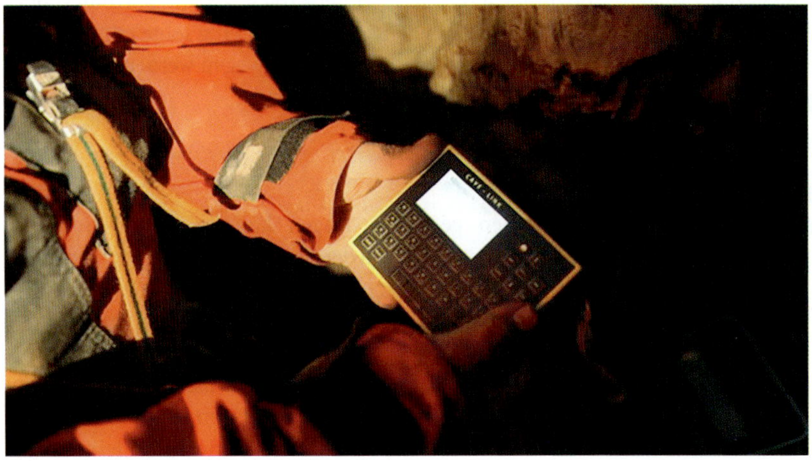

Abb. 25.7 Cave Link. (Mit freundlicher Genehmigung von Prof. Darko Baksic)

MERKE

Kommunikation ist entscheidend für eine erfolgreiche Höhlenrettung. Eine schnelle Einrichtung eines Kommunikationssystems hat, bei einer längeren Rettungsmission, oberste Priorität.

25.5.9 Verlorene Ausrüstung

Vor allem bei tieferen Höhlen wird das Equipment unter den Höhlenforschern aufgeteilt, um einen möglichst einfachen Transport zu gewährleisten. Je mehr Höhlenforscher beteiligt sind, desto mehr Ausrüstung kann verlegt, verloren oder beschädigt werden und das Ziel nicht erreichen. Dies ist besonders wichtig bei Höhlentauch- und Rettungseinsätzen, bei denen schwerere Ausrüstung benötigt wird. Es ist ratsam, die eigene persönliche Ausrüstung zu tragen, die Kunst besteht darin, nur das Nötigste mitzunehmen.

25.5.10 Einsatzende und Demobilisierung

Ein Einsatz beginnt mit der Alarmierung und durchläuft die Phasen der Suche, der Stabilisierung und der Evakuierung. Genauso wichtig ist die umsichtige Demobilisierung. Wenn der Verunglückte erst einmal außerhalb der Höhle ist, kann man leicht unvorsichtig werden. Trotzdem ist es wichtig, bei der Entfernung der Ausrüstungsgegenstände aus der Höhle weiterhin so sicher wie möglich vorzugehen. Nach großen Rettungsaktionen befindet sich noch viel Ausrüstung in der Höhle. Verantwortungsvolle Höhlenforschung und -rettung erfordert, dass die Ausrüstung entfernt und die Höhle wieder in einen möglichst natürlichen Zustand versetzt wird. Dies kann in einem gemächlichen Tempo geschehen, wobei Sicherheit weiterhin an erster Stelle steht.

Fazit

- Schönheit und Abenteuerlust locken Menschen immer wieder unter die Erde. Während die Meisten diese Erfahrung gefahrlos genießen können, wird es immer wieder jemanden geben, der einen Unfall hat und Hilfe benötigt. Häufige Unfälle sind Traumata, die durch Stürze oder Steinschlag, vor allem bei der Erkundung neu entdeckter Gänge, ausgelöst werden. Die Folgen sind meist Verletzungen der Extremitäten oder der Halswirbelsäule. Wird nicht aktiv gegen Unterkühlung vorgegangen, wird diese schnell jede Verletzung verkomplizieren. In kleinen Höhlen sind unter Umständen nur wenige Mittel nötig, um eine erfolgreiche Rettung durchzuführen. Lange und tiefe Höhlen können mehrtägige Einsätze erfordern, an denen Hunderte von Menschen beteiligt sind.
- Die Möglichkeiten der Höhlenrettung haben sich im Laufe der Zeit deutlich weiterentwickelt. Während die ersten organisierten Rettungsaktionen noch unbeholfen und unkoordiniert waren, ist heute internationale Zusammenarbeit möglich und üblich, um die notwendigen Ressourcen bereitzustellen und zeitgemäße medizinische Versorgung für jeden unterirdisch Verunglückten bereitzustellen. Viele Erfolge bei der Höhlenrettung sind modernen Technologien wie Ultraschall und Patientenmonitoren zu verdanken, welche die Ausrüstung verbessert und die Diagnosemöglichkeiten auch in elektronikfeindlicher Umgebung erweitert haben. Sie sind aber vor allem dem medizinischen Personal vor Ort zu verdanken, das sich vorab Gedanken über die unwahrscheinlichsten Situationen gemacht, Lösungen erarbeitet und dieses Wissen mit anderen geteilt hat.

LITERATUR

1. Brucker R, Murray R. Trapped! The Story of Floyd Collins. University Press of Kentucky; 1983.
2. Tazieff H. Le Gouffre de la Pierre Saint-Martin. Arthaud; 1952.
3. Armstrong B. American Caving Accidents 2013–2014, Ellison's Cave, Georgia. NSS News. 2015;73(6):13.
4. Bariod J. Sensibilisation a la Pathologie Induite par l'Utilisation du Harnais. Paper presented at: International Union of Speleology1992; Helecine, Belgium.
5. Stella AC, Vakkalanka JP, Holstege CP, Charlton NP. The Epidemiology of Caving Fatalities in the United States. Wilderness Environ Med. 2015;26(3):436–437.
6. Stella-Watts AC, Holstege CP, Lee JK, Charlton NP. The Epidemiology of Caving Injuries in the United States. Wilderness Environ Med. 2012;23(3):215–222.
7. Hooker K, Shalit M. Subterranean Medicine: an Inquiry into Underground Medical Treatment Protocols in Cave Rescue Situations in National Parks in the United States. Wilderness Environ Med. 2000;11(1):17–20.
8. Cowart DW, Halleck JB, Park BR. Prevention and Treatment of Injuries from Cave Exploration in Hawai'i. Hawaii J Med Public Health. 2014;73(11 Suppl 2):10–12.
9. Petrucci E, Pizzi B, Scimia P, et al. Wireless and Low-Weight Technologies: Advanced Medical Assistance During a Cave Rescue. Wilderness Environ Med. 2018;29(2):248–251.
10. Soteras I. Rescate Aéreo Medicalizado en Montaña. Análisi clínico-epidemiológico retrospectivo durante 9 años de actividad. Modelo Aragonés. Girona: Medicine, Girona University; 2012.
11. Faurax J. Les facteurs limitant la médicalisation des secours spéléologiques et les évolutions envisageables. À propos d'une étude qualitative. Grenoble, France: Medicine, Université Joseph Fourier; 2011.
12. Schneider T, Bregani R, Stopar R, et al. Medical and Logistical Challenges of Trauma Care in a 12-Day Cave Rescue. Injury. 2016;47(1):280–283.
13. Igreja RP. Infectious Diseases Associated with Caves. Wilderness Environ Med. 2011;22(2):115–121.

14. Gundacker ND, Rolfe RJ, Rodriguez JM. Infections Associated with Adventure Travel: A Systematic Review. Travel Med Infect Dis. 2017;16(2):3–10.
15. Stenner C. Cave Rescue North of the 49th: The Canadian Experience and Results. In: Armstrong B, ed. American Caving Accidents: Improving Safety Through 50 Years of Accident Reports and Analysis. Hunstville, AL: National Speleological Society; 2017. pp 30–33.
16. Armstrong B. Caving Accident and Incident Statistics 1967–2017. In: Armstrong B, ed. American Caving Accidents: Improving Safety Through 50 Years of Accident Reports and Analysis. Huntsville, AL: National Speleological Society; 2017:62–63.
17. Stenner E, Gianoli E, Biasioli B, et al. Muscular damage and intravascular haemolysis during an 18 hour subterranean exploration in a cave of 700 m depth. Br J Sports Med. 2006;40(3):235–238.
18. Raatiniemi L, Mikkelsen K, Fredriksen K, Wisborg T. Do prehospital anaesthesiologists reliably predict mortality using the NACA severity score? A retrospective cohort study. Acta Anaesthesiol Scand. 2013;57(10):1253–1259.
19. Mortimer RB. Risks and Management of Prolonged Suspension in an Alpine Harness. Wilderness Environ Med. 2011;22(1):77–86.
20. Wharton DR, Mortimer RB. Rhabdomyolysis after Prolonged Suspension in a Cave. Wilderness Environ Med. 2011;22(1):52–53.
21. Advisory Committee on Immunization Practice. Human Rabies Prevention-United States, 1999 Recommendations of the Advisory Committee on Immunization Practice. Morbidity and Mortality Weekly Report. 1999;48(RR-1):1–21.
22. World Health Organization. Expert Consultation on Rabies: second report. Geneva, Switzerland: World Health Organization; 2013.
23. Gibbons R. Cryptogenic Rabies, bats, and the Question of Aerosol Transmission. Ann Emerg Med. 2002;39(5):528–536.
24. Mortimer RB. Leptospirosis in a Caver Returned from Sarawak, Malaysia. Wilderness Environ Med. 2005;16(3):129–131.
25. Putnam WO. American Caving Accidents 1996–1998. Keyhole Cave, New York. NSS News. 2000;58(4):47–48.
26. Zimbelman DR, Rye RO, Landis GP. Fumaroles in Ice Caves on the Summit of Mount Rainier- -Preliminary Stable Isotope, Gas, and Geochemical Studies. J Volcanol Geotherm Res. 2000;97:457–473.
27. Schindel G, Eady-Pumplin M, Hudson S. Water Problems. In: Mirza A, ed. Manual of U. S. Cave Rescue Techniques. Huntsville, AL: National Cave Rescue Commission; 2015:15.11–18.
28. Knutson S. 1983 American Caving Accidents. Precinct 11 Cave, Kentucky. NSS News. 1985;42(11):353.
29. Pilo L, Santini A, Trevi R, et al. First-Responder Caving Rescue Bags. High Alt Med Biol. 2014;15(2):A81–82.
30. Pilo L, Santini A, Milani M, Strapazzon G. STC Speleo Trauma Care: A Course Focused on Trauma Care in Caving Rescue. High Alt Med Biol. 2014;15(2):A82.
31. Mortimer AR. Psychological Considerations. In: Mirza A, ed. Manual of U. S. Cave Rescue Techniques. 3 ed. Huntsville, AL: National Cave Rescue Commission; 2015:8.1–7.
32. McNally RJ, Bryant RA, Ehlers A. Does Early Psychological Intervention Promote Recovery from Post-Traumatic Stress? Psychol Sci Public Interest. 2003;4(45–79).
33. Holbrook TL, Galarneau MR, Dye JL, et al. AL Morphine Use after Combat Injury in Iraq and Post-Traumatic Stress Disorder. N Engl J Med. 2010;362:110–117.
34. Hayward J, Eckerson J, Kemna, D. Thermal and Cardiovascular Changes During Three Methods of Resuscitation from Mild Hypothermia. Resuscitation. 1984;11(1–2):21–33.
35. Punches J. Patient Packaging. In: Mirza A, ed. Manual of U. S. Cave Rescue Techniques. 3rd ed. Huntsville, AL: National Cave Rescue Commission; 2015:19.11–18.
36. Ellerton J, Milani M, Blancher M, et al. Managing Moderate and Severe Pain in Mountain Medicine. High Alt Med Biol. 2014;15(1):8–14.
37. Antonini G, Baroni M, Berliocchi G, et al. Cave Rescue Techniques 2015. Milan, Italy: Corpo Nazionale Soccorso Alpino e Speleologico; 2014.
38. Craven SA. Some Medical Aspects of Caving Accidents: Illustrated by a Case History. Injury. 1973;5(2):94–99.
39. Mirza A, Parnell J. Patient Evacuation. In: Mirza A, ed. Manual of U. S. Cave Rescue Techniques. 3 ed. Huntsville, AL: National Cave Rescue Commission; 2015:20.21- -26.
40. Jaillet J. Les Accidents et Secours de Spelelogie en France de 1988 a 1997. Grenoble, France: Medicine, Universite Joseph Fourier; 1999.
41. Rocourt F, Ledoux X, Blanchard J, et al. Cave Rescue in France: 63 Medical Rescue Operations from 1975 to 1998. Paper presented at: World Congress of Wilderness Medicine; August 7–12, 1999; Whistler, British Columbia.

KAPITEL

26 Wasserrettung

Patrick Wenger, Danica Barron, Stephen Maier

Zusammenfassung

Die Wildwasserrettung, auch Weißwasserrettung genannt, ist eine technische Wasserrettung mit Techniken und Prinzipien die speziell für fließendes Wasser gelten. Mit dem Begriff Wildwasserrettung werden sowohl die Rettung aus Wildwasser als auch aus anderen Umgebungen bezeichnet, die normalerweise nicht mit Wasser in Berührung kommen, wie z. B. in überschwemmten städtischen Gebieten oder Gebieten im Hinterland. Obwohl es keine formale Definition gibt, wird davon ausgegangen, dass es sich bei Wildwasser um Wasser in einem natürlichen Wasserlauf, einem Hochwasserschutzkanal oder einer überfluteten Umgebung handelt, das mehr als 0,6 m tief ist und eine Fließgeschwindigkeit von mehr als 1,85 km/h aufweist.

Die zusätzlichen technischen Schwierigkeit, die mit Wildwasser verbunden sind, erfordern die Koordination von speziell geschultem Personal, das Seile und mechanische Systeme einsetzt, um die Kraft des Wassers für die Rettung zu nutzen oder umzuleiten. Erfolgreiche Wasserrettungsteams müssen sich nicht nur mit erweiterten Rettungstechniken und Flaschenzugsystemen vertraut sein, sondern auch mit den hydrologischen Abläufen, und sie müssen Gefahren im Voraus erkennen können. Wildwasserretter sollten auch wissen, wie Ertrinken, Unterkühlung und Traumata zu behandeln sind. Die Wasserrettung ist ein Ereignis, das selten vorkommt und ein hohes Risiko birgt. Schlecht durchdachte Rettungsaktionen oder das Fehlen der richtigen Ausrüstung und Ausbildung können tragische Folgen haben.

26.1 Hintergrund

Die Wildwasserrettung geht auf das Jahr 1979 zurück, als ein kommerzielles Rettungsunternehmen mit Sitz in Kalifornien USA (Rescue 3), einen Fortbildungsbedarf in bestimmten Disziplinen feststellte, die bis zu diesem Zeitpunkt nicht in den damaligen Ausbildungsprogrammen für Notfälle angeboten worden waren. Der Name Rescue 3 wurde gewählt, um drei Module speziell hervorzuheben: Boden, Luft und Wasser. Der Lehrplan wurde zunächst in Kalifornien und später in den gesamten Vereinigten Staaten unterrichtet. Im Jahr 1980 wurde aus Rescue 3, Rescue 3 International, eine Organisation, die derzeit Ausbildungskurse in über 50 Ländern anbietet. [1] Die anhaltenden Bemühungen um eine Standardisierung der Ausbildung und der Qualifikationen im Bereich der Wildwasserrettung haben zur Entwicklung mehrerer Richtlinien geführt, wie z.B. der Richtlinien der „National Fire Protection Association“ (NFPA) und der Anforderungen für Search-and-Rescue-(SAR)-Techniker. Die Normen NFPA 1006 und 1670 für die technische Rettung sind weit verbreitet. Rettungsorganisationen und die Rettungskräfte, die an der Rettung von Menschen aus Wildwasser beteiligt sind, sollten mit diesen Richtlinien vertraut sein. [2]

MERKE

- Informationen sind oft unvollständig.
- Wildwasserrettung erfordert Standard-Rettungstechniken und zudem Fachwissen zur Wasserdynamik.
- Eine effiziente Kommunikation innerhalb des Rettungsteams ist für eine erfolgreiche Wildwasserrettung unerlässlich.

26.1.1 Wildwasserhydrologie und Flussdynamik

Eine erfolgreiche Wasserrettung hängt davon ab, dass man versteht, wie sich Wasser über Oberflächen bewegt (➤ Fallbeispiel 26.1). Die Hydrologie – das Wort geht auf das griechische Wort ὕδωρ (hydōr) zurück, das so viel wie Wasser bedeutet und auf das griechische Wort λόγος (lógos), das für die Lehre steht – ist ein Zweig der Wissenschaft, der sich mit der Bewegung, der Verteilung und mit dem Kreislauf des Wassers auf und unter der Erdoberfläche und in der Atmosphäre beschäftigt. Wasser kann mächtig und unerbittlich sein, aber es ist auch berechenbar. Die Kraft, die das Wasser auf ein Objekt ausübt, nimmt mit zunehmender Geschwindigkeit exponentiell zu und ist proportional zur Oberfläche des Objekts. Bei reißendem Wasser sind Kinder am stärksten betroffen. Sie haben ein viel größeres Verhältnis von Oberfläche zu Gewicht als Erwachsene.

Fallbeispiel 26.1

In der Nacht des 27. April 2015 waren drei Personen in einem Boot auf dem Lake Mexia in Zentraltexas beim Angeln. In dem Gebiet hatte es kürzlich viel geregnet und der See war über die Ufer getreten. Das Wasser floss über eine Überlaufrinne in einen angrenzenden Flusslauf, der überschüssiges Wasser ableiten sollte. In diesem Fall war die Kraft des in die Hochwasserentlastungsanlage fließenden Wassers ungewöhnlich stark und zog das Boot gegen den Einlass des Überlaufs, bevor die Menschen auf dem Boot merkten, was geschah. Alle Passagiere wurden in die Hochwasserentlastungsanlage geschwemmt, wo das Boot auf einigen großen Felsen aufsetzte. Keine der drei Personen wurde verletzt. Es gelang ihnen, im Boot zu bleiben. Die Opfer setzten einen Notruf ab und warteten auf das Eintreffen der Rettungskräfte vor Ort. Die Rettungsdienste schickten bodengebundene Rettungsmannschaften, die zunächst versuchten, mit einem Rettungsboot zu den Opfern zu gelangen. Aufgrund der Lage der Opfer und der gefährlichen Strömungen waren die Rettungsversuche erfolglos. Der Einsatzleiter entschied dann, dass es am sichersten wäre, einen Rettungshubschrauber einzusetzen (➤ Abb. 26.1).

Der Hubschrauber, der mit einem Piloten, einem Windenoperator und einem Rettungsschwimmer besetzt war, war zirka eine Stunde von Einsatzort entfernt stationiert. Es gab zunächst nur spärliche Informationen für das Rettungsteam: Der Hubschrauberbesatzung wurde mitgeteilt, dass ein Boot mit mehreren Personen über die Hochwasserentlastungsanlage gestürzt war und dass die Bodeneinheiten keinen Zugang zu den Opfern hatten. Auf dem Weg dorthin wurde ein erster Plan entwickelt, der vorsah, jedes Opfer einzeln mit der Winde und einem Rettungsgurt zu bergen. Bei der Ankunft am Einsatzort wurde dem Team klar, dass der ursprüngliche Plan geändert werden musste. Die drei Opfer befanden sich immer noch im Boot inmitten eines überfluteten Überlaufkanals. Die Hubschrauberbesatzung führte eine Erkundung durch, um sicherzustellen, dass der Arbeitsbereich frei war und keine Gefahr für den Hubschrauber darstellte. Die größte Sorge bestand darin, dass das Boot gegen die Felsen gedrückt werden und dass beim Entfernen von jeweils einem Opfer das Boot leichter werden könnte, was zu einem plötzlichen Abrutschen oder Kentern des Bootes führen könnte. Aufgrund dieser Gefahren beschloss die Besatzung, dass das Anheben der Verunglückten nacheinander nicht der beste Ansatz für die Rettung wäre, sondern dass es sicherer und schneller ist, alle Opfer gemeinsam zu retten.

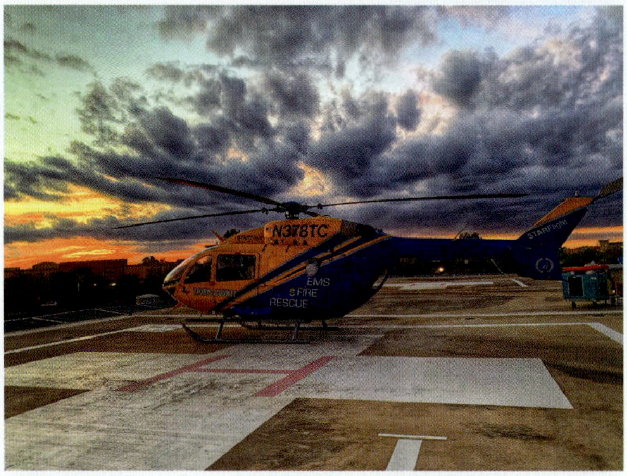

Abb. 26.1 Wildwasser SAR (Search and Rescue) Hubschrauber bereit zum Abflug.

Der Pilot fand eine Landezone in geringer Entfernung vom Unfallort und bereitete eine Bergung mit der Longline vor. Der Rettungsschwimmer legte zusätzliche Rettungsgurte am Ende des Taus an und befestigte sich selbst. Er wurde in Position geflogen und abgesenkt bis er Kontakt mit dem Boot hatte. Allen drei Personen wurden Rettungsgurte angelegt. Nachdem der Rettungsschwimmer überprüft hatte, dass alle am Tau gesichert waren, signalisierte er dem Piloten, dass sie zum Anheben bereit waren. Die Opfer und der Retter wurden zu einer Landezone transportiert und bodengebunden in ein örtliches Krankenhaus gebracht, in dem sie wegen einer leichten Unterkühlung behandelt wurden.

Ein Beispiel: Süßwasser, das sich mit 6,4 km/h bewegt, was der Geschwindigkeit eines flotten Spaziergangs entspricht, übt eine Kraft von 322 kg/m^2 aus. Eine Verdoppelung der Wassergeschwindigkeit auf 12,8 km/h erhöht die Kraft auf 1.289 kg/m^2. Auf der Grundlage der obigen Berechnungen und einer Wassertiefe von 0,6 m (Höhe der Autotür) würde das Wasser genug Kraft haben, um ein Fahrzeug stromabwärts von einer überfluteten Fahrbahn zu schieben (➤ Tab. 26.1). [3]

Der Auftrieb ist eine weitere wichtige Kraft, die vom Wasser ausgeht: Es handelt sich um eine Kraft, die von einem Gas oder einer Flüssigkeit ausgeübt wird und dem Gewicht eines Objekts entgegenwirkt. In einer Flüssigkeitssäule nimmt der Druck mit der Tiefe zu, da das Gewicht der darüber liegenden Flüssigkeit ebenfalls zunimmt. Gegenstände, die tiefer eingetaucht sind, lassen sich aufgrund der darüber liegenden Wassersäule schwerer herausziehen als Gegenstände an der Oberfläche. Objekte, die eine geringere Dichte haben als die umgebende Flüssigkeit, schwimmen, ebenso wie Objekte, die eine bestimmte Form haben, wie z. B. die eines Bootes. Letzteres hängt mit dem archimedischen Prinzip zusammen: Die Auftriebskraft eines ganz oder teilweise untergetauchten

Tab. 26.1 Wassergeschwindigkeit versus Kraft

Strömung aktuell (km/h)	Durchschnittlicher Druck (bar), der auf untergetauchte Objekte einwirkt		
	Beine	Körper	Boot
4,8	1,1	2,3	11,5
9,6	4,6	9,2	46,3
14,4	10,4	20,8	104,2
19,3	18,5	37,6	185,3
Wassergeschwindigkeit × 2 → Wasserdruck × 4			
Verdopplung der Wassergeschwindigkeit → Vervierfachung des Drucks			

Objekts ist gleich dem Gewicht der Flüssigkeit, die von dem Objekt verdrängt wird. Daher haben Objekte, die mehr Flüssigkeit verdrängen, wie z. B. ein Boot, mehr Auftrieb als Objekte, die kompakter sind, wie z. B. ein Stein.

Der Auftrieb spielt eine besonders wichtige Rolle bei der Rettung aus reißendem Wasser. Schnell fließendes, trübes Wasser enthält aufgrund von Strömungen und den Auswirkungen von Unterwasserobjekten wie Felsen deutlich mehr Luft als Wasser, das sich weniger schnell bewegt. Folglich ist Wildwasser viel weniger dicht, was den Auftrieb um bis zu 50 % verringert. Gegenstände oder Verletzte, die normalerweise in einem See oder im Meer schwimmen würden, sinken in einem Wildwasserfluss.

26.1.2 Fachbegriffe

Die Orientierung auf Flüssen gehorcht Konventionen (➤ Abb. 26.2):

- **Stromaufwärts:** Die Richtung, aus der das Wasser kommt.
- **Stromabwärts**: Die Richtung, in die das Wasser fließt.
- **Fluss rechts:** Die rechte Seite des Flusses mit Blick stromabwärts.
- **Fluss links:** Die linke Seite des Flusses mit Blick stromabwärts.

Das Flussgeschiebe wird anhand seiner Lage in der Wassersäule unterschieden. [4]

- **Oberflächenlast:** Es handelt sich um Objekte, mit einem positiven Auftrieb, die an der Oberfläche schwimmen. Zu diesen Objekten gehören Zweige, Stämme (normalerweise) und auch Personen (mit viel Glück).
- **Schwebende Last:** Einige Ablagerungen wie Sand, Schlick und Ton, werden durch die Turbulenzen des Wassers in der Schwebe gehalten. Diese Materialien sind zu groß, um sich aufzulösen, aber auch zu klein, um sich im Flussbett abzusetzen.
- **Bodenlast:** Dies wird auch als das eigentliche „Geschiebe" bezeichnet und umfasst Geröll mit negativem Auftrieb, wie z. B. Felsen und Kies. Diese Objekte können eine versteckte Gefahr darstellen.

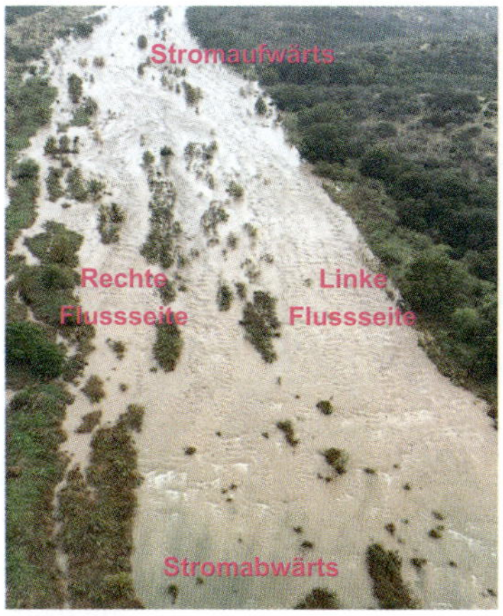

Abb. 26.2 Orientierung an einem Fluss.

Für das ungeschulte Auge kann Wildwasser chaotisch und rätselhaft erscheinen. Wasser folgt jedoch vorhersehbaren Mustern in Bezug auf den Verlauf der Strömung bergab und um Objekte herum. Die Strömungen werden durch das Gefälle, das Volumen und die Eigenschaften des Wasserlaufs beeinflusst. Für Retter ist es wichtig, dass sie die Fähigkeit entwickeln, den Fluss zu „lesen". Dies kann über Leben und Tod bei einer Rettung entscheiden (➤ Abb. 26.3). Die folgenden Fachbegriffe beschreiben die Wege und ebenso die Art und Weise, wie sich Wasser bewegt:

- **Laminare Strömung** bedeutet, dass sich das Wasser in Schichten bewegt, ähnlich wie die Schichten einer Zwiebel. Das am schnellsten fließende Wasser nimmt den Weg des geringsten Widerstands, meist in der Mitte der Strömung und nahe der Oberfläche. Das Wasser fließt auf dem Grund und an den Ufern langsamer. Auch innerhalb einer Kurve fließt das Wasser mit geringer Geschwindigkeit.

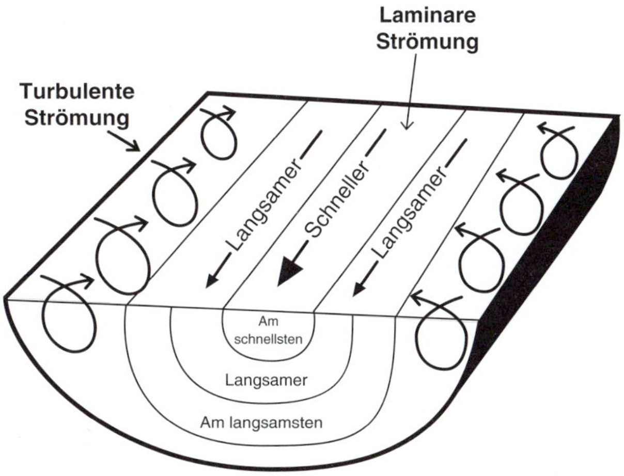

Abb. 26.3 Wasserströmung und andere Arten von Strömungen, die in einem Fluss zu finden sind.

- Die **turbulente Strömung** bezieht sich auf kreisförmige oder korkenzieherartige Strömungen, die entlang des Ufers auftreten. Die turbulente Strömung zwingt Wasser und Geröll aktiv in die Mitte der Flussrinne. Diese turbulente Strömung kann Menschen von den Füßen reißen und in die Mitte des Flusses drücken, was es schwierig macht zum Ufer zu schwimmen.
- **Strudel** sind kreisförmige Wasserbewegungen, die der laminaren Hauptströmung entgegenwirken. Instabile Muster von Strudeln werden häufig als Turbulenzen bezeichnet. Strudel bilden sich in der Regel hinter Objekten, z. B. Felsbrocken.

Die Formen und Merkmale der Innen- und Außenseite einer Flussbiegung können sich auch auf die Fließgeschwindigkeit des Wassers und die Geschwindigkeit der Ansammlung von Geröll auswirken. Das Wasser fließt an der Innenseite der Kurve langsamer und ist in der Regel flacher. Langsamer fließendes Wasser kann auch einen Strudel bilden. Im Allgemeinen sind Strudel gute Orte zum Ausruhen oder zum Überqueren eines Flusses. Bei hohem Wasserstand können jedoch starke gefährliche Strudel entstehen, die eine Rettung am Rand ohne fremde Hilfe schwierig oder unmöglich machen. Die Außenseite der Kurve hat normalerweise tieferes und schneller fließendes Wasser. Die Strömung an der Außenseite einer Flussbiegung kann stark genug sein, um einen Retter oder ein Boot ans Ufer zu drücken. In manchen Fällen können unterirdische Wurzeln oder andere Objekte gefährliche Schlingen bilden und die Verletzten einschließen.

26.2 Gefahren des Flusses und Terminologie

Maybe you travel a hundred feet before you surface (the current is moving that fast). And another hundred feet – just short of a truly fearsome plunge, one that will surely kill you – before you see the rescue lines. You're hauled to shore wearing a sheepish grin and a look in your eye that is equal parts confusion, respect, and raw fear.

That is River Lesson Number One. Everyone suffers it. And every time you get the least bit cocky, every time you think you have finally figured out what the river is all about, you suffer it all over again."

Joe Kane [5]

Neben dem Verständnis der Dynamik von Wasserströmungen ist es für eine sichere Rettung entscheidend, die Gefahren im Fluss zu erkennen und, wenn möglich, zu entschärfen, um eine sichere Rettungsaktion durchführen zu können. Die Gefahren von Flüssen und Wildwasser sind zahlreich. Nachfolgend sind einige der häufigsten Gefahren und Merkmale genannt, denen man in Flusssystemen und Überschwemmungsgebieten gegenübertreten muss.

26.2.1 Verklausungen

Verklausungen sind Flusshindernisse, die den Durchgang von Wasser ermöglichen, aber feste Gegenstände zurückhalten. Es handelt sich um vom Menschen geschaffene oder natürliche Hindernisse wie Wurzelwerk, eine Ansammlung von Felsbrocken (auch als Sieb bezeichnet), Gestrüpp, Bäume, Zäune oder Leitplanken. Reusen sind besonders gefährlich, da sie Objekte wie Boote und Menschen festhalten können. Vom Wasser unbewegte Zweige, häufig auf der Wasseroberfläche auf und ab hüpfend zu sehen, können teilweise auf eine Verklausung unterhalb der Wasseroberfläche deuten. Nähert man sich unweigerlich einer Verklausung, ist die beste Selbstrettungstechnik, sich an dieser festzuhalten und sich mit dem Schwung der Strömung nach oben zu ziehen. Wenn man eingeklemmt ist, kann es unmöglich sein, ohne fremde Hilfe zu entkommen.

26.2.2 Unterspülungen

Unterspülungen sind durch fließendes Wasser erodierte Unterwasserfelsen oder -bänke. Sie sind normalerweise bekannte Gefahren entlang des Flusses und befinden sich oft an Stellen, die den Einheimischen durch Todesfälle in der Vergangenheit bekannt sind. Eine Unterspülung entsteht normalerweise dort, wo die Strömung eine weichere Gesteins- oder Bodenschicht abgetragen hat, wodurch eine Höhle oder ein Spalt entstanden ist. Diese Unterwasserräume können Verletzte unter Wasser ziehen und so zum schnellen Ertrinken führen. Hinzu kommt, dass diese Unterspülungen häufig mit Ästen und Schutt übersät sind und so ein Sieb bilden. Felsen, gegen die das Wasser ohne ein sichtbares „Kissen“ auf der Oberfläche läuft (Ablenkung des Wassers vom Objekt), sind wahrscheinlich unterhöhlt und sollten unter allen Umständen gemieden werden.

26.2.3 Kissen

Ein Kissen entsteht dort, wo Wasser auf ein Hindernis trifft und zurückprallt. Das Wasser staut sich vor dem Hindernis auf und bildet im Wesentlichen einen Puffer. Das durch das

Wasser gebildete Kissen drückt Objekte, wie z. B. ein Boot, von dem Hindernis weg. Ein sichtbares Kissen deutet normalerweise auf ein festes Hindernis hin, im Gegensatz zu einer Unterspülung. Wenn ein Rettungsboot in der Strömung seitlich auf ein Kissen zu fährt und droht auf das Hindernis zu stoßen, sollte die Besatzung sofort auf die obere Seite (stromabwärts) des Bootes wechseln. Dieses Manöver wird als „High Siding" bezeichnet und verhindert ein Umkippen des Bootes. High Siding kann auch durchgeführt werden wenn das Boot eine Wirbellinie kreuzt oder in einem Loch gefangen ist.

26.2.4 Löcher

Ein Loch entsteht durch die Bewegung von Wasser über ein Hindernis.. Löcher können, je nach Form und Dynamik, die das Loch verursacht, gutartig oder gefährlich sein. Stromaufwärts betrachtet können sie lächeln oder die Stirne runzeln. Ein lächelndes Loch hat Kanten, die stromabwärts gebogen sind und die den Austritt von beiden Seiten ermöglichen. Im Gegensatz dazu hat ein stirnrunzelndes Loch Ränder, die sich stromaufwärts wölben und Wasser und schwimmende Gegenstände in die Mitte ziehen. Sie sollten vermieden werden. Löcher ähneln Strudeln insofern, als das Wasser, das über das Objekt fließt, eine Lücke bildet, die weiter stromabwärts durch Wasser ersetzt wird. Dadurch entsteht ein kreisförmiges Muster, in dem das Wasser stromaufwärts zum Hindernis zurückfließt. Von Wirbeln ist nur Oberflächenwasser betroffen, während Löcher auch eine vertikale Wasserzirkulation beinhalten können. Löcher, die eine vertikale Bewegung umfassen, die sogenannten Zirkulationslöcher, können sehr gefährlich sein und Personen sowie Geröll auf unbestimmte Zeit in einer kontinuierlichen, zirkulierenden Bewegung unter Wasser ziehen. Umlaufende Löcher werden umgangssprachlich auch als Hydraulik, Ertränkungsmaschinen und Waschmaschinen bezeichnet. Durch Löcher wird das Wasser auch aufgewühlt und belüftet, wodurch der Auftrieb verringert wird und Objekte schneller sinken.

Die gefährlichsten Arten von Rückflusslöchern sind diejenigen, die durch Niedrigwasserdämme (Wehre) entstehen, d. h. durch künstliche Bauwerke, die sich von einem Ende eines Kanals zum anderen erstrecken. Infolgedessen ist es nicht möglich, um das Loch herum zu schwimmen oder zu paddeln, wo die Wasserströmung laminar ist. Einem solchen Loch kann man entkommen, indem man stromabwärts schwimmt, vorbei an der Grenzlinie, dem Punkt stromabwärts der Hydraulik, an dem rezirkulierendes Wasser auf nicht betroffenes Wasser trifft, um zu vermeiden, dass es rezirkuliert (➤ Abb. 26.4). Die Grenzlinie ist an einem charakteristischen Blubbern zu erkennen, ähnlich wie bei

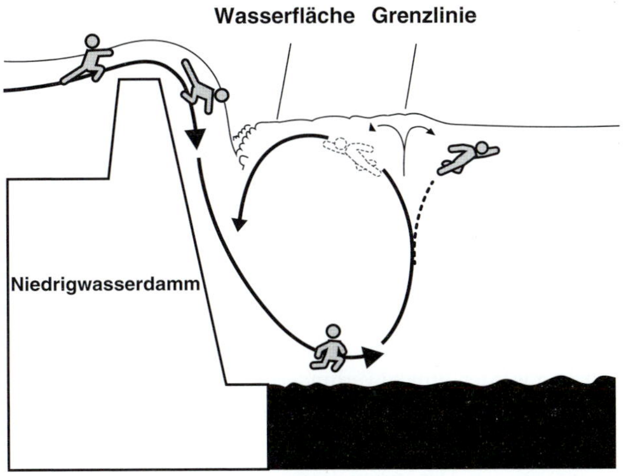

Abb. 26.4 Zirkulationsloch. Eine Flucht aus einem solchen Loch kann durch das Schwimmen aufwärts und anschließend flussabwärts, vorbei an der Grenzlinie, erfolgen.

kochendem Wasser in einem Topf. Staudämme mit niedriger Fallhöhe können, müssen aber nicht mit Warnschildern für die Schifffahrt gekennzeichnet sein. Allerdings kann eine glatte, horizontale und waagerechte Linie, die den Fluss von flussaufwärts gesehen durchquert, auf einen Staudamm mit niedriger Fallhöhe hinweisen.

26.2.5 Buckel

Buckel, auch bekannt als Beulen oder Kuppeln, werden von Felsen oder anderen Objekte knapp unter der Wasseroberfläche gebildet. Diese Stellen sollten nach Möglichkeit vermieden werden.

26.2.6 V-Form stromaufwärts

Ein stromaufwärts gerichtetes V wird durch ein Hindernis gebildet, welches das Wasser auf beiden Seiten ableitet und eine V-Form (Zunge) erzeugt, die stromaufwärts zeigt. Wie bei anderen untergetauchten und teilweise überschwemmten Objekten ist es am besten, diese Form zu meiden.

26.2.7 V-Form stromabwärts

Ein stromabwärts gerichtetes V entsteht, wenn das Wasser zwischen oder an zwei Hindernissen vorbeigeführt wird. Die Strömung bildet ein V, das stromabwärts zeigt. Ein stromabwärts gerichtetes V verweist im Allgemeinen auf den tiefsten, saubersten und am wenigsten behinderten Weg stromabwärts.

26.2.8 Selbstrettungstechniken

Neben der Vermeidung von Gefahren beim Stromabwärtstreiben können bestimmte Techniken dem Retter helfen, sich sicher durch das Wasser zu bewegen. Am besten ist es, gar nicht erst ins Wasser zu gehen, um jemanden zu retten. Aber manchmal ist es unvermeidlich, oder gelegentlich kann es auch passieren dass ein Retter ins Wasser fällt. Am besten lässt man sich stromabwärts auf dem Rücken treiben, mit dem Kopf nach oben, wobei Hände und Füße oberhalb des Wassers bleiben. Die Füße sollten stromabwärts gerichtet und so hoch wie möglich gehalten werden, um zu verhindern, dass man von einem Ast oder einem Felsen eingeklemmt wird. Strömungen sind zwar stärker als der Mensch, können aber auch zu unserem Vorteil genutzt werden. Der Strömungsvektor ist die stärkste laminare Strömung im Kanal und verläuft möglicherweise nicht parallel zur Biegung. Die Identifizierung des Strömungsvektors ist eine wesentliche Fähigkeit für einen Wildwasserretter. Der Fährenwinkel beträgt 45° gegenüber dem Strömungsvektor. Um sich in Richtung Ufer zu bewegen, sollte der Schwimmer in die gewünschte Richtung blicken (links oder rechts vom Fluss) und die Füße und Beine in die entgegengesetzte Richtung zeigen, während er rückwärts paddelt (➤ Abb. 26.5).

TIPPS

- Wasser ist stark. Kleine Erhöhungen der Wassergeschwindigkeit können zu einem starken Anstieg der Kräfte führen, was die Rettung aus einem Gewässer sehr schwierig und tückisch macht.
- Halten Sie ständig Ausschau nach Gefahrenquellen. Bei einem urbanen Hochwasser können eigentlich vertraute Objekte wie Leitplanken, Zäune und Fahrzeuge in gefährliche Fallen verwandelt werden.
- Verschaffen Sie sich einen Überblick über ein Gebiet und stellen Sie sich vor, wie es wäre, wenn es vollständig mit Wasser bedeckt wäre. Dies hilft, Gefahren im Fall einer Überschwemmung vorherzusehen und zu vermeiden.

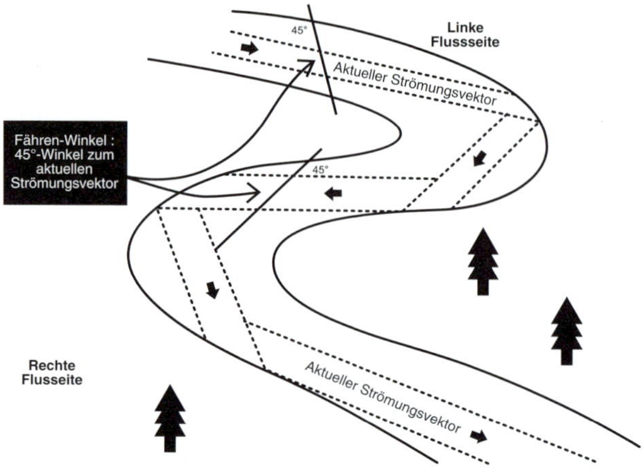

Abb. 26.5 Nutzung von Strömungsvektoren und Fährwinkeln zum Manövrieren durch das Wasser.

26.3 Ertrinken

The world goes dark. The river – the word hardly does justice to the churning mess enveloping you – the river tumbles you like so much laundry. It punches the air from your lungs. You're helpless. Swimming is a joke. You know for a fact that you are drowning. For the first time you understand the strength of the insouciant monster that has swallowed you.

Joe Kane [5]

26.3.1 Epidemiologie

Ertrinken ist zweifelsohne die häufigste Ursache für Sterblichkeit und Tod bei Unfällen durch Wildwasser.

75 % der Todesfälle bei Hochwasserkatastrophen sind auf Ertrinken zurückzuführen. Ertrinken ist auch weltweit ein großes Problem. Nach Angaben der der Weltgesundheitsorganisation (WHO) ist Ertrinken die dritthäufigste Todesursache durch unbeabsichtigte Verletzungen und macht über 7 % aller verletzungsbedingten Todesfälle weltweit aus. [6] Jährlich ertrinken weltweit schätzungsweise 360.000 Menschen. Das Gesundheitsproblem des Ertrinkens wird in globalen Schätzungen eher unterschätzt. Der Klimawandel [7] und die zunehmende Urbanisierung werden das Risiko von Sturzfluten [8–11] erhöhen, wodurch Ertrinken häufiger vorkommt. Bei kleinen Kindern, Männern und Personen, die leichten Zugang zu offenen Gewässern haben, besteht das höchste Risiko, zu ertrinken. Obwohl alle Regionen die globale Last des Ertrinkens tragen, ereignen sich über 90 % der ungewollten Ertrinkungsunfälle in den Entwicklungsländern, wobei die Hälfte der weltweiten Ertrinkungstoten in den WHO-Regionen Westpazifik und Südostasien zu beklagen ist. Die WHO-Region Afrika weist die höchste Ertrinkungsrate auf. Diese ist 15- bis 20-mal höher als in Deutschland oder dem Vereinigten Königreich. [6] Zu den Risikofaktoren für Ertrinkungsunfälle gehören neben dem jungen Alter und dem männlichen Geschlecht auch Risikofaktoren wie Reisen auf dem Wasser, der leichte oder unbeaufsichtigte Zugang zum Wasser, Alkoholkonsum, medizinische Erkrankungen (z. B. Epilepsie) und die Unkenntnis der örtlichen Risiken und Wassereigenschaften. Alkoholkonsum ist ein Faktor, der bei über 50 % aller jugendlichen und erwachsenen Ertrinkungstoten eine große Rolle spielte. [6]

Die Inzidenz des Ertrinkens kann verringert werden, wie die Statistiken in Ländern mit hohem Einkommen zeigen. In den Niederlanden z.B. ist die Zahl der Ertrinkungstoten von 14,4 pro 100.000 Personenjahren (die derzeitige Rate auf dem afrikanischen Kontinent) im Jahr 1900 auf 0,4 pro 100.000 Personenjahre gesunken. Es wird angenommen, dass ein Großteil dieses Rückgangs auf die Umsetzung von Präventivmaßnahmen zurückzuführen ist, aber auch darauf, dass mehr Menschen schwimmen gelernt haben. [12]

26.3.2 Definition

Eine Standarddefinition des Ertrinkens hat sich im Laufe der Jahre als schwierig erweisen. Es wurden verschiedene Begriffe verwendet, darunter trockenes und nasses Ertrinken, Beinahe-Ertrinken, aktives sowie passives Ertrinken, sekundäres Ertrinken, stilles Ertrinken und Untertauchen. Als Folge der Vielzahl von Begriffen war es schwierig, Daten zu diesem wichtigen globalen Problem systematisch zu analysieren und zu vergleichen. Auf dem ersten Weltkongress über Ertrinken in Amsterdam im Jahr 2002 wurde im Einvernehmen mit den Konferenzteilnehmern eine neue Definition des Ertrinkens angenommen: „Ertrinken ist der Prozess, bei dem es zu einer Beeinträchtigung der Atmung durch Untertauchen beziehungsweise Eintauchen in Flüssigkeit kommt". Alle anderen Begriffe wurden aufgegeben. Darüber hinaus sollten die Folgen des Ertrinkens klassifiziert werden als: Tod, Morbidität und keine Morbidität. [13] Wenn der Ertrinkungsprozess unterbrochen und der Verletzte gerettet wird, spricht man vom nicht-tödlichen Ertrinken. Stirbt der Verletzte zu irgendeinem Zeitpunkt an den Folgen des Ertrinkens, handelt es sich um tödliches Ertrinken. Wasser-Notfälle ohne Beeinträchtigung der Atmung (z. B. Aspiration) werden als Wasserrettung und nicht als Ertrinken bezeichnet. [14]

26.4 Pathophysiologie des Ertrinkens

Hypoxie ist die schwerste und lebensbedrohlichste Folge des Ertrinkens. Die Dauer der Hypoxie ist der entscheidende Faktor für den Ausgang des Unfalls. [15] Bei Ertrinkungsereignissen werden v.a. das Atmungs- und das neurologische System geschädigt. [16] In den ersten Minuten des Untertauchens halten die Verletzten freiwillig den Atem an, bis sie durch einen Reflex zum Atmen gezwungen werden. Dies führt zur Aspiration einer kleinen Flüssigkeitsmenge in den Hypopharynx und löst einen Laryngospasmus aus, der sich normalerweise auflöst. Die Opfer aspirieren dann eine große Menge Wasser, manchmal gefolgt vom eigenen Mageninhalt. [17] Es wurde berichtet, dass zwischen 10 % und 15 % der Verletzten an einem anhaltenden Laryngospasmus leiden (früher trockenes Ertrinken genannt), neuere Erkenntnisse zeigen, dass dies bei weniger als 1,5 % der Todesfälle auftritt. [18] Nach dem anfänglichen Untertauchen wird das Gehirn starkem Sauerstoffentzug und dem daraus resultierenden Sauerstoffmangel ausgesetzt, gefolgt von einem Versagen des Herz-Kreislauf-Systems. Der zerebrale Blutfluss sinkt dann ab, und die zerebrale Ischämie verschlimmert sich. Zu den am meisten betroffenen Hirnregionen gehören der Hippocampus, der insuläre Kortex und die Basalganglien. Irreversible Schäden können innerhalb von 4–10 min auftreten. [19] Überlebende, die in diesem Stadium reanimiert werden, können Defizite im Gedächtnis, Bewegung und Koordination zeigen. Nach einigen weiteren Minuten treten ausgedehnte und potenziell globale neokortikale Schäden auf, gefolgt von anhaltendem Koma oder Tod. [12] Der wichtigste Prädiktor für Morbidität und Mortalität ist das Ausmaß der hypoxisch-ischämischen Schädigung.

Trotz des Unterschieds im Salzgehalt zwischen Süßwasser und Meerwasser, ist der klinische Endpunkt derselbe, es sei denn, das Eintauchen erfolgt in einer extrem hyperosmotischen Flüssigkeit wie dem Wasser des Toten Meeres. Selbst kleine Mengen aspirierter Flüssigkeit können zu erheblichen Veränderungen des Gasaustauschs und der Lungenfunktion führen. [20] Sowohl Süßwasser als auch Salzwasser verursachen den Verlust von Surfactant in den Alveolen. Unter Verbindung mit der Aspiration von ätzendem Mageninhalt, löst das Ertrinken eine Kapillarstauung aus und eine erhöhte interstitielle Flüssigkeit tritt auf. Diese wiederum verringert die Lungencompliance. Die Schädigung der Alveolarzellen, das Vorhandensein von Flüssigkeit in den Alveolen und die Aktivierung von Entzündungsmediatoren, lösen die Bildung eines nicht kardiogenen Lungenödems aus und führen zu einer Verschlimmerung der Hypoxämie. Dies kann zu einem Missverhältnis zwischen Ventilation und Perfusion, Atelektasen und zu einem akuten Atemnotsyndrom Syndrom (*Acute Respiratory Distress Syndrome* – ARDS) führen. Auch eine Hypoxie allein kann ein ARDS auslösen. [21] Weniger als 40 % der Verletzten von nicht-tödlichen Ertrinkungsunfällen entwickeln [22, 23] in der Regel innerhalb von 4–48 Stunden nach dem Ereignis ein ARDS. [24] Die Diagnose eines ARDS nach einem Ertrinkungsereignis ist prognostisch bedeutsam, da die Sterblichkeitsrate zwischen 25 und 40 % liegt. [25] Klinische, physiologische und radiologische Anomalien, die mit einem ARDS einhergehen, können über Wochen anhalten. [24] Es kann zu einer erhöhten Kapillardurchlässigkeit aufgrund einer globalen hypoxischen Schädigung kommen, die Pleuraergüsse, Ödeme der Brustwand und Aszites verursacht. Eine Lungenentzündung kann sich auch nach dem nicht tödlichen Ertrinken aufgrund einer durch das Beatmungsgerät erworbenen Lungenentzündung entwickeln. Obwohl eine Lungeninfektion nur bei einer kleinen Anzahl an Ertrinkungsfällen auftritt, geht sie häufig einher mit einer Bakteriämie und einer hohen Sterblichkeitsrate. Risikofaktoren für eine Lungenentzündung nach dem Ertrinken sind unter anderem mit Mikroorganismen verunreinigtes Wasser (z. B. Kanalisation oder Abflüsse), Eintauchen in warmes Wasser, eine erhebliche Aspiration von Mageninhalt und eine anhaltende Atelektase. [26]

Beim Ertrinken handelt es sich um eine hypoxämisch-ischämische Beeinträchtigung des gesamten Körpers. Im kardiovaskulären System verursacht die Hypoxämie eine Beeinträchtigung der Herzleistung, einen erhöhten pulmonalen und systemischen Gefäßwiderstand sowie Herzrhythmusstörungen. Wenn die Rettung nicht rechtzeitig erfolgt, treten Herzrhythmusstörungen wie Sinusbradykardie, pulslose elektrische Aktivität und Asystolie auf. Kammerflimmern ist weniger häufig. Herzrhythmusstörungen können durch gleichzeitige Hypothermie und andere Stoffwechselstörungen verstärkt werden. Auch andere Organsysteme können ebenfalls durch Hypoxie geschädigt werden, was zu Nierenversagen, akuter tubulärer Nekrose und disseminierter intravaskulärer Gerinnung führen kann.

26.5 Hypothermie und Kälteschock

Obwohl eine Unterkühlung weniger häufig auftritt als Ertrinken, wird auch eine Unterkühlung mit Tauchverletzungen in Verbindung gebracht. Kaltes Wasser ist definiert als Wasser mit einer Temperatur von <20 °C. [27] Der Körper verliert Wärme durch konvektive Wärmeübertragung in kaltem Wasser bis zu 25-mal schneller als an der Luft bei gleicher Temperatur. [28]

Eine Hypothermie, d.h. eine Kerntemperatur <35 °C, tritt auf, wenn der Wärmeverlust des Körpers die Wärmeproduktion übersteigt. Beim Betreten des Wassers können Menschen einen Kälteschock erleiden, ohne unterkühlt zu sein. Bei Menschen, die keine Schwimmhilfe tragen, ist der Kälteschock die häufigste Todesursache beim Eintauchen in kaltes Wasser und nicht die Unterkühlung. [29]

Die Kälteschockreaktion ist eine physiologische Reaktion, die sich innerhalb der ersten drei bis 4 min nach dem Eintauchen in kaltes Wasser entwickelt und gekennzeichnet ist durch den Keuchreflex, durch Hyperventilation und Herzrasen. Kaltes Wasser kann auch eine tiefgreifende vasovagale Reaktionen auslösen, vor allem bei gefährdeten Personen wie älteren Menschen. Der kanadische Physiologe Dr. Gordon Giesbrecht prägte den Begriff „1-10-1-Prinzip". [30] Das 1-10-1-Prinzip, das auf der geschätzten Zeit seit der Exposition von kaltem Wasser beruht, besagt, dass Kälteschock und Hyperventilation von null bis zur ersten Minute auftreten, der Verlust der Muskelkontrolle bei etwa 10 min liegt und die Unterkühlung nach etwa einer Stunde einsetzt.

- **Eine Minute zur Kontrolle der Atmung:** Die Verletzten haben etwa eine Minute Zeit nach dem Eintauchen, um die Atmung zu regulieren und sich an die Wassertemperatur anzupassen. Kaltes Wasser verursacht unwillkürliches Keuchen und Hyperventilation. Die unkontrollierte Atmung kann auch zum Einatmen von Wasser führen, was die Gefahr des Ertrinkens dramatisch erhöht.
- **10 min Muskelkontrolle:** Sobald die Atmung reguliert ist, können sich die Verletzten etwa 10 min lang sinnvoll bewegen, z. B. schwimmen oder sich ans Ufer retten. Während dieser Phase versucht der Körper, den Wärmeverlust zu minimieren, indem er das Blut von der Peripherie zum Körperkern führt, wodurch die Durchblutung der Gliedmaßen abnimmt.
- **Eine Stunde bis zur Unterkühlung:** Die Verletzten haben etwa eine Stunde, bis eine signifikante Unterkühlung auftritt. Anfänglich zittern sie, verlieren dann schließlich das Bewusstsein und sterben am Ende. Ein Patient, der keine persönliche Schwimmhilfe (*Personal Floating Device* – PFD z. B. Schwimmweste) trägt, ertrinkt in der Regel deutlich schneller, sobald er bewusstlos ist und nicht mehr schwimmen kann.

Bei Patienten, welche die erste Kälteschockreaktion überleben, besteht die Gefahr, dass sich eine Unterkühlung entwickelt. Die Überlebensrate sinkt rapide, wenn die Wassertemperatur sinkt (➤ Tab. 26.2). Idealerweise werden auf der Grundlage der gemessenen Kerntemperatur die medizinische Versorgung und alle entsprechenden Maßnahmen getroffen, welche die Triage betreffen und z.B. den Transport in ein örtliches Krankenhaus zur Beobachtung oder in ein tertiäres Versorgungszentrum mit extrakorporaler Membran-Oxygenierung (ECMO). Es ist schwierig oder gar unmöglich, die Kerntemperatur bei einer Wildwasserrettung zu messen [31, 32]. Sie kann auf der Grundlage klinischer Indikatoren angegeben werde – so z.B. entsprechend der Schweizer Stadieneinteilung (➤ Tab. 26.3), die als Orientierungshilfe für das Management unterkühlter Patienten eingesetzt wird. Die Pathophysiologie und Behandlung der Hypothermie werden in ➤ Kap. 19 *Unterkühlung bei Unfällen*, behandelt.

Bei der Rettung aus Wildwasser ist es wichtig zu wissen, dass der mentale Status bei hypothermen Patienten eingeschränkt sein kann, was die Rettung und Bergung erschwert. Selbst bei Bewusstsein sind unterkühlte Verletzte möglicherweise nicht in der Lage, grundlegende Befehle zu befolgen oder ihre Gliedmaßen effektiv zu bewegen. Dies sollte bei der Planung der Rettung berücksichtigt werden.

Zusätzlich muss bedacht werden, dass der Patient möglicherweise medizinisch versorgt werden muss: Ein geretteter Patient, der aus dem Wasser herausgezogen wurde, muss möglicherweise wieder aufgewärmt und in eine geeignete Einrichtung gebracht werden, in der die definitive Behandlung erfolgt.

Tab. 26.2 Erwartete Überlebensdauer in kaltem Wasser

Wassertemperatur	Zeit bis zur Erschöpfung oder Bewusstlosigkeit	Erwartete Überlebenszeit ohne Schwimmhilfe (PFD*)
21–27 °C	3–12 Stunden	3 Stunden – unendlich
16–26 °C	2–7 Stunden	2–40 Stunden
10–16 °C	1–2 Stunden	1–6 Stunden
4–10 °C	15–30 min	30–90 min
<0 °C	<15 min	<15–45 min

* PFD = Personal floating device. (Abgeändert von [27].)

Tab. 26.3 Schweizer Stadieneinteilung einer Hypothermie

Stadium	Klinische Zeichen	Wahrscheinliche Körperkerntemperatur
I	Ansprechbar, zitternd	35–32 °C
II	Bedingt ansprechbar, nicht zitternd	<32–28 °C
III	Nicht ansprechbar, nicht zitternd, Lebenszeichen sind vorhanden	<28–24 °C
IV	Keine Lebenszeichen	<24 °C

Alle Kerntemperaturangaben sind ungefähr. Das Bewusstsein kann über 32 °C beeinträchtigt sein. Einige Opfer können bei über 30 °C bewusstlos werden. Das Zittern kann bis zu 30 °C anhalten. Lebenszeichen können über 24 °C fehlen oder unter 24 °C vorhanden sein. (Abgeändert aus [32].)

26.6 Andere Ursachen für Morbidität und Mortalität bei der Wasserrettung

Wasserströmungen können extrem stark sein und zudem schwere Traumata verursachen, insbesondere bei Patienten, die gegen einen Gegenstand stoßen oder eingeklemmt wurden. Ein Sturz ins Wasser, insbesondere aus großer Höhe (z. B. von einer Brücke oder einem Boot), kann mit Gehirn- und Rückenmarksverletzungen einhergehen. Traumatische Verletzungen werden wie in anderen Notfallsituationen behandelt, mit der möglichen Komplikation, dass ein Patient Wasser aspiriert hat oder unterkühlt ist. Ein Schwimmer, der eine Schwimmweste trägt und ins Wasser gefallen oder gesprungen ist, ist dem Risiko einer Distraktionsverletzung (Hyperflexion bzw. -extension) der Wirbelsäule ausgesetzt.

Wildwasserverletzungen lassen sich in vier Kategorien einteilen: [33]

- Trauma durch Stoßen an einem im Gewässer befindlichem Objekt oder persönlichem Gegenstand
- Trauma durch Aufprall auf einen Gegenstand im Fluss oder auf die Ausrüstung einer anderen Person
- Verletzungen durch die Ausrüstung des Teilnehmers oder durch Aufprall auf das Wasser
- Überlastungsverletzungen
- Verletzungen durch Umwelteinflüsse

Die häufigsten Verletzungen bei Kajakfahrern sind Blasen [34] gefolgt vom Aufprall auf einen Gegenstand im Fluss oder Verletzungen, die durch die Kraft des Wassers verursacht werden und zu Muskel-Skelett-Verletzungen führen. Der am häufigsten verletzte Körperteil ist die obere Extremität, insbesondere die Schulter. Schulterverrenkungen, die bei 5–15 % der verletzten Kajakfahrer auftreten, sind so häufig, dass die amerikanische Wildwasser-Sicherheitskarte (die im Boot mitgeführt werden muss) Anweisungen enthält, wie man eine ausgekugelte Schulter auf dem Fluss versorgen muss. [33] Die nächsthäufigsten verletzten Körperteile sind der Kopf und das Gesicht. Beim Rafting kommt es zu einem einzigartigen Verletzungsmechanismus: Über die Hälfte der Verletzungen ereignen sich meist durch ein Paddel oder eine andere Raftingausrüstung, während sich der Teilnehmer auf dem Boot befindet. Zu den nächsthäufigsten Ursachen für Rafting-Verletzungen kommt es, nachdem jemand aus dem Boot geschleudert wurde oder beim Schwimmen im Fluss. Im Gegensatz zu Kajakverletzungen betreffen die Verletzungen beim Rafting vor allem das Gesicht (33 %) und das Knie (15 %). Die Schulter ist nur bei 6 % der Rafting-Verletzungen betroffen. [33]

26.7 Medizinisches Management

Wie in anderen Rettungssituationen auch beginnt die erste Annäherung an eine Person mit der Sicherung der Unfallstelle. Sobald diese sicher ist, muss der Patient nach dem ABC-Schema stabilisiert werden. Ausgenommen sind starke äußere Blutungen, die sofort unter Kontrolle gebracht werden müssen, bevor mit der weiteren Versorgung begonnen wird:

- Atemweg (Airway): Ist der Patient ansprechbar und spricht?
- Atmung (Breathing): Atmet der Patient?
- Kreislauf (Circulation): Hat der Patient einen Puls ?

Die Beatmung von Ertrinkungsopfern kann im Wasser beginnen. Bewusstlose Patienten sollten aus dem Wasser geholt und ihre Kleidung entfernt werden oder es sollte, falls dies nicht möglich ist, eine Dampfsperre über die nasse Kleidung gelegt werden, um eine Unterkühlung zu verhindern. Die schwerwiegendste Komplikation des Ertrinkens ist die Hypoxämie. Deshalb hat die Zufuhr von Sauerstoff oberste Priorität, um eine weitere Hypoxie zu vermeiden. Obwohl die meisten Ertrinkungsopfer nur Erste Hilfe benötigen, sollten alle Patienten zur weiteren Untersuchung in eine medizinische Einrichtung gebracht werden. Obwohl es unwahrscheinlich ist, dass sich der Zustand von Patienten verändert, die wach sind und keine Atembeschwerden haben, kann die Entwicklung eines ARDS verzögert auftreten. Wird dieses Risiko nicht erkannt, kann dies katastrophale Folgen haben.

Ein noch lebendes Ertrinkungsopfer kann tot erscheinen. Der Puls kann aufgrund einer starken peripheren Vasokonstriktion vermindert sein oder fehlen. Während die kardiopulmonale Reanimation bei einem Herzstillstand laut American Heart Association und European Resucitation Council nur mit Kompressionen erfolgen kann, ist der Herzstillstand, der beim Ertrinken auftritt, Folge eines Atemstillstands und einer Hypoxämie. Beim Ertrinken sollte daher die oberste Priorität darin bestehen, die Hypoxämie mithilfe der Beatmung zu korrigieren und eine Herzdruckmassage durchzuführen, wenn der Betroffene keinen Puls hat. [35–37]

Bei einer schweren Hypothermie sind Puls und Atmung möglicherweise schwer zu erkennen und die Atemfrequenz kann sehr niedrig sein. Das Elektrokardiogramm (EKG) kann eine Asystolie zeigen. Wenn ein Opfer keine Lebenszeichen aufweist, muss sofort mit im Rahmen der kardiopulmonalen Reanimation mit einer Beatmung begonnen werden. [35–37] Weitere Einzelheiten zur Wiederbelebung bei Patienten mit schwerer Hypothermie finden Sie in ➤ Kap. 19 *Akzidentelle Hypothermie*.

Wenn der Verdacht auf ein Trauma der Halswirbelsäule besteht, insbesondere nach einer Tauchverletzung oder einem Bootsunfall, sollte der Patient immobilisiert werden. Die meisten Ertrinkungsopfer haben keine Wirbelsäulenverletzungen. Wenn kein Verdacht auf eine Verletzung der Halswirbelsäue besteht, muss keine Halskrause angelegt werden. Auf keinen Fall sollte eine zeitliche Verzögerung durch die Immobilisation der HWS in Kauf genommen werden.

MERKE

- Schwerwiegende Komplikationen wie z.B. ein ARDS können verzögert auftreten. Ein Patient, der ein Beinahe-Ertrinken erlitten hat, sollte in eine medizinische Einrichtung zur weiteren Untersuchung gebracht werden.
- Patienten, die in kaltes Wasser eintauchen und nicht mit Schwimmwesten ausgestattet sind, sterben nicht an Unterkühlung, sondern an Kältestarre und Folgen des Ertrinkens.
- Die häufigste Verletzung bei Kajakfahrern ist eine luxierte Schulter.
- Ertrinkende und unterkühlte Opfer, die keinen Puls haben und apnoisch sind, sollten eine Thoraxkompression mit Atemspende erhalten.

26.8 Grundsätze der Wildwasserrettung

Jim Segerstrom, einer der drei Mitbegründer von Rescue 3, dem Unternehmen, das Pionierarbeit in der Wildwasserrettung geleistet hat, hat die „Fünfzehn Grundsätze der Flussrettung" aufgestellt. Das United States Department of the Interior, National Park Service, hat sie später geändert und aktualisiert, um den modernen Prinzipien der Wildwasserrettung Rechnung zu tragen: [2]

1. Die Prioritäten für eine Rettung sind immer: Selbstrettung, Teamrettung und dann die Rettung des Verunfallten.
2. Tragen Sie immer eine persönliche Schutzausrüstung (mindestens PFD) im Umkreis von drei Meter um das Wildwasser.
3. Halten Sie den Rettungsplan einfach. Komplexität erhöht das Risiko zu scheitern.
4. Planen Sie für alle Eventualitäten und haben Sie einen Ersatzplan.
5. Setzen Sie mehrere Rettungskräfte nacheinander ein.
6. Setzen sie stromaufwärts-Beobachter ein.
7. Stehen Sie nicht innerhalb des Seilknotens oder auf der Seite eines gespannten Seils das stromabwärts verläuft.
8. Befestigen Sie niemals ein Seil direkt an einem Wasserretter.
9. Tauchen Sie Ihre Beine nie tiefer als bis zu den Knien in das Wasser ein.
10. Spannen Sie eine Leine nicht 90° zur Strömung.
11. Verlieren Sie den Verunglückten nicht, sobald Sie ihn erreicht haben.
12. Seien Sie proaktiv und verlassen Sie sich nicht darauf, dass die Verletzten ihre eigene Rettung sicherstellen können.

26.9 Vorplanung der Wasserrettung

Eine erfolgreiche Wildwasserrettung beginnt, bevor es zu einem Zwischenfall kommt. Die Vorplanung sollte sich auf die Gefährdungsbeurteilung, Ausrüstung, Ausbildung und die Einrichtung wirksamer Verfahren und Kommunikationssysteme stützen. [2]

26.9.1 Gefahrenanalyse

Bei der Gefährdungsbeurteilung geht es darum, sich ein aktuelles und umfassendes Wissen über die potenziellen Gefahren in einem Gebiet zu verschaffen. Dazu können historische Wetter- und Hochwasserdaten, Stadtpläne sowie Abwasser- und Wasserableitungssysteme herangezogen werden. Zuvor festgelegte Rettungsstellen, Bereitstellungsräume, Landezonen, Ankerpunkte und Standorte von Krankenhäusern in der Umgebung sollten kartiert werden. Eine formelle Koordinierung und festgelegte Protokolle zwischen den lokalen und regionalen Wildwasser-Rettungsorganisationen erhöhen die Einsatzbereitschaft und verbessern die Chancen auf erfolgreiche Rettungen.

26.9.2 Ausrüstung

Die Ausrüstung für die Rettung von Menschen in reißendem Wasser variiert je nach Wetter, Gelände, Anzahl der Opfer und Art der potenziellen Gefahren, wie z. B. Staudämme mit geringer Fallhöhe. Von den Rettungskräften wird erwartet, dass sie in der Verwendung der persönlichen Ausrüstung geschult und mit der Team-Ausrüstung vertraut sind.

- Persönliche Schutzausrüstung:
  - PFD (Personal Floating Device können z. B. United State Coast Guard Typ III oder V sein)
  - Helm
  - Nass- oder Trockenanzug
  - Schuhwerk
  - Handschuhe
  - Flossen
  - Augenschutz
  - Pfeife
  - Messer
  - Taschenlampe
- Team Ausrüstung:
  - Wurfsäcke
  - Riverboards (wie Surfbretter)
  - Line Gun und Abschussgeräte (zum Anlegen einer Leine über einen Fluss)
  - Wasserfahrzeuge (Kajaks, Flöße, Boote, Außenboarder)
  - Hubschrauber

26.9.3 Training

Rettungen aus Wildwassern können sehr stressig und chaotisch sein. Um Risiken zu minimieren und die Erfolgschancen zu erhöhen, ist es wichtig, dass die Teams so oft wie möglich realistische Trainingsszenarien üben. Die Retter können individuell daran arbeiten, ein hohes Maß an körperlicher Fitness aufrechtzuerhalten, denn schlechte Kondition kann die Retter selbst und ihre Teams in Gefahr bringen. Dies kann eine Rettung in eine Tragödie verwandeln. Nicht alle Rettungskräfte sind für die Rettung aus Wildbächen geeignet. Ein solides Auswahlverfahren ist ebenso wichtig wie eine kontinuierliche Ausbildung.

26.9.4 Festgelegte Verfahren und Kommunikation

Es sollte ein förmlicher Rettungsplan für die Rettung aus Wildwasser erstellt werden. Dieser Plan kann an einen bestehenden SAR-Plan angepasst sein und sollte den Rahmen abstecken, in dem eine Wildwasser-Rettung ablaufen wird.

Der Plan sollte auch dynamisch und flexibel sein, um Anpassungen durch das Rettungspersonal vor und während der Rettung vornehmen zu können. Die Rollen und Aufgaben sind genau festzulegen. Regelmäßige Aktualisierungen sollten auf der Grundlage bewährter Praktiken und Veränderungen in der Region basieren. Die Umsetzung eines Rettungsplans für Wildwasser hängt entscheidend von der effektiven Kommunikation zwischen den Teammitgliedern ab. Wasserdichte Funkgeräte und Headsets sind ideal, aber nicht immer praktisch. Daher ist eine Reihe von Pfeif und Handzeichen entwickelt worden: [2]

- Standardisierte Pfeifsignale können mit dem SUDOT-System angewandt werden:
  - Einmal pfeifen: Stopp, richte deinen Blick auf mich (**S**top)
  - Zweimal pfeifen: Aufwärts (**U**p)
  - Dreimal pfeifen: Abwärts (**D**own)
  - Viermalpfeifen Okay, Aus dem Seil (**O**kay)
  - Durchgehendes Pfeifen: Gefahr (**T**rouble)
- Standard-Handzeichen in der Wasserrettung:
  - Stress/Hilfe: Eine Hand über dem Kopf
  - Okay: Mit der Hand auf den Kopf tippen oder ein „O" mit den Armen formen
  - Bewegen/Schwimmen: Beide Hände nach oben und zum Punkt deuten
  - Benötige medizinische Hilfe: Beide Hände überkreuzt vor der Brust

26.9.5 Einschätzung

Jede Wildwasserrettung ist einzigartig und erfordert ständige Entscheidungen vor und nach dem Eintreffen am Einsatzort. Eine einfache und effektive Bestandsaufnahme stellt 3 Fragen: „Was liegt vor?", „Was erfordert die Situation?", und „Was habe ich, um die Aufgabe zu erledigen?". [38]

Zu berücksichtigende Faktoren, die speziell für die Rettung in Wildwasser gelten: [2]

- Stabilität der Situation (z. B. ein besetztes Fahrzeug, das sich in schnell ansteigendem Wasser befindet)
- Anzahl der Verletzten und deren mögliche Verletzungen
- Örtlichkeit für das sofortige Eingreifen von Rettungskräften flussabwärts
- Geröll, das sich den Opfern nähert
- Bekannte Flussgefahren (z. B. Unterspülungen oder Wehren)
- Wie man eine Schwimmweste zum Opfer bringt
- Ob Rettungskräfte für eine Wasserrettung eingesetzt werden sollen

26.9.6 Risikobewertung und Management

Die Rettung aus reißendem Wasser kann für Rettungskräfte gefährlich sein. Ein schlecht ausgeführter Einsatz kann die Rettungskräfte zu Opfern werden lassen. Ein vor kurzem entwickelter Algorithmus für niedrige bis hohe Risiken spiegelt das erhöhte Risiko für Retter je nach Art der Exposition wider. Dieser Algorithmus wurde kürzlich vom US National Park Service aktualisiert, um Verbesserungen bei der Hubschrauber Sicherheit sicherzustellen und ist bekannt als „Talk-Reach-Throw-Helo-Row-Go". [2] Kein Algorithmus für Wildwasserrettung sollte unveränderlich sein. In manchen

Fällen kann beispielsweise der Einsatz eines Bootes praktischer sein als der Einsatz eines Hubschraubers.

- **Talk:** Das Gespräch bezieht sich auf einen Dialog zwischen dem Retter und dem Verletzten. Bei diesem Verfahren versucht der Retter, den Verunglückten anzuweisen, sich selbst zu retten und an Land zu schwimmen.
- **Reach:** Das Erreichen des Verunglückten ist die einfachste Art der Rettung. Die Rettungskraft holt ihn mit einer ausgestreckten Hand, einem Baumstamm oder einem geeigneten Gegenstand. Es ist wichtig, der Person im Wasser klare Anweisungen zuzurufen, wie z. B.: „Halten Sie sich an diesem Ast fest!" Es kann sein, dass die Anwendung dieser Technik dazu führt, dass die Rettungskraft in die Strömung fällt, sollte sie sich nicht in einer stabilen und sicheren Position befinden.
- **Throw:** Das Werfen bezieht sich auf einen Gegenstand, der einem Verletzten zugeworfen wird. Wurfsäcke sollten ein Teil der Rettungsausrüstung sein. Jedes Mitglied sollte gut geübt sein im Umgang mit Wurfsäcken. Die Technik ist dargestellt in ➤ Abb. 26.6. Andere Gegenstände, wie Schwimmwesten, Rettungsringe oder sogar Kühlboxen, können verwendet werden, um den Verletzten über Wasser zu halten, bis eine vollständige Rettung möglich ist.
- **Helo:** Die Rettung per Hubschrauber erfolgt in der Regel mit einer HEC (Human external Cargo) mittels Rettungswinde oder Bergetau. Die Rettung mit dem Hubschrauber erfordert eine zusätzliche Ausbildung durch das SAR-Team.
- **Row:** Beim Rudern wird ein Wasserfahrzeug zur Rettung des Opfers eingesetzt.
- **Go:** Dieses letzte Mittel zur Rettung bringt die die Gefahr mit sich, einem erheblichen Risiko ausgesetzt zu sein und zu verunglücken. Bei diesem Verfahren gehen die Rettungskräfte ins Wasser, um eine schwimmende Rettung durchzuführen. Idealerweise sollten die Rettungskräfte ein Riverboard oder ein anderes Schwimmgerät mit sich führen, um dem Verletzten zusätzlichen Auftrieb zu verschaffen. Sie sollten direkten Körperkontakt mit dem Patienten vermeiden, um ein Ertrinken des Verunfallten und der Retter zu verhindern. Am besten ist es, wenn mindestens drei Rettungskräfte bereit stehen, einer flussaufwärts, einer flussabwärts und einer im Wasser. Der Schwimmer kann auch mit einem Seil an einer abnehmbaren Vorrichtung an einer Schwimmweste bei der Rettung gesichert sein.

26.10 Wildwasser-Rettungstechniken

26.10.1 Schwimmen im Wildwasser

Ein starker und sicherer Schwimmer zu sein, ist absolut unerlässlich, um ein erfolgreicher Wildwasserretter zu sein. Auch wenn der Retter vielleicht nicht vorhat, ins Wasser zu gehen, ist seine Rolle dynamisch: Situationen können sich ändern, oder der Retter kann unerwartet vom Ufer weggeschwemmt werden. Alle Retter, die sich in einem Umkreis von 3 m vom Wasser entfernt aufhalten, sollten eine Schwimmweste tragen. Es gibt zwei Hauptarten des Rettungsschwimmens: defensiv und aggressiv. Spezielle Schwimmtechniken können die Navigation durch das Wasser erleichtern und das Verletzungsrisiko verringern.

- **Defensives Schwimmen:** Das Ziel des Defensivschwimmens ist es, Energie zu sparen. Bei dieser Technik liegen die Retter auf dem Rücken und richten die Füße in hoher Position flussabwärts. So können sie den Fluss flussabwärts besser einschätzen, um nach potenziellen Gefahren und Ausstiegspunkten zu suchen. Fähren-Winkel (45° vom Strömungsvektor) können zur Richtungskontrolle verwendet werden (➤ Abb. 26.3).

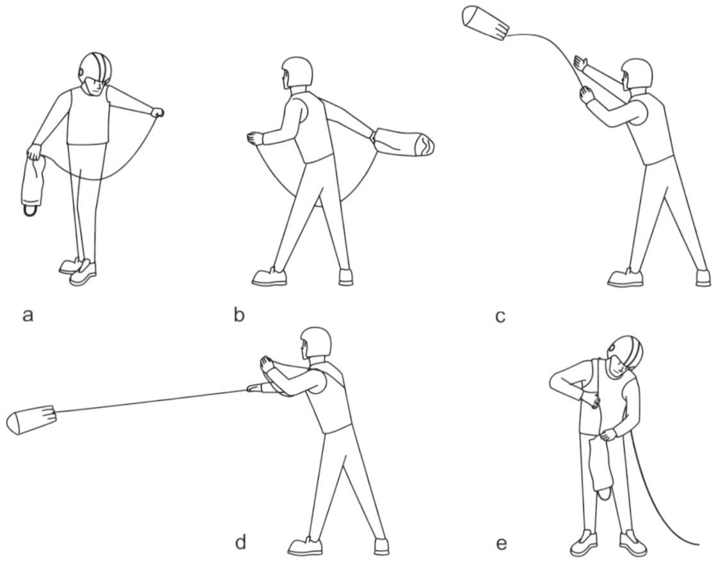

Abb. 26.6 Wurfsack-Technik.
(a) Ziehen Sie das Ende des Seils heraus. Rufe „SEIL".
(b) Machen Sie sich bereit, den Beutel zu werfen.
(c) Werfen Sie den Sack in Richtung des Verunglückten; ideal ist etwas flussabwärts.
(d) Sichern Sie sich.
(e) Nehmen Sie das Seil wieder auf.

- **Aggressives Schwimmen:** Dieses wird eingesetzt, wenn der Retter von A nach B gelangen muss. Beim aggressiven Schwimmen sind die Schwimmer in Bauchlage und schwimmen in kräftigem Armkraulbewegungen, der Kopf wird über dem Wasser gehalten. Diese Art des Schwimmens ist ziemlich anstrengend, kann aber notwendig sein, wenn sie sich in tiefem, unruhigem Wasser befinden oder dieses durchqueren.

Spezielle Schwimmtechniken

- **Rechen** sind extrem gefährlich. Sie können Verletzte einfangen und innerhalb von Minuten töten. Wenn der Kontakt mit einem Rechen unvermeidlich ist, sollte man sich in eine aggressive Schwimmstellung auf den Bauch rollen und den Schwung des Wassers nutzen, um schnell am Rechen hochzuklettern und ihn zu überwinden.
- **Wirbellinien** sind die Punkte, an denen das Wasser in einem Wirbel mit der Hauptströmung des Flusses zusammentrifft. Sie sind schwierig zu durchqueren, weil die Strömung sich natürlich dreht und Objekte abwehrt. Die beste Methode ist eine aggressive Position einzunehmen und dann über die Wirbellinie zu rollen.
- **Vertikale Abstürze** von mehr als einem Meter lassen sich am besten bewältigen, indem man sich zu einem Ball zusammenrollt, um nicht mit einem Fuß eingeklemmt zu werden.
- **Umlaufende Löcher** gehören zu den tückischsten Strömungsgebilden. Es bildet sich eine wirbelartige Zone, in der das über ein Hindernis fließende Wasser stromaufwärts und stromabwärts zum Grund des Flusses zurückgedrängt wird. Aus solchen Löchern kann man nur sehr schwer entkommen. Am besten ist es, aggressiv flussabwärts über die Grenzlinie zu schwimmen, um zu vermeiden, dass man in der Strömung zurückgeworfen wird (➤ Abb. 26.4). In früheren Lektionen wurde als Fluchtmöglichkeit das Schwimmen nach unten und dann flussabwärts am Grund des Flusses empfohlen. Dies kann jedoch gefährlicher sein, da der Schwimmer ertrinken kann, nachdem er sich in Gegenständen im Flussbett verfangen hat.

Einstieg ins Wildwasser

Der beste Einstieg in das Wildwasser hängt von der Wassertiefe ab. Flache Einstiege, die häufiger vorkommen, erfordern einen abgewandelten Bauchklatscher, um ein Aufschlagen auf dem Flussboden zu vermeiden: Man sollte die Hände zum Schutz vor dem Gesicht verschränken und den Rücken beugen, um den Unterleib zu schützen, und dann springen. Die Knie sind gebeugt, damit die Füße in der Luft bleiben. Der Sprung sollte waagerecht ausgeführt werden. Erfordert der Einstieg einen Sprung aus einer Höhe von mehr als 1 m, bildet man ebenfalls eine Kugel Es ist wichtig, die Wassertiefe vor dem Sprung zu beurteilen, um Verletzungen zu vermeiden.

Kontaktrettung

Obwohl es nicht wünschenswert ist, ist es gelegentlich notwendig, einen direkten Kontakt mit einem Verunglückten im Wasser aufzunehmen, um die Person in Sicherheit zu bringen. Wenn die Person flussabwärts treibt, ist es besser, sie flussabwärts zu bergen, um zu vermeiden, dass man ihr flussabwärts hinterherlaufen muss. Verunglückte können ermüdet, abgelenkt oder in Panik sein, oder eine Kombination aus allen drei Faktoren, was ihre Handlungen unberechenbar machen. Ein Verunglückter kann versuchen, auf einen Retter zu steigen, um ein Ertrinken zu vermeiden.

Wenn dies geschieht, wird der Kopf des Verunglückten unter Wasser gedrückt, sodass er die Umklammerung löst und den Retter nicht weiter gefährden kann. Die Kontaktrettung wird häufig so durchgeführt, wie in ➤ Abb. 26.7 dargestellt. Bei dieser Technik ergreift der Retter den Verunglückten an den Schultern und dreht ihn um, dass er stromabwärts vom Retter weg positioniert ist. Der Retter kann dann entweder die Schultern der Rettungsweste oder den Verunglückten am Brustkorb fassen, und das Opfer in Sicherheit zu bringen. Schwimmen mit einem Verunglückten in reißendem Wasser kann anstrengend sein. Ermuntern Sie den Verunglückten mitzuarbeiten, um den Vortrieb zu unterstützen. Wenn es um die Rettung eines Verunglückten geht, der keine Schwimmweste trägt, hat das Anlegen einer

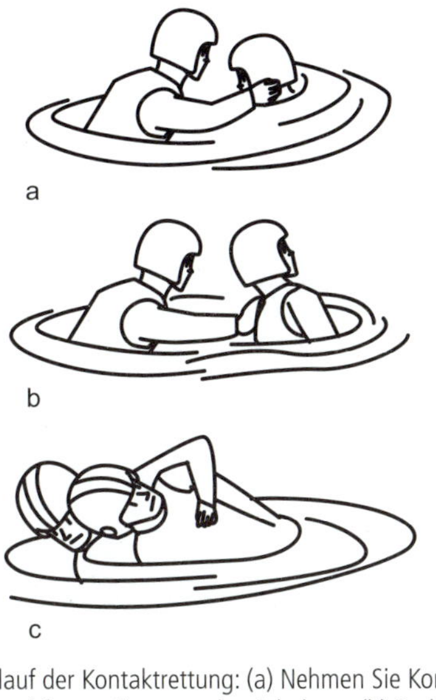

Abb. 26.7 Ablauf der Kontaktrettung: (a) Nehmen Sie Kontakt mit dem Opfer auf und fassen Sie es an den Schultern. (b) Drehen Sie das Opfer im Wasser um, von Ihnen weg und stromabwärts gerichtet. (c) Schwimmen Sie in Richtung einer sicheren Umgebung, indem Sie den Brustkorb fassen.

Schwimmweste oberste Priorität, bevor die Rettung durchgeführt wird. Dadurch wird sichergestellt, dass der Retter im Fall einer Trennung vom Verunglückten, einen gewissen Auftrieb hat. [2]

Seilrettung

Bei einer Seilrettung wird ein Seil am Retter befestigt (auch als „Lebendköder" bezeichnet), um die Rettung zu erleichtern. Der Vorteil dieser Technik ist, dass der Retter beide Arme benutzen kann, um ein erschöpftes Opfer zu halten, während das Team an Land den Retter und das Opfer ans Ufer zieht. Der Nachteil ist, dass sich das Seil verheddern kann, was die Rettung erschwert. Das Halteseil darf niemals direkt an den Retter gebunden werden. Die Leine sollte nicht länger als 23 Meter sein und ist an einem Ring auf dem Rücken Rettungsgurts zu befestigen, den der Retter trägt. [2]

Seilgestützte Rettungstechniken

Eine Wildwasserrettung kann den Einsatz eines seilgestützten Systems für eine Takelage, eine Bergung (Abspannen) und andere Maßnahmen erfordern. Ein Wildwasserretter sollte über gute persönliche Seilkenntnisse verfügen und mit der richtigen Anwendung von Knoten, Haken, Ankern, mechanischen Sicherungssystemen und Anbindetechniken vertraut sein. Es ist zu bedenken, dass die bei diesen Systemen auftretenden Kräfte stark sein und zu erheblichen Verletzungen führen können, wenn man nicht jederzeit wachsam ist. Retter sollten sich immer außerhalb einer Bucht aufhalten, die durch ein mechanisches System gebildet wird, und sie sollten immer vor einer gespannten Leine bleiben. Tauwerk und Schleppleinen können unter Spannung versagen. Die Einhaltung dieser Vorsichtsmaßnahmen schützt den Retter vor einer möglichen Katastrophe. [2]

TIPPS

- Wildwasser-Rettungen sind anstrengende, sich ständig fortsetzende Einsätze. Seien Sie darauf vorbereitet, flexibel zu sein und darauf, dass sie mehr als eine Rolle einnehmen müssen.
- Das Eintauchen ins Wasser zur Rettung eines Verletzten sollte die letzte Option sein. Sie wird erst in Betracht gezogen, wenn alle anderen Alternativen verworfen worden sind.
- Ein gestrandeter Verletzter sollte vor der Rettung mit einer Schwimmweste ausgestattet werden für den Fall, dass der Rettungsplan scheitert.
- Befestigen Sie ein Seil niemals direkt an einen Retter. Sichern Sie das Seil an einer lösbaren Vorrichtung auf der Rückseite des Haltegurts
- Halten Sie sich niemals in einer Seilumlenkung durch ein mechanisches Verteilungssystem oder hinter einem gespannten Seil auf.

26.10.2 Luftgestützte Rettungen

Ein Schwimmer, der eine Wildwasserrettung durchführt, steht vor vielen Herausforderungen. Die Schwierigkeit erhöht sich erheblich, wenn der Schwimmer an einer Rettung aus der Luft (Hubschrauber) teilnimmt. Die folgenden Abschnitte befassen sich mit den Feinheiten der luftgestützten Wasserrettung. [39]

Training

In der Luft ist man oft mit schwierigen Herausforderungen konfrontiert, die Entscheidungen mit wenig Zeit für die Planung erfordern. Das als Rettungsschwimmer ausgewählte Personal sollte zunächst mit den Aufgaben in bodengebundenen Teams gründlich vertraut sein. Die Personen sollten hinsichtlich ihrer Fähigkeiten ausgewählt werden, ruhig zu bleiben und in dynamischen Umgebungen schnell Entscheidungen treffen zu können. Die Ausbildung für die luftgebundene Wildwasserrettung sollte regelmäßig aktualisiert werden, damit stets die aktuellsten und besten Verfahren angewendet werden können. Die Ausbildungsprogramme sollten streng überwacht werden und sowohl didaktische als auch praktische Ausbildungseinheiten umfassen. Die Fähigkeit der Rettungsschwimmer, Informationen abzurufen und im Einsatz anzuwenden, sollte ständig überprüft werden. Die Ausbildungsprogramme für Rettungsschwimmer in der Luftrettung sollten folgende Inhalte umfassen:

- Training im Unterrichtsraum:
  - Wildwasserrettung mit Hubschrauberunterstützung
  - Allgemeine Sicherheit und Leistung von Luftfahrzeugen
  - Zubehör für die Evakuierung, Immobilisation und Rettungsgeschirre
  - Suchtaktiken aus der Luft
  - Persönliche Schutzausrüstung
  - Rettung von Bäumen (während einer Flut)
  - Entscheidungsfindung bei Einsätzen mit Unterstützung aus der Luft
- Praktische Ausbildung:
  - Ausstieg aus einem Hubschrauber unter Wasser
  - Rettungstechniken mit Hubschrauberunterstützung bei Wildwassereinsätzen
  - Fahrzeuge im Wasser
  - Befreiung aus Wohngebäuden
  - Statische Flugübungen
  - Flugtraining in der Luft (Tag, Nacht und spezielle Situationen)

Es sollte ein System vorhanden sein, mit dem der Fortschritt eines Schwimmers bewertet und mit dem überprüft werden kann, ob die Ausbilder einen standardisierten Ansatz für die Ausbildung anbieten. Nach Abschluss der Erstausbildung sollte ein System zur Überprüfung der Fähigkeiten und zur Sicherstellung der laufenden Ausbildung vorhanden sein. Die Fortbildung sollte regelmäßig stattfinden und von einem Ausbilder überprüft werden, um sicherzustellen, dass die Standards der Einheit eingehalten werden, und um mögliche Lücken oder zusätzlichen Schulungsbedarf zu ermitteln.

Sobald eine Person als Rettungsschwimmer für Luftrettungseinsätze ausgewählt wurde, muss sie sich zunächst mit der allgemeinen Sicherheit und Leistung von Hubschraubern vertraut machen. Die Ausbildung am Boden sollte abgeschlossen sein, bevor ein Übungsflug absolviert wird. Es können vielfältige Rettungstechniken von Piloten und Rettern eingesetzt werden, die jeweils eigene Risiken und potenzielle Vorteile mit sich bringen. Rettungsausrüstung und Techniken können sich je nach Hubschraubertyp und Ausrüstung unterscheiden. Das Bodentraining sollte die Einweisung in das Luftfahrzeug und in die Ausrüstung beinhalten. Es sollte eine Reihe von statischen Trainingsveranstaltungen geben, damit der Retter ein Gefühl dafür bekommt, wie ein Hubschrauber den Einsatz abwickelt. Nachdem diese Schritte abgeschlossen sind, kann das Rettungsteam mit der Flugausbildung beginnen. Dieses Programm sollte sowohl Tag als auch Nachteinsätze umfassen (sofern Nachteinsätze erlaubt sind) und sollte simulierte Rettungseinsätze beinhalten. Die Ausbildung sollte auf die in dem Gebiet am häufigsten vorkommenden Rettungsarten und Gefahren abgestimmt sein. Erst nach Beherrschung der grundlegenden Routineeinsätze sollte das Trainingsprogramm mit fortgeschrittenen oder weniger häufigen Rettungsszenarien ergänzt werden. Beispielsweise sollte sich die Zeit und Ausbildung auf die Rettung von Dächern, Fahrzeugen und Bäumen konzentrieren, wenn es in dem betreffenden Gebiet häufig zu großflächigen Überschwemmungen und Hochwasserereignissen kommt.

Hubschrauber-Rettungsausrüstung

Für die Rettung von Personen mittels Hubschraubern sollte Evakuierungsmaterial zur Verfügung stehen, das dem Verunglückten schnell und einfach angelegt werden können. Die meisten Rettungsgurte sind so konstruiert, dass sie um die Brust und unter die Arme geführt werden. Beliebte Ausführungen, die die am besten mit Hilfe eines Retters angelegt werden können, sind die Lifesaving Systems Quick Strop™ und Life Support Products Cinch Rescue Collar™. Die meisten Rettungen betreffen Patienten mit leichten Verletzungen oder Unterkühlung. Schwerstverletzte Opfer erliegen meist vor dem Eintreffen des Rettungsteams ihren Verletzungen. Wenn die Verwendung eines Rettungsgurtes in Betracht gezogen wird, muss darauf geachtet werden, dass ein Gurtzeug einen erheblichen Druck auf den Brustkorb des Opfers ausüben kann, was wiederum die Ausdehnung des Brustkorbes und die Atmung beeinträchtigen kann. Rettungsgurte sollten nicht routinemäßig verwendet werden, es sei denn, die Evakuierungs-Geschwindigkeit ist entscheidend.

Ein Auffanggurt mit Gurtband zieht sich nicht automatisch um den Brustkorb des Verletzten. Wenn die Schiebeschnalle nicht ausreichend fixiert wird und die Ellbogen des Opfers nicht unten fixiert werden können, kann das Gerät nach oben rutschen und so zu einem Sturz des Patienten führen. Idealerweise sollte ein Retter anwesend sein, um dem Opfer Anweisungen zu geben und seine Mitarbeit zu überwachen. Als Sicherheitsmaßnahme kann der Retter auch einen Sicherheitsgurt anlegen, um zu verhindern, dass der Verunfallte abrutscht. Ein Sicherheitsgurt übt bidirektionalen Druck auf den Brustkorb des Verunglückten aus und sorgt so für eine ausreichende Straffung.

Ein Cinch-Gurt ist so konzipiert, dass er sich zuzieht, sobald an einer Befestigungsschlaufe gezogen wird. Eine solche Rettungsschlinge mit Brustgurt hat den Vorteil, dass sie in manchen Situationen vom Patienten ohne direkte Hilfe eines Retters, angelegt werden kann. Cinch-Brustgurte verfügen in der Regel auch über eine gewisse Schwimmfähigkeit. Ein wesentlicher Nachteil eines Bergungsgurtes ist es, dass er einen direkten Druck auf den Thorax des Verletzten ausübt. Dadurch kann die Atmung des Patienten beeinträchtigt werden. Der Patient sollte kontinuierlich überwacht werden, um eine Verschlechterung rasch feststellen zu können.

Ein Hubschrauber-Rettungskorb, ähnlich wie bei der Offshore-Rettung, kann bei einem Einsatz mit mehreren Verletzten, z.B. bei einem Bus mit mehreren Insassen, die in schnell fließendem Wasser verunfallt sind, sehr hilfreich sein. Tragen für verletzte Patienten sollten mit Vorsicht eingesetzt werden, da die Personen angeschnallt sind und sich nicht selbst befreien können, sollten diese ins Wasser stürzen. Auch selbstaufrichtende Bergesäcke funktionieren in bewegtem Wasser nicht richtig. Evakuierungssitze, wie z. B. der PMI Hasty Harness™, sind nützlich, wenn mehrere Personen betroffen sind. Sie bieten zwar keinen Auftrieb und können schwierig anzulegen sein, sind jedoch relativ komfortabel und bequem und werden besonders von leicht unterkühlten Opfern, selbst während einer längeren Evakuierung, toleriert. Verunglückte mit mittlerer bis schwerer Unterkühlung sollten in horizontaler Lage aus dem Wasser gerettet werden, denn der hydrostatische Druck des Wassers ermöglicht eine Aufrechterhaltung des Blutdrucks. Sobald der Körper aus dem Wasser gehoben wird, sinkt der systemische Gefäßwiderstand, was ein bereits unterkühltes Herz zusätzlich belasten kann. [40]

Improvisierte Ausrüstung

In unerwarteten Situationen kann provisorische Ausrüstung erforderlich sein. Diesen Situationen sollte man mit äußerster Vorsicht begonnen werden. Es gibt mehrere Möglichkeiten, eine improvisierte Rettungsschlinge zu binden. Die besten sind diejenigen, die einen Ganzkörpergurt beinhalten. Ein Rettungsgurt kann provisorisch mit einem Stück Bandschlinge oder Seil hergestellt werden. In Anbetracht der unerwarteten Herausforderungen der Rettung ist es ratsam, immer eine Bandschlinge oder ein Seil bei sich zu tragen.

Annäherung bei einer Hubschrauberrettung

Die Entscheidung, eine Rettung aus der Luft durchzuführen, sollte nur dann getroffen werden, wenn es aufgrund mangelnder Ressourcen oder Mangel an Personal am Einsatzort keine Möglichkeit gibt, eine andere Rettung vorzunehmen. Eine Hubschrauber-Rettung sollte nicht nur deswegen durchgeführt werden, weil das Luftfahrzeug am Einsatzort eintrifft. Die Besatzung des Hubschraubers sollte die Risiken abschätzen, und nur tätig werden, wenn die potenziellen Vorteile des Einsatzes eines Luftfahrzeugs die Risiken überwiegen. Während der eigentlichen Rettung kann es vorkommen, dass Techniken möglicherweise angepasst oder modifiziert werden müssen. Dabei ist es wichtig, den etablierten Verfahren zu folgen. Der Versuch, mitten in einer Rettung eine neue Technik anzuwenden, kann zu einem Fehlschlag mit Verletzungen oder zum Tod führen.

Sobald feststeht, dass eine Rettung per Hubschrauber die beste Möglichkeit ist, sollte die Besatzung das genaue Vorgehen planen. In vielen Fällen ist dies durch die Art des Hubschraubers und der verfügbaren Ausrüstung vorgegeben. In manchen Fällen haben die Retter die Möglichkeit, zwischen verschiedenen Rettungstechniken zu wählen. Es ist wichtig, die potenziellen Vor- und Nachteile der einzelnen Techniken zu kennen.

Verwendung einer Rettungswinde

Ein mit einer Winde ausgestatteter Hubschrauber bietet eine Reihe von potenziellen Vorteilen. Eine Winde ermöglicht es, den Hubschrauber in einem optimalen Abstand über dem Boden zu positionieren. Der Retter kann präzise zum Notfallort und der Patient direkt in den Hubschrauber gebracht werden. Eine Winde entlastet den Piloten, da der Winden-Operator der Winde den Abstand zum Retter unter dem Hubschrauber selbst einstellen kann, während der Pilot sich auf die Positionierung des Hubschraubers konzentriert. Dies kann eine schnelle Rettung erleichtern, da die Seillänge nicht vor dem Eintreffen am Einsatzort angepasst werden muss. Winden sind begrenzt durch Gewicht, das sie heben können, und durch die Tatsache, dass das Seil anfällig für Beschädigungen durch Stoßbelastungen ist.

Es gibt zwei verschiedene Arten von Windenrettungen eine dynamische und eine statische. Jede hat ihre Vor- und Nachteile. Bei der dynamischen Methode wird ein Rettungsschwimmer an der Winde herabgelassen, während sich der Hubschrauber auf den Verunglückten zubewegt. Die Absicht ist, die Zeit zu minimieren, die der Hubschrauber über dem Verletzten schweben muss und die Wahrscheinlichkeit zu verringern, dass ein unterkühlter oder geschwächter Patient durch den Abwind des Rotors von einem Baum oder dem Dach eines Fahrzeuges geweht wird.

Das dynamische Anheben reduziert auch die Zeit, die der Hubschrauber bei hoher Leistung schwebt. Bei einem statischen Hubschrauberanflug nimmt der Hubschrauber zunächst eine Schwebeposition über dem beabsichtigten Ziel ein und senkt dann den Rettungsschwimmer ab. Der Vorteil dieser Technik ist, dass sie dem Piloten die Möglichkeit gibt, einen stabilen Schwebeflug herbeizuführen, um zu einem Referenzpunkt zu finden. Außerdem kann diese Technik für die Befreiung aus engen Bereichen wie Schluchten, Canyons und Wäldern eingesetzt werden. Diese Vorteile werden jedoch durch die Verletzungsgefahr für die darunter befindlichen Personen aufgrund der Abwinde erkauft (zum sog. Downwash ➤ Kap. 7). Sowohl statisches als auch dynamisches Heben wurde bereits in verschiedenen Situationen erfolgreich eingesetzt. Unabhängig von der gewählten Technik ist es wichtig, dass der Winden-Operator nach der Ankunft am Einsatzort permanent den Patienten im Blick hat.

Ein Hubschrauber, der keine Winde hat, kann möglicherweise eine Taubergung durchführen. Das Tau hat den Vorteil, dass es im Gegensatz zu einer Winde ein größeres Gewicht bewältigen kann. Dadurch können mehrere Personen auf einmal gerettet werden. Das bei der Rettung verwendete Tau toleriert im Gegensatz zum Stahlseil einer Winde auch eine plötzliche Zugbelastung. Ein Nachteil der Taurettung ist, dass die Geretteten nicht direkt in die Kabine des Hubschraubers gebracht werden können. Eine Landezone oder ein Absetzpunkt ist notwendig und sollte bereits bei der Einsatzplanung festgelegt werden. Eine Einschränkung des Taus ist, dass die Länge des Seils nach dem Start nicht geändert werden kann, um sie den Erfordernissen der Mission anzupassen. Das Terrain oder Hindernisse wie z.B. Bäume können die Möglichkeiten des Piloten einschränken, den Hubschrauber so zu positionieren, dass das Seil die verunfallte oder erkrankte Person erreicht. Bei der Taurettung ist die Arbeitsbelastung des Piloten erhöht, er muss die richtige Höhe über dem Boden und die richtige Position erreichen und halten.

Nachdem die Entscheidung über die Art des Anflugs getroffen wurde, sollte die Besatzung festlegen, in welcher Höhe über dem Verunglückten die Rettung durchgeführt werden soll. Bei einem Hubschrauber mit Winde kann die Höhe je nach Gelände, Wetterbedingungen, Lage der zu rettenden Person und dessen Eigenschaften, wie Alter und Verletzungen, angepasst werden. Ein Betrieb in größerer Höhe über dem Verunglückten verringert die Auswirkungen des Rotorabwinds auf Personen unter dem Hubschrauber und bietet bei einem Notfall in der Luft eine gewisse Sicherheit. Andererseits verringert sich durch die höhere Positionierung die Präzision, mit der der Winden-Operator den Rettungsschwimmer an einem bestimmten Ort bringen kann. In einer geringeren Höhe über dem Opfer verbessert sich die Genauigkeit des Piloten, aber die Kraft des Downwash ist größer und das Risiko steigt. Bei den meisten Longline-Rettungen wird die Höhe weitgehend durch die verfügbare Seillänge bestimmt.

Nachdem die Art des Anfluges gewählt wurde, sollte sich die Besatzung auf einen Rettungsplan einigen. Der Rettungsschwimmer sollte sich aktiv an der Planung beteiligen. Möglicherweise gibt es konkurrierende Ansichten über die beste Methode zur Durchführung der Rettung. Der Pilot kann sich auf den besten An- und Abflug konzentrieren, je nach Leistungsmerkmalen des Hubschraubers. Der Bediener der Winde kann sich ausschließlich dem sichersten Zugangsweg für das Einsetzen des Retters widmen. Der Rettungsschwimmer sollte vermeiden, dass er sich in eine prekäre Lage bringt. Andere Besatzungsmitglieder haben möglicherweise nicht den gleichen Kenntnisstand über die Hydrologie und können daher möglicherweise die potenziellen Gefahren eines vorgeschlagenen Eintrittspunktes nicht einschätzen. Die Besatzung muss möglicherweise einen Kompromiss eingehen, um die Mission sicher zu erfüllen. In Anbetracht all dieser Faktoren ist eine gute Kommunikation und Zusammenarbeit von entscheidender Bedeutung.

Welche Technik auch immer angewandt wird, um Zugang zu einer Person zu erhalten, der Rettungsschwimmer muss den körperlichen Zustand des Verunglückten sorgfältig beurteilen. In vielen Fällen ist die Art der Verletzung oder Krankheit des Patienten nicht von primärer Bedeutung, weil die von der Umgebung ausgehenden Risiken überwiegen. Viele Wildwasser-Opfer sind unterkühlt. Der Rettungsschwimmer sollte vor der Rettung prüfen, ob das Opfer Anweisungen verstehen und Befehle befolgen kann. Dies kann sich auf die Entscheidung über die Art des zu verwendenden Rettungsgeschirrs oder die Methode der Bergung insgesamt auswirken.

TIPPS

- Vor jeder Rettung ist die Sicherheit am Einsatzort zu gewährleisten. Die Prioritäten sind: zuerst der Retter, dann die Mannschaft, dann der Patient.
- Retter müssen Schwimmwesten tragen, wenn sie sich in einem Bereich von weniger als 3 m über dem Wasser aufhalten.
- Die Retter müssen mit allen Sicherheitsverfahren für Hubschrauber vertraut sein und diese befolgen.
- Die Rettung von Menschen in Wildwasser kann körperlich sehr anstrengend sein. Alle Retter sollten in guter körperlicher Verfassung und gut hydriert sein und auf Anzeichen von Müdigkeit bei sich oder anderen achten.
- Ausgebildete Retter mit Wurfsäcken oder Rettungsbrettern sollten in Position gebracht werden, um auf Verunglückte im Wasser zu reagieren.

Fazit

- Überschwemmungen sind die häufigsten Naturkatastrophen der Welt. Epidemiologische Daten über die Rettung bei Hochwasser fehlen oder sind uneinheitlich. Viele Menschen sind sich der tödlichen Risiken von Überschwemmungen nicht bewusst und bringen sich in eine prekäre Lage, die eine Rettung erforderlich macht. Der Klimawandel und die zunehmende Verstädterung werden das Risiko von Sturzfluten erhöhen und Tragödien noch wahrscheinlicher machen. Mehr denn je muss sichergestellt werden, dass die Rettungsorganisationen mit der Rettung bei Sturzfluten vertraut sind.
- Die Rettung bei Wildwasser ist ein Ereignis mit hohem Risiko und geringer Häufigkeit. Erfolgreiche Rettungen erfordern gut ausgebildetes Personal, das über gute Fähigkeiten sowie fundierte Kenntnisse der Hydrologie und der Techniken für die Rettung aus Wildwasser verfügt.
- Unterkühlung und Ertrinken kommen besonders häufig vor bei Patienten, die aus Wildwasser gerettet werden. Wildwasser-Rettungsteams brauchen umfassende Kenntnisse in der Rettung und Wiederbelebung von Ertrinkungsopfern.

LITERATUR

1. Rescue 3 International. Who we are. Unter: https://rescue3.com/who-we-are/ (letzter Zugriff: 14.04.2023).
2. Phillips K. Swiftwater Rescue Manual, 1st Ed. Washington, D. C.: United States Department of the Interior, National Park Service; 2012.
3. Capella C. USA: More than half of flood victims are in vehicles. USAtoday 2011. Unter: http://usatoday30.usatoday.com/weather/tg/wfldangr/wfldangr.htm. (letzter Zugriff: 14.04.2023).
4. Mangelsdorf J, et al. River Morphology: A Guide for Geoscientists and Engineers. Berlin: Springer-Verlag; 1990.
5. Kane J. Running the Amazon. New York: Vintage Books; 1989.
6. Ahlm K, Saveman B, Björnstig U. Drowning deaths in Sweden with emphasis on the presence of alcohol and drugs – a retrospective study, 1992–2009. BMC Public Health. 2013; 13:216.
7. Schiermeier Q. Increased flood risk linked to global warming: likelihood of extreme rainfall may have been doubled by rising greenhouse-gas levels. Nature. 2011; 470(7334):316.
8. Georgakakos A, Fleming P, et al. Water resources. Climate Change Impacts in the United States: The Third National Climate Assessment, U. S. Global Change Research Programme. Washington, DC; 2014. pp 69–112.
9. Barberia L, Amaro J, et al. The role of different factors related to social impact of heavy rain events: Considerations about the intensity thresholds in densely populated areas. Nat Hazards Earth Syst Sci. 2014;14:1843–1852.

10. Papagiannaki K, Lagouvardos K, Kotroni V, Bezes A. Flash flood occurrence and relation to the rainfall hazard in a highly urbanized area. Nat Hazards Earth Syst. Sci. 2015;15:1859–1871.
11. Ashley, ST, WS Ashley WS. Flood fatalities in the United States. J Appl Meteorol Climatol. 2008; 47(3):805–818.
12. van Beeck EF. Injuries: a continuous challenge for public health [thesis]. Rotterdam, Erasmus University: Enschede, Print partners Ipskamp; 1998.
13. Van Beeck EF, Branche CM, Szpilman D, et al. A new definition of drowning: towards documentation and prevention of a global health problem. Bull of WHO. 2005; 83(11):853–856.
14. Szpilman D, Sempsrott J, Webber J, et al. "Dry Drowning" and other myths. Cleveland Clin J Med. 2018;85(7):529–535.
15. Quan L, Wentz KR, Gore EJ, Copass MK. Outcome and predictors of outcome in pediatric submersion victims receiving prehospital care in King County, Washington. Pediatrics. 1990;86(4):586–593.
16. Nadel FM. Near Drowning. Comprehensive Pediatric Hospital Medicine. Philadelphia: Mosby Elsevier; 2007.
17. Ibsen LM, Koch T. Submersion and asphyxial injury. Crit Care Med. 2002;30(11 Suppl):S402–408.
18. Szpilman D, Elmann J, Cruz-Filho FES. Dry-drowning – fact or myth? World Congress on Drowning. Netherlands, 2002. Unter: www.researchgate.net/publication/267981164_Drydrowning_-Fact_or_Myth. (letzter Zugriff: 14.04.2023).
19. Restrepo CS, Ortiz C, Singh AK, Sannananja B. Near-Drowning: Epidemiology, Pathophysiology and Imaging Findings. J Trauma Care. 2017;3(3):1026.
20. Diamond W, McDonald RD. Submersion and Early-Onset Acute Respiratory Distress Syndrome: A Case Report. Prehosp Emerg Care. 2011;15(2):288–293.
21. Vohwinkel CU, Hoegl S, Eltzshig HK. Hypoxia signaling during acute lung injury. J Appl Physiol. 1985;119(10):1157–1163.
22. Faguang J, Congcong L. Seawater-drowning-induced acute lung injury: From molecular mechanisms to potential treatments. Exp Ther Med. 2017;13(6):2591–2598.
23. Chiumello D, Carlesso E, Gattinoni L. Management of ARDS. In: Bierens J (ed). Handbook on Drowning. Berlin: Springer; 2006. pp 410–411.
24. Sharma S. Acute Respiratory Distress Syndrome. BMJ Clin Evid 2010. pp 2010–1511
25. Wheeler AP, Bernard GR. Acute lung injury and the acute respiratory distress syndrome: a clinical review. Lancet. 2007;369(9572):1553–1564.
26. Ender PT, Dolan MJ. Pneumonia associated with near-drowning. Clin Infect Dis. 1997;25(4):896–907.
27. Cold Water Survival. United States Search and Rescue Task Force. Unter: http://www.ussartf.org/cold_water_survival.htm. (letzter Zugriff: 14.04.2023).
28. Hypothermia Understanding and Prevention: Survival in Cold Water. Minnesota Sea Grant. Unter: http://www.seagrant.umn.edu/coastal_communities/hypothermia. (letzter Zugriff: 14.04.2023).
29. Bierens JJ, Lunetta P, Tipton M, Warner DS. Physiology Of Drowning: A Review. Physiology (Bethesda). 2016;31(2):147–166.
30. Castleman C, Gardner P, Kay J. Wilderness Medicine: What to do When you Can't Call 911. Lulu. com; 2016.
31. Paal P, Gordon L, Strapazzon G, et al. Accidental hypothermiaan update: The content of this review is endorsed by the International Commission for Mountain Emergency Medicine (ICAR MEDCOM). Scand J Trauma Resusc Emerg Med. 2016;24(1):111.
32. Durrer B, Brugger H, Syme D. International Commission for Mountain Emergency Medicine. The medical on-site treatment of hypothermia: ICAR-MEDCOM recommendation. High Alt Med Biol. 2003;4(1)99–103.
33. Fiore DC. Injuries Associated With Whitewater Rafting and Kayaking. Wilderness Environ Med. 2003;14 I4(4);255–260.
34. Schoen RG, Stano MJ. Year 2000 whitewater injury survey. Wilderness Environ Med. 2002;13(2):119–124.
35. American Heart Association. (2010, Oktober 18). A new order for CPR, spelled C-A-B: American Heart Association Guidelines. ScienceDaily. Unter: https://www.sciencedaily.com/releases/2010/10/101018074028.htm (letzter Zugriff: 14.04.2023).
36. Lavonas EJ, Drennan IR, Gabrielli A, et al. Part 10: Special Circumstances of Resuscitation: 2015 American Heart Association Guidelines Update for Cardiopulmonary Resuscitation and Emergency Cardiovascular Care. Circulation. 2015 Nov 3;132(18 Suppl 2):S501-18. doi: 10.1161/CIR.0000000000000264. Erratum in: Circulation. 2016 Aug 30;134(9):e122. PMID: 26472998.
37. Truhlář A, Deakin CD, Soar J, et al. European Resuscitation Council Guidelines for Resuscitation 2015: Section 4. Cardiac arrest in special circumstances. Resuscitation. 2015;95:148–201.
38. Limmer D, O'Keefe, M, et al. Emergency Care, 13th Ed. Pearson; 2016.
39. Ray S. Swiftwater Rescue, 2nd Ed. Asheville, NC, US,: CFS Press; 2013.
40. Zafren K, Giesbrecht GG, Danzl DF, et al. Wilderness Medical Society practice guidelines for the out-of-hospital evaluation and treatment of accidental hypothermia: 2014 update. Wilderness Environ Med. 2014;25(4 Suppl.):S66-S85.

KAPITEL

27

Ken Zafren, Daniel Migliaccio

Verletzungen durch Blitzschlag

Zusammenfassung

- Blitze sind ein gewaltiges Naturereignis und eine große Gefahr bei Aktivitäten im Freien, insbesondere im Gebirge. Weltweit werden jährlich schätzungsweise 24.000 Menschen durch Blitzschlag getötet und etwa 10-mal so viele Menschen verletzt. Langfristige Folgen sind häufig. Ein Blitzschlag kann zu Verletzungen oder zum Tod führen, sei es durch die direkte Einwirkung des elektrischen Stroms oder durch Verletzungen infolge eines Sturzes oder einer durch Blitz verursachten Explosionsverletzungen. Die häufigste Todesursache nach einem Blitzschlag ist der Atemstillstand. Ein Blitzschlag kann eine kurzzeitige Asystolie verursachen, die Herztätigkeit setzt jedoch in der Regel sofort und spontan wieder ein.
- Ein Atemstillstand aufgrund eines Blitzschlags kann über einen längeren Zeitraum andauern. Falls der Patient nicht beatmet wird, dies kann Stunden dauern, tritt der Tod aufgrund eines hypoxischen Herzstillstands ein.
- Die Retter sollten das Blitzschlagopfer ggf. beatmen, wenn möglich an einen sicheren Ort bringen und in ein Krankenhaus transportieren. Die Versorgung im Krankenhaus umfasst die weitere Untersuchung und Behandlung sowie die Beobachtung bei sekundär auftretenden Problemen wie z. B. Krampfanfällen. Sind von einem Blitzeinschlag mehrere Personen betroffen, sollten am Unfallort zuerst diejenigen behandelt werden, die einen Herz- oder Atemstillstand erlitten haben.
- Menschen in den Bergen können das Risiko von Verletzungen oder Tod durch Blitzschlag verringern, indem sie sich bei Gefahr in sichereres Gelände begeben.

27.1 Hintergrund

Blitze sind ein Phänomen, das fast überall auf der Welt vorkommt und von Aberglauben, Mythen und Missverständnissen umgeben ist (➤ Kasten 27.1). Viele Mythen und Missverständnisse bestehen auch heute noch, sogar in der medizinischen Fachwelt. Die meisten Fakten über Blitze (➤ Kasten 27.2) sind bei weitem nicht so aufregend wie die entsprechenden Mythen.

Kasten 27.1

Mythen über Blitze

- Blitzschlagverletzungen sind immer tödlich.
- Nach einem Blitzeinschlag bleibt nichts übrig außer Asche.
- Jemandem, der vom Blitz getroffen und nicht getötet wird, geht es gut.
- Eine Person, die nur einen Donner hört, ist vor Blitzschlag sicher.
- Verbrennungen sind häufige Blitzschlagverletzungen.
- Personen, die von einem Blitz getroffen wurden, haben innere Verbrennungen.
- Wenn es nicht regnet, besteht keine Blitzgefahr.
- Blitze können auch ohne Donner auftreten.
- Blitze schlagen nie zweimal an der gleichen Stelle ein.
- Blitze schlagen immer in das höchste Objekt ein.
- Hohe Objekte bieten einen Schutzkegel von 45° vor Blitzen.
- Gegenstände aus Metall ziehen Blitze an.
- Das Tragen von Schuhen mit Gummisohlen oder das Sitzen auf isolierendem Material wie einer Schlafmatte oder einem Kletterseil schützt vor Verletzungen.
- Blitzopfer sind elektrisch geladen und sollten nicht berührt werden.
- Blitzschlagopfer können sich nach längerer Wiederbelebung erholen, da sie sich in einem Scheintod befinden.

Kasten 27.2

Wahrheiten über Blitze

- Blitzschlagverletzungen sind nicht immer tödlich. Bis zu 90 % der Blitzschlagopfer überleben, oft mit Behinderungen.
- Die Blitze strömen meist über die Körperoberfläche, können die Kleidung wegreißen, aber die Betroffenen verbrennen nicht zur Gänze.
- Ein Blitzschlagopfer, das nicht getötet wird, kann schwer verletzt werden.
- Viele verletzte Blitzopfer berichten, dass sie den Donner hören konnten.
- Weniger als ein Drittel der Verletzten hat Verbrennungen oder Blitzspuren.
- Blitzschlagopfer haben in der Regel keine inneren Verbrennungen.
- Blitze können auch dann einschlagen, wenn es nicht regnet. Sie können sich bis zu 15 Kilometer in alle Richtungen von einem Gewitter entfernt ausbreiten und es besteht auch die Möglichkeit, dass sie aus dem „blauen Himmel" einschlagen. Blitze können auch einschlagen, wenn die Sonne scheint und nachdem ein Gewitter vorübergezogen ist.
- Blitze können nicht ohne Donner auftreten, aber der Donner ist in der Regel nicht zu hören, wenn der Blitz über 15 Kilometer weit entfernt ist oder wenn Berge dazwischen liegen.
- Blitze können mehrmals an der gleichen Stelle einschlagen.
- Blitze schlagen nicht immer in das höchste Objekt ein. Ein Blitz „spürt" nur Objekte im Umkreis von 30–50 Metern auf. Blitze können auch in der Mitte eines Metallmastes einschlagen. Sie können sich verzweigen und an mehreren Stellen gleichzeitig einschlagen.
- Hohe Objekte bieten keinen sicheren 45°-Schutzkegel vor Blitzschlägen. Bei einem Gewitter ist kein Ort im Freien sicher. Ein hohes Objekt kann einen gewissen Schutz bieten, wenn eine Person weit entfernt von der Basis und innerhalb eines 45°-Winkels von der Spitze zum Boden sitzt.
- Metallgegenstände ziehen keine Blitze an. Blitze schlagen am ehesten in höhere, isolierte und spitze Objekte ein wie z.B. Bäume, die nicht aus Metall sind.
- Das Tragen von Schuhen mit Gummisohlen oder das Sitzen auf isoliertem Material wie z.B. einer Schlafmatte oder einem Kletterseil schützt nicht vor Verletzungen. Nachdem sich der Blitz durch mehrere Kilometer Luft gebrannt hat, haben einige Zentimeter Gummi, Nylon oder ein anderer Isolator keine Wirkung mehr.
- Blitzschlagopfer tragen keine elektrische Ladung in sich. Es ist ungefährlich, ein Blitzopfer zu berühren.
- Blitzschlagopfer, die sich nach längerer Wiederbelebung erholen, befanden sich nicht im Scheintod. Sie mussten so lange wiederbelebt werden, bis sich das medulläre Atemzentrum erholen konnte, um die Spontanatmung wiederherzustellen.

27.2 Geschichte

Von der Antike bis heute haben die Menschen Blitz und Donner gefürchtet und respektiert. Die alten Zivilisationen stellten sich Götter oder Geister vor, die Blitze auf die Erde schicken und Donnerschläge auslösen. [1] Im 18 Jh. zeigte Benjamin Franklin, dass Blitze eine Form der Elektrizität sind und erfand den Blitzableiter. [1]

Die Zahl der Todesfälle durch Blitzschlag in den Industrieländern ist seit Beginn des 20. Jh. zurückgegangen. In den Vereinigten Staaten ist die jährliche Todesfallrate von 6 Todesfällen pro 1 Million Menschen pro Jahr auf weniger als 0,1 gesunken. [2] In anderen entwickelten Ländern sind ähnliche Rückgänge zu verzeichnen. Dieser Trend ist vermutlich auf einen Rückgang der Landbevölkerung zurückzuführen, zudem auf die elektrische Erdung der Gebäude und auf die geschlossenen Fahrerkabinen der Kraftfahrzeuge. [1] Die Raten der Todesfälle durch Blitzschlag in weniger entwickelten Ländern und in den Gebirgen sind nicht bekannt.

27.3 Epidemiologie

Blitze verursachen jährlich schätzungsweise 24.000 Todesfälle und etwa 240.000 Verletzungen weltweit. [3] Blitze sind eine besondere Gefahr in alpinem Gelände, wo es schwierig sein kann, während eines Gewitters geschützte Orte zu finden. Die Zahl der blitzbedingten Verletzungen und Todesfälle ist in den Industrieländern gut dokumentiert, die weltweiten Daten sind allerdings unzuverlässig. Durch Blitze verursachte Todesfälle und Verletzungen kommen häufiger in weniger entwickelten Ländern vor, zum Teil auch deshalb, weil die Menschen mehr Zeit im Freien verbringen und der Blitzschlaggefahr ausgesetzt sind. [3]

Blitze treten am häufigsten in tropischen und subtropischen Regionen auf. [4] Die höchsten Blitzraten gibt es in Zentralafrika und im nordwestlichen Südamerika. Das Gebiet mit den meisten Einschlägen auf der Erde ist Kifuka in der Demokratischen Republik Kongo, das 970 m über dem Meeresspiegel in einem Berggebiet liegt. In Kifuka gibt es 158 Blitzeinschläge pro 100 ha jährlich. [5] Es wird geschätzt, dass es auf der Erde zu jeder Zeit circa 1.800 Gewitter, täglich 8 Millionen Blitze und jährlich 16 Millionen Stürme gibt. [4]

Die Landbevölkerung ist stärker gefährdet als die Stadtbevölkerung, wahrscheinlich weil es in ländlichen Gebieten mehr Landwirte und andere Personen gibt, die im Freien arbeiten. In ländlichen Gebieten gibt es im Vergleich zum städtischen Raum auch weniger feste Gebäude, die Schutz bieten.

27.4 Wissenswertes über Blitze

Ein Blitz ist eine elektrostatische Entladung (ein Funke) zwischen Wolken oder zwischen einer Wolke und der Erde. Blitze entstehen durch die Schichtung elektrischer Ladungen in Kumulonimbuswolken, die sich durch die Erwärmung der Feuchtigkeit an der Erdoberfläche entwickeln und mehrere tausend Meter hoch aufsteigen. Der Donner ist eine Schallwelle, die durch die explosive Erhitzung der Luft im Blitzkanal während des Rückschlages entsteht. [1] Blitze entstehen bei Gewittern. Gewitter können in Form von Regenstürmen oder Schneestürmen auftreten. Bei Regenstürmen gehen Gewitter oft mit Hagel und bei Schneestürmen mit Graupelkörnern (weicher Hagel) einher.

Die Temperatur von Blitzen reicht von ~8.000 bis ~50.000 °C, somit ist der Blitz bis zu viermal so heiß wie die Oberfläche der Sonne. [6] Der Hauptstrahl hat einen Durchmesser von 3–8 cm und bewegt sich mit etwa einem Drittel der Lichtgeschwindigkeit. Ein einzelner Blitz besteht aus bis zu 30 Schlägen. Der Wolken-Boden-Kanal kann bis zu 15 km lang sein. [1]

Die elektrische Spannung eines Blitzes kann zwischen 10 und 200 Millionen Volt betragen, die Stromstärke 30.000 bis 110.000 Ampere. [6] Die Energiemenge kann 20 Billionen Watt (20 Terawatt) übersteigen. Allerdings dauert ein Blitz nur 10–100 Millisekunden. Bei einem Blitzeinschlag ist aufgrund der kurzen Dauer die Energieübertragung auf den Körper begrenzt, was zu einem Überschlag (Flashover) führt (Blitzstrom über den Körper). [1]

27.5 Pathophysiologie

Blitzschlagverletzungen werden erzeugt durch extrem hohe Spannung, durch Gleichstrom von sehr kurzer Dauer, durch Hitze und durch explosive Kräfte. Die meisten Todesfälle sind auf einen Herz- und Atemstillstand zurückzuführen. [7] Falls diese nicht auftreten, wird das Blitzopfer wahrscheinlich überleben. [1] Blitze können Verletzungen durch verschiedene Mechanismen verursachen, entweder direkt oder indirekt.

27.5.1 Elektrische Verletzungen durch Blitzschlag

Es gibt mehrere Arten von elektrischen Verletzungen durch Blitzschlag (➤ Kasten 27.3). Ein direkter Einschlag ist selten, aber oft tödlich. [6] Bei einem Seitenblitz zweigt ein Teil des Stroms von einem Gegenstand oder von einer Person ab. Schließlich kann eine Person, die einen Gegenstand berührt, der vom Blitz getroffen oder gestreift wird, eine Kontaktverletzung erleiden. Erdungsstrom (Schrittspannung) kann ein Opfer verletzen, wenn zwei getrennte Körperteile den Boden berühren. Die Spannungsunterschiede zwischen zwei Punkten des Bodens können Strom durch den Körper zwischen den beiden Körperteilen fließen lassen. In einigen Fällen kann auch ein nach oben gerichteter Blitzstrom Verletzungen verursachen, wenn der Strom durch den Körper vom Boden aus nach oben fließt. [8]

Kasten 27.3

Arten von Verletzungen durch Blitzschlag
- Direkter Blitzschlag
- Kontaktverletzung
- Seitenblitz
- Erdstrom
- Aufwärts gerichteter Blitzstrahl

27.5.2 Indirekte Verletzungsmechanismen durch Blitzschlag

Zu den indirekten Verletzungen gehören Verbrennungen, die durch das Erhitzen von Gegenständen, wie z. B. Gürtelschnallen, verursacht werden. [9] Feuchtigkeit in der Kleidung kann durch den Blitzstrom erhitzt werden und Verbrühungen erzeugen. Stumpfe Verletzungen können durch die Stoßwelle des Blitzes oder durch Muskelkontraktionen aufgrund elektrischer Entladung der motorischen Neuronen, hervorgerufen werden. Die getroffenen Personen können das Gleichgewicht verlieren und stürzen durch die Druckwelle oder Muskelkontraktionen zu Boden. Sie können auch ein Barotrauma durch die Explosion erleiden oder von Gegenständen getroffen werden, was zu einem stumpfen oder penetrierenden Trauma führt. [10]

27.5.3 Unterschiede zwischen Verletzungen durch Blitz- und Stromschlag

Blitzschlagverletzungen unterscheiden sich von elektrischen Hochspannungsverletzungen. Bei Blitzschlagverletzungen wird der Strom aufgrund der kurzen Dauer des Blitzes in der Regel um den Körper herum und nicht durch den Körper geleitet. Der Blitzstrom fließt im Gegensatz zu elektrischen Hochspannungsschäden nur selten durch den Körper, aber der Blitzstrom kann durch Öffnungen wie Augen, Ohren und Mund in den Körper eindringen. Schwere Verbrennungen, Kompartmentsyndrom, Rhabdomyolyse und Nierenversagen kommen bei einem Stromschlag häufig vor, bei Blitzschlagverletzungen jedoch selten. [1]

MERKE

Die Pathophysiologie und das Trauma bei Blitzschlagverletzungen unterscheiden sich von der Pathophysiologie und dem Trauma bei elektrischen Hochspannungsverletzungen.

27.5.4 Herz-Kreislauf- und Atemstillstand

Ein Atemstillstand aufgrund einer Lähmung des Atemzentrums ist die Haupttodesursache bei einem Blitzschlag. [7] Blitze können wie eine Defibrillation wirken und einen Herzstillstand erzeugen. Wenn alle Herzmuskelzellen durch einen Blitzschlag gleichzeitig depolarisiert werden, kommt es zu einer Asystolie. Es kann auch Kammerflimmern auftreten. [11] Da die Schrittmacherfunktion des Herzens angeboren und automatisch ist, wird die Asystolie in der Regel rasch durch einen Sinusrhythmus beendet, wie bei der Defibrillation von Kammerflimmern oder der Kardioversion einer Kammertachykardie. Bei Blitzschlagverletzungen erfolgt die Rückkehr des Spontankreislaufs (ROSC) in der Regel kurz nach Eintritt der Asystolie. Der erste Rhythmus ist häufig eine Sinusbradykardie. Der Atemstillstand, der auf die anhaltende Lähmung des Atemzentrums zurückzuführen ist, kann prolongiert verlaufen und zu einem sekundären Herzstillstand aufgrund der Hypoxie führen, wenn keine künstliche Beatmung erfolgt. [12]

MERKE

Längerer Atemstillstand ist die häufigste Todesursache durch einen Blitzschlag.

27.5.5 Kardiovaskuläre Schäden

Die kardiovaskulären Auswirkungen von Blitzeinschlägen reichen von geringfügigen Veränderungen des Elektrokardiogramms (EKG) bis hin zur Asystolie. Asystolie und Kammerflimmern treten nach direkten Einschlägen vermutlich am häufigsten auf. Vorübergehende EKG-Veränderungen sind wahrscheinlicher bei Kontaktschlägen oder Erdstrom. [13] Zu den anfänglichen EKG-Effekten gehören ST-Segment-Hebung, QT-Segment-Prolongation und Vorhofflimmern. [13–15] Die laborchemischen Myokardmarker können erhöht sein. Eine Erhöhung des ST-Segments kann einen Myokardinfarkt imitieren, während die Angiografie unauffällig bleiben kann. [16] Es wurde über einen kardiogenen Schock aufgrund einer Takotsubo-Kardiomyopathie berichtet. [17] Verzögerte Symptome und EKG-Veränderungen können bis zu drei Tage nach der Verletzung auftreten. [13, 18] Die meisten Befunde klingen innerhalb von drei Tagen ab. Es können sich labile Blutdruckwerte und eine vegetative Instabilität entwickeln und über Wochen oder Monate anhalten. [19, 20] Eine Perikarditis kann Monate nach einem Blitzschlag auftreten. [13]

27.5.6 Schädigungen der Lunge

Ein kardiogenes Lungenödem kann durch eine Schädigung des Herzens entstehen. [17] Eine direkte Schädigung der Lunge oder ein stumpfes Trauma können eine Lungenkontusion oder Lungenblutung hervorrufen.

27.5.7 Neurologische Schädigungen

Blitzeinschläge können ein breites Spektrum an neurologischen Beeinträchtigungen nach sich ziehen. Bewusstlosigkeit, Verwirrung und Krampfanfälle sind in der Regel vorübergehend, aber Hirninfarkte, Hämatome und Enzephalopathie können zu bleibenden Schäden führen. [21]

Blitzschlagopfer können Nachwirkungen im zentralen Nervensystem zeigen, die denen der Elektrokrampftherapie ähneln, einschließlich Bewusstseinsstörung, Verwirrung und Amnesie. Eine Störung des autonomen Nervensystems kann zu reaktionslosen Pupillen, Pupillenerweiterung, Anisokorie oder Horner-Syndrom führen [22].

Auswirkungen auf periphere Nerven kommen seltener vor als Auswirkungen auf das zentrale Nervensystem, können aber zu dem dramatischen Syndrom der Keraunoparalyse führen. Die Vorsilbe kerauno- ist griechisch und bedeutet „Blitz". Die Lähmung wird durch einen starken vaskulären Spasmus in einer Extremität infolge eines Blitzschlags verursacht. [21, 23] Die unteren Extremitäten sind häufiger betroffen als die oberen Extremitäten. Betroffene Gliedmaßen erscheinen blass oder fleckig und fühlen sich kalt an. Sie können gefühl- und pulslos sein, obwohl keine Gefäßverletzungen vorliegen. Die Keraunoparalyse bildet sich in der Regel spontan und ohne Folgeerscheinungen zurück.

Dauerhafte neurologische Schäden nach einem Blitzeinschlag können durch eine hypoxische Enzephalopathie infolge eines kardiorespiratorischen Versagens verursacht werden. [21] Ein Blitzschlag kann auch intrakranielle Blutungen oder Hirninfarkte hervorrufen. [24]

27.5.8 Schädigungen der Haut

Hitze durch Blitzschlag oder Stromfluss kann Kleidung entzünden oder Feuchtigkeit in der Kleidung verdampfen (➤ Abb. 27.1) und damit thermische Gewebeschäden hervorrufen. Erhitzen können sich auch Gegenstände aus Metall wie Gürtelschnallen und Reißverschlüsse, insbesondere, wenn sie die Haut berühren (➤ Abb. 27.2). [9] Blitze können lineare oder punktuelle Verbrennungen hervorrufen, die auch auf die Diagnose „Blitzschlagverletzung" hindeuten (➤ Abb. 27.3).

„Fiederung", auch „Farn" oder „Lichtenberg-Figuren" genannt, sind eine Besonderheit bei Blitzschlagverletzungen

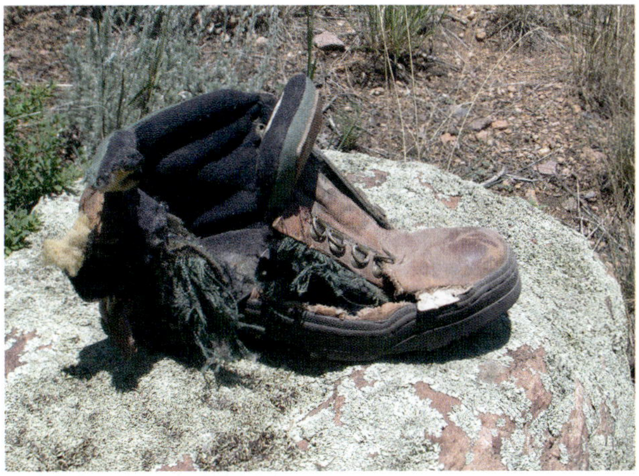

Abb. 27.1 Durch Blitzschlag explodierter Stiefel aufgrund verdampfter Feuchtigkeit. (Mit freundlicher Genehmigung von Sheryl Olson)

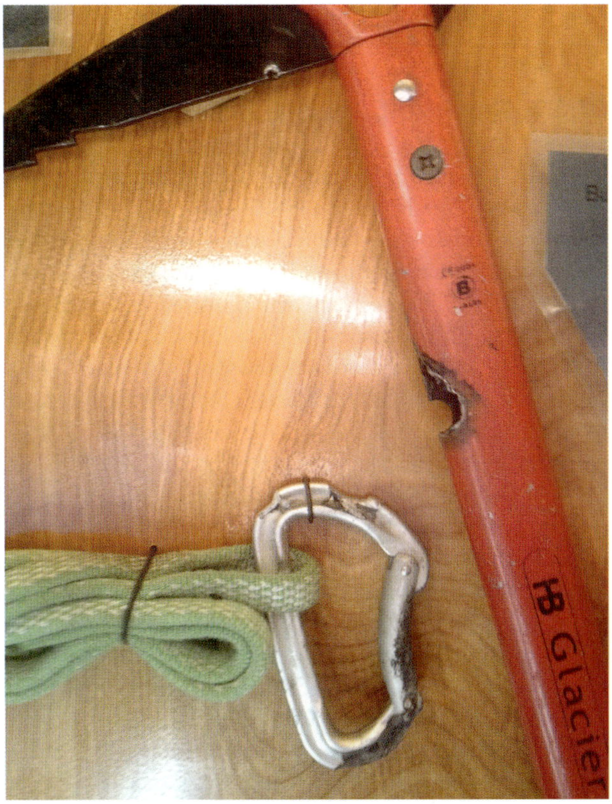

Abb. 27.2 Blitzschlagschäden durch die Erhitzung von Metallgegenständen. (Mit freundlicher Genehmigung von Nicholas Kanaan)

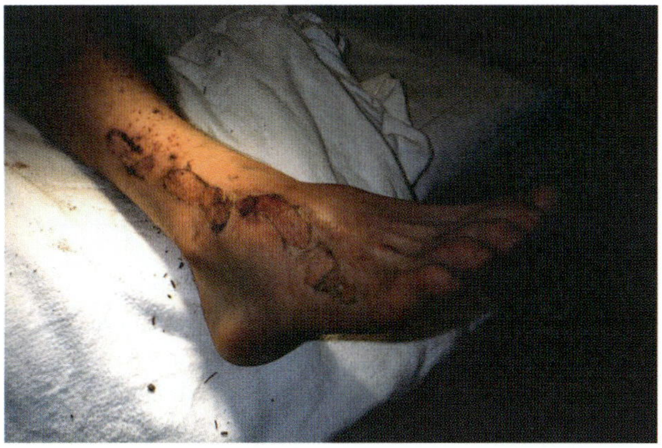

Abb. 27.3 Lineare Verbrennungen im Zusammenhang mit dem explodierten Stiefel in › Abb. 27.1. (Mit freundlicher Genehmigung von Sheryl Olson)

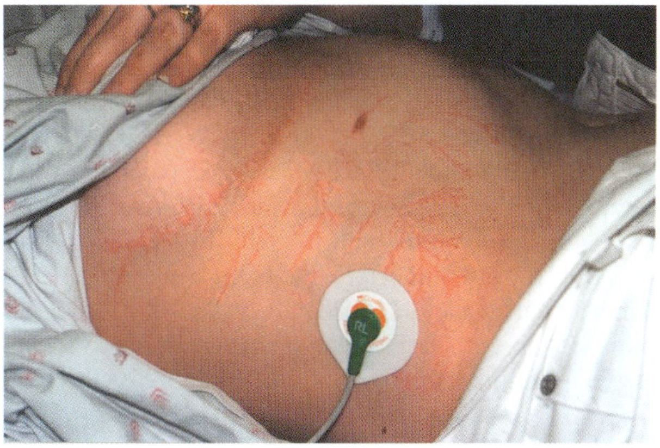

Abb. 27.4 Lineare Verbrennungen im Zusammenhang mit dem explodierten Stiefel in › Abb. 27.1. (Mit freundlicher Genehmigung von Sheryl Olson)

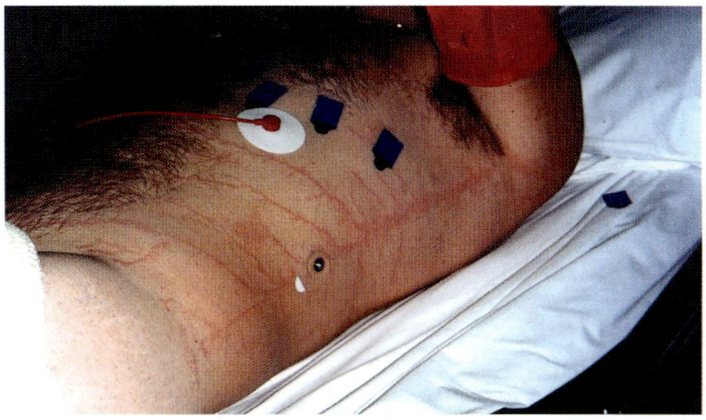

Abb. 27.5 Fiederung (Farn) des linken Oberkörpers eines Patienten durch einen Blitzschlag. (Mit freundlicher Genehmigung von Sheryl Olson.)

(➤ Abb. 27.4, ➤ Abb. 27.5). Lichtenberg-Figuren sind keine Verbrennungen und sind auch nicht auf einen „Elektronenschauer" zurückzuführen, wie einige Quellen behaupten. [25] Sie ähneln oberflächlichen Sonnenbränden, aber die gängige Meinung ist, dass es sich um oberflächliche Blutergüsse handelt, die durch das Aufbrechen von Kapillaren entstehen. [1] Lichtenberg-Figuren treten in der Regel innerhalb von einer Stunde auf und verschwinden innerhalb von 24 Stunden wieder. Eine Behandlung ist nicht erforderlich. Manchmal sind Lichtenberg-Figuren die einzige sichtbare Manifestation einer Blitzschlagverletzung.

MERKE
Fiederungen (Lichtenberg-Figuren) kommen nur bei Blitzschlagverletzung vor. Punktförmige oder linienförmige Verbrennungen deuten auf eine Blitzverletzung hin.

27.5.9 Schädigungen der Augen

Durch Blitze verursachte Augenverletzungen kommen häufig vor und können sowohl die vordere als auch die hintere Augenkammer betreffen. Die Schädigung kann hervorgerufen werden durch elektrischen Strom, Hitze und Vasokonstriktion oder auch durch stumpfe oder Explosionstraumata. Katarakte sind die häufigsten Beeinträchtigungen und wurden 2 Tage bis 4 Jahre nach der Verletzung berichtet. [26, 27]

27.5.10 Schädigungen der Ohren

Trommelfellrisse sind die häufigsten Ohrverletzungen, die durch einen Blitzschlag ausgelöst werden. [28] Wie die meisten Trommelfellrisse heilen diese in der Regel spontan aus. Eine aus dem Ohr abfließende Flüssigkeit (Otorrhö) kann darauf hinweisen, dass eine Schädelbasisfraktur vorliegt. Innenohrschwerhörigkeit und Hörverlust treten häufig auf, sind jedoch meist vorübergehend, es sei denn, elektrischer Strom ist durch das Schläfenbein getreten. In diesem Fall kann auch ein permanenter Hörverlust drohen. [28]

27.5.11 Psychische und kognitive Verletzungen

Blitzschlagopfer entwickeln oft Probleme mit dem Gedächtnis, der Konzentration und der Fähigkeit der Problemlösung. [29] Zu den Verhaltensänderungen können Depressionen, Schlafstörungen, emotionale Labilität und aggressives Verhalten gehören. [30] Syndrome können sich über Tage bis Wochen nach der Verletzung entwickeln. Die Opfer können langfristig an psychiatrischen, verhaltensbezogenen und kognitiven Folgeerscheinungen leiden.

MERKE
Psychologische und neurokognitive Probleme treten häufig auf bei Überlebenden von Blitzschlagverletzungen.

27.5.12 Schwangerschaft

Es gibt wenig Daten über die Auswirkungen von Blitzschlagverletzungen während der Schwangerschaft. Es sind lediglich knapp 20 Fälle bekannt. [31] Über die mütterliche Sterblichkeit wurde nicht berichtet, aber die fötale Sterblichkeit lag bei ~50 %. Elektrische Verletzungen des Fötus, Uterusruptur und die Einleitung von Wehen wurden als Folge von Blitzschlagverletzungen beschrieben. [32]

27.6 Management und medizinische Behandlung

27.6.1 Differenzialdiagnosen

Die Diagnosestellung von Blitzschlagverletzungen ist einfach, wenn die Verletzung während eines Gewitters beobachtet wird oder sich der Unfall in Anwesenheit von Zeugen ereignet hat. Wird ein Opfer einige Zeit nach dem Unfall gefunden, kann es schwieriger sein. Eine verletzte Person mit linienförmigen oder punktförmigen Verbrennungen oder mit einer Fiederung sollte wie ein Patient mit einer Blitzschlagverletzung behandelt werden.

27.6.2 Sicherheit am Einsatzort

Wenn das Gewitter anhält, ist die Evakuierung zu verschieben. Wenn möglich, sollte der Patient in ein Gebiet mit geringerem Risiko eines Blitzeinschlags verbracht werden. Das sollte so schnell wie möglich geschehen, um die Gefahr eines erneuten Blitzeinschlags zu minimieren. Luftretter sind einem hohen Risiko ausgesetzt. [12] Hubschrauber können vom Blitz getroffen werden, was katastrophale Folgen haben kann. Menschen können ebenso vom Blitz getroffen werden, wenn sie sich in Landezonen oder in der Nähe von Helikoptern aufhalten.

27.6.3 Primary Survey

Die Rettungskräfte sollten sichtbare Blutungen stillen und die Atemwege offenhalten. Anschließend sollte der Patient zur weiteren Behandlung an einen sichereren Ort gebracht werden.

Rettungskräfte sollten die aktuellen Leitlinien der erweiterten kardiopulmonalen Reanimation befolgen. Wurde der Blitzeinschlag beobachtet, haben Kreislauf, Atemwege und Atmung Priorität. Falls erforderlich, sollte eine Defibrillation durchgeführt werden, Ersthelfer können hierzu einen automatischen externen Defibrillator verwenden. Falls der Kreislauf spontan wieder einsetzt (ROSC), ist möglicherweise nur noch die Beatmung erforderlich. Diese muss unter Umständen mehrere Stunden lang durchgeführt werden, um einem hypoxischen Herzstillstand vorzubeugen.

Sobald Atemweg, Atmung und Kreislauf wiederhergestellt sind, ist der Patient zu überwachen. Wenn möglich, sollten eine EKG-Ableitung und eine kontinuierliche Pulsoxymetrie etabliert werden. Die kontinuierliche Überwachung des endtidalen Kohlendioxidpartialdruckes ist ebenfalls wünschenswert. Falls erforderlich und möglich, sollte die Wirbelsäule stabilisiert werden.

Leicht verletzte Blitzschlagopfer haben einen normalen oder leicht erhöhten Blutdruck, der sich in der Regel ohne Therapie normalisiert. Falls eine Hypotonie vorliegt, sollte die sorgfältige Suche nach einer traumatischen Blutung erfolgen.

27.6.4 Triage bei Blitzschlagunfällen mit mehreren Verletzten

Ein Blitz kann zwei oder mehr Menschen gleichzeitig treffen. Reglose Patienten sollten zuerst wiederbelebt werden. [11] Oft ist bei einer scheinbar toten Person lediglich eine überbrückende Notfallbeatmung erforderlich. Verletzte mit ROSC können ohne Notfallbeatmung an einem sekundären hypoxischen Kreislaufstillstand versterben. Dass nach einem Blitzschlag Patienten ohne Vitalfunktion zuerst versorgt werden, wird manchmal „umgekehrte Triage“ genannt. Diese Bezeichnung ist falsch, da bei der Triage grundsätzlich die Opfer bevorzugt werden sollten, die durch die medizinische Intervention eine Überlebenschance haben. Blitzschlagopfer, die einen Kreislauf und Spontanatmung aufweisen, überleben fast immer und benötigen nur selten eine sofortige Behandlung. Triage-Entscheidungen können dadurch verkompliziert werden, dass einige oder alle Opfer zusätzlich stumpfe oder penetrierende Traumen erlitten haben. Lichtstarre, erweiterte Pupillen sind keine Kontraindikation für die kardiopulmonale Wiederbelebung von Blitzschlagopfern.

MERKE

Scheinbar tote Blitzschlagopfer sollten vor solchen mit Lebenszeichen behandelt werden.

27.6.5 Disposition

Das Ausmaß der äußeren Schädigung sagt nichts aus über die Schwere der inneren einschließlich der neurologischen Verletzungen. Schwerwiegende Folgeerscheinungen wie z. B. Krampfanfälle können erst nach mehreren Stunden auftreten. Ein Blitzopfer sollte so schnell wie möglich in ein Krankenhaus transportiert werden, auch wenn es auf den ersten Blick kaum beeinträchtigt erscheint.

27.6.6 Management im Krankenhaus

Ein asymptomatischer Patient oder ein Patient mit kleineren Verbrennungen der Haut mit einem gepunkteten, gefiederten oder verzweigten Muster, der ein normales EKG hat, sollte mehrere Stunden beobachtet werden. Er wird erst dann entlassen, wenn keine Symptome mehr auftreten. Da Spätfolgen eher häufig vorkommen, sollten engmaschige neurologische, ophthalmologische und HNO-ärztliche Nachsorgeuntersuchungen erfolgen. Einem Blitzschlagpatienten, der entlassen wird, sollte vermittelt werden, dass er bei Brustschmerzen, Kurzatmigkeit oder anderen neuen Symptomen sofort wieder eine Klinik aufsuchen sollte.

Eine leicht verletzte Person sollte zur kardiologischen und neurologischen Überwachung aufgenommen werden, auch wenn es ihr anfangs gut geht. Fachärzte der Neurologie, Ophthalmologie und HNO-Heilkunde sind hinzuzuziehen.

Bei einer Person mit Verdacht auf einen direkten Blitzeinschlag, die das Bewusstsein verloren hatte und fokale neurologische Symptomen oder Anzeichen wie Brustschmerzen oder Dyspnoe aufweist, sollten ein 12-Kanal-EKG und eine Echokardiografie durchgeführt werden. Die laborchemische Bestimmung der Myokardmarker ist in der Regel nicht notwendig. Ein Patient mit Bewusstlosigkeit nach dem Blitzschlag, kranialen Verbrennungen oder einer Auffälligkeit bei der neurologischen Untersuchung, sollte einer kontrastfreien Computertomografie des Kopfes unterzogen werden.

Traumata, einschließlich Verbrennungen sind nach den üblichen Richtlinien zu untersuchen und zu behandeln. Intensivmedizin, Traumatologie, Neurochirurgie, Neurologie, Ophthalmologie, HNO-Heilkunde und andere Fachgebiete sollten je nach klinischem Bild hinzugezogen werden. Ein Opfer eines direkten Blitzeinschlags oder mit einem anormalen EKG oder Echokardiogramm sollte zur kardialen Überwachung für mindestens 24 Stunden aufgenommen werden. Patienten mit schweren Blitzschlagverletzungen sind nach Möglichkeit in ein Zentrum einzuliefern, in dem alle Behandlungsoptionen zur Verfügung stehen.

Frauen, die ab der 20. Schwangerschaftswoche einen Blitzschlag erlitten haben, sollten zur Ultraschalluntersuchung des Fötus und zur kardiotokografischen Überwachung stationär aufgenommen werden. Die Behandlung nach einem intrauterinem Fruchttod ist der vorzeitige Schwangerschaftsabbruch.

27.6.7 Langzeitmanagement

Überlebende eines Blitzschlags haben oft langfristige Probleme. [1] Bei bis zu 70 % der Verletzten sind es körperliche Beschwerden, bis zu 30 % der Patienten leiden an schwerwiegenden, psychischen Folgen bis hin zu psychiatrischen Erkrankungen, welche die Lebensqualität beeinträchtigen. Es gibt Selbsthilfegruppen, die für Überlebende und ihre Familien hilfreich sein können. Eine Selbsthilfegruppe ist *Lightning Strike and Electric Shock Survivors International* (www.lightning-strike.org).

27.7 Prävention

Blitzschlagverletzungen können vermieden werden, aber kein Ort in den Bergen ist völlig sicher vor Blitzen.

Die meisten Gewitter in den gemäßigten Zonen gibt es im Sommer. In den Tropen und Subtropen sind Gewitter während der Regenzeit am häufigsten. Gewitter treten meist am späten Nachmittag und in der Nacht auf, kommen aber auch am Morgen oder am frühen Nachmittag vor. Rufen Sie den Wetterbericht ab, bevor Sie Tageswanderungen oder Klettertouren planen. In vielen kontinentalen Gebirgsregionen, wie z.B. in den Rocky Mountains in Nordamerika und im Himalaya in Asien, treten in der Monsunzeit während der Sommermonate fast täglich Gewitter auf. In solchen Gebieten bilden sich oft am späten Vormittag Kumulonimbuswolken und die Gewitter mit Blitzen beginnen am Nachmittag. Eine traditionelle Faustformel für die Rocky Mountains lautet: „Um 12 Uhr oben, um 14 Uhr unten". Diese Redewendung sollte nicht allzu wörtlich genommen werden, denn Gewitter können zu jeder Tageszeit auftreten.

Blitze sind mit Kumulonimbuswolken assoziiert, können sich aber auch bis zu 15 km vor oder hinter einem Gewitter entladen. Wenn die Wolken durch Felsen oder ein Gebirge verdeckt sind, kann ein Blitz aus „blauen Himmel" heraus einschlagen. [33] Für organisierte Freizeitaktivitäten stellen Blitzdetektoren, die atmosphärische Ladungsunterschiede auf Distanz erkennen können, eine nützliche Ergänzung zur Prävention von Blitzunfällen dar. [31]

Eine allgemeine Empfehlung zur Vermeidung von Blitzunfällen ist die „30-30-Regel". Sie besagt, dass eine Blitzgefahr immer dann besteht, wenn die Zeit zwischen Blitz und Donner < 30 Sekunden beträgt. Menschen sollten ihre Aktivitäten im Freien, wie z. B. Klettern, erst 30 min nach dem letzten Blitz oder Donner fortsetzen. [1] Ein Blitz wird augenblicklich erkannt, während der Schall des Donners etwa einen Kilometer in drei Sekunden zurücklegt. Wenn die Blitz-Donner-Zeit 30 Sekunden beträgt, ist der Blitz etwa 10 km entfernt.

Massive Gebäude, wie z. B. solide gebaute Berg- oder Schutzhütten, sind im Allgemeinen sicher, wenn alle Türen und Fenster geschlossen sind. In kleinen, offenen Hütten besteht hingegen die Gefahr, von Seitenblitzen getroffen zu werden, die durch eine Öffnung einschlagen. Zelte bieten keinen Schutz, da die Metallstangen wie Blitzableiter wirken können. Große Höhlen oder tiefe Mulden bieten zwar Schutz, allerdings ist das Risiko in kleinen Höhlen, unter Überhängen oder in nassen Bachbetten erhöht. Fahrzeuge mit Metalldächern bieten, im Gegensatz zu Cabriolets mit Stoffverdeck, einen guten Schutz vor einen Blitzschlag, wenn Türen und Fenster geschlossen sind. [34] Die Außenseite des Fahrzeugs leitet den Blitzstrom ab und bildet einen Faraday-Käfig, der die Insassen des Fahrzeugs schützt.

Das sog. „sichere Dreieck", d.h. die Fläche am Fuß einer senkrechten Wand innerhalb eines 45°-Winkels, gemessen von deren Oberkante, ist nur relativ sicher. Der sicherste Abstand zur Wand liegt am Rande dieses Dreiecks, aber etwas näher zur Wand. In einem Wald ist ein tiefliegender Bereich mit kleinen Bäumen sicherer als eine Lichtung.

Ein Blitzschlag droht, wenn die Haare zu Berge stehen oder die Haut kribbelt. Knistern und eine sichtbare Funkentladung an erhöhten ausgesetzten Punkten (Elmsfeuer) deuten ebenfalls auf einen unmittelbar bevorstehenden Einschlag hin. Das Elmsfeuer – es ist am besten bei schlechten Lichtverhältnissen zu sehen – ist ein blaues oder violettes Leuchten an den Spitzen von Gegenständen, verursacht durch ein elektrisches Feld durch Ionisierung der Luftmoleküle.

Wenn in den Bergen Blitzschläge drohen, ist es am besten, sofort abzusteigen und sich von Graten oder Gipfeln fernzuhalten, ebenso von einzelnen Bäumen, Stromleitungen und Bauwerken wie Skiliften. Auch Flüsse, Seen und andere Gewässer sollten gemieden werden. Schwimmer sollten so schnell wie möglich das Wasser verlassen. Bootsfahrer sollten sich ans Ufer begeben. In einem großen Boot sollten die Passagiere unter Deck gehen. [35]

Tief liegende Gebiete sind bei einem Gewitter durch Sturzfluten gefährdet und sollten ebenfalls gemieden werden. Man sollte sich niemals unter einen einzelnen Baum stellen. Der sicherste Platz in der Nähe eines Baumes ist etwa doppelt so weit vom Baum entfernt wie der Baum hoch ist, um das Risiko von Seitenstrom und Schrittspannung zu minimieren.

In die Hocke gehen mit zusammengestellten Füßen, eng an den Körper gelegten Armen und Beinen, bietet dem Blitz möglichst wenig Angriffsfläche, ebenso das Hocken oder Sitzen auf isolierendem Material wie z.B. einem trockenen Rucksack, Seil oder einer Isomatte. Dies schützt zwar nicht vor einem direkten Blitzeinschlag, minimiert aber das Risiko, durch Erdstrom einen Schlag zu bekommen. [31]

Skikanten, Skistöcke, Eispickel oder Funkantennen können wie Blitzableiter wirken, wenn sie oberhalb der Schultern getragen werden. Gegenstände aus Metall sollten in einem Rucksack verstaut oder nach Möglichkeit weggeworfen werden, um das Risiko von Verbrennungen zu minimieren. Handys und Funkgeräte sind in der Mitte des Rucksacks zu tragen, um Schäden an den Geräten zu vermeiden.

Bei einem Gewitter sollte ein Kletterer gesichert und behelmt bleiben. Auf einem Klettersteig oder einer Kletterroute, die mit Drahtseilen und Leitern abgesichert ist, sollte der Kletterer alle Kletterhilfen aus Metall meiden. Der Blitzstrom kann auch einem Seil folgen, vor allem wenn das Seil nass ist. Kletterer sollten sich nicht abseilen oder anderweitig an einem Seil absteigen, wenn ein Blitz droht. [12]

Organisatoren von Veranstaltungen in den Bergen sollten eine Sicherheitsrichtlinie für Blitze haben, die der 30-30-Regel folgen. [36] Personen in Gruppen sollten mindestens 6 m

Abstand voneinander halten, wenn möglich, um Seitenblitze zwischen einzelnen Personen zu vermeiden.

MERKE

Blitzunfälle können vermieden werden, aber kein Ort im Gebirge ist völlig sicher vor Blitzschlag.

TIPPS

- Es wäre falsch, ein Blitzschlagopfer nicht zu reanimieren, das tot aussieht. Lichtstarre, weite Pupillen sind nach Blitzschlag keine sicheren Todeszeichen.
- Denken Sie bei einem bewusstlosen oder verwirrten Patienten an eine Blitzschlagverletzung, wenn ein Gewitter nicht auszuschließen ist.
- Vergessen Sie nicht, bei einem hypotensiven Blitzschlagopfer nach einer Blutungsquelle zu suchen.
- Behandeln Sie ein Blitzschlagopfer nicht wie einen Verletzten nach einem Stromunfall. Aggressive Volumentherapie, Fasziotomien und andere invasive Maßnahmen sind bei Blitzschlagpatienten fast immer kontraindiziert.
- Verzichten Sie auf die Behandlung einer Keraunoparalyse. Die einzig richtige Behandlung ist die Beobachtung.
- Erstellen Sie einen Blitzschlag-Sicherheitsplan, beachten Sie die 30-30-Regel.

Fazit

- Ein Patient, der nicht atmet, aber einen Spontankreislauf (ROSC) hat, kann überleben, wenn er beatmet wird, bis die Spontanatmung wieder einsetzt. Bei einem Herzstillstand nach Blitzschlag tritt der ROSC in der Regel schnell ein, aber die Beatmung muss möglicherweise über Stunden fortgesetzt werden, um einen hypoxischen Herzstillstand zu vermeiden.
- Der Blitzstrom fließt normalerweise über die Körperoberfläche (Überschlag, Flashover) kann aber auch durch Körperöffnungen, wie Augen, Ohren und Mund oder durch die Haut in den Körper eintreten.
- Das Ausmaß der sichtbaren Schäden sagt nichts aus über das Ausmaß der inneren Verletzungen.
- Kein Ort in den Bergen ist völlig sicher vor Blitzen, aber einige Orte sind sicherer als andere.

LITERATUR

1. Cooper MA, Holle RL, Andrews CJ, et al. Lightning-related injuries and safety. In: Auerbach PS, ed. Auerbach's Wilderness Medicine. Philadelphia: Elsevier. 2017;70–117.
2. Lopez RE, Holle RL. Changes in the number of lightning deaths in the United States during the twentieth century. J Clim. 1998;11(8):2070–2077.
3. Holle R. Annual rates of lightning fatalities by country. 20th International Lightning Detection Conference. 2008; Tucson, AZ.
4. Christian HJ. Global Frequency and Distribution of Lightning as Observed from Space. American Geophysical Union; 2001.
5. Kalair A, Abas N, Khan N. Lightning interactions with humans and lifelines. J Lightning Res. 2013;5:11–28.
6. Cooper MH, Holle RL. Mechanisms of lightning injury should affect lightning safety messages. 21st Annual International Lightning Detection Conference. 2010; Orlando FL.
7. Zack F, Hammer U, Klett I, Wegener R. Myocardial injury due to lightning. Int J Legal Med. 1997;110(6):326–328.
8. Cooper MA. A fifth mechanism of lightning injury. Acad Emerg Med. 2002;9(2):172–174.
9. Herrero F, Garcia-Morato V, Salinas V, Alonso S. An unusual case of lightning injury: a melted silver necklace causing a full thickness linear burn. Burns. 1995;21(4):308–309.
10. van Waes OJ, van de Woestijne PC, Halm JA. "Thunderstruck": penetrating thoracic injury from lightning strike. Ann Emerg Med. 2014;63(4):457–459.
11. Taussig HB. "Death" from lightning and the possibility of living again. Am Sci. 1969;57(3):306–316.
12. Zafren K, Durrer B, Herry JP, Brugger H. Lightning injuries: prevention and on-site treatment in mountains and remote areas. Official guidelines of the International Commission for Mountain Emergency Medicine and the Medical Commission of the International Mountaineering and Climbing Federation (ICAR and UIAA MEDCOM). Resuscitation. 2005;65(3):369–372.
13. Lichtenberg R, Dries D, Ward K, et al. Cardiovascular effects of lightning strikes. J Am Coll Cardiol. 1993;21(2):531–536.
14. Jackson SH, Parry DJ. Lightning and the heart. Br Heart J. 1980;43(4):454–457.
15. Dronacahrya L, Poudel R. Lightning induced atrial fibrillation. Kathmandu Univ Med J. 2008;6(24):514–515.
16. Saglam H, Yavuz Y, Yurumez Y, et al. A case of acute myocardial infarction due to indirect lightning strike. J Electrocardiol. 2007;40(6):527–530.
17. Dundon BK, Puri R, Leong DP, Worthley MI. Takotsubo cardiomyopathy following lightning strike. Emerg Med J. 2008;25(7):460–461.
18. Palmer AB. Lightning injury causing prolongation of the Q-T interval. Postgrad Med J. 1987;63(744):891–894.
19. Weeramanthri TS, Puddey IB, Beilin LJ. Lightning strike and autonomic failure-coincidence or causally related? J R Soc Med. 1991;84(11):687–688.
20. Grubb BP, Karabin B. New onset postural tachycardia syndrome following lightning injury. Pacing Clin Electrophysiol. 2007;30(8):1036–1038.
21. Cherington M. Spectrum of neurologic complications of lightning injuries. NeuroRehabilitation. 2005;20(1):3–8.
22. Cherington M. Neurologic manifestations of lightning strikes. Neurology. 2003;60(2):182–185.
23. ten Duis HJ, Klasen HJ, Reenalda PE. Keraunoparalysis, a 'specific' lightning injury. Burns Incl Therm Inj. 1985;12(1):54–57.
24. Kleinschmidt-DeMasters BK. Neuropathology of lightning-strike injuries. Semin Neurol. 1995;15(4):323–328.
25. Cherington M, McDonough G, Olson S, et al. Lichtenberg figures and lightning: case reports and review of the literature. Cutis. 2007;80(2):141–143.
26. Sommer LK, Lund-Andersen H. Skin burn, bilateral iridocyclitis and amnesia following a lightning injury. Acta Ophthalmol Scand. 2004;82(5):596–598.

27. Espaillat A, Janigian R, Jr., To K. Cataracts, bilateral macular holes, and rhegmatogenous retinal detachment induced by lightning. Am J Ophthalmol. 1999;127(2):216–217.
28. Gluncic I, Roje Z, Gluncic V, Poljak K. Ear injuries caused by lightning: report of 18 cases. J Laryngol Otol. 2001;115(1):4–8.
29. Cherington M. Neurorehabilitation of the multifaceted and complicated neurologic problems associated with lightning and electrical injuries. NeuroRehabilitation. 2005;20(1):1–2.
30. Primeau M, Engelstatter GH, Bares KK. Behavioral consequences of lightning and electrical injury. Semin Neurol. 1995;15(3):279–285.
31. Davis C, Engeln A, Johnson EL, et al. Wilderness medical society practice guidelines for the prevention and treatment of lightning injuries: 2014 update. Wilderness Environ Med. 2014;25(4 Suppl):S86–95.
32. Guha-Ray DK. Fetal death at term due to lightning. Am J Obstet Gynecol. 1979;134(1):103–105.
33. Cherington M, Krider EP, Yarnell PR, Breed DW. A bolt from the blue: lightning strike to the head. Neurology. 1997;48(3):683–686.
34. Holle R. Lightning-caused deaths and injuries in the vicinity of vehicles. National Lighning Safety Institute; 2009.
35. Becker W. Boating: lightning protection. In: Florida Uo, ed. Gainesville, FL; 1992.
36. Cooper MA, Andrews CJ, Holle RL, et al. Lightning-related injuries and safety. In: Auerbach PS (ed) Auerbach's Wilderness Medicine. Vol 1. Philadelphia: Elsevier; 2017. pp. 71–117.

KAPITEL

28 Ermüdung und Erschöpfung in den Bergen

Darryl Joseph Macias

Zusammenfassung

Erschöpfung ist ein körperlicher und geistiger Zustand, der im Rahmen einer anstrengenden Aktivität in alpiner Umgebung häufig auftritt. Obwohl die körperliche Kondition eines Teilnehmers eine wichtige Rolle spielt, tragen auch Umweltfaktoren wie Höhe und Wetter, Flüssigkeitszufuhr, Ernährungszustand sowie medizinische Probleme und Medikamente zur Entwicklung einer Erschöpfung bei. Medikamente und Drogen werden im Sport eingesetzt, um die körperliche Leistungsfähigkeit zu steigern und die Ermüdung hinauszuzögern. Präventivmaßnahmen wie richtiges Training, Ruhe, Ernährung und die Behandlung von Vorerkrankungen sind die Grundpfeiler, um Ermüdung und Erschöpfung vorzubeugen.

Fallbeispiel 28.1

„Verloren und müde"

Ein 43-jähriger Mann und eine 45-jährige Frau brachen am 16. März 2013 um 3:15 Uhr morgens von ihrem Lager auf, um den Ypsilon Mountain in Colorado (4.120 m) über den klettertechnisch schwierigen Blitzen Ridge (International Federation of Alpine Associations (UIAA) Grad III–V) zu besteigen. Die beiden erreichten die Schlüsselpassage um 9:45 Uhr und verbrachten den ganzen Tag damit, diesen schwierigen Abschnitt bei winterlichen Bedingungen zu bewältigen. Sie erreichten das Ende der Passage auf 1.900 m erst bei Dunkelheit, viel später als geplant. Aufgrund der Lawinengefahr verzichteten sie auf den Abstieg durch eine nahe gelegene Rinne und stiegen stattdessen weiter zum Gipfel auf.

Die beiden kamen in der Nacht von der Route ab und gerieten in gefährliches Gelände, bis zum nächsten Tag, dem Morgengrauen des 17. März. Nach der Überquerung einiger ausgesetzter Hänge erreichten sie den Gipfel am 17. März um 7:00 Uhr, 26 Stunden nach dem Aufbruch. Der Mann wies Anzeichen erheblicher Müdigkeit und leichter Unterkühlung auf. Sie stiegen mit einem 60 Meter langen Seil und leichter Kletterausrüstung über den gefährlichen nordöstlichen Couloir ab. Aufgrund fehlender Ausrüstung konnten sie sich nicht über die gesamte technisch anspruchsvolle Passage abseilen. Sie stiegen beide gleichzeitig ab, wobei die Frau die Führung übernahm. Auf halber Strecke des Couloirs stürzten die Kletterer mit einem Schneebrett 30 Meter in die Tiefe und schlugen dabei mehrfach auf Felsen und Eis auf. Ihr Sturz wurde von einem einzigen 0,75 Camalot-Klemmgerät (sog. „Friend") aufgehalten. Der Lawinenschnee blockierte das Seil ein und machte es unbrauchbar. Der Bergsteiger erlitt keine Verletzungen, während sich die Bergsteigerin mehrere Rippenbrüche, Verstauchungen an Knie und Handgelenk und einen Steißbeinbruch zuzog. Die Bergsteiger waren noch in der Lage, einen schneebedeckten Hang hinunterzugehen. Nach etwa 400 Metern war der Mann desorientiert und unfähig, weiterzugehen. Seine Partnerin legte ihn an eine geschützte Stelle und verbrachte mit ihm die Nacht auf dem Schneehang. Bereits ab 20:30 h war der Bergsteiger nicht mehr ansprechbar. Die Partnerin konnte am nächsten Morgen alleine absteigen und Hilfe holen. Leider wurde ihr Partner am nächsten Tag tot aufgefunden, er war den Folgen seiner Unterkühlung erlegen.

Hauptgrund für dieses fatale Ergebnis war nicht die Lawine, sondern die kumulativen Wirkungen von Erschöpfung und Unterkühlung, welche die Entscheidungsfindung beeinträchtigten. Die Unfähigkeit der Bergsteiger, die langen technischen Passagen zu meistern, verschlimmerte die Situation. Außerdem fehlte es ihnen an angemessener Notfallausrüstung wie Biwakmaterial und einem Kocher, die es ihnen ermöglicht hätten, sich auf dem Gipfel zu regenerieren und am nächsten Tag sicher abzusteigen. [1]

28.1 Hintergrund, Geschichte und Epidemiologie

Die Begriffe „Erschöpfung" und „Ermüdung" werden häufig synonym verwendet. Ermüdung ist definiert als ein Nachlassen der Kräfte infolge geistiger oder körperlicher Anstrengung, Krankheit oder verminderte Muskelkraft nach längerer Aktivität. Sportphysiologen beschreiben Ermüdung als Verlust der Muskelkontraktilität, die durch Ruhe wieder hergestellt wird. [2] Erschöpfung ist hingegen ein Zustand extremer Müdigkeit, bei der die gesamte Kraft und Energie vorübergehend verlorengegangen ist. Das Wort Schwäche wird in diesem Kapitel nicht verwendet. Vielmehr werden die Begriffe Ermüdung und Erschöpfung als Überbegriffe zur Charakterisierung eines Zustands eingesetzt, der sowohl bei Gesundheit als auch bei Krankheit auftreten kann. Es besteht oft eine schlechte Korrelation zwischen objektiv feststellbarer und subjektiv gefühlter Müdigkeit. Bei einer gesunden Person ist Ermüdung ein Schutz vor Überanstrengung und völliger Entleerung der Energiespeicher und damit vor Erschöpfung. Ermüdung kann auf körperliche und geistige Ursachen zurückzuführen sein. [3]

Erschöpfung hat einen großen Einfluss auf die Sicherheit, wie die obige Fallbeschreibung zeigt. Es gibt nur wenig Literatur, die sich speziell mit Erschöpfung in den Bergen als Einzelaspekt beschäftigt. Eine retrospektive Studie mit 14.138 Bergsteigern untersuchte die Sterblichkeit unter Bergsteigern am Mount Everest zwischen 1926–2006. Die Sterblichkeit betrug oberhalb des Basislagers 1,3 %. Von den 94 Bergsteigern, die oberhalb von 8.000 m zu Tode kamen, starb mehr als die Hälfte während des Abstiegs vom Gipfel (56 %) oder nach der Umkehr (17 %). Gemeinsame Merkmale dieser Todesfälle waren starke Ermüdung oder Erschöpfung, späte Gipfelzeiten und die Tendenz, hinter ihren Begleitern zurückzubleiben. Dreiunddreißig der 94 Todesfälle hatten Symptome, die auf eine Höhenkrankheit zurückzuführen waren und sechs zeigten Symptome, die entweder auf eine Höhenkrankheit, eine Unterkühlung oder beides hindeuteten. Starke Ermüdung oder Erschöpfung (n = 34), Verwirrtheit oder Koma (21), Ataxie (12), Atemstörungen (5) und Übelkeit oder Erbrechen (3) wurden ebenfalls beobachtet. Obwohl diejenigen mit Verwirrtheit oder Bewusstseinsstörung Merkmale aufwiesen, die auch zu einem Höhenhirnödem (*high altitude cerebral edema* HACE) passen, kann auch Erschöpfung zu kognitiven Beeinträchtigungen führen. Weitere 27 Bergsteiger gelten als vermisst. Von den verbleibenden 12 wiesen alle Anzeichen einer neurologischen Funktionsstörung oder starker Ermüdung auf. Zweiunddreißig Bergsteiger stürzten in den Tod, acht von ihnen zeigten zuvor Anzeichen und Symptome schwerer Erschöpfung und Verwirrtheit. [4]

Nach Angaben der Himalaya-Datenbank scheint der Tod bei denjenigen wahrscheinlicher, die versuchen, den Everest ohne Sauerstoff zu besteigen, und es wird vermutet, dass viele unerfahrene Everest-Besteiger ihre gesamten Energiereserven auf dem Weg zum Gipfel verbrauchen, ohne an den Abstieg zu denken, der ebenfalls zu Unfall und Tod führen kann. Die Gesamtsterblichkeit durch Erschöpfung auf Himalaya-Gipfeln über 6.000 Meter lag zwischen 1950 und 2017 bei fast 4 %. [5] Daten von Such- und Rettungseinsätzen (*search and rescue* SAR) am Denali (Mt. McKinley), Alaska, zwischen 1990 und 2008 zeigen, dass der häufigste medizinische Grund für eine Rettungsaktion Ermüdung war. Das Risiko einer Rettungsaktion stieg mit dem Alter um 3 % pro Lebensjahr. Obwohl nicht direkt untersucht, könnte mit fortschreitendem Alter Erschöpfung eine Rolle bei der Notwendigkeit von Rettungsaktionen spielen. 61% der tödlichen Verletzungen am Denali ereigneten sich beim Abstieg, viele waren auf Stürze zurückzuführen. [6] Wie auch die Studie am Mount Everest gezeigt hat, ist der Abstieg von einem Berg gefährlicher als der Aufstieg, was wahrscheinlich mit der Erschöpfung im Zusammenhang steht. Eine andere Studie über Bergsteiger am Denali ergab, dass Müdigkeit nach Höhenkrankheit und Kältetraumen das dritthäufigste Problem war, das über 28 % aller SAR-Einsätze ausmachte. [7] Ermüdungsbedingte Rettungseinsätze waren bei geführten Touren weniger wahrscheinlich. Eine Studie des kanadischen Alpenvereins ergab, dass 19 % von 1088 SAR-Einsätzen in den kanadischen Rocky Mountains in erster Linie für erschöpfte Bergsteiger bestimmt waren. [8] Unterkühlung kann Ermüdung und Erschöpfung verstärken. Kältezittern beschleunigt diesen Prozess [9], da die Glukosespeicher entleert werden, wodurch Ermüdung und Erschöpfung rascher auftreten. Extreme Anstrengung sowie eine Erkrankung oder Verletzung können zusätzlich stark dazu beitragen. ➤ Kasten 28.1 zeigt häufige Ursachen für Erschöpfung und Ermüdung.

In diesem Kapitel werden Ermüdungs- und Erschöpfungsreaktionen bei ansonsten gesunden Menschen in den Bergen erörtert. Ein grundlegendes Verständnis der Sportphysiologie ermöglicht ein besseres Verständnis der Auswirkungen von Erschöpfung auf einen ansonsten gesunden Menschen (➤ Abb. 28.1).

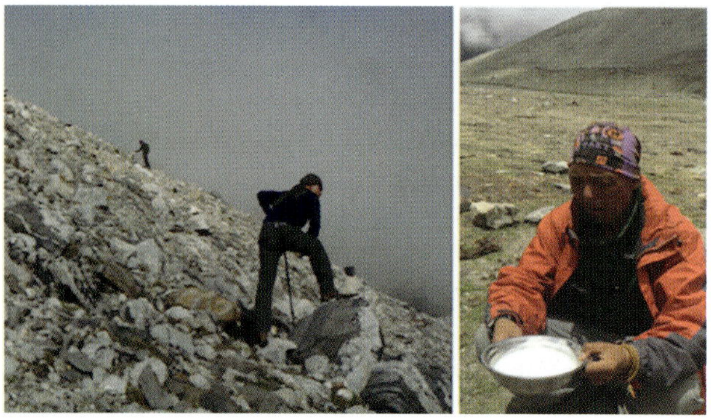

Abb. 28.1 Ausreichende Akklimatisierung und Kondition, Ernährung und das richtige Gehtempo tragen dazu bei, Ermüdungserscheinungen auf 5.000 Meter zu verringern. Die korrekte Einschätzung von Gelände und Wetter sowie eine rechtzeitige Anpassung des Tourenzieles helfen dabei, Müdigkeit und Erschöpfung in Grenzen zu halten.

Kasten 28.1

Ursachen für Erschöpfung und Ermüdung

Mögliche Ursachen für Erschöpfung oder verminderte körperliche Belastbarkeit können wie folgt differenziert werden:

- Kardiopulmonal: Myokardinfarkt oder Ischämie, Herzinsuffizienz, Lungenödem, chronisch obstruktive Lungenerkrankung, Asthma, Schlafapnoe, Hypoxie, Hyperkapnie, Lungenembolie
- Endokrin und metabolisch: Nebenniereninsuffizienz, Hypothyreose, Hyperthyreose, Hypoglykämie, diabetische Ketoazidose, Hyperglykämie, Lebererkrankung, Störungen des Kalium- oder Natriumhaushalts, Nierenerkrankung, andere Elektrolytentgleisungen
- Umgebungsbedingungen: Akute Höhenkrankheit (*acute mountain sickness* AMS), Höhenlungenödem (*high altitude pulmonary edema* HAPE), Unterkühlung, Hyperthermie und andere hitzebedingte Krankheiten, Tauchen in großer Höhe mit Dekompressionskrankheit
- Bewegung: übermäßiges Training, schlechte Kondition, wenig Ruhe oder Schlaf, Rhabdomyolyse
- Hämatologische und neoplastische Erkrankungen: Anämie, Blutverlust, Hämoglobinopathien, okkultes Malignom
- Infektionskrankheiten: infektiöse Hepatitis, Infektion mit dem Humanen-Immundefizienz Virus (HIV), Mononukleose, parasitäre Erkrankungen, subakute bakterielle Endokarditis, Sepsis, durch Zecken übertragene Krankheiten, Tuberkulose, andere virale oder bakterielle Erkrankungen, z.B. Gastroenteritis
- Medikamente: Acetazolamid, Antihistaminika (erste Generation), Benzodiazepine, Betablocker, einige Antidepressiva, Muskelrelaxantien, Naloxon, Opioide, Psychopharmaka
- Neurologisch: neurodegenerative Erkrankungen, Guillain-Barre-Syndrom, raumfordernde Läsionen, embolischer Schlaganfall, Subarachnoidalblutung
- Ernährung und Flüssigkeitshaushalt: unzureichende Nahrungsaufnahme, unzureichende Flüssigkeitszufuhr, falsche Diät
- Psychische Erkrankungen: Angststörung, situative Angst, Depression, Somatisierungsstörung
- Rheumatologische Erkrankungen: Fibromyalgie, Polymyalgia rheumatica
- Gifte: Alkohol, Marihuana, Opioide, Missbrauch anderer Substanzen oder Entzug, Kater, Kohlenmonoxidvergiftung, giftige Pflanzen-, Insekten- oder Reptilienvergiftungen
- Trauma: äußere oder innere Blutungen aufgrund eines Traumas, akute oder chronische Schmerzen

28.2 Muskelerschöpfung und Ermüdung

Ermüdung wird oft als unvermeidliche Folge körperlicher Aktivität betrachtet. Extremes Training kann zu einer kritischen Anhäufung von Stoffwechselprodukten führen, die eine weitere Muskelarbeit unmöglich macht. [11]

Wenn dadurch die Muskelkontraktion behindert wird, kommt es zunehmend zu peripherer Ermüdung, die möglicherweise in einer katastrophalen und lebensbedrohlichen völligen Erschöpfung endet. [12] Beispiele sind Ultramarathonläufer, die „gegen die Wand" laufen und zusammenbrechen, Bergsteiger, die stürzen, weil sie sich nicht mehr halten können, Skitourengeher, die nicht mehr in der Lage sind, tetanische Krämpfe in den Beinen zu lösen und unterkühlte und hypoxische Bergsteiger, die nicht mehr weiter können und sich zum Schlafen in ein Biwak auf 8.000 Meter hinlegen.

28.2.1 Trainingsreaktion

Skelettmuskeln sind in motorischen Einheiten organisiert, die aus 10–2000 Muskelfasern bestehen. Jede Einheit wird von einem einzigen motorischen Neuron innerviert. Die Muskelfasern werden als Typ I oder Typ II-A und Typ II-X klassifiziert.

- Typ-I-Fasern (langsam kontrahierende) haben eine hohe Konzentrationen von Myoglobin, das Sauerstoff bindet und große Mengen an oxidativen Enzymen, die reichlich Adenosintriphosphat (ATP) erzeugen. Die ATP-Hydrolyse ermöglicht die Muskelkontraktion/Entspannung. Fasern vom Typ I widerstehen der Ermüdung und werden beim Ausdauertraining aktiviert, bei dem eine kontinuierliche Versorgung mit Sauerstoff für den oxidativen Stoffwechsel zur Verfügung gestellt werden muss. [10] Die Aktivität dieser Fasern ist optimal bei einer aeroben Herzfrequenz von 50–80 % der maximalen Herzfrequenz (berechnet aus 220 minus Alter). 70–80 % der maximalen Herzfrequenz gilt als der Bereich, in dem die aerobe Kapazität maximal ist. [10, 13] Diese aerobe Zone wird beim Ausdauerlauf, beim nicht wettkampfmäßigen Skilanglauf und beim Bergsteigen in wenig anspruchsvollem Gelände in moderaten Höhen erreicht, bei akklimatisierten Personen bei niedrigeren Herzfrequenzen. [14]
- Die Fasern des Typs II-A ähneln den Fasern des Typs I in Bezug auf den Myoglobingehalt und die oxidative Enzymkapazität.
- Typ-II-X-Fasern haben einen geringeren Myoglobingehalt und eine geringe oxidative, aber eine hohe glykolytische Kapazität und werden für kurzzeitige, intensive Arbeit oberhalb des aeroben Herzfrequenzbereichs eingesetzt.

[10] Die Fasern vom Typ II-X werden bei anaerober Glykolyse aktiviert, z. B. bei plötzlichen, kraftvollen Bewegungen wie z. B. Sprinten, Felsklettern an einer Schlüsselstelle, Wettkampfläufen in den Bergen mit kontinuierlich schnellem Tempo oder bei hypoxischen Bedingungen, wenn ein Bergsteiger nicht langsam genug geht, um die aerobe Aktivität aufrechtzuerhalten.

Die drei Arten von Fasern sind innerhalb des Faserbündels gemischt. Die Proportionen können primär genetisch oder sekundär durch aerobes versus anaerobes Training variieren. [15]

28.2.2 Energie und Stoffwechsel im Muskel

Glykogen, Glukose und freie Fettsäuren sind die wichtigsten Energiequellen für die Produktion von Muskel-ATP. Das verwendete Substrat wird durch die Intensität, Art und Dauer des Trainings, den Ernährungszustand und eine evtl. vorherige Konditionierung bestimmt. Eiweiß wird bei Hunger oder niedriger Kalorienzufuhr und bei längerdauernden Ausdauerbelastungen katabolisiert. [10] Es gibt drei Hauptstoffwechselwege, die ATP für die trainierenden Muskeln bereitstellen:

- Das Phosphokreatin-Shuttle, das sich im Muskel befindet, hydrolysiert Kreatinphosphat. Dies ist der schnellste Weg zur Resynthese von ATP und dominiert, wenn eine große Menge an Kraft während kurzer, intensiver Trainingseinheiten zur Verfügung gestellt werden muss. [16] Training und orale Kohlenhydratzufuhr oder die Zufuhr von Kreatin verstärken in gewissem Maße die Shuttle-Aktivität und verbessern die Leistungsfähigkeit während kurzer Belastungsspitzen. [10]
- Die oxidative Phosphorylierung ist der langsamste, aber ergiebigste Prozess zur ATP-Produktion. Intrazelluläres Glykogen oder freie Fettsäuren werden in den Mitochondrien katabolisiert, wobei erhebliche Mengen an ATP erzeugt werden. Der Tricarbonsäurezyklus kann die ATP-Produktion bei Anstrengung auf das 100-Fache des Ruhewerts bei anstrengender körperlicher Betätigung steigern. [10] Dreißig Moleküle ATP werden pro Molekül Glukose produziert. Bei einer Erschöpfung der Kohlenhydratreserven oder der freien Fettsäuren werden Serumglukose und verzweigtkettige Aminosäuren (sog. *branched chain amino acids* BCAAs) zu zusätzlichen Energiequellen. BCAAs werden zunächst in Alpha-Ketosäuren, dann in Glukose umgewandelt und tragen zur ATP-Produktion bei längerer Belastung bei.
- Die anaerobe Glykolyse ist ein schneller Stoffwechselweg zur Erzeugung von ATP, bei dem Pyruvat anaerob in Laktat umgewandelt wird. Obwohl die glykolytische ATP-Produktion schneller ist als die oxidative Phosphorylierung, erzeugt sie dennoch viel weniger ATP. Für jedes Molekül Glukose werden nur zwei Moleküle ATP produziert. Der schnelle Abfall des zytosolischen pH-Werts durch die Anreicherung von Protonen behindert die weitere Glykolyse. Die Azidose behindert auch die Muskelkontraktion, was zu Ermüdung führt. [16, 17] Intensive Bewegung oder Hypoxie beschleunigen die Erschöpfung. Mit der Erholung und dem Blutkreislauf gelangen überschüssige Wasserstoffionen in den Blutkreislauf und werden durch Bikarbonat gepuffert und ausgeschieden. Laktat erreicht die Leber und den ruhenden Muskel, wo es in Pyruvat und schließlich wieder in Glukose umgewandelt wird. [16, 17]

28.2.3 Systemische Faktoren, die zum Training beitragen

Die Ausscheidung von gepufferten Wasserstoffionen erfordert eine gesunde kardiorespiratorische Reserve. Die Sauerstoffversorgung des Stoffwechsels und die Entfernung der Stoffwechselprodukte werden durch eine Erhöhung des Herzzeitvolumens und eine Verringerung des systemischen und pulmonalen Gefäßwiderstands optimiert. Außerdem erhöhen optimale Hämoglobinwerte und die Sauerstoffaufnahme des Gewebes (VO_2) die aerobe Kapazität. Normalerweise steigt die Herzfrequenz linear mit der VO_2. Vorbestehende Erkrankungen wie Herzinsuffizienz oder Ischämie, unelastische Blutgefäße, Lungenerkrankungen, Lebererkrankung (Hemmung der Proteinsynthese oder der Glykogenspeicherung/des Glukosestoffwechsel), Nierenerkrankungen – sie verursachen eine toxische Ansammlung von Stoffwechselendprodukten und eine gestörte Flüssigkeitshomöostase – Anämie oder andere Bluterkrankungen, bestimmte Muskelkrankheiten und andere Faktoren, welche die körperliche Leistungsfähigkeit beeinträchtigen, können zu einer raschen Erschöpfung führen [10, 18] (➤ Kasten 28.1).

28.2.4 Bewertung der körperlichen Leistungsfähigkeit

Die körperliche Leistungsfähigkeit kann vor einer Reise in große Höhen unter normoxischen oder hypoxischen Bedingungen gemessen werden. Kardiopulmonale Belastungstests messen die Reaktion einer Person auf Belastung durch eine kontinuierliche Steigerung der vorgegebenen Arbeitsbelastung im Rahmen der Fahrrad- oder Laufbandergometrie, die so lange fortgesetzt wird, bis die untersuchte Person diese aufgrund von Muskelermüdung, Atemnot oder „Unlust“ nicht mehr fortsetzen kann. Gemessene Variablen sind VO_2, Kohlendioxidproduktion, Pulsoxymetrie, Tidalvolumen, Atemzugvolumen, Atemminutenvolumen und Elektrokardiografie. Invasivere Messungen sind ausgewählten Fällen und der Forschung vorbehalten. [16]

28.2.5 Maximale Sauerstoffaufnahme

Die maximale Sauerstoffaufnahme (VO_2 max) ist ein Indikator der aeroben Kapazität einer Person und misst, wie gut der Sauerstoff aufgenommen, verteilt und verwertet wird. Sie ist die maximale Menge an Sauerstoff, die den Muskeln pro Minute zugeführt werden kann und stellt die Standardmessung der kardiorespiratorischen Fitness bei funktionellen Belastungstests dar. Das Verhältnis von VO_2 und Arbeitsleistung ist direkt proportional und entspricht bei gesunden Personen einer Zunahme der Sauerstoffaufnahme um ca. 10 ml O_2 pro Minute pro Watt. Dieses Verhältnis wird nicht beeinflusst durch Alter, Geschlecht oder Training. Der maximale VO_2-Wert, bei dem sich mit zunehmender Arbeitsbelastung Erschöpfung einstellt, entspricht der VO_2max der Person. Die VO_2max wird normalerweise in Milliliter pro Kilogramm pro Minute angegeben. Die Bewertung der wahrgenommenen Anstrengung (rating of perceived exertion, RPE) ist ein subjektives Maß für den Schweregrad der körperlichen Arbeit, unter Berücksichtigung von Ermüdung, Anstrengung und körperliche Belastung. Ein Ergebnis von ≥ 17 auf einer Skala von 1–20 korreliert mit echter Erschöpfung. [18]

28.2.6 Laktatschwelle

Die Laktatschwelle (LS), auch anaerobe Schwelle genannt, ist der VO_2-Wert, bei dem mehr Laktat (Milchsäure) im Blut produziert wird, als abgebaut werden kann. Die LS ist ein nützlicher Indikator für die kardiovaskuläre Fitness. Bei einem VO_2-Wert knapp unterhalb der LS kann man eine Belastung auch längere Zeit aufrechterhalten. Die LS wird nicht durch eine eingeschränkte Sauerstoffversorgung (Sauerstoffschuld) bestimmt. Vielmehr ist es der Punkt, an dem das Verhältnis von Laktat zu Pyruvat ansteigt. In Gegenwart von Sauerstoff führt Pyruvat zu einer reichlichen ATP-Produktion durch die Glykolyse, gefolgt von oxidativer Phosphorylierung. Bei der anaeroben Glykolyse wird die Glukose schnell abgebaut, und bildet eine geringe Menge ATP sowie Laktat; Laktat dient als temporärer Puffer gegen Azidose. ATP aus der anaeroben Glykolyse wird in viel geringeren Mengen synthetisiert als ATP aus der aeroben Glykolyse. Für optimales Training muss sich die Trainingsintensität der LS nähern, was den Sauerstoffverbrauch verbessert. Ausdauersportler erreichen diese Schwelle möglicherweise erst bei > 80 % der VO_2max. [18] Laktat selbst verursacht keine Ermüdung. Es ist ein Marker, der anaerobes Training hoher Intensität von extremerer, kraftvoller Aktivität unterscheidet. Der fortgesetzte Abbau von ATP zu Adenosindiphosphat (ADP) bei intensivem Training produziert reichlich Wasserstoff Ionen ($H+$), welche die Bewegung behindern und das Gefühl des „Muskelkaters" erzeugen, der mit der Ermüdung einhergeht. In den Muskelfasern bindet Pyruvat $H+$ in Form von Laktat und puffert überschüssige Protonen. Erhöhtes Laktat ist ein Indikator für Ermüdung, nicht eine Ursache. Wenn die Protonenmenge die Pufferkapazität übersteigt, kommt es zur Ermüdung. [16]

28.2.7 Beginn peripherer Ermüdung

Neben Laktat wird bei körperlicher Betätigung in den Typ-II-Muskelfasern auch Ammoniak gebildet, das die oxidative Phosphorylierung hemmt und so die Ermüdung fördert. Training verringert die Produktion von Laktat und Ammoniak, was zu einer geringeren Ermüdung bei einer gegebenen Trainingsintensität führt. Überschüssiges Ammoniak hat einen negativen Einfluss auf das Gehirn und verzögert die psychomotorischen Fähigkeiten und die Motivation. Glutamin, Kohlenhydrate oder BCAAs können die weitere Ammoniakakkumulation im Ruhezustand abschwächen. [10, 19] Ein Defizit hochenergetischer Phosphate trägt zur Ermüdungskaskade nach kurzen, intensiven Belastungsstößen bei. Während langsamerer Ausdauerleistungen im aeroben Bereich wird die Ermüdung jedoch hauptsächlich durch die Erschöpfung der Glykogenspeicher verursacht. [15]

28

28.3 Zentrale Ermüdung und Erschöpfung

Einige Experten glauben, dass Ermüdung vom Gehirn ausgeht. Sie stellten die Hypothese auf, dass eine trainingsinduzierte Abnahme der Muskelkraft auf eine zentral vermittelte Verringerung der Rekrutierung von motorischen Einheiten der Muskelfasern zurückzuführen ist, was zur Beendigung der Belastung führt. Dieser Prozess, der als zentrale Ermüdung bezeichnet wird, wird vermutlich durch den Aufbau von Stoffwechselnebenprodukten oder die Erschöpfung von Neurotransmittern verursacht, was zum Gefühl der Ermüdung führt. Wenn die Zahl der rekrutierten motorischen Einheiten der Muskeln abnimmt, hört die Belastung auf. [2, 20] Es wird postuliert, dass ein Überschuss von Serotonin im Gehirn aufgrund der Anhäufung seines Präkursors, Tryptophan, zur Ermüdung bei längerem Training beiträgt. Im Ruhezustand ist Tryptophan peripher an Albumin gebunden und durchdringt daher nicht die Blut-Hirn-Schranke. Freies Tryptophan durchdringt die Blut-Hirn-Schranke, konkurriert dabei aber mit zirkulierenden BCAAs.

Bei längerer sportlicher Betätigung werden Fettsäuren zur Energiegewinnung frei. Freie Fettsäuren verdrängen gebundenes Tryptophan aus Albumin, wodurch mehr Tryptophan zur Verfügung steht, das in das zentrale Nervensystem (ZNS) gelangen kann. Auch die Muskeln speichern BCAAs während des Trainings ein und reduzieren so die „BCAA-Konkurrenz" mit Tryptophan an der Blut-Hirn-Schranke, wodurch mehr Tryptophan in das ZNS gelangt. Tryptophan wird dann in

Serotonin umgewandelt, das für das Gefühl der Müdigkeit verantwortlich ist. [2, 21] Dies führt zu verminderter Aufmerksamkeit, Lethargie, Schläfrigkeit und verminderter Leistungsfähigkeit. Zugleich korrelieren Studien am Menschen, die auf Serotonin als Ursache von Müdigkeit hindeuten, nicht immer gut. Die Rolle von Serotonin kann von der Trainingsintensität abhängen. Chronisches, moderates aerobes Training sollte keine zentrale Müdigkeit verursachen. [22]

Ein hoher Serotoninspiegel vermittelt ein Gefühl des Wohlbefindens, verringert Depressionen und Angstzustände und fördert den Schlaf. Dopamin verbessert Aufmerksamkeit, Motivation, Wachsamkeit und körperliche Leistungsfähigkeit. Die Produktion von Serotonin und Dopamin wird durch Sauerstoff beeinflusst. Das sehr sauerstoffempfindliche Enzym Tryptophanhydroxylase wandelt Tryptophan in Serotonin um. Angstzustände und schlechter Schlaf können zu hypoxischen Zuständen führen. Die Tyrosinhydroxylase, die Tyrosin in Dopamin umwandelt, ist ebenfalls sehr sauerstoffempfindlich. Eine Verringerung der Sauerstoffspannung im zirkulierenden Blut, wie im Fall von Höhenhypoxie, kann die Motivation und das Belohnungsgefühl aufgrund einer beeinträchtigten Dopaminsynthese verringern, was zu Müdigkeit führt. [2, 20] Amphetamine, welche die Wiederaufnahme von Dopamin hemmen, zeigen ähnliche leistungssteigernde dopaminerge Wirkungen [23], allerdings entspricht der Amphetamin-Effekt eher der Wahrnehmung von besserer Leistung als einer echten physiologischen Verbesserung. [24] Endorphin-Neurotransmitter, die Opiatrezeptoren aktivieren, nehmen bei sportlicher Betätigung zu und sind an der Entstehung des Hochgefühls beim Laufen dem sog. Runner's High beteiligt. Das Vorhandensein von Endorphin-Neurotransmittern zeigt sich bei der Verabreichung des μ-Rezeptor-Antagonisten Naloxon, der die Wahrnehmung der Anstrengung erhöht und die sportliche Leistung verschlechtert. [20] Sportliche Betätigung scheint die Dopamin- und Endorphinproduktion zu steigern, was das Bewegungsverhalten potenziell verstärkt.

Exogene Opioide oder Stimulanzien, wie z. B. Amphetamine, führen dazu, dass manche Menschen so lange trainieren, bis sie Schaden nehmen – in Mausmodellen mit peripherer Ermüdung wurden häufiger Stoffwechselstörungen festgestellt – und sie verzögern die Erholung von starkem Muskelkater und Schwierigkeiten beim Gehen nach dem Trainingsabbruch. [2] Radfahrer, die das Stimulans Methylphenidat bei einem Zeitfahren mit einer Umgebungstemperatur von 30 °C erhielten, waren 16 % schneller als diejenigen, die Placebo bekamen, wobei die durchschnittliche Kerntemperatur in der Stimulanziengruppe 40 °C erreichte. Die empfundene Anstrengung war nach der Einnahme von Methylphenidat gleich oder geringer als nach Placebo. Die Testteilnehmer hatten auch nicht das Gefühl, dass sie hyperthermisch werden. [25] Eine durch Stimulanzien ausgelöste Hyperthermie kann zu einem tödlichen Hitzschlag führen.

Eine erhöhte kognitive Anstrengung kann auch die zentrale Ermüdung verstärken. Der Spiegel von Adenosin, einem endogenen Neurotransmitter im Gehirn, der erregende Neurotransmitter wie Dopamin hemmt, steigt bei kognitiven Aufgaben. Die Anhäufung von Adenosin verursacht ein Gefühl geistiger Ermüdung und eine Zunahme der wahrgenommenen körperlichen Anstrengung, was die Belastungstoleranz verringert. Koffein wirkt antagonistisch auf die Adenosinrezeptoren im Gehirn, wirkt so dem Gefühl der Müdigkeit entgegen und verbessert die körperliche Leistungsfähigkeit. [21, 26]

Negative Rückkopplungs- und hemmende Mechanismen beeinflussen ebenfalls die zentrale Ermüdung. Intensive Kraftübungen, bei denen über einen kurzen Zeitraum Kraft eingesetzt wird, führen zur Azidose und Akkumulation von anorganischem Phosphat. [10] Bei Ausdauersportarten kommt es zu extrazellulären Veränderungen der Natrium- und Kaliumkonzentration und zur Akkumulation von Zytokinen. Diese drei Mediatoren neigen dazu, afferente sensorische Nervenfasern zu aktivieren, die das Gefühl der Ermüdung an das Gehirn weiterleiten. [27] Diese negative Rückkopplungsschleife kann durch transkutane spinale Stimulation unterbrochen werden, wodurch die Ermüdungsresistenz erhöht und die Kraftleistung bei Sprüngen verbessert wird, selbst wenn die Ermüdung bereits eingetreten ist. [28] Elektromyographische Studien zeigen, dass die zentrale Ermüdung einen großen Anteil an der Muskelermüdung beim Langstreckenlauf hat. [2]

Eine Hypoglykämie verändert die Gehirnfunktion, erhöht die Wahrnehmung von Anstrengung und führt zu einem frühzeitigen Trainingsabbruch. [29] Die orale Aufnahme von Glukose in einer Mundspülung kann die Leistung beim Radfahren im Zeitfahren verbessern. Die funktionelle Magnetresonanztomographie zeigt, dass Glukose das Belohnungssystem im Gehirn aktiviert. Eine Mundspülung mit Maltodextrin (ein komplexes Kohlenhydrat) verbessert ebenfalls die Leistung. [30]

Unterdrückungsmechanismen, welche die Bewegungen hemmen [31, 32], verringern die potenziellen Schäden für den Körper unter hypoxischen Bedingungen. Die Hypoxie trägt in größeren Höhenlagen zur peripheren Muskelermüdung bei, wobei die Ermüdung früher eintritt als in niedrigeren Lagen. [33] Personen mit hoher aerober Fitness sind stärker beeinträchtigt als normaltrainierte Personen, wobei die maximale körperliche Leistungsfähigkeit stärker abnimmt. [34] Leistung und VO_2max sinken linear auch bei niedrigen Höhenlagen von 300 m. [35] Die Zwerchfell- und Zwischenrippenmuskulatur zeigt bei Hypoxie im Vergleich zur Normoxie eine erhöhte Metabolitenakkumulation und eine verstärkte Aktivierung der afferenten Impulse des N. phrenicus. Diese Veränderungen erhöhen die Aktivität des Sympathikus und das Atemminutenvolumen, sie verengen die Gefäße der aktiven Bewegungsmuskulatur und verteilen die Herzleistung von großen peripheren Muskelgruppen auf die Atemmuskulatur. Dies führt zu einer erhöhten Atemarbeit in großer Höhe. Die Herzfrequenz in der Höhe ist ebenfalls niedriger, was zu einer Verringerung der maximalen Herzleistung führt, möglicherweise aufgrund einer erhöhten parasympathischen Stimulation des Herzens. Diese Prozesse verringern die körperliche Leistungsfähigkeit in großer Höhe. [36] Das Zusammenspiel von zentraler und peripherer (muskulärer) Ermüdung vermindert die Aktivität der großen Muskeln, wie z. B. des Quadrizeps, während die Durchblutung der Atemmuskulatur erhöht wird.

In großer Höhe ermüden die großen Bewegungsmuskeln nicht aus einer primären peripheren Ursache. Das ZNS reagiert empfindlich auf Hypoxie und spielt eine entscheidende Rolle. Daten aus der Operation Everest II, einer Studie in einer hypobaren Kammer, die eine hohe Höhenexposition simulierte, zeigten, dass die Aktivität der Stoffwechselenzyme, die oxidative Kapazität und die Glykogenspeicher im Vastus lateralis erhalten blieben. [37] Das ZNS war für die Begrenzung der Arbeit der großen Muskeln unter stark hypoxischen Bedingungen verantwortlich. [20, 36] Die periphere Ermüdung scheint der Hauptfaktor für die Ermüdung der großen Muskeln in Gebieten mit geringer Höhe zu sein, im Gegensatz zur zentralen Ermüdung bei Hypoxie in großer Höhe, wobei trainierte Muskeln mit geringerer Masse bei Hypoxie stärker von peripherer Ermüdung betroffen waren. [37]

Eine zerebrale Hypoxämie durch Hypoperfusion kann zur Ermüdung in großer Höhe beitragen. [31] Die hypoxieinduzierte zerebrale Vasodilatation erhöht die zerebrale Sauerstoffzufuhr. Allerdings führt eine Hyperventilation bei intensiver Belastung zu einer Hypokapnie und dies wiederum zu einer zerebralen Vasokonstriktion, die der Vasodilatation entgegenwirkt und letztendlich den zerebralen Blutfluss und die Sauerstoffzufuhr beeinträchtigt. Die zerebrale Vasokonstriktion führt zu einer zentralen Ermüdung während des Trainings. Diese kann durch zusätzliche Sauerstoffzufuhr oder durch Akklimatisierung abgeschwächt werden. Allerdings kann durch keine noch so gute Akklimatisierung die ursprüngliche Trainingsleistung, die in geringer Höhe erzielt wurde, erreicht werden. [20, 36, 38, 39] Der präfrontale Kortex wird durch zerebralen Sauerstoffmangel beeinträchtigt, wodurch die Entscheidungsfindung erschwert wird und die Motivation sinkt. [40, 41] Die Durchführung von Aufgaben und Reaktionszeit sind während einer hypoxischen Belastung verlangsamt, was die Sicherheit gefährden kann. [5, 42] Die Kognition und Entscheidungsfindung sind bei Himalaya-Bergsteigern mit Erfahrung in Höhen über 8.000 Meter möglicherweise weniger beeinträchtigt [43].

28.4 Modell der zentralen Steuerung

Ermüdung lässt sich nicht einfach in periphere oder zentrale Ursachen einteilen. Das Modell der zentralen Steuerung von Müdigkeit kombiniert periphere und zentrale Ursachen. [12] Laut diesem Modell schützt das Gehirn in Abwesenheit von bewusstseinsverändernden Substanzen den Menschen vor einer katastrophalen Erschöpfung und ermöglicht die Ausübung von Sport unter Beibehaltung einer sicheren Reserve, indem es die Leistung durch Reaktionen reduziert, die zur Ermüdung führen. Wird dieser Schutzmechanismus außer Kraft gesetzt, kann es zur Erschöpfung kommen. Emotionale Zustände und geistige Anstrengung beeinflussen die Ausdauerleistung erheblich. [44] Das Gehirn nimmt körperliche Erschöpfung vorweg und verhindert damit weitere Anstrengungen, bevor es zum kritischen Versagen kommt. Zum Beispiel verlangsamt das Gehirn die Muskelarbeit und damit die Belastung in der Hitze, wenn die Kerntemperatur von 40 °C erreicht wird, um Krankheit oder Tod zu vermeiden. Die Mechanismen können sowohl freiwillig als auch unfreiwillig sein. [45] Dabei beeinflusst die Kognition die Ermüdung erheblich. In einer Studie wurde die Zeit bis zur Erschöpfung bei 80 % der maximalen Leistung nach einer anspruchsvollen 90-minütigen kognitiven Aufgabe um 15 % reduziert. [40] Motivation erhöht hingegen die Leistung, indem sie die Wahrnehmung von Ermüdung verringert. [46] Eine erhöht wahrgenommene Anstrengung vermindert den Wunsch, die Müdigkeit zu überwinden, und schützt so vor Überanstrengung. Um einen Anstieg des RPE zu reduzieren, können Trainierende auf eine sog. Pacing-Strategie zurückgreifen, um Energie bis zum Abschluss einer bestimmten Aufgabe zu sparen. [47] Erfahrene Läufer und Radfahrer ändern die Trittfrequenz oder die Biomechanik und beziehen andere Muskelgruppen mit ein, um die Ermüdung zu verringern und ein bestimmtes Rennen zu beenden oder gar zu gewinnen. [48] Bergsteiger können ihr Gesamtziel, nämlich den Gipfel, dadurch erreichen, dass sie das Tempo so wählen, dass sie einen bestimmten Haltepunkt anvisieren und sich dann ausruhen. Erfahrene Bergsteiger kennen intrinsisch das für eine bestimmte Route notwendige Tempo und können Schmerzen und Unbehagen aus verschiedenen Gründen aushalten, z. B. um sich selbst zu testen oder eine emotionale Verbindung mit der Umgebung herzustellen, z. B. weil sie sich gerne an frühere Expeditionen in einer ähnlichen Umgebung erinnern. Die Motivation kann dann zum Hauptziel werden und nicht das Erreichen eines Gipfels. Angst, Höhenkrankheit und das Bewusstsein für objektive Gefahren verlangsamen das Tempo und erhöhen die Müdigkeit. Die Persönlichkeit beeinflusst die Leistung in großer Höhe und kann ebenfalls zur Ermüdung beitragen. [49]

Eine katastrophale Erschöpfung wird bei Wettkämpfen nur selten beobachtet, was auf das Phänomen des „Endspurts“ zurückzuführen ist, bei dem das Streben nach Sieg oder Gewinn (ein emotionales Verlangen) mit ausreichenden Energiereserven zur Aufrechterhaltung der Leistungsabgabe kurz vor dem Ende verbunden ist. In EMG-Studien wird die zusätzliche Leistung während des Endspurts untersucht. Eine vollständige Rekrutierung der motorischen Einheiten der Muskelfasern erfolgt physiologisch nie, auch nicht bei Erschöpfung. [11] Der gefühlte Wunsch zu gewinnen oder das Bewusstsein, hinter einen gleich starken Konkurrenten zurückzufallen, verändert den RPE und das Gefühl der Ermüdung und kann über Sieg oder Niederlage entscheiden. [50] Diese Wahrnehmungen haben einen hohen emotionalen Wert, der die Schutzmechanismen zur Selbsterhaltung überlagern können. Einige Bergsteiger gehen unter extremen Bedingungen bis an die Grenzen der menschlichen Leistungsfähigkeit und sind möglicherweise so stark motiviert den Gipfel zu erklimmen, dass sie sich bis zum Äußersten anstrengen, ohne ausreichende Reserven für den Abstieg zu haben. Erfahrenere Bergsteiger hingegen sparen Energie für den Rückweg. [46, 51]

28.5 Müdigkeit infolge des unterschätzten Magen-Darm-Trakts

Im Magen-Darm-Trakt leben Billionen von Mikroorganismen, welche die Verdauung und Absorption der Nahrung sowie die Bereitstellung von Energie fördern. Die Mikrobiota des Darms entgiftet toxische Substanzen, neutralisiert Medikamente und Karzinogene, moduliert die Darmmotilität, schützt den Menschen vor Krankheitserregern und fördert die Immunität. Sie produziert oder moduliert auch erregende und hemmende Neurotransmitter. Die Ernährung hat Einfluss auf die Zusammensetzung und die Aktivitäten der Darmmikrobiota. Die Bakterien im Gastrointestinaltrakt beeinflussen die Freisetzung von Neurotransmittern bei Stress. Der hemmende Neurotransmitter Gamma-Aminobuttersäure (*gamma-aminobutyric acid,* GABA) hat Auswirkungen auf die Funktion des GI-Trakts und hat ebenso Einfluss auf Angstzustände, Depressionen, Schmerzempfinden und das Immunsystem. Das Neuropeptid Y erhöht die Stressresilienz und kann Entzündungen hemmen. Dopamin wird sowohl im Darm als auch im ZNS synthetisiert. Dopaminrezeptoren, die sich im GI-Trakt befinden, beeinflussen die ZNS-Aktivität. [52]

Bei untrainierten Personen führt akute körperliche Anstrengung zu Entzündungen und einer Schwächung der Immunität, ferner zu einer erhöhten Durchlässigkeit der intestinalen tight junctions (Leaky-Gut-Syndrom) und zum Eindringen von bakteriellem Lipopolysaccharid (LPS) in den Blutkreislauf. Durch die Verlagerung von LPS werden entzündungsfördernde Zytokine, Histamin und Proteasen freigesetzt, die schließlich zu einer sepsisähnlichen Endotoxämie führen und eine Erschöpfung auslösen können. Diese Beeinträchtigungen können auch bei Ausdauersportlern und Hitzeschlagpatienten auftreten. [53] Ischämie, Hypoxie und Hypoperfusion lockern ebenfalls die intestinalen tight junctions während der Belastung. Eine Hypoperfusion kann auftreten, wenn Blut aus dem intestinalen Kreislauf in die Muskeln umgelenkt wird. Eine Verringerung des intestinalen Blutflusses innerhalb einer Stunde um bis zu 70 % wurde bei Sportlern nachgewiesen, die mit 70 % der VO_2max trainieren. [52]

Ausdauersportler sind besonders anfällig für eine Endotoxämie. In deren Blut wurden hohe Konzentrationen von LPS, den Endotoxinen in den äußeren Membranen gramnegativer Bakterien, gemessen. In einer Studie von 72 Marathonläufern mit Magen-Darm-Beschwerden hatten 58 erhöhte LPS-Spiegel im Blut, nur drei Läufer wiesen normale Werte auf. Bei anstrengender körperlicher Betätigung steigt auch der Spiegel von Stresshormonen (Glukokortikoide), die mit einer Immunsuppression in Verbindung gebracht werden. [52] Der Darm hat somit nicht nur Einfluss auf Müdigkeit und Stimmung, sondern auch auf Bewegung und Immunität. Die Ernährung beeinflusst die Darmflora, die wiederum die sportliche Leistung beeinflusst. [52]

28.6 Prävention von Müdigkeit und Erschöpfung

Erschöpfung und Müdigkeit lassen sich am besten durch vorbeugende Maßnahmen bekämpfen. Mäßige körperliche Belastung, ausreichende Erholung und Ruhe sind am besten geeignet, Erschöpfung zu vermeiden. Wichtig ist zudem eine gesunde, ausgewogene Ernährung. Eine optimale Behandlung von medizinischen Problemen und Vermeidung von Medikamenten, die zu Müdigkeit führen, können ebenfalls helfen. Ein guter Trainingszustand optimiert die Bewegungsabläufe und verringert damit den Energieaufwand. Notfallpläne für den Fall, dass sich die Umweltbedingungen verschlechtern und die Vertrautheit mit Überlebenstechniken können den zerebralen Stress verringern. Mentales Resilienztraining verbessert die Ausdauerleistung und verringert die Ermüdung. [54] Entscheidend ist eine ehrliche Einschätzung der eigenen Fähigkeiten für ein bestimmtes Ziel. Unrealistische Ambitionen, übermäßiges Selbstvertrauen, Angst oder mangelndes Situationsbewusstsein sollten vor der Unternehmung angesprochen werden.

Trifft man auf eine erschöpfte Person, sollte die standardmäßige Erstuntersuchung durchgeführt werden, wie in anderen Kapiteln beschrieben. Denken Sie an reversible Ursachen wie Hypovolämie, Hypoxie, Hypothermie und Hypoglykämie. Eine erschöpfte Person sollte sich nicht weiter anstrengen und vor extremer Kälte oder Hitze geschützt werden, um die Kerntemperatur zu normalisieren. Ziehen Sie in großer Höhe die Verabreichung von Sauerstoff oder einen Abstieg in Betracht. Bei Kälte sollten warme kohlenhydrathaltige Getränke zugeführt werden.

28.6.1 Körperliche Kondition und Ermüdung

Eine gute körperliche Kondition beugt Ermüdung vor. Im Allgemeinen nehmen die submaximale Belastbarkeit und VO_2max mit zunehmender Höhe ab. In einer Studie mit 32

Bergsteigern in Nepal lag die maximale Arbeitsleistung und die VO_2max auf 5.533 Meter Meereshöhe 50 % unter dem Ausgangswert auf 490 Metern. Nach 4–5 Tagen der Akklimatisierung änderte sich die VO_2max nicht, jedoch konnten sich die Bergsteiger im Gelände schneller fortbewegen und waren weniger erschöpft. Der Sauerstoffbedarf bei submaximaler Belastung war ebenfalls geringer. Die Sauerstoffverwertung wurde effizienter durch Veränderungen der Stoffwechselrate, des Sympathikotonus und den geringeren myokardialen Sauerstoffverbrauch. Die Ökonomie der Beinmuskulatur verbesserte sich bei ausgeprägtem hypoxischen Atemantrieb und die Müdigkeit schien sich zu verringern. [55] Die Akklimatisierung trägt somit wesentlich zur Verringerung der Müdigkeit bei.

Hypoxietraining erhöht die Aktivität oxidativer Enzyme und Mitochondriendichte und verbessert den Sauerstofftransport und die Sauerstoffverwertung. [56] Für die Akklimatisierung wird ein Aufenthalt von 14 Tagen in der Höhe vor dem Beginn einer Ausdauerleistung empfohlen. Der Zeitrahmen von 14 Tagen scheint kurz genug zu sein, um einen Konditionsverlust zu vermeiden, der bei längeren Höhenaufenthalten zu erwarten ist. Durch die Akklimatisierung wird die VO_2max jedoch nie wieder auf den Wert gebracht, der in Gebieten mit geringer Höhe erreicht wurde, unabhängig davon, wie lange man sich in der Höhe aufhält. Selbst Probanden, die für 20 Monate in einer moderaten Höhe von etwa 2.200 Meter lebten, zeigten einen Leistungsabfall bei einer akuten Exposition auf 4 300 Meter. Die VO_2max von Hochlandbewohnern sank ebenfalls, wenn auch nur um die Hälfte im Vergleich zu denen, die auf Meereshöhe lebten (die Abnahme betrug 22 % bei Hochlandbewohnern gegenüber 46 % bei Bewohnern aus tiefen Lagen). Selbst bei akklimatisierten Personen ist die körperliche Leistungsfähigkeit in großer Höhe reduziert. [57]

Die Leistung nach kurzfristiger Akklimatisierung in mäßiger Höhe ist besser als die Leistung ohne Akklimatisierung. Einige Sportler leben oder trainieren in gemäßigten Höhen für Wettkämpfe in Gebieten mit geringer Höhe. Der Aufenthalt in moderaten Höhenlagen (< 2.500 Meter) für einen oder mehrere Tage während des Aufstiegs verbessert die Leistung in großer Höhe im Vergleich zu einer akuten Höhenexposition ohne Akklimatisierung. Eine Studie ergab, dass sechs Tage Akklimatisierung und Training in 2.200 Meter, gefolgt von einer akuten Exposition auf 4.300 Meter, zu einer verbesserten ventilatorischen Akklimatisierung, weniger ausgeprägten AMS und 44-prozentigen Verbesserung der Leistung im Zeitfahren im Vergleich zu einer akuten hypobaren Kammerexposition von 4.300 Metern führte. Akklimatisierung und gut geplantes Training optimieren die Leistung und verringern die Ermüdung. [57]

Einige Hochgebirgssportler verwenden normobare hypoxische Zelte, um sich in niedrigen Höhenlagen zu akklimatisieren. Diese kommerziellen Produkte ermöglichen es dem Benutzer zu Hause in einer kleinen geschlossenen hypoxischen Umgebung zu schlafen. Bei der Strategie der intermittierenden Hypoxie (*intermittent hypoxia exposure,* IHE) unter normobaren Bedingungen schlafen die Personen 8–12 Stunden täglich in einem mit Stickstoff angereicherten Zelt oder atmen in Ruhe durch eine hypoxische Maske. Ein typisches Protokoll für die Verwendung von hypoxischen Masken sieht einen Wechsel zwischen 10–12 % Sauerstoff und Normoxie alle 5 min für bis zu 90 min vor. Es gibt keine Evidenz dafür, dass die IHE die Leistung in der Höhe verbessert. Der einzige Faktor, der eindeutig durch IHE beeinflusst wird, scheint die Ventilation zu sein. Die IHE kann dazu beitragen, die hypoxische Atemantwort zu erhöhen. IHE-Strategien mit hypobarer Hypoxie scheinen wirksamer zu sein als solche, die mit normobarer Hypoxie arbeiten. Die Gründe dafür sind nicht ganz klar. [57]

28.6.2 Intermittierendes hypoxisches Training

Das intermittierende hypoxische Training (IHT) ist eine Strategie, die Bergsportler bei der Vorbereitung auf Höhenwettkämpfe unterstützen soll. So erzielten Radsportler in Gebieten geringer Höhe, die drei Wochen lang normobar einer simulierten Höhe von 3.000 Meter exponiert und die fünf Tage pro Woche 60–90 min trainierten, höhere Leistungen im Vergleich zur Kontrollgruppe, die in Gebieten geringer Höhe trainierte. [57] Eine andere Gruppe gut trainierter Langstreckenläufer, die sechs Wochen lang zweimal wöchentlich 24–40 min lang trainierten und dabei ein Gasgemisch mit 14,5 % Sauerstoff einatmeten, was einer Höhe von 3.000 Metern entspricht, zeigte eine erhöhte VO_2max und maximale Laufgeschwindigkeit bei ihrer individuellen VO_2max. Die Probanden der Kontrollgruppe, die mit Umgebungsluft in geringer Höhe trainierten, steigerten weder ihre VO_2max, noch ihre maximale Laufleistung. Diejenigen, die mit IHT trainierten, schienen auf Meereshöhe keinen signifikanten Leistungsunterschied zu der Vergleichsgruppe zu haben, waren aber in großer Höhe besser als die Kontrollgruppe. [58]

28.6.3 Ernährung und Ermüdung

Wenn das Training bei ≤ 60 % der VO_2max durchgeführt wird, wird die Energie aus der Oxidation von Fett gewonnen. Mit zunehmender Intensität werden Kohlenhydrate immer wichtiger. Eine fettreiche Ernährung kann bei der Energiebereitstellung hilfreich sein, allerdings ist die Verdaulichkeit in großer Höhe möglicherweise schlechter. Die Glykogenspeicher werden an der anaeroben Schwelle erschöpft. Die Zufuhr von einfachen Kohlenhydraten während eines Trainings, das länger als zwei Stunden dauert, verringert den Glykogenabbau. Die empfohlene Menge an Kohlenhydraten beträgt 60 g/h aufgeteilt in Intervallen. Kohlenhydrate sind leistungssteigernd und verringern die wahrgenommene Anstrengung. [39, 59] Ausdauersportler mit hoher Intensität können Auffüllmengen von 90 g/h benötigen, obwohl diese Menge nicht unbedingt zu höheren Oxidationsraten führt, die für aerobe Arbeit erforderlich sind. Die Verwendung einer Mischung aus einem Drittel Fruktose und zwei Dritteln Glukose oder Maltodextrin verbessert die Kohlenhydrataufnahme. Die Einnahme dieser großen Mengen muss vor einer Reise trainiert werden. Unverträglichkeiten oder höhenassoziierte Übelkeit können dies erschweren. Kleinere, häufige Kohlenhydratmengen oder Mundspülungen verringern nachweislich die zentrale Müdigkeit und können bei kürzeren Trainingseinheiten helfen, Aufnahmedefizite auszugleichen. [59]

Das Wiederauffüllen der Glykogenspeicher nach dem Training muss strategisch erfolgen. Eine Kohlenhydratzufuhr von 75–90 g (1,2 g/kg) stündlich über 4–6 Stunden sollte unmittelbar nach Beendigung des Trainings beginnen. Eine Mischung aus Glukose und Glukosepolymeren mit Fruktose oder Galaktose beschleunigen das Auffüllen der Glykogenspeicher, das sonst 24 Stunden dauern würde. Ein Ersatz mit einer Mischung aus 0,8 g/kg pro Stunde Kohlenhydrat und 0,4 g/kg pro Stunde Protein wird für Personen mit Kohlenhydratunverträglichkeit empfohlen. [59] Es gibt viele Eiweißpräparate, wie BCAAs oder L-Carnitin. Die meisten von ihnen zeigen keine oder nur eine geringe Wirkung auf die körperliche Leistungsfähigkeit in großer Höhe.

Eine kleine Studie mit elf trainierten Radsportlern, die einen einwöchigen periodischen Wechsel zwischen hoher und niedriger Kohlenhydratzufuhr durchführten, beendete ein 20-km-Zeitfahren um 3,2 % schneller als eine Kontrollgruppe. Diese Athleten absolvierten standardisierte, hochintensive, glykogenverbrauchende Trainingseinheiten, gefolgt von nächtlichem Fasten. Während des Fastens durften sie keine Kohlenhydrate, sondern nur Eiweiß zu sich nehmen, um den Eiweißabbau nach der Belastung zu verhindern. Am nächsten Tag absolvierten sie ein Training mit niedriger Intensität. Kurz nach dem Training füllten die Radfahrer ihre Glykogenspeicher vollständig mit Kohlenhydraten bis zum nächsten Tag auf, an dem der Zyklus wiederholt wurde. Die Ausdauer wurde in dieser kleinen Studie verbessert, sie wurde aber nicht in großer Höhe durchgeführt. [60]

MERKE

Trainieren Sie den Körper und ernähren Sie sich strategisch – mit reichlich Kohlenhydraten. Einige können den Fettanteil der Ernährung auf bis zu 30 % erhöhen, wenn sie reichlich mäßig intensives Ausdauertraining absolvieren, mehrstündige Fastenkuren oder kohlenhydratarme Trainingseinheiten durchführen. [15] Intermittierendes hypoxisches Training, wenn möglich mit Akklimatisierung, verbessert die Leistung. Die Kohlenhydratunverträglichkeit kann mit einer Kohlenhydratmundspülung vermieden werden. [30] Die Gewöhnung an widrige Bedingungen hilft, den Geist zu trainieren, trotz Ermüdung durchzuhalten.

28.7 Nahrungsergänzung und Medikamente gegen Ermüdung

28.7.1 Koffein, Energydrinks und Nahrungsergänzungsmittel

Koffein ist dafür bekannt, dass es die Energie steigert. Es wird innerhalb von 45 min aufgenommen und wirkt den Adenosinrezeptoren im ZNS entgegen, die für das Gefühl der Müdigkeit verantwortlich sind. Bei den meisten Menschen erhöht Koffein die Wachsamkeit, verbessert die kognitiven Fähigkeiten und gleicht einige Auswirkungen von Schlafentzug aus, wie z. B. verminderte Aufmerksamkeit und verlangsamte Reaktion. Komplexe kognitive Funktionen und das Arbeitsgedächtnis benötigen Schlaf zur Erholung. [26] Koffein stimuliert auch die Ventilation, indem es die hypoxische Atemantwort, die hyperkapnische Atemantwort und die Atemantwort auf Bewegung erhöht. Koffein erhöht auch die Stoffwechselrate. Es kann auch den Schlaf verbessern, indem es Episoden von Sauerstoffentsättigung reduziert und bei Höhenkopfschmerzen helfen kann. Es ist jedoch zu erwarten, dass die Einnahme von Koffein kurz vor dem Schlafengehen den Schlaf beeinträchtigt. [61]

Koffein scheint die neuromuskuläre Ermüdung zu verringern, eine stärkere Rekrutierung der motorischen Einheiten zu bewirken, freie Fettsäuren zu mobilisieren und Kalzium im sarkoplasmatischen Retikulum zu aktivieren. [62] Diese Wirkungen könnten erklären, warum Koffein die Wahrnehmung von Anstrengung reduziert und die Ausdauer in hypoxischen Untersuchungen verbessert. Eine Studie untersuchte sieben gesunde Männer, die Koffein konsumiert hatten, im Hinblick auf neuromuskuläre Ermüdung, Anstrengungswahrnehmung und Leistung bei hochintensivem Radfahren unter normobarer Hypoxie, die eine Höhe von ~2.500 m simulierte. Während des Trainings wurden EMG-Signale aus dem rechten M. vastus lateralis aufgezeichnet. Koffein führte zu einer statistisch signifikanten, 12-prozentigen Verbesserung der Zeit bis zur Erschöpfung. Es wurde keine Verringerung der neuromuskulären Ermüdung aufgezeichnet, aber es gab eine geringere Wahrnehmung der Anstrengung und eine bessere Stimmung im Vergleich zu den Kontrollen. [63]

Koffein scheint leistungssteigernd bei Ausdauerbelastungen zu sein. Die Einnahme von Koffein nach dem Training scheint auch die Erholung zu fördern, indem es die Glykogen-Resynthese-Rate erhöht. Die empfohlene Anfangsdosis beträgt 1,5–3 mg/kg. [61] In großer Höhe verkürzt sich die effektive Wirkungsdauer von Koffein. Obwohl Koffein eine harntreibende Wirkung haben kann, sind die Befürchtungen einer Dehydrierung in der Höhe wahrscheinlich übertrieben. Koffein (in Tee) hat Everest-Bergsteigern geholfen, Müdigkeit und Abgeschlagenheit zu überwinden. [64]

Viele Energydrinks enthalten Koffein, das die Leistung, Muskelkraft und Ausdauer erhöht. Koffein, selbst in niedrigen Dosen von ~200 mg, ist ausreichend, um die Leistung zu steigern. Andere Energy-Drink-Inhaltsstoffe, wie z.B. die Aminosäure Taurin, werden häufig mit Koffein und einfachen Kohlenhydraten kombiniert. Nur wenige Studien haben die isolierten Auswirkungen von Taurin auf die Leistung untersucht. Taurin wirkt offensichtlich leistungssteigernd durch seine Fähigkeit, über eine verstärkte Kalziumregulierung Energie zu erzeugen, wodurch die Wirkungen von Koffein verstärkt werden. Taurin kann auch mit exzitatorischen Neurotransmitter-Rezeptoren interagieren. Die ideale Dosis ist nicht bekannt. [62] Energydrinks haben eine niedrige Salzkonzentration. Sie sind möglicherweise nicht optimal für die Aufrechterhaltung der Hydratation bei längeren Wanderungen oder in einer heißen Umgebung.

L-Theanin, eine Aminosäure, die in koffeinhaltigem Tee enthalten ist, steigert die kognitive Wirkung in höherem Maße als Produkte, die nur Koffein enthalten, was sich in kürzeren Reaktionszeiten im numerischen Arbeitsgedächtnis demonstrieren lies. Dabei wurde die orale Dosis von 250 mg L-Theanin mit 150 mg Koffein kombiniert [65] L-Theanin soll auch die Kopfschmerzen bei Koffeinentzug lindern. Guarana ist eine Pflanze, die reich an Koffein und häufig in Energydrinks enthalten ist. [26]

28.7.2 Medikamente und andere Ergänzungsmittel gegen Müdigkeit und Erschöpfung

Abgesehen von einer optimalen Behandlung von Grunderkrankungen und der Prävention und Behandlung von höhenassoziierten Krankheiten gibt es keine Medikamente, welche die Erschöpfung verringern können. Zu den im Sport verwendeten Medikamenten, die Beta-Rezeptoren stimulieren oder die Wiederaufnahme von Dopamin hemmen, gehören Pseudoephedrin und andere Sympathomimetika. Pseudoephedrin, Phenylephrin, und ähnliche Medikamente haben eine psychostimulierende Wirkung. Pseudoephedrin und Beta-Rezeptor-Agonisten scheinen die Zeit bis zur Ermüdung bei Sportlern nicht zu verlängern. [62]

Dopamin-Wiederaufnahmehemmer, wie z. B. Amphetamine, können die Muskelkraft erhöhen, wahrscheinlich als Folge der psychostimulierenden Wirkung. Es gibt nur wenige kontrollierte Studien über die Auswirkungen von Amphetaminen und Kokain auf das Training. Die Wahrnehmung der Muskelkraft korreliert möglicherweise nicht mit der tatsächlichen Leistung. [62] Ein etwaiger leistungssteigernder Nutzen ist wahrscheinlich auf die Verbesserung der kurzfristigen Kraft zurückzuführen, ohne dass die langfristige Ausdauer verbessert wird. Kokain beschleunigt den Glykogenabbau bei Ratten und fördert die Laktatakkumulation während der Belastung. Amphetamine und Kokain steigern das Gefühl der Euphorie, indem sie die Aktivität von Noradrenalin und Dopamin im Gehirn erhöhen. Diese Wirkungen fördern das subjektive Empfinden von Wachheit, Konzentration und Selbstvertrauen. Der Konsum von Amphetaminen kann Schmerzen bei Verletzungen überdecken und erhöht das Risiko eines Hitzeschlags und eines Herzstillstands. Amphetamine bringen möglicherweise Vorteile bei anaerobem, aber nicht aerobem Training. Sie vermitteln die Illusion einer besseren Leistung, obwohl die Leistung nicht verbessert wird oder sogar beeinträchtigt werden kann.

Sympathomimetika können die pulmonale hypoxische Vasokonstriktion durch die Freisetzung von synaptischem Dopamin, Noradrenalin und Serotonin in großen Höhen verstärken. Der daraus resultierende Anstieg des Drucks in der Lungenarterie kann ein HAPE verursachen. Die Überanstrengung nach der Einnahme von Stimulanzien kann zu frühzeitiger Erschöpfung, Unterkühlung, Kollaps und Tod führen. Die euphorisierende Wirkung von Stimulanzien kann auch die Entscheidungsfindung beeinträchtigen, dies wiederum kann Unfälle hervorrufen. Kokain sollte aufgrund seiner bekannten Nebenwirkungen und seiner zweifelhaften Fähigkeit, einem erschöpften Bergsteiger in großer Höhe zu helfen, niemals zur Behandlung von Erschöpfung in den Bergen verwendet werden. [62] Kokablätter, eine schwache Quelle von Kokain, werden in den Anden zur Behandlung von Erschöpfung verwendet.

Modafinil ist eine wachmachende Substanz, die zur Behandlung von übermäßiger Tagesschläfrigkeit aufgrund von Schichtarbeit, Schlafstörung, obstruktiver Schlafapnoe, dem Restless-Leg-Syndrom oder Narkolepsie eingesetzt wird. Der genaue Wirkmechanismus ist nicht klar, aber Modafinil scheint einen sekundären Anstieg des Dopaminspiegels zu fördern und die Freisetzung von GABA zu hemmen. Modafinil hemmt möglicherweise auch die Wirkung anderer schlaffördernder Substanzen, wie z. B. Adenosin. Es sind nur wenige unerwünschte Nebenwirkungen bekannt, im Gegensatz zu Amphetaminen und Kokain. Modafinil verringert nicht nur das Gefühl der Müdigkeit, sondern kann auch die kognitiven Fähigkeiten verbessern. In einer Studie wurden 15 gesunde männliche Probanden, die auf einem Fahrradergometer bis zur Erschöpfung trainierten bei ~85 % der VO_2max untersucht. Es wurde ein leichter Anstieg des Sauerstoffverbrauchs bei den mit Modafinil behandelten Probanden festgestellt. Bei den Probanden, die Modafinil einnahmen, war die Zeit bis zur Erschöpfung um 22 % länger, was vergleichbar ist mit der Wirkung von Koffein während des Trainings. Modafinil hat eine doppelt so lange Halbwertszeit wie Koffein, was zu einer nachhaltigeren Leistungsfähigkeit beim Sport führt. Die Bewertung der wahrgenommenen Anstrengung war geringer, möglicherweise aufgrund der Hemmung der zentralen Ermüdung. Die Einnahme von Modafinil erhöht die Kerntemperatur um ~0,3–0,5 °C in Ruhe und bei Belastung. Dies könnte in heißer Umgebung ein Problem darstellen. [66]

Phosphodiesterase-Typ-5-Hemmer (PDE-5-Hemmer), wie z. B. Sildenafil oder Tadalafil, die zur Behandlung von HAPE eingesetzt werden, können die körperliche Leistungsfähigkeit bei Hypoxie, nicht aber bei Normoxie verbessern. PDE-5-Hemmer werden jedoch nicht eingesetzt, um die Auswirkungen der Erschöpfung abzumildern, sondern sie wirken lediglich als Vasodilatatoren der Lungenarterie, was die Oxygenierung bei Patienten mit HAPE verbessert. Nifedipin, die Standardbehandlung für HAPE, hat keine leistungssteigernde Wirkung und ist nicht für die Prävention oder Behandlung von Erschöpfung geeignet. [62]

Auch Steroide haben leistungssteigernde Eigenschaften. In einer Studie eines schnellen Aufstiegs auf 4.559 Meter nahm eine Gruppe von HAPE-anfälligen Probanden zweimal täglich 8 mg Dexamethason ein. Die Einnahme von Dexamethason verringerte den hypoxischen Abfall der VO_2max signifikant. Die Abnahme der VO_2max bei den HAPE-anfälligen Probanden, die kein Dexamethason einnahmen, betrug 39 % im Vergleich zum Ausgangswert in geringer Höhe. Die Einnahme von Dexamethason verringerte den Abfall der VO_2max auf 30% und verbesserte die Sauerstoffsättigung in Ruhe. Keiner der Probanden, die Dexamethason einnahmen, entwickelte eine AMS oder ein HAPE, trotz des schnellen Aufstiegs ohne Akklimatisierung. [67] Bekanntlich ist Dexamethason bei der AMS-Prävention nützlich. [68] Auf der Grundlage dieser Studie können Steroide auch zur Verbesserung der körperlichen Leistungsfähigkeit, zur Erhöhung der maximalen aeroben Kapazität und der VO_2 sowie zur Vorbeugung von HAPE nützlich sein. Der Missbrauch von Dexamethason zur schnelleren Leistungssteigerung hat jedoch zu einigen schwerwiegenden Folgen geführt, darunter auch zum Tod. Die meisten Experten raten davon ab, Dexamethason am Gipfeltag einzunehmen, obwohl dies von einigen führenden Höhenmedizinern befürwortet wird. [69]

Acetazolamid, das zur Vorbeugung und Behandlung von AMS eingesetzt wird, kann Müdigkeit und Erschöpfung verstärken. Bei einer simulierten normobaren Höhe von 4.000 Metern (Anteil des eingeatmeten Sauerstoffs 13,5 %) hatten 16 Studienteilnehmer, die Acetazolamid 125 mg dreimal täglich einnahmen, eine geringe Abnahme der maximalen aeroben Kapazität (38,5 ± 4,7 vs. 36,1 ± 3,9 mL/kg/min), ohne dass dies Auswirkungen auf die maximale Leistungsabgabe oder die submaximale Belastung hatte. [70] Acetazolamid kann auch die zentrale Ermüdung erhöhen. Von 23 Probanden, die Acetazolamid für einen schnellen Aufstieg von 3.520 bis 4.559 m einnahmen, hatten 48 % eine leichte kognitive Beeinträchtigung bei der Durchführung konzeptioneller Aufgaben. Die kognitive Beeinträchtigung durch Acetazolamid tritt auch auf Meereshöhe auf. Acetazolamid hemmt das Enzym Carboanhydrase, das offenbar eine Rolle bei Signalverarbeitung, synaptischer Plastizität, Gedächtnis, Nervenleitung und zerebraler Sauerstoffversorgung/Verbrauch spielt. Es ist zu erwarten, dass die Hemmung der Carboanhydrase durch Acetazolamid diese Prozesse negativ beeinflusst. [71]

Sauerstoff ist zwar technisch gesehen nicht leistungssteigernd, eine zusätzliche Gabe mildert aber die Ermüdung in sehr großen Höhen. Die Verwendung von zusätzlichem Sauerstoff mit 2–3 l/min auf dem Mt. Everest (8.848 m) scheint die gleiche Wirkung zu haben wie in etwa 2.000 m Tiefe. Obwohl einige Bergsteiger der Meinung sind, dass extrem hohe Berge nicht mit zusätzlichem Sauerstoff bestiegen werden sollten, [72] besteht die Erstbehandlung eines erschöpften hypoxischen Bergsteigers darin, den Anteil des eingeatmeten Sauerstoffs zu erhöhen. Dies kann durch einen Abstieg oder die Verwendung von zusätzlichem Sauerstoff erreicht werden.

Rote-Bete-Saft enthält Nitrat, eine Substanz, welche die hypoxische Vasokonstriktion der Lungenarterien verringern kann. Die Studienergebnisse zu Rote-Bete-Saft und der damit einhergehenden Steigerung der Hypoxietoleranz sind widersprüchlich. In einer kleinen Stichprobe von gut trainierten männlichen Radfahrern verbesserte die Einnahme von Rote-Bete-Saft nicht die Leistungsfähigkeit unter normoxischen oder hypoxischen Bedingungen (auf 2.500 m). [73] In einer anderen Studie verbesserte Rote-Bete-Saft die Trainingsleistung von neun gut trainierten Amateurradfahrern unter normobarer Hypoxie. [74] Diese Ergebnisse können somit nicht verallgemeinert werden, insbesondere bei weniger trainierten Bergsteigern.

Fazit

- Die Ursachen für Müdigkeit und Erschöpfung beim Bergsteigen sind vielfältig. Die Vorbereitung für eine Tour sollte Training, optimale Ernährung und Akklimatisierung umfassen.
- Gesundheitliche Probleme sollten vorzeitig behandelt und die Einnahme von Medikamenten, die zu Müdigkeit führen können, vermieden werden.
- Das gesteckte Ziel sollte mit der eigenen Leistungsfähigkeit vereinbar sein und das Management von Notfällen in die Planung aufgenommen werden.
- Bei erschöpften Bergsteigern sind Hypoxie, Hypothermie oder Hyperthermie und Dehydrierung zu korrigieren.
- Die Einnahme von leicht verdaulichen Kohlenhydraten verbessert die Leistung. Koffein scheint nebenwirkungsfrei zu sein. Von anderen Nahrungsergänzungsmitteln ist kein signifikanter Nutzen bekannt.
- Medikamente, die zur Vorbeugung oder Behandlung von Höhenkrankheiten eingesetzt werden, können die Erschöpfung sowohl verstärken als auch verringern.
- Medikamente, die möglicherweise die Erschöpfung begünstigen, wie z. B. Acetazolamid, sollten mit Vorsicht eingesetzt werden.

LITERATUR

1. American Alpine Club. Accidents in North American Mountaineering 2012. Golden (Colorado): American Alpine Club, 2012.
2. Millet G. Can neuromuscular fatigue explain running strategies and performance in ultramarathons? The flush model. Sports Med. 2011;41:489–505.
3. Smith, HS. Handbook of Fatigue in Health and Disease. New York, NY: Nova Science Publishers; 2011.
4. Firth PG, Zheng H, Windsor JS, et al. Mortality on Mount Everest 1921–2006: descriptive study. BMJ. 2008;337:a2654.
5. The Himalayan Database. Unter: https://www.himalayandatabase.com (letzter Zugriff: 14.04.2023).
6. Brillhart A, McIntosh S, Dow J, et al. In response to Epidemiology of Search and Rescue in Baxter State Park: Dangers of Descent and Fatigue. Wilderness Environ Med. 2016;27:344–345.
7. McIntosh SE, Brillhart A, Dow J, et al. Search and rescue on Denali, 1990–20Wilderness Environ Med. 2010;21:103–108.
8. Curran-Sills GM, Karahalios A. Epidemiological Trends in Search and Rescue Incidents Documented by the Alpine Club of Canada From 1970 to 20Wilderness Environ Med. 2015;26:536–543.
9. Castellani JW, Young AJ. Human physiological responses to cold exposure: acute responses and acclimatization to prolonged exposure. Auton Neurosci. 2016;196:63–74.
10. Systrom DM, Lewis GD. Exercise physiology. Unter: https://sso.uptodate.com/contents/exercise-physiology?topicRef=3465&source=see_link (letzter Zugriff: 12.04.2023).
11. Laurent CM, Green JM. Multiple models can concurrently explain fatigue during human performance. Int J Exerc Sci. 2009;2:280–293.
12. Noakes TD. Time to move beyond a brainless exercise physiology: the evidence for complex regulation of human exercise performance. Appl Physiol Nutr MeTable 2011.36:23–35.
13. Mann T, Lamberts RP, Lambert MI. Methods of prescribing relative exercise intensity: physiological and practical considerations. Sports Med. 2013;43:613–625.
14. Gibson OR, Richardson AJ, Hayes M, et al. Prediction of physiological responses and performance at altitude using the6-minute walk test in normoxia and hypoxia. Wild Environ Med. 2015;26:205–210.
15. House S, Johnston S. Training for the new alpinism: a manual for the climber as athlete. Ventura, CA: Patagonia Inc.; 2014.
16. University of New Mexico Exercise Physiology Laboratory. Fundamentals of Exercise Physiology. Unter: https://www.unm.edu/~lkravitz/Exercise%20Phys/exercisephysTWO.html (letzter Zugriff: 14.04.2023).
17. Wasserman K, Hansen JE, Sue DY, et al. Physiology of exercise. In: Principles of exercise testing and interpretation: including pathophysiology and clinical applications,5th Ed. Wolters Kluwer Lippincott Williams and Wilkins, New York; 2011.
18. Fosnocht KM, Ende J. Approach to the adult patient with fatigue. Unter: https://www.uptodate.com/contents/approach-to-the-adult-patient-with-fatigue/print (letzter Zugriff: 14.04.2023).
19. Carvalho-Peixoto J, Alves RC, Cameron LC. Glutamine and carbohydrate supplements reduce ammonemia increase during endurance field exercise. Appl Physiol Nutr MeTable 2007.32:1186–1190.
20. Kayser B. Exercise starts and ends in the brain. Eur J Appl Physiol. 2003;90:411–419.
21. Meeusen R, Roelands B. Fatigue: is it all neurochemistry? Eur J Sport Sci. 2018;18:36–46.
22. Lin TW, Kuo YM. Exercise benefits brain function: the monoamine connection. Brain Sci. 2013;3:39–53.
23. Meeusen R, Roelands B. Central fatigue and neurotransmitters, can thermoregulation be manipulated? Scand J Med Sci Sports. 2010:20(Suppl 3):19–28.
24. Davis E. Loiacono R, Summers RJ. The rush to adrenaline: drugs in sport acting on the beta-adrenergic system. Br J Pharm. 2008;154:584–597.
25. Roelands, B, Hasegawa, H, Watson, P, et al. The effects of acute dopamine reuptake inhibition on performance. Medicine & Science in Sports & Exercise.2008;40:879–885.
26. Sorkin BC, Camp KM, Haggans CJ, et al. Executive summary of NIH workshop on the use and biology of energy drinks: current knowledge and critical gaps. Nutr Rev. 2014;72 Suppl 1:1–8.
27. Ostrowski K, Hermann C, Bangash A, et al. A trauma-like elevation of plasma cytokines in humans in response to treadmill running. J Physiol. 1998;513:889–894.
28. Berry HR, Tate RJ, Conway BA. Transcutaneous spinal direct stimulation induces lasting fatigue resistance and enhances explosive vertical jump performance. PLoS One. 2017;12 e0173846.
29. Nybo L. CNS fatigue and prolonged exercise: effect of glucose supplementation. Med Sci Sports Exerc. 2003;35:589–594.
30. Chambers ES, Bridge MW, Jones DA. Carbohydrate sensing in the human mouth: Effects on exercise performance and brain activity. J Physiol. 2009;587:1779–1794.
31. Millet GY, Aubert D, Favier FB, et al. Effect of acute hypoxia on central fatigue during repeated isometric leg contractions. Scand J Med Sci Sports. 2009;19:695–702.
32. Amann M, Romer LM, Subudhi AW, et al. Severity of arterial hypoxaemia affects the relative contributions of peripheral muscle fatigue to exercise performance in healthy humans. J Physiol. 2007;15:389–403.
33. Amann M, Kayser B. Nervous system function during exercise in hypoxia. High Alt Med Biol. 2009;10:149–164.
34. Mollared P, Woorons X, Letournel M, et al. Determinants of maximal oxygen uptake in moderate acute hypoxia in endurance athletes. Eur J Appl Physiol. 2007;100:663–673.
35. Wehrlin JP, Hallen J. Linear decreases in VO_2max and performance with increasing altitude in endurance athletes. Eur J Appl Physiol. 2006;96:404–412.
36. Fan JL, Kayser, B. Fatigue and exhaustion in hypoxia: the role of cerebral oxygenation. High Alt Med Biol. 2016;17:72–84.
37. Green HJ, Sutton JR, Cymerman A, et al. Operation Everest II: adaptations in human skeletal muscle. J Appl Physiol. 1989;66:2454–2461.
38. Subudhi AW, Miramon BR, Granger ME et al. Frontal and motor cortex oxygenation during maximal exercise in normoxia and hypoxia. J Appl Physiol. 2009;106:1153–1158.
39. Oliver SJ, Golja P, Macdonald JH. Carbohydrate supplementation and exercise performance at high altitude: a randomized controlled trial. High Alt Med Biol. 2012;13:22–31.
40. Marcora SM, Staiano W, Manning V. Mental fatigue impairs physical performance in humans. J Appl Physiol. 2009;106;857–864.
41. McCormick A, Meijen C, Marcora S. Psychological determinants of whole-body endurance performance. Sports Med. 2015;45:997–1015.
42. Dobashi S, Horiuchi M, Endo J, et al. Cognitive function and cerebral oxygenation during prolonged exercise under hypoxia in healthy young males. High Alt Med Biol. 2016;17:214–221.
43. Malle C, Ginon B, Bourrilhon C. Brief Working Memory and Physiological Monitoring During a High altitude Expedition. High Alt Med Biol. 2016;17:359–364.
44. Pageaux B, Lepers R, Dietz KC, et al. Response inhibition impairs subsequent self-paced endurance performance. Eur J Appl Physiol. 2014;114:1095–1105.
45. Huchinson A. Endure: mind, body and the curiously elastic limits of human performance. New York, NY: William Morrow; 2018.
46. Inzlicht M, Marcora SM. The central governor model of exercise regulation teaches us precious little about the nature of mental fatigue and self-control failure. Front Psychol. 2016;7:1–6.

47. Baron B, Moullan F, Deruelle F, et al. The role of emotions in performance on pacing strategies and performance in middle and long duration sport events. Br J Sports Med. 2011;45:511–517.
48. Skorski S, Abbiss CR. The manipulation of pace within endurance sport. Front Physiol. 2017;8:1–8.
49. Burke SM, Durand-Bush, Donell K. Exploring feel and motivation with recreational and elite Mount Everest climbers: an ethnographic study. Int J Sport Exerc Psych. 2010;8:373–393.
50. Venhorst A, Micklewright D, Noakes TD. Modelling the process of falling behind and its psychophysiological consequences. Br J Sports Med. 2018:52:1523–1528.
51. Kent Moore GW, Semple JL. A tale of two climbers: hypothermia, death and survival on Mount Everest. High Alt Med Biol. 2012;13:51–56.
52. Clark A, Mach N. Exercise-induced stress behavior, gut microbiota-brain axis and diet: a systematic review for athletes. J Int Soc Sports Nutr. 2016;13:43–64.
53. Ramirez P, Martí V, de la Plata AM, et al. Bacterial translocation in heat stroke. Am J Emerg Med. 2009;27:1168.e1–1168.e2.
54. Macias DJ, Williams J. Austere, remote, and disaster medicine missions: an operational mnemonic can help organize a deployment. South Med J. 2013;106:89–93.
55. Latshang TD, Turk AJ, Hess T, et al. Acclimatization improves submaximal exercise economy at 5533 m. Scand J Med Sci Sports. 2013;23:458–467.
56. Galvin HM, Cooke K, Sumners DP, et al. Repeated sprint training in normobaric hypoxia. Br J Sports Med. 2013;47 Suppl 1:i74–79.
57. Roels B, Bentley DJ, Coste O, et al. Effects of intermittent hypoxic training on cycling performance in well-trained athletes. Eur J Appl Physiol. 2007;101:359–3Dufour SP, Ponsot E, Zoll J, et al. Exercise training in normobaric hypoxia in endurance runners-improvement in aerobic performance capacity. J Appl Physiol. 2006;100:1238–1248.
58. Cermak N, van Loon L. The use of carbohydrates during exercise as an ergogenic aid. Sports Med. 2013;43:1139–1155.
59. Marquet LA, Hausswirth C, Molle O, et al. Periodization of carbohydrate intake: short-term effect on performance. Nutrients. 2016;8:755–768.
60. Donegani E, Paal P, Kupper T, et al. Drug use and misuse in the mountains: A UIAA MedCom consensus guide for medical professionals. High Alt Med Biol. 2016;17:157–184.
61. Souza DB, Del Coso J, Casonatto J, et al. Acute effects of caffeine-containing energy drinks on physical performance: A systematic review and meta-analysis. Eur J Nutr. 2017;56:13–27.
62. Smirmaul BP, de Moraes AC, Angius L, et al. Effect of caffeine on neuromuscular fatigue and performance during high intensity cycling exercise in moderate hypoxia. Eur J Appl Physiol. 2017;117:27–38.
63. Hackett PH. Caffeine at high altitude: Java at base camp. High Alt Med Biol. 2010;11:13–17.
64. Haskell CF, Kenedy DO, Milne AL, et al. The effects of L-theanine, caffeine, and their combination on cognition and mood. Biol Psychol. 2008;77:113–122.
65. Jacobs I, Bell DG. Effects of acute modafinil ingestion on exercise time to exhaustion. Med Sci Sports Exerc. 2004;36:1078–1082.
66. Maggiorini M, Brunner-La Rocca HP, Peth S, et al. Both tadalafil and dexamethasone may reduce the incidence of high altitude pulmonary edema: a randomized trial. Ann Intern Med. 2006;145:496–506.
67. Luks AM, McIntosh SE, Grissom CK, et al. Wilderness Medical Society practice guidelines for the prevention and treatment of acute altitude illness: 2014 update. Wilderness Environ Med. 2014;25(4Suppl):S4–14.
68. O'Neil D. Climbing's little helper. Unter: https://www.outside-online.com/health/climbings-little-helper/ https://outsideonline.com/1914501/climbings-little-helper (letzter Zugriff: 14.04.2023).
69. Ernst E, Gatterer H, Burtscher J, et al. Effects of low-dose acetazolamide on exercise performance in simulated altitude. Int J Physiol Pathophysiol Pharmacol. 2017;9:28–34.
70. Phillips L, Basnyat B, Chang Y, et al. Findings of cognitive impairment at high altitude: relationships to acetazolamide use and acute mountain sickness. High Alt Med Biol. 2017;18:121–127.
71. O'Connor J. Getting high by getting high. Mountaineering's drug problem. Unter: https://www.gearpatrol.com/outdoors/a318090/the-debate-over-drug-use-in-mountaineering/ (letzter Zugriff: 14.04.2023).
72. MacLeod KE, Nugent SF, Barr SI, et al. Acute beetroot juice supplementation does not improve cycling performance in normoxia or moderate hypoxia. Int J Sport Nutr Exerc MeTable 2015;25:359–366.
73. Muggeridge DJ, Howe CC, Spendiff O, et al. A single dose of beetroot juice enhances cycling performance in simulated altitude. Med Sci Sports Exerc. 2014;46:143–150.

KAPITEL

29 Hitzeerkrankungen

Flavio Gaudio, Grant Lipman

Zusammenfassung

Ein Hitzschlag ist ein lebensbedrohliches Syndrom mit erhöhter Körperkerntemperatur (KKT) von ≥ 40 °C und Bewusstseinsstörungen. Entscheidend für gute Ergebnisse sind eine rasche Diagnostik und Therapie, da Morbidität und Mortalität in direktem Zusammenhang mit dem Grad und der Dauer der schweren Hyperthermie stehen. Kühlmaßnahmen sollten vor Ort eingeleitet und während der Evakuierung in ein Krankenhaus oder eine medizinische Einrichtung fortgesetzt werden. Das Eintauchen in Eiswasser hat sich bei jüngeren, fitten Personen mit Hitzschlag bei körperlicher Anstrengung (*exertional heat stroke,* EHS) als die zuverlässigste und wirksamste Kühlmethode erwiesen. Alternativen hierzu bei älteren Patienten mit nicht anstrengungsassoziiertem Hitzschlag sind Verdunstung plus Konvektion, wobei hier die Abkühlung langsamer erfolgt. Die Hitzeerschöpfung, eine weniger schwere Form der hitzebedingten Erkrankung, spricht im allgemeinen auf konservative Behandlungen an, d.h. auf das Ausruhen an einem kühlen Ort und das Ausgleichen des Flüssigkeits- und Nährstoffdefizits. Hitzeerkrankungen kann vorgebeugt werden durch Vermeidung anstrengender oder längerer körperlicher Betätigung in heißer und feuchter Umgebung. Das Risiko einer Hitzeerkrankung erhöht sich auch mit fortgeschrittenem Alter, isolierender Kleidung oder Ausrüstung, chronischen Krankheiten und bestimmten Medikamenten oder Drogen.

29.1 Hintergrund

Jedes Jahr gibt es weltweit mehr hitzebedingte Todesfälle als durch alle anderen Umweltursachen, einschließlich Erdbeben, Überschwemmungen und extreme Kälte. [1] In den letzten Jahren, in denen weltweit Rekordtemperaturen herrschten, [2] stieg die Zahl der hitzebedingten Todesfälle ebenfalls, insbesondere in den Entwicklungsländern hat die Zahl erheblich zugenommen. In Indien und Pakistan gab es z.B. im Mai 2015 mehr als 4.500 Todesfälle durch Hitzschlag. [3, 4] Auch die Industrieländer sind nicht immun gegen Auswirkungen der steigenden Temperaturen und Hitzewellen, wie > 70.000 hitzebedingte Todesfällen in Europa während des Sommers im Jahr 2003 zeigen. [5] In den Vereinigten Staaten gab es im Zeitraum 2006–2010 mindestens 3.332 Todesfälle durch Hitzschlag. [6]

Die Häufigkeit von Hitzschlägen speziell bei Bergsteigern ist unbekannt. In der Regel ist das Risiko einer Unterkühlung aufgrund von Kälte, Wind und Niederschlag in der Höhe das vorherrschende Problem. Dessen ungeachtet ist das Wissen über Hitzeerkrankungen für die alpine Notfallmedizin von großer Bedeutung. So können auch alpine Trekkingrouten von heißen und trockenen Regionen oder tropischen Tälern ausgehen, in denen Hitzekrankheiten auftreten können. In den Vereinigten Staaten gibt es z.B. in Arizona jedes Jahr fast 100 Todesfälle durch Hitzschlag (maximale Höhenlage 3.851 m), hauptsächlich bei Wanderern im Hochland und während der Sommermonate. [7] Die Gebirgsdivision der US-Armee berichtet ebenfalls von zahlreichen Fällen, in denen Soldaten aufgrund von Hitzeeinwirkung kollabierten, und zwar bei militärischen Manövern im Shah-i-kot-Tal in Afghanistan (mittlere Höhe von 2.700 Metern) und bei Trainingsübungen auf Meereshöhe vor dem Einsatz. [8] Darüber hinaus haben sowohl Bergläufe als auch alpine Ultramarathons im letzten Jahrzehnt weltweit an Popularität gewonnen. [9] Teilnehmer von Langstreckenläufen kollabieren während des Wettkampfs viel häufiger aufgrund eines Hitzeschlags als aufgrund kardialer Ursachen [10] oder müssen bei Rennen unter heißen und feuchten Bedingungen Erste-Hilfe-Stationen aufsuchen. [11] Zudem ist das Risiko einer Hitzeerkrankung, die ärztliche Hilfe erfordert, bei diesen Teilnehmern stark mit einer Dehydrierung assoziiert. [12] Daher ist das Verständnis der Vorbeugung, der klinischen Zeichen und Symptome und der Behandlung einer Hitzeerkrankung für Ärzte mit Interesse an alpiner Notfallmedizin von großer Bedeutung.

29.2 Definition

Das Spektrum der Hitzeerkrankungen reicht von relativ harmlosen und selbstlimitierenden Zuständen bis hin zum lebensbedrohlichen Hitzschlag (➤ Tab. 29.1):

Tab. 29.1 Definitionen von hitzeassoziierten Störungen

Zustand	Definition
Hyperthermie	Anstieg der KKT über den normalen hypothalamischen Sollwert. Dies kann auftreten, wenn die Wärmeableitung entweder durch Kleidung, Isolierung, Medikamente oder Krankheit beeinträchtigt ist oder durch extreme Umgebungstemperatur oder metabolische Wärmeproduktion nicht ausreicht
Hitzeödem	Anschwellen der betroffenen Extremitäten aufgrund von Flüssigkeitsansammlungen
Hitzekrämpfe	Schmerzhafte unwillkürliche Muskelkontraktionen während oder unmittelbar nach dem Sport
Hitzeausschlag	Dermatitis, die in heißen, feuchten Klimazonen auftreten kann
Hitzesynkope	Vorübergehender Bewusstseinsverlust mit Spontanerholung
Hitzeerschöpfung	Leichte bis mäßige Hitzeerkrankung, die durch große Hitze und/oder anstrengende körperliche Belastung auftritt. Zu den Anzeichen und Symptomen gehören Durst, Schwäche, Übelkeit oder Erbrechen, Unbehagen, Angst, Benommenheit oder Synkope. Die KKT kann normal bis mäßig erhöht sein
Hitzschlag	Schwere Hitzeerkrankung, gekennzeichnet durch eine KKT > 40 °C und Störungen des zentralen Nervensystems wie beeinträchtigtes Bewusstsein, Krampfanfälle oder Koma im Zusammenhang mit einer passiven Exposition gegenüber Umgebungswärme (klassischer Hitzschlag) oder anstrengender körperlicher Betätigung (EHS *exertional heat stroke*)

- Hyperthermie ist ein Anstieg der Körperkerntemperatur (KKT, *core temperature* Tc) über den normalen homöostatischen Sollwert von 36–37,5 °C. Diese kann durch äußere Ursachen hervorgerufen werden, wie z.B. durch eine hohe Umgebungstemperatur, oder durch innere Ursachen, wie Fieber und Infektionen.
- Bei der Belastungshyperthermie handelt es sich um einen KKT-Anstieg aufgrund eines erhöhten Skelettmuskelstoffwechsels bei wiederholter körperlicher Aktivität oder Anstrengung. Als natürliche Folge der Anstrengung ist die physiologische Hyperthermie in der Regel asymptomatisch und führt nicht unbedingt zu einer Hitzeerkrankung.
- Hitzeödeme sind Schwellungen an Händen und Füßen, die durch Hitzeexposition entstehen.
- Hitzekrämpfe sind schmerzhafte unwillkürliche Kontraktionen der Skelettmuskulatur, die durch körperliche Anstrengung oder Sport hervorgerufen werden.
- Hitzeausschlag ist eine Dermatitis, die in heißem, feuchtem Klima auftreten kann.
- Bei einer Hitzesynkope kommt es zu einem vorübergehenden Bewusstseinsverlust, besonders nach längerem Stehen oder Aktivität in der Hitze.
- Unter Hitzeerschöpfung versteht man eine Kombination von Anzeichen und Symptomen wie Schwäche, Unwohlsein, Übelkeit, Erbrechen und Benommenheit, die auf eine hohe Umgebungstemperatur oder körperlicher Anstrengung zurückzuführen sind.
- Ein Hitzschlag ist eine schwere Erkrankung, die durch einen beeinträchtigten Bewusstseinszustand und eine KKT ≥ 40 °C verursacht wird.

Auf jede dieser Bedingungen wird im Folgenden näher eingegangen.

29.3 Physiologie

29.3.1 Wärmeableitung

Beim oxidativen Abbau von Glukosemolekülen in den Zellen und bei der willkürlichen und unwillkürlichen Muskelaktivität wird im Körper Wärme erzeugt. Im Ruhezustand erzeugt der Stoffwechsel des Körpers schätzungsweise 75 kc/h – ein Wert, der sich bei körperlicher Anstrengung um mehr als das 10-fache erhöhen kann. [13] Der Stoffwechsel der Skelettmuskulatur kann beim Sport um das 20-fache ansteigen, wobei 75–80 % der Energie in Wärme umgewandelt werden. [9] Ohne Wärmeabgabe würde diese metabolische Wärmeproduktion die KKT theoretisch um 1 °C/h in Ruhe und um 12–15 °C während einer Stunde schwerer Belastung erhöhen.

Die Wärmeabgabe erfolgt über mehrere Mechanismen: [13]

- Bei der Wärmestrahlung geht die Wärme durch passive Übertragung oder Diffusion vom Körperkern über die Haut in die kühlere Umgebungsluft verloren. Umgekehrt kann der Körper aus einer wärmeren Umgebung oder bei starker Sonneneinstrahlung Wärme absorbieren. Der Verlust von Strahlungswärme geht verloren, wenn Sport bei Umgebungstemperaturen von > 33 °C durchgeführt wird. [14]
- Bei der Wärmeleitung (Konduktion) wird die Wärme durch direkten Kontakt des Körpers mit einer kühleren Flüssigkeit oder einem Festkörper wie Schnee, Eis oder Wasser übertragen. Durch das Entfernen von Isolierschichten zwischen der Haut und dem kühleren Medium wird der konduktive Wärmeverlust verstärkt.
- Bei der Verdunstung (Evaporation) erfolgt der Wärmeverlust über die Haut durch Verdunstung von Schweiß oder Wasser. Ein Phasenwechsel von 1,7 ml Schweiß zu Dampf führt zu einer Wärmeabgabe von 1 kc. [9] Dies macht Verdunstung zu einem sehr effektiven Kühlmechanismus, der

im Gegensatz zum Wärmeverlust durch Strahlung auch dann noch wirksam ist, wenn die Umgebungstemperatur höher als die KKT ist.

- Wind und Luftströmungen verringern die relative Sättigung des Wasserdampfs an der Hautoberfläche, sodass der Schweiß leichter verdunsten kann. Dieser Prozess wird als Konvektion bezeichnet und verstärkt die Verdunstungskälte erheblich.

Eine hohe Luftfeuchtigkeit (>70 %) verringert das Druckgefälle des Wasserdampfs zwischen Haut und Umgebung, wodurch die Verdunstung des Schweißes vermindert und die Wärmeabgabe verringert werden: Die gleiche Außentemperatur wird vom Körper als heißer empfunden, je höher die Luftfeuchtigkeit ist. Dies ist die Grundlage des Hitzeindex, ein Maß für die empfundene Temperatur, das sowohl die Temperatur als auch die relative Luftfeuchtigkeit berücksichtigt. Bei 30 °C und 80 % Luftfeuchtigkeit herrscht beispielsweise der gleiche Hitzestress wie bei 37,8 °C und 20 % Luftfeuchtigkeit, wenn Sonneneinstrahlung und Wind gleichbleiben. Je höher der Hitzeindex, desto größer das Risiko einer schweren Hitzeerkrankung. [15]

29.3.2 Akuter Hitzestress

Die Thermoregulation ist der Prozess, der die Wärmeproduktion mit dem Wärmeverlust des Körpers in Einklang bringt. Beim akuten Hitzestress steuert der Hypothalamus die Thermoregulation über das autonome Nervensystem (ANS) und die Hypothalamus-Hypophysen-Nebennieren-Achse (*HHNA*). Über die sympathische Komponente des ANS verlagert der Körper Blut aus dem Eingeweidekreislauf in erweiterte periphere Blutgefäße. Diese Gefäßerweiterung wird von einem Anstieg der Herzfrequenz begleitet. Dadurch vergrößert sich die effektive Oberfläche für die Wärmestrahlung erheblich. Bei akutem Hitzestress kann der Blutfluss zur Haut 8 l/min erreichen.

Das sympathische Nervensystem (SNS) vermehrt das Schwitzen und erhöht damit die Wärmeabgabe durch Verdunstung auf bis zu 1–2 l/h. Über die Aktivierung der HHNA wird diese Transpiration durch renale Retention von Salz und Wasser unterstützt, zum Teil durch eine erhöhte Produktion von antidiuretischem Hormon.

Zusätzlich zu den Temperatursensoren im Hypothalamus gibt es Wärmerezeptoren in peripheren Nerven, Muskeln, Epithelzellen, Endothelzellen und weißen Blutkörperchen. Diese Rezeptoren aktivieren als Reaktion auf akuten Hitzestress Zytokine wie den Tumor-Nekrose-Faktor, das Hitzeschockprotein und Interleukine. Zytokine tragen dazu bei, lokale Gewebeschäden zu verhindern, indem sie Zellmembranen, innere Strukturen und Stoffwechselfunktionen stabilisieren. Durch eine Entzündungsreaktion fördern sie auch die Reparatur.

Die erhöhte Herzfrequenz, die Gefäßerweiterung, das Schwitzen und die zellulären Reaktionen verbrauchen Energie. Daher gehen mit dem akuten Hitzestress auch eine erhöhte Stoffwechselrate und Atemfrequenz einher. [16]

29.3.3 Chronischer Hitzestress

Im Laufe von 1–2 Wochen beginnt sich der Körper, durch zusätzliche physiologische Adaptationsvorgänge dem anhaltenden Hitzestress anzupassen. Diese Akklimatisierung kann sich über 1–2 Monate fortsetzen. Das durch den Hitzestress erhöhte Herzzeitvolumen führt zu einem Anstieg des Schlagvolumens und einer niedrigeren Ruheherzfrequenz. Um dem höheren Energieverbrauch über den aeroben Stoffwechsel gerecht zu werden, vergrößert der Körper die Glykogenspeicher und die mitochondriale Kapazität, insbesondere in der Skelettmuskulatur. Die Schweißdrüsen verringern die Natriumausscheidung durch eine Verdünnung des Schweißes, der somit leichter verdunstet. Sowohl die Hypophyse als auch die reninproduzierenden Zellen im renalen Glomerulum stimulieren die Produktion von Aldosteron in den Nebennieren. Dies führt zu einer Vergrößerung des Plasmavolumens durch die Retention von Salz und Wasser in den Nieren. Das erhöhte Plasmavolumen kann wiederum zu vermehrtem Schwitzen und damit zur Kühlung durch Verdunstung beitragen. [16]

29.3.4 Beeinträchtigte Wärmeableitung

Das Risiko eines Hitzeschlags und einer Hitzeerschöpfung erhöht sich durch physische Faktoren und physiologische Beeinträchtigungen der Wärmeabgabe. Zu den physischen Faktoren gehört isolierende Kleidung, welche die Körperwärme zurückhält. Auch Schutzkleidung und -ausrüstung können eine zusätzliche Isolierung darstellen, welche die Abgabe von Strahlungswärme erschwert. Beispiele hierfür sind Feuerwehrschutzanzüge, Militäruniformen und warme Sportkleidung. Auch Helme erhöhen das Risiko eines Hitzschlags, da sie die Wärmestrahlung und Verdunstung über den Kopf verringern. [17] Umgekehrt kann bei starker Sonneneinstrahlung leichte und lockere Kleidung die Aufnahme von Strahlungswärme verringern.

Es gibt zahlreiche Erkrankungen, welche die Wärmeableitung behindern: So können hohes Alter, Herz- oder Lungenkrankheiten die kardiopulmonale Reaktion auf akute Hitzebelastung und Stress einschränken. Fettleibigkeit erschwert die Abgabe von Strahlungswärme durch die isolierende Wirkung des Fettgewebes. Dehydrierung jeglicher Art, z. B. durch infektbedingten Durchfall, vermindert die Menge des Körperwassers, das für die Wärmeabgabe durch Verdunstung zur Verfügung steht. Fehlfunktionen des autonomen Nervensystems bei Diabetes mellitus oder neurologischen Erkrankungen, wie z. B. Multipler Sklerose, können die Umverteilung des Blutflusses und damit den Verlust von Strahlungswärme verringern. Beeinträchtigungen der Schweißdrüsen wie bei zystischer Fibrose oder Sklerodermie erschweren die Wärmeabgabe durch Verdunstung. Personen mit kognitiven Beeinträchtigungen oder Demenz können sich oft nicht durch ihr Verhalten vor Hitze schützen, indem sie z.B. einen kühleren Ort aufsuchen, geeignete Kleidung tragen oder sich ausreichend mit Flüssigkeit versorgen. Bei Kindern reichen die begrenzten Glykogen- und Flüssigkeitsreserven möglicherweise nicht aus, um der anhaltenden Hitzebelastung standzuhalten.

Neben Krankheiten kann auch die Einnahme von Medikamenten oder Drogen die Wärmeabgabe beeinträchtigen. Anticholinergika reduzieren z.B. die Schweißproduktion, Diuretika verringern das Gesamtkörperwasser und Betablocker verringern die Herzleistung. Stimulanzien erhöhen die Stoffwechselrate des Körpers und die Wärmeproduktion und können dazu führen, dass Personen die Warnzeichen einer Überanstrengung ignorieren. Übermäßiger Alkoholkonsum kann durch die Beeinträchtigung des Urteilsvermögens ebenfalls zu einem gefährlichen Hitzestau oder einer Belastung führen. Da sowohl Beeinträchtigungen des Gesundheitszustands als auch die Medikamenteneinnahme mit dem Alter zunehmen, ist die geriatrische Bevölkerung besonders anfällig für hitzebedingte Morbidität und Mortalität.

Bei der Bewertung des Risikos eines Hitzeschlags muss daher das medizinische Personal individuelle Faktoren, zusätzlich zu den Umweltbedingungen wie Temperatur und Luftfeuchtigkeit, berücksichtigen. Zu diesen Faktoren gehören fortgeschrittenes Alter, die Kleidung und Ausrüstung, die medizinische Anamnese und die Einnahme von Medikamenten oder Drogen.

29.4 Hitzschlag

Ein Hitzschlag ist ein lebensbedrohliches Syndrom mit einer KKT von ≥ 40 °C und Bewusstseinsstörungen. Die Bewusstseinsstörung kann sich als Verwirrung, Unruhe, Krampfanfälle oder Koma äußern. Der Hitzschlag überfordert die körpereigenen Mechanismen zur Wärmeabgabe, was zu einem Versagen der Thermoregulation und einem kritischen Anstieg der KKT führt. Das schnelle Erkennen dieses Zustands und die sofortige Behandlung sind entscheidend für einen guten Ausgang. Selbst mit Behandlung liegt das Sterberisiko bei Opfern, die sich initial mit einem niedrigen Blutdruck präsentieren, bei bis zu 30 %. [18] Der Hitzschlag wurde ätiologisch unterteilt in den klassischen Hitzschlag (*classic heat stroke [CHS]*) und in den Anstrengungshitzschlag (*exertional heat stroke* [EHS]). Der klassische Hitzschlag entsteht durch passive Exposition gegenüber hohen Umgebungstemperaturen und betrifft insbesondere ältere Patienten mit Risikofaktoren oder Kinder mit unvollständig ausgebildeter Thermoregulation. Er tritt typischerweise bei Aufenthalt in geschlossenen Räumen oder bei geringer körperlicher Aktivität auf, insbesondere bei älteren oder gebrechlichen Menschen. Ältere Menschen sind aufgrund der begrenzten kardiopulmonalen Reserven und der damit einhergehenden Erkrankungen und der Einnahme von Medikamenten besonders gefährdet. Weltweit sind die meisten Todesfälle auf einen klassischen Hitzschlag zurückzuführen. Sie treten in der Regel in nicht klimatisierten Wohnräumen während regionaler Hitzewellen auf. Zu den hitzebedingten Todesfällen gehören Todesfälle, die direkt auf einen Hitzschlag zurückzuführen sind sowie Todesfälle aufgrund der Auswirkungen von akutem Hitzestress auf Patienten mit anderen zugrundeliegenden medizinischen Erkrankungen z. B. des Herzen und der Lunge.

Ein EHS tritt typischerweise bei Personen auf, die sich in heißer Umgebung anstrengen. In der Geschichte gibt es zahlreiche Beispiele von EHS bei Sportlern während eines intensiven Trainings oder Wettkämpfen, bei Bergleuten oder Arbeitern bei anstrengender Arbeit und Soldaten bei militärischen Manövern in voller Montur. [19] Der EHS ist eine der Hauptursachen für Mortalität und Morbidität bei jungen Athleten. [20] Abhängig von der Intensität der körperlichen Aktivität sowie den Umgebungsbedingungen kann sich ein EHS innerhalb einer Stunde bis zu einem Tag entwickeln. Er kann plötzlich und ohne Vorwarnung auftreten, oder sich aus der vorangehenden Müdigkeit und Abgeschlagenheit einer Hitzeerschöpfung entwickeln.

Obwohl dieses Kapitel sowohl den klassischen Hitzschlag als auch den EHS beleuchtet, liegt der Schwerpunkt auf dem Hitzschlag im Zusammenhang mit anstrengender körperlicher Aktivität in Gebirgsregionen oder in der Wildnis.

29.4.1 Pathophysiologie

Die Funktionen von zellulären Enzymen, Membranen und Transportkanälen sind von dreidimensionalen Proteinstruktur abhängig. Es wird angenommen, dass hitzebedingte Konformationsänderungen dieser Strukturen oder die Denaturierung von Proteinen zu den häufig auftretenden zellulären Schäden und Funktionsstörungen der Endorgane beitragen, die bei einem Hitzschlag betroffen sind (➤ Abb. 29.1). Eine Hypothese ist, dass bei der kritische Schwellentemperatur von 40 °C die Expression von protektiven Hitzeschockproteinen verändert wird, wodurch ihre Fähigkeit, eine solche Proteindenaturierung zu verhindern, abnimmt. [16, 21] Bei noch schwererer Hyperthermie führt Hitze zu direkten Gewebeschäden und zum Tod durch zelluläre Apoptose oder Nekrose, wobei der Schweregrad der Schädigung sowohl von der Intensität als auch von der Dauer der thermischen Belastung abhängt. [22, 23]

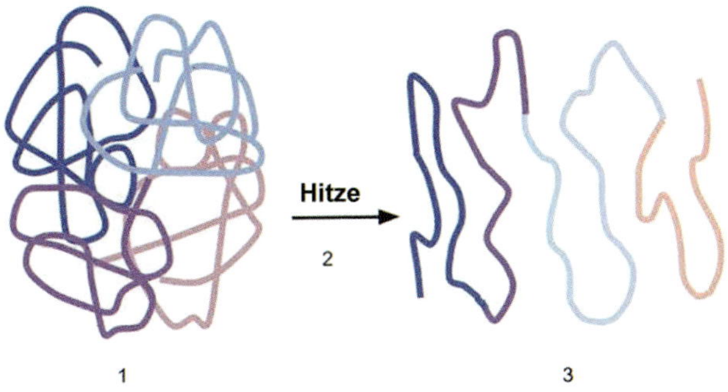

Abb. 29.1 Denaturierung von Proteinen. Hitzebedingte Konformationsänderungen der Enzyme und anderen Proteine des Körpers stören ihre Funktion und tragen wahrscheinlich zu den weit verbreiteten Zellschäden und Funktionsstörungen der Endorgane beim Hitzschlag bei. Diese Veränderungen können durch Abkühlung potenziell rückgängig gemacht werden. (Illustration von Scurran15 – Eigenes Werk, CC BY-SA 4.0. Creative Commons Lizenz.)

Es wird angenommen, dass hitzebedingte Veränderungen der Elektronentransportketten und Enzyme der oxidativen Phosphorylierung in den Mitochondrien den aeroben Stoffwechsel behindern. Mit ihrem relativ hohen Stoffwechselbedarf sind zentrale Neuronen, Herzmuskelzellen und Hepatozyten besonders anfällig für diesen Rückgang der Energieproduktion. Die gestörte Signalübertragung durch die beeinträchtigten zentralen Neuronen trägt wahrscheinlich zu der für den Hitzschlag charakteristischen schweren Enzephalopathie bei.

Auch die Epithel- und Endothelauskleidungen sind hitzebedingten Störungen ausgesetzt, was zu einem Verlust der Barriereintegrität führt. Dieser Prozess wird durch die Akut-Phase-Reaktion des Körpers auf schweren Hitzestress verschärft, eine systemische Entzündungsreaktion durch Interleukine, Zytokine und weitere Proteine. Im Magen-Darm-Trakt ermöglichen der Verlust der Barriereintegrität und die erhöhte Permeabilität der Schleimhaut durch Entzündungsmediatoren, dass Bakterien und Endotoxine aus dem Darm in den Blutkreislauf gelangen. In ähnlicher Weise führt im Gefäßsystem eine diffuse Kapillarleckage zu einer Zunahme interstitieller Flüssigkeit und einer intravasalen Hypovolämie.

Schreitet der Hitzschlag fort, ergibt sich ein ähnliches Bild wie im Rahmen der Entzündungskaskade und dem Kreislaufschock einer Sepsis. Es wird vermutet, dass eine inadäquate Akute-Phase-Reaktion und Entzündungsreaktion den Übergang vom Hitzestress zum Hitzschlag markieren, möglicherweise ausgelöst durch die Minderdurchblutung des Magen-Darm-Trakts, da der Körper Blut in die Peripherie umleitet, um die Wärmeabgabe durch Strahlung zu verbessern. [16] Eine komplexe Konstellation aus globaler zellulärer Dysfunktion, Gewebeschäden, entzündlichen Zytokinen, Endotoxämie und Veränderungen der Mikrozirkulation führen zum Versagen der Thermoregulation mit schweren systemischen Entzündungen und multiplen Organschäden.

Die Entwicklung von Hitzestress zu einem Hitzeschlag ist zwar nachvollziehbar, aber noch lange nicht vollständig verstanden. Da Physiologie, Konditionierung und Akklimatisierung von Person zu Person unterschiedlich sind, kann auch die Prädisposition für einen Hitzschlag unter vergleichbaren Umweltbedingungen variieren. Ein Beispiel: EHS wurde bei Patienten mit einem KKT-Wert von > 40 °C diagnostiziert, doch in Studien mit Läufern ohne Anzeichen oder Symptome von EHS wurden bei bis zu 56 % der Studienteilnehmer KKT-Werte von >40 °C und bei 11 % KKT-Werte von >42 °C festgestellt. [24, 25]

29.4.2 Hitze und Dehydrierung

Die richtige Flüssigkeitszufuhr ist ein wichtiger Faktor, um die Hyperthermie und den Schweregrad von Hitzeerkrankungen zu verringern. [26, 27] Die Dehydrierung verringert die Schweißmenge und erhöht gleichzeitig die KKT, die physiologische Belastung und die empfundene Anstrengung. [27, 28] Kontrollierte prospektive Studien mit Sportlern zeigen, dass Dehydrierung die Leistung durchweg verringert, vor allem in heißer Umgebung. [28–31] Dass hochtrainierte Ausdauersportler leichte bis mäßige Dehydrierung während eines Wettkampfs ohne ernsthafte Beschwerden tolerieren [32] mindert in keiner Weise die generelle Bedeutung einer angemessenen Flüssigkeitszufuhr für Sportler und Bergsteiger.

Bei einer Dehydrierung kann eine Schädigung auch aus einer pathologischen Entgleisung anderweitiger Prozesse zur Erhaltung der Homöostase resultieren und nicht nur durch einen erhöhten KKT-Wert. Um das intravasale Volumen aufrechtzuerhalten, kann der Körper beispielsweise große Mengen Vasopressin freisetzen, um freies Wasser zurückzuhalten. Eine Rückgewinnung von natriumfreiem Wasser in großen Mengen wiederum, in Verbindung mit dem zusätzlichen Trinken von großen Mengen freien Wassers, kann zu einer Verdünnungshyponatriämie führen. Dieses Syndrom wird auch als sport- bzw. trainingsassoziierte Hyponatriämie (*exercise associated hyponatraemia* – EAH) bezeichnet, die mit ähnlichen Symptomen wie eine Hitzeerschöpfung einhergehen kann. [33] Darüber hinaus können länger bestehende hohe Aldosteronspiegel zur Aufrechterhaltung der Normovolämie zu einem Kaliumverlust führen, der wiederum Muskelkrämpfe, sog. Hitzekrämpfe verursachen kann. [34]

29.5 Klinische Syndrome

In diesem Abschnitt werden die klinischen Erscheinungsformen von schweren und leichten Hitzeerkrankungen beschrieben. Er beginnt mit einem Fallbericht, der das klinische Erscheinungsbild, die Behandlung und den Krankheitsverlauf eines Opfers mit EHS illustriert.

Fallbeispiel

Ein 27-jähriger Sportler nahm an einem Bergausdauerlauf teil, der in den Ausläufern der Sierra Nevada in Kalifornien endete. Die maximale Temperatur in der Region betrug 39,4 °C, sie war für den Monat Juli überdurchschnittlich hoch. In der Nähe der Ziellinie verlor der Athlet das Gleichgewicht, ging zu Boden und erlitt einen Grand-Mal-Anfall. Zeugen berichteten, dass ein Schädel-Hirn-Trauma unwahrscheinlich sei. Ein bereitstehender Rettungswagen brachte ihn innerhalb weniger Minuten in ein örtliches Krankenhaus.

Im Krankenhaus ergaben sich folgende Vitalwerte: Blutdruck 127/54 mmHg, Herzfrequenz 180/min, Rektaltemperatur 41,3 °C, Atemfrequenz 32/min und Sauerstoffsättigung 98 %. Der Sportler war blass, schweißgebadet, ohnmächtig und stöhnte. Die Erstuntersuchung ergab freie Atemwege, eine normale Spontanatmung und es gab keine Anzeichen eines Traumas. Da keine Wanne zur Tauchkühlung zur Verfügung stand, legten die Mitarbeiter der Notaufnahme den Patienten auf ein Bett mit einer Plastikfolie, zogen ihm die Kleidung aus und schütteten fortlaufend Eiswürfel und Wasser auf seinen Körper. Als das Eis schmolz, sammelte sich das Wasser in kleinen Eiswasserlachen auf und neben seinem Körper (➤ Abb. 29.2). Gleichzeitig wurde das Opfer an einen Überwachungsmonitor angeschlossen und ein EKG abgeleitet (➤ Abb. 29.3). Es wurde gekühlte 0,9-prozentige Kochsalzlösung (4 °C) intravenös verabreicht und ein Blasenkatheter gelegt. Der Point-of-Care Glukosewert betrug 159 mg/dl.

Während der Kühlung wurde der Patient unruhig und machte mit geschlossenen Augen eine Reihe von Sit-ups (Bauchpressen) im Bett, wobei er „Yes, Sir!“ rief. Eine Dosis Lorazepam intravenös beruhigte ihn. Nach 10 min sank die Temperatur des Patienten auf 37,8 °C, und er war wieder bei klarem Verstand, woraufhin die Kühlung eingestellt wurde. Er gab seinen Namen an, erkannte, dass er sich in einem Krankenhaus befand, erinnerte sich an den Langstreckenlauf, aber nicht an den Wochentag. Er gab keine relevante medizinische Vorgeschichte an oder vorangegangenen Medikamenten- oder Drogenkonsum.

Während seines Aufenthalts in der Notaufnahme erhielt das Opfer 3 l Kochsalzlösung intravenös bei einer Ausscheidung von 30 ml Urin, was auf einen erheblichen Volumenmangel hindeutet. Sein Puls und seine Atemfrequenz waren wieder normal. Die ersten Labortests ergaben einen normalen Serum-pH-Wert von 7,37, eine erhöhte Leukozytenzahl von 17,200 Zellen/ul und einen Hämatokrit von 47,4 %.

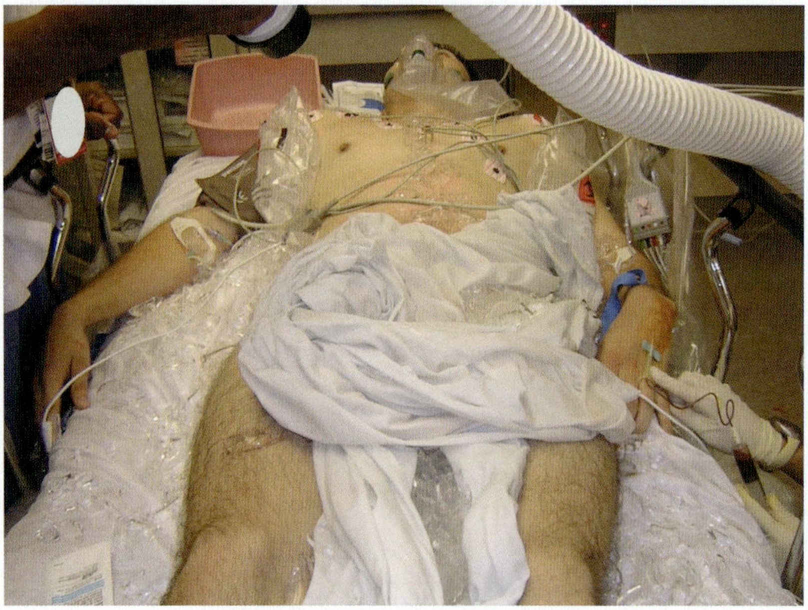

Abb. 29.2 Konduktive Kühlung bei einem Hitzschlag durch Anstrengung. Auf den Patienten, der auf einer großen Plastikfolie liegt, werden Eiswürfel und Wasser geschüttet. Zudem bläst ein Mitarbeiter kühle Druckluft auf den Thorax des Patienten. Gleichzeitig zur Kühlung werden die ersten diagnostischen Tests und die Blutentnahme durchgeführt. (Mit freundlicher Genehmigung von Flavio Gaudio)

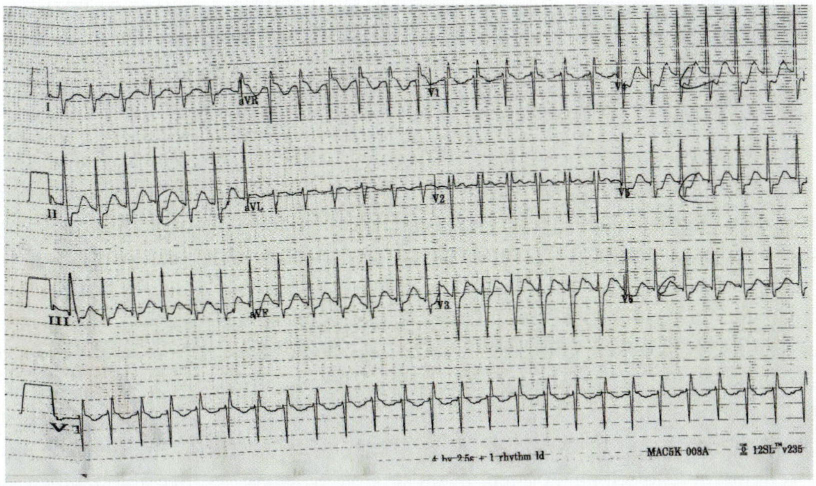

Abb. 29.3 Elektrokardiogramm eines 27-jährigen Sportlers mit einem anstrengungsbedingten Hitzschlag (Sinustachykardie mit 153 Schlägen pro Minute). In den infero-lateralen Ableitungen II, III, aVF und V4–V6 ist eine ST-Senkung zu erkennen. (Mit freundlicher Genehmigung von Flavio Gaudio.)

Die Serumelektrolyte ergaben folgende Werte: Natrium 144 mmol/l, Kalium 4,8 mmol/l und Bikarbonat 10 mmol/l. Der Blut-Harnstoff-Stickstoff betrug 16 mg/dl und das Serum-Kreatinin 2,1 mg/dl. Die Leberenzyme waren erhöht, die Aspartat-Aminotransferase (AST) betrug 2.571 u/L, die Alanin-Aminotransferase (ALT) 3.423 u/L. Die anfängliche Kreatinphosphokinase im Serum betrug 1.344 U/L und erreichte vier Tage später einen Höchstwert von 26.110 U/l. Auch der kardiale Biomarker Troponin war zunächst mit 2,3 ng/ml erhöht, erholte sich aber später wieder. Es lag auch eine leichte Koagulopathie vor, mit einer Prothrombinzeit (PT) von 15 s und einer INR von 1,66.

Der Patient wurde auf der Intensivstation aufgenommen, wo er bis zur Besserung seiner Laborwerte unter anderem intravenös Flüssigkeit erhielt. Ein Echokardiogramm ergab eine normale Auswurffraktion ohne Wandbewegungsanomalien. Er wurde fünf Tage später bei guter Gesundheit und beschwerdefrei entlassen.

29.5.1 Hitzschlag und Hitzeerschöpfung

Hitzschlag

Ein Hitzschlag ist eine klinische Diagnose, die auf der Anamnese und der körperlichen Untersuchung des Opfers beruht. Das nützlichste diagnostische Hilfsmittel ist ein genauer KKT-Wert. Ein KKT-Wert ≥ 40 °C mit Bewusstseinsstörungen bei körperlicher Anstrengung oder Hitzestress in der Umgebung deutet stark auf diese Diagnose hin. Eine Differenzialdiagnose der Hyperthermie mit verändertem Bewusstsein ist in ➤ Tab. 29.2 aufgeführt. Die rektale Temperatur mit einem digitalen oder analogen Thermometer ist genauer als die orale, temporale, axilläre oder epitympanale Temperaturmessung. [35–38] Im Gelände sollte die rektale Temperaturmessung als die genaueste und praktikabelste Methode zur Bestimmung der Kernhyperthermie angesehen werden, auch wenn Hygiene und Privatsphäre des Opfers ein zusätzliches Problem darstellen. Die taktile Bewertung der Hyperthermie mit der Handfläche oder den Fingern hat sich in Studien, die hauptsächlich Kinder mit Fieber untersuchten, als ausreichend sensitiv erwiesen [39, 40], aber ob dies auch auf Hitzschlag-Patienten übertragbar ist, wurde nicht untersucht. Unabhängig von der Art der Messung raten Experten bei entsprechender klinischer Anamnese und Umgebung zu einer frühzeitigen Behandlung eines mutmaßlichen Hitzschlags, selbst wenn Thermometer eine KKT unter 40 °C anzeigen. [33]

Tab. 29.2 Differenzialdiagnosen des Hitzeschlags

• Sepsis • Infektiöse Meningitis oder Enzephalitis • Schwere trainings-assoziierte Hyponatriämie mit Hyperthermie • Epilepsie mit postiktaler Hyperthermie • Thyreotoxische Krise • Anticholinergisches Syndrom • Serotonin-Syndrom • Sympathomimetische Toxidrome (z. B. nach Leistungssteigernden Drogen, Stimulanzien, Psychedelika) • Malignes neuroleptisches Syndrom
• Intrakranielle Blutung mit autonomer Instabilität • Hirnstamm-Schlaganfall • Maligne Hyperthermie (v.a. in medizinischen Einrichtungen)
• Höhenhirnödem (*high altitude cerebral edema*, HACE > 3000 m)
• Hyperglykämie

Mit einem Hitzschlag einher gehen neben einer schweren Hyperthermie häufig auch eine Tachykardie und Tachypnoe. Diese dienen dazu, die Entzündungsreaktion, die Gewebeschädigung, den gestörten Energiestoffwechsel und die zunehmende Azidose zu begrenzen. Die anfänglichen Blutdruckwerte bei einem Hitzschlag sind sehr unterschiedlich und reichen von einer Hypertonie über normalen Blutdruck bis hin zu Hypotonie. Eine systemische Entzündungsreaktion kann sich zudem zu einem Schock entwickeln. Es kann außerdem zu Herzrhythmusstörungen, Herzversagen und Lungenödem kommen. Die Haut kann trocken und gerötet sein, aber auch blass und schweißig. Eine vorangegangene Dehydrierung und Medikamenteneinnahme können zu einer verminderten Schweißbildung und trockenen Haut beitragen. Mit fortschreitendem Hitzschlag können Zyanose und Schweißausbrüche auftreten.

Einige Patienten erinnern sich an Prodromi mit Schwäche, Benommenheit, Übelkeit oder Verwirrung vor dem Eintreten des Hitzeschlags. Bei anderen tritt die Bewusstseinsstörung plötzlich auf, zusammen mit Erschöpfung und Kollaps. Die Bewusstseinsstörung kann sich als Verwirrung, Unruhe, Delirium, Koma oder in Form von Krampfanfällen äußern. Erbrechen und Darm- oder Blaseninkontinenz können den veränderten mentalen Status begleiten.

Hitzeerschöpfung

Im Gegensatz zum Hitzschlag ist die Hitzeerschöpfung eine weniger schwere Form einer Hitzeerkrankung. Zu den unspezifischen klinischen Merkmalen gehören allgemeine Schwäche, Müdigkeit, Kopfschmerzen, Übelkeit, Erbrechen, Muskelschmerzen oder -krämpfe und ein normaler bis mäßig erhöhtet KKT-Wert ohne Bewusstseinsveränderung. [41] Eine Hitzeerschöpfung kann bei passiver Exposition in großer Umgebungshitze oder bei gleichzeitiger körperlicher Anstrengung auftreten. Tachykardie und Tachypnoe können als normale Reaktion auf Hitzestress vorhanden sein. Die Haut ist häufig schweißig, obwohl dies auch vom Hydrierungsstatus abhängt und durch vorhergehende Medikamenteneinnahme beeinträchtigt sein kann.

Im Allgemeinen spricht die Hitzeerschöpfung auf konservative Maßnahmen an, die darin bestehen, sich an einem kühlen Ort auszuruhen und den Flüssigkeits- und Nährstoffbedarf wieder aufzufüllen. Eine Verschlimmerung der zugrundeliegenden Erkrankung sollte untersucht und gegebenenfalls behandelt werden. Unbehandelt und bei fortgesetzter Hitzeeinwirkung oder körperlicher Anstrengung kann sich eine Hitzeerschöpfung zu einem Hitzschlag ausweiten. Dies ist besonders in der Wildnis problematisch, wenn die hitzeerschöpfte Person nicht in der Lage ist, ihre körperliche Aktivität fortzusetzen und in heißer Umgebung zurückbleibt (➤ Abb. 29.4).

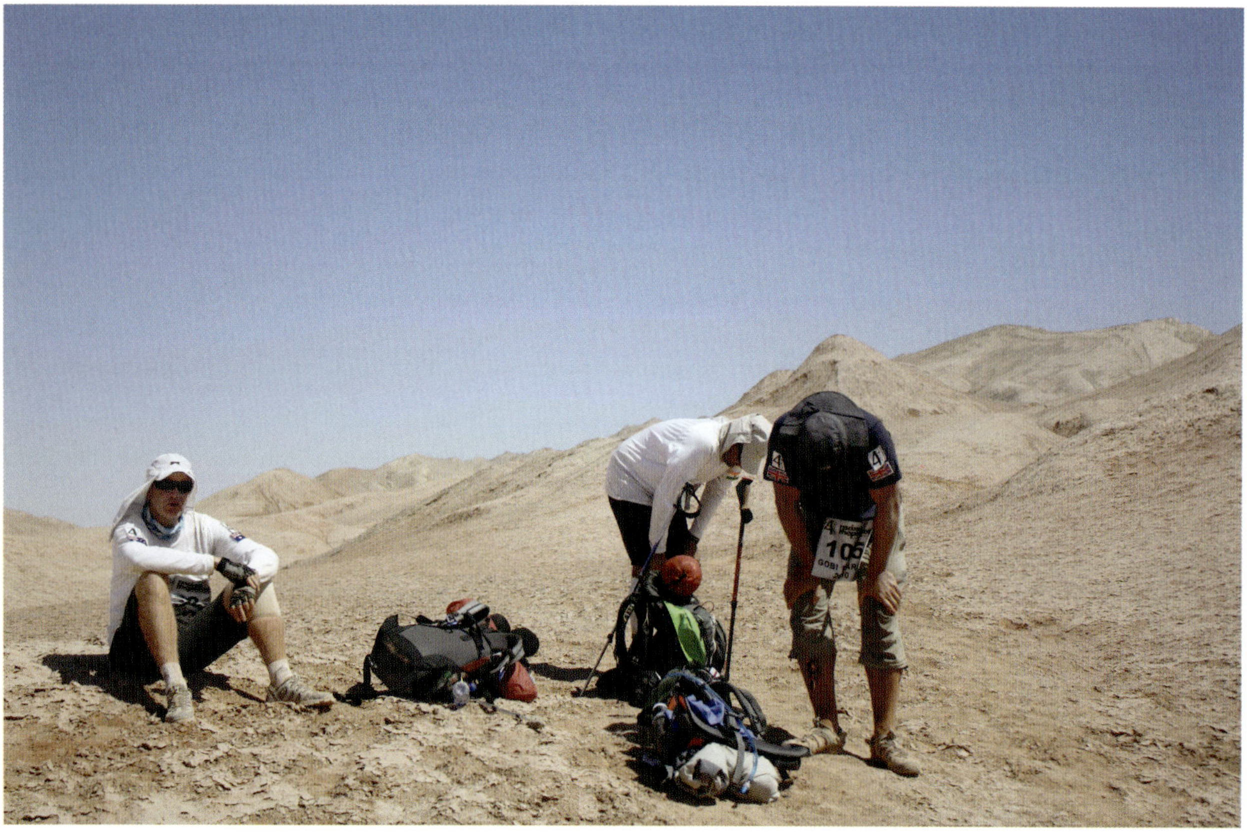

Abb. 29.4 Hitzeerschöpfung. Ultramarathon-Läufer in den Flaming Mountains von Xinjiang, China, bei einer Umgebungstemperatur von 40 °C. (Mit freundlicher Genehmigung von Grant Lipman.)

TIPPS

Zur Unterscheidung zwischen Hitzeerschöpfung und Hitzschlag ist die Messung der Temperatur weniger bedeutsam als eine Beeinträchtigung des Bewusstseins.

29.5.2 Leichte Hitzeerkrankungen

Hitzeödem

Hitzeödeme sind Schwellungen an Händen und Füßen, die durch Hitzeeinwirkung entstehen. Es handelt sich im Allgemeinen um einen gutartigen, selbstlimitierenden Zustand. In den unteren Extremitäten sammelt sich aufgrund von hydrostatischem Druck, Gefäßleckagen und peripherer Gefäßerweiterung Flüssigkeit. Hitzeödeme können durch Medikamente, welche die glatte Muskulatur der Gefäße entspannen (z. B. Kalziumkanalblocker) verschlimmert werden.

Hitzesynkope

Bei der Hitzesynkope handelt es sich um ein multifaktorielles Syndrom, bei dem es zu einem vorübergehenden Bewusstseinsverlust im Zusammenhang mit einer Hitzeexposition kommt, der sich relativ schnell wieder normalisiert. Zu den Faktoren, die dazu beitragen, gehören periphere Vasodilatation, Orthostase, langes Stehen, fortgeschrittenes Alter, mangelnde Flüssigkeitszufuhr und Begleiterkrankungen, wie z. B. eine reduzierte Herzleistung. Obwohl Synkopen sowohl bei leichteren als auch bei schwereren Formen der Hitzeerkrankung auftreten können, bezieht sich der Begriff im Allgemeinen auf einen relativ gutartigen klinischen Zustand, der mit Ausruhen und Rehydratation bei angenehmen Umgebungstemperaturen abklingen sollte. [38, 42] Die Hitzesynkope unterscheidet sich vom Belastungskollaps, einer vorübergehenden orthostatischen Hypotonie, die nach körperlicher Anstrengung auch bei kühleren Temperaturen auftreten kann. Die Ansammlung von Blut in den abhängigen Extremitäten und die Beeinträchtigung der kardiovaskulären Barorezeptorenreflexe können zu einem belastungsassoziierten Kollaps führen. [42]

Hitzekrämpfe

Hitzekrämpfe, ein historischer Begriff, der immer noch verwendet wird, wurden ursprünglich in den 1930er-Jahren als unwillkürliche, diffuse, großflächige Muskelkontraktionen beschrieben, die mit Anstrengung in heißer Umgebung einhergehen. [34] Eine erhöhte Aufnahme von freiem Wasser in Verbindung mit der natriumverdünnenden Wirkung von endogenem Vasopressin kann zu ihrer Entstehung beitragen. Äußerlich ähneln Hitzekrämpfe den Muskelkrämpfen, die ein ermüdeter Sportler bei wiederholtem Training erleidet, obwohl die zugrundeliegende Pathophysiologie wahrscheinlich eine andere ist. Trainingsbedingte Krämpfe sind auf den trainierenden Muskel fokussiert, können bei kalten Temperaturen auftreten und reagieren im Allgemeinen auf Ruhe und passive Dehnung des Muskels. [43]

Hitzeausschlag

Hitzeausschlag ist ebenfalls ein historischer Begriff, der eine Dermatitis oder Follikulitis beschreibt, die in heißem und feuchtem Klima auftreten kann. Längeres Schwitzen unter der Kleidung kann die Hautporen verstopfen oder das Stratum corneum aufweichen, was zu einer entzündlichen Reaktion führt. Der daraus resultierende Ausschlag erscheint als Papeln, Pusteln oder Bläschen auf einem erythematösen Grund (➤ Abb. 29.5).

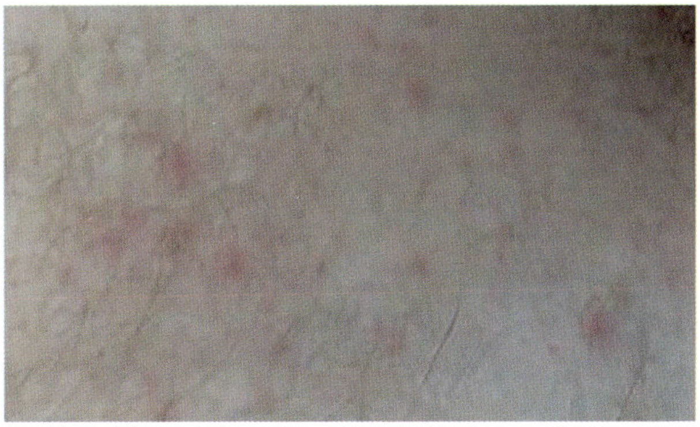

Abb. 29.5 Milder Hitzeausschlag. Erythematöse Papeln, Bläschen oder Pusteln, oft follikulär angeordnet, auf feuchter oder mazerierter Haut. (Angepasst von Sentient Planet – Eigenes Werk, CC BY-SA 3.0. Creative Commons Lizenz)

29.6 Präklinische Behandlung einer Hitzeerkrankung

29.6.1 Immersionskühlung bei Hitzschlag

Ein optimales präklinisches Management von Hitzschlägen kann aufgrund begrenzter Ressourcen oder extremer Umweltbedingungen eine Herausforderung darstellen. Im Vordergrund stehen sollte die Vorbeugung durch das Vermeiden anstrengender oder längerer Aufenthalte in übermäßig heißen oder feuchten Gebieten. Eine rasche Kühlung ist von entscheidender Bedeutung, da Morbidität und Mortalität in direktem Zusammenhang mit dem Grad und der Dauer einer schweren Hyperthermie stehen. [36, 44–47] Im Allgemeinen beginnt die Behandlung vor Ort mit einer Bewertung der Sicherheit am Unfallort, gefolgt von einer ersten

Untersuchung der Atemwege, der Atmung und des Kreislaufs des Patienten. Sobald potenziell lebensbedrohliche Zustände im Rahmen der ersten Untersuchung ausgeschlossen sind, wird empfohlen, bereits vor der Evakuierung eine Kühlung der Opfer durchzuführen. [37, 48] Aufgrund des hohen Mortalitäts- und Morbiditätsrisikos ist die Evakuierung in ein Krankenhaus mit Intensivstation in der Regel angezeigt. In einigen Fällen konnte jedoch unmittelbar bei Auftreten von EHS durch eine definitive Kühlung und eine anschließende Untersuchung in einer peripheren medizinischen Einrichtung (z. B. einer Erste-Hilfe-Station) die Verlegung in ein Krankenhaus und die Aufnahme auf eine Intensivstation vermieden werden. [49–52] Bei der Übergabe des Patienten an den Rettungsdienst, wie nachstehend beschrieben, ist es wichtig, die Informationen über die vor Ort begonnenen Kühlmaßnahmen weiterzugeben und den Patienten auf dem Weg zum Zielort mit den besten verfügbaren Mitteln weiter zu kühlen. Das Prozedere bei Hitzeerkrankungen ist in dem in ➤ Abb. 29.6 dargestellten Behandlungsalgorithmus zusammengefasst.

TIPPS

Bei einem Hitzschlag ist eine sofortige Kühlung einzuleiten, während die Vorbereitungen für die Evakuierung laufen.

Die konduktive Kühlung durch Eintauchen in kaltes Wasser ist eine äußerst wirksame Behandlung vor Ort, um einen kritisch hohen KKT-Wert rasch zu senken. Bei dieser Methode werden die Opfer teilweise (bis zum Oberkörper oder Hals) in Wannen mit einem Eis-Wasser-Gemisch mit einer Temperatur von 2–10 °C gebadet (➤ Abb. 29.7). Diese einfache Behandlung wurde bereits bei großen Sportveranstaltungen und auf Militärstützpunkten mit Erfolg angewendet. [49–53] Das Eintauchen in kaltes Wasser reduziert den KKT-Wert schneller als das Besprühen des Körpers mit Wasser, um die

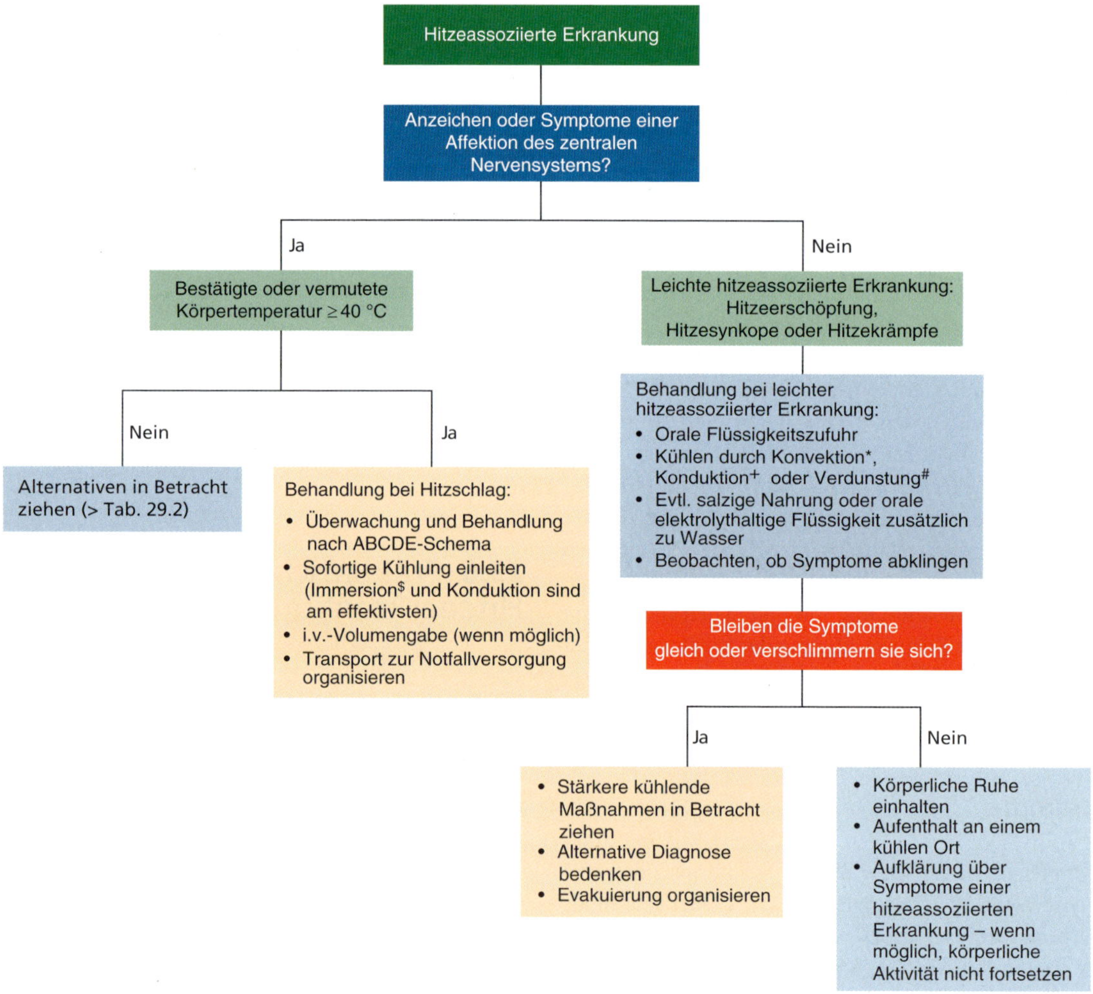

Abb. 29.6 Algorithmus zur Behandlung von Hitzeerkrankungen. $ Immersion: Kaltes Wasserbad (Eiswasser, Eisbad) – Körper in kaltes Bad eintauchen, + Konduktion: Eis- oder Kühlbeutel (in Tücher wickeln und dann) auflegen, * Konvektion: Transport von Kälte – Haut anfeuchten und in Tücher wickeln, # Verdunstung (Evaporation): Abgabe von Wärme durch Verdunstung von Schweiß, Konvektion und Evaporation: Gleichzeitig Haut anfeuchten und feucht halten und über Ventilatoren Luftzug erzeugen.

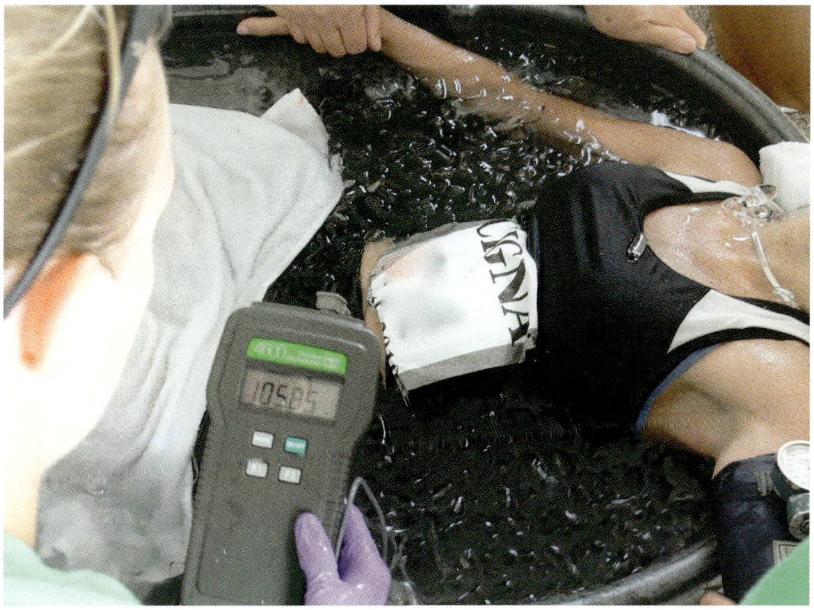

Abb. 29.7 Eintauchen in Eiswasser bei anstrengungsbedingtem Hitzschlag. Der kollabierte Läufer mit einer KKT von 41 °C wird sofort vor Ort in einer großen Wanne mit Eiswasser gekühlt. Der Kopf wird gestützt und geschützt. (Mit freundlicher Genehmigung des Korey Stringer Institute: ksi. uconn.edu)

Verdunstungskühlung zu verbessern. [45, 54] Die Immersionskühlung macht sich die hohe Wärmeleitfähigkeit von Wasser zunutze, die 24-mal größer ist als die von Luft [55], sowie den hohen Wärmegradienten zwischen Eiswasser und Haut. [56] Daraus ergibt sich eine große Kapazität zur Wärmeübertragung. Die theoretische Befürchtung, dass das Eintauchen in kaltes Wasser eine periphere Vasokonstriktion und Kältezittern verursacht, was die Abkühlung erheblich verlangsamt, wurde sowohl in physiologischen Experimenten als auch in großen Beobachtungsstudien an Patienten mit Hitzschlag widerlegt. [57, 58]

Für das Eintauchen in kaltes Wasser sprechen mehr als 500 Fälle von EHS bei militärischen Rekruten oder Sportlern, die über einen Zeitraum von 20 Jahren beobachtet wurden. Die Behandlung bestand in der raschen Erkennung des Hitzeschlags und der sofortigen Kühlung vor Ort in einer Wanne mit Eis und Wasser. Die meisten Opfer wurden während einer durchschnittlichen Zeit von 12 min auf eine Zieltemperatur von 38,8 °C gekühlt. Trotz einer anfänglichen KKT von 43,1 °C wurden keine Todesfälle oder unerwünschten Folgen gemeldet. [49–53] Darüber hinaus wurden >90 % der Athleten von peripheren medizinischen Einrichtungen nach Hause entlassen, ohne dass eine Verlegung ins Krankenhaus erforderlich war. [49]

Empfehlungen, die auf Beobachtungsstudien oder retrospektiven Fallstudien beruhen, sollten mit Vorsicht interpretiert werden, da die Datenerfassung möglicherweise unvollständig ist oder die Studienergebnisse durch Störfaktoren beeinflusst werden. Nichtsdestotrotz unterstreichen die optimalen Ergebnisse der Immersionskühlung bei Hunderten von Opfern die Sicherheit und Wirksamkeit dieser Methode bei EHS.

In der Wildnis oder in abgelegenen Gebieten, in denen keine Eiswasserwanne zur Verfügung steht, kann die Verwendung eines natürlichen Gewässers eine Option sein. In diesen Fällen wird die Abkühlung dadurch erreicht, dass alle Kleidungsstücke und Ausrüstungsgegenstände abgelegt und der Rumpf und die Extremitäten des Opfers in einen nahen gelegenen Bach, Teich, Fluss oder See getaucht werden. Dabei ist besonders darauf zu achten, dass das Opfer gegen Strömungen geschützt ist und die Atemwege frei bleiben, indem der Kopf über dem Wasser gehalten wird. Das Opfer sollte wegen der Aspirations- und Ertrinkungsgefahr niemals allein gelassen werden. Anstelle eines großen Gewässers kann alternativ auch Schnee oder zerstoßenes Eis verwendet werden, um den Rumpf und die Extremitäten des Opfers zu bedecken (nachdem die isolierende Kleidung entfernt wurde).

29.6.2 Verdunstungskühlung bei Hitzschlag

Steht kein großes Gewässer, Schnee oder zerstoßenes Eis zur Verfügung, sollte der Hitzschlag-Patient entkleidet und wiederholt mit kaltem Wasser übergossen und mit improvisierten großen Fächern z.B. aus Schlafmatten, Campingmatten, gefalteten Planen oder ähnlichem Material, kräftig gefächert werden. Wenn möglich, sollten die Patienten von starker Sonneneinstrahlung in den Schatten zur Abgabe von Strahlungswärme gebracht werden. Die Kühlung durch Verdunstung und Konvektion wurde vor allem bei Patienten mit einem klassischen Hitzschlag angewandt, wobei die Sterblichkeitsrate in früheren Studien bei 15 % und die durchschnittliche Kühlzeit bei 78 min lag. [59] In neueren Studien ist die Sterblichkeitsrate zwar auf 0–2 % gesunken, aber die durchschnittliche Abkühlungszeit von 40–68 min ist immer noch viel länger als die durchschnittliche Abkühlungszeit von 12 min beim Eintauchen in Eiswasser bei EHS. [60, 61] Schnellere Abkühlungsraten durch Verdunstung und Konvektion wurden in kleinen Studien an gesunden Probanden erzielt; diese Raten konnten jedoch bei Opfern eines Hitzschlags nicht reproduziert werden. [62] Darüber hinaus gibt es nur wenige veröffentlichte Studien, welche die Wirksamkeit von Verdunstungs- und Konvektionskühlung speziell bei EHS belegen. [63] Daher sollte bei EHS, wann immer möglich, die Immersionskühlung gewählt werden.

29.6.3 Hitzeerschöpfung

Leichte Fälle von Hitzeerschöpfung klingen in der Regel ab, wenn man sich in eine kühle Umgebung begibt, die körperliche Aktivität einstellt und eine orale Rehydrierung mit isotonischen Flüssigkeiten vornimmt. Schwerere Fälle gehen in der Regel mit einem ausgeprägten Volumenverlust einher, der durch intravenöse Flüssigkeitszufuhr und Verdunstungs-, Konvektions- oder Konduktionskühlung ausgeglichen werden muss. In der Regel genügen einfache Maßnahmen, um die Opfer abzukühlen. Die Verbringung des Patienten in den Schatten kann die Umgebungstemperatur absenken und die passive Erwärmung minimieren. [46] Die Wärmeleitung vom Boden kann verringert werden, indem der Patient auf eine isolierende Unterlage wie eine Isomatte oder einen Schlafsack gelegt wird. Das Lockern enganliegender Kleidung oder das Entfernen isolierender Schichten und Ausrüstungsgegenstände verbessert die Luftzirkulation und unterstützt den konvektiven Wärmeaustausch. [26]

29

TIPPS

Patienten, die wegen einer auch nur leichten Hitzeerschöpfung behandelt werden mussten, sollten möglichst nicht zu körperlicher Aktivität, Anstrengung oder Wettkampf zurückzukehren.

29.6.4 Flüssigkeitszufuhr

Die Zufuhr von Flüssigkeit ist ein wichtiger Faktor bei der Behandlung der Hyperthermie. [26, 27] Sowohl die orale als auch die intravenöse Flüssigkeitsaufnahme sind gleichermaßen wirksam, um den hitzebedingten Wassermangel auszugleichen. [27, 64] Bei einem Hitzschlagopfer mit beeinträchtigtem neurologischem Status und dem Risiko eines Krampfanfalls verringert die intravenöse Verabreichung aber das Aspirationsrisiko und die damit einhergehende Gefährdung der Atemwege. Erfolgt die Flüssigkeitszufuhr intravenös, kann mithilfe des Blutdrucks, der Herzfrequenz, der Urinfarbe und der Urinausscheidung der Flüssigkeitsstatus beurteilt werden. Die Flüssigkeitszufuhr bei Verdacht auf Hitzschlag sollte die schnelle Ganzkörperkühlung nicht verzögern. [65]

Es gibt nur wenige Daten über die optimale Art der intravenösen Flüssigkeitszufuhr bei hitzebedingten Erkrankungen. Bei jüngeren Opfern mit EHS und wahrscheinlichem Volumenmangel sind 1–2 l 0,9-prozentige Natriumchloridlösung eine vernünftige Wahl. Wenn kein Glukosetest zur Verfügung steht, raten einige Autoren dazu, den intravenösen Flüssigkeiten bei EHS empirisch Dextrose zuzusetzen, da die Energieproduktion beeinträchtigt ist und eine Hypoglykämie zu erwarten ist. [48] Es sollte darauf geachtet werden, dass ältere Patienten, insbesondere solche mit einer Herzerkrankung, nicht hyperhydriert werden, da dies zu einem Lungenödem führen kann. [66] Vorsicht ist auch bei Verdacht auf eine symptomatische EAH geboten, die sich ähnlich wie eine Hitzeerschöpfung darstellen kann. [41] Insbesondere die relative Oligurie bei EAH aufgrund eines erhöhten Serumspiegels des antidiuretischen Hormons kann mit Dehydratation verwechselt werden. Eine Überwässerung mit hypotoner Flüssigkeit in der Anamnese deutet ebenfalls auf diese Diagnose hin. Das Vorhandensein einer Bewusstseinsveränderung bei einem Sportler ohne Hyperthermie oder andere plausible Ursachen wie z. B. ein Trauma oder eine Hypoglykämie, kann auf eine schwere EAH und die Notwendigkeit einer Behandlung mit hypertoner Kochsalzlösung (3 %) in einem Krankenhaus hinweisen. [67]

TIPPS

Ziehen Sie eine EAH als alternative Diagnose zu einer Hitze-Erschöpfung oder einem Hitzschlag in Betracht, insbesondere bei Ausdauersportlern. Die Gabe salziger „Snacks" oder balancierter Elektrolytlösungen zur oralen Flüssigkeitszufuhr kann helfen, eine EAH zu verhindern. Vermeiden Sie eine übermäßige Flüssigkeitszufuhr.

29.6.5 Behandlung leichter Hitzeerkrankungen

Die Behandlung leichter Hitzeerkrankungen basiert meist auf Erfahrungswerten oder theoretisch-wissenschaftlichen Erkenntnissen, zum Teil auch auf bewährten Methoden. Im Allgemeinen wird bei allen leichten Hitzeerkrankungen Ruhe bei kühler, angenehmer Umgebungstemperatur empfohlen. Darüber hinaus werden Hitzekrämpfe mit oral verabreichten Salztabletten gelindert. Auch die intravenöse Verabreichung balancierter Elektrolytlösungen kann in Betracht gezogen werden. [34] Hitzeödeme werden durch Hochlagern der Extremitäten oder Tragen von Kompressionsstrümpfen gelindert. Diuretika sind ineffektiv und können einen Volumenmangel verschlimmern. [68] Eine Hitzesynkope ist definitionsgemäß selbstlimitierend, obwohl auch andere medizinische Ursachen für das Ereignis sowie ein Trauma infolge des Sturzes im Auge behalten werden sollten. Die Behandlung umfasst Ruhe und Erholung in Rückenlage bei gleichzeitiger Deckung des Flüssigkeits- und Nährstoffbedarfs. Die orale Verabreichung isotoner Flüssigkeit ist zu bevorzugen. [42] Bei Sportlern kann eine Hitzesynkope auf eine mangelnde Anpassung an die Hitze hindeuten und den Abbruch der Belastung nahelegen. Ein Hitzeausschlag kann behandelt werden, indem man die betroffene Stelle sauber und trocken hält und leichte, lockere und atmungsaktive Kleidung trägt, um die Schweißverdunstung zu fördern. Zinkoxidpaste kann als Trockenmittel und Schutzbarriere auf feuchte perineale oder intertriginöse Bereiche aufgetragen werden.

29.6.6 Eispackungen oder chemische Kältepackungen

Traditionell wird bei Patienten mit Hitzschlag das Auflegen von Eispackungen oder chemischen Kältepackungen auf die Haut von Hals, Achseln und Leiste als Methode zur Kühlung des an den großen Gefäßen vorbeifließenden Blutes empfohlen. [69] Die Anwendung von Eispackungen in den Achselhöhlen, dem Hals und der Leiste trägt unter Versuchsbedingungen jedoch nur minimal zur Kühlung bei und dürfte bei der Behandlung eines Hitzschlags kaum wirksam sein. [70] Das sollte hervorgehoben werden, da in Artikeln immer wieder für eine solche Behandlung geworben wird, obwohl ihre Wirksamkeit als primäre Kühlmethode nicht erwiesen ist. [71] Eispackungen sind zur Kühlung des Opfers durch Konduktion wirksamer, wenn sie den gesamten Körper bedecken und nicht nur den Hals, die Achselhöhlen und die Leisten. [70, 72] Außerdem haben mit Eis gefüllte Packungen möglicherweise eine höhere Kühlkapazität und bleiben länger kühl als chemische Kältepackungen. [73]

29.6.7 Anwendung von Eishandtüchern

Das Einwickeln des Patienten mit EHS in kalte, nasse Handtücher wurde als alternative Kühlmethode vorgeschlagen, wenn eine Immersion nicht möglich ist. Es gibt jedoch nur wenige Daten zur Wirksamkeit dieser Methode; sie wird daher nicht empfohlen. [45]

29.6.8 Antipyretika

Klinisches Personal behandelt erhöhte Temperaturen häufig mit fiebersenkenden Mitteln (Antipyretika). Zu dieser Medikamentenklasse gehören nichtsteroidale Antirheumatika (NSAR) wie Ibuprofen, Naproxen und Aspirin sowie zentral wirkende Medikamente wie Acetaminophen oder Paracetamol. NSAR und zentral wirkende Medikamente senken den thermoregulatorischen Sollwert des Körpers; sie hemmen auch die Bildung von Prostaglandinen. [74] Während der Temperatursollwert bei Fieber oder infektiösen Ursachen der Hyperthermie erhöht sein kann, ist dies bei belastungsinduzierter Hyperthermie oder Hitzschlag nicht der Fall. Fiebersenkende Medikamente sind daher unwirksam und sollten bei einem Hitzschlag vermieden werden. [75, 76]

29.7 Klinische Behandlung

Im Krankenhaus besteht das primäre Ziel der Behandlung eines Hitzschlags darin, die KKT rasch zu senken und die Funktion der Organsysteme zu unterstützen [16], da die Patienten ein Multiorganversagen mit Schock, Lungenödem, akuter Leber- und Nierenschädigung, disseminierter intravaskulärer Koagulopathie und intestinaler Ischämie entwickeln können. Je nach klinischem Zustand des Opfers kann die unterstützende Behandlung Folgendes umfassen: die Verabreichung von Sauerstoff, die Intubation und mechanische Beatmung, die Schaffung eines adäquaten intravaskulären Zugangs, die Wiederauffüllung des intravasalen Volumens mit einer intravenös verabreichten isotonen kristalloiden Lösung, das Legen eines Blasendauerkatheters zur Überwachung der Urinausscheidung und die Verabreichung von Vasopressoren zur Stabilisierung des Blutdrucks (nach einer angemessenen Volumenwiederherstellung). Diese Maßnahmen sollten in Verbindung mit der Vorbereitung auf eine sofortige Kühlung durchgeführt werden, die nach wie vor von größter Bedeutung ist, um eine weitere Verschlechterung der Symptome zu verhindern.

Trotz der Verfügbarkeit technisch fortschrittlicher Systeme zur Senkung der KKT in Krankenhäusern sprechen die klinischen Erkenntnisse und Erfahrungen weiterhin für eine sofortige konduktive Kühlung durch Eintauchen in Eiswasser als zuverlässigste und wirksamste Methode bei Personen mit EHS, wie im Abschnitt „präklinische Behandlung" (➤ 29.6) beschrieben. Ungeachtet der Vorteile der Immersionskühlung kann es während der Behandlung zu Zittern, Unruhe oder Krampfneigung kommen. Im Krankenhaus kann das Zittern oder die Unruhe pharmakologisch mit Benzodiazepinen oder Opioiden kontrolliert werden. Ausgeprägtes Zittern wird bei Kaltwassertauchbädern von mehr als 10 min Dauer bei wachen, gesunden Probanden häufiger beobachtet als bei bewusstseinsgetrübten Hitzschlagopfern, deren Thermoregulation versagt. [57, 77] Die theoretische Befürchtung, dass das Zittern und die damit einhergehende periphere Gefäßverengung die Abkühlung behindern könnten, wurde bei der Immersionskühlung von Hitzschlagopfern nicht beobachtet.

Konduktive Kühlung durch die diffuse Anwendung von zerstoßenem Eis auf dem Körper wurde als sinnvolle Alternative zur Immersionskühlung vorgeschlagen, obwohl die veröffentlichten Erfahrungen mit dieser Methode eher begrenzt sind. [78, 79] Wie oben beschrieben, sollten Eispackungen den ganzen Körper bedecken und nicht nur auf die Achselhöhlen, den Hals und die Leiste aufgelegt werden, denn diese Art der Anwendung trägt nur geringfügig zur Kühlung bei. [70] Es ist sinnvoll, das zerkleinerte Eis oder die Eisbeutel, die den Körper bedecken, mit Wasser zu besprühen, um die Kontaktfläche und damit die Wärmeableitungskapazität zu vergrößern.

Wenn eine konduktive Kühlung oder ein Eintauchen in Eiswasser nicht möglich ist oder den Zugang zu einem reanimationspflichtigen Patienten behindern würde, kann eine Verdunstungs- und Konvektionskühlung durch Aufbringen von Sprühwasser in Verbindung mit künstlicher Luftströmung über den Körper in Betracht gezogen werden. Zur Erzeugung von Luftströmungen wurden große elektrische Ventilatoren oder Windmaschinen verwendet, zur Befeuchtung der Haut Wasserschläuche, Wasserbehälter oder Sprühflaschen. Die Abkühlungsraten aus den verfügbaren Studien deutet jedoch darauf hin, dass bei Hitzschlagopfern die Verdunstungs- plus Konvektionskühlung deutlich langsamer ist, als die im Abschnitt ➤ 29.6.1 beschriebene Immersionskühlung. [49–53, 59, 60]

TIPPS

Selbst im Krankenhaus ist die konduktive Kühlung durch das Eintauchen in Eiswasser die schnellste Methode der Kühlung.

29.7.1 Ergänzende oder kombinierte Kühlungsmethoden

Mehrere Autoren haben sich dafür ausgesprochen, bei Opfern, die durch Verdunstung und Konvektion gekühlt werden, zusätzlich eine konduktive Kühlmethode anzuwenden, indem zerstoßenes Eis oder Eisbeutel auf den Körper gelegt werden. [80, 81] Es ist plausibel, dass die Kombination dieser beiden Techniken die Kühlung verbessern kann, allerdings ist das Ausmaß diese zusätzlichen Benefits nicht bekannt.

Kalte intravenöse Flüssigkeiten können die Kühlung ergänzen, sollten aber nicht als primäre Behandlung des Hitzschlags angesehen werden. [65] Ein Bolus von 30 ml/kg Körpergewicht eisgekühlter Kochsalzlösung IV von 4 °C über 30 min senkt die KKT bei gesunden Probanden um 1 °C im Vergleich zu 0,5 °C mit Kochsalzlösung bei Raumtemperatur. [82]

Invasive Techniken der Körperhöhlenspülung mit kalter isotonischer Flüssigkeit wurden berichtet, aber nicht systematisch untersucht. [79, 83] Sowohl intravaskuläre Kühlgeräte als auch nichtinvasive externe Kühlsysteme (wie die Arctic SunTM) wurden in einzelnen Fallberichten erfolgreich eingesetzt, bedürfen jedoch weiterer Untersuchungen. [84, 85] Die ergänzende Anwendung von Kühldecken bei Hitzschlag ist nicht gut beschrieben oder untersucht worden; [81] daher kann ihre Anwendung als primäre Behandlung derzeit nicht empfohlen werden.

29.7.2 Ziel-Kühltemperaturen

Obwohl die ideale Temperatur, bei der die Kühlung beendet werden sollte, nicht bekannt ist, wurde eine Zieltemperatur von 38,3–38,8°C bei EHS durch Eintauchen in Eiswasser gut vertragen, ohne dass über Todesfälle, unerwünschte Folgen oder Unterkühlung durch Afterdrop berichtet wurde. [49–52, 86] Sobald die Patienten auf diesen Bereich abgekühlt sind, sollte die körpereigene Thermoregulation wieder einsetzen und dazu beitragen, den Körper auf Normaltemperatur zu bringen. Bei Opfern in der Erholungsphase eines Hitzeschlags kann die rektal gemessene Temperatur aufgrund der isolierenden Wirkung der Körpermasse leicht, aber fälschlicherweise, erhöht sein. [87]

29.7.3 Medikamentöse Behandlung eines Hitzschlags

Bisher ist kein pharmakologischer Wirkstoff zur Behandlung des Hitzschlags zugelassen. Dantrolen wurde zur Behandlung der malignen Hyperthermie eingesetzt und wirkt durch Hemmung der Kalziumfreisetzung aus dem sarkoplasmatischen Retikulum, wodurch die Muskelrigidität reduziert wird. Eine frühere klinische Studie, in der Dantrolen bei einem klassischen Hitzschlag eingesetzt wurde, zeigte keinen Unterschied bei den Abkühlungsraten oder dem Ergebnis. [61] Empfehlungen zu seiner Anwendung bedürfen weiterer klinischer Studien. [88]

Übliche fiebersenkende Mittel werden bei Hitzschlag nicht empfohlen, da, wie im Abschnitt *Präklinische Behandlung einer Hitzeerkrankung* (➤ 29.6) beschrieben, Fieber und Hitzschlag die KKT über pathophysiologisch völlig andere Wege erhöhen.

29.7.4 Behandlung nach erfolgter Abkühlung

Die Behandlung nach der anfänglichen Stabilisierung und Kühlung umfasst eine kontinuierliche unterstützende Pflege zur Wiederherstellung der Organfunktionen. Bei frühzeitiger Erkennung und Behandlung eines Hitzschlags benötigen Opfer, die sich in einem guten Gesundheitszustand befinden, möglicherweise nur Flüssigkeits-, Elektrolyt- und Nährstoffzufuhr. Opfer mit vegetativer Instabilität, Schock oder Multiorganversagen sollten jedoch auf einer Intensivstation behandelt werden, bis sich der Zustand stabilisiert. Eine Bakteriämie mit Sepsis kann sich aus einer immunologischen Dysfunktion entwickeln und erfordert die intravenöse Verabreichung von Antibiotika. Zwar kann jedes Organsystem durch einen Hitzschlag langfristig geschädigt werden, die häufigsten beschriebenen dauerhaften Schäden betreffen jedoch das Zentralnervensystem mit neurologischen oder kognitiven Beeinträchtigungen. [16]

Fazit

- Bei der Risikoabschätzung einer Hitzeerkrankung sind Umweltfaktoren wie Temperatur, Luftfeuchtigkeit und Sonneneinstrahlung sowie individuelle Faktoren wie Alter, medizinische Vorgeschichte und Verwendung isolierender Kleidung oder Ausrüstung zu berücksichtigen. Der Schwerpunkt sollte auf der Prävention liegen.
- Eine ausreichende Flüssigkeitszufuhr kann die Symptome einer Hitzeerkrankung lindern.
- Beachten Sie die Differenzialdiagnose von Hitzschlag und Hitzeerschöpfung (➤ Tab. 29.2).
- Besteht aufgrund der Anamnese und der Anzeichen und Symptome der dringende Verdacht auf einen Hitzschlag, so ist eine sofortige Kühlung einzuleiten.
- Eintauchen in kaltes Wasser ist die effektivste Methode der Kühlung.
- Beginnen Sie vor Ort mit der Kühlung, bereits während Sie die Evakuierung vorbereiten. Setzen Sie die Kühlung während des Transports zu einer medizinischen Einrichtung fort.
- Eine Überwässerung (Hyperhydratation) durch salzfreies Wasser in der Hitze kann zu einer belastungsbedingten Hyponatriämie (EAH) führen.

LITERATUR

1. United States Environmental Protection Agency (EPA). Climate change and health. Unter: https://www.epa.gov/climateimpacts/climate-change-and-human-health#:~:text=The%20health%20effects%20of%20climate,and%20overall%20poor%20mental%20health (letzter Zugriff: 12.05.2023).
2. Gillis J. 2015 far eclipsed 2014 as world's hottest year, climate scientists say. New York Times; 2016.
3. Haider K, Anis K. Heat wave death toll rises to 2,000 in Pakistan's Financial Hub Bloomberg News 2015. Unter: https://www.bloomberg.com/news/articles/2015-06-24/heat-wave-death-toll-rises-to-2-000-in-pakistan-s-financial-hub. (letzter Zugriff: 12.05.2023).
4. Das KN. India minister blames climate change for deadly heatwave, weak monsoon. Reuters 2015. Unter: https://www.reuters.com/article/us-india-climate-change-idUSKBN0OI1EI20150602. (letzter Zugriff: 12.05.2023).
5. Robine JM, Cheung SL, Le Roy S, et al. Death toll exceeded 70,000 in Europe during the summer of 2003. C R Biol. 2008;331(2):171–178.
6. Berko J, Ingram DD, Saha S, Parker JD. Deaths attributed to heat, cold, and other weather events in the United States, 2006–2010. National health statistics reports. 2014;(76):1–15.
7. Hogan S. 10 ways Arizona's scorching summer heat can kill you Phoenix New Times2016. Unter: http://www.phoenixnewtimes.com/news/10-ways-arizonas-scorching-summer-heat-can-kill-you-8387556. (letzter Zugriff: 12.05.2023).
8. Imbrie J. Chronology of the 10th Mountain Division in World War II.: National Association of the 10th Mountain Division. Unter: https://www.mountain-division.com/documents/second-war/10horska.pdf (letzter Zugriff: 12.05.2023).
9. Krabak BJ, Waite B, Lipman G. Evaluation and Treatment of Injury and Illness in the Ultramarathon Athlete. Phys Med Rehabil Clin N Am. 2014;25(4):845–863.
10. Yankelson L, Sadeh B, Gershovitz L, et al. Life-threatening events during endurance sports: is heat stroke more prevalent than arrhythmic death? J Am Coll Cardiol. 2014;64(5):463–469.
11. Roberts WO. Heat and cold: what does the environment do to marathon injury? Sports Med. 2007;37(4–5):400–403.
12. McGowan V, Hoffman MD. Characterization of Medical Care at the 161-km Western States Endurance Run. Wilderness Environm Med. 2015;26(1)29–35.
13. Kang J. Thermoregulation at rest and during exercise. New York: Routledge; 2012.
14. Noakes T. Lore of Running. Champagne, IL: Human Kinetics; 2003. p 930.
15. Heat Index Charts Asheville, NC: National Oceanic and Atmospheric Administration; National Climactic Data Center; 2000.
16. Bouchama A, Knochel JP. Heat stroke. N Engl J Med. 2002;346(25):1978–1988.
17. Porter AM. Heat illness and soldiers. Mil Med. 1993;158(9):606–609.
18. Austin MG, Berry JW. Observations on one hundred cases of heatstroke. J Am Med Assoc. 1956;161(16):1525–1529.
19. Gaudio FG, Grissom CK. Cooling Methods in Heat Stroke. J Emerg Med. 2016;50(4):607–616.
20. Heat-related illnesses and deaths-United States, 1994–1995. MMWR Morb Mortal Wkly Rep. 1995;44(25):465–468.
21. Leon LR, Helwig BG. Heat stroke: role of the systemic inflammatory response. J Appl Physiol. 2010;109(6):1980–1988.
22. Sakaguchi Y, Stephens LC, Makino M, et al. Apoptosis in tumors and normal tissues induced by whole body hyperthermia in rats. Cancer Res. 1995;55(22):5459–5464.
23. Buckley IK. A light and electron microscopic study of thermally injured cultured cells. Lab Invest. 1972;26(2):201–209.
24. Byrne C, Lee JK, Chew SA, et al. Continuous thermoregulatory responses to mass-participation distance running in heat. Med Sci Sports Exerc. 2006;38(5):803–810.
25. Veltmeijer MT, Eijsvogels TM, Thijssen DH, Hopman MT. Incidence and predictors of exertional hyperthermia after a 15-km road race in cool environmental conditions. J Sci Med Sport. 2015;18(3):333–337.
26. Gonzalez-Alonso J, Calbet JA, Nielsen B. Metabolic and thermodynamic responses to dehydration-induced reductions in muscle blood flow in exercising humans. J Physiol. 1999;520(2):577–589.
27. Casa DJ, Armstrong LE, Hillman SK, et al. National athletic trainers' association position statement: fluid replacement for athletes. J Athl Train. 2000;35(2):212–224.
28. Sawka MN, Latzka WA, Matott RP, Montain SJ. Hydration effects on temperature regulation. Int J Sports Med. 1998;19 Suppl 2:S108–110.
29. Armstrong LE, Costill DL, Fink WJ. Influence of diuretic-induced dehydration on competitive running performance. Med Sci Sports Exerc. 1985;17(4):456–461.
30. Ebert TR, Martin DT, Bullock N, et al. Influence of hydration status on thermoregulation and cycling hill climbing. Med Sci Sports Exerc. 2007;39(2):323–329.

31. Casa DJ, Stearns RL, Lopez RM, et al. Influence of hydration on physiological function and performance during trail running in the heat. J Athl Train. 2010;45(2):147–156.
32. Hew-Butler TD, Boulter J, Bhorat R, Noakes TD. Avoid adding insult to injury – correct management of sick female endurance athletes. S Afr Med J. 2012;102(12):927–930.
33. Lipman GS, Eifling KP, Ellis MA, et al. Wilderness Medical Society practice guidelines for the prevention and treatment of heat-related illness: 2014 update. Wilderness Environm Med. 2014;25(4 Suppl):S55–65.
34. Talbott JH, Michelsen J. Heat cramps. A clinical and chemical study. J Clin Investig. 1933;12(3):533–549.
35. Casa DJ, Becker SM, Ganio MS, et al. Validity of devices that assess body temperature during outdoor exercise in the heat. J Athl Train. 2007;42(3):333–342.
36. Shapiro Y, Seidman DS. Field and clinical observations of exertional heat stroke patients. Med Sci Sports Exerc. 1990;22(1):6–14.
37. Armstrong LE, Casa DJ, Millard-Stafford M, et al. American College of Sports Medicine position stand. Exertional heat illness during training and competition. Med Sci Sports Exerc. 2007;39(3):556–572.
38. Binkley HM, Beckett J, Casa DJ, et al. National Athletic Trainers' Association Position Statement: Exertional Heat Illnesses. J Athl Train. 2002;37(3):329–343.
39. Teng CL, Ng CJ, Nik-Sherina H, et al. The accuracy of mother's touch to detect fever in children: a systematic review. J Trop Pediatr. 2008;54(1):70–73.
40. Winklerprins V, Wadland WC. Fever in infants and children. In: Sloane PD, editor. Essentials of Family Medicine. 5th ed. Baltimore, MD: Lippincot, Williams, and Wilkins; 2008. p. 215–226.
41. Backer HD, Shopes E, Collins SL, Barkan H. Exertional heat illness and hyponatremia in hikers. Am J Emerg Med. 1999;17(6):532–539.
42. Asplund CA, O'Connor FG, Noakes TD. Exercise-associated collapse: an evidence-based review and primer for clinicians. Br J Sports Med. 2011;45(14):1157–1162.
43. Schwellnus MP, Derman EW, Noakes TD. Aetiology of skeletal-muscle 'cramps' during exercise: a novel hypothesis. J Sports Sci. 1997;15(3):277–285.
44. Bedno SA, Li Y, Han W, et al. Exertional heat illness among overweight U. S. Army recruits in basic training. Aviat Space Environ Med. 2010;81(2):107–111.
45. Armstrong LE, Crago AE, Adams R, et al. Whole-body cooling of hyperthermic runners: comparison of two field therapies. Am J Emerg Med. 1996;14(4):355–358.
46. Hadad E, Moran DS, Epstein Y. Cooling heat stroke patients by available field measures. Intensive Care Med. 2004;30(2):338.
47. Hadad E, Rav-Acha M, Heled Y, et al. Heat stroke: a review of cooling methods. Sports Med. 2004;34(8):501–511.
48. Belval LN, Casa DJ, Adams WM, et al. Consensus Statement-Prehospital Care of Exertional Heat Stroke. Prehosp Emerg Care. 2018 May-Jun;22(3):392–397.
49. Demartini JK, Casa DJ, Stearns R, et al. Effectiveness of cold water immersion in the treatment of exertional heat stroke at the Falmouth Road Race. Med Sci Sports Exerc. 2015;47(2):240–245.
50. Costrini AM, Pitt HA, Gustafson AB, Uddin DE. Cardiovascular and metabolic manifestations of heat stroke and severe heat exhaustion. Am J Med. 1979;66(2):296–302.
51. Beller GA, Boyd AE, 3rd. Heat stroke: a report of 13 consecutive cases without mortality despite severe hyperpyrexia and neurologic dysfunction. Mil Med. 1975;140(7):464–467.
52. O'Donnell TF, Jr. Acute heat stroke. Epidemiologic, biochemical, renal, and coagulation studies. JAMA. 1975;234(8):824–828.
53. Costrini A. Emergency treatment of exertional heatstroke and comparison of whole body cooling techniques. Med Sci Sports Exerc. 1990;22(1):15–18.
54. Ferris EB, Blankenhorn MA, Robinson HW, Cullen GE. Heat stroke: clinical and chemical observations on 44 cases. J Clin Investig. 1938;17(3):249–262.
55. McArdle WD, Magel JR, Lesmes GR, Pechar GS. Metabolic and cardiovascular adjustment to work in air and water at 18, 25, and 33 degrees C. J Appl Physiol. 1976;40(1):85–90.
56. Noakes TD. Body cooling as a method for reducing hyperthermia. S Afr Med J. 1986;70(6):373–374.
57. Proulx CI, Ducharme MB, Kenny GP. Effect of water temperature on cooling efficiency during hyperthermia in humans. J Appl Physiol. 2003;94(4):1317–1323.
58. Casa DJ, McDermott BP, Lee EC, et al. Cold water immersion: the gold standard for exertional heatstroke treatment. Exerc Sport Sci Rev. 2007;35(3):141–149.
59. Khogali M, al Khawashi M. Heat Stroke during the Makkah Pilgrimage. Saudi Med J. 1981;2:85–93.
60. Al-Aska AK, Abu-Aisha H, Yaqub B, et al. Simplified cooling bed for heatstroke. Lancet. 1987;1(8529):381.
61. Bouchama A, Cafege A, Devol EB, et al. Ineffectiveness of antrolene sodium in the treatment of heatstroke. Crit Care Med. 1991;19(2):176–180.
62. Weiner JS, Khogali M. A physiological body-cooling unit for treatment of heat stroke. Lancet. 1980;1(8167):507–509.
63. Pang HN, Mong RP, Lee VJ, et al. Treatment of exertional heat injuries with portable body cooling unit in a mass endurance event. Am J Emeg Med. 2010; 28(2):246–248.
64. Castellani JW, Maresh CM, Armstrong LE, et al. Intra-venous vs. oral rehydration: effects on subsequent exercise-heat stress. J Appl Physiol. 1997;82(3):799–806.
65. Hostler D, Reis SE, Bednez JC, et al. Comparison of active cooling devices with passive cooling for rehabilitation of firefighters performing exercise in thermal protective clothing: a report from the Fireground Rehab Evaluation (FIRE) trial. Prehosp Emerg Care. 2010;14(3):300–309.
66. Epstein Y, Shani Y, Moran DS, Shapiro Y. Exertional heat stroke – the prevention of a medical emergency. J Basic Clin Physiol Pharmacol. 2000;11(4):395–401.
67. Hew-Butler T, Ayus JC, Kipps C, et al. Statement of the Second International Exercise-Associated Hyponatremia Consensus Development Conference, New Zealand, 2007. Clin J Sport Med. 2008;18(2):111–121.
68. Lugo-Amador NM, Rothenhaus T, Moyer P. Heat-related illness. Emerg Med Clin N Am. 2004;22(2):315–327.
69. Platt M, Vicario S. Rosen's Emergency Medicine. 7 ed. Marx JA, editor. Philadelphia, PA: Mosby; 2009.
70. Kielblock AJ, Van Rensburg JP, Franz RM. Body cooling as a method for reducing hyperthermia. An evaluation of techniques. S Afr Med J. 1986;69(6):378–380.
71. Becker JA, Stewart LK. Heat-related illness. Am Fam Physician. 2011;83(11):1325–1330.
72. Richards D, Richards R, Schofield PJ, et al. Management of heat exhaustion in Sydney's the Sun City-to-Surf run runners. Med J Aust. 1979;2(9):457–461.
73. Phan S, Lissoway J, Lipman GS. Chemical cold packs may provide insufficient enthalpy change for treatment of hyperthermia. Wilderness Environm Med. 2013;24(1):37–41.
74. Saper CB, Breder CD. Endogenous pyrogens in the CNS: role in the febrile response. Prog Brain Res. 1992;93:419–428; discussion 28–29.
75. Downey JA, Darling RC. Effect of salicylates on elevation of body temperature during exercise. J Appl Physiol. 1962;17:323–325.

76. Johnson SC, Ruhling RO. Aspirin in exercise-induced hyperthermia. Evidence for and against its role. Sports Med. 1985;2(1):1–7.
77. Wyndham CH, Strydom NB, Cooke HM,t al. Methods of cooling subjects with hyperpyrexia. J Appl Physiol. 1959;14:771–776.
78. Bouchama A, Dehbi M, Chaves-Carballo E. Cooling and hemodynamic management in heatstroke: practical recommendations. Crit Care. 2007;11(3):R54.
79. Smith JE. Cooling methods used in the treatment of exertional heat illness. Br J Sports Med. 2005;39(8):503–507; discussion 7.
80. Graham BS, Lichtenstein MJ, Hinson JM, Theil GB. Nonexertional heatstroke. Physiologic management and cooling in 14 patients. Arch Intern Med. 1986;146(1):87–90.
81. Vicario SJ, Okabajue R, Haltom T. Rapid cooling in classic heatstroke: effect on mortality rates. Am J Emerg Med. 1986;4(5):394–398.
82. Moore TM, Callaway CW, Hostler D. Core temperature cooling in healthy volunteers after rapid intra-venous infusion of cold and room temperature saline solution. Ann Emerg Med. 2008;51(2):153–159.
83. Horowitz BZ. The golden hour in heat stroke: use of iced peritoneal lavage. Am J Emerg Med. 1989;7(6):616–619.
84. Broessner G, Beer R, Franz G, et al. Case report: severe heat stroke with multiple organ dysfunction – a novel intra-vascular treatment approach. Crit Care. 2005;9(5):R498–501.
85. Hong JY, Lai YC, Chang CY, et al. Successful treatment of severe heatstroke with therapeutic hypothermia by a noninvasive external cooling system. Ann Emerg Med. 2012;59(6):491–493.
86. Gagnon D, Lemire BB, Casa DJ, Kenny GP. Cold water immersion and the treatment of hyperthermia: using 38.6 degrees C as a safe rectal temperature cooling limit. J Athl Train. 2010;45(5):439–444.
87. Newsham KR, Saunders JE, Nordin ES. Comparison of rectal and tympanic thermometry during exercise. South Med J. 2002;95(8):804–810.
88. Eslava-Kim L. Ryanodex gets priority review for exertional heat stroke. MPR; 2017 [cited 2017 3/27/2017]. Unter: https://www.empr.com/home/news/drugs-in-the-pipeline/ryanodex-gets-priority-review-for-exertional-heat-stroke/ (letzter Zugriff: 12.05.2023).

KAPITEL

30

Rik De Decker, Gela Tölken

Notfälle durch Stiche und Bisse

Zusammenfassung

- Dieses Kapitel befasst sich mit Notfällen durch Bisse und Stiche von Schlangen, Skorpionen, Spinnen und Hautflüglern. Die Übertragung von Krankheiten wie Bilharziose, Tollwut und Zeckenbissfieber ist nicht Gegenstand dieses Kapitels.
- Toxine sind die Hauptbestandteile von Tiergiften. Es handelt sich um giftige Substanzen natürlichen Ursprungs, die bei anderen Lebewesen schwere Schädigungen hervorrufen und lebensbedrohlich sein können. Obwohl die Prävention der Schlüssel zur Vermeidung des Risikos einer Vergiftung ist, wird das entsprechende Gegengift als Eckpfeiler der Behandlung im Krankenhaus angesehen. Bei Notfällen in der Wildnis ist jedoch ein Gegengift oft nicht geeignet oder verfügbar. Die frühzeitige Einbindung lokaler, vorher bereits bekannter Experten oder Giftnotrufzentralen ist von größter Bedeutung.
- Obwohl sich eine Schlangengiftintoxikation sehr unterschiedlich präsentieren kann, konzentriert sich die Behandlung letztendlich darauf, die betroffene Gliedmaße bzw. den Patienten so weit als möglich zu immobilisieren, gefolgt von auch erweiterten lebenserhaltenden Maßnahmen wie Atemwegsmanagement und andere unterstützende Maßnahmen.
- Eine Vergiftung durch Skorpionstiche ist immer neuroexzitatorischer Natur. Die Behandlung konzentriert sich auf das Schmerz- und Atemwegsmanagement und eine Reihe unterstützender Maßnahmen.
- Medizinisch bedeutsame Vergiftungen durch Spinnen sind neurotoxischer oder zytotoxischer Natur, wobei sich die Behandlung im ersten Fall auf das Management der Atemwege und im zweiten Fall auf das Management von Schmerzen und Nekrosen konzentriert, zusätzlich zu unterstützenden Maßnahmen und einer Therapie mit Antiseren, falls angezeigt und verfügbar.
- Vergiftungen durch Hymenoptera (sog. „Hautflügler", insbesondere Bienen und Wespen) gehören zu den häufigsten und tödlichsten Vergiftungen weltweit. Die Behandlung konzentriert sich meist auf das Management der Anaphylaxie.

30.1 Einleitung

Dieses Kapitel ist als Leitfaden für den medizinischen Retter gedacht, um potenziell beeinträchtigende oder tödliche Stiche und Bisse in Berg- und Wildnisgebieten zu behandeln. Deshalb liegt der Schwerpunkt auf der Behandlung von Patienten, die durch Schlangen, Spinnen, Skorpione, Bienen und Wespen vergiftet wurden. Vergiftung oder auch Envenomation wird im *Merriam-Webster Dictionary* definiert als: „eine Handlung oder ein Fall von Intoxikation durch Gift". Dieses Kapitel schließt die Übertragung von Krankheiten wie Bilharziose, Tollwut und Zeckenbissfieber aus, diese Krankheiten sind nicht auf die Wirkungen des Gifts zurückzuführen, sondern auf die eines mikrobiellen Erregers. Bisse und Stiche von Tieren, die diese Krankheiten in sich tragen, können bei Bergwanderern Krankheiten auslösen, indem sie Erreger einschleppen, die sich möglicherweise erst später auswirken. Der Ausbruch der Krankheit ist daher verzögert und erfordert keine dringende Behandlung durch einen Bergretter. Ebenfalls hier nicht besprochen werden Traumata durch Bisse oder andere Verletzungen, die von nicht giftigen Tieren verursacht wurden, z. B. Pythons, Krokodile, Löwen, Bären. Da der Schwerpunkt dieses Buches auf der Rettungsmedizin in den Bergen und in der Wildnis liegt, werden auch Vergiftungen durch Meerestiere nicht behandelt.

Wir beschreiben zwei Arten von Vergiftungen:

- Bisse (von Schlangen und Spinnen): Hier wird die Haut mit Zähnen oder Mandibeln durchdrungen, die das Gift aktiv injizieren können.
- Stiche (von Skorpionen und Hautflüglern): Das Eindringen in die Haut erfolgt durch einen Stachel, der speziell für die Injektion von Gift eingesetzt wird.

30.2 Toxikologie vs. Toxinologie

Das Thema Vergiftung wird am besten unter zwei separaten, aber miteinander verbundenen Überschriften behandelt: Toxikologie und klinische Toxinologie.

- **Toxikologie:** Die Toxikologie wird im *Oxford English Dictionary* definiert als „der Wissenschaftszweig, der sich mit der Natur, den Wirkungen und dem Nachweis aller Gifte beschäftigt". Sie umfasst die Erfassung und Analyse potenzieller Toxine, berauschender oder verbotener Substanzen und verschreibungspflichtiger Medikamente im menschlichen Körper.
- **Klinische Toxinologie:** Die klinische Toxinologie hingegen ist die medizinische Wissenschaft, die sich mit der Diagnostik, Behandlung und Vorbeugung von Vergiftungen durch „natürliche" Gifte befasst, d. h. durch Toxine, die von Tieren, Pflanzen und Pilzen stammen.

Natürlich gibt es Überschneidungen zwischen beiden Fachgebieten, doch das engere Gebiet der klinischen Toxinologie umfasst ein breites Verständnis und starkes Erkenntnisinteresse an Giften und ein Bewusstsein für ihre physiologischen Wirkungen. Daraus ergeben sich Überlegungen zu einer möglichen Prophylaxe und Entscheidungen über akute Behandlungsmethoden, um eine Verschlechterung des Zustands oder den Tod eines Patienten zu verhindern, insbesondere in abgelegenen Gebieten, bevor eine endgültige Behandlung (in der Regel mit Antiseren) eingeleitet werden kann.

MERKE

Die klinische Toxinologie ist die medizinische Wissenschaft, die sich mit der Prävention, Diagnostik und Behandlung von Vergiftungen durch „natürliche" Gifte befasst. Das umfassende Wissen über Gifte und ihre physiologischen Wirkungen bildet die Grundlage für Überlegungen zur Prophylaxe und für Behandlungsentscheidungen, bevor die definitive Behandlung zur Verfügung steht.

Toxine sind die Hauptbestandteile von Tiergiften und damit giftige Substanzen natürlichen Ursprungs, die in der Lage sind, schwere, schädliche und lebensbedrohliche Wirkungen bei anderen Lebewesen (in der Regel bei Tieren) hervorzurufen. Als solche haben sich Toxine als wirksame Mittel zur Ruhigstellung von Beutetieren (Neurotoxine) sowie zur extraintestinalen Verdauung (Zytotoxine) etabliert, können aber auch als Teil einer Verteidigungsstrategie gegen Raubtiere dienen. [1, 2]

Die Produktion von Gift ist für das Tier aus physiologischer Sicht aufwendig und wird deshalb als Ressource nicht leichtfertig vergeudet. Da der Mensch in der Regel zu groß ist, um eine Beute von Kleintieren zu sein, wird er lediglich zur Abwehr der Bedrohung, die er für Tiere darstellt, vergiftet. Es ist wichtig, sich dessen bewusst zu sein, da dies das richtige Verhalten beim Umgang mit giftigen Tieren beeinflusst. Eine Vergiftung ist oft die Folge von Unachtsamkeit, bedrohlichem Verhalten und unkorrektem oder unsachgemäßem Umgang mit einem lebenden oder toten Tier. [1–3]

30.3 Bedrohungen durch beißende und stechende Tiere

Genaue Angaben über Vergiftungen sind aufgrund fehlender Daten schwer zu erheben, doch scheinen Erkrankungen oder Notfälle im Zusammenhang mit Tieren weltweit etwa 8 % der reisemedizinischen Notfälle in der Wildnis auszumachen. [4] Die Inzidenz in einem Gebiet wird naturgemäß eher von der lokalen Bevölkerung als durch die meist kleinere Gruppe von Besuchern bestimmt. Auch wenn keine epidemiologischen Daten verfügbar sind, muss der Rettungsdienst auf einen vergifteten Patienten (Einheimischer oder Reisender) reagieren können –Bevölkerungsstatistiken sind dann wenig aussagekräftig. Die Vorbereitung auf alle Eventualitäten ist entscheidend, auch wenn eine Vergiftung bei einem Bergwanderer selten vorkommt. [5]

Das Risiko einer Vergiftung erhöht sich, sobald man das Verbreitungsgebiet eines giftigen Tieres betritt. In diesem Zusammenhang gibt es zwei wichtige Überlegungen:

- Einige giftige Arten sind weltweit verbreitet, wie z. B. die Witwenspinnen (Latrodectus spp.), während andere ein begrenzteres Verbreitungsgebiet haben, wie z. B. bestimmte Klapperschlangenarten (Crotalus spp. und Sistrurus spp.), die nur in Nord- und Südamerika vorkommen, wobei einige Arten ein genau definiertes Verbreitungsgebiet mit nur minimalen Überschneidungen haben.
- Einige Gifttiere kommen nur in der Wildnis vor, viele sind jedoch auch in städtischen oder bevölkerten ländlichen Gebieten verbreitet. Der Risikounterschied liegt lediglich im erschwerten Zugang zur medizinischen Notfallversorgung.

Vor dem Betreten eines Wildnisgebiets ist es wichtig zu wissen, wie hoch die Wahrscheinlichkeit ist, auf giftige Tiere zu treffen, und welche Tiere unter welchen Bedingungen anzutreffen sind. Dies ermöglicht es dem medizinischen Retter, sich gut auf die Identifizierung und Behandlung möglicher Vergiftungen vorzubereiten. Es ist ebenso wichtig zu wissen, ob es örtliche Experten/Zentren gibt, die um Rat gefragt werden können, und ob Gegengifte verfügbar sind, da dies über Ziel und Art der einer Notfallevakuierung entscheidet.

MERKE

Zu wissen, welche Tiere in einem bestimmten Gebiet ein Risiko darstellen, ist der Schlüssel zu einer angemessenen Vorbereitung auf die Identifizierung und Behandlung potenzieller Vergiftungen. Es ist entscheidend zu wissen, welche Experten/Zentren für eine Beratung zur Verfügung stehen und ob Gegengifte verfügbar sind, da dies dazu beiträgt, den Zielort und die Art einer Notfallevakuierung festzulegen.

Die präklinische Behandlung mit dem Gegengift ist für die Ärzte vor Ort bei vielen Vergiftungen die Grundsäule der

Therapie. [6] Es kann jedoch auch sein, dass das Gegengift für eine präklinische Anwendung nicht geeignet ist, es sei denn, eine mögliche schwere allergische Reaktion auf das Gegengift kann sofort behandelt werden. [4] ➤ Abb. 30.1 zeigt einen Algorithmus zur Unterstützung des Entscheidungsprozesses, ob ein Einsatz von Gegengift in der Wildnis und im Gebirge gerechtfertigt ist. Dabei stehen bei der Entscheidungsfindung die Umstände des Vorfalls und die Dringlichkeit einer weiterführenden Behandlung bei einer schweren Vergiftung mit systemischen Folgen im Vordergrund.

Antiseren sind sehr unterschiedlich und nicht alle sind hinsichtlich Wirksamkeit, Sicherheit, Nebenwirkungen, Neutralisierbarkeit und Haltbarkeit vollständig validiert. [6, 7] Es liegen nur wenige randomisierte, kontrollierte Studien zur Therapie mit Antiseren vor, die sich hauptsächlich auf Gegengifte von Schlangen und Skorpionen beziehen. [6] Der Wert der Antiserumtherapie bleibt deshalb fraglich. Der tatsächliche Bedarf an kostengünstigen Antiseren ist nicht beziffert, was sich auf globaler Ebene negativ auf die Verfügbarkeit und Leistbarkeit von Antiseren auswirkt. [6, 8] Infolgedessen ist das Angebot an Gegengift für Schlangen-, Skorpion- und Spinnenbisse weltweit knapp und nimmt ab. [6]

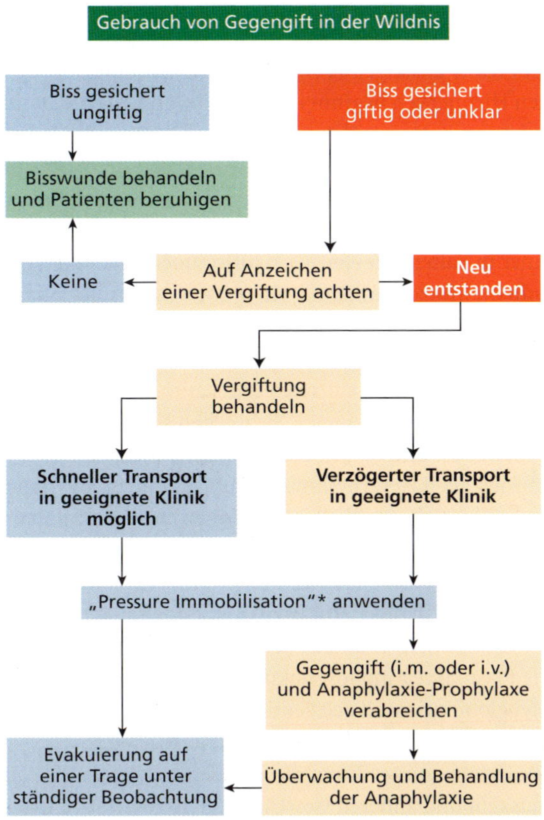

Abb. 30.1 Einsatz von Gegengift in der Wildnis, i.m. (intramuskulär), i.v. (intravenös). (Wiedergegeben aus [4], mit freundlicher Genehmigung)

30.4 Spezielle Gifttiere

30.4.1 Schlangen

Epidemiologie

Die Weltgesundheitsorganisation (WHO) schätzt, dass es weltweit jährlich zu 5,4–5,5 Millionen Schlangenbisse kommt, die zu 2,5 Millionen Vergiftungen, 400.000 Amputationen und etwa 100.000 Todesfällen führen. [2] Die meisten dieser Bisse ereignen sich in den Tropen und Subtropen von Afrika, Asien und Lateinamerika. In der Wildnis und bei der Bergrettung sind Schlangenbisse selten, was aber nichts daran ändert, dass man ihr Management kennen muss. Die Datenbank South African Mountain Accidents (SAMA) [9] zeigt, dass die Einsätze nach Schlangenbissen nur 0,2 % aller Unfälle ausmachen. Seit 1980 (als die erste Rettung nach einem Schlangenbiss verzeichnet wurde) waren von 5448 geretteten Patienten nur sechs Personen (0,1 %) Opfer von Schlangenbissen. Davon wurden vier per Hubschrauber geborgen, zwei konnten zu Fuß gehen, es gab keine Todesfälle.

Prävention

Wie immer in der Wildnis ist die Vorbereitung entscheidend, um Risiko und potenzielle Schäden zu vermeiden und um Notfälle rechtzeitig und adäquat zu therapieren. [4, 10] Das tatsächliche Risiko einer Schlangengiftintoxikation (im Gegensatz zu einem reinen Abwehrbiss) wird von vielen Faktoren beeinflusst: [1–3, 10]

- Alter der Schlange: Jüngere Schlangen produzieren weniger Gift als ausgewachsene Schlangen, können aber eine gefährlichere chemische Zusammensetzung des Giftes aufweisen.
- Mechanische Schädigung durch den Biss: Diese ist davon abhängig, wie viele Fangzähne die Haut durchdrungen haben.
- Anzahl der Bisse: Manche Schlangen beißen mehrmals.
- Tatsächlich injizierte Giftmenge.

Ein beträchtlicher Prozentsatz der Schlangenbisse (zwischen 10 und 50 %, je nach Spezies) führt nicht zu Vergiftungen (sog. trockene Bisse). [2]

Ist die gebiets- und jahreszeitliche Verbreitung von Gifttieren bekannt, kann das Risiko durch das Tragen von geeigneter persönlicher Schutzausrüstung (feste, lange, weite Hosen, geschlossene Schuhe) in Verbindung mit einem richtigen Verhalten, z. B. ausreichende Beleuchtung in der Nacht, minimiert werden. Weitere einfache Empfehlungen sind: [1–3, 5, 10]

- **Don'ts:**
  - Tiere anfassen: Dies sollte man auch bei scheinbar toten Tieren nicht tun, einige Schlangen täuschen zur Verteidigung ihren Tod vor.
  - Sich im „Tarnmodus" vermeintlich lautlos bewegen: Schlangen nehmen seismische Vibrationen im Boden wahr; wenn Sie sich normal bewegen, bleibt ihnen Zeit zur Flucht.
  - Laut sprechen: Eine zischende Schlange wird man nicht hören.
  - In Höhlen, Nestern und Löchern herumstochern.
  - Barfuß durch weichen Sand, dichtes Laub oder über nasse Pfade gehen.
- **Dos:**
  - Aufmerksam und wachsam sein, wenn man sich durch Felder, Wälder und Buschland bewegt.
  - Vorsichtig sein, wenn man über Baumstämme und Felsen steigt, hinter denen man den Boden nicht vollständig sehen kann.
  - Beim Klettern darauf achten, wohin man mit den Händen greift.
  - Komplett stillstehen, wenn man einer Schlange begegnet, bis sie sich entfernt hat (Schlangen beißen sich bewegende Objekte).
  - Wenn sich die Schlange nicht entfernt, sich langsam ohne schnelle Bewegung zurückziehen.

Prävention ist Therapie. White et al. schreiben: „Es ist von entscheidender Bedeutung, dass die Präventionsbemühungen verstärkt werden, um die Behandlung zu verbessern. Einfache Änderungen der Lebensgewohnheiten und des Verhaltens können die Häufigkeit von Vergiftungen erheblich verringern." [6]

Toxinologie

Die charakteristischen Merkmale von Schlangengift-Vergiftungen sind nur unzureichend bekannt, da zu wenige Fälle dokumentiert werden. Die medizinischen Folgen sind daher oft nur schwer vorhersagbar, die Behandlungsmöglichkeiten unklar. [6] Schlangengifte sind komplexe Cocktails, die sowohl toxische als auch ungiftige Komponenten enthalten und überwiegend aus Proteinen bestehen. Die klinischen Wirkungen werden vor allem durch Enzyme und Polypeptide hervorgerufen. [2, 10]

Schlangengifte werden normalerweise subkutan oder intramuskulär injiziert. Die großen Giftmoleküle werden zunächst durch das Lymphsystem und den Ductus thoracicus abtransportiert und gelangen schließlich in den venösen Kreislauf in die Nähe des Herzens. Deshalb wurden Erste-Hilfe-Maßnahmen wie Druckverband-Immobilisation und Druckpolster entwickelt, um den lymphatischen Transport zu verlangsamen oder zu stoppen, ohne den arteriellen Blutfluss zu beeinträchtigen (➤ Kasten 30.1). [10, 11]

Vergiftung

Klinische Merkmale

Da die Identifizierung der für einen Biss verantwortlichen Schlange schwierig sein kann, lässt sich oft keine genaue und zuverlässige Diagnose stellen. Eine ausführliche Anamnese kann wichtige Hinweise auf die infrage kommende Schlange geben, sie kann aber auch durch Fehleinschätzung und falsche Annahmen verzerrt werden, was in einigen Fällen zu erheblichen Fehldiagnosen führte. Trotz des potenziell breiten Spektrums klinischer Symptome sollte sich das klinische Management am führenden klinischen Syndrom orientieren. [2, 10, 12] Einen Überblick über die am häufigsten vorkommenden Symptome bei Schlangenvergiftungen gibt ➤ Tab. 30.1.

Da sich Schlangenbisse sehr unterschiedlich auswirken, lassen sich die klinischen Effekte am besten auf der Grundlage der betroffenen Körpersysteme wie folgt zusammenfassen: [6]

- Neurotoxine wirken entweder prä- oder postsynaptisch: Letztere greifen in die Interaktion der Acetylcholin-Alpha-Untereinheit des nikotinergen Rezeptors ein, während erstere hauptsächlich Phospholipasen sind und deren Wirkung daher durch ein Gegengift nicht mehr rückgängig gemacht werden können, sobald sie ihren Wirkort erreicht haben. Im Allgemeinen verursachen Neurotoxine eine progressiv absteigende akute schlaffe Lähmung, die an den Hirnnerven beginnt und zur Lähmung der Atemmuskulatur mit Atemstillstand führt, was dann in der Regel auch die Todesursache darstellt. Die frühesten Anzeichen für Neurotoxizität sind Schläfrigkeit und Kontraktion des M. frontalis, was zu hochgezogenen Augenbrauen und einer in Falten gelegten Stirn führt, noch bevor eine Ptosis auftritt. Mit zunehmender Atemnot wird der Betroffene ängstlich, zyanotisch, er schwitzt. Eine rasch fortschreitende absteigende Lähmung kann innerhalb von 15 min nach dem Biss auftreten und kann zusätzlich durch Zittern, Muskelzuckungen, Erbrechen sowie Schmerzen in der Brust und den Gliedmaßen gekennzeichnet sein. Es wurden auch Herzrhythmusstörungen und Myokymien (unwillkürliche Muskelkontraktionen) bei bestimmten Klapperschlangenbissen beschrieben. [2, 4, 6, 10, 12, 13]
- Myotoxine führen zu einem generalisierten Funktionsverlust der Skelettmuskulatur, der einhergeht mit Muskelschmerzen und Druckempfindlichkeit, zudem ist die Plasmakreatinphosphokinase erhöht, es kommt zu Myoglobinurie und gelegentlich sekundärer Nierenfunktionsstörung sowie zur Hyperkaliämie. [4, 6]
- Die Zytotoxine zerstören die Zellmembranen von Skelettmuskeln und anderen Gewebearten. Es kommt zu lokalen Schwellungen, zur Blasenbildung und zu Ödemen, die zu Nekrosen oder Gangrän führen können. Bei den meisten Vergiftungen treten ausgedehnte lokale Blasen und Nekrosen auf, in der Regel unter Beteiligung der Haut und des

Kasten 30.1

Anlage eines Kompressionsverbandes

Der ausgeübte Druck entspricht in etwa dem, der für das Bandagieren eines verstauchten Knies erforderlich ist, wobei die peripheren Pulse noch tastbar sein müssen. Die Druckverband-Immobilisierung (➤ Abb. 30.2) verstopft den Lymphfluss nicht, wenn sich die Skelettmuskulatur bewegt und wenn sie mit angemessenem Druck angewendet wird, eine entsprechende Schulung ist daher ratsam. Die Verwendung von handelsüblichen Schlangenbiss-Kompressionsverbänden, wie z. B. der SMART-Bandage, hilft den Anwendern durch Piktogramme, den richtigen Druck zu erreichen. (https://www.survivalfirstaidkits.net.au/shop/first-aid-accessories/smart-snake-bandage).

Jede Form von Druckverband oder Ruhigstellung sollte langsam und unter kontrollierten Bedingungen gelöst werden, wenn Mittel und Ressourcen zur Verfügung stehen, um eine mögliche plötzliche Verschlechterung des Opfers zu managen. [2, 4, 5, 10, 11]

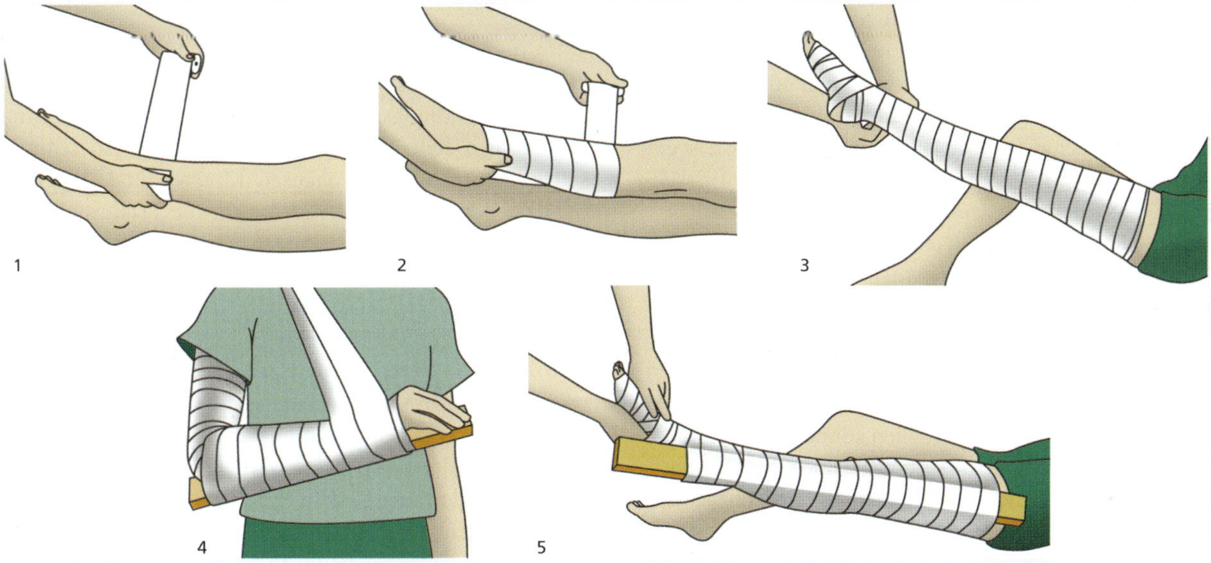

Abb. 30.2 Druckpolster (PP = pressure Pad) und Druckverband-Immobilisierung (PBI = pressure bandage immobilisiation). (Zeichnungen nach [14], mit freundlicher Genehmigung.)

Tab. 30.1 Die häufigsten klinischen Syndrome einer Vergiftung durch Schlangenbisse

Syndrom	Anzeichen für Bisse von …
Ausgeprägte lokale, schmerzhafte Schwellung ohne Gerinnungsstörung. Keine spontanen systemischen oder anhaltenden lokalen Blutungen	Speikobra (*Naja spp.*), Puffotter (*Bitis arietans*)
Ausgeprägte lokale, schmerzhafte Schwellung mit Gerinnungsstörung. Spontane systemische Blutungen (Zahnfleisch, Nase, Magen-Darm-Trakt, Urogenitaltrakt) oder anhaltende lokale Blutungen an der Bissstelle	Viperidae im Allgemeinen (einschließlich Krotaliden), insbesondere *Echis* und *Atheris spp.*, Gabunvipern und *Cerastes cerastes*, sowie einige Puffottern
Fortschreitende Lähmung (Neurotoxizität) mit vernachlässigbarer bis mäßiger, lokaler Schwellung	Neurotoxische Kobras und Mambas, bestimmte Kraits und nordamerikanische Korallenschlangen
Leichte lokale Schwellung mit vernachlässigbaren oder fehlenden systemischen Symptomen	Nachtottern (*Causus spp.*), Erdnattern (*Atractaspis spp.)* und einige Zwerg-, Busch- und Wüstenvipern
Leichte oder vernachlässigbare lokale Schwellung mit Gerinnungsstörung	Boomslang (*Dispholidus typus*) oder Weinbergschlangen (*Thelotornis spp.*)
Mäßige bis starke lokale Schwellung in Verbindung mit Neurotoxizität	Bergotter (*Bitis atropos*), andere Zwergottern (z. B. *Bitis peringueyi* und *B. xeropaga*)
Es ist zu beachten, dass die klinischen Auswirkungen einer Schlangenintoxikation mit verschiedenen Giftarten sehr unterschiedlich sind und, dass sich die giftspezifischen Symptome erheblich überschneiden können. Dennoch bleibt der symptomatische Ansatz nützlich, wenn die Schlange nicht identifiziert wurde.	

subkutanen Bindegewebes. Es können sich als Ergebnis der lymphatischen Ausbreitung des Giftes „Skip-Läsionen" (Läsionen fern der Bissstelle) bilden. Schwellungen treten in der Regel innerhalb von 30 min nach dem Biss auf und können sich ausbreiten und die gesamte Gliedmaße befallen. Bei starken Schwellungen kann sich gelegentlich ein Kompartmentsyndrom entwickeln, insbesondere wenn der Biss am Fuß, Knöchel, an der Hand oder am Handgelenk erfolgt ist. Die Schwellung ist jedoch meist subkutan und nicht subfaszial, sodass keine Fasziotomien erforderlich sind. [2, 12, 13]
- Zytoneurotoxische Giftcocktails (z. B. bei Bissen der Rinkhals-Kobra und bestimmter Kreuzottern) können sowohl zytotoxische als auch neurotoxische Anzeichen und Symptome hervorrufen und zu unerwarteter Atemnot oder Atemversagen führen, die oft erst spät und unvorhergesehen auftreten. Eine Hyponatriämie, die auf ein natriuretisches, hormonähnliches Toxin im Gift zurückzuführen ist, ist eine weitere häufige Komplikation, die sich erst spät entwickelt (24–36 Stunden nach dem Biss) und die, wenn sie unentdeckt bleibt, mit Krämpfen einhergehen kann. [2, 12]
- Gerinnungsfördernde, hämorrhagische und thrombozytenaggregationshemmende Toxine können innerhalb von 0,5–24 Stunden nach dem Biss eine schwere Verbrauchskoagulopathie verursachen. Gelegentlich können systemische Blutungen erst mehrere Tage nach dem Biss auftreten. In sehr schweren Fällen können subarachnoidale, intrazerebrale, retroperitoneale und extrapleurale Blutungen oder Schwangerschaftsblutungen beobachtet werden. Einen besonderen Teilbereich dieser Gifte stellen die prokoagulierenden und gleichzeitig thrombolytischen Toxine dar, die Lungenembolien und tiefe Venenthrombosen verursachen können. Opfer, die von hämotoxischen Schlangen gebissen werden, können unspezifische Symptome aufweisen, aber die Stichwunden an der Bissstelle können anhaltend bluten. In den meisten Fällen einer hämotoxischen Vergiftung ist das Problem jedoch letztendlich eine Verbrauchskoagulopathie. [2, 6, 10, 12, 13]
- Es gibt Schlangenbiss-Vergiftungen durch zytohämotoxische Giftcocktails mit entsprechenden klinischen Symptomen, wie z. B. bei Bissen von Sägeschuppen-/Karpfenvipern (medizinisch bedeutsam in Nordafrika, mit hoher Morbidität und Mortalität), nordafrikanischen Wüstenvipern, Puffottern und nordamerikanischen Krotaliden. [2, 13]
- Nephrotoxine führen zu Nierenschädigungen, die von einer leichten Nierenfunktionsstörung und Oligurie/Anurie bis hin zu akutem Nierenversagen reichen. [4, 6, 10]
- Kardio- und allergene Toxine sind selten und führen zu Herzfunktionsstörungen und Herzrhythmusstörungen oder zu schweren allergischen Reaktionen, insbesondere zu angioneurotischen Ödemen. [6]
- Eine Augenschädigung durch Schlangengift ist darauf zurückzuführen, dass das Gift in die Augen gespuckt wurde, was zu starken lokalen Schmerzen, Lidkrämpfen, Schwellungen der Augenlider sowie übermäßigem Tränenfluss und schleimigem Ausfluss führt. Eine Sekundärinfektion der Hornhautläsionen kann eine dauerhafte Erblindung oder Panophthalmitis mit Zerstörung des Auges sowie eine anteriore Uveitis hervorrufen [2, 5, 12]

Komplikationen können sich aus verzögerten oder unangemessenen Erste-Hilfe-Maßnahmen und der unbedachten Anwendung traditioneller Behandlungsmethoden ergeben. Die klinischen Symptome können sich mit denen von Stichen durch Spinnen und Skorpionen überschneiden, welche differenzialdiagnostisch in Erwägung gezogen werden müssen. [2, 10]

Management

Sofortmaßnahmen und frühzeitige Behandlung

Das Überprüfen der Verfügbarkeit lokaler Rettungsorganisationen, Behandlungsressourcen, Giftspezialisten und Giftnotrufzentralen sollte bereits Teil der Rettungsvorbereitungen sein. Städtische Krankenhäuser, Kliniken und Allgemeinmediziner haben oft nur unzureichende Erfahrung in der Behandlung von Schlangenbissen. Ebenso ist medizinisches Personal in ländlichen Gebieten oft nur unzureichend für die Behandlung von Schlangenbissen und Vergiftungen ausgebildet, auch wenn diese in der Region häufig vorkommen. Die frühzeitige Einbindung von Spezialisten wie Herpetologen und Toxinologen ist entscheidend. In ländlicheren Gebieten gibt es häufig noch traditionelle Behandlungsmethoden, deren Anwendung vermieden werden sollte. Ein gründliches Verständnis der Diagnostik und Behandlung einer Vergiftung ist daher ebenso wichtig wie der prompte Zugang zum entsprechenden Fachwissen und zu medizinischen Maßnahmen und Einrichtungen. [2, 6, 8, 10]

MERKE

Aufgrund der mangelnden Erfahrung und/oder Ausbildung des medizinischen Personals in ländlichen aber auch städtischen Krankenhäusern bei der Behandlung von Vergiftungen durch Tierbisse ist es entscheidend, Spezialisten wie Herpetologen und Toxinologen frühzeitig in die Behandlung einzubeziehen.

Allgemeine Überlegungen: [2–5, 10, 12–14]
- Beruhigen Sie den Patienten und hindern Sie ihn daran, sich zu bewegen. Erinnern Sie ihn daran, dass viele Bisse Trockenbisse sind und dass die meisten Giftdosen nicht tödlich sind.
- Entfernen Sie beengende Dinge wie Schmuck, Schuhe und Uhren von der betroffenen Extremität.
- Überwachen Sie die Vitalparameter des Patienten kontinuierlich während der Behandlung eines hypovolämischen Schocks.
- Beachten Sie, dass bei fortschreitender Lähmung die Bestimmung des Bewusstseinsgrades anhand der Glasgow Coma Scale aufgrund einer Ptosis, Aphasie oder Lähmung

der oberen Extremitäten beeinträchtigt sein kann. Wenn diese Patienten ausreichend beatmet werden, können sie aufgefordert werden, die Zehen oder Finger zu beugen, was in vielen Fällen noch möglich ist. Bei Verletzten mit Ptosis ist es hilfreich, deren Augenlider manuell anzuheben, um sie zu wecken, zu beruhigen und mit ihnen zu kommunizieren.
- Beginnen Sie mit der Evakuierung zur definitiven medizinischen Versorgung so schnell, sicher, passiv und bequem wie möglich. Achten Sie darauf, dass sich der Patient insgesamt und die betroffene Gliedmaße so wenig wie möglich bewegt.

Die folgenden frühen Anzeichen und Symptome helfen zu klären, um welches Toxin oder klinisches Syndrom es sich handelt:
- Starkes lokales Stechen, brennender Schmerz, Schwellung: Es steht eine zytotoxische Reaktion im Vordergrund, ein Kompressionsverband ist nicht zu empfehlen. In diesem Fall sind Paracetamol (Acetaminophen) oder Paracetamol/Codein-Kombinationen, die oral oder intravenös verabreicht werden, sinnvoll. Besteht der Verdacht auf eine hämotoxische Vergiftung oder eine Koagulopathie, sind Aspirin und andere nichtsteroidale Antiphlogistika kontraindiziert.
- Fehlender oder geringer Schmerz: Es handelt sich um eine überwiegend neurotoxische Vergiftung. Es wird ein Kompressionsverband mit Ruhigstellung der Gliedmaße empfohlen. In ➤ Kasten 30.1 ist das Anlegen von Kompressionsverbänden dargestellt. Bereiten Sie sich auf eine langfristige Beatmung vor. Tourniquets sind sehr umstritten und sollten nur als letztes Mittel in entlegenen Gebieten bei Bissen von eindeutig identifizierten Schlangen mit potenziell schnell tödlichen neurotoxischen Giften (z. B. Mambas) in Betracht gezogen werden. Durch das Anlegen eines Tourniquets kann Zeit gewonnen werden, sodass das medizinische Personal den Patienten in eine medizinische Einrichtung evakuieren kann, bevor eine schwere systemische Vergiftung eintritt. Manche Autoren lehnen diese Vorgehensweise jedoch ab. Das anschließende Lösen eines Tourniquets sollte nur in einer kontrollierten und angemessen vorbereiteten Umgebung erfolgen.
- Anhaltende Blutungen aus den Einstichwunden und unspezifische Symptome, die langsam auftreten (≥ 12 Stunden nach dem Biss): Es handelt sich wahrscheinlich um hämotoxisches Gift. Ein Kompressionsverband wird nicht empfohlen. Anhaltendes Erbrechen kann mit Prochlorperazin (i.m.) behandelt werden.

Es ist wichtig zu wissen, dass viele Schlangen einen Giftcocktail injizieren, bei dem die Behandlung der Neurotoxizität wegen der schädlichen systemischen Wirkungen Vorrang hat. Auch wenn die Verwendung eines Kompressionsverbands das Risiko einer lokalen Gewebeschädigung erhöht, kann seine Anwendung in Betracht gezogen werden, wenn die Art der Vergiftung unklar ist und das Opfer weit von definitiver Hilfe entfernt ist. [2, 4, 10, 13]

Bei Hypotension oder Schock sollte Flüssigkeit intravenös verabreicht werden, und es können Vasopressoren wie Noradrenalin indiziert sein.

Weitere Empfehlungen:
- Vermeiden Sie alle Arten von Inzisionen oder Exzisionen, Kauterisationen, die Anwendung chemischer Substanzen wie Kaliumpermanganat, Elektroschocks usw. an der Wunde und vermeiden Sie auch alle traditionellen, pflanzlichen oder alternativen Heilmittel.
- Es ist erwiesen, dass Schlangenbiss-Saugvorrichtungen angesichts der geringen Menge an Gift, die sie entfernen, klinisch unbedeutend sind. Ihre Verwendung kann zu einer weiteren Schwächung der betroffenen Gliedmaßen führen.
- Es sollte nicht versucht werden, die Schlange zu fangen oder zu töten, um ihre Identifizierung zu erleichtern.
- Tote Schlangen sollten nicht angefasst werden, da ihr Gift und ihre Beißreflexe auch nach dem Tod noch für längere Zeit erhalten sind.
- Auch eine symptomatische, von einer Schlange gebissene Person sollte zur definitiven medizinischen Versorgung gebracht und 12–24 Stunden beobachtet werden.
- Bei einer Augenbeteiligung sollte eine sofortige Spülung mit reichlich Wasser oder einer anderen unschädlichen Flüssigkeit, z.B. Milch erfolgen. Zur Öffnung reflektorisch geschlossener Augenlider kann eine einmalige Anwendung lokalanästhetischer Augentropfen die Spülung des Auges erleichtern. Ein topisches oder systemisches Gegengift ist nicht indiziert, und Steroide (topisch oder systemisch) sind kontraindiziert. [2, 4, 5, 10, 12, 13, 15]

Weiterführende Behandlung

Die weiterführende Behandlung besteht aus einer angemessenen systemischen Unterstützung, in Fällen postsynaptischer Neurotoxizität mit einer Anticholinesterase-Therapie und, falls indiziert und verfügbar, einem Gegengift. Wenn eine lokale Nekrose auftritt, ist eine Tetanusimpfung ratsam. Fasziotomien sollten nicht ohne eindeutige Indikation durchgeführt werden. [5, 10]

Antiseren gegen Schlangengifte gibt es entweder polyvalent oder monovalent; in beiden Fällen ist das Antiserum immer regionalspezifisch. Folglich ist die Verwendung von Antiseren, die nicht aus der Region stammen oder nicht spezifisch für die Region hergestellt wurden, in welcher der Biss erfolgte, unwirksam und potenziell gefährlich. Polyvalente Antiseren decken nur ein ganz bestimmtes Spektrum von Schlangengiften ab. Deckt ein Antiserum das spezifische Schlangengift nicht ab, spricht der Patient nicht auf die Behandlung an, auch wenn das Antiserum aus derselben Region stammt. Rettungskräfte müssen daher die geeigneten Gegengifte mit sich führen, um sie vor Ort einsetzen zu können. In den ländlichen Gebieten der Entwicklungsländer stehen in der Regel keine Antiseren zur Verfügung und das Gesundheitspersonal ist in der Regel auch nur unzureichend in deren Verabreichung geschult.

Die Verantwortung für eine angemessene Vorbereitung liegt beim medizinischen Personal vor Ort bzw. der betroffenen Expedition. [2, 12]

Antiseren gibt es entweder als gefriergetrocknetes Pulver oder in flüssiger Form. Ersteres ist teurer, hat aber eine längere Haltbarkeit, letzteres kann so verwendet werden, wie es ist, erfordert aber für den Transport die Einhaltung der Kühlkette, also eine kontinuierliche Lagerung bei 2–8 °C. Gefriergetrocknetes Antiserum sollte sich in sterilem Wasser in weniger als 10 min auflösen. [2, 10] Flüssige Antiseren werden in bestimmten Ampullengrößen geliefert und neutralisieren eine definierte Menge an Gift.

Während der Einsatz von Antiseren bei schweren Vergiftungen lebensrettend sein kann, kann es bei neuro- und zytotoxischen Vergiftungen die lokalen und systemischen Reaktionen nicht immer rückgängig machen. Trotz der Gegengifttherapie ist die einzige lebensrettende Maßnahme bei nachgewiesener systemischer neurotoxischer Vergiftung die Unterstützung der Atmung. [5, 10, 12] Die intravenöse Verabreichung des Antiserums verzögert und/oder mildert das Einsetzen der Muskellähmung und kann die Erholungszeit verkürzen. Ähnlich verhält es sich mit zytotoxischen Antiseren. Ein polyvalentes Antiserum kann eine bereits eingetretene Gewebeschädigung nicht rückgängig machen, aber ihre Ausbreitung begrenzen. Eine bemerkenswerte Charakteristik monovalenter hämotoxischer Antiseren (z. B. für die Boomslang) besteht darin, dass ihr Gegengift hämotoxische Wirkungen zu jedem Zeitpunkt nach dem Biss aktiv rückgängig macht, nicht jedoch Folgeerscheinungen wie Multiorganversagen. [2, 12]

MERKE

Gegengifte für neuro- und zytotoxische Vergiftungen können lokale und systemische Reaktionen in der Regel nicht rückgängig machen. Sie verzögern und/oder mildern jedoch Beginn und Verlauf der Muskellähmung bei einer neurotoxischen Vergiftung, begrenzen die Ausbreitung der Gewebeschäden und beschleunigen die Erholung. Trotz der Serumtherapie ist die einzige lebensrettende Maßnahme bei einer nachgewiesenen systemischen neurotoxischen Vergiftung die Unterstützung der Atmung. Monovalente hämotoxische Antiseren können die hämotoxischen Wirkungen zu jedem Zeitpunkt nach dem Biss aktiv rückgängig machen, nicht jedoch Folgeerscheinungen wie Multiorganversagen.

Potenzielle unerwünschte Reaktionen auf die Behandlung mit dem Gegengift sind die Entwicklung einer Anaphylaxie und Fieber, was innerhalb einer Stunde nach Verabreichung des Gegengifts auftreten kann. Die Serumkrankheit ist eine verzögerte Reaktion, die keine Behandlung durch die Rettungskräfte erfordert. Hauttests zur Bestimmung der Empfindlichkeit gegenüber Antiseren sind unzuverlässig und zeitaufwendig. [2, 5, 10, 12]

Es gibt keine absoluten Kontraindikationen für eine Gegengifttherapie bei einer lebensbedrohlichen systemischen Vergiftung. Allerdings besteht bei Atopie oder einer bekannten Vorgeschichte von unerwünschten Reaktionen auf ein Antiserum ein höheres Risiko, dass innerhalb von 3–60 min nach Erhalt des Gegengifts schwere akute Komplikationen auftreten. In diesem Fall ist die prophylaktische Verabreichung von Adrenalin s.c. empfohlen (0,25 ml einer Lösung von 1:1.000 (250 µg) für Erwachsene und 0,01 mg/kg für Kinder). [2, 10, 12]

Akute unerwünschte Reaktionen auf das Gegengift werden mit Adrenalin i.m. behandelt (0,1 % [1:1.000] in einer Dosis von 0,5–1,0 ml für Erwachsene und 0,01 mg/kg für Kinder). Auch ein Antihistaminikum kann langsam i.v. appliziert werden. Die Serumkrankheit kann innerhalb von 7 Tagen nach der Behandlung auftreten und äußert sich in Proteinurie, periartikulären Schwellungen, Arthralgie, Fieber, Urtikaria, Juckreiz und selten in neurologischen Symptomen. [2, 10, 12, 13]

Für eine maximale Wirksamkeit wird das Gegengift in kristalliner Infusionslösung verdünnt und über 30–60 min unter ständiger Überwachung des Patienten infundiert. Es gibt keinen Unterschied in der Dosierung zwischen Kindern und Erwachsenen, und das Antiserum sollte schnell und so lange verabreicht werden, bis die schwere lokale oder systemische Vergiftung abklingt. Polyvalente Antiseren sind wirksamer, wenn sie innerhalb der ersten sechs Stunden nach einem Biss verabreicht werden, können aber bei Bedarf auch noch nach 48 Stunden gegeben werden.

Als letzter Ausweg kann es als intramuskuläre Injektion an mehreren Stellen vorne und seitlich am Oberschenkel verabreicht werden. Das Massieren der Stellen nach der Injektion fördert die Resorption. Antiseren sollten nicht in oder um die Bisswunde herum injiziert werden.

Die genaue Dosierung hängt von dem jeweiligen Gegengift, der Schlangenart und dem Grad der Verletzung ab. In einigen Fällen können Folgedosierungen (auch für mehrere Tage) erforderlich sein. [2, 10, 12] Ein praktischer Algorithmus für die Gegengifttherapie in der Wildnis ist in ➤ Abb. 30.1 dargestellt.

30.4.2 Skorpione

Skorpionstiche sind nach Schlangenbissen die zweithäufigste Ursache für eine Vergiftung nach Tierangriff. In Regionen, in denen Skorpione häufig vorkommen und Stiche eine wichtige Krankheitsursache darstellen, sind oftmals Antiseren verfügbar, die in einigen Gebieten zu einem Rückgang der Sterblichkeit beigetragen haben. [6]

Epidemiologie

Weltweit werden jährlich mehr als 1 Million Skorpionstiche gemeldet, von denen die meisten zwar schmerzhaft sind, aber kaum ernsthafte Folgen haben. In einigen Gebieten jedoch sind die Verläufe schwerwiegender, gelegentlich werden auch Todesfälle bei Kindern gemeldet. In der Maghreb-Region in Nordafrika beispielsweise sind Skorpionstiche eine wesentlich häufigere Ursache für Morbidität und Mortalität als Schlangenbisse. Im Allgemeinen führt nur etwa einer von zehn Skorpionstichen zu einer signifikanten Vergiftung, weltweit kommt es schätzungsweise zu ca. 3.000 Todesfälle pro Jahr. [2, 16, 17]

Während sich die meisten Stiche nur lokal auswirken, kann es bei vielen Arten der *Buthidae*-Familie zu schweren systemischen Vergiftungen kommen, die eine übermäßige autonome Aktivität verursachen oder kardio-/neuromuskulär toxisch wirken. Es überrascht nicht, dass Regionen, in denen Skorpionstiche eine erhebliche Belastung für die öffentliche Gesundheit darstellen, den Regionen entsprechen, in denen diese gefährlichen Arten vorkommen: Südasien, der Nahe Osten, Afrika sowie Mittel- und Südamerika. [16]

Prävention

Viele Skorpionstiche ereignen sich in der Dämmerung oder nachts, wenn Menschen barfuß oder in Sandalen ohne ausreichende Beleuchtung unterwegs sind, oder zufällig beim Bewegen von Steinen/Felsen oder beim Sammeln von Holz. Kinder sind aufgrund ihres Erkundungstriebs in der freien Natur anfälliger für Stiche. Felskletterer können beim Klettern und in Zelten gestochen werden.

Toxinologie

Nahezu alle Skorpionvergiftungen führen zu einem gemischt-autonomen (neuroexzitatorischen) Erregungssyndrom unterschiedlicher Schwere, wobei die Symptome vom Skorpiontyp abhängen. Eine Ausnahme bildet der iranische *Hemiscorpius lepturus,* der ein zytotoxisches Bild verursacht. [16, 17]

Skorpione injizieren ihr Gift durch einen Stachel im Endsegment (Telson) des Schwanzes. Ihre Gifte sind „komplexe wässrige Mischungen, die Schleim, anorganische Salze, organische Moleküle mit niedrigem Molekulargewicht und viele verschiedene kleine, basische Neurotoxine enthalten". [18] Die Toxine wirken auf die Natriumkanäle verschiedener erregbarer Zellen, indem sie entweder die Inaktivierung (α-Toxin) verzögern oder die Aktivierung (β-Toxin) verstärken, was zu einer zufälligen, aber anhaltenden Depolarisierung von Zellen führt, die wiederum spontane und wiederholte neuronale Erregungen verursacht. [16–18]

Das neuroexzitatorische Syndrom betrifft sowohl den Sympathikus als auch den Parasympathikus, wobei die parasympathische Aktivierung schon bald nach dem Stich wirksam wird und zur Beeinträchtigung der Atmung beiträgt. Die α-Toxine des Skorpions verursachen die massive Freisetzung von Adrenalin und Noradrenalin. Die Freisetzung dieser Metaboliten in Kombination mit sympathischen Reaktionen verursacht die meisten schweren systemischen Wirkungen wie Herzmuskelschädigung, kardiogener Schock und Lungenödem. [16]

Vergiftung

Klinische Merkmale

Die meisten Stiche führen lediglich zu starken lokalen Schmerzen. Nur bei etwa 10 % aller Stiche, selbst bei den giftigsten Skorpionen, kommt es zu einer systemischen Vergiftung. [16] Die klinischen Auswirkungen variieren nicht so stark wie bei Schlangenbissen. Der Grad und das Spektrum der Anzeichen und Symptome einer systemischen Vergiftung hängen von der Art des Giftes, der injizierten Menge und der Körpermasse des Opfers ab, weswegen Kinder einem höheren Risiko ausgesetzt sind. Bei Erwachsenen kann sich das Auftreten der Anzeichen und Symptome einer systemischen Vergiftung um mehrere Stunden verzögern. [18]

Klinisch bedeutsame Stiche (mit Ausnahme von *H. lepturus*) sind immer durch starke lokale Schmerzen mit oder ohne lokale Gewebeverletzungen gekennzeichnet. Die systemischen Wirkungen spiegeln die neurologische Übererregbarkeit wider (mit oder ohne Beteiligung anderer erregbarer Muskelarten wie der Skelettmuskulatur und des Herzmuskels) und hängen von der betreffenden Skorpionart ab. [4, 6, 18]

Ein sofortiger brennender Schmerz von unerträglicher Intensität um die Stichstelle ist typischerweise das erste Symptom, allerdings können die tatsächlichen Einstichstellen schwer zu finden sein. Die Dauer des Schmerzes ist unterschiedlich und kann von Stunden bis zu Tagen reichen. Um die Stichstelle herum können Ödeme, Muskelfaszikulationen und Taubheitsgefühle auftreten, außerdem Parästhesien, insbesondere an Händen, Füßen, Kopfhaut, Mund und anderen Bereichen des Gesichts. Von allgemeinen, aber schweren Hyperästhesien innerhalb der ersten Stunden nach dem Stich wird ebenfalls berichtet, oft begleitet von Muskelkrämpfen und Schmerzen, die gelegentlich mit dem Gefühl fließenden elektrischen Stroms verglichen werden. [16, 18]

Der deutlichste klinische Unterschied bei Kindern ist ihre einzigartige Form der Unruhe, die keine Reaktion auf den Schmerz, sondern Symptom einer starken systemischen Vergiftung ist. Weinen, Schreien, unkontrollierbare Zuckungen der Extremitäten, Strampeln, Schütteln und sich Winden dominieren das Erscheinungsbild, zusammen mit einer unnatürlichen Körperhaltung, Kauen, Grimassieren und Schmatzen mit den Lippen. Bulbäre Lähmungen und Atemnot kommen bei Kindern häufiger und in stärkerem Maße vor als bei Erwachsenen. [18]

- **Autonome Effekte:** Parasympathische Effekte treten in der Regel früh auf, stimuliert durch die anfängliche Freisetzung von Acetylcholin. Es können sich folgende Symptome zeigen: Erbrechen, Bauchschmerzen, Durchfall, Bauchspeicheldrüsensekretion mit Spasmus des M. sphincter Oddi, Bradykardie, vermehrter Speichelfluss, Tränenfluss, Müdigkeit, Sprachschwierigkeiten, generalisiertes, übermäßiges Schwitzen, Priapismus und Hypotonie. Sympathische Wirkungen aufgrund der Freisetzung von Katecholaminen halten in der Regel länger an als parasympathische Wirkungen und können zu Mydriasis, Piloerektion, verschwitzten Handflächen, Tachykardie, Hyperglykämie, Hyperthermie, EKG-Anomalien, Lungenödem, Harn- und Stuhlinkontinenz, Hypertonie und Unruhe führen. [4, 6, 16–18]

- **Kardiovaskuläre Effekte:** Bei etwa 33–50 % aller Verletzten treten kardiale Effekte auf. Eine früh auftretende Hypertonie kommt häufig vor, während eine Hypotonie seltener vorkommt und auf eine schwere systemische Vergiftung hinweist. In solchen Fällen kann die kardiale Dysfunktion zu kardiogenem Schock und Lungenödem führen, was tödlich enden kann. [16, 17]
- **Neurologische Effekte:** Die Wirkung der Toxine verursacht die klassische neuromuskuläre Reaktion, die bei bestimmten Arten von Skorpionen auftritt. Die unkoordinierte neuromuskuläre Aktivität aufgrund der Stimulation des peripheren Nervensystems äußert sich durch Schlagen und Strampeln mit den Gliedmaßen, Muskelfaszikulationen im Gesicht, an der Zunge, den Armen und Beinen und hyperreaktiven Sehnenreflexen. Muskelschwäche mit ausgeprägter Gehbehinderung und verminderter Kraft, abnorme okulomotorische Bewegungen wie „wandernder" Blick, Sehstörungen und Atemnot können auf eine Erschöpfung der Neurotransmitter nach übermäßiger Aktivierung hinweisen. [4, 16, 18]
- **Gastrointestinale Effekte:** Gastrointestinale Wirkungen sind Folge einer cholinergen Stimulation und äußern sich in Form von Erbrechen, Bauchschmerzen und erhöhter Magenmotilität. Einige Skorpionarten können eine akute Pankreatitis verursachen. [16]

Zytotoxisch wirksame Vergiftung

Die Vergiftung durch den iranischen Skorpion *H. lepturus* ist für ein einzigartiges klinisches Syndrom verantwortlich, das folgende Symptome umfasst: schmerzloser Stich, lokales Erythem, bullöse Läsionen, Purpura, Blutergüsse, Blasenbildung, Nekrose, Blutungsneigung, Fieber, Hämolyse mit Hämoglobinurie, Myokardschädigung und akute Nierenschädigung mit einer hohen Sterblichkeitsrate. Das klinische Erscheinungsbild ähnelt dem des Loxoscelismus (➤ 30.4.3). [4, 16]

Wenn keine vollständige Anamnese und/oder eine offensichtliche Skorpioneinstichstelle vorliegt, kann die Differenzialdiagnose schwierig sein, und es sollte eine Tetanusinfektion in Betracht gezogen werden. Wurde die Skorpionart nicht identifiziert, ist es ratsam, den Patienten für mindestens 12 Stunden im Krankenhaus zu überwachen, insbesondere ein asymptomatisches Kind. [18]

MERKE

Schwere Vergiftungen durch Skorpionstiche zeigen sich meist als neuroexzitatorisches Syndrom und treten vor allem bei Stichen von Skorpionen aus der Familie der Buthidae auf. In 50 % der Fälle entwickeln sich bei den Patienten kardiale Erregungsleitungsstörungen

Management

Sofortmaßnahmen und frühzeitige Behandlung

Eine systemische Intoxikation mit Skorpiongift ist ein medizinischer Notfall, und das erfolgreiche klinische Management setzt eine adäquate Anamneseerhebung, das frühzeitige Erkennen der klinischen Symptome und Befunde sowie das Bewusstsein für die Dynamik voraus, mit der potenziell tödliche neurotoxische Wirkungen auftreten können. Bei den Opfern, insbesondere bei Kindern, kann innerhalb von 1–2 Stunden nach dem Stich ein Atemstillstand auftreten. In der Regel wird der Schweregrad der Vergiftung innerhalb von einer Stunde deutlich. Die Erste-Hilfe-Maßnahmen und die Versorgung des Patienten vor Ort sollten sich auf die Unterstützung der Atmung und die kontinuierliche Überwachung (auch auf Herzrhythmusstörungen und Hypotonie) konzentrieren. Der dringende Transport in eine geeignete Einrichtung zur definitiven Versorgung ist genauso wichtig wie die Fähigkeit, während des Transports die Atmung zu unterstützen bzw. gegebenenfalls zu sichern. [18] Eine allgemeine Übersicht über die wichtigsten Behandlungsprinzipien auf Grundlage des klinischen Bildes ist in ➤ Tab. 30.2 dargestellt.

MERKE

Bei Opfern, insbesondere bei Kindern, kann es innerhalb von 1–2 Stunden nach dem Stich zum Atemstillstand kommen. Die Erste Hilfe und die Versorgung des Patienten vor Ort sollte sich daher auf die Unterstützung der Atmung und die kontinuierliche Überwachung (auch auf Herzrhythmusstörungen und Hypotonie) konzentrieren. Ein dringender Transport zu einer geeigneten Einrichtung für die definitive Versorgung ist wichtig, und die Möglichkeit, die Atmung während des Transports zu unterstützen bzw. ggf. zu sichern, ist zwingend erforderlich.

Bei intravenöser Volumentherapie sollte auf eine Überlastung des kardiovaskulären Systems geachtet werden. Die Verwendung von Atropin zur Verringerung der Hypersalivation wird zwar häufig im Zusammenhang mit der Behandlung von Skorpionenstichen erwähnt, ist aber fragwürdig, da sie zu überschießenden adrenergen Reaktionen führen kann.

Die quälenden lokalen Schmerzen an der Einstichstelle können durch ein topisches Lokalanästhetikum gelindert werden. Die Analgesie mit Opioiden und nicht-steroidalen Antiphlogistika hat Berichten zufolge zu schlechten Ergebnissen geführt. In einigen Studien haben Paracetamol (1 g IV Einzeldosis) und lokal appliziertes 5-prozentiges Lidocain

Tab. 30.2 Behandlung von Skorpionstichen entsprechend der klinischen Symptomatik

Effekt	Behandlung
Nur lokale Effekte	Analgesie, Lokalanästhesie
Autonome Erregung	Antiserum[a] in Kombination mit symptomatischer und unterstützender Behandlung, einschließlich Prazosin
Unruhe und Angstzustände	Benzodiazepine oral
Lungenödem	Aufnahme auf der Intensivstation, nicht-invasive/mechanische Beatmung, Antiserum[a], Vasodilatatoren[b]
Hypotension oder kardiogener Schock	Antiserum[a] und Dobutamin-Infusion kombiniert mit symptomatischer und unterstützender Behandlung
Schwere neuromuskuläre Erregung (in Verbindung mit Centruroides-Arten)	Antiserum[a], Benzodiazepin-Infusion kombiniert mit symptomatischer und unterstützender Behandlung
Multiorganversagen, einschließlich Koma, Krampfanfälle und durch Hypotonie verursachte Organschäden	Unterstützende Pflege, mechanische Beatmung, Inotropika wie Dobutamin, Benzodiazepin-Infusion

In Fällen von Skorpionstichen durch die Art Parabuthus bei Kindern sind Medikamente zur Dämpfung des zentralen Nervensystems wie Opioide und Benzodiazepine kontraindiziert, da sie die Atemdepression verstärken und das Risiko von Erbrechen und Aspiration erhöhen können. [18]

[a] Die Wirkung des Antiserums ist geringer, wenn eine schwere systemische Intoxikation bereits festgestellt wurde.

[b] Die intravenöse Anwendung von Vasodilatatoren ist nicht genau definiert, und bei Patienten mit bestehender Hypotonie oder bei gleichzeitiger Anwendung von Dobutamin ist Vorsicht geboten.

(Wiedergegeben aus [16], mit freundlicher Genehmigung)

bei leichten Vergiftungen gute Ergebnisse erbracht. Häufig wird eine lokale Kältetherapie empfohlen, die jedoch von den Opfern aufgrund der durch die Stiche verursachten Hyperästhesie möglicherweise nicht toleriert wird.

Intravenös verabreichtes 10-prozentiges Calciumgluconat (10 ml über 5–10 min) kann gegen generalisierte Muskelschmerzen und Krämpfe verabreicht werden, die Wirkung ist möglicherweise nur von kurzer Dauer (20–30 min), und die Dosis ist begrenzt. Antihistaminika und Glukokortikosteroide werden nicht routinemäßig eingesetzt, es sei denn, der Einsatz eines Antiserums wird in Betracht gezogen. [17, 18] ➤ Abb. 30.1 zeigt einen praktischen Algorithmus für den Gegengift-Einsatz.

Definitive Versorgung

In den meisten Fällen sind keine spezifischen diagnostischen Untersuchungen erforderlich. Die Analysen sollten mögliche Komplikationen von Skorpionstichen wie Nierenversagen, Pankreatitis, Herzrhythmusstörungen und Herzversagen berücksichtigen. Die Behandlung sollte symptomatisch und unterstützend sein, bei schwerer systemischer Vergiftung kann die Einweisung auf die Intensivstation aufgrund eines Lungenödems und eines kardiogenen Schocks erforderlich werden. Falls verfügbar, kann eine Therapie mit Antiseren in Betracht gezogen werden (➤ Abb. 30.1). [6, 16]

Die Verwendung von Antiseren zur Behandlung von Skorpionstichen ist umstritten und nicht gut untersucht. Es scheint, dass ein Antiserum am wirksamsten ist, wenn es bei schweren und/oder systemischen Vergiftungen eingesetzt wird, insbesondere bei europäischen und nordamerikanischen Skorpionarten. [6, 16, 17] Da die primäre therapeutische Wirkung des Gegengiftes in der Bindung von Toxinen besteht, werden die bekannten physiologischen Wirkungen wie kardiogener Schock oder Atemnot nicht aufgehoben. Es gibt Hinweise darauf, dass das Antiserum gegen *Centruroides spp.* beim systemischen Syndrom von Kindern rasch wirksam ist. Nach einer Antiserum-Infusion kann es jedoch zwischen zwei und sechs Stunden dauern, bis ein Effekt erkennbar ist, eine kontinuierliche Überwachung und symptomatische Behandlung der Patienten ist erforderlich.

MERKE

Die primäre Behandlung bei Skorpionstichen beruht auf der Unterstützung der Atmung, der Schmerzbehandlung und der genauen Überwachung möglicher Komplikationen wie Herz- oder Nierenschädigungen. Ein Gegengift hebt die bereits eingetretenen physiologischen Probleme nicht notwendigerweise auf, die Wirkung tritt nur langsam ein.

Ein Antiserum kann anaphylaktische Reaktionen und eine Serumkrankheit (➤ 30.4.1) hervorrufen, die entsprechend behandelt werden müssen. Die prophylaktische Verabreichung von Adrenalin ist bei einigen Arten von Skorpionvergiftungen umstritten, da sie die Stimulation des sympathischen Nervensystems verschlimmern kann. Eine genaue Beobachtung des Opfers nach der Verabreichung des Gegengiftes wird empfohlen, vorzugsweise für bis zu 12 Stunden nach der Verabreichung. [17, 18]

30.4.3 Spinnen

Epidemiologie

Mit weltweit etwa 30 000 Arten, die mit Ausnahme der Familie der *Uloboridae* alle giftig sind, sind Spinnen weit verbreitet und in städtischen Umgebungen häufiger anzutreffen als in der Wildnis und in den Bergen. Obwohl Spinnen weithin gefürchtet und Quelle vieler Mythen sind, verursachen weltweit nur etwa 200 Arten (0,27 % aller Spinnen) medizinisch bedeutsame Vergiftungen. Die meisten Spinnen haben emp-

30

findliche Mundwerkzeuge (Cheliceren) und Reißzähne, welche die menschliche Haut nicht durchdringen können. Von wenigen Ausnahmen abgesehen, enden Spinnenbisse selten tödlich. [19–21]

Weltweit werden nur zwei klinisch bedeutsame systemische Syndrome durch Spinnenintoxikationen verursacht: Latrodektismus durch *Latrodectus spp.* (z. B. Schwarzer Knopf oder Witwe) und Loxoscelismus durch *Loxosceles spp.* (z. B. Braune Einsiedler). Es ist jedoch bekannt, dass einige Spinnen, die schwere und gelegentlich lebensbedrohliche Vergiftungen verursachen können, auf kleinere, begrenzte geografische Regionen beschränkt sind, z. B. *Phoneutria spp.* (Wanderspinne) in Brasilien und *Hadronyche spp.* (Trichternetz-Spinne) im südöstlichen Australien [20, 21]

Prävention

Die Vergiftung des Menschen durch eine Spinne ist immer zufällig und erfolgt, wenn der Mensch versehentlich z.B. über Kleidung, Schuhe, Bettzeug mit ihr in Berührung kommt. Ein Biss erfolgt in der Regel zur Verteidigung nach direktem Kontakt mit einem Menschen. Bedrohungen für den Menschen gehen hauptsächlich von jagenden (nicht netzbildenden) Spinnen aus, die im Allgemeinen aggressiver sind, größere Cheliceren haben und ihre Beute – in der Regel Insekten – mit ihrem Gift überwältigen müssen. Die meisten Kugelspinnen sind für den Menschen harmlos, da sich ihre Beute im Netz verfängt und nur eine geringe Menge zytotoxischen Gifts injiziert wird, um die Beute zu verdauen. Die Cheliceren der meisten Spinnen sind zu klein, um die menschliche Haut zu durchdringen. Außerdem ist Gift ein zu teures Gut, um es zu verschwenden. Die „Giftdosierung" wurde bei der Schwarzen Witwe gut gezeigt, die nur zubeißt, wenn sie ernsthaft bedroht wird, und selbst dann ist der Biss normalerweise trocken (ohne Gift). Sollte Gift injiziert werden, scheint die Spinne in Abhängigkeit von der wahrgenommenen Bedrohung zu „entscheiden", wie viel sie injiziert. Die Gefahr einer signifikanten Vergiftung eines Menschen besteht nur dann, wenn die Spinne ein tödliches Risiko wahrnimmt. [22]

Toxinologie

Das wesentlichste Merkmal der Spinnengifte ist, dass eine winzige Menge Gift einen Menschen töten kann, auch wenn dies selten vorkommt. Spinnengifte bestehen aus einem komplexen Cocktail biologischer Substanzen – einer Mischung aus Polypeptiden. Grundsätzlich wirken zwei Arten von Giften auf den Menschen und enthalten in der Regel entweder neurotoxische oder zytotoxische Komponenten. Neurotoxische Gifte beeinträchtigen das Nervensystem, indem sie in die neuronalen Signalwege eingreifen, was zu Atem- oder Herzstillstand führen kann. Zytotoxische Gifte enthalten Sphingomyelinase, ein Enzym, das in der Lage ist, Zellmembranen zu schädigen, was zu einer umfassenden lokalen Gewebezerstörung und Nekrose führt. Einige Gifte enthalten sowohl neurotoxische als auch zytotoxische Komponenten. Im Gegensatz zu Schlangengiften basiert die klinische Klassifizierung von Spinnenbissen jedoch weniger auf den Giftbestandteilen als vielmehr auf den charakteristischen Vergiftungsmustern von vier Spinnengattungen. Nur zwei davon sind weltweit verbreitet (Latrodektismus und Loxoszelismus).

Intoxikationen

Klinische Merkmale

Es gibt im Wesentlichen vier verschiedene Vergiftungsmuster bei Spinnen, die nach der Gattung benannt sind, die sie verursacht:

- **Latrodektismus:** Die Schwarze Witwe oder Knopfspinne (*Latrodectus spp.*) ist weltweit verbreitet und ihr Gift ist neurotoxisch. Zu den Auswirkungen gehören Rötungen an der Bissstelle mit lokalem Schwitzen, starke, ausstrahlende Schmerzen, Bauchkrämpfe oder Schmerzen, die so stark sind, dass sie ein akutes Abdomen vortäuschen, ferner Brustschmerzen, die einen Herzinfarkt simulieren, Muskelkrämpfe, Schwäche, Speichelfluss, Gänsehaut, Fieber, Übelkeit, Erbrechen, Priapismus und Angstzustände. Unbehandelt kann der Latrodektismus zu einer langanhaltenden Erkrankung mit anhaltenden Schmerzen und systemischer Vergiftung führen; der Tod ist selten. [6]
- **Loxoscelismus:** Das Gift der Braunen Einsiedlerspinne (*Loxosceles spp.)* wirkt nekrotisch und führt zu Schmerzen, einer umschriebenen Läsion um die Bissstelle (rot-weiß-blaues Zeichen im Verlauf mehrerer Stunden) und frühen, unspezifischen systemischen Anzeichen und Symptomen. Systemische Auswirkungen kommen selten (viszerokutaner Loxoszelismus) vor, können aber Fieber, Hautausschlag, Hämoglobinurie, Koagulopathie, akute Nierenschädigung, Schock und bei Kindern - selten – den Tod umfassen. Viele andere Hautläsionen werden durch ulzerative dermatologische Zustände verursacht, die den kutanen Loxoscelismus imitieren und als nekrotischer „Arachnidismus" bezeichnet werden, oft ohne Hinweise auf einen Spinnenbiss. [4, 6]
- **Phononeutrismus:** Wandernde, bewaffnete oder Bananenspinnen (*Phononeutria spp.*), die nur in Lateinamerika vorkommen, haben ein neurotoxisches Gift, das in seiner Wirkung dem von *Latrodectus spp.* ähnelt, bei männlichen Opfern jedoch zum ausgeprägten Priapismus führt. [4, 6]
- **Atrazinismus**: *Atrax*, *Illawarra* und *Hadronyche* sind drei Gattungen der Unterfamilie *Atracinae* der australischen Trichternetzspinnen. Ihr Verbreitungsgebiet liegt haupt-

sächlich im Südosten Australiens in den Regionen um Sydney und entlang der Ostküste; nur in Westaustralien und im Northern Territory gibt es keine Trichternetzspinnen. A. *robustus* ist eine der giftigsten Arten für den Menschen, mit Reißzähnen, die einen Schuh durchdringen können! Ihr Gift kann eine schwere neurotoxische Vergiftung verursachen, die gelegentlich zum autonomen Sturm bzw. akuten Dysautonomien und einem schweren Lungenödem führt und mit einer hohen Sterblichkeit behaftet ist, wenn sie nicht mit einem Gegengift behandelt wird. Bemerkenswert ist, dass die Spinnen von Wasser angezogen werden und häufig in Schwimmbädern zu finden sind, wo sie einige Zeit überleben und zu einem Biss führen können, wenn sie nicht sorgfältig entfernt werden. [6]

MERKE

Spinnengifte sind entweder neurotoxisch oder zytotoxisch oder eine Kombination aus beidem. Neurotoxische Gifte greifen in neuronale Signalbahnen ein und können Atemstillstand oder Herzstillstand verursachen. Zytotoxische Gifte können zu einer ausgedehnten lokalen Gewebszerstörung und Nekrose führen

Management

Spinnenbisse mit systemischen Vergiftungserscheinungen erfordern die rasche Verlegung in ein Zentrum, das eine unterstützende und auch intensivmedizinische Behandlung anbieten kann. Die Behandlung mit einem Antiserum ist die Therapie der Wahl für alle neurotoxischen Spinnengifte, einschließlich Latrodektismus, Phononeutrismus und Atrazinismus (➤ Abb. 30.1 gibt eine praktische Anleitung zur Verwendung von Gegengift). [6]

Sofortmaßnahmen und frühzeitige Behandlung

Die Erste-Hilfe-Behandlung bei Trichternetzspinnenbissen (Atrazinismus) ist ähnlich wie bei einem neurotoxischen Schlangenbiss: Anlegen eines Druckverbandes und einer Schiene zur Reduzierung des Lymphflusses und zur Ruhigstellung der Gliedmaße. Der Druckverband sollte aus zwei Gründen nicht vorzeitig entfernt werden: Zum einem können längere Zeiträume, in denen die Ausbreitung des Giftes reduziert wird, eine lokale Inaktivierung des Giftes ermöglichen, und zum anderen kann sich bei Opfern ohne Symptome einer systemischen Vergiftung der Zustand plötzlich verschlechtern, wenn die Schiene entfernt wird. [23]

Definitive Versorgung

Die Immobilisierung und Schienung sollten so lange erhalten bleiben, bis ein Antiserum zur Verfügung steht und alle medizinischen Maßnahmen zur Unterstützung und Überwachung während der Verabreichung getroffen wurden. Der Grundpfeiler der Behandlung ist das Antiserum, es kann allerdings zusätzliche unterstützende oder intensivmedizinische Pflege erforderlich sein, wenn der Druckverband entfernt wird. Obwohl es sich bei der Gruppe der Witwenspinnen um die medizinisch wichtigste Spinnengruppe weltweit handelt, ist ein Gegengift nur in Australien, den Vereinigten Staaten, Südafrika und Mexiko erhältlich. [6, 23] Das Gegengift der Europäischen Witwenspinne wird nicht mehr hergestellt.

MERKE

Die Behandlung der Wahl bei einer neurotoxischen Spinnenintoxikation erfolgt mittels Gegengift, muss aber mit Druckverband, Ruhigstellung, Atemwegsmanagement und unterstützender Pflege einhergehen.

30.4.4 Hymenoptera

Hymenoptera (Bienen, Wespen, Hornissen und Ameisen) und *Coleoptera* (Blasenkäfer) sind die klinisch bedeutsamsten Insekten, die beim Menschen zu Vergiftungen führen können. Weltweit kommen durch Schlangen, Spinnen und Skorpione zusammen weniger Menschen ums Leben als durch Bienen. Bienenstiche, einschließlich der Stiche von Honigbienen, stellen eine große, aber zu wenig beachtete Gesundheitsbedrohung dar. [4, 6] Im Folgenden konzentrieren wir uns auf Bienen und Wespen, die tödliche Vergiftungen verursachen können.

Epidemiologie

Berichten zufolge sterben in den USA jährlich zwischen 40 und 100 Menschen an Insektenstichen, man geht jedoch davon aus, dass diese Zahlen das Problem nicht richtig wiedergeben, sondern zu gering geschätzt sind. [24] Südafrikanische Statistiken über einen Zeitraum von 10 Jahren suggerieren, es gäbe in Südafrika nur einen Todesfall nach Bienenstichen pro Monat. [25] Die meisten schwerwiegenden Insektenstiche treten in städtischen und landwirtschaftlichen Gebieten auf, nicht in der Wildnis oder in den Bergen. In der SAMA-Datenbank [9] sind für den Zeitraum von 1980 bis heute nur sieben Fälle von Insektenstichen in der Wildnis mit neun Opfern verzeichnet. Im gleichen Zeitraum von 37 Jahren verzeichnete die SAMA-Datenbank jedoch 3.100 andere Vorfälle in der Wildnis und in den Bergen, bei denen 5.190 Opfer gerettet werden mussten. Die Häufigkeit der Rettungen nach Insektenstichen beträgt nach diesen Zahlen also nur 0,17 % und betrifft nur 0,2 % aller geretteten Personen, was eine vernachlässigbare Belastung für die Bergrettungsdienste darstellt. Nichtsdestotrotz muss sich das medizinische Rettungspersonal (wie auch die Bergsteiger selbst und Expeditionsteilnehmer) des Risikos für bestimmte Personen und der Notwendigkeit einer sofortigen Evakuierung und erweiterten Behandlung von Komplikationen bewusst sein.

Neuere epidemiologische Studien zeigen eine Prävalenz von systemischen Reaktionen auf Hymenopterenstiche von fast 10 %, wobei das geringste Risiko bei Kindern besteht. [26, 27] Zu den Faktoren, die den Schweregrad der Reaktion (z. B. anaphylaktischer Schock) bestimmen, gehören eine entsprechende Vorgeschichte bezüglich der betreffenden Insektenart, frühere schwere systemische Reaktionen, das Alter des Opfers, vorbestehende kardiovaskuläre und respiratorische Erkrankungen sowie die Einnahme bestimmter Medikamente, wie z. B. ACE-Hemmer. [24] Das Risiko eines schlechten Outcomes ist durchaus real: Bis zu 60 % der Opfer mit früheren systemischen Reaktionen erleiden bei einem erneuten Stich einen anaphylaktischen Schock. [28] Eine seltene Folge eines Bienenstichs ist das Kounis-Syndrom: allergisch bedingte Angina pectoris oder gar Myokardinfarkt aufgrund akuter Mastzelldegranulation.

Prävention

Vermeiden der Vergiftungen

Im Allgemeinen stechen Bienen als Abwehrmechanismus bei unbeabsichtigtem Kontakt. Einige Arten – insbesondere die nicht-solitären Schwarm-Bienen oder Wespen, die zu Tausenden in Stöcken leben – greifen an, wenn ihr Stock bedroht wird oder sie anderweitig gestört werden. Die meisten dieser Angriffe sind auf eine ungewollte Störung zurückzuführen, einige jedoch auf aktive Interaktion (z. B. Entnahme von Honig). Es liegt auf der Hand, dass Wildnis- und Bergreisende, die in der Vergangenheit bereits allergisch auf Bienenstiche reagiert haben, erstens gebührende Vorsicht walten lassen und zweitens das Mitführen eines Autoinjektors für Adrenalin (z. B. eines EpiPen) in Betracht ziehen sollten.

Es ist wichtig, sich zu vergegenwärtigen, dass die Zahl der anaphylaxiebedingten Todesfälle im Zusammenhang mit Bienenstichen höher ist als die Zahl aller anderen Vergiftungen zusammen. [6] Das größte Risiko stellt die Anaphylaxie dar, die durch einen einzigen Bienenstich ausgelöst werden kann: Der Effekt ist nicht dosisabhängig und kann innerhalb von ##Minuten zu einer schweren anaphylaktischen Reaktion führen.

MERKE

Die Zahl der anaphylaxiebedingten Todesfälle im Zusammenhang mit Bienenstichen übersteigt die Zahl der Todesfälle, die durch andere Vergiftungen hervorgerufen werden. Eine lebensbedrohliche anaphylaktische Reaktion kann durch einen einzigen Bienenstich ausgelöst werden, sie ist nicht dosisabhängig und kann innerhalb von Minuten auftreten.

Neben einer Anaphylaxie kann es auch zu Todesfällen aufgrund von Mehrfachstichen kommen (>20 Stiche/kg, oder ~1.500 Stiche bei einem Erwachsenen). Dies ist typisch für einen Schwarmangriff [29], wobei diese Massenintoxikationen nur in der Nähe von Kolonien auftreten. Wenn man von einer großen Anzahl stechender Insekten angegriffen wird, besteht die beste Verteidigung darin, aus der Kolonie zu fliehen, da die Insekten die Verfolgung außerhalb ihres Territoriums nicht fortsetzen.

Prophylaxe einer Anaphylaxie

Wenn man eine anaphylaktische Reaktion auf einen Insektenstich überlebt hat, ist die Gift-Immuntherapie (VIT) die einzige spezifische und sichere Behandlung, um die Morbidität zu verringern oder den Tod bei einem künftigen Angriff zu vermeiden. Sie kann das Risiko einer schwerwiegenden systemischen Reaktion gering halten und sicherere Reisen in die Wildnis ermöglichen, indem sie das Risiko künftiger Stiche verringert.

Es hat sich gezeigt, dass eine Immuntherapie 75–80 % der Personen mit einer Bienengiftallergie und > 98 % der Opfer mit einer Wespengiftallergie schützt. [29] Die VIT ist jedoch teuer und daher hauptsächlich für Personen mit einer anaphylaktischen Reaktion in der Vorgeschichte und einem erheblichen Risiko einer erneuten Exposition zu rechtfertigen. Es ist auch wichtig, dass Überlebende früherer anaphylaktischer Reaktionen IM-Adrenalin-Injektoren bei sich tragen und wissen, wie diese anzuwenden sind. Bei einer Bergexpedition muss die gefährdete Person sicherstellen, dass alle Begleiter dieses Risiko kennen und wissen, wie man eine intramuskuläre Adrenalininjektion durchführt.

Toxinologie

Bienen

Eine Intoxikation mit dem Gift der *Hymenoptera* kann bei bis zu 10 % der Bevölkerung zu einer akuten, schweren Anaphylaxie führen. Sie äußert sich in Urtikaria, Angioödem, Schock, Bewusstlosigkeit, Magen-Darm-Störungen, Bronchospasmus, Inkontinenz und Uteruskontraktionen bei weiblichen Opfern. [4] Massenattacken von Bienen können nicht nur eine Hämolyse, akute Nierenschäden, Bronchospasmus, Pneumonitis und Rhabdomyolyse hervorrufen, sondern auch zu sekundären Verletzungen und Tod führen, z. B. durch Sturz aus großer Höhe beim Klettern. [4]

Das Gift ist bei den verschiedenen Apis-Arten (Honigbienen) ähnlich – mit geringen Unterschieden in der Aufteilung der Bestandteile. Allergene Verbindungen sind Enzyme, die im Gift enthalten sind. Melittin ist zwar ein unbedeutendes Allergen, aber das wichtigste schmerzauslösende Element und wirkt durch Schädigung der Zellmembranintegrität. Das Hauptallergen im Bienengift ist die Phospholipase-A2.

Histamin ist nur ein kleiner Bestandteil des Bienengifts, aber das mastzellendegranulierende Protein bewirkt, dass sich die Mastzellen auflösen und das eigene Histamin des Betroffenen freisetzen. Die Hyaluronidase ist sowohl ein „Ausbreitungsfaktor“, der es den anderen Giftkomponenten ermöglicht, in das Gewebe einzudringen, als auch ein weiteres wichtiges Allergen. Schließlich enthält das Bienengift das neurotoxische Peptid Apamin. [19, 30]

Wespen

Der Tod durch eine Wespengiftintoxikation ist auf eine durch Immunglobulin E (IgE) vermittelte Anaphylaxie vom Typ I zurückzuführen und wird in den meisten Fällen durch einen einzigen Stich verursacht. Einige Arten, wie z. B. die Vespa-Hornissen, sind gefährlicher, da sie in der Lage sind, mehr Gift zu injizieren, und das Gift eine höhere Toxizität aufweist. [31]

Im Vergleich zum Bienengift ist die Zusammensetzung des Wespengifts von Art zu Art unterschiedlich und enthält aktive Amine, Kinine (die meist Schmerzen verursachen) und histaminfreisetzende Peptide, die wiederum eine Entzündungsreaktion auslösen. Eine Substanz namens Antigen-5 ist das aktivste Allergen. Die Phospholipase-A und -B sind weniger aktive Allergene; wie auch beim Bienengift ist die Hyaluronidase ein „Verbreitungsfaktor“ für die anderen Toxine. Neurotoxine und Acetylcholin sind im Gift einiger Arten enthalten. [31]

Da die Unterschiede zwischen Bienen- und Wespengiften nur gering sind, sind ihre pharmakotoxischen Wirkungen ähnlich. Bei massiven Vergiftungen durch Wespen treten anfänglich Ödeme, Müdigkeit, Schwindel, Übelkeit, Erbrechen, Fieber und Bewusstlosigkeit auf, aber Nicht-allergische Todesfälle durch Wespengift sind selten. Bei massiven Wespenangriffen, die zum Tod führen, reichen einige Dutzend bis Hunderte von Stichen aus, im Gegensatz zu Bienenschwarmangriffen, bei denen mehrere Tausend Stiche erforderlich sind, um lebensbedrohlich oder tödlich zu sein.

Intoxikationen

- Klinische Merkmale **Lokale Reaktionen:** Die meisten Menschen, die von einer Biene gestochen werden, erleiden entweder eine nicht schwerwiegende, lokale, allergische Reaktion von begrenzter Größe und Dauer oder eine nicht-allergische lokale Reaktion, wobei letztere eine toxische Reaktion auf Giftbestandteile, hauptsächlich Kinine wie Melittin, ist. Diese Reaktionen äußern sich in der Regel in Form von Rötungen und Ödemen, die von einigen Zentimetern Durchmesser bis hin zum Befall einer ganzen Hand, eines Unterarms oder sogar des größten Teils eines Beins reichen können.
- **Systemische oder generalisierte Reaktion:** Die klinischen Merkmale einer anaphylaktischen Reaktion auf Bienen- und Wespenstiche (definiert als Beteiligung von zwei oder mehr Organsystemen, Hypotonie, Larynxödem und Bronchospasmus) sind kutan (Juckreiz, Urtikaria, Angioödem) und respiratorisch (Asthma bronchiale, Larynxödem). Weitere Besonderheiten der Insektenstichallergie sind gastrointestinale Symptome (Durchfall, Bauchkrämpfe, Inkontinenz) und visuelle Symptome. [24]
- **Anaphylaxie:** Die häufigste Ursache aller Fälle eines anaphylaktischen Schocks sind Hymenopterengifte, gefolgt von Medikamenten und Nahrungsmitteln wie Erdnüssen. [32] Die unerwartete, akute, lebensbedrohliche anaphylaktische Reaktion auf Bienen- und Wespenstiche betrifft in 75 % der Fälle Personen, bei denen keine Allergie in der Vorgeschichte vorliegt, und scheint durch eine allergische Reaktion auf Giftproteine verursacht zu werden. Abhängig von Ort und Anzahl der Stiche am Körper kann eine allergische Reaktion in der Vorgeschichte das Risiko eines lebensbedrohlichen Verlaufs erhöhen. [29] Typischerweise treten tödliche Stiche am Kopf oder Hals auf, wobei der Tod bei Opfern, die älter als 40 Jahre sind oder an Arteriosklerose leiden, oft innerhalb von einer Stunde eintritt. [31]

MERKE

Akute lebensbedrohliche anaphylaktische Reaktionen auf Bienen- und Wespenstiche treten häufig bei Personen auf, bei denen zuvor keine Allergie bekannt war. Allergische Reaktionen in der Vorgeschichte können jedoch das Risiko eines lebensbedrohlichen Verlaufs erhöhen. Tödliche Stiche erfolgen in der Regel an Kopf oder Hals, wobei der Tod oft innerhalb von einer Stunde eintritt.

Diagnostik

Die Diagnose lässt sich in der Regel leicht stellen, wenn ein Bienen- oder Wespenstich in der Anamnese angegeben wird und der Bienenstachel am Ort des Stichs gefunden wird.

Management

Sofortmaßnahmen und frühe Behandlung

Im Gegensatz zu Wespenstacheln sind Bienenstacheln mit Widerhaken versehen und verbleiben in der Haut. Wespenstiche verbleiben nicht in der Haut, und die Insekten können daher mehrfach stechen. Abgetrennte Bienenstacheln, die im Opfer verbleiben, sollten so schnell wie möglich mit einer geeigneten Methode entfernt werden. Der Glaube, dass der Giftsack (der aus dem Hinterleib der Biene herausgezogen wird und sie dadurch tötet) nicht gequetscht werden sollte, da sonst das restliche Gift in das Opfer injiziert wird, ist weit verbreitet, jedoch falsch [32]. Das gesamte Gift wird vielmehr innerhalb von 30 Sekunden injiziert. Das Erste-Hilfe- und Notfall-Personal muss auf noch lebende Bienen oder Wespen achten, die sich in oder unter der Kleidung des Opfers befinden oder sich in seinen Haaren verfangen haben könnten. Diese Insekten könnten auch die Helfer stechen.

Die meisten Stiche von Hautflüglern sind selbstlimitierende Ereignisse, die ohne Behandlung innerhalb weniger Stunden bis zu einigen Tagen abklingen. Die Behandlung unkomplizierter Vergiftungen besteht aus einer konservativen Therapie mit oralen Antihistaminika, Eis oder kühlen Umschlägen, topischen Analgetika (z. B. Lidocain) oder Kortikosteroid-Lotionen. [32] Schwere anaphylaktische Reaktionen können jedoch schnell lebensbedrohlich sein; Adrenalin ist das einzige wirksame Medikament bei frühen respiratorischen oder kardiovaskulären Manifestationen (z. B. anaphylaktischer Schock) und muss so schnell wie möglich i.m. verabreicht werden. Die Dosierung für einen Erwachsenen (> 12 Jahre und > 50 kg) beträgt 0,5 mL 1:1.000 Adrenalin, bei Bedarf mehrmals alle 5 min. Wenn weitere Dosen erforderlich sind, muss eine i.v.-Infusion in Betracht gezogen werden.

30

Definitive Versorgung

Bei einer Verschlimmerung der Symptome, die über lokale Reaktionen und Schmerzen hinausgeht, oder bei einer früheren Anaphylaxie nach Insektenstichen sollte der Patient so schnell wie möglich in ein Krankenhaus transportiert werden, das in der Lage ist, eine kontinuierliche Überwachung durchzuführen, die Atmung zu unterstützen und bei Bedarf eine schwere Anaphylaxie weiter zu behandeln. Bei Massenintoxikationen ist Berichten zufolge der Tod innerhalb von 16 Stunden und bis zu 12 Tagen nach einem Schwarmangriff durch Bienen und innerhalb von 4 Stunden und bis zu 9 Tagen nach mehreren Wespenstichen eingetreten. [31] Todesfälle treten durch schweres Nierenversagen aufgrund von Hämoglobinurie oder durch Herzstillstand aufgrund von Komplikationen der Gifttoxizität auf.

Die folgenden Medikamente sind erforderlich, um eine akute, schwere anaphylaktische Reaktion vor Ort und/oder während der Verlegung auf eine Intensivstation zu behandeln:

- Intramuskuläre Adrenalininjektionen (1:1.000) oder intravenöse Adrenalininfusionen, wenn entsprechende Fachkenntnisse und Überwachung vorhanden sind
- Sauerstoff über eine Inhalationsmaske
- Antihistaminika und Kortison i. v., falls Atemnot besteht
- Ein Beta-Agonist (z. B. Salbutamol) vernebelt oder intravenös, oder Adrenalin vernebelt, zur Bekämpfung des Larynxödems

Die vollständige Behandlung eines anaphylaktischen Schocks kann intravenöse Flüssigkeitsgaben (Ringer-Laktat mit 20 ml/kg), Intubation und Beatmung sowie weitere Maßnahmen wie inotrope Unterstützung umfassen.

Fazit

- Die Vergiftung von Menschen durch Schlangen, Skorpione, Spinnen und Hautflügler ist eine Abwehrreaktion der Tiere auf eine Bedrohung. Der Mensch ist zu groß, um die Beute kleiner Tiere zu sein, und da die Produktion von Gift für das Tier physiologisch aufwendig ist, wird es nicht ohne weiteres verschwendet, sodass manche Abwehrbisse kein Toxin enthalten. Dies zu verstehen ist wichtig, da es das angemessene Verhalten von Menschen beeinflusst, die mit giftigen Tieren in Kontakt kommen oder mit ihnen umgehen. Vorbeugung ist der Schlüssel zur Minimierung des Expositionsrisikos bei einer Intoxikation.
- Die Kenntnis der wahrscheinlichen Intoxikationsrisiken in einem bestimmten geografischen Gebiet und der möglichen klinischen Folgen bildet die Grundlage der medizinischen Behandlung einer Vergiftung in der Wildnis. Die frühzeitige Einbindung lokaler, vorab identifizierter Experten oder Giftnotrufzentralen ist von größter Bedeutung für die Behandlungsstrategie.
- Da ein Antiserum nicht immer für Notfälle in der Wildnis geeignet und vorhanden ist, beruht die sofortige Behandlung aller Formen von Intoxikationen auf einer raschen Evakuierung, einer kontinuierlichen Überwachung des Patienten (insbesondere des kardiorespiratorischen Systems), einer Schmerztherapie, wenn sie angezeigt ist, und einer angemessenen supportiven Behandlung. Falls verfügbar, sollte die weiterführende Behandlung eine genaue und detaillierte Überwachung der lebenswichtigen Organsysteme, die Verabreichung eines Antiserums, falls angezeigt und verfügbar, einschließlich der Behandlung möglicher unerwünschter Wirkungen umfassen.

30.5 Danksagung

Wir danken Dr. Kate Balme und Dr. Cindy Stephen, medizinische Mitarbeiter des Giftinformationszentrums am Red Cross War Memorial Children's Hospital, Kapstadt, Südafrika, für ihre Hilfe und Anleitung bei der Erstellung dieses Kapitels.

LITERATUR

1. Schleicher A. Reptilien Namibias. Windhoek: Kuiseb Verlag; 2015.
2. Guidelines for the prevention and clinical management of snakebite in Africa. Brazzaville: World Health Organization – Regional Office for Africa; 2010.
3. Buys PJ. Snakes of Namibia. Windhoek: Gamsberg MacMillan; 1995.
4. Johnson C, Anderson SR, Dallimore J, et al. Oxford handbook of expedition and wilderness medicine, 2nd ed. Oxford: Oxford University Press; 2015.
5. Boyd JJ, Agazzi G, Svajda D, et al. Venomous snakebite in mountainous terrain: prevention and management. Wilderness Environ Med. 2007;18:190–202.
6. White J, Warrell D, Eddleston M, et al. Clinical Toxinology – Where Are We Now? Antivenoms. J Toxicol Clin. 2003;41(3):263–276.
7. Williams D, Gutiérrez JM, Harrison R, et al. The Global Snake Bite Initiative: an antidote for snake bite. Lancet. 2010;375:89–91.
8. Chippaux JP. Snake-bites: appraisal of the global situation. Bull World Health Organ. 1998;76:515–524.
9. South African Mountain Accidents Database, 1890 to current.
10. Warrel A. Guidelines for the management of snake-bites. World Health Organization; 2010.
11. Saul ME, Thomas PA, Dosen PJ, et al. A pharmacological approach to first aid treatment for snakebite. Nat Med. 2011;17:809–811.
12. Müller GJ, Modler H, Wium CA, et al. Snake bite in southern Africa: diagnosis and management. S Afr Med J: Continuing Med Educ. 2012;30:362–381.
13. Corbett B, Clark RF. North American snake envenomation. Emerg Med Clin N Am. 2017;35:339–354.
14. Marais J. A complete guide to the snakes of Southern Africa. Cape Town: Struik Nature; 1980.
15. Bush SP. Snakebite Suction Devices Don't Remove Venom: They Just Suck. Ann Emerg Med. 2004;43:187–188.
16. Isbister GK, Bawaskar HS. Scorpion envenomation. N Engl J Med. 2014;371:457–463.
17. Rodrigo C, Gnanathasan A. Management of scorpion envenoming: a systematic review and meta-analysis of controlled clinical trials. Syst Rev. 2017;6:74–85.
18. Müller GJ, Modler H, Wium CA, et al. Scorpion sting in southern Africa: diagnosis and management. S Afr Med J: Continuing Medical Education. 2012;30:356–361.
19. Hauke TJ, Herzig V. Dangerous arachnids – Fake news or reality? Toxicon. 2017;138:173–183.
20. Diaz JH. The global epidemiology, syndromic classification, management, and prevention of spider bites. Am J Trop Med Hyg. 2004;71(2):239–250.
21. Isbister GK, Fan HW. Spider bite. The Lancet. 2011;378(9808):2039–2047.
22. Nelsen D. R, Kelln W, Hayes WK. Poke but don't pinch: risk assessment and venom metering in the western black widow spider, Latrodectus hesperus. Anim Behav. 2014;89:107–114.
23. Sutherland SK, Duncan AW. New first-aid measures for envenomation: with special reference to bites by the Sydney funnel-web spider (Atrax robustus). Med J Aust. 1980;1(8):378–379.
24. Clark S, Long AA, Gaeta TJ, et al. Multicenter study of emergency department visits for insect sting allergies. J Allergy Clin Immunol. 2005;116(3):643–649.
25. Du Toit-Prinsloo L, Morris NK, Meyer P, et al. Deaths from bee stings: a report of three cases from Pretoria, South Africa. Forensic Sci Med Pathol. 2016;12(1):81–85.
26. Bilò MB. Anaphylaxis caused by Hymenoptera stings: from epidemiology to treatment. Allergy. 2011;66(s95):35–37.
27. Bilo BM, Rueff F, Mosbech H, et al. Diagnosis of Hymenoptera venom allergy. Allergy. 2005;60(11):1339–1349.
28. Kounis NG, Zavras GM. Histamine-induced coronary artery spasm: the concept of allergic angina. Br J Clin Pract Suppl. 1991;45(2):121–128.
29. Rayamane AP, Kumar MP, Kishor DG. Honey bee stings and anaphylaxis. J Forensic Med Sci Law. 2014;23:53–60.
30. Banks BE, Shipolini RA. Chemistry and pharmacology of honey-bee venom. Venoms of the Hymenoptera: Biochemical, pharmacological and behavioral aspects. Academic Press; 19pp 329–416.
31. Vetter RS, Visscher PK, Camazine S. Mass envenomations by honey bees and wasps. West J Med. 1999;170(4):223.
32. Kaeser P, Hammann C, Luthi F, et al. Anaphylactic shock. Praxis (Bern 1994). 1995;84(45):1307–1313.

KAPITEL

31 Kardiovaskuläre Notfälle im Gebirge

Gianfranco Parati, Dario Pellegrini

Zusammenfassung

Der Aufenthalt in großer Höhe ist eine große Belastung für den menschlichen Organismus und beeinflusst Häufigkeit und Outcome kardiovaskulärer Notfälle. Präklinische Daten zeigen, dass eine akute Höhenexposition mit einem erhöhten Risiko für Thrombosen, Ischämien, Gefäßschäden und oxidativem Stress einhergeht. Der Hauptauslöser für diese Phänomene scheint die akute atmosphärische Hypoxie und die damit assoziierte neurohormonelle Reaktion zu sein, die zu einer Hyperaktivierung des sympathischen Nervensystems führt. Es gibt keine qualitativ hochwertigen, groß angelegten epidemiologischen Studien zu diesem Thema, denn Forschung im unzugänglichen Gelände ist schwierig. Daher sind die tatsächlichen Konsequenzen von Zwischenfällen bei Risikopatienten in großer Höhe unbekannt. Die meisten verfügbaren Daten stammen von kleinen Untersuchungen, Fallberichten, Übersichtsarbeiten und Expertenmeinung. Die Inzidenz nennenswerter kardiovaskulärer Notfälle bei akutem Aufenthalt in großer Höhe ist größer als auf Meereshöhe. Auch andere extreme Umgebungsbedingungen können sich negativ auf den klinischen Zustand auswirken, es liegen aber auch hier keine Vergleichsdaten vor, vor allem bezüglich der Langzeitfolgen. Auch die akute Höhenkrankheit (*Acute Mountain Sickness*, AMS) kann in unterschiedlicher Häufigkeit bei gefährdeten Personen auftreten und wesentlich zur Komorbidität beitragen. AMS trägt zur Verschlechterung des klinischen Zustands bei, kann aber das Bild auch verfälschen und so die Differenzialdiagnose erschweren. Die wichtigste Behandlungsstrategie eines kardiovaskulären Ereignisses in großer Höhe besteht im raschen Abtransport in eine entsprechend ausgestattete Klinik in niedriger Höhe. Die vorliegende Evidenz reicht nicht aus, um spezielle Behandlungsempfehlungen für Ereignisse in großer Höhe zu geben. Daher sollten sich Ärzte und Rettungskräfte an die allgemeinen Empfehlungen und Richtlinien zur Diagnostik und Therapie der einschlägigen Fachgesellschaften halten.

31.1 Hintergrund

Der Aufenthalt in Höhenlagen > 2500 Meter (mittlere bis große Höhen) führt zu einer Reihe physiologischer Anpassungen. Diese sind vor allem bedingt durch die Hypoxie infolge des niedrigeren Luftdrucks (hypobare Hypoxie). Diese Bedingungen führen zu Veränderungen in der Homöostase und können als bedeutender Stressor für das kardiovaskuläre, respiratorische und neurologische System zu einem breiten Spektrum an Erkrankungen und Notfällen führen (> Abb. 31.1).

Trotz der großen Anzahl an Menschen, die in mittleren bis großen Höhen leben, und Touristen, die in ihrer Freizeit auf Berge klettern und wandern, gibt es nur wenige qualitativ hochwertige epidemiologische Daten zu unerwünschten Ereignissen. [1] Häufig bestehen Studien nur aus Registern, die anhand kleiner Fallzahlen berichten, was passiert ist. Die Möglichkeiten, diese Daten zu verallgemeinern, sind limitiert [2]. Die meisten Daten beziehen sich auf die Morbidität und Mortalität typischer Komplikationen der akuten Höhenexposition wie die akute Höhenkrankheit (*acute mountain sickness* – AMS), das Höhenlungenödem (*high altitude pulmonary oedema* – HAPE) und das Höhenhirnödem (*high altitude cerebral oedema* – HACE). Die akute Bergkrankheit kann jede Person in großer Höhe treffen, unabhängig von Vorerkrankungen und Risikofaktoren. Sie kann allerdings ein zusätzlich zu berücksichtigender Faktor bei der Behandlung von Patienten in großer Höhe sein. Von der AMS sind beinahe 75 % der nicht akklimatisierten Menschen in Höhen von > 3000 Meter betroffen. Dieses häufig vorkommende und daher relevante Problem sollten Rettungskräfte stets berücksichtigen. Auf der anderen Seite haben Studien in den letzten Jahrzehnten auch gezeigt, dass 45–60 % der Bergsteiger älter als 40 Jahre sind und 15,3–28,0 % kardiovaskuläre Vorerkrankungen aufweisen.

2014 wurde von der Medizinischen Kommission der UIAA (UIAA MedCom) eine Empfehlung verfasst [4], welche die verfügbaren Daten zur Inzidenz kardiovaskulärer Erkrankungen in der Höhe aufführt und präventive und therapeutische Richtlinien für das Management von Patienten mit entsprechenden Vorerkrankungen vorschlägt. [5]

Kürzlich haben das Council on Hypertension der European Society of Cardiology (ESC), die European Society of

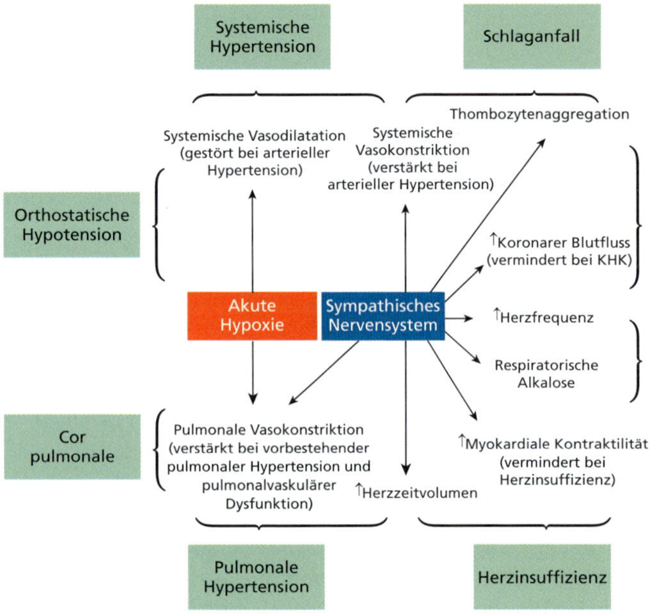

Abb. 31.1 Pathophysiologische Anpassungsvorgänge in großer Höhe. Bei einer Verringerung des Sauerstoffpartialdrucks um 25 % (auf 2.500 m Seehöhe) bis 60 % (auf 8.000 m) kann eine adäquate Sauerstoffversorgung der Peripherie durch den Anstieg der Atemfrequenz, des Herzzeitvolumen, des Hämatokrit und einer peripheren Vasokonstriktion erreicht werden. Diese Adaptationen werden durch den Sympathikus autonom gesteuert. (Quelle [3] mit freundlicher Genehmigung)
KHK: Koronare Herzkrankheit.

Hypertension (ESH), die International Society of Mountain Medicine (Internationale Gesellschaft für Höhenmedizin), die Italian Society of Hypertension (Italienische Gesellschaft für Hypertonie) und die Italian Society of Mountain Medicine (Italienische Gesellschaft für Höhenmedizin) gemeinsame Empfehlungen für Personen mit bekannten kardiovaskulären Vorerkrankungen zum Aufenthalt in Höhen veröffentlicht. [6]

31.2 Plötzlicher Herztod

31.2.1 Epidemiologie und Hintergrund

Epidemiologische Daten zum plötzlichen Herztod (PHT, *sudden cardiac death* SCD) sind schwer zu erheben. Eine zuverlässige Datenquelle ist ein Langzeitregister aus den österreichischen Alpen (bis 3800 Meter Höhe), das eine jährliche Todesrate von 0,76/100.000 Personen beim Skifahren und von bis zu 6,77/100.000 Personen beim Bergsteigen angibt. [7, 8] 25 % dieser Verstorbenen waren auf einen SCD zurückzuführen, wobei dieses Verhältnis in den unterschiedlichen Studien stark variiert. Eine bedeutende Studie von Windsor et al zeigt, dass der PHT für 30 % der Todesfälle beim Wandern [9] und 52 % beim Skifahren ursächlich ist. Unter Berücksichtigung der Dauer der Sportausübung reicht die Inzidenz von einem PHT in 400.000 Stunden Langlauf bis zu einem SCD in 1.500.000 Stunden Skifahren. [10]

Der primäre Herz-Kreislauf-Stillstand ist die häufigste Ursache für einen PHT (60–70 % der Fälle). [11] Das zu erwartende PHT-Risiko ist beim Höhenwandern 4,3-mal und beim Skifahren 2,1-mal höher als im Vergleich zur Bevölkerung, die in Gebieten geringerer Höhe lebt. [9, 12] Im Vergleich zur Allgemeinbevölkerung (Männer 35–70 Jahre, 1 SCD/3.370.000 Stunden) ist das Risiko eines PHTs in großer Höhe beim Langlaufen 8-mal und beim Wandern und Skifahren 4-mal höher. Die Studien zeigen übereinstimmend, dass zu den Risikofaktoren das männliche Geschlecht, Alter >34 Jahre, Morgenstunden und körperliche Anstrengungen zum Zeitpunkt des Ereignisses zählen. [7] Bemerkenswert ist die Tatsache, dass die Inzidenz bei Männern 15-mal höher ist als bei Frauen, mit der Dauer der Exposition steigt das PHT-Risiko bis auf das 20-Fache an. Außerdem ereignen sich rund 50 % aller SCDs am ersten Tag in der Höhe. [7] Kardiovaskuläre Vorerkrankungen gehen mit einem erhöhten PHT-Risiko einher. Männliche Skifahrer ab 34 Jahren, die einen PHT erlitten haben, hatten im Vergleich zur Allgemeinbevölkerung häufiger einen Myokardinfarkt (41 % vs. 1,5 %) und Bluthochdruck (50 % vs. 17 %) in der Vorgeschichte. [7, 8]

31.2.2 Management und Behandlung

Reanimationsmaßnahmen sind in den Bergen wahrscheinlich weniger erfolgreich als in Tallagen. Die Berge sind ein schwieriges Gelände, weshalb die Eintreffzeit meist wesentlich später ist als in den Leitlinien empfohlen. Daher ist eine gründliche Evaluierung der Risikofaktoren und Begleiterkrankungen unabdingbar, um einen PHT zu vermeiden. [5] Es gibt erhebliche Unterschiede in den Präventionsmaßnahmen der verschiedenen Länder. Die ICAR MedCom hat empfohlen, dass in Skigebieten, wichtigen Hütten und Bergrestaurants halbautomatische Defibrillatoren (AEDs) vorgehalten werden sollten. [13, 14] Entscheidend ist ebenfalls, dass die potenziellen Ersthelfer wie Bergretter und Hüttenpersonal eine gute Ausbildung in BLS und der Anwendung von AEDs aufweisen, um die Zeit bis zur ersten Defibrillation zu verkürzen. [15] Diese Empfehlungen wurden auch vom ERC 2015 in die internationalen Leitlinien übernommen. [11] Die verfügbare Literatur zum Thema ist begrenzt und umfasst nur wenige Fallberichte mit gutem Outcome. Im Fall eines hypothermen Herz-Kreislauf-Stillstands hat man im Gebirge relativ gute Chancen, Patienten mit Herz-Kreislauf-Stillstand zu retten, da sich die Unterkühlung positiv auf das Outcome auswirkt (Überleben nach hypothermem vs. normothermem Herz-Kreislauf-Stillstands 50 % vs. 27 %) insbesondere bei schwerer Hypothermie (Körperkerntemperatur <28 °C). [16] Daher wird bei einem schwer unterkühlten Patienten die Abgabe von bis zu drei Schocks empfohlen. [11, 17, 18] Die kontinuierliche Überwachung und Behandlung, insbesondere eine qualitativ hochwertige kardiopulmonale Reanimation (CPR) während des Transports, kann sich als schwierig erweisen. Ist eine kontinuierliche CPR nicht möglich, wird im schwierigen und gefährlichen Gelände bei unterkühlten Patienten die verzögerte und intermittierende CPR vorgeschlagen, die bereits zu positiven Ergebnissen führte. [19]

Zu beachten ist auch die Tatsache, dass durch den erniedrigten Sauerstoffpartialdruck die Herzdruckmassage für den Helfer extrem kräftezehrend ist und die Qualität rasch abnehmen kann. Um ein gutes Ergebnis zu erzielen, wird der Einsatz von mechanischen Herzdruckmassagegeräten, die eine kontinuierliche und hochqualitative CPR gewährleisten, ausdrücklich empfohlen. Ausführliche Informationen zu Indikationen, Kontraindikationen und CPR-Protokollen in großer Höhe werden in ➤ Kap. 37 *Herz-Kreislauf-Stillstand im alpinen Gelände* dargestellt.

31.3 Akutes Koronarsyndrom

31.3.1 Epidemiologie

Die Daten zur Prävalenz der koronaren Herzkrankheit (KHK) in großer Höhe sind begrenzt. Es mangelt an Daten zur Epidemiologie, Therapie und zum Outcome von akuten Koronarsyndromen in großen Höhen. Eine der wichtigsten Quellen ist das *RESeau des URgences CORonariennes* (RESURCOR), ein Netzwerk von Notfalleinheiten, Herzkatheterlaboren und Intensivstationen in den französischen Alpen, welches das Ziel hat, die Behandlung von akuten Koronarsyndromen (ACS) in der Region zu verbessern. Von 2006 bis 2008 wurden 114 Patienten vom Netzwerk erfasst. [20] 93 % der Patienten waren männlich mit einem Durchschnittsalter von 57 Jahren. 14 % der Patienten hatten eine KHK als Vorerkrankung. Dieses Ergebnis war ähnlich dem von Faulhaber und Kollegen, [4] die 2474 Wanderer und Skifahrer in den Alpen untersuchten. Dabei kamen sie auf eine KHK-Prävalenz zwischen 11,2 % und 12,7 %, was bedeutet, dass jährlich 4–5 Millionen Wanderer und Skifahrer mit kardiovaskulären Vorerkrankungen in den Alpen aktiv sind.

31.3.2 Pathophysiologie

Die große Höhe stellt durch mehrere Faktoren eine erhebliche Belastung für das Herz-Kreislauf-System und insbesondere für den Herzmuskel dar. So kann eine akute Belastung durch den niedrigen atmosphärischen Sauerstoffpartialdruck das Gleichgewicht zwischen Sauerstoffangebot und -nachfrage stören. Da das Myokard aufgrund der geringen Durchblutungsreserve besonders anfällig für Hypoxie ist – bereits in Ruhe liegt die Sauerstoffextraktion bei 75–80 % –, besteht bei einem erhöhten Sauerstoffbedarf die einzige Möglichkeit eines Ausgleichs in der Erhöhung des koronaren Blutflusses.

Eine Hypoxie verringert das Sauerstoffangebot an die Gewebe und der daraus resultierende Anstieg von Blutdruck, Herzfrequenz und myokardialer Kontraktilität erhöht die laminare Schubspannung in den Gefäßen sowie den Sauerstoffbedarf und führt zu verstärkter Thrombozytenaktivierung. Dies kann die Ruptur atherosklerotischer Plaques und die Bildung von Thromben begünstigen und die Entwicklung eines ACS begünstigen. [21] Im Normalfall nicht signifikante Stenosen der epikardialen Koronararterien können in dieser Situation limitierend für die Durchblutung sein und das Risiko für ein kardiales Ereignis erhöhen und mit einer die Verschlechterung einer Angina pectoris oder zu einem Myokardinfarkt einhergehen.

Darüber hinaus haben andere höhenabhängige Faktoren indirekte Auswirkungen auf die Pathophysiologie des ACS, die zu berücksichtigen sind. Infarkte treten häufig bei anstrengender und ungewohnter körperlicher Belastung in einer Umgebung mit niedriger Temperatur, Dehydratisierung und Kohlenhydratverarmung auf. All diese Bedingungen erhöhen die adrenerge Aktivität [7] und führen zu einer Thrombozytenaktivierung. [22] Die niedrige Temperatur verstärkt zudem durch Hyperventilation die Alkalose (die in der Höhe bereits zur Kompensation der Hypoxie vorhanden ist) und löst einen Vasospasmus vor allem in den Koronar- und Lungenarterien aus, was das Risiko eines Myokardinfarkts weiter erhöhen kann.

Schließlich gaben einige Fallberichte [23] über späte Stentthrombosen bei medikamentenbeschichteten Stents (Drug-Eluting-Stents) während körperlicher Betätigung in der Höhe Anlass zur Sorge über das Risiko einer Stentthrombose. Eine generelle Empfehlung kann vor dem Hintergrund der lückenhaften Datenlage derzeit nicht gegeben werden.

Trotz dieser pathophysiologischen Risiken zeigen die verfügbaren klinischen Studien interessanterweise keinen signifikanten Unterschied in der Prävalenz kardiovaskulärer Ereignisse in mittlerer und großer Höhe (bis zu 3.500 m) im Vergleich zu denen auf Meereshöhe, weder bei gesunden Personen

31

oder bei Personen mit stabiler KHK. [12] Es gibt somit keine strikte Kontraindikation für Patienten mit stabiler KHK, in größere Höhen zu reisen. Theoretisch besteht das Risiko einer erhöhten Thrombozytenaggregation in Höhen über 4 500 m, aber Personen mit bekannter KHK sind in aller Regel mit einem Thrombozytenaggregationshemmer eingestellt, sodass die klinischen Auswirkungen dieser Konstellation wahrscheinlich kalkulierbar sind. [12] Im Gegensatz dazu ist es auch ohne spezielle Studien naheliegend, dass es für Patienten mit instabiler KHK nicht zu empfehlen ist, in große Höhe zu reisen. So wurde von typisch ischämischen Veränderungen im Elektrokardiogramm (EKG) berichtet bei Patienten mit KHK, die einer Hypoxie ausgesetzt waren. [24, 25] Patienten mit instabiler KHK sollte daher dringend abgeraten werden, sich ohne Notwendigkeit einer hypoxischen Umgebung auszusetzen. Das rechtzeitige Erkennen von Risikopatienten ist daher eine entscheidende Präventionsmaßnahme.

31.3.3 Klinisches Bild

Das klinische Bild von Patienten mit einem akuten Myokardinfarkt in Höhenlagen kann sehr unterschiedlich sein und von isolierten Brustschmerzen bis hin zu einem akuten Lungenödem, kardiogenen Schock und Herzstillstand reichen. Es gibt keine pathognomonischen Symptome, die koronare Ereignisse in der Höhe im Vergleich zu Gebieten geringerer Höhe charakterisieren. Typisch sind stark drückende oder einschnürenden retrosternale Schmerzen, die in den linken Arm ausstahlen. Die Schmerzen sind typischerweise progressiv zunehmend bis zum Erreichen einer maximalen Intensität, im Gegensatz zur Lungenembolie (PE) oder Aortendissektion –hier setzen Schmerzen schlagartig ein. Es gibt keine Position und kein Manöver, das eine Entlastung bringt.

31

Obwohl keine epidemiologischen Daten vorliegen, scheinen atypische Verläufe in großen Höhen häufiger aufzutreten als in geringeren Höhen. Die Schmerzen können auch in den Nacken, in den Rücken, ins Epigastrium oder in den rechten Arm ausstrahlen. Manchmal können Schmerzen auch bei Nichtdiabetikern völlig fehlen. [26] Zu den Begleitsymptomen zählen Dyspnoe, Müdigkeit, Herzklopfen, Verwirrtheit, Übelkeit und Erbrechen. Speziell bei Hinterwandinfarkten tritt Übelkeit durch die vagale Hyperaktivierung häufig auf.

Die Killip-Klassifizierung ermöglicht eine schnelle und praktikable Identifizierung von instabilen Patienten und von Patienten mit einem höheren Risiko für ein schlechtes Outcome. Je nach klinischer Symptomatik bei Eintreffen werden die Patienten in vier Klassen unterteilt:

- Klasse 1: stabiler Herzkreislauf
- Klasse 2: pulmonale Stauung (Rasselgeräusche bei Auskultation der basalen Lunge)
- Klasse 3: akutes Lungenödem
- Klasse 4: kardiogener Schock

Diese Klassifizierung ist einfach und schnell in der täglichen Versorgung umzusetzen, auch am Krankenbett des Betroffenen. Sie hat sich als sehr zuverlässig erwiesen, wenn es darum geht, eine prognostische Beurteilung vorzunehmen und verschiedene Grade der hämodynamischen Beeinträchtigung und damit die Notwendigkeit einer dringlicheren Behandlung zu erkennen.

Das oben erwähnte österreichische Register berichtete, dass ST-Hebungsinfarkte (STEMIs) am häufigsten innerhalb der ersten Stunde bei körperlicher Aktivität auftreten (76,3 %), hauptsächlich beim alpinen Skifahren. Das klinische Bild ist häufig schwerwiegend, ein Drittel der Patienten befand sich in Killip-Klasse ≥ 2 (d. h. akutes Lungenödem oder kardiogener Schock) und 8 % in einem Herzstillstand. [20] 80 % mussten mit einem Hubschrauber auf eine kardiologische Intensivstation gebracht werden. Im Vergleich dazu war der klinische Ausgangszustand bei Patienten in Gebieten geringerer Höhe deutlich besser. In der französischen FAST-MI-Studie (French Registry on Acute ST-elevation Myocardial Infarction) [27], einem Register, in das alle ST-Hebungsinfarkte im selben Zeitraum eingeschlossen wurden, wurde nur bei 15 % der Patienten eine Killip-Klasse ≥ 2 und bei 3 % ein Herzstillstand festgestellt.

31.3.4 Management und Behandlung

Optimales Zeitmanagement hat oberste Priorität bei der Behandlung von Patienten mit ACS. Im hochalpinen Setting ist es sehr wahrscheinlich, dass keine apparative Diagnostik durchgeführt werden kann, weshalb die Differentialdiagnose von akutem Brustschmerz schwierig sein kann, da die klinischen Symptome sehr variabel sind. [28] Ein schneller Transport in das nächstgelegene Krankenhaus, in dem eine Herzkatheteruntersuchung und gegebenenfalls eine primäre perkutane Koronarintervention (PCI) durchgeführt werden kann, sollte Vorrang haben, da die Zeit bis zur Reperfusion der wichtigste Faktor ist, der die Prognose bei diesen Patienten beeinflusst. Die Leitlinien der ESC [29] enthalten eine Reihe von klaren Empfehlungen des anzustrebenden Zeitlimits, aber es könnte schwierig sein, diese in extremen Umgebungen wie den Bergen einzuhalten. Eine Thrombolyse sollte in Betracht gezogen werden, wenn die Transportdauer bis zur primären PCI voraussichtlich > 120 min betragen wird, der Patient ist dann in ein Schwerpunktkrankenhaus zu bringen. ➤ Abb. 31.2 zeigt einen Algorithmus für die empfohlene Behandlung von Patienten, die über medizinische Notfallsysteme (EMS) oder Nicht-PCI-Zentren eingeliefert werden, was in einer Umgebung mit mittlerer bis großer Höhe die wahrscheinlichsten Situationen sind.

Da das RESURCOR-Register aus einer Zeit stammt, in der die präklinische Thrombolyse noch weit verbreitet war, ist der gemeldete Einsatz dieser Strategie in den Daten deutlich häufiger (45,6% vs. 54,4% mit primärer PCI) vertreten als heute üblich. [20] Die durchschnittliche Zeit bis zur Behandlung war länger als empfohlen, insbesondere bei der PCI: In der Thrombolysegruppe betrug die Zeit vom Notruf bis zur Intervention 55 min (45–72 min) und erfolgte bei 98,1% der Patienten in weniger als 120 min, während in der PCI-Gruppe die Zeit 117 min (83–149 min) betrug und nur bei 51,6% der Patienten in weniger als 120 min durchgeführt werden konnte (P <0,0001). Die Überlebensrate im Krankenhaus war sehr hoch (96,5 %), trotz der Schwere des klinischen Bildes und der extremen geografischen Bedingungen, was wahrscheinlich auf die Effektivität des Systems und den guten klinischen Zustand der Opfer vor dem Unfall zurückzuführen ist (> Abb. 31.3).

Obwohl die Studie an relativ alten Patienten durchgeführt wurde und die Leitlinien zur Reperfusionstherapie nicht jenen von heute entsprachen, ist es bemerkenswert, dass die Thrombolyse eine schnellere Behandlung als die PCI ermöglichte. „Time is muscle" ist der entscheidende Leitsatz zur

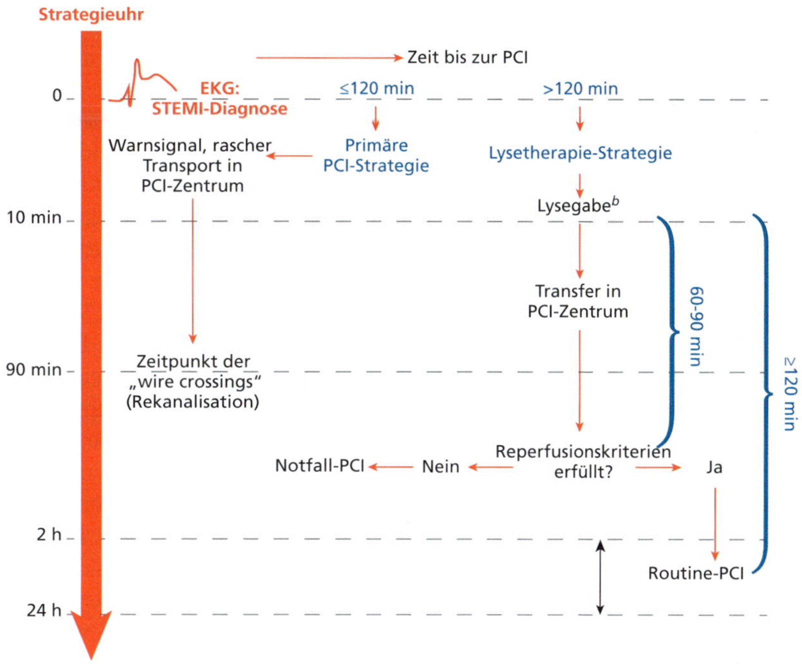

Abb. 31.2 STEMI-Algorithmus für die Präklinik bzw. Krankenhäuser ohne PCI. Der Zeitpunkt 0 der strategischen Uhr ist der Zeitpunkt der STEMI Diagnose. Die Entscheidung zur Reperfusionstherapie ist abhängig von der Zeitdauer von der Diagnosestellung bis zur PCI. Die Zielzeit ab Diagnosestellung ist jene, bis zu der eine Intervention erfolgen soll. EKG: Elektrokardiogramm, PCI: Perkutane Koronarintervention, STEMI: ST-Hebungsinfarkt. (Quelle [29] mit freundlicher Genehmigung)
a: Wenn eine Fibrinolyse kontraindiziert ist, sollte eine PCI-Strategie unabhängig von der Dauer angestrebt werden.
b: 10 Min ist die maximale Zielzeit von Diagnosestellung bis zur Lysetherapie, diese sollte jedoch nach Ausschluss von Kontraindikationen so schnell wie möglich nach Diagnosestellung verabreicht werden.

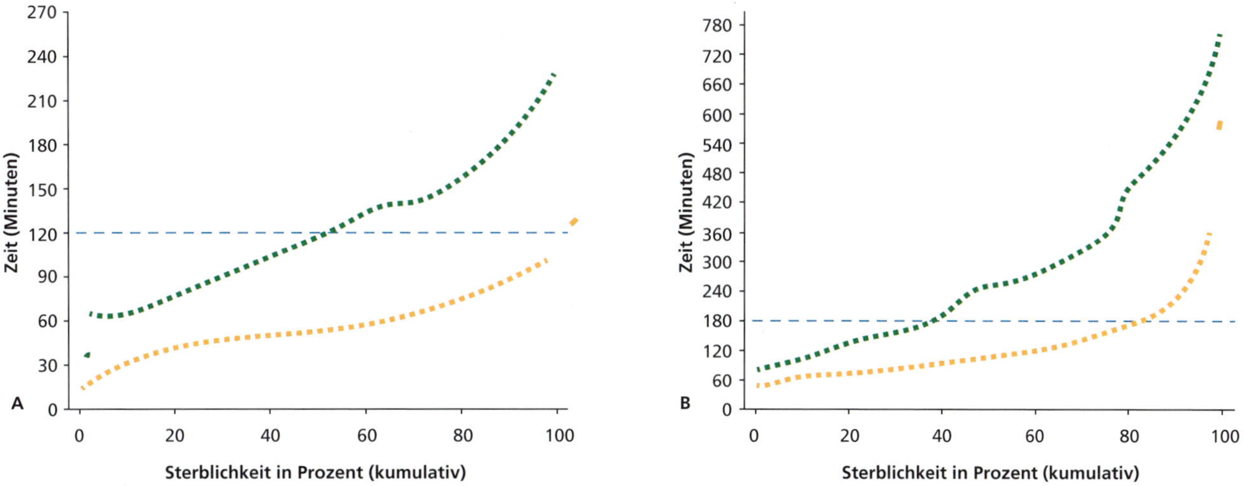

Abb. 31.3 Daten vom REseau des URgences CORonariennes (RESURCOR) Registers zeigen verschiedene Zeitabstände und das Outcome nach Rescuelysen und PCI-Strategien im Notfallnetzwerk der französischen Alpen zwischen 2006 und 2008. (Quelle [20] mit freundlicher Genehmigung)
a) Kumulative Aufstellung der Zeit vom ersten Patientenkontakt zum Therapiestart. In Gelb Lysetherapie, in Grün PCI. Die dünne, gestrichelte Linie zeigt das empfohlene maximale Intervall von 120 min.
b) Kumulative Aufstellung der totalen Ischämischen Zeit (Symptombeginn bis Behandlungsstart). In Gelb Lyse, in Grün PCI. Die dünne, gestrichelte Linie zeigt das empfohlene maximale Intervall von 180 min.

Behandlung des STEMI. Das notfallmedizinische Versorgungsnetz hat sich auch in den Bergen in den letzten Jahren erheblich verbessert, und die PCI ist im Vergleich zu früher besser zugänglich. Trotzdem wird der Zeitfaktor immer entscheidend sein, und die Thrombolyse spielt noch immer die entscheidende Rolle für das Überleben des Patienten. Sowohl Patienten mit akutem Koronarsyndrom als auch solche mit Herzinsuffizienz (Killip-Klasse 2–3) haben ein hohes Sterberisiko und sollten wie STEMI-Patienten behandelt werden, d. h. mit dem sofortigen Transport in eine gut ausgestattete Einrichtung mit der Möglichkeit der invasiven Intervention (< 2 h nach dem ersten medizinischen Kontakt), unabhängig vom EKG-Befund.

Die medikamentöse Erstbehandlung ist während des Transports zur Reperfusion üblicherweise supportiv. Die Vitalparameter und das klinische Bild sind engmaschig zu überwachen.

Falls verfügbar, sollte inhalativ Sauerstoff appliziert werden, um die Hypoxie zu behandeln und die ischämischen Schäden am Myokard zu verringern. In großen Höhen ist eine Sauerstoffgabe aufgrund der atmosphärischen Hypoxie häufig erforderlich, selbst bei gesunden Personen. Zudem kann Sauerstoff die Hyperventilation reduzieren, die respiratorische Alkalose begrenzen – letztere kommt sehr häufig vor und wird durch eine Mischung aus Hypoxie, Schmerzen und Angst verursacht – und gleichzeitig die Entwicklung einer respiratorischen Ermüdung mit einer nachfolgenden Azidose verhindern. Eine pulsoxymetrische Überwachung sollte, wenn möglich, durchgeführt werden. Es gibt keine validen Zielwerte für die Sauerstoffsättigung in dieser Situation, die Leitlinien des ERC empfehlen eine Sauerstoffsättigung von maximal 90 % im Rahmen der Behandlung eines STEMI. [29] Die routinemäßige Verabreichung von Sauerstoff sollte bei Patienten mit $SpO_2 \geq 90$ % oder Sauerstoffpartialdruck im arteriellen Blut (PaO_2) ≥ 60 mmHg vermieden werden, denn dies führt zu einer erhöhten Konzentration von Sauerstoffradikalen im Blut, die für oxidativen Stress und durch Ischämie und Perfusion verursachte Schäden verantwortlich sind. sind.

Intravenöse Flüssigkeitsgaben zur Behandlung einer Hypotension sind sinnvoll, da Patienten in großen Höhen oftmals aufgrund des niedrigen Luftdrucks, der körperlichen Anstrengung und/oder Diuretikaeinnahme (Dauermedikation oder zur Vorbeugung von AMS) hypovoläm sind. Bei der intravenösen Verabreichung von Flüssigkeiten ist jedoch Vorsicht geboten, da ein ernsthaftes Risiko eines Lungenödems aufgrund von Herzinsuffizienz, HAPE oder beidem besteht. Wenn sich ein kardiales Lungenödem entwickelt, können Diuretika wie Furosemid hilfreich sein. Falls verfügbar, sollte Acetylsalicylsäure (ASS) verabreicht werden, vorzugsweise in Form von Kautabletten, wenn eine intravenöse (i.v.) Verabreichung nicht möglich ist. Einige pharmakologische Studien gaben Anlass zu Bedenken über mögliche unerwünschte Wechselwirkungen zwischen Acetazolamid und ASS.

Tatsächlich wird ASS an Plasmaproteine gebunden und könnte dadurch die Ausscheidung von Azetazolamid reduzieren, was wiederum zu einer überschießenden Diurese, Hypokaliämie und Azidose führen könnte. Andererseits könnte die durch Acetazolamid induzierte Azidose die ASA-bedingte Toxizität erhöhen. In klinischen Studien wurden jedoch noch keine dieser Wirkungen nachgewiesen.

Protonenpumpenhemmer (PPIs) können zur Vorbeugung von gastrischen Ulzera verabreicht werden, da das Risiko von Blutungen im oberen Gastrointestinaltrakt durch Thrombozytenaggregationshemmer und Stress begünstigt wird.

Nitrate sind nützlich, um Brustschmerzen, Blutdruck und Lungenstauung zu verringern. Bei ihrer Anwendung ist allerdings größte Vorsicht geboten, da Nitrate zu einem massiven Blutdruckabfall führen können. Besonders bei Hinterwandinfarkten können aufgrund der parasympathischen Hyperaktivität eine Hypotonie und Bradykardie als Begleiterscheinung auftreten. Eine Verringerung der Vorlast kann zu einem schweren Schock mit potenziell tödlichem Ausgang führen. Nitropräparate werden bevorzugt sublingual verabreicht. Von einer intravenösen Verabreichung in einer ambulanten Umgebung in großer Höhe ist abzuraten, da sie bei unzureichender Überwachung potenziell lebensbedrohliche Wirkungen haben kann.

Opioide stellen das Mittel der Wahl zur Behandlung der Schmerzen dar und sollten nach Bedarf verabreicht werden (intravenös, falls verfügbar, oder auch sublingual). Darüber hinaus legen präklinische Daten einen zusätzlichen Nutzen bezüglich der durch Ischämie und Perfusion verursachten Schäden und ischämischer Präkonditionierung nahe, wenngleich aussagekräftige Daten bei Menschen noch fehlen. Opioide sollten nicht routinemäßig verabreicht werden, da die Nebenwirkungen mitunter gefährlich sein können. Das Risiko einer opioidinduzierten Hypoventilation in der Höhe ist zwar gering, da die Höhenhypoxie das Atemzentrum ausreichend aktiviert. Dennoch ist Vorsicht geboten und Naloxon wäre bei der Behandlung unerwünschter Ereignisse hilfreich. Das Risiko einer Hypotonie ist ebenfalls evident, Opioide sollten daher bei einem systolischen Blutdruck < 90 mmHg nicht verabreicht werden.

Leichte Tranquilizer wie Benzodiazepine (z.B. Diazepam oder Lorazepam) sind sicher und wirksam, wenn anhaltende Angstzustände auftreten.

Ein gezieltes Temperaturmanagement ist früh nach der Wiederbelebung von Patienten mit Herzstillstand, die nicht wieder ansprechbar werden, angezeigt. [29, 30] Es ist nicht gesichert, ob eine therapeutische Hypothermie von 32–36 °C für mindestens 24 Stunden neurologische Schäden vermindern kann. Es ist allerdings zu beachten, dass bei hypothermen Patienten die Medikamentenaufnahme verlangsamt ist und es so zu einem verzögerten Wirkungseintritt von z.B. oralen Thrombozytenaggregationshemmern kommt. Außerdem ist die metabolische Umwandlung von z.B. Clopidogrel in der Leber unter hypothermen Bedingungen reduziert.

31.3.5 Prävention

Es gibt nur wenige Studien zu Patienten mit KHK in großen Höhen. Die meisten Studien konzentrieren sich auf nicht akklimatisierte Patienten in Höhen von 2500–3400 Meter. [12, 31, 32] Trotz der oben genannten pathophysiologischen Veränderungen aufgrund der Höhenexposition zeigen die verfügbaren Daten keine erhöhte Prävalenz von Ereignissen in Höhenlagen bis 3500 Meter bei Menschen mit stabiler KHK. [12] Folglich ist eine stabile KHK (NYHA-Klasse I – II) keine Kontraindikation für eine Höhenexposition, auch wenn Patienten damit rechnen müssen, dass sich die symptomfreie Belastungsschwelle verringert. Ein Aufstieg auf > 3500 Meter sollte vermieden werden, es sei denn, der Patient hat eine ausgesprochen stabile KHK und eine gut erhaltene linksventrikuläre Funktion und verfügt über eine überdurchschnittliche körperliche Leistungsfähigkeit. KHK-Patienten sollten wegen der extremen Hypoxie, die dort auftreten kann, auf keinen Fall in Höhen über 4.500 Meter aufsteigen.

Es liegen keine Daten zu Patienten mit instabiler KHK vor, da diese in allen verfügbaren Studien aufgrund des Risikos unerwünschter Ereignisse als Ausschlusskriterium für einen Höhenaufenthalt betrachtet wird. Diesen Personen sollte davon so lange abgeraten werden, auch nur in moderate Höhen aufzusteigen, bis sie einen stabilen klinischen Zustand erreicht haben.

31.4 Lungenembolie

31.4.1 Epidemiologie

Es gibt keine Daten über die Häufigkeit der Lungenembolie (LE) bei Personen in großer Höhe. Die Inzidenz lässt sich schwer schätzen, da nur Patienten mit schweren Formen in Krankenhäuser eingeliefert werden, während bei leichten Formen ein hohes Risiko von Fehldiagnosen – Symptome werden auf Müdigkeit, Sauerstoffmangel und Erschöpfung zurückgeführt – besteht. Zudem ist es wahrscheinlich, dass bei Personen, die nur für kurze Zeit der Höhe ausgesetzt waren, wie z.B. Touristen, eine LE erst nach ihrer Rückkehr diagnostiziert wird, was dazu führt, dass die tatsächliche Inzidenz der Erkrankung in großer Höhe unterschätzt wird.

31.4.2 Pathophysiologie

Eine akute Höhenexposition geht einher mit einer Hyperkoagulabilität des Blutes, obwohl das daraus resultierende thromboembolische Risiko noch nicht eindeutig quantifiziert werden kann. Mehrere Faktoren tragen zu diesem Zustand bei: Hypoxie, Dehydratation, Hämokonzentration, kaltes Wetter, beengende Kleidung, prolongierte Stase aufgrund ungünstiger klimatischer Bedingungen. [33, 34] Der Akklimatisierungsprozess stimuliert die Produktion von roten Blutkörperchen, was zu einem Anstieg des Hämatokrits um bis zu 50 % und der Hämoglobinkonzentration um 30 % führt. [35] Dies kann bereits nach wenigen Tagen nachweisbar sein, aufgrund einer leichten Dehydration durch die hypoxieinduzierte Diurese. [36] Danach steigt die renale Sekretion von EPO, was zu einer Hyperstimulation der Produktion von roten Blutkörperchen führt. Der Anstieg des Hämatokrits könnte ein zusätzlicher Risikofaktor für den prothrombotischen Zustand in der Höhe sein. [37] Umgekehrt steigt die Thrombozytenzahl zu Beginn der Höhenexposition an, fällt jedoch nach drei Monaten um 10 % und nach 13 Monaten erneut um 31 %. Für Patienten mit bekannter Thrombophilie ist eine Höhenexposition bis 4000 m unbedenklich, für größere Höhen liegen keine Daten vor. [31] Die Fibrinogenkonzentration im Plasma ist nach einem langen Aufenthalt in großen Höhen (4100–4500 m) um 50–60 % gegenüber dem Normalzustand erhöht. [38] Andere Studien wiederum konnten keine signifikanten prothrombotischen Veränderungen im Kontext einer Hypoxie nachweisen. [39, 40]

Das Wetter spielt eine große Rolle bei einer Erhöhung des kardiovaskulären Risikos. Zum einen besteht ein erhöhtes Risiko von Kälteschäden in großen Höhen oder bei schlechtem Wetter: Die distalen Gefäße können geschädigt werden und die daraus resultierende Verletzung der Intima (ein weiteres Element der Virchow-Trias) kann die Thrombozytenadhäsion und den Start der Gerinnungskaskade auslösen. Zum anderen haben anhaltende niedrige Temperaturen signifikante neuro-hormonelle Effekte: Eine Studie hat gezeigt, dass ein Rückgang der 5-Tage-Temperatur um 10 °C mit einer höheren Thrombozytenzahl, einem höheren Fibrinogenspiegel und einem erniedrigten C-reaktiven Protein einhergeht. [41] Kälte führt zudem zur Hämokonzentration und zu einer Erhöhung des Gewebsplasminogenaktivators (tissue plasminogen activator t-PA), was möglicherweise ebenfalls zu einer Hyperkoagulabilität führt. [42] Eine andere Studie von Madrigano und Kollegen [43] analysierte Daten aus der Bevölkerung in Massachusetts, USA. Sie fanden heraus, dass extreme Kälte (unabhängig von der Höhe) mit einem 36-prozentigen Anstieg des relativen Risikos eines Myokardinfarkts in den ersten zwei Tagen verbunden war.

Die häufigsten Berichte betreffen venöse Thrombosen, Lungenembolien, zerebrovaskuläre Erkrankungen, transistorisch ischämische Attacken und Thrombosen des Pfortaderkreislaufs. [44, 45] Das Risiko einer venösen Thrombose scheint in großer Höhe zuzunehmen, aber es gibt auch vereinzelte Berichte über arterielle Embolien. Patienten mit bekannter Thrombophilie (wie Hyperhomcysteinämie, Protein-C-Mangel, Faktor-5-Leiden-Mutation,

31

Antiphospholipid-Antikörpersyndrom oder hämatologische Erkrankungen) sind mit einem größeren Risiko für thromboembolische Notfällen assoziiert, es gibt aber auch Berichte von Ereignissen bei Patienten ohne Vorerkrankungen. [44, 46] Einige Autoren empfehlen sogar ein routinemäßiges Screening auf Risikofaktoren für thromboembolische Ereignisse bei Höhenbergsteigern (zumindest auf das Vorhandensein der häufigsten Mutationen: Faktor V Leiden, Faktor II 20210A und Hyperhomocysteinämie) und eine angemessene Prophylaxe mit Antikoagulanzien vor einer Reise in große Höhen. [35]

Andererseits spielt die Hyperaktivierung von Blutplättchen eine wichtige Rolle bei der Entstehung und Ausbreitung von Blutgerinnseln. Die häufigsten Wege der Thrombozytenaktivierung, die mit einer Höhenexposition einhergehen, sind die erhöhte laminare Schubspannung der Gefäße und die Produktion von Adrenalin aufgrund der Hyperaktivierung den Sympathikus.

In den letzten 30 Jahren wurden mehrere Berichte über Embolieereignisse bei Trekkingreisenden im Himalaya veröffentlicht, aber in größeren Beobachtungsstudien konnte keine erhöhte Inzidenz von Ereignissen in der Höhe festgestellt werden. Wissenschaftler analysierten Register und fanden eine erhöhte Prävalenz von tiefen Beinvenenthrombosen (TVT) und Lungenembolien nach orthopädischen Eingriffen in einer Höhe von mehr als 1.200 m im Vergleich zu Meereshöhe. Derzeit werden zunehmend Daten aus Militärregistern junger, gesunder Soldaten aus dem Flachland gesammelt, die in Indien und Pakistan in großer Höhe Dienst tun. Wissenschaftler stellten fest, dass deren Risiko einer TVT (tiefe Venenthrombose) 24- bis 30-mal höher ist als auf normale Höhe. [44, 45, 47] Bei 50 % der Patienten war die Höhe der einzige Risikofaktor für die Thrombose. Presti und Kollegen fanden eine Inzidenz der chronischen thromboembolischen pulmonalen Hypertonie von 0,9 %. [48]

Nach einer Lungenembolie hat der weitere Höhenaufenthalt einen erheblichen Einfluss auf den Schweregrad des Krankheitsverlaufs. Mit der Hypoxie aufgrund des niedrigen Luftdrucks steigt der pulmonale Gefäßwiderstand durch die hypoxisch-pulmonale Vasokonstriktion noch weiter an. Dadurch muss der rechte Ventrikel einen höheren systolischen Druck erzeugen, um einen adäquaten Blutfluss zum linken Herzen aufrechtzuerhalten und um eine angemessene Vorlast zu gewährleisten. Bei einer Obstruktion von 75 % des pulmonalen Gefäßes beträgt der geschätzte Wert des systolischen Blutdrucks im rechten Ventrikel 50 mmHg und der mittlere arterielle Druck in den Pulmonalarterien muss > 40 mmHg sein. Die erhöhte Arbeitsbelastung führt zu einem höheren Sauerstoffbedarf des Herzmuskels. Darüber hinaus kann der erhöhte enddiastolische Druck (und die daraus resultierende erhöhte Wandspannung des rechten Ventrikels) den koronaren Blutfluss verringern und somit zur Entwicklung eines Rechtsherzversages beitragen.

31.4.3 Klinisches Bild

Die akute Lungenembolie tritt klinisch als akute Dyspnoe, Cor pulmonale oder Lungeninfarkt in Erscheinung. Die Dyspnoe kann sich bei einer nicht schwerwiegenden LE auch durch Brustschmerzen, Unwohlsein und Müdigkeit äußern ohne subjektive Anzeichen für eine Beeinträchtigung der Atmung oder des Kreislaufs.

Das Cor pulmonale entwickelt sich in der Regel bei einer massiven Embolie. Die Patienten können folgende Symptome zeigen: plötzlich auftretende Dyspnoe, Zyanose und Anzeichen einer Kreislaufstörung wie Synkope oder Schock. Klinische Anzeichen eines Lungeninfarkts sind pleuritische Brustschmerzen (akute, stechende Schmerzen auf einer Thoraxseite, die sich bei Inspiration verschlimmern), Dyspnoe und Hämoptyse. Bei der Auskultation der Lunge lassen sich Krepitationen wahrnehmen.

Da die Symptome einer Lungenembolie unspezifisch sein können, wird sie häufig als HAPE fehldiagnostiziert, [49, 50] insbesondere bei Patienten mit milder Symptomatik oder bei Patienten ohne thromboembolische Risikofaktoren in der Anamnese. (➤ Abb. 31.4)

Hinweise auf eine TVT können bei der Differenzialdiagnose hilfreich sein. [51] Ein rotes, geschwollenes und schmerzhaftes Bein ist ein klassisches Zeichen einer TVT und macht die Diagnose einer LE wahrscheinlicher als eines HAPE. Die Bestätigung der Diagnose ist allerdings nur mit speziellen Geräten möglich. Tragbare Ultraschallgeräte sind eine nützliche Option: Sie sind relativ preiswert, und Geräte in Tablet-Größe sind auch in Extremsituationen leicht zu tragen, sodass sie immer verfügbar sind. Die Kompressionssonografie der Venen (CUS) hat eine Sensitivität von > 90 % und eine Spezifität von 95 % für die proximale TVT [51], und sie erkennt eine TVT bei 30–50 % der Patienten mit LE. Die Sensitivität sinkt bei asymptomatischen Patienten und bei Patienten mit einer Thrombose unterhalb des Knies. Die Untersuchung kann in jeder Situation schnell durchgeführt werden. Im Notfall kann sie sich auf eine Vier-Punkt-Untersuchung (Leiste und Kniekehle beidseitig) beschränken. Die einzige validierte Methode ist die fehlende Kompressibilität der Vene aufgrund eines Clots. Blutflussmessungen sind nicht zuverlässig, vor allem in Notfallsituationen und in Händen von nicht-geübten Personen.

Eine erweiterte Vene mit fehlendem oder vermindertem Spontanfluss kann auf eine TVT hinweisen, dies muss allerdings abgesichert werden. Die Diagnose einer rezidivierenden TVT ist schwierig, da die betroffenen Venen nach dem akuten Ereignis weiterhin nicht komprimierbar bleiben. Eine weitere Einschränkung der CUS ist die reduzierte Sensitivität beim Nachweis von Thromben in den Becken- und Oberschenkelvenen innerhalb des Abduktorenkanals.

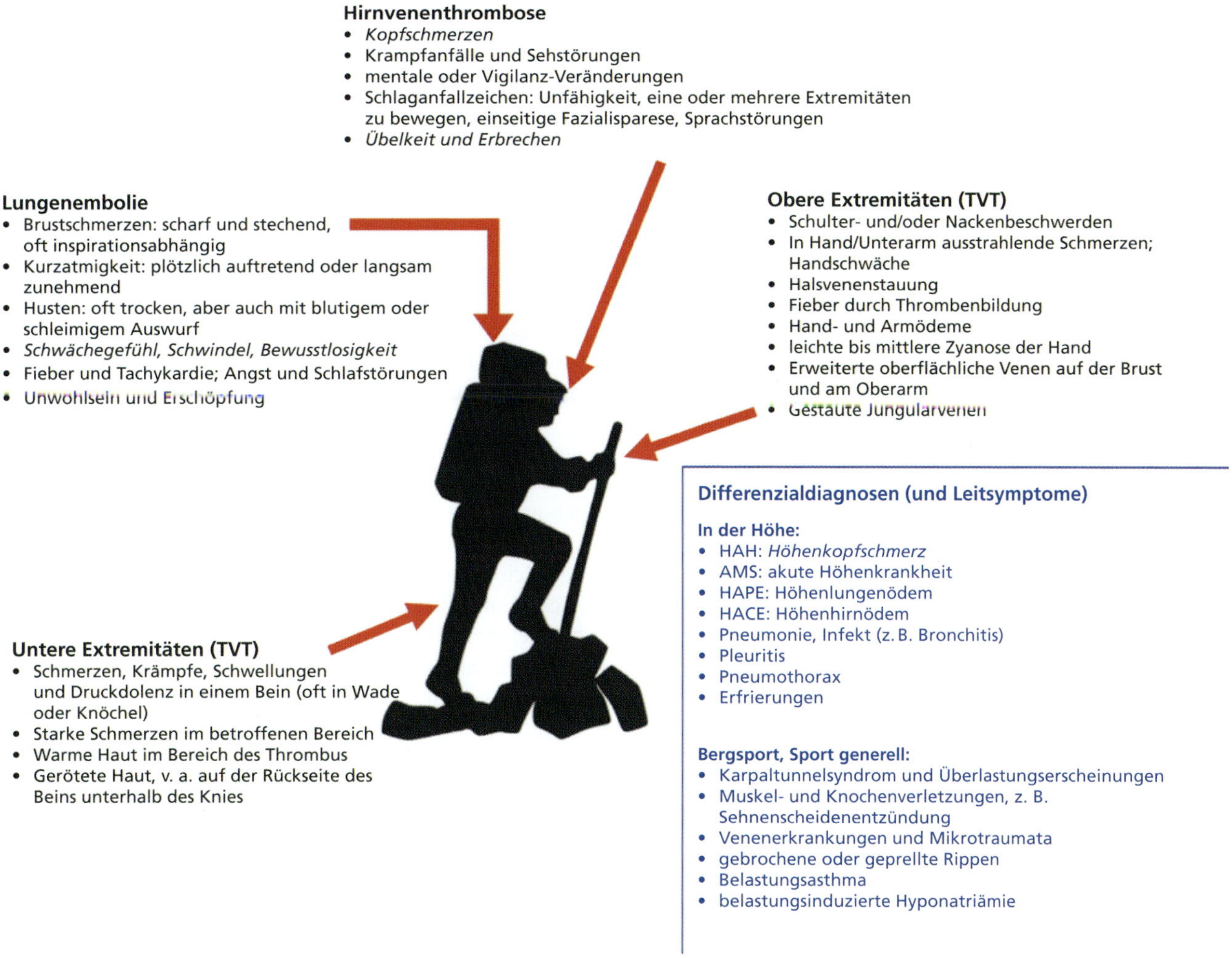

Abb. 31.4 Differenzialdiagnosen für Thrombosen und thromboembolische Ereignisse in der Höhe. Die kursiven Symptome sind Kriterien für das Lake-Louise-Scoring [52] für die akute Höhenkrankheit (AMS). Aufgrund der Unspezifität der Symptome ist eine körperliche Untersuchung unerlässlich zur Diagnosestellung. TVT: tiefe Beinvenenthrombose. (Quelle [53] mit freundlicher Genehmigung)

31.4.4 Therapie

Wenn keine Kontraindikationen vorliegen, sollte so schnell wie möglich eine parenterale Antikoagulation verabreicht werden, um das Gerinnsel aufzulösen und weitere embolische Ereignisse zu verhindern. Die Verabreichung von niedermolekularem Heparin (NMH) ist einfach, zuverlässig und hat sich auch unter extremen Bedingungen bewährt. Daher sollte dieses dem unfraktionierten Heparin vorgezogen werden (welches einen i.v.-Zugang benötigt, der mitunter zeitaufwendig ist und in kritischen Situationen schwer zu überwachen ist).

Bei einer Hypoxie ist die Sauerstoffgabe unerlässlich, da sich der klinische Zustand und die Atmung deutlich verschlechtern können. Auf Meereshöhe ist eine Hypoxie bei Patienten mit Lungenembolie eher selten, es sei denn, es liegt eine schwere pulmonale Hypertonie mit Rechtsherzinsuffizienz vor oder es bestehen Begleiterkrankungen, welche die Lungenkapazität beeinträchtigen. In großen Höhen verursacht jedoch auch bei gesunden Menschen der niedrige Sauerstoffpartialdruck eine Hypoxie. Dieser Zustand kann zu einer zusätzlichen Drucküberlastung im rechten Ventrikel führen. Daher ist die Behandlung der Hypoxie ein wesentliches Ziel der Therapie. In Ermangelung spezieller randomisierter klinischer Studien wird empfohlen, diese Möglichkeit von Fall zu Fall zu prüfen. Sauerstoff sollte verabreicht werden, wenn die periphere Sauerstoffsättigung < 90 % liegt. Eine routinemäßige Sauerstoffgabe sollte vermieden werden, da bei nichthypoxämischen Personen ein Anstieg der ROS-Konzentration im Blut hervorgerufen werden kann, was zu oxidativem Stress und Organschäden führen kann. Die intravenöse Verabreichung von Flüssigkeiten ist sinnvoll, um die Vorlast des rechten Ventrikels zu erhöhen und den Blutfluss in der Lunge zu verbessern. Opioide können eine vorhandene Dyspnoe lindern.

Eine Reperfusion kann operativ oder durch Thrombolyse erreicht werden. Letztere Strategie kann im Falle eines erst kürzlich aufgetretenen Ereignisses und einer langen Transportzeit in ein Krankenhaus sinnvoll sein. Es gibt Berichte über den erfolgreichen Einsatz von Thrombolytika in entlegenen Gebieten, insbesondere bei ACS. Allerdings kann die systemische Thrombolyse zu schweren hämorrhagischen Komplikationen wie intrakraniellen Blutungen führen, die in der Wildnis tödlich sein können. Die lokale Infusion von Thrombolytika über einen radiologisch oder per Ultraschall eingeführten Katheter in die betroffene Vene oder Arterie kann gute Ergebnisse und weniger unerwünschte Wirkungen liefern, vor allem aufgrund der geringeren Dosis und der lokalen Verabreichung, aber es gibt keine relevanten Erkenntnisse über eine präklinische Anwendung dieser Strategie.

31.5 Arterielle Thrombose

31.5.1 Epidemiologie

Es liegen keine Daten über die Häufigkeit arterieller Thrombosen in großer Höhe vor. Daher muss das Problem anhand von Schätzungen mithilfe von Ereignissen auf Meereshöhe extrapoliert werden.

31.5.2 Pathophysiologie

Die Pathogenese von arteriellen thrombotischen Ereignissen ist ähnlich wie die der venösen Thromboembolie. Sie haben mehrere Risikofaktoren und zugrundeliegende Prozesse gemeinsam, die im vorigen Abschnitt über die LE beschrieben wurden. Eine arterielle Thrombose ist seltener als in venösen Gefäßen und erfordert ein höheres Maß an individueller Prädisposition (vererbt oder erworben) und das Vorhandensein eines Auslösers für das akute Ereignis (Second-Hit-Theorie). Letzteres kann ein traumatisches Ereignis sein oder eine akute und signifikante Erhöhung der laminaren Schubspannung an der Gefäßwand aufgrund einer Überlastung. Bei einer arteriellen Thrombose spielt eine längere Ruhigstellung in der Anamnese wahrscheinlich eine geringere Rolle, da der Blutfluss in diesen Gefäßen pulsatil und eine Blutstauung daher unwahrscheinlich ist.

31.5.3 Klinisches Bild

Am häufigsten treten im Rahmen arterieller Thrombosen Ischämien in den unteren Extremitäten auf. Patienten klagen über akut auftretende scharfe, intensive Schmerzen, die sich durch nichts lindern lassen. Eine Sensibilitätsstörung in der betroffenen Region kann auftreten. Die Gliedmaße ist in der Regel kalt, und die peripheren Pulse sind nicht tastbar. Bei einer peripheren arteriellen Verschlusskrankheit (pAVK) können zusätzliche Zeichen bestehen wie z.B. das Fehlen von Haaren an der betroffenen Extremität und Veränderungen an Haut und Nägeln. Im Vergleich zur Meereshöhe bzw. zu geringen Höhen sind in großen Höhen jüngere Menschen betroffen, die keine Vorgeschichte einer peripheren Arterienerkrankung haben und ein geringeres kardiovaskuläres Risiko aufweisen als die Allgemeinbevölkerung. Außerdem entwickelt sich die akute Ischämie der Gliedmaße häufig während oder nach intensiver körperlicher Betätigung. Manchmal wird von einem Hochenergie-Trauma in den vorangegangenen Stunden berichtet, aber meist ist die Vorgeschichte unauffällig. In solchen Situationen ist die Differenzialdiagnose sehr schwierig. Patienten unterschätzen manchmal den Schweregrad ihres Zustands und suchen Hilfe erst mit erheblicher Verzögerung. Darüber hinaus können sich Gewebsschäden schneller als auf Meereshöhe entwickeln, möglicherweise aufgrund einer Hypoxie und einer höheren Produktion von freien Radikalen (ROS). Daher kann es bei Diagnosestellung bereits zu fortgeschrittenen Gewebsnekrosen gekommen sein. [46, 54]

Darüber hinaus können absterbende Zellen der betroffenen Gewebe große Mengen an Myoglobin freisetzen, was mit einer massiven Myoglobinurie einhergeht. Dies kann sich zu einem lebensbedrohlichen Zustand bei akuter Nierenschädigung und zur Hyperkaliämie entwickeln mit Herzrhythmusstörungen und einem klinischen Bild, das dem eines Crush-Syndroms ähnlich ist. Dies tritt häufig nach Reperfusionstherapie auf, kann aber auch Teil des klinischen Bildes nach spontaner, partieller Reperfusion des ischämischen Gewebes sein.

31.5.4 Behandlung

Die Hauptbehandlung und die supportiven Maßnahmen nach arterieller Thrombose ähneln denen der Lungenembolie und wurden im vorherigen Abschnitt bereits ausführlich beschrieben.

Parenterale Antikoagulantien sollten so schnell wie möglich verabreicht werden, wenn keine Kontraindikationen vorliegen. Ziel ist es, das Gerinnsel möglichst schnell aufzulösen und die Bildung weiterer Gerinnsel zu verhindern. Niedermolekulare Heparine (NMH) sollten gegenüber unfraktioniertem Heparin bevorzugt werden. Eine Sauerstoffgabe kann die Sauerstoffversorgung des betroffenen Gebiets verbessern, insbesondere bei höhenbedingter Hypoxie. Intravenös verabreichte Flüssigkeit ist nützlich, um die Hämokonzentration zu verringern, das zirkulierende Blutvolumen zu vergrößern und die Perfusion in den Kollateralgefäßen zu verbessern und die Harnwege zu spülen.

Die Reperfusion ist der Grundpfeiler der Therapie. Ort und Zeitpunkt des Eingriffs sollten allerdings gut überlegt sein. Eine späte Reperfusion kann zu lebensbedrohlichen Zuständen führen, die eine intensivmedizinische Überwachung und Behandlung des Patienten notwendig machen. Zunächst kann sich ein Kompartmentsyndrom entwickeln, was zum Verlust der Gliedmaße führen kann, wenn nicht zeitnah eine Fasziotomie durchgeführt wird. [54] Außerdem können die systemischen metabolischen Folgen der Reperfusion nach einer Rhabdomyolyse, wie Myoglobinurie, Azidose und Hyperkaliämie, in einem voll ausgestatteten Krankenhaus leicht behandelt werden, in der Wildnis jedoch sehr gefährlich sein. [54]

Die Reperfusionstherapie besteht aus der chirurgischen, interventionellen oder pharmakologischen Beseitigung des Blutgerinnsels. Wie bereits dargestellt, sind der schnelle Transport in eine geeignete Behandlungseinrichtung und das rechtzeitige Eingreifen außerordentlich bedeutsam. Zu den anderen Strategien ➤ 31.4.4.

31.6 Hypertensive Notfälle

31.6.1 Epidemiologie

Leicht erhöhte Blutdruckwerte werden bei Personen, die sich akut in großen Höhen aufhalten, häufig festgestellt. Es gibt allerdings keine Einigkeit über den quantitativen Beitrag der Höhe zu dieser Wirkung auf den Blutdruck. Deshalb ist eine eindeutige Bewertung der Häufigkeit von hypertensiven Notfällen im Zusammenhang mit einer Höhenexposition äußerst schwierig. Es scheint, dass Bluthochdruckkrisen in großen Höhen nicht häufiger auftreten als auf in Gebieten mit geringerer Höhe.

31.6.2 Pathophysiologie

Die zugrundeliegenden pathophysiologischen Mechanismen, die den Blutdruck in großen Höhen ansteigen lassen, sind die gleichen wie bei den anderen kardiovaskulären Ereignissen, die bereits in den vorangegangenen Abschnitten beschrieben wurden. Die höhenbedingte Hypoxie führt zu einer Aktivierung des Sympathikus, der wiederum eine massive Katecholaminausschüttung hervorruft. [55, 56] Die Faktoren, die den Blutdruck in der Höhe beeinflussen, sind die gleichen, wie auf Meereshöhe und in niedrigeren Höhen: [3]

- Herzzeitvolumen als Produkt von Herzfrequenz und Schlagvolumen
- Systemischer peripherer Widerstand
- Zentraler Venendruck

In den ersten Stunden des Aufenthalts in großer Höhe fällt der Blutdruck leicht ab, da die Hypoxie eine leichte periphere Vasodilatation induziert, um den Blutfluss und somit die Sauerstoffzufuhr zu den Geweben zu erhöhen. Andererseits stimuliert der verringerte periphere Sauerstoffdruck den Sympathikus, was wiederum zum Anstieg des Herzzeitvolumens und des Gefäßwiderstands aufgrund einer systemischen Vasokonstriktion führt. Dieser Effekt tritt in der Regel langsamer ein als der erste, wodurch die primäre Blutdrucksenkung entsteht. Die folgende hypertensive Reaktion des zweiten Effekts hält etwa 7–14 Tage an, bis zum Erreichen der Akklimatisation. [3, 10, 56–59] Ein anderer nachweisbarer Effekt ist ein reduzierter nächtlicher Blutdruckabfall (das sog. Non-Dipping-Profil bei einer 24 Stunden Blutdruckmessung). Mehrere Variablen beeinflussen den Zeitpunkt und das Ausmaß des Blutdruckanstiegs, wie z.B. Höhenlage, Aufstiegsgeschwindigkeit, Akklimatisation, Lufttemperatur, körperliche Aktivität, Ernährung, Begleiterkrankungen und genetische Prädisposition. [59] Bei vorbestehendem Bluthochdruck kann die hypertensive Reaktion aufgrund einer endothelialen Dysfunktion erheblich verstärkt sein – dadurch kann die hypoxieinduzierte Freisetzung von Stickstoffmonoxid beeinträchtigt und so die Vasodilatation reduziert werden [57] –, ebenso der Gefäßumbau und die Hyperaktivierung des Renin-Angiotensin-Aldosteron-Systems (RAAS). Solche Patienten haben ein höheres Risiko für schwere hypertensive Krisen, wenn sie plötzlich großen Höhen ausgesetzt sind, mit einem nicht zu vernachlässigenden Risiko eines hypertensiven Notfalls.

31.6.3 Klinisches Bild

Hypertensive Notfälle sind definiert als akuter Blutdruckanstieg auf Werte > 180/120 mmHg mit Anzeichen einer akuten Schädigung verschiedener Organe. Typischerweise sind das Gehirn (Schlaganfall, Hämorrhagie und Enzephalopathie), das Herz (Myokardinfarkt) und die Hauptgefäße (Aortendissektion) betroffen. Die häufigsten hypertensiven Notfälle sind eine maligne Hypertonie und hypertensive Enzephalopathie. Bei der malignen Hypertonie kommt es zu einer extremen Erhöhung des Blutdrucks (mittlerer Blutdruck > 120 mmHg) mit Papillenödem. Das Hauptereignis, das der hypertensiven Enzephalopathie zugrunde liegt, ist ein Hirnödem aufgrund eines hohen Blutdrucks, der die Autoregulation überfordert und Kopfschmerzen, Reizbarkeit und Bewusstseinsstörungen verursacht. Das klinische Erscheinungsbild ist äußerst variabel und hängt von der Stelle und dem Ausmaß der Hirnschädigung ab.

Wenn möglich, sollte man die Diagnostik und Therapie auf der Grundlage einer sorgfältigen Anamnese (kardiovaskuläre Vorerkrankungen, Hypertonie in der Vorgeschichte, Einnahme von therapeutischen oder Freizeitdrogen) durchführen. Da die Möglichkeiten, entsprechende Organschäden präklinisch nachzuweisen, limitiert sind (z. B. Retina-, Hirn- oder Herzschädigungen), sind akute klinische Symptome die einzigen

Hinweise auf einen akuten hypertensiven Notfall. Die Unterscheidung zwischen primären und sekundären Organschäden kann schwierig sein.

Bei Verdacht auf eine Enzephalopathie treten langsame, progressive neurologische Veränderungen auf und geben so evtl. den entscheidenden Hinweis zur differenzialdiagnostischen Abgrenzung von primären zerebralen Ereignissen, die sich meist abrupt manifestieren. Bessert sich der neurologische Zustand mit der Blutdrucksenkung, ist das ein weiteres Zeichen für eine sekundäre Schädigung, da klinische Symptome einer primären neurologischen Schädigung in der Regel nicht darauf reagieren. In großer Höhe ist das HACE eine weitere mögliche Ursache für eine neurologische Beeinträchtigung, die nur schwer von einer hypertensiv versursachten Enzephalopathie zu unterscheiden ist. Die Klinik des HACE kann sich sehr unterschiedlich darstellen und je nach Schweregrad verschiedene Symptome mit sich bringen. Eine Blutdruckentgleisung kann eine zufällige Begleitentscheidung oder auch eine Reaktion auf HACE sein. Die Erstmaßnahmen sind jedoch unabhängig von der tatsächlichen Ursache sehr ähnlich und bestehen in der schnellen Evakuierung in eine niedrigere Höhe, Einweisung in eine ausreichend ausgestattete medizinische Einrichtung, der Senkung des Blutdrucks und Unterstützung der Vitalfunktionen.

31.6.4 Behandlung

Die Behandlungsprinzipien für hypertensive Notfälle in großen Höhen entsprechen jenen auf Normalhöhe, da es keine spezifischen evidenzbasierten Empfehlungen gibt. Die ESC-Leitlinien [60] oder die jüngsten Leitlinien der AHA [61] sollten berücksichtigt werden. Auch hier ist der Grundpfeiler eines effektiven Managements der schnelle Transport in niedrigere Höhenlagen und in ein Krankenhaus mit entsprechenden Möglichkeiten, den Blutdruck intensiv zu überwachen und mögliche Organschäden sorgfältig zu evaluieren und zu behandeln. Die Evakuierung kann jedoch einige Zeit in Anspruch nehmen oder durch äußere Umstände, wie z. B. ungünstige Wetterbedingungen verzögert werden. Daher ist es essenziell, die blutdrucksenkende Therapie schnell einzuleiten. Die Vitalfunktionen sollten engmaschig überwacht werden und Differenzialdiagnosen in Betracht gezogen werden. Die Point-of-Care-Diagnostik (POCT) zur Blutzuckermessung ist ein hilfreiches, aber noch immer unterschätztes Hilfsmittel und sie sollte eingesetzt werden, um eine vermutete hypertensive Enzephalopathie von einer Hypoglykämie als Ursache eines veränderten Neurostatus abzugrenzen.

Es ist wichtig zu bedenken, dass nicht nur ein zu hoher Blutdruckwert, sondern auch eine Organschädigung den hypertensiven Notfall kennzeichnet und für die Dringlichkeit einer Behandlung entscheidend ist. Diese Differenzierung wirkt sich auf die Art, den Ort und den Zeitpunkt der Behandlung aus. Das Ziel der Notfallbehandlung sollte eine maximale Senkung des Blutdruckwerts um 25 % in den ersten 24 Stunden sein, damit sich die Autoregulation erholen kann. Die einzige Ausnahme davon wäre ein hypertensiver Notfall mit Verdacht auf einen Myokardinfarkt oder einer Aortendissektion. In diesen Fällen ist eine sofortige Senkung des Blutdrucks zwingend erforderlich.

In abgelegenen Gebieten scheinen Alphablocker die beste Arzneimittelgruppe zu sein, um eine schnelle und sichere Senkung des Blutdrucks zu erzielen. Alphablocker blockieren eine Hyperaktivierung der alpha-adrenergen Rezeptoren, eine häufige Ursache der Hypertonie in der Höhe. Die Wirkung von intravenösem Clonidin setzt schnell ein, seine Wirkung hält lange an und die Gefahr einer Hypotonie ist gering.

Betablocker und Nitrate können ebenfalls zur Anwendung kommen. Die Wirkung von Betablockern kann auf denselben Mechanismen beruhen wie die von Alphablockern, insbesondere bei älteren Präparaten wie Atenolol oder Metoprolol oder bei Betablockern mit intrinsischer Alpha-Blockade wie Carvedilol. Die intravenöse Gabe von Metoprolol oder Labetalol kann in der Akutsituation eine gute Therapiewahl sein.

Kalziumkanalblocker werden häufig zur Behandlung von Bluthochdruck in der Höhe mit guten Ergebnissen eingesetzt. Bei hypertensiven Krisen sind sie eine sichere Alternative zur Stabilisierung des Blutdrucks nach der Akutsituation. Schnell wirksame Medikamente (z. B. Nifedipin Sublingualtropfen) wurden in der Vergangenheit häufig verwendet, sollten jedoch vermieden werden, da die Gefahr von plötzlichen starken Blutdruckabfällen und ischämischen Ereignissen besteht. Ferner sind Patienten in großen Höhen oftmals hypovoläm (Diuretika wie Acetazolamid verstärken die Hypovolämie), aber bei maximaler Sympathikusaktivität nicht in der Lage, die blutdrucksenkende Wirkung von Nifedipin auszugleichen.

Ausführliche zusätzliche Informationen zur Behandlung von hypertensiven Notfällen findet man in den ESH- und ESC-Leitlinien 2013 zur arteriellen Hypertonie sowie in den Leitlinien von 2017 der AHA/American College of Cardiology Task Force zur Behandlung von Bluthochdruck. [60–62]

31.7 Akute Herzinsuffizienz

31.7.1 Epidemiologie

Die Inzidenz und Prävalenz der Herzinsuffizienz (HI) bei Aufenthalten in großen Höhen ist nicht bekannt. Bei der HI handelt es sich um ein komplexes Syndrom mit einem breiten Spektrum an Ursachen. Sie ist der wichtigste Grund für einen Krankenhausaufenthalt bei Menschen über 65 Jahre und für jährlich mehr als 1 Million Krankenhausaufenthalte in den USA verantwortlich.

31.7.2 Pathophysiologie

Eine akute HI kann als Erstereignis (de novo) auftreten, ist jedoch häufiger die Folge einer akuten Dekompensation einer vorbestehenden chronischen HI. Dieser Zustand kann durch eine primäre kardiale Funktionsstörung oder durch die Wirkung eines (oder mehrerer) prädisponierenden Faktoren verursacht werden. Ein Aufenthalt in großer Höhe kann einen Patienten mit mehreren Faktoren konfrontieren, die ein bis dahin stabiles, aber fragiles hämodynamisches Gleichgewicht stören. Die Dekompensation kann auch ohne einen auslösenden Faktor auftreten, häufiger ist sie jedoch auf eine Infektion, unkontrollierten Bluthochdruck, Rhythmusstörungen oder die Nichteinhaltung der verordneten medikamentösen Therapie/Diät zurückzuführen. Wie in den vorangegangenen Abschnitten erörtert, löst die höhenbedingte Hypoxie eine Reihe von pathophysiologischen Vorgängen aus, die zu höherem Blutdruck, Gefäßwiderstand und erhöhter Herzfrequenz führen. Der myokardiale Sauerstoffverbrauch nimmt zu und folglich entsteht ein Missverhältnis zwischen Sauerstoffbedarf und Sauerstoffangebot. Dies kann eine akute Myokardischämie oder sogar einen sekundären Myokardinfarkt verursachen (➤ 31.2), selbst wenn keine ischämischen Symptome vorliegen.

31.7.3 Klinisches Bild

Patienten mit einer akuten HI können ein breites Spektrum an Symptomen zeigen, die auf eine venöse Stauung (pulmonal oder peripher oder beides) und periphere Hypoperfusion zurückzuführen sind.

Eine schnelle und einfache Klassifizierung der HI basiert auf dem Blutdruckwert zum Zeitpunkt des Auftretens, um Patienten mit hypertensiver, normotensiver oder hypotensiver Herzinsuffizienz zu unterscheiden, wobei letztere die schlechteste Prognose haben. Eine andere Klassifizierung differenziert die Patienten nach vier Hauptkategorien, die sich aus der Kombination zweier Variablen ergeben: Das Vorhandensein oder Nichtvorhandensein einer Stauung (feuchter vs. trockener Patient) und die ausreichende oder unzureichende periphere Durchblutung (warme vs. kalte Perfusion). Die klinischen Anzeichen sind in ➤ Tab. 31.1 dargestellt. Warme und feuchte Patienten (d. h. gut durchblute, gestaute Patienten) stellen den größten Anteil dar. Die gravierendsten Formen einer HI sind die des akuten Lungenödems und des kardiogenen Schocks, welche die schwersten Formen der feuchten und kalten Patienten darstellen. [63]

Eine gründliche körperliche Untersuchung ist unerlässlich, da einige Symptome schwer zu erkennen sind und die normalerweise deutlichsten Anzeichen fehlen können. Zu beachten ist, dass bei einer Hypoperfusion eine Hypotonie bestehen oder auch fehlen kann (aufgrund einer kompensatorischen peripheren Vasokonstriktion).

Tab. 31.1 Typische Zeichen einer Stauung und Hypoperfusion, die bei einer Ersteinschätzung von Patienten mit einer akuten Herzinsuffizienz hilfreich sein können

Zeichen einer Stauung	Zeichen einer Hypoperfusion
• Pulmonale Stauung • Orthopnoe/paroxysmale nächtliche Dyspnoe • Beidseitige periphere Ödeme • Jugularvenenstauung • Hepatomegalie • Hepatojugulärer Reflux • Darmstauung • Aszites • Pleuraerguss	• Kalte und verschwitzte Extremitäten • Oligurie • Geistiger Verwirrtheitszustand • Schwindel • Niedriger Pulsdruck • Tachykardie • Hypotension • Verlängerte kapilläre Füllzeit („ReCap-Zeit")

Diese Begriffe sind also keine Synonyme und eine Hypoperfusion sollte nicht ausgeschlossen werden, nur weil die Blutdruckwerte normal sind. Diese Klassifizierung kann vor allem im präklinischen Bereich nützlich sein, da sie auch ohne zusätzliche diagnostische Hilfsmittel einige prognostische Informationen liefert und die Therapie in der Initialphase leiten könnte. Ein verzögerter Therapiebeginn kann die Prognose verschlechtern, besonders bei Patienten, die Diuretika benötigen. Bei Patienten mit ACS und HI kann auch die Killip-Klassifikation unterstützen (➤ 31.3).

Eine HI in großen Höhen geht mit keinen spezifischen Symptomen einher (➤ Tab. 31.2). Im Vergleich zu Patienten auf Meereshöhe können die Betroffenen jedoch dehydriert sein, da sie gleichzeitig Medikamente gegen Höhenkrankheiten (z. B. Acetazolamid) einnehmen und mehr Menschen in dieser unwirtlichen Umgebung anstrengende sportliche Aktivitäten ausüben.

MERKE

Akutes Lungenödem: HAPE oder HI?

- Die Differenzialdiagnose eines akuten Lungenödems bei einem Patienten in großer Höhe kann schwierig sein. Klinische Merkmale zur Differenzialdiagnose sind in ➤ Tab. 31.2 aufgeführt.
- HAPE kann zur Verschlechterung des Zustands bei einem Herzinfarkt-Patienten beitragen.
- Das Ansprechen auf Sauerstoffsubstitution kann bei der Differenzialdiagnose nützlich sein.
- Ein Patient mit Lungenödem sollte immer – unabhängig von der Genese – rasch in niedrigere Höhen abtransportiert werden.

31.7.4 Behandlung

Das präklinische Management ist für die rechtzeitige Diagnose und wirksame Behandlung von entscheidender Bedeutung. Das Erkennen der Ursache für die Dekompensation ist essenziell. Die häufigsten ursächlichen Faktoren in der Höhe sind Höhenkrankheit (AMS, insbesondere das HAPE), ACS, hypertensive Notfälle, Tachyarrhythmien, schwere

Tab. 31.2 Klinische Merkmale zur Differenzialdiagnose zwischen akutem kardiogenem Lungenödem und Höhenlungenödem (HAPE)

Merkmal	HAPE	Akutes kardiogenes Lungenödem
Beeinträchtigung der Herzfunktion	Variabel, nicht ursächlich	Häufig, meist ursächlich
Kardiovaskuläres Risiko	Variabel	Meistens vorhanden
Altersabhängigkeit	Variabel	Korreliert mit dem Alter
Zeitpunkt	Normalerweise am 2. Tag eines Aufenthaltes in großer Höhe	Variabel
Neurologische Zeichen und Symptome	Häufig, aufgrund von AMS und möglichem Zusammenhang mit HACE	Möglich aufgrund von Hypoxie
Lungenauskultation	Rasselgeräusche	Rasselgeräusche, Dämpfung bei Pleuraerguss
Reaktion auf Sauerstoffgabe	Schnelle Verbesserung, kann zum Ende des Ödems führen	Unterstützung der Vitalfunktionen, keine Veränderung im Schweregrad der Erkrankung
Reaktion auf Transport in tiefere Höhen	Schnelle Besserung	Kein großer Einfluss
Reaktion auf Diuretika	Unwirksam	Effektiv
Reaktion auf Steroide	Können wirksam sein	Unwirksam

AMS: Akute Höhenkrankheit, HACE: Höhenhirnödem

Bradykardien/Erregungsleitungsstörungen oder eine akute LE. Patienten mit ACS und HI (Killip-Klasse 2–3) befinden sich in akuter Lebensgefahr und sollten wie ein STEMI-Patient behandelt werden, mit sofortigem Transport in eine gut ausgestattete Einrichtung zur frühzeitigen invasiven Intervention (< 2 h nach dem ersten medizinischen Kontakt), unabhängig von den EKG-Befunden. Hämodynamisch instabile Patienten mit schockbaren Herzrhythmusstörungen sollten unverzüglich kardiovertiert werden. Bei schweren Bradykardien und Erregungsleitungsstörungen sollte umgehend eine transkutane oder transvenöse Stimulation erfolgen. Es ist unerlässlich, andere Ursachen für den Zustand des Patienten auszuschließen (z. B. pulmonale Infektion, schwere Anämie, akutes Nierenversagen) und Begleiterkrankungen zu identifizieren, die möglicherweise seinen Zustand verschlechtern.

In einer urbanen Umgebung können Ärzte auf erweiterte diagnostische Verfahren zur Abklärung des kardiozirkulatorischen Status zurückgreifen, in alpiner Umgebung ist dies nicht möglich. Aus diesem Grund ist trotz der geringen Spezifität und Sensitivität der klinischen Symptomatik die körperliche Untersuchung der Grundpfeiler der initialen Diagnostik und Therapie.

Falls verfügbar, sind EKG und tragbare Ultraschallgeräte sehr nützlich, um die kardiovaskuläre Funktion zu beurteilen, kardiale Anomalien wie akute Klappeninsuffizienz oder Aortendissektionen zu identifizieren oder auszuschließen und andere Ursachen für den vorliegenden Zustand zu evaluieren. Eine Röntgenuntersuchung des Brustkorbs ist meist nicht möglich, aber mit einem tragbaren Ultraschallgerät kann eine mögliche Lungenstauung identifiziert werden. Der rasche Transport in tiefere Lagen ist unumgänglich und das Ziel sollte ein Schwerpunktkrankenhaus sein, in dem eine entsprechende Diagnostik und individuelle Therapie durchgeführt werden kann. Ein Algorithmus für die Therapie in der Präklinik ist in ➤ Abb. 31.5 dargestellt. [63]

Die Kreislauf- und Atmungsunterstützung sollte Teil des präklinischen Therapieansatzes sein. Die Sauerstoffgabe ist in der Höhe sehr häufig erforderlich, da der niedrige atmosphärische Druck zu einer Hypoxämie führt. Bei nicht hypoxämischen Patienten sollte jedoch nicht standardmäßig eine Sauerstoffgabe erfolgen, da dieser zu einer Vasokonstriktion und eine Verringerung der Herzleistung führt. Bei schwerer Atemnot trotz Sauerstoffgabe ist eine nichtinvasive Überdruckbeatmung (CPAP) oder Intubation mit Überdruckbeatmung (BiPAP) in Betracht zu ziehen.

Diuretika sind die Hauptstütze der Therapie im Falle einer Stauung. Furosemid wird häufig zur Behandlung der akuten HI eingesetzt, die Verabreichung als Bolusinfusion ist in unwirtlicher Umgebung und während der Evakuierung des Opfers einfacher und praktikabler als eine Dauerinfusion, sie ist ähnlich wirksam wie die Dauerinfusion. [64]

Vasodilatatoren werden häufig eingesetzt, um sowohl die Stauung zu verringern als auch die Herzleistung und periphere Durchblutung durch arterielle oder venöse Dilatation zu verbessern. Bei ihrem Einsatz außerhalb des Krankenhauses ist jedoch Vorsicht geboten, da ihre Verabreichung eine kontinuierliche Überwachung des Blutdrucks erfordert, um eine Hypotonie zu vermeiden. Daher könnte ihre Anwendung in komplexen Szenarien oder im Rahmen von Evakuierungen schwierig sein.

31.8 Aortendissektion

31.8.1 Epidemiologie

Auf Meereshöhe liegt die geschätzte Inzidenz der Aortendissektion zwischen 2 und 3,5 Fällen pro 10.000 Personen pro Jahr. In den USA entspricht dies 6.000 bis 10.000 Fällen pro

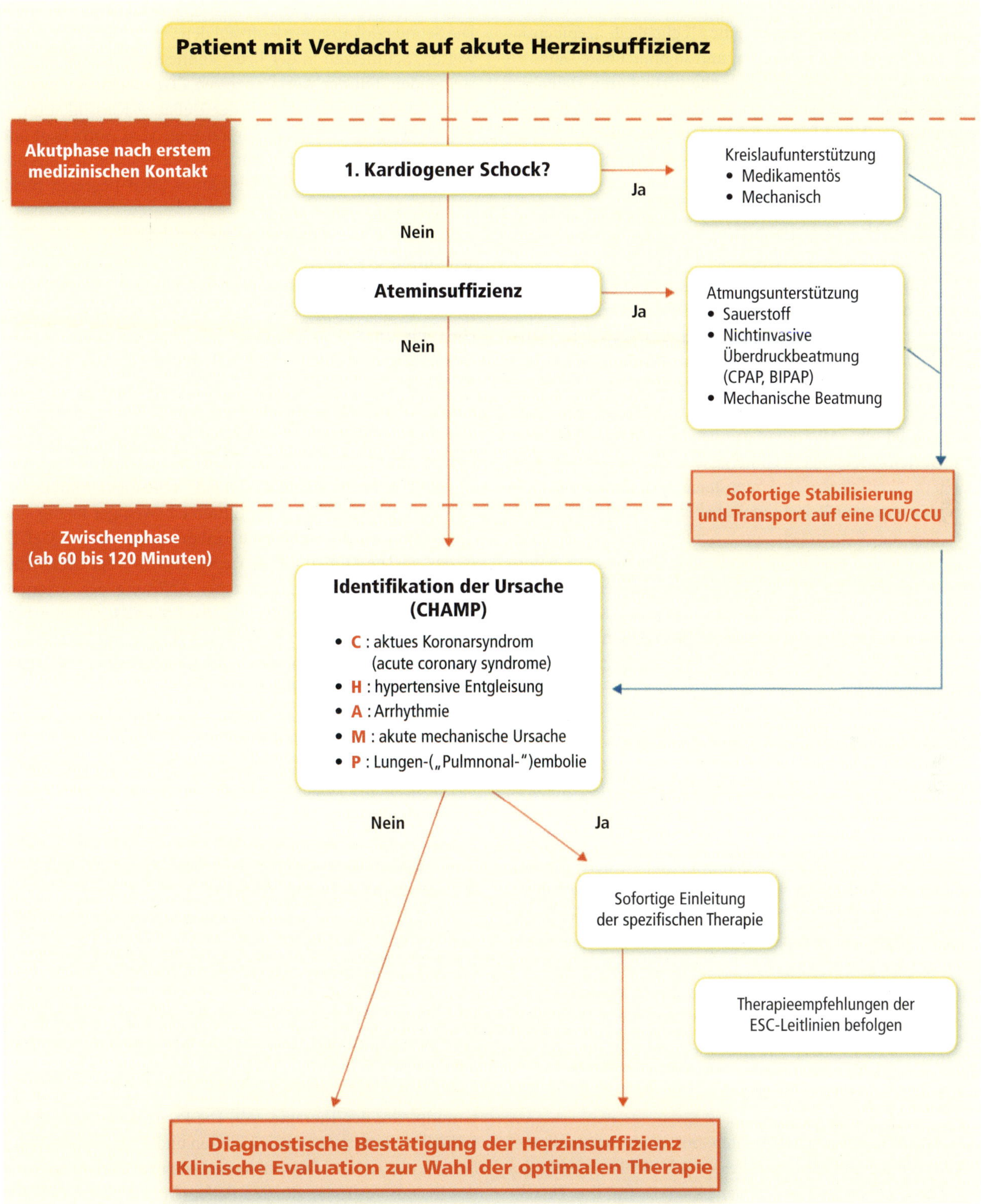

Abb. 31.5 Algorithmus für Patienten mit akuter Herzinsuffizienz. Myokardruptur als Komplikation eines akuten Koronarsyndroms (Wandruptur, Ventrikelseptumdefekt, akute Mitralklappeninsuffizienz), Brusttraumata, kardiale Intervention, Herzklappeninsuffizienz aufgrund einer Endokarditis, Aortendissektion oder Thombosen. (Quelle [63] mit freundlicher Genehmigung)
BiPAP: bilevel positive airway pressure Beatmung, CCU: Kardiologische Intensivstation, CPAP: continuous positive airway pressure Beatmung, ESC: Europäische Gesellschaft für Kardiologie, ICU: Intensivstation

31

Jahr. Die geringe Häufigkeit und die schwierigen Bedingungen in großen Höhen limitieren die Möglichkeiten, epidemiologische Studien durchzuführen und so brauchbare Daten zu generieren. Daher beziehen sich alle verfügbaren Daten auf Ereignisse in Meereshöhe. Die Häufigkeitsverteilung zwischen Männern und Frauen liegt klassischerweise bei 3:1, die höchste Inzidenz wird im Alter von 60–70 Jahren verzeichnet.

31.8.2 Pathophysiologie

Die häufigste Ursache für Aortendissektionen in großer Höhe ist ein Hochenergie-Thoraxtrauma. [65] Die daraus resultierende Verletzung der Aorta kann zu einer Dissektion, Transsektion oder zu einem Wandhämatom führen. Die höchste Inzidenz von Aortensyndromen in der Höhe besteht in den Wintermonaten durch Verletzungen der absteigenden Aorta beim Skifahren. Allerdings können alle Wintersportarten mit Aortenverletzungen einhergehen, da diese Sportarten durch ihre komplexen Bewegungsformen zu kurzen abrupten Perioden extremer Belastung und akuten intrathorakalen, in verschiedene Richtungen ausgerichtete Druckänderungen führen, bei gleichzeitig vorhandenem allgemeinem hämodynamischem Stress (z.B. durch Carvingmanöver oder plötzliches Abbremsen beim Skifahren) [66] Die Kombination aus Dezeleration und Torsion kann schwere Schäden an der Gefäßwand hervorrufen, was zu einer Dissektion führen kann. Eine kleine Fallserie über diese mögliche Ursache bei Skifahrern wurde publiziert, aber leider wurde diese Fragestellung wissenschaftlich nicht weiterverfolgt.

In großer Höhe gibt es vereinzelte Fallberichte über spontane Dissektionen anderer Arterienbezirke, insbesondere der Vertebralarterien. [67] Es ist allerdings nicht bekannt, ob diese Ereignisse mit der Höhe selbst oder vorrangig mit anderen Faktoren zusammenhängen. [67] Andere Autoren hinterfragten die mögliche Rolle anhaltender Bewegungen des Halses, da Fälle von spontanen Dissektionen der Karotis- oder Vertebralarterien bei Freizeitsportarten mit längerer Überstreckung, Beugung oder Drehung des Halses berichtet wurden. Die klinischen Auswirkungen dieser möglichen Faktoren wurden jedoch ebenfalls nicht systematisch untersucht.

31.8.3 Klinisches Bild

Das klinische Bild von Patienten mit einer Aortendissektion in großen Höhen unterscheidet sich nicht von dem, das Patienten auf Meereshöhe zeigen. Zwei Drittel der Dissektionen entstehen in der Aorta ascendens, das restliche Drittel der Fälle verteilt sich auf den Aortenbogen oder die Aorta descendens. Nur wenige Dissektionen haben ihren Ursprung in der Bauchaorta. Starke, plötzlich einsetzende Schmerzen sind das häufigste Symptom. Es wird klassischerweise als reißender oder stechender Schmerz beschrieben, klinische Register zeigen aber, dass der Schmerz meist unspezifisch ist. Die Schmerzlokalisation kann auf den Ort der Dissektion hinweisen. Schmerzen in der Brust können eine Läsion im aufsteigenden Teil der Aorta anzeigen (Typ-A-Dissektion nach Stanford; Typ I oder II nach der DeBakey-Klassifikation, je nachdem ob der Einriss in der aufsteigenden Aorta liegt und sich die Dissektion in den Aortenbogen und die absteigende Aorta ausbreitet oder die Dissektion lokal begrenzt bleibt ➤ Abb. 31.6). [68]

Rücken- oder Unterleibsschmerzen können auf eine Dissektion an der absteigenden Aorta hinweisen (Typ B nach der Stanford-Klassifikation oder Typ III nach DeBakey). Ein ganzes Bündel an Zeichen und Symptomen können Anzeichen für eine Dissektion darstellen, je nachdem, welche möglichen Komplikationen sich einstellen. Das häufigste Begleitsyndrom ist eine akute Herzinsuffizienz, gewöhnlich auf der Grundlage einer schweren akuten Aorteninsuffizienz. Ein weiteres häufiges Symptom ist die Synkope, die auf eine Gefäßruptur in den Herzbeutel (Herzbeuteltamponade), eine Hypoperfusion des Gehirns oder eine inadäquate Aktivierung der Barorezeptoren zurückzuführen ist. Weniger häufig sind die Symptome, die durch eine Einbeziehung anderer Gefäße in das falsche Lumen der Aorta verursacht oder durch eine Gefäßkompression aufgrund einer Ablösung der Arterienwände hervorgerufen werden. Diese Ereignisse können zum akuten Myokardinfarkt, Schlaganfall (häufig mit Paraplegie), zur Extremitätenischämie, Niereninsuffizienz und zum Herzstillstand führen. Bei älteren Patienten sind die hier als typisch beschriebenen Symptome weniger häufig, was zu einer Fehlinterpretation der Symptome führen kann, z.B. bei ausgeprägter Müdigkeit nach körperlicher Anstrengung.

Die spontane Dissektion einer Vertebralarterie geht typischerweise mit neurologischen Symptomen einher, was den Verdacht auf einen Schlaganfall oder HACE lenken kann. Eine falsche Diagnose kann zu erheblichen Verzögerungen der notwendigen Therapie führen.

31.8.4 Management und Behandlung

Die Behandlung beruht auf einem schnellen Transport in ein Krankenhaus mit Herz- und Gefäßchirurgie, in dem die Schwere der Verletzung durch ein CT beurteilt und ggf. zeitnah adäquat behandelt werden kann. Die Operation ist der Grundpfeiler der Therapie. [69] Die Prognose ist sehr unterschiedlich, je nach Ort der Dissektion und Anzahl und Art der betroffenen Gefäße. Obwohl keine Daten zur Quantifizierung des Risikos vorliegen, dürften Patienten in alpinem Gelände eine schlechtere Prognose haben, was hauptsächlich auf den schwierigeren Transport in ein Schwerpunktkrankenhaus zurückzuführen ist. Die Mortalität liegt auf Meereshöhe bei 1 % pro Stunde in den ersten 48 Stunden, wenn keine Operation durchgeführt wird. Die umfangreichste Studie über Aortendissektionen in der Höhe ist eine 10-jährige prospektive

DeBakey	Typ I	Typ II	Typ III
Stanford	Typ A	Typ A	Typ B

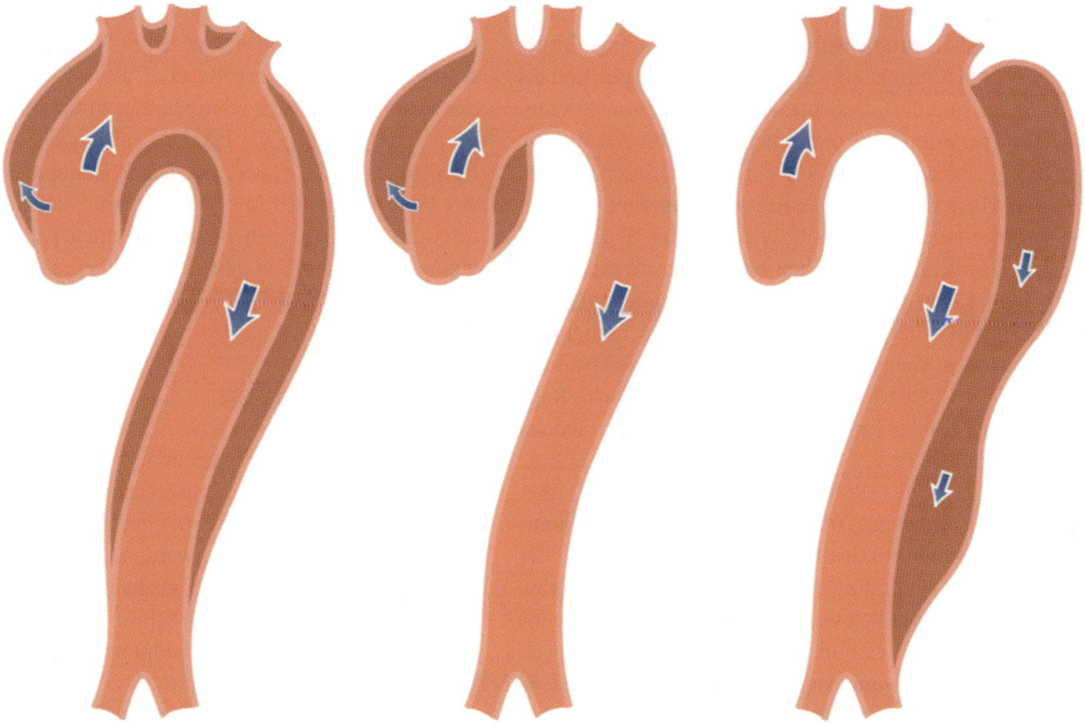

Abb. 31.6 Die Klassifikationen der thorakalen Aortendissektionen nach DeBakey (Typ I, II oder III) und Stanford (Typ A oder B).

Beobachtungsstudie aus den österreichischen Alpen. [66] Die Autoren verglichen das Outcome von Aortendissektionen bei Skifahrern mit Nichtskifahrern in der Höhe, um eventuelle Unterschiede in den Outcomes zu finden, fanden jedoch keine signifikanten Unterschiede.

31.9 Ischämische zerebrovaskuläre Notfälle

31.9.1 Epidemiologie

Die genaue Inzidenz und Prävalenz von akuten ischämischen zerebrovaskulären Notfällen in der Höhe ist aufgrund der unzureichenden Datenlage nicht bekannt. Die Inzidenz dürfte in der Höhe allerdings höher sein als auf Meereshöhe, bedingt durch das erhöhte Risiko für thromboembolische Ereignisse, höhere Blutdruckwerte und die Hyperaktivierung des Sympathikus. Patienten mit einem Schlaganfall in großen Höhen sind in der Regel jünger und haben weniger Risikofaktoren als Patienten auf Meereshöhe. Einige Studien berichten über eine relativ hohe Inzidenz von Schlaganfällen und transitorisch ischämischen Attacken (TIAs) bei Höhenbergsteigern. Die auffallend hohe Inzidenz bei relativ jungen, trainierten und gesunden Menschen spricht für eine große Rolle von Umgebungsfaktoren in hochalpiner Umgebung, da diese schwerwiegende Erkrankung normalerweise bei älteren Personen auftritt. [70, 71]

31.9.2 Pathophysiologie

Die Höhenexposition scheint ein Risikofaktor für zerebrovaskuläre Notfälle zu sein. [72] Aktuelle Hypothesen gehen von einer direkten Auswirkung der Hypoxie auf die zerebrale Durchblutung und einer indirekten Wirkung durch die Beeinträchtigung der Gefäßregulation aus. [73] Einerseits beeinträchtigt die Hypoxie die Endothelfunktion, was zu unkontrollierten Gefäßspasmen führt, andererseits könnten ein Hirnödem und eine hypokapnische Vasokonstriktion, welche häufige Ursachen von AMS und HACE sind, eine wichtige Rolle spielen. [71] Außerdem zeigte eine übermäßige Sympathikusaktivität (z. B. bei akuter Höhenexposition) eine starke Korrelation mit einem Schlaganfall. Einige Studien haben eine veränderte Blutflussdynamik im Gehirn in der Höhe beschrieben. [74] Die hohe Inzidenz von Netzhautblutungen in der Höhe scheint diese Theorie zu stützen, da man davon ausgeht, dass letztere durch einen erhöhten Blutfluss im Gehirn, eine durch Hypoxie verursachte erhöhte Permeabilität der Hirngefäße und den höhenbedingten Blutdruckanstieg verursacht wird. [75]

In der Everest-III-Studie wurde an acht Probanden mithilfe einer hypobaren Kammer eine 31-tägige Höhenexposition bis > 8.000 Meter simuliert. Dabei traten drei Fälle von TIA auf, alle nach Hyperventilation und einer forcierten Ausatmung gegen die geschlossene Glottis. Beim Herzultraschall wurden Gasbläschen in den Lungenarterien gefunden, was den Verdacht einer Luftembolie als Ursache für den Schlaganfall nahelegte. [76] Schließlich stellten einige Forscher die Rolle der erhöhten Konzentration roter Blutkörperchen und der erhöhten Blutviskosität zur Diskussion, da bei Menschen, die in der Höhe leben, über ein höheres Schlaganfallrisiko als auf Meereshöhe berichtet wurde. [77, 78] Die tatsächliche Rolle dieser Faktoren bei der Pathogenese der Krankheit ist jedoch nach wie vor unklar.

Wohns veröffentlichte 1986 die ersten Fallberichte über Schlaganfälle in der Höhe [70] und beschrieb Fälle von Hemiplegie, Hemiparese, Aphasie und Skotomen, die weder in der Magnetresonanztomografie (MRT) noch in der Angiografe abgebildet wurden. Ähnlich wie bei Patienten auf Meereshöhe sind die Symptome äußerst unterschiedlich, je nachdem welche Hirnareale primär vom akuten Ereignis betroffen sind. Es liegen keine Daten über mögliche Einflüsse der Gebirgsumgebung auf die Symptome eines Schlaganfalls vor. Die größte diagnostische Herausforderung bei Schlaganfällen, bei denen nur ein umschriebenes Gebiet betroffen ist und ein unklares klinisches Bild besteht, ist die differentialdiagnostische Unterscheidung von einer AMS oder HACE, insbesondere wenn keine Infrastruktur für weiterführende Diagnostik.

In einem kürzlich erschienenen Bericht von Bhattarai und Kollegen [67] wurde über zwei junge, gesunde Personen berichtet, die bei sportlichen Aktivitäten in der Höhe eine akute Dissektion einer Halsarterie erlitten: Diese zeigte sich klinisch durch eine Ataxie in unterschiedlichem Ausmaß, verschwommenes Sehen, Übelkeit und in einem Fall durch Gefühlsverlust auf einer Gesichtsseite und die einseitige Beeinträchtigung der Hirnnerven. Zunächst wurden diese Patienten auf eine akute Höhenkrankheit (AMS) behandelt, da ein akutes ischämisches Ereignis als höchst unwahrscheinlich galt. Obwohl dieses Krankheitsbild selten vorkommt, können einige Beobachtungen bei der Differenzialdiagnose helfen. Dies betrifft in erster Linie das Auftreten der Symptome: Bei einer akuten ischämischen Hirnschädigung treten die Symptome in der Regel plötzlich auf und werden von fokalen Symptomen, einer sogenannten „Herdneurologie", begleitet. Hingegen verschlechtern sich bei AMS und HACE die eher generalisierten Symptome allmählich, der Verlauf ist progressiv. [50, 67] Besonders hilfreich kann die Anamnese des Patienten und eine frühzeitige neuerliche Reevaluation nach dem ersten medizinischen Kontakt sein, das gilt genauso für Patienten mit Symptomen einer Höhenkrankheit.

Bei fokalen neurologischen Defiziten sollten Klinker neben den üblichen Differenzialdiagnosen auch an das Risiko einer zerebralen Venenthrombose denken, die auf Meereshöhe relativ selten vorkommt und deren Häufigkeit in der Höhe deutlich zunimmt. Berichte über diese Erkrankung sind in der aktuellen Literatur relativ häufig zu finden. Das klinische Bild besteht häufig aus fokalen, einseitigen neurologischen Beeinträchtigungen, wie plötzlicher Hemiparese und Aphasie. Volumenmangel und Polyzythämie scheinen Risikofaktoren zu sein. Abgesehen von einzelnen Fallberichten oder kleinen Fallserien [79] gibt es jedoch keine größeren Studien zu diesem Thema.

31.9.3 Behandlung

Die Patienten müssen umgehend in tiefere Höhenlagen und in ein Krankenhaus mit einer entsprechend ausgestatteten neurologischen Abteilung zur intensivmedizinischen Überwachung des Patienten transportiert werden. Bildgebende Verfahren (üblicherweise ein CT) sind zwingend erforderlich zur Lokalisation und Feststellung des Schweregrads der Hirnschädigung. Ferner können zusätzliche Informationen über mögliche Ursachen des Ereignisses gesammelt werden. Wenn der Patient die Kriterien für eine Thrombolyse erfüllt, sollte diese Therapiestrategie gewählt werden. Sie führt zu guten Ergebnissen, wobei man sich aber auch des Risikos von Massenblutungen bewusst sein sollte. Daher ist es zwingend erforderlich, dass die Thrombolyse auf einer Intensivstation oder einer Stroke Unit durchgeführt wird. Eine Therapie mit Thrombozytenaggregationshemmern (z. B. ASS) ist die Option für die präklinische Therapie und für die Sekundärprävention.

Ein besonderes Augenmerk sollte auf die kausale Ursache des Ereignisses gelegt werden – handelt es sich um ein atherothrombotisches Ereignis (Ablösen von Plaques aus den Karotiden), ein thromboembolisches Ereignis (z. B. durch Vorhofflimmern) oder liegen andere, seltenere Ursachen vor? Es gibt Leitlinien zur Behandlung von Schlaganfällen, diese darzustellen, würde jedoch über die Ziele dieses Kapitels hinaus gehen. [80]

31.9.4 Prävention

Es gibt keine evidenzbasierten Empfehlungen zur Prävention von Schlaganfällen für Personen, die sich in große Höhen begeben. Ein internationales Positionspapier unterstützt jedoch die auf klinischen Erfahrungen basierende Empfehlung, vor dem Aufstieg in große Höhen einen Karotis-Ultraschall durchzuführen, um das Risiko von zerebrovaskulären Ereignissen bei Personen, die einen ischämischen Schlaganfall erlitten haben, zu beurteilen. [6] In den ersten 3 Monaten nach einem Schlaganfall oder einer TIA sollten Wanderungen in großen Höhen vermieden werden. [6] Es gibt keinen Grund, eine gerinnungshemmende oder thrombozytenaggregationshemmende Therapie bei Personen zu beginnen, die auf Meereshöhe nicht gefährdet sind, nur weil ein Aufstieg in große Höhen bevorsteht.

Fazit

- Die Exposition gegenüber großer Höhe löst eine Reihe von komplexen neurohormonellen Reaktionen aus. Hauptsächlich geschieht dies durch eine Hyperaktivierung des Sympathikus, um der Hypoxie entgegenzuwirken. Die daraus resultierende Belastung für das kardiovaskuläre System kann Notfälle des Herz-Kreislauf-Systems verursachen. Zudem kann die Höhe einen negativen Einfluss auf Schweregrad und Verlauf solcher Ereignisse haben.
- Neben den negativen Auswirkungen auf den Gesundheitszustand kann die große Höhe, fernab der Zivilisation, auch den raschen Transport und somit die adäquate Therapie verzögern.
- Da es kaum aussagekräftige, evidenzbasierte Studien zu Notfällen in großen Höhen gibt, müssen sich die Behandlungsempfehlungen in der Regel auf die aktuellen Leitlinien stützen, die von den wissenschaftlichen Fachgesellschaften für die Diagnose und Behandlung akuter Herz-Kreislauf-Erkrankungen auf Meereshöhe veröffentlicht wurden.
- Bei einem kardiovaskulären Notfall in großer Höhe kann eine zusätzliche AMS die Diagnose verschleiern oder den klinischen Zustand des Patienten verschlechtern.
- Bei der Behandlung von Patienten mit einer akuten Erkrankung in der Höhe sollte immer zusätzliche höhenbedingte Probleme in Betracht gezogen und umgehend behandelt werden, insbesondere die Hypoxämie (aufgrund von niedrigem Atmosphärendruck, was zur AMS oder einer Verschlechterung des Zustands führen kann), Dehydratation (aufgrund anstrengender körperlicher Betätigung in der Höhe, ev. gleichzeitiger Einnahme von Diuretika) und akzidentelle Hypothermie.
- Bei Notfällen ist die Therapie der Wahl der rasche Abtransport in niedrigere Höhen und in entsprechend ausgestattete Schwerpunktkrankenhäuser, um ein adäquates Monitoring zu erreichen und der höhenbedingten Zustandsverschlechterung entgegenzuwirken. Verzögerungen beim Transport sind stets möglich und man sollte flexibel darauf reagieren, insbesondere beim akuten Myokardinfarkt. Eine Thrombolyse in einem Nicht-PCI-Zentrum kann eine rechtzeitige Behandlung ermöglichen und erhebliche Verzögerungen bei der Therapie verhindern. „Time is muscle" ist ein altes Sprichwort, das immer noch gültig ist.

LITERATUR

1. Brugger H, Pun M, Swenson ER, Falk M. Research in High Altitude and Mountain Emergency Medicine: Is Methodology Key ? High Alt Med Biol. 2018; 19(1):1–3.
2. Brustia R, Enrione G, Catuzzo B, et al. Results of a Prospective Observational Study on Mountaineering Emergencies in Western Alps: Mind Your Head. High Alt Med Biol. 2016;17:116–121.
3. Rimoldi SF, Sartori C, Seiler C, et al. High altitude exposure in patients with cardiovascular disease: risk assessment and practical recommendations. Prog Cardiovasc Dis. 2010;52:512–524.
4. Faulhaber M, Flatz M, Gatterer H, et al. Prevalence of cardiovascular diseases among alpine skiers and hikers in the Austrian Alps. High Alt Med Biol. 2007;8:245–252.
5. Donegani E, Hillebrandt D, Windsor J, et al. Pre-existing cardiovascular conditions and high altitude travel. Consensus statement of the Medical Commission of the Union Internationale des Associations d'Alpinisme (UIAA MedCom) Travel Medicine and Infectious Disease. Travel Med Infect Dis. 2014;12:237–252.
6. Parati G, Agostoni P, Basnyat B, et al. Clinical recommendations for high altitude exposure of individuals with pre-existing cardiovascular conditions. Eur Heart J. 2018;39(17):1546–1554.
7. Burtscher M, Ponchia A. The risk of cardiovascular events during leisure time activities at altitude. Prog Cardiovasc Dis. 2010;52:507–511.
8. Burtscher M. Risk and Protective Factors for Sudden Cardiac Death During Leisure Activities in the Mountains: An Update. Heart Lung Circ. 2017;26:757–762.
9. Windsor JS, Van Der Kaaij J, Rodway GW, Mukherjee R. Sudden cardiac death in a mountain environment. Med Sport. 2009;13:197e202.
10. Roger VL, Go AS, Lloyd-Jones DM, et al. Heart disease and stroke statistics- -2012 update: a report from the American Heart Association. Circulation. 2012;125:e2-e220.
11. Truhlářˇ A, Deakin CD, Soar J, et al. European Resuscitation Council Guidelines for Resuscitation 2015: Section 4. Cardiac arrest in special circumstances. Resuscitation. 2015;95:148–201.
12. Dehnert C, Bärtsch P. Can patients with coronary heart disease go to high altitude. High Alt Med Biol. 2010;11:183–188.
13. Strapazzon G, Ponchia A, Ellerton J, Brugger H. Risk assessment and emergency management of coronary heart disease at altitude. High Alt Med Biol. 2011;12:97–98; author reply 99.
14. Ströhle M, Paal P, Strapazzon G, et al. Defibrillation in rural areas. Am J Emerg Med. 2014;32:1408–1412.
15. Brugger H, Elsensohn F, Syme D, et al. A survey of emergency medical services in mountain areas of Europe and North America: official recommendations of the International Commission for Mountain Emergency Medicine (ICAR Medcom). High Alt Med Biol. 2005;6:226–237.

16. Brown DJ, Brugger H, Boyd J, Paal P. Accidental hypothermia. N Engl J Med. 2012;367:1930–1938.
17. Monsieurs KG, Nolan JP, Bossaert LL, et al. European Resuscitation Council Guidelines for Resuscitation 2015: Section 1. Executive summary. Resuscitation. 2015;95:1–80.
18. Perkins GD, Handley AJ, Koster RW, et al. European Resuscitation Council Guidelines for Resuscitation 2015: Section 2. Adult basic life support and automated external defibrillation. Resuscitation. 2015;95:81–99.
19. Gordon L, Paal P, Ellerton JA, et al. Delayed and intermittent CPR for severe accidental hypothermia. Resuscitation. 2015;90:46–49.
20. Chacornac M, Baronne-Rochette G, Schmidt MH, et al. Characteristics and management of acute ST-segment elevation myocardial infarctions occurring in ski resorts in the French Alps: Impact of an acute coronary care network. Arch Cardiovasc Dis. 2010;103:460–468.
21. Burtscher M. Risk of cardiovascular events during mountain activities. Adv Exp Med Biol. 2007;618:1–11.
22. Ormezzano O, Polack B, Vanzetto G, et al. Platelet hyperactivity during exercise leading to iterative coronary stent thrombosis: clinical implications. J Thromb Thrombolysis. 2010;30:105–108.
23. Basavarajaiah S, O'Sullivan M. Physical exertion at high altitude – another risk factor for coronary stent thrombosis. J Invasive Cardiol. 2013;25:E66–8.
24. Levine BD. Going High with Heart Disease: The Effect of High Altitude Exposure in Older Individuals and Patients with Coronary Artery Disease. High Alt Med Biol. 2015;16:89–96.
25. Caravita S, Faini A, Bilo G, et al. Ischemic changes in exercise ECG in a hypertensive subject acutely exposed to high altitude. Possible role of a high altitude induced imbalance in myocardial oxygen supply-demand. Int J Cardiol. 2014;171:e100–2.
26. Jamal N, Rajhy M, Bapumia M. Painless acute myocardial infarction on Mount Kilimanjaro. BMJ Case Rep. 2016;2016.
27. Danchin N, Coste P, Ferrières J, et al. Comparison of thrombolysis followed by broad use of percutaneous coronary intervention with primary percutaneous coronary intervention for ST-segment-elevation acute myocardial infarction: data from the french registry on acute ST-elevation myocardial infarction (FAST-MI). Circulation. 2008;118:268–276.
28. Nikolaou NI, Arntz HR, Bellou A, et al. European Resuscitation Council Guidelines for Resuscitation 2015 Section 8. Initial management of acute coronary syndromes. Resuscitation. 2015;95:264–277.
29. Ibanez B, James S, Agewall S, et al. 2017 ESC Guidelines for the management of acute myocardial infarction in patients presenting with ST-segment elevation: The Task Force for the management of acute myocardial infarction in patients presenting with ST-segment elevation of the European Society of Cardiology (ESC). Eur Heart J. 2018;39:119–177.
30. Nikolaou NI, Welsford M, Beygui F, et al. Part 5: Acute coronary syndromes: 2015 International Consensus on Cardiopulmonary Resuscitation and Emergency Cardiovascular Care Science with Treatment Recommendations. Resuscitation. 2015;95:e121–46.
31. Bärtsch P. How Thrombogenic Is Hypoxia. JAMA. 2006;295:2297.
32. Schmid JP, Noveanu M, Gaillet R, et al. Safety and exercise tolerance of acute high altitude exposure (3454 m) among patients with coronary artery disease. Heart. 2006;92:921–925.
33. Le Roux G, Larmignat P, Marchal M, Richalet JP. Haemostasis at high altitude. Int J Sports Med. 1992;13 Suppl 1:S49–51.
34. Mannucci PM, Gringeri A, Peyvandi F, et al. Short-term exposure to high altitude causes coagulation activation and inhibits fibrinolysis. Thromb Haemost 2002;87(2):342–343.
35. Segler CP. Prophylaxis of climbers for prevention of embolic accidents. Med Hypotheses. 2001;57:472–475.
36. Huez S, Faoro V, Guénard H, et al. Echocardiographic and tissue Doppler imaging of cardiac adaptation to high altitude in native highlanders versus acclimatized lowlanders. Am J Cardiol. 2009;103:1605–1609.
37. Martin DS, Pate JS, Vercueil A, et al. Reduced coagulation at high altitude identified by thromboelastography. Thromb Haemost. 2012;107:1066–1071.
38. Vij AG. Effect of prolonged stay at high altitude on platelet aggregation and fibrinogen levels. Platelets. 2009;20:421–427.
39. Andrew M, O'Brodovich H, Sutton J. Operation Everest II: coagulation system during prolonged decompression to 282 Torr. J Appl Physiol (1985). 1987;63:1262–1267.
40. Hackett PH, Roach RC. High altitude medicine. In: Auerbach PS, editor. Wilderness Medicine, 4th ed. St. Louis, MO: Mosby; 2001.
41. Hampel R, Breitner S, Rückerl R, et al. Air temperature and inflammatory and coagulation responses in men with coronary or pulmonary disease during the winter season. Occup Environ Med. 2010;67:408–416.
42. Bøkenes L, Alexandersen TE, Østerud B, et al. Physiological and haematological responses to cold exposure in the elderly. Int J Circumpolar Health. 2000;59:216–221.
43. Madrigano J, Mittleman MA, Baccarelli A, et al. Temperature, myocardial infarction, and mortality: effect modification by individual- and area-level characteristics. Epidemiology. 2013;24:439–446.
44. Anand AC, Jha SK, Saha A, et al. Thrombosis as a complication of extended stay at high altitude. Natl Med J India. 2001;14:197–201.
45. Anand AC, Saha A, Seth AK, et al. Symptomatic portal system thrombosis in soldiers due to extended stay at extreme altitude. J Gastroenterol Hepatol. 2005;20:777–783.
46. Fagenholz PJ, Gutman JA, Murray AF, et al. Arterial thrombosis at high altitude resulting in loss of limb. High Alt Med Biol. 2007;8:340–347.
47. Hussain T, Niaz A. Deep vein thrombosis at high altitude. J Pak Med Assoc. 2002;52:440.
48. Presti B, Berthrong M, Sherwin RM. Chronic thrombosis of major pulmonary arteries. Hum Pathol. 1990;21:601–606.
49. Davis C, Hackett P. Advances in the Prevention and Treatment of High Altitude Illness. Emerg Med Clin North Am. 2017;35:241–260.
50. Pandey P, Lohani B, Murphy H. Pulmonary Embolism Masquerading as High Altitude Pulmonary Edema at High Altitude. High Alt Med Biol. 2016;17:353–358.
51. Konstantinides SV, Torbicki A, Agnelli G, et al. 2014 ESC guidelines on the diagnosis and management of acute pulmonary embolism. Eur Heart J. 2014;35:3033–69, 3069a.
52. Roach RC, Hackett PH, Oelz O et al. The 2018 Lake Louise Acute Mountain Sickness Score. High Alt Med Biol 2018;19:4–6.
53. Hull CM, Rajendran D, Fernandez Barnes A. Deep Vein Thrombosis and Pulmonary Embolism in a Mountain Guide: Awareness, Diagnostic Challenges, and Management Considerations at Altitude. Wilderness Environ Med. 2016;27:100–106.
54. Blaisdell FW. The pathophysiology of skeletal muscle ischemia and the reperfusion syndrome: a review. Cardiovasc Surg. 2002;10:620–630.
55. Mieske K, Flaherty G, O'Brien T. Journeys to high altitude- -risks and recommendations for travelers with preexisting medical conditions. J Travel Med. 2010;17:48–62.
56. Parati G, Bilo G, Faini A, et al. Changes in 24 h ambulatory blood pressure and effects of angiotensin II receptor blockade during acute and prolonged high altitude exposure: a randomized clical trial. Eur Heart J. 2014; 35:3113–3122

57. Bilo G, Villafuerte FC, Faini A, et al. Blood Pressure in Untreated and Treated Hypertensive Patients at High Altitude. Hypertension. 2015;65:1266.
58. Parati G, Revera M, Giuliano A, et al. Effects of acetazolamide on central blood pressure, peripheral blood pressure, and arterial distensibility at acute high altitude exposure. European Heart Journal. 2013;34:759–766.
59. Naeije R. Physiological adaptation of the cardiovascular system to high altitude. Prog Cardiovasc Dis. 2010;52:456–466.
60. Mancia G, Fagard R, Narkiewicz K, et al. 2013 ESH/ESC guidelines for the management of arterial hypertension: the Task Force for the Management of Arterial Hypertension of the European Society of Hypertension (ESH) and of the European Society of Cardiology (ESC). Eur Heart J. 2013;34:2159–2219.
61. Whelton PK, Carey RM, Aronow WS, et al. 2017 ACC/AHA/AAPA/ABC/ACPM/AGS/APhA/ASH/ASPC/NMA/PCNA Guideline for the Prevention, Detection, Evaluation, and Management of High Blood Pressure in Adults: Executive Summary: A Report of the American College of Cardiology/American Heart Association Task Force on Clinical Practice Guidelines. Hypertension. 2018;71(6):1269–1324
62. Williams B, Mancia G, Spiering W, et al. 2018 ESC/ESH Guidelines for the management of arterial hypertension: The Task Force for the management of arterial hypertension of the European Society of Cardiology (ESC) and the European Society of Hypertension (ESH). Eur Heart J. 2018:39(33):3021–3104.
63. Ponikowski P, Voors AA, Anker SD, et al. 2016 ESC Guidelines for the diagnosis and treatment of acute and chronic heart failure: The Task Force for the diagnosis and treatment of acute and chronic heart failure of the European Society of Cardiology (ESC) Developed with the special contribution of the Heart Failure Association (HFA) of the ESC. Eur Heart J. 2016;37:2129–2200.
64. Ng KT, Yap JLL. Continuous infusion vs. intermittent bolus injection of furosemide in acute decompensated heart failure: systematic review and meta-analysis of randomised controlled trials. Anaesthesia. 2018;73:238–247.
65. Hiratzka LF, Bakris GL, Beckman JA, et al. ACCF/AHA/AATS/ACR/ASA/SCA/SCAI/SIR/STS/SVM guidelines for the diagnosis and management of patients with Thoracic Aortic Disease: a report of the American College of Cardiology Foundation/American Heart Association Task Force on Practice Guidelines, American Association for Thoracic Surgery, American College of Radiology, American Stroke Association, Society of Cardiovascular Anesthesiologists, Society for Cardiovascular Angiography and Interventions, Society of Interventional Radiology, Society of Thoracic Surgeons, and Society for Vascular Medicine. Circulation. 2010; 6: 121:e266–369.
66. Schachner T, Fischler N, Dumfarth J, et al. Aortic dissection type A in alpine skiers. Biomed Res Int. 2013;2013:192459.
67. Bhattarai S, Elson W, Pradhan R, Pandey P. Cervical artery dissection at high altitude: an overview of two patients. J Travel Med. 2016;24
68. Erbel R, Aboyans V, Boileau C, et al. 2014 ESC Guidelines on the diagnosis and treatment of aortic diseases: Document covering acute and chronic aortic diseases of the thoracic and abdominal aorta of the adult. The Task Force for the Diagnosis and Treatment of Aortic Diseases of the European Society of Cardiology (ESC). Eur Heart J. 2014;35:2873–2926.
69. Reul GJ, Cooley DA, Hallman GL, et al. Dissecting aneurysm of the descending aorta. Improved surgical results in 91 patients. Arch Surg. 1975;110:632–640.
70. Wohns RN. Transient ischemic attacks at high altitude. Crit Care Med. 1986;14:517–518.
71. Basnyat B, Wu T, Gertsch JH. Neurological conditions at altitude that fall outside the usual definition of altitude sickness. High Alt Med Biol. 2004;5:171–179.
72. Clarke C. Acute mountain sickness: medical problems associated with acute and subacute exposure to hypobaric hypoxia. Postgrad Med J. 2006;82:748–753.
73. Van Osta A, Moraine JJ, Mélot C, et al. Effects of high altitude exposure on cerebral hemodynamics in normal subjects. Stroke. 2005;36:557–560.
74. Feddersen B, Neupane P, Thanbichler F, et al. Regional differences in the cerebral blood flow velocity response to hypobaric hypoxia at high altitudes. J Cereb Blood Flow MeTable 2015.35:1846–1851.
75. Bosch MM, Barthelmes D, Landau K. High altitude retinal hemorrhages- -an update. High Alt Med Biol. 2012;13:240–244.
76. Cauchy E, Larmignat P, Boussuges A, et al. Transient neurological disorders during a simulated ascent of Mount Everest. Aviat Space Environ Med. 2002;73:1224–1229.
77. Jha SK, Anand AC, Sharma V, et al. Stroke at high altitude: Indian experience. High Alt Med Biol. 2002;3:21–27.
78. Niaz A, Nayyar S. Cerebrovascular stroke at high altitude. J Coll Physicians Surg Pak. 2003;13:446–448.
79. Song SY, Asaji T, Tanizaki Y, et al. Cerebral thrombosis at altitude: its pathogenesis and the problems of prevention and treatment. Aviat Space Environ Med. 1986;57:71–76.
80. Powers WJ, Rabinstein AA, Ackerson T, et al. 2018 Guidelines for the Early Management of Patients With Acute Ischemic Stroke: A Guideline for Healthcare Professionals From the American Heart Association/American Stroke Association. Stroke. 2018;49:e46-e110.

KAPITEL

32 Höhenkrankheiten

Ryan Paterson, Steven Roy

Zusammenfassung

Es gibt im Wesentlichen drei Höhenkrankheiten : die akute Höhenkrankheit (*acute mountain sickness* – AMS) ist grundsätzlich gutartig und selbstlimitierend. Im Gegensatz dazu können das Höhenhirnödem (*high altitude cerebral edema* – HACE) und das Höhenlungenödem (*high altitude pulmonal edema* – HAPE) tödlich sein, wenn sie schwerwiegend sind oder nicht erkannt werden. Um Höhenkrankheiten vorzubeugen, sind vorrangig präventive Maßnahmen wie ein langsamer Aufstieg oder die Vorakklimatisierung erfolgversprechend; auch Medikamente können verabreicht werden, wenn dies angezeigt ist. Präventive Strategien schützen auch den Retter, das Rettungsteam und dadurch auch den Patienten durch sind Voraussetzung für eine sichere und erfolgreiche Rettungsaktion. Die beste Therapie der Höhenkrankheiten ist der Abstieg.

32.1 Hintergrund

Die Zahl der Hochgebirgsreisenden nimmt kontinuierlich zu: Abenteurer, Sportler, Erholungssuchende und Pilger zieht es in die Berge. Auch die Zahl der Menschen, die in großen Höhen arbeiten und leben, wächst. Die Ursachen für diese Zunahme liegen in der besseren Erreichbarkeit, der wachsenden Bevölkerung, der Verfügbarkeit von Arbeitsplätzen, der sich verändernden Wirtschaft und der zunehmenden Beliebtheit von Freizeitaktivitäten in den Bergen. Alle diese Faktoren werden zudem durch den Klimawandel beeinflusst, der die touristische und landwirtschaftliche Nutzung des Hochgebirges an sich ändernde globale Temperaturen anpasst.

Im Gebirge tätige Notärzte sollten die normalen physiologischen Reaktionen auf die Höhe verstehen und in der Lage sein, die wichtigsten Höhenkrankheiten zu erkennen und zu behandeln. Reisende in hoch gelegene Gebiete steigen oft zu schnell in große Höhen und bringen damit sich selbst und das Rettungspersonal in Gefahr. Dieses Kapitel beschreibt das klinische Bild der Höhenkrankheiten und gibt einen Überblick über Prävention, Management und Rettungsmaßnahmen.

32.2 Definitionen

Geographisch beginnt Höhe typischerweise ab 1500 m über Meeresniveau. Da die meisten Symptome der Höhenkrankheiten ab >2500 m bis 3000 m auftreten, kommt es zu folgender Einteilung: [1]

- Mittlere Höhe: 1500–2500 m
- Große Höhe: 2500–3500 m
- Sehr große Höhe: 3500–5800 m
- Extreme Höhe: 5800–8848 m

Drei Krankheitsbilder prägen die Höhenkrankheiten:

- Akute Höhenkrankheit: Die AMS ist ein Symptomenkomplex, der im Zusammenhang mit einem zeitnah erfolgten Aufstieg oder zusätzlichen Höhengewinn meist über 2500 m auftritt und Kopfschmerzen sowie eines der folgenden Symptome umfasst: gastrointestinale Symptome wie Appetitlosigkeit, Übelkeit oder Erbrechen; Antriebsarmut oder generelle Schwäche sowie Schwindel oder Benommenheit.
- Höhenhirnödem (HACE): Das HACE ist ein akut lebensbedrohlicher neurologischer Zustand, der durch einen Aufstieg in sehr große Höhen ausgelöst wird. Es ist charakterisiert durch eine Ansammlung extrazellulärer Flüssigkeit im Gehirnparenchym aufgrund einer Störung der Blut-Hirn-Schranke. Das HACE ist von der AMS durch zusätzliche neurologische Symptome wie Ataxie oder Bewusstseinseintrübung abzugrenzen.
- Höhenlungenödem (HAPE): Das HAPE ist eine akute, potenziell lebensbedrohliche Lungenerkrankung, die durch einen kürzlichen Höhenaufstieg ausgelöst wird. Wie beim HACE sammelt sich hier extrazelluläre Flüssigkeit im Lungenparenchym durch eine vermehrte Durchlässigkeit des pulmonalen Gefäßbettes. Die durch die Flüssigkeit beeinträchtigte Atmung führt zu Dyspnoe und Hypoxämie.

32.3 Höhenphysiologie

Um die Pathophysiologie von Höhenkrankheiten zu verstehen, ist es wichtig, die höhenphysiologischen Adaptationsmechanismen zu kennen. Die Akklimatisation ist ein stufenweiser Prozess von kombinierten Anpassungsprozessen an den in der Höhe sinkenden Umgebungsluftdruck. Diese Reaktion stellt den Sauerstofftransport zu den Körpergeweben sowohl auf Organebene (respiratorische, kardiovaskuläre, neurohormonelle und hämatologische Anpassung) als auch auf zellulärer Ebene (Proteinsynthese, biochemische und metabolische Prozesse) wieder her.

32.3.1 Akute Höhenexposition

In der Höhe kommt es aufgrund eines niedrigeren Luftdrucks zu einem geringeren Sauerstoffpartialdruck (pO_2) in der Atemluft. Dieser Zustand wird als hypobare Hypoxie bezeichnet. Trotz des niedrigen Umgebungsluftdrucks bleibt der prozentuale Anteil von Sauerstoff in der Umgebungsluft in allen Höhenlagen bei ungefähr 21 %. Allerdings hat ein Atemzug in der Höhe in Summe weniger Sauerstoffmoleküle als auf Meeresniveau (➤ Abb. 32.1). Somit hat das Hämoglobin der roten Blutkörperchen auch weniger Sauerstoff zur Verfügung, das es zum Transport an sich binden kann, was zu einer geringeren arteriellen Sauerstoffsättigung (SpO_2, Hypoxämie) führt. Trotz des niedrigeren O_2-Drucks in großer Höhe sinkt die SpO_2 bei gesunden, nicht akklimatisierten Personen erst bei einem Aufstieg auf eine Höhe >2500 m auf <90 % ab.

MERKE

Bergrettungsärzte dürfen nicht außer Acht lassen, dass tragbare Pulsoxymeter einen Messfehler von +/- 3 % SpO_2 aufweisen, unter ~80 % SpO_2 unzuverlässig werden und bei kalten Temperaturen generell nicht gut funktioniert. [3]

Die alveoläre Hypoxie führt dazu, dass sich Blutgefäße, welche hypoxische Bereiche der Lunge versorgen, verengen, wodurch sich der Zufluss zu den Bereichen mit niedriger Sauerstoffspannung verringert und das Blut in Bereiche mit besserer Sauerstoffversorgung umgeleitet wird.

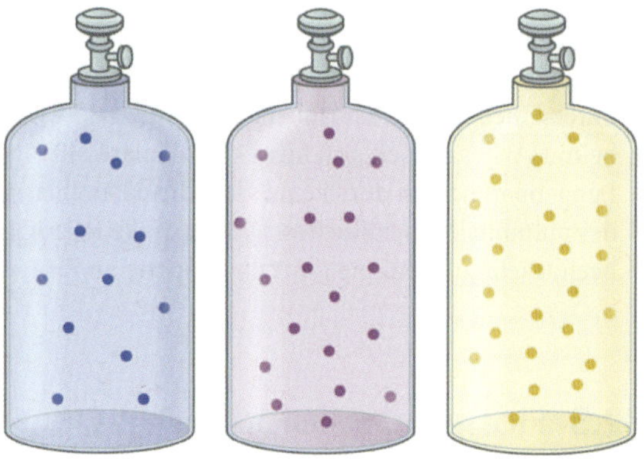

Abb. 32.1 Mit zunehmender Höhe sinkt die Luftdichte aufgrund des abnehmenden Atmosphärendrucks. Dabei ändert sich nicht der Sauerstoffanteil, aber die Anzahl der Sauerstoffmoleküle pro Volumen nimmt ab.

Dieser an sich sinnvolle Prozess wird hypoxische pulmonale Vasokonstriktion (HPV) genannt, er dient der Anpassung der Lungenperfusion an eine inhomogene Oxygenierung und tritt z.B. auch bei einer Lobärpneumonie auf, wenn nur ein umschriebener Bereich hypoxisch, der Rest der Lunge jedoch normoxisch ist. Ziel ist die Optimierung des Ventilations-Perfusions-Verhältnisses, um venöse Beimischung zum arteriellen Blut zu minimieren. Bei niedrigem atmosphärischem Druck, wie er in großen Höhen von herrscht, ist dieser Effekt ausgeprägt und betrifft die gesamte Lunge. Wenn aber große Lungenbereiche mit Sauerstoff minderversorgt werden und die HPV großflächig auftritt, erhöht sich generalisiert der pulmonale Gefäßwiderstand, das Resultat ist eine pulmonale Hypertonie.

Wenn periphere Chemorezeptoren im Glomus caroticum eine Hypoxämie wahrnehmen, wird zentral über das Atemzentrum in der Medulla oblongata des Gehirns der Atemantrieb gesteigert. Daraus resultiert ein erhöhtes Atemminutenvolumen – die sogenannte ventilatorische Hypoxieantwort (*hypoxic ventilatory response* – HVR). Diese verstärkte Ventilation hilft, die alveoläre Sauerstoffspannung aufrecht zu erhalten, sie führt aber zugleich zum vermehrten Abatmen von Kohlendioxid (CO_2). Da gelöstes CO_2 das Gleichgewicht des Säure-Basen-Haushaltes in Richtung Azidose verschiebt, führt die gesteigerte Elimination von CO_2 zu einer respiratorischen Alkalose.

Mit steigender Atemfrequenz sinkt die CO_2 Konzentration im Blut und somit steigt der pH-Wert an. Die Nieren reagieren darauf mit einer verstärkten Ausscheidung von Bicarbonat (HCO_3). Dies ergibt wiederum eine Verschiebung in Richtung eines neutralen pH-Werts, auch kompensatorische metabolische Azidose genannt. Diese Verschiebung ermöglicht es der HVR, die Atemfrequenz erneut zu erhöhen, wodurch das CO_2 weiter sinkt und der Zyklus fortgesetzt wird. Dieser Prozess kann durch Acetazolamid verstärkt werden, das die renale HCO_3-Rückresorption blockiert und damit die höheninduzierte Bikarbonatdiurese beschleunigt.

Die zerebrale Hypoxämie ist ein wirksamer Stimulus für die Autoregulation des Blutflusses des Gehirns. Das autonome Nervensystem reagiert auf eine niedrige Sauerstoffsättigung und aktiviert den Sympathikus, um so die Herzfrequenz, das Herzzeitvolumen und den Blutdruck zu steigern. Die Hirndurchblutung wird durch eine Vielzahl von Mechanismen erhöht, bei den meisten Menschen kommt es während einer Reise in die Höhe zu einer Zunahme des Gehirnvolumens.

Die Reaktion des blutbildenden Systems auf eine Hypoxie beginnt rasch nach dem Aufstieg. Das zirkulierende Plasma-/Blutvolumen nimmt bei akuter Höhenexposition zu. [4] Erythropoietin (EPO) wird innerhalb von Stunden nach dem Aufstieg freigesetzt, aber die damit einhergehende Zunahme neuer roter Blutkörperchen beginnt im Allgemeinen erst nach Tagen. [4] Volumen und Masse der roten Blutkörper-

32

chen nehmen in den folgenden Wochen zu. Trotz einer signifikanten hämatopoetischen Reaktion und blutchemischen Adaptation in der Höhe verändert sich die Sauerstoff-Hämoglobin-Dissoziationskurve nicht, es wird weiterhin in der Lungenstrombahn die Sauerstoffbindung begünstigt und in den peripheren Geweben die Sauerstoffabgabe aufrecht erhalten.

Neben den höhenbedingten Veränderungen auf Organebene gibt es auch funktionelle Veränderungen auf zellulärer Ebene. So führt eine hypoxiebedingte Zellsignalisierung zu spezifischen genomischen und proteomischen Hoch- und Herabregulierungen, die zu erheblichen physiologischen Veränderungen führen. Hypoxieinduzierbare Faktoren (*hypoxia-inducible factors* HIFs) sind z.B. eine Familie von Transkriptionsfaktoren, die Veränderungen der Sauerstoffspannung erkennen und intrazelluläre Reaktionen auf die Hypoxie koordinieren. HIFs regulieren die Expression von Hunderten von Genen, die biologische Prozesse, wie Energiestoffwechsel, Angiogenese, Erythropoese, Eisenhomöostase und anderen regulieren. [5]

32.3.2 Chronische Höhenexposition

Viele Menschen auf der ganzen Welt leben und arbeiten in großer Höhe. Einige sind genetisch an das Leben in diesen Höhen angepasst, andere nicht. In Höhenlagen >3.000 m ist der bei arteriellen Messungen ermittelte PaO_2 oft um ein Drittel niedriger als bei Menschen auf Meereshöhe, bei denen der arterielle Sauerstoff-Partialdruck in der Regel zwischen 90 und 100 mmHg liegt. [6] Die chronische Exposition gegenüber hypobarer Hypoxie führt adaptiv zur Hochregulation einer großen Zahl von Ziel-Genen. Bei etwa 5–10 % der Personen führen fehladaptierte physiologische Veränderungen zur chronischen Höhenkrankheit (*chronic mountain sickness* – CMS). CMS ist ein klinisches Syndrom, das bei Einheimischen oder Langzeitbewohnern in großen Höhen auftritt. Die CMS ist gekennzeichnet durch übermäßige Erythrozytose und schwere Hypoxämie. Sie geht einher mit einer pulmonalen Hypertonie, die sich zum Cor pulmonale entwickeln und zu Rechtsherzversagen führen kann. [7, 8] In großer Höhe sollte ein Bergretter auch dieses Syndrom kennen, denn es ist durchaus denkbar, dass dort lebende Patienten ohne kürzlichen Aufstieg aufgrund der CMS akute Probleme bekommen.

32.4 Prävention von Höhenkrankheiten bei Bergrettern

Die beste Behandlung von Höhenkrankheiten ist die Prävention, die im Wesentlichen auf einem langsamen Aufstieg beruht. Bei Einsätzen ist dies jedoch oft nicht möglich, da Rettungskräfte schnell aufsteigen müssen, um den Patienten so rasch wie möglich helfen zu können. Bergrettungseinsätze sind mit zahlreichen objektiven Gefahren verbunden (z. B. bei einer technischen Bergung, durch Stein- oder Eisschlag), und selbst eine nur leichte Höhenkrankheit erhöht die Gefahr von Verletzung und Unfall. Daher ist die Prävention von Höhenkrankheiten für das Bergrettungspersonal von essenzieller Bedeutung. (Kasten 32.1).

Kasten 32.1

Prävention von Höhenkrankheiten bei Bergrettern und Bergrettungsärzten

Mögliche Vorsichtsmaßnahmen zur Vermeidung einer Höhenkrankheit:

- Vorakklimatisierung (5–6 Tage auf > 2500 m) innerhalb von drei Wochen vor einer möglichen Rettungsaktion
- Wenn möglich, bei einem Rettungseinsatz > 2.500 m > 2 Tage früher aufsteigen. Weitere präventive Maßnahmen:
  - Acetazolamid-Prophylaxe 125 mg zweimal täglich
  - Dexamethason-Prophylaxe 4 mg alle 12 Stunden
  - Zusätzlicher Sauerstoff, wenn die Rettung über 4.000 m erfolgt
  - HAPE-anfällige Rettungskräfte vom Einsatz befreien; falls dies nicht möglich ist, bei diesen Nifedipin-Prophylaxe vornehmen

32.4.1 Risikobewertung

Es gibt keine standardisierten, validierten Empfehlungen für die Vorbeugung von Höhenerkrankungen bei Rettungskräften, die an Einsätzen in großen Höhen beteiligt sind. Es gibt keinen prädiktiven Test, wer voraussichtlich eine Höhenkrankheit entwickeln wird. Bislang konnten durch Forschung und Erfahrung einige Risikofaktoren für die AMS, das HACE und das HAPE identifiziert werden, wie eine Höhenkrankheit in der Vorgeschichte und Fettleibigkeit. Der wichtigste Risikofaktor ist jedoch ein schneller Aufstieg ohne Vorakklimatisierung. Zur Prävention gehören ein langsamer Aufstieg und ev. die Einnahme von Medikamenten (➤ Tab. 32.1). [9]

32.4.2 Vorakklimatisierung

Das optimale Vorakklimatisierungsprotokoll gibt es nach wie vor nicht. Wenn möglich, sollten sich Bergretter und Bergrettungsärzte vor Einsätzen in großen Höhen durch Training und Aufenthalt in großen Höhen (>2.500 m) vorakklimatisieren, um das Risiko einer Höhenkrankheit bei einer Rettungsaktion zu minimieren. Daten legen nahe, dass 5–6 Tage Aufenthalt zwischen 2.500 und 3.000 m das AMS

Risiko deutlich reduzieren und und die Leistungsfähigkeit während des Aufstiegs auf 4.300-4.500 m verbessern können. [10] Solche Vorakklimatisierungsstrategien zeigen, dass längere Aufenthalte in höheren Lagen kurze Zeit vor einem Höhenrettungseinsatz am effektivsten sind zur Vorbeugung der AMS. [10–12] Es gibt zudem Hinweise, dass nach einer Höhenakklimatisation die erworbene Leistung für circa 21 Tage erhalten bleibt. [12] Dies könnte auch bedeuten, dass ein Schutz vor Höhenkrankheiten erhalten bleibt, doch dazu sind weitere Forschungsarbeiten notwendig. Die optimale Vorgehensweise für eine Vorakklimatisierung bleibt derzeit leider unklar.

32.4.3 Prävention der akuten Höhenkrankheit und des höhenbedingten Hirnödems

Der Wert eines langsamen Aufstiegs ist kaum zu überschätzen, er ist effektiv und vermeidet mögliche Nebenwirkungen einer medikamentösen Prophylaxe. [12] Personen, die auf Meeresniveau leben, sollten sich mindestens 2 Tage Zeit nehmen, um auf 2.500–3.000 m aufzusteigen, mit einem Anstieg der Schlafhöhe um maximal 300–500 m pro Nacht. Während des Aufstiegs sollte alle 3–4 Tage ein Ruhetag eingelegt werden, an dem die Schlafhöhe nicht oder nur wenig gesteigert wird. [11, 13, 14] Höhenreisende und Rettungskräfte in großen Höhen sollten immer diese Richtlinien für einen schrittweisen Aufstieg befolgen (➤ Tab. 32.1).

Manche Rettungseinsätze in großen Höhen verlangen den Einsatz von nicht akklimatisierten Rettungskräften und/oder einen raschen Aufstieg. Da rasche Aufstiege mit einem deutlich erhöhten Risiko für AMS, HAPE und HACE einhergehen [15, 16], sind Rettungseinsätze mit nicht akklimatisierten Teammitgliedern grundsätzlich riskant. Dies gilt insbesondere, wenn man schnell aufsteigt und technisch anspruchsvolle Rettungsmaßnahmen oder hubschrauberunterstützte Rettungsmissionen durchführt, bei denen eine hohe kognitive Leistung des Einzelnen für die Sicherheit des ganzen Teams entscheidend ist. Wenn Rettungseinsätze mit nicht akklimatisierten Teammitgliedern notwendig sind, ist eine pharmakologische Prophylaxe eindeutig indiziert.

Tab. 32.1 Risikokategorien, Prävention und Management von AMS

Risikokategorie	Aufstiegsprofil [11, 13, 14, 17]	Prävention von AMS [11, 13, 17, 18]	Management von AMS [13, 17]
Niedrig	• Keine Höhenkrankheit in Vorgeschichte und Aufstiege ≤ 2.500 m • Aufstieg ≥2 Tage, um Höhen von 2.500–3.000 m zu erreichen, mit einem Anstieg der Schlafhöhe von 300–500 m/Tag • Ruhetag alle 3–4 Tage	• Vorakklimatisierung • Allmählicher Anstieg der Schlafhöhe um 300–500 m/Nacht • Ruhetag alle 3–4 Tage mit Verbleib auf gleicher Höhe • Acetazolamid nicht indiziert	• Symptombehandlung mit NSAR und antiemetischen Medikamenten • Nicht weiter aufsteigen • Sedativa/Schlafmittel/Alkohol meiden • Ev. zusätzlicher O_2 • Bei Verschlimmerung absteigen
Moderat	• Höhenkrankheit in Vorgeschichte und Aufstieg auf 2.500–3.000 m an 1 Tag • Keine Höhenkrankheit in Vorgeschichte und Aufstieg auf >2.500 m an 1 Tag • Anstieg der Schlafhöhe um >500 m/Nacht in Höhen über 3.000 m • Ruhetag alle 3–4 Tage	• Vor-Akklimatisierung • Langsamer Aufstieg mit Anstieg der Schlafhöhe zwischen 300–500 m pro Nacht • Ruhetag alle 3–4 Tage • Evtl. Acetazolamid 125 mg zweimal täglich und/oder Dexamethason 2 mg alle 6 h oder 4 mg alle 12 h	• Symptombehandlung mit NSAR und antiemetischen Medikamenten • Nicht weiter aufsteigen • Sedativa/Schlafmittel/Alkohol meiden • Evtl. zusätzlicher O_2 • Evtl. zweimal täglich Acetazolamid 250 mg • Evtl. Dexamethason 4 mg alle 6 h • Evtl. Abstieg um 500–1.000 m
Hoch	• Höhenkrankheit in Vorgeschichte und Aufstieg auf ≥3.000 m in 1 Tag • Aufstieg auf >3.500 m an 1 Tag • Anstieg der Schlafhöhe um >500 m/Nacht oberhalb von 3.500 m • Sehr schnelle Aufstiege (z. B. Besteigung des Mt. Kilimanjaro in <7 Tagen)	• Vor-Akklimatisierung • Anstieg der Schlafhöhe um 300–500 m pro Nacht • Ruhetag alle 3–4 Tage • Acetazolamid • 125 mg alle 12 Stunden und/oder • Dexamethason 2 mg alle 6 Stunden oder 4 mg alle 12 Stunden empfohlen	• Symptombehandlung mit NSAR und antiemetischen Medikamenten • Nicht weiter aufsteigen • Sedativa/Schlafmittel/Alkohol meiden • Zusätzlicher O_2 • Acetazolamid 250 mg zweimal täglich • Dexamethason 4 mg alle 6 Stunden • Abstieg um 500–1.000 m

Die Höhenangaben in der Tabelle beziehen sich auf die Schlafhöhe. Es wird davon ausgegangen, dass der Aufstieg in Höhenlagen <4.000 m beginnt. Die beschriebenen Risikokategorien beziehen sich auf nicht akklimatisierte Personen. AMS = Akute Höhenkrankheit, NSAR = Nichtsteroidale Antirheumatika.

32

Die Wahl der geeigneten Prophylaxe hängt jedoch von den jeweiligen spezifischen Umständen ab und sollte mit dem medizinischen Leiter der Rettungsaktion abgesprochen werden.

Da die Risikobeurteilung einer Höhenkrankheit für Rettungskräfte schwierig sein kann, wurden in ➤ Abb. 32.2 die Richtlinien der Wilderness Medical Society (WMS) und der Internationalen Vereinigung der alpinen Verbände (UIAA) zu einer raschen, visuellen Orientierungshilfe zusammengefasst. Das *Rescue at Altitude Prophylaxe Tool* (RAPT) ist als bildliche Darstellung der Leitlinien gedacht und kann als visuelles Hilfsmittel zur Bewertung von Risiken und Prophylaxeoptionen bei Rettungsaktionen angewendet werden. Allerdings sind weder dieses visuelle Hilfsmittel noch die Leitlinien ein Ersatz für ein gutes Urteilsvermögen oder eine angemessene Akklimatisierung.

Generell hängt die Auswahl eines geeigneten Mittels zur Vorbeugung von schweren Höhenkrankheiten während einer Rettungsaktion von der Zielhöhe, der voraussichtlichen Dauer des Einsatzes, den retterspezifischen Faktoren (wie dem aktuellen Akklimatisierungsstatus und der Vorgeschichte von Höhenkrankheiten) und der Aufstiegsgeschwindigkeit ab. Bei Rettungseinsätzen akklimatisierter Teammitglieder, die über eine längere Dauer (>12 Tage) der Höhe ausgesetzt sind, ist eine Acetazolamid-Prophylaxe gewöhnlich indiziert. Die übliche Dosierung beträgt 125 mg p.o. zweimal täglich (➤ Tab. 32.1). Wenn eine Person nicht in der Lage ist, Acetazolamid einzunehmen, kann Dexamethason in einer Dosierung von 2 mg alle 6 Stunden verabreicht werden. Die Wirksamkeit einer Dexamethason-Prophylaxe kann im Laufe einiger Tage in Höhenlagen > 5.000 m abnehmen. [19] Dexamethason sollte nur für wenige Tage eingesetzt werden und wenn möglich einer Notfallbehandlung vorbehalten bleiben.

Obwohl das Risiko von AMS und HACE durch die Einnahme von Acetazolamid erheblich reduziert wird, sind Rettungskräfte dennoch potenziell gefährdet. Eine zu hohe Aufstiegsgeschwindigkeit, eine schwere Höhenkrankheit in der Vorgeschichte und eine bekannte suboptimale hypoxische Atemantwort (HVR), insbesondere bei körperlicher Anstrengung, bleiben Risikofaktoren, selbst wenn Acetazolamid zur Prophylaxe eingenommen wird. [20] Obwohl Acetazolamid zur Prävention von AMS gut erforscht wurde, gibt es keine Studien über die geeignete Dosierung im Kontext sehr schneller Aufstiege oder extremer Höhenlagen. Tatsächlich setzt die Wirkung von Acetazolamid relativ langsam ein, und es ist nicht zu erwarten, dass es bei schnellen oder extremen Aufstiegsprofilen sehr viel Schutz bietet. In solchen Fällen ist zusätzlicher Sauerstoff die beste Option, was durch viele Daten und Erfahrungen von Flugzeugpiloten in großer Höhe belegt wird. Wenn zusätzlicher Sauerstoff verwendet wird, um den Einsatz akklimatisierter Retter bei Einsätzen in großer Höhe zu erleichtern, sollten Bergretter auch Dexamethason mit sich zu führen (für den Fall, dass die Rettungsmaßnahmen die Sauerstoffvorräte überdauern) oder auch als zusätzliche Prophylaxe (➤ Tab. 32.1).

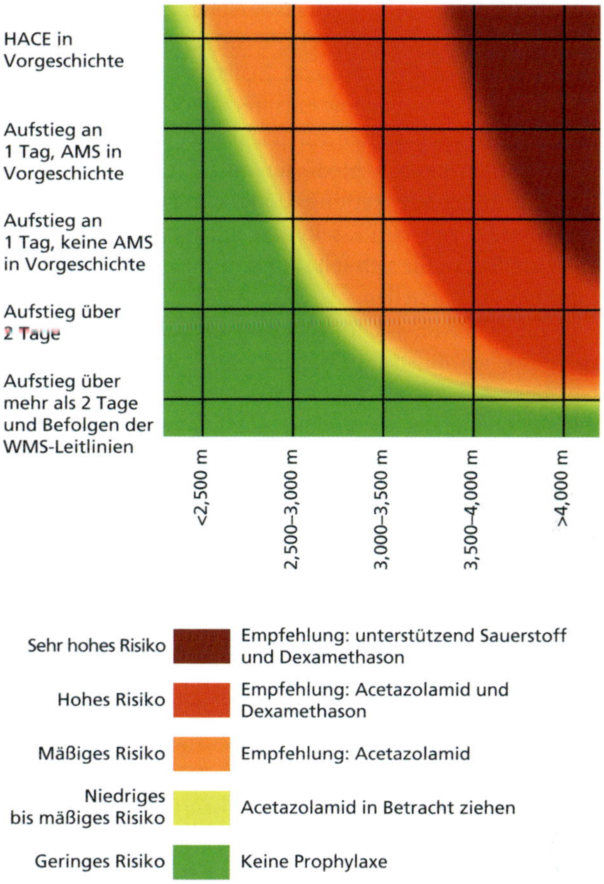

Abb. 32.2 Höhenrettungstool (Rescue at Altitude Prophylaxis Tool, RAPT). Um die Entscheidungsfindung für die Prophylaxe einer Höhenkrankheit zu erleichtern, wurden die Guidelines der UIAA und der WMS in einem einfachen Tool zusammengeführt. Um es zu nutzen, gehen nichtakklimatisierte professionelle Bergretter wie folgt vor:
1.) Die Zeile links auswählen, welche die persönlichen Risikofaktoren für eine Höhenkrankheit oder das geplante Aufstiegsprofil beschreibt (das höhere auswählen).
2.) Die Spalte bestimmen, die die Höhe des geplanten Rettungseinsatzes markiert.
3.) Die Farbe am Schnittpunkt ergibt die Risikokategorie für den Retter für die gewählte Mission.
Die Kategorien sind eng an die UIAA und WMS Leitlinien zur Prophylaxe von Höhenkrankheiten angepasst, jedoch mit einer zusätzlichen Hochrisikokategorie. Da Rettungseinsätze mit einem erhöhten Risiko verbunden sein können, sollten Retter bei Rettungseinsätzen eher zurückhaltend und vorausschauend agieren.
Wenn ein Retter in eine Hochrisikokategorie fällt, sollte zusätzlicher Sauerstoff, ein langsamerer Aufstieg und eine Reevaluation des Rettungseinsatzes in Betracht gezogen werden. Es handelt dabei um ein Tool zur Unterstützung der Risikoeinschätzung, ersetzt aber keinesfalls die individuelle Risikoabwägung durch die Retter.
Personen mit HAPE in der Vorgeschichte sollten Nifedipin und zusätzlichen Sauerstoff in Betracht ziehen. Idealerweise führen solche Personen keine Hochrisikoeinsätze durch. Die letzte Entscheidung über Prophylaxe obliegt immer dem medizinischen Leiter des Rettungseinsatzes.

32.4.4 Prävention des Höhenlungenödems

Im Gegensatz zu AMS sollte die medikamentöse Prophylaxe von HAPE nicht bei Personen eingesetzt werden, die zuvor kein HAPE hatten. Personen, die bereits ein HAPE hatten, gelten als HAPE-anfällig (HAPE-s) und haben ein wesentlich höheres Risiko, ein HAPE zu entwickeln, als Personen ohne entsprechender Vorgeschichte. HAPE-s-Personen sollten für nachfolgende schnelle Aufstiege prophylaktisch Medikamente (Nifedipin) einnehmen. Wenn andere Rettungskräfte verfügbar sind, sollte vom Einsatz von HAPE-s-Rettern abgesehen werden, da diese ein Risiko für sich selbst und somit auch für den Rettungseinsatz darstellen.

Nehmen HAPE-s-Rettungskräfte an Einsätzen teil, die einen raschen Aufstieg in Höhen > 4.000 m erfordern, sollten diese zusätzlichen Sauerstoff verwenden. Wenn dieser nicht zu Verfügung steht, sollte Nifedipin retard verabreicht werden (30 mg zweimal täglich oder 20 mg dreimal täglich, beginnend am Vortag des Aufstiegs). [17, 21] Ist Nifedipin kontraindiziert, werden in der Literatur andere Wirkstoffe wie Phosphordiesterase-5-Hemmer (PDE-5 Hemmer) oder Dexamethason angegeben, ausreichende Literatur oder valide Studien hierzu existieren nicht.

Tadalafil (10 mg zweimal täglich p.o.) und Sildenafil (50 mg dreimal täglich p.o.) sind die einzigen PDE-5-Hemmer, die als alternative Mittel zur HAPE-Prophylaxe untersucht wurden (➤ Tab. 32.1). PDE-5-Hemmer sind nicht nur weniger gut untersucht, sondern gehen auch mit erheblichen Kopfschmerzen einher, die die Beurteilung einer AMS erschweren, die Rettungskräfte ablenken und somit das Risiko einer Rettung erhöhen können. [22] Dexamethason wurde für die Prävention von HAPE mehrfach beschrieben (16 mg/Tag in aufgeteilten Dosen). [17, 22] Es beeinträchtigt nicht die sportliche Leistung und verringert im Allgemeinen das Gesamtrisiko einer akuten Höhenkrankheit. [22–24] Die Verwendung von Dexamethason wird jedoch üblicherweise nicht empfohlen, da es für die Verwendung als Notfallmedikament reserviert sein sollte und eine längere Anwendung mit verschiedenen Nebenwirkungen einhergeht (z. B. Nebennieren- und Immunsuppression) (➤ Tab. 32.1).

Rettungseinsätze mit schnellen Aufstiegen stellen ein hohes Risiko für nicht akklimatisierte Retter dar, selbst wenn eine pharmakologische Prophylaxe eingesetzt und das Aufstiegsprofil angepasst wird. Während solcher Rettungsaktionen können AMS, HACE und HAPE dennoch auftreten. [24, 25] HAPE-s-Personen haben unter diesen Umständen ein deutlich erhöhtes Risiko, erneut ein HAPE zu entwickeln. Es ist bekannt, dass körperliche und kognitive Aufgaben in der Höhe deutlich schwieriger sind, wie z. B. die kardiopulmonale Reanimation oder Medikamentendosierungen. Wenn AMS, HACE oder HAPE vorhanden sind, können das Rettungsteam und der Verunglückte weiteren Gefahren ausgesetzt sein. Daher sollten nicht akklimatisierte Retter bei Rettungen, die einen schnellen Aufstieg über 3.000 m erfordern, zusätzlichen Sauerstoff verwenden (➤ Tab. 32.1).

32.4.5 Sonstige Überlegungen

Aerobes Training bietet keinen Schutz vor Höhenkrankheiten. [20] Es ist dennoch nützlich, um die Leistungsfähigkeit für Rettungsaktionen in der Höhe zu erhöhen, die selbst unter Normoxie körperlich anstrengend sein können. Eine erhöhte Flüssigkeitszufuhr schützt ebenfalls nicht vor einer Höhenkrankheit, kann aber eine Dehydrierung verhindern, die eine AMS imitieren könnte. [26, 27] Die Flüssigkeitszufuhr sollte so bemessen sein, dass der Durst der Person gestillt wird.

Sedativa/Schlafmittel und Alkohol können die hypoxische Atemantwort beeinträchtigen und damit das Risiko einer Höhenkrankheit steigern. [11] Alkohol kann zu verminderter Schlafqualität und Dehydrierung führen, was wiederum eine AMS imitieren kann. Alkohol sollte während der Akklimatisierung nur sehr spärlich konsumiert werden. [9] Das Absetzen von Koffein kann bei gewohntem Konsum ebenfalls eine AMS imitieren. [28]

32.5 Akute Höhenkrankheit (AMS)

Die akute Höhenkrankheit (*acute mountain sickness* – AMS) ist ein unspezifischer, selbstlimitierender Symptomenkomplex, der typischerweise nach 4–12 Stunden nach einem Aufstieg oder Höhengewinn über 2.500 m auftritt. Sie ist gekennzeichnet durch Kopfschmerzen und eines oder mehrere der folgenden Symptome: gastrointestinale Symptome (Appetitlosigkeit, Übelkeit oder Erbrechen), Müdigkeit oder allgemeine Schwäche, Schwindel oder Benommenheit. [2, 11]

32.5.1 Epidemiologie

Die AMS tritt bei 10–25 % der nicht akklimatisierten Personen in Höhen von >2.500 m auf. [29–31] Mit zunehmender Höhe steigt auch die Inzidenz der AMS. Bei Aufstiegen zwischen 3.000 und 3.500 m liegt die Inzidenz zwischen 25 % und 40 %. Oberhalb von 4.500 m liegt die Inzidenz zwischen 40 % und 90 %, wenn der Aufstieg mehr als 500 m pro Tag beträgt. [9, 11] Eine Umfrage unter Bergsteigern am Kilimandscharo in Tansania (5.895 m) ergab, dass 47 % der Bergsteiger auf 4.730 m an einer AMS litten, unabhängig vom Aufstiegsprofil. [32] Am Denali in Alaska (6.190 m) lag zwischen 1992 und 2011 die Inzidenz einer Höhenkrankheit bei 30 %, am häufigsten in Form eines AMS (➤ Abb. 32.3). [33] Eine Umfrage ergab, dass ~34–38 % der Bergsteiger in den Alpen oberhalb von 3.400 m eine AMS entwickeln. [34]

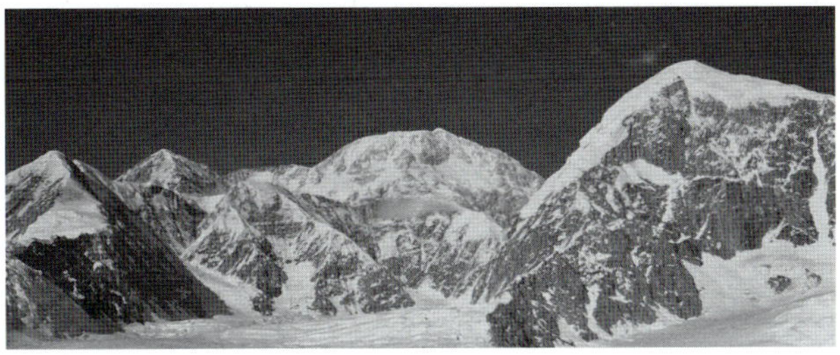

Abb. 32.3 Mount Denali (6.190 m), Alaska, Ansicht vom Ruth Gletscher. Zwischen 1992 und 2011 lag die Inzidenz von Höhenkrankheiten nach Angaben des Nationalparks bei 30 %. (Archiv Dr. Rayan Paterson)

32.5.2 Risikofaktoren

Der Hauptrisikofaktor für AMS ist ein schneller Aufstieg ohne vorherige Akklimatisierung. Risikofaktoren sind eine Vorgeschichte von AMS, ein schneller Aufstieg (≥625 m/Tag über 2.000 m) und eine fehlende vorherige Akklimatisierung (<5 Tage >3.000 m in den vorangegangenen 2 Monaten). [9] Weitere Risikofaktoren können eine geringe hypoxische Atemantwort sein, insbesondere während Belastung, weibliches Geschlecht, ein Alter <46 Jahre, Migräne in der Vorgeschichte, regelmäßige körperliche Aktivität und eine schwere Hypoxie unter Belastung. [20]

Das Vorhandensein eines intrakardialen Shunts erweist sich als möglicher Risikofaktor für die Entwicklung einer Höhenkrankheit. [35, 36] Vorhofseptumdefekte (ASD) wie ein offenes Foramen ovale (PFO) kommen bei 25–38 % der Bevölkerung vor. Patienten mit PFO oder anderen ASD haben eine erhöhte systemische Hypoxie, wenn sie sich in mittleren und großen Höhen (<3.000 m) aufhalten. [36] In höheren Lagen haben diese Personen ein erhöhtes Risiko für eine Höhenkrankheit, obwohl sich ihre arterielle SpO_2-Sättigung nicht von Personen ohne intrakardialen Shunt unterscheiden. [35]

Es gibt keine Hinweise, dass medizinische Grunderkrankungen, wie Asthma bronchiale, koronare Herzkrankheit oder Diabetes mellitus das Risiko einer Höhenkrankheit erhöhen. [9, 11, 20, 37, 38]

32.5.3 Pathophysiologie

Die Pathophysiologie der AMS ist nicht vollständig geklärt, daher ist die Bezeichnung „Symptomkomplex" am passendsten. Sie wird als eine Art fehlangepasste Reaktion auf eine hypobare Hypoxie angesehen, bei der es dem Betroffenen nicht gelingt, sich schnell an die Höhe zu adaptieren.

Hypoxämie spielt zwar eine Rolle bei der AMS, aber wie und warum manche Menschen mit einer unangepassten Reaktion auf hypobare Hypoxie reagieren, während andere sich relativ leicht anpassen, hat multifaktorielle Gründe. Die interindividuelle Variabilität scheint genetische Faktoren wie Transkriptionsfaktoren, Entzündungskaskaden, vaskuläre Endothel- und Permeabilitätsveränderungen, neuroendokrine Signalwege, oxidative Stressoren und individuelle anatomische Variationen zu beinhalten [39] Die O_2-Sättigung und der arterielle Sauerstoffgehalt sind bei Patienten mit AMS generell niedriger als im Vergleich zu Patienten ohne AMS, aber dies allein erklärt nicht den Symptomenkomplex, da es viele Überschneidungen zwischen diesen beiden Gruppen gibt. [11] Es wird vermutet, dass Menschen mit einer niedrigen HVR, insbesondere unter Belastung, ein höheres Risiko für die Entwicklung einer schweren Höhenkrankheit haben. Dies deutet darauf hin, dass sowohl die Hypoxie als auch die anschließende Reaktion des Körpers für die AMS verantwortlich sind. [11, 20]

Ein erhöhtes Hirnvolumen bei Personen, die hypobarer Hypoxie ausgesetzt sind, steht in keinem direkten Zusammenhang mit der AMS. [11, 40] Dies ist überraschend, da das Verhältnis zwischen zerebrovaskulärem Einstrom, zerebrovaskulärer Autoregulation und venösem Abfluss gemeinsam zur AMS beizutragen scheinen. Jede physiologische Größe für sich genommen begünstigt allerdings nicht direkt die Entwicklung einer AMS.

MERKE

Die AMS ist nicht mit dem HACE zu verwechseln. Es gibt keine neurologische Beeinträchtigung bei AMS und der Verlauf ist normalerweise selbstlimitierend. Im Gegensatz dazu ist das HACE, das sich normalerweise zwischen 24 und 72 Stunden nach einem Aufstieg einstellt, durch eine Vigilanz-Änderung und/oder eine Ataxie gekennzeichnet. HACE ist ein medizinischer Notfall, und die Betroffenen erkranken häufig gleichzeitig an HAPE. [2]

32.5.4 Diagnostik

Bei der AMS handelt es sich um einen Symptomenkomplex. Es gibt keine klinische Untersuchung, die zur Diagnose einer AMS führt. Das betrifft auch die Point-of-Care-Ultraschallmessung (POCUS) des Durchmessers der Sehnervenscheide, der bei einer Reihe von Zuständen, darunter auch bei erhöhtem Hirndruck, vergrößert ist. [41, 42] Bei Patienten mit einem kürzlich erfolgtem Höhenaufstieg wird normalerweise ein AMS diagnostiziert, wenn sie über Kopfschmerzen und eines oder mehrere der folgenden Symptome berichten: gastrointestinale Symptome (Appetitlosigkeit, Übelkeit oder Erbrechen); Müdigkeit oder allgemeine Schwäche, Schwindel oder Benommenheit. Diese Symptome sind Teil des Lake Louise AMS Score (LLS), eines Fragebogens, der für die AMS-Forschung verwendet wird. [2] Obwohl ausdrücklich für die Forschung bestimmt, ist es üblich, dass Ärzte den LLS als Hilfsmittel zur AMS Diagnose oder zur Bestimmung ihres Schweregrads verwenden. Der AMS-Zerebralscore (AMS-c-Score) ist ein ähnlicher Fragebogen, der häufig in der Forschung eingesetzt, aber selten in der klinischen Praxis verwendet wird, da er für den Einsatz zu komplex ist. [43]

32.5.5 Transport und medizinisches Management

Die AMS ist in der Regel selbstlimitierend. Die Symptome können zwar schwerwiegend sein, bessern sich aber oft schnell binnen 2 Tagen in der Höhe. Obwohl die AMS häufig vorkommt, dürfen andere Erkrankungen, die AMS imitieren können, nicht übersehen werden, z. B. Erschöpfung, Dehydrierung, Migräne oder eine Kohlenmonoxidvergiftung. [18]

Die Erstbehandlung einer leichten bis mittelschweren AMS besteht in der Therapie der Symptome vor Ort, und der Patient sollte nicht weiter aufsteigen. Die Symptome können mit Antiemetika und milden peripher wirksamen Analgetika (z. B. Paracetamol oder Ibuprofen) behandelt werden. Acetazolamid kann verabreicht werden, um die Akklimatisierung und damit das Abklingen der AMS zu beschleunigen. Dexamethason kann die Symptome schnell lindern, sollte aber nicht eingesetzt werden, wenn ein weiterer Aufstieg geplant ist (➤ Tab. 32.1). [11, 17] Flüssigkeiten wirken nicht gegen AMS, wohl aber gegen Dehydrierung, deren Symptome eine AMS vortäuschen können. [11, 27]

Bei schwerer AMS ist der Abstieg die Behandlung der Wahl. Sauerstoff kann als vorübergehende Maßnahme eingesetzt werden, wenn der Abstieg nicht sofort möglich ist. Es ist in der Regel ausreichend, 500–1.000 m abzusteigen. Der Abstieg sollte bis zum Abklingen der Symptome fortgesetzt werden (➤ Tab. 32.1). Die Beurteilung und Versorgung im Krankenhaus, einschließlich Bildgebung und Labortests, sind in der Regel nicht aufschlussreich und auch nicht erforderlich. Ist der Zustand des Patienten jedoch außerordentlich schlecht oder ist die Diagnose unsicher, wird eine Untersuchung im Krankenhaus empfohlen. [11]

32.6 Höhenhirnödem

Das Höhenhirnödem (*high altitude cerebral edema* – HACE) ist eine akute, lebensbedrohliche Enzephalopathie, die sich innerhalb weniger Tage nach dem Aufstieg in große Höhen entwickelt. Es ist gekennzeichnet durch Veränderungen der Vigilanz, einer Körperstammataxie oder einer Kombination aus beidem. [44] Sie geht einher mit einem vasogenen Ödem und dem Zusammenbruch der Blut-Hirn-Schranke. HACE wird oft als eine extreme Form der AMS angesehen. Obwohl es nach wie vor unklar ist, ob die AMS und das HACE eine gemeinsame zugrunde liegende Pathophysiologie haben, ist das Konzept eines AMS/HACE-Spektrums klinisch nützlich und weit verbreitet.

32.6.1 Epidemiologie

Die Prävalenz des HACE nimmt mit der Höhe zu. Es tritt selten unter 4.000 m auf. Die Inzidenz von HACE liegt bei 0,3–1,0 % der Personen, die sich in eine Höhe zwischen 4.000 und 5.000 m begeben. [17, 31, 45, 46] Sehr schnelle Aufstiege und Reisen >5.800 m gehen mit höheren Raten schwerer AMS und HACE einher. Obwohl HAPE nicht Teil des klinischen Spektrums von AMS/HACE ist, wird eine HACE häufig von einem HAPE begleitet. [47]

32.6.2 Risikofaktoren

HACE ist ein seltenes klinisches Syndrom, und in der Literatur gibt es keine systematischen Analysen über spezifische Risikofaktoren. [33] Da die AMS und das HACE als assoziiert betrachtet werden, sind die Risikofaktoren für HACE wahrscheinlich dieselben wie für AMS.

32.6.3 Pathophysiologie

Die typischen Symptome einer Rumpf- oder Körperstammataxie und der Bewusstseinsveränderung beim HACE sind vermutlich das Ergebnis einer zerebralen Dysfunktion als Folge eines primär überwiegend vasogenen Ödems mit möglicher späterer Entwicklung eines zytotoxischen Ödems. [48, 49] Eine einheitliche, kohärente pathophysiologische Erklärung für die Entwicklung dieses Ödems fehlt bislang. [11]

Die klassische Erklärung der Pathophysiologie des HACE ist die sogenannte „tight-fit"-Hypothese. Laut diesem Modell führt die hypobare Hypoxie zu einer verstärkten Vasodilatation und damit zu Hirnschwellung. Symptome zeigen sich dann, wenn die Raumforderung des geschwollenen Gehirns den in der Schädelkalotte zur Verfügung stehenden Raum übersteigt. Es kommt zur Entwicklung von Hirndruck und konsekutiv zur Enzephalopathie. [48, 50]

Vor kurzem wurde eine neue Version dieser Hypothese vorgestellt. Demzufolge wäre die Hirnschwellung eher sekundär als primär. Ursächlich wäre ein gestörter zerebrovaskulärer Abfluss bei Patienten mit schwerem AMS/HACE, was zu einer Stauung der Hirnvenen und nachfolgend zum Hirnödem führen würde. [51] Dieses Modell würde auch erklären, warum sich die Symptome einer AMS nachts häufig verschlimmern und tagsüber oder während des Akklimatisierungsprozesses, wenn der zerebrale Blutfluss abnimmt, üblicherweise bessern.

Im Gegensatz dazu zeigen Untersuchungen der molekularen Signalwege und Entzündungskaskaden, dass das Ödem bei HACE möglicherweise eine direkte Folge komplexer molekularer Signalübertragung und Entzündung sein könnte, auch wenn eine genauere Bewertung dieser Mechanismen noch aussteht. Tierversuche deuten stark darauf hin, dass die hypoxieinduzierte Expression des vaskulären endothelialen Wachstumsfaktors eine Schlüsselrolle beim vasogenen Ödem spielen könnte, das für das HACE charakteristisch ist. [52] Die genauen Mechanismen des HACE sind zwar noch zu klären, aber es ist klar, dass die Endstrecke der zugrunde liegenden Pathophysiologie der Zusammenbruch der Blut-Hirn-Schranke ist, was zu einem charakteristischen Ödem, erhöhtem intrakraniellen Druck und Enzephalopathie führt. [11]

32.6.4 Transport und medizinisches Management

Neurologische Symptome wie Ataxie, Verwirrtheit oder Bewusstseinsveränderungen haben nach einem Aufstieg in große Höhe bis zum Beweis des Gegenteils als HACE zu gelten. Bislang haben sich POCUS-Studien auf die AMS konzentriert, und es gibt keine veröffentlichten Studien, die den Einsatz von POCUS zur Diagnose des HACE untersucht haben. Da vergrößerte Durchmesser der Sehnervenscheide bei vielen Personen in der Höhe beobachtet werden, sind solche Messungen nicht spezifisch und, ähnlich wie bei der AMS, wahrscheinlich nicht geeignet, das HACE von anderen Erkrankungen zu unterscheiden. [52] Bei einem bewusstlosen Patienten ist es präklinisch nicht möglich, durch die Messung des Sehnervenscheidendurchmessers auf einen erhöhten intrakraniellen Druck oder eine andere Ursache der Bewusstlosigkeit zu schließen. Wenn man in der Differentialdiagnose den Verdacht auf ein Trauma oder eine Intrakranielle Blutung hat, kann der transkranielle Ultraschall bei der Therapiewahl vor Ort eine große Hilfe sein (Kap. 42 *Behandlung von Polytraumata*). Zusammenfassend muss man konstatieren, dass der routinemäßige Einsatz von POCUS bei Bergrettungseinsätzen eher die Behandlung verzögert (z. B. durch einen verzögerten Abstieg) und daher insgesamt nur ein geringer Nutzen entsteht.

Da es sich beim HACE um einen lebensbedrohlichen Notfall handelt, sollte nach dem Erkennen von neurologischen Symptomen ein sofortiger Abstieg veranlasst werden. [13, 17] Ist dies nicht möglich, sollte Sauerstoff verabreicht oder eine tragbare Überdruckkammer verwendet werden. In manchen Fällen ist sogar der Einsatz von Sauerstoff und der Überdruckkammer notwendig, um die Sauerstoffsättigung über 90 % zu halten. Bis der Patient tiefere Lagen erreicht, sollte Dexamethason verabreicht werden. Die Anfangsdosis beträgt 8 mg und anschließend alle 6 Stunden weitere 4 mg. Axetazolamid sollte zur Behandlung von HACE nicht verabreicht werden. [17]

32.7 Höhenlungenödem

Das Höhenlungenödem (*high altitude pulmonal edema* – HAPE) ist eine akute, potenziell lebensbedrohliche Lungenerkrankung, die nach einem Aufstieg in große Höhe auftritt. Obwohl sich viele Risikofaktoren für AMS, HACE und HAPE überschneiden, ist das HAPE eine eigenständige Erkrankung mit einer anderen Pathophysiologie und unabhängigen Risikofaktoren. Das HAPE entwickelt sich typischerweise 2–5 Tage nach dem Aufstieg und zeigt sich klassischerweise mit Ruhe-Dyspnoe, verminderter Belastbarkeit, Tachypnoe und Rasselgeräuschen bei der Auskultation. Der *Lake Louise Consensus on the Definition of Altitude Illness* für HAPE wird seit 1992 als diagnostisches Kriterium zu Forschungszwecken verwendet. Die diagnostischen Indikatoren in der HAPE-Forschung sind: kürzlicher Höhengewinn, Vorhandensein von mindestens zwei Symptomen (Dyspnoe in Ruhe, Husten, Schwäche oder verminderte körperliche Leistungsfähigkeit, Engegefühl in der Brust oder Stauung) und mindestens zwei Anzeichen (Rasselgeräusche oder Giemen in mindestens einem Lungenfeld, zentrale Zyanose, Tachypnoe und/oder Tachykardie). [44]

32.7.1 Epidemiologie

Die Inzidenz des HAPE wird erheblich durch die Höhe, die Aufstiegsgeschwindigkeit, die Dauer des Aufenthalts in der Höhe und die individuelle Anfälligkeit beeinflusst. Unterhalb von 2.500 m ist ein HAPE äußerst selten, tritt aber gelegentlich, mit einer Inzidenz von <0,01 %, auf. [53, 54] In Höhen von 3.000 bis 4.000 m ist HAPE immer noch unüblich mit einer Inzidenz zwischen 0,4 und 2 %. [46, 55–57] Es zeigt sich am häufigsten in Höhenlagen >4.000 m mit einer Inzidenz zwischen 1 und 6 % bei Personen ohne HAPE in der Vorgeschichte. [56, 58–63] Im Gegensatz dazu ist bei Patienten mit HAPE in der Vorgeschichte die Wahrscheinlichkeit eines Wiederauftretens bei schnellem Aufstieg sehr hoch. Über 60 % der Personen mit einer HAPE in der Vorgeschichte erleiden ein solches nach einem Aufstieg auf über 4.559 m innerhalb von zwei Tagen erneut (➤ Tab. 32.2). [58]

Die Aufstiegsgeschwindigkeit korreliert mit dem Risiko, ein HAPE zu entwickeln. [57, 60, 63] Dies kann besonders für nicht akklimatisierte Retter von Bedeutung sein, die mit mechanischen Hilfsmitteln wie Hubschraubern viel schneller an Höhe gewinnen als zu Fuß. Schätzungen zufolge tritt in diesem Kontext bei mehr als einer von sieben Personen ein HAPE auf. [64, 65]

Die Sterblichkeit des HAPE kann hoch sein. Eine retrospektive Studie ermittelte eine Mortalität von 11%, abhängig davon, ob abgestiegen werden konnte und ob mit Sauerstoff therapiert wurde. Wird mit Sauerstoff behandelt oder abgestiegen (oder beides) reduziert sich die Mortalität deutlich [66] Unbehandelt führt HAPE in 44–50 % zum Tode [18]

Fallbeispiel 32.1

Ein kurzatmiger Bergsteiger

Eine 42-jährige Triathletin nahm an einem Gruppentrekking zum vorgeschobenen Basislager an der Nordseite des Mount Everest in Tibet teil. Die Gruppe begann die Reise in Kathmandu, Nepal (Tag 1–3) auf einer Höhe von 1.400 m und fuhr mit einem Auto nach Nyalam auf eine Höhe von 3.750 m, wo ein Ruhetag (Tag 4 und 5) eingelegt wurde. Einige Mitglieder der Gruppe, darunter auch die Triathletin, bekamen wässrigen Durchfall. Am folgenden Tag (Tag 6) reiste die Gruppe nach Tingri auf 4.300 m, der Durchfall war größtenteils abgeklungen. An Tag 7 überquerte die Gruppe den Pong La Pass auf 5.160 m und verbrachte einige Stunden damit, die beeindruckende Aussicht auf den Everest zu genießen, bevor sie weiter zum Rongbuk-Kloster fuhr, das auf einer Höhe von 4.980 m liegt. Dort wurde ein weiterer Ruhetag eingelegt (Tag 8). Am 9. Tag wanderte die Gruppe zügig zum British Camp auf 5.300 m und fühlte sich stark und auch bereit, nach so langer Fahrt mit dem Wagen endlich zu wandern. Am 10. Tag stieg die Gruppe schnell zum Yak Camp auf 5.600 m auf. In dieser Nacht klagten mehrere Wanderer über Kopfschmerzen, und einige mussten sich übergeben. Die Betroffenen erhielten Ibuprofen und Ondansetron, wodurch sich die Symptome deutlich verbesserten. Am nächsten Morgen (Tag 12) wurde die Entscheidung über den Aufstieg besprochen, und die Teilnehmer fühlten sich fit genug, um weiterzugehen. Während des Aufstiegs entwickelte die Triathletin eine leichte Dyspnoe, welche sie auf die Höhe zurückführte und somit für normal hielt. Als sie im Zwischenlager ankam, bekam sie einen leichten, trockenen Husten mit anhaltender Dyspnoe, auch in Ruhe, und klagte über Müdigkeit. Als Triathletin war ein trockener Husten nach Anstrengung typisch für sie und die bestehende Dyspnoe führte sie nach wie vor auf die Höhe zurück, da sie noch nie zuvor in dieser Höhe war. Sie glaubte, dass eine leichte Dehydrierung durch das Erbrechen am Vortag ebenfalls zu ihrer Müdigkeit beitragen könnte. Sie beschloss, ihre Kurzatmigkeit und Müdigkeit für sich zu behalten, da sie am nächsten Morgen die Wanderung zum vorgeschobenen Basislager auf 6.200 m fortsetzen wollte.

Am nächsten Morgen fühlte sie sich nicht besser, der trockene Husten bestand noch immer und klang gelegentlich feucht. Nach der Nachtruhe fühlte sie sich müder als vor dem Schlafengehen. Ihre Atemnot in Ruhe war schlimmer, aber sie packte ihre Sachen und machte sich auf den Weg zum Basislager. Andere bemerkten, dass sie kämpfte. Dies war für sie aufgrund ihrer hohen sportlichen Leistungsfähigkeit nicht normal. Ihr Husten produzierte dünnen, rosa gefärbten, schaumigen Auswurf. Sie hustete so häufig, dass viele in der Gruppe dies bemerkten. Im Basislager lag ihre Sauerstoffsättigung, gemessen mit dem Pulsoximeter bei <70 %. Ihre Temperatur betrug 37,2 °C. Die Auskultation mit der Ohr-an-der-Brust-Technik ergab feuchte Rasselgeräusche mit endexspiratorischem Giemen. Es wurde die Diagnose HAPE gestellt und sie wurde sofort über eine Nasensonde mit 2 l/min O_2 versorgt. Um ihre körperliche Belastung zu reduzieren, wurde ihr der Rucksack abgenommen und sie wurde nach unten begleitet.

Als sie das British Camp erreichte, hatte sich ihre Kurzatmigkeit gebessert und ihre Sauerstoffsättigung lag zwischen 70 und 80 % bei 1 l/min O_2. Sie bekam Niefedipin 30 mg retard und verbrachte die Nacht mit zusätzlichem Sauerstoff. Am nächsten Morgen war ihre Kurzatmigkeit deutlich gebessert, aber ihre Sauerstoffsättigung blieb im niedrigen 80 % Bereich. Sie wurde weiterhin mit 1 l/min O_2 nasal versorgt und ging zu Fuß zurück zum Rongbuk Kloster. Von dort wurde sie nach Nyalam gefahren. Ihr Zustand besserte sich weiter und so konnte am nächsten Tag der Sauerstoff abgesetzt werden, wobei die Sauerstoffsättigung für die Höhe angemessen war und im Bereich von 80 % lag.

Aufstiegsprofil

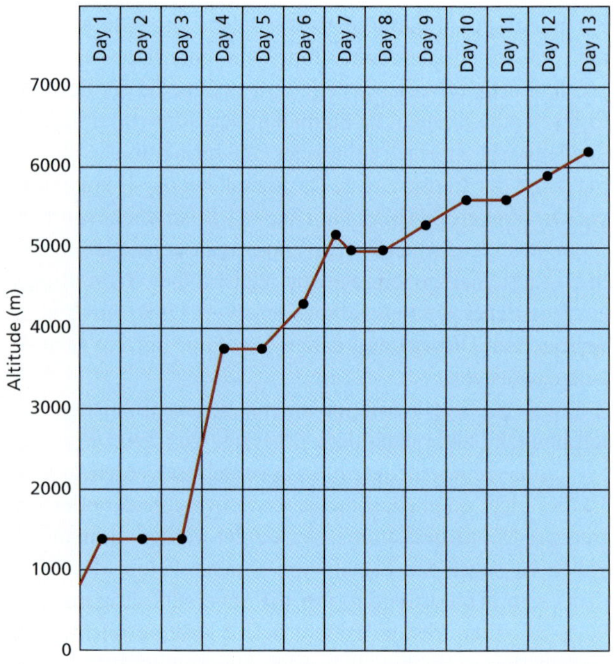

32

Tab. 32.2 Diagramm Aufstiegsprofil

Tag 1–3:	Kathmandu, Nepal 1.400 m
Tag 4:	Nyalam 3.750 m
Tag 5:	Ruhetag in Nyalam
Tag 6:	Nach Tingri 4.300 m
Tag 7:	Überquerung des Pong La Passes (Blick auf den Everest) 5.160 m, dann zum Rongbok-Kloster 4.980 m
Tag 8:	Ruhetag im Rongbok-Kloster
Tag 9:	Wanderung zum British Camp 5.300 m
Tag 10:	Vom British Camp zum Yak Camp 5.600 m
Tag 11:	Extra Ruhetag eingelegt
Tag 12:	Yak Camp zum Middle/Interim Camp 5.900 m
Tag 13:	Mittleres/Zwischenlager zum vorgeschobenen Basislager 6.200 m

32.7.2 Risikofaktoren

Risikofaktoren für die Entwicklung eines HAPE sind eine frühere HAPE-Erkrankung, eine schnelle Aufstiegsgeschwindigkeit, eine große maximale Höhe, kalte Umgebungstemperaturen und intrakardiale Rechts-Links-Shunts. [54, 58, 60, 64, 67, 68] Das männliche Geschlecht wird häufig als Risikofaktor angegeben, einige Studien haben allerdings gezeigt, dass die Inzidenz von HAPE bei Männern mit der von Frauen vergleichbar ist. [54, 62, 66, 69] Intensive körperliche Betätigung wurde in der Vergangenheit als wahrscheinlicher Risikofaktor für die Entwicklung von HAPE angesehen, diese Behauptung wurde jedoch in mehreren Studien in Frage gestellt. [56, 57, 64, 70, 71] Eine vorbestehende Atemwegsinfektion könnte ein Risikofaktor für HAPE sein, jedoch sind weitere Untersuchungen erforderlich, um diesen vermuteten Zusammenhang zu bestätigen. [72]

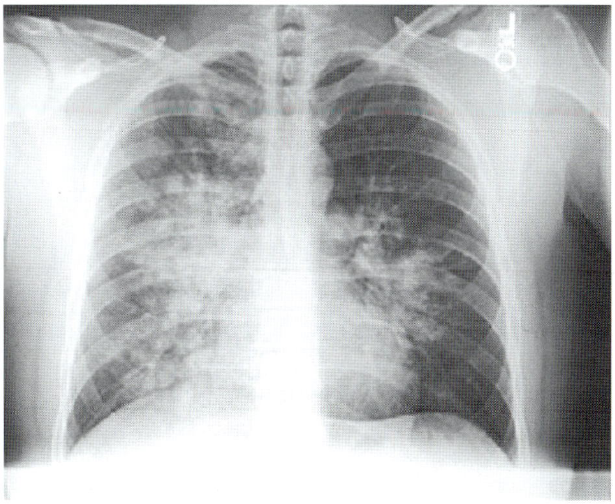

Abb. 32.4 Diese Röntgenaufnahme des Thorax eines 27-jährigen Patienten nach akuter Höhenexposition mit HAPE zeigt beidseitige Lungeninfiltrate ohne kardiale Vergrößerung. Der Patient hatte bis auf Husten (häufiges Symptom bei HAPE) keine weiteren Symptome.
HAPE: Höhenbedingtes Lungenödem

32.7.3 Pathophysiologie

HAPE ist eine nicht kardiogene Form des Lungenödems, die durch eine entgleiste hypoxisch-pulmonale Vasokonstriktion (HPVC) und der damit einhergehenden pulmonalen Hypertonie verursacht wird. [73] Der erhöhte Druck in den Pulmonalarterien und Kapillaren führt zu nicht entzündlichen und manchmal hämorrhagischen alveolären Kapillarlecks. [74] Das dadurch entstandene diffuse Lungenödem behindert die Sauerstoffdiffusion über die alveoläre Luft-Blut-Schranke und senkt die alveoläre Oberflächenspannung infolge der Verdünnung des Surfactants. Dies führt zum exspiratorischen Kollaps der betroffenen Alveolen. Nachfolgend entwickelt sich das klassische HAPE mit folgenden Symptomen: verminderte Belastbarkeit, Dyspnoe in Ruhe, niedrige Sauerstoffsättigung und – in schweren Fällen, wenn die pulmonale Luft-Blut-Schranke deutlich gestört ist – schaumiges, blutiges Sputum (➤ Abb. 32.4).

Durch jahrelange Forschung konnten die komplexen molekularen Mechanismen der HAPE zunehmend entschlüsselt werden. Nach jahrelangen Debatten über die ätiologische Rolle der Entzündung haben mehrere Studien bestätigt, dass Entzündungsreaktionen bei HAPE erst sekundär auftreten. Diese Reaktionen auf den anfänglichen nicht-entzündlichen Insult sind aber vermutlich nicht an der primären Pathogenese beteiligt,[75–77] wobei die primären Mechanismen, die zur Entstehung von Ödemen bei HPVC führen, noch nicht abschließend geklärt sind. [11] Zahlreiche Mechanismen wurden als Teil der komplexen Pathophysiologie vorgeschlagen, darunter mikro- und makroskopische hämodynamische Veränderungen, vasodilatatorische und vasokonstriktorische Mediatoren und eine gestörte transepitheliale Flüssigkeitsresorption. [76, 78–82]

32.7.4 Transport und medizinisches Management

Auch andere Atemwegserkrankungen können ein HAPE imitieren. Da ein kürzlicher Höhenaufstieg an sich andere Atemwegserkrankungen nicht ausschließt, sollte das Rettungspersonal oder der Höhenmediziner darauf achten, andere medizinische Probleme auszuschließen, die sich ähnlich wie ein HAPE darstellen können (➤ Tab. 32.3) Auch wenn es Protokolle zur Diagnose von HAPE mit POCUS gibt, sind diese aus mehreren Gründen für die

32

Tab. 32.3 Höhenkrankheiten. Klinische Symptome, Vorbeugung und medikamentöse Behandlung

	Symptome	Klinische Zeichen	Differentialdiagnosen	Medikamente zur Prävention	Medikamente zur Therapie
AMS	Kopfschmerzen plus eine oder mehrere der der folgenden Symptome: Gastrointestinale Symptome wie Appetitlosigkeit, Übelkeit oder Erbrechen; Müdigkeit oder allgemeine Schwäche; Schwindel oder Benommenheit	Keine spezifischen Anzeichen, ev. Zeichen von Unwohlsein, Erbrechen	Erschöpfung, Dehydrierung, Kater, Migräne, Vergiftung, z. B. durch Kohlenmonoxid	Acetazolamid 125 mg zweimal täglich Dexamethason 2 mg alle 6 Stunden oder 4 mg alle 12 h	Acetazolamid 250 mg zweimal täglich Dexamethason 4 mg alle 6 Stunden
HACE	Mäßige bis schwere Symptome von AMS plus neurologische Symptome	Stammataxie, Bewusstseinsveränderungwie Schläfrigkeit oder Bewusstseinsverlust	Schlaganfall, Migräne, Trauma, Vergiftung z. B. durch Kohlenmonoxid	Acetazolamid 125 mg zweimal täglich Dexamethason 2 mg alle 6 Stunden oder 4 mg alle 12 h	Dexamethason initial 8 mg und dann 4 mg alle 6 Stunden
HAPE	Verminderte körperliche Leistungsfähigkeit, Kurzatmigkeit, Atemnot in Ruhe, Somnolenz, leichtes Fieber	Tachypnoe, trockener Husten, extrem niedrige Sauerstoff sättigung, leichtes Fieber, möglicherweise begleitend HACE-Symptome	Hyperventilationsyndrom, Angstzustände, pulmonaler Infekt/ Pneumonie, Lungenembolie	Nifedipin 30 mg retard alle 12 h Falls kontraindiziert: Tadalafil 10 mg zweimal täglich, oder Sildenafil 50 mg alle 8 Stunden	Nifedipin 30 mg retard alle 12 h Bei gleichzeitiger HACE oder schwerer AMS: Dexamethason 4 mg alle 6 Stunden

AMS = acute mountain sickness, *HACE* = high altitude cerebral oedema, *HAPE* = high altitude pulmonary oedema. (angepasst von [13, 18, 17].)

alpine Notfallmedizin nur von begrenztem Wert. Erstens ist die Bedeutung von B-Linien in der Höhe derzeit unklar, da viele Personen ohne klinische Anzeichen eines Lungenödems nach einem Aufstieg B-Linien in der Pleura-Sonografie aufweisen können. [83, 84] Zweitens können die derzeitigen Ultraschallprotokolle bei HAPE andere medizinische Ursachen eines Lungenödems nicht abgrenzen (z. B. akute Linksherzinsuffizienz). Zudem sind die bestehenden Untersuchungsprotokolle zeitaufwendig und der Patient muss entkleidet werden, um Zugang zu den 28 Sonografiepunkten zu erhalten. [83, 84] POCUS-Protokolle für das HAPE haben eine jedoch eine starke Korrelation zwischen der Anzahl an B-Linien und der kapillaren SpO_2 ergeben. Da die Sauerstoffsättigung mit einer einzigen Messung mit einem tragbaren und leicht verfügbaren Gerät ermittelt werden kann, halten einige Experten den zusätzlichen Wert von Ultraschall für minimal. [85] Schlussendlich sollte jeder Patient mit mittleren oder schweren Symptomen mit Sauerstoff behandelt und möglichst schnell in tiefere Lagen gebracht werden. Auch wenn die Zukunft dem POCUS mehr Bedeutung schenken wird, hat er derzeit keine Bedeutung für die Diagnose und Therapie von HAPE. In der Bergrettung sollten Opfer mit Anzeichen und Symptomen von HAPE behandelt und evakuiert werden.

Wenn der Verdacht auf HAPE besteht, ist ein weiterer Aufstieg kontraindiziert. Sauerstoff und Medikamente sollten als zusätzliche Hilfsmittel in Betracht gezogen werden, um die wichtigste Behandlungsmaßnahme zu erleichtern: den Abstieg. [17] In leichten Fällen in moderater Höhe können Ruhe und zusätzlicher Sauerstoff allein bereits wirksam sein (mit oder ohne Nifedipin). [86, 87] In solchen Fällen muss der Patient aber stets unter Beobachtung eines Bergretters bleiben und es muss sichergestellt werden, dass sich der Patient ausruhen kann und angemessen vor Kälte geschützt ist. [13] Wenn verfügbar, sollte zusätzlicher Sauerstoff verwendet und eine Zielsättigung von 90 % erreicht werden. Wenn ein Abstieg nicht möglich ist, sollte unbedingt zusätzlicher Sauerstoff verabreicht oder eine mobile Überdruckkammer angewendet werden. In schweren Fällen kann sogar beides notwendig sein, um die Zielsättigung zu erreichen.

Orales Nifedipin (30 mg retard zweimal täglich oder 20 mg mit langsamer Wirkstofffreisetzung dreimal täglich) sollte in Verbindung mit Abstieg und Sauerstoff oder einer tragbaren Überdruckkammer verwendet werden. [13, 17, 88] Wenn Nifedipin nicht verfügbar ist, können alternativ PDE-5-Hemmer eingesetzt werden. Die kombinierte Anwendung von Nifedipin und PDE-5-Hemmern wird jedoch nicht empfohlen (Tabelle 32.2). Dexamethason ist als Monotherapie zur Behandlung von HAPE weniger gut validiert [22, 23], wenngleich sich vereinzelt Erfolge zeigten; es kann bei gleichzeitigem Auftreten von HACE und HAPE in Betracht gezogen werden. [17]

32.8 Andere höhenbedingte Störungen

32.8.1 Höhenbedingte Netzhautblutung

Netzhautblutungen in großer Höhe wurden erstmals in den 1970er-Jahren beschrieben. Die Inzidenz bei Höhenbergsteigern liegt zwischen 4 und 82 %. Die meisten Netzhautblutungen verursachen keine Sehstörungen, weil sie die Sehachse nicht betreffen. Bergsteiger mit asymptomatischen Netzhautblutungen können weiter aufsteigen. Bergsteiger, bei denen ein Gesichtsfeldausfall auftritt, sollten absteigen. [89, 90]

32.8.2 Höhenpsychose

Bergsteiger in extremen Höhen berichten manchmal von Halluzinationen oder Wahnvorstellungen. Dies wurde als „Höhenpsychose" bezeichnet. Die meisten Fälle ereignen sie sich in Höhen über 7.000 m und treten bei weniger als der Hälfte der Menschen auf, die sich in diese Höhe begeben. [90] Die Ausprägung ist unterschiedlich, wobei einige Bergsteiger flüchtige Halluzinationen zeigten, während andere regelrechte psychotische Symptome entwickelten. Die Höhenpsychose kann isoliert oder mit anderen höhenassoziierten Symptomen, Dehydrierung oder Infektionen auftreten. Die Pathogenese der Höhenpsychose ist nicht bekannt, aber sie könnte auf eine Kombination aus Hypoxie, Kälte, Erschöpfung und zerebraler Hypoglykämie zurückzuführen sein. Bergretter sollten sich des Krankheitsbildes der Höhenpsychose bewusst sein und wissen, dass sie zu Unfällen führen kann. [90] Die Mitglieder von Rettungsteams sollten in großen und extremen Höhen engmaschig auf psychotische Symptome hin überwacht werden, beim Auftreten solcher Symptome wird zum Abstieg geraten.

Fazit

- Nicht akklimatisierte Retter haben ein Risiko, Höhenkrankheiten zu entwickeln. Die Mitglieder eines Bergrettungsteams sollten ihr individuelles Risiko ermitteln und gegebenenfalls Sauerstoff einsetzen und prophylaktische Maßnahmen (pharmakologische und nicht-pharmakologische) ergreifen.
- Die AMS ist ein Komplex aus unspezifischen Symptomen, der kurz nach einem Aufstieg auf ≥2.500 m auftreten kann, typischerweise innerhalb ~4–12 h. Es treten Kopfschmerzen sowie eines oder mehrere der folgenden Symptome auf: gastrointestinale Symptome (Appetitlosigkeit, Übelkeit oder Erbrechen), Müdigkeit oder allgemeine Schwäche, Schwindel und/oder Benommenheit. Eine leichte AMS kann symptomatisch behandelt werden. Wenn die Symptome schwer sind, ist Abstieg die Therapie.
- HACE ist eine lebensbedrohliche Erkrankung, die durch einen Aufstieg in große Höhe ausgelöst wird. Sie ist gekennzeichnet durch neurologische Symptome wie verändertes Bewusstsein und Ataxie. Ein Patient mit HACE sollte sofort in tiefere Lagen gebracht werden.
- HAPE ist eine lebensbedrohliche Erkrankung, die sich durch Atemnot und klinische Zeichen einer respiratorischen Insuffizienz nach einem Höhenaufstieg bemerkbar macht. Abstieg ist die Therapie der Wahl.
- Rettungskräfte und Bergrettungsärzte, die in großen Höhen arbeiten, sollten möglichst in höheren Lagen stationiert sein. Nicht akklimatisierte Teammitglieder sollten bei Einsätzen in großer Höhe zusätzlichen Sauerstoff verwenden und Dexamethason für den Fall bereithalten, dass sie nicht innerhalb weniger Stunden wieder tiefere Lagen erreichen können.

LITERATUR

1. Pollard AJ, Murdoch DR. The High Altitude Medicine Handbook. Oxford: Radcliffe Medical Press. 2003.
2. Roach RC, Hackett PH, Oelz O, et al. The 2018 Lake Louise Acute Mountain Sickness Score. High Alt Med Biol. 2018;19(1):4–6.
3. Windsor JS, Rodway GW. Con: Pulse Oximetery is Useful in Predicting Acute Mountain Sickness. High Alt Med Biol. 2014;15(4):442–443.
4. D'Alessandro A, Nemkov T, Sun K, et al. AltitudeOmics: Red Blood Cell metabolic adaptation to high altitude hypoxia. J Proteome Res. 2016;15(10):3883–3895.
5. Petousi N, Robbins PA. Human adaptation to the hypoxia of high altitude: the Tibetan paradigm from the pregenomic to the postgenomic era. J Appl Physiol. 2014;116(7):875–884.
6. West JB. Are Permanent Residents of High Altitude Fully Adapted to Their Hypoxic Environment? High Alt Med Biol. 2017;18(2):135–139.
7. West JB. Physiological Effects of Chronic Hypoxia. N Engl J Med. 2017;376(20):1965–1971.
8. Villafuerte F, Corante N. Chronic Mountain Sickness: Clinical Aspects, Etiology, Management, and Treatment. High Alt Med Biol. 2016;17(2):61–69.
9. Schneider M, Bernasch D, Weymann J, et al. Acute mountain sickness: influence of susceptibility, preexposure, and ascent rate. Med Sci Sports Exerc. 2002;34(12):1886–1891.
10. Muza SR, Beidleman BA, Fulco CS. Altitude preexposure recommendations for inducing acclimatization. High Alt Med Biol. 2010;11(2):87–92.
11. Luks AM, Swenson ER, Bärtsch P. Acute high altitude sickness. Europ Resp Rev. 2017;26(143):160096.
12. Subudhi AW, Bourdillon N, Bucher J, et al. AltitudeOmics: the integrative physiology of human acclimatization to hypobaric hypoxia and its retention upon reascent. PLoS ONE. 2014;9(3):e92191.

32

13. Küpper T, Gieseler U, Angelini J, et al. Emergency Management of Acute Mountain Sickness, High Altitude Pulmonary Edema, and High Altitude Cerebral Edema. Consensus Statement of the UIAA Medical Commission. Vol 2.; 2012.
14. Bloch KE, Turk AJ, Maggiorini M, et al. Effect of ascent protocol on acute mountain sickness and success at Muztagh Ata, 7546 m. High Alt Med Biol. 2009;10(1):25–32.
15. Singh I, Roy SB. High altitude pulmonary edema: Clinical, hemodynamic, and pathologic studies. In: Command UA, Ra D, editors. Biomedicine of high terrestrial elevation problems. Washington D.C: 1969. pp. 108–120.
16. Basnyat B, Subedi D, Sleggs J, et al. Disoriented and ataxic pilgrims: an epidemiological study of acute mountain sickness and high altitude cerebral edema at a sacred lake at 4300 m in the Nepal Himalayas. Wilderness Environ Med. 2000;11(2):89–93.
17. Luks AM, Auerbach PS, Freer L, et al. Wilderness Medical Society practice guidelines for the prevention and treatment of acute altitude illness: 2019 update. Wilderness Environ Med. 2019;30(4):S3–18.
18. Bärtsch P, Swenson ER. Clinical practice: Acute high altitude illnesses. N Engl J Med. 2013;368(24):2294–2302.
19. Bernhard WN, Schalick LM, Gittelsohn A. Dexamethasone for prophylaxis against acute mountain sickness during rapid ascent to 5334 m. Wilderness Environ Med 1994;5(3):331–338.
20. Richalet J-P, Larmignat P, Poitrine E, et al. Physiological risk factors for severe high altitude illness: a prospective cohort study. Am J Respir Crit Care Med. 2012;185(2):192–198.
21. Bartsch P, Maggiorini M, Ritter M, et al. Prevention of High altitude Pulmonary Edema by Nifedipine. N Engl J Med. 1991;325(18):1284–1289.
22. Maggiorini M, Brunner-La Rocca H-P, Peth S, et al. Both tadalafil and dexamethasone may reduce the incidence of high altitude pulmonary edema: a randomized trial. Ann Int Med. 2006;145(7):497–506.
23. Fischler M, Maggiorini M, Dorschner L, et al. Dexamethasone But Not Tadalafil Improves Exercise Capacity in Adults Prone to High altitude Pulmonary Edema. Am J Respir Crit Care Med. 2009;180(4):346–352.
24. Levine BD, Yoshimura K, Kobayashi T, et al. Dexamethasone in the Treatment of Acute Mountain Sickness. N Engl J Med. 1989;321(25):1707–1713.
25. Bärtsch P, Vock P, Franciolli M. High altitude pulmonary edema after successful treatment of acute mountain sickness with dexamethasone. Wilderness Environ Med 1990;1(3):162–164.
26. Castellani JW, Muza SR, Cheuvront SN, et al. Effect of hypohydration and altitude exposure on aerobic exercise performance and acute mountain sickness. J Appl Physiol. 2010;109(6):1792–1800.
27. Cumbo TA, Basnyat B, Graham J, et al. Acute mountain sickness, dehydration, and bicarbonate clearance: preliminary field data from the Nepal Himalaya. Aviat Space Environ Med. 2002;73(9):898–901.
28. Hackett PH. Caffeine at high altitude: java at base cAMP. High Alt Med Biol. 2010;11(1):13–17.
29. Honigman B, Theis MK, Koziol-McLain J, et al. Acute mountain sickness in a general tourist population at moderate altitudes. Ann Intern Med. 1993;118(8):587–592.
30. Maggiorini M, Buhler B, Walter M, Oelz O. Acute mountain sickness (AMS) in the Swiss Alps. In: Sutton JR, Coates G, Remmers JE, eds. Hypoxia: The Adaptations. Philadelphia, PA: BC Dekker; 1990. P 289.
31. Hackett PH, Rennie ID, Levine HD. The incidence, importance, and prophylaxis of acute mountain sickness. Lancet. 1976;2:1149–1154.
32. Jackson SJ, Varley J, Sellers C, et al. Incidence and predictors of acute mountain sickness among trekkers on Mount Kilimanjaro. High Alt Med Biol. 2010;11(3):217–222.
33. McIntosh SE, Campbell A, Weber D, et al. Mountaineering medical events and trauma on Denali, 1992–2011. High Alt Med Biol. 2012;13(4):275–280.
34. Mairer K, Wille M, Burtscher M. The prevalence of and risk factors for acute mountain sickness in the Eastern and Western Alps. High Alt Med Biol. 2010;11(4):343–348.
35. West BH, Fleming RG, Al Hemyari B, et al. Relation of Patent Foramen Ovale to Acute Mountain Sickness. Am J Card. 2019;123(12):2022–2025.
36. Foster G, Ainslie P, Stembridge M, Lovering A. Resting Pulmonary haemodynamics and shunting: a comparison of sea-level inhabitants to high altitude Sherpas. J Physiol. 2014;592(6):1397–1409.
37. Milledge JS, Beeley JM, Broome J, et al. Acute mountain sickness susceptibility, fitness and hypoxic ventilatory response. Eur Respir J. 1991;4(8):1000–1003.
38. Roach RC, Houston CS, Honigman B, et al. How well do older persons tolerate moderate altitude? West J Med. 1995;162(1):32–36.
39. Bailey D, Bartsch P, Baumgartner R. Emerging concepts in acute mountain sickness and high altitude cerebral edema: from the molecular to the morphological. Cell Mol Life Sci. 2009;66(22):3583–3594.
40. Willmann G, Gekeler F, Schommer K, Bärtsch P. Update on high altitude cerebral edema including recent work on the eye. High Alt Med Biol. 2014;15(2):112–122.
41. Kanaan N, Lipman G, Constance B, Williams SR; PAINS Group. Optic Nerve Sheath Diameter Increase on Ascent to High Altitude: Correlation With Acute Mountain Sickness. J Ultrasound Med. 2015;34(9):1677–1682.
42. Keyes L, Paterson R, Boatright D, et al. Optic nerve sheath diameter and acute mountain sickness. Wilderness Environm Med. 2013;24(2):105–111.
43. Meier D, Collet T, Locatelli I, et al. Does This Patient Have Acute Mountain Sickness?: The Rational Clinical Examination Systematic Review. JAMA. 2017;318(18):1810–1819.
44. Hackett PH, Oelz O: The Lake Louise Consensus on the Definition and Quantification of Altitude Illness. In: Sutton JR, Coates G, Houston CS: Hypoxia and Mountain Medicine. Queen City Printers; 1992. pp 327–330.
45. Bärtsch P, Swenson ER. Acute High altitude Illnesses. N Engl J Med. 2013;368(24):2294–2302.
46. Wu T-Y, Ding SQ, Liu JL, et al. Who Should Not Go High: Chronic Disease and Work at Altitude During Construction of the Qinghai–Tibet Railroad. High Alt. Med. Biol. 2007;8(2):88–107.
47. Dickinson JG. Severe acute mountain sickness. Postgrad Med J. 1979;55(645):454.
48. Hackett P. The cerebral aetiology of high altitude cerebral edema and acute mountain sickness. Wilderness Environm Med. 1999;10(2):97–109.
49. Hackett PH, Yarnell PR, Hill R, et al. High altitude cerebral edema evaluated with magnetic resonance imaging: Clinical correlation and pathophysiology. JAMA. 1998;280(22):1920–1925.
50. Ross RT. The Random Nature of Cerebral Mountain Sickness. Lancet. 1985;325(8435):990–991.
51. Wilson MH, Imray CHE, Hargens AR. The Headache of High Altitude and Microgravity – Similarities with Clinical Syndromes of Cerebral Venous Hypertension. High Alt Med Biol. 2011;12(4):379–386.
52. Schoch HJ, Fischer S, Marti HH. Hypoxia – induced vascular endothelial growth factor expression causes vascular leakage in the brain. Brain. 2002;125(11):2549–2557.
53. Gabry AL, Ledoux X, Mozziconacci M, Martin C. High altitude Pulmonary Edema at Moderate Altitude (< 2,400 m; 7,870 feet): A Series of 52 Patients. Chest. 2003;123(1):49–53.
54. Sophocles AM. High altitude Pulmonary Edema in Vail, Colorado, 1975–1982. Western J Medicine. 1986;144(5):569–573.

55. Hultgren M. Herbert N. High altitude Pulmonary Edema: Current Concepts. Ann Rev Med. 1996;47(1):267–284.
56. Maggiorini M, Bühler B, Walter M, Oelz O. Prevalence of acute mountain sickness in the Swiss Alps. BMJ. 1990;301(6756):853–855.
57. Menon ND. High altitude Pulmonary Edema. N Engl J Med. 1965;273(2):66–73.
58. Bärtsch P, Maggiorini M, Mairbäurl H, Vock P, Swenson ER. Pulmonary extravascular fluid accumulation in climbers. Lancet. 2002;360(9332):571.
59. Basnyat B, Hargrove J, Holck PS, et al. Acetazolamide Fails to Decrease Pulmonary Artery Pressure at High Altitude in Partially Acclimatized Humans. High Alt Med Biol. 2008;9(3):209–216.
60. Hackett PH, Rennie D, Levine HD. The Incidence, Importance, and Prophylaxis of Acute Mountain Sickness. Lancet. 1976;308(7996):1149–1155.
61. Hackett PH, Roach RC, Schoene RB, et al. The Denali medical research project, 1982–1985. Am Alpine J. 1986;28(60):129.
62. Jones BE, Stokes S, McKenzie S, et al. Management of High Altitude Pulmonary Edema in the Himalaya: A Review of 56 Cases Presenting at Pheriche Medical Aid Post (4240 m). Wilderness Environ Med. 2013;24(1):32–36.
63. Purkayastha SS, Ray US, Arora BS, et al. Acclimatization at high altitude in gradual and acute induction. J Appl Physiol. 1995;79(2):487–492.
64. Singh I, Khanna PK, Srivastava MC, Lal M, Roy SB, Subramanyam CSV. Acute Mountain Sickness. N Engl J Med. 1969;280(4):175–184.
65. Singh I, Kapila CC, Khanna PK, et al. High altitude Pulmonary OEdema. Lancet. 1965;285(7379):229–234.
66. Lobenhoffer HP, Zink RA, Brendel W. High Altitude Pulmonary Edema: Analysis of 166 Cases. In: Brendel W, Zink RA, eds. High Alt Physiol Med. Springer New York; 1982:219–231.
67. Allemann Y, Hutter D, Lipp E, et al. Patent foramen ovale and high altitude pulmonary edema. JAMA. 2006;296(24):2954–2958.
68. Levine BD, Grayburn PA, Voyles WF, et al. Intracardiac shunting across a patent foramen ovale may exacerbate hypoxemia in high altitude pulmonary edema. Ann Int Med. 1991;114(7):569–570.
69. Hultgren HN, Honigman B, Theis K, Nicholas D. High altitude pulmonary edema at a ski resort. Western J Med. 1996;164(3):222–227.
70. Houston CS. Acute Pulmonary Edema of High Altitude. N Engl J Med. 1960;263(10):478–480.
71. Bircher HP, Eichenberger U, Maggiorini M, et al. Relationship of mountain sickness to physical fitness and exercise intensity during ascent. Wilderness Environm Med. 1994;5(3):302–311.
72. Durmowicz AG, Noordeweir E, Nicholas R, Reeves JT. Inflammatory processes may predispose children to high altitude pulmonary edema. J Pediatr. 1997;130(5):838–840.
73. Maggiorini M, Mélot C, Pierre S, et al. High altitude Pulmonary Edema Is Initially Caused by an Increase in Capillary Pressure. Circulation. 2001;103(16):2078.
74. Swenson ER, Maggiorini M, Mongovin S, et al. Pathogenesis of high altitude pulmonary edema: Inflammation is not an etiologic factor. JAMA. 2002;287(17):2228–2235.
75. Kleger G-R, Bärtsch P, Vock P, et al. Evidence against an increase in capillary permeability in subjects exposed to high altitude. J Appl Physiol. 1996;81(5):1917–1923.
76. Mairbäurl H. Role of alveolar epithelial sodium transport in high altitude pulmonary edema (HAPE). Resp Physiol Neurobiol. 2006;151(2):178–191.
77. Urner M, Herrmann IK, Booy C, et al. Effect of hypoxia and dexamethasone on inflammation and ion transporter function in pulmonary cells. Clin Experim Immunol. 2012;169(2):119–128.
78. Berg JT, Breen EC, Fu Z, et al. Alveolar Hypoxia Increases Gene Expression of Extracellular Matrix Proteins and Platelet-derived Growth Factor-B in Lung Parenchyma. Am J Respir Crit Care Med. 1998;158(6):1920–1928.
79. Sartori C, Vollenweider L, Löffler B-M, et al. Exaggerated Endothelin Release in High altitude Pulmonary Edema. Circulation. 1999;99(20):2665.
80. Busch T, Bärtsch P, Pappert D, et al. Hypoxia Decreases Exhaled Nitric Oxide in Mountaineers Susceptible to High altitude Pulmonary Edema. Am J Respir Crit Care Med. 2001;163(2):368–373.
81. Droma Y, Hanaoka M, Ota M, et al. Positive Association of the Endothelial Nitric Oxide Synthase Gene Polymorphisms With High altitude Pulmonary Edema. Circulation. 2002;106(7):826.
82. Duplain H, Sartori C, Lepori M, et al. Exhaled Nitric Oxide in High altitude Pulmonary Edema. Am J Respir Crit Care Med. 2000;162(1):221–224.
83. Pratali L, Cavana M, Sicari R, Picano E. Frequent subclinical high altitude pulmonary edema detected by chest sonography as ultrasound lung comets in recreational climbers. Crit Care Med. 2010;38(9):1818–1823.
84. Fagenholz P, Gutman J, Harris N. Chest ultrasonography for the diagnosis and monitoring of high altitude pulmonary edema. Chest. 2007;131(4):1013–1018.
85. Luks A, Swenson E. Comet tails in high altitude pulmonary edema: diagnostic portent or streak in the sky? Chest. 2007;131(4):951–953.
86. Fagenholz PJ, Gutman JA, Murray AF, Harris NS. Treatment of High Altitude Pulmonary Edema at 4240 m in Nepal. High Alt Med Biol. 2007;8(2):139–146.
87. Zafren K, Reeves JT, Schoene R. Treatment of high altitude pulmonary edema by bed rest and supplemental oxygen. Wilderness Environ Med. 1996;7(2):127–132.
88. Oelz O, Ritter M, Jenni R, et al. Nifedipine for High Altitude Pulmonary Oedema. Lancet. 1989;334(8674):1241–1244.
89. Paterson R, Drake B, Tabin G, et al. Wilderness Medical Society Practice Guideline for the Treatment of Eye Injuries and Illnesses in the Wilderness: 2014. Wilderness Environ Med. 2012;23(4):325–336.
90. Hüfner K, Brugger H, Kuster E, et al. Isolated psychosis during exposure to very high and extreme altitude – characterisation of a new medical entity. Psychol Med. 2017;48(11):1872–1879.

KAPITEL

33

Katharina Hüfner, Barbara Sperner-Unterweger

Psychiatrische Notfälle

Zusammenfassung

Psychiatrische Erkrankungen treten häufig auf, weshalb ein Basiswissen dazu in der Notfallmedizin unerlässlich ist. In diesem Kapitel stellen wir die wichtigsten psychiatrischen Symptome und Erkrankungen vor, die unabhängig von der Umgebung oder Höhenlage auftreten können. Ein besonderes Augenmerk legen wir auf Herausforderungen, die in großer Höhe und alpiner Umgebung, Diagnostik und Behandlung erschweren können. Darüber hinaus werden psychiatrische Erkrankungen beschrieben, die durch Aufenthalt in alpiner Umgebung oder großer Höhe ausgelöst werden können, wie z. B. Panikattacken oder Höhenpsychosen. Außerdem wird der Umgang mit höhenbedingter Insomnie erörtert, da diese sehr häufig auftritt, auch wenn es sich streng genommen um keinen Notfall handelt. Wir geben einige Beispiele zu nicht-medikamentösen Behandlungsoptionen, die auch von medizinischem Personal ohne Vorerfahrungen angewandt werden können. Eine Aufstellung von Psychopharmaka, die in einer Notfallsituation verwendet werden können, findet sich im Abschnitt „psychiatrische Notfallmedikamente“ (➤ 33.14).

33.1 Hintergrund

Psychiatrische Störungen haben eine hohe Lebenszeitprävalenz, wobei die häufigsten psychischen Störungen (Angst-, Stimmungs-, und Substanzgebrauchsstörungen) etwa 30 % der Bevölkerung betreffen. [1] Da immer mehr Menschen an Berg- und Hochgebirgstouren und Expeditionen teilnehmen, wird auch die Zahl der psychiatrischen Probleme, mit denen das medizinische Personal konfrontiert wird, voraussichtlich zunehmen. Psychiatrische Probleme in der alpinen Notfallmedizin ähneln jenen, die in Gebieten mit geringer Höhe auftreten. Ärzte und anderes medizinisches Personal sollten bedenken, dass es immer noch ein Stigma ist, zuzugeben, „psychische Probleme“ zu haben. Deshalb berichten Patienten anfänglich meist über ihre somatischen Probleme und über ihre psychischen Probleme nur nach gezieltem Nachfragen.

In diesem Kapitel beschreiben wir die wichtigsten und häufigsten psychiatrischen Notfälle anhand ihrer Leitsymptome (psychomotorische Unruhe, Suizidalität, Angst). Außerdem werden wichtige psychiatrische Diagnosen wie akute Belastungsstörung, Delir, Intoxikationen, somatische Belastungsstörung und Höhenpsychose behandelt. Nach dem Stress-Vulnerabilitäts-Modell für psychische Erkrankungen [2] prädisponiert der mit der Höhenexposition einhergehende Stress zusammen mit z.B. körperlicher Anstrengung und Schlafmangel zu psychiatrischen Symptomen, selbst bei Personen, die vor der Exposition in den Bergen keine psychiatrischen Erkrankungen hatten. Zur Klassifikation wird hier das *Diagnostic and Statistical Manual of Mental Disorders V* (DSM V) herangezogen, das vor allem in den USA und in der Wissenschaft verwendet wird. Es sei darauf hingewiesen, dass es einige Unterschiede zwischen dem DSM V und der ICD-10 im Hinblick auf die diagnostischen Kriterien gibt, z.B. für das Delir oder die akute Belastungsstörung. [3, 4]

TIPPS

Bei psychiatrischen Notfällen ist ein ruhiges, empathisches und klares Vorgehen der Rettungskräfte von großer Bedeutung. Zwang und Druck sollten möglichst vermieden werden. Eine verbale Deeskalation kann viele Situationen beruhigen. (➤ Tab. 33.1) [5] Oft ist es hilfreich, einem Patienten zu essen oder zu trinken anzubieten, um Wohlwollen zu symbolisieren und so den ersten Kontakt herzustellen.

Die psychiatrische Anamnese sollte Fragen zur medizinischen Vorgeschichte, zum Alkohol- und Drogengebrauch sowie zur Suizidalität enthalten. Das Thema Suizidalität sollte immer direkt angesprochen werden; dadurch wird keine Suizidhandlung ausgelöst. Um akute psychiatrische Symptome festzustellen und zu erkennen, ob diese die Folge einer psychiatrischen Grunderkrankung sind, wird eine Erhebung des psychopathologischen Status durchgeführt. Diese Untersuchung deckt folgende Bereiche ab:

- Erscheinungsbild
- Verhalten (einschließlich psychomotorischer Symptome)
- Sprache

Tab. 33.1 Zehn Bereiche der Deeskalation. Der Begriff „Behandler" bezieht sich auf die Rettungskraft, die mit dem Patienten in Kontakt ist.

Bereich	Verhalten
Persönlichen Abstand respektieren	Wenn Sie sich einem Patienten nähern, halten Sie mindesten zwei Armlängen Abstand zum Patienten
Nicht provokant sein	Der Behandler sollte durch seine Körpersprache deutlich machen, dass er dem Patienten helfen will. Die Hände sind sichtbar und nicht zu einer Faust geballt. Der Behandler vermeidet es, dem Patienten direkt gegenüberzustehen, er steht besser schräg vom Patienten. Ein ruhiges Auftreten und gelassene Mimik sind sehr wichtig. Übermäßiger direkter Augenkontakt sind zu meiden, da dies als aggressiver Akt missinterpretiert werden könnte
Verbalen Kontakt herstellen	Die erste Person, die sich dem Patienten nähert, sollte die Deeskalation übernehmen. Stellen Sie sich vor und sorgen Sie für Orientierung und Rückversicherung
Prägnant sein	Da aufgeregte Patienten möglicherweise nicht in der Lage sind, verbale Informationen zu verarbeiten, sollten kurze Sätze und einfache Worte verwendet werden. Wiederholungen sind für eine Deeskalation unerlässlich
Erkennen von Wünschen und Gefühlen	Alle Patienten müssen nach ihrem Anliegen gefragt werden, unabhängig davon, ob man diese erfüllen kann
Genau zuhören, was der Patient sagt	Das vom Patienten Gesagte sollte wiederholt werden. Die Verwendung von Aussagen wie „Habe ich Sie richtig verstanden …", ist dafür eine nützliche Technik
Zustimmen oder dem Nichtzustimmen zustimmen	Einigen Sie sich nach Möglichkeit mit dem Patienten. Sollte in einem Punkt keine Einigung zustande kommen, kann eine Verallgemeinerung hilfreich sein: „Ja jeder sollte mit Respekt behandelt werden, …" „Es gibt andere Menschen, denen es so geht wie Ihnen …"
Festlegen von klaren Regeln und Grenzen	Es ist von entscheidender Bedeutung, dass Patienten über nicht akzeptables Verhalten informiert werden. Stellen Sie klar, dass das Verletzen von sich selbst oder anderen Personen inakzeptabel ist. Ein „gutes Arbeitsbündnis" erfordert ein respektvolles Miteinander des Patienten und Behandlers
Anbieten von Wahlmöglichkeiten und Optimismus	Um zu verhindern, dass eine Aggressionsspirale in einen Angriff übergeht, sollten Sie selbstbewusst auftreten und Alternativen zur Gewalt vorschlagen. Bieten Sie Dinge an, die als freundliche Geste wahrgenommen werden, wie z. B. Decken, Zeitschriften, Zugang zu einem Telefon. Aber versprechen Sie nichts, was Sie nicht halten können
Debriefing mit Patienten und weiteren Rettungskräften	Nach einer Zwangsmaßnahme ist es wichtig, dass der Behandler die therapeutische Beziehung wiederherstellt, um den traumatischen Charakter der Zwangsmaßnahme zu mildern und die Gefahr von weiterer Gewalt zu verringern

Modifiziert nach [5]

- Stimmung
- Formale und inhaltliche Denkstörungen (Wahn)
- Wahrnehmungsstörungen (Halluzinationen)
- Bewusstsein, Orientierung und Neurokognition (Gedächtnis, Konzentration, Aufmerksamkeit)
- Einsichts- und Urteilsfähigkeit
- Selbst- und Fremdgefährdung

33.2 Psychiatrische Erkrankungen bei Menschen, die dauerhaft in großen Höhen leben

Medizinisches Personal, das sich um Expeditionsmitglieder kümmert, sollte auch Verantwortung für die Gesundheit der lokalen Bevölkerung übernehmen, daher gehen wir kurz auf die psychische Gesundheit von Menschen ein, die dauerhaft in großen Höhen leben.

Es gibt nur wenige Studien über die chronische Auswirkung des Aufenthalts in großen Höhen auf die psychische Gesundheit. Generell ist zu beachten, dass viele Länder mit einem hohen Anteil von Regionen, die in großer Höhe liegen, häufig Länder sind, in denen Menschen mit mittlerem und niedrigem Einkommen wohnen. In diesen Ländern gibt es in der Regel nur wenige Einrichtungen und Ressourcen für die psychische Gesundheit der Bevölkerung. [6] Daher kommen dort unbehandelte psychische Erkrankungen häufiger vor als in Ländern, in denen Menschen mit hohem Einkommen leben. Das Leben in großen Höhen kann mit depressiven Symptomen oder mit einer Kombination von depressiven Symptomen und Angstzuständen einhergehen, was in höheren Suizidzahlen münden kann [7, 8]. Zu bedenken ist ebenfalls, dass es große Unterschiede im Konsum von legalen und illegalen Substanzen zwischen den Ländern gibt. Psychiatrische Symptome können oftmals auf Substanzen zurückgeführt werden, mit denen medizinisches Personal in ihren Heimatländern nur selten in Berührung kommt, wie z. B. Betelblätter oder Areca-Nüsse. In psychiatrischen Klassifikationssystemen werden auch mehrere kulturgebundene Syndrome aufgeführt (d. h. Kombinationen von Symptomen, die typischerweise zusammen auftreten und oft durch Stresssituationen ausgelöst werden), die nur in bestimmten Bevölkerungsgruppen oder geografischen Gebieten vorkommen. [4]

33.3 Leitsymptom: psychomotorische Agitation

Agitation tritt aus verschiedenen Gründen und in unterschiedlichen medizinischen Kontexten auf. Sie kann das Haupt- oder Begleitsymptom einer Vielzahl von psychiatrischen oder somatischen Erkrankungen sein. Somatische Erkrankungen, wie Stoffwechselstörungen oder Infektionen, können zur Agitation führen, ebenso psychiatrische Zustände wie das Delir, manische Zustände, Psychosen und Substanzintoxikation oder -entzug. Schwer agitierte Patienten sind eine Gefahr für sich und andere, einschließlich der Rettungskräfte. Das voranginge Ziel beim Umgang mit agitierten Patienten ist es, die Sicherheit sowohl für den Betroffenen als auch für das medizinische Personal zu gewährleisten. Besteht beim Patienten ein hohes Aggressionspotenzial, sollten möglichst viele Helfer hinzugezogen werden, um die Situation sicher zu bewältigen. Es ist ratsam, gefährliche Gegenstände zu entfernen und nie allein mit einem schwer agitierten Patienten zu sein.

Eine verbale Deeskalation sollte immer das Mittel der ersten Wahl sein, bevor weitere Maßnahmen zur Anwendung kommen. Es ist oft erstaunlich, wie gut verbale Deeskalation funktioniert, wenn sie in einer ruhigen und gelassenen Umgebung durchgeführt wird. Ein dreistufiges Vorgehen ist sinnvoll: Zuerst wird der Patient angesprochen, dann wird eine partnerschaftliche Arbeitsbeziehung aufgebaut und schließlich wird der Patient verbal aus seinem agitierten Zustand heraus deeskaliert. (➤ Tab. 33.1) [5] Wenn die verbale Deeskalation nicht erfolgreich ist, sollte die Medikation entsprechend der Präferenz des Opfers, der klinischen Symptome und der vermuteten Ursache der Unruhe ausgewählt werden. Wenn möglich, ist eine orale Medikation vorzuziehen. Zwangsmaßnahmen, wie die intramuskuläre (i.m.) Verabreichung von Medikamenten ohne Zustimmung des Patienten, sollten nur in Ausnahmefällen nach Ausschöpfung aller anderen Möglichkeiten eingesetzt werden. Der Vorteil von Benzodiazepinen ist die Möglichkeit, die Wirkung mit Flumazenil zu antagonisieren. Der Vorteil von Antipsychotika ist ihr geringes Interaktionspotenzial, insbesondere mit anderen sedierenden Substanzen wie Alkohol. Psychosen sollten mit einem Antipsychotikum behandelt werden. Die Vor- und Nachteile der Notfallmedikamente sind im Abschnitt psychiatrische Notfallmedikamente (➤ 33.14) beschrieben.

TIPP

Denken Sie immer daran, bei agitierten Patienten nach einer psychiatrischen oder somatischen Erkrankung zu suchen. Es ist wichtig, die zugrundeliegende Erkrankung zu behandeln. [9]

33.4 Leitsymptom: Suizidalität

Der Begriff „Suizidalität" umfasst Suizidgedanken (Gedanken über die Beendigung des eigenen Lebens), Suizidpläne und Suizidversuche. Suizide kommen bei Menschen, die in großen Höhen leben, häufiger vor als bei Menschen, die in niedrigen Höhen leben. Es ist nichts über das Suizidrisiko bei Kurzzeitreisen und Kurzzeitaufenthalten in großen Höhen bekannt. [6] Es ist unklar, ob ausschließlich der reduzierte Sauerstoffgehalt (Hypoxie) die Suizidalität begünstigt oder ob es noch andere Faktoren gibt, wie z. B. den eingeschränkten Zugang zu psychiatrischer Versorgung in vielen ländlichen Regionen in der Höhe. Es ist jedoch bekannt, dass kurzfristige Aufenthalte in großen Höhen depressive Symptome auslösen können. [10] Obwohl wenig über Suizide in den Bergen bekannt ist, lässt sich nicht ausschließen, dass einige „Unfälle" in alpiner Umgebung und großer Höhe tatsächlich auf Suizid zurückzuführen sind. So kann Suizidalität in den Bergen z.B. im Rahmen eines Delirs oder durch Gefühle von Frustration und Versagen auftreten, z. B., wenn ein Gipfel nicht erreicht wird, insbesondere bei Menschen mit narzisstischen Persönlichkeitszügen. Es ist wichtig, das Thema Suizidalität direkt anzusprechen. Mögliche Fragen zur Suizidalität sind: [11]

- Haben Sie in letzter Zeit darüber nachgedacht, ihr eigenes Leben zu beenden?
- Haben Sie über Selbstmord nachgedacht, ohne daran denken zu wollen?
- Haben Sie konkrete Pläne, wie Sie Selbstmord begehen könnten?
- Haben Sie Vorbereitungen für einen Selbstmord getroffen?
- Haben Sie schonmal einen Selbstmordversuch unternommen?
- Betrachten Sie Ihre Situation als aussichtslos und hoffnungslos?
- Fällt es Ihnen schwer, an etwas anderes als ihre Probleme zu denken?

Verbale Krisenintervention ist die wichtigste Maßnahme bei Selbstmordgedanken. Der Patient darf nie allein gelassen werden. Falls notwendig, kann die Gabe von Benzodiazepinen in Betracht gezogen werden. Nichtsuizidale Selbstverletzungen sollten nicht mit einem Suizidversuch gleichgesetzt werden. Diese dienen in der Regel dem Abbau innerer Spannungen. Diese Selbstverletzungen treten am häufigsten bei Personen mit einer emotional instabilen Persönlichkeitsstörung wie z.B. dem Borderlinesyndrom auf.

33

TIPPS
Es ist wichtig, Suizidgedanken und Suizidabsichten direkt anzusprechen. Das entlastet Opfer mit Suizidgedanken und löst keinen Suizid aus.

33.5 Leitsymptom: Angst

Angst ist eine notwendige physiologische Reaktion zur angemessenen Bewältigung von schwierigen oder gefährlichen Situationen. Diese führt zu erhöhter Wachsamkeit, zur Zunahme der geistigen und körperlichen Konzentration sowie zu einem erhöhten Maß an Vorsicht.

Angst ist allerdings auch ein Symptom von verschiedenen psychiatrischen Erkrankungen wie der Major Depression, akuten Psychosen, stress- und traumabedingten Störungen und spezifischen Angstsyndromen wie Panikstörungen, Phobien und der generalisierten Angststörung. Es ist wichtig, zu verstehen, dass Menschen, die an Angstsyndromen leiden, nicht direkt Angst äußern, sondern vegetative körperliche Symptome zeigen. Symptome wie Herzklopfen, Tachykardie, Schwitzen, Zittern, Kurzatmigkeit, Hyperventilation, Brustschmerzen, Übelkeit, Schwindel, Schüttelfrost oder Hitzegefühl, Parästhesien, Derealisation (Gefühl der Unwirklichkeit) oder Depersonalisation (Losgelöstsein von sich selbst), Angst vor Kontrollverlust oder „verrückt zu werden" und die Angst zu sterben, treten typischerweise während einer Panikattacke auf [4] Es kann durchaus schwierig sein, zwischen körperlichen Symptomen bei Angsterkrankungen und solchen Symptomen, die auf eine schwere körperliche Erkrankung wie Herzinfarkt oder Lungenembolie hinweisen, zu unterscheiden, vor allem, wenn keine diagnostischen Geräte zu Verfügung stehen. Personen, die großen Höhen ausgesetzt sind, leiden oft an somatischen Symptomen wie Atemnot, Herzklopfen, Schwindel, Kopfschmerzen oder Schlaflosigkeit. Die meisten dieser Symptome treten auch bei Panikattacken oder schweren Angstzuständen auf. [12]

Es gibt Berichte von neu auftretenden Angsterkrankungen in großen Höhen, die z.B. durch nächtliches periodisches Atmen ausgelöst sein können. [13] Beim Aufstieg in große Höhen entwickeln Personen mit hohen Angstwerten eher die akute Höhenkrankheit (*acute mountain sickness* AMS) als Personen, die nicht ängstlich sind. [14]

Körperliche Erschöpfung durch Bergsteigen in großen Höhen kann Angstsymptome auslösen, auch wenn keine psychiatrischen Vorerkrankungen bestehen. Der Verlust der körperlichen Kraft und ein zunehmendes Gefühl von Schwäche kann ein Mangel an Selbstvertrauen und in weiterer Folge eine Panikattacke oder ähnliche Symptome hervorrufen.

Es muss betont werden, dass Panikattacken nicht vorhersehbar sind und in der Regel ohne prodromale Symptome auftreten. Im Zustand akuter und schwerer Angst sind die kognitiven Fähigkeiten sehr eingeschränkt, ebenso die Fähigkeit, sich auf Probleme zu konzentrieren und diese zu lösen, und es kann zur emotionalen Dysregulation kommen. Deshalb kann eine einfache psychologische Notfallintervention erforderlich sein. Beruhigung ist die wichtigste Komponente der Therapie – sowohl verbal als auch durch Körperkontakt z.B. das Halten der Hand des Patienten. Hilfreich ist es auch, den Patienten von der Angst abzulenken und die Aufmerksamkeit auf ein anderes Thema zu lenken, z.B. durch geführte Atemübungen. In geringer und mittlerer Höhe kann die Hyperventilation unterbrochen werden, indem der Patient in eine Papiertüte ein- und ausatmet. In großen Höhen kann es dadurch möglicherweise zu einer Hypoxämie kommen. Medikamente wie Benzodiazepine (➤ 33.14.2) haben eine schnelle und effektive anxiolytische Wirkung).

TIPPS
Bei der Behandlung von Patienten mit Angst sollte der Behandler mit ruhiger und klarer Stimme sprechen und einfache Anweisungen geben, um die Aufmerksamkeit von der Angst auf ein neutrales Thema zu lenken. Dies ist hilfreich, um ein Gefühl von Sicherheit herzustellen. Den Patienten zu beruhigen und seine eigenen Fähigkeiten zu betonen, können die Angst und den psychischen Stress verringern.

33.6 Leitsymptom: Insomnie in der Höhe

Schlafstörungen sind in großer Höhe weit verbreitet, so berichten Teilnehmer von pharmakologischen Studien zu AMS zu > 70 % von Schlafstörungen. [15] Wenn eine Person plant, in der Höhe schlafanstoßende Medikamente einzunehmen, ist es ratsam, diese Medikamente vor dem Aufstieg zu testen. Gelegentliche Schlafstörungen bei einer ansonsten gesunden Person sind an sich kein medizinischer Notfall, können aber zu einer Notfallsituation führen, wenn sie Stress oder Leistungseinbußen verursachen. Die Vor- und Nachteile der medikamentösen Behandlung von Insomnie sollten sorgfältig abgewogen werden. Einige Medikamente scheinen sicher und wirksam zu sein, um den Schlaf in großer Höhe zu verbessern: Acetazolamid, Temazepam, Zolpidem und Zaleplon. [16] Sicher bedeutet in diesem Zusammenhang, dass die Medikamente nicht zu einer signifikanten Atemdepression oder signifikanten Beeinträchtigung der Leistungsfähigkeit am nächsten Tag führen. Obwohl viele Benzodiazepine in niedrigen Höhen zur Behandlung von Insomnie eingesetzt werden, gibt es nur für Temazepam aussagekräftige Daten über die Sicherheit und Wirksamkeit in großen Höhen. [16] Einige Studien haben allerdings Bedenken hinsichtlich einer möglichen Atemdepression geäußert. [17] Andere Benzodiazepine (➤ 33.14.2) wie z. B. Lorazepam haben ähnliche Wirkungen wie Temazepam. [18] Sowohl Zolpidem als auch Zalepon verbessern den Schlaf in der Höhe, ohne dabei Atmung, Aufmerksamkeit, Bewusstsein oder Stimmung am nächsten Tag zu beeinträchtigen. Beide Mittel können von Bergsteigern eingenommen werden. [19] Es gibt keine Studien über Antihistaminika oder niedrigpotente sedierende Antipsychotika, wie Melperon, zur Behandlung von Insomnie in der Höhe. Reisende, die Acetazolamid nicht bereits zur AMS-Prophylaxe verwenden, können 62,5 mg oder 125 mg am Abend einnehmen, während diejenigen, die das Medikament bereits zur AMS-Prophylaxe einnehmen, ihr Dosierungsschema nicht ändern sollten, um den Schlaf zu verbessern. [16] Alle sedierenden Medikamente sind in der niedrigsten empfohlenen Dosis oder sogar noch niedriger einzunehmen, z. B. 7,5–10 mg für Temazepam.

TIPPS

Insomnie ist in der Höhe weit verbreitet. Es gibt mehrere verfügbare Medikamente, die für die Anwendung in großer Höhe geeignet sind. Es sollte immer eine niedrige Dosierung eingesetzt werden, um das Risiko einer Atemdepression und einer kognitiven Beeinträchtigung am nächsten Tage zu minimieren.

33.7 Delir

Delir ist ein Sammelbegriff, der eingeführt wurde, um das terminologische Chaos zu überwinden, das vor der Einführung des *Diagnostischen und Statistischen Handbuch Psychischer Störungen III (DSM III)* herrschte, als Dutzende von Begriffen verwendet wurden, um eine allgemeine Funktionsstörung des Gehirns im Rahmen einer akuten Erkrankung oder Intoxikation zu bezeichnen. Zu diesen Begriffen gehörten: organisches Psychosyndrom, Durchgangssyndrom, akuter Verwirrtheitszustand und einige Formen der Enzephalopathie. [20] Zusammengefasst handelt es sich beim Delir um eine Dekompensation der Hirnfunktion als Reaktion auf pathophysiologische Stressoren. Das Erkennen von Delirien ist von zentraler Bedeutung für das Diagnostizieren akuter Erkrankungen bei Patienten aller Altersgruppen. [20] Nachfolgend sind die diagnostischen Merkmale des Delirs gemäß DSM V aufgeführt: [4]

- Es besteht eine Störung der Aufmerksamkeit und des Bewusstseins.
- Die Störung entwickelt sich meistens innerhalb eines kurzen Zeitraums (normalerweise Stunden bis Tage), sie stellt eine akute Veränderung der Aufmerksamkeit und des Bewusstseins dar und neigt zu tageszeitlichen Schwankungen.
- Es liegt zusätzlich eine kognitive Störung vor (z. B. Gedächtnisdefizit, Desorientierung, Sprache, visuell-räumliche Fähigkeiten oder Wahrnehmung).
- Eine ausgeprägte Störung der Vigilanz wie z. B. Koma, sollte nicht vorhanden sein.
- Die körperliche Anamnese, körperliche Untersuchung oder Laborbefunde sollten zeigen, dass die Störung eine direkte physiologische Folge einer anderen medizinischen Erkrankung, einer Intoxikation oder eines Substanzentzugs (Drogen- oder Medikamentenmissbrauchs) oder der Exposition gegenüber einem Toxin oder mehrerer dieser Ursachen ist.

Wenn die Diagnose Delir gestellt wird, ist das immer ein Zeichen für eine oder mehrere zugrundeliegenden pathologischen Veränderungen, die erkannt werden müssen. Insbesondere ein Delir aufgrund von Alkoholentzug kann lebensbedrohliche vegetative Dysregulation wie Herzrhythmusstörungen verursachen. Generell lässt sich sagen, je länger die Symptome des Delirs dauern, desto schlechter ist das kognitive Outcome.

MERKE

Das Delir ist ein Zeichen einer dekompensierten Hirnfunktion als Reaktion auf pathophysiologische Stressoren. Es ist gekennzeichnet durch Störungen der Aufmerksamkeit und des Bewusstseins mit zusätzlichen kognitiven Störungen, wie Gedächtnisstörungen, Desorientierung oder Defizite bei der Sprache, den räumlichen Fähigkeiten oder der Wahrnehmung. Es gibt immer eine zugrundeliegende Pathologie, die ein Delir verursacht.

33.7.1 Delir im Zusammenhang mit Intoxikation oder Entzug

Ein Delir kann durch einen Substanzentzug oder eine Substanzintoxikation entstehen. Obwohl das Delir am häufigsten mit dem Alkoholentzug in Verbindung gebracht wird, kann es auch während des Entzugs von Benzodiazepinen oder anderen Substanzen auftreten. Vegetative Symptome des Alkoholentzugs wie Hyperhidrose, Tachykardie oder Herzrhythmusstörungen treten in der Regel 6–8 Stunden (manchmal auch länger) nach Beendigung oder Reduktion des Alkoholkonsums auf, insbesondere nach einer Periode mit starkem und langanhaltendem Alkoholkonsum. Zu den Manifestationen eines Delirs bei Alkoholentzug gehören die oben beschriebenen allgemeinen diagnostischen Kriterien des Delirs sowie Symptome eines Alkoholentzugs wie Schweißausbrüche oder Tachykardie, Tremor der Hände, Schlafstörungen, Übelkeit oder Erbrechen, Wahnvorstellungen oder Halluzinationen, psychomotorische Unruhe, Angst und epileptische Anfälle. [4] Epileptische Anfälle treten typischerweise in den ersten 12–48 Stunden des Entzugs auf. [21] Die Behandlung eines Alkoholentzugs im Gebirge oder in großen Höhen erfolgt im Allgemeinen nach den Standards wie im Tal: [22] Benzodiazepine werden symptomorientiert eingesetzt. Thiamin 100 mg sollte, wenn möglich, gegeben werden, um einer Wernicke-Enzephalopathie vorzubeugen. Clonidin kann bei ausgeprägter vegetativer Dysregulation verabreicht werden, sollte aber nicht standardmäßig in der Therapie eingesetzt werden. Bei einem ausgeprägten Delir mit psychotischen Symptomen kann Haloperidol zusätzlich zu Benzodiazepinen verabreicht werden. [22] Ein schwerer Alkoholentzug geht häufig einher mit Elektrolytstörungen und einer Hypovolämie, die erkannt und behandelt werden müssen.

33.7.2 Delir ohne Bezug zu Substanzintoxikation oder Entzug

Ein Delir in der Höhe kann sich als Zeichen einer globalen organischen Hirnfunktionsstörung aufgrund der Hypoxie entwickeln und ein Zeichen für ein Höhenhirnödem (HACE) sein, oder es kann aufgrund anderer Bedingungen als HACE auftreten. [23] Ein Delir kann aber auch mit Erkrankungen einhergehen, die ihre Ursache außerhalb des Gehirns haben, wie z. B. Infektionen mit Fieber, Dehydrierung und Stoffwechselstörungen wie Hyper- oder Hypoglykämie. Steroide, Antibiotika und Anticholinergika lösen besonders häufig ein Delir aus. Zu den Risikofaktoren für die Entwicklung eines Delirs gehören unter anderem höheres Alter und Polypharmazie. Antipsychotika können zur Behandlung von Delirien eingesetzt werden, die nicht durch eine Substanzintoxikation bzw. einen Entzug bedingt sind. Es ist essenziell, die dem Delir zugrundeliegende Ursache zu behandeln und anticholinerge Medikamente wie ältere Antihistaminika zu vermeiden.

33.8 Substanzintoxikation

Häufig auftretende Vergiftungen betreffen Alkohol und Benzodiazepine, können aber auch bei anderen Substanzen vorkommen, z.B. bei Stimulanzien, die zur Leistungssteigerung beim Bergsteigen verwendet werden [24] oder bei Cannabinoiden, die zur Selbstbehandlung von Schlaflosigkeit oder Übelkeit in großen Höhen eingesetzt werden. [25] Von der Einnahme dieser Substanzen in alpinen Umgebungen und großen Höhen wird dringend abgeraten, da sie unvorhergesehene Nebenwirkungen und Wechselwirkungen mit anderen Medikamenten haben können, die zu lebensbedrohlichen Notfällen führen können. Bei einer akuten Intoxikation geht es in erster Linie darum, die Vitalfunktionen zu stabilisieren und den Betroffenen vor Verletzungen z. B. durch Stürze zu schützen. Wenn der Patient aggressiv oder agitiert ist, sollten die im Abschnitt „psychomotorische Agitation“ beschriebenen Abläufe (➤ 33.3) zur Anwendung kommen. Es ist zu beachten, dass die sedierende Wirkung von sedierenden Medikamenten insbesondere durch Alkohol oder Benzodiazepine verstärkt werden können, wenn diese kombiniert werden.

TIPPS

Intoxikationen, insbesondere durch Alkohol oder Benzodiazepine, kommen häufig vor und sollten immer als Ursache für psychiatrische Symptome in Betracht gezogen werden.

33.9 Höhenbedingte Psychose

Psychotische Symptome wie Halluzinationen, Wahnvorstellungen und inkohärentes Sprechen oder Denken können in der Höhe auch ohne andere Symptome eines Delirs und ohne Zusammenhang mit einer organischen Krankheit auftreten. [26] Ein Beispiel dafür ist das Phänomen des „dritten Mannes“, bei dem man das Gefühl hat, eine weitere Person sei in der Nähe und man glaubt, die Personen sehen oder hören zu können, obwohl niemand anwesend ist. (➤ Abb. 33.1) Die Symptome einer isolierten Höhenpsychose verschwinden rasch beim Abstieg auf niedrigere Höhen, werden aber mit Unfällen und Beinaheunfällen in Zusammenhang gebracht. (Fallbericht 33.1) Bergsteiger oder Trekker, die einen Aufenthalt in große Höhen planen, sollten über die Symptome der isolierten Höhenpsychose aufgeklärt werden, genauso wie über andere höhenbedingte Krankheiten wie AMS (➤ 32.5), HAPE (➤ 32.7) oder HACE (➤ 32.6). Patienten mit Symptomen einer Psychose dürfen nicht allein gelassen werden, sie sollten keine Entscheidungen treffen, da häufig ein gestörtes Urteilvermögens vorliegt und sie nicht in der Lage sind, Situationen richtig einzuschätzen. Es gibt keine Studien zur medikamentösen Behandlung mit Antipsychotika, deshalb sollten diese nur in Ausnahmefällen gegeben werden, wenn ein schneller Abstieg nicht möglich ist. Kognitive Strategien wie Realitätstestung können von der betroffenen Person selbst oder Tourpartnern durchgeführt werden. [27] Die Differenzialdiagnose einer höhenbedingten Psychose umfasst Psychosen mit organischen Ursachen wie z.B. einer Steroidtherapie oder psychotische Symptome, die im Zusammenhang mit einem Delir auftreten.

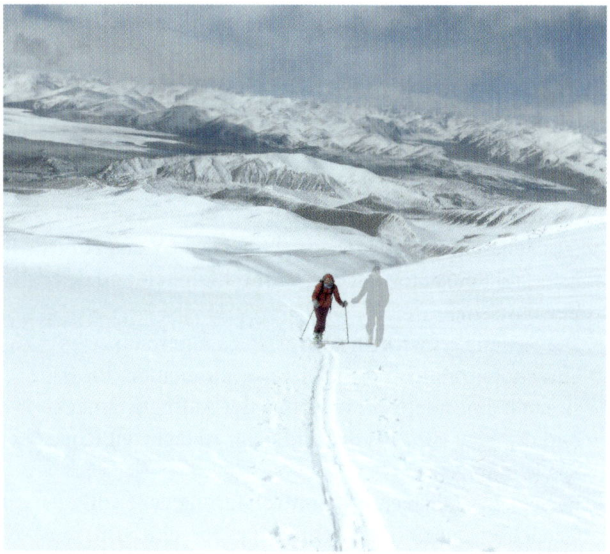

Abb. 33.1 Das Dritte-Mann-Phänomen ist ein typisches Symptom der isolierten höhenbedingte Psychose. (Archiv von Prof Lars Keller, bearbeitet von Valentina Bergonzi, EURAC Research)

Fallbeispiel 33.1

Höhenbedingte Psychose

Der slowenische Bergsteiger und Expeditionsarzt Iztok Tomazin beschreibt die Symptome einer isolierten Höhenpsychose während seiner Besteigung des Dhaulagiri. Gekürzt und leicht verändert nach: [26]

„... Der entscheidende Punkt kam, als ich den richtigen Weg (die einzig mögliche Passage) von den Gipfelhängen zur nordwestlichen Nordwestrippe verpasste, wo die Abstiegsroute weiterführt. Ich erreichte die Ostwand und plötzlich lag ein 2.000 m tiefer Abgrund unter meinen Füßen. Ich war in großer Not, sehr erschöpft, dehydriert und unterkühlt und in schwierigem Gelände gefangen, ohne zu wissen, wo ich absteigen sollte. Ich begann zu halluzinieren und hörte die Stimme von Bergführern, die mit süßer und energischer Stimme zu mir sprachen: Spring die Ostwand hinunter, du wirst in wenigen Sekunden unten im flachen und sicheren Terrain sein, das wird all deine Probleme lösen. Ich stand am Rand, war bereit, zu springen, die Stimmen hatten mich fast überzeugt, dass es das Beste oder die einzige Möglichkeit sei. Beinahe wäre ich gesprungen, doch dann entschied ich mich, einen kleinen Test zu machen. Ich sprang nur etwa zwei Meter hinunter bis auf einen kleinen Felsvorsprung. Sofort verspürte ich starke Schmerzen, als ich mit meinen Stiefeln und Steigeisen daran auf der Felskante aufschlug. Anstatt zu springen, kämpfte ich mich also weiter am Rand der Felswand hinunter. Je tiefer ich kam, desto mehr verschwanden die Halluzinationen. Ich erreichte unser Biwak auf 6500 m nach mehreren Stunden Abstieg ohne Halluzinationen, allerdings immer noch mit kognitiven Beeinträchtigungen ...“

33.10 Akute Belastungsstörung und posttraumatische Belastungsstörung

Ein psychologisches Trauma ist definiert als eine tatsächliche oder drohende Gefährdung durch Tod, schwere Verletzungen oder sexuelle Gewalt. Dieses Erleben kann entweder direkt oder als Zeuge erfolgen oder indem man von einem Trauma erfährt, das andere erlebt haben. [4] Die genaue Klassifizierung von stressbedingten Symptomen unmittelbar nach einem Trauma variieren etwas zwischen den Diagnosesystemen: Nach dem DSM V beginnen die Symptome der akuten Belastungsreaktion (ABS) unmittelbar nach dem traumatischen oder belastenden Ereignis und können stunden- oder tagelang, bis zu einem Monat anhalten. Zu den Symptomen gehören wiederkehrende, unwillkürliche und belastende Erinnerungen an das traumatische Ereignis (Flashbacks), negative Stimmung, dissoziative Symptome (veränderte Wahrnehmung der Realität und/oder Unfähigkeit, sich an wichtige Aspekte des Ereignisses zu erinnern), das Bestreben, belastende Erinnerungen, Gedanken und Gefühle sowie äußere Erinnerungen an das Ereignis zu vermeiden, und Hyperarousal-Symptome wie Schlafstörung, Wutausbrüche und Konzentrationsstörungen. [4] Gemäß der ICD-10-Klassifikation umfassen die Symptome der akuten Belastungsstörung einen anfänglichen Zustand der Benommenheit, die Unfähigkeit, Reize zu verarbeiten und Desorientiertheit. Auf diesen Zustand kann entweder ein weiterer Rückzug aus der Situation folgen oder Unruhe und Hyperaktivität. Vegetative Anzeichen von Angst, wie Tachykardie, Schwitzen und Erröten sind häufig. [3]

Die Symptome der posttraumatischen Belastungsstörung (PTBS) umfassen die gleichen Bereiche wie oben für die ABS beschrieben, sie dauern allerdings länger an. Die Symptome treten in der Regel mit einer Verzögerung von mehreren Monaten nach dem Ereignis auf und verursachen erheblichen Stress oder Beeinträchtigungen in sozialen oder anderen Lebensbereichen. Nachdem ein traumatisches Ereignis überstanden wurde, erleben viele Betroffene zuerst PTBS-ähnliche Symptome, z. B., dass sie nicht aufhören können, über das Erlebte nachzudenken. Furcht, Angst, Wut, Depression und Schuldgefühle sind ebenfalls häufige Reaktionen. Die meisten Menschen entwickeln jedoch keine langfristige PTBS. Die Häufigkeit von PTBS ist nach Naturkatastrophen viel niedriger als nach von Menschen versursachten Katastrophen. Nach Alpinunfällen können Anzeichen einer PTBS auftreten, die sich als anhaltend depressive Stimmung, sich aufdrängende Gedanken an den Unfall oder Vermeidungsverhalten zeigen. [28]

Rechtzeitige Hilfe und Unterstützung können verhindern, dass die ABR chronifiziert und sich zu einer PTBS entwickelt. Ob eine therapeutische Intervention bei ABS notwendig wird, hängt davon ab, wie belastend der Betroffene die Situation empfindet. Unmittelbar nach dem traumatischen Ereignis ist es wichtig, den Betroffenen vom Ort des Traumas zu entfernen und Beruhigung und Unterstützung anzubieten. Der Betroffene sollte keinesfalls allein gelassen werden. Die wichtigsten Aspekte der psychotherapeutischen Krisenintervention sind in ➤ Kasten 33.1 zusammengefasst. Diese einfachen Techniken können von jeder geschulten Person angewendet und müssen nicht unbedingt von einem Psychotherapeuten durchgeführt werden. Es ist auch wichtig, Verhaltensweisen zu kennen, die bei der Kontaktaufnahme mit traumatisierten Personen vermieden werden sollten. (➤ Kasten 33.2)

Eine Metaanalyse von medikamentösen Therapien zeigt, dass Benzodiazepine standardmäßig nicht zur Behandlung oder Prävention von PTBS gegeben werden sollten, da ihr Einsatz mit einer Verschlechterung des Gesundheitszustandes assoziiert ist. [29] Es kann jedoch Notfallsituationen geben, in denen Benzodiazepine die geeignetste Therapie sind und ihr Einsatz gerechtfertigt ist, um z.B. einen Patienten zu beruhigen, sodass dieser dann den Abstieg zu Fuß bewältigen kann. Es bestehen umfangreiche klinische Bemühungen,

Kasten 33.1

Psychotherapeutische Krisenintervention nach Traumata

Psychotherapeutische Krisenintervention [31]

- wird unmittelbar nach dem traumatischen Ereignis begonnen,
- ist in erster Linie unterstützend,
- erkennt die Schwierigkeit der Situation an: „Ich verstehe wirklich, dass dies eine sehr schwierige Situation für Sie ist …",
- bietet Möglichkeiten, Gefühle in wertfreier Umgebung auszudrücken und gleichzeitig verstanden zu werden,
- bietet die Möglichkeit, Erfahrungen und die damit verbundenen Gefühle (Ängste, Sorgen, usw.) spontan zu schildern, wodurch eine emotionale und physiologische Entlastung ermöglicht wird,
- konzentriert sich auf Sicherheit und Schutz: „du bist hier sicher …" „du bist nicht mehr in Gefahr …",
- zielt darauf ab, die psychische Stabilität wiederherzustellen,
- zielt darauf ab, die Ressourcen des Einzelnen zu aktivieren: „Wie sind Sie mit vorausgegangen schwierigen Situationen in Ihrem Leben umgegangen?"

Kasten 33.2

Zu vermeidende Verhaltensweisen beim Erstkontakt mit traumatisierten Personen

- Stellen Sie keine Vermutungen an, was der Betroffene erlebt oder mitgemacht hat.
- Gehen sie nicht davon aus, dass jeder traumatisiert ist, der eine traumatische Erfahrung gemacht hat.
- Pathologisieren Sie nicht. Bezeichnen Sie Reaktionen nicht als Symptome und sprechen Sie nicht in Form von Diagnosen, Pathologien oder Störungen.
- Sprechen Sie nicht bevormundend und fokussieren Sie nicht auf die Hilflosigkeit, Schwächen, Fehler oder Einschränkungen des Überlebenden. Konzentrieren Sie sich stattdessen auf das, was die Person Hilfreiches getan hat, oder was vielleicht geholfen hat, andere Bedürftige zu unterstützen – sowohl während des traumatischen Erlebnisses als auch in der gegenwärtigen Situation.
- Gehen Sie nicht davon aus, dass alle Betroffenen mit Ihnen reden wollen oder müssen.
- Oft genügt es, physisch anwesend zu sein, um die Betroffenen zu unterstützen und zu beruhigen, damit sie sich sicherer fühlen und die Situation besser bewältigen können.
- Führen Sie kein „Debriefing" durch, indem Sie nach Einzelheiten des Geschehens fragen.
- Spekulieren Sie nicht und geben Sie keine Informationen, die möglicherweise falsch sind

33

ein Medikament zu identifizieren, das die Entwicklung einer PTBS verhindert. Bislang gibt es keine guten Belege für den Einsatz von Propranolol, Escitalopram, Temazepam oder Gabapentin und nur mäßige Belege für den Einsatz von Hydrocortison. Wir empfehlen den Einsatz dieser Medikamente in den Bergen oder in großer Höhe nicht, solange es keine besseren Belege für ihre Anwendung gibt. [30]

Oftmals ist eine medikamentöse Therapie nicht notwendig, da die Symptome der ABS spontan abklingen, ohne dass sich eine PTBS entwickelt. Es ist allerdings wichtig, die Betroffenen über die Symptome einer PTBS aufzuklären und zu informieren, wo sie sich Hilfe holen können.

TIPPS

Eine akute psychotherapeutische Krisenintervention nach einem traumatischen Ereignis sollte idealerweise darauf abzielen, die Symptome der akuten Belastungsstörung zu lindern und die Entwicklung einer PTBS zu verhindern.

33.11 Somatische Belastungsstörung und verwandte Erkrankungen

Die Kategorie der somatischen Belastungsstörung und verwandten Erkrankungen umfasst Störungen, die durch ausgeprägte somatische Symptome sowie durch erheblichen Leidensdruck oder psychosoziale Beeinträchtigung gekennzeichnet sind. [4] Eine somatische Belastungsstörung zeichnet sich aus durch ein oder mehrere belastende somatische Symptome sowie durch exzessive Gedanken, Gefühle oder Verhaltensweisen im Zusammenhang mit den somatischen Symptomen. Häufige Symptome sind Schmerzen (einschließlich Kopfschmerzen), Schwindel oder gastrointestinale Symptome. Obwohl ein hohes Maß an Somatisierung von Menschen, die in Gebieten mit geringer Höhe leben, ein Risikofaktor für die Entwicklung eines AMS ist [32], werden AMS-Symptome wie Kopfschmerzen und Schwindel häufig von Personen berichtet, die um ihre Gesundheit besorgt sind und die möglicherweise schon vor der Höhenexposition im Hinblick auf Körpersymptome sensibilisiert sind. Die mit dem Krankheitsbild der somatischen Belastungsstörung verwandten dissoziativen und Konversionsstörungen sind gekennzeichnet durch funktionelle neurologische Symptome, wie nichtepileptische Anfälle und sensorische oder motorische Symptome, die mit einer neurologischen Erkrankung verwechselt werden können. Bei genauer Untersuchung sind die Befunde mit einer neurologischen Störung unvereinbar, z.B. wenn ein Patient im Liegen den Fuß im Sprunggelenk nicht strecken kann, aber auf Zehenspitzen gut gehen kann. Oft scheinen die Betroffenen wenig beunruhigt zu sein über diese potenziell bedrohlichen Symptome. Die Reflexe sind in der Regel nicht beeinträchtigt. Abhängig von den Symptomen und der Erfahrung des Untersuchers kann die Unterscheidung zwischen einer primär körperlichen Erkrankung und einer Konversionsstörung selbst im Krankenhaus eine Herausforderung darstellen, ganz zu schweigen von einer Situation in den Bergen oder in großer Höhe. Wir haben diesen Abschnitt aufgenommen, um zu verdeutlichen, dass „Somatisierung" als mögliche Ursache für körperliche Symptome immer in Erwägung gezogen werden sollte. Bei Auftreten von potenziell gefährlichen somatischen Symptomen einschließlich neurologischen Symptomen in großen Höhen sollte ein rascher Abtransport in niedrigere Höhen und in ein Krankenhaus erfolgen, um weitere diagnostische Untersuchungen einleiten zu können. [33]

Nichtepileptische Anfälle können z.B. durch psychischen Stress, der die Bewältigungskapazität einer Person übersteigt, ausgelöst werden, allerdings gibt es kein verlässliches klinisches Merkmal, wodurch sich ohne weitere Diagnostik ein epileptischer Anfall von einem nicht epileptischen unterscheiden lässt. Typische Zeichen nichtepileptischer Anfälle sind, dass sie im Beisein anderer Personen auftreten, nicht während des Schlafs stattfinden und sich oft durch asynchrone und wechselnde motorische Aktivität äußern. Es kommt meist nicht zum Zungenbiss, die Betroffenen leiden nicht an Inkontinenz und haben keine Verletzungen durch den Krampfanfall. Der Bewusstseinsverlust ist oft inkomplett, die Augen sind fest zugekniffen, die Dauer ist oft länger als bei epileptischen Anfällen und die Patienten klaren schneller auf. [34]

33.12 Veränderungen der Stimmung in großen Höhen

Veränderungen der Stimmung wurden bei vielen Menschen in der Höhe beschrieben. Erhöhte Werte für Depression und Ärger wurden sowohl in Studien in Unterdruckkammern mit hypobarer Hypoxie [35] als auch in Feldstudien berichtet. [36] Diese können auch nach dem Abstieg noch längere Zeit anhalten. Obwohl schwere Depressionen in der Höhe nur selten vorkommen, kann anstrengende körperliche Aktivität in der Höhe zu anhaltender negativer Stimmung führen, die im Grenzbereich zu einer klinischen Diagnose liegt und zu Einschränkungen bei der Ausführung kritischer Aufgaben führen kann. [37] Von AMS betroffene Personen neigen eher zu negativer Stimmung als nicht von AMS betroffene Personen. [38] Depressive Stimmung kann auch ein Zeichen von fehlender Anpassung an die körperliche Aktivität in große Höhe sein. Medizinisches Personal sollte bei ersten Anzeichen solcher Symptome erwägen, therapeutisch einzugreifen [39] Wenn auch sehr selten, können auch manische Symptome durch Höhenveränderungen ausgelöst werden. [40]

33.13 Neuropsychologische Beeinträchtigung in großen Höhen

Neuropsychologische Beeinträchtigungen in großer Höhe sind kein psychiatrischer Notfall an sich, können aber zu Beeinträchtigungen in der Reaktionszeit oder in der Fähigkeit Entscheidungen zu treffen, führen, was wiederum gefährliche Situationen bedingen kann.

Es ist noch nicht abschließend geklärt, welche neuropsychologischen Beeinträchtigungen in der Höhe verursacht werden und ab welcher Höhe Defizite auftreten können. Es wurden unterschiedliche Daten berichtet. Die Studien unterscheiden sich in den untersuchten neuropsychologischen Bereichen im Hinblick auf die verwendeten neuropsychologischen Tests und in Bezug auf die Umgebungsfaktoren wie Aufstiegsprofile und Studienumgebungen, z. B. Feldstudie vs. Höhenkammer, was einen Vergleich der Ergebnisse erschwert. Weitere Probleme sind die großen Unterschiede zwischen den Testergebnissen der einzelnen Personen und die kleinen Stichprobengrößen. Schließlich spielen in den meisten Studien auch die unterschiedliche Motivation und Ausbildung der Studienteilnehmer, Höhenkrankheit und Schlafmangel eine Rolle. Viele Wissenschaftler haben eine Verlangsamung der kognitiven Leistung und erhöhte Fehlerquoten beschrieben [41], obwohl die kognitive Leistung in einer Studie unbeeinflusst blieb. [42]

Einige neuropsychologische Defizite können mit AMS in Verbindung gebracht werden. [42] Ein erhöhter Angstzustand, der in großer Höhe häufig anzutreffen ist, kann einige der Verschlechterungen der Reaktionszeit und der psychomotorischen Fähigkeiten ausgleichen. [43] Außerdem gibt es Hinweise darauf, dass geringe neuropsychologische Defizite auch nach dem Abstieg aus großer Höhe persistieren [44] und Gehirnveränderungen, die in der Magnetresonanztomographie (MRT) zu sehen sind, nach dem Abstieg chronisch fortbestehen können. [45]

Es gibt Berichte von Extrembergsteigern, die auf Expeditionen Stimulanzien wie Metamphetamine als Neuroenhancer auch zur Verbesserung der neuropsychologischen Leistungsfähigkeit verwendet haben. Über das Sicherheitsprofil solcher Substanzen in großer Höhe gibt es keine gesicherten Erkenntnisse, auch nicht darüber, ob sie überhaupt hilfreich sind. [46] Amphetamine können nach einer anfänglichen Phase von erhöhter Vigilanz und Energie zu Müdigkeit und Motivationsverlust führen. Ihre kardiovaskulären Nebenwirkungen sind in der Höhe ein zusätzliches Risiko. Koffeinkonsum in der Höhe ist, soweit bekannt, ungefährlich, und regelmäßige Kaffeetrinker sollten ihr Konsumverhalten in der Höhe nicht ändern. [47]

33.14 Psychiatrische Notfallmedikamente

Der folgende Überblick über psychiatrische Medikamente, die in der alpinen Notfallmedizin nützlich sein können, umfasst viele Off-Label-Anwendungen.

Unsere Empfehlungen folgen, soweit möglich, der verfügbaren Evidenz, wie z. B. Cochrane-Reviews, und wurden an die begrenzten Ressourcen der Berg- und Höhenmedizin angepasst. Die Verfügbarkeit bestimmter Medikamente oder Darreichungsformen kann je nach Land variieren. Wir empfehlen, mindestens ein hochwirksames Antipsychotikum und ein Benzodiazepin mitzuführen. Letzteres wird in vielen Fällen ohnehin in der Notfallausrüstung enthalten sein. Die Halbwertszeiten von Benzodiazepinen sind sehr unterschiedlich. Aktive Metaboliten können von Bedeutung sein, insbesondere bei Diazepam. Je nach pharmakologischen Eigenschaften und Dosierung wirken Benzodiazepine eher anxiolytisch, muskelentspannend oder sedierend.

Die Auswahl des Antispychotikums sollte sich auch nach den persönlichen Erfahrungen des Behandlers richten. Nur Aripiprazol, Olanzapin, Ziprasidon und Haloperidol sind zur i.m.-Verabreichung verfügbar. Grundsätzlich ist es möglich, Haloperidol intravenös (i.v.) zu injizieren. Aufgrund möglicher Herzrhythmusstörungen ist es jedoch von der US-amerikanischen Food and Drug Administration (FDA) und anderen Aufsichtsbehörden nicht für die i.v.-Verabreichung zugelassen. Wir sind der Meinung, dass die Anwendung von Haloperidol, so weit wie möglich, vermieden werden sollte, da es Früh- und Spätdyskinesien auslösen kann, die bereits nach einer einzigen Dosis auftreten können. Stattdessen sollte ein Antipsychotikum der zweiten Generation wie Olanzapin, Ziprasidon, Risperidon oder Quetiapin verwendet werden. [48, 49]

Bei sehr ausgeprägten Symptomen kann ein Benzodiazepin mit einem hochwirksamen Antipsychotikum kombiniert werden. Olanzapin (i. m.) sollte generell nicht gleichzeitig mit intravenösen Benzodiazepinen gemeinsam verabreicht werden, da es zur Atemdepression führen kann. Ein niederpotentes Antipsychotikum wie Melperon, kann bei leichter Unruhe oder Schlafstörungen gegeben werden, falls Benzodiazepine kontraindiziert sind (obwohl es keine Studien über die Verwendung niedrigpotenter Antipsychotika in großen Höhen gibt). Bei älteren Patienten ist generell initial eine niedrigere Medikamentendosierung zu verabreichen. In der Delirbehandlung sind sehr niedrige Dosen, wie z. B. 0,5 mg Risperidon, oft ausreichend.

Es gibt einige Studien zu Ketamin (i. m. oder i. v.) zur Behandlung schwerer Agitationszustände oder Aggression (allerdings nicht in der Höhe). Die optimale Dosierung muss noch ermittelt werden. [50] Ketamin zeigt zwar eine gute Wirksamkeit bei der Behandlung von Agitation (➤ 33.3), allerdings kommt es bei Ketamin zu mehr unerwünschten Arzneimittelwirkungen als bei Benzodiazepinen und Antipsychotika. Ketamin hat ferner den Nachteil, dass die Gefahr von Hypersalvation und Laryngospasmus und erhöhte Zahlen an Intubationspflichtigkeit besteht, was den Einsatz in der Alpinen Notfallmedizin mit ihren mitunter beschränkten Ressourcen erschwert. [51]

Das Mitführen und die Einfuhr jeglicher psychoaktiven Medikamente kann staatlichen Regulationen und Zollbestimmungen unterliegen, was bedacht werden muss, wenn solche Medikamente über Grenzen oder außerhalb der eigenen Heimatlands mitgeführt werden.

Eine seltene Nebenwirkung von Antipsychotika ist das maligne neuroleptische Syndrom (NMS), das durch Symptome wie Muskelsteifigkeit, erhöhte Temperatur, psychopathologische Veränderung, vegetative Symptome (Schwitzen, Tachykardie, Blutdruckschwankungen) und Zittern gekennzeichnet ist. Wenn der Verdacht auf NMS besteht, müssen alle Antipsychotika unverzüglich abgesetzt werden. Die Therapie mit Benzodiazepinen kann in leichten Fällen wirksam sein. In schweren Fällen sind eine sofortige Evakuierung und die Behandlung auf der Intensivstation erforderlich. Weitere Nebenwirkungen von Antipsychotika, insbesondere von Haloperidol, sind akute Dystonie und andere extrapyramidalmotorische Symptome. Zur Behandlung der akuten Dystonie sollte ein Anticholinergikum wie Biperiden, Benztropin oder Diphenhydramin eingesetzt werden. Herzrhythmusstörungen, einschließlich Torsade-des-pointes-Tachykardien, aufgrund einer QT-Verlängerung können durch jedes antipsychotische Medikament ausgelöst werden. Das höchste Risiko besteht bei der Verabreichung von Haloperidol. In der Höhe häufig auftretende Elektrolytanomalien, erhöhen das Risiko von Herzrhythmusstörungen durch Antipsychotika.

TIPPS

Die Notfallausrüstung sollte zur Behandlung psychiatrischer Notfälle mindestens ein Antipsychotikum der zweiten Generation und ein Benzodiazepin enthalten. Beide sollten in oraler und parenteraler Form verfügbar sein. Es ist wichtig, zu beachten, dass es für manche dieser Medikamente beim Grenzübertritt spezielle behördliche Bestimmungen geben kann.

33.14.1 Antipsychotika bei psychiatrischen Notfällen

Zur Notfalldosierung wird eine Initialdosis verabreicht und dann symptomabhängig weitertitriert.

- Haloperidol:
  - Anfangsdosis: 5–10 mg i. m. oder oral (Tropfen/Tabletten). Bei älteren Patienten wird mit 1,5–2 mg begonnen. Äußerst potentes und wirksames Antipsychotikum, das aufgrund der Nebenwirkungen nicht mehr das Mittel der ersten Wahl ist

33

- Olanzapin:
  - Initialdosis: 5–10 mg i. m. oder oral (Schmelztablette oder Tablette)
  - Alternative zu Haloperidol: weniger Nebenwirkungen, aber auch geringere Evidenz, da es weniger Studien zur Anwendung bei Notfällen gibt
  - Zu beachten: eignet sich aufgrund der anticholinergen und sedierenden Wirkung nicht optimal zur Behandlung von Delir
- Ziprasidon:
  - Initialdosis: 20 mg i. m. oder oral (Tablette)
  - Alternative zu Haloperidol: weniger Nebenwirkungen, aber niedrigere Evidenz, da es weniger Studien zur Anwendung bei Notfällen gibt
- Risperidon:
  - Initialdosis: 2–4 mg oral (Schmelztablette oder Tablette)
  - Besonderes Merkmal: häufig eingesetzt zur Behandlung von nicht substanzbedingtem Delir
- Quetiapin: 50–100 mg, oral (Tablette, Retardtablette)
- Melperon:
  - Initialdosis: 25–50 mg oral (Tropfen oder Tablette)
  - Besondere Eigenschaften: niedrigpotentes Antipsychotikum, gute sedierende Wirkung, aber nur sehr geringe antipsychotische Wirkung

33.14.2 Benzodiazepine bei psychiatrischen Notfällen

In psychiatrischen Notfallsituationen außerhalb großer Höhen werden häufig Diazepam, Oxazepam und Lorazepam eingesetzt. Lorazepam ist in einigen Ländern als Schmelztablette erhältlich. Obwohl es Unterschiede in der Potenz und im Metabolismus zwischen den Medikamenten gibt, ist die Bioaktivität bei allen Benzodiazepinen annähernd gleich. [52] Insbesondere bei der Verabreichung von Diazepam in großer Höhe muss das Risiko der Akkumulation seiner aktiven Metaboliten und der Atemdepression berücksichtigt werden. [53] Die meisten Studien zum Gebrauch von Benzodiazepinen in großer Höhe haben Temazepam bei der Behandlung der Insomnie untersucht. Diese Studien deuten darauf hin, dass Temazepam ein relativ sicheres Medikament in der Höhe ist, das keine größeren negativen Auswirkungen auf den Atemantrieb oder die Leistungsfähigkeit am Folgetag hat [16, 54, 55], obwohl einige Studien Bedenken hinsichtlich einer möglichen Atemdepression geäußert haben [17], wie es bei Diazepam der Fall ist. Diese Diskrepanzen könnten durch Unterschiede der untersuchten Höhen oder auf Unterschiede in der Akklimatisierung der Probanden zurückzuführen sein. Jedes Benzodiazepin kann potenziell schädliche Wirkungen haben, insbesondere, wenn es in großer Höhe verabreicht wird, wo eine Atemdepression oder eine Beeinträchtigung der Leistungsfähigkeit am Folgetag große Probleme darstellt. Andererseits gehören Benzodiazepine zu den am häufigsten verschriebenen Medikamenten und sind im Allgemeinen gut verträglich. [56] Benzodiazepine werden häufig in großer Höhe eingesetzt, ebenso wie die pharmakologisch verwandten sog. Z-Substanzen (wie Zolpidem). [41]

Benzodiazepine und verwandte Substanzen sollten nicht zurückhaltend verwendet werden, wenn eine klare Indikation für ihren Einsatz besteht. Die Indikationen für den Einsatz bei Schlafstörungen sind weit weniger eindeutig als die Indikationen für den Einsatz bei einem akuten psychiatrischen Notfall, wie z.B. schwere Angst oder Suizidalität. Obwohl Benzodiazepine und verwandte Substanzen im Allgemeinen gut verträglich sind, haben sie Nebenwirkungen, die in alpiner Umgebung und großer Höhe problematisch sein können, wie z.B. kognitive Beeinträchtigungen, Aufmerksamkeitsstörungen, Muskelschwäche, Atemdepression, Schwindel, Übelkeit und Kopfschmerzen. Auch eine paradoxe Reaktion auf Benzodiazepine mit Unruhe, Aggressivität und Insomnie ist möglich. Benzodiazepine können zur Entwicklung einer Abhängigkeit führen, allerdings nicht nach einer einzigen Dosis.

Fazit

- Psychiatrische Erkrankungen kommen häufig vor. Das Personal in der alpinen Notfallmedizin wird früher oder später mit einem psychiatrischen Notfall konfrontiert werden.
- Die Exposition in großer Höhe kann verschiedene psychiatrische Symptome und Erkrankungen auslösen, wie z. B. Höhenpsychose, Delir, depressive Stimmung oder neuropsychologische Beeinträchtigungen und möglicherweise mit einem erhöhten Suizidrisiko einhergehen. Zusätzlich ist zu bedenken, dass jedes somatische Symptom, ganz gleich, ob es in Gebieten mit geringer Höhe in großer Höhe auftritt, auch durch eine psychiatrische Erkrankung bedingt sein kann, am häufigsten durch Angststörungen oder somatische Belastungsstörungen.
- In psychiatrischen Notfallsituationen ist eine ruhige, empathische, klare Vorgehensweise ohne Ausübung von Druck oder Zwang wichtig. Viele Situationen können verbal deeskaliert werden.
- Nach einem traumatischen Ereignis können akute Kriseninterventionstechniken hilfreich sein.
- Psychiatrische Notfallmedikamente, die in der alpinen Notfallmedizin verfügbar sein sollten, sind mindestens ein Antipsychotikum der zweiten Generation und ein Benzodiazepin.

LITERATUR

1. Steel Z, Marnane C, Iranpour C, et al. The global prevalence of common mental disorders: a systematic review and meta-analysis 1980–2013. Int J Epidemiol. 2014;43(2):476–493.
2. Goh C, Agius M. The stress-vulnerability model how does stress impact on mental illness at the level of the brain and what are the consequences? Psychiatr Danub. 2010;22(2):198–202.
3. World Health Organisation. ICD-10 Classifications of Mental and Behavioural Disorder: Clinical Descriptions and Diagnostic Guidelines. Geneva; 1992.
4. American Psychiatric Association. Diagnostic and statistical manual of mental disorders. 5th ed. Arlington, VA: American Psychiatric Publishing; 2013.
5. Richmond JS, Berlin JS, Fishkind AB, et al. Verbal De-escalation of the Agitated Patient: Consensus Statement of the American Association for Emergency Psychiatry Project BETA De-escalation Workgroup. West J Emerg Med. 2012;13(1):17–25.
6. World Health Organization. mhGAP Intervention Guide for Mental, Neurological and Substance Use Disorders in Non-Specialized Health Settings: Mental Health Gap Action Programme (mhGAP): Version 2.0. 2016; Geneva.
7. Reno E, Brown TL, Betz ME, et al. Suicide and High Altitude: An Integrative Review. High Alt Med Biol. 2017;https://doi.org/10.1089/ham.2016.0131.
8. Risal A, Manandhar K, Linde M, et al. Anxiety and depression in Nepal: prevalence, comorbidity and associations. BMC Psychiatry. 2016;16:102.
9. Garriga M, Pacchiarotti I, Kasper S, et al. Assessment and management of agitation in psychiatry: Expert consensus. World J Biol Psychiatry. 2016;17(2):86–128.
10. Shukitt-Hale B, Banderet LE, Lieberman HR. Elevation-dependent symptom, mood, and performance changes produced by exposure to hypobaric hypoxia. Int J Aviat Psychol. 1998;8(4):319–334.
11. Pöldinger W. Erkennung und Beurteilung von Suizidalität In: Reimer C, ed. Suizid: Ergebnisse und Therapie Berlin, Heidelberg, New York: Springer; 1982.
12. Roth WT, Gomolla A, Meuret AE, et al. High altitude, anxiety, and panic attacks: is there a relationship? Depress Anxiety. 2002;16(2):51–58.
13. Fagenholz PJ, Murray AF, Gutman JA, et al. New-onset anxiety disorders at high altitude. Wilderness Environ Med. 2007;18(4):312–316.
14. Dong JQ, Zhang JH, Qin J, et al. Anxiety correlates with somatic symptoms and sleep status at high altitude. Physiol Behav. 2013;112–113:23–31.
15. Tanner JB, Tanner SM, Thapa GB, et al. A randomized trial of temazepam versus acetazolamide in high altitude sleep disturbance. High Alt Med Biol. 2013;14(3):234–239.
16. Luks AM. Which medications are safe and effective for improving sleep at high altitude? High Alt Med Biol. 2008;9(3):195–198.
17. Roeggla G, Moser B, Roeggla M. Effect of temazepam on ventilatory response at moderate altitude. BMJ. 2000;320(7226):56.
18. Goldenberg F, Richalet JP, Onnen I, Antezana AM. Sleep apneas and high altitude newcomers. Int J Sports Med. 1992;13 Suppl1:S34–36.
19. Beaumont M, Batejat D, Pierard C, et al. Zaleplon and zolpidem objectively alleviate sleep disturbances in mountaineers at a 3,613 meter altitude. Sleep. 2007;30(11):1527–1533.
20. European Delirium Association, American Delirium Society. The DSM-5 criteria, level of arousal and delirium diagnosis: inclusiveness is safer. BMC Med. 2014;12:141.
21. Deutsche Gesellschaft für Psychiatrie, Psychotherapie und Psychosomatik. S3-Leitlinie „Screening, Diagnose und Behandlung alkoholbezogener Störungen" Aktualisierte Version 2020. Unter: https://register.awmf.org/assets/guidelines/076-001l_S3-Screening-Diagnose-Behandlung-alkoholbezogene-Stoerungen_2021-02.pdf (letzter Zugriff: 21.05.2023).
22. Hoffman RS, Weinhouse GL. Management of moderate and severe alcohol withdrawal syndromes; 2018. Unter: https://www.uptodate.com/contents/management-of-moderate-and-severe-alcohol-withdrawal-syndromes (letzter Zugriff: 21.05.2023)
23. Basnyat B. Delirium at high altitude. High Alt Med Biol. 2002;3(1):69–71.
24. Roggla G, Roggla M, Zeiner A, et al. [Amphetamine doping in leisure-time mountain climbing at a medium altitude in the Alps]. Schweiz Z Sportmed. 1993;41(3):103–105.
25. Lewis MF, Ferraro P, Mertens HW, Steen JA. Interaction between marihuana and altitude on a complex behavioral task in baboons. Aviat Space Environ Med. 1976; 47(2):121–123.
26. Hüfner K, Brugger H, Kuster E, et al. Isolated psychosis during exposure to very high and extreme altitude – characterisation of a new medical entity. Psychol Med. 2017;5:1–8. [Epub ahead of print]
27. Smailes D, Alderson-Day B, Fernyhough C, et al. Tailoring Cognitive Behavioral Therapy to Subtypes of Voice-Hearing. Front Psychol. 2015;6:1933.
28. Peck DF, Robertson A, Zeffert S. Psychological sequelae of mountain accidents: a preliminary study. J Psychosom Res. 1996;41(1):55–63.
29. Guina J, Rossetter SR, De RB, et al. Benzodiazepines for PTSD: A Systematic Review and Meta-Analysis. J Psychiatr Pract. 2015;21(4):281–303.
30. Amos T, Stein DJ, Ipser JC. Pharmacological interventions for preventing post-traumatic stress disorder (PTSD). Cochrane Database Syst Rev. 2014;(7):CD006239.
31. U.S. Department of Veterans Affairs. PTSD: National Center for PTSD. Unter: https://www.ptsd.va.gov (letzter Zugriff: 15.04.2023).
32. Bian SZ, Jin J, Dong JQ, Li QN, et al. A higher baseline somatization score at sea level as an independent predictor of acute mountain sickness. Physiol Behav. 2016;167:202–208.
33. Dumont L, Lysakowski C, Mardirosoff C. Hysterical conversion disorder in a young girl at moderate altitude. Wilderness Environ Med. 2002;13(1):51–52.
34. Garcia P. Psychogenic nonepileptic seizures. 2017. www.uptodate.com. Accessed November 2020.
35. de Aquino Lemos V, Antunes HK, dos Santos RV,et al. High altitude exposure impairs sleep patterns, mood, and cognitive functions. Psychophysiology. 2012;49(9):1298–1306.
36. Ahmad S, Hussain S. Mood changes at very high altitude in Pakistan. Pak J Med Sci. 2017;33(1):231–235.
37. Bardwell WA, Ensign WY, Mills PJ. Negative mood endures after completion of high altitude military training. Ann Behav Med. 2005;29(1):64–69.
38. Crowley JS, Wesensten N, Kamimori G, et al. Effect of high terrestrial altitude and supplemental oxygen on human performance and mood. Aviat Space Environ Med. 1992;63(8):696–701.
39. Lane AM, Terry PC, Stevens MJ, et al. Mood responses to athletic performance in extreme environments. J Sports Sci. 2004;22(10):886–897.
40. Brahm N, Puls CM. Hypomania secondary to a change in altitude in an adolescent male. Clin Schizophr Relat Psychoses. 2011;5(2):102–105.
41. Hornbein TF. The high altitude brain. J Exp Biol. 2001;204(Pt 18):3129–3132.
42. Issa AN, Herman NM, Wentz RJ, et al. Association of Cognitive Performance with Time at Altitude, Sleep Quality, and Acute Mountain Sickness Symptoms. Wilderness Environ Med. 2016;27(3):371–378.

43. Bolmont B, Thullier F, Abraini JH. Relationships between mood states and performances in reaction time, psychomotor ability, and mental efficiency during a 31-day gradual decompression in a hypobaric chamber from sea level to 8848 m equivalent altitude. Physiol Behav. 2000;71(5):469–476.
44. Regard M, Oelz O, Brugger P, Landis T. Persistent cognitive impairment in climbers after repeated exposure to extreme altitude. Neurology. 1989;39(2 Pt 1):210–213.
45. Fayed N, Modrego PJ, Morales H. Evidence of brain damage after high altitude climbing by means of magnetic resonance imaging. Am J Med. 2006;119(2):168.e1–6.
46. Robach P, Trebes G, Lasne F, et al. Drug Use on Mont Blanc: A Study Using Automated Urine Collection. PLoS One. 2016;11(6):e0156786.
47. Hackett PH. Caffeine at high altitude: java at base cAMP. High Alt Med Biol. 2010;11(1):13–17.
48. Ostinelli EG, Brooke-Powney MJ, Li X, Adams CE. Haloperidol for psychosis-induced aggression or agitation (rapid tranquillisation). Cochrane Database Syst Rev. 2017;7:CD009377.
49. Huf G, Alexander J, Gandhi P, Allen MH. Haloperidol plus promethazine for psychosis-induced aggression. Cochrane Database Syst Rev. 2016;11:CD005146.
50. Linder LM, Ross CA, Weant KA. Ketamine for the Acute Management of Excited Delirium and Agitation in the Prehospital Setting. Pharmacotherapy. 2018;38(1):139–151.
51. Cole JB, Moore JC, Nystrom PC, et al. A prospective study of ketamine versus haloperidol for severe prehospital agitation. Clin Toxicol (Phila). 2016;54(7):556–562
52. Ashton CH. Benzodiazpines, how they work and how to withdraw. Newcastle: University of Newcastle; 2007.
53. Roggla G, Roggla M, Wagner A, et al. Effect of low dose sedation with diazepam on ventilatory response at moderate altitude. Wien Klin Wochenschr. 1994;106(20):649–651.
54. Nickol AH, Leverment J, Richards P, et al. Temazepam at high altitude reduces periodic breathing without impairing next-day performance: a randomized cross-over double-blind study. J Sleep Res. 2006;15(4):445–454.
55. Mohsenin V. Common High altitude Illnesses a Primer for Healthcare Provider. Br J Med Med Res. 2015;7(12):1017–1025.
56. Griffin CE, 3rd, Kaye AM, Bueno FR, Kaye AD. Benzodiazepine pharmacology and central nervous system-mediated effects. Ochsner J. 2013;13(2):214–223.

33

KAPITEL

34 Medizinische Notfälle

Monika Brodmann Maeder, Bernd Wallner, Darryl Joseph Macias

Zusammenfassung

- Dieses Kapitel umfasst die Anaphylaxie sowie neurologische, respiratorische und infektiologische Erkrankungen in der alpinen Notfallmedizin. Diese Erkrankungen können zwar außerhalb von Krankenhäusern diagnostiziert und behandelt werden, erfordern aber oft zusätzliche Untersuchungen mit Bluttests und Bildgebung. Viele Patienten müssen in ein Krankenhaus transportiert werden.
- Eine Anaphylaxie ist ein potenziell lebensbedrohlicher Notfall, der eine sofortige Intervention erfordert, vor allem, wenn es zu einer respiratorischen oder kardiovaskulären Symptomatik kommt. Die Therapie der Wahl ist die i. m.-Verabreichung von Adrenalin. Da es zu Adrenalin keine Alternative gibt, sollte es niederschwellig für Ersthelfer zu Verfügung stehen.
- Neurologische Notfälle, die in Bergregionen oder abgelegenen Regionen auftreten, können Mediziner vor große Herausforderungen stellen. Die fehlenden diagnostischen Möglichkeiten können die Differenzialdiagnosen sehr schwierig werden lassen. In den meisten Fällen sind eine detaillierte Anamnese und gründliche körperliche Untersuchung der entscheidende Weg zur richtigen Diagnose. Bei den meisten neurologischen Notfällen sind die präklinischen Therapiemöglichkeiten begrenzt. In der Regel ist ein rascher Transport des Patienten in ein Krankenhaus zur definitiven Versorgung sinnvoll.
- Respiratorische Notfälle äußern sich in der Regel durch Dyspnoe, Orthopnoe, erhöhte Atemfrequenz (AF) und eine verminderte Sauerstoffsättigung. Die Auskultation kann hilfreich sein, um einen Pneumothorax oder eine Pneumonie zu erkennen. Sauerstoff ist bei den meisten respiratorischen Notfällen die Therapie der Wahl. Die Dekompression mit einer Nadel ist ein lebensrettendes Verfahren bei einem Spannungspneumothorax. Das ideale Ziel für fast alle hypoxischen Notfälle sollte eine Sauerstoffsättigung von 94–98 % bzw. 88–92 % bei Menschen mit chronisch obstruktiver Lungenerkrankung (COPD) sein. Die weitere Behandlung hängt von der zugrundeliegenden Ursache der Hypoxie und Hypoxämie ab. Relativ neue Entwicklungen sind portable Ultraschallgeräte und die nichtinvasiven Beatmungsformen.
- Sepsis, septischer Schock und schwere Infektion können ein Multiorganversagen verursachen und sind Notfälle, die eine sofortige medizinische Intervention erfordern. Das frühzeitige Erkennen einer Sepsis ist entscheidend. Der Blutdruckabfall ist ein spätes Zeichen der Entwicklung eines septischen Schocks. Die präklinische Therapie besteht in einer frühzeitigen Verabreichung einer Infusion aus Kristalloiden. Auch Antibiotika sollten frühzeitig am Einsatzort und während des Transportes gegeben werden, insbesondere wenn der Verdacht auf eine Meningokokken-Meningitis besteht. Bei Verdacht auf übertragbare Erkrankungen sind Vorsichtsmaßnahmen einzuhalten und die persönliche Schutzausrüstung (PSA) anzuwenden, um Ansteckung zu vermeiden.

34.1 Einleitung

Medizinische Notfälle umfassen ein breites Spektrum von geringfügigen gesundheitlichen Störungen bis hin zu lebensbedrohlichen Zuständen. Diese Probleme können sowohl Menschen betreffen, die in den Bergen leben oder arbeiten als auch Personen, die sich zu Freizeitaktivitäten in den Bergen aufhalten. In diesem Buch gibt es mehrere Kapitel, die spezifische medizinische Notfälle behandeln. Wann immer es sinnvoll ist, wird auf diese Kapitel verwiesen, meist im Zusammenhang mit Differenzialdiagnosen.

Die Möglichkeiten der präklinischen Notfallmedizin sind in Bezug auf die Diagnostik und Behandlung von internistischen Erkrankungen begrenzt. Selbst sehr erfahrene Notfallmediziner müssen die endgültige Diagnose den nachbehandelnden Ärzten überlassen. In vielen Situationen werden die Rettungskräfte mit unspezifischen Beschwerden wie Schmerzen, Kurzatmigkeit, verschwommenem Sehen, Ohnmachtsanfällen oder anderen Symptomen konfrontiert. Die medizinischen Fachkräfte haben mehrere Aufgaben: Sie müssen in einem kurzen Zeitraum Verdachtsdiagnosen stellen und auf die aktuelle Situation reagieren. Dies ist vor allem dann der Fall, wenn der Patient einen lebensbedrohlichen

Notfall erleidet. „Treat first what kills first" ist das Motto, anstatt eine Diagnose zu erstellen. Der cABCDE-Algorithmus hilft dabei. Er steht für critical bleeding (c),Airway (A), Breathing (B), Circulation (C), Disability (D), Environment (E) und ist dem Großteil des notfallmedizinischen Personals von Kursformaten wie dem PHTLS (prehospital trauma life support) bekannt. Es bietet eine sinnvolle Struktur und gibt dem Notfallteam eine gemeinsame Sprache. In sehr komplexen und schwierigen Situationen ist dies von besonderer Bedeutung: Das Team kann mit mehr als einem Patienten konfrontiert sein, oder die Umstände lassen keinen langen Aufenthalt am Notfallort zu. In anderen Situationen beeinträchtigen Schmerzen die Bewegungsfähigkeit von Patienten oder verhindern eine gründliche körperliche Untersuchung. Die Gabe von Analgetika kann entscheidend sein, um das gesundheitliche Problem besser abgrenzen zu können.

Die Kunst der Notfallmedizin in einer außerklinischen Umgebung, insbesondere in den Bergen, besteht darin, lebensbedrohliche medizinische Notfälle so schnell wie möglich zu erkennen und wirksame Maßnahmen einzuleiten, ohne Zeit mit unnötigen diagnostischen Verfahren zu verschwenden. Das Ziel des Handelns sollte sein, einen kritischen Patienten so schnell wie möglich in ein Krankenhaus zu bringen, das diesen adäquat versorgen kann.

Fallbeispiel 34.1

Wespen in der Wand

Ein 25-jähriger Kletterer war als Seilerster in einer Sportkletterroute in den Gorges du Verdon in Frankreich unterwegs. Auf halber Höhe der Route (30 m) stürzte er plötzlich und schrie vor Schmerzen. Eine Wespe hatte ihn dreimal gestochen, wodurch der Sturz verursacht worden war. Obwohl er kein Trauma erlitten hatte, konnte er die Route wegen der Schmerzen in der Hand nicht fortsetzen. Er wurde von seinem Kletterpartner zum Standplatz abgelassen, wo eine Schwellung der rechten Hand ohne Rötung erkennbar war. Quaddelbildung setzte ein und es entwickelte sich eine Rötung, die sich auf den rechten Unterarm ausdehnte. Die neuromuskuläre Untersuchung war unauffällig. Der Patient hatte keine Vorerkrankungen, abgesehen von Asthma bronchiale in der Kindheit, er nahm keine Medikamente ein und hatte keine bekannten Allergien. Außer einem kräftigen Puls mit einer Tachykardie von 120 Schlägen pro Minute in Ruhe waren die Vitalzeichen normal. Seine Lippen und Augenlider waren mäßig geschwollen, die Zunge aber nicht. Es war kein Stridor oder Giemen zu beobachten. Der Patient befürchtete einen beginnenden anaphylaktischen Schock und bat um eine Behandlung mit den Diphenhydramintabletten aus dem Verbandskasten. Ein Bergkamerad mit medizinischem Hintergrund versicherte ihm, dass Diphenhydramin in dieser Situation keine angemessene Behandlung sei. Einer seiner Mitkletterer hatte einen Adrenalin-Autoinjektor in seinem Verbandskasten. In Anbetracht des raschen Auftretens der Symptome und der möglichen langen Evakuierungszeit wurde ihm Adrenalin 0,5 mg intramuskulär (i.m.) verabreicht. Die Symptome klangen innerhalb von Minuten ab. Eine andere Gruppe von Kletterern half beim Abtransport. Der herbeigerufene Notarzt gratulierte dem Team zur richtigen Entscheidung, Adrenalin zu verabreichen.

34.2 Anaphylaxie

34.2.1 Hintergrund, Geschichte und Epidemiologie

Allergien sind schwere, potenziell lebensbedrohliche Überempfindlichkeitsreaktionen, von denen bis zu 2 % der Weltbevölkerung betroffen sind. Die Häufigkeit wird wahrscheinlich unterschätzt. [1] Bestimmte Lebensmittel, Stiche von Hymenopteren (Bienen und Wespen) und Medikamente sind die häufigsten Auslöser für anaphylaktische Reaktionen. Bienen- und Wespenstiche verursachen etwa 20 % der Fälle von tödlicher Anaphylaxie. [2, 3] Ein erhöhtes Risiko, an einer Anaphylaxie zu versterben, geht einher mit schwerem Asthma bronchiale, kardiovaskulären Erkrankungen und einer Mastozytose, ebenso mit der Einnahme spezieller Medikamente wie z.B. Betablockern und Angiotensin-konvertierende Enzymen (ACE-Hemmer). Ferner ist ein Alter über 65 Jahre ein Risikofaktor. [3, 4] Auch physikalische Reize können eine Anaphylaxie auslösen. Bei einer trainingsinduzierten Anaphylaxie beginnen die Symptome bis 5 min nach Beginn einer mäßigen oder schweren körperlichen Betätigung und klingen 30 min bis 4 Stunden nach der Tätigkeit wieder ab. Eine kälteinduzierte Anaphylaxie kann bei jedem Kältereiz auftreten.

34.2.2 Pathophysiologie

Das gemeinsame Ereignis, das der Anaphylaxie zugrunde liegt, ist die Degranulierung von Mastzellen und Basophilen. Histamin ist der wichtigste Mediator der Anaphylaxie. Die Freisetzung von Histamin durch Degranulation führt zur Vasodilatation, Erhöhung der Gefäßpermeabilität, Kontraktion der glatten Muskulatur und Drüsensekretion. Die Freisetzung von Prostaglandin, Thromboxan-A2 und plättchenaktivierendem Faktor verstärkt die Histaminfreisetzung. Die Anaphylaxie kann durch immunologische und nicht immunologische Mechanismen verursacht werden. Eine immunologische

Reaktion ist in der Regel IgE Antikörper vermittelt, es kann aber auch das Komplementsystem beteiligt sein. [5]

Immunologische Reaktionen treten nicht ohne vorherige Exposition auf. Wenn ein Allergen, wie z. B. Bienengift, zum ersten Mal in den Körper gelangt, werden IgE-Antikörper gebildet. Das IgE haftet dann an Mastzellen und sensibilisiert den Wirt für nachfolgende Expositionen. Wenn das Antigen erneut zugeführt wird, haftet es an den IgE-Antikörpern auf den Mastzellen. Dies bewirkt die Freisetzung von Mediatoren, z. B. Histamin, was zur Anaphylaxie führt. [6, 7] Die IgE-vermittelte allergische Anaphylaxie kann durch Nahrungsmittel, Hymenopteren oder Meeresfrüchte, Antidote, bestimmte Medikamente, wie z. B. Antibiotika, oder Sport ausgelöst werden. Auch Bluttransfusionen können die Bildung von IgE oder IgG hervorrufen. Die Aktivierung des Komplementsystems tritt bei einer durch Sport ausgelösten Anaphylaxie auf.

Nichtimmunologische Mechanismen erfordern keine vorherige Exposition. Weder IgE noch Komplement sind daran beteiligt. Eine vorherige Sensibilisierung ist nicht erforderlich. Das verursachende Antigen heftet sich direkt an die Mastzellen und setzt Entzündungsmediatoren frei, vor allem Histamin, die für allergische Reaktionen verantwortlich sind. Die nichtimmunologische Anaphylaxie wurde früher als „anaphylaktoide“ Reaktion bezeichnet. [3, 7] Röntgen-Kontrastmittel, Komplementaktivierung und andere Transfusionsreaktionen sowie Medikamente wie Aspirin, Opiate und einige Antibiotika, wurden mit nichtimmunologisch vermittelter allergische Anaphylaxie in Verbindung gebracht. Die Exposition durch Kälte kann die Histaminausschüttung auch ohne einen immunologischen Mechanismus stimulieren. [4]

Die von Mastzellen freigesetzten Entzündungsmediatoren beeinflussen die folgenden vier Körpersysteme:

- **Kardiovaskuläres System:** Die Vasokonstriktion der Koronararterien verringert die Herzleistung, was zu einem kardiogenen Schock führen kann. Die Anaphylaxie geht in der Regel mit einer Tachykardie einher, kann aber auch aufgrund einer myokardialen Funktionsstörung zu einer Bradykardie führen. Histamin erhöht die Gefäßpermeabilität, wodurch sich das intravaskulärem Volumen verringert und sich eine Hypovolämie entwickelt. Diese Wirkungen können sich als Schock oder Synkope äußern.
- **Lunge und Atemwege:** Die Entzündung verursacht Niesen, Schnupfen, Angioödem (mit Schwellung der Lippen, der Zunge oder des Gaumenzäpfchens), Schwellungen des unteren Oropharynx, des Kehlkopfs und Bronchokonstriktion, die sich als Obstruktion der Atemwege mit Stridor, Giemen und Atemstillstand manifestieren kann.
- **Verdauungsapparat:** Histamin und andere Entzündungsmediatoren können Bauchkrämpfe und Erbrechen hervorrufen.
- **Haut:** Entzündungsmediatoren in der oberflächlichen Dermis rufen zelluläre Schwellungen und Juckreiz hervor, die sich als Urtikaria manifestieren können. Angioödeme treten in tieferen Hautschichten auf. [8]

34.2.3 Therapie

Initiale Therapie

Wenn möglich, sollte sofort als erster Schritt die Entfernung des Antigens erfolgen. Der Patient ist in die bequemste Position zu bringen, in der Regel sitzend, wenn die Atemwege beeinträchtigt sind, oder bei Schock in Rückenlage. Die Untersuchung der Haut ist wichtig. Wenn der Verdacht auf Anaphylaxie besteht (➤ Tab. 34.1), sollte sofort Adrenalin i. m. verabreicht werden. Es gibt keine Kontraindikation für die Verwendung von Adrenalin. Die Dosis beträgt 0,5 ml einer 1:1.000-Lösung (1 mg/ml), die i. m. in den vorderen Oberschenkel injiziert und alle 5 min wiederholt wird. Wenn nach drei Gaben keine Besserung eintritt, ist Adrenalin 1:10.000 i. v. zu verabreichen. Es sollte ebenfalls ein Bolus von einem Liter kolloidaler Flüssigkeit infundiert werden, jedoch darf dies die Adrenalingabe nicht verzögern. Da kein anderes Medikament Adrenalin ersetzen kann, sollte es das Standardmedikament jeder medizinischen Ausrüstung sein.

Tab. 34.1 Diagnostische Kriterien für die Anaphylaxie. Eine Anaphylaxie ist sehr wahrscheinlich, wenn eines der folgenden zwei Kriterien erfüllt ist.

Kriterium 1
• Zwei oder mehr der folgenden Organsystem sind nach Exposition gegenüber einem für den Patienten wahrscheinlichen Allergen betroffen (min bis h): – Beteiligung der Haut (Nesselsucht/Urtikaria) – Beteiligung der Atemwege (Schwellung der Atemwege, Bronchospasmus, Stridor, Hypoxämie) – Kardiovaskuläre Beteiligung (Hypotonie und damit verbundener Symptomatik wie z.B. Synkope, Kollaps) – Gastrointestinale Beteiligung (krampfartige Bauchschmerzen, Erbrechen)
Kriterium 2
• Akutes Auftreten von Haut- oder Schleimhautmanifestationen (generalisierte Nesselsucht, Juckreiz oder Hautrötung und geschwollene Lippen/Zunge/Uvula) mit einem der folgenden Punkte: – Beteiligung der Atemwege (s.o.) – Kardiovaskuläre Beteiligung (s.o.) – Kardiovaskuläre Beteiligung nach der Exposition gegenüber einem wahrscheinlichen Allergen für den Patienten (min bis h).
Hinweis: Beteiligung der Haut in ~90 %; Beteiligung der Atemwege in ~70 %; gastrointestinal in ~40 %; Hypotonie (Schwindel, Schock, Synkope/Bewusstlosigkeit) in ~10–30 %

Ergänzende Therapie

Kein Medikament kann die Adrenalingabe ersetzen; es können allerdings einige Medikamente ergänzend verabreicht werden. Inhalative Beta-2-Agonisten wie Salbutamol, können bei Bronchospasmus eingesetzt werden, vorzugsweise als Vernebler (2,5–5,0 mg in 3 ml Kochsalzlösung). Antihistaminika, wie z. B. der H-2-Blocker Diphenhydramin, der alleine oder mit einem H-1-Blocker verabreicht wird, können helfen, Symptome wie Niesen, Rhinorrhoe und Juckreiz mit oder ohne Urtikaria zu lindern. Der Wirkungseintritt ist jedoch zu langsam für eine sofortige Wirkung. Doch anders als Adrenalin heben Antihistaminika die Wirkung von Histamin nicht auf.

Antihistaminika sollten nicht vor oder anstelle von Adrenalin verabreicht werden. Steroide (z. B. Hydrocortison, Prednisolon, Methylprednisolon oder Dexamethason) sind ebenfalls nicht vor der Verabreichung von Adrenalin oder als Ersatz für das Adrenalin zu geben. Es gibt nur begrenzte Hinweise darauf, dass Kortikosteroide den Verlauf oder das Wiederauftreten der Anaphylaxie beeinflussen.

Behandlung von refraktären Symptomen und biphasischen Reaktionen

Sollten drei Adrenalin-Gaben als i.m.-Injektion die Atemnot nicht beenden, kann eine Intubation oder Koniotomie notwendig werden, unter Weiterführung der Adrenalingabe. Eine kontinuierliche intravenöse Adrenalingabe beginnend mit 0,1 µg/kg/min (mit einer Spritzenpumpe, falls vorhanden) sollte titriert werden, bis eine Wirkung eintritt. Die gewichtsunabhängige Dosis beträgt 2–10 µg/min. Andere Vasopressoren können bei therapieresistenten Fällen gegeben werden. Bei Patienten, die Betablocker erhalten, kann Glukagon 1–5 mg i. v. über 5 min, gefolgt von einer Infusion von 5–15 µg/min die Anaphylaxie beenden.

Nachsorge

Patienten, die an schwerer Anaphylaxie oder an Komorbiditäten wie Atopie oder Asthma bronchiale leiden, ebenso Patienten, die mehrere Dosen Adrenalin benötigen, sollten mehrere Stunden beobachtet bzw. in ein Krankenhaus gebracht werden. Patienten, die entlassen werden, sollten einen Adrenalin-Autoinjektor erhalten und in dessen Anwendung geschult werden. Sie sollen aufgefordert werden, bei Wiederauftreten der Symptome wiederzukommen. Eine biphasische Anaphylaxie, d. h. ein Wiederauftreten der Symptome nach anfänglichem Abklingen der Symptome, kann bei bis zu 21 % der Patienten auftreten. Sie kann sich 12 bis 72 Stunden nach Abklingen der ersten Symptome entwickeln. Eine wiederkehrende Anaphylaxie sollte mit zusätzlichem Adrenalin behandelt werden. Steroide können eine biphasische Reaktion nicht verhindern.

34.3 Neurologische Notfälle

34.3.1 Einleitung

Neurologische Notfälle können auch in den Bergen und in der Wildnis auftreten. Die Exposition gegenüber extremen Umwelteinflüssen wie Höhe, Sonneneinstrahlung, Hitze und Kälte sowie physiologische Störungen wie Hypoxie oder Dehydrierung können neurologische Störungen verursachen oder verschlimmern. Diese können zu Kopfschmerzen, Krampfanfällen, Koma und Tod führen.

Die Diagnosestellung und Behandlung von neurologischen Notfällen kann medizinisches Personal vor große Herausforderungen stellen. In abgelegenen Gebieten kann die Diagnostik auf die Anamnese und körperliche Untersuchung beschränkt sein. Letztere kann helfen, Läsionen im Hirnstamm, in der Rinde oder in der Peripherie auszuschließen.

Fallbeispiel 34.2

Bewusstlos in großer Höhe

Am 17. Tag eines Trekkings im Khumbu-Tal in Nepal entwickelte eine 48-jährige Frau eine Ataxie und wurde auf 5.800 m Höhe bewusstlos. Sie hatte keine Vorgeschichte mit akuter Höhenkrankheit (AMS) und hatte vor wenigen Wochen den Mont Blanc bestiegen. Die Glasgow Coma Scale ergab einen Wert von 6 (E1 V2 M3). Ihr wurde 8 mg Dexamethason i. v. durch einen Arzt verabreicht. Anschließend wurde sie auf einer von Trägern getragenen Trage in die Klinik der Himalayan Rescue Association nach Pheriche gebracht. Von dort wurde sie nach Kathmandu geflogen. Auch dort erlangte sie das Bewusstsein nicht wieder. Die restlichen Vitalzeichen waren normal. Ihr Krankheitsbild schien nicht typisch für ein Höhenhirnödem (High Altitude Cerebral Oedema, HACE) zu sein. Nach 24 Stunden war sie wieder wach, orientiert und neurologisch unauffällig. Sie konnte das Krankenhaus verlassen, ohne dass eine eindeutige Diagnose gestellt werden konnte.

Als sie nach Hause zurückkehrte, wurde bei ihr ein subakuter embolischer Schlaganfall diagnostiziert, der durch ein offenes Foramen ovale (PFO) verursacht worden war. Die Patientin zeigte keinerlei Risikofaktoren und hatte auch keine oralen Kontrazeptiva eingenommen. Die Untersuchung auf eine Thrombophilie war negativ. Sie erhielt täglich ASS 100 mg und hatte keinerlei Langzeitfolgen.

Mit freundlicher Genehmigung von Dr. Peter Waelchli, Meiringen/Schweiz. Die Zustimmung der Patientin ist vorhanden.

34.3.2 Unklare Bewusstseinsstörungen

Synkope

Eine Synkope bezeichnet einen kurzzeitigen, vorübergehenden Verlust des Bewusstseins von weniger als 2 min mit spontaner, vollständiger Erholung. Die Synkope wird durch eine kurze Unterbrechung des zerebralen Blutflusses verursacht. Auch starke emotionale Reaktionen (Panikattacke) können eine Synkope verursachen. In einigen Fällen kann die Synkope von myoklonischen Zuckungen begleitet sein, die einen Krampfanfall vortäuschen. [9] Die Ursachen für eine Synkope sind in ➤ Tab. 34.2 zusammengefasst.

Zu den Auslösern einer neurokardiogenen Synkope (früher vasovagale Synkope genannt) gehören Stehen ohne Beinbewegung, Hitze, Dehydrierung und Schmerzen. Die neurokardiogene Synkope kann auch beim Suspensionssyndrom eine Rolle spielen (Kap. 18, *Suspensionssyndrom*). In großer Höhe kann sie durch eine Gefäßerweiterung infolge einer Hypoxie verursacht werden. Diese sog. Höhensynkope tritt in der Regel in der frühen Phase der Akklimatisierung auf, es gibt allerdings keine wissenschaftlichen Beweise dafür. Eine Synkope kann sich auch bei älteren Menschen, oftmals aufgrund deren Medikation, entwickeln.

Patienten berichten oftmals über Hitzegefühle und Schwindel vor der Synkope. Sobald die Patienten liegen, erlangen sie schnell das Bewusstsein zurück. Umherstehende sollten den Patienten auffangen, um einen Sturz zu verhindern, und diesen vorsichtig auf den Boden legen.

Die Lebenszeichen des Opfers sollten nach dem cABCDE-Algorithmus beurteilt werden. Dabei ist zu achten auf kritische Blutungen (critical bleeding), freie Atemwege (airway), auf die Atmung (breathing, einschließlich Atemfrequenz/-tiefe und -typ), auf eine Zyanose, auf den Kreislauf (circulation, einschließlich Puls, Blutdruck und Rekapillarisierungszeit), ferner auf den neurologischen Status (disability) und den Wärmehaushalt (exposure). Falls verfügbar, sollten eine Pulsoxymetrie und ein Elektrokardiogramm (EKG) durchgeführt werden. Diese erste Untersuchung gibt Aufschluss über mögliche lebensbedrohliche Ursachen der Synkope einschließlich Herzrhythmusstörungen, Hypertonie oder respiratorischer Insuffizienz. Durch die nachfolgende kurze neurologische Untersuchung wird der Bewusstseinszustand beurteilt, die Pupillen werden auf Anisokorie, Durchmesser und Lichtreaktion geprüft und die sensorischen und motorischen Funktionen der einzelnen Gliedmaßen bewertet. Befunde wie langanhaltende Krampfanfälle, Läsionen in der Zunge oder fokale neurologische Anomalien könnten Hinweise auf die Ätiologie der Bewusstlosigkeit geben.

Wenn potenziell lebensbedrohliche Ursachen ausgeschlossen worden sind, alle neurologischen Symptome abgeklungen sind und der Auslöser der Synkope beseitigt ist, kann der Patient seine Aktivitäten wieder aufnehmen. [10, 11]

Tab. 34.2 Differenzialdiagnose der vorübergehenden Bewusstlosigkeit

Vaskulär	Orthostatische Hypotonie	Medikamenteninduziert
		Primäres autonomes Versagen
		Sekundäres autonomes Versagen
		Volumenmangel
	Zerebrale Vasokonstriktion	
	Subclavian-Steal-Syndrom	
	Takayasu-Arteriitis	
	Aneurysma der Arteria carotis	
Kardial	Arrhythmien	Bradyarrhythmie
		Ventrikuläre Tachyarrhythmie
		Sick-Sinus-Syndrom
		Supraventrikuläre Tachyarrhythmie (insbesondere WPW Syndrom)
		Long-QT-Syndrom
		Herzschrittmacher-Dysfunktion
	Obstruktive Kardiomyopathie	
	Strukturelle Herzerkrankung	
	Myokardinfarkt	
	Aortenstenose	
Neurogen	Neurovaskulär/Vasovagal	
	Karotissinussyndrom	
	Neuronal vermittelte Reflexsynkope	
	Viszerale Reflexsynkope	Miktionssynkope
		Defäkations-Synkope
		Postprandiale Synkope
		Schmerz-Synkope
		Press-Synkope
	Zerebrovaskulär	
	Krampfanfälle	
	Narkolepsie	
	Situationsbedingt	
Medikamentenassoziiert	Antihypertensive Medikamente	
	Antiarrhythmika	
Metabolisch	Hypoglykämie	
	Störungen des Säure-Basen-Haushalts	
Psychogen	Emotional	

WPW: Wolff-Parkinson-White Syndrom

Die Symptome und die Umgebung bestimmen, ob der Patient in ein Krankenhaus gebracht werden muss bzw. kann. Wenn eine lebensbedrohliche neurologische Erkrankung, wie ein Schlaganfall oder eine Meningitis, nicht ausgeschlossen werden können oder eine Bildgebung erforderlich ist, muss der Betroffene rasch in ein Krankenhaus transportiert werden.

Panikattacke

Panikattacken – sie können in den Bergen und in der Wildnis auftreten – gehen oft einher mit einer Hyperventilation aufgrund von Angst oder psychischer Belastung. Die Hyperventilation kann zu Parästhesien in den Händen und im Mund und nachfolgend zu einer respiratorischen Alkalose führen. Sie kann auch eine Synkope verursachen. Die Behandlung besteht in der Beruhigung des Patienten und seiner Umgebung. In schweren Fällen kann eine Behandlung mit Benzodiazepinen hilfreich sein (Kap. 33 *Psychiatrische Notfälle*).

34.3.3 Kopfschmerz

Kopfschmerzen sind die häufigste neurologische Ursache von Schmerzen. Das Hirngewebe selbst hat keine Schmerzrezeptoren. Schmerzrezeptoren befinden sich in den intrakraniellen Blutgefäßen, in den Hirnhäuten, im Schädel und den Muskeln von Kopf, Gesicht und Nacken.

Die meisten Kopfschmerzen sind zwar nicht gefährlich, aber eine Kombination von Kopfschmerzen mit anderen Anzeichen und Symptomen kann auf eine lebensbedrohliche Erkrankung hindeuten. [12] Wichtig ist es, auffällige Merkmale (Red Flags) zu erkennen, die auf eine ersthafte Ursache hinweisen können (➤ Tab. 34.3). [13] Wenn diese vorliegen, sollte der Betroffene so schnell wie möglich in eine geeignete medizinische Einrichtung zur weiteren Untersuchung und Behandlung gebracht werden.

Kopfschmerzen mit Fieber und verändertem Bewusstsein, mit oder ohne Nackensteife, sind bis zum Beweis des Gegenteils auf eine Meningitis oder Meningoenzephalitis zurückzuführen. Falls verfügbar, sollte unverzüglich mit einer i. v.-Antibiose begonnen werden. Das Antibiotikum der Wahl ist Ceftriaxon oder Cefotaxim. In den USA und Südeuropa sind zusätzlich Vancomycin i. v. zu verabreichen, da Streptokokken in diesen Gebieten gegen Cepalosporine resistent sein können. Vor der Antibiose ist Dexamethason zu geben, um die Folgen einer Pneumokokken-Meningitis zu verringern.

Das Auftreten von Petechien kann ein Zeichen für eine Meningokokken-Meningitis sein. Die Meningoenzephalitis kann in endemischen Regionen, vor allem im Südosten der USA, auch durch das Rocky-Mountain-Fleckfieber verursacht werden, nicht aber in den Rocky Mountains. Die Behandlung der ersten Wahl ist die intravenöse Verabreichung von Doxycyclin.

Tab. 34.3 Symptome, die auf lebensbedrohliche Zustände hindeuten (Red Flags)

Merkmale (Red Flags)	Beispiele für mögliche Ursachen
Neurologisches Defizit	Schlaganfall
Neurologische Anomalien wie Ataxie oder Inkontinenz	Schlaganfall, periphere Neuropathie
Veränderte Persönlichkeit oder verändertes Verhalten	Enzephalitis, psychiatrische Störung
Verminderter Bewusstseinszustand	Schlaganfall, Enzephalitis, Krampfanfall
Verändertes Bewusstsein	Intrakranielle Blutung, Meningitis, Trauma, Krampfanfall
Krampfanfall	Tumor, Meningitis, Trauma
Fieber	Hirnhautentzündung, Enzephalitis
Nackensteifheit	Hirnhautentzündung
Einseitiger schwerer Kopfschmerz	Subarachnoidalblutung
Plötzlich einsetzender Kopfschmerz mit maximaler Schwere zu Beginn	Subarachnoidalblutung
Einseitiger retro-orbitaler Kopfschmerz	Clusterkopfschmerz, Migräne
Periorbitale Schwellung	Zellulitis oder andere Infektion
Akuter vorübergehender Sehverlust (Amaurosis fugax)	Schlaganfall
Schwere Übelkeit und Erbrechen	Erhöhter intrakranialer Druck
Kürzlich erlittene traumatische Hirnverletzung	Schlaganfall, Blutungen
Begleitende Brustsymptome wie Schmerzen oder Dyspnoe	Aortendissektion

Ein Patient mit Verdacht auf Meningitis oder Meningoenzephalitis sollte rasch in eine geeignete medizinische Einrichtung gebracht werden, insbesondere, wenn außerklinisch keine intravenösen Antibiotika verfügbar sind. Nackensteifigkeit ist ein klinischer Befund, der auf eine Entzündung der Hirnhäute zurückzuführen ist. Sie kann aber auch bei einer Meningitis oder Meningoenzephalitis aber auch bei einer Subarachnoidalblutung (SAB) auftreten.

Eine SAB beginnt oft als starker „Donnerschlag"-Kopfschmerz, der plötzlich einsetzt und schon zu Beginn eine maximale Intensität zeigt. Die SAB kann nur mit einem CT oder einer Lumbalpunktion diagnostiziert werden. Besteht der Verdacht auf eine SAB, muss der Patient unverzüglich in ein Krankenhaus gebracht werden.

Gutartige Kopfschmerzen ohne andere neurologische Anzeichen oder Symptome sind in großer Höhe üblich. Kopfschmerzen in großer Höhe können ohne andere Begleitsymptome oder als Symptom von AMS während der Akklimatisierung auftreten. Andere Ursachen sind die Exposition gegenüber Umweltbedingungen wie Hitze, Kälte, Wind und Sonneneinstrahlung oder Dehydrierung. Spannungskopfschmerzen können durch Stress oder Muskelverspannungen an Hals-, Schulter- oder Kopfmuskulatur entstehen und können sich ertasten lassen. Patienten mit gutartigen Kopfschmerzen können symptomatisch mit Paracetamol behandelt werden. Patienten mit auffälligen neurologischen Befunden, wie Halbseitenlähmung, Diplopie oder Sehstörungen, die auf einen Schlaganfall hindeuten könnten, oder erhöhtem Hirndruck, sollten unverzüglich in eine geeignete medizinische Einrichtung transportiert werden.

Bei Patienten mit Kopfschmerzen und Ataxie bzw. verändertem Bewusstsein, die vor kurzem in große Höhen aufgestiegen sind, geht man von einem Höhenhirnödem (HACE) aus, bis das Gegenteil bewiesen ist. Die Behandlung der Wahl besteht im sofortigen Abstieg. Zu Details Kap. 32 *Höhenkrankheiten*.

Kopfschmerzen mit Übelkeit und Erbrechen, insbesondere, wenn sie einseitig sind und sich in Verbindung mit anderen Symptomen zeigen, wie Photophobie oder einem visuellen, auditiven oder sensorischen Prodromalzustand (Aura), sind typisch für eine Migräne. Betroffene haben in der Regel eine Migräne-Vorgeschichte, obwohl eine erstmalige Migräne auch durch große Höhe ausgelöst werden kann. Ein Patient mit eingeschränktem Sehvermögen hat möglicherweise Schwierigkeiten, sich in schwierigem Gelände zu bewegen. Der Betroffene sollte unter Überwachung, und wenn nötig unterstützt, in das nächstgelegene Lager oder die nächste Unterkunft gebracht werden. Die Behandlung umfasst ein schmerzstillendes Medikament wie Paracetamol, ein Antiemetikum, z. B. Ondansetron und Ruhe in einer dunklen Umgebung, bis die Symptome abklingen. Diese kann 24 Stunden und länger dauern.

Der Clusterkopfschmerz ist typischerweise ein attackenartiger, im Bereich der Augen auftretender Kopfschmerz. Die Anfälle sind von kurzer Dauer von bis zu 3 min und können sich mehrfach wiederholen Die Behandlung besteht aus hochdosiertem Sauerstoff und Triptanen, die beide in einem außerklinischen Setting möglicherweise nicht zur Verfügung stehen.

34.3.4 Krampfanfälle und Epilepsie

Krampfanfälle sind in der Regel vorübergehende Störungen des Gehirns, die zu einer desorganisierten motorischen Aktivität oder zu einer vorübergehenden Bewusstlosigkeit führen können. Es gibt viele Ursachen für Krampfanfälle, wie z.B.

- Epilepsie
- Fieber (Fieberkrämpfe)
- Entzug von Alkohol oder sedierenden Hypnotika
- Hypoxie
- Infektionen (insbesondere Meningitis und Enzephalitis)
- Intoxikationen
- Stoffwechselstörungen (Hypoglykämie, Azidose, Hypokalzämie)
- Traumatische Hirnverletzungen
- Psychogener Krampfanfall

Laien können jede Art von Zucken mit einem Krampfanfall verwechseln. Die Anamnese des Patienten und Beschreibungen von Umstehenden können helfen, (epileptische) Krampfanfälle von myoklonischen Zuckungen zu unterscheiden. Ein Patient nach einem (erstmalig) aufgetretenen Krampfanfall ohne bekannte Ursache sollte zeitnah untersucht werden. Ein Patient mit ähnlichen Anfällen in der Vorgeschichte, der sich nach einem Anfall wieder normalisiert, muss nicht sofort hospitalisiert werden, es sei denn, er zeigt persistierende auffällige Merkmale. Wenn der Patient nach dem Anfall nicht wieder aufwacht oder weiterhin ein verändertes Bewusstsein zeigt, lautet die Diagnose bis zum Beweis des Gegenteils "Status epilepticus". Dieser erfordert einen sofortigen Transport in ein Krankenhaus.

Epilepsie ist eine häufige chronische Erkrankung, die Krampfanfälle verursacht. Anfälle können auch nach anfallsfreien Intervallen von bis zu mehreren Jahren auftreten. Weltweit leiden Millionen von Menschen an Epilepsie und werden mit Antikonvulsiva behandelt.

Auslöser für epileptische Anfälle sind unter anderem Schlafmangel, Alkoholkonsum, Entzug von Alkohol oder anderen Drogen, Medikamente, illegaler Drogenkonsum, Intoxikationen, Hypoglykämie, Hypoxie, Hyperventilation, Infektionen und intrakranielle Tumoren.

Epileptische Anfälle reichen von einfachen fokalen Anfällen, bei denen nur ein Teil des Körpers Anfallsaktivität zeigt, bis hin zu komplexen generalisierten tonisch-klonischen Anfällen (früher Grand-Mal-Anfälle genannt). Manche Menschen berichten von Auren vor den Anfällen und beschreiben visuelle, olfaktorische oder akustische Wahrnehmungen, auf die in der Regel ein Anfall folgt. Während eines Anfalls besteht die Gefahr von Verletzungen durch Stürze am Boden oder aus großer Höhe, insbesondere beim Bergsteigen.

Umstehende Personen sollen versuchen, einen Sturz zu verhindern. Krampfanfälle werden oft begleitet von Zungenbiss und Urin- oder Stuhlverlust. Nach einem Anfall bleibt der Patient oft zunächst bewusstlos (postiktale Phase) und wirkt schlafend. Die meisten epileptischen Anfälle dauern 2–3 min und enden spontan. In seltenen Fällen bricht der Anfall nicht ab oder es kommt zu einem zweiten Anfall, bevor sich der Betroffene vollständig vom ersten Anfall erholt hat (Status epilepticus).

Ein Status epilepticus erfordert eine sofortige und aggressive Behandlung, zunächst mit einem Benzodiazepin, um den Anfall zu beenden. Wenn die erste Behandlung nicht erfolgreich ist, sollte die Benzodiazepingabe in höherer Dosis wiederholt werden. Wenn der Anfall anhält, sollten zusätzliche sedierende bzw. hypnotische Medikamente wie Thiopental oder Propofol verabreicht werden. Wichtig ist, eine Hypoglykämie und wenn möglich auch eine Hyponatriämie auszuschließen. Wenn der Blutzucker nicht gemessen werden kann, sollten 50 ml einer 50-prozentigen Dextroselösung verabreicht und bei Bedarf wiederholt werden. Wenn die Anamnese und Untersuchung auf eine Hypovolämie mit Elektrolytverlust hinweisen, sollte die potenzielle Hyponatriämie mit einer hypertonen Kochsalzlösung m(15 ml/h) behandelt werden.

Während des Krampfanfalls können die Patienten apnoisch werden und dadurch eine Zyanose entwickeln, nach dem Anfall beginnen die Betroffenen in der Regel wieder zu atmen und die Zyanose schwindet rasch. Die Lagerung des Opfers in Seitenlage verringert die Gefahr einer Aspiration, darauf sollte besonders geachtet werden, wenn eine Absaugung nicht möglich ist. Nach dem Krampfanfall müssen die Atemwege möglicherweise von Blut und Sekreten befreit werden. Nur selten benötigen Patienten zusätzlichen Sauerstoff. Manche können von einem Naso- bzw. oropharyngealen Tubus profitieren, da oftmals die Zunge den Atemweg verlegt. Personen mit bekannter Epilepsie haben meist Notfallmedikamente bei sich, sie sollen ihre Begleiter anweisen, wie sie im Notfall Hilfe leisten können, meist handelt es sich um rektales Diazepam.

Nach einem Krampfanfall kann die Lähmung einer Gliedmaße für einige Zeit anhalten (Todd-Parese). [11] Eine besondere Behandlung ist nicht notwendig.

34.3.5 Zerebrovaskuläre Notfälle

Schlaganfall

Definition und Pathophysiologie

Der Schlaganfall ist ein neurologisches Defizit, das auf eine zerebrovaskuläre Ursache zurückzuführen ist und sich nicht vollständig zurückbildet. Die Ursache kann sowohl ischämischer Natur sein, bei dem die Blutzufuhr zu einem Teil des Gehirns unterbrochen wird, als auch hämorrhagisch bedingt sein. Ein ischämischer Insult kann durch eine Thrombose, Embolie, Ruptur oder Dissektion einer hirnversorgenden Arterie oder durch eine systemische Hypoperfusion verursacht werden.

Therapie des Schlaganfalls

Wenn es möglich ist, einen Patienten mit einem akuten Schlaganfall innerhalb weniger Stunden in ein Krankenhaus zu bringen, wo eine zerebrale Bildgebung durchgeführt werden kann, unterscheidet sich die Therapie nicht von der in städtischen Gebieten. Es ist außerklinisch unmöglich, zwischen einem hämorrhagischen und ischämischen Schlaganfall zu unterscheiden, dafür ist eine Bildgebung (CT oder MRI) unerlässlich. Die präklinischen Behandlungsmöglichkeiten sind begrenzt und beschränken sich darauf, die Vitalfunktionen aufrechtzuerhalten und die Schädigung des Hirngewebes zu verringern. Der systolische Blutdruck sollte typischerweise in einem Bereich von 110–200 mmHg gehalten werden, um eine zerebrale Perfusion ohne hypertensive Komplikationen aufrechtzuerhalten. [14]

Differenzialdiagnose Schlaganfall/Lähmung des Gesichtsnervs

Das einseitige Defizit des Gesichtsnervs (Bell-Lähmung) kann einer Schlaganfallsymptomatik ähnlich sein. Die Bell-Lähmung – sie ist eine Ausschlussdiagnose – kann jede der vom Fazialisnerv innervierten Strukturen betreffen. Zu den Anzeichen gehören eine einseitige Gesichtslähmung mit Ptose und Herabhängen des Mundwinkels. Die Unfähigkeit, eine Seite der Stirn zu runzeln, ist typisch für die Bell-Lähmung, nicht aber für einen Schlaganfall. Da die Diagnosestellung einer Bell-Lähmung sehr schwierig ist, empfiehlt sich der Transport in eine geeignete medizinische Einrichtung. Die Bell-Lähmung wird hauptsächlich mit Glukokortikoiden behandelt. [15, 16]

Schlaganfall-Skalen

In den letzten Jahren stützt sich die Bewertung des Schlaganfalls zunehmend auf Scores, die bei der Beurteilung, Behandlung und Prognose eines zerebralen Ereignisses helfen.

Die Field Assessment Stroke Triage for Emergency Destination (FAST-ED)-Skala ist eine einfache Skala zur Berechnung des Schweregrads eines Schlaganfalls. Dadurch ist es für außerklinisches Personal möglich, einen großen Gefäßverschluss zu erkennen und den Transport in ein Zentrum zu veranlassen, in dem eine endovaskuläre Therapie möglich ist. Diese Therapie ist in abgelegenen Regionen oft nicht vorhanden. Das FAST-ED basiert auf Elementen der US National Institutes of Health Stroke Scale (NIHSS), die einen hohen Vorhersagewert für Schlaganfälle mit großen Gefäßverschlüssen haben. In einigen Rettungsdienstsystemen kann der FAST-ED-Score als Instrument zur Bestimmung der Transportdistanz für ein Schlaganfallopfer verwendet werden. [17]

Die Cincinnati Prehospital Stroke Severity Scale (CPSSS) wurde entwickelt, um große Gefäßverschlüsse in der außerklinischen Umgebung vorherzusagen. Die Patienten werden auf Paresen des Gesichts, der oberen Extremitäten und das Vorhandensein einer abnormen Sprache (Dysarthrie) untersucht. Wenn einer dieser Befunde neu positiv ist, hat das Opfer eine 72-prozentige Wahrscheinlichkeit für einen ischämischen Schlaganfall. Liegen alle drei Befunde vor, liegt die Wahrscheinlichkeit für einen akuten Schlaganfall bei > 85 %. [18] In Gebieten mit gut zugänglichen Schlaganfallzentren sollten Patienten mit einem positiven Cincinnati-Score umgehend in ein Schlaganfallzentrum gebracht werden. Dies ist in vielen Bergregionen und abgelegenen Gebieten nicht möglich.

Transistorische ischämische Attacke

Eine transitorische ischämische Attacke (TIA) ist eine kurze Episode neurologischer Funktionsstörungen, die durch eine Unterbrechung der Blutzufuhr zum Gehirn ohne Gewebeschäden verursacht wird. TIAs haben den gleichen zugrundeliegenden Mechanismus wie ischämische Schlaganfälle. In Berggebieten und abgelegenen Gebieten sollte ein Patient mit einer TIA mit Aspirin behandelt werden. Er sollte aber (nicht notfallmäßig) in ein Krankenhaus mit neurologischer Fachabteilung transportiert werden.

Schlaganfall und TIA in großer Höhe

Zerebrovaskuläre Erkrankungen und ischämische Ereignisse kommen bei gesunden Menschen in den Bergen selten vor, treten jedoch inzwischen häufiger auf, da immer mehr ältere Menschen in Berggebieten leben oder diese besuchen. Jüngere Menschen können durch thromboembolische Ereignisse gefährdet sein, welche die zerebrale Durchblutung beeinträchtigen, wenn sie in extreme Höhen aufsteigen. Eine Polyzythämie in großer Höhe, die durch Dehydratation verschlimmert werden kann, ist eine mögliche Ursache für venöse Thromboembolien. [19–21]

Periphere Neuropathie

Beim Bergsteigen und auf Reisen in der Wildnis kann eine Lähmung der peripheren Nerven durch ungewohnte Aktivitäten hervorgerufen werden, die Druck auf die peripheren Nerven ausüben, wie beispielsweise das Tragen eines schweren Rucksacks oder das Schlafen auf dem Boden.

Das Karpaltunnelsyndrom ist eine Neuropathie des Nervus medianus. Die Symptome sind meist nachts auftretende Schmerzen und Taubheitsgefühle vom Daumen bis zum Ringfinger, die mit Schwäche einhergehen können. Die Behandlung in der Wildnis kann eine Ruhigstellung und die lokale Injektion von Kortikosteroiden umfassen. [22]

Die Kompression des Nervus ulnaris oder das Kubitaltunnelsyndrom kann zu einer motorischen Schwäche und zu Taubheitsgefühlen führen. Die Symptome verschwinden in der Regel schnell wieder, wenn der Druck gelöst ist. Die ulnare Neuropathie verursacht Symptome in den Bereichen des kleinen Fingers, der ulnaren Hälfte des Ringfingers und den intrinsischen Muskeln der Hand.

Die Radialisneuropathie resultiert aus einem akuten Trauma des Nervus radialis, das eine Fallhand, Parästhesien des Handrückens und des Handgelenks sowie eine Extensorenschwäche der Finger verursacht. Die Sensibilität kehrt normalerweise innerhalb weniger Wochen zurück. Die motorische Schwäche kann dauerhaft sein. [11]

34.4 Pneumologische Notfälle

34.4.1 Einleitung

Dieser Abschnitt behandelt klinische Notfälle in den Bergen, die das respiratorische System betreffen, mit Ausnahme des Höhenlungenödems (HAPE 32.7).

Fallbeispiel 34.3

Atemnot in den Alpen

Ein 23-jähriger Mann entwickelte akute Schmerzen in der rechten Brustseite auf 3.300 m während eines langen, schwierigen Aufstiegs in den Schweizer Bergen. Er versuchte weiterzugehen, musste aber an einem kleinen Felsvorsprung anhalten. Trotz der Einnahme eines nichtsteroidalen Schmerzmittels hielten die Schmerzen an. Der Patient erzählte seinen Freunden, dass er nicht mehr nicht mehr tief einatmen könne. Die Gruppe beschloss einen Notruf abzusetzen. Aufgrund der Lage musste der Patient mit der Winde geborgen werden. Der Notarzt stellte bei dem Patienten folgende Befunde fest: Dyspnoe, Atemfrequenz von 30/min, leichte Zyanose und eine Sauerstoffsättigung von 86 %. Die peripheren Pulse waren gut tastbar und die Herzfrequenz betrug 110/min. Die Crew beschloss einen raschen Abtransport auf eine niedrigere Höhe, auf der dann die weitere medizinische Behandlung stattfinden sollte. Da sich das Wetter verschlechterte, seilten sich die restlichen Mitglieder der Klettergruppe ab, und der Hubschrauber flog zu einem Zwischenlandeplatz auf 2800 Meter. Während des Flugs schien sich der Zustand des Patienten zu verbessern. Bei der zweiten Untersuchung lag der SpO_2-Wert des Patienten bei 89 %, die Atemfrequenz (AF) bei 28 und die Herzfrequenz (HF) bei 92. Die Auskultation der Lunge ergab verminderte Atemgeräusche auf der rechten Seite. Der Patient erhielt High-Flow-Sauerstoff über die Maske und wurde in ein Krankenhaus geflogen. Bei der Ankunft war der SpO_2 auf 94 % gestiegen, die AF betrug 20 und die HF 88. Das Röntgenbild zeigte einen 5 cm großen Pneumothorax auf der rechten Seite. Eine Thoraxdrainage wurde gelegt, wodurch sich der SpO_2-Wert weiter auf 99 % verbesserte. Nach vier Tagen wurde der Patient entlassen und über das Risiko eines Spontanpneumothorax, insbesondere bei anstrengenden Aufstiegen in großer Höhe aufgeklärt. Er nahm das Klettern sechs Monate später wieder auf.

34.4.2 Pathophysiologie

Die Zellfunktion und das Überleben von Zellen hängen von der Verfügbarkeit von Sauerstoff ab. Zellen, die nicht ausreichend mit Sauerstoff versorgt werden, wechseln vom aeroben in den anaeroben Stoffwechsel, der weniger Energie und dafür Milchsäure als Nebenprodukt produziert. Mit verminderter Sauerstoffversorgung nimmt die Zellfunktion ab, und es kommt zur Zellzerstörung und Organunterversorgung. Die ➤ Tab. 34.4 gibt einen Überblick über die zugrundeliegenden Ursachen und Mechanismen, die zu einer Hypoxie führen.

34.4.3 Anzeichen und Symptome von respiratorischen Notfällen

Dyspnoe (Atemnot) und Tachypnoe (abnorm schnelle Atmung) sind die wichtigsten klinischen Anzeichen für respiratorische Probleme. Eine Atemfrequenz von 12–20 Atemzügen pro Minute ist für Erwachsene normal. Eine Dyspnoe kann mit Angstzuständen oder mit einem Gefühl der Untergangsstimmung einhergehen, was die Atemfrequenz weiter erhöhen kann. Dyspnoe zeigt nicht immer das Vorliegen einer Atemwegserkrankung an. Eine zentrale Zyanose ist ein Zeichen für eine generalisierte Hypoxämie. Husten ist ein unspezifisches Zeichen, das viele mögliche Ursachen hat.

Tab. 34.4 Pathophysiologie der Hypoxie

Zugrunde liegendes Problem	Mechanismus	Klinisches Beispiel
Verringertes Sauerstoffangebot	Niedriger Sauerstoffpartialdruck	Große Höhe
Verminderte Ventilation	Verminderter Atemstimulus	Opioidintoxikation
Beeinträchtigter Gasaustausch	Überschüssige Flüssigkeit in der Lunge (Zwischenräume oder Alveolen)	Lungenödem
Fehlanpassung von Ventilation und Perfusion	Beeinträchtigte Durchblutung	Lungenembolie
Beeinträchtigter Sauerstofftransport	Verminderte Anzahl von Erythrozyten oder gestörtes Bindungsvermögen	Anämie Kohlenmonoxid-Vergiftung
Beeinträchtigte Sauerstoffabgabe im Gewebe	Verminderte Durchblutung	Kreislaufschock

34.4.4 Klinische Probleme

Obstruktion der oberen Atemwege

Fremdkörperobstruktion

Die Obstruktion der Atemwege durch Fremdkörper kann zum Ersticken führen. Bei einem leichten Erstickungsanfall reicht es aus, zu husten, um den Fremdkörper zu entfernen. In schweren Fällen mit vollständiger Atemwegsobstruktion sollten Bauchstöße (Heimlich-Manöver) und Schläge auf den Rücken eingesetzt werden. Wenn eine Technik unwirksam ist, sollte die andere versucht werden. Bei einem nicht ansprechbaren Opfer sollte mit Thoraxkompressionen begonnen werden, da sie einen höheren abdominalen Druck erzeugen. [23] Eine vollständige Verlegung der Atemwege ist ein lebensbedrohlicher Notfall, der sofort von Umstehenden erkannt und behandelt werden muss. Der Rettungsdienst würde in solchen Fällen meist zu spät eintreffen.

Inhalationstraumata

Das Einatmen von Rauch ist die häufigste Ursache von Inhalationstraumata. [24] In den Bergen kann das Einatmen von Rauch durch Waldbrände verursacht werden. Das Einatmen von Kohlenmonoxid (CO) ist auch eine Gefahr beim Kochen in engen Räumen, wie z. B. in Zelten. Andere giftige Stoffe, Verätzungen der Atemwege und Angioödeme, können zu einer akuten Schwellung der Atemwege und Atemwegsobstruktion führen. [25, 26] Im Allgemeinen sollte ein Patient, bei dem die Gefahr eines Atemwegsverlustes besteht, vor allem aber beim Auftreten eines Stridors, präklinisch prophylaktisch intubiert werden [27], wenn das Rettungsteam in der Lage ist, dieses Verfahren durchzuführen. Heiserkeit kann ein frühes Warnzeichen für einen drohenden Verlust der Atemwege sein. Weitere Details zum Atemwegsmanagement Kap. 36 *Erweitertes Atemwegsmanagement in der alpinen Notfallmedizin.*

Akute obstruktive Atemwegserkrankungen

Asthma bronchiale

Asthma bronchiale ist eine chronische Krankheit, die durch schubweise auftretenden Husten, Dyspnoe, geräuschvolle Ausatmung und Engegefühl in der Brust gekennzeichnet ist. Giemen kombiniert mit einer verlängerten Exspirationsphase tritt häufig während einer Asthmaexazerbation auf. Menschen mit Asthma profitieren oft von großer Höhe und Bergluft. [28] Die Häufigkeit von Asthma steht in umgekehrter Beziehung zur Höhe. [29] Menschen mit Asthma können eine Langzeittherapie mit inhalativen Kortikosteroiden und langwirksamen Beta-Agonisten erhalten, sollten aber immer einen kurzwirksamen Beta-Agonisten (Dosieraerosol) für eine akute Exazerbationen bereithalten.

Schwere Asthmaanfälle sind gekennzeichnet durch Dyspnoe, Tachypnoe und Tachykardie. Bei der Auskultation der Lunge besteht oft ein auskultatorisch aufgehobenes bzw. kaum hörbares Atemgeräusch. Die Notfalltherapie sollte mit einem Beta-2-Sympathomimetikum beginnen. Dieses kann mit einem Dosieraerosol verabreicht werden, wenn kein Vernebler verfügbar ist. Steroide sollten oral (oder parenteral) verabreicht werden. Wenn der Betroffene hypoxämisch ist, sollte Sauerstoff gegeben werden. Wenn die erste Behandlung nicht ausreichend ist, kann Magnesiumsulfat iv (1,2–2 g über 20 min) verabreicht werden. Ein Patient mit anhaltender oder sich verschlimmernder Hypoxie, Anzeichen von Erschöpfung oder verändertem Bewusstsein sollte eine nicht-invasive Beatmung (NIV) erhalten oder intubiert werden. Patienten mit schweren Asthmaexazerbationen, sollten, wenn möglich, rasch in ein geeignetes Krankenhaus gebracht werden.

Chronisch Obstruktive Lungenkrankheit (COPD)

Die chronisch obstruktive Lungenerkrankung (COPD) ist eine häufige Erkrankung, die durch chronische Atemwegssymptome, wie Dyspnoe, Husten und Auswurf gekennzeichnet ist. Akute Exazerbationen werden häufig durch Atemwegsinfektionen verursacht. COPD-Patienten mit Atemnot erhalten oftmals eine Langzeittherapie mit langwirksamen Beta-Sympathomimetika, langwirksamen antimuskarischen Medikamenten (Ipratropium) und manchmal auch mit inhalativen Kortikosteroiden. Falls erforderlich, sollte Sauerstoff bis zu einer Zielsättigung von 88–92 % SpO_2 titriert werden (Sauerstoff). Die Akutbehandlung einer Exazerbation erfolgt mit inhalativem Salbutamol und Ipratropium sowie mit einem oralen (oder parenteralen) Steroid. Die nichtinvasive Beatmung (NIV) sollte die erste Methode der Beatmungsunterstützung bei einem COPD-Patienten mit akutem Atemversagen sein. [30] Antibiotika werden bei mittelschweren bis schweren Exazerbationen empfohlen. [31]

Pneumothorax und Spannungspneumothorax

Ein Pneumothorax ist eine pathologische Ansammlung von Luft im Pleuraspalt zwischen der Lunge und der Brustwand, die durch eine Beschädigung der Brustwand oder der Lunge in den Pleuraraum gelangt. Ein Spannungspneumothorax ist ein lebensbedrohlicher Zustand, der sofort erkannt und behandelt werden muss. Jeder Pneumothorax kann sich zu einem Spannungspneumothorax entwickeln, wenn ein Ventilmechanismus mehr Luft in den Pleuraspalt eintreten lässt, als austreten kann. Die gefährlichste Situation für die Entwicklung eines Spannungspneumothorax tritt nach einer Intubation mit Überdruckbeatmung auf. Bei einem Patienten mit einem Pneumothorax, der evakuiert werden soll, wird sich der Pneumothorax vergrößern, wenn der Patient in größere Höhen gebracht wird, und kann sich verbessern, wenn der Patient in niedrigere Höhen transportiert wird. Die Therapie der Wahl eines Spannungspneumothorax ist die Entlastung des Pneumothorax durch das Punktieren mit einer langen, großlumigen Nadel in den zweiten Interkostalraum auf Höhe der Mediaklavikularlinie. Im 4. oder 5. Interkostalraum in der mittleren Axillarlinie ist ebenfalls eine Punktion möglich. Auf diese lebensrettende Sofortmaßnahme folgt in der Regel das Einsetzen einer Thoraxdrainage. (Kap.16, *Chirurgische Eingriffe vor Ort*)

Akute kardiovaskuläre Notfälle

Kardiales Lungenödem

Insbesondere bei älteren Menschen mit vorbestehender Herzinsuffizienz kann es in großer Höhe zu einer akuten Dekompensation kommen. Die Anzeichen und Symptome des kardialen Lungenödems und des Höhenlungenödems (HAPE) sind ähnlich. Die Anamnese, einschließlich eines kürzlichen Aufstiegs in große Höhen und der Vorerkrankungen, kann helfen, die beiden schweren Atemwegserkrankungen zu unterscheiden. Einzelheiten zum HAPE Kap. 32 *Höhenkrankheiten.*

Das klassische Bild eines kardialen Lungenödems ist eine akute Dyspnoe mit Angstzuständen, Husten und, im späten Stadium, mit rosa schaumigem Auswurf. Die Patienten haben typischerweise einen hohen Blutdruck und können gurgelnde Atemgeräusche aufweisen. Der SpO_2 liegt bei < 90 %. Die Auskultation der Lunge zeigt beidseitige Rasselgeräusche, zunächst an den Lungenbasen. In schweren Fällen können Rasselgeräusche bis an den Lungenspitzen zu hören sein. Die meisten Patienten haben eine bereits bekannte chronische Herzinsuffizienz und können die Rettungskräfte darüber informieren. Es kann aber schwierig sein, eine Anamnese zu erheben, wenn der Betroffene nicht in der Lage ist, in vollständigen Sätzen sprechen. Eine Ultraschalluntersuchung der Lunge vor Ort kann bei der Diagnose eines Lungenödems helfen, da typischerweise beidseitig B-Linien erkennbar sind. Die Erstbehandlung besteht in der Verabreichung von zusätzlichem Sauerstoff und intravenösem Glyceryltrinitrat (Nitroglycerin). Wenn sich die Sauerstoffsättigung nach der initialen Therapie nicht bessert, sollte die Atmung mittels einer nichtinvasiven Beatmung (NIV) unterstützt werden. Wenn sich der Zustand trotz NIV nicht bessert und sich der Patient weiterhin in einer schweren Atemnot befindet, ist das letzte Mittel der Wahl die endotracheale Intubation und Überdruckbeatmung. Da sich der Volumenstatus präklinisch nur schwer beurteilen lässt, sollten Diuretika nur Patienten mit eindeutigen Anzeichen einer Volumenüberlastung verabreicht werden. Ein frühzeitiger Transport in ein Krankenhaus ist indiziert. [32]

Lungenembolie

Die Lungenembolie (LE) ist eine Obstruktion des arteriellen Lungenkreislaufs durch ein Blutgerinnsel (Thrombus), das von einem entfernten Ort über den Blutkreislauf eingedrungen ist. In der Regel wird eine Lungenembolie durch einen Thrombus aus einer tiefen Venenthrombose (TVT) in den unteren Extremitäten verursacht. Eine LE kann auch bei jungen gesunden Menschen auftreten. Die Hauptrisikofaktoren für eine TVT sind Immobilisierung über einen längeren Zeitraum, vorbestehende Koagulopathien (meist angeboren, oft nicht diagnostiziert) und möglicherweise die Einnahme oraler Kontrazeptiva. Ein erhöhtes Risiko für eine TVT und eine LE besteht bei Personen, die länger als sechs Stunden mit dem Flugzeug unterwegs waren und in ein abgelegenes Gebiet reisen.

Die Anzeichen und Symptome einer LE sind unterschiedlich. Dyspnoe, Tachypnoe und pleuritische Brustschmerzen sind die klassischen Symptome, aber im Einzelfall können auch nur ein oder zwei Symptome vorhanden sein. Wenn keines dieser Symptome vorhanden ist, ist eine LE unwahrscheinlich. Die pleuritischen Brustschmerzen sind in der Regel stechend und werden durch tiefes Einatmen ausgelöst. Auch Tachykardie und Husten treten bei einer LE häufig auf.

Bei einer massiven Lungenembolie sind große zentrale Pulmonalarterien obstruiert, was zu Kreislaufinstabilität oder Synkope führt. Die Patienten leiden in der Regel unter schwerer Dyspnoe und Hypoxämie. Die Hypoxämie kann durch eine Pulsoxymetrie diagnostiziert werden. Bei der Ultraschalluntersuchung vor Ort (Point-of-Care-Ultraschall [POCUS]) kann eine Rechtsherzbelastung festgestellt werden.

Beim Verdacht auf eine klinisch nicht relevante Lungenembolie in Bergregionen und abgelegenen Gebieten kann eine Behandlung mit einem direkten oralen Antikoagulans (DOAC) wie Rivaroxaban in Erwägung gezogen werden. Die Nachteile einer versuchsweisen Behandlung sind gering. Eine schwere Lungenembolie in Bergregionen und abgelegenen Gebieten ist leider oft tödlich.

In großer Höhe kann es schwierig sein, zwischen einer LE und einem HAPE zu unterscheiden. [33, 34] Hier kann die Auskultation hilfreich sein. Ein HAPE verursacht in der Regel Rasselgeräusche, während die Lungenauskultation bei einer LE unauffällig ist. POCUS kann zur Diagnostik eingesetzt werden. Das EKG kann ebenfalls hilfreich sein, um eine LE zu diagnostizieren, wobei Zeichen einer Rechtsbelastung vorhanden sein können

Hyperventilation

Bei der Hyperventilation handelt es sich um schnelles, tiefes Atmen bis zu dem Punkt, an dem sich eine Hypokapnie (niedriger CO_2-Gehalt) entwickelt. Angst ist die häufigste Ursache für eine Hyperventilation im Gebirge und in abgelegenen Umgebungen. Eine Hyperventilation kann ein schweres Atemproblem vortäuschen. Die Kombination von Tachypnoe mit einer normalen Sauerstoffsättigung ist typisch für eine Hyperventilation. Begleitsymptome können periphere und periorale Parästhesien und Karpopedalspasmen sein. Beruhigung und die Aufforderung an den Betroffenen, langsamer zu atmen, sind in der Regel ausreichend. Einige Patienten profitieren von niedrig dosierten Benzodiazepinen. Ein Transport in ein Krankenhaus oder eine Klinik ist nicht notwendig, wenn die Symptomatik eindeutig ist.

Präklinische Diagnostik

Die Diagnostik von pneumologischen Notfällen beginnt mit Anamnese, körperlicher Untersuchung und Kontrolle der Vitalparameter einschließlich der Pulsoxymetrie. Eine Obstruktion der oberen Atemwege kann inspiratorischen Stridor verursachen, während eine Obstruktion der unteren Atemwege exspiratorisches Giemen hervorrufen kann. Ein Lungenödem und eine Pneumonie können Rasselgeräusche bei der Auskultation verursachen. Asymmetrische Atemgeräusche können durch einen Pneumothorax oder einen Pleuraerguss verursacht werden.

Point-of-care-Ultraschall (POCUS) ist ein nichtinvasives bildgebendes Verfahren, das in fast jeder Umgebung eingesetzt werden kann. [35] POCUS enthält keine ionisierende Strahlen. Es kann zur Diagnose eines Lungenödems [36] oder Pneumothorax [37] eingesetzt werden und kann helfen, zwischen einer COPD-Exazerbation und einem Lungenödem zu unterscheiden. [38, 39]

Therapie

Lagerung

Patienten, die unter akuter Atemnot leiden, versuchen häufig die Effektivität ihrer Atmung durch die Atemhilfsmuskulatur zu verbessern, indem sie nach vorne gebeugt sitzen, mit den Ellbogen auf den Oberschenkeln oder sich in der „Dreibein"-Position abstützen. Die Rettungskräfte sollten versuchen, den Patienten in der für ihn bequemsten Position zu belassen.

Sauerstoff

Ein Patient mit Atembeschwerden sollte zusätzlichen Sauerstoff erhalten, um einen Ziel-SpO_2-Wert von 94–98 % aufrechtzuerhalten, mit Ausnahme der COPD-Patienten, für die ein Zielwert von 88–92 % angestrebt werden sollte, da bei ihnen das Risiko einer hyperbaren Atemdepression besteht. [30]

Inhalation

Die Behandlung der Wahl bei einer akuten Exazerbation von Asthma bronchiale oder COPD ist inhalatives Salbutamol, ein kurzwirksames Beta-Sympathomimetikum. Dieses wird in der Regel mit einem Vernebler oder mit einem Dosieraerosol verabreicht werden, wenn kein Vernebler zur Verfügung steht. Vernebeltes Salbutamol kann zusammen mit Sauerstoff gegeben werden (Erstlinientherapie).

Beatmungsunterstützung

Die nichtinvasive Beatmung (NIV) kann die Behandlung von Patienten mit einem kardialen Lungenödem in der präklinischen Umgebung optimieren. [40, 41] Sie kann auch eingesetzt werden, um die Sauerstoffsättigung bei Patienten mit COPD-Exazerbationen aufrechtzuerhalten, wenn High-Flow-Sauerstoff alleine nicht ausreicht. [42]

Sollte eine nichtinvasive Beatmung nicht ausreichen, um einen angemessenen SpO_2-Wert zu erlangen, ist die endotracheale Intubation oder der Einsatz eines supraglottischen Atemweggeräts indiziert. Weitere Informationen Kap. 36 *Erweitertes Atemwegsmanagement in der alpinen Notfallmedizin.*

34.5 Notfälle im Rahmen von Infektionskrankheiten

34.5.1 Einleitung

Dieser Abschnitt behandelt das Erkennen und die Therapie von Infektionskrankheiten in den Bergen und in abgelegenen Gebieten. Die meisten Infektionen sind nicht lebensbedrohlich, können aber Unwohlsein verursachen und Aktivitäten einschränken. Harnwegsinfekte beispielsweise können schmerzhaft sein. Atemwegsinfektionen und andere Infektionen in großer Höhe erhöhen die Anfälligkeit für Höhenkrankheiten. [43, 44]

Rettungskräfte in alpinen Regionen und abgelegenen Gebieten sollten in der Lages sein,

- schwere Infektionskrankheiten zu erkennen,
- übertragbare Krankheiten zu erkennen und betroffene Patienten zu isolieren und
- eine symptomatische und eine spezifische(antibiotische) Behandlung einzuleiten.

In der präklinischen Umgebung können die Rettungskräfte mit Situationen konfrontiert werden, die Anzeichen und Symptome von Infektionskrankheiten maskieren oder imitieren. So kann die gemessene Kerntemperatur irreführend sein, wenn die Umgebungstemperatur entweder sehr hoch oder sehr niedrig ist. Länger andauernde anstrengende Aktivitäten können einen Anstieg der Kerntemperatur verursachen, der keinem Fieber entspricht. Lange Transportzeiten bis zur endgültigen Behandlung können Diagnostik und Versorgung verzögern. Erhöhte Herzfrequenz oder Herzrhythmusstörungen können auch durch Anstrengung oder große Höhe und nicht nur durch eine systemische Infektion verursacht werden. Telemedizinische und lokale Protokolle können hilfreich sein, um die Diagnostik und Behandlung vor dem Krankenhaus zu unterstützen. Oft kann in der präklinischen Umgebung keine Ursache identifiziert werden, aber trotzdem eine Sepsis vorliegen, deren rasches Erkennen entscheidend ist. Unter Umständen sollte eine antibiotische Behandlung bereits vor oder während des Transports in ein Krankenhaus eingeleitet werden.

34.5.2 Pathophysiologie

Allgemeine Überlegungen

Notfallsituationen durch Infektionskrankheiten sind entweder auf eine periphere Vasodilatation zurückzuführen, die beim septischen Schock ein relatives Volumendefizit verursacht oder auf sekundäre Auswirkungen auf das Herz-Kreislauf-System, die durch einen Volumenverlust, meist durch Durchfall oder Erbrechen, verursacht werden. Lebensbedrohliche Infektionen können ein Multiorganversagen hervorrufen. Sepsis und septischer Schock haben eine hohe Mortalität von 10 % bis über 50 %. [45] Die wichtigsten Schritte zur Verbesserung des Überlebens sind das frühzeitige Erkennen eines schweren Verlaufs einer Infektionskrankheit, die aggressive Volumensubstitution und die sofortige Einleitung einer antibiotischen Therapie.

Systemisches Entzündungsreaktionssyndrom, Sepsis und septischer Schock

Das Systemische inflammatorische Response-Syndrom (Systemic Inflammatory Response Syndrome SIRS) ist eine Reaktion auf eine infektiöse oder nichtinfektiöse Ursache. SIRS wird diagnostiziert, wenn zwei der folgenden Kriterien erfüllt sind:

1. Temperatur > 38 °C oder < 36 °C
2. Herzfrequenz > 90/min
3. Atemfrequenz > 20/min
4. Anzahl der weißen Blutkörperchen > 12.000 oder < 4.000/mm3

Eine Sepsis ist definiert als SIRS mit einer bekannten Infektion als Ursache. [46, 47] Die Sepsis ist ein lebensbedrohlicher Zustand mit einer Organdysfunktion, die durch eine inadäquate Reaktion des Wirts auf eine Infektion hervorgerufen wird. Der septische Schock, die schwerste Form der Sepsis, ist ein akutes Kreislaufversagen, das durch eine Infektion verursacht wird. Ein septischer Schock kann zum Multiorganversagen führen. [47]

Präklinisches Erkennen einer Sepsis: Frühzeitige Identifikation

Die Sensibilisierung von Rettungskräften für das Vorliegen einer Sepsis in der präklinischen Umgebung ist zentral. [47] In mehreren Studien lag die Inzidenz der Sepsis bei von Sanitätern transportierten Patienten zwischen 1 % und 8 %. Da es schwierig sein kann, eine Infektionskrankheit, eine Sepsis oder einen septischen Schock zu diagnostizieren, wurden mehrere Screening-Systeme zur Erkennung von Sepsis etabliert. Die bekanntesten Screening-Methoden sind die SIRS-Kriterien und das *Quick Sepsis-related Organ Failure Assessment* (qSOFA). [46, 48] Diese Methoden werden hauptsächlich in Notaufnahmen oder auf Intensivstationen eingesetzt. Es wurden zwar Werte für die präklinische Sepsisdiagnostik entwickelt, aber sie werden nicht häufig verwendet und sind nicht sehr genau. [49] Rettungsteams, die auch in abgelegenen Regionen arbeiten, sollten ein einfaches Screening-Instrument zur Beurteilung der Sepsis verwenden, wie z. B. die SIRS-Kriterien, um das Bewusstsein für infektiöse Notfälle zu schärfen. Obwohl diese nicht spezifisch für eine Infektion oder Sepsis sind, können Rettungsteams klinische Anzeichen beurteilen und den Beginn der Behandlung einleiten, bevor der Blutdruck abfällt. Die hämodynamische Instabilität ist die wichtigste klinische, aber späte Manifestation des septischen Schocks. Ein septischer Schock hat eine viel höhere Sterblichkeit als eine Sepsis ohne Schock. [50]

Das Serumlaktat, ein Biomarker für SIRS oder Sepsis, hat sich in der Präklinik als nicht nützlich erwiesen. [51]

34.5.3 Behandlung von Infektionen

Behandlung von Fieber im Zusammenhang mit einer Infektion

Fieber ist nicht schädlich, kann aber unangenehm sein. Fiebersenkende Medikamente wie Paracetamol können Linderung verschaffen, indem sie die Kerntemperatur senken. Ein fröstelnder Patient mit Fieber, der sich kalt anfühlt, kann zugedeckt werden, um den Komfort zu erhöhen. Physikalische Maßnahmen, wie das Verbringen des Patienten an kühlere Orte oder das Auflegen von nassen Tüchern sollte nicht zur Anwendung kommen. Sie sind unwirksam und unnötig. Die Senkung der Körpertemperatur bei Kindern mit Fieberkrämpfen verhindert keine weiteren Fieberkrämpfe. Weitere Informationen finden Sie im Abschnitt „Besondere Situationen".

Flüssigkeits-(Volumen-)Ersatz und Vasopressoren

Die Flüssigkeitstherapie zur Wiederherstellung des zirkulierenden Blutvolumens sollte sich am hämodynamischen Status orientieren. Die Leitlinien empfehlen 30 ml/kg Kristalloide (0,9-prozentige Kochsalzlösung oder Ringer-Laktat) innerhalb der ersten drei Stunden. In der klinischen Praxis ist ein Bolus von 1.000 ml in der ersten Stunde eine übliche Dosis für einen Erwachsenen. Wenn ein mittlerer arterieller Druck von 65 mmHg mit der Flüssigkeitstherapie nicht erreicht werden kann, ist eine Therapie mit Vasopressoren, in der Regel mit Noradrenalin, indiziert.

Antibiotika

Einige Bergrettungsorganisationen haben Protokolle für den präklinischen Einsatz von Antibiotika in besonderen Situationen, insbesondere bei Verdacht auf eine Meningokokken-Meningitis (34.3). Obwohl der präklinische Einsatz von Ceftriaxon bei Verdacht auf Sepsis zur Ausnutzung der „golden hour" logisch erscheinen mag, konnte kein Nutzen nachgewiesen werden. [52]

34.6 Spezielle Situationen in der Bergrettung

34.6.1 Diarrhö

Durchfall ist definiert als der Abgang von mindestens drei oder mehr ungeformten Stühlen, ebenso von Stuhl mit verminderter Stuhlkonsistenz. Zu den Ursachen von Durchfall gehören Viren, Bakterien und Parasiten. Infektionen können durch die lebensmittelbedingte, wasserbedingte und fäkal-orale Verbreitung entstehen. Durchfall kann viele Aktivitäten beeinträchtigen. Die meisten Durchfallerkrankungen sind selbstlimitierend und führen selten zu schweren Notfällen, die den Einsatz eines Rettungsteams nötig machen. Starker, wässriger Durchfall kann zu Dehydrierung führen, insbesondere, wenn er mit Erbrechen einhergeht. Intravenöse Flüssigkeit kann notwendig sein, um das intravaskuläre Volumen wiederherzustellen. Die symptomatische Behandlung kann krampflösende Medikamente wie Loperamid umfassen. Antiemetische Medikamente können ebenfalls eingesetzt werden, wenn der Durchfall mit Erbrechen einhergeht. Rettungskräfte sollten sich stets vor Augen halten, dass einige Durchfallerkrankungen übertragbar sind, und deshalb auch nötige Vorsichtsmaßnahmen treffen (34.6.4).

34.6.2 Handinfektionen

Hände sind anfällig für Verletzungen. Scheinbar kleine Verletzungen können sich schnell infizieren. In der präklinischen Umgebung ist die Gefahr von Handinfektionen mit schnell auftretenden Schwellungen und Rötungen proximal der Verletzungsstelle groß und sollte nicht unterschätzt werden.

Antibiotika, sofern verfügbar, sind die Therapie der Wahl im präklinischen Bereich. Eine Ruhigstellung kann ebenso hilfreich sein. Der Patient sollte bei schweren Symptomen umgehend in eine geeignete medizinische Einrichtung transportiert werden.

34.6.3 Fieberkrämpfe bei Kindern

Fieberkrämpfe werden durch Fieber bei einem Säugling oder Kind im Alter zwischen sechs Monaten und fünf Jahren verursacht. Sie beunruhigen oft die Eltern, sind aber in der Regel harmlos. Einfache Fieberkrämpfe sind durch generalisierte Anfälle gekennzeichnet, die weniger als 10 min dauern und innerhalb von 24 Stunden nicht wieder auftreten, und das Kind normalisiert sich nach der postiktalen Phase vollständig. Wenn der Verdacht auf eine Infektion des zentralen Nervensystems besteht, sollte das Kind in eine geeignete Einrichtung transportiert werden. Ansonsten ist es so zu behandeln, als hätte es keinen Anfall gehabt. Rektales Diazepam ist die Behandlung der Wahl zur Beendigung länger andauernder oder wiederkehrender Fieberkrämpfe.

34.6.4 Übertragbare Krankheiten

Übertragbare Krankheiten sind Krankheiten, die entweder durch direkten Kontakt mit einer infizierten Person, durch Kontakt mit Körperflüssigkeiten, wie Erbrochenem oder Fäkalien übertragen werden können, ebenso durch Tröpfchenverbreitung oder Einatmen beim Niesen oder Husten des Patienten oder indirekt, z. B. durch tierische Vektoren. Bergretter sollten eine übertragbare Krankheit vermuten, wenn mehr als ein Betroffener ähnliche Anzeichen und Symptome aufweist, insbesondere bei Fieber. Besteht die Möglichkeit eines direkten Kontakts mit Körperflüssigkeiten, sollte eine persönliche Schutzausrüstung wie Handschuhe, Masken und Schutzkittel verwendet werden. Einem Patienten, der hustet, ist eine Maske aufzusetzen.

Prävention von übertragbaren Krankheiten

Bergretter sollten den ungeschützten Kontakt mit Patienten mit Infektionskrankheiten möglichst vermeiden. Handhygiene, allgemeine Vorsichtsmaßnahmen und persönliche Schutzausrüstung sind entscheidende Maßnahmen, um die Ansteckung mit oder die Verbreitung von übertragbaren Krankheiten zu vermeiden. Impfungen, einschließlich Tetanusprophylaxe und Grippeimpfung, sollten aktualisiert sein. Die Notwendigkeit anderer Impfungen hängt von der geografischen Lage ab. Ein altes Sprichwort ist immer noch wichtig: „Vorbeugen ist besser als heilen".

Fazit

Anaphylaxie

- Das frühzeitige Erkennen einer Anaphylaxie ist entscheidend. Eine Obstruktion der Atemwege, ein Kreislaufstillstand oder kardiovaskulärer Kollaps (anaphylaktischer Schock) sollten schnell erkannt und unverzüglich behandelt werden.
- Die frühzeitige intramuskuläre Verabreichung von Adrenalin ist entscheidend.

Neurologische Notfälle

- Bei einem neurologischen Notfall besteht die Hauptaufgabe des Notarztes darin, kritische Patienten zu erkennen, die schnell in das nächstgelegene geeignete neurologische Zentrum transportiert werden müssen.
- Eine Synkope kann ein Zeichen für einen kritischen Zustand sein.
- Anzeichen und Symptome, die auf einen lebensbedrohlichen Zustand bei Patienten mit Kopfschmerzen hinweisen, sind Fieber, Bewusstseinsverlust, Krampfanfälle, Petechien und Nackensteifigkeit.
- Ein Patient mit Fieber und verändertem Bewusstseinszustand hat bis zum Beweis des Gegenteils eine Meningokokken-Meningitis. Antibiotika sollten so schnell wie möglich verabreicht werden.
- Die meisten Krampfanfälle sind selbstbegrenzend. Sekundäre Verletzungen sollten verhindert werden. Erstmalige Anfälle sollten aufgearbeitet werden. Anfälle, die nicht spontan innerhalb von 2 min spontan aufhören, sind medikamentös zu behandeln, beginnend mit Benzodiazepinen.
- Es ist unmöglich, zwischen einem ischämischem und einem hämorrhagischen Schlaganfall klinisch zu unterscheiden. Schlaganfallpatienten sollten umgehend zur weiteren Abklärung einschließlich weiterer zerebraler Bildgebung, wie z. B. einer CT oder MRT, in ein Krankenhaus transportiert werden.

Respiratorische Notfälle

- Sauerstoff ist die erste Wahl bei den meisten respiratorischen Notfällen. Das allgemeine Ziel sollte die Aufrechterhaltung eines $SpO_2 > 90\,\%$ sein.
- Akute Exazerbationen von obstruktiven Erkrankungen (Asthma bronchiale oder COPD) sollten mit einem inhalativen kurzwirksamen Beta-2-Sympathomimetika

und einem systemischen Steroid behandelt werden. In schweren Fällen kann eine NIV oder Intubation erforderlich sein.

- POCUS ist ein vielversprechendes bildgebendes Verfahren, das bei der Diagnose von Pneumothorax, Lungenödem oder COPD hilfreich sein kann.
- NIV kann die Hypoxie bei einer COPD-Exazerbation und kardiogenen Lungenödemen erheblich verbessern.

Infektionskrankheiten

- Das frühzeitige Erkennen einer Sepsis ist entscheidend. Die Hypotonie, als spätes Zeichen bei schwerer Sepsis, kann auf einen septischen Schock hinweisen.
- In der außerklinischen Umgebung ist die Bewertung nach SIRS-Kriterien ein einfaches, nützliches Instrument, das den Bergrettungsteams bei der Früherkennung der Sepsis helfen kann.
- Die primäre präklinische Therapie bei SIRS, Sepsis oder septischem Schock ist die frühzeitige Verabreichung von intravenösen Kristalloiden. Wenn der mittlere arterielle Druck trotz Volumenersatz < 65 mmHg ist, sollten zusätzlich Vasopressoren verabreicht werden.
- Bei Verdacht auf Meningokokken-Meningitis sollte die präklinische Verabreichung von Antibiotika erwogen werden, insbesondere, wenn eine lange Transportzeit zu erwarten ist.
- Bergrettungsteams sollten sich der Risiken bei übertragbaren Krankheiten bewusst sein und Schutzmaßnahmen ergreifen, um eine Übertragung zu verhindern.

LITERATUR

1. Lieberman P, Camargo CA, Jr., Bohlke K, et al. Epidemiology of anaphylaxis: findings of the American College of Allergy, Asthma and Immunology Epidemiology of Anaphylaxis Working Group. Ann Allergy Asthma Immunol 2006, 97(5):596–602.
2. Ruiz Oropeza A, Mikkelsen S, Bindslev-Jensen C, Mortz CG. Pre-hospital treatment of bee and wasp induced anaphylactic reactions: a retrospective study. Scand J Trauma Resusc Emerg Med.2017;25(1):4.
3. Tanner J ET. Seasonal and Acute Allergic Reactions. In: Auerbach's Wilderness Medicine 7th edition. Volume 2, 7th edn. Edited by Auerbach PS CT, Harris NS: Elsevier; 2016. pp 1490–1501.
4. Forrester JA, Weiser TG, Forrester JD. An Update on Fatalities Due to Venomous and Nonvenomous Animals in the United States (2008–2015). Wilderness Environ Med. 2018;29(1):36–44.
5. Finkelman FD. Peanut allergy and anaphylaxis. Curr Opin Immunol. 2010;22(6):783–788.
6. Ollert M, Blank S. Anaphylaxis to insect venom allergens: role of molecular diagnostics. Curr Allergy Asthma Rep. 2015;15(5):26.
7. Simons FER. Anaphylaxis: recent advances in assessment and treatment. J Allergy Clin Immunol. 2009;124(4):625–636.
8. Sampson HA, Muñoz-Furlong A, Campbell RL, et al. Second symposium on the definition and management of anaphylaxis: summary report – Second National Institute of Allergy and Infectious Disease/Food Allergy and Anaphylaxis Network symposium. Ann Emer Med. 2006;117(2):391–397.
9. Puppala VK, Akkaya M, Dickinson O, Benditt DG. Risk Stratification of Patients Presenting with Transient Loss of Consciousness. Cardiol Clin. 2015;33(3):387–396.
10. Walsh K, Hoffmayer K, Hamdan MH: Syncope: diagnosis and management. Curr Probl Cardiol. 2015;40(2):51–86.
11. Berghold F, Brugger, H, Burtscher, M, et al. Alpin- und Höhenmedizin, vol. 1. Springer; 2015.
12. Rauch S, Schenk K, Rainer B, et al. [Emergency medicine at the limit: shock-, analgesic therapy and airway management in difficult terrain]. Anasthesiol Intensivmed Notfallmed Schmerzther. 2016;51(1):28–36. [Article in German].
13. Schankin CJ, Straube A, Bassetti CL, Fischer U. [Headache in the emergency department]. Der Nervenarzt. 2017;88(6):597–606. [Article in German].
14. Lee M, Ovbiagele B, Hong K-S, et al. Effect of Blood Pressure Lowering in Early Ischemic Stroke. Stroke. 2015;46(7):1883.
15. Sullivan FM, Swan IR, Donnan PT, et al. Early treatment with prednisolone or acyclovir in Bell's palsy. N Engl J Med. 2007;357(16):1598–1607.
16. Engström M, Berg T, Stjernquist-Desatnik A, et al. Prednisolone and valaciclovir in Bell's palsy: a randomised, double-blind, placebo-controlled, multicentre trial. Lancet Neurol. 2008;7(11):993–1000.
17. Gropen TI, Boehme A, Martin-Schild S, et al. Derivation and Validation of the Emergency Medical Stroke Assessment and Comparison of Large Vessel Occlusion Scales. J Stroke Cerebrovasc Dis. 2018;27(3):806–815.
18. Katz BS, McMullan JT, Sucharew H, et al. Design and validation of a prehospital scale to predict stroke severity: Cincinnati Prehospital Stroke Severity Scale. Stroke. 2015;46(6):1508–1512.
19. Zavanone C, Panebianco M, Yger M. Cerebral venous thrombosis at high altitude: a systematic review. Rev Neurol. 2017;173(4):189–193.
20. Bendz B, Rostrup M, Sevre K, et al. Association between acute hypobaric hypoxia and activation of coagulation in human beings. The Lancet. 2000;356(9242):1657–1658.
21. Kotwal J, Apte C, Kotwal A, et al. High altitude: a hypercoagulable state: results of a prospective cohort study. Thromb Res. 2007;120(3):391–397.
22. Padua L, Coraci D, Erra C, et al. Carpal tunnel syndrome: clinical features, diagnosis, and management. Lancet Neurol. 2016;15(12):1273–1284.
23. Langhelle A, Sunde K, Wik L, Steen PA. Airway pressure with chest compressions versus Heimlich manoeuvre in recently dead adults with complete airway obstruction. Resuscitation. 2000;44(2):105–108.
24. Jaspar N, Bracamonte M, Sergysels R. Severe peripheral airway obstruction after inhalation burn. Intensive Care Med 1982, 8(2):105–106.
25. Matthews R. Difficult airway management following severe gasoline burn injury. AANA J. 2012;80(6):418; author reply 418.
26. Lumry WR. Hereditary angioedema: a case of near fatal laryngeal swelling in a 41-year-old woman. Allergy Asthma Proc. 2011;32 (Suppl 1):13–15.

27. Venus B, Matsuda T, Copiozo JB, Mathru M. Prophylactic intubation and continuous positive airway pressure in the management of inhalation injury in burn victims. Crit Care Med. 1981;9(7):519–523.
28. Rijssenbeek-Nouwens LH, Fieten KB, Bron AO, et al. High altitude treatment in atopic and nonatopic patients with severe asthma. Eur Respir J. 2012;40(6):1374–1380.
29. Vargas MH, Becerril-Angeles M, Medina-Reyes IS, et al. Altitude above 1500 m is a major determinant of asthma incidence. An ecological study. Respir Med. 2018;135:1–7.
30. O'Driscoll BR, Howard LS, Earis J, Mak V; British Thoracic Society Emergency Oxygen Group; BTS Emergency Oxygen Guideline Development Group. Guideline for oxygen use in adults in healthcare and emergency settings. Thorax. 2017;72(Suppl 1):ii1-ii90.
31. Global Initiative for Chronic Obstructive Lung Disease (GOLD). Global Strategy for the Diagnosis, Management and Prevention of Chronic Obstructive Pulmonary Disease: 2023 report. Unter: https://goldcopd.org/2023-gold-report-2/ (letzter Zugriff: 21.05.2023).
32. Yancy CW, Jessup M, Bozkurt B, et al. 2017 ACC/AHA/HFSA focused update of the 2013 ACCF/AHA guideline for the management of heart failure: a report of the American College of Cardiology/American Heart Association Task Force on Clinical Practice Guidelines and the Heart Failure Society of America. J Am Coll Cardiol. 2017;70(6):776–803.
33. Shlim DR, Papenfus K. Pulmonary embolism presenting as high altitude pulmonary edema. Wilderness Environ Med. 1995;6(2):220–224.
34. Khan DA, Hashim R, Mirza TM, Rahman MM. Differentiation of pulmonary embolism from high altitude pulmonary edema. J Coll Physicians Surg Pak. 2003;13(5):267–270.
35. Eadie L, Mulhern J, Regan L, et al. Remotely supported prehospital ultrasound: A feasibility study of real-time image transmission and expert guidance to aid diagnosis in remote and rural communities. J Telemed Telecare. 2018;24(9):616–622.
36. Strnad M, Prosen G, Borovnik Lesjak V. Bedside lung ultrasound for monitoring the effectiveness of prehospital treatment with continuous positive airway pressure in acute decompensated heart failure. Eur J Emerg Med. 2016;23(1):50–55.
37. Lyon M, Walton P, Bhalla V, Shiver SA. Ultrasound detection of the sliding lung sign by prehospital critical care providers. Am J Emerg Med. 2012;30(3):485–488.
38. Rempell JS, Noble VE. Using lung ultrasound to differentiate patients in acute dyspnea in the prehospital emergency setting. Crit Care. 2011;15(3):161.
39. Zechner PM, Aichinger G, Rigaud M, et al. Prehospital lung ultrasound in the distinction between pulmonary edema and exacerbation of chronic obstructive pulmonary disease. Am J Emerg Med. 2010;28(3):389.e1–2.
40. Simpson PM, Bendall JC. Prehospital non-invasive ventilation for acute cardiogenic pulmonary oedema: an evidence-based review. Emerg Med J. 2011;28(7):609–612.
41. Weitz G, Struck J, Zonak A, et al. Prehospital noninvasive pressure support ventilation for acute cardiogenic pulmonary edema. Eur J Emerg Med. 2007;14(5):276–279.
42. Schmidbauer W, Ahlers O, Spies C, et al. Early prehospital use of non-invasive ventilation improves acute respiratory failure in acute exacerbation of chronic obstructive pulmonary disease. Emerg Med J. 2011;28(7):626–627.
43. Ericsson CD, Steffen R, Basnyat B, et al. Infections at high altitude. Clin Infect Dis. 2001;33(11):1887–1891.
44. Murdoch DR. Symptoms of infection and altitude illness among hikers in the Mount Everest region of Nepal. Aviat Space Environ Med. 1995;66(2):148–151.
45. Winters BD, Eberlein M, Leung J, et al. Long-term mortality and quality of life in sepsis: a systematic review. Crit Care Med. 2010;38(5):1276–1283.
46. Bone RC, Balk RA, Cerra FB, et al. Definitions for sepsis and organ failure and guidelines for the use of innovative therapies in sepsis. The ACCP/SCCM Consensus Conference Committee. American College of Chest Physicians/Society of Critical Care Medicine. Chest. 1992;101(6):1644–1655.
47. Lane D, Ichelson RI, Drennan IR, Scales DC. Prehospital management and identification of sepsis by emergency medical services: a systematic review. Emerg Med J. 2016;33(6):408–413.
48. Vincent J-L, Moreno R, Takala J, et al. The SOFA (Sepsis-related Organ Failure Assessment) score to describe organ dysfunction/failure. Intensive Care Med. 1996;22(7):707–710.
49. Polito CC, Isakov A, Yancey AH, 2nd, et al. Prehospital recognition of severe sepsis: development and validation of a novel EMS screening tool. Am J Emerg Med. 2015;33(9):1119–1125.
50. Singer M, Deutschman CS, Seymour CW, et al. The Third International Consensus Definitions for Sepsis and Septic Shock (Sepsis-3). JAMA. 2016;315(8):801–810.
51. Boland LL, Hokanson JS, Fernstrom KM, et al. Prehospital Lactate Measurement by Emergency Medical Services in Patients Meeting Sepsis Criteria. West J Emerg Med. 2016;17(5):648–655.
52. Alam N, Oskam E, Stassen PM, et al. Prehospital antibiotics in the ambulance for sepsis: a multicentre, open label, randomised trial. Lancet Respir Med. 2018;6(1):40–50.

KAPITEL

35

Elisabeth Gruber, Mathieu Pasquier, Bruce Brink, Maria Antonia Nerin

Schmerztherapie

Zusammenfassung

Die Beurteilung und Behandlung von Schmerzen gehören zur Erstversorgung jedes Unfallopfers. Für das Schmerzmanagement in schwierigem Gelände sollte ein schrittweiser Ansatz verfolgt werden, beginnend mit der Schmerzerfassung und nichtpharmakologischen Basismaßnahmen, wie z. B. dem empathischen Umgang mit dem Patienten und der Basisversorgung nach dem sog. RICE-Schema (*Rest, Ice, Compression and Elevation* = Immobilisation, Kühlung, Kompression, Hochlagerung). Abschließend erfolgt die nach Wirkstärke ansteigende medikamentöse Therapie unter Berücksichtigung der möglichen Nebenwirkungen. Ausbildungsgrad und Fachkompetenzen der Retter müssen bei der Erstellung von Algorithmen für die Schmerzbehandlung berücksichtigt werden.

35.1 Hintergrund

In mountain rescue operations with injury and illness, at least partial relief of pain is usually possible. Pain relief should be accepted as a fundamental right of victims. This act of human kindness should be offered where safe to do so and where clinically and logistically possible. Sean Crickmer, MD Graduate of the first Canadian DiMM course, mentor, pioneer in Mountain Medicine .

Sean Crickmer, MD Absolvent des ersten kanadischen DiMM-Kurses, Mentor, Pionier der Alpinmedizin

Schmerz ist einer der häufigsten Gründe für die Inanspruchnahme des medizinischen Notdienstes. [1] Bis zu 86 % dieser Patienten haben Schmerzen aufgrund eines Traumas. [2] Im Gebirge sind Indikationen zur Schmerztherapie häufig Verletzungen, wie Zerrungen oder Verstauchungen, Luxationen und Knochenbrüche, schmerzhafte Zustände durch Verbrennungen, Bisse und Erfrierungen [3], aber auch weniger häufige Ursachen für Schmerzen wie akute Rückenschmerzen, Nierenkoliken oder akute Migräne. Zur Behandlung jedes Patienten sollte eine strukturierte Schmerzerfassung (Erhebung von Schmerzen) und Schmerztherapie gehören. [4] Eine effiziente Schmerzbehandlung verringert das Unbehagen und reduziert die physiologische Stressreaktion, die zu Tachykardie und Hypertonie führen kann. Eine Schmerzlinderung kann die Atemfunktion und die Sauerstoffversorgung bei Patienten mit Thoraxtrauma und Rippenfrakturen verbessern.

Es gibt Belege dafür, dass eine präklinische Schmerzbehandlung das Outcome des Verletzten verbessern kann. [4] Bei Notfällen in den Bergen ist eine angemessene Schmerzlinderung von entscheidender Bedeutung, um schwierige Bergungen zu erleichtern, ebenso bei langen Transportzeiten. [3] Werden Schmerzen nicht behandelt, kann dies hingegen die Entwicklung einer posttraumatischen Belastungsstörung (PTBS) und die Entstehung chronischer Schmerzen begünstigen. [5,6]

MERKE

Die präklinische Schmerzbehandlung kann das Patientenoutcome positiv beeinflussen. Unbehandelte Schmerzen begünstigen das Auftreten einer posttraumatischen Belastungsstörung (PTBS) und können in chronische Schmerzen übergehen.

Schmerzen werden häufig unzureichend behandelt (Oligoanalgesie). [6,7] Es gibt zahlreiche Faktoren für eine unbefriedigende Schmerztherapie: Geschlecht und Alter, Schwierigkeiten bei der Beurteilung der Vigilanz durch Schädeltrauma oder Intoxikationen, unzureichende Schmerzerfassung, falsche Anwendung einer Schmerzgraduierung (Skala), fehlende Ausbildung und Kenntnis über pharmakologische Eigenschaften einzelner Schmerzmedikamente, inadäquate Dosierung, eingeschränkter Zugang zu Schmerzmitteln, Einschränkungen für die Anlage eines intravenösen (IV) Zuganges, sowie die Angst vor unerwünschten Arzneimittelreaktionen wie Atemdepression, Übelkeit, Erbrechen und Aspiration oder Kreislaufinstabilität. [3, 6, 8] Wichtige pharmakologische Eigenschaften verschiedener Schmerzmedikamente und empfohlene Dosierungen sind in ➤ Tab. 35.1 und ➤ Tab. 35.2 angegeben.

Die numerische Bewertungsskala („Numeric Rating Scale“ NRS 0–10) ist ein einfaches, validiertes Instrument zur Einteilung bzw. Quantifizierung von Schmerzen und zur Steuerung der Behandlung [9]. Im Gegensatz zu visuellen Hilfsmitteln und Skalen, die häufig in exponiertem Gelände nicht verfügbar und praktikabel sind, erfordert die NRS nur

Tab. 35.1 Pharmakologische Eigenschaften und Dosierungen von Analgetika

	Morphin	Fentanyl	Ketamin	Ibuprofen
Metabolismus, Ausscheidung				
Metabolismus	Leber	Leber	Leber	Leber
Ausscheidung	Niere	Niere	Niere	Niere
Verabreichung				
I. v., i. m., i. o.	+	+	+	+
Oral/rektal	+/+	-/-	+/+	+/+
Intranasal	(+)	+	+	–
SL/TB	-	+	(+)[a]	–
Inhalation	-	-	-	–
Wirkungseintritt				
I. v., i. o.	5–10 min	1–5 min	1 min	30–60 min
I. m.	5–10 min.	–	10–15 min	
Oral/rektal	30 min	–	30 min	30–60 min
Intranasal	–	5–10 min	10 min	
SL/TB	–	5–15 min	–	–
Inhalativ	–	–	–	–
Wirkungsdauer	2–4 h	30–60 min	15–30 min	6–8 h
Dosierung bei Erwachsenen				
Start				
I. v., i. m., i. o.	0,05–0,1 mg/kg	1–3 µg/kg	0,1–0,6 mg/kg	400–800 mg
Oral/rektal	10–30 mg	–	–	400–800 mg
Intranasal	–	1–3 µg/kg	0,5–1 mg/kg	–
Sublingual/trans-bukkal	–	–	–	–
Inhalativ	–	100 µg	25 mg [a]	–
Repetition				
I. v., i. m., i. o.	0,05 mg/kg[b]	0,5 µg/kg[b]	0,1–06 mg/kg[b]	
Oral/rektal	10–30 mg alle 4 h	–	–	400–800 mg alle 6 h
Intranasal	–	1–3 µg/kg[b]	0,5–1 mg/kg	–
SL/TB	–	100 µg innerhalb 30 min	–	–
Inhalativ	–	–	–	–
Dosierungen bei Kindern				
Start				
I. v., i. o.	0,1–0,2 mg/kg	1–5 µg/kg	1–2 mg/kg	–
I. m.	–	–	4–5 mg/kg	–
Oral/rektal	0,2–0,5 mg/kg		Oral: 5–(10) mg/kg Rektal: 1,5–3 mg/kg	5–10 mg/kg
Intranasal	–	1–3 µg/kg	3–6 mg/kg	–
SL/TB	–	10–15 µg/kg	–	–
Inhalativ	–	–	–	–
Repetition				
I. v., i. m., i. o.	0,05 mg/kg[b]	1 µg/kg[b]	I.v.0,5–1 mg/kg[b]	
Oral/rektal	0,2–0,5 mg/kg alle 4 h	–	–	5–10 mg/kg alle 6–8 h
Intranasal		1–3 µg/kg[2]		

Tab. 35.1 Pharmakologische Eigenschaften und Dosierungen von Analgetika *(Forts.)*

	Morphin	Fentanyl	Ketamin	Ibuprofen
Maximale Dosis	Kinder: 20 mg/Verabreichung	Kinder: 50 µg/Verabreichung	Kinder: • I.v.: 2 mg/kg/ • I.m.: 6 mg/kg/	• I.v.: 3.000 mg/d • Oral: 1.800 mg/d • Kinder: 40 mg/kg/d
Weitere Maßnahmen	• Überwachung Patienten • Titration bis zur Schmerzfreiheit • Antidote: Naloxon • Aktiver Metabolismus • Reduktion der Dosis bei Niereninsuffizienz	• Überwachung der Patienten • Titration bis zur Schmerzfreiheit • Antidote: Naloxon • SL/TB im „Off-label use" • Repetition einmalig alle 4 Stunden	• Überwachung der Patienten • Halbe Dosis, wenn Ketamin S mit Midazolam verwendet wird • Intranasale Gabe mit hohem Volumen bei Erwachsenen	

Befolgen Sie lokal gültige Vorgaben und Leitlinien. I. v.=Intravenös, i. o.=Intraossär, i. m.= intramuskulär, SL/TB = sublingual/transbukkal, [a] In Europa nicht verfügbar, [b] Titration mit Dosis alle 5–10 min bis Analgesie eintritt

Tab. 35.2 Pharmakologische Eigenschaften und Dosierungen von Analgetika

	Ketorolac	Metamizol	Paracetamol	Methoxyfluran	Lachgas/Sauerstoff (50 %/50 %)
Metabolismus	Leber	Leber	Leber	Leber (75 %)	
Ausscheidung	Niere	Niere	Niere	Lunge (25 %) Niere	Lunge
Verabreichung					
I.v., i.m., i.o.	+	+	+	-	-
Oral/rektal	+/-	+/+	+/+	-	-
Intranasal	(+)[a]	-	-	-	-
SL/TB	-	-	-	-	-
Inhalativ	-	-	-	+	+
Wirkungseintritt					
I.v., i.o.	30 min	5–15 min	5–10 min	–	–
I.m.	–	15–30 min	–	–	–
Oral/rektal	30–60 min	–	60 min	–	–
Intranasal	–	–	–	–	–
SL/TB	–	–	–	–	–
Inhalativ	–	–	–	1–3 min	–
Wirkungsdauer	6–8 h	4–6 h	6–8 h	25–30 min	2–5 min
Dosierung bei Erwachsenen					
Start					
I. v., i. m., i. o.	15–30 mg	1.000 mg	15 mg/kg	–	–
Oral/rektal	10 mg	500–1.000 mg	500–1.000 mg	–	–
Intranasal	–	–	–	–	–
SL/TB	–	–	–	–	–
Inhalativ	–	–	–	3 ml	–
Repetition					
I.v., i. m., i. o.	15–30 mg alle 8 h	1.000 mg alle 6–8 h		15 mg/kg alle 6 h	–
Oral/rektal	10 mg alle 8 h	500–1.000 mg alle 6–8h		325–1.000 mg alle 6 h	–
I.n.	–	–	–	–	–
S.l./t.b.	–	–	–	–	–
Inhalativ	–	–	–	3 ml	–

Tab. 35.2 Pharmakologische Eigenschaften und Dosierungen von Analgetika *(Forts.)*

	Ketorolac	Metamizol	Paracetamol	Methoxyfluran	Lachgas/Sauerstoff (50 %/50 %)
Dosierungen bei Kindern					
Start					
I.v., i.o.	0,5 mg/kg	15–20 mg/kg	15 mg/kg	–	–
I.m.	–	–	–	–	–
Oral/rektal	10 mg	15–20 mg/kg	20 mg/kg	–	–
I.n.	–	–	–	–	–
S.l./t.b.	–	–	–	–	–
Inhalativ	–	–	–	–	Alter=Liter/min
Repetition					
I.v., i.m., i.o.	0,5 mg/kg alle 6–8 h	15–20 mg/kg alle 6–8 h	15 mg/kg alle 6–8 h	–	–
Oral/rektal	10 mg/kg alle 6–8 h	20–40 mg/kg alle 6–8 h	20 mg/kg alle 6–8 h	–	–
I.n.	–	–	–	–	–
Maximale Dosis	I.v. 90 mg/d für 2 d Oral: 40 mg/d Kinder: • IV 60 mg/d für 2 d • Oral 40 mg/d	Erwachsene:4.000 mg/d	Erwachsene: 4 g/d Kinder: • I.V.: max. 60 mg/kg/Tag • Oral/Rektal: max. 90 mg/kg/d	6 ml/d	–
Weitere Maßnahmen	Kontraindikationen: Herzinsuffizienz, Schlaganfall, PAVK Kinder: • I.v. > 6 Mon., max 30 mg/Gabe • Oral> 16 Jahre	Agranulozytose	Kontraindikationen: Leberinsuffizienz, Alkoholismus Antidot: N-Acetylcystein	Kontraindikationen: Leber- und Nieren-insuffizienz	Kontraindikationen: Tauchunfälle, Pneumothorax, Pneumenzephalon, mangelnder Druckausgleich im Mittelohr, Ileus, niedrige Umgebungstemperaturn

Befolgen Sie lokal gültige Vorgaben und Leitlinien. i.v. = Intravenös, i.o.=I ntraossär, i.n. = Intranasal, s.l./t+.b = sublingual/transbukkal

eine verbale Bewertung auf einer Skala von 0 bis 10: 0 kein Schmerz; 1–3 milder Schmerz; 4–7 moderater Schmerz; 8–10 starker Schmerz.

TIPPS

„Wie stark ist Ihr Schmerz aktuell von 0 bis 10, wenn 0 keinem Schmerz und 10 dem stärksten vorstellbaren Schmerzerlebnis entspricht?"

Für das Schmerzmanagement wird ein stufenweises Vorgehen empfohlen. Am Beginn der Behandlung steht die Schmerzerfassung (NRS), gefolgt von nichtpharmakologischen Basismaßnahmen mit geringen Nebenwirkungen. Die medikamentöse Schmerztherapie beginnt mit milden Schmerzmitteln und schrittweiser Steigerung der Wirkstärke bis hin zur Verabreichung von systemischen Opioiden mit zunehmendem Risiko von Nebenwirkungen. Bei diesem Vorgehen müssen die Ausbildung und die Fachkompetenzen der Retter berücksichtigt werden und die Sicherheit der Verabreichung einer eskalierenden Schmerztherapie je nach Zustand des Patienten gewährleistet werden. [3]

35.2 Nichtpharmakologisches Schmerzmanagement

Zunächst werden nichtpharmakologische Therapiemöglichkeiten zur Schmerzbehandlung eingesetzt. Durch ein sicheres und empathisches Auftreten sowie durch Zuspruch der Helfer kann der Patient vom Schmerz abgelenkt werden, während Erstmaßnahmen wie die Immobilisierung der verletzen Extremität oder die Applikation von Kühlpacks erfolgen. [10] Diese nichtpharmakologischen Maßnahmen sind von großer Bedeutung, insbesondere unter extremen Umweltbedingungen.

35.2.1 Empathie

In Situationen, in denen Schmerzmittel nicht sofort verfügbar sind, ist Empathie besonders wichtig. Die Anwesenheit eines einfühlsamen Helfers hilft dem ängstlichen Verunglückten, die Schmerzen weniger wahrzunehmen und senkt die Herzfrequenz. [11] Da es weder Kontraindikationen gibt, noch Nebenwirkungen auftreten, sollte ein einfühlsamer und achtsamer Umgang mit dem Patienten immer Teil der Behandlung eines Unfallopfers sein und seine Wirkung auf den Patienten nicht unterschätzt werden. [3]

Ablenkung

Schmerzwahrnehmung und Schmerzempfindung können sehr unterschiedlich sein. In Kampfsituationen oder unter ähnlichen Extremsituationen kann die Ablenkung so intensiv sein, dass die Patienten keine Schmerzen spüren. Ablenkung kann Ängste, aber auch die Schmerzwahrnehmung deutlich reduzieren. Selbst die erste einfache Kontaktaufnahme mit dem Verunglückten kann bereits eine wichtige Ablenkung darstellen. Den Patienten zu berühren, den Augenkontakt zu halten und grundlegende Fragen zu stellen, wie „Was kann ich tun, um Dir am besten zu helfen?", kann dem Betroffenen helfen, sich gedanklich vom Schmerz zu lösen.

Den Patienten in die Rettung selbst miteinzubeziehen, indem er notwendige Gegenstände festhält oder Notizen machen soll, kann auch von Schmerzen ablenken. Der Kontakt sollte über ein kontinuierliches Gespräch aufrechterhalten werden. Entspannungsmethoden, Hypnose, stressreduzierendes Atmen oder meditative Techniken können außerdem hilfreich sein. Der Retter kann auch vorschlagen, dass sich der Patient positive Gefühle, Erinnerungen und Orte vorstellt, um die Gedanken zu einer angenehmeren Situation zu leiten.

Vertrauen

Das Rettungspersonal sollte eine Atmosphäre der Ruhe, des Selbstvertrauens und der Professionalität ausstrahlen und auf den Patienten übertragen, um diesen aber auch das Rettungsteam zu beruhigen. Zweifel, Sorgen und Angst, die von anderen geäußert werden, können die Schmerzwahrnehmung des Betroffenen beeinflussen, da Menschen in Notfallsituationen sehr sensibel auf diese Signale reagieren. Bei der Kommunikation mit dem Verletzten sollten die Auswirkungen des Schmerzes niemals heruntergespielt oder bagatellisiert werden.

35.2.2 Basismaßnahmen

Bei Verletzungen des Bewegungsapparates ist die Immobilisation der Patienten eine wichtige Basismaßnahme. Diese sollte nach dem RICE-Schema (*Rest, Ice, Compression and Elevation* = Immobilisation [Ruhe], Kühlung, Kompression, Hochlagerung) erfolgen [3]. Dazu gehören der Schutz der verletzten Körperregion, Ruhe, Kühlung, Kompression und Hochlagerung. [3] Ziel dieser Maßnahmen ist es, die Ödembildung zu reduzieren, welche die Schmerzen verstärken und der Heilung abträglich sein kann.

Schutz und Abschirmung vor der Witterung sowie die Vermeidung weiterer Verletzungen sind für das Schmerzmanagement wichtig. Eine schnell improvisierte schützende Mikroumgebung wie ein Zelt oder ein Biwaksack vermittelt dem Opfer sofort ein Gefühl der Sicherheit. Außerdem sorgt dies für einen fast sofortigen und deutlichen Temperaturanstieg und ein höheres Maß an Komfort durch den Schutz vor der Witterung. Ein Schutzraum kann außerdem mehr Privatsphäre, weniger Lärm und ausreichend Licht für eine optimale Untersuchung bieten (➤ Abb. 35.1). Eine gründlichere körperliche Untersuchung ist in diesem Schutz besser möglich, und die manuelle Geschicklichkeit des Retters bleibt erhalten, sodass mit bloßen Fingern die Feinarbeit der körperlichen Untersuchung und der Versorgung des Opfers erfolgen kann, einschließlich der Ruhigstellung von Frakturen, der Reposition von Luxationen, der Anlage eines Venenzugangs, dem Durchführen regionaler Nervenblockaden oder der Vorbereitung von Medikamenten.

RICE-Schema

- REST (Immobilisation): Ruhigstellung der verletzten Extremität, es sollte jedoch, wenn möglich, ein aktiver Patiententransport möglich sein.
- ICE (Kälte): Um Schmerzen und Ödeme zu reduzieren, können Kälteanwendungen, wie Eis, Eispackungen oder kaltes Wasser angewendet werden. [12] Damit Erfrierungen und Unterkühlungen vermieden werden, sollten diese in 10-min-Intervallen zur Anwendung kommen. [13]

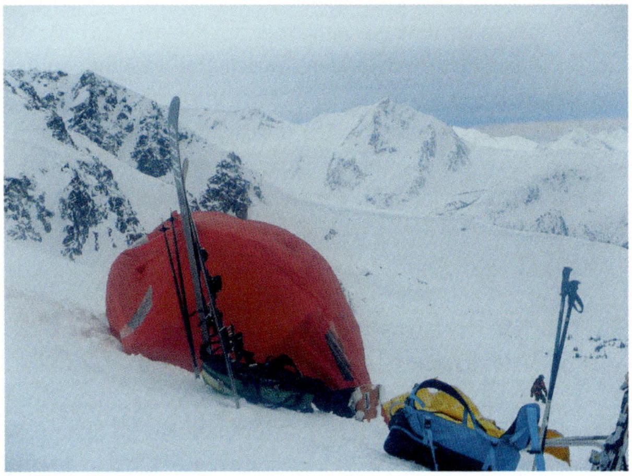

Abb. 35.1 Schutzzelt.

- Compression (Kompression): Durch elastische Bandagen können Ödeme und Schwellungen reduziert werden, ohne dass die Durchblutung beeinträchtigt wird.
- Elevation (erhöhte Lagerung): Die Lagerung der betroffenen Köperstelle über dem Herzniveau erhöht den venösen Rückfluss und reduziert Schwellungen und Schmerzen.

Immobilisation

Die Ruhigstellung (Immobilisation) von Frakturen dient dazu, sekundäre Verletzungen des Gewebes, der Nerven und der Blutgefäße zu verhindern, aber auch Blutungen zu verringern und Schmerzen zu behandeln. Der Erfolg dieser Maßnahme zeigt sich an den Rückmeldungen des Patienten, sofern dieser wach und ansprechbar ist. Besonders wichtig ist es, die Durchblutung der immobilisierten Extremität distal der Schienung zu überprüfen, um eine adäquate Blutversorgung sicherzustellen. Dies gilt insbesondere bei Kälte und Einsätzen in großer Höhe, aber auch, um ggf. die Position der Extremität zu korrigieren, um die bestmögliche Durchblutung zu gewährleisten.

Achsengerechtes Ausrichten von Frakturen der Extremitäten

Gebrochene Gliedmaßen sollten möglichst so gelagert werden, wie es der anatomischen Position entspricht und am wenigsten schmerzhaft für den Verunglückten ist. Wird mit der Reposition begonnen, muss diese auch zu Ende geführt werden. Dazu gehört auch das Ausziehen der Schuhe bei Verletzungen der unteren Extremitäten. Nach der Reposition eines Knochenbruchs, ohne Gelenkbeteiligung kann ein gewisses Maß an Traktion Blutungen und Schmerzen verringern. Die Durchblutung der Extremität sollte regelmäßig überprüft werden.

Reposition dislozierter Frakturen

Die adäquate Reposition einer dislozierten Fraktur kann eine deutliche Schmerzlinderung hervorrufen und die Komplexität des gesamten Rettungseinsatzes reduzieren. [14] Da die Gefahr einer neurovaskulären Verletzung besteht, sollten Gelenkrepositionsversuche (mit Ausnahme der Hüfte) vor Ort nur von erfahrenen Ärzten durchgeführt werden. Es ist wichtig, die neurovaskuläre Untersuchung der Extremität vor und nach der Reposition zu dokumentieren. (➤ Kap.15 *Frakturen, Verrenkungen und Wirbelsäulenverletzungen*).

35.2.3 Medikamentöse Behandlung: Verabreichungsformen

Das ideale Analgetikum für die Alpinmedizin ist „kompakt und leicht, lange haltbar, nicht sedierend, hat ein breites Anwendungsspektrum, es ist biochemisch inert und stabil gegenüber Temperatur- oder Wetterextremen, verfügt über mehrere verschiedene Verabreichungswege und hat nur minimale Nebenwirkungen". [3]

Orale Verabreichungen

Orale Medikamente in Form von Tabletten, Granulat oder Tropfen sind einfach zu verabreichen, nichtinvasiv und werden von den Patienten gut akzeptiert. Sie sind im Allgemeinen klein, leicht und einfach zu transportieren. Bei leichten bis mäßigen Schmerzen sind orale Verabreichungsformen weit verbreitet und bieten eine gute Schmerzlinderung. Eine Einschränkung besteht darin, dass sich die Bioverfügbarkeit nur schwer vorhersagen lässt, was teilweise auf den hepatischen First-Pass-Effekt zurückzuführen ist. Zudem ist auch die Absorption variabel und von mehreren Faktoren abhängig, wie z.B. von der Verabreichungsform des Arzneimittels, aber auch von der Geschwindigkeit der Magenentleerung. Ein weiteres wichtiges Merkmal ist die Zeit bis zum Einsetzen der Wirkung, die in der Regel 15–20 min beträgt. Bei akuten Schmerzen sollten Medikamente mit sofortigem Wirkungseintritt bevorzugt werden. Einige Arzneimittel haben eine kontrollierte Wirkdauer von mehreren Stunden. [15]

Intravenöse Verabreichung

Die Vorteile einer intravenösen Gabe (i. v.) von Medikamenten sind der schnelle Wirkungseintritt, eine hohe Bioverfügbarkeit und die einfache Verabreichung, sobald ein intravenöser Zugang angelegt ist. In extremen Situationen im Gebirge kann es jedoch auch unmöglich sein, solch einen Zugang zu legen. Gründe dafür können sein: ungünstige Position, Zeitmangel, Alter des Patienten, Körperbau, Hydratationsstatus, Kleidungsschichten, niedrige Hauttemperatur, Unterkühlung oder Probleme mit der Ausrüstung. Muss ein intravenöser Zugang aus anderen medizinischen Gründen gelegt werden, sollte dieser auch zur Behandlung von Schmerzen benutzt werden. Wenn jedoch die Schmerzbehandlung die einzige Indikation für die Anlage eines intravenösen Zugangs darstellt, können auch alternative Methoden der Verabreichung gewählt werden, ohne dass die Wirkung beeinträchtigt ist.[16]

MERKE
Intravenöse Zugänge ausschließlich zum Zweck der Schmerztherapie sind nicht immer indiziert.

Intramuskuläre Verabreichung

Der intramuskuläre Zugang (i. m.) ist oft eine Option, wenn ein intravenöser Zugang oder alternative Verabreichungsformen nicht genutzt werden können. [3] Ein Nachteil ist die Schwierigkeit, die Absorption des Medikaments, die von Schwankungen der Durchblutung der Muskeln abhängt. Eine erfolgreiche intramuskuläre Verabreichung setzt voraus, dass das Medikament in den Muskel und nicht in das subkutane Gewebe appliziert wird, was eine ausreichend lange Nadel erforderlich macht. Dies ist besonders wichtig bei adipösen Patienten. [17]

Subkutane Verabreichung

Viele Medikamente können auch subkutan (s. c.) verabreicht werden, wenn kein intravenöser Zugang oder andere Verabreichungswege verfügbar sind. Die subkutane Verabreichung von Morphin ist bei postoperativen Eingriffen ebenso wirksam, wie eine intramuskuläre Applikation. In einer rauen und kalten Umgebung, in der die Hautperfusion bei Patienten aufgrund von Hypovolämie, Hypothermie oder Schock vermindert ist, kann es sein, dass das Medikament unzureichend aufgenommen wird. Dadurch ist es möglich, dass die Analgesie nur langsam einsetzt oder eine späte Absorption des Medikaments aus dem Hautdepot erfolgt, wenn sich die Durchblutung normalisiert. [15]

Intraossäre Verabreichung

Der intraossäre (i. o.) Zugang bietet eine Alternative zum intravenösen Zugang. Er ermöglicht eine ebenso schnelle und sichere Verabreichung von Medikamenten bei einem ähnlichen Wirkeintritt. Mögliche Punktionsstellen sind die proximale und distale Tibia, der distale Oberschenkelknochen und der proximale Oberarmknochen. Der i. o.-Zugang darf niemals in einen frakturierten Knochen angelegt werden. [18] Bei bewusstseinsklaren Patienten sollte die Lokalanästhesie der Haut und des Periosts durchgeführt werden. Um lokale Schmerzen bei der Volumengabe zu vermeiden, sollte Lidocain vor Beginn der Infusion in das Knochenmark injiziert werden. Die Extremität sollte freigelegt werden, was bei niedrigen Umgebungstemperaturen problematisch sein kann. Die sichere und stabile Fixierung der i.o.-Nadel ist manchmal schwierig, besonders während komplexer Rettungseinsätze. [18]

Transmukosale Applikationen

Intranasal

Die intranasale Verabreichung von Medikamenten ist einfach, schnell und nichtinvasiv. Es wird kein intravenöser Zugang benötigt und diese Applikation ist weniger unangenehm, wie eine intramuskuläre oder venöse Punktion. Auch Personen mit einer basalen notfallmedizinischen Ausbildung können sie durchführen. [17] Ein weiterer Vorteil ist, dass gastrointestinale und hepatische First-Pass-Effekte vermieden werden, was insbesondere bei Medikamenten mit geringer oraler Bioverfügbarkeit wie Fentanyl von Bedeutung ist.

Die Nasenschleimhaut ist reich an Blutgefäßen, hat einen hohen Blutfluss (höher als der Blutfluss von Gehirn, Muskel oder Leber) und eine hohe Permeabilität. All dies sind Schlüsselfaktoren für eine effektive Absorption von systemisch wirksamen Arzneimitteln. Eine Vasokonstriktion oder Vasodilatation hingegen beeinträchtigt die Arzneimittelabsorption. Dies kann z.B. bei einer allergischen Rhinitis von Bedeutung sein, die mit vasokonstringierenden Medikamenten behandelt wird. Der größte Teil der Absorption findet in der unteren Nasenmuschel statt (➤ Abb. 35.2). Nach der Diffusion durch die Schleimhaut gelangen Wirkstoffmoleküle über das venöse System ins Gehirn. Nur eine kleine Menge des Medikaments erreicht die Oberfläche der olfaktorischen Zone, wo die Riechfasern direkt mit dem Gehirn in Verbindung stehen. Dadurch haben die Medikamente unmittelbaren Zugang zum Liquor und zum Gehirn. Dieser noch nicht gut erforschte Weg ist langsam und steht im Widerspruch zu den rasch einsetzenden hohen Medikamentenspiegeln, die nach der intranasalen Verabreichung im Liquor und Gehirn nachweisbar sind. Voraussetzungen für ein ideales intranasal zu verabreichendes Medikament sind: niedriges Molekulargewicht (< 300 Dalton), ein geringes Volumen, um ein Abfließen in den Rachen zu vermeiden, idealerweise 100–150 µl und nicht mehr als 1 ml pro Nasenloch, eine niedrige Viskosität, eine hohe Lipophilie und eine elektrische Ladung von Null bei physiologischem pH-Wert. [19, 20]

Medikamente, die intranasal verabreicht werden können, sind Fentanyl, Sufentanil, Ketamin, Diamorphin, der Opioidantagonist Naloxon und das Benzodiazepin Midazolam. Midazolam ist auch bei Krampfanfällen indiziert. Morphin ist stark hydrophil und daher begrenzt für die nasale Absorption. Spezielle Rezepturen mit Chitosan sind notwendig, um die Adhärenz an der Schleimhaut zu erhöhen und die Bioverfügbarkeit in der Nase zu verbessern. [21]

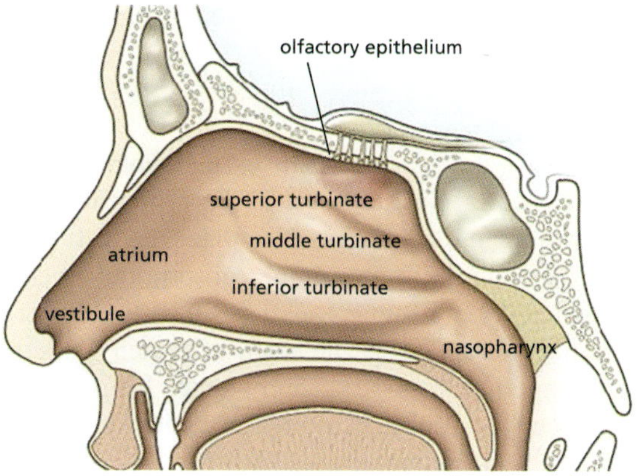

Abb. 35.2 Nasenhöhlen.

Applikation

Tropfen oder Spritzen können verwendet werden, um Medikamente direkt in die Nasenöffnung zu verabreichen. Dies setzt eine gute Compliance und eine angemessene Kopfposition des Patienten voraus. Diese Bedingungen können in einer Notfallsituation nicht immer gegeben oder erreichbar sein. Besser einsetzbar ist der nasale mukosale Medikamentenzerstäuber (*mucosal atomization device* MAD), bestehend aus einer Spritze und einem konischen Pfropfen (dem Zerstäuber), der weich und leicht in ein Nasenloch einzuführen ist. Der Zerstäuber wandelt die Flüssigkeit in einen feinen Nebel, der sich ausdehnt und die verfügbare Oberfläche bedeckt, wodurch der Flüssigkeitsabfluss in den Pharynx reduziert und eine schnelle Absorption ermöglicht wird. Es ist keine spezielle Kopfposition erforderlich. Der MAD kann auch für unkooperative oder krampfende Patienten eingesetzt werden. [20]

Arzneiformen

Einige derzeit verfügbare intravenös zu verabreichende Medikamente können für die intranasale Applikation in der Notfallschmerzbehandlung verwendet werden. Fentanyl-Nasensprays sind zur Behandlung von Tumorschmerzen verfügbar. Das nichtsteroidale entzündungshemmende Medikament Ketorolac ist in den Vereinigten Staaten als Nasenspray zur Migränebehandlung erhältlich.

MERKE

Medikamente, die wirksam intranasal verabreicht werden können, sind Fentanyl, Sufentanil, Ketamin, Diamorphin, Naloxon und Midazolam.

Praxistipp

Die Wirksamkeit der nasalen Applikation kann durch folgende Maßnahmen erhöht werden.

- Untersuchen Sie die Nase und saugen Sie Schleim oder Blut ab.
- Verwenden Sie eine hohe Arzneimittelkonzentration.
- Verwenden Sie ein geringes Volumen.
- Verdünnen Sie das Medikament nicht.
- Teilen Sie die Dosis zwischen beiden Nasenlöchern auf.

Sublingual/Bukkal

Einige Schmerzmittel sind auch für die sublinguale Verabreichung unter die Zunge (s. l.) oder für die bukkale Verabreichung in die Wangenschleimhaut (bukkal) verfügbar. Das physiologische Prinzip der Absorption ähnelt der intranasalen Verabreichung. Die Absorption direkt über die Mundschleimhaut ermöglicht einen schnellen Wirkungseintritt (innerhalb von 10–15 min) unter Umgehung des hepatischen First-Pass-Effekts. Etwa 20 % des Medikaments wird geschluckt und sorgt zusätzlich für eine anhaltende Schmerzlinderung. [16] Es gibt spezielle Formulierungen von Fentanyl (s. u.). In Australien ist sublinguales Ketamin in einer Dosis von 25 mg für mäßige bis starke Schmerzen einsetzbar. [22]

Transdermal

In der präklinischen Notfallmedizin gibt es nur wenig Indikationen für den Einsatz von transdermalen Systemen zur Schmerzbehandlung. Die Wirksamkeit transdermaler Formulierungen hängt erstens vom Eindringen durch die Hautbarriere und zweitens vom Erreichen des betroffenen Gewebes ab. [23] Transdermal verabreichte Medikamente können Salben, Gele oder Sprays sein. Dazu gehören nichtsteroidale entzündungshemmende Medikamente zur Behandlung von muskuloskelettalen Schmerzen wie Verstauchungen oder Zerrungen. Transdermale Opioidpflaster können zwar zu einer lang wirkenden systemischen Schmerzlinderung eingesetzt werden, sind allerdings aufgrund des sehr langsamen Wirkungseintritts (bis zu 12–24 h) nicht zur akuten Schmerztherapie geeignet. Für die Hautanästhesie stehen mehrere Zubereitungsformen zur Verfügung: Die eutektische Mischung aus Lokalanästhetika (EMLA), Lidocain 2,5 % und Prilocain 2,5 %, kann auf die intakte Haut für eine schmerzfreie Venenpunktion aufgetragen werden. 4-prozentiges Lidocain, 0,1-prozentiges Adrenalin und 0,5-prozentiges Tetracain (LAT)-Gel (LET in Ländern, die das Wort „Epinephrin" verwenden) können zur topischen Lokalanästhesie auf verletzte mit Nähten zu versorgender Haut aufgetragen werden. [24]

Inhalation

Inhalative Gase wie Methoxyfluran und Lachgas (N_2O) können verwendet werden, um leichte bis mittelschwere Schmerzen im präklinischen Setting zu behandeln. Inhalativ verabreichte Medikamente werden schnell über die Lunge in den Kreislauf aufgenommen, die Analgesie setzt rasch ein.

35.2.4 Medikamentöse Therapie: Arzneimittel

Nichtopioid-Analgetika

Nichtopioid-Analgetika, eine heterogene Gruppe von Medikamenten, die Paracetamol, Metamizol (Dipyron) und nichtsteroidale entzündungshemmende Medikamente (NSAR) umfasst, haben ein breites Wirkungsspektrum. Sie wirken schmerzlindernd sowohl als Monopräparat, aber auch in Kombination mit anderen Schmerzmitteln (multimodaler Therapieansatz). NSAR und Paracetamol sind leicht verfügbar und werden weltweit häufig verwendet. [25]

Nichtsteroidale Antirheumatika (NSAR)

Wirkung

Die NSAR umfassen nichtselektive Medikamente (Diclofenac, Ketorolac, Ibuprofen und Naproxen) und selektive COX-2-Inhibitoren (Coxibe). [15] Der Hauptwirkungsmechanismus ist die Hemmung der Enzyme COX-1 und COX-2, welche die Biosynthese von Prostanoiden (Prostacyclin, Thromboxan A2 und Prostaglandine) einschränken. Prostanoide sind für zahlreiche biologische Prozesse verantwortlich, einschließlich der Sensibilisierung von Nozizeptoren (Schmerzen), Entzündungsreaktionen, Fieber, Thrombozytenaggregation, Hämostase, Schutz der Magenschleimhaut, Verringerung der renalen Natriumausscheidung und Vasodilatation. COX-1 ist in allen Geweben vorhanden und hat Schutzfunktionen; COX-2 wird im vaskulären Endothel und in den Gelenken während Verletzungen und Entzündungen aktiviert. [25, 26] Die COX-2-Hemmung ist in erster Linie für die analgetische und entzündungshemmende Wirkung von NSAR verantwortlich. [26] NSAR können auf vielen Wegen verabreicht werden. In der Bergrettung ist die orale, intravenöse oder intramuskuläre Applikation üblich. [3]

Nebenwirkungen

Unerwünschte Wirkungen der NSAR stehen in engem Zusammenhang mit der Dosierung, der Dauer der Behandlung und der Darreichungsform. Medikamente mit sofortiger Wirkstofffreisetzung haben weniger Nebenwirkungen als solche mit verlängerter Wirkstofffreisetzung. [26]

Die COX-1-Hemmung wird unabhängig von der Art der Verabreichung mit gastrointestinaler Toxizität in Verbindung gebracht und verursacht Dyspepsie, Magengeschwüre und gastrointestinale Blutungen. Zudem wird die Thrombozytenaggregation reduziert und damit das Blutungsrisiko erhöht, insbesondere, wenn NSAR zusammen mit Medikamenten wie Acetylsalicylsäure oder Clopidogrel oder mit Antikoagulanzien angewendet werden. Zu den nachteiligen Auswirkungen auf die Nieren gehören ein verminderter renaler Blutfluss und eine reduzierte glomeruläre Filtrationsrate mit nachfolgender Ischämie und funktionellen Schäden, insbesondere bei hypovolämen Patienten. Andere Nebenwirkungen sind Natriumretention, Lungenödem und Bluthochdruck, die durch eine akute Nierenschädigung verursacht werden. Auch die kurzfristige Anwendung von NSAR kann zu einer akuten Dekompensation einer vorbestehenden Herzinsuffizienz führen. [25]

Die COX-2-Hemmung verursacht eine Inhibition der Vasodilatation und Thrombozytenaggregation, was zu einer Verschiebung der thrombotisch-antithrombotischen Homöostase in Richtung Thrombose führt, mit einem erhöhten Risiko für das Auftreten eines Herzinfarkts oder Schlaganfalls. [25, 26]

Häufige Nebenwirkungen von NSAR sind Kopfschmerzen, Schwindel, Schläfrigkeit und Tinnitus. Dermatologische Symptome wie Juckreiz und Urtikaria treten selten auf. Leberbedingte Nebenwirkungen kommen äußerst selten vor. [27]

Indikationen

Nichtopioid-Analgetika gehören zu den Medikamenten der ersten Wahl für die Behandlung akuter Schmerzen im präklinischen Umfeld. [3] Es sollten die niedrigste Dosierung und die kürzeste Anwendungsdauer gewählt werden, um Nebenwirkungen zu begrenzen. [1, 28] In Kombination mit Opioiden sind NSAR ein wichtiger Teil der multimodalen Schmerzbehandlung und können einen opioidsparenden Effekt haben. [1, 3, 28, 29] Intravenöse oder intramuskuläre Verabreichungsformen von Ketorolac oder Ketoprofen sind sinnvoll, wenn die orale Verabreichung nicht praktikabel ist, allerdings gibt es keinen Vorteil in der Schmerzreduktion durch invasivere Methoden. [3, 25] In einer Studie in einer Notaufnahme war die Schmerzlinderung durch oral verabreichtes Paracetamol (1.000 mg) in Kombination mit Ibuprofen (400 mg) einer Kombination aus oral verabreichten Opioiden und Paracetamol nicht unterlegen. [30] Die Kombination aus NSAR und Paracetamol bietet eine bessere Schmerzlinderung als die einzelnen Medikamente in Monotherapie. [3] Informationen zur Dosierung ➤ Tab. 35.1.

MERKE

Die intravenöse (i.v.) oder intramuskuläre (i.m.) Verabreichung von NSAR ist sinnvoll, wenn die orale Verabreichung nicht praktikabel ist, sie bietet keinen Vorteil bei der Schmerzreduktion im Vergleich zur oralen Anwendung.

Kontraindikationen und Warnhinweise

NSAR sollten bei älteren Menschen, ebenso bei Menschen, die früher auf NSAR oder Aspirin allergisch reagiert haben, während der Schwangerschaft und Stillzeit und bei Patienten mit Gerinnungsstörungen mit Vorsicht angewendet werden. Bei eingeschränkter Nierenfunktion sollte die niedrigste wirksame Dosierung verabreicht werden.

NSAR sind bei Patienten mit Herzinsuffizienz (New York Heart Association [NYHA] Klasse II-IV) und bei Patienten mit aktueller oder früherer Ulkuserkrankung (Magenulkus) kontraindiziert. Selektive COX-2-Inhibitoren dürfen bei Patienten mit ischämischer Herzkrankheit, zerebrovaskulären Erkrankungen und peripherer arterieller Verschlusskrankheit nicht angewendet werden. Eine vorsichtige Anwendung bei Patienten mit Bluthochdruck wird empfohlen. [27]

Paracetamol

Wirkung

Paracetamol wirkt analgetisch durch Mechanismen, die nicht vollständig geklärt sind. Es hat fiebersenkende, aber keine entzündungshemmenden Eigenschaften und es wirkt nicht auf die Blutplättchen. [31]

Die orale, rektale oder intravenöse Verabreichung von Paracetamol ist die Therapie der Wahl für leichte bis mittelschwere Schmerzen. Die intravenöse Verabreichung hat minimale Vorteile gegenüber anderen Applikationsformen. [28] Kombinationen mit NSAR oder Opioiden sind sinnvoll. [10] Zu ausführlicheren Informationen der Dosierung ➤ Tab. 35.1.

Kontraindikationen und Warnhinweise

Aufgrund der Möglichkeit einer Hepatotoxizität wird eine vorsichtige Anwendung, insbesondere bei höheren Dosen, bei Personen mit Lebererkrankungen oder übermäßigem Alkoholkonsum in der Anamnese empfohlen. Das Antidot bei Überdosierung ist N-Acetylcystein. [27]

MERKE
Die orale, rektale oder intravenöse Verabreichung von Paracetamol ist die Therapie der Wahl bei leichten und mittleren Schmerzen.

Opioide

Opioide sind die Medikamente der ersten Wahl bei starken Schmerzen. Sie sind präklinisch, in der Notaufnahme, postoperativ und zur Behandlung von Tumorschmerzen weit verbreitet. [1, 4, 25, 28] Rettungskräfte sollten auf die unerwünschten Arzneimittelwirkungen wie Sedierung oder Atemdepression vorbereitet sein; diese stellen eine Herausforderung für den Einsatz von Opioiden in schwer zugänglichem Gelände dar. [3, 28] Opioide sollten mit Vorsicht und unter kontinuierlicher Überwachung eingesetzt werden.

Wirkung

Opioidwirkungen werden über Opioidrezeptoren im zentralen und peripheren Nervensystem vermittelt. [32] Dabei wird die analgetische Potenz durch die Bindungsstärke des Arzneimittels an den Opioidrezeptoren bestimmt. Fentanyl ist ein stark wirksames Opioid, Morphin ist mittelstark, während Codein und Tramadol eine niedrige Potenz haben. [33] Es gibt jedoch große Unterschiede in der Wirksamkeit und Toxizität, die auf individuelle Unterschiede zurückzuführen sind. Durch die Titration von hochwirksamen Opioiden kann eine Analgesie für jeden Schmerzgrad erreicht werden. Dosierungsempfehlungen sind Richtwerte. Die Titration wird bis zum Erreichen einer zufriedenstellenden Schmerzlinderung empfohlen.

Sofort und kurz wirksame Opioide mit mittlerer oder hoher Wirkstärke in schnell einsetzender intravenöser, intraossärer, intranasaler und transmukosaler Formulierung sind ideal zur Behandlung schwerer, akuter Schmerzen. [25] Der Metabolismus von Opioiden erfolgt in der Leber über das Cytochrom-P450-System. Einige Opioide, wie Morphin, haben aktive Metaboliten. Die Ausscheidung der meisten Opioidmetaboliten erfolgt über die Nieren, wobei bei Niereninsuffizienz das Risiko einer Akkumulation besteht. [32, 33]

Opioide haben im Allgemeinen eine gute gastrointestinale Absorption nach oraler Verabreichung, aber einige Opioide, wie Fentanyl, unterliegen einem starken hepatischen First-Pass-Effekt, der die Bioverfügbarkeit reduziert und die Wirksamkeit der oralen Verabreichung verringert.

Indikationen

Mittel- oder hochwirksame Opioide sind zur Behandlung von schweren, akuten, traumatischen Schmerzzuständen indiziert. Es gibt keine eindeutigen Belege dafür, dass Morphin oder Fentanyl für die präklinische Anwendung vorzuziehen sind. Mehrere Studien haben keine signifikanten Unterschiede zwischen den beiden Medikamenten zur akuten Schmerzbehandlung in der präklinischen Anwendung oder in der Notaufnahme gezeigt, obwohl Fentanyl einen schnelleren Wirkungseintritt hat, und Morphin etwas mehr Übelkeit und Erbrechen verursacht. Fentanyl hat einige Eigenschaften, die aus Sicherheitsgründen vorteilhafter zu sein scheinen, wie z. B. ein Wirkeintritt von nur wenigen Minuten, eine Wirkdauer von < 1 Stunde und eine geringere Histaminfreisetzung, wodurch das Risiko einer Hypotonie verringert ist. [1, 34, 35] Darüber hinaus können die vielen verschiedenen Applikationsformen (u. v., i m. i n. s. l./TB) von Fentanyl in der alpinen Notfallmedizin von Vorteil sein.

MERKE
Fentanyl könnte im Vergleich zu Morphin vorteilhafter sein, da es einen kürzeren Wirkeintritt und eine kurze Wirkdauer hat und mit einer höheren kardiovaskulären Patientenstabilität einhergeht. Ein weiterer Vorteil ist, dass es in verschiedenen Applikationsformen verfügbar ist – intravenös (i.v.) intramuskulär (i.m.), intranasal (i.n.) und sublingual (s.l./t.b.).

Spezielle Opioide

Morphin

Morphin, ein mittelstarkes Opioid, ist die Referenz für alle anderen Opioide. Wenn Morphin in der empfohlenen Dosis (0,05–0,1 mg/kg) mit sorgfältiger Titration zur Schmerzlinderung eingesetzt wird, ist die Verwendung von Naloxon zur Antagonisierung bei Atemdepression selten erforderlich. Aufgrund der geringen Lipophilie braucht Morphin relativ lange, um hohe Plasmaspiegel im Gehirn zu erreichen. Dies führt zu einem langsamen Wirkungseintritt von bis zu 15 Minuten. [4] Zu detaillierteren Dosierungsinformationen ➤ Tab. 35.1.

Fentanyl

Fentanyl ist etwa 100-mal stärker als Morphin und neigt weniger dazu, Übelkeit oder Erbrechen zu verursachen. Es setzt kein Histamin frei und hat bei langsamer Verabreichung weniger Einfluss auf Herz, Kreislauf und Atmung. Aufgrund der kurzen Wirkdauer muss Fentanyl möglicherweise häufiger verabreicht werden als Morphin. In der Notaufnahme sorgen spezifische fentanylbasierte Titrationsprotokolle für eine verbesserte Schmerzlinderung ohne erhöhte Nebenwirkungen. [4, 36] Ausführlichere Informationen zur Dosierung finden Sie in Tab. 35.1

Transmukosales Fentanyl

Fentanyl wird am häufigsten intravenös verabreicht; insbesondere bei der Behandlung von Tumorschmerzen wird jedoch die sublinguale/transbukkale Verabreichung für den Durchbruchschmerz eingesetzt. Diese Applikationsformen wurden bei opioidtoleranten Patienten untersucht und für diese Indikation zugelassen. Eine Zulassung durch die Europäische Arzneimittelbehörde und die US-Food and Drug Administration für die Behandlung akuter Schmerzen bei opioidnaiven Patienten ist aufgrund des Risikos einer Atemdepression noch nicht verfügbar. [37]

Viele Eigenschaften machen diese Arzneimittelform jedoch attraktiv für den Einsatz in Notfallsituationen. Sie bieten eine effektive und schnelle Schmerzlinderung, sind einfach zu verabreichen, wiegen wenig und sind in kleinen Verpackungen erhältlich. Einige Leitlinien empfehlen die Verwendung dieser Medikamente für die alpine Notfallmedizin und in der Wildnis. [3] Ein Nachteil kann jedoch die Schwierigkeit sein, die Verpackung zu öffnen. Nichtärztliches Personal sollte dieses Medikament nur mit einer genauen Handlungsanweisung (SOP) nach einer spezifischen Schulung verwenden. [3]

Transmukosales Fentanyl ist in folgenden Applikationsformen erhältlich:

- Lutschtablette/Lolly (verfügbare Dosierungen: 200–1.600 µg) orales transmukosales Fentanylcitrat (OTFC): Dies ist eine Zubereitung aus Fentanyl, die in eine aromatisierte, feste Lutschtablette auf einem Stäbchen eingearbeitet wird. Der Lolly sollte zwischen Wange und Zahnfleisch gelegt und gelegentlich bewegt werden, um die Kontaktfläche des Arzneimittels mit der Schleimhaut zu ändern. Es sollte nicht gesaugt oder gekaut werden, da dies zu einer geringeren Bioverfügbarkeit und einer verminderten Wirksamkeit führt. [37] Studien im militärischen und präklinischen Umfeld haben die Wirksamkeit und Sicherheit von OTFC bei opioidnaiven Patienten gezeigt. [16, 37] Aufgrund der großen Bandbreite an Dosierungen kann keine klare Dosierungsempfehlung gegeben werden. Ein Vorteil für die Anwendung im Rahmen von Rettungseinsätzen ist die einfache Beendigung der Therapie, indem der Lolly aus dem Mund entfernt und die weitere Medikamentenabsorption sofort gestoppt wird. Dies ist besonders nützlich beim Auftreten von unerwünschten Wirkungen. [37, 38]
- Sublingual (verfügbare Dosierungen: 100–800 µg): Die Tablette wird unter die Zunge gelegt und innerhalb von 30 min durch die Mundschleimhaut aufgenommen. Sie sollte nicht geschluckt oder gekaut werden. Eine Schmerzlinderung ist innerhalb von 10 min zu erwarten.
- Bukkal (verfügbare Dosierungen: 100–800 µg): Die Tablette ist zwischen oberer Wange und Zahnfleisch zu legen und muss dort bleiben bzw. darf nicht geschluckt oder gekaut werden. Zur Auflösung wird eine spezielle galenische Technik verwendet, die den lokalen pH-Wert senkt und Fentanyl im Speichel löslicher macht. In einem zweiten Schritt wird CO_2 freigesetzt (Brauseeffekt), das den lokalen pH-Wert und damit den Anteil an nicht ionisiertem Fentanyl erhöht, das zusammen mit CO_2 wegen seiner höheren Permeabilität und Absorption durch die Schleimhaut besser resorbiert wird. [38]
- Bukkale Filmtablette (verfügbare Dosierung 200–1.200 µg): Diese orale transmukosale Form von Fentanyl wird auf die Wangenschleimhaut aufgetragen. Das wasserlösliche Plättchen besteht aus zwei Schichten: einer bioadhäsiven, die Fentanyl enthält, und einer inaktiven Schicht. Die bioadhäsive Schicht haftet an der Wangenschleimhaut und setzt das Medikament frei, während die inaktive Schicht den Verlust von Fentanyl in die Wangenhöhle verhindert, die Menge an geschlucktem Fentanyl reduziert und die Abgabe durch die Schleimhaut erleichtert. Die Filmtablette löst sich innerhalb von 15–30 min auf [37, 39]

Es gibt noch keine veröffentlichten Studien zur Wirksamkeit von sublingualen und transbukkalen Verabreichungen in der Notfallmedizin.

Naloxon

Naloxon ist ein Opioid-Antagonist. Es bindet an Opioidrezeptoren, hemmt die Bindung und die Wirkung von Opioiden. Naloxon hebt die Atemdepression und die Schmerzlinderung auf. Naloxon kann intravenös, intramuskulär, intraossär oder subkutan verabreicht werden. Aufgrund seiner sehr geringen Bioverfügbarkeit gibt es keine orale Applikation für Notfallsituationen. Naloxon hat einen schnellen Wirkungseintritt, aber eine kurze Halbwertszeit von 30 min. Die Verabreichung muss wiederholt werden, um das Risiko eines Rebounds der Opioidwirkung bei lang wirksamen Opioiden zu vermeiden. Bei Patienten mit einer chronischen Opioidtherapie oder Opioid-Missbrauch kann Naloxon schwere Entzugssymptome wie Unruhe, Hypertonie, Schwitzen, Herzrhythmusstörungen wie Sinustachykardie bis zum Kammerflimmern, sowie Lungenödem hervorrufen. Bei der Verabreichung von Naloxon sollten Pulsfrequenz und Blutdruck überwacht werden.

1. Anfangsdosis: 0,4–2 mg für i. v.- i. m.-, i. o.- oder s. c.-Verabreichung; 2 mg zur i. n.-Verabreichung.

2. Wiederholen Sie die Dosierung alle 2–3 min (5 min für IN) bis zum gewünschten Effekt; wiederholen Sie die effektive Dosis alle 20–60 Min. [40]

Unerwünschte Arzneimittelwirkungen

Die analgetische Reaktion auf Opioide variiert von Person zu Person. High Responder haben eine gute Reaktion, während Low Responder eine schlechte Schmerzlinderung erfahren und mit großer Wahrscheinlichkeit unabhängig von der Dosierung Nebenwirkungen, wie z.B. Atemdepressionen, entwickeln. Die Unterschiede sind wahrscheinlich auf genetische Polymorphismen (z.B. Cytochrom P450-System) oder Unterschiede in der Rezeptorkinetik oder Rezeptordichte in den Teilen des Gehirns zurückzuführen, die an der Schmerzfreisetzung oder der Atemfunktion beteiligt sind. Eine Eskalation der Opioid-Dosierung bei Low-Respondern kann gefährlich sein. Es sollten alternative Medikamente gewählt werden. [41]

Eine durch Opioide bedingte Atemdepression wird verursacht durch die Aktivierung von Opioidrezeptoren des Atemzentrums im Pons und in der Medulla oblongata. Dies ist abhängig von der Dosierung und dem Verabreichungsweg, dem Alter, dem Geschlecht und der Interaktion mit anderen Medikamenten. Das Risiko ist erhöht, wenn die Plasmaspiegel schnell ansteigen, die Konzentration des eingeatmeten Sauerstoffs hoch ist und die Nierenfunktion beeinträchtigt ist. [41, 42] Häufige Nebenwirkungen von mittel- bis hochwirksamen Opioiden sind Vasodilatation und Hypotonie. Eine Hypotonie ist besonders wahrscheinlich bei einem hypovolämen Patienten.

Der Entwicklung einer opioidinduzierten Atemdepression und kardiovaskulärer Nebenwirkungen kann durch folgende Techniken vorgebeugt werden: gewichtsbasierte Dosierung, langsame Verabreichung, regelmäßige Schmerzevaluation und sorgfältige Überwachung des Patienten auf Bewusstseinsänderungen, Atemfrequenz, Sauerstoffsättigung, Herzfrequenz, Blutdruck und, falls verfügbar, CO_2 in der Ausatemluft (ET-CO_2). [4, 42] Opioide sollten nur von gut ausgebildetem medizinischem Personal verabreicht werden.

Häufige Nebenwirkungen von Opioiden sind Verwirrung, Schläfrigkeit, Halluzinationen, schlechte Träume, trockener Mund, Übelkeit, Erbrechen und Verstopfung. Juckreiz, Schwitzen, Opioid-induzierte Hyperalgesie, Myoklonus und Delirium können ebenfalls auftreten. [33]

Kontraindikationen und Warnhinweise

Opioide sollten nicht bei Patienten mit bekannter Allergie oder Überempfindlichkeit zur Anwendung kommen. Relative Kontraindikationen sind Bewusstseinsstörungen, Hypotonie, Hypoxie oder Anzeichen einer Hypoventilation. Eine vorsichtige Anwendung mit Dosisreduktion sollte bei älteren Menschen und bei Patienten mit Leber- und Nierenfunktionsstörungen in Betracht gezogen werden. [4]

MERKE

Beim Einsatz von Opioiden ist zu beachten:
1. Klare Vorgaben, Schulungen und Protokolle für nichtärztliche Anwender
2. Sorgfältige Titration zur Wirkung
3. Überwachung klinischer Symptome wie Bewusstsein, Atemfrequenz, Sauerstoffsättigung, ET-CO_2, falls verfügbar, Herzfrequenz und Blutdruck

Ketamin

Ketamin ist ein analgetisch wirksames Narkotikum, das sich besonders für die Notfallmedizin in schwierigem Gelände eignet. [3, 43] Es bietet eine starke Analgesie mit schnellem Wirkungseintritt und kurzer Wirkungsdauer. Dies ermöglicht die Durchführung von Verfahren, die akute starke Schmerzen verursachen, wie die Lagerung bei Frakturen, die Reposition von Luxationen, Schienung und Stabilisierung. [3, 8, 44]

Die Verwendung von Ketamin geht in der Regel mit dem Erhalt der Spontanatmung und einer relativen hämodynamischen Stabilität einher. Ketamin ist daher ein einzigartiges Medikament, das besonders in der alpinen Notfallmedizin vorteilhaft ist. Es kann auch von nichtärztlichem Personal, also Pflegekräften oder Sanitätern, nach entsprechender Schulung unter Einhaltung von Protokollen eingesetzt werden. [43, 45, 46]

MERKE

Ketamin ist ein sicheres und wirksames Sedoanalgetikum für die alpine Notfallmedizin.

Wirkung

Ketamin ist ein Derivat von Phencyclidin. Es ist ein N-Methyl-D-Aspartat-Rezeptorantagonist mit dissoziativen, analgetischen, sedierenden und amnestischen Eigenschaften. [17, 47] Ketamin gibt es in zwei Formen. S-Ketamin, das in einigen europäischen Ländern, aber nicht in den Vereinigten Staaten oder Kanada erhältlich ist, hat eine größere dissoziative und analgetische Potenz und weniger Nebenwirkungen als razemisches Ketamin (R-Ketamin). [43, 48] Ketamin wirkt schnell und das Wirkmaximum hält in der Regel etwa 10–15 min an. Die klinische Wirkung tritt innerhalb von einer Minute auf, wenn es intravenös verabreicht wird, was eine schnelle Titration auf die gewünschte Wirkung ermöglicht. Bei der intramuskulären Verabreichung tritt bei Ketamin die Wirkung nach 3–5 min auf und bleibt 20–30 min erhalten. [49, 50]

Die Wirkung von Ketamin hängt von der Dosierung ab. Bei höheren Dosen, in der Regel ≥ 1 mg/kg, wirkt Ketamin dissoziativ. Subdissoziative Dosierungen entsprechen < 1 mg/kg. [51, 52] Wenn Ketamin in einer subdissoziativen Dosis von 0,3 mg/kg verabreicht wird, löst es bei den meisten (> 90 %) Menschen ein Gefühl der Unwirklichkeit aus. Einige Patienten (8,3 %) erleben Halluzinationen auch bei niedrigen Dosierungen. Es ist wichtig, den Patienten und die Angehörigen über diese möglichen Wirkungen zu informieren. [53, 54] Ketamin in subdissoziativen Dosen bietet eine sichere, hämodynamisch stabile Analgesie ohne Beeinträchtigung der Atemwege oder der Atmung. [1]

Sobald die kritische Dosisschwelle (1–1,5 mg/kg i. v. oder 3–4 mg/kg i m.) erreicht ist, tritt der charakteristische dissoziative Zustand abrupt ein. [48, 52] Der dissoziative Zustand wird definiert als: „ein tranceartiger kataleptischer Zustand, der durch tiefe Analgesie und Amnesie gekennzeichnet ist, wobei die Atemschutzreflexe, die Spontanatmung und die kardiopulmonale Stabilität (leichter bis mäßiger Anstieg des Blutdrucks, der Pulsfrequenz, des Herzzeitvolumens und des myokardialen Sauerstoffverbrauchs) erhalten bleiben" [48] Die Betroffenen haben ein katatones Erscheinungsbild (Katalepsie) und reagieren nicht auf äußere Reize. [47, 48] Die Augen bleiben offen. In der Regel besteht ein Nystagmus, [54] Schutzreflexe und Spontanatmung bleiben erhalten. [3, 43, 47, 48, 55] Eine typische Mindestdosis für einen zuverlässigen dissoziativen Zustand bei Erwachsenen beträgt 1 mg/kg (1,5 mg/kg bei Kindern). [48] Der Übergang von reiner Analgesie zum dissoziativen Zustand ist fließend. [49] Sobald der dissoziative Zustand erreicht ist, verstärken zusätzliche Dosen die Sedierung nicht. Die Dauer des dissoziativen Zustands beträgt ~ 5–10 min bei intravenöser Verabreichung (20–30 min bei intramuskulärer Verabreichung). [48]

MERKE

Das relativ geringe Risiko einer Beeinträchtigung der Atmung ist besonders attraktiv in schwierigem Gelände, in der das Atemwegsmanagement eine große Herausforderung darstellen kann. [45]

Unerwünschte Nebenwirkungen

Die Häufigkeit schwerwiegender unerwünschter Arzneimittelwirkungen im Zusammenhang mit Ketamin ist geringer als die von Opioiden. Unerwünschte Wirkungen treten bei dissoziativen Dosen häufiger auf als bei subdissoziativen analgetischen Dosen. [43] Bei subdissoziativen Dosen sind die Nebenwirkungen tendenziell gering und kurz anhaltend und umfassen Schwindel, Desorientierung, Stimmungsschwankungen, Dysphorie, Halluzinationen, Tachykardie, Übelkeit und Erbrechen. [28, 47] Ausgeprägtere, unangenehme Reaktionen wie Albträume, Delirium, Erregung, Unruhe oder aggressives Verhalten können während der Erholungsphase auftreten. Diese Reaktionen werden als Aufwachdelir oder „emergence reaction" bezeichnet. Sie treten häufiger bei dissoziativen Dosen aus. [44, 48, 52, 55] Diese Reaktionen können in der Regel effektiv mit intravenösen Benzodiazepinen behandelt werden. Fallberichte beschreiben kurze Atemdepression und Apnoe 1–2 min nach schneller intravenöser Ketamingabe. [48] Ein ketamininduzierter Laryngospasmus kann auftreten, ist aber selten. [43, 48, 49] Die langsame Verabreichung von Ketamin über 30–60 sec kann eine Atemdepression oder Apnoe verhindern. [48] In der präklinischen Notfallmedizin tätiges Rettungspersonal muss im Atemwegsmanagement und Beatmung geschult sein. [43, 56]

Späte Nebenwirkungen sind Übelkeit und Erbrechen [49, 52], die nach der intramuskulären Verabreichung häufiger auftreten können. [48] Eine manchmal beeindruckende Hypersalivation steht im Zusammenhang mit einem erhöhten Sympathikotonus und kann durch Absaugen behoben werden. [3, 48, 49] Weitere Nebenwirkungen sind eine vorübergehend erhöhte Herzfrequenz und erhöhter Blutdruck, ungezielte Bewegungen, Diplopie und Nystagmus. [43] Ein erhöhter Muskeltonus kann ebenfalls auftreten, was die Reposition von Luxationen beeinträchtigen kann. [48, 55] Arrhythmien, Myokloni, Schluckauf und kurz anhaltende nicht allergische Rötung von Gesicht und Hals wurden ebenfalls beschrieben. [43, 48]

Indikationen

Ketamin kann entweder als Einzelsubstanz oder als Teil eines multimodalen Therapieansatzes bei traumatischen und nichttraumatischen Schmerzen eingesetzt werden. [28] Ketamin ermöglicht die wirksame Therapie von starken Schmerzen und ist mindestens so wirksam wie mittel- bis hochpotente Opioide bei der Schmerzbehandlung im präklinischen Umfeld. [43, 49, 57] Es ist besonders nützlich bei der Behandlung extrem schmerzhafter Zustände oder bei der Durchführung von Maßnahmen, die starke Schmerzen verursachen, aber nur von kurzer Dauer sind, [3, 48] wie z. B. die Lagerung und Schienung von Frakturen, die Reposition von Luxationen und schwierige Bergungen aus unwegsamem Gelände. [8, 44, 54, 57–59] Ketamin kann auch verwendet werden, um eine Sedierung für Wundversorgungen oder Amputationen durchzuführen. [3] Eine Studie zur präklinischen Analgesie im Gebirge zeigt, dass Ketamin häufiger von Ärzten mit größerer Erfahrung verwendet wurde. [57]

MERKE

Ketamin ist indiziert bei extrem schmerzhaften Zuständen oder bei Maßnahmen, die starke Schmerzen von kurzer Dauer verursachen, bei der Lagerung und Schienung von Frakturen, bei der Reposition von Luxationen und bei der schwierigen Bergung in unwegsamem Gelände.

Kontraindikationen

Es gibt zwei absolute Kontraindikationen für die Verabreichung von Ketamin. Säuglinge im Alter von unter drei Monaten sollten kein Ketamin erhalten, da bei ihnen die Gefahr von Komplikationen bei der Atmung erhöht ist. Bei Menschen mit Schizophrenie oder anderen psychotischen Erkrankungen sollte auch bei guter medikamentöser Kontrolle der Psychose auf eine Therapie mit Ketamin verzichtet werden. Diese Kontraindikationen gelten für die prozedurale Sedierung mit dissoziativen Dosen aber auch für subdissoziative Dosen. [48]

Ketamin galt lange Zeit als kontraindiziert bei einem Schädel-Hirn-Trauma, da angenommen wurde, dass es den intrakraniellen Druck (ICP) erhöht. Eine kürzlich durchgeführte systematische Untersuchung von Studien mit Patienten, die Ketamin zur Intubation benötigten, kam jedoch zu dem Schluss, dass es keine Hinweise auf anhaltende Veränderungen des ICP oder des zerebralen Perfusionsdrucks gab und die Verabreichung von Ketamin keine Auswirkungen auf das neurologische Outcome oder Mortalität hatte. [50] Bedenken hinsichtlich der Auswirkungen von Ketamin auf den Augeninnendruck scheinen sich ebenfalls nicht zu bestätigen. [1]

Midazolam als Zusatz

Eine Studie zur Verwendung von Ketamin zur prozeduralen Sedierung in Dosierungen von 1,5 mg/kg i. v. oder 4 mg/kg i. m. zeigte, dass die gleichzeitige Verabreichung von Midazolam in einer Dosierung von 0,03 mg/kg i. v. die Häufigkeit von deliranten Erregungszuständen reduzierte. [52] Daher ist die Prophylaxe mit Midazolam eine „vernünftige, aber nicht obligatorische" Option für die prozedurale Sedierung. [48] Eine Verringerung der Häufigkeit von Erregungszuständen kann im Gebirge oder während einer Bergung besonders wichtig sein. [8] Höhere Midazolamdosen zur Sedierung sollten vermieden werden, da dies zur Atemdepression führen kann. [45] Bei einer Dosierung von 0,03 mg/kg ist es unwahrscheinlich, dass signifikante Nebenwirkungen auftreten. [58]

Verabreichungsmöglichkeiten

Ketamin kann zur Schmerztherapie über mehrere Applikationswege angewendet werden. Der Einsatz hoher Dosen (2 mg/kg i. v. oder 10 mg/kg i. m. [44, 56]) zur Induktion einer Anästhesie wird hier nicht beschrieben.

Prozedurale Sedierung (dissoziative Dosis ≥ 1 mg/kg i. v.)

Die meisten Daten über die Anwendung von Ketamin stammen aus den Notaufnahmen von Krankenhäusern. Ketamin verursacht einen dissoziativen Zustand in einer Einzeldosis von 1–2 mg/kg i.v. oder 4–5 mg/kg i. m. [44, 47, 49, 56] Die durchschnittliche Dauer der Sedierung beträgt 24 min bei einer i. v.- und 43 min bei einer i. m.-Verabreichung. [52] Patienten benötigen in der Regel keine zusätzliche Dosis, um eine Dissoziation zu erreichen. Ein schmerzhafter Eingriff kann durchgeführt werden, während der Patient sediert ist. Bei Wundversorgung, Nähen oder anderen lokalen Eingriffen ist eine zusätzliche Lokalanästhesie in der Regel nicht erforderlich, wenn Ketamin in einer dissoziativen Dosis verwendet wird. [48]

Analgesie (subdissoziative Dosis < 1 mg/kg)

Eine subdissoziative Dosierung kommt zur Anwendung, um eine Analgesie und Amnesie ohne Dissoziation hervorzurufen. [48, 51] Ein möglicher Vorteil ist die schnellere Erholung und die Verringerung der Nebenwirkungen. In einer Grundsatzerklärung des American College of Emergency Physicians aus dem Jahr 2016 heißt es: „Ketamin ist ein geeignetes Medikament für die außerklinische Analgesie und bietet bei niedrigen Dosen eine sichere, hämodynamisch stabile Analgesie ohne Dissoziation oder Beeinträchtigung des Atemantriebs oder der Schutzreflexe." [1]

Bei subdissoziativen Dosen kann Ketamin Teil eines multimodalen opioidsparenden Schmerzkonzepts sein. Die Kombination einer subdissoziativen Dosis von Ketamin zusammen mit Morphin bietet eine bessere Kontrolle akuter Schmerzen durch Trauma als die alleinige Gabe von Morphin und reduziert auch den Morphinverbrauch. [55]

Ketamin in subdissoziativer Dosierung kann auch als alleiniges Analgetikum durch Titration kleiner Dosen verwendet werden. Der empfohlene Dosisbereich liegt zwischen 0,1–0,6 mg/kg i. v. und 0,5–1 mg/kg i. m. [3, 8, 44, 47, 49, 56]

Niedrige Dosen (typischerweise 0,1 mg/kg i. v.) können bis zum Erreichen des gewünschten Effektes titriert werden. [46]

Im Jahr 2014 veröffentlichte die Internationale Kommission für Alpine Notfallmedizin (ICAR MedCom) einen Überblick über das Management von mittelschweren und starken Schmerzen in der Bergrettung. Die Leitlinien empfehlen die Verwendung von Ketamin zur Analgesie mit einem initialen Bolus von 10–20 mg i. v., gefolgt von 5–20 mg (bei der Verwendung von S-Ketamin wird die Dosis halbiert). [8] Die kurze Halbwertszeit von Ketamin ermöglicht die bolusweise Titration (z. B. 10–20 mg i. v.), bis zum Erreichen einer wirksamen Analgesie. Die Titration verhindert eine Übersedierung und vermeidet den dissoziativen Zustand, sodass der Retter während der gesamten Zeit verbalen Kontakt mit dem Patienten halten kann. [3, 8, 46, 49]

Die wenigen Studien zur präklinischen Anwendung zeigen die gute analgetische Wirkung von Ketamin auch als Einzelsubstanz für eine adäquate präklinische Analgesie.

Intranasale Verwendung

Ketamin kann intranasal verwendet werden, was besonders im Gebirge nützlich sein kann. Idealerweise sollte zur Minimierung des intranasal verabreichten Gesamtvolumens hochkonzentriertes Ketamin (100 mg/ml) verwendet werden. [17] Die Dosierung zur Analgesie beträgt 0,5–1 mg/kg, wobei der Wirkungseintritt etwa 10 min verzögert ist im Vergleich zur i. v.-Verabreichung. [17, 60] Nebenwirkungen sind Brennen im Rachen und schlechter Geschmack, [60] Erregungszustände hingegen wurden keine berichtet [61]. Aufgrund zu hoher Volumenmengen ist über die i. n.-Verabreichung keine dissoziative Sedierung möglich. Die intranasale Applikation beschränkt sich auf die Analgesie. [17, 60] [61]

Vorsichtsmaßnahmen

Bei Anwendung von Ketamin ist die Sauerstoffgabe nicht zwingend erforderlich [48]; dennoch wird die Anwendung nur qualifiziertem Personal, mit Erfahrung im Atemwegsmanagement und in der Sauerstofftherapie empfohlen, insbesondere, wenn höhere Dosierungen verabreicht werden. [3, 48] Eine zusätzliche nichtinvasive Überwachung der Sauerstoffsättigung, des ET-CO_2, des Blutdrucks und des Elektrokardiogramms (EKG) kann je nach klinischem Setting, Indikation, Kombinationen mit anderen Medikamenten und verabreichter Dosierung indiziert sein. [8] Das Monitoring ist in der alpinen Notfallmedizin manchmal eine große Herausforderung. [44, 58] In einer Studie im Gebirge, wurde nur ein kleiner Teil der mit Ketamin versorgten Patienten mittels Monitoring überwacht, möglicherweise, weil die Versorgung in schwierigem Gelände sehr beschränkt ist und Ketamin als sicher gilt. [48] In dieser Umgebung scheint eine klinische Überwachung mit Parametern wie Bewusstseinsniveau, Atemfrequenz, Hautfarbe und Herzfrequenz gut durchführbar und angemessen.

TIPPS

Ketamin sollte in einer ruhigen Umgebung mit möglichst wenig Lärm eingesetzt und der Patient sollte vor der Gabe darauf hingewiesen werden, dass visuelle oder auditive Halluzinationen auftreten können. [48] Wenn Ketamin als Einzelsubstanz zur Reposition von Frakturen verwendet wird, kann in der Folge die Immobilisierung der Extremität ausreichend und keine weitere Analgesie erforderlich sein. [57] Wird dagegen ein anhaltender schmerzhafter Reiz erwartet, sollte eine weitere Schmerztherapie, meist mit Opioiden, erfolgen, da die Wirkdauer von Ketamin kurz ist. [57] Dennoch reicht dieser kurze, aber starke Effekt aus, um Schuhe oder Kleidung zu entfernen und eine Fraktur ruhigzustellen.

35.2.5 Inhalationen

Lachgas (N_2O)

Lachgas ist in einer Mischung mit Sauerstoff (50 % N_2O und 50 % Sauerstoff) in Gasflaschen erhältlich. Die Verabreichung erfolgt über eine Gesichtsmaske oder ein Mundstück. Schmerzlinderung wird durch die Aktivierung des endogenen Opioidsystems erreicht. [62] In der klinischen Praxis wird N_2O empfohlen für leicht schmerzhafte Eingriffe wie Venenpunktion oder die Versorgung von Rissquetschwunden, insbesondere bei Kindern. In der präklinischen Anwendung bei Traumapatienten ist N_2O wirksamer als Placebo, [63] allerdings fehlen qualitativ hochwertige Studien zu N_2O im Vergleich zu anderen Schmerzmitteln. N_2O hat einen sehr schnellen Wirkungseintritt und erfordert nur 4–5 Inhalationen. Die Analgesie wird nur während der Inhalation aufrechterhalten.

Der Patient sollte die Maske oder das Mundstück so halten, dass im Falle einer Übersedierung mit Bewusstseinsverlust das Gerät fallen gelassen und dadurch die Verabreichung beendet wird. Eine Überdosierung kann bei unsachgemäßer Lagerung auftreten: bei Temperaturen unter –5 °C trennen sich die Gase, wodurch Gefahr besteht, dass eine sehr hohe Konzentration von reinem N_2O ohne Sauerstoff eingeatmet wird. Aus diesem Grund muss N_2O in kalten Umgebungen mit Vorsicht angewendet werden.

N_2O verursacht Bewusstseinsstörungen und ist bei Patienten mit Schädel-Hirn-Trauma kontraindiziert. Nach Beendigung der Inhalation kann es zur Hypoxie kommen aufgrund der Diffusion hoher N_2O-Konzentrationen in die Lunge und daraus resultierender Verringerung der O_2-Konzentration. Die Überwachung der Sauerstoffsättigung (SpO_2) ist erforderlich und Sauerstoff muss immer dann verabreicht werden, wenn die Sättigung unter ein akzeptables Niveau fällt. N_2O sollte bei Tauchunfällen nicht angewendet werden und ist bei Pathologien wie Pneumothorax, Pneumenzephalon, Ileus und Mittelohrpathologien kontraindiziert, da die Gefahr der Ausdehnung dieser gasgefüllten Räume durch die Diffusion von N_2O besteht. Die kleinste Packungsgröße ist eine 2 l-Flasche. Neben der Tatsache, dass N_2O nicht unter -5 °C verwendet werden kann, schränkt auch dies den Einsatz bei alpinen Notfällen ein.

MERKE

Verwenden Sie N_2O nicht bei niedrigen Temperaturen (< -5 °C) aufgrund des hohen Risikos einer Überdosierung.

Methoxyfluran

Methoxyfluran ist ein Inhalationsanästhetikum, das wegen dosisabhängiger Nephrotoxizität und Hepatotoxizität in dieser Indikation vom Markt genommen wurde. Es hat jedoch eine analgetische Wirkung bei niedrigeren Dosierungen mit reduziertem Risiko für Nieren und Leber. In Australien und Neuseeland wird Methoxyfluran häufig postoperativ und in der Notfallmedizin eingesetzt. Es wurde 2016 in Europa und Großbritannien zur Behandlung von mittelschweren bis starken Schmerzen bei bewusstseinsklaren erwachsenen Traumapatienten zugelassen. [64]

Das Inhalationsgerät besteht aus einem Verdampfer zur Inhalation und einer 3-ml-Ampulle (Aktivkohlekammer), die das Medikament enthält. Methoxyfluran kann so vom Verletzten selbst angewendet werden. Bei Patienten mit einem veränderten Bewusstseinsniveau ist die Anwendung kontraindiziert. Nach 6–10 Inhalationen sollte die analgetische Wirkung einsetzen, die 25–30 min anhält. Es können maximal 6 ml in einer einzigen Verabreichung verwendet werden. [65] Zur analgetischen Wirkung liegen nur begrenzte Daten vor. Methoxyfluran bietet eine bessere Schmerzlinderung als Tramadol, ist aber weniger wirksam als intravenös verabreichtes Morphin oder intranasal appliziertes Fentanyl. [64]

Unerwünschte Wirkungen

Sehr häufige Nebenwirkungen von Methoxyfluran sind Kopfschmerzen, Schwindel, Übelkeit und Mundtrockenheit.

Kontraindikationen

Kontraindikationen sind schwere Herz- oder Atemwegserkrankungen, positive Anamnese oder genetische Veranlagung für maligne Hyperthermie sowie Nieren- oder Lebererkrankungen. Die Wirksamkeit bei niedrigen Umgebungstemperaturen ist unbekannt. [64, 65]

35.3 Regionalanästhesie

Die Regionalanästhesie wird üblicherweise im Krankenhaus bei chirurgischen Eingriffen oder zur Schmerzbehandlung eingesetzt. Einige Regionalanästhesieverfahren können auch bei ausgewählten Patienten präklinisch eingesetzt werden und besonders in schwierigem Gelände sehr hilfreich sein. Die langanhaltende analgetische Wirkung ist bei länger dauernden Rettungseinsätzen, wie z. B. bei bodengebundener Rettung und schwierigen Bergungen von Vorteil. Bei entsprechender Anwendung hat sie nur wenige unerwünschte Wirkungen und insbesondere besteht im Vergleich zur parenteralen Analgesie kein Risiko, dass sich eine Atemdepression entwickelt. Die sichere Durchführung der Regionalanästhesie erfordert eine umfassende Ausbildung. Der Einsatz von Nervenstimulation und Injektionsdrucküberwachung kann erforderlich sein. Regionalanästhesien im Rahmen der perioperativen Schmerztherapie oder in der Notaufnahme sollten unter Ultraschallkontrolle durchgeführt werden. Die Darstellung der Nerven mittels Sonografie kann eine sparsame Dosierung des Lokalanästhetikums ermöglichen und die systemische Toxizität verringern, sie hat aber keinen signifikanten Einfluss auf die Häufigkeit neurologischer Verletzungen. [66] Da eine ausführliche Behandlung regionaler Blockaden den Rahmen dieses Kapitels sprengen würde, beschränkt sich die Diskussion in diesem Kapitel auf den Fascia-iliaca-Kompartment-Block, den Plexus axillaris-Block und den Handblock.

35.3.1 Lokalanästhesie

Je nach Verfügbarkeit und Erfahrung des Anwenders können verschiedene Lokalanästhetika eingesetzt werden, darunter Lidocain, Mepivacain, Bupivacain und Ropivacain. Jedes Lokalanästhetikum hat unterschiedliche Eigenschaften im Hinblick auf die Dauer der Analgesie (in der Regel mehrere Stunden) und die Dosierung.

35.3.2 Komplikationen

Lokalanästhetika wirken vor allem durch die Blockade von Natriumkanälen in peripheren Nerven. Werden durch die systemische Wirkung Natriumkanäle im Herzen und Gehirn blockiert, können folgende Symptome auftreten: metallischer Geschmack, Taubheit der Lippen und Zunge, Schwindel, Schläfrigkeit, Krampfanfälle, Hypotonie, Atemdepression und Arrhythmien bis zum Herz-Kreislauf-Stillstand. Andere mögliche Komplikationen sind Infektion der Einstichstelle, Hämatome oder Nervenverletzungen. [67] Wenn möglich, sollten EKG, Blutdruck und Sauerstoffsättigung überwacht werden. Wichtig ist ebenfalls die Anlage eines Venenzugangs, um rasch allergische Reaktionen oder Reaktionen bei einer systemischen Toxizität des Lokalanästhetikums (Arrhythmie, Krampfanfälle, Koma) behandeln zu können. Die sterile Vorbereitung der Punktionsstelle ist empfehlenswert.

35.3.3 Regionale Blockaden

Fascia-iliaca-Kompartmentblock

Der Fascia-iliaca-Kompartmentblock erfolgt durch die Injektion einer relativ großen Menge (20–40 ml) eines Lokalanästhetikums unterhalb die Fascia iliaca, in sicherem Abstand zum Nervus femoralis und den Blutgefäßen. Bei dieser Methode diffundiert die Lösung zu den Nerven und blockiert den Nervus cutaneus femoris lateralis, den Nervus femoralis und den Nervus obturatorius. Dadurch wird eine Analgesie des Oberschenkels und des Knies erreicht. Der Fascia-iliaca-Kompartmentblock kann leicht erlernt [68] und schnell am Einsatzort durchgeführt werden [69]. Grundsätzlich können auch Sanitäter und Pflegekräfte die Nervenblockade ausführen. Die Anwendung durch nichtärztliches Personal muss in Übereinstimmung mit den gesetzlichen Vorgaben jedes Landes erfolgen. Klare Richtlinien und Protokolle für Schulung und Indikation müssen vorhanden sein. [69, 70]

Indikationen

Der Fascia-iliaca-Kompartmentblock kann zur Analgesie proximaler Femurfrakturen, Femurschaftfrakturen, Knieverletzungen und Hüftluxationen eingesetzt werden. [68, 69, 71, 72] In einer randomisierten kontrollierten Studie bei Kindern mit akuten Femurschaftfrakturen war der Fascia-iliaca-Kompartmentblock der intravenösen

Morphingabe überlegen. [73] Obwohl die Blockade in der Regel unvollständig ist, also keine vollständige Analgesie bewirkt, kann sie je nach Auswahl des Lokalanästhetikums eine Schmerzlinderung bewirken, die viele Stunden anhält.

Technik

Ein Fascia-iliaca-Kompartmentblock sollte mit einer stumpfen Nadel durchgeführt werden. [68, 73] Zum Auffinden der Punktionsstelle wird die Landmarkentechnik angewendet. [74] Der erste Orientierungspunkt ist eine Linie zwischen dem Tuberculum pubicum und der Spina iliaca anterior superior. Die Einstichstelle liegt 1–2 cm distal des lateralen Drittels dieser Linie. [69, 73] Es kann hilfreich sein, die Oberschenkelarterie zu tasten, um sicherzustellen, dass die Injektionsstelle ausreichend lateral davon entfernt liegt. [68, 69] Nach gründlicher Desinfektion und Lokalanästhesie der Haut wird die Nadel senkrecht zur Haut eingeführt. Die Nadel wird so weit vorgeschoben, bis zwei „Klicks" (Widerstandsverlust) zu spüren sind. Diese zeigen die Perforation der Fascia lata und der Fascia iliaca (➤ Abb. 35.3). Es sollte ein Aspirationstest durchgeführt werden. Wenn kein Blut aspiriert wird, kann das Lokalanästhetikum injiziert werden. Das Volumen sollte 20–40 ml betragen [69].

Komplikationen

Beim Fascia-iliaca-Kompartmentblock besteht eine sehr geringe Morbidität und eine geringe Rate signifikanter unerwünschter Ereignisse. [68, 71, 73]

Axilläre Plexusblockade

Eine axilläre Plexusblockade bewirkt eine Analgesie des Unterarms und der Hand. Die Punktionsstelle ist leicht zu identifizieren und einfacher durchzuführen als andere Blockadetechniken des Plexus brachialis. [59]

Technik

Die traditionelle „blinde" Punktion kann auch im Gelände durchgeführt werden. Falls verfügbar, kann durch Ultraschall die Kanüle unter Sicht näher an die Nerven geführt werden. Der Patienten befinden sich in Rückenlage. Der Arm wird in der Schulter in Außenrotation um 90° abduziert und am Ellenbogen um 90° gebeugt. Die Arterie in der Achselhöhle ist der Referenzpunkt, um sie herum wird das Lokalanästhetikum injiziert. Nach sorgfältiger Desinfektion und Lokalanästhesie der Haut wird die Arterie in der Achselhöhle aufgesucht und eine stumpfe, abgeschrägte Nadel parallel zur Arterie eingeführt. Nach der Perforation der Gefäß- und Nervenscheide ist ein Widerstandsverlust zu spüren. Die korrekte Position lässt sich daran erkennen, dass es zu sanften Pulsationen der Nadel kommt (➤ Abb. 35.4). Dann können 30–40 ml Lokalanästhetikum injiziert werden, wobei regelmäßig aspiriert wird, um eine intraarterielle Injektion auszuschließen. [75]

Komplikationen

Es kann zu Gefäßpunktionen, Nervenverletzungen und lokalanästhetikaassoziierter systemischer Toxizität (LAST) kommen. Wenn eine Arterienpunktion festgestellt wird, kann die Nadel so weit vorgeschoben werden, bis kein Blut mehr aspiriert wird, um die Nadel hinter der Arterie zu positionieren. [59]

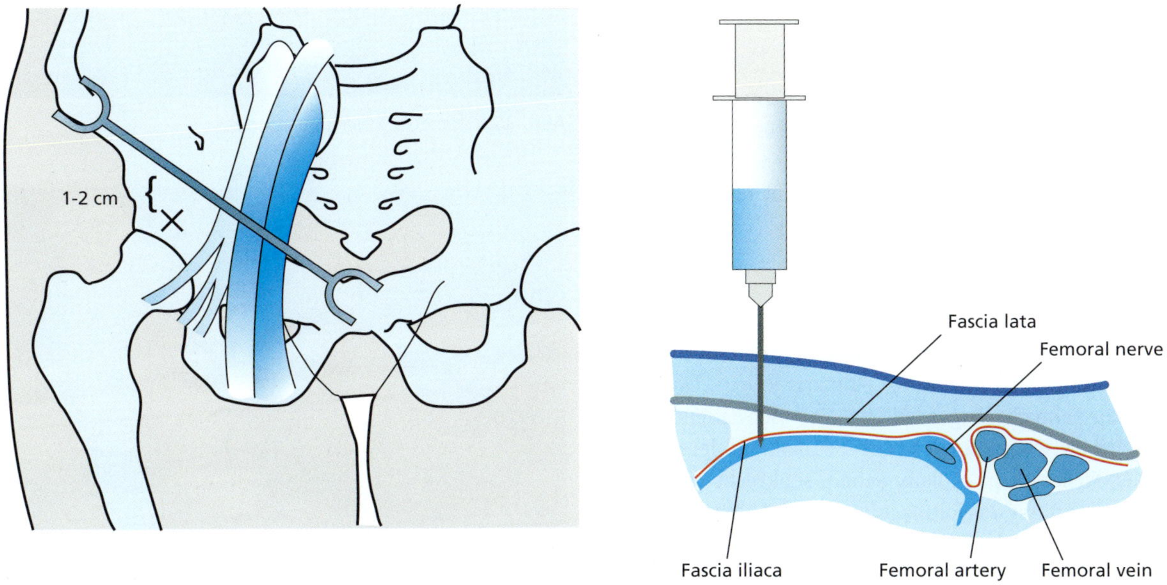

Abb. 35.3 Fascia-iliaca-Kompartmentblock. (Reproduziert mit freundlicher Genehmigung der Association of Anaesthetists of Great Britain and Ireland)

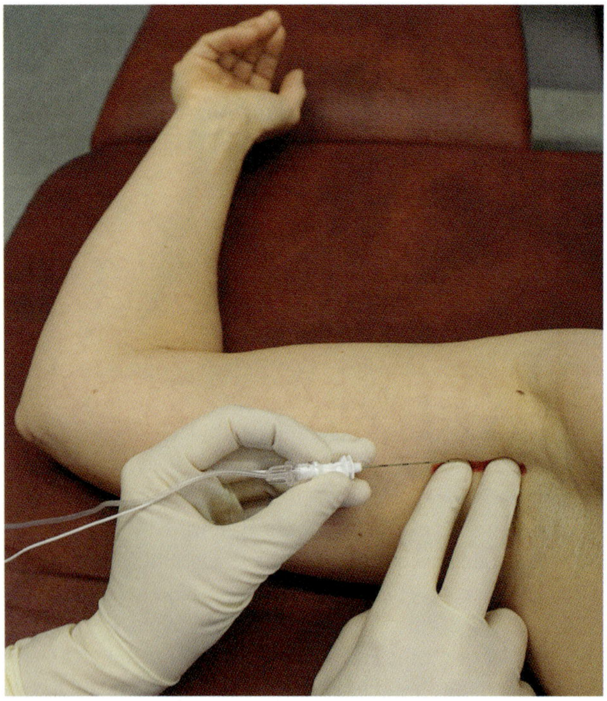

Abb. 35.4 Axillärer Plexusblock.

Handblock

Der Handblock wirkt schmerzlindernd bei traumatischen Hand- oder Fingerverletzungen. Sie kann auch bei Erfrierungen der Hand zur Anwendung kommen. [76] Alle drei Nerven des Handgelenks: Radialis-, Medianus- und Ulnarisnerv – müssen blockiert werden.

Die Hand wird mit der Handfläche nach oben gelagert, und die Haut sorgfältig desinfiziert. [75]

Blockade des Nervus ulnaris

Als Orientierungspunkt gilt die Sehne des Musculus flexor carpi ulnaris. Die Nadel wird waagerecht 0,5–1 cm von der ulnaren Seite dorsal dieser Sehne eingeführt, und es werden 3–5 ml Lokalanästhetikum verabreicht. Zusätzlich werden 5–6 ml Lokalanästhetikum als subkutaner Randwall um das ulnare Handgelenk zur Dorsalseite der Hand injiziert (➤ Abb. 35.5).

Blockade des Nervus medianus

Die Landmarken sind die Sehnen des Musculus flexor carpi radialis und des Musculus flexor palmaris longus. Der Musculus flexor palmaris longus fehlt bei 20 % der Patienten. Die Nadel wird zwischen diesen beiden Sehnen, auf der ulnaren Seite der Flexor carpi radialis Sehne, senkrecht durch die Haut eingeführt, bis das Retinaculum durchdrungen ist. Dies wird als „Klick" (Widerstandsverlust) wahrgenommen. Dann werden 5–7 ml Lokalanästhetikum unter das Retinaculum eingebracht (➤ Abb. 35.6).

Blockade des Nervus radialis

Die wichtigsten Orientierungspunkte sind die Arteria radialis und der Processus styloideus radii. Die Nadel wird lateral der Arterie eingeführt und 3 ml Lokalanästhetikum subkutan eingebracht. Von dieser Injektionsstelle wird ein subkutaner Randwall seitlich bis zur Dorsalseite der Hand mit 5 ml Lokalanästhetikum injiziert (➤ Abb. 35.7).

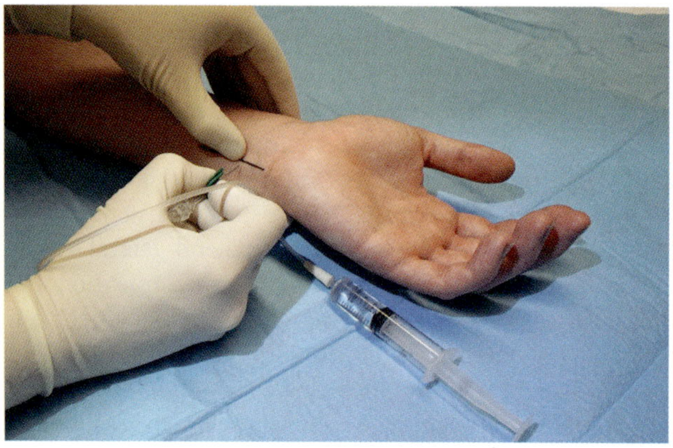

Abb. 35.5 Handblock Nervus ulnaris.

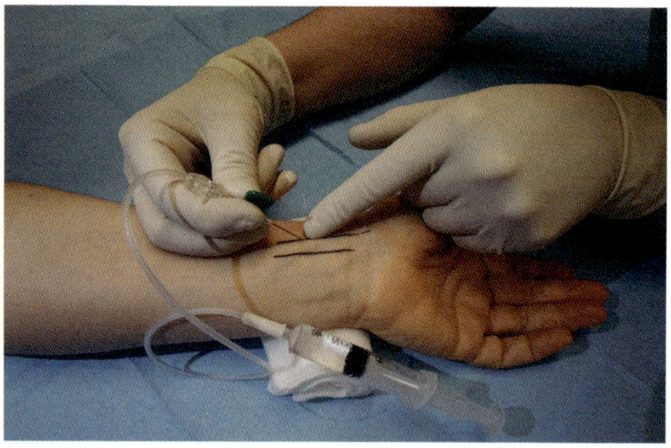

Abb. 35.6 Handblock Nervus medianus.

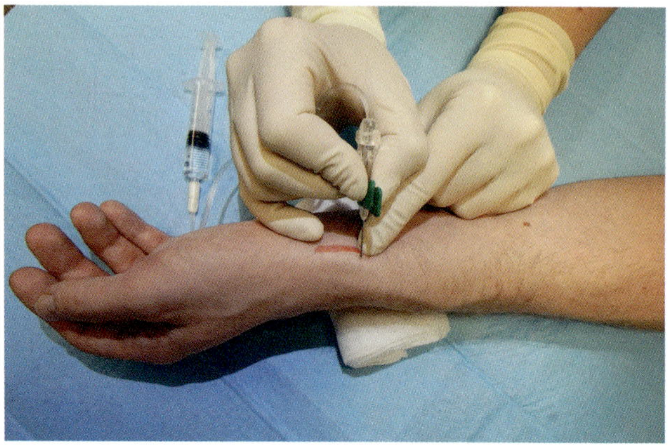

Abb. 35.7 Handblock Nervus radialis.

35

35.4 Kinder

Bei Aktivitäten in der Wildnis reagieren Kinder empfindlicher auf Umweltbedingungen als Erwachsene. Jeder wird ängstlich und besorgt, wenn ein Kind verletzt wird. Bei Unfällen in abgelegenen Gebieten kommt es häufig zu längeren Verzögerungen bis zum Absetzen des Notrufs, der Versorgung vor Ort und dem Transport. Schmerzen und Angstzustände sollten aus ethischen und humanitären Gründen behandelt werden, aber auch, um die damit verbundenen pathophysiologischen Reaktionen zu vermeiden.

Das pädiatrische Beurteilungsdreieck (*pediatric assessment triangle* – PAT) ist ein schnelles Bewertungsinstrument, um den klinischen Status und den Schweregrad der Erkrankung eines Kindes zu ermitteln, um die Prioritäten für die Erstversorgung festzulegen. Das PAT erstellt eine globale Bewertung ausschließlich aus visuellen und auditiven Hinweisen. erfordert keine Ausrüstung und ist in kurzer Zeit durchgeführt. Die einzelnen Komponenten bewerten Aussehen, Atemanstrengung und Durchblutung der Haut. [77]

35.4.1 Schmerzerfassung

Das PAT und eine strukturierte medizinische Untersuchung dauern weniger als 5 min. Das Hauptziel ist es, potenziell lebensbedrohliche Probleme, wie schwere Verletzungen oder eine Hypothermie zu erkennen. Schmerz ist das „fünfte Vitalzeichen" nach Temperatur, Herzfrequenz, Atemfrequenz und Blutdruck. [78]

Abhängig vom Alter und der Kommunikationsfähigkeit des Kindes stehen mehrere validierte, zuverlässige und klinisch anwendbare Instrumente zur Schmerzbeurteilung zur Verfügung, wie die FLACC-Skala (Face, Legs, Activity, Cry, Consolability), die Faces-Schmerzskala und die NRS. Da die Folgen schlecht kontrollierter Schmerzen die Behandlung eines verletzten Kindes präklinisch noch schwieriger machen (➤ Tab. 35.3) können, sind Sicherheit und effiziente Schmerzbehandlung wichtig.

Art, Dosis und Verabreichung der Medikamente werden auf der Grundlage der Anamnese und der körperlichen Untersuchung festgelegt und unterscheiden sich nicht vom Vorgehen bei erwachsenen Patienten. Hauptziele der Schmerzbehandlung sind die Linderung von Schmerzen und Angstzuständen. Bei sehr schmerzhaften Eingriffen (Reposition) können eine Schmerztherapie und zusätzliche Sedierung erforderlich sein, um die Situation für das Kind erträglich zu machen.

35.4.2 Komplikationen

Eine Schmerzbehandlung und Sedierung sind bei Kindern im Allgemeinen sicher, wenn sie unter Überwachung der Vitalparameter und die Medikamente entsprechend gewichtsbezogenen Dosierprotokolle verabreicht werden. Die Sedierung von Kindern birgt die Risiken von Hypoventilation, Apnoe, Laryngospasmus und Atem-Kreislauf-Versagen. Die kontinuierliche Überwachung des Kindes und Monitoring (hoher Empfehlungsgrad) der Vitalparametern ermöglicht es, Komplikationen schnell zu erkennen und entsprechend rasche Rettungsmaßnahmen durchzuführen.

Die Retter müssen für das Monitoring der Vitalparameter eines Kindes geschult sein (➤ Tab. 35.4) und einen gefährdeten Atemweg, Hypoventilation und Kreislaufinstabilität rasch strukturiert erfassen und die gezielte Therapie dieser Notfallsituationen sicher beherrschen. (➤ Tab. 35.5).

Tab. 35.3 Pathophysiologische Veränderungen bei schlecht kontrollierten Schmerzen bei Kindern

Betroffenes System	Assoziiertes Symptom
Kardiovaskulär	Erhöhte HF, RR, O_2-Verbrauch
Respiratorisch	Hypoxämie, Hyperkapnie
Harntrakt	Harnverhalt
Gastrointestinal	Übelkeit, Erbrechen und Ileus
Hormonal	Metabolismus
Neurologisch	ICP
Psychologisch	Angst und Furcht

HF = Herzfrequenz, RR = Blutdruck, O_2 = Sauerstoff, ICP = intrakranieller Druck

Tab. 35.4 Respiratorische und kardiovaskuläre Parameter zur Überwachung bei Kindern

Parameter	Beobachtung
Bewusstseinszustand	Paediatric Glasgow Coma Scale (PGCS)
Atmung/Beatmung	Kopfposition Thoraxbewegungen Atemfrequenz Anzeichen von Atemversagen: Einziehungen (suprasternal, interkostal oder subkostal), Nasenflügeln ET-CO_2-Überwachung; auch bei nicht intubierten Patienten
Oxygenierung	Zyanose Pulsoxymetrie[a] (SpO2)
Kreislauf	Herzfrequenz Blutdruck

ET-CO_2 = end-tidales CO_2.
[a] Eine Pulsoxymetrie ersetzt nicht die ET-CO_2-Überwachung und erlaubt keine Erkennung von Veränderungen des Atemmusters. Entsättigung ist ein spätes Zeichen einer Atemdepression.

Tab. 35.5 Komplikationen und Behandlungsoptionen für die Schmerzbehandlung bei Kindern

Komplikation	Ereignis	Therapie
Agitation/Halluzinationen	Selten bei Kindern < 10 Jahren	IV Midazolam 0,05 mg/kg (> 6 Monate)
Hypoxie[a]/Atemdepression	Atemdepression: Apnoe (keine Thoraxbewegungen oder keine Kapnografiekurve > 15 s)	Schmerztherapie stoppen Atemwege öffnen
	Hypoventilation (CO_2 >50 mmHg für >15 s)	O_2 100 % 10–15 L/min
	Entsättigung (SpO_2 <94 % mehr als 15 s) – spätes Zeichen	Sekret absaugen (80–120 mmHg), falls erforderlich Masken-Beutel-Beatmung bei Bedarf
	Medikamente mit Risiko einer Atemdepression: Fentanyl, Morphin, Ketamin, Midazolam (Risiko steigt, wenn zwei dieser Medikamente zusammen verabreicht werden)	Blitzeinleitung und Intubation, falls erforderlich Antidot
Engegefühl in der Brust	Opioide Bei Hypoventilation oder unmöglicher Masken-Beutel-Beatmung	i. v. Naloxon (0,01–0,1 mg/kg ; max. 2 mg/Dosis; kann alle 2 min wiederholt werden (max. akkumulierte Dosis: 10 mg) Relaxierung und Intubation
Laryngospasmus	Häufig bei Kindern mit Erkältung oder grippalem Infekt Ketamin Schnelle Verabreichung von Fentanyl	Halbsitzende Position Masken-Beutel-Beatmung: • i. v. Dexamethason 0,6 mg/kg • i. v. Hydrocortison 3–5 mg/kg Adrenalin vernebeln Blitzeinleitung und Intubation, falls erforderlich
Hypotonie	–	Flüssigkeit Bolus 20 ml/kg Katecholamin, bei fehlendem Flüssigkeitsresponse
Myoklonie/Krampfanfälle	Selten Myoklonie oder Anfälle bei zerebraler Hypoxie	Oxygenierung und Beatmung Benzodiazepine
Erbrechen	–	I. v. Ondansetron 0,15 mg/kg
Allergische Reaktion	Selten › Abb. 35.6 Histamin freisetzende Medikamente (Morphin)	Injektion stoppen O_2 mit Maske mit Reservoir Trendelenburg-Lagerung bei Hypotension Behandlung der Anaphylaxie: • i.m. Adrenalin: – 0,15 mg (0–6 Jahre) – 0,3 mg (6–12 Jahre) – 0,5 mg (>12 Jahre) • H1-Blockade, Steroide Flüssigkeit Bolus 20 ml/kg Behandlung von Stridor: Adrenalin vernebeln Behandlung des Bronchospasmus: Salbutamol vernebeln

i. v. = intravenös, i. m. = intramuskulär

[a] routinemäßige Anwendung von Sauerstoff bei Ketamin-, Fentanyl- oder Midazolam-Verabreichung nicht erforderlich, außer bei tiefer Sedierung oder Apnoe. Kapnografie ([ET-CO_2]-Monitoring) ist nützlich bei sedierten, nicht intubierten Patienten

35

Fazit

- Dieses Kapitel bietet einen Überblick über die Möglichkeiten der Schmerzlinderung bei Notfällen im Gebirge. Die Verabreichungsformen der Medikamente und die Behandlungsempfehlungen können in verschiedenen Ländern unterschiedlich sein.
- Die Schmerzlinderung sollte ein primäres Ziel in der Versorgung sein. Retter sollten wirksame Methoden und Medikamente wählen entsprechend ihrer Ausbildung, Zulassung und verfügbaren Ausrüstung. Die gute Kenntnis sowohl in Belangen der Ausrüstung als auch in der Anwendung von Medikamenten ist eine wesentliche Voraussetzung für eine sichere erfolgreiche Schmerzbehandlung. Rettungsorganisationen sollten regelmäßige Schulungen zur Schmerzerfassung, Behandlung, der medikamentösen Therapie und unerwünschter Arzneimittelwirkungen anbieten.

Bei der Behandlung von Schmerzen in exponiertem Gelände sollte in folgenden Schritten vorgegangen werden:

- Beginnen Sie mit einem empathischen Ansatz und Basismaßnahmen.
- Verwenden Sie Medikamente wie Nichtopioidanalgetika oder Medikamente zum Inhalieren für leichte bis mittelschwere Schmerzen. Kombinationen aus Opioiden und Nichtopioidanalgetika sind oft sinnvoll.
- Bei starken Schmerzen sind Ketamin mit oder ohne Midazolam empfehlenswert oder mittel- bis starkwirksame Opioide. Kombinationen verschiedener Analgetika werden empfohlen.
- Bei längerer Schmerzbehandlung ist ein multimodaler Ansatz zu empfehlen, mit Opioid- und Nichtopioidanalgetika mit oder ohne Regionalanästhesieverfahren.

LITERATUR

1. Out-of-Hospital Use of Analgesia and Sedation. Ann Emerg Med. 2016;67(2):305–306.
2. Jennings PA, Cameron P, Bernard S. Epidemiology of prehospital pain: an opportunity for improvement. Emerg Med J. 2011;28(6):530–531.
3. Russell KW, Scaife CL, Weber DC, et al. Wilderness Medical Society practice guidelines for the treatment of acute pain in remote environments. Wilderness Environ Med. 2014;25(1):41–49.
4. Gausche-Hill M, Brown KM, Oliver ZJ, et al. An Evidence-based Guideline for pre-hospital analgesia in trauma. Prehosp Emerg Care. 2014;18 Suppl 1:25–34.
5. Pergolizzi JV, Jr., Raffa RB, Taylor R, Jr. Treating acute pain in light of the chronification of pain. Pain Manag Nurs. 2014;15(1):380–390.
6. Albrecht E, Taffe P, Yersin B, et al. Undertreatment of acute pain (oligoanalgesia) and medical practice variation in pre-hospital analgesia of adult trauma patients: a 10 yr retrospective study. Br J Anaesth. 2013;110(1):96–106.
7. Spilman SK, Lechtenberg GT, Hahn KD, et al. Is pain really undertreated? Challenges of addressing pain in trauma patients during pre-hospital transport and trauma resuscitation. Injury. 2016;47(9):2018–2024.
8. Ellerton J, Milani M, Blancher M, et al. Managing moderate and severe pain in mountain rescue. High Alt Med Biol. 2014;15(1):8–14.
9. Hjermstad MJ, Fayers PM, Haugen DF, et al. Studies comparing Numerical Rating Scales, Verbal Rating Scales, and Visual Analogue Scales for assessment of pain intensity in adults: a systematic literature review. J Pain Symptom Manage. 2011;41(6):1073–1093.
10. Antman EM, Bennett JS, Daugherty A, et al. Use of nonsteroidal antiinflammatory drugs: an update for clinicians: a scientific statement from the American Heart Association. Circulation. 2007;115(12):1634–1642.
11. Sambo CF, Howard M, Kopelman M, et al. Knowing you care: effects of perceived empathy and attachment style on pain perception. Pain. 2010;151(3):687–693.
12. Prins JC, Stubbe JH, van Meeteren NL, et al. Feasibility and preliminary effectiveness of ice therapy in patients with an acute tear in the gastrocnemius muscle: a pilot randomized controlled trial. Clin Rehabil. 2011;25(5):433–441.
13. Algafly AA, George KP. The effect of cryotherapy on nerve conduction velocity, pain threshold and pain tolerance. Br J Sports Med. 2007;41(6):365–369.
14. Consensus Guidelines on mountain emergency medicine and risk reduction 1st ed, 2001. ICAR MEDCOM International Commission for Mountain Emergency Medicine; Editor Fidel Elsensohn.
15. Schug SA, Palmer GM, Scott DA, et al. Acute Pain Management: scientific evidence, 4th edition. Melbourne: ANZCA & FPM; 2015.
16. Wedmore IS, Kotwal RS, McManus JG, et al. Safety and efficacy of oral transmucosal fentanyl citrate for prehospital pain control on the battlefield. J Trauma Acute Care Surg. 2012;73(6 Suppl 5):S490–495.
17. Nisbet AC. Intramuscular gluteal injections in the increasingly obese population: retrospective study. BMJ. 2006; 332:637–8.
18. Nagler J, Krauss B. Videos in clinical medicine. Intra-osseous catheter placement in children. N Engl J Med. 2011;364(8):e14.
19. Grassin-Delyle S, Buenestado A, Naline E, et al. Intranasal drug delivery: an efficient and noninvasive route for systemic administration: focus on opioids. Pharmacol Ther. 2012;134(3):366–379.
20. Dale O, Hjortkjaer R, Kharasch ED. Nasal administration of opioids for pain management in adults. Acta Anaesthesiol Scand. 2002;46(7):759–770.
21. Illum L, Watts P, Fisher AN, et al. Intra-nasal delivery of morphine. J Pharmacol Exp Ther. 2002;301(1):391–400.
22. Rolan P, Lim S, Sunderland V, et al. The absolute bioavailability of racemic ketamine from a novel sublingual formulation. Br J Clin Pharmacol. 2014;77(6):1011–1016.
23. Derry S, Wiffen PJ, Kalso EA, et al. Topical analgesics for acute and chronic pain in adults – an overview of Cochrane Reviews. Cochrane Database Syst Rev. 2017;5:CD008609.
24. Kumle B, Wilke P, Koppert W, et al. Pain therapy in emergency medicine. Focus on emergency admissions. Anaesthesist. 2013;62(11):902–908, 910–913.
25. Innes GD, Zed PJ. Basic pharmacology and advances in emergency medicine. Emerg Med Clin North Am. 2005;23(2):433–465.
26. Hunter TS, Robison C, Gerbino PP. Emerging evidence in NSAR-pharmacology: important considerations for product selection. Am J Manag Care. 2015;21(7 Suppl):S139–147.
27. Unter: https://farmaci.agenziafarmaco.gov.it/aifa/servlet/PdfDownloadServlet?pdfFileName=footer_001561_034821_FI.pdf&sys=m0b1l3 (letzter Zugriff: 28.02.2023).

28. Optimizing the Treatment of Acute Pain in the Emergency Department. Ann Emerg Med. 2017;70(3):446–448.
29. American Society of Anesthesiologists Task Force on Acute Pain Management. Practice guidelines for acute pain management in the perioperative setting: an updated report by the American Society of Anesthesiologists Task Force on Acute Pain Management. Anesthesiology. 2012;116(2):248–273.
30. Chang AK, Bijur PE, Esses D, et al. Effect of a Single Dose of Oral Opioid and Nonopioid Analgesics on Acute Extremity Pain in the Emergency Department: A Randomized Clinical Trial. JAMA. 2017;318(17):1661–1667.
31. Duggan ST, Scott LJ. Intra-venous paracetamol (acetaminophen). Drugs. 2009;69(1):101–113.
32. Heyn J, Azad SC. Differential indications of opioids in pain therapy. Anaesthesist. 2017;66(11):829–839.
33. Drewes AM, Jensen RD, Nielsen LM, et al. Differences between opioids: pharmacological, experimental, clinical and economical perspectives. Br J Clin Pharmacol. 2013;75(1):60–78.
34. Smith MD, Wang Y, Cudnik M, et al. The effectiveness and adverse events of morphine versus fentanyl on a physician-staffed helicopter. J Emerg Med. 2012;43(1):69–75.
35. Wenderoth BR, Kaneda ET, Amini A, et al. Morphine versus fentanyl for pain due to traumatic injury in the emergency department. J Trauma Nurs. 2013;20(1):10–15.
36. Curtis KM, Henriques HF, Fanciullo G, et al. A fentanyl-based pain management protocol provides early analgesia for adult trauma patients. J Trauma. 2007;63(4):819–826.
37. Schug SA, Ting S. Fentanyl Formulations in the Management of Pain: An Update. Drugs. 2017;77(7):747–763.
38. Janknegt R, van den Beuken M, Schiere S, et al. Rapid acting fentanyl formulations in breakthrough pain in cancer. Drug selection by means of the System of Objectified Judgement Analysis. Eur J Hosp Pharm. 2018;25(3):e2.
39. Garnock-Jones KP. Fentanyl Buccal Soluble Film: A Review in Breakthrough Cancer Pain. Clin Drug Investig. 2016;36(5):413–419.
40. Truhlar A, Deakin CD, Soar J, et al. European Resuscitation Council Guidelines for Resuscitation 2015: Section 4. Cardiac arrest in special circumstances. Resuscitation. 2015;95:148–201.
41. Dahan A, Olofsen E, Niesters M. Pharmacotherapy for pain: efficacy and safety issues examined by subgroup analyses. Pain. 2015;156 Suppl 1:S119–126.
42. van der Schier R, Roozekrans M, van Velzen M, et al. Opioidinduced respiratory depression: reversal by nonopioid drugs. F1000Prime Rep. 2014;6:79.
43. Jennings PA, Cameron P, Bernard S. Ketamine as an analgesic in the pre-hospital setting: a systematic review. Acta Anaesthesiol Scand. 2011;55(6):638–643.
44. Chesters A, Webb T. Ketamine for procedural sedation by a doctor-paramedic pre-hospital care team: a 4-year description of practice. Eur J Emerg Med. 2015;22(6):401–406.
45. Ellerton J, Paal P, Brugger H. The need for an educational DVD for procedural sedation using ketamine and propofol. Emerg Med J. 2009;26(10):760.
46. Wedmore IS, Johnson T, Czarnik J, Hendrix S. Pain management in the wilderness and operational setting. Emerg Med Clin North Am. 2005;23(2):585–601.
47. Motov S, Rockoff B, Cohen V, et al. Intra-venous Subdissociative – Dose Ketamine Versus Morphine for Analgesia in the Emergency Department: A Randomized Controlled Trial. Ann Emerg Med. 2015;66(3):222–229 e221.
48. Green SM, Roback MG, Kennedy RM, Krauss B. Clinical practice guideline for emergency department ketamine dissociative sedation: 2011 update. Ann Emerg Med. 2011;57(5):449–461.
49. Svenson JE, Abernathy MK. Ketamine for pre-hospital use: new look at an old drug. Am J Emerg Med. 2007;25(8):977–980.
50. Cohen L, Athaide V, Wickham ME, et al. The effect of ketamine on intra-cranial and cerebral perfusion pressure and health outcomes: a systematic review. Ann Emerg Med. 2015;65(1):43–51.
51. Sin B, Ternas T, Motov SM. The use of subdissociative-dose ketamine for acute pain in the emergency department. Acad Emerg Med. 2015;22(3):251–257.
52. Sener S, Eken C, Schultz CH, et al. Ketamine with and without midazolam for emergency department sedation in adults: a randomized controlled trial. Ann Emerg Med. 2011;57(2):109–114.
53. Motov S, Mai M, Pushkar I, et al. A prospective randomized, double-dummy trial comparing IV push low dose ketamine to short infusion of low dose ketamine for treatment of pain in the ED. Am J Emerg Med. 2017;35(8):1095–1100.
54. Porter K. Ketamine in pre-hospital care. Emerg Med J. 2004;21(3):351–354.
55. Jennings PA, Cameron P, Bernard S, et al. Morphine and ketamine is superior to morphine alone for out-of-hospital trauma analgesia: a randomized controlled trial. Ann Emerg Med. 2012;59(6):497–503.
56. Bredmose PP, Lockey DJ, Grier G, et al. Pre-hospital use of ketamine for analgesia and procedural sedation. Emerg Med J. 2009;26(1):62–64.
57. Eidenbenz D, Taffe P, Hugli O, et al. A two-year retrospective review of the determinants of pre-hospital analgesia administration by alpine helicopter emergency medical physicians to patients with isolated limb injury. Anaesthesia. 2016;71(7):779–787.
58. Pasquier M, Eidenbenz D, Dami F, et al. Pain Management Strategies and Time Spent on Scene for Pre-Hospital Analgesia Provision in an Alpine Environment: A Retrospective Study. Emergency Medicine: Open Access. 2017;07(04).
59. Wedmore IS, Johnson T, Czarnik J, Hendrix S. Pain management in the wilderness and operational setting. Emerg Med Clin North Am. 2005;23(2):585–601.
60. Rech MA, Barbas B, Chaney W, et al. When to Pick the Nose: Out-of-Hospital and Emergency Department Intranasal Administration of Medications. Ann Emerg Med. 2017;70(2):203–211.
61. Yeaman F, Meek R, Egerton-Warburton D, et al. Subdissociative-dose intra-nasal ketamine for moderate to severe pain in adult emergency department patients. Emerg Med Australas. 2014;26(3):237–242.
62. Huang C, Johnson N. Nitrous Oxide, From the Operating Room to the Emergency Department. Curr Emerg Hosp Med Rep. 2016;4:11–18.
63. Ducasse JL, Siksik G, Durand-Bechu M, et al. Nitrous oxide for early analgesia in the emergency setting: a randomized, double-blind multicenter pre-hospital trial. Acad Emerg Med. 2013;20(2):178–184.
64. Blair HA, Frampton JE. Methoxyflurane: A Review in Trauma Pain. Clin Drug Investig. 2016;36(12):1067–1073.
65. Methoxyflurane. Unter: https://emed.ie/Analgesia/Methoxyflurane.php (letzter Zugriff: 28.02.2023).
66. Neal JM, Brull R, Horn JL, et al. The Second American Society of Regional Anesthesia and Pain Medicine Evidence-Based Medicine Assessment of Ultrasound-Guided Regional Anesthesia: Executive Summary. Reg Anesth Pain Med. 2016;41(2):181–194.
67. Becker DE, Reed KL. Local anesthetics: review of pharmacological considerations. Anesth Prog. 2012;59(2):90–101; quiz 102–103.
68. Lopez S, Gros T, Bernard N, et al. Fascia iliaca compartment block for femoral bone fractures in pre-hospital care. Reg Anesth Pain Med. 2003;28(3):203–207.

69. McRae PJ, Bendall JC, Madigan V, et al. Paramedic-performed Fascia Iliaca Compartment Block for Femoral Fractures: A Controlled Trial. J Emerg Med. 2015;48(5):581–589. 70. Association of Anaesthetists of Great Britain and Ireland. Position
70. Statement. Fascia Iliaca Blocks and Non-Physician Practitioners;2013.
71. Gozlan C, Minville V, Asehnoune K, et al. Fascia iliaca block for femoral bone fractures in pre-hospital medicine. Ann Fr Anesth Reanim. 2005;24(6):617–620.
72. Guay J, Parker MJ, Griffiths R, Kopp S. Peripheral nerve blocks for hip fractures. Cochrane Database Syst Rev. 2017;5:CD001159.
73. Wathen JE, Gao D, Merritt G, et al. A randomized controlled trial comparing a fascia iliaca compartment nerve block to a traditional systemic analgesic for femur fractures in a pediatric emergency department. Ann Emerg Med. 2007;50(2):162–171, 171 e161.
74. Dalens B, Vanneuville G, Tanguy A. Comparison of the fascia iliaca compartment block with the 3-in-1 block in children. Anesth Analg. 1989;69(6):705–713.
75. Tips for an Infraclavicular Brachial Plexus Block. Unter: https://www.nysora.com/news/tips-for-an-infraclavicular-brachial-plexus-block/ (letzter Zugriff: 28.02.2023).
76. Pasquier M, Ruffinen GZ, Brugger H, Paal P. Pre-hospital wrist block for digital frostbite injuries. High Alt Med Biol. 2012;13(1):65–66.
77. Horeczko T, Enriquez B, McGrath NE, et al. The Pediatric Assessment Triangle: accuracy of its application by nurses in the triage of children. J Emerg Nurs. 2013;39(2):182–189.
78. Morone NE, Weiner DK. Pain as the fifth vital sign: exposing the vital need for pain education. Clin Ther. 2013;35(11):1728–1732.

35

KAPITEL

Alexandre Kottmann, Natalie Hölzl, Peter Paal

36 Erweitertes Atemwegsmanagement in der Bergrettung

Zusammenfassung

- Bei kritisch kranken oder verletzten Patienten können die Sauerstoffversorgung und das Atemwegsmanagement lebensrettend sein. Dieses Kapitel diskutiert erweiterte Atemwegsmanagementtechniken und den Einsatz der Rapid Sequence Induction (RSI) in der Bergrettung.
- Die Umgebung, die Ausrüstung und der Zustand des Patienten müssen bewertet werden, wenn es darum geht, die Indikationen für ein erweitertes Atemwegsmanagement in der Bergrettung zu prüfen. Das Qualifikationsniveau des Rettungsteams ist von entscheidender Bedeutung. Erfahrene Bergrettungsärzte können außerhalb des Krankenhauses eine Allgemeinanästhesie und endotracheale Intubation durchführen. Weniger erfahrene Rettungskräfte sollten die Sauerstoffzufuhr optimieren, den Transport ins Krankenhaus beschleunigen und nur versuchen, einen Patienten zu intubieren, wenn er sich in einem sehr kritischen Zustand befindet. Nach zwei fehlgeschlagenen Intubationsversuchen erfolgt die Beatmung mit einem supraglottischen Atemweg oder mit der Beutel-Masken-Beatmung. Retter mit einer Grundausbildung sollten keine endotracheale Intubation durchführen, sondern nur die Sauerstoffzufuhr optimieren, und den Transport ins Krankenhaus beschleunigen und erforderlichenfalls mit einer Beutel-Masken-Beatmung oder über einen supraglottischen Atemweg beatmen. Ausreichend erfahrene Rettungskräfte sollten so früh wie möglich an den Ort des Geschehens gerufen werden. Regelmäßige klinische Praxis und kontinuierliches Training unter Aufsicht, einschließlich Simulationskursen, sind für den Erhalt der Fähigkeiten zum Atemwegsmanagement wichtig.
- Vor der endotrachealen Intubation sollte immer eine Präoxygenierung durchgeführt werden, die eine Inspirationsunterstützung und einen positiven endexspiratorischen Druck (PEEP) umfasst – falls dies kontraindiziert oder nicht möglich ist, sollte die Präoxygenierung mit einem Beatmungsbeutel und einer gut sitzenden Gesichtsmaske vorgenommen werden. Für die endotracheale Intubation von Patienten mit stabilen Vitalzeichen ist die RSI die Methode der Wahl. Die Rettungskräfte sollten nur Medikamente verabreichen, mit denen sie vertraut sind. Diese sind nach pharmakologischen Gesichtspunkten und den Erfordernissen des Patienten auszuwählen. Während der RSI und bis zum Eintreffen in einem Krankenhaus ist eine kontinuierliche Überwachung mit Elektrokardiogramm (EKG), automatischer nichtinvasiver Blutdruckmessung, Pulsoxymetrie und Kapnografie empfohlen. Die Kapnografie sollte zur Kontrolle der endotrachealen Lage des Tubus eingesetzt und bei beatmeten Patienten kontinuierlich überwacht werden. Wenn die Beutel-Masken-Beatmung oder die endotracheale Intubation nicht möglich sind, ist ein supraglottischer Atemweg (SGA) einzusetzen. Bleibt die Beatmung weiterhin erfolglos, muss der Retter einen chirurgischen Atemweg anlegen.
- Obwohl die Bedingungen bei Bergrettungseinsätzen schwierig sind, sollten die Retter eine optimale Versorgung bei der Atemwegsversorgung anstreben. Es sollten die gleichen Standards in Bezug auf Strategie, Kompetenzniveau und Überwachung wie in einem Krankenhaus oder dem bodengebundenen Rettungsdienst zur Anwendung kommen.

36.1 Hintergrund

Das erweiterte präklinische Atemwegsmanagement wird bei kritisch kranken oder verletzten Patienten angewendet und umfasst die Anästhesieeinleitung und -aufrechterhaltung sowie unterstützende Verfahren zur Öffnung und Sicherung eines bedrohten Atemwegs und zur Gewährleistung einer angemessenen Sauerstoffversorgung und Beatmung.

Normalerweise erfordert das erweiterte Atemwegsmanagement außerhalb des Krankenhauses bei Patienten, die keinen Bewusstseinsverlust erlitten haben, eine Anästhesieinduktion einschließlich einer Muskelrelaxierung. Ein wirksames Atemwegsmanagement trägt dazu bei, Folgeschäden zu minimieren und die Behandlungsergebnisse der Patienten zu verbessern, während sich eine schlecht durchgeführte Atemwegssicherung negativ auf den Patienten auswirken kann. Patienten mit akuter und schwerer Ateminsuffizienz oder schwerem Schädel-Hirn-Trauma können von einer Notfall-Intubation und Beatmung profitieren [1]. Oftmals sind jedoch einfachere Verfahren des Atemwegsmanagements mit Öffnen der Atemwege, Absaugung oder nicht-invasiver Beatmung zielführender und weniger riskant. Die Behandlungsergebnisse können von verschiedenen Faktoren abhängen, wie z. B. von der Transportzeit vom Unfallort zu einem geeigneten Krankenhaus. Obwohl das präklinische erweiterte Atemwegsmanagement in den Algorithmen der Notfallmedizin aufgeführt ist, bleibt der therapeutische Nutzen unklar. [2, 3] Studien haben widersprüchliche Ergebnisse gezeigt, die hauptsächlich auf unterschiedliche Studienbedingungen zurückzuführen sind. Zu den Variablen gehören die Art der Verletzung, ob stumpf oder penetrierend, die Qualifikation des Behandlers, ob die RSI mit Sedierung und neuromuskulärer Blockade eingesetzt wurde, und die Transportzeit zum Krankenhaus. Bei den Ausführenden kann es sich um Ärzte, Krankenpfleger oder Rettungsdienstpersonal handeln. Bei den Ärzten sind es meist Anästhesisten oder Allgemeinmediziner. [4–6]

Dieses Kapitel gibt einen Überblick über das Atemwegsmanagement in der Bergrettung unter Berücksichtigung der Faktoren, die bei diesem komplexen Verfahren eine Rolle spielen.

36.2 Indikationen für das erweiterte präklinische Atemwegsmanagement

Der Zustand des Patienten entscheidet in der Regel über die Notwendigkeit eines erweiterten Atemwegsmanagements und über die Frage, ob eine Notfallanästhesie erforderlich ist. Es müssen jedoch auch folgende Faktoren berücksichtigt werden, wenn entschieden wird, ob ein erweitertes Atemwegsmanagement in der präklinischen Phase notwendig ist, oder ob dieses bis zur Aufnahme ins Krankenhaus aufgeschoben werden sollte [7] (➤ Abb. 36.1): Beispielsweise die Anatomie des Patienten mit den Prädiktoren eines schwierigen Atemwegs, die Bedingungen am Einsatzort, die verfügbaren personellen und materiellen Ressourcen, Umweltfaktoren, wie Wetter, Gelände und Lichtverhältnisse. Ferner die Exposition der Retter gegenüber objektiven Gefahren und die Transportfaktoren wie die Dauer und Transportmittel, wie Hubschrauberbetrieb oder terrestrische Rettung. In einer städtischen Umgebung, in der die Transportzeiten zum Krankenhaus kurz sind, kann es sicherer sein, die präklinische Atemwegsversorgung bis zur Einlieferung ins Krankenhaus hinauszuzögern, da sowohl die logistischen und personellen Ressourcen in der Notaufnahme besser sind als in einer präklinischen Umgebung. Bei einem alpinen Einsatz kann der Transport ins Krankenhaus viele Stunden dauern.

Ein Aufschieben eines erweiterten Atemwegsmanagements oder einer invasiven Atemwegssicherung bis zur Ankunft in der Notaufnahme ist möglicherweise nicht akzeptabel.

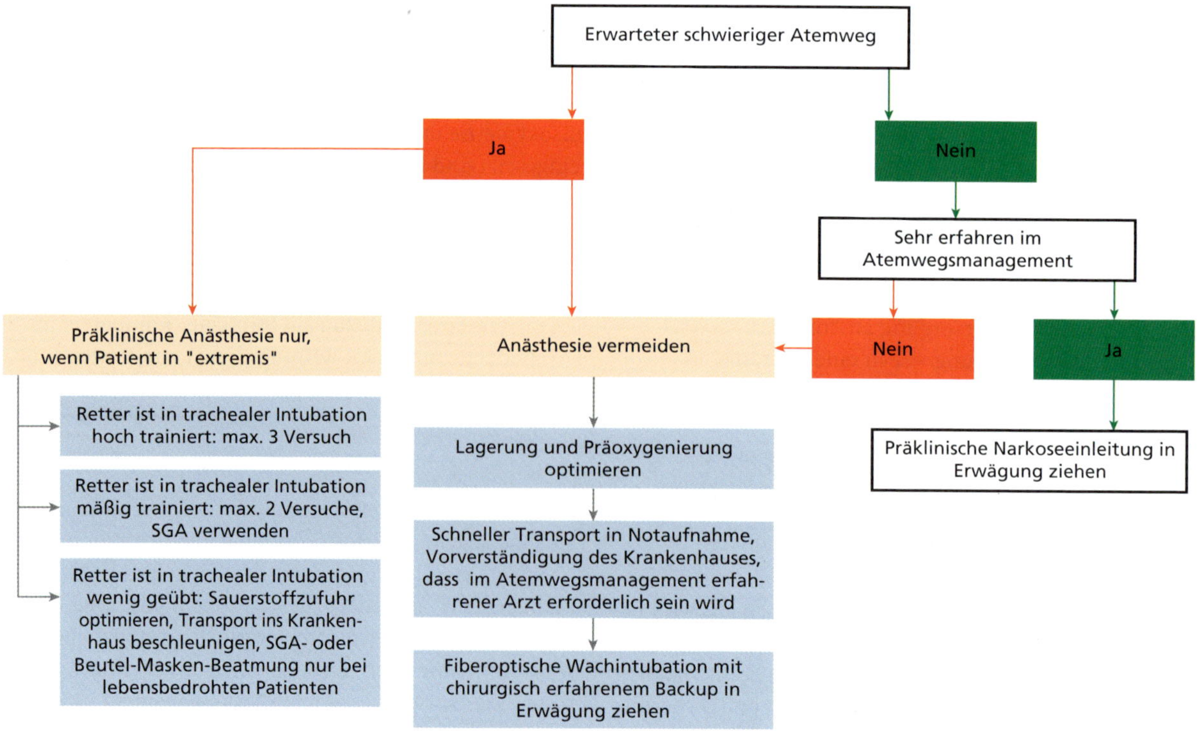

Abb. 36.1 Entscheidungsfindung für die präklinische Einleitung der Anästhesie. SGA = Supraglottischer Atemweg. (Angepasst von [7].)

Die Anforderungen und Indikationen für die präklinische RSI sind:

- „Gold-Level-Retter“ (s.u.)
- Erfahrene Teammitglieder
- Schweres Schädel-Hirn-Trauma (Glasgow Coma Scale < 9)
- Lange Transportzeit ins Krankenhaus
- Kritischer Patient, dessen Zustand durch eine endotracheale Intubation stabilisiert werden könnte (z. B. bei Atemversagen)
- Gute Ausrüstung, einschließlich Medikamenten- und Atemwegsmanagementausrüstung
- Sichere und geeignete Umgebung (z. B. Gelände, Temperatur, Beleuchtung)

Es ist essenziell, die Risiken eines erweiterten Atemwegsmanagements und einer RSI im präklinischen Umfeld zu berücksichtigen, einschließlich eines höheren Risikos einer Pneumonie [8] und eines Mortalitätsanstiegs bei unzureichender Expertise [9]. Studienergebnisse lassen sich aufgrund der großen strukturellen Unterschiede zwischen verschiedenen notfallmedizinischen Systemen weltweit nur eingeschränkt interpretieren.

MERKE

Bei der Entscheidungsfindung kommt es auf die Qualifikation des Arztes und der Rettungskräfte vor Ort an, da die Qualität der endotrachealen Intubation und Beatmung eine zentrale Rolle für den Erfolg des Atemwegsmanagements spielt. [4, 10–12]

Aktuelle Leitlinien legen nahe, dass die Strategie für das präklinische Atemwegsmanagement an das Niveau des behandelnden Teams angepasst werden sollte und empfehlen, dass die präklinische Anästhesie nur von geschultem und kompetentem Fachpersonal durchgeführt werden sollte. [13,14] So sind beispielsweise der Titel und der Beruf eines Rettungsdienstmitarbeiters weniger wichtig als das Qualifikationsniveau für die Durchführung der präklinischen Anästhesie und der endotrachealen Intubation: Möglicherweise hat ein Notfallsanitäter mit regelmäßiger klinischer Erfahrung ein höheres Qualifikationsniveau als ein Arzt, der nur selten ein Atemwegsmanagement vornimmt. Es wurde ein dreistufiges Modell für das präklinische Atemwegsmanagement vorgeschlagen, das als Entscheidungshilfe für einen Retter dienen könnte. [13, 15] Ein hochqualifizierter Retter (Gold-Level) könnte frei entscheiden, wie er einen Patienten mit Sauerstoff versorgt und beatmet. Ein mäßig qualifizierter Retter der Stufe Silber könnte zweimal die endotracheale Intubation versuchen und dann zu einer Alternative wechseln, wie z.B. zu einer supraglottischen Atemwegshilfe (SGA) oder zu einer Beutel-Masken-Beatmung. Ein weniger erfahrener Retter der Stufe Bronze sollte von dem Versuch einer endotrachealen Intubation absehen und stattdessen die Sauerstoffzufuhr optimieren, den Transport ins Krankenhaus beschleunigen und eine SGA- oder Beutel-Masken-Beatmung nur bei Patienten einsetzen, deren Leben in Gefahr ist, wenn diese Versuche nicht durchgeführt werden. Darüber hinaus erfordern spezielle Situationen, wie die RSI bei Kindern, besondere Kenntnisse und Ausbildung und sollten in der Indikation sehr sorgfältig abgewogen werden. Eine solche Behandlung kann wahrscheinlich nur von Rettern mit Gold-Level, die über ein hohes Leistungsniveau verfügen, sicher durchgeführt werden. [12] Diese Eingriffe bei Kindern bergen ein viel höheres Risiko für Komplikationen und mögliche Schäden, wenn sie von unzureichend ausgebildetem Personal durchgeführt werden. [11] Pädiatrische medizinische Notfälle, die ein Atemwegsmanagement in der Bergrettung erfordern, kommen selten vor.

36.3 Alternativen zur präklinischen Rapid Sequence Induction (RSI) und zur endotrachealen Intubation

Ein verlegter Atemweg ist ein lebensbedrohlicher Notfall, der sofort behandelt werden muss. Eine sofortige Risikostratifizierung kann in diesem Fall nicht vorgenommen werden. In anderen Fällen sollte der Retter einen Entscheidungsprozess durchlaufen, indem er die Indikationen und den potenziellen Nutzen gegen mögliche Komplikationen und das Risiko eines Misserfolgs beim Atemwegmanagement abwägt.

MERKE

Obwohl die endotracheale Intubation als Goldstandard gilt, ist sie möglicherweise nicht immer die beste Option. Situation, Standort, Qualifikationsniveau des Retters oder der Zustand des Patienten können ein alternatives Vorgehen erforderlich machen.

Bei einigen Patienten kann eine konventionelle endotracheale Intubation trotz optimaler Bedingungen nicht durchführbar sein und es kann eine alternative Strategie erforderlich werden. Obwohl eine angemessene Oxygenierung und Beatmung häufig mit nichtinvasiven Verfahren wie der nichtinvasiven Beatmung (NIV) oder der Beutel-Masken-Beatmung erreicht werden, können das Aufrechterhalten der Sauerstoffzufuhr und die Beatmung in einer Bergrettungssituation eine große Herausforderung darstellen, insbesondere bei einer bodengebundenen Rettung. Zusätzlich zur Notwendigkeit eines Beatmungsgerätes erfordert die NIV einen kooperativen Patienten und eine ruhige Atmosphäre. Bei der Beutel-Masken-Beatmung muss die Gesichtsmaske von einem oder zwei Helfern fest auf dem Gesicht des Patienten gehalten werden, was bei einem terrestrischen Transport fast unmöglich ist. Hierbei ist die Verwendung eines zusätzlichen Hilfsmittels, wie einem Endotrachealtubus oder eines SGA, vorzuziehen. Selbst wenn kein Beatmungsgerät zur Verfügung steht, ermöglicht ein SGA eine effiziente Beatmung mit angemessenen Tidalvolumina und reduziert bzw. verhindert das Risiko einer Hypoxie.

MERKE

Ein SGA stellt eine sinnvolle Alternative zur endotrachealen Intubation in der Bergrettung dar, sowohl als First-Line-Atemweg, als auch als Alternative bei einer schwierigen endotrachealen Intubation.

Ein SGA bietet eine effizientere Beatmung als eine Gesichtsmaske, er minimiert die Mageninsufflation und damit auch das Risiko einer pulmonalen Aspiration. Das Einführen eines SGA ist leichter zu erlernen als die endotracheale Intubation und kann in der Regel schnell und mit einer hohen Erfolgsquote durchgeführt werden. [16, 17] Die Platzierung eines SGA benötigt in der Regel keine neuromuskuläre Blockade und kann eine geringere Anästhesietiefe erfordern als eine endotracheale Intubation. Dies kann wichtig sein, wenn der Patient hämodynamisch instabil ist. Die Verwendung eines SGA erfordert jedoch regelmäßiges Training, damit die Effizienz der Anwendung gewährleistet ist und Fehler vermieden werden können. [18]

Als SGA stehen zunächst die Larynxmaske (LMA) und der Larynxtubus (LT) zur Auswahl, zudem gibt es zweikanalige SGA, wie die LMA oder den LT der zweiten Generation und den Kombitubus. Obwohl sie ursprünglich für den Einsatz außerhalb des Krankenhauses entwickelt wurden, weisen der Larynxtubus und der Kombitubus aufgrund ihrer Starrheit und der Notwendigkeit eines höheren Cuff-Drucks eine höhere Komplikationsrate auf als die LMA. Zu den Komplikationen gehören Verletzungen des Ösophagus- und Trachealweichgewebes und eine Schwellung der Zunge, die eine anschließende endotracheale Intubation schwierig oder unmöglich machen kann. [19] In der Pädiatrie wird ausschließlich die LMA als SGA für das Atemwegsmanagement empfohlen. [20]

SGAs der zweiten Generation verfügen über Konstruktionsmerkmale, die das Aspirationsrisiko verringern sollen und einen höheren Leckagedruck aufweisen sowie ein einfacheres Einführen ermöglichen sollen. [21–23] Sie sind mit einem Kanal ausgestattet, der die Platzierung einer Magensonde für das Absaugen von flüssigem Mageninhalt ermöglicht. Für die Bergrettung sind SGAs der zweiten Generation, vorzugsweise die LMA, gegenüber anderen Atemwegsdevices zu bevorzugen.

36.4 Geräte zur Atemwegssicherung in der Bergrettung

Bei Bergrettungseinsätzen spielt das Gewicht der Notfallausrüstung eine wichtige Rolle, weshalb diese auf ein Minimum beschränkt werden sollte. Wann immer möglich, sind leichte Utensilien zu wählen, die für mehrere Zwecke verwendet werden können. So können z.B. ein Skalpell und ein Endotrachealtubus der Größe 6,0 mm für einen chirurgischen Atemweg verwendet werden. Der Endotrachealtubus kann auch für die Intubation eingesetzt werden. Ebenso kann das Skalpell beim Spannungspneumothorax bei einer Thorakotomie zur Anwendung kommen. Retter sollten mit der gesamten medizinischen Ausrüstung vertraut sein. Diese muss regelmäßig überprüft und einsatzbereit gehalten werden.

MERKE

Für die endotracheale Intubation sollte ein herkömmliches Laryngoskop verwendet werden.

Das herkömmliche Laryngoskop kann in einer hellen alpinen Umgebung besser funktionieren als ein Videolaryngoskop. [24] Außerdem können Decken zum Schutz vor Sonnenlicht und zur Schaffung von Dunkelheit für eine bessere Visualisierung während der Laryngoskopie sorgen. Für schwierige Intubationen sollten Hilfsmittel zur Verfügung stehen und nach einem vordefinierten Algorithmus für schwieriges Atemwegsmanagement auf der Grundlage internationaler Leitlinien verwendet werden. [25] Die ➤ Abb. 36.1 zeigt ein Beispiel für einen Algorithmus zum Management eines schwierigen Atemwegs. Eine regelmäßige Schulung in den erforderlichen Verfahren ist unbedingt notwendig und wahrscheinlich wichtiger als die spezifischen Hilfsmittel oder Techniken (z. B. Nadel versus chirurgische Koniotomie).

Retter sollte auf niedrige Umgebungstemperaturen vorbereitet sein. Ersatzbatterien für das Laryngoskop sollten verfügbar sein. Ein Gerät zum Monitoring zur erweiterten präklinischen Überwachung von Vitalfunktionen ist in der Bergrettung unerlässlich. Es ist wichtig, ein Gleichgewicht zwischen der Praktikabilität, der modernsten Überwachung und dem Preis zu finden. Kleine High-Tech-Geräte sind am Markt verfügbar und in den notfallmedizinischen Hubschraubersystemen (HEMS) vieler Industrieländer weit verbreitet (➤ Tab. 36.1).

Tab. 36.1 Atemwegsmanagement-Set für Bergrettungseinsätze

Art des Atemwegsmanagements	Geräte
Basales Atemwegsmanagement	• Nasensonde und Gesichtsmaske mit Reservoir zur Sauerstoff-Verabreichung • Oropharyngealer Tubus • Nasopharyngealer Tubus • Beatmungsbeutel • PEEP-Ventil • Stethoskop • Absaugvorrichtung (elektrisch oder mechanisch)
Erweitertes Atemwegsmanagement	• Laryngoskop, kurzer Griff • Laryngoskop-Spatel • Endotrachealtuben mit Mandrin • Blockerspritze • Magill-Zange • Elastischer Gummibougie • LMA der zweiten Generation • Skalpellklinge 10 • Mittel zur Sicherung des Tubus • Gleitgel

LMA Larynxmaske, PEEP positive end-expiratory pressure

36.5 Medikamente zur Rapid Sequence Induction (RSI) in der Bergrettung

Die bei der RSI verwendeten Medikamente variieren je nach regionaler Verfügbarkeit, Ausbildung und Kenntnissen der Ärzte, umfassen jedoch in der Regel Arzneimittel zur Einleitung der Anästhesie (Hypnotika), Analgetika und Muskelrelaxanzien, die als neuromuskuläre Blocker die Reizweiterleitung an den Synapsen zwischen Nerv und Muskel hemmen (➤ Tab. 36.2).

MERKE

Es sollten nur Medikamente verabreicht werden, mit denen der Arzt vertraut ist. Medikamente sind nach den pharmakologischen Eigenschaften und dem Bedarf des Patienten auszuwählen.

Bei Verletzten im Rahmen alpiner Unfälle kommt es häufig zur Hypovolämie und Hypothermie, diese beeinflussen die Wirkung der Arzneimittel. So kann eine Hypothermie die Empfindlichkeit des Patienten gegenüber einigen Medikamenten, erhöhen, wie z. B. Muskelrelaxanzien, während eine Hypovolämie zu einer Verstärkung negativer hämodynamischer Arzneimittelwirkungen führen kann. [26] Die Medikamente sollten sorgfältig titriert werden. Außerdem können bei Kälte Ampullen, intravenöse (i.v.)-Leitungen und i.v.-Flüssigkeiten einfrieren. Deshalb ist die kontinuierliche Verabreichung von Medikamenten über Spritzenpumpensysteme oft unmöglich.

MERKE

In der alpinen Notfallmedizin gibt es kein ideales Anästhetikum zur Einleitung der Anästhesie. [26] Bestimmte Kombinationen von Medikamenten können das Risiko unerwünschter Arzneimittelwirkungen verringern. So reduzieren kombiniert verabreichtes Propofol mit Ketamin den Blutdruckabfall, der durch eine alleinige Propofolgabe bei hämodynamisch instabilen Patienten verursacht werden kann. [27, 28] Bei kritisch kranken oder traumatisierten Patienten kann eine vorsichtige Verabreichung der Anästhetika eine kardiovaskuläre Dekompensation verhindern.

Hypnotika

- Propofol ist ein reines Hypnotikum ohne analgetische Wirkung. Propofol verursacht nicht nur Atemstillstand, sondern es reduziert auch das Herzzeitvolumen und den systemischen Gefäßwiderstand stärker als andere Hypnotika. [29, 30] Dies kann einhergehen mit schwerer

Tab. 36.2 Indikationen, Nebenwirkungen und Dosierung von häufig verwendeten Analgetika und Hypnotika bei intravenöser Verabreichung

Medikament	Indikation	Nebenwirkungen	Dosis (Erwachsene)
Fentanyl	• Einleitung bei hämodynamisch stabilen Patienten • Aufrechterhaltung der Anästhesie	• Atemdepression • Kardiovaskuläre Depression	• Einleitung: 3–5 (μg/kg) • Aufrechterhaltung: 1–5 (μg/kg) als repetitive Boli
S-Ketamin	Einleitung bei hämodynamisch stabilen und instabilen Patienten	• Unzureichende Anästhesie • Hemmende Wirkung auf Steroidproduktion	• Einleitung: 0,5–1,0 (mg/kg) • Aufrechterhaltung: 0,5–3 (mg/kg/h) kontinuierlich oder 0,2–0,5 (mg/kg) als repetitive Boli • Doppelte Dosis für racemisches Ketamin
Sufentanil	Einleitung bei hämodynamisch stabilen Patienten	• Atemdepression • Kardiovaskuläre Depression	• Einleitung: 0.25–1.0 (μg/kg) • Aufrechterhaltung: 0,1–10 (μg/kg/h) kontinuierlich oder 0,3–0,7 (μg/kg) als repetitive Boli
Etomidat	Einleitung bei hämodynamisch stabilen und instabilen Patienten	• Unzureichende Anästhesie • Hemmende Wirkung auf die Steroidproduktion	Einleitung: 0.2–0.5 (mg/kg)
Midazolam	Einleitung bei hämodynamisch stabilen und instabilen Patienten	• Langsamer Beginn • Unzureichende Anästhesie	• Einleitung: 0.1–0.4 (mg/kg) • Erhaltung: 0,03–0,2 (mg/kg/h) kontinuierlich oder 0,03–0,2 (mg/kg) als repetitive Boli
Propofol	Einleitung bei hämodynamisch stabilen Patienten	Arterielle Hypotonie	• Einleitung: 2–3 (mg/kg) • Aufrechterhaltung: 2–6 (mg/kg/h) oder regelmäßig 0.5–2 (mg/kg) als repetitive Boli
Thiopental	• Einleitung bei hämodynamisch stabilen Patienten • Status epilepticus	• Histaminfreisetzung → Flush • Asthma-Exazerbation • Gewebenekrose, bei Extravasation	Einleitung: 3–7 (mg/kg)

Adaptiert von [7].

arterieller Hypotonie, insbesondere bei hypovolämen Patienten, dies ist besonders kritisch bei verminderter zerebraler Perfusion. [31–33]

- Etomidat hat gegenüber Propofol den Vorteil, dass es die hämodynamische Stabilität weniger beeinflusst. Es verursacht jedoch eine Suppression der Nebennierenrindenfunktion und kann das Risiko eines Multiorganversagens leicht erhöhen. Etomidat sollte bei Patienten mit multiplem Trauma vorsichtig eingesetzt werden. [34]
- Ketamin ist das Medikament der Wahl für die Einleitung der Narkose bei hämodynamisch instabilen Patienten. [35] Es kann mit einem anderen Hypnotikum (z. B. Midazolam oder Propofol) kombiniert werden, um eine mögliche agitierende Wirkung zu verringern.
- Midazolam hat relativ geringe kardiovaskuläre Nebenwirkungen. Es kann verwendet werden, um die Anästhesie einzuleiten oder aufrechtzuerhalten, entweder als Monotherapie oder in Kombination mit einem anderen Hypnotikum wie z.B. Propofol. Die Verwendung in Kombination reduziert die Dosierung des zweiten Hypnotikums, beschleunigt die Einleitung und verbessert gleichzeitig die hämodynamische Stabilität.
- Thiopental war das erste Anästhetikum, das für RSI verwendet wurde und ist wegen seines schnellen Wirkungseintritts nach wie vor beliebt. Es verursacht weniger kardiovaskuläre Depression als Propofol. [27, 36] Zu den unerwünschten Arzneimittelwirkungen gehören die Freisetzung von Histamin und schwere Gewebenekrosen, wenn es extravaskulär verabreicht wird.

Analgetika

- Fentanyl oder Sufentanil sind möglicherweise die Mittel der Wahl für die Analgesie während der RSI bei hämodynamisch stabilen Patienten wegen des schnellen Wirkungseintritts, der hervorragenden analgetischen Wirksamkeit und der kurzen Wirkungsdauer. [37] Für längere Rettungssituationen kann es von Vorteil sein, ein Medikament mit längerer Wirkdauer, wie z. B. Morphin, zu verwenden.
- Ketamin bietet sowohl eine analgetische als auch hypnotische Wirkung und ist deshalb das Medikament der Wahl für kurze und schmerzhafte Eingriffe, wie die Reposition von Sprunggelenksluxationsfrakturen. Da es Albträume oder „Bad Trips" verursachen kann, sollte es in Kombination mit einem Hypnotikum, wie z.B. Propofol oder Midazolam und mit länger wirkenden Analgetika wie z.B. Opioiden verabreicht werden (➤ Kap. 35 *Schmerztherapie*). Während Opioide leicht Atemdepression auslösen können, hat Ketamin diesbezüglich ein breiteres therapeutisches Spektrum. Nichtsdestotrotz hat Ketamin das Potenzial, eine Apnoe zu verursachen.

Muskelrelaxanzien

Bei der präklinischen RSI wird traditionell ein Muskelrelaxans (neuromuskulärer Blocker) eingesetzt, obwohl verschiedene Varianten dieses Ansatzes vorgeschlagen wurden. [38, 39] Der Einsatz eines Muskelrelaxans bei der präklinischen RSI ist in der internationalen Literatur umstritten. Zu den Vorteilen gehören bessere Sicht- und Intubationsbedingungen, eine Verringerung der Anästhetikadosierung und die Abschwächung von Intubationseffekten wie Blutdruckspitzen bei Schädel-Hirn-Traumata und das seltenere Auftreten eines Laryngospasmus. [40] Mehrere Studien belegen den Vorteil der Verwendung eines Muskelrelaxans für den First-Pass-Erfolg bei der endotrachealen Intubation. [41]

Zwei Muskelrelaxanzien sind für den Einsatz in der Bergrettung geeignet:

- Succinylcholin ist immer noch das am weitesten verbreitete Muskelrelaxans weltweit bei der präklinischen Anästhesieinduktion. Es ist ein depolarisierendes Muskelrelaxans mit schneller Anschlagzeit und kurzer Wirkungsdauer. [42] Eine schnelle Rückkehr der Spontanatmung nach Verabreichung von Succinylcholin kommt jedoch selten vor. Eine nichterkannte ösophageale Intubation kann tödlich sein. [43] Einige Autoren raten von der Verwendung von Succinylcholin ab, weil es zu verschiedenen Komplikationen, wie z.B. einer malignen Hyperthermie oder einer Hyperkaliämie, führen kann.
- Rocuronium ist ein nichtdepolarisierendes Muskelrelaxans. In hohen Dosen (1,2 mg/kg) bietet es einen fast ebenso schnellen Beginn der neuromuskulären Blockade wie Succinylcholin bei vergleichbaren Intubationsbedingungen. In hoher Dosierung wirkt es wesentlich länger als Succinylcholin, insbesondere bei Patienten mit eingeschränkter Nierenfunktion. Die lange Wirkungsdauer von Rocuronium kann während eines längeren Rettungseinsatzes von Vorteil sein. Seit der Einführung von Sugammadex, einem selektiven Rocuronium Antagonisten, das die Reversierung einer neuromuskulären Blockade ermöglicht, ist Rocuronium für die Verwendung in der RSI populär geworden. Eine Einzeldosis von 16 mg/kg Sugammadex hebt die neuromuskuläre Blockade nach der Injektion von 1,2 mg/kg Rocuronium schneller auf als die spontane Erholung nach Verabreichung von Succinylcholin.

36.6 Vorbereitung für Anästhesieeinleitung und Atemwegsmanagement

Sobald die Entscheidung getroffen wurde, dass eine RSI durchgeführt wird, sollte das Team einen Plan A sowie Alternativen für den Fall eines schwierigen Atemwegsmanagements absprechen. Dieses Vorgehen sollte mittels Algorithmus vorliegen und dem Team bekannt sein. Die Teammitglieder sollten für die verschiedenen Techniken ausreichend geschult sein. Die Aufgaben sind vor der RSI den Teammitgliedern eindeutig zuzuweisen.

MERKE

Vor der RSI können sich die Beteiligten die SOAP-ME-Merkhilfe (Suction, Oxygen, Airway, Positioning, Medications, Equipment/$EtCO_2$ – Absaugung, Sauerstoff, Atemweg, Lagerung, Pharmaka, Ausrüstung/$EtCO_2$) ins Gedächtnis rufen, um sicherzustellen, dass alles optimal vorbereitet ist. [44]

Eine Absaugvorrichtung mit großem Absaugkatheter, die sich am Kopf des Patienten befindet, sollte betriebsbereit sein und getestet werden, um sicherzustellen, dass diese funktioniert, bevor die RSI beginnt. Das Sauerstoffversorgungssystem – Sauerstoff, Beatmungsbeutel und Beatmungsgerät – sollten ebenfalls überprüft werden. Geräte, die für ein erweitertes Atemwegsmanagement erforderlich sind, wie z. B. das Laryngoskop und der Endotrachealtubus sollten auf ihre Funktionsfähigkeit überprüft werden. Die Geräte für alternatives Atemwegsmanagement sollten ebenfalls verfügbar sein. Die Lagerung des Patienten kann durch die Schnüffelposition mit einer Stütze unter dem Kopf optimiert werden, um den oberen Atemweg zu öffnen. Übergewichtige Patienten mit steifer Halswirbelsäule können in eine Rampenposition gelagert werden. [45, 46] Bei Verdacht auf eine Verletzung der Halswirbelsäule sollte der Kopf manuell in neutraler Position stabilisiert werden. Herzfrequenz, EKG, Pulsoxymetrie und Blutdruck des Patienten sind kontinuierlich vor, während und nach dem Atemwegsmanagement zu überwachen. Die Pharmaka für RSI und die Aufrechterhaltung der Anästhesie sollten in beschrifteten Spritzen aufgezogen werden. Infusionsgeräte und i.v.-Zugänge sollten funktionieren und gesichert sein. Die endexspiratorische Kapnografie sollte bereitstehen, um die korrekte Platzierung des Endotrachealtubus zu bestätigen.

36.7 Oxygenierung und Präoxygenierung

Um einen Abfall der Sauerstoffsättigung während der Anästhesieinduktion zu vermeiden, ist bei jedem Patienten eine Präoxygenierung durchzuführen. [47] Ziel ist es, die Sauerstoffspeicher zu maximieren und Stickstoff aus der Lunge auszuwaschen (➤ Tab. 36.3). Im präklinischen Umfeld kann die Präoxygenierung am besten mit einer Sauerstoffinsufflation oder einem Beatmungsbeutel erreicht werden.

Tab. 36.3 Vorrichtungen zur Sauerstoffversorgung und Präoxygenierung. Sauerstofffluss (O_2) und daraus resultierende inspiratorische Sauerstofffraktion (FiO_2)

Medizinprodukt	O_2 l/min	FiO_2
Nasenkanüle	1–15	0,24–0,44
Gesichtsmaske	8–15	0,4–0,6
Gesichtsmaske mit Reservoir	6–15	0,6–1,0
Beatmungsbeutel	12	0,5
Beatmungsbeutel mit Reservoir	12	1,0

Damit ist eine inspiratorische Sauerstoffkonzentration (FiO_2) bis zu 1,0 möglich. Die Anwendung eines PEEP kann die funktionelle Residualkapazität erhöhen. [48] Wenn es das Verletzungsmuster und der Kreislauf des Patienten zulassen, kann der Thorax des Patienten erhöht gelagert werden. Die Gesichtsmaske muss dicht sitzen, um eine Leckage zu vermeiden, welche die Präoxygenierung beeinträchtigen. [47–50] Die inspiratorische Unterstützung mit einem Beatmungsbeutel oder einem automatisierten Beatmungsgerät kann die Präoxygenierung beschleunigen. Dies kann besonders dann indiziert sein, wenn der Patient nicht ausreichend selbstständig atmet. Darüber hinaus kann bei einem bewusstlosen Patienten eine naso- oder oropharyngeale Sonde verwendet werden. Die Präoxygenierung beim wachen Patienten kann auch mit einer enganliegenden, rückatemfreien Gesichtsmaske mit Reservoir und hohem Sauerstofffluss (12–15 l/min) erreicht werden, obwohl dies wahrscheinlich weniger effektiv ist. [48, 51]

MERKE

Da präklinisch der endtidale Anteil des Sauerstoffs (EtO_2) in der Regel nicht gemessen wird, soll die Präoxygenierung für 3 min durchgeführt werden. Eine arterielle Sauerstoffsättigung (SaO_2) von 100 % sollte angestrebt werden.

Viele Faktoren können die Präoxygenierung beeinflussen. So kann z.B. die Sauerstoffspeicherkapazität aufgrund von Lungenkontusion, Hämato- oder Pneumothorax oder Pneumonie bei einem kritisch verletzten oder kranken Patienten reduziert sein, wodurch die funktionelle Residualkapazität verringert und der Rechts-Links-Shunt erhöht werden. Außerdem kann es sein, dass das Hämoglobin aufgrund einer Blutung drastisch abgefallen ist. Deshalb kann die Präoxygenierung bei einigen Patienten weniger wirksam sein, sie sollte dennoch immer eingesetzt werden, um die Sicherheitsreserven während der apnoischen Phase des Atemwegmanagements zu erhöhen. [47]

Bei einem Bergrettungseinsatz kann sich die Transportzeit aufgrund unerwarteter Umstände deutlich verlängern, weshalb ein zusätzlicher Sauerstoff- und Medikamentenbedarf anfallen könnte. Als Faustregel gilt, dass für die Aufrechterhaltung der Anästhesie zumindest die doppelte Menge des ursprünglich berechneten Bedarfs an Sauerstoff und Anästhetika angenommen werden sollte.

36.8 Endotracheale Intubation und Beatmung

Wenn präklinisch eine Anästhesie erforderlich ist, um ein erweitertes Atemwegsmanagement durchzuführen, wird die RSI empfohlen, um das Risiko einer pulmonalen Aspiration zu verringern und die Wahrscheinlichkeit eines erfolgreichen Erstversuchs zu erhöhen. [52] Zwischen der Verabreichung von Medikamenten und dem ersten Intubationsversuch wird in der Regel keine Beatmung des Patienten empfohlen. Auch der Krikoiddruck (Sellick-Manöver) während der RSI wird nicht mehr empfohlen, da dies eine Aspiration nicht verhindert und die Beutel-Masken-Beatmung, die Laryngoskopie und die endotracheale Intubation behindert und sogar eine Regurgitation provozieren kann. [53–55] Um die Sicht auf die Stimmbänder während der Laryngoskopie zu verbessern und die endotracheale Intubation zu erleichtern, kann ein Druck nach hinten, oben, rechts (backwards, upwards, rightwards pressure; BURP) oder ein optimales externes Larynxmanöver (OELM) angewendet werden. [56, 57] Zur Erleichterung einer Notfallintubation sollte der Endotrachealtubus immer mit einem Führungsstab versehen sein. Bei Patienten mit Verdacht auf ein Halswirbelsäulentrauma oder einem bestätigten HWS-Trauma muss die Immobilisierung der Halswirbelsäule während der Intubation durch manuelle Stabilisierung vorgenommen werden. Dies sollte auch für alle Patienten gelten, die unbeobachtet das Bewusstsein verloren haben.

36.9 Lagekontrolle des Endotrachealtubus

Sobald der Endotrachealtubus positioniert und der Cuff aufgeblasen sind, muss die korrekte Lage des Tubus kontrolliert werden. Dies kann auf verschiedene Arten durchgeführt werden, hierbei sollte mehr als eine Methode zur Anwendung kommen.

MERKE

Bei der Laryngoskopie sollte der Endotrachealtubus unter direkter Sicht zwischen den Stimmbändern platziert werden. Der endtidale CO_2-Wert bestätigt kontinuierlich die korrekte Lage des Tubus.

Die kontinuierliche Kapnografie gilt als der derzeitige Goldstandard und wird gegenüber der Kapnometrie und kolorimetrischen Geräten empfohlen. Letztere sind zwar leicht und benötigen keine Kalibrierung oder Batterien, können aber bei schlechten Lichtverhältnissen schwierig abzulesen sein und geben keinen Hinweis auf die Beatmungsqualität. [58] Bei Herzstillstand oder niedrigem Herzzeitvolumen kann die Kapnografie möglicherweise weniger zuverlässig sein. [59] Außerdem kann die Auskultation des Magens und der Lunge (in der vorderen oder mittleren Axillarlinie, um eine Schallübertragung von der kontralateralen Seite zu vermeiden) unmittelbar nach dem Einführen des Tubus durchgeführt werden, dabei sollten beide Lungenflügel gleichmäßig beatmet werden. Eine einseitige bronchiale Intubation ist differenzialdiagnostisch in Betracht zu ziehen, wenn eine verminderte Compliance, unilateral verringerte Atemgeräusche und Brustkorbbewegungen oder eine abnehmender Sauerstoffsättigung festgestellt werden. Sobald die korrekte Position des Endotrachealtubus bestätigt ist, sollte die Tiefe notiert und der Tubus sicher mit Klebeband oder elastischen Binden fixiert werden, um eine Dislokation während des Transports zu verhindern. Die Verwendung eines Stiffnecks zur Stabilisierung des Kopfes und damit zur Minimierung des Risikos einer Tubusdislokation kann in der präklinischen Umgebung hilfreich sein, insbesondere bei schwierigen technischen Rettungen. Schließlich sollte, falls noch nicht geschehen, der Patient nach der RSI vor weiterer Auskühlung geschützt werden, da der Wärmeverlust durch Vasodilatation und Hemmung der zentralen Thermoregulation durch die Anästhesie zunimmt.

36.10 Schwieriger Atemweg

Bei jeder präklinischen RSI ist mit einem schwierigen Atemweg zu rechnen. Hier birgt ein schwieriger Atemweg größere Risiken als bei einer innerklinischen RSI. [60] Mehrere Leitlinien wurden zum Management des schwierigen Atemweges publiziert. Ein Bergrettungsarzt, Rettungsassistent oder Krankenpfleger mit ALS-Kenntnissen (Advanced Life Support) sollte in der Anwendung dieser Algorithmen geschult sein. [25, 61] Die ➤ Abb. 36.2 zeigt einen Algorithmus der „Difficult Airway Society“, der für die präklinische Atemwegsversorgung angepasst wurde. Ein schwieriger Atemweg ist definiert als Schwierigkeiten bei der Beutel-Masken-Beatmung, der Intubation oder beidem. [62] Wenn eine endotracheale Intubation mit einem Versuch nicht möglich ist, selbst wenn BURP oder OELM verwendet werden, sollten die Beutel-Masken-Beatmung mit niedrigem Beatmungsdruck (< 20 mbar zur Vermeidung einer Mageninsufflation) innerhalb von 30 Sekunden wieder aufgenommen werden, und es sollten sofortige Modifikationen vorgenommen werden, um die Intubationsbedingungen zu verbessern, wie z. B. die verbesserte Lagerung des Kopfes, die Verwendung eines anderen Laryngoskopspatels oder eines Bougies, oder es sollte ein erfahrenerer Retter die endotracheale Intubation versuchen.

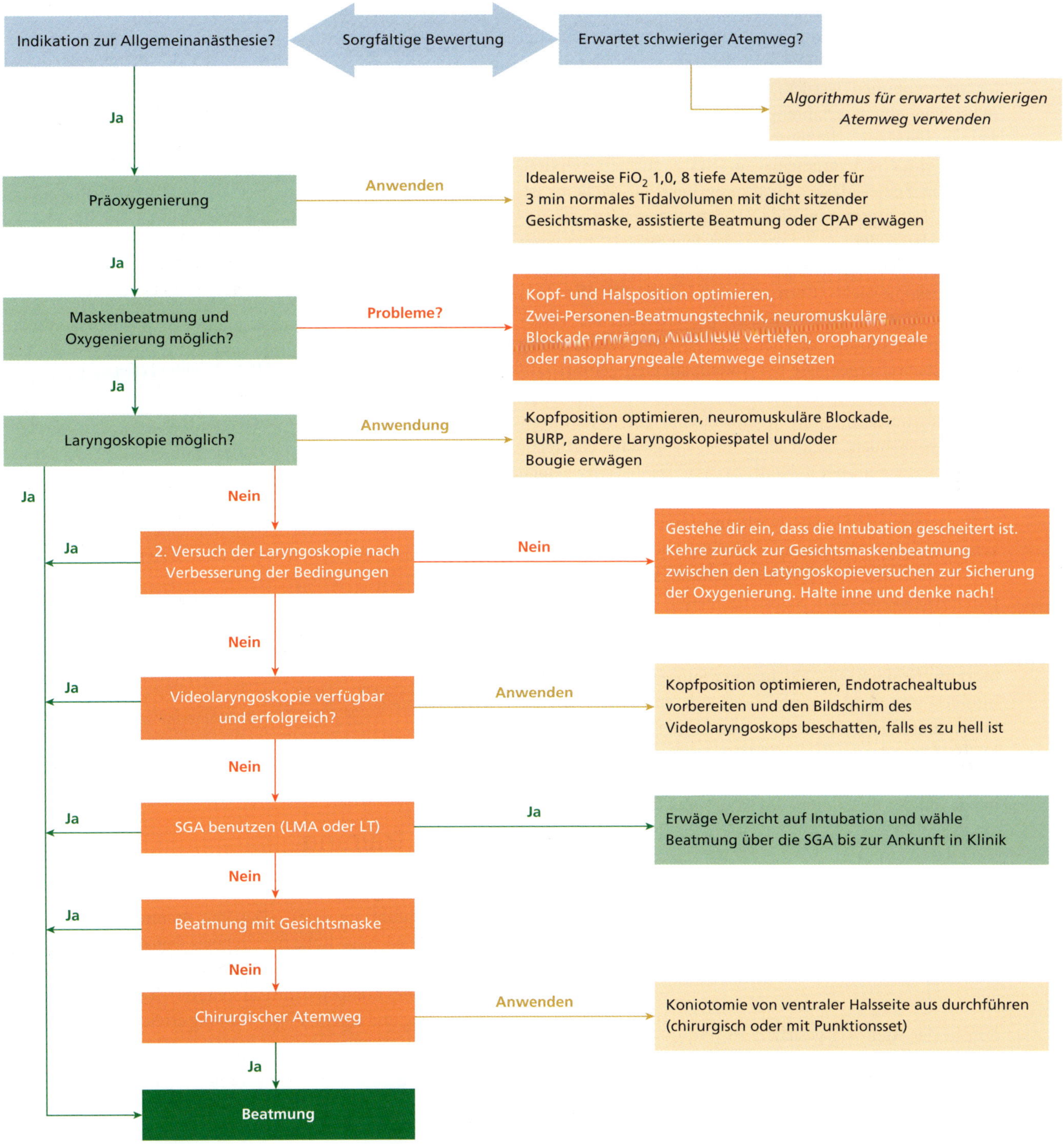

Abb. 36.2 Algorithmus für das präklinische Management des schwierigen Atemwegs. BURP (backwards, upwards, rightwards pressure), CPAP (kontinuierlich positiver Atemwegsdruck), FiO_2 (inspiratorische Sauerstofffraktion), LT (Larynxtubus), LMA (Larynxmaske), SGA (Supraglottischer Atemweg). (Angepasst von [25]).

MERKE

Mehrfache Intubationsversuche gehen mit einer höheren Morbidität und Mortalität einher. [63, 64] Es sollten nicht mehr als 2–3 Intubationsversuche unternommen werden. Zwischen den Intubationsversuchen sollte die Beatmung mit Beatmungsbeutel vorsichtig erfolgen, um nachteilige Auswirkungen, wie eine Deoxygenierung oder eine Mageninsufflation zu vermeiden. Die Beatmung ist ausreichend, wenn sich der Brustkorb bei Überdruckbeatmung deutlich hebt und während der Exspiration senkt.

Die Anzahl der Intubationsversuche sollte für den ersten intubierenden Retter auf zwei begrenzt werden. [65] Ein dritter Versuch kann von einem anderen, erfahreneren Retter vorgenommen werden. [25] Weitere Versuche sollten selbst von einem erfahrenen Retter nicht unternommen werden. [66] Wenn die Intubation fehlschlägt, wird die Platzierung eines SGA vorgeschlagen. Dies ist auch eine Option, wenn die Beutel-Masken-Beatmung nicht ausreichend ist. [67, 68]. Der Einsatz von Videolaryngoskopen hat zugenommen, insbesondere in Rahmen der Flugrettung. Bei einer RSI zeigt sich bei 20 % der Patienten eine schwierige direkte Laryngoskopie-Sicht (Cormack und Lehane III–IV). [69] Der Einsatz eines Videolaryngoskops verbessert die Visualisierung der Glottis, hat aber nicht zu einer Verbesserung der Intubationsergebnisse bei Notfallpatienten geführt [70] Allerdings kann die Verwendung eines Videolaryngoskops die Intubationserfolgsrate in hochkompetenten Rettungssystemen erhöhen. Wenn ein Videolaryngoskop verfügbar ist, sollte es zumindest beim zweiten Intubationsversuch eingesetzt werden.

Die meisten Atemwegsalgorithmen empfehlen die Rückkehr zur Spontanbeatmung, wenn die endotracheale Intubation oder die SGA-Einlage scheitern. Wenn jedoch im präklinischen Bereich keine Intubation möglich ist, ist eine rechtzeitige Rückkehr zu einer adäquaten Spontanatmung selbst bei Aufhebung der neuromuskulären Blockade unwahrscheinlich. [71, 72] In einer Situation, in der „nicht intubiert und nicht beatmet" werden kann, sollte eine Notfall-Koniotomie durchgeführt werden, um eine Hypoxie zu vermeiden. Ob die Koniotomie chirurgisch oder mithilfe kommerzieller Nadelpunktionssets vorgenommen wird, hängt von der Ausbildung des Arztes und der örtlichen Praxis ab.

36.11 Aufrechterhaltung der Anästhesie, Monitoring und Beatmung

Sobald der Atemweg gesichert ist und der Patient beatmet wird, sollte die Anästhesie bis zur Ankunft im Krankenhaus aufrechterhalten werden. Lang wirkende Hypnotika, die den Kreislauf nicht negativ beeinflussen, sollten für den Transport bevorzugt werden (➤ Tab. 36.2, ➤ Tab. 36.3).

MERKE

Während des Transports sollte eine kontinuierliche Überwachung mit EKG, automatisierter Blutdruckmessung, Pulsoxymetrie und Kapnografie durchgeführt werden. Die Kapnografie wird verwendet, um eine Normokapnie zu erreichen, es sei denn, es gibt eine spezifische Indikation für eine Hyper- oder Hypoventilation.

36.12 Nebenwirkungen der Anästhesie

Eine Hypoxie oder Hyperoxie, arterielle Hypotonie oder Hypertonie, Hypokapnie oder Hyperkapnie und Hypothermie sind häufige Komplikationen, die beim erweiterten Atemwegsmanagement, während der RSI und dem Transport auftreten können. Jede dieser Störungen kann sich potenziell nachteilig auf das Ergebnis des Patienten auswirken. [73] So kann z.B. ein Patient mit einer Hirnverletzung eine sekundären Hirnschädigung durch eine Hypoxie oder Hyperoxie erleiden. [74, 75] Bei einem hämodynamisch instabilen Traumapatienten sollte eine Atemfrequenz > 10/min und PEEP vermieden werden, da sich dadurch das Risiko der Mortalität erhöhen kann. [76] Pharmaka wie Vasopressoren sollten zur Verfügung stehen, um mögliche unerwünschte Arzneimittelwirkungen von Hypnotika zu behandeln, insbesondere während der Anästhesieeinleitungsphase. Der adäquate Einsatz einer ausreichenden Präoxygenierung und RSI mit kontinuierlicher Überwachung der Vitalzeichen und die Anwendung eines Beatmungsgeräts können dazu beitragen, Komplikationen zu minimieren.

MERKE

Wenn die Sauerstoffsättigung bei einem beatmeten Patienten abfällt, sollte man sich an die DOPES-Merkhilfe erinnern – **D**islokation (des Tubus), **O**bstruktion, (Spannungs-)**P**neumothorax, **E**quipment-Fehler, (**S**tomach) – Magenüberblähung. DOPES dient als Hilfsmittel zur Ermittlung der Ursachen eines Sauerstoffsättigungsabfalls.

36.13 Training

Die Durchführung eines adäquaten Atemwegsmanagements spielt eine wichtige Rolle für ein gutes Outcome eines Notfallpatienten. Es hängt von den Fähigkeiten der Teammitglieder ab. Ein hohes Kompetenzniveau sollte durch eine solide Grundausbildung und regelmäßiges Training erreicht werden. [14]

MERKE

Das Rettungsteam, das eine außerklinische RSI durchführt, sollte über den gleichen Ausbildungsstand und die gleichen Kompetenzen verfügen, die für eine innerklinische RSI erforderlich sind.

Durch regelmäßige Schulung und Erfahrung kann ein hohes Niveau im Atemwegsmanagement erreicht und erhalten werden. Die Erfahrung im Atemwegsmanagement ausschließlich im präklinischen Bereich ist nicht ausreichend. Zusätzliche Fähigkeiten können durch klinische Praxis im Operationssaal unter fachärztlicher anästhesiologischer Aufsicht erworben werden.

Fazit

- Die optimale Strategie für das erweiterte Atemwegsmanagement ist an das Qualifikationsniveau der Teammitglieder anzupassen.
- Unter bestimmten Umständen sollte das definitive Atemwegsmanagement aufgeschoben werden, bis es an einem geeigneten Ort evtl. auch erst innerklinisch durchgeführt werden kann.
- Bei der Bergrettung ist häufig ein invasiver Ansatz für das Atemwegsmanagement erforderlich. Die endotracheale Intubation oder ein SGA kann erforderlich sein, um die Oxygenierung sicherzustellen.
- Bei einem Bergrettungseinsatz müssen vor der Durchführung einer RSI die Ausrüstung und die logistischen Anforderungen für den Transport eines anästhesierten Patienten sichergestellt werden.
- Obwohl die Retter unter schwierigen Bedingungen arbeiten, sollten sie eine optimale Qualität des Atemwegsmanagements anstreben. Es sollten dieselben Standards in Bezug auf die Strategie, die Qualifikation der Helfer und die Überwachung angewendet werden wie im Krankenhaus oder im urbanen Rettungsdienst.

LITERATUR

1. Winchell RJ, Hoyt DB. Endotracheal intubation in the field improves survival in patients with severe head injury. Trauma Research and Education Foundation of San Diego. Arch Surg. 1997;132(6):592–597.
2. Fevang E, Perkins Z, Lockey D, et al. A systematic review and meta-analysis comparing mortality in pre-hospital tracheal intubation to emergency department intubation in trauma patients. Crit Care. 2017;21(1):192.
3. Lecky F, Bryden D, Little R, et al. Emergency intubation for acutely ill and injured patients. Cochrane Database Syst Rev. 2008(2):CD001429.
4. Tentillier E, Heydenreich C, Cros AM, et al. Use of the intubating laryngeal mask airway in emergency pre-hospital difficult intubation. Resuscitation. 2008;77(1):30–34.
5. Timmermann A, Russo SG, Eich C, et al. The out-of-hospital esophageal and endobronchial intubations performed by emergency physicians. Anesth Analg. 2007;104(3):619–623.
6. Breckwoldt J, Klemstein S, Brunne B, et al. Expertise in prehospital endotracheal intubation by emergency medicine physicians – Comparing 'proficient performers' and 'experts'. Resuscitation. 2012;83(4):434–439.
7. Paal P, Herff H, Mitterlechner T, et al. Anaesthesia in prehospital emergencies and in the emergency room. Resuscitation. 2010;81:148–154.
8. Ufberg JW, Bushra JS, Karras DJ, et al. Aspiration of gastric contents: association with prehospital intubation. Am J Emerg Med. 2005;23(3):379–382.
9. Davis DP, Dunford JV, Poste JC, et al. The impact of hypoxia and hyperventilation on outcome after paramedic rapid sequence intubation of severely head-injured patients. J Trauma. 2004;57(1):1–8.
10. Cobas MA, De la Pena MA, Manning R, et al. Prehospital intubations and mortality: a level 1 trauma center perspective. Anesth Analg. 2009;109(2):489–493.
11. Gausche M, Lewis RJ, Stratton SJ, et al. Effect of out-of-hospital pediatric endotracheal intubation on survival and neurological outcome: a controlled clinical trial. JAMA. 2000;283(6):783–790.
12. Schmidt AR, Ulrich L, Seifert B, et al. Ease and difficulty of pre-hospital airway management in 425 paediatric patients treated by a helicopter emergency medical service: a retrospective analysis. Scand J Trauma Resusc Emerg Med. 2016;24:22.
13. Rehn M, Hyldmo PK, Magnusson V, et al. Scandinavian SSAI clinical practice guideline on pre-hospital airway management. Acta Anaesthesiol Scand. 2016;60(7):852–864.
14. The Association of Anaesthetists of Great Britain and Ireland (AAGBI). Safety Guideline for Pre-hospital Anaesthesia 2009.
15. von Goedecke A, Herff H, Paal P, et al. Field airway management disasters. Anesth Analg. 2007;104(3):481–483.
16. Kette F, Reffo I, Giordani G, et al. The use of laryngeal tube by nurses in out-of-hospital emergencies: preliminary experience. Resuscitation. 2005;66(1):21–25.
17. Schalk R, Byhahn C, Fausel F, et al. Out-of-hospital airway management by paramedics and emergency physicians using laryngeal tubes. Resuscitation. 2010;81(3):323–326.
18. Mohr S, Weigand MA, Hofer S, et al. Developing the skill of laryngeal mask insertion: prospective single center study. Anaesthesist. 2013;62(6):447–452.
19. Oczenski W, Krenn H, Dahaba AA, et al. Complications following the use of the Combitube, tracheal tube and laryngeal mask airway. Anaesthesia. 1999;54(12):1161–1165.
20. Russo SG, Cremer S, Galli T, et al. Randomized comparison of the i-gel, the LMA Supreme, and the Laryngeal Tube Suction-D using clinical and fibreoptic assessments in elective patients. BMC Anesthesiol. 2012;12:18.
21. de Montblanc J, Ruscio L, Mazoit JX, Benhamou D. A systematic review and meta-analysis of the i-gel[(R)] vs laryngeal mask airway in adults. Anaesthesia. 2014;69(10):1151–1162.
22. Cook TM, Lee G, Nolan JP. The ProSeal laryngeal mask airway: a review of the literature. Can J Anaesth. 2005;52(7):739–760.
23. Maitra S, Khanna P, Baidya DK. Comparison of laryngeal mask airway Supreme and laryngeal mask airway Pro-Seal for controlled ventilation during general anaesthesia in adult patients: systematic review with meta-analysis. Eur J Anaesthesiol. 2014;31(5):266–273.
24. Nabecker S, Greif R, Kotarlic M, et al. [Outdoor performance of different videolaryngoscopes on a glacier: a manikin study]. Emergencias. 2016;28(4):216–222. [Article in Spanish].
25. Frerk C, Mitchell VS, McNarry AF, et al. Difficult Airway Society 2015 guidelines for management of unanticipated difficult intubation in adults. Br J Anaesth. 2015;115(6):827–848.
26. Paal P, Gordon L, Strapazzon G, et al. Accidental hypothermia-an update : The content of this review is endorsed by the International Commission for Mountain Emergency Medicine (ICAR MEDCOM). Scand J Trauma Resusc Emerg Med. 2016;24(1):111.
27. Jensen AG, Callesen T, Hagemo JS, et al. Scandinavian clinical practice guidelines on general anaesthesia for emergency situations. Acta Anaesthesiol Scand. 2010;54(8):922–950.

28. Gallo de Moraes A, Racedo Africano CJ, Hoskote SS, et al. Ketamine and propofol combination ("ketofol") for endotracheal intubations in critically ill patients: a case series. Am J Case Rep. 2015;16:81–86.
29. Onder M, Babacan A, Bozkirli F, et al. The effect of propofol on systemic vascular resistance during cardiopulmonary bypass: a comparative study with thiopentone. Rinsho Kyobu Geka. 1994;14(4):317–320.
30. Vohra A, Thomas AN, Harper NJ, Pollard BJ. Non-invasive measurement of cardiac output during induction of anaesthesia and tracheal intubation: thiopentone and propofol compared. Br J Anaesth. 1991;67(1):64–68.
31. Wilbur K, Zed PJ. Is propofol an optimal agent for procedural sedation and rapid sequence intubation in the emergency department? CJEM. 2001;3(4):302–310.
32. Koenig SJ, Lakticova V, Narasimhan M, et al. Safety of Propofol as an Induction Agent for Urgent Endotracheal intubation in the Medical Intensive Care Unit. J Intensive Care Med. 2015;30(8):499–504.
33. Hug CC, Jr., McLeskey CH, Nahrwold ML, et al. Hemodynamic effects of propofol: data from over 25,000 patients. Anesth Analg. 1993;77(4 Suppl):S21–29.
34. Bruder EA, Ball IM, Ridi S, et al. Single induction dose of etomidate versus other induction agents for endotracheal intubation in critically ill patients. Cochrane Database Syst Rev. 2015;1:CD010225.
35. Morris C, Perris A, Klein J, Mahoney P. Anaesthesia in haemodynamically compromised emergency patients: does ketamine represent the best choice of induction agent? Anaesthesia. 2009;64(5):532–539.
36. Al-Khudhairi D, Whitwam JG, Chakrabarti MK, et al. Haemodynamic effects of midazolam and thiopentone during induction of anaesthesia for coronary artery surgery. Br J Anaesth. 1982;54(8):831–835.
37. Morgan E, Mikhail M, Murray M. Clinical Anesthesiology. 4th edition, LANGE, 2006.
38. Stept WJ, Safar P. Rapid induction-intubation for prevention of gastric-content aspiration. Anesth Analg. 1970;49(4):633–636.
39. Lockey DJ, Crewdson K, Lossius HM. Pre-hospital anaesthesia: the same but different. Br J Anaesth. 2014;113(2):211–219.
40. Braun P, Wenzel V, Paal P. Anesthesia in prehospital emergencies and in the emergency department. Curr Opin Anaesthesiol. 2010;23(4):500–506.
41. Wilcox SR, Bittner EA, Elmer J, et al. Neuromuscular blocking agent administration for emergent tracheal intubation is associated with decreased prevalence of procedure-related complications. Crit Care Med. 2012;40(6):1808–1813.
42. Tran DT, Newton EK, Mount VA, et al. Rocuronium versus succinylcholine for rapid sequence induction intubation. Cochrane Database Syst Rev. 2015(10):CD002788.
43. Lockey D, Crewdson K, Weaver A, Davies G. Observational study of the success rates of intubation and failed intubation airway rescue techniques in 7256 attempted intubations of trauma patients by pre-hospital physicians. Br J Anaesth. 2014;113(2):220–225.
44. Greenwood J. Your simple RSI checklist – SOAP ME 2014. Unter: https://em.umaryland.edu/educational_pearls/2577/ letzter Zugriff: 23.05.2023).
45. Altermatt FR, Munoz HR, Delfino AE, Cortinez LI. Pre-oxygenation in the obese patient: effects of position on tolerance to apnoea. Br J Anaesth. 2005;95(5):706–709.
46. Dixon BJ, Dixon JB, Carden JR, et al. Preoxygenation is more effective in the 25 degrees head-up position than in the supine position in severely obese patients: a randomized controlled study. Anesthesiology. 2005;102(6):1110–1115.
47. Stafford R, Benger J, Nolan J. Preoxygenation remains essential before emergency tracheal intubation. Crit Care Med. 2006;34(6):1859–1860.
48. Groombridge CJ, Ley E, Miller M, Konig T. A prospective, randomised trial of pre-oxygenation strategies available in the pre-hospital environment. Anaesthesia. 2017;72(5):580–584.
49. Nimmagadda U, Chiravuri SD, Salem MR, et al. Preoxygenation with tidal volume and deep breathing techniques: the impact of duration of breathing and fresh gas flow. Anesth Analg. 2001;92(5):1337–1341.
50. McGowan P, Skinner A. Preoxygenation-the importance of a good face mask seal. Br J Anaesth. 1995;75(6):777–778.
51. Tanoubi I, Drolet P, Donati F. Optimizing preoxygenation in adults. Can J Anaesth. 2009;56(6):449–466.
52. Dufour DG, Larose DL, Clement SC. Rapid sequence intubation in the emergency department. J Emerg Med. 1995;13(5):705–710.
53. Boet S, Duttchen K, Chan J, et al. Cricoid pressure provides incomplete esophageal occlusion associated with lateral deviation: a magnetic resonance imaging study. J Emerg Med. 2012;42(5):606–611.
54. Ellis DY, Harris T, Zideman D. Cricoid pressure in emergency department rapid sequence tracheal intubations: a risk-benefit analysis. Ann Emerg Med. 2007;50(6):653–665.
55. Weiss M, Gerber AC. [Induction of anaesthesia and intubation in children with a full stomach. Time to rethink!]. Anaesthesist. 2007;56(12):1210–1216.
56. Takahata O, Kubota M, Mamiya K, et al. The efficacy of the "BURP" maneuver during a difficult laryngoscopy. Anesth Analg. 1997;84(2):419–421.
57. Benumof JL, Cooper SD. Quantitative improvement in laryngoscopic view by optimal external laryngeal manipulation. J Clin Anesth. 1996;8(2):136–140.
58. Donald MJ, Paterson B. End tidal carbon dioxide monitoring in prehospital and retrieval medicine: a review. Emerg Med J. 2006;23(9):728–730.
59. Takeda T, Tanigawa K, Tanaka H, et al. The assessment of three methods to verify tracheal tube placement in the emergency setting. Resuscitation. 2003;56(2):153–157.
60. Griesdale DE, Liu D, McKinney J, Choi PT. Glidescope(R) video-laryngoscopy versus direct laryngoscopy for endotracheal intubation: a systematic review and meta-analysis. Can J Anaesth. 2012;59(1):41–52.
61. American Society of Anesthesiologists Task Force on Management of the Difficult A. Practice guidelines for management of the difficult airway: an updated report by the American Society of Anesthesiologists Task Force on Management of the Difficult Airway. Anesthesiology. 2003;98(5):1269–1277.
62. Apfelbaum JL, Hagberg CA, Caplan RA, et al. Practice guidelines for management of the difficult airway: an updated report by the American Society of Anesthesiologists Task Force on Management of the Difficult Airway. Anesthesiology. 2013;118(2):251–270.
63. Sakles JC, Chiu S, Mosier J, et al. The importance of first pass success when performing orotracheal intubation in the emergency department. Acad Emerg Med. 2013;20(1):71–78.
64. Hasegawa K, Shigemitsu K, Hagiwara Y, et al. Association between repeated intubation attempts and adverse events in emergency departments: an analysis of a multicenter prospective observational study. Ann Emerg Med. 2012;60(6):749–54 e2.
65. Piepho T, Cavus E, Noppens R, et al. [S1 guidelines on airway management]. Anaesthesist. 2015;64(11):859–873.

66. Mort TC. Emergency tracheal intubation: complications associated with repeated laryngoscopic attempts. Anesth Analg. 2004;99(2):607–613.
67. Practice guidelines for management of the difficult airway: an updated report by the American Society of Anesthesiologists Task Force on Management of the Difficult Airway. Anesthesiology. 2003;98(5):1269–1277.
68. Henderson JJ, Popat MT, Latto IP, Pearce AC. Difficult Airway Society guidelines for management of the unanticipated difficult intubation. Anaesthesia. 2004;59(7):675–694.
69. Timmermann A, Eich C, Russo SG, Natge U, et al. Prehospital airway management: a prospective evaluation of anaesthesia trained emergency physicians. Resuscitation. 2006;70(2):179–185.
70. Jiang J, Ma D, Li B, et al. Video laryngoscopy does not improve the intubation outcomes in emergency and critical patients – a systematic review and meta-analysis of randomized controlled trials. Crit Care. 2017;21(1):288.
71. Ortiz-Gomez JR, Palacio-Abizanda FJ, Fornet-Ruiz I. Failure of sugammadex to reverse rocuronium-induced neuromuscular blockade: a case report. Eur J Anaesthesiol. 2014;31(12):708–709.
72. Curtis R, Lomax S, Patel B. Use of sugammadex in a 'can't intubate, can't ventilat' situation. Br J Anaesth. 2012;108(4):612–614.
73. Shafi S, Gentilello L. Pre-hospital endotracheal intubation and positive pressure ventilation is associated with hypotension and decreased survival in hypovolemic trauma patients: an analysis of the National Trauma Data Bank. J Trauma. 2005;59(5):1140–1145.
74. Davis DP, Dunford JV, Poste JC, et al. The impact of hypoxia and hyperventilation on outcome after paramedic rapid sequence intubation of severely head-injured patients. J Trauma. 2004;57(1):1–8; discussion -10.
75. Helmerhorst HJ, Roos-Blom MJ, van Westerloo DJ, de Jonge E. Association Between Arterial Hyperoxia and Outcome in Subsets of Critical Illness: A Systematic Review, Meta-Analysis, and Meta-Regression of Cohort Studies. Crit Care Med. 2015;43(7):1508–1519.
76. Herff H, Paal P, von Goedecke A, et al. Influence of ventilation strategies on survival in severe controlled hemorrhagic shock. Crit Care Med. 2008;36(9):2613–2620.

KAPITEL

37 Herz-Kreislauf-Stillstand im alpinen Gelände

Simon Rauch, Peter Paal

Zusammenfassung

Ein Herz-Kreislauf-Stillstand im Gebirge unterscheidet sich aufgrund von Umwelt- und logistischen Aspekten von einem Herz-Kreislauf-Stillstand, der sich in einer städtischen Umgebung ereignet. Im Gebirge kommt es vor allem zum primären, d.h. kardialen und zum traumatisch bedingten Herz-Kreislauf-Stillstand. Ferner gibt es in den Bergen besondere Umstände, wie z. B. Lawinenunfälle, die zu einem Herz-Kreislauf-Stillstand führen können. Im Allgemeinen unterscheidet sich die kardiopulmonale Reanimation (CPR) in den Bergen nicht von der Standard-CPR im städtischen Gebiet, es gibt allerdings einige Besonderheiten, die im Rahmen der erweiterten Reanimation (ALS) berücksichtigt werden müssen.

37.1 Hintergrund

Die Versorgung eines Herz-Kreislauf-Stillstands in abgelegenen Gebieten und Bergregionen unterscheidet sich in vielerlei Hinsicht von der Versorgung eines Herz-Kreislauf-Stillstands in einer städtischen Umgebung. Erstens kann der Unfallort im Vergleich zu städtischen Gebieten schwieriger zu erreichen sein. Obwohl ein Hubschraubereinsatz häufiger vorkommt als im städtischen Umfeld, ist die Zeit, die vom Unfall bis zum Eintreffen der Rettungskräfte vergeht, in den Bergen viel länger als im städtischen Gebiet. [1, 2] Dies ist wesentlich, da sich bei einem Herz-Kreislauf-Stillstand mit jeder Minute ohne kardiopulmonale Reanimation (CPR) die Überlebenschancen um 7–10 % verringern. [3] Zweitens muss in den Bergen die kardiopulmonale Reanimation häufig unter schwierigen Bedingungen durchgeführt werden, z.B. bei kaltem, windigem oder nassem Wetter. Außerdem ist aufgrund des niedrigeren atmosphärischen Sauerstoffpartialdrucks (pO_2) die Durchführung der CPR anstrengender als auf Meereshöhe. [4, 5] Oberhalb von 3000 Metern nimmt die Tiefe und damit die Effizienz der Herzdruckmassage innerhalb der ersten paar Minuten ab. [5] Eine verlängerte CPR in großen Höhen ist für Helfer körperlich sehr anstrengend, wobei die Sauerstoffsättigung im Blut deutlich abnimmt und der systolische und diastolische Blutdruck sowie die Herzfrequenz im Vergleich zur CPR auf Meereshöhe ansteigen. [4, 5] Drittens können die ALS-Maßnahmen in höheren Bergregionen schwer umzusetzen sein. [6, 7] Bei diesen Rettungseinsätzen sind die personellen und materiellen Ressourcen, wie Medikamente, Flüssigkeiten und zusätzlicher Sauerstoff, begrenzt. [8] Darüber hinaus können aufgrund der Umgebungsbedingungen, einschließlich niedriger Temperaturen oder hoher Luftfeuchtigkeit, elektrische Geräte ausfallen und Flüssigkeiten einfrieren. Viertens sind die kontinuierliche Überwachung und Behandlung während des Transports besonders herausfordernd, da das Opfer in einem Rettungssack von der rauen Umgebung isoliert, gut eingepackt und auf einer Trage gesichert ist. In schwierigem Terrain und unter bestimmten Umständen, wie z.B. während einer Tau- oder Windenrettung, kann eine kontinuierliche und qualitativ hochwertige Herzdruckmassage unmöglich sein. Etwaige Risiken und Transportprobleme, wie z.B. das unbeabsichtigte Verlagern des Endotrachealtubus während des Transports über schwieriges Terrain, müssen dabei umso mehr berücksichtigt werden.

37.2 Epidemiologie und Ursachen des Herz-Kreislauf-Stillstands in den Bergen

Bei Rettungseinsätzen werden die Retter regelmäßig mit Patienten konfrontiert, die einen Herz-Kreislauf-Stillstand erlitten haben. In Schottland wurden z.B. 57 tödliche Ausgänge bei 622 Rettungseinsätzen in den Bergen gemeldet, was einer Todesrate von 9 % entspricht; [9] in Österreich wurden vom Österreichischen Kuratorium für alpine Sicherheit 3,6 % (283 von 7.807) tödliche Unfälle gemeldet. [9]

37.2.1 Primärer Herz-Kreislauf-Stillstand

Der primäre Herz-Kreislauf-Stillstand – gefolgt vom plötzlichen Herztod – ist nach dem Trauma die zweithäufigste Todesursache in den Bergen. [9] Er wird in den Bergen oft durch körperliche Anstrengung und durch die physiologischen Reaktionen auf den niedrigeren atmosphärischen pO_2 ausgelöst, wie Tachykardie und arterielle Hypertonie. Laut

Daten eines landesweiten österreichischen Registers macht der plötzliche Herztod etwa 30 % aller Todesfälle beim Bergsport aus, wobei das Risiko für Männer über 40 Jahren stark ansteigt. [9, 10] Zusätzlich zu Geschlecht und Alter stellen andere vorbestehende kardiovaskuläre Risikofaktoren, geringe körperliche Fitness, ungewohnte körperliche Aktivität in den ersten Tagen im Gebirge und längerer Nahrungs- und Flüssigkeitsentzug während des Sports die wichtigsten Risikofaktoren für den plötzlichen Herztod dar. [12] Dieser tritt am häufigsten beim Wandern und Bergsteigen auf (etwa 50 %), gefolgt von alpinem Skifahren, Skilanglauf und der Jagd. [9]

Outdoor-Aktivitäten in den Bergen und Reisen in große Höhen haben in den letzten Jahren weiter an Popularität gewonnen. [13] Zudem ist durch die Entwicklung moderner Verkehrsmittel das Hochgebirge auch für ältere Menschen mit vorbestehenden Herz-Kreislauf- und Atemwegserkrankungen leicht zugänglich geworden [14] Aufgrund dieser Entwicklungen wird die Häufigkeit des plötzlichen Herztods in den Bergen voraussichtlich weiter zunehmen.

Fallbeispiel 37.1

Hypothermer Herz-Kreislauf-Stillstand

Das folgende Fallbespiel berichtet von einem hypothermen Herz-Kreislauf-Stillstand mit Überleben ohne neurologische Folgeschäden trotz CPR, die etwa 9 Std. durchgeführt wurde. Zwei männliche Felskletterer (26 und 31 Jahre alt) wurden Ende August um 19:20 Uhr von einem Gewitter mit starken Regenfällen in der senkrechten Südwand der Marmolada (Dolomiten, Italien) überrascht – in einer Höhe von 2.800 m. Ein Kletterer geriet in einen Wasserfall und verlor innerhalb weniger Minuten das Bewusstsein. Ein Notarzthubschrauber erreichte den Einsatzort um 19:42 Uhr und konnte den Kletterer mittels Seilwinde aus der Wand retten. Der Hubschrauber landete neben einer nahegelegenen Schutzhütte, wo das medizinische Personal einen Herz-Kreislauf-Stillstand feststellte und unverzüglich Wiederbelebungsmaßnahmen einleitete (19:48 Uhr). Der anfängliche Herzrhythmus war Kammerflimmern (VF), das nach drei erfolglosen Defibrillationsversuchen (200 J biphasisch) in eine pulslose elektrische Aktivität (PEA) überging. Die Ösophagustemperatur betrug 26 °C. Die CPR wurde mit einem mechanischen Thoraxkompressionsgerät (Lucas, Jolife AB, Physio-Control, Lund, Schweden) fortgesetzt, und der Patient wurde unter kontinuierlicher mechanischer CPR in das Krankenhaus Belluno transportiert (Ankunft um 20:34 Uhr). Ein direkter Hubschraubertransport in das nächstgelegene Zentrum mit der Möglichkeit der extrakorporaler Kreislaufunterstützung (ECLS) (Krankenhaus Treviso) war wegen der Dunkelheit nicht möglich. Der Patient wurde daher mit einem Rettungswagen von Belluno nach Treviso transportiert, wo er um 23:00 Uhr eintraf. Die veno-arterielle extrakorporale Membranoxygenierung (VA-ECMO) wurde um 23:30 Uhr gestartet (Ösophagustemperatur 26,1 °C). Die erste Blutgasanalyse zeigten einen pH-Wert von 6,97 mit Serumkalium 4,8 mmol/l und Laktat 14,9 mmol/l. Um 4:30 Uhr morgens wurde eine Kerntemperatur von 32 °C erreicht, und der Herzrhythmus wechselte von der Asystolie zum VF, das erfolgreich defibrilliert wurde. Nach insgesamt 8 h 42 min CPR erfolgte die Rückkehr des Spontankreislaufs (ROSC). Der weitere Aufenthalt auf der Intensivstation war von einem Multiorganversagen (Herzversagen mit niedrigem Output, respiratorisches Versagen, beatmungsassoziierte Pneumonie und akute Nierenschädigung) geprägt. Am 21. Tag wurde der Patient extubiert. Er zeigte eine unbeeinträchtigte neurologische Funktion mit nur leichter retrograder Amnesie. [11]

37.2.2 Sekundäre Ursachen des Herz-Kreislauf-Stillstands

Sekundäre Formen des Herz-Kreislauf-Stillstands sind in den Bergen häufig. [10, 15] Traumata sind die häufigste Todesursache in den Bergen [9, 16] und Stürze der häufigste Mechanismus für traumatische Verletzungen (60 %), gefolgt von Kollisionen mit einem Gegenstand oder anderen Personen (30 %) sowie Lawinenverschüttung (10 %). [1] Ein durch ein Trauma ausgelöster Herz-Kreislauf-Stillstand hat eine schlechte Prognose. Traumapatienten, bei denen das Elektrokardiogramm (EKG) beim Eintreffen des Rettungsdienstes eine Asystolie zeigt, haben eine sehr geringe Überlebenschance (Überlebensrate < 1 %). [17, 18] Bei jüngerer Patienten [19] und Patienten mit VF als initialem Herzrhythmus [20] besteht eine bessere Prognose. Jüngste Studien zeigen, dass sich die Überlebensrate nach traumatisch bedingtem Herz-Kreislauf-Stillstand in städtischen Gebieten deutlich verbessert hat und sich der durchschnittlichen Überlebensrate bei medizinischem Herz-Kreislauf-Stillstand annähert oder diese sogar übertrifft. [21, 22] Diese Ergebnisse könnten u.a. erklärt werden durch eine verbesserte Überlebenskette, die eine frühzeitige, erweiterte Behandlung vor Ort (einschließlich der Anwendung der Clamshell-Thorakotomie bei penetrierenden Thoraxtraumata und der endovaskulären Ballonokklusion der Aorta [REBOA]) und durch die spezialisierte Versorgung in Traumazentren. Der beschriebene Anstieg der Überlebensraten bezieht sich allerdings nur auf städtische Traumafälle, vergleichbare Daten für traumatische Herz-Kreislauf-Stillstände in den Bergen gibt es nicht. Da die Versorgung eines traumatischen Herz-Kreislauf-Stillstands sehr zeitkritisch und die Zeit vom Unfall bis zum Eintreffen der Rettung in den Bergen viel länger ist als in städtischen Gebieten, [1] ist davon auszugehen, dass die Überlebensraten von Patienten mit traumatisch bedingtem Herz-Kreislauf-Stillstand in den Bergen weiterhin schlecht bleiben wird.

Die akzidentelle Hypothermie ist eine weitere Ursache für einen Herz-Kreislauf-Stillstand in den Bergen. Das Risiko des Herz-Kreislauf-Stillstands steigt bei einer Kerntemperatur von unter 30 °C, die Hypothermie als alleinige Ursache des Herz-Kreislauf-Stillstands ist allerdings unwahrscheinlich bis zu einer Kerntemperatur von < 28 °C. [23] Die Hypothermie hat eine neuroprotektive Wirkung: Die Abkühlung des Körpers reduziert den zellulären Sauerstoffverbrauch der Zellen um etwa 6 % pro 1 °C-Abnahme der Kerntemperatur. [24] Patienten können daher auch einen länger dauernden hypothermen Herz-Kreislauf-Stillstand ohne neurologische Folgeschäden überleben. [25, 26] Um neuroprotektive Effekte zu erzielen, muss allerdings eine Hypothermie mit einer Kerntemperatur < 28 °C vor dem Herz-Kreislauf-Stillstand und damit vor der zerebralen Hypoxie eintreten.

Ein hypothermiebedingter Herz-Kreislauf-Stillstand nach einer Lawinenverschüttung kommt selten vor. Eine vollständige Lawinenverschüttung (d. h. Kopf und Brustkorb unter dem Schnee) verläuft in etwa 50 % der Fälle tödlich [27] und Ersticken (Asphyxie) ist die Haupttodesursache (75 %). [28] Die Asphyxie wird insbesondere hervorgerufen durch die Obstruktion der oberen Atemwege durch Schnee oder durch Rückatmung der ausgeatmeten Luft in einer geschlossenen Atemhöhle. Der Tod tritt relativ schnell nach der Lawinenverschüttung ein. Der Rückgang der Überlebensrate von mehr als 90 % auf etwa 35 % zwischen 18 und 35 min nach der Verschüttung ist hauptsächlich auf die Asphyxie zurückzuführen. [29] Das Überleben eines Lawinenopfers nach mehr als 30 min nach der Verschüttung erfordert einen offenen Atemweg und eine Atemhöhle oder sehr lockeren Schnee. [28]

Bei Personen, die in eine Höhe von mehr als 3.500 m aufsteigen, besteht die Gefahr, dass sich die akute Höhenkrankheit (AMS), das Höhenhirnödem (HACE) und das Höhenlungenödem (HAPE) entwickeln. Wenn sie nicht umgehend in geringere Höhen absteigen, Sauerstoff (Zielwert >90% SpO2) und geeignete Medikamente verabreicht bekommen oder in einer tragbaren Überdruckkammer behandelt werden, können HAPE und HACE rasch zu neurologischen Beeinträchtigungen, Atemversagen, hämodynamischer Instabilität und schließlich zum Lungenversagen führen. [30]

37.3 Versorgung

37.3.1 Basic und Advanced Life Support

Im Allgemeinen unterscheidet sich die CPR in den Bergen nicht von der, die in den städtischen Gebieten zur Anwendung kommt (➤ Abb. 37.1). Nachfolgend wird die Standard-CPR eines Erwachsenen unter Berücksichtigung spezieller Aspekte im Gebirge beschrieben.

Zuerst gilt es, die Eigensicherheit der Retter zu garantieren, was aufgrund von Gefahren im alpinen Gelände wie Steinschlag und Sekundärlawinen oft eine Herausforderung darstellt. Sobald die Umgebung als sicher eingestuft wurde, sollte der Patient untersucht werden, um den Herz-Kreislauf-Stillstand zu bestätigen: [31]

- Den Patienten in Rückenlage bringen.
- Atemwege öffnen, indem Sie den Kopf überstrecken und das Kinn anheben oder – bei einem Traumapatienten mit Verdacht auf eine Halswirbelsäulenverletzung – nur den Unterkiefer leicht nach vorne schieben (Esmarch-Handgriff), ohne die Halswirbelsäule zu bewegen.
- Atemwege offen halten. Schauen, hören und fühlen Sie, ob eine normale Atemtätigkeit vorliegt. CAVE: Schnappatmung ist keine normale Atemtätigkeit.
- Nach weiteren Vitalfunktionen suchen. Nur ALS-geschulte Retter sollten versuchen, den Karotispuls zu tasten. Während des Pulstastens werden gleichzeitig die Atmung beurteilt und weitere Vitalzeichen (wie Bewegungen) überprüft. Wenn der Patient keine Vitalfunktionen (Bewusstsein, normale Atmung, tastbarer Puls oder Bewegung) aufweist oder wenn Zweifel bestehen, ob Vitalfunktionen vorliegen, ist davon auszugehen, dass es sich um einen Herz-Kreislauf-Stillstand handelt.
- Diese Beurteilung sollte bei einem normothermen Patienten nicht länger als 10 Sekunden dauern. Eine starke Hypothermie (< 28 °C) kann jedoch zu extremer Bradykardie, arterieller Hypotonie und Bradypnoe führen. Bei hypothermen Patienten sollte die Überprüfung der Vitalparameter (bis zu) einer Minute dauern. Wenn ein EKG verfügbar ist, sollte der Herzrhythmus beurteilt werden. Alternativ kann auch die Echokardiografie, Nah-Infrarot-Spektroskopie oder Dopplersonografie verwendet werden, um festzustellen, ob eine ausreichende Herzleistung oder ein peripherer Blutfluss vorhanden ist. Oft sind nur Rettungshubschrauber mit diesen Geräten ausgestattet. [26, 32]

Basic Life Support (BLS) mit Defibrillation

Sobald der Herz-Kreislauf-Stillstand bestätigt wurde, sollte sofort mit der CPR begonnen werden und ein Defibrillator zum Einsatz kommen: [31]

- Führen Sie 30 Thoraxkompressionen durch, gefolgt von zwei Beatmungen.
- Komprimieren Sie die Mitte des Brustkorbs bis zu einer Tiefe von 5–6 cm mit einer Frequenz von 100–120 pro min.
- Nicht mit dem eigenen Körpergewicht auf dem Brustkorb des Patienten verbleiben, der Brustkorb muss sich nach der Kompression wieder ausdehnen.
- Die Beatmung sollte mit einem Beatmungsbeutel erfolgen, falls verfügbar.
- Minimieren Sie Unterbrechungen und sorgen Sie für eine hohe Qualität der Thoraxkompressionen.

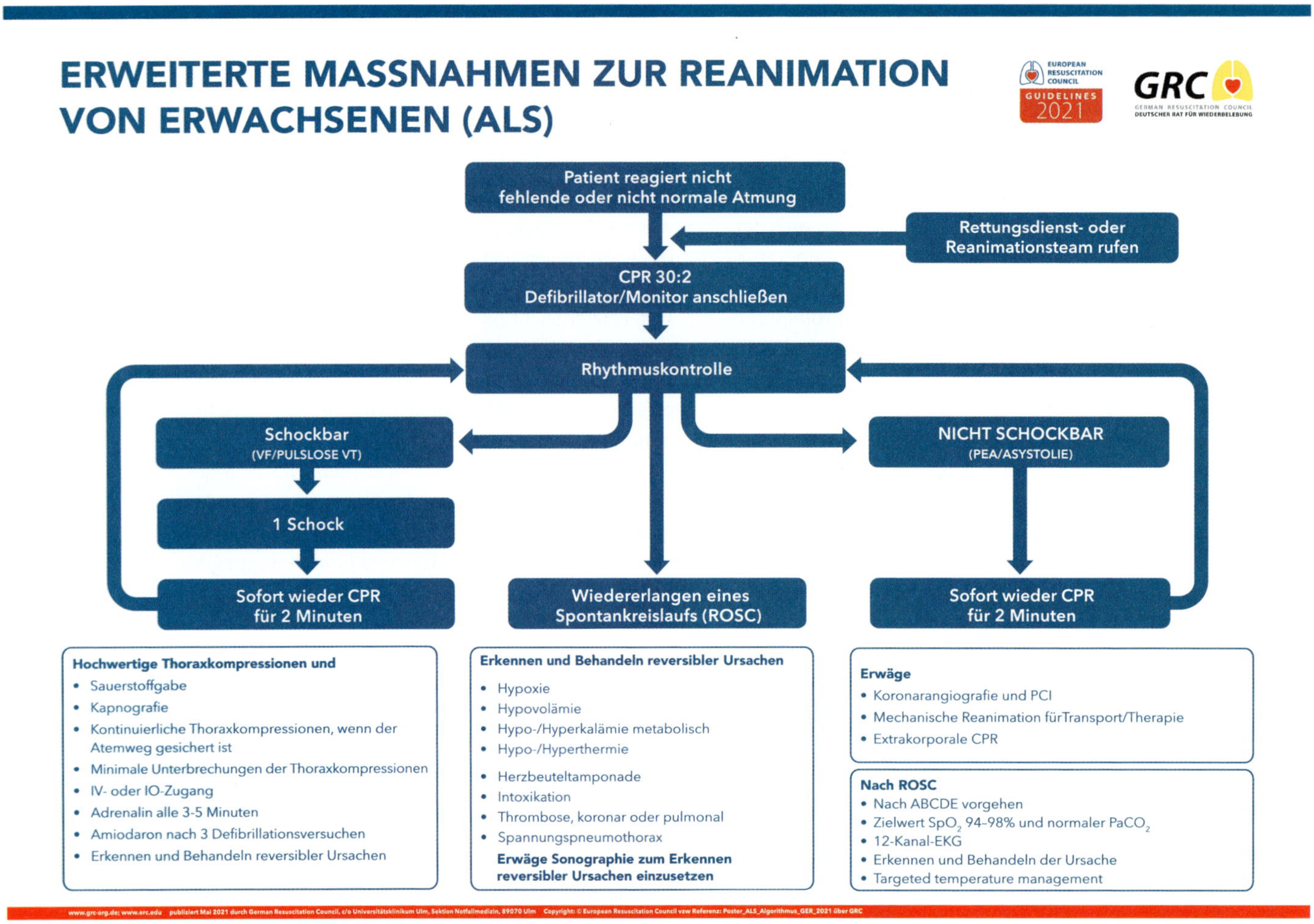

Abb. 37.1 Erweiterter Reanimationsalgorithmus. Advanced-Life-Support-Algorithmus. ABCDE bezeichnet – Atemwege, Atmung, Kreislauf, Neurologie, Exposition/Umwelt. CPR (kardiopulmonale Wiederbelebung), EKG (Elektrokardiogramm), EMS (allgemeiner Rettungsdienst), PEA (pulslose elektrische Aktivität), $PaCO_2$ (arterieller Partialdruck von Kohlendioxid), ROSC (Rückkehr des spontanen Kreislaufs), SpO_2 (arterielle Sauerstoffsättigung), VF (Kammerflimmern), VT (ventrikuläre Tachykardie). (Reproduziert von [31], mit freundlicher Genehmigung.)

- Qualitativ hochwertige Thoraxkompressionen über einen längeren Zeitraum sind anstrengend. Wechseln Sie die Person, welche die Herzdruckmassage durchführt, alle 2 min aus.
- Legen Sie dem Patienten während laufender Herzdruckmassage Defibrillationselektroden an.
- Analysieren Sie während einer kurzen Unterbrechung der Herzdruckmassage (10 Sekunden) den Rhythmus.
- Beim Einsatz eines manuellen Defibrillators laden Sie, wenn ein defibrillierbarer Rhythmus (VF oder pulslose ventrikuläre Tachykardie [pVT]) vorliegt, den Defibrillator auf, während ein anderer Helfer die Herzdruckmassage fortsetzt.
- Sobald der Defibrillator aufgeladen ist, unterbrechen Sie die Herzdruckmassage und geben Sie einen Schock ab. Stellen Sie sicher, dass niemand den Patienten während der Schockabgabe berührt.
- Wenn Sie einen automatisierten externen Defibrillator (AED) verwenden, folgen Sie die audiovisuellen Anweisungen des AED.
- Setzen Sie die Herzdruckmassage nach der Schockabgabe sofort wieder fort.
- Bei einem nicht defibrillierbaren Rhythmus (z. B. pulslose elektrische Aktivität [PEA] oder Asystolie), CPR fortsetzen, ohne einen Schock abzugeben.

Erweitertes Atemwegsmanagement und Medikamentengaben

Die endotracheale Intubation bietet die zuverlässigste Atemwegssicherung, sollte aber nur von Personen durchgeführt werden, die darin geschult und routiniert sind. Als Alternative kann eine supraglottische Atemwegshilfe (SGA), wie z. B. eine Larynxmaske, ein Larynx-Tubus oder I-Gel, verwendet werden. Sobald der Patient intubiert oder eine SGA eingeführt wurde, führen Sie die Herzdruckmassage kontinuierlich, ohne Unterbrechung durch. Bei

Verwendung einer SGA kann es zu einer Leckage kommen, die zu einer unzureichenden Beatmung führen kann. In diesem Fall sollte die Herzdruckmassage für die Beatmung unterbrochen werden, d.h. die CPR erfolgt mit einem Kompressions-Beatmungs-Verhältnis von 30:2. [31] Nach erweiterter Atemwegssicherung sollte die Kapnografie oder Kapnometrie mit numerischer Anzeige zur Anwendung kommen. Damit werden die endotracheale Lage des Tubus überprüft und die Beatmungseinstellungen angepasst. Die kontinuierliche Überwachung des endtidalen CO_2 ($etCO_2$) während der CPR ist auch nützlich, um die Qualität der Herzdruckmassage zu beurteilen. Ein ausgeprägter (> 25 mm Hg) und anhaltender Anstieg des $etCO_2$ kann ein Indikator für eine Wiederkehr des Spontankreislaufes (ROSC) während der Herzdruckmassage sein. Außerdem kann ein anhaltend niedriger $etCO_2$-Wert (<10–15 mmHg) nach 20 min anzeigen, dass nur eine geringe Wahrscheinlichkeit eines ROSC besteht. [33, 34] Die Kapnografie kann sowohl mit einem supraglottischen Atemweg (SGA) als auch mit einem Endotrachealtubus durchgeführt werden.

Medikamente, die während der CPR verwendet werden, können über einen peripheren intravenösen (i.v.) Zugang oder, falls dies schwierig oder unmöglich ist, über den intraossären (i.o.) Zugang verabreicht werden. Nach intraossärer Medikamentengabe werden Plasmakonzentrationen ähnlich schnell erreicht wie nach einer intravenösen Gabe. [35, 36] Bei beiden Applikationsformen sollte nach der Verabreichung eines Medikaments eine Spülung mit mindestens 20 ml Flüssigkeit erfolgen. Während der CPR stellen Adrenalin und Amiodaron die wichtigsten Medikamente dar. Bei defibrillierbaren Rhythmen wird Adrenalin nach dem dritten Schock in einer Dosis von 1 mg verabreicht und alle 3–5 min wiederholt. Amiodaron oder Lidocain wird als Bolus in einer Dosis von 300 bzw. 100 mg nach dem dritten Schock appliziert und nach dem fünften Defibrillationsversuch kann ein Bolus von 150 mg (Amiodaron) bzw. 50 mg (Lidocain) bei persistierender VF/pVT wiederholt werden. Bei nicht defibrillierbaren Rhythmen (PEA und Asystolie) wird Adrenalin in einer Dosis von 1 mg verabreicht, sobald der Zugang gelegt ist und alle 3–5 min wiederholt. Amiodaron wird bei nicht defibrillierbaren Rhythmen nicht verwendet. [31]

Potenziell reversible Ursachen

Nach potenziell reversiblen Ursachen eines Herz-Kreislauf-Stillstands sollte gesucht werden. [31] Nachdem die CPR begonnen hat, haben das frühzeitige Erkennen und die unverzügliche Behandlung von potenziell reversiblen Ursachen eine hohe Priorität. Die potenziell reversiblen Ursachen lassen sich mit den Merkhilfen „4Hs und HITS“ einprägen (➤ Tab. 37.1). [26, 31]

Verwendung von Ultraschall während der CPR

Durch Ultraschall (US) kann eine reversible Ursache für einen Herz-Kreislauf-Stillstand erkannt werden. Unter Verwendung einer subxiphoiden Ansicht während einer geplanten Unterbrechung der Herzdruckmassage zur Rhythmusbeurteilung sollte ein gut geschulter Anwender innerhalb von 10 Sekunden in der Lage sein, einen fokussierten Herzultraschall vorzunehmen, ohne eine längere Unterbrechung der Herzdruckmassage zu verursachen. Mithilfe des Herzultraschalls lässt sich feststellen, ob im Perikard Flüssigkeit (die möglicherweise auf eine Herztamponade hinweist) vorliegt und es können die Größe und Morphologie der Herzkammern beurteilt werden. Ein massiv vergrößerter rechter Ventrikel mit einem geschwächten linken Ventrikel kann auf eine zugrundeliegende Rechtsherzbelastung bei Lungenembolie hinweisen. Eine kräftige ventrikuläre Kontraktilität bei einem Patienten mit PEA kann einen hypovolämischen Zustand anzeigen. Außerdem kann während der Wiederbelebung eine fehlende Herzbewegung in der Echokardiografie ein schlechtes prognostisches Zeichen sein, obwohl Sensitivität und Spezifität nicht bekannt sind. [37–39] Zusätzlich zum fokussierten Herzultraschall kann ein Lungenultraschall mit anteriorer und lateraler Thoraxansicht durchgeführt werden. Das bilaterale Lungengleiten bestätigt eine adäquate Ventilation und schließt einen Spannungspneumothorax weitgehend aus. [40]

37.3.2 Wiederbelebung von Patienten eines Herz-Kreislauf-Stillstands in den Bergen

Medikamente und Defibrillation bei hypothermem Herz-Kreislauf-Stillstand

Ein unterkühltes Herz reagiert möglicherweise nicht auf kardioaktive Medikamente, elektrische Stimulation und Defibrillation. [41] Die Wirksamkeit von Medikamenten bei schwerer Hypothermie ist nur begrenzt belegt und beruht hauptsächlich auf Tierversuchen.

TIPPS

Da die Anwendung von Defibrillation und Verabreichung von Adrenalin Myokardschäden hervorrufen können, empfehlen die Leitlinien von 2020 des European Resuscitation Council (ERC) [26], Adrenalin und andere CPR-Medikamente zurückzuhalten, bis der Patient auf eine Kerntemperatur ≥ 30 °C aufgewärmt ist. Zwischen 30°C und 35°C sollten die Intervalle zwischen den Medikamentengaben im Vergleich zur Normothermie verdoppelt werden (d. h. Adrenalin alle 6–10 min). Bei Normothermie (≥ 35 °C) kommen die Standardmedikamentenprotokolle zur Anwendung.

Die Fragen der Mindestkörperkerntemperatur, bei der die Defibrillation versucht werden kann und wie viele

Tab. 37.1 „4 H's und HITS": potenziell reversible Ursachen für Herz-Kreislauf-Stillstand, und deren Behandlung. Die Abkürzungen 4H (Hypoxie, Hypovolämie, **H**yper-/**H**ypokaliämie, **H**erzbeuteltamponade) und HITS (Herzbeuteltamponade, Intoxikation, Thromboembolie, Spannungspneumothorax) stehen für mögliche reversible Ursachen eines Herz-Kreislauf-Stillstands.

Potenziell reversibel Ursachen	Behandlung
Hypoxie	Während CPR suffiziente Beatmung mit der maximal möglichen inspiratorischen Sauerstoffkonzentration sicherstellt, auf angemessene Hebung des Brustkorbs und bilaterale Atemgeräusche achten, rasches, erweitertes Atemwegsmanagement durchführen
Hypovolämie	Intravaskuläre Volumen mit Kristalloiden wiederherstellen Bei Blutung, diese stoppen z.B. durch direkten Druck (mit oder ohne Verband), Tourniquets und/oder topische blutstillende Mittel – und evtl. Blutprodukte verabreichen, um Blutverlust zu ersetzen. Beckenschiene verwenden bei Verdacht auf Beckenblutung. Tranexamsäure innerhalb der ersten 3 h nach Trauma verwenden (z. B. Loadingdose von 1 g über 10 min, gefolgt von einer Infusion von 1 g über 6 h)
Hyper-/**H**ypokaliämie	Lebensbedrohliche Arrhythmien können durch Veränderungen der Serumkaliumkonzentration ausgelöst werden, insbesondere Hyperkaliämie. Bei Herz-Kreislauf-Stillstand aufgrund von Hyperkaliämie 10 ml Kalziumchlorid 10 % (i.v.) verabreichen sowie 10 IE kurz wirkendes Insulin und 25 g Glucose i.v. und 50 mmol Natriumbicarbonat i.v. –durch schnelle Injektionen
Hyper- /Hypothermie	CPR bei hypothermen Patienten nur dann nicht beginnen, wenn Ursache des Herz-Kreislauf-Stillstands eindeutig auf tödliche Verletzung, tödliche Krankheit, eine irreversible Asphyxie zurückzuführen ist oder wenn der Brustkorb gefroren und nicht komprimierbar ist. Andernfalls mit laufender CPR zu ECLS-Zentrum zur extrakorporalen Wiedererwärmung bringen
Herzbeuteltamponade	Herz-Kreislauf-Stillstand nach penetrierendem Thoraxtrauma ist evtl. Herzbeuteltamponade, dies ist Indikation für Thorakotomie bzw. Perikardiozentese
Intoxikation	Wenn verfügbar, sollten geeignete Gegenmittel verwendet werden, z.B. eine prolongierte CPR, da es Zeit braucht, bis Toxine metabolisiert oder ausgeschieden werden
(Koronar-)**T**hrombose	ACS wird meist nach Erreichen des ROSC diagnostiziert und behandelt. Besteht V.a. ein ACS und wird kein ROSC erzielt, Koronarangiografie und perkutane Koronarintervention unter laufender CPR in Betracht ziehen. Die CPR mit mechanischen Thoraxkompressionsgeräten oder ECLS kann dieses Vorgehen erleichtern. Bei V.a. Lungenembolie ist eine medikamentöse Fibrinolyse indiziert. ECLS und chirurgische oder mechanische Thrombektomie können ebenfalls angezeigt sein
Spannungspneumothorax	Spannungspneumothorax rasch mit einer Nadel oder mittels Thorakotomie (mit anschließender Thoraxdrainage) dekomprimieren; bei traumatischem Herz-Kreislauf-Stillstand eine bilateralen Thorakotomie in Betracht ziehen zur Dekompression eines vermuteten Spannungspneumothorax

ACS akutes Koronarsyndrom, CPR Herz-Lungen-Wiederbelebung, ECLS extrakorporales lebensrettendes Verfahren, ROSC Rückkehr des Spontankreislaufs

Defibrillationsversuche bei stark unterkühlten Patienten unternommen werden sollten, sind nicht eindeutig geklärt.

TIPPS

Die ERC-Leitlinien 2020 empfehlen bis zu drei Defibrillationsversuche bei KF oder pVT, bei einer Kerntemperatur ≤30 °C. Wenn das KF oder die pVT fortbestehen, sollten weitere Versuche erst bei einer Kerntemperatur ≥30 °C unternommen werden. [26] Der Advanced-Cardiac-Life-Support-(ACLS)-Algorithmus der American Heart Association (AHA) lässt allerdings die Möglichkeit offen, bei Kerntemperaturen <30 °C mit persistierendem VF oder pVT mehr als drei Defibrillationsversuche durchzuführen und Vasopressoren zu verabreichen (Klasse IIb). [42] Diese Diskrepanz lässt sich durch die unterschiedlichen Interpretationen von experimentellen Daten erklären: Diese zeigen, dass der Einsatz von Vasopressoren die Chancen einer erfolgreichen Defibrillation bei einer Kerntemperatur <30 °C steigern. Unterhalb einer Kerntemperatur von 30 °C, ist der ROSC jedoch instabil und tendiert dazu, wieder in VF überzugehen. [23]

Extrakorporale CPR für Patienten bei hypothermem Herz-Kreislauf-Stillstand und Lawinenopfern

Die extrakorporale CPR (eCPR) wird definiert als Anwendung eines extrakorporalen Kreislaufs (gewöhnlich: venoarterielle extrakorporale Membranoxygenierung, VA-ECMO), um die Organperfusion zu gewährleisten, während potenziell reversible Ursachen gesucht und behandelt werden. [43] Die ECPR wird in den ERC-Leitlinien 2020 [31] als eine Technik anerkannt, die bei ausgewählten Patienten in Betracht gezogen werden kann, bei denen die Standard-ALS-Maßnahmen erfolglos bleiben. Sie kann eine entscheidende Rolle bei der Wiederbelebung eines Patienten spielen, insbesondere bei einem Herz-Kreislauf-Stillstand, der infolge einer akzidentellen Hypothermie aufgetreten ist. Die ECPR stellt nicht nur die Organperfusion wieder her und hält die Sauerstoffversorgung des Gewebes aufrecht bzw. entfernt CO_2, sondern sie sorgt auch für eine schnelle und – was noch wichtiger ist – kontrollierte Wiedererwärmung.

In der Vergangenheit wurde die extrakorporale Wiedererwärmung meist mit einem kardiopulmonalen Bypass durchgeführt. [44] In jüngster Zeit hat sich die VA-ECMO zur bevorzugten extrakorporalen Wiedererwärmungsmethode in vielen Regionen aus folgenden Gründen etabliert: Die VA-ECMO ist schnell verfügbar, sie benötigt eine geringere Antikoagulation und sie bietet die Möglichkeit der kardiorespiratorischen Unterstützung bei anhaltender hämodynamischer Instabilität oder bei respiratorischer Insuffizienz nach der Wiedererwärmung. [45, 46] Die Kanülierung der Femoralarterie und -vene ist die schnellste und einfachste Möglichkeit, einen Notfallzugang für die ECPR zu schaffen. Venöses Blut wird aus der Vena cava/dem rechten Vorhof drainiert und am Oxygenator vorbeigepumpt. Die Zentrifugalpumpe pumpt dann das mit Sauerstoff angereicherte und wieder aufgewärmte Blut in den arteriellen Abschnitt des Köperkreislaufs, in der Regel, in die absteigende Aorta.

TIPPS

Die extrakorporale Zirkulation ist die Wiederaufwärmungsmethode der Wahl bei primärem hypothermem Herz-Kreislauf-Stillstand oder bei einer Kreislaufinstabilität aufgrund von schwerer Hypothermie (Grad III–IV), die refraktär auf ALS-Maßnahmen reagiert.

Die Auswahl von Patienten mit außerklinischem Herz-Kreislauf-Stillstand, die von ECPR profitieren können, ist von entscheidender Bedeutung. Die Festlegung von Kriterien auf der Grundlage der verfügbaren Evidenz ist von zentraler Bedeutung für die optimale Nutzung dieser Ressource. Gemäß der ERC-Leitlinien 2020 sollten ECPR und extrakorporale Wiedererwärmung bei Patienten mit vermutetem hypothermem Herz-Kreislauf-Stillstand in Betracht gezogen werden, wenn die Kerntemperatur < 30°C bei Jungen und Gesunden und < 32 °C bei Alten und Kranken beträgt. [26] Die meisten Patienten mit akzidenteller Hypothermie werden so lange eine Kreislaufaktivität aufweisen, bis die Kerntemperatur auf < 28 °C sinkt. Daher ist die Indikation zur ECPR bei Patienten mit Herzstillstand und einer Kerntemperatur von 28–32 °C umstritten, da ein großer Teil dieser Patienten einen Herz-Kreislauf-Stillstand aus anderen Gründen (z. B. Asphyxie, Trauma) erlitten hat und die Chancen auf ein gutes Ergebnis begrenzt sind. [23] Ein hoher Serumkaliumspiegel kann auf eine irreversible, schwere Zelllyse im Gehirn und im Herzen hinweisen. Die aktuellen ERC-Leitlinien empfehlen, dass die ECLS-Wiedererwärmung nicht durchgeführt werden sollte, wenn das Serumkalium > 12 mmol/l liegt. [26] Der 2018 vorgestellte HOPE-Score sollte zur Berechnung der Überlebenswahrscheinlichkeit einer ECLS Erwärmung von Patienten mit hypothermem Herz-Kreislauf-Stillstand eingesetzt werden (➤ Kap. 19 *Akzidentelle Hypothermie*).

Die extrakorporale Wiedererwärmung hat die Behandlung von Patienten, die an akzidenteller Unterkühlung leiden, revolutioniert und in einer Fallserie wurde sogar eine Überlebensrate von 100 % erzielt. [47] Die Überlebensrate von Lawinenopfern im Herz-Kreislauf-Stillstand, die mit ECLS wieder aufgewärmt wurden, war allerdings viel niedriger (10 %). [48–50] Diese Diskrepanz könnte darauf zurückzuführen sein, dass zu viele erstickte Lawinenopfer, bei denen kaum eine Überlebenschance besteht, durch die ECLS wieder aufgewärmt werden. Dies unterstreicht die Schwierigkeit, bei Lawinenopfern zwischen einem hypothermiebedingten Herz-Kreislauf-Stillstand und einem Herz-Kreislauf-Stillstand, der durch andere Ursachen (vor allem durch Asphyxie und Trauma) hervorgerufen wurde, zu unterscheiden. Die Verschüttungszeit und Kerntemperatur sowie die Offenheit der Atemwege sind die wichtigsten Kriterien, um zwischen einem hypothermen und nicht-hypothermen Herz-Kreislauf-Stillstand zu unterscheiden. Im Rahmen der Rettung eines Lawinenopfers mit Herz-Kreislauf-Stillstand sollte eine Beendigung der CPR in Betracht gezogen werden, wenn der Patient

- > 60 min mit verlegten Atemwegen verschüttet war,
- der anfänglichen Serumkaliumwert >8 mmol/l beträgt (➤ Kap. 20 *Lawinenunfälle*).

TIPPS

Bei Lawinenverschütteten < 60 min oder mit einer anfänglichen Kerntemperatur > 30 °C, sollte der ALS-Algorithmus für normotherme Patienten (s.o.) angewendet werden. Bei Verschütteten > 60 min oder mit einer anfänglichen Kerntemperatur < 30 °C mit elektrischer Aktivität im EKG kann von einem hypothermem Herz-Kreislauf-Stillstand ausgegangen werden. Es sollte eine prolongierte CPR erfolgen und der Transport in ein Zentrum mit ECLS-Kapazitäten vorgenommen werden. Bei Patienten mit Asystolie und offenem Atemweg ist die Messung des Serumkaliums in Betracht zu ziehen. Wenn das Serumkalium < 8 mmol/l liegt, sollte der Patient in ein ECLS-Zentrum transportiert werden (➤ Abb. 20.11). Der Grenzwert von 8 mmol/L gilt nur für Lawinenopfer. Für Patienten mit einem Herz-Kreislauf-Stillstand aufgrund einer primären akzidentellen Unterkühlung aus anderen Gründen liegt die Obergrenze für die ECLS-Wiedererwärmung bei 12 mmol/l.

Mechanische Reanimationsgeräte

Bei einem Herz-Kreislauf-Stillstand ist eine qualitativ hochwertige Herzdruckmassage mit minimaler Hands-off-Zeit entscheidend für ein gutes neurologisches Ergebnis. [51]

Dabei kann die kontinuierliche Durchführung der Herzdruckmassage in schwierigem Gelände sowie während der Rettung und des Transports eine Herausforderung sein. [52, 53] Automatisierte mechanische Thoraxkompressionsgeräte können die Qualität der Herzdruckmassage im Vergleich zur manuellen CPR deutlich verbessern [54–56] und die Hands-off-Zeit reduzieren, insbesondere bei längerer CPR und während des Transports. [53, 57] Ebenfalls erfolgreich eingesetzt wurden diese Geräte bei der Rettung von Patienten mit Hubschraubern. [58] Bei Patienten mit hypothermiebedingtem Herz-Kreislauf-Stillstand kann die mechanische Thoraxkompression eine kontinuierliche Gehirn- und Herzperfusion während des Transports bis zur Einleitung der ECLS-Wiedererwärmung gewährleisten.

Intermittierende CPR bei Hypothermie

Es ist oft unmöglich, eine kontinuierliche CPR während der gesamten Rettungsaktion vorzunehmen, insbesondere bei schwieriger Rettung. Wenn eine kontinuierliche CPR (manuell oder mit einem Gerät zur mechanischen Herzdruckmassage) nicht möglich ist und der Patient abtransportiert werden muss, kann bei folgenden Situationen eine intermittierende CPR durchgeführt werden:

- Bei einem Patient mit hypothermem Herz-Kreislauf-Stillstand und einer Kerntemperatur < 28 °C oder bestätigtem Herz-Kreislauf-Stillstand aufgrund von akzidenteller Hypothermie: Auf eine 5-minütige CPR kann eine Zeit von ≤ 5 min ohne CPR folgen, dies erfolgt im stetigen Wechsel.
- Bei Patienten mit einer Kerntemperatur < 20 °C können 5-minütige CPRs auf Zeiträume ≤ 10 min folgen, in denen keine CPR vorgenommen wird. [59]

Kardiopulmonale Reanimation – nur mit Herzdruckmassage ohne Beatmung

Beobachtungsstudien an Erwachsenen mit Verdacht auf einen primären Herz-Kreislauf-Stillstand haben gezeigt, dass eine ausschließliche Herzdruckmassage, die auch durch Laienhelfer vorgenommen wird, ebenso wirksam ist wie die Kombination aus Beatmung und Herzdruckmassage. [62–68] Die CPR mit ausschließlicher Thoraxkompression ist eine Option in den ersten Minuten bei primärem (kardial bedingtem) Herz-Kreislauf-Stillstand [69, 70] in einem städtischen Umfeld, wenn die präklinische Zeit voraussichtlich kurz sein wird. Bei Patienten mit sekundärem Herz-Kreislauf-Stillstand aufgrund von Hypoxie ist die Beatmung jedoch unerlässlich, um ein gutes Behandlungsergebnis zu erzielen. [71]

Fallbeispiel 37.2

Mechanische CPR bei bodengebundener Rettung in schwierigem Gelände

Ein 70-jähriger Mann erlitt plötzlich Dyspnoe und Brustschmerzen während einer Wanderung im Berner Oberland (Schweiz) in einer Höhe von 2.000 m. Eine Rettung per Hubschrauber war wegen dichten Nebels nicht möglich. Die Bergwacht und die Besatzung eines Rettungswagens erreichten den Patienten nach 2 h und 10 min. Bei deren Ankunft war der Patient wach und tachypnoisch, der Karotispuls war tastbar, der Radialispuls nicht palpabel. Vierzig min später, während der Evakuierung aus dem steilen Gelände durch Abseilen auf einer Gebirgstrage, kam es zu einem Herz-Kreislauf-Stillstand. Allerdings war die Notfallausrüstung noch auf dem Weg zum Einsatzort und nicht verfügbar. Die manuelle Herzdruckmassage wurde sofort eingeleitet und 15 min durchgeführt, bis ein AED am Einsatzort verfügbar war. Ab diesem Zeitpunkt war auch ein mechanisches Herzdruckmassagegerät (Lucas, Jolife AB, Physio-Control, Lund, Schweden) vorhanden. Der AED zeigte ein VF an. Nach 7 Defibrillationen und 35 min mechanischer CPR, wurde die ROSC erreicht. Die bodengebundene Evakuierung wurde fortgesetzt und der Patient wurde ins Tal transportiert. Dort wurde er einem Notarzthubschrauber übergeben und in stabilem Zustand und mit einer Kerntemperatur von 30 °C ins Inselspital Bern gebracht. Es erfolgten eine perkutane transluminale Koronarangioplastie (PTCA), wo eine subtotale Okklusion der rechten Koronararterie (RCA) diagnostiziert und vier medikamentenbeschichtete Stents platziert wurden. Nach 30 Stunden konnte die künstliche Beatmung beendet und der Patient extubiert werden. Er hatte keine neurologischen Defizite und wurde nach 11 Tagen nach Hause entlassen. Er kann dem Wandern in den Schweizer Alpen wieder nachgehen. [60]

Fallbeispiel 37.3

Eine 57-jährige Frau und ihr Mann verirrten sich während eines Schneesturms in den französischen Alpen auf 2.000 m. Um 16:43 Uhr hatten sie einen Notruf abgesetzt, aber wegen des anhaltenden Schneefalls war der Zugang zu den Patienten schwierig. Um 20:35 Uhr trafen fünf Mitglieder des Rettungsteams vor Ort ein. Die Frau war bereits bewusstlos. Ihr Karotispuls lag bei 6 Schläge/min. und sie hatte keine wahrnehmbare Atmung. Der Herz-Kreislauf-Stillstand trat ein, als die Patientin bewegt wurde. Um 20:40 Uhr wurde mit der CPR begonnen. Ein AED wurden angebracht und VF diagnostiziert, es wurden folglich drei Defibrillationsversuche durchgeführt, welche aber erfolglos blieben und das VF ging in eine Asystolie über. Aufgrund des schwierigen Geländes und der ungünstigen Umweltbedingungen war eine kontinuierliche CPR während der Rettung unmöglich. Über 25 min folgte eine einminütige manuelle Herzdruckmassage auf einen einminütigen Abtransport ohne CPR, um die Straße zu erreichen. Dort angekommen, wurden erweiterte Maßnahmen einschließlich einer endotrachealen Intubation und mechanischen Beatmung mit 100% Sauerstoff neben einer kontinuierlichen manuellen Herzdruckmassage durchgeführt. Der anfängliche $etCO_2$-Wert lag zwischen 12 und 19 mm Hg. Die Patientin wurde mit einem Rettungswagen in die Notaufnahme des tertiären Traumazentrums transportiert, wo sie um 1:10 Uhr eintraf. Ein mechanisches Thoraxkompressionsgerät wurde nur während der letzten Stunde des Transports verwendet. Bei der Ankunft betrug die rektal gemessene Körpertemperatur 16,9 °C. Die Blutgasanalyse erbrachte folgende Werte: Serumkalium 5,8 mmol/l, pH-Wert 7,25 und Laktat 5,7 mmol/l. Nach 307 min verabfolgter CPR wurde die Patientin an die extrakorporale Zirkulation mit VA-ECMO genommen. Nach 81 min VA-ECMO lag die Kerntemperatur der Patientin bei 33,8 °C und es konnte eine spontane Herzaktivität mit Sinusrhythmus beobachtet werden. Aufgrund der fortbestehenden reduzierten kardialen Funktion war die VA-ECMO für weitere drei Tage erforderlich. Der Aufenthalt der Patientin auf der Intensivstation wurde durch eine akute Nierenschädigung, eine schwere Epistaxis und eine Lungenembolie verkompliziert. Nach 55 Tagen auf der Intensivstation wurde die Patientin in eine neurologische Rehabilitationsstation verlegt. Sie überlebte mit nur leichten kognitiven Beeinträchtigungen. [61]

MERKE

Im alpinen Gelände, wo es im Vergleich zum städtischen Umfeld deutlich länger dauert, bis medizinische Hilfe eintrifft, ist eine ausschließliche Herzdruckmassage ohne Beatmung kontraindiziert. Es sollten eine kombinierte Beatmung und Herzdruckmassage durchgeführt werden. [72]

Traumatischer Herz-Kreislauf-Stillstand

Bei einem Traumapatienten mit Herz-Kreislauf-Stillstand oder im Periarrest (kardiovaskuläre Instabilität, arterielle Hypotonie, Verlust der peripheren Pulse in unverletzten Körperregionen und Verschlechterung des Bewusstseinszustandes ohne offensichtliche Ursache im zentralen Nervensystem) sind die vier potenziell reversiblen Ursachen – Hypoxie, Hypovolämie, Spannungspneumothorax und Herztamponade – zu behandeln: [26]

- **Hypoxie:** Durchführung eines erweiterten Atemwegsmanagements, je nach den Fähigkeiten und der Erfahrung des Rettungspersonals und Beatmung mit 100% Sauerstoff. Die endotracheale Intubation bei Traumapatienten ist ein schwieriges Verfahren mit einer hohen Fehlerquote, wenn sie von weniger Erfahrenen durchgeführt wird.
- **Hypovolämie:** Äußere Blutungen müssen gestoppt werden durch direkte Kompression; bei Extremitätenblutungen kommen Tourniquets zum Einsatz. Lokale blutstillende Mittel (Hämostyptika) können hilfreich sein. Bei Verdacht auf eine Beckenverletzung soll eine Beckenschlinge angelegt werden. [73] Führen Sie eine „Damage Control Resuscitation" (DCR) mit konservativer intravenöser Volumeninfusion und permissiver Hypotonie durch, bis eine chirurgische Hämostase erreicht ist. [74] Bei einer permissiven Hypotonie ist die Volumengabe bis zum Erreichen eines tastbaren Radialispulses indiziert. Die Anwendung von Tranexamsäure innerhalb von 3 h nach einem Trauma ist mit erhöhten Überlebensraten verbunden. [75] Die Dosis beträgt 1 g i.v. über 10 min, gefolgt von einer Infusion von 1 g i.v. über 8 h. Die Verwendung von Blutprodukten auch im präklinischen Setting erscheint sinnvoll, die Logistik kann jedoch komplex sein. Eine aktuelle systematische Übersichtsarbeit über die präklinische Verwendung von Blutprodukten bei städtischen Traumapatienten konnte keinen Vorteil für das langfristige Überleben nachweisen. [76] Keine Studie hat sich bislang mit der Verwendung von Blutprodukten in der alpinen Notfallmedizin beschäftigt. Aufgrund der längeren präklinischen Zeit im alpinen Setting könnte die Verwendung von Blutprodukten bereits vor Ort von größerem Nutzen sein als in einer städtischen Umgebung, wo die Zeit bis zum Erreichen einer Klinik im Durchschnitt kürzer ist. [1] Trotz der logistischen Herausforderungen haben neue Erkenntnisse, insbesondere aus dem militärischen Bereich, gezeigt, dass die präklinische Anwendung von Blutprodukten möglich ist und mittlerweile werden Blutprodukte auf einigen zivilen Rettungsmitteln vorgehalten. [77]
- **Spannungspneumothorax:** Es wird eine bilaterale Thoraxdekompression vorgenommen, möglichst mittels Mini-Thorakotomie.
- **Herzbeuteltamponade:** Bei penetrierendem Thorax- oder Oberbauchtrauma und Herz-Kreislauf-Stillstand, kann eine Clamshell-Thorakotomie innerhalb von 10 min nach Eintritt des Herz-Kreislauf-Stillstands lebensrettend sein. Allerdings sind für diese invasive Prozedur ein erfahrenes Team und eine angemessene Ausrüstung erforderlich. Ist dies nicht gegeben, kann damit mehr Schaden als Nutzen angerichtet werden und das Team setzt sich unnötigen Risiken aus, wie z.B. Infektionen. Die Nadelaspiration unter Ultraschallführung ist eine Alternative zur Thorakotomie. Allerdings ist sie aufgrund des geronnenen Blutes oft nicht wirksam.

Bei einem Patienten mit traumatischem Herz-Kreislauf-Stillstand aufgrund von Hypovolämie, Herzbeuteltamponade oder Spannungspneumothorax ist es unwahrscheinlich, dass die Herzdruckmassage ein signifikantes Herzzeitvolumen erzeugt, solange die potenziell reversiblen Ursachen nicht behandelt worden sind. Bei massiver Blutung beispielsweise ist die Herzdruckmassage aufgrund der stark reduzierten Vorlast unwirksam, solange keine adäquate Volumensubstitution durchgeführt wurde.

MERKE

Die rasche und simultane Behandlung reversibler Ursachen hat bei einem traumatisch bedingten Herz-Kreislauf-Stillstand Vorrang gegenüber der Herzdruckmassage. Wenn nach der Behandlung reversibler Ursachen kein ROSC eintritt und keine Herzaktivität im Ultraschall nachweisbar ist, sollte eine Beendigung der CPR in Betracht gezogen werden. [26]

Öffentliche Defibrillatoren

Da der primäre, kardial bedingte Herz-Kreislauf-Stillstand die zweithäufigste Ursache eines Herz-Kreislauf-Stillstands in den Bergen ist, sind öffentlich zugängliche Defibrillatorprogramme in besiedelten Bergbereichen sinnvoll. Durch das Anbringen von öffentlich zugänglichen Defibrillatoren in beliebten Skigebieten, belebten Berghütten und Restaurants sowie an anderen abgelegenen, aber häufig besuchten Orten kann die Zeit vom Eintritt des Herz-Kreislauf-Stillstands bis zur ersten Defibrillation verkürzt werden. Öffentlich zugängliche Defibrillatoren können zu einer Verringerung der tödlichen Herz-Kreislauf-Stillstände führen. [78, 79]

LITERATUR

1. Rauch S, Dal Cappello T, Strapazzon G, et al. Pre-hospital times and clinical characteristics of severe trauma patients: A comparison between mountain and urban/suburban areas. Am J Emerg Med. 2018;36(10):1749–1753.
2. Ausserer J, Moritz E, Stroehle M, et al. Physician staffed helicopter emergency medical systems can provide advanced trauma life support in mountainous and remote areas. Injury. 2017;48(1):20–25.
3. Larsen MP, Eisenberg MS, Cummins RO, Hallstrom AP. Predicting survival from out-of-hospital cardiac arrest: a graphic model. Ann Emerg Med. 1993;22(11):1652–1658.
4. Narahara H, Kimura M, Suto T, et al. Effects of Cardiopulmonary Resuscitation at High Altitudes on the Physical Condition of Untrained and Unacclimatized Rescuers. Wilderness & Environmental Medicine. 2012;23(2):161–164.
5. Wang J-C, Tsai S-H, Chen Y-L, et al. The physiological effects and quality of chest compressions during CPR at sea level and high altitude. Am J Emerg Med. 2014;32(10):1183–1188.
6. Pasquier M, Geiser V, De Riedmatten M, Carron PN. Helicopter rescue operations involving winching of an emergency physician. Injury. 2012;43(9):1377–1380.
7. Soteras I, Subirats E, Strapazzon G. Epidemiological and medical aspects of canyoning rescue operations. Injury. 2015;46(4):585–589.
8. Elsensohn F, Soteras I, Resiten O, et al. Equipment of medical backpacks in mountain rescue. High Alt Med Biol. 2011;12(4):343–347.
9. Bergsteigen.com. Alpinunfälle in Österreich 2017. Unter: https://www.bergsteigen.com/news/neuigkeiten/alpinunfaelle-in-oesterreich-2017/ (letzter Zugriff: 21.05.2023)
10. Burtscher M, Philadelphy M, Likar R. Sudden Cardiac Death during Mountain Hiking and Downhill Skiing. N Engl J Med. 1993;329(23):1738–1739.
11. Forti A, Brugnaro P, Rauch S, et al. Hypothermic Cardiac Arrest With Full Neurologic Recovery After Approximately Nine Hours of Cardiopulmonary Resuscitation: Management and Possible Complications. Ann Emerg Med 2019;73:52–57

Fazit

- Im alpinen Umfeld kommen der traumatisch bedingte sowie der primäre, d.h. der kardial bedingte, Herz-Kreislauf-Stillstand am häufigsten vor. Weitere sekundäre Ursachen und besondere Umstände, die in den Bergen zum Herz-Kreislauf-Stillstand führen können, sind u.a. akzidentelle Hypothermie, Lawinenverschüttung, Höhenlungen- und Höhenhirnödem.
- Jede Minute ohne CPR verringert die Überlebenschancen. Allerdings ist die Zeit vom Eintreten des Herz-Kreislauf-Stillstands bis zum Eintreffen der Rettungskräfte in den Bergen viel länger als in städtischen Gebieten.
- Die kardiopulmonale Reanimation in den Bergen geht einher mit umweltbedingten und logistischen Herausforderungen.
- Im Allgemeinen unterscheidet sich die CPR in den Bergen nicht von der Standard-CPR in städtischen Gebieten. Es ist essenziell, potenziell reversible Ursachen des Herz-Kreislauf-Stillstandes rasch zu erkennen und behandeln.
- Die extrakorporale Zirkulation (ECLS) ist die Wiedererwärmungsmethode der Wahl bei primär hypothermem Herz-Kreislauf-Stillstand oder bei Kreislaufinstabilität aufgrund von schwerer Hypothermie (Grad III–IV), die sich als refraktär auf erweiterte Maßnahmen zeigt.
- Bei Lawinenopfern ist die Unterscheidung zwischen einem hypothermen Herz-Kreislauf-Stillstand und einem Herz-Kreislauf-Stillstand aufgrund anderer Ursachen – vor allem Asphyxie und Trauma – entscheidend. Verschüttungszeit, Kerntemperatur und Offenheit des Atemwegs sind die wichtigsten Kriterien für diese Unterscheidung.
- Bei einem Traumapatienten im Herz-Kreislauf-Stillstand sind insbesondere die vier potenziell reversiblen Ursachen – Hypoxie, Hypovolämie, Spannungspneumothorax und Herzbeuteltamponade – zu beachten und zu behandeln.
- Mechanische Thoraxkompressionsgeräte können die Qualität der Herzdruckmassage verbessern, insbesondere bei längerer CPR und während des Transports.

12. Burtscher M. Risk and Protective Factors for Sudden Cardiac Death During Leisure Activities in the Mountains: An Update. Heart, Lung and Circulation. 2017;26(8):757–762.
13. Thole RT. Preparation and medical management of events in mountain and high altitude environments. Curr Sports Med Rep. 2004;3(3):128–133.
14. Suto T, Saito S. Considerations for resuscitation at high altitude in elderly and untrained populations and rescuers. Am J Emerg Med. 2014;32(3):270–276.
15. Grover RF, Weil JV, Reeves JT. Cardiovascular adaptation to exercise at high altitude. Exerc Sport Sci Rev. 1986;14:269–302.
16. Hearns S. The Scottish mountain rescue casualty study. Emerg Med J. 2003;20(3):281–284.
17. Stratton SJ, Brickett K, Crammer T. Pre-hospital Pulseless, Unconscious Penetrating Trauma Victims: Field Assessments Associated with Survival. J Trauma Acute Care Surg. 1998;45(1):96–100.
18. Martin SK, Shatney CH, Sherck JP, et al. Blunt Trauma Patients with Pre-hospital Pulseless Electrical Activity (PEA): Poor Ending Assured. J Trauma Acute Care Surg. 2002;53(5):876–881.
19. Zwingmann J, Mehlhorn AT, Hammer T, et al. Survival and neurologic outcome after traumatic out-of-hospital cardiopulmonary arrest in a pediatric and adult population: a systematic review. Crit Care. 2012;16(4):R117.
20. Leis CC, Hernández CC, Blanco MJG-O, et al. Traumatic cardiac arrest: Should advanced life support be initiated? J Trauma Acute Care Surg. 2013;74(2):634–638.
21. Huber-Wagner S, Lefering R, Qvick M, et al. Outcome in 757 severely injured patients with traumatic cardiorespiratory arrest. Resuscitation. 2007;75(2):276–285.
22. Lockey D, Crewdson K, Davies G. Traumatic cardiac arrest: who are the survivors? Ann Emerg Med. 2006;48(3):240–244.
23. Paal P, Gordon L, Strapazzon G, et al. Accidental hypothermia-an update: The content of this review is endorsed by the International Commission for Mountain Emergency Medicine (ICAR MEDCOM). Scand J Trauma Resusc Emerg Med. 2016;24(1):111.
24. Wood SC. Interactions Between Hypoxia and Hypothermia. Annu Rev Physiol. 1991;53(1):71–85.
25. Lexow K. Severe accidental hypothermia: survival after 6 hours 30 minutes of cardiopulmonary resuscitation. Arctic Med Res. 1991;50 Suppl 6:112–114.
26. Lott C, Truhlar A, Alfonzo A, Barelli A, Gonzalez-Salvado V, Hinkelbein J, et al. European Resuscitation Council Guidelines 2021: Cardiac arrest in special circumstances. Resuscitation. 2021;161:152–219.
27. Brugger H, Durrer B, Adler-Kastner L, et al. Field management of avalanche victims. Resuscitation. 2001;51(1):7–15.
28. Van Tilburg C, Grissom CK, Zafren K, et al. Wilderness Medical Society Practice Guidelines for Prevention and Management of Avalanche and Nonavalanche Snow Burial Accidents. Wilderness Environ Med. 2017;28(1):23–42.
29. Falk M, Brugger H, Adler-Kastner L. Avalanche survival chances. Nature. 1994;368(6466):21.
30. Dickinson J, Heath D, Gosney J, Williams D. Altitude-related deaths in seven trekkers in the Himalayas. Thorax. 1983;38(9):646.
31. Soar J, Bottiger BW, Carli P, Couper K, Deakin CD, Djarv T, et al. European Resuscitation Council Guidelines 2021: Adult advanced life support. Resuscitation. 2021;161:115–151.
32. Putzer G, Tiefenthaler W, Mair P, Paal P. Near infrared spectroscopy during cardiopulmonary resuscitation of a hypothermic polytraumatised cardiac arrest patient. Resuscitation 2012;83(1):e1–2.
33. Sanders AB, Kern KB, Otto CW, et al. End-tidal carbon dioxide monitoring during cardiopulmonary resuscitation. A prognostic indicator for survival. JAMA. 1989;262(10):1347–1351.
34. Wayne MA, Levine RL, Miller CC. Use of end-tidal carbon dioxide to predict outcome in pre-hospital cardiac arrest. Ann Emerg Med. 1995;25(6):762–767.
35. Wenzel V, Lindner KH, Augenstein S, et al. Intraosseous vasopressin improves coronary perfusion pressure rapidly during cardiopulmonary resuscitation in pigs. Crit Care Med. 1999;27(8):1565–1569.
36. Hoskins SL, do Nascimento P, Jr., Lima RM, et al. Pharmacokinetics of intraosseous and central venous drug delivery during cardiopulmonary resuscitation. Resuscitation. 2012;83(1): 107–112.
37. Breitkreutz R, Walcher F, Seeger FH. Focused echocardiographic evaluation in resuscitation management: Concept of an advanced life support – conformed algorithm. Crit Care Med. 2007;35(5):S150–S161.
38. Blaivas M, Fox JC. Outcome in Cardiac Arrest Patients Found to Have Cardiac Standstill on the Bedside Emergency Department Echocardiogram. Acad Emerg Med. 2001;8(6):616–621.
39. Salen P, O'Connor R, Sierzenski P, et al. Can Cardiac Sonography and Capnography Be Used Independently and in Combination to Predict Resuscitation Outcomes? Acad Emerg Med. 2001;8(6):610–615.
40. Atkinson P, Bowra J, Milne J, et al. International Federation for Emergency Medicine Consensus Statement: Sonography in hypotension and cardiac arrest (SHoC): An international consensus on the use of point of care ultrasound for undifferentiated hypotension and during cardiac arrest. CJEM. 2017;19(6):459–470.
41. Paal P, Beikircher W, Brugger H. [Avalanche emergencies. Review of the current situation]. Anaesthesist. 2006;55(3):314–324.
42. Lavonas EJ, Drennan IR, Gabrielli A, et al. Part 10: Special Circumstances of Resuscitation. 2015 American Heart Association Guidelines Update for Cardiopulmonary Resuscitation and Emergency Cardiovascular Care. Circulation. 2015;132(18 suppl 2):S501-S518.
43. Pappalardo F, Montisci A. What is extracorporeal cardiopulmonary resuscitation? J Thorac Dis. 2017;9(6):1415–1419.
44. Althaus U, Aeberhard P, Schüpbach P, et al. Management of profound accidental hypothermia with cardiorespiratory arrest. Ann Surg. 1982;195(4):492–495.
45. Ruttmann E, Weissenbacher A, Ulmer H, et al. Prolonged extracorporeal membrane oxygenation-assisted support provides improved survival in hypothermic patients with cardiocirculatory arrest. J Thorac Cardiovasc Surg. 2007;134(3):594–600.
46. Romlin BS, Winberg H, Janson M, et al. Excellent Outcome With Extracorporeal Membrane Oxygenation After Accidental Profound Hypothermia (13.8 °C) and Drowning. Crit Care Med. 2015;43(11):e521-e525.
47. Wanscher M, Agersnap L, Ravn J, et al. Outcome of accidental hypothermia with or without circulatory arrest: experience from the Danish Praesto Fjord boating accident. Resuscitation. 2012;83(9):1078–1084.
48. Boue Y, Payen JF, Brun J, et al. Survival after avalanche-induced cardiac arrest. Resuscitation. 2014;85(9):1192–1196.
49. Moroder L, Mair B, Brugger H, et al. Outcome of avalanche victims with out-of-hospital cardiac arrest. Resuscitation. 2015;89:114–118.
50. Hilmo J, Naesheim T, Gilbert M. "Nobody is dead until warm and dead": Prolonged resuscitation is warranted in arrested hypothermic victims also in remote areas – A retrospective study from northern Norway. Resuscitation. 2014;85(9):1204–1211.

51. Garza AG, Gratton MC, Salomone JA, et al. Improved patient survival using a modified resuscitation protocol for out-of-hospital cardiac arrest. Circulation. 2009;119(19):2597–2605.
52. Ødegaard S, Olasveengen T, Wik L, Kramer-Johansen J. Quality of CPR during transport of patients after out-of-hospital cardiac arrest. Resuscitation. 2008;77:57–62.
53. Gassler H, Kummerle S, Ventzke MM, et al. Mechanical chest compression: an alternative in helicopter emergency medical services? Intern Emerg Med. 2015;10(6):715–720.
54. Rubertsson S, Karlsten R. Increased cortical cerebral blood flow with LUCAS; a new device for mechanical chest compressions compared to standard external compressions during experimental cardiopulmonary resuscitation. Resuscitation. 2005;65(3):357–363.
55. Olasveengen TM, Wik L, Steen PA. Quality of cardiopulmonary resuscitation before and during transport in out-of-hospital cardiac arrest. Resuscitation. 2008;76(2):185–190.
56. Larsen AI, Hjornevik A, Bonarjee V, et al. Coronary blood flow and perfusion pressure during coronary angiography in patients with ongoing mechanical chest compression: a report on 6 cases. Resuscitation. 2010;81(4):493–497.
57. Putzer G, Braun P, Zimmermann A, et al. LUCAS compared to manual cardiopulmonary resuscitation is more effective during helicopter rescue-a prospective, randomized, cross-over manikin study. Am J Emerg Med. 2012;31(2):384–389.
58. Pietsch U, Lischke V, Pietsch C. Benefit of mechanical chest compression devices in mountain HEMS: lessons learned from 1 year of experience and evaluation. Air Med J. 2014;33(6):299–301.
59. Gordon L, Paal P, Ellerton JA, et al. Delayed and intermittent CPR for severe accidental hypothermia. Resuscitation. 2015;90:46–49.
60. Dembeck A, Sonntag J, Liechti B, Becker M. Reanimation in alpinem Gelände – der etwas andere Einsatz. Notfall + Rettungsmedizin. 2011;15(1):51–57.
61. Boue Y, Lavolaine J, Bouzat P, et al. Neurologic recovery from profound accidental hypothermia after 5 hours of cardiopulmonary resuscitation. Crit Care Med. 2013;42(2):e167–170.
62. Holmberg M, Holmberg S, Herlitz J; Swedish Cardiac Arrest Registry. Factors modifying the effect of bystander cardiopulmonary resuscitation on survival in out-of-hospital cardiac arrest patients in Sweden. Eur Heart J. 2001;22(6):511–519.
63. Kitamura T, Iwami T, Kawamura T, et al. Time-dependent effectiveness of chest compression-only and conventional cardiopulmonary resuscitation for out-of-hospital cardiac arrest of cardiac origin. Resuscitation. 2011;82(1):3–9.
64. Panchal AR, Bobrow BJ, Spaite DW, et al. Chest compression-only cardiopulmonary resuscitation performed by lay rescuers for adult out-of-hospital cardiac arrest due to non-cardiac aetiologies. Resuscitation. 2013;84(4):435–439.
65. Bobrow BJ, Spaite DW, Berg RA, et al. Chest compression – only cpr by lay rescuers and survival from out-of-hospital cardiac arrest. JAMA. 2010;304(13):1447–1454.
66. Ong MEH, Ng FSP, Anushia P, et al. Comparison of chest compression only and standard cardiopulmonary resuscitation for out-of-hospital cardiac arrest in Singapore. Resuscitation. 2008;78(2):119–126.
67. Bohm K, Rosenqvist M, Herlitz J, et al. Survival Is Similar After Standard Treatment and Chest Compression Only in Out-of-Hospital Bystander Cardiopulmonary Resuscitation. Circulation. 2007;116(25):2908–2912.
68. Olasveengen TM, Wik L, Steen PA. Standard basic life support vs. continuous chest compressions only in out-of-hospital cardiac arrest. Acta Anaesthesiol Scand. 2008;52(7):914–919.
69. Kern KB, Hilwig RW, Berg RA, et al. Importance of Continuous Chest Compressions During Cardiopulmonary Resuscitation. Improved Outcome During a Simulated Single Lay-Rescuer Scenario. Circulation. 2002;105(5):645–649.
70. Chandra NC, Gruben KG, Tsitlik JE, et al. Observations of ventilation during resuscitation in a canine model. Circulation. 1994;90(6):3070–3075.
71. Kitamura T, Iwami T, Kawamura T, et al. Bystander-initiated rescue breathing for out-of-hospital cardiac arrests of noncardiac origin. Circulation. 2010;122(3):293–299.
72. Wallner B, Brugger H, Ellerton J, Paal P. In mountain and rural areas all CPR providers should perform chest compressions and rescue breaths for patients in cardiac arrest. Resuscitation. 2018;127:e5.
73. Spahn DR, Bouillon B, Cerny V, et al. Management of bleeding and coagulopathy following major trauma: an updated European guideline. Critical care. 2013;17(2):R76.
74. Bickell WH, Wall MJJ, Pepe PE, et al. Immediate versus Delayed Fluid Resuscitation for Hypotensive Patients with Penetrating Torso Injuries. N Engl J Med. 1994;331(17):1105–1109.
75. Roberts I, Shakur H, Coats T, et al. The CRASH-2 trial: a randomised controlled trial and economic evaluation of the effects of tranexamic acid on death, vascular occlusive events and transfusion requirement in bleeding trauma patients. Health Technol Assess 2013;17(10):1–79.
76. Smith IM, James RH, Dretzke J, Midwinter MJ. Pre-hospital Blood Product Resuscitation for Trauma: A Systematic Review. Shock. 2016;46(1):3–16.
77. Holcomb JB, Donathan DP, Cotton BA, et al. Pre-hospital Transfusion of Plasma and Red Blood Cells in Trauma Patients. Prehosp Emerg Care. 2015;19(1):1–9.
78. Elsensohn F, Agazzi G, Syme D, et al. The use of automated external defibrillators and public access defibrillators in the mountains: official guidelines of the international commission for mountain emergency medicine ICAR-MEDCOM. Wilderness Environ Med. 2006;17(1):64–66.
79. Strohle M, Paal P, Strapazzon G, Avancini G, et al. Defibrillation in rural areas. Am J Emerg Med. 2014;32(11):1408–1412.

KAPITEL

38 Automatisierte externe Defibrillatoren

Peter Paal, Fidel Elsensohn

Zusammenfassung

Automatisierte externe Defibrillatoren (AEDs) und die öffentlich zugängliche Defibrillation (public access defibrillation – PAD) sind entscheidende Glieder in der Rettungskette bei der modernen kardiopulmonalen Reanimation (CPR). Allerdings gibt es nur wenige Studien über die Defibrillation außerhalb des Krankenhauses, in ländlichen Gebieten und Bergregionen. Eine frühzeitige CPR einschließlich Defibrillation ist entscheidend für das Überleben mit gutem neurologischem Outcome. Eine frühzeitige CPR und Defibrillation kann in Bergregionen eine Herausforderung sein, da die Häufigkeit eines Herz-Kreislauf-Stillstands gering ist, es nur wenige potenzielle Retter gibt und die Reaktionszeiten lang sein können (in der Regel über 10 min). AED- und PAD-Programme können erfolgreich sein, wenn sie in die Rettungskette eines Rettungsdienstes mit zweistufigem System eingebunden sind. Die wenigen in ländlichen Gebieten und Bergregionen durchgeführten Studien haben gezeigt, dass die Einführung von AED-Programmen auf der Grundlage eines zweistufigen Rettungsdienstes, bestehend aus Teams für die lebensrettenden Basismaßnahmen (Basic Life Support – BLS) und erweiterten lebensrettenden Maßnahmen (Advanced Life Support – ALS), zu einer Verkürzung der Zeitspanne zwischen Herz-Kreislauf-Stillstand und Defibrillation führt – und ebenso zu einer besseren Überlebensrate von Patienten mit einem außerklinischen Herz-Kreislauf-Stillstand (*out of hospital cardiac arrest* – OHCA). Für Ersthelfer in Berghütten und Skigebieten sowie für Bergretter sollten strukturierte Protokolle, Schulungen und AEDs bereitgestellt und regelmäßig geschult werden, um die Überlebenschancen zu optimieren. In Berggebieten sollten die Standorte der AEDs nach den Richtlinien des International Liaison Committee on Resuscitation (ILCOR) und der Internationalen Kommission für Alpine Notfallmedizin (International Commission for Mountain Emergency Medicine – ICAR MedCom) organisiert werden. Das mit AEDs arbeitende Personal ist regelmäßig zu schulen. Der Einsatz von CPR und AEDs in den Bergen sollte dokumentiert werden, vorzugsweise mittels eines internationalen Datenregisters.

38.1 Hintergrund

Unter Defibrillation versteht man die elektrische Beendigung von lebensbedrohlichen Herzrhythmusstörungen, d.h. Kammerflimmern (Ventricular fibrillation – VF) oder pulsloser ventrikulärer Tachykardie (VT). Diese tödlichen Arrhythmien werden durch die Depolarisation des gesamten Herzmuskels spontan beendet. Die Reizbildung und -leitung des Herzens stellt bei Erfolg spontan auf einen Sinusrhythmus um, damit ist die physiologische Durchblutung des Herzmuskels wiederhergestellt.

Die ersten erfolgreichen Versuche mit einem Defibrillator wurden 1899 von Prévost und Batelli durchgeführt, zwei Physiologen an der Universität Genf, Schweiz. Sie berichteten, dass bei Hunden kleine Elektroschocks ein VF auslösen und stärkere Elektroschocks diese potenziell tödliche Arrhythmie wieder in einen Sinusrhythmus überführen können. [1] Im Jahr 1947 wurde die erste Defibrillation eines menschlichen Herzens an einem 14-jährigen Jungen vorgenommen, der sich einer Herzoperation wegen eines angeborenen Defekts unterzogen hatte. [2] Einige Zeit lang wurden Defibrillatoren nur bei Patienten eingesetzt, deren „Herzen zu gut zum Sterben sind". Bis in die frühen 1950er-Jahre war die Defibrillation nur bei offenem Brustkorb und freiliegendem Herzen möglich. Eskin und Klimov entwickelten Mitte der 1950er-Jahre in der UdSSR den ersten Defibrillator, der auch bei nicht geöffnetem Brustkorb funktionierte. [3] Die kommerzielle Produktion von Defibrillatoren begann 1952. Eine monophasische, stark gedämpfte, sinusförmige Wellenformtechnik wurde 1959 von Lown und Berkovits in den USA entwickelt. Dies war die Standardwellenform für die Defibrillation bis Mitte der 1990er-Jahre, als eine zweiphasige Wechselstrom-Wellenform eingeführt wurde, die eine erfolgreiche Defibrillation bei einem deutlich niedrigeren Energieniveau ermöglichte. Dadurch wurde das Risiko von Hautverbrennungen und Herzmuskelschäden reduziert. Außerdem stieg die Wahrscheinlichkeit, dass mit dem ersten

Schock ein normaler Sinusrhythmus wiederhergestellt werden konnte (d.h. Erfolg des ersten Schocks), wodurch sich die Überlebensrate erhöhte und der Schweregrad der Myokardschädigung bei biphasischer Defibrillation im Vergleich zur monophasischen Defibrillation abnahm. Die ersten Defibrillatoren waren groß und sperrig. Technische Verbesserungen führten zur Einführung des ersten tragbaren automatisierten externen Defibrillators (AED) im Jahr 1959. Weitere Innovationen brachten AEDs hervor, die den Retter mit Sprachansagen anleiten. Der erste automatisierte implantierbare Kardioverter-Defibrillator (automated internal cardioverter defibrillator – AICD) wurde 1980 eingeführt [4], die ersten öffentlich zugänglichen Defibrillationsprogramme (PAD) in Nordamerika und Europa Ende der 1990er-Jahre bis in die frühen 2000er-Jahre. [5] Seitdem haben sich PAD-Programme weltweit auf zahlreiche städtische Gebiete ausgeweitet und unzählige Leben gerettet.

38.2 Epidemiologie

In Nordamerika liegt die Inzidenz des außerklinischen Herz-Kreislauf-Stillstands (OHCA) bei etwa 50–55 pro 100.000 Einwohner pro Jahr. [6]

MERKE

Ein plötzlicher Herz-Kreislauf-Stillstand wird in über 60 % der Fälle durch einen Myokardinfarkt verursacht. 50–80 % der Patienten, die dadurch kollabieren, erleiden als initiale Rhythmusstörung Kammerflimmern (VF). [7, 8] In städtischen Gebieten mit Zugang zu schneller Wiederbelebung durch Laien und PAD haben sich die Überlebensraten erheblich verbessert. [9]

Die meisten Studien über den Einsatz von AEDs und PAD wurden in städtischen Gebieten durchgeführt, z. B. in Maastricht, Niederlande (1.975 Einwohner pro Quadratkilometer), Göteborg, Schweden (2.526 Einwohner pro Quadratkilometer) und Kopenhagen, Dänemark (5.985 Einwohner pro Quadratkilometer). [10–12] Für weniger dicht besiedelte ländliche Gegenden und Berggebiete, wie die europäischen Alpen mit 20 bis 240 Einwohnern pro Quadratkilometer oder den US-Bundesstaat Oregon, mit 15 Einwohnern pro Quadratkilometer, liegen nur wenige Daten vor. Eine Studie aus Schweden und den Niederlanden berichtet von einer Zunahme des Einsatzes von AEDs vor Ort und einer Zunahme des Einsatzes von Defibrillation durch Ersthelfer zwischen 2008 und 2013. Die Verwendung von AEDs durch die Öffentlichkeit war für einen Teil der erhöhten Überlebensraten von Patienten mit schockbarem Anfangsrhythmus verantwortlich. [13]

38.3 Risiko eines Herz-Kreislauf-Stillstands in Berggebieten

Weltweit kann ein Trend zu mehr Alpinsport beobachtet werden. Menschen, die an Bluthochdruck und anderen Herz-Kreislauf-Erkrankungen, aber auch an Diabetes mellitus leiden, wird von Ärzten Bergwandern und andere körperliche Aktivität in den Bergen empfohlen.

MERKE

Immer mehr Menschen mit dem Risiko eines plötzlichen Herztods suchen in den Bergen die körperliche Herausforderung. [14] Der primäre Herz-Kreislauf-Stillstand ist nach dem Trauma die zweithäufigste Todesursache in den Bergen. [15] Das Risiko eines primären Herz-Kreislauf-Stillstands steigt mit einem Alter von über 40 Jahren. Starke körperliche Anstrengung, Dehydrierung und Hypoxie in großen Höhen in Verbindung mit Vorerkrankungen können das Risiko weiter erhöhen. [16]

Massenveranstaltungen, große Sportveranstaltungen oder Konzerte in den Bergen setzen eine große Zahl von Menschen dem Risiko eines plötzlichen Herztods aus, da in Bergregionen nur ein eingeschränkter Zugang zu rascher optimaler Erstversorgung besteht. [17, 18]

38.4 Automatisierte externe Defibrillatoren

Ein AED ist ein Herzmonitor und Defibrillator, der ein Kammerflimmern (VF) oder eine schnelle ventrikuläre Tachykardie („schockbare“ Rhythmen) erkennen und entscheiden kann, ob eine Defibrillation durchgeführt werden sollte. Ist dies der Fall, lädt sich der Defibrillator automatisch auf und empfiehlt dem Bediener mit akustischen und sichtbaren Hinweisen, einen Elektroschock auszulösen. Ein AED ist so konzipiert, dass er auch von einer Person ohne medizinische Ausbildung bedient werden kann. So gibt es verbale Anweisungen, wie man Defibrillationselektroden anlegt, wie man das Geräte auflädt und wie man einen Schock auslöst. Einige AEDs können auch Ersthelfer bei der Durchführung der kardiopulmonalen Reanimation durch akustische Anweisungen unterstützen.

MERKE

AEDs sind einfach zu bedienen und erfordern keine medizinischen Kenntnisse, außer der Fähigkeit, eine kardiopulmonale Reanimation durchzuführen. [19]

MERKE

Der Europäische Rat für Wiederbelebung (ERC) empfiehlt AEDs in Gebieten aufzustellen, in denen durchschnittlich alle fünf Jahre ein Herz-Kreislauf-Stillstand erwartet werden kann. Dies ist kosteneffizient, wenn die berechneten Kosten pro zusätzlichem geretteten Lebensjahr im Vergleich zu einer anderen medizinischen Behandlung gleich sind.

Bei der Wahl des Standorts von AEDs kann man sich an den bisherigen Erfahrungen orientieren, wie z.B. der Anzahl der Herzstillstände in einem bestimmten Gebiet sowie an den Merkmalen der örtlichen Umgebung.

In Berggebieten empfiehlt die Internationale Kommission für alpine Notfallmedizin (ICAR MedCom), AEDs

- in Gebieten mit der höchsten Einsatzwahrscheinlichkeit, wie z. B. in beliebten Skigebieten zu platzieren, ebenso in
- stark frequentierten Berghütten und größeren Restaurants,
- in abgelegenen und stark frequentierten Orten ohne medizinische Notfallversorgung sowie bei
- Massenveranstaltungen. [20]

Das ICAR MedCom empfiehlt zum einen die Verwendung von AEDs durch Ersthelfer, entsprechend den Richtlinien des International Liaison Committee on Resuscitation (ILCOR) und zum anderen, dass Bergrettungsteams mit AEDs ausgestattet werden. [20]

38.5 Kardiopulmonale Reanimation und automatisierte externe Defibrillation

38.5.1 Kurze Zeit vom Herz-Kreislauf-Stillstand bis zur Defibrillation

Bis zu 80 % der plötzlichen Herz-Kreislauf-Stillstände werden durch ein VF verursacht. [6] Jede Minute Verzögerung verringert die Erfolgsquote der Defibrillation um 10 %. [7, 21] Eine CPR mit frühzeitiger Defibrillation ist die beste Behandlung für einen Herz-Kreislauf-Stillstand, der durch VF hervorgerufen wurde [7, 21] Eine Defibrillation innerhalb von 3–5 min nach dem Kollaps kann Überlebensraten von bis zu 70 % erreichen. Die Minimierung der Zeit zwischen OHCA und Defibrillation ist entscheidend, um die Überlebensrate bei gleichzeitig gutem neurologischen Outcome zu erzielen. Die Überlebenschancen von Patienten mit OHCA, die nicht unmittelbar eine CPR und Defibrillation erhalten, sinken in den ersten 5–10 min nach dem Kollaps rapide ab. [22] Die Überlebensrate von Patienten mit Herz-Kreislauf-Stillstand nimmt aufgrund der kritischen Gewebehypoxie bereits in den ersten Minuten stark ab. [23] Bei einer Reaktionszeit von weniger als 5 min ist die Wahrscheinlichkeit eines positiven Ausgangs am größten. [24] In einer britischen Studie lag die Überlebensrate von Patienten eines OHCA mit VF in allgemeinmedizinischen Praxen bei etwa 60 %, sofern diese Arztpraxen mit einem AED ausgestattet waren. [25]

MERKE

Eine kurze Reaktionszeit ist entscheidend, um die Wahrscheinlichkeit des Überlebens zu maximieren. Bei einem Intervall von 4 min zwischen Notruf und Defibrillation (dispatch to shock time) besteht eine Überlebenswahrscheinlichkeit von 36 %, die mit jeder weiteren Minute um 10 % sinkt, sodass die Überlebenswahrscheinlichkeit nach 23 min bei nur 19% liegt. Die Überlebensrate beträgt 74 % bei Patienten, die den ersten Schock innerhalb von 3 min nach dem Kollaps erhalten und 49 % bei denjenigen, bei denen der erste Schock erst nach 3 drei min verabreicht wird. Studien über den AED-Einsatz mit Herz-Kreislauf-Stillstand-Defibrillationsintervallen von über 10 min zeigen keinen Anstieg der Gesamtüberlebensrate. [26] Kurze Reaktionszeiten nach einem OHCA (weniger als 10 min) sind wesentlich für ein gutes neurologisches Ergebnis.

Laut einer Studie von über 136 OHCA-Patienten mit Verdacht auf einen primären Herz-Kreislauf-Stillstand in den Berggebieten Österreichs zwischen 2005 und 2015 haben nur acht Patienten überlebt. Alle Überlebenden hatten vor dem Eintreffen des Rettungsdienstes durch Laien eine CPR mit AED erhalten. Fünf der acht Überlebenden waren neurologisch unauffällig. [27] In Amsterdam zeigten die Überlebenden eines OHCA mit VF weniger neurologische Beeinträchtigungen je kürzer die Zeitspanne zwischen Herz-Kreislauf-Stillstand und Defibrillation war. [28, 29] Eine andere Studie aus den USA berichtet, dass Lebenserwartung und Lebensqualität bei Patienten, die einen OHCA mit VF überlebt hatten, ähnlich waren im Vergleich zu einer Vergleichsgruppe ohne Herz-Kreislauf-Stillstand. [30]

Die aktuellen Leitlinien empfehlen drei CPR-Zyklen von je 2 min Dauer vor der ersten Adrenalingabe. Dies unterstreicht die Bedeutung einer effektiven, kontinuierlichen Herzdruckmassage mit einer möglichst kurzen Hands-Off-Zeit bis zur erfolgreichen Defibrillation. [19] In einer multizentrischen Studie aus den Niederlanden und Schweden wurde festgestellt, dass mehr AEDs in öffentlichen Bereichen in Verbindung mit einer häufigeren Durchführung von PAD durch Umstehende zumindest einen Teil des Anstiegs der Überlebensrate bei OHCA mit schockbaren Rhythmen erklärt. [13]

38.5.2 Frühdefibrillation durch den Rettungsdienst

Organisatorisch gibt es verschiedene Systeme für die Implementierung des Bergrettungsdienstes in den Rettungsdienst. Ein einstufiges Rettungsdienst-System besteht aus nur einem ALS-Team. Ein zweistufiges System besteht aus einem BLS- und einem ALS-Team, die entsprechend den vorliegenden Informationen über die Art des Unglückes alarmiert werden.

Andere Systeme haben ein schnelles Einsatzteam, dessen Mitglieder in BLS oder ALS ausgebildet und das gleichzeitig mit einem Rettungswagen alarmiert wird, der dann den Abtransport durchführt. Zweistufige Systeme sind in der Regel kostengünstiger, da weniger hochqualifiziertes Personal und weniger Ausrüstung (weniger kostspielige ALS-Teams) erforderlich sind. [31] In einer Untersuchung lag die Überlebensrate bei OHCA mit VF zwischen 3 % und 33 % und war bei zweistufigen Systemen höher. [32]

MERKE

Der größte Anstieg der Überlebensrate nach einem OHCA mit VF erfolgte in Gebieten, in denen zuvor kein PAD verfügbar war. [33] In Gebieten mit bereits kurzen Eintreffzeiten eines ALS-Teams zeigte sich durch die Einführung eines zweistufigen Rettungssystems kein Vorteil. [34–36]

Die American Heart Association (AHA) und das ERC empfehlen, dass die Frühdefibrillation durch zufällig anwesende Personen (PAD) Teil der Ersten Hilfe (BLS) sein sollte. [19, 37] Studien über Ergebnisse nach einer frühen Defibrillation durch Rettungsdienste in städtischen Gebieten sind in ➤ Tab. 38.1 aufgeführt.

38.5.3 Frühdefibrillation nicht durch den Rettungsdienst

In einigen zweistufigen Systemen wird die Defibrillation von Ersthelfern wie z.B. Feuerwehrleuten, Polizeibeamten und Bergrettern durchgeführt, die in der Anwendung von AEDs geschult sind. Diese Ersthelfer können eine kardiopulmonale Reanimation (CPR) und Defibrillation vornehmen, bevor ein ALS-Team eintrifft. Ein zweistufiges System, bei dem Ersthelfer für Erste-Hilfe-Maßnahmen eingesetzt werden, kann die Zeit bis zur Defibrillation verkürzen. Durch die Verkürzung der Zeit vom Herz-Kreislauf-Stillstand bis zur Defibrillation auf wenige Minuten kann der Outcome vor allem in Gebieten, in denen ALS-Teams nicht schnell verfügbar sind, verbessert werden. [7, 38–40] In einigen Studien wurde berichtet, dass die Ergebnisse nicht verbessert wurden, weil die Zeit zwischen Anruf und Defibrillation nicht auf weniger als 10 min verkürzt werden konnte. Studien, die über Ergebnisse nach einer frühen Defibrillation in städtischen Gebieten berichten, werden in ➤ Tab. 38.2 aufgeführt.

38.5.4 Öffentlich zugängliche Defibrillation (PAD)

Unter PAD versteht man die Einrichtung von AEDs an öffentlich zugänglichen Orten, wie z. B. in Flugzeugen, Flughäfen oder Kasinos. PADs in dicht besiedelten oder stark frequentierten Gebieten können die Überlebensrate von der Krankenhauseinweisung bis zur Entlassung um bis zu 50 % erhöhen [47], wobei die Überlebensraten bis zu 55% betragen können. [24, 48] In einer großen Studie wurden Laien entweder nur in der Anwendung der CPR oder in der Anwendung der CPR mit Defibrillation geschult. Die Überlebensrate betrug 14 % in der CPR-Gruppe und 23 % in der Gruppe, die CPR mit Defibrillation angewendet hatte (p = 0,03). [5] Es wurde vorgeschlagen, AEDs in Gebieten anzubringen, in denen ein ALS-Team nicht innerhalb von 5 min eintreffen kann und in denen in einem Zeitraum von 5 Jahren mindestens ein OHCA mit VF erwartet wird. [19, 37] Geeignete Standorte können sein: Flughäfen, Fabriken, Pflegeheime, Jachthäfen, Schulen, Einkaufszentren, Sportarenen und Bahnhöfe. Eine weitere Leitlinie für das Anbringen eines AEDs schlägt Orte vor, an denen mehr als 250 Personen älter als 50 Jahre regelmäßig zusammenkommen. [6] In Japan konnte durch ein nationales PAD-Programm die durchschnittliche Zeit von

Tab. 38.1 Einfluss der Defibrillationsprogramme für Rettungssanitäter auf das Überleben nach einem OHCA. Studien zur Früh-Defibrillation im Rahmen des Rettungsdienstes

Studien (n = 1,713)	Design	Überleben bis Klinikentlassung vor/nach Anwendung von AEDs		P-Wert
		Vorher	Nachher	
Eisenberg et al., 1980 [41] (n = 154)	Prospektive, historische Kontrollen	4 %	19 %	< 0,01
Stults et al., 1984 [33] (*n* = 95)	Prospektiv kontrolliert	3 %	19 %	< 0.05
Olson et al., 1989 [42] (*n* = 566)	Prospektiv kontrolliert	4 %	6 %	< 0.02
Sweeney et al., 1998 [34] (*n* = 627)[a]	Prospektiv kontrolliert, Crossover	5 %	5 %	0,8
Gottschalk et al., 2002 [35] (*n* = 103)[a]	Prospektiv kontrolliert	32 %	22 %	0,29
Stotz et al., 2003 [36] (*n* = 168)[a]	Retrospektiv	24 %	14 %	0,112

AED (automatischer externer Defibrillator), EMS (emergency medical services, Rettungsdienst), OHCA (out-of-hospital cardiac arrest)

[a] Studien in Gebieten, in denen die Reaktionszeit des Advanced Life Support-Teams vor Einführung des AED-Programms einige Minuten betrug.

Tab. 38.2 Einfluss von Nicht-Rettungsdienst-AED-Programmen auf das Überleben von OHCA

Studien (n = 7942)	Design	Retter	Kontrollgruppe	Überleben bis Klinikentlassung vor/nach Anwendung von AEDs		P Wert
				Vorher	Nachher	
van Alem et al., 2003 [7] (n = 469)	Prospektiv kontrolliert, randomisierte, crossover	Polizei und Feuerwehr	Rettungsdienst	15 %	18 %	0,33
Stiell et al., 1999 [43] (n = 6331)	Prospektiv kontrolliert, interventional	Polizei und Sanitäter	Rettungsdienst	4 %	5 %	0,03
Myerburg et al., 2002 [38] (n = 420)	Prospektiv kontrolliert	Polizei	Rettungsdienst	9 %	17 %	0,05
Kellermann et al., 1993 [44] (n = 431)	Prospektiv kontrolliert, Crossover	Feuerwehr	Rettungsdienst	10 %	14 %	n. s.
White et al., 1996 [45] (*n* = 84)	Retrospektiv	Polizei und Feuerwehr	Rettungsdienst	43 %	58 %	0,2
Mosesso et al., 1998 [46] (*n* = 207)	Prospektiv interventional	Polizei	Rettungsdienst	6 %	14 %	0,1

AED (Automatisierter externer Defibrillator), OHCA (Out-of-hospital cardiac arrest – Herz-Kreislauf-Stillstand außerhalb des Krankenhauses), EMT-D (Emergency medical technician - Sanitäter mit BLS- und Defibrillationsqualifikation), n. s. (nicht signifikant).

der Alarmierung bis zur Defibrillation von 3,7 auf 2,2 min (p < 0,001) reduziert werden. Die Anzahl der von Laien durchgeführten Defibrillationen und die Zahl der Patienten, die minimale neurologische Beeinträchtigungen davontrugen, erhöhte sich von 2,4 auf 8,9 pro 10 Millionen Einwohner (p = 0,01). [49]. Auf der Grundlage retrospektiver Studien haben einige Autoren Standorte für die Installation von AEDs vorgeschlagen [11, 50–54], andere empfehlen eine Bewertung der Kosteneffizienz vor dem Start eines PAD-Programms, [55, 56] und manche haben sich für eine regelmäßige Schulung der Ersthelfer ausgesprochen. Die Studien zu PAD sind in ➤ Tab. 38.3 aufgeführt.

38.5.5 Frühe Defibrillation in Berggebieten

Es wurde nur über wenige Fälle erfolgreicher CPR unter Verwendung von AEDs in Bergregionen berichtet. [57, 58] Wahrscheinlich gibt es mehr unveröffentlichte Fälle. Laut einem landesweiten Register für alpine Unfälle in Österreich überlebten acht von 136 Personen (3 %) mit einem primären Herz-Kreislauf-Stillstand. Alle acht erhielten eine CPR mit einem AED durch Ersthelfer. Fünf der acht Patienten erholten sich neurologisch vollständig, mit einer zerebralen Leistungskategorie (*cerebral performance category* – CPC) 1 oder 2. [27] Bei einer Internetrecherche auf englischen und deutschen Nachrichten-Websites wurden weitere zehn Überlebende eines primären Herz-Kreislauf-Stillstands in den Bergen identifiziert, von denen acht neurologisch ohne Beeinträchtigungen waren. Die anderen beiden wurden mit stabilen Kreislaufverhältnissen auf einer Intensivstation liegend beschrieben (unveröffentlichte Daten). Alle hatten eine Reanimation durch Laien und eine Defibrillation vor Ort mit einem AED erhalten. Menschen, die in den Bergen einen primärem Herz-Kreislauf-Stillstand erleiden, überleben neurologisch ohne Beeinträchtigung nur bei rechtzeitiger Wiederbelebung durch Laien und Defibrillation mit einem AED vor Ort. Die Chance, einen OHCA mit VF zu überleben, ist in dicht besiedelten städtischen Gebieten höher als in Bergregionen. [59] Die ERC-Leitlinien aus dem Jahr 2000 besagen, dass die Frühdefibrillation Standard für Rettungsdienste sein sollte, „außer in dünn besiedelten und abgelegenen Gebieten, wo die Häufigkeit von Herzstillständen gering ist und die Eintreffzeiten der Rettungskräfte übermäßig lang sind". [60] Einige Studien haben allerdings Daten gefunden, die dieser Empfehlung widersprechen (➤ Tab. 38.4). So lag z.B. auf San Juan Island, Washington, USA, die Überlebensrate von OHCA-Patienten mit VF bei 43 % mit einem zweistufigen System, was mit ähnlichen Studien in städtischen Gebieten vergleichbar ist. [61] In Ketchikan, Alaska, USA, stieg die Überlebensrate von 15 % auf 38 % (p = 0,03), wenn AEDs eingesetzt wurden. [62] Zwei weitere Studien aus ländlichen US-amerikanischen Gemeinden mit Notfallsanitätern, die in BLS und AED-Anwendung geschult wurden, berichteten über einen Anstieg der Überlebensrate von etwa 3 % auf 18 %. [33, 63] In Galizien, Spanien, lag die Überlebensrate bei VF bei 12 %, die Gesamtüberlebensrate bei OHCA jedoch nur bei 2%, was auf die geringe Inzidenz schockbarer Rhythmen bei Eintreffen des Rettungsdienstes zurückzuführen ist.

In dieser Situation waren die Aktivierung und Reaktion des Rettungsdienstes langsam, mit einer durchschnittlichen Zeit von 15 min vom Herz-Kreislauf-Stillstand bis zum Eintreffen des Rettungsdienstes. [26]

In einer schwedischen retrospektiven Analyse von mehr als 14.000 Herz-Kreislauf-Stillstand-Fällen unterschied sich das Überleben bei OHCA in ländlichen Gebieten nicht signifikant von der Überlebensrate in städtischen Gebieten (4,8 % vs. 5,5 %). [73] Die Autoren kamen zu dem Schluss, dass

Tab. 38.3 Nichtrettungsdienstliche PAD-Programme und Überleben nach OHCA mit VF

Studien (n = 16,580)	PAD-Standorte	Retter	Überleben bis Krankenhausentlassung
Folke et al., 2009 [12] (n = 1,274)	Kopenhagen, Dänemark	Freiwillige	13.9 %
O'Rourke et al., 1997 [64] (n = 46)	Qantas Fluggesellschaft	Flugbegleiter	26 %
Valenzuela et al., 2000 [24] (n = 105)	Casinos, USA	Angestellte des Kasinos	53 %
Caffrey et al., 2002 [48] (n = 26)	Flughafen Chicago, USA	Freiwillige	56 %
MacDonald et al., 2002 [65] (n = 53)	Boston Flughafen, USA	Feuerwehr, Rettungsdienst	21 %
Page et al., 2000 [66] (n = 200)	US Airline	Flugbegleiter	40 %
Culley et al., 2004 [47] (n = 50)	Seattle, King County, Vereinigte Staaten von Amerika	Freiwillige	50 %
Hallstrom et al., 2004 [5] (n = 235)	USA	Freiwillige	23 % vs. 14 % nur CPR (p = 0.03)
Kitamura et al., 2010 [49] (n = 12,631)	Japan	Freiwillige, Rettungsdienst	37.2 % PAD (Überleben nach 1 Monat)
Wassertheil et al., 2000 [67] (n = 28)	Stadium, ANZAC Parade, Australien	Freiwillige, Rettungsdienst	71 %
Capucci et al., 2002 [68] (n = 354)	Piacenza, Italien	Freiwillige	44 % vs. 21 % EMS (p = 0.046)
Davies et al., 2005 [69] (n = 172)	Britische Flughäfen und Bahnhöfe	Freiwillige	28 %
Cappato et al., 2006 [70] (n = 1,394)	Brescia, Italien	Freiwillige, EMS	1,4 % vs. 4.4 % nach PAD (p = 0,04)
Hanefeld, 2010 [71] (n = 12)	Bochum	Freiwillige	50 %

PAD = öffentliche Defibrillation, OHCA mit VF = Herz-Kreislauf-Stillstand außerhalb des Krankenhauses mit Kammerflimmern, ANZAC = Australisches und neuseeländisches Armeekorps.

Tab. 38.4 Einfluss von AED-Programmen auf das Überleben nach einem OHCA in ländlichen Gebieten

Studien (n = 1.212)	Design	Ort	Retter	Kontrollgruppe	Überleben bis Klinikentlassung vor/nach Einführung von AED-Programme		P Wert
					Davor	Danach	
Colquhoun, 2002 [25] (n = 259)	Retrospektiv	Hausarzt; Cardiff, UK	Hausarzt mit AED	Hausarzt	12,5 % unbeobachtet durch Arzt	63 % beobachtet durch Arzt	N. b.
Stults et al., 1984 [33] (n = 95)	Prospektiv kontrolliert	Ländliche Gemeinden; Iowa, USA	Rettungssanitäter	Paramedic	3 %	19 %	< 0,05
Killien et al., 1996 [61] (n = 78)	Retrospektiv	Island Gemeinden; San Juan Island, USA	Rettungssanitäter/Sanitäter	Paramedic	N. a.	43 %	N. b.
Kriegsman et al., 1998 [62] (n = 71)	Retrospektiv	Ländliche Gemeinden; Alaska, USA	Rettungssanitäter/Sanitäter	Paramedic	9 %	20 %	N. b.
Vukov et al., 1988 [63] (n = 63)	Retrospektiv controlled crossover	Ländliche Gemeinden; Minnesota, USA	EMT-D	Paramedic	4 %	17 %	N. b.
Colquhoun, 2006 [72] (n = 555)	Retrospektiv	Hausarzt; Cardiff, UK	Hausarzt mit AED	Hausarzt	N. a.	27 %	N. b.

AED = Automatisierter externer Defibrillator, EMT-D = Sanitäter mit AED-Fähigkeiten, n. a. = nicht anwendbar, n. b. = nicht berichtet, OHCA (außerklinischer Herz-Kreislauf-Stillstand außerhalb des Krankenhauses), Paramedic – Sanitäter mit ALS Fähigkeiten, VF OHCA (Herz-Kreislauf-Stillstand außerhalb des Krankenhauses mit Kammerflimmern).

AEDs näher an den Bewohnern kleiner Gemeinden platziert werden sollten, sodass die Ersthelfer die Zeit bis zur Defibrillation verkürzen können. Die italienische Regierung hat ein Gesetz erlassen, das Organisatoren von Sportveranstaltungen verpflichtet, AEDs und geschultes Personal am Veranstaltungsort zur Verfügung zu stellen. [74] In Bergregionen kann es zu starken saisonalen Schwankungen in der Bevölkerung kommen, die mit entsprechenden Schwankungen in der Häufigkeit von OHCA mit VF einhergehen. In kleinen Berggemeinden beträgt die Reaktionszeit eines BLS- oder ALS-Teams auf einen OHCA mit VF in der Regel länger als 5 min.

MERKE

Die ICAR MedCom empfiehlt, dass AEDs im Winter vor allem in Skigebieten, in den anderen Jahreszeiten vorwiegend in Berghütten, in der Nähe von Seilbahnen oder stark frequentierten Wanderrouten installiert werden sollten.

Die optimalen Standorte für AEDs orientieren sich an den Risikofaktoren der lokalen Bevölkerung, am Freizeitverhalten und an den Umweltbedingungen. [20] In einigen abgelegenen europäischen und nordamerikanischen Bergregionen sind die Ersthelfer, einschließlich der Bergretter, Feuerwehrleute und Skiliftbetreiber in BLS, einschließlich der Anwendung von AEDs geschult worden, um die Zeit zwischen Herz-Kreislauf-Stillstand und Defibrillation zu verkürzen. Eine Umfrage aus dem Jahr 2009 ergab, dass AEDs von den Bergrettungsdiensten weltweit eingesetzt werden. [75] 2010 waren bereits einige Bergrettungsteams mit AEDs ausgerüstet. [76] AEDs werden heute in vielen Skigebieten eingesetzt und helfen, Leben zu retten. Sie sind ein integraler Bestandteil der CPR: Die AED-Pads werden angebracht, während die CPR vorgenommen wird (➤ Abb. 38.1).

In den 2 min zwischen den Rhythmusanalysen des AED wird eine kontinuierliche CPR durchgeführt. Retter ohne spezielle CPR-Aufgaben können bereits die Trage mit dem Biwaksack für die Evakuierung des Patienten vorbereiten (➤ Abb. 38.2).

Hochgelegene Basislager, wie die auf dem Mount Everest und dem Aconcagua, haben saisonale Schwankungen der Personenzahl vor Ort und sind relativ leicht zugänglich. Die Personenzahl vor Ort kann bis über 1000 Personen pro Tag betragen. In hochgelegenen Basislagern ist eine effektive Rettungskette nur durch AEDs gewährleistet. [77] Eine mechanische CPR könnte in jenen Fällen hilfreich sein, in denen eine bodengebundene Rettung technisch schwierig ist oder die Rettungszeit länger als 30 min beträgt. [78]

38.5.6 Einsatz von automatisierten externen Defibrillatoren

Im Jahr 2018 wurde von der ICAR MedCom eine Umfrage über den Einsatz von AEDs bei den Mitgliedsorganisationen durchgeführt. Siebenundzwanzig Rettungsorganisationen mit 24/7-Dienst haben geantwortet. Sie repräsentieren Bergrettungsorganisationen in Mitteleuropa, Nord- und Südamerika, Asien, Afrika und Neuseeland (➤ Tab. 38.5). Mehr als 80 % (22/27) der Teams gaben an, regelmäßig mit einem AED ausgestattet zu sein. Zwei Organisationen führten an, keinen Zugang zu AEDs zu haben. In ländlichen Gebieten verfügten 9% der Teams (3/27) über einen AED. Bei 40 % (10/27) waren die AEDs in Berghütten stationiert. Von den in Skigebieten tätigen Bergrettungsdiensten waren 81 % (22/27) mit AEDs ausgestattet. Die restlichen fünf Teams waren nicht in Skigebieten tätig. Drei Rettungsorganisationen meldeten Hubschrauber, die nicht regelmäßig mit AEDs ausgestattet waren, während die übrigen entweder mit manuellen Defibrillatoren ausgestattet waren, die von ALS-Personal verwendet wurden, oder sie hatten regelmäßig einen AED an Bord der Einsatzfahrzeuge.

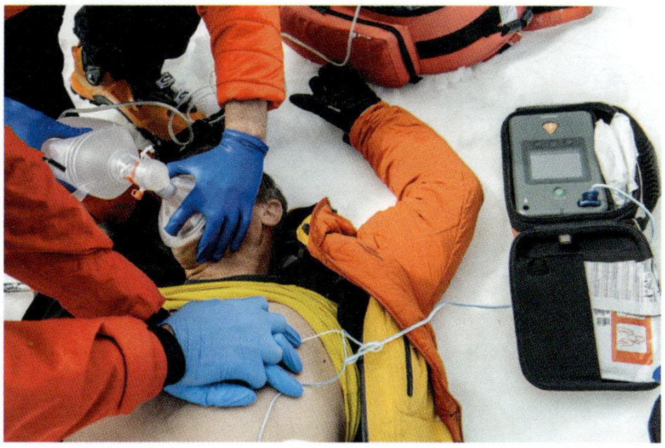

Abb. 38.1 Kardiopulmonale Reanimation (CPR) unter Verwendung eines automatisierten externen Defibrillators (AED) in den Bergen. Die AED-Pads werden während der Herz-Lungen-Wiederbelebung angebracht. (Mit freundlicher Genehmigung von EURAC Research, Bozen, Italien)

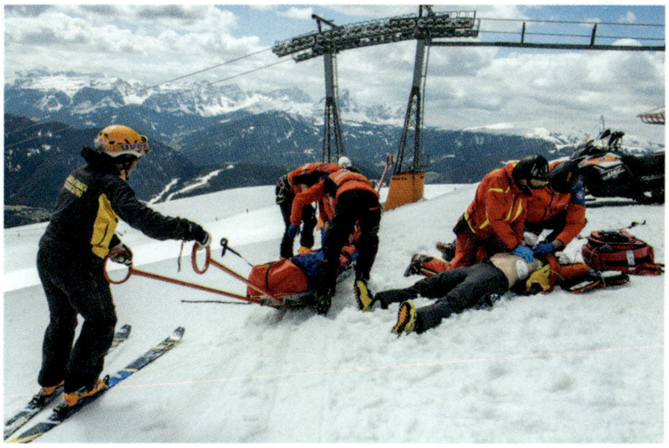

Abb. 38.2 Professionelle Retter in alpiner Umgebung während der kardiopulmonalen Reanimation (CPR) zur Vorbereitung des terrestrischen Transports. Retter, die nicht speziell für die CPR zuständig sind, können bereits die Trage mit dem Biwaksack für die Evakuierung des Patienten vorbereiten. (Mit freundlicher Genehmigung der EURAC Research, Bozen, Italien).

Tab. 38.5 Bergrettungsdienste und deren Einsatz von AEDs

Name des Rettungsteams	Bundesland/Provinz	Regelmäßig ausgerüstet	Zugang[a]	Ländliche Gebiete[b]	Berghütten	Ski Station	Rettungshubschrauber	Teilweise
Rocky Mountain Rescue Group	Colorado Vereinigte Staaten von Amerika	Ja	Nein	Nein	Ja	Ja	–	–
Comisión de Auxilio. Club Andino Bariloche	Argentinien	Nein	Nein	Nein	Nein	Ja	Nein	Nein
CNSAS	Italien	Nein	Ja	Ja	Teilweise	Ja	Ja	–
Parks Canada Mountain Rescue, Alberta	Alberta, Kanada	Ja	Ja	Nein	Nein	Nein	Ja	Ja
Canadian Mountain Holidays Heli Ski	Kanada	Ja	Ja	Ja	Nein	Ja	–	–
GOPR Grupa Beskidzka	Polen	Nein	Ja	Ja	Ja	Ja	Ja	–
Bombers de la Generalitat de Catalunya (GRAE)	Spanien	Ja	Ja	Nein	Ja	Ja	–	–
Bergwacht im Deutschen Roten Kreuz	Deutschland	Ja	Ja	Ja	Ja	Ja	–	–
MR England and Wales	Vereinigtes Königreich	Ja	Ja	Ja	Nein	Nein	Ja	Ja
Tatra MR Service (TOPR)	Polen	Ja	Ja	Ja	Ja	Ja	–	–
Aoraki Mt. Cook Alpine Rescue Team	Neuseeland	Ja	Ja	Nein	Ja	Ja	–	–
Secours en Montagne	Frankreich	Ja	Ja	Ja	Ja	Ja	–	–
Air Zermatt	Schweiz, Wallis	Ja	Ja	Ja	Ja	Ja	–	–
Norwegian Alpine Rescue Teams	Norwegen	Nein	Nein	Ja	Nein	Ja	Ja	–
Wilderness Search and Rescue, Kapstadt	Südafrika	Nein	Ja	Nein	Nein	Nein	Ja	–
Gauteng MCSA Mountain Search & Rescue	Südafrika	Ja	Ja	Nein	Nein	Ja	–	–
BRD AVS	Italien	Ja	Ja	Ja	Nein	Ja	Ja	–
Österreichische Bergrettung	Österreich	Ja	Ja	Ja	Ja	Ja	–	–
Swedish Mountain Rescue	Schweden	Nein	Ja	Ja	Ja	Ja	Ja	–
Wasatch Backcountry Rescue	Utah, Vereinigte Staaten von Amerika	Ja	Ja	Nein	Ja	Ja	–	–
CMH Heli Ski	Kanada	Ja	Ja	Ja	Ja	Ja		
Bergwacht Bayern	Bayern, Deutschland	Ja	Ja	Ja	Ja	Ja	–	–
Tromsø Røde Kors Hjelpekorps		Ja	Ja	Nein	Ja	Ja	–	–
Alpine Rettung Schweiz	Schweiz	Ja	Ja	Ja	Ja	Ja	–	–
Rega Schweizerische Rettungsflugwacht	Schweiz	Ja	Ja	Ja	Ja	Ja	Ja	–
Christophorus Flugrettungsverein	Österreich	Ja	Ja	Ja	Ja	Ja	Ja	–
Canadian Ski Patrol	Kanada	Ja	Ja	Ja	Ja	Ja	Ja	–

CNAS = Corpo Nazionale Soccorso Alpino e Speleologico, BRD AVS = Bergrettungsdienst im AVS, AED = Automatisierter externer Defibrillator.

[a] Schneller Zugang zu einem AED im Bedarfsfall.

[b] Ländliche Gebiete ohne AED sind dünn besiedelt, insbesondere in Argentinien, Südamerika, Südafrika und Colorado, USA.

Fallbeispiel 38.1

Das folgende Beispiel zeigt auf, dass durch frühe Wiederbelebung und Defibrillation mit einem AED neurologisch intaktes Überleben gewährleistet werden kann.

An einem sonnigen Sonntag wurde ein Hubschrauber von der Leitstelle zu einem Patienten mit Herz-Kreislauf-Stillstand beordert. Einige Wochen zuvor waren in den größeren Skistationen, die an einem stark frequentierten Wochenende von bis zu 20.000 Skifahrern besucht werden, AEDs installiert worden. Die Installationen waren von einer intensiven gemeinsamen Ausbildung von Pistenrettern und Mitgliedern des Bergrettungsdienstes begleitet worden, die an den Wochenenden auch als Pistenrettern tätig sind. Nach einer Flugzeit von 10 min landete der Hubschrauber am Ort des Geschehens. Zwei Skilehrer kümmerten sich bereits um den Patienten, der spontan atmete, aber nicht ansprechbar war. Sie berichteten, dass der 55-jährige Mann plötzlich zusammengebrochen war, als er aus einem Restaurant kam. Umstehende alarmierten sofort die Pistenrettung, professionelle Pistenretter des nahegelegenen Rettungsstützpunkt eilten an den Ort des Geschehens, sie begannen sofort mit der CPR und wiesen Umstehende an, den AED aus dem Inneren des Restaurants zu holen. Der erste Schock wurde dem Patienten weniger als 4 min nach dem Zusammenbruch verabreicht, was zu einem Sinusrhythmus mit einer Herzfrequenz von etwa 60/min, Blutdruck 90/60 mm Hg und einer Sauerstoffsättigung von 94 % führte. Kurz nach der ersten Untersuchung durch den Flugrettungsarzt erlangte der Patient bei stabilen Kreislaufparametern das Bewusstsein wieder. Nach Kontakt mit der interventionellen Kardiologie des geeigneten Zielkrankenhauses wurde eine Anfangsdosis von 300 mg Clopidogrel und 10 mg Morphin verabreicht. Im Krankenhaus wurden drei DES-Stents implantiert und der Patient verließ das Krankenhaus nach einer Woche ohne neurologische Beeinträchtigungen. Drei Wochen später wurde in demselben Skigebiet der Rettungshubschrauber zu einem weiteren Patienten mit Herz-Kreislauf-Stillstand gerufen. Dieser wurde auf ähnliche Weise behandelt und überlebte neurologisch ebenfalls unversehrt.

In der gleichen Wintersaison setzten Bergretter AEDs mit Monitoringfunktion auch dazu ein, um bei Lawinenopfern mit vollständig verlegten Atemwegen und kurzer Verschüttungszeit einen Herz-Kreislauf-Stillstand ohne schockfähigen Rhythmus zu diagnostizieren. Nach Rücksprache mit einem Notarzt und dessen Anweisung wurde die CPR vor Ort gestoppt und damit das Risiko für die Retter stark reduziert. Die Anweisung erfolgte über Funk, da die Unfallstelle mit dem Hubschrauber nicht erreichbar war. Der Patient wurde noch vor Ort für tot erklärt. Dieser Einsatz bei schlechtem Wetter konnte dadurch vorzeitig abgebrochen werden und die Rettungskräfte konnten die gefährliche Unfallstelle sicher verlassen. Diese Fälle zeigen deutlich den Nutzen von AEDs in Bergregionen.

MERKE

Seit die ICAR MedCom-Empfehlungen für den Einsatz von AEDs in den Bergen veröffentlicht hat, [20] haben die meisten Bergrettungsdienste AEDs in ihre reguläre Ausrüstung und Ausbildung Ausbildungsprogramme aufgenommen. Dieser positive Trend wird wahrscheinlich zu mehr Überlebende nach einem primären Herz-Kreislauf-Stillstand in den Bergen führen.

38.5.7 Anforderungen für den Einsatz von automatisierten externen Defibrillatoren in Berggebieten

Für Bergrettungsteams ist die Fähigkeit zur Wiederbelebung und die Anwendung von AEDs unerlässlich, um das Outcome von Patienten mit Herz-Kreislauf-Stillstand zu optimieren. Vorteilhaft ist es, ein einziges AED-Modell in einer bestimmten Region zu verwenden. Bei einer umfassenden Schulung der Bevölkerung in CPR und in der Anwendung des AEDs kann die Überlebensrate nach einem primären Herz-Kreislauf-Stillstand außerhalb des Krankenhauses von weniger als 10 % auf 40 % ansteigen. [79]

MERKE

Regelmäßiges Training von Bergrettungsmitgliedern in CPR und im Gebrauch von AEDs kann die Überlebensrate von Patienten mit Herz-Kreislauf-Stillstand erhöhen. In einem Notfall ist es wichtig, dass Umstehende wissen, wo ein AED zu finden ist und wie er zu benutzen ist. Aufklärungsarbeit und Schulungen in CPR und AED-Anwendung sind entscheidend.

38.5.8 Technische Überlegungen für den Einsatz eines AEDs in den Bergen

Die ICAR MedCom hat die folgenden technischen Empfehlungen für den Einsatz von AEDs in den Bergen entwickelt. [20] Der Aufbewahrungsort sollte die vom Hersteller empfohlenen Mindestumgebungsparameter erfüllen. Bei der Auswahl eines Geräts sollten die folgenden Anforderungen berücksichtigt werden:

- Ein AED sollte
  - eine biphasische Wellenform verabreichen, um die geringste effektive Energie abzugeben,
  - einen möglichst geringen Batteriestrom benötigen,

  - das Myokard so wenig wie möglich schädigen und
  - Helfern, die während der Schockabgabe unbeabsichtigt den Patienten berühren, möglichst einen geringen Schock zu verabreichen.
- Der Bildschirm sollte auch bei hellem Sonnenlicht gut lesbar sein.
- Die Sprachanweisungen sollten einfach und klar verständlich sein.
- AEDs sollten auch bei Minusgraden und Nässe funktionieren. Dies gilt auch für die Haftung der Elektroden.
- Die Geräte sollten so leicht wie möglich sein.
- In Skigebieten sollte sich ein AED entweder an der höchst gelegenen Rettungsstation des Skigebiets befinden, wo die Retter einen Notruf entgegennehmen, oder an der Bergstation eines Skilifts. Dies ermöglicht die schnellste Reaktion und vermeidet eine zeitraubende Auffahrt mit dem Skilift, um den AED zum Notfallort zu transportieren.

38.5.9 Zukünftige Herausforderungen

Ein primärer Herz-Kreislauf-Stillstand in den Bergen ist ein seltenes Ereignis. In Berggebieten gibt es weniger potenzielle Helfer als in städtischen Gebieten. Umstehende sind möglicherweise nicht in der CPR geschult. AEDs sind in Berggebieten seltener zu finden als in städtischen Gebieten. Eine Smartphone-App, die Umstehende auf einen Herz-Kreislauf-Stillstand-Patienten aufmerksam macht und den Standort des nächstgelegenen AEDs anzeigt, kann nur in dichter besiedelten Berggebieten hilfreich sein.

MERKE

Die ideale Dauer und Frequenz von CPR-Schulungen sind nicht bekannt. Es gibt nur wenige wissenschaftliche Studien zur Thematik; diese empfehlen ein CPR-Training über mindestens zwei Stunden [80] und eine Wiederholung der Schulung mindestens alle zwei Jahre. [81, 82].

In Berggebieten sollten AEDs gemäß den Richtlinien des ERC und der ICAR MedCom möglichst zentral installiert werden. Personen, die in naher Umgebung zu einem AED arbeiten, sollten regelmäßig in CPR- und AED-Anwendung sollten geschult werden. Ein internationales Register für Behandlung von Patienten mit primären Herz-Kreislauf-Stillstand in Berggebieten könnte hilfreich sein.

Fazit

- AED und PAD sind entscheidende Glieder der Rettungskette.
- Es gibt nur wenige Studien zur Defibrillation außerhalb des Krankenhauses in ländlichen Gebieten und Bergregionen. Begrenzte Daten zeigen bessere Überlebenschancen von OHCA nach der Einführung von AED und PAD.
- Die rasche Einleitung einer CPR, einschließlich Defibrillation, ist entscheidend für das Überleben mit gutem neurologischen Ausgang nach einem Herz-Kreislauf-Stillstand.
- Die rasche Einleitung einer CPR und Defibrillation in Bergregionen, in denen die Inzidenz eines Herz-Kreislauf-Stillstands gering ist, nur wenige potenzielle Retter zur Verfügung stehen und die Reaktionszeit länger als 10 min sein kann, ist oft nicht möglich.
- AED- und PAD-Programme können erfolgreich sein, wenn sie in die Rettungskette eines zweistufigen Rettungsdienstsystems eingebunden sind. Die wenigen Studien, die in ländlichen Gebieten und in Bergregionen durchgeführt wurden, haben gezeigt, dass die Einführung von AED-Programmen auf der Grundlage eines zweistufigen Rettungsdienstsystems, das aus BLS- und ALS-Teams besteht, zu einer Verkürzung der Zeitspanne vom Herz-Kreislauf-Stillstand bis zur Defibrillation und zu einer besseren Überlebensrate von Patienten mit OHCA führt.
- Um die Überlebenschancen nach einem OHCA zu verbessern, sollten den Ersthelfern in Berghütten und Skigebieten sowie den Bergrettern AEDs und angepasste CPR Protokolle und regelmäßige Schulungen angeboten werden.
- In Berggebieten sollten AEDs gemäß den Richtlinien des ERC und der ICAR MedCom zentral platziert werden. Personen, die in naher Umgebung von AEDs arbeiten, sind regelmäßig zu schulen und die Kenntnisse über die CPR- und AED-Anwendung regelmäßig zu überprüfen. Es sollte ein internationales Register eingerichtet werden.

LITERATUR

1. Prevost JL, Batelli F. Some Effects of Electric Discharge on the Hearts of Mammals. C R Acad Sci. 1899;129:1267–1268.
2. Meyer JA. Claude Beck and cardiac resuscitation. Ann Thorac Surg. 1988;45:103–105.
3. Lysenko VI, Ganzha AG, Shevchenko IG, et al. [Some results with the use of the DPA-3 defibrillator (developed by V. Ia. Eskin and A. M. Klimov) in the treatment of terminal states]. Sov Zdravookhr Kirg. 1965;4:23–25.
4. Mirowski M, Reid PR, Mower MM, et al. Termination of malignant ventricular arrhythmias with an implanted automatic defibrillator in human beings. N Engl J Med. 1980;303(6):322–324.
5. Hallstrom AP, Ornato JP, Weisfeldt M, et al. Public-access defibrillation and survival after out-of-hospital cardiac arrest. N Engl J Med. 2004;351(7):637–646.
6. Nichol G, Wells GA, Kuntz K, et al. Methodological design for economic evaluation in Public Access Defibrillation (PAD) trial. Am Heart J. 2005;150(2):202–208.

7. van Alem AP, Vrenken RH, de Vos R, et al. Use of automated external defibrillator by first responders in out of hospital cardiac arrest: prospective controlled trial. BMJ. 2003;327(7427):1312.
8. Whitfield R, Colquhoun M, Chamberlain D, et al. The Department of Health National Defibrillator Programme: analysis of downloads from 250 deployments of public access defibrillators. Resuscitation. 2005;64(3):269–277.
9. Murakami Y, Iwami T, Kitamura T, et al. Outcomes of out-of-hospital cardiac arrest by public location in the public-access defibrillation era. J Am Heart Assoc. 2014;3(2):e000 533.
10. de Vreede-Swagemakers JJ, Gorgels AP, Dubois-Arbouw WI, et al. Out-of-hospital cardiac arrest in the 1990's: a population-based study in the Maastricht area on incidence, characteristics and survival. J Am Coll Cardiol. 1997;30(6):1500–1505.
11. Engdahl J, Herlitz J. Localization of out-of-hospital cardiac arrest in Goteborg 1994–2002 and implications for public access defibrillation. Resuscitation. 2005;64(2):171–175.
12. Folke F, Lippert FK, Nielsen SL, et al. Location of cardiac arrest in a city center: strategic placement of automated external defibrillators in public locations. Circulation. 2009;120(6):510–517.
13. Zijlstra JA, Koster RW, Blom MT, et al. Different defibrillation strategies in survivors after out-of-hospital cardiac arrest. Heart. 2018;104(23):1929–1936.
14. Schobersberger W, Schmid P, Lechleitner M, et al. Austrian Moderate Altitude Study 2000 (AMAS 2000). The effects of moderate altitude (1, 700 m) on cardiovascular and metabolic variables in patients with metabolic syndrome. Eur J Appl Physiol. 2003;88(6):506–514.
15. Burtscher M. Plötzlicher Herztod beim Alpinsport. Sicherheit im Bergland, Jahrbuch 2001; Österreichisches Kuratorium für Alpine Sicherheit: 5–15.
16. Breitfeld L, Voelckel W. Der plötzliche Herztod im Gebirge und halbautomatische externe Defibrillatoren – grundsätzliche Überlegungen. Österreichische Gesellschaft für Alpin und Höhenmedizin Jahrbuch. 2002;55–65.
17. Burtscher M, Philadelphy M, Likar R. Sudden cardiac death during mountain hiking and downhill skiing. N Engl J Med. 1993;329(23):1738–1739.
18. Burtscher M, Pachinger O, Mittleman MA, Ulmer H. Prior myocardial infarction is the major risk factor associated with sudden cardiac death during downhill skiing. Int J Sports Med. 2000;21(8):613–615.
19. Perkins GD, Handley AJ, Koster RW, et al. European Resuscitation Council Guidelines for Resuscitation 2015: Section 2. Adult basic life support and automated external defibrillation. Resuscitation. 2015;95:81–99.
20. Elsensohn F, Agazzi G, Syme D, et al. The use of automated external defibrillators and public access defibrillators in the
21. Mountains: official guidelines of the international commission for mountain emergency medicine ICAR-MedCom. Wilderness Environ Med. 2006;17(1):64–66.
22. Larsen MP, Eisenberg MS, Cummins RO, Hallstrom AP. Predicting survival from out-of-hospital cardiac arrest: a graphic model. Ann Emerg Med. 1993;22(11):1652–1658.
23. De Maio VJ, Stiell IG, Wells GA, Spaite DW; Ontario Prehospital Advanced Life Support Study Group. Optimal defibrillation response intervals for maximum out-of-hospital cardiac arrest survival rates. Ann Emerg Med. 2003;42(2):242–250.
24. Valenzuela TD, Roe DJ, Nichol G, et al. Outcomes of rapid defibrillation by security officers after cardiac arrest in casinos. N Engl J Med. 2000;343(17):1206–1209.
25. Colquhoun MC. Defibrillation by general practitioners. Resuscitation. 2002;52(2):143–148.
26. Lobaton CR, Varela-Portas MariNeinJ, Iglesias Vazquez JA, Rodriguez MD. Results of the introduction of an automated external defibrillation programme for non-medical personnel in Galicia. Resuscitation. 2003;58(3):329–335.
27. Ströhle M, Vögele A, Neuhauser P, et al. Sudden Cardiac Arrest and Cardiopulmonary Resuscitation with Automated External Defibrllator in the Austrian Mountains: A Retrospective Study. High Alt Med Biol. 2019;20(4):392–398.
28. van Alem AP, de Vos R, Schmand B, Koster RW. Cognitive impairment in survivors of out-of-hospital cardiac arrest. Am Heart J. 2004;148(3):416–421.
29. van Alem AP, Waalewijn RA, Koster RW, de Vos R. Assessment of quality of life and cognitive function after out-of-hospital cardiac arrest with successful resuscitation. Am J Cardiol. 2004;93(2):131–135.
30. Bunch TJ, White RD, Gersh BJ, et al. Long-term outcomes of out-of-hospital cardiac arrest after successful early defibrillation. N Engl J Med. 2003;348(26):2626–2633.
31. Woodall J, McCarthy M, Johnston T, et al. Impact of advanced cardiac life support-skilled paramedics on survival from out-of-hospital cardiac arrest in a statewide emergency medical service. Emerg Med J. 2007;24(2):134–138.
32. Eisenberg MS, Horwood BT, Cummins RO, et al. Cardiac arrest and resuscitation: a tale of 29 cities. Ann Emerg Med. 1990;19(2):179–186.
33. Stults KR, Brown DD, Schug VL, Bean JA. Prehospital defibrillation performed by emergency medical technicians in rural communities. N Engl J Med. 1984;310(4):219–223.
34. Sweeney TA, Runge JW, Gibbs MA, et al. EMT defibrillation does not increase survival from sudden cardiac death in a two-tiered urban-suburban EMS system. Ann Emerg Med. 1998;31(2):234–240.
35. Gottschalk A, Burmeister MA, Freitag M, et al. Influence of early defibrillation on the survival rate and quality of life after CPR in prehospital emergency medical service in a German metropolitan area. Resuscitation. 2002;53(1):15–20.
36. Stotz M, Albrecht R, Zwicker G, et al. EMS defibrillation-first policy may not improve outcome in out-of-hospital cardiac arrest. Resuscitation. 2003;58(3):277–282.
37. Kleinman ME, Brennan EE, Goldberger ZD, et al. Part 5: Adult Basic Life Support and Cardiopulmonary Resuscitation Quality: 2015 American Heart Association Guidelines Update for Cardiopulmonary Resuscitation and Emergency Cardiovascular Care. Circulation. 2015;132(18 Suppl 2):S414–435.
38. Myerburg RJ, Fenster J, Velez M, et al. Impact of community-wide police car deployment of automated external defibrillators on survival from out-of-hospital cardiac arrest. Circulation. 2002;106(9):1058–1064.
39. Agarwal DA, Hess EP, Atkinson EJ, White RD. Ventricular fibrillation in Rochester, Minnesota: experience over 18 years. Resuscitation. 2009;80(11):1253–1258.
40. Lick CJ, Aufderheide TP, Niskanen RA, et al. Take Heart America: A comprehensive, community-wide, systems-based approach to the treatment of cardiac arrest. Crit Care Med. 2011;39(1):26–33.
41. Eisenberg MS, Copass MK, Hallstrom AP, et al. Treatment of out-of-hospital cardiac arrests with rapid defibrillation by emergency medical technicians. N Engl J Med. 1980;302(25):1379–1383.
42. Olson DW, LaRochelle J, Fark D, Aprahamian C, et al. EMT-defibrillation: the Wisconsin experience. Ann Emerg Med. 1989;18(8):806–811.
43. Stiell IG, Wells GA, Field BJ, et al. Improved out-of-hospital cardiac arrest survival through the inexpensive optimization of an existing defibrillation program: OPALS study phase II. Ontario Prehospital Advanced Life Support. JAMA. 1999;281(13):1175–1181.

38

44. Kellermann AL, Hackman BB, Somes G, et al. Impact of first-responder defibrillation in an urban emergency medical services system. JAMA. 1993;270(14):1708–1713.
45. White RD, Asplin BR, Bugliosi TF, et al. High discharge survival rate after out-of-hospital ventricular fibrillation with rapid defibrillation by police and paramedics. Ann Emerg Med. 1996;28(5):480–485.
46. Mosesso VN, Jr., Davis EA, Auble TE, et al. Use of automated external defibrillators by police officers for treatment of out-of-hospital cardiac arrest. Ann Emerg Med. 1998;32(2):200–207.
47. Culley LL, Rea TD, Murray JA, et al. Public access defibrillation in out-of-hospital cardiac arrest: a community-based study. Circulation. 2004;109(15):1859–1863.
48. Caffrey SL, Willoughby PJ, Pepe PE, Becker LB. Public use of automated external defibrillators. N Engl J Med. 2002;347(16):1242–1247.
49. Kitamura T, Iwami T, Kawamura T, et al. Nationwide public-access defibrillation in Japan. N Engl J Med. 2010;362(11):994–1004.
50. Becker L, Eisenberg M, Fahrenbruch C, Cobb L. Public locations of cardiac arrest. Implications for public access defibrillation. Circulation. 1998;97(21):2106–2109.
51. Gratton M, Lindholm DJ, Campbell JP. Public-access defibrillation: where do we place the AEDs? Prehosp Emerg Care. 1999;3(4):303–305.
52. Fedoruk JC, Currie WL, Gobet M. Locations of cardiac arrest: affirmation for community Public Access Defibrillation (PAD) Program. Prehosp Disaster Med. 2002;17(4):202–205.
53. Pell JP, Sirel JM, Marsden AK, et al. Potential impact of public access defibrillators on survival after out of hospital cardiopulmonary arrest: retrospective cohort study. BMJ. 2002;325(7363):515.
54. Hansen CM, Wissenberg M, Weeke P, et al. Automated external defibrillators inaccessible to more than half of nearby cardiac arrests in public locations during evening, nighttime, and weekends. Circulation. 2013;128(20):2224–2231.
55. Nichol G, Hallstrom AP, Ornato JP, et al. Potential cost-effectiveness of public access defibrillation in the United States. Circulation. 1998;97(13):1315–1320.
56. Forrer CS, Swor RA, Jackson RE, et al. Estimated cost effectiveness of a police automated external defibrillator program in a suburban community: 7 years experience. Resuscitation. 2002;52(1):23–29.
57. Lienhart HG, Breitfeld L, Voelckel WG. [Public access defibrillation in alpine skiing areas: three case reports and a brief survey of the literature]. Anasthesiol Intensivmed Notfallmed Schmerzther. 2005;40(3):150–155.
58. Lienhart H, Knauer M, Bach D, Wenzel V. [Successful resuscitation after rapid defibrillation by ski slope maintenance personnel. A case report]. Anaesthesist. 2006;55(1):41–44.
59. Stapczynski JS, Svenson JE, Stone CK. Population density, automated external defibrillator use, and survival in rural cardiac arrest. Acad Emerg Med. 1997;4(6):552–558.
60. Anonymous. Part 4: the automated external defibrillator: key link in the chain of survival. European Resuscitation Council. Resuscitation. 2000;46(1–3):73–91.
61. Killien SY, Geyman JP, Gossom JB, Gimlett D. Out-of-hospital cardiac arrest in a rural area: a 16-year experience with lessons learned and national comparisons. Ann Emerg Med. 1996;28(3):294–300.
62. Kriegsman WE, Jr., Mace SE. The impact of paramedics on out-of-hospital cardiac arrests in a rural community. Prehosp Emerg Care. 1998;2(4):274–279.
63. Vukov LF, White RD, Bachman JW, O'Brien PC. New perspectives on rural EMT defibrillation. Ann Emerg Med. 1988;17(4):318–321.
64. O'Rourke MF, Donaldson E, Geddes JS. An airline cardiac arrest program. Circulation. 1997;96(9):2849–2853.
65. MacDonald RD, Mottley JL, Weinstein C. Impact of prompt defibrillation on cardiac arrest at a major international airport. Prehosp Emerg Care. 2002;6(1):1–5.
66. Page RL, Joglar JA, Kowal RC, et al. Use of automated external defibrillators by a U. S. airline. N Engl J Med. 2000;343(17):1210–1216.
67. Wassertheil J, Keane G, Fisher N, Leditschke JF. Cardiac arrest outcomes at the Melbourne Cricket Ground and shrine of remembrance using a tiered response strategy-a forerunner to public access defibrillation. Resuscitation. 2000;44(2):97–104.
68. Capucci A, Aschieri D, Piepoli MF, Tripling survival from sudden cardiac arrest via early defibrillation without traditional education in cardiopulmonary resuscitation. Circulation. 2002;106(9):1065–1070.
69. Davies CS, Colquhoun MC, Boyle R, Chamberlain DA. A national programme for on-site defibrillation by lay people in selected high risk areas: initial results. Heart. 2005;91(10):1299–1302.
70. Cappato R, Curnis A, Marzollo P, et al. Prospective assessment of integrating the existing emergency medical system with automated external defibrillators fully operated by volunteers and laypersons for out-of-hospital cardiac arrest: the Brescia Early Defibrillation Study (BEDS). Eur Heart J. 2006;27(5):553–561.
71. Hanefeld C. A first city-wide early defibrillation project in a German city: 5-year results of the Bochum against sudden cardiac arrest study. Scand J Trauma Resusc Emerg Med. 2010;18:31.
72. Colquhoun M. Resuscitation by primary care doctors. Resuscitation. 2006;70(2):229–237.
73. Holmberg M, Holmberg S, Herlitz J, Gardelov B. Survival after cardiac arrest outside hospital in Sweden. Swedish Cardiac Arrest Registry. Resuscitation. 1998;36(1):29–36.
74. Anonymous. Disciplina della certificazione dell'attività sportiva non agonistica e amatoriale e linee guida sulla dotazione e l'utilizzo di defibrillatori semiautomatici e di eventuali altri dispositivi salvavita. Gazzetta Ufficiale della Repubblica Italiana; 2003. Available at: http://www.campusmedico.it/medicinasportiva/images/modulistica/ALLEGATO-D.pdf.
75. Elsensohn F, Niederklapfer T, Ellerton J, et al. Current status of medical training in mountain rescue in America and Europe. High Alt Med Biol. 2009;10(2):195–200.
76. Elsensohn F, Soteras I, Resiten O, et al. Equipment of medical backpacks in mountain rescue. High Alt Med Biol. 2011;12(4):343–347.
77. Strapazzon G, Ponchia A, Ellerton J, Brugger H. Risk assessment and emergency management of coronary heart disease at altitude. High Alt Med Biol. 2011;12(1):97–98; author reply 9–100.
78. Putzer G, Brugger H, Strapazzon G, Paal P. Does a higher ROSC-rate with mechanical CPR lead to better survival in helicopter rescue? Resuscitation. 2014;85(1):e13.
79. Baekgaard JS, Viereck S, Moller TP, et al. The Effects of Public Access Defibrillation on Survival After Out-of-Hospital Cardiac Arrest: A Systematic Review of Observational Studies. Circulation. 2017;136(10):954–965.
80. Andresen D, Arntz HR, Grafling W, et al. Public access resuscitation program including defibrillator training for laypersons: a randomized trial to evaluate the impact of training course duration. Resuscitation. 2008;76(3):419–424.
81. Woollard M, Whitfield R, Newcombe RG, et al. Optimal refresher training intervals for AED and CPR skills: a randomised controlled trial. Resuscitation. 2006;71(2):237–247.
82. Riegel B, Nafziger SD, McBurnie MA, et al. How well are cardiopulmonary resuscitation and automated external defibrillator skills retained over time? Results from the Public Access Defibrillation (PAD) Trial. Acad Emerg Med. 2006;13(3):254–263.

KAPITEL

39 Abbruch der Reanimation bei Bergrettungseinsätzen

Peter Paal, Mario Milani

Zusammenfassung

Unter folgenden Voraussetzungen kann bei Bergrettungseinsätzen eine kardiopulmonale Reanimation (CPR) unterlassen oder abgebrochen werden,

- wenn eine CPR nicht möglich ist,
- wenn durch eine CPR ein unvertretbares Risiko der Retter eingegangen werden würde,
- wenn die Retter zu erschöpft sind,
- bei sicheren Todeszeichen wie Enthauptung, Stammesdurchtrennung, vollständiger Verbrennung, Verwesung, fest gefrorenem Körper oder bei Patienten mit einer Asystolie bei blockierten Atemwegen und einer Lawinenverschüttungszeit von mehr als 60 min.

Zudem kann, sofern alle der folgenden Kriterien zutreffen, eine CPR abgebrochen werden,

- wenn kein ROSC innerhalb von 20 min eingetreten ist,
- wenn in dieser Zeit von einem AED nie ein Schock empfohlen wurde,
- im EKG eine Asystolie zu erkennen ist, ohne dass eine Hypothermie oder andere Umstände, die eine weitere Durchführung der CPR rechtfertigen, vorliegt.

In Situationen, in denen ein Transport nicht möglich ist, sich die besonderen Umstände nicht bessern werden und eine weitere CPR aussichtslos ist, sollte diese abgebrochen werden. Die medizinischen Leiter der Bergrettungsorganisationen sollten diese Empfehlungen auf dem Hintergrund regionaler Bedingungen und Gesetze interpretieren und teamspezifische Schulungen und Protokolle erstellen, um festzulegen, wann eine CPR bei einem Patienten mit fehlenden Vitalzeichen unterbrochen oder beendet werden kann.

39.1 Hintergrund

Bei Rettungseinsätzen werden die Bergretter regelmäßig mit scheinbar leblosen Patienten konfrontiert. Im Zeitraum 1998–1999 kam es in Schottland zu 622 Notfalleinsätzen, bei denen 57 Personen starben. Dies ergibt eine Todesrate von 9 %. [1] Da bei vielen Rettungseinsätzen Bergretter mit scheinbar leblosen Unfallopfern konfrontiert werden, bevor ein Arzt am Einsatzort eintrifft, muss die Entscheidung, ob und wann die kardiopulmonale Reanimation (CPR) eingeleitet und beendet werden soll, zwangsläufig von einem Nichtmediziner getroffen werden. Diese Entscheidungen können auch für Ärzte schwierig sein.

Die Entscheidung mit der CPR zu beginnen, kann für die Retter mit Risiken verbunden sein, da Reanimationsversuche und die Bergung der Opfer unter Umständen in gefährlichem Terrain und unter extremen klimatischen Bedingungen erfolgen. [2] So starben beispielsweise zwei Schweizer und vier italienische Bergretter im Jahr 2010 durch eine Nachlawine, während sie versuchten, Lawinenopfer zu befreien. [3] In Ontario, Kanada, [4] Los Angeles, USA [5] und im Vereinigten Königreich [6] können unter Einhaltung spezifischer Regeln Bergretter, die keine Mediziner sind, Wiederbelebungsversuche verweigern oder abbrechen. Durch die Feststellung des Todes vor Ort können unnötige Reanimationsmaßnahmen, Transporte und Gefahren für die Retter vermieden werden, während gleichzeitig die begrenzten medizinischen Ressourcen auf die Personen gelenkt werden, die eine Überlebenschance haben. [7–10]

Dieses Kapitel führt Entscheidungshilfen auf für den CPR-Abbruch für Nichtärzte und Ärzte, die an Bergrettungseinsätzen beteiligt sind. Der Inhalt basiert auf Richtlinien der ICAR MedCom (International Commission for Mountain Emergency Medicine), [11] die darauf abzielen, unangemessene Reanimationen zu reduzieren und das Risiko für die Retter und die Belastung der begrenzten medizinischen Ressourcen zu verringern. Gleichzeitig werden besondere Umstände genannt, unter denen eine verlängerte CPR gerechtfertigt sein kann.

39.2 Allgemeine Aspekte und ethische Überlegungen

Reanimationsversuche bei Patienten mit plötzlichem Herz-Kreislauf-Stillstand bleiben in 70–98 % aller Fälle innerhalb sowie außerhalb des Krankenhauses erfolglos. [12] Die Entscheidung über die Einleitung und Beendigung einer CPR ist im Einzelfall schwierig. [12]

MERKE

Ein CPR-Abbruch hängt von mehreren Faktoren ab: z.B. von Gesetzen, Richtlinien und Protokollen, dem Alter und der Krankengeschichte des Opfers, dem Unfallmechanismus und dem Unfallort sowie von der Wahrscheinlichkeit, dass die Wiederbelebung aussichtslos ist. [5, 13]

Diese Faktoren können ärztliche Entscheidungen erleichtern, teilweise aber auch erschweren. Außerhalb des Krankenhauses können die Kriterien für einen CPR-Abbruch unzureichend sein, daher muss das Rettungspersonal möglicherweise nach eigenem Ermessen entscheiden, ob eine CPR sinnvoll ist. [14]

Der Tod kann als endgültiges Versagen lebenswichtiger Organfunktionen, einschließlich des Herzschlages, der Spontanatmung und der Hirnaktivität definiert werden. In den internationalen Richtlinien der Weltgesundheitsorganisation (WHO) zur Feststellung des Todes heißt es: *„Der Tod tritt ein, wenn ein dauerhafter Verlust der Bewusstseinsfähigkeit und ein Ausfall aller Hirnstammfunktionen, vorliegt. Dies kann durch einen dauerhaften Kreislaufstillstand und/oder nach einer schweren Hirnverletzung geschehen"*. Im Zusammenhang mit der Feststellung des Todes bezieht sich der Begriff „dauerhaft" auf einen Funktionsverlust, der weder spontan, noch durch einen Eingriff wiederhergestellt werden kann. [15]

MERKE

Der Tod kann als das irreversible Versagen der Lebensfunktionen, einschließlich des Kreislaufs, der Spontanatmung sowie der Hirnaktivität definiert werden, sofern keine gegenteiligen Faktoren zutreffen. [16]

Das Feststellen der Irreversibilität vor Ort ist nicht unbedingt einfach. Ein Retter kann einen Patienten für tot erklären, wenn eine allgemein anerkannte Todesursache vorliegt oder entscheiden, keine CPR durchzuführen, wenn die Situation zu unsicher ist (➤ Tab. 39.1). [11, 17]

Grundsätzlich sollte nach Beginn der CPR eines normothermen Patienten diese mindestens 20 min lang durchgeführt werden. Ein Abbruch der CPR kann erwogen werden, wenn die Asystolie 20 min lang anhält. [18] Unlängst sind klinische Prognoseregeln für die präklinische Beendigung des BLS (Basic Life Support) [7, 19] und des ALS (Advanced Life Support) [4] für den städtischen, nichttraumatischen, primären Herz-Kreislauf-Stillstand vorgestellt worden. Die BLS- [7] und ALS-Regeln [4] wurden für Patienten in städtischen Zentren von zwei verschiedenen Forschungsgruppen revalidiert. [20, 21] Die BLS- und ALS-Regeln [4, 7, 22] wurden bei Patienten mit nichtkardialen Ursachen für den Herz-Kreislauf-Stillstand überprüft, wobei Opfer mit Ertrinken oder Trauma nicht berücksichtigt wurden. [23]

Tab. 39.1 Bedingungen für die Unterlassung oder Abbruch der CPR bei Patienten mit fehlenden Vitalzeichen

Inakzeptables Risiko für Bergretter oder erschöpfter Bergretter ODER
Enthauptung, Durchtrennung des Körperstammes, totale Verbrennung oder Verwesung des Körpers ODER
Gesamter Körper steif gefroren ODER
Lawinenopfer mit Asystolie mit verlegten Atemwegen (z. B. durch Schnee) mit einer Verschüttungsdauer >60 min
CPR (cardiopulmonary resuscitation), angepasst aus [11]

Die Reanimations-Leitlinien 2015 der American Heart Association empfehlen, dass die CPR fortgesetzt wird, bis

- ein effektiver, Spontankreislauf wieder eintritt,
- der Patient an ein ALS-Team übergeben wird,
- der Helfer aufgrund von Erschöpfung oder gefährlichen Umgebungsbedingungen nicht in der Lage ist, die CPR fortzusetzen oder die Fortsetzung andere Personen in Gefahr bringen würde,
- zuverlässige und gültige Kriterien, die auf einen irreversiblen Tod hinweisen, Kriterien für einen offensichtlichen Tod vorliegen oder Kriterien für die Beendigung der Wiederbelebung erfüllt sind. [24]

Diese vielversprechenden Regeln zur Beendigung der Wiederbelebung sollten in der Bergrettung nur mit Vorsicht angewendet werden, da sie ausschließlich in städtischen Gebieten validiert worden sind. In den Bergen und anderen abgelegenen Gebieten können die Ursachen eines Herz-Kreislauf-Stillstands und die Überlebenschancen anders sein, sodass es zu unerwarteten Überlebenden kommen kann. [25, 26] Beispielsweise können Bergretter auf Herz-Kreislauf-Stillstände stoßen, die durch besondere Umstände wie Lawinen, Verbrennungen, Ertrinken, Unterkühlung, Blitzschlag, Vergiftung oder Trauma hervorgerufen wurden. Jede Regel zur Beendigung der CPR sollte von den Bergrettungsdiensten geprüft werden, bevor sie auf breiter Basis eingeführt wird.

Unter diesem Vorbehalt schlagen wir die Verwendung einer modifizierten BLS-Richtlinie zur Beendigung der Wiederbelebung vor, um unangemessene Reanimationen in der Bergrettung zu begrenzen. Bei einer Person mit unbeobachtetem Herz-Kreislauf-Stillstand müssen alle Kriterien für den Abbruch der Reanimation erfüllt sein, um diese zu beenden (➤ Tab. 39.2). Im Gegensatz zum stätischen Gebiet müssen in der Bergrettung die Richtlinien zum CPR-Abbruch detaillierter

Tab. 39.2 Für einen CPR Abbruch bei Personen, die einen unbeobachteten Herz-Kreislauf-Stillstand erlitten, müssen alle Kriterien erfüllt sein.

Kein ROSC während 20 min CPR UND
Vom AED zu keinem Zeitpunkt ein Schock empfohlen, oder ausschließlich eine Asystolie im EKG zu sehen UND
Keine Hypothermie* oder andere besondere Umstände, die eine erweiterte CPR rechtfertigen

AED = automated external defibrillator, CPR = cardiopulmonary resuscitation

* Klinischer Nachweis einer akzidentellen Hypothermie mit einer Kerntemperatur <35 °C. (Angepasst aus [11].)

sein, da die Reanimationsszenarien mit besonderen Umständen wie akzidenteller Unterkühlung, Lawine, Ertrinken oder Blitzschlag einhergehen können. Diese Komponenten wurden in einen strukturierten Algorithmus integriert (➤ Abb. 39.1). Das Befolgen dieses Algorithmus ist für angemessen ausgerüstete Bergretter auf BLS-Niveau nützlich. [11, 27–30]

MERKE

Bei einem beobachteten Herz-Kreislauf-Stillstand oder einer primären Arrhythmie, die in ein Kammerflimmern mündet, besteht im Vergleich zum unbeobachteten Herz-Kreislauf-Stillstand mit Asystolie oder pulsloser elektrischer Aktivität (PEA), eine höhere Wahrscheinlichkeit, einen ROSC zu erzielen. Zudem kann es bei normothermen und hypothermen Patienten zu einem besseren Ergebnis kommen. Daher ist bei einem beobachteten Herz-Kreislauf-Stillstand keine strukturierte Leitlinie zur Beendigung der CPR zulässig. [31]

Bei einem beobachteten Herz-Kreislauf-Stillstand, oder wenn mindestens ein Kriterium der ➤ Tab. 39.1 und ➤ Abb. 39.1 nicht erfüllt ist, sollte die CPR fortgesetzt werden. Es sei denn, ein qualifizierter Arzt nimmt eine klinische Bewertung der

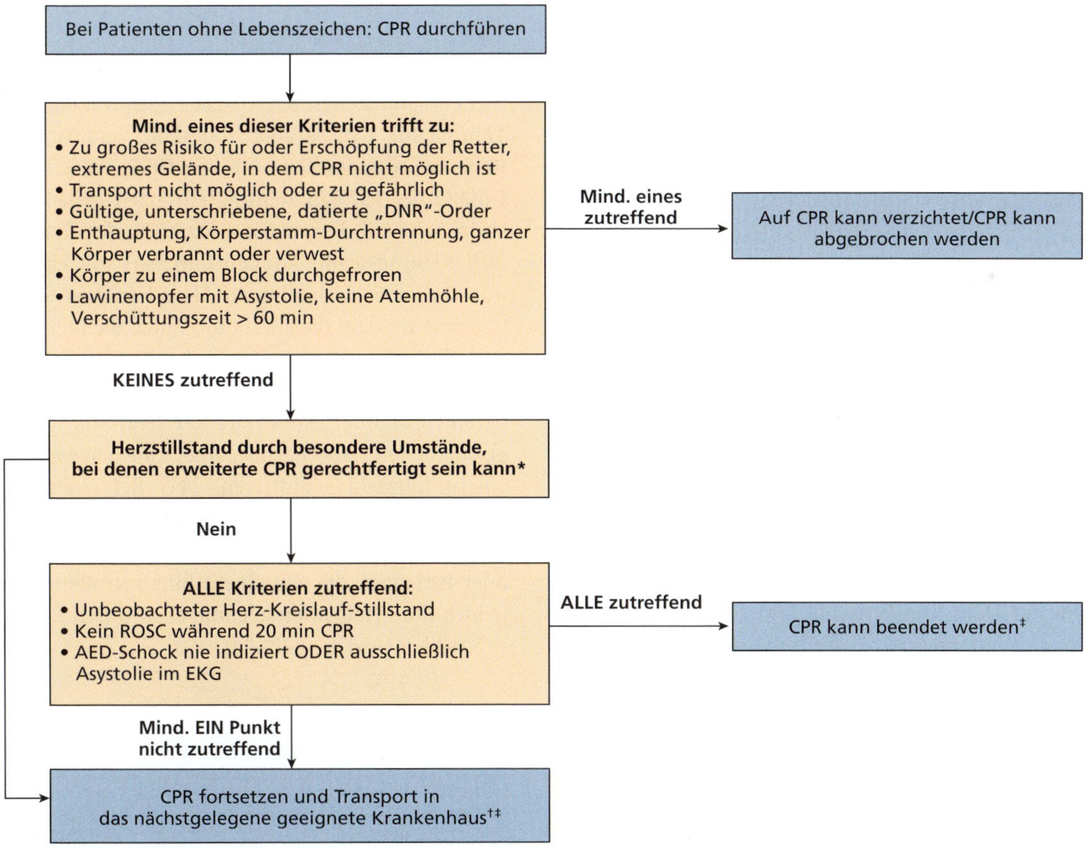

Abb. 39.1 Algorithmus für einen CPR Abbruch bei der Bergrettung. AED (Automatisierter externer Defibrillator), CPR (kardiopulmonale Reanimation), EKG (Elektrokardiogramm), ROSC (Rückkehr des Spontankreislaufes).

* Zu besonderen Umständen einer CPR zählen auch Ertrinken, Blitzschlag und Vergiftungen. Unter solchen besonderen Umständen könnte eine längere CPR zu einem guten neurologischen Outcome führen (s. Text).

† Liegen keine besonderen Umstände vor und dauert der Transport voraussichtlich lange, kann nach 20 min ohne ROSC und ohne empfohlene Schockabgabe eines AED, bei einer bestehenden Asystolie die CPR abgebrochen werden. Dies gilt sowohl für beobachtete als auch unbeobachtete Herz-Kreislauf-Stillstände. Ist eine längere CPR gerechtfertigt und ein Transport ins Krankenhaus nicht möglich, sollten die Helfer versuchen, die besonderen Umstände zu mildern, bevor die CPR beendet wird. In Situationen, in denen ein Transport und eine Milderung der besonderen Umstände nicht möglich ist, sowie weitere Reanimationsmaßnahmen aussichtslos sind, sollte die CPR beendet werden.

‡ Wenn möglich, sollte ein qualifizierter Arzt miteinbezogen werden. (Mit freundlicher Genehmigung übernommen aus [11])

Situation, des Patienten, der CPR und der Transportfaktoren vor und stellt fest, dass eine weitere CPR aussichtslos ist.

Im Hinblick auf die die gültige BLS-Regel, die vorschreibt, dass ein Patient mit einem vom Rettungsdienst beobachteten Herz-Kreislauf-Stillstand reanimiert werden muss, [7] wird dies auch für die Bergrettung empfohlen.

MERKE

Hat ein Opfer keine Überlebenschance oder sind alle medizinischen Interventionen vergeblich, ist eine verlängerte CPR nicht angezeigt. [32] Die Aussichtslosigkeit kann bedingt sein durch den Zustand des Patienten, durch unzureichende Rettungsmittel oder durch einen übermäßig langen Transport.

Die Entscheidung, bei bewusstlosen, nicht atmenden und asystolen Patienten, die CPR zu unterlassen oder abzubrechen, kann nicht vollständig durch Algorithmen abgedeckt werden. Zur Entscheidungsfindung tragen objektive Ergebnisse und intuitive Wahrnehmungen bei, die auf Erfahrungen in einer Notfallsituation mit kurzer Entscheidungszeit beruhen. [33] So sollten z.B. klinische und umweltbedingte Merkmale des Herz-Kreislauf-Stillstands, der Zustand des Patienten vor dem Herz-Kreislauf-Stillstand, die Sichtweise des Rettungsteams, die Transportmodalitäten und gerichtsmedizinische Anordnungen berücksichtigt werden.

39.3 Primärer Herz-Kreislauf-Stillstand

Etwa 50 % aller Todesfälle bei Wanderungen in den Bergen werden durch einen plötzlichen primären Herz-Kreislauf-Stillstand verursacht. [34] Unsportliche Männer über 40 Jahre sind am stärksten gefährdet. [35] Die Überlebenswahrscheinlichkeit sinkt durchschnittlich um 3 % pro Minute, nachdem der Herz-Kreislauf-Stillstand eingetreten ist. [36] Befinden sich automatisierte externe Defibrillatoren (AEDs) in der Nähe, steigt die Überlebenschance. [29, 30, 37] Bergrettungsdienste sollten bei geplanten Einsätzen, z. B. bei Skitouren oder öffentlichen Veranstaltungen, das Mitführen eines AEDs in Betracht ziehen.

39.4 Umweltbedingte Einschränkungen und besondere Umstände

Da im Gegensatz zu Einsätzen in städtischen Gebieten bei Bergrettungseinsätzen Personal und Ausrüstung immer begrenzt sind, die Umweltbelastungen eine größere Rolle spielen und die Rettungs- und Transportzeiten länger dauern, kann das Ergebnis der Patienten nach einer CPR durchaus schlechter sein. Dieses Risiko gleicht sich laut Studien jedoch durch die gesündere Patientenpopulation meist wieder aus.

MERKE

Ein Herz-Kreislauf-Stillstand in den Bergen zählt wie auch ein Herz-Kreislauf-Stillstand, der durch eine akzidentelle Hypothermie verursacht wurde, als „Herz-Kreislauf-Stillstand unter besonderen Umständen" und erfordert deshalb eigene Kriterien zum CPR-Abbruch. [32]

In Fällen wie akzidenteller Hypothermie, Ertrinken, Blitzschlag und Vergiftung kann eine verlängerte CPR durchaus mit einem guten Outcome verbunden sein. Beim Herz-Kreislauf-Stillstand durch Trauma oder Verbrennungen ist die Prognose höchstwahrscheinlich schlecht. [38, 39]

39.4.1 Trauma

In der Studie des schottischen Bergrettungsdienstes, war Trauma für ~10 % aller Todesfälle verantwortlich. [1] In Italien wurden im Zeitraum von 1955–2016, 15.055 tödliche Unfälle bei 157.925 Rettungseinsätzen gemeldet. Dies entspricht einer Todesrate von etwa 9,5 % aller Rettungseinsätze. [40] Rettungsteams können durchaus mit einem Patienten mit traumatisch bedingten Herz-Kreislauf-Stillstand konfrontiert werden, da laut dieser Studie die meisten Todesfälle auf schwere Verletzungen zurückzuführen waren. Verletzungen wiederum können alleine oder in Verbindung mit besonderen Umständen eines Herz-Kreislauf-Stillstands, wie einer akzidentellen Hypothermie, einer Lawinenverschüttung oder einem Blitzschlag auftreten. [41] Bei einem traumatisch bedingten Herz-Kreislauf-Stillstand bleibt eine CPR meist erfolglos. Bei Patienten mit Pneumothorax, Hypothermie oder Patienten, die von einem Blitz getroffen wurden, steigt jedoch die Erfolgswahrscheinlichkeit durch Behandlung der reversiblen Ursache. [42–44]

MERKE

In alpinen und abgelegenen Gebieten können alle der folgenden Kriterien zutreffen und die Überlebenschancen verringern:
- Gefährliche Umgebung
- Schlechtes Wetter (wodurch eine Hubschrauberbergung unmöglich wird)
- Kommunikationsprobleme oder Alarmierungsverzögerungen
- Lange Versorgungs- und Transportzeiten
- Limitierte medizinische Ressourcen

Verunglückte mit schweren Verletzungen in Gebirgsregionen und abgelegenen Gebieten sterben in der Regel, bevor sie gerettet werden. Zu den Todesursachen gehören Atemwegsobstruktion, hämorrhagischer Schock und schweres Schädel-Hirn-Trauma. Gibt es in den ersten 20 min keinen EKG-Befund und liegen ein Glasgow Coma Scale von 3 (GCS), Atemstillstand sowie Pulslosigkeit vor, ist dies für das Rettungspersonal ausreichend, um den Tod am Unfallort festzustellen. [32, 45] Umstehende Personen können bei einer Verlegung der Atemwege oder bei starken Blutungen rasch Erste Hilfe leisten. [46] Erleidet der Patient einen Herz-Kreislauf-Stillstand während der Behandlung der Rettungsmannschaft, sollte umgehend der BLS-/ALS-Algorithmus angewendet werden.

MERKE

Bei einem Herz-Kreislauf-Stillstand mit erfolgloser 20-minütiger CPR (ohne besondere Umstände eines Herz-Kreislauf-Stillstands) sollte die ranghöchste medizinische Fachkraft am Unfallort die Beendigung der Wiederbelebung in Betracht ziehen und den Tod gemäß den regionalen und nationalen Gesetzen feststellen. [32]

Einige Experten empfehlen eine Fortsetzung der CPR für 15 min [47], bei stumpfem Trauma mindestens 20 min [48], obwohl nicht klar ist, ob sich diese Empfehlungen auf den außerklinischen traumatischen Herz-Kreislauf-Stillstand beziehen. Bergretter sollten berücksichtigen, dass eine Reihe aktueller Leitlinien bei traumatisch bedingtem Herz-Kreislauf-Stillstand die Beendigung der erfolglosen CPR nach 15 min empfehlen. [13] Diese Leitlinien wurden durch eine große retrospektive Untersuchung gestützt. [39]

Bei einem ROSC nach > 20 min CPR bei einem komatösen Patienten sollte die Therapie mit Vorsicht abgebrochen werden. Das neurologische Ergebnis kann sehr schlecht sein. Diese Patienten können für eine Organspende in Betracht kommen. [49] Die Flugrettung kann den Patienten unter ständiger CPR in ein geeignetes Krankenhaus zur Organspende transportieren. [8]

Eine Standard-CPR sollte bei verletzten Patienten durchgeführt werden, bei denen die Verletzungen nicht als Ursache für den Herz-Kreislauf-Stillstand gelten. Ein weiterer wichtiger und häufiger Vorbehalt ist, dass eine akzidentelle Hypothermie oft eine Komplikation eines Traumas ist. Gibt es keine offensichtlichen tödlichen Verletzungen, umfasst die Differenzialdiagnose traumatisch bedingt oder nicht traumatisch bedingte Herz-Kreislauf-Stillstände sowie eine schwere Hypothermie (Schweizer-Hypothermie-Stadium IV: Scheintod). Die Differenzialdiagnose zwischen einem lebenden, unterkühlten Patienten und einem kalten, toten Opfer kann eine Herausforderung darstellen. [50]

MERKE

Die medizinischen Leiter von Bergrettungsorganisationen sollten Protokolle für den CPR-Abbruch bei traumatisch bedingtem Herz-Kreislauf-Stillstand erstellen, wobei zu berücksichtigen ist, dass die aktuellen Guidelines auch den CPR-Abbruch bei einer Transportdauer von > 15 min vorsehen.

39.4.2 Akzidentelle Hypothermie

Laut einer Studie machte die akzidentelle Hypothermie 4 % der Todesfälle zwischen 1998 bis 1999 in Schottland aus. [1] Die Diagnose sollte anhand des klinischen Zustandsbilds und der Umgebungsbedingungen gestellt, nach dem Schweizer-System klassifiziert [50] und durch Messung der Körperkerntemperatur, falls verfügbar, bestätigt werden. [51] Bei Bergrettungseinsätzen ist es oftmals schwierig, am Einsatzort über angemessene medizinische Ausrüstung zu verfügen. Behandlungsentscheidungen können von den Fertigkeiten und Kenntnissen der Retter abhängen, einschließlich der Fähigkeit, die aktuellen Richtlinien zu befolgen, sowie von den Fertigkeiten und der am Einsatzort verfügbaren Ausrüstung. [52] Geht dem Herz-Kreislauf-Stillstand eine ausreichende Unterkühlung voraus, können Patienten, auch bei langen Reanimationszeiten, ohne neurologische Defizite überleben. [25, 26, 53, 54] Es wurde bereits über schwer unterkühlte Patienten, mit einer Reanimationszeit bis zu 6,5 Stunden, berichtet, die mit gutem neurologischen Outcome überlebten. [55] Es wurden auch Patienten erfolgreich reanimiert, bei denen ein Teil ihres Körpers bereits gefroren war. [56]

MERKE

Ist der gesamte Körper gefroren, kann die Person für tot erklärt werden.

Unterkühlte Patienten mit Herz-Kreislauf-Stillstand oder kardialer Instabilität haben eine höhere Überlebenschance, wenn die Wiedererwärmung mittels ECLS durchgeführt wird. [25, 57, 58] Wenn keine anderen Todesursachen vorliegen, sollten nicht gefrorene, unterkühlte Opfer ohne Vitalzeichen als Kandidaten für eine HLW in Betracht gezogen werden. [32] Diese Patienten sollten, wenn möglich, in ein ECLS-Zentrum gebracht werden. [59] Dauert der Weg in ein ECLS Zentrum über drei Stunden, [60] gibt es derzeit keine Anhaltspunkte für die Entscheidung zwischen einem kürzeren Transport in ein Krankenhaus ohne ECLS Möglichkeit oder einem längeren Transport in ein ECLS-Zentrum. Die CPR sollte fortgesetzt werden, bis der Patient im Krankenhaus ist und auf 32 °C wiedererwärmt wurde. [50] Mechanische Reanimationshilfen können dafür von Nutzen sein. [61] Mit einem geeigneten Team ist die Wiedererwärmung auch in einem Krankenhaus ohne ECLS Möglichkeit, durchführbar. [62]

Fallbeispiel

Der lebende Tote!

Ende September 1989 gerieten zwei deutsche Bergsteiger auf der Via Fedele zum Sass Pordoi, Italien, in Schwierigkeiten. Es war kalt und sie befanden sich unter einem Wasserfall. Als die Rettungsmannschaften die beiden Bergsteiger erreichten, war einer verletzt und der zweite wurde für tot gehalten. Der verletzte Bergsteiger wurde gerettet und auf eine Bahre gelegt. Der zweite Bergsteiger wurde in einen Leichensack gelegt. Beide wurden ins Tal gebracht, wo die Polizei auf den Toten und ein Arzt auf den verletzten Bergsteiger wartete. Irgendwann begann sich jedoch der Leichensack zu bewegen, zunächst langsam, dann immer schneller. Der „tote" Mann war lebendig. Es dauerte lange, der Polizei zu erklären, dass es keinen toten Mann mehr gab. [63]

In den Bergen kann eine akzidentelle Hyopthermie ein verwirrender Faktor bei der Diagnosestellung des Todes sein. Eine Hypothermie sollte immer ausgeschlossen werden. Große Vorsicht ist geboten, wenn ein unterkühltes Opfer vor Ort, ohne eindeutige Todesanzeichen, für tot erklärt wird.

39.4.3 Ertrinken

Jedes Jahr sterben weltweit 150.000 Menschen durch Ertrinken. Damit ist Ertrinken die zweithäufigste Ursache für einen ungewollten Tod. [64, 65] Eine akzidentelle Unterkühlung nach dem Untertauchen in kaltem Wasser kann neuroprotektiv sein. Selbst nach längerem Untertauchen ist es möglich, zu überleben. [66] Mehrere Fallberichte über Kinderreanimationen nach Ertrinken dokumentierten ein gutes Patientenoutcome, wenn die Kinder nicht mit dem Kopf, sondern mit dem Körper voran eintauchten. Die längste dokumentierte Zeit unter Wasser betrug 66 min. [67, 68] Dabei traten keine neurologischen Defizite auf. Zu den Faktoren anhand derer die Überlebenswahrscheinlichkeit prognostiziert werden kann, gehören eine kurze, beobachtete Zeit unter Wasser sowie ein rascher Reanimationsbeginn [69]

In einigen Fällen folgt das Ertrinken einem primären Ereignis wie Herzrhythmusstörungen, nach einer Vergiftung, einem Krampfanfall, einem Schlaganfall oder nach einer Verletzung. Beim CPR-Abbruch bei Ertrunkenen ist es wichtig, potenzielle vorangehende Gründe für den Herz-Kreislauf-Stillstand zu berücksichtigen. [65] Nach 30 min unter Wasser und einer Wassertemperatur von > 6 °C ist ein Überleben äußerst unwahrscheinlich. Beträgt die Wassertemperatur < 6 °C, ist ein Überleben erst nach 90 min äußerst unwahrscheinlich. [70] Ein wichtiger Faktor für die Überlebenswahrscheinlichkeit ist die Zeit unter Wasser (</> 25min). Aufgrund der geringen Datenlage gibt es Bedenken bei der Erstellung von Leitlinien zur Beendigung der CPR, obwohl die oben genannten Temperaturen und Zeiten als Entscheidungshilfen herangezogen werden können. Das Problem wird noch dadurch verkompliziert, dass der Zeitpunkt des Eintauchens in der Regel bekannt, der Zeitpunkt des Untertauchens jedoch meist unklar ist. Wird nur die Wassertemperatur und die Zeit im Wasser bewertet, könnten Such- und Rettungseinsätze bzw. Wiederbelebungsversuche zu früh abgebrochen werden. [71]

MERKE

Anhand eines einzigen Faktors können das Überleben und das neurologische Outcome nicht prognostiziert werden. Alter, Wassertemperatur, Dauer des Untertauchens (d. h. Dauer der Asphyxie), sofort eingeleitete Wiederbelebungsversuche durch Ersthelfer, Zeitpunkt und Methode der Rettung, terrestrische Rettung oder Rettung per Hubschrauber sowie schwieriges oder gefährliches Gelände sind Variablen, die bei einem CPR-Abbruch berücksichtigt werden müssen.

39.4.4 Lawinen

In Nordamerika und Europa kommen jährlich durchschnittlich ~150 Menschen durch Lawinen ums Leben. [27] Bei einer vollständigen Verschüttung (zumindest Kopf und Brustkorb) mit verlegten Atemwegen ohne Atemhöhle führt eine Asphyxie innerhalb von 60 min zum Tod. Besteht keine lebensbedrohliche Verletzung, entwickeln Verschüttete mit offenen Atemwegen das sogenannte Triple-H-Syndrom (Hypothermie, Hypoxie und Hyperkapnie) [72].

MERKE

Eine Hypoxie, gefolgt von schweren Verletzungen, ist die häufigste Todesursache in einer Lawine.

In einer kanadischen Studie mit 204 Lawinentoten wurde die Sterblichkeit durch Traumata mit 24 % angegeben. [74] Zwei weitere Studien aus Utah (USA) und Österreich mit 56 bzw. 36 Todesopfern wiesen niedrigere Sterblichkeitsraten aufgrund von Traumata auf. [73, 75] Die akzidentelle Hypothermie kann sich neuroprotektiv auswirken. So können Patienten trotz Herz-Kreislauf-Stillstand aufgrund der langen Verschüttungsdauer überleben, ohne dass neurologische Defizite bestehen. [26] Liegt keine lebensbedrohliche Verletzung vor, sollten Personen bei einer Verschüttungsdauer < 60 min gemäß den aktuellen BLS- und ALS-Richtlinien, wiederbelebt werden. [11, 76] Bei einer Verschüttungszeit > 60 min mit offenen Atemwegen und fehlenden Vitalzeichen, sollte ein hypothermiebedingter Herz-Kreislauf-Stillstand vermutet werden. Daher sollte mit der CPR begonnen und der Patient in ein ECLS-Zentrum transportiert werden. [32, 50]

MERKE

Bei einer Verschüttungszeit von > 60 min, einer Asystolie und verlegten Atemwegen kann die CPR abgebrochen werden. [32,50]

Ist eine Checkliste zur Wiederbelebung von Lawinenopfern verfügbar, kann diese den Rettungsmannschaften helfen, die richtigen Entscheidungen zu treffen. [77]

39.4.5 Blitzschlag

In den USA sterben jährlich etwa 100 Menschen durch Blitzschlag. [78] Die Sterblichkeitsrate durch Blitzschlag ist 5- bis 10-mal höher als bei anderen Formen von elektrischen Verletzungen. In Italien wurden zwischen 2002–2008, bei 0,2 % aller Bergrettungseinsätze, Personen von einem Blitz getroffen. Die Sterblichkeitsrate lag bei 24 %. [79] Bei bewusstlosen Personen mit linearen oder federartigen Verbrennungen sollte ein Blitzschlag als Ursache vermutet werden. [80] Die Explosionskraft kann zu stumpfen Verletzungen und Verbrennungen führen. Das Trauma kann durchaus lebensbedrohlich sein [81] und eine schnelle Evakuierung erfordern. Auch Blitzschlagopfer sollten nach dem ABCDE-Schema untersucht und falls notwendig, für mindestens 20 min reanimiert werden. [80]

MERKE

Ein Blitzschlag kann zu einem primären Atemstillstand, gefolgt von Hypoxie und sekundärem Herz-Kreislauf-Stillstand, führen. [80]

Die Retter sollten sich darüber im Klaren sein, dass einige vom Blitz getroffene Opfer zwar nicht atmen, aber Herzaktivität aufweisen und deshalb nur künstlich beatmet werden müssen. Bis zur Wiederherstellung der Spontanatmung können lange Beatmungszeiten erforderlich sein. In Fällen von anhaltender Asystolie nach 20-minütiger CPR, sollte gemäß ➤ Tab. 39.1, ➤ Tab. 39.2 und ➤ Abb. 39.1 die CPR abgebrochen werden.

39.4.6 Verbrennungen

Weltweit kommt es zu mehr als 300.000 Todesfällen durch Verbrennungen. [82] Ein erheblicher Teil dieser Todesfälle steht im Zusammenhang mit dem Kochen auf offener Flamme, wie es in vielen Berggemeinden üblich ist. Aus Fallberichten geht hervor, dass Verbrennungsopfer, die eine kurze Dauer der CPR im Krankenhaus benötigten, gut überlebt haben. [83] Bei Verbrennungsopfern, die noch an der Einsatzstelle reanimiert werden müssen, ist es sehr unwahrscheinlich, dass diese lebend oder ohne neurologische Defizite das Krankenhaus verlassen. Auch bei Verbrennungsopfern sollte die CPR, wie in ➤ Tab. 39.1, ➤ Tab. 39.2 sowie in ➤ Abb. 39.1 beschrieben, unterlassen oder beendet werden.

39.4.7 Vergiftungen

Ursachen für Vergiftungen in den Bergen sind unter anderem die Einnahme von Alkohol, das Einatmen von Kohlenmonoxid sowie die Einnahme von Herbiziden oder giftigen Pflanzen und die Kontamination mit giftigen Substanzen. [84, 85] Bei der Versorgung eines potenziell kontaminierten Opfers ist der Eigenschutz von größter Bedeutung. Die Retter müssen vor einer toxischen Belastung geschützt werden, bis angemessen dekontaminiert wurde. Es gibt Fallberichte über Patienten, die nach der Einnahme von Kardiotoxinen, eine lange CPR-Dauer über 20 min ohne neurologische Defizite überlebten. [86] Insbesondere bei jungen Patienten sollte daher eine lange CPR-Zeit erwogen werden, da das Gift während der lebenserhaltenden Maßnahmen (inkl. extrakorporaler Membranoxygenierung [ECMO] für einige Tage) abgebaut werden kann. [32] Vor dem CPR-Abbruch sollte jedoch mit der Vergiftungsinformationszentrale Kontakt aufgenommen worden sein.

39.4.8 Kindernotfälle

Bei der CPR von Kindern handelt es sich für die Retter immer um Ausnahmesituationen, bei denen jeder Retter auch emotional beteiligt ist. Besonders emotional ist die Entscheidung über das Unterlassen der CPR oder über den CPR-Abbruch. [87] Fast alle Regeln und Leitlinien gelten für Erwachsene mit traumatischem oder nicht traumatischem Herz-Kreislauf-Stillstand. Es gibt nur wenige Daten zur Überlebenswahrscheinlichkeiten bei unter 18-Jährigen. Die Kriterien zum CPR-Abbruch sind jedoch ähnlich wie beim Erwachsenen. Schlechte Ergebnisse werden bei folgenden Gegebenheiten erwartet: ein unbeobachteter Herz-Kreislauf-Stillstand, keine Reanimationsversuche durch Ersthelfer, kein initialer schockstabiler Rhythmus und kein ROSC innerhalb von 20 min.[88, 89] Reanimationsversuche sollten jedenfalls unterlassen werden, wenn eine offensichtlich tödliche Verletzung vorliegt oder folgende Anzeichen des Todes bestehen:

- Enthauptung oder Zerstörung des Gehirns
- Abtrennung des Herzens von den großen Gefäßen (Truncus-Durchtrennung)
- Verbrennung (> 90 % der Körperoberfläche)
- Fortgeschrittene Anzeichen von Verwesung oder Zersetzung
- Alle Verletzungen die mit dem Leben nicht vereinbar sind
- Eindringendes oder stumpfes Trauma bei einem pulslosen, nicht atmenden Patienten ohne EKG-Aktivität, schockfähigen Rhythmus oder Pupillenreflexe
- Leichenflecken (Livor mortis) und Leichenstarre (Rigor mortis)

Ein Trauma ist die häufigste Todesursache bei Personen im Alter von 1–21 Jahren. [90] Bei traumatisch bedingtem Herz-Kreislauf-Stillstand geht eine hohe Mortalität bei Kindern einher mit folgenden Faktoren: höheres Alter, penetrierende Verletzungen, Bradykardie, arterielle Hypotonie und die Notwendigkeit einer Thoraxdrainage [91] Bei Kindern, die vor einem Herz-Kreislauf-Stillstand noch Lebenszeichen haben, und bei denen innerhalb von 5 min eine Wiederbelebung vor Ort durch Umstehende oder das Rettungsteam eingeleitet wurde, sollten Wiederbelebungsmaßnahmen und ein schneller Transport mit dem Hubschrauber in eine Notaufnahme in Betracht gezogen werden. [92] Als Entscheidungshilfen für den CPR-Abbruch beim pädiatrischen Patienten gibt es Algorithmen. [93] Bei Blitzschlag, Unterkühlung, Lawinen- oder Ertrinkungsnotfällen, sollten die PALS-Leitlinien [Paediatric Advanced Life Support] herangezogen werden. Eine Hypoxämie ist die häufigste Ursache für einen nicht traumabedingten Herz-Kreislauf-Stillstand bei Kindern. [95] Geht eine Asphyxie mit einer Unterkühlung einher, wie beim Ertrinken oder beim Lawinenunfall, sind die Prognosen und Ergebnisse schlechter als bei einer akzidentellen Hypothermie ohne primäre Asphyxie. [88] Die Eltern sollten während der CPR anwesend sein dürfen, müssen jedoch kontinuierlich psychologisch betreut werden. Sie könnten Informationen haben, die für die Entscheidungsfindung wichtig sind. [88]

39.5 Weitere Überlegungen

39.5.1 Gefährliches Terrain, wodurch sich die Patientenbeurteilung verzögert

In manchen Fällen ist die Beurteilung des Patienten am Einsatzort zu gefährlich. In solch einem Fall ist der Patient zuerst an einen sicheren Ort zu bringen. Ein Patient sollte nicht voreilig für tot erklärt werden, ohne ihn vollständig untersucht zu haben. [96] Ist eine kontinuierliche CPR beim hypothermen Patienten nicht möglich, kann es sinnvoll sein, verzögert damit zu beginnen oder es intermittierend zu versuchen. [97]

39.5.2 Lange Transportzeiten

Wenn eine CPR mit einem akzeptablen Risiko durchgeführt werden kann, das Patientenoutcome jedoch ungewiss ist, sollte die Reanimation trotzdem bis zum Erreichen eines geeigneten Krankenhauses oder eines höherqualifizierten medizinischen Personals, weitergeführt werden. Das medizinische Fachpersonal sollte dann über den CPR-Abbruch entscheiden. Mechanische Reanimationshilfen können eine gute CPR-Qualität bei schwierigen Rettungsaktionen oder langen Transportwegen aufrechterhalten. [32, 98, 99]

39.5.3 Rechtsangelegenheiten

Medizinische Leiter von Rettungsteams sollten die Leitlinien auf dem Hintergrund der lokalen Bedingungen erläutern und teamspezifische Schulungen abhalten und Richtlinien erstellen, um festzulegen, wann die CPR unterbrochen und wann sie beendet werden soll. Die angemessene ärztliche Aufsicht hängt von der jeweiligen Situation ab und kann, falls anders nicht möglich, auch online, per Telefon oder Funk erfolgen. Zudem helfen gedruckte Checklisten oder Leitlinien sowie adäquate Schulungs- und Qualitätssicherungsprogramme.

MERKE

Unabhängig von der Entscheidung, eine CPR zu beginnen oder abzubrechen, ist es notwendig, die zuständigen Behörden wie die Polizei zu informieren und den Tod in Übereinstimmung entsprechend den örtlichen Gesetzen und Notfallmedizin-Protokollen zu bestätigen. [4, 20]

Eigene Reanimationschecklisten sowie Standard Operation Procedures (SOPs) können bei der Entscheidung über Unterlassung oder CPR Abbruch in den Bergen oder in der Wildnis helfen.

39.5.4 Limitationen

Die Empfehlungen in diesem Kapitel beruhen zum Teil auf Studien, die im städtischen Raum durchgeführt wurden, sowie auf spärlichen präklinischen Daten und auf einigen innerklinischen Studien. Diese Empfehlungen sollten mit Vorsicht zur Anwendung kommen und umsichtig überprüft werden, da es im alpinen Raum durchaus vorkommt, dass Personen unerwartet überleben. Bei Vorliegen eines besonderen Umstands, z.B. eines Herz-Kreislauf-Stillstands, sollen diese Empfehlungen jedoch niemanden daran hindern, eine Reanimation durchzuführen.

Fazit

- Bergretter können eine CPR unterlassen oder abbrechen, wenn das Opfer keine Vitalzeichen aufweist, wenn das Risiko für die Retter inakzeptabel ist, wenn die Retter erschöpft sind, oder extreme Situationen bestehen, die eine CPR unmöglich machen. Weitere Kriterien sind:
  - Enthauptung
  - Stammesdurchtrennung
  - Ganzkörperverbrennung
  - Körper verwest oder steif gefroren
  - Lawinenopfer mit verlegten Atemwegen und Asystolie bei einer Verschüttungsdauer > 60 min
- Eine CPR kann abgebrochen werden, sofern alle diese Kriterien zutreffen:
  - Unbeobachteter Herz-Kreislauf-Stillstand
  - Kein ROSC innerhalb 20-minütiger CPR

- Ein AED hat zu keinem Zeitpunkt einen Schock empfohlen oder das EKG zeigt nur eine Asystolie auf.
- Es liegen keine Hypothermie oder andere Umstände vor, die eine CPR rechtfertigen.

- Ist unter besonderen Umständen eine längere CPR gerechtfertigt und ein Transport in ein Krankenhaus nicht möglich, sollten die Retter zuerst die besonderen Umstände zu beheben versuchen, z. B. Wiedererwärmen eines unterkühlten Patienten, bevor die CPR abgebrochen wird.
- In Situationen, in denen ein Transport nicht möglich ist, die besonderen Umstände sich nicht reduzieren oder beheben lassen und weitere Reanimationsmaßnahmen aussichtslos sind, sollte die CPR abgebrochen werden. Ausgenommen sind Patienten mit akzidenteller Hypothermie mit einer Kernkörpertemperatur < 32 °C bei Alten und Kranken und < 30°C bei Jungen und Gesunden, bei denen eine intermittierende CPR begonnen werden kann, um den Transport zu erleichtern.
- Die medizinisch Verantwortlichen innerhalb der Bergrettung sollen diese Empfehlungen im Kontext der örtlichen Gegebenheiten interpretieren, teamspezifische Schulungen abhalten und Checklisten erstellen, wodurch ersichtlich wird, wann eine CPR unterbrochen oder beendet werden kann. Dieses Verfahren ist unabhängig von der eventuell erforderlichen ärztlichen Bescheinigung des Todes und entspricht den regionalen und nationalen Vorschriften sowie der Erfüllung der Anforderungen der Ermittlungsbehörden.

39.6 Glossar

- Enthauptung: Abtrennung des Kopfes vom Rest des Körpers.
- Stammesdurchtrennung: Der Körper wird vollständig in zwei Teile, zwischen den Schultern und den Hüften, samt wichtiger Organe und Gefäße geteilt.
- Ganzkörperverbrennung: > 90 % der Körperoberfläche weisen Verbrennungen 3. Grades auf, was durch das Vorhandensein von Verkohlung belegt wird.
- Verwesung oder Zersetzung: die Haut ist aufgebläht oder aufgerissen, mit oder ohne Ablösung von Weichteilen, oder Verwesungsgeruch vorhanden.
- Erwachsener: Person im Alter von ≥ 18 Jahren.
- Normotherm: Körperkerntemperatur > 35 °C und < 38 °C.
- Hypotherm: Körperkerntemperatur < 35 °C.

LITERATUR

1. Hearns S. The Scottish mountain rescue casualty study. Emerg Med J. 2003;20(3):281–284.
2. Paal P, Beikircher W, Brugger H. [Avalanche emergencies. Review of the current situation]. Anaesthesist. 2006;55(3):314–324.
3. Anonymous. Avalanches Kill 7 in Northern Italy. New York Times; 2010.
4. Morrison LJ, Verbeek PR, Zhan C, et al. Validation of a universal prehospital termination of resuscitation clinical prediction rule for advanced and basic life support providers. Resuscitation. 2009;80(3):324–328.
5. Grudzen CR, Hoffman JR, Koenig WJ, et al. The LA story: what happened after a new policy allowing paramedics to forgo resuscitation attempts in prehospital cardiac arrest. Resuscitation. 2010;81(6):685–690.
6. Lockey AS. Recognition of death and termination of cardiac resuscitation attempts by UK ambulance personnel. Emerg Med J. 2002;19(4):345–347.
7. Morrison LJ, Visentin LM, Kiss A, et al. Validation of a rule for termination of resuscitation in out-of-hospital cardiac arrest. N Engl J Med. 2006;355(5):478–487.
8. Tomazin I, Ellerton J, Reisten O, et al. Medical standards for mountain rescue operations using helicopters: Offizielle Konsensempfehlungen der IKAR MEDCOM (International Commission for Mountain Emergency Medicine). High Alt Med Biol. 2011;12(4):335–341.
9. Elsensohn F, Soteras I, Resiten O, et al. Equipment of medical backpacks in mountain rescue. High Alt Med Biol. 2011;12(4):343–347.
10. Elsensohn F, Niederklapfer T, Ellerton J, et al. Current status of medical training in mountain rescue in America and Europe. High Alt Med Biol. 2009;10(2):195–200.
11. Paal P, Milani M, Brown D, et al. Termination of cardiopulmonary resuscitation in mountain rescue. High Alt Med Biol. 2012;13(3):200–208.
12. Lippert FK, Raffay V, Georgiou M, et al. European Resuscitation Council Guidelines for Resuscitation 2010 Section 10. The ethics of resuscitation and end-of-life decisions. Resuscitation. 2010;81(10):1445–1451.
13. Millin MG, Khandker SR, Malki A. Termination of resuscitation of nontraumatic cardiopulmonary arrest: Ressourcendokument für die Stellungnahme der National Association of EMS Physicians. Prehosp Emerg Care. 2011;15(4):547–554.
14. Ewy GA. Cardiac resuscitation – when is enough enough? N Engl J Med. 2006;355(5):510–512.
15. Shemie SD, Hornby L, Baker A, et al. International guideline development for the determination of death. Intensive Care Med. 2014;40(6):788–797.
16. Schlotzhauer AV, Liang BA. Definitions and implications of death. Hematology/oncology clinics of North America. 2002;16(6):1397–1413.
17. Morrison LJ, Deakin CD, Morley PT, et al. Part 8: Advanced life support: 2010 International Consensus on Cardiopulmonary Resuscitation and Emergency Cardiovascular Care Science With Treatment Recommendations. Circulation. 2010;122(16 Suppl 2):S345–421.
18. Baskett PJ, Steen PA, Bossaert L. European Resuscitation Council guidelines for resuscitation 2005. Section 8. The ethics of resuscitation and end-of-life decisions. Resuscitation. 2005;67 Suppl 1:S171–180.

19. Ong ME, Jaffey J, Stiell I, et al. Comparison of terminationof-resuscitation guidelines for basic life support: defibrillator providers in out-of-hospital cardiac arrest. Ann Emerg Med. 2006;47(4):337–343.
20. Richman PB, Vadeboncoeur TF, Chikani V, et al. Independent evaluation of an out-of-hospital termination of resuscitation (TOR) clinical decision rule. Acad Emerg Med. 2008;15(6):517–521.
21. Sasson C, Hegg AJ, Macy M, et al. Prehospital termination of resuscitation in cases of refractory out-of-hospital cardiac arrest. JAMA. 2008;300(12):1432–1438.
22. Sherbino J, Keim SM, Davis DP, et al. Clinical decision rules for termination of resuscitation in out-of-hospital cardiac arrest. J Emerg Med. 2010;38(1):80–86.
23. Skrifvars MB, Vayrynen T, Kuisma M, et al. Comparison of Helsinki and European Resuscitation Council "do not attempt to resuscitate" guidelines, and a termination of resuscitation clinical prediction rule for out-of-hospital cardiac arrest patients found in asystole or pulseless electrical activity. Resuscitation. 2010;81(6):679–684.
24. Mancini ME, Diekema DS, Hoadley TA, et al. Part 3: Ethical Issues: 2015 American Heart Association Guidelines Update for Cardiopulmonary Resuscitation and Emergency Cardiovascular Care. Circulation. 2015;132(18 Suppl 2):S383–396.
25. Gilbert M, Busund R, Skagseth A, et al. Resuscitation from accidental hypothermia of 13.7 degrees C with circulatory arrest. Lancet. 2000;355(9201):375–376.
26. Oberhammer R, Beikircher W, Hormann C, et al. Full recovery of an avalanche victim with profound hypothermia and prolonged cardiac arrest treated by extracorporeal re-warming. Resuscitation. 2008;76(3):474–480.
27. Brugger H, Paal P, Boyd J. Prehospital resuscitation of the buried avalanche victim. High Alt Med Biol. 2011;12(3):199–205.
28. McIntosh SE, Brillhart A, Dow J, et al. Search and rescue activity on Denali, 1990 to 2008. Wilderness Environ Med. 2010;21(2):103–108.
29. Barcella L, Agazzi G, Malgrati D, et al. First aid and public access defibrillation in mountain huts: the Mountain Huts Initiative of the Bergamo section of the Club Alpino Italiano. Wilderness Environ Med. 2010;21(4):379–381.
30. Elsensohn F, Agazzi G, Syme D, et al. The use of automated external defibrillators and public access defibrillators in the mountains: Offizielle Guidelines der IKAR MEDCOM (international commission for mountain emergency medicine). Wilderness Environ Med. 2006;17(1):64–66.
31. Debaty G, Moustapha I, Bouzat P, et al. Outcome after severe accidental hypothermia in the French Alps: Ein 10-Jahres Rückblick. Resuscitation. 2015;93:118–123.
32. Truhlar A, Deakin CD, Soar J, et al. European Resuscitation Council Guidelines for Resuscitation 2015: Section 4. Cardiac arrest in special circumstances. Resuscitation. 2015;95:148–201.
33. Mikkelsen S, Lossius HM, Binderup LG, et al. Termination of pre-hospital resuscitation by anaesthesiologists – causes and consequences. Eine retrospective Studie. Acta Anaesthesiol Scand. 2017;61(2):250–258.
34. Burtscher M, Pachinger O, Schocke MF, et al. Risk factor profile for sudden cardiac death during mountain hiking. Int J Sports Med. 2007;28(7):621–624.
35. Ponchia A, Biasin R, Tempesta T, et al. Cardiovascular risk during physical activity in the mountains. J Cardiovasc Med (Hagerstown). 2006;7(2):129–135.
36. Gold LS, Fahrenbruch CE, Rea TD, et al. The relationship between time to arrival of emergency medical services (EMS) and survival from out-of-hospital ventricular fibrillation cardiac arrest. Resuscitation. 2010;81(5):622–625.
37. Strohle M, Paal P, Strapazzon G, et al. Defibrillation in rural areas. Am J Emerg Med. 2014;32(11):1408–1412.
38. Hopson LR, Hirsh E, Delgado J, et al. Guidelines for withholding or termination of resuscitation in prehospital traumatic cardiopulmonary arrest: Gemeinsame Stellungnahme der National Association of EMS Physicians und des American College of Surgeons Committee on Trauma. J Am Coll Surg. 2003;196(1):106–112.
39. Mollberg NM, Wise SR, Berman K, et al. The consequences of noncompliance with guidelines for withholding or terminating resuscitation in traumatic cardiac arrest patients. J Trauma. 2011;71(4):997–1002.
40. Anonymous. Il Soccorso Alpino Speleosoccorso: CNSAS; 2017.
41. Brugger H, Durrer B, Elsensohn F, et al. Resuscitation of avalanche victims: Evidenzbasierte Guidelines der IKAR MEDCOM (international commission for mountain emergency medicine): vorgesehen für Ärzte und sonstige ALS Provider. Resuscitation. 2013;84(5):539–546.
42. Pickens JJ, Copass MK, Bulger EM. Trauma patients receiving CPR: predictors of survival. J Trauma. 2005;58(5):951–958.
43. Willis CD, Cameron PA, Bernard SA, et al. Cardiopulmonary resuscitation after traumatic cardiac arrest is not always futile. Injury. 2006;37(5):448–454.
44. Lockey D, Crewdson K, Davies G. Traumatic cardiac arrest: who are the survivors? Ann Emerg Med. 2006;48(3):240–244.
45. National Association of EMSP, American College of Surgeons Committee on T. Withholding of resuscitation for adult traumatic cardiopulmonary arrest. Prehosp Emerg Care. 2013;17(2):291.
46. Ashour A, Cameron P, Bernard S, et al. Could bystander firstaid prevent trauma deaths at the scene of injury? Emerg Med Australas. 2007;19(2):163–168.
47. Millin MG, Galvagno SM. More than 15 minutes of resuscitation prior to termination of resuscitation results in undue harm to the public health. Am J Emerg Med. 2016;34(8):1689–1690.
48. Moriwaki Y, Sugiyama M, Yamamoto T, et al. Outcomes from prehospital cardiac arrest in blunt trauma patients. World J Surg. 2011;35(1):34–42.
49. Jabre P, Bougouin W, Dumas F, et al. Early Identification of Patients With Out-of-Hospital Cardiac Arrest With No Chance of Survival and Consideration for Organ Donation. Ann Intern Med. 2016;165(11):770–778.
50. Paal P, Gordon L, Strapazzon G, et al. Accidental hypothermia-an update : Der Inhalt dieses Rückblickes wird durch die IKAR MEDCOM (International Commission for Mountain Emergency Medicine) bestätigt. Scand J Trauma Resusc Emerg Med. 2016;24(1):111.
51. Strapazzon G, Procter E, Paal P, et al. Pre-hospital core temperature measurement in accidental and therapeutic hypothermia. High Alt Med Biol. 2014;15(2):104–111.
52. Podsiadlo P, Darocha T, Kosinski S, et al. Severe Hypothermia Management in Mountain Rescue: Eine Umfrage-Studie. High Alt Med Biol. 2017;18(4):411–416.
53. Boue Y, Lavolaine J, Bouzat P, et al. Neurologic recovery from profound accidental hypothermia after 5 hours of cardiopulmonary resuscitation. Crit Care Med. 2014;42(2):e167–170.
54. Kosinski S, Darocha T, Jarosz A, et al. The longest persisting ventricular fibrillation with an excellent outcome – 6h 45min cardiac arrest. Resuscitation. 2016;105:e21–22.
55. Lexow K. Severe accidental hypothermia: survival after 6 hours 30 minutes of cardiopulmonary resuscitation. Arctic Med Res. 1991;50 Suppl 6:112–114.
56. Moser B, Voelckel W, Gardetto A, et al. One night in a snowbank: Ein Fallbericht einer schweren Hypothermie und Herzkreislaufstillstand. Resuscitation. 2005;65(3):365–368.

57. Walpoth BH, Walpoth-Aslan BN, Mattle HP, et al. Outcome of survivors of accidental deep hypothermia and circulatory arrest treated with extracorporeal blood warming. N Engl J Med. 1997;337(21):1500–1505.
58. Ruttmann E, Weissenbacher A, Ulmer H, et al. Prolonged extracorporeal membrane oxygenation-assisted support provides improved survival in hypothermic patients with cardiocirculatory arrest. J Thorac Cardiovasc Surg. 2007;134(3):594–600.
59. Zafren K. Out-of-Hospital Evaluation and Treatment of Accidental Hypothermia. Emerg Med Clin North Am. 2017;35(2):261–279.
60. Husby P, Andersen KS, Owen-Falkenberg A, et al. Accidental hypothermia with cardiac arrest: complete recovery after prolonged resuscitation and rewarming by extracorporeal circulation. Intensive Care Med. 1990;16(1):69–72.
61. Lim SH, Shuster M, Deakin CD, et al. Part 7: CPR techniquesand devices: 2010 International Consensus on Cardiopulmonary Resuscitation and Emergency Cardiovascular Care Science with Treatment Recommendations. Resuscitation. 2010;81 Suppl 1:e86–92.
62. Gruber E, Beikircher W, Pizzinini R, et al. Non-extracorporeal rewarming at a rate of 6.8 degrees C per hour in a deeply hypothermic arrested patient. Resuscitation. 2014;85(8):e119–120.
63. Serafin R, Serafin M. Soccorso in Montagna – 50 anni – 1954–2004. Clusone (BG) Italien: Ferrari Grafiche Editore; 2004.
64. World Health Organization (WHO). Drowning. Unter: https://www.who.int/news-room/fact-sheets/detail/drowning (letzter Zugriff: 14.04.2023).
65. Layon AJ, Modell JH. Drowning: Update 2009. Anesthesiology. 2009;110(6):1390–1401.
66. Harries M. Near drowning. BMJ. 2003;327(7427):1336–1338.
67. Bolte RG, Black PG, Bowers RS, et al. The use of extracorporeal rewarming in a child submersed for 66 minutes. JAMA. 1988;260(3):377–379.
68. Ibsen LM, Koch T. Submersion and asphyxial injury. Crit Care Med. 2002;30(11 Suppl):S402–408.
69. Youn CS, Choi SP, Yim HW, et al. Out-of-hospital cardiac arrest due to drowning: Ein Utstein Style Bericht über 10 Jahre Erfahrung aus dem St. Mary's Hospital. Resuscitation. 2009;80(7):778–783.
70. Tipton MJ, Golden FS. A proposed decision-making guide for the search, rescue and resuscitation of submersion (head under) victims based on expert opinion. Resuscitation. 2011;82:819–824.
71. Perkins GD. Rescue and resuscitation or body retrieval – the dilemmas of search and rescue efforts in drowning incidents. Resuscitation. 2011;82(7):799–800.
72. Brugger H, Sumann G, Meister R, et al. Hypoxia and hypercapnia during respiration into an artificial air pocket in snow: Auswirkungen beim Überleben in der Lawine. Resuscitation. 2003;58(1):81–88.
73. McIntosh SE, Grissom CK, Olivares CR, et al. Cause of death in avalanche fatalities. Wilderness Environ Med. 2007;18(4):293–297.
74. Boyd J, Haegeli P, Abu-Laban RB, et al. Patterns of death among avalanche fatalities: Ein 21-Jahre Rückblick. Cmaj. 2009;180(5):507–512.
75. Hohlrieder M, Brugger H, Schubert HM, et al. Pattern and severity of injury in avalanche victims. High Alt Med Biol. 2007;8(1):56–61.
76. Brown DJ, Brugger H, Boyd J, et al. Accidental hypothermia. N Engl J Med. 2012;367(20):1930–1938.
77. Kottmann A, Blancher M, Pasquier M, et al. Avalanche Victim-Resuscitation Checklist adaption to the 2015 ERC Resuscitation guidelines. Resuscitation. 2017;113:e3-e4.
78. Koumbourlis AC. Electrical injuries. Crit Care Med. 2002;30(11 Suppl):S424–30.
79. CNSAS Annual report; 2002–2008. Unter: https://www.cnsas.it/wp-content/uploads/2017/05/aprile-2008.pdf; https://www.cnsas.it/wp-content/uploads/2017/05/aprile-2007.pdf; https://www.cnsas.it/wp-content/uploads/2017/05/il-soccorsoAlp.-Speleo-Socc.-n.-34-2006-.pdf (letzter Zugriff: 14.04.2023).
80. Zafren K, Durrer B, Herry JP, et al. Lightning injuries: prevention and on-site treatment in mountains and remote areas. Offizielle guidelines der IKAR und UIAA MEDCOM (International Commission for Mountain Emergency Medicine and the Medical Commission of the International Mountaineering and Climbing Federation) Resuscitation. 2005;65(3):369–372.
81. Ritenour AE, Morton MJ, McManus JG, et al. Lightning injury: Ein Rückblick. Burns. 2008;34(5):585–594.
82. WHO, cartographer World Health Organization. Enemies of health, allies of poverty. World Health Organization; 2002. p 8.
83. Jeschke MG, Herndon DN, Barrow RE. Long-term outcomes of burned children after in-hospital cardiac arrest. Crit Care Med. 2000;28(2):517–520.
84. Hampson NB, Zmaeff JL. Outcome of patients experiencing cardiac arrest with carbon monoxide poisoning treated with hyperbaric oxygen. Ann Emerg Med. 2001;38(1):36–41.
85. Boyd JJ, Agazzi G, Svajda D, et al. Venomous snakebite in mountainous terrain: prevention and management. Wilderness Environ Med. 2007;18(3):190–202.
86. Durward A, Guerguerian AM, Lefebvre M, et al. Massive diltiazem overdose treated with extracorporeal membrane oxygenation. Pediatr Crit Care Med. 2003;4(3):372–376.
87. Munoz MG, Beyda DH. An Ethical Justification for Termination of Resuscitation Protocols for Pediatric Patients. Pediatr Emerg Care. 2017;33(7):505–515.
88. American CoSCoT, American CoEPPEMC, National AoEP, American AoPCoPEM, Fallat ME. Withholding or termination of resuscitation in pediatric out-of-hospital traumatic cardiopulmonary arrest. Pediatrics. 2014;133(Apr [4]):1104–1116.
89. Bossaert LL, Perkins GD, Askitopoulou H, et al. European Resuscitation Council Guidelines for Resuscitation 2015: Section 11. The ethics of resuscitation and end-of-life decisions. Resuscitation. 2015;95:302–311.
90. Anonymous. Ten Leading Causes of Death and Injury: Center of Disease Control; 2016. Unter: https://www.cdc.gov/injury/wisqars/LeadingCauses.html (letzter Zugriff: 14.04.2023).
91. McLaughlin C, Zagory JA, Fenlon M, et al. Timing of mortality in pediatric trauma patients: Eine Analyse der National Trauma Data Bank. J Pediatr Surg. 2018;53(2):344–351.
92. Millin MG, Galvagno SM, Khandker SR, et al. Withholding and termination of resuscitation of adult cardiopulmonary arrest secondary to trauma: Ressourcendokument zu den gemeinsamen NAEMSPACSCOT-Stellungnahmen. J Trauma Acute Care Surg. 2013;75(3):459–467.
93. Vassallo J, Nutbeam T, Rickard A, et al. 49 Paediatric traumatic cardiac arrest – the development of a treatment algorithm. Emerg Med J. 2017;34(12):A892-A894.
94. Maconochie IK, Bingham R, Eich C, et al. European Resuscitation Council Guidelines for Resuscitation 2015: Section 6. Paediatric life support. Resuscitation. 2015;95:223–248.
95. Meert KL, Telford R, Holubkov R, et al. Pediatric Out-of-Hospital Cardiac Arrest Characteristics and Their Association With Survival and Neurobehavioral Outcome. Pediatr Crit Care Med. 2016;17(12):e543-e550.
96. Krarup NH, Kaltoft A, Lenler-Petersen P. Risen from the dead: a case of the Lazarus phenomenon-with considerations on the

termination of treatment following cardiac arrest in a prehospital setting. Resuscitation. 2010;81(11):1598–1599.

97. Gordon L, Paal P, Ellerton JA, et al. Delayed and intermittent CPR for severe accidental hypothermia. Resuscitation. 2015;90:46–49.
98. Putzer G, Braun P, Zimmermann A, et al. LUCAS compared to manual cardiopulmonary resuscitation is more effective during helicopter rescue-a prospective, eine randomisierte, cross-over manikin Studie. Am J Emerg Med. 2013;31(2):384–389.
99. Brooks SC, Bigham BL, Morrison LJ. Mechanical versus manual chest compressions for cardiac arrest. Cochrane Database Syst Rev. 2011(1):CD007260.

KAPITEL

40 Transport

Alberto Zoli, Gianluca Marconi, Bruce Brink, Mario Teruzzi

Zusammenfassung

Dieses Kapitel richtet sich an Bergrettungspersonal, medizinisches Fachpersonal und Flugrettungspersonal. Wir geben spezifische Empfehlungen, letztendlich sollte aber jeder Einzelne seine Erfahrung, seine Ausbildung und seinen gesunden Menschenverstand einsetzen, um das für die jeweilige Situation geeignete Vorgehen auszuwählen und umzusetzen. Die medizinischen Behandlungsmöglichkeiten in den Bergen unterscheiden sich von denen bei anderen Rettungseinsätzen. Die geografischen Bedingungen, das Gelände, taktische Überlegungen, die medizinische Ausrüstung, die Wetterbedingungen und Dunkelheit können Bergrettungseinsätze zu einer großen Herausforderung für das gesamte Team werden lassen und die medizinischen Behandlungsmöglichkeiten vor Ort einschränken. Die Rettungsausrüstung und -taktik sollte dem Gelände angepasst sein. Geeignete Rettungsausrüstung und geschultes Personal, einschließlich Bergretter und Bergrettungsärzte, Krankenpfleger, Sanitäter und Rettungsdienste, sollten rund um die Uhr verfügbar sein. Sind in einem Gebiet schwerpunktmäßig luftgestützte Bergrettungseinsätze erforderlich, kann es angebracht sein, spezielle Ausbildungsprogramme und Behandlungsstrategien für alpines Terrain einzuführen (➤ Abb. 40.1).

40.1 Hintergrund

In gebirgigen Ländern kann ein erheblicher Teil der Rettungseinsätze an Wanderwegen, Gletschern, steilen Felsen, Schluchten und Lawinen stattfinden. Die medizinische Notfallversorgung erfordert die Koordination mit den bodengebundenen Rettungsdiensten, wenn der Patient schnell transportiert werden muss. Ein Notfallteam des Rettungsdienstes (*Emergency Medical Services EMS*) sollte den Einsatzort so schnell wie möglich erreichen, entweder als Helfer vor Ort oder über den professionellen Rettungsdienst. Bei der Ankunft am Unfallort muss der Teamleiter entscheiden, ob das Opfer am Unfallort behandelt werden kann oder eine sofortige Notfallevakuierung einzuleiten ist. Das Rettungsteam muss mit exponierten Lagen zurechtkommen, auf seine eigene Sicherheit und die des Opfers achten und auch unter extremen Bedingungen leistungsfähig bleiben. Bei vielen Einsätzen besteht das EMS-Team aus einem technischen Retter und nur einer medizinisch qualifizierten Person, z. B. einem Arzt, einer Krankenpflegefachkraft oder einem Notfallsanitäter. Die Retter sollten für die Longline- bzw. Windenbergung ausgebildet sein. Eine erweiterte medizinische Versorgung vor Ort ist oftmals kaum möglich. Insbesondere bei schlechtem Wetter müssen die Bergretter in der Lage sein, sich sicher in alpinem Gelände zu bewegen, und, wenn nötig, auch alleine abzusteigen. Viele medizinisch ausgebildete Flugretter sind der Ansicht, diese Fähigkeiten nicht zu benötigen, da

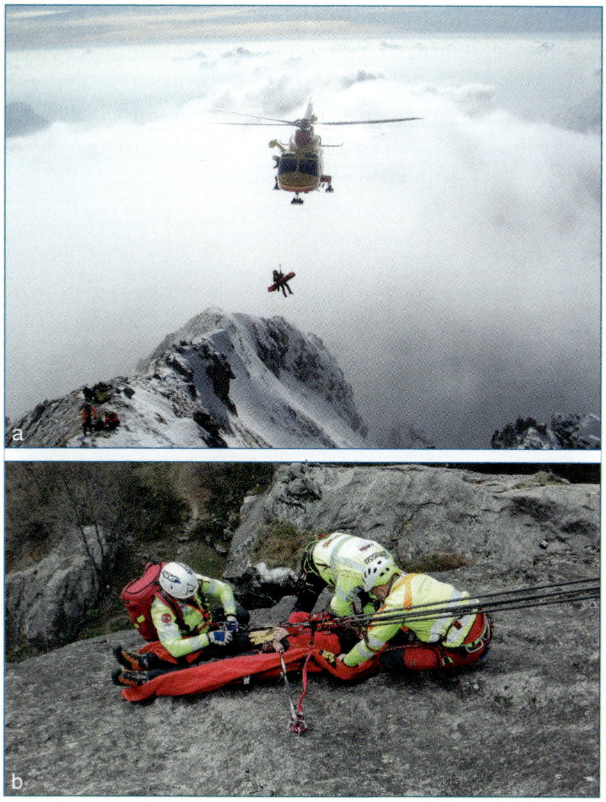

Abb. 40.1 Schwierigkeiten während eines technischen Bergrettungseinsatzes.

die Frequenz wirklich anspruchsvoller Bergrettungseinsätze insgesamt gering sei. Tatsächlich kann ein Mangel an diesen Fähigkeiten schnell zur Katastrophe führen. [1]

Das Management von Patienten in den Bergen oder abgelegenen Gegenden kann eine große Herausforderung darstellen. Patienten im alpinen Gelände sind oft nur schwer zu erreichen. Die Patientenbeurteilung, Entscheidungsfindung, Behandlung und der Transport müssen unter Umständen in schwierigem Gelände und bei schlechtem Wetter erfolgen. Zudem können Infrastruktur oder Kommunikationsmöglichkeiten mangelhaft sein. Ausrüstung und medizinisches Equipment müssen zum Teil getragen werden und sind möglicherweise hoher Luftfeuchtigkeit oder niedrigen Temperaturen ausgesetzt. Aufgrund hoher Kosten verfügen manche Bergrettungsteams nur über eine begrenzte Ausrüstung. Mitglieder der Bergrettung sind oft die ersten und einzigen Helfer vor Ort. Überleben und Outcome der betroffenen Patienten hängen daher oftmals von den Kenntnissen, den Fähigkeiten und der Ausrüstung dieser Helfer ab. [2]

Ziel der modernen Alpinmedizin ist es, Verletzte oder Erkrankte am Unfallort notfallmedizinisch zu versorgen, wenn möglich zu stabilisieren und so schnell und komfortabel wie möglich zu transportieren.

Bergrettungsteams sollten imstande sein, jeden Einsatz sicher durchzuführen. Dies erfordert Erfahrung, organisatorische Fähigkeiten, technische Ausbildung und Können. Darüber hinaus sollten sich die medizinischen Rettungsteams mit Bergrettern abstimmen, die mit dem örtlichen Terrain, den Bergrettungsmaßnahmen und den Bergungstechniken vertraut sind. Zur Erleichterung der Organisation und zur Erhöhung der Sicherheit kann jeder Einsatz in vier Phasen unterteilt werden: Person lokalisieren, Person erreichen, Person stabilisieren und Person evakuieren.

MERKE

- Rettungsteams sollten so trainiert werden, dass sie auch in schwierigem Terrain effektiv arbeiten können. Erfahrung, organisatorische Fähigkeiten, technische Ausbildung und Können sind wichtige Voraussetzungen, damit die Rettungskräfte sicher und effektiv arbeiten können.
- Die erste Entscheidung ist, ob das Opfer behandelt oder evakuiert werden soll, wobei der klinische Zustand des Opfers gegen die Gefahren vor Ort abzuwägen sind.
- Sicherheit geht immer vor.

40.2 Anforderungen an Rettungsdienste

Ein medizinischer Notfall in den Bergen oder einer abgelegenen Gegend kann ein ernstes Risiko für den Patienten darstellen, selbst wenn die Krankheit in einer zivilisierten Umgebung nur ein geringfügiges Problem darstellen würde. Laut einer Umfrage unter Rettungsdiensten in den Bergen Europas und Nordamerikas wird eine präklinische Behandlung häufiger in Ländern durchgeführt, in denen Ärzte regelmäßig an Bergrettungseinsätzen beteiligt sind. [3]

40.3 Transportvorbereitung

40.3.1 Primäruntersuchung und Erstbehandlung

Gemäß den Richtlinien des *National Institute for Health and Care Excellence (NICE)* für schwere Traumata [4] sollte das Rettungsteam die Versorgung eines Traumapatienten mit der Erstuntersuchung nach dem cABCDE-Algorithmus beginnen, um lebensbedrohliche Notfälle zu erkennen und zu behandeln: **c** Kritische Blutungen stoppen; **A** Atemwege freihalten mit Schutz der HWS; **B** (Be-)Atmung; **C** Kreislauf; **D** neurologische Defizite; **E** Entkleiden und Wärmeerhalt. Die Patienten sollten dabei im alpinen Terrain so sparsam wie möglich entkleidet und stattdessen vor Unterkühlung geschützt werden.

Patienten in lebensbedrohlichem Zustand sollten so rasch wie möglich behandelt und abtransportiert werden. Zur Schmerzlinderung sind Medikamente zu verabreichen. Frakturen sollten reponiert und geschient werden, um Morbidität und Schmerzen zu minimieren. Die Beurteilung des Patienten, die Medikation und alle weiteren durchgeführten Maßnahmen sind zu dokumentieren. Wenn möglich, sollte dem aufnehmenden Krankenhaus ein schriftlicher Behandlungsbericht vorgelegt werden (➤ Kap. 15 *Frakturen, Luxationen und Wirbelsäulenverletzungen*).

40.3.2 Beckenfrakturen

Schwere Beckenringfrakturen mit Kontinuitätsunterbrechung der knöchernen Struktur kommen selten vor. In einer schottischen Studie, die retrospektiv Magnetresonanztomografie-Untersuchungen von Kranken und Verletzten zwischen 1998 und 1999 auswertete, wurden Beckenringfrakturen in weniger als 1 % aller Unfallopfer gefunden. [5] Bei Frakturen des Beckenrings trägt eine unkontrollierte Blutung zu einer beträchtlichen Anzahl der Todesfälle bei. Die Open-Book-Verletzung, bei der sich das Becken wie ein Buch aufklappen lässt, ist die häufigste Form der schweren Beckenfraktur. Die Untersuchung sollte sich darauf beschränken, vorsichtig zu versuchen, das „Buch" zu schließen, indem man die Beckenkämme umfasst und sanften Druck nach vorne ausübt. Schmerzen, Beweglichkeit der Knochen und Krepitationen deuten auf eine Beckenfraktur hin. Die zusätzlichen Manöver, die als

„Schaukeln“ (*rocking the pelvis*) oder „Federn“ (*springing the pelvis*) des Beckens bezeichnet werden, sollten nicht durchgeführt werden, da sie knöcherne Fragmente verschieben können. [6] Besteht der Verdacht auf eine Beckenfraktur, sollte eine externe Kompression des Beckens mit einem handelsüblichen Beckengurt oder mit einer improvisierten Binde in Höhe der beiden Trochanter major vorgenommen werden. Die Kompression des Beckens verringert die Instabilität, sie kann Schmerzen lindern und Blutungen aus Blutgefäßen und Bruchstellen limitieren. Ein angelegter Beckengurt soll erst im Krankenhaus nach einer vollständigen Untersuchung wieder abgenommen werden. (➤ Kap. 15 *Frakturen, Verrenkungen und Wirbelsäulenverletzungen*). [7]

40.3.3 Extremitätenfrakturen

Die Schienung einer Femurschaftfraktur kann helfen, den Blutverlust [8] und Schmerzen zu verringern (➤ Kasten 40.1). Wenn möglich, sollten Frakturen an den Extremitäten so schnell wie möglich reponiert und geschient werden. Obwohl es üblich ist, Verletzungen der Extremitäten ruhigzustellen, gibt es nur wenige Daten über Extremitätenschienen, mit Ausnahme von Daten über mögliche Schäden durch aufblasbare Produkte. Patienten wissen Schienungen zu schätzen, da diese den Komfort deutlich verbessern. Es gibt zahlreiche Arten von Extremitätenschienen, jede mit Vor- und Nachteilen. Bei der Bergrettung entscheiden zudem Größe, Gewicht, Haltbarkeit, Anpassungsfähigkeit, Zuverlässigkeit und Kosten darüber, welches Material verwendet wird. In den Bergen ist oft die Kunst der Improvisation entscheidend. Es kann z. B. eine Bergsteigerausrüstung zur Schienung umfunktioniert werden. Wenn es den Rettern möglich ist, sollten dislozierte Frakturen und Gelenksluxationen noch am Unfallort so schnell wie möglich reponiert werden. In einigen Fällen ist hierfür die Verabreichung von Analgetika erforderlich.

Die Verletzungen können von einfachen Bänderzerrungen bis hin zu komplex verschobenen offenen Brüchen reichen. Stürze sind häufig und bergen ein hohes Potenzial für Wirbelsäulen- und Beckenfrakturen. [5] Die Rettungskräfte müssen mit ihren begrenzten diagnostischen und therapeutischen Möglichkeiten alles versorgen, von der geringfügigen bis zur lebensbedrohlichen Fraktur. Die wichtigsten Ziele der Versorgung vor Ort umfassen die Reposition und Stabilisierung der Fraktur. Je früher die Frakturen stabilisiert werden, desto geringer ist die Morbidität. Eine rasche Versorgung von Oberschenkelschaft- und Beckenfrakturen kann die Sterblichkeitsrate senken. [6] Fortschritte beim Design des Materials haben zu leichteren und kompakteren Schienen geführt, die einfacher zum Unfallort gebracht werden können. Verstellbare Schienen und Zervikalstützen können bei den meisten Unfallopfern unabhängig von der Körpergröße verwendet werden.

Frakturen gehen oft mit Weichteilverletzungen wie offenen Wunden, Ischämie der Haut (erkennbar durch die blasse Farbe), und neurovaskulären Schädigungen durch arteriellen Verschluss mit Pulslosigkeit oder Nervenverletzungen mit Parästhesien einher. Sofern möglich, sollte der Patient über alle anstehenden Schritte der medizinischen Versorgung informiert werden. Dem Patienten sollte eine lokale, regionale oder systemische Analgesie verabreicht werden. Zudem ist er darüber zu informieren, dass der Schmerz während der Bergung zunehmen kann. Zur Stabilisierung einer Fraktur müssen die Gelenke ober- und unterhalb der Bruchstelle in die Schienung mit einbezogen werden. In manchen Fällen kann dazu mehr als eine Schiene erforderlich sein. Beispielsweise kann eine distale Unterarmfraktur mit einer volaren Schiene versorgt werden, die zusätzlich mit einem Armtragetuch am Ellenbogen gestützt wird. Vor und nach dem Anlegen der Schienung ist der neurovaskuläre Status zu erheben und zu dokumentieren. Patienten mit anhaltenden neurovaskulären Defiziten sollten umgehend in ein Krankenhaus gebracht werden. Während des Transports sollte der Zugang zum verletzten Körperteil offen gehalten werden, darauf gilt es, bereits beim „Einpacken“ des Patienten zu achten.

Kasten 40.1

Wahl der Schienung bei Oberschenkelschaftfraktur

- Femorale Traktionsschienen: Es gibt keine vergleichenden Studien von handelsüblichen Produkten. Die Auswahl sollte nach persönlichen Vorlieben erfolgen. Es kann auch eine improvisierte Schienung mittels Teleskopski- oder Wanderstöcken vorgenommen werden. Es ist wichtig, dass die Schiene mit der übrigen Rettungsausrüstung zusammenpasst, da sie unweigerlich über den Fuß des Patienten hinausragt, was störend sein kann. Eine Hüftluxation, eine dislozierte Kniefraktur und Sprunggelenksverletzungen sind Kontraindikationen für die Verwendung von Oberschenkeltraktionsschienen. Begleitverletzungen, die den Einsatz von Traktionsschienen erschweren oder ausschließen, sind häufig. In einer Fallserie von Mehrfachverletzten wiesen 38% der Patienten eine Verletzung auf, die den sicheren Einsatz von Traktionsschienen verhindert. [21]
- Vakuummatratzen oder große Vakuumschienen: Die Fraktur wird durch manuelle Traktion reponiert. Anschließend wird die Vakuummatratze oder -schiene um das gebrochene Bein geformt und abgesaugt. Die Aufrechterhaltung der Reposition kann die zusätzliche Schienung des nicht betroffenen Beins oder anhaltenden manuellen Zug erfordern.

Manchmal muss die betroffene Gliedmaße hochgelagert bzw. eine Kühlkompresse angebracht werden. Eine offene Fraktur muss steril abgedeckt werden. Der Verband sollte bis zum Eintreffen im Krankenhaus nicht mehr entfernt werden. Ragen Fremdkörper aus einer Wunde heraus, sind diese nicht zu entfernen, da es dadurch zu Blutungen oder Nervenschäden kommen könnte. Um den Fremdkörper für die Bergung zu stabilisieren, kann der Gegenstand vorsichtig abgetrennt oder gebogen werden.

Bereits die Reposition einer Fehlstellung am Unfallort kann die Evakuierung erleichtern. Wenn die Retter dazu in der Lage sind, sind Luxationen von Knöcheln, Schultern, Fingern und Ellenbogen sowie Subluxationen der Kniescheiben sofort zu reponieren. Auch hier sollte, wie bei der Schienung, der neurovaskuläre Status vor und nach der Reposition überprüft und dokumentiert werden. Nach der Reposition sollte eine Extremität geschient und z. B. durch ein Armtragetuch stabilisiert werden.

Während des Transports sollte der Patient regelmäßig nach Schmerzen oder Taubheitsgefühl gefragt werden. Häufige Probleme sind Schmerzen durch unnötige grobe Bewegung, durch Lockerung von Vakuumschienen, durch Verbände, die bei sekundärem Anschwellen der Extremität zu eng werden, und durch das Nachlassen der Analgesie. Gelegentlich entwickelt sich ein neurovaskuläres Problem, wie z. B. ein Kompartmentsyndrom. [7] Immobilisierte Personen können schnell auskühlen und sollten daher gut isoliert und wenn möglich aktiv gewärmt werden. Wie bereits erwähnt, sollte während des Transports eine Dokumentation über die Befunde und die erfolgte medizinische Versorgung der Patienten erfolgen und dem Personal des aufnehmenden Krankenhauses übergeben werden. Offene Wunden sind zu dokumentieren. Digitale Fotos von Verletzungen, insbesondere vor einer Manipulation oder Behandlung, können hilfreich sein.

40.3.4 Immobilisation der Wirbelsäule

Alle Patienten in alpinem Terrain sind vor dem Transport sorgfältig auf Wirbelsäulenverletzungen zu untersuchen und gegebenenfalls zu immobilisieren. Die Anwendung einer harten Zervikalstütze (z.B. Stifneck®) und einer Vakuummatratze sind zu bevorzugen. In Ausnahmefällen, wie bei zeitkritischen Verletzungen oder in gefährlicher Umgebung kann keine Ruhigstellung vor dem Transport erfolgen. Ist der Patient wach und liegen keine Zeichen einer Intoxikation, keine neurologischen Symptome und keine Druckempfindlichkeit der Mittellinie des Nackens vor, so muss keine Zervikalstütze angelegt werden. [9] Rückenmarksverletzungen gehen mit einer hohen Morbidität und Mortalität einher. In der bereits erwähnten schottischen Studie traten bei 3,6 % der nicht tödlichen Unfälle auch Wirbelsäulenverletzungen auf. [5] In einer anderen Studie zu Bergsportunfällen wurde berichtet, dass etwa 50 % der Wirbelsäulenverletzungen die Halswirbelsäule betrafen. [10] Da Verletzungen der Halswirbelsäule häufig durch Stürze verursacht werden, weisen diese Patienten meist noch mindestens eine weitere schwere Verletzung auf. Daher ist es wichtig, im Rahmen einer detaillierten Untersuchung weitere Traumata auszuschließen. Wirbelsäulenverletzungen sollten während des Transports stabilisiert werden, um Sekundärschäden zu vermeiden. Vakuummatratzen sind für den Patienten angenehmer als ein Spineboard, da diese die Patienten so stabilisieren, dass auch beim Kippen der Trage, wozu es bei Bergungen jederzeit kommen kann, keine grobe Bewegung der Wirbelsäue verursacht wird. [11] Vakuummatratzen können Hautischämien verursachen, jedoch ist das Risiko eines Druckgeschwürs geringer als bei Spineboards. [12] Im Vergleich zu Spineboards sind Vakuummatratzen leicht zu transportieren und einzusetzen, vor allem an windigen, exponierten und beengten Einsatzorten. Die Zeit, um eine Vakuummatratze abzusaugen, beträgt weniger als 3 min. Das ist vergleichbar mit der Zeit, die erforderlich ist, um einen Patienten auf einem Spineboard zu lagern. [11]

TIPPS

Vor jedem Transport eines Patienten in einer Vakuummatratze sollten folgende Vorsichtsmaßnahmen getroffen werden:

- Um Druckstellen zu vermeiden, ist eine glatte, faltenfreie Oberfläche herzustellen.
- Ein zu fest angelegter Brustgurt kann die Atmung beeinträchtigen und sollte daher vermieden werden.
- Liegt der Patient in der Vakuummatratze, kann ein Blutverlust übersehen werden. Besteht die Gefahr einer Blutung in einem nicht zugänglichen Bereich, sollte dieser regelmäßig untersucht werden.
- Um ein Abknicken der Vakuummatratze in der Längsachse und Beschädigungen zu vermeiden, sollte sie zusammen mit einer starren Verletzten- oder Schaufeltrage verwendet werden (➤ Abb. 40.2).
- Rettungsgeräte wie ein Spineboard oder ein KED (*Kendrick Extrication Device*) können in speziellen Situationen nützlich sein. So sind z. B. bei Spaltenbergungen meist Utensilien mit Beinschlaufen nötig. [13]

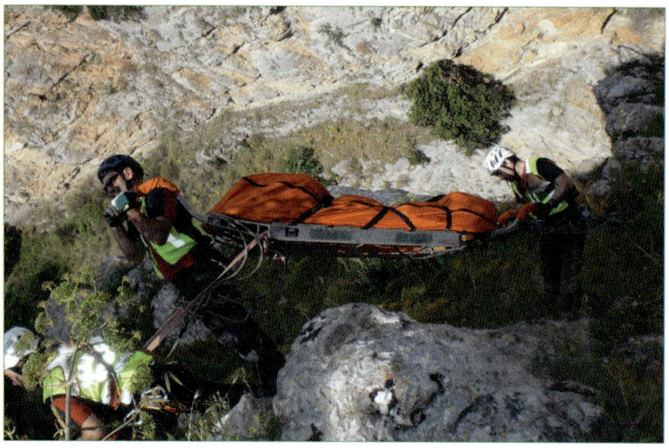

Abb. 40.2 Eine Korbtrage eignet sich ideal für Bergrettungseinsätze. (Mit freundlicher Genehmigung des Corpo Nazionale Soccorso Alpino e Speleologico CNSAS)

Immobilisation der Halswirbelsäule

Der Einsatz von Zervikalstützen (z.B. Stifneck®) ist umstritten. In einer Laborstudie verbesserte die Verwendung einer starren Zervikalstütze zusammen mit einer Vakuummatratze die Stabilisierung der HWS. [11] Zwei kontrollierte prospektive Studien haben jedoch gezeigt, dass Zervikalstützen den intrakraniellen Druck durch eine Kombination aus Weichteildruck und venöser Obstruktion erhöhen können. [14, 15] Eine schlecht sitzende Zervikalstütze kann die Atemwege einschränken. [16] Zervikalstützen, die über einen längeren Zeitraum getragen werden, sind unangenehm und können Druckstellen verursachen. Um Drucknekrosen der Haut zu verhindern, sollte die Kleidung im Hals- und Nackenbereich angepasst und Halsschmuck entfernt werden. Falls gezielt eingesetzt, können Zervikalstützen in bestimmten Situationen sicher angewendet werden. [17] Individuell verstellbare Zervikalstützen waren ein wichtiger Fortschritt in der präklinischen Versorgung, da so die vorzuhaltende Anzahl von Zervikalstützen reduziert werden konnte, ohne die Passgenauigkeit einbüßen zu müssen. Die Datenlage zum Vergleich der verschiedenen Arten von Zervikalstützen ist jedoch begrenzt. [18,19] Es gäbe Vakuum-HWS-Schienen, die ähnlich wie andere Vakuumschienen funktionieren, jedoch sind Daten über ihren Wert im alpinen Raum ebenfalls sehr begrenzt. [20]

40.4 Der Einsatz von Hubschraubern in der Bergrettung

Die Hauptziele der Bergrettung und der Rettungsdienste bestehen darin, den Patienten schnell zu erreichen, eine hochwertige Versorgung am Unfallort zu gewährleisten und den Patienten so rasch wie möglich in eine geeignete Einrichtung zu transportieren.

Werden diese Ziele erreicht, kann das Patientenoutcome erheblich verbessert werden. Dies trifft insbesondere bei schwerverletzten Patienten zu, bei denen Verzögerungen die Morbidität und Mortalität erheblich erhöhen. In den Bergen oder in abgelegenen Regionen dauert die präklinische Notfallversorgung generell länger als im urbanen Raum. Daher soll die Flugrettung in den bestehenden Rettungsdienst integriert und mit geschultem Personal besetzt werden, das für Alpinnotfälle ausgerüstet ist. Überwiegen die potenziellen Vorteile des Hubschraubers die Risiken eines terrestrischen Abtransportes, sollte ein Patient mit dem Hubschrauber transportiert werden. Die Risiko-Nutzen-Abwägung wird vom Einsatzleiter vorgenommen, der Erfahrung im Management von Alpinnotfällen hat. Die Flugsicherheitsbedingungen und die Verfügbarkeit eines geeigneten Hubschraubers sollten geprüft werden. Überlegungen, die den Versicherungsstatus des Patienten oder die Frage betreffen, ob es sich um öffentliche oder private, professionelle oder freiwillige Rettungsorganisationen handelt, dürfen dabei keine Rolle spielen. Grundsätzlich soll der nächstgelegene geeignete Hubschrauber aktiviert werden. Wenn möglich, sollten mehrere Hubschrauberstützpunkte eingerichtet werden, um ein möglichst großes Gebiet abzudecken und optimale Reaktionszeiten zu gewährleisten. Aus Sicherheitsgründen sollten die Piloten in der Bergrettung ausgebildet und zertifiziert sein und sich in der Gegend auskennen. Auch die anderen Besatzungsmitglieder sollten eine Bergrettungs- und Flugausbildung erhalten. Vor Beginn des Einsatzes sollte ein Briefing stattfinden, um sicherzustellen, dass der Plan und die Aufgaben für alle Luft- und Bodencrews klar sind.

Die Indikationen für den Helikoptereinsatz lassen sich in zwei Gruppen unterteilen: medizinische Gegebenheiten und Überlegungen zur Rettung und Transport. Es gibt mehrere medizinische Kriterien, die für den Einsatz von Hubschraubern sprechen. Vorteilhaft für einen Einsatz eines Hubschraubers im Vergleich zum Bodentransport können z.B. Verletzungen und medizinische Zustände sein, die sich schnell verschlechtern können, wie geschlossene Schädelverletzungen, Wirbelsäulenverletzungen und akute Koronarsyndrome.

Der Einsatz eines Hubschraubers kann auch bei Rettungseinsätzen in schwierigem oder gefährlichem Gelände angezeigt sein, für die ein Transport am Boden unmöglich oder zu zeitaufwendig wäre. Zeitliche Erwägungen sind auch entscheidend, wenn schlechtes Wetter heranzieht oder Dunkelheit naht. Der Einsatz eines Hubschraubers kann auch bei Unfällen angezeigt sein, bei denen eine hohe Wahrscheinlichkeit einer schweren Verletzung besteht, z. B. Lawinenunfälle, Spaltenstürze oder Paragliderabstürze. Bei einem Unfall mit mehreren verletzten Personen können Hubschrauber nützlich sein, um den Transport von Rettungskräften und Opfern zu unterstützen. [22]

Die ersten zivilen Einsätze von Flugzeugen zum Patiententransport erfolgten wahrscheinlich zufällig. In Nordkanada, Australien und in den skandinavischen Ländern sind abgelegene und dünn besiedelte Siedlungen oft monatelang oder sogar das ganze Jahr über nicht über Straßen zu erreichen. An einigen Orten in Skandinavien, insbesondere in Norwegen, ist das Boot das wichtigste Transportmittel zwischen den Gemeinden. Schon früh in der Geschichte der Luftfahrt begannen viele dieser Gemeinden, sich auf zivile „Buschpiloten“ zu verlassen, die mit kleinen Flugzeugen Vorräte, Post, Ärzte oder Krankenschwestern einflogen. Buschpiloten führten wahrscheinlich die ersten zivilen Ambulanzflüge durch. Wenn auch auf Ad-hoc-Basis organisiert, bestand eindeutig ein Bedarf an diesen Diensten ➤ Kasten 40.2. Schweden und Siam (Thailand) führten bereits in den 1920er-Jahren ein Vollzeit-Flugambulanzsystem ein. Im australischen

Kasten 40.2

Historisches

Der erste dokumentierte Versuch, eine Flugambulanz zu installieren, erfolgte 1909 in Pensacola, Florida, USA. Der Pilot war ein Arzt, der sowohl das Flugzeug steuerte als auch medizinische Hilfe leistete.

Der Beginn der modernen Flugrettung ist datiert auf den Beginn des Koreakrieges (1950), als das Potenzial des Hubschraubers als medizinisches Transportmittel in vollem Umfang erkannt wurde. Der nächste große Fortschritt im Bereich der Flugrettung war die Einleitung der Behandlung bereits während der Flüge zu den Feldlazaretten im Vietnamkrieg durch medizinisches Personal (1964–1975).

Durch den vermehrten Einsatz von Hubschraubern als medizinische Transportmittel konnte die durchschnittliche Wartezeit auf eine medizinische Behandlung auf eine Stunde reduziert werden. Die Behandlungs- und Transportmöglichkeit von Patienten mit Hubschraubern war ein Schlüssel zur Verringerung der Morbidität und Mortalität. [23]

Outback wurde 1928 der erste formelle Vollzeit-Flugrettungsdienst eingerichtet. Diese Organisation wurde später zum *Royal Flying Doctor Service* und ist heute immer noch tätig. 1934 gründete Marie Marvingt in Marokko den ersten zivilen Flugrettungsdienst Afrikas. In Schottland wurde im Jahr 1936 der Flugambulanzdienst als Teil des *Highlands and Islands Medical Service* eingerichtet, um entlegenere Gebiete in den schottischen Highlands zu erreichen. Die Flugrettung hat sich in entlegenen Gebieten schnell bewährt, ist jedoch in Entwicklungsländern viel später entstanden. Die kanadische Provinz Saskatchewan richtete nach dem Zweiten Weltkrieg in Regina die erste Flugambulanz Nordamerikas ein. Die Regierung von Saskatchewan musste abgelegene Gemeinden versorgen und war für die medizinische Versorgung über große Entfernungen zuständig (➤ Kap. 2 *Geschichte der Bergrettung*).

Ein effizientes HEMS-System (*Helicopter Emergency Medical System*) ist eine gelungene Verbindung aus Technik, einschließlich Hubschraubern und Kommunikationssystemen, und, was noch wichtiger ist, gut organisiertem und geschultem Personal, einschließlich Disponenten, Hubschrauberbesatzungen und Personal in den Aufnahmeeinrichtungen. Die Qualität von Rettungsdiensten einschließlich HEMS lässt sich am besten beurteilen anhand der Alarmierungszeit (Zeit vom Notruf bis zum Abflug) und der Reaktionszeit (Zeit vom Notruf bis zum Eintreffen am Einsatzort). Diese Zeiten stehen in engem Zusammenhang mit der Fähigkeit des Systems, zeitgerecht auf einen Notfall zu reagieren (➤ Kasten 40.3).

Kasten 40.3

Wünschenswerte Charakteristika von Flugrettungsorganisationen [25]

Folgende Charakteristika von Flugrettungsorganisationen verkürzen die Alarmierungs- und Reaktionszeiten erheblich:

- Die Flugrettungsorganisation ist in ein nationales oder regionales Rettungsdienst-System integriert.
- Alle HEMS-Besatzungsmitglieder sowie der Hubschrauber befinden sich gemeinsam am Stützpunkt, die Crew ist weniger als 100 m vom Hubschrauber entfernt.
- Der Hubschrauber wird im Dienst ausschließlich für Rettungsflüge verwendet.
- Das Einsatzgebiet hat einen optimalen Radius von 50 km bis maximal 70 km und eine Fläche von etwa 8.000–15.000 km^2.
- Der Einsatz wird von einem, vom HEMS-Team unabhängigen, Disponenten vergeben.
- Der Einsatz wird von einer Leitstelle vergeben.
- Jeder Einsatz wird nur von einem einzelnen Disponenten bearbeitet.
- Der Hubschrauber kann Winden- oder Fixtaubergungen durchführen.
- Der Flugrettungsunternehmer hat mehr als einen Stützpunkt.
- Auf jedem Stützpunkt ist nur jeweils ein Team im Dienst.
- An jedem Stützpunkt gibt es Ersatzhubschrauber.
- Der nächstgelegene Flugrettungsstützpunkt ist 90 km weit entfernt.
- Die durchschnittliche Zahl an Flugrettungseinsätzen beläuft sich auf mindestens 650 Einsätze pro Jahr und Stützpunkt.
- Es werden moderne Hubschrauber mit kurzen „Takeoff-Zeiten" und hohen Fluggeschwindigkeiten eingesetzt.

TIPPS

Als idealer Zielwert gilt eine Alarmierungszeit von < 5 min und eine Reaktionszeit von < 20 min, auch in den Bergen. Moderne Hubschrauber und Organisationsstrukturen ermöglichen es, in dicht besiedelten, hoch entwickelten Ländern, diese Zeitvorgaben ohne Abstriche bei der Sicherheit zu realisieren. [24]

Flugrettungseinsätze im alpinen Raum sind anspruchsvoll und stellen besondere Anforderungen an das Personal und die Ausrüstung. Die Sicherheit hat bei Bergrettungseinsätzen immer oberste Priorität. Herrscht kein Flugwetter, so muss eine terrestrische Rettung als Ergänzung oder als Alternative in Erwägung gezogen werden. Zu den unsicheren Bedingungen gehören schlechtes Wetter mit starkem Wind, Vereisung oder schlechte Sichtverhältnisse sowie Dunkelheit, wenn die Verwendung von Nachtsichtgeräten nicht möglich ist.

HEMS-Crews werden für Sucheinsätze im unwegsamen Gelände ebenso angefordert wie zur medizinischen Versorgung und den Transport von Verletzten und Kranken. Die Sicherheit sollte an jedem Entscheidungspunkt bewertet werden.

Um entscheiden zu können, ob ein Such- und Rettungseinsatz (SAR) durchgeführt wird, und um die entsprechenden Vorbereitungen zu treffen, werden die wichtigsten Informationen benötigt. Einen ersten Überblick über die Situation vor Ort, das Terrain und geeignete Landezonen gewinnt man bereits beim ersten Überflug des Einsatzortes. Die Hubschrauberbesatzung kann einen Einsatz aus Sicherheitsgründen jederzeit abbrechen. Ein Rettungseinsatz kann auch abgearbeitet werden, indem der Hubschrauber nahe des Einsatzortes, aber außerhalb des technisch anspruchsvollen Geländes landet oder indem Rettungskräfte den Patienten aus exponiertem Terrain evakuieren und zum Hubschrauber bringen. Oft können Patienten auch mittels Winden- oder Taubergung gerettet werden.

40.4.1 Flugrettungsorganisationen: Organisation und Regelwerk

Die meisten Verletzungen und Todesfälle bei Flugrettungseinsätzen resultieren aus einer Kombination von zwei Fehlern: Einem Verstoß gegen die Sicherheitsvorschriften und der Duldung dieses Verstoßes durch andere Teammitglieder.

Bei einem Notfalleinsatz fliegt man normalerweise direkt an den Ort des Geschehens. Notfalleinsätze werden durch Verletzungen oder akute Erkrankungen ausgelöst. In abgelegenen Gegenden können verletzte oder erkrankte Personen, welche eine medizinische Notfallversorgung benötigen, vollständig von der Flugrettung abhängig sein. Schnelle Reaktionszeiten sowie gut ausgebildetes und ausgerüstetes Personal sind Hauptfaktoren zur Verbesserung des Behandlungsergebnisses.

In einem Flugrettungssystem sollte klar definiert sein, unter welchen Umständen ein Luftfahrzeug aktiviert werden darf und wer diese Entscheidungsbefugnis hat. Ein solches Regelwerk sollte auch Einsatzbeispiele (traumatologische und medizinische) aufführen, bei denen der Einsatz eines Hubschraubers sinnvoll ist. In vielen Systemen verhindern Kostenerstattungsregeln und das inhärente Risiko eines Flugs die Aktivierung bei fehlender Indikation. Insbesondere bei neueren Systemen ist es zum Teil schwierig, die tatsächlichen Patientenbedürfnisse und die Notwendigkeit eines Hubschraubers aufeinander abzustimmen, weshalb gelegentliche Unter- und Übertriage unvermeidlich sind. Von einer Untertriage spricht man, wenn die mobilisierten Ressourcen nicht ausreichen, um den medizinischen Bedarf des Patienten zeitnah zu decken. Eine zu niedrige Einstufung kann die Folge einer falschen Ersteinschätzung oder eines zu konservativen Personals sein, das aus Angst vor Repressalien zögert, einen Hubschrauber oder andere benötigte Ressourcen anzufordern. Eine Untertriage kann sich negativ auf das Patientenoutcome auswirken und sollte, wenn überhaupt, nur selten vorkommen.

Unter einer Übertriage versteht man die Mobilisierung von qualitativ und oder quantitativ unnötigen medizinischen Ressourcen. Sie sollte selbst im besten System als notwendig akzeptiert werden. Es ist unmöglich, insbesondere in der nur schwer kontrollierbaren präklinischen Situation, den Bedarf und die aktivierten Ressourcen exakt aufeinander abzustimmen. Aus medizinischer Sicht ist ein gewisses Maß an Übertriage notwendig, um eine Untertriage zu verhindern. Obwohl Dispositionskriterien vorliegen, werden weitere Daten benötigt, um das Dispositionsverhalten zu optimieren und die Ressourcen auf die Bedürfnisse der Patienten abzustimmen. Die primäre Datenquelle dieser Feinabstimmung bei der Disposition von Rettungshubschraubern sind große Kohortenstudien und nicht randomisierte kontrollierte Studien. [26]

Die Berufsbezeichnungen und Organisationsstrukturen der einzelnen flugmedizinischen Systeme sind unterschiedlich, aber es gibt auch Gemeinsamkeiten. Fast alle haben Piloten, Bordtechniker, Funker, medizinisches Personal und Verwaltungsangestellte. Funker, auch als Disponenten bezeichnet, koordinieren alle kommunikationsbezogenen Aktivitäten. Die Rettungsleitstelle, die für die Disposition verantwortlich ist, sorgt dafür, dass die Opfer in das für sie am besten geeignete Krankenhaus gebracht werden können.

Das medizinische Personal ist für die Beurteilung und Behandlung der Patienten zuständig. Im Luftfahrzeug übernimmt das medizinische Personal im Wesentlichen die Arbeit eines Teams aus Ärzten, Krankenschwestern und Hilfskräften in der Notaufnahme oder der Intensivstation. Die Größe des Luftfahrzeugs begrenzt jedoch die Größe des medizinischen Teams. Kleine Hubschrauber können z. B. nur mit einer einzigen medizinischen Fachkraft besetzt werden. Bei Systemen mit mittelgroßen und großen Flugzeugen wird in die Regel eine Crew von zwei bis drei Krankenschwestern, Notfallsanitätern, Ärzten oder eine Kombination aus allem eingesetzt. Das Umfeld an Bord eines Hubschraubers kann sehr anspruchsvoll sein: Eingriffe wie die endotracheale Intubation erfordern technisches Geschick, und die Opfer variieren in Größe und Gewicht und werden gelegentlich sogar gewalttätig.

Aus Sicherheitsgründen hat jeder Hubschrauber ein maximal zulässiges Gesamtgewicht. Flugzeuge haben strukturelle Grenzen, welche die zulässigen positiven und negativen G-Kräfte bestimmen. Die meisten Flugrettungsbetreiber begrenzen die Menge an Vorräten und die Ausrüstung an Bord des Luftfahrzeugs. Manchmal fügen die Besatzungsmitglieder eigene Gegenstände hinzu. Zusätzliches Gewicht aber kann gefährlich sein. Eine gängige Praxis zur Kontrolle des Gesamtgewichts ist die Festlegung eines maximalen Körpergewichts für die Besatzungsmitglieder.

Flugrettungsorganisationen in Europa und Nordamerika unterscheiden sich in Bezug auf Organisation und Personal. Der Hauptunterschied betrifft die Besatzung. Annähernd alle europäischen Organisationen besetzen ihre Fluggeräte mit Ärzten. In Europa werden auch im bodengebundenen Rettungsdienst meist Ärzte eingesetzt. Das Konzept des paramedizinischen Personals, das in Nordamerika die präklinische medizinische Notfallversorgung durchführt, hat sich in den meisten europäischen Ländern nicht durchgesetzt. In Europa wird der Rettungsdienst und die Flugrettung als verlängerter Arm des Krankenhauses und somit als öffentliche Aufgabe gesehen. In den Vereinigten Staaten hingegen sind die Rettungsorganisationen eine Mischung aus gemeinnützigen und gewinnorientierten Einrichtungen. In den meisten europäischen Ländern besteht die Flugrettungscrew aus einem Piloten, einem Arzt und einem Flugretter. Für den Dienst am Rettungshubschrauber kommen Anästhesisten, Chirurgen, Internisten oder Allgemeinmediziner mit einem Notarztdiplom zum Einsatz. In Europa ist die Schmerztherapie mit Analgetika beim Traumapatienten üblich. Die Ausbildung der Flugretter ist mit jener der nordamerikanischen SAR-Techniker vergleichbar. Die europäischen Retter sind auch in grundlegenden Bergsteigerfähigkeiten und in der Unterstützung von Ärzten vor Ort ausgebildet.

40.4.2 Versorgung vor Ort und Evakuierung

Je nach Art der Verletzung wird dem Patienten ein Gurt angelegt und er wird mit Helm und Augenschutz ausgestattet. Im technisch anspruchsvollen Gelände ist der Gurt entscheidend für die Sicherung des Patienten. Hat ein Patient Verletzungen, die durch die Verwendung eines konventionellen Klettergurts verschlimmert werden könnten, kann ein Behelfsgurt oder eine „Rettungswindel" (Rettungsausrüstung für die schnelle Evakuierung) angelegt werden, ohne den Patienten übermäßig zu bewegen.

TIPPS

- Informieren Sie das Opfer nach Möglichkeit über den Evakuierungsplan.
- Werden bei einer Seil- oder Windenbergung zweiteilige Rettungstragen verwendet, muss sichergestellt werden, dass die Verbindung geschlossen ist und beide Teile der Trage unabhängig voneinander mit dem Lastseil verbunden sind.
- Der Patient und jeder Retter, der mit der Trage gehoben wird, sollten unabhängig voneinander nochmals mit dem Lastseil verbunden sein.
- Setzen Sie eine Polsterung ein, um die direkte Kompression durch Gurtbänder zu minimieren, da dies zu Druckverletzungen oder einem Kompartmentsyndrom führen kann.
- Nach der Schienung muss die distale Durchblutung erneut überprüft werden.
- Verhindern Sie Wärmeverluste durch Isolierung und setzen Sie aktive Wärmepackungen ein.
- Verwenden Sie ausreichende Polsterungen an den Scheuerstellen entlang der Trage, z. B. an Schultern, Ellbogen und Hüften.
- Stellen Sie einen Helm und einen Augenschutz für den Patienten bereit.
- Sichern Sie Sauerstoffflaschen im Rettungssack in einer gepolsterten Tasche.
- Wenn das Rettungsteam Pausen einlegt, um Wasser zu trinken, zu essen oder sich zu erleichtern, sollten Sie dem Patienten dieselben Möglichkeiten bieten.

Die größte Herausforderung bei der Versorgung im technisch anspruchsvollen Gelände ist oftmals das Gelände selbst. Weitere Faktoren, die sich auf die Versorgung auswirken, sind der medizinische Ausbildungsstand der Crew, der technische Trainingsstand und die verfügbare Ausrüstung. Diese Faktoren können den Unterschied ausmachen zwischen der Sicherung eines Patienten, der Behandlung seiner Schmerzen einschließlich der fachgerechten Versorgung seiner Wunden sowie der bloßen Evakuierung aus einer technisch anspruchsvollen Umgebung ohne vorherige Behandlung. Diese Alternativen stellen weder eine gute noch eine schlechte Versorgung dar. Sie sind lediglich das Ergebnis von Variablen, die in den folgenden Abschnitten erörtert werden. Die Fähigkeiten und Grenzen des Rettungsteams bestimmen den Grad der Versorgung, die vor Ort geleistet werden kann.

Die folgende Erörterung über den Patiententransport im alpinen Gelände umfasst allgemeine Grundsätze als Konsens über die „Best Practice". Kein Fall in der Bergrettungsmedizin gleicht dem anderen. Daher ist es gelegentlich notwendig, einzigartige Lösungen zu finden.

Für ein professionelles medizinisches Rettungsteam sind Rettungseinsätze nichts Außergewöhnliches. Entscheidend für eine sichere Durchführung von Rettung und Transport ist die Erkenntnis, dass es sich bei jedem Einsatz um ein einmaliges, persönliches „Life Event" für jemand anderen handelt. Für Pilot/Flugretter/Notarzt hingegen handelt es sich um routinemäßige Tätigkeiten, für die sie entsprechend trainiert und ausgerüstet sind. Dies wird durch das Befolgen festgelegter Richtlinien möglich. Ein Rettungsteam muss die Gegenwart überleben, um in der Zukunft verfügbar zu sein.

In den meisten Ländern geht ein Alpinnotruf in der Regel binnen weniger Minuten bei einem organisierten Rettungsdienst ein, auch wenn es gelegentlich auch heute noch zu Verzögerungen von Stunden oder sogar Tagen kommen kann. Vor und während des Transports ist zumindest eine gewisse medizinische Versorgung möglich. Dabei verhält sich die Möglichkeit der medizinischen Versorgung fast immer umgekehrt proportional zur technischen Komplexität der Rettung.

Bergretter sollten sich nicht entmutigen lassen, wenn keine ideale medizinische Versorgung während einer Rettung durchgeführt werden kann. Obwohl selbst bei komplexen

Rettungseinsätze dank großer technologischer Fortschritte mehr Möglichkeiten zu Patientenversorgung bestehen, ist die Zeit, die zwischen dem Unfall und der endgültigen Behandlung liegt, immer noch der wichtigste Faktor des Patientenoutcomes.

40.4.3 Hubschraubertransport

Eine kleine Hubschrauberbesatzung kann einen Einsatz zur Not auch ohne Unterstützung durch ein bodengebundenes Team durchführen. Bei Rettungseinsätzen kann ein Patient durch Landen und Einladen, eine Windenbergung, durch die Verwendung eines Fixtaus oder angestütztes oder niedriges Schweben ein- oder ausgeladen werden.

Folgende luftgestützten Rettungsstrategien sind üblich:

- **Load and go/Crashbergung** (Entscheidung von Pilot und Flugretter): Minimiert die Gefahr durch Lawinen, Stein- oder Eisschlag, abnehmende Sicht oder beginnende Dunkelheit, Vereisungen und Windböen. Strategie: keine Behandlung vor Ort.
- **Limitierte Behandlung** (Entscheidung von Pilot und Flugretter): Diese wird durchgeführt, wenn es bereits dämmert, schlechtes Wetter naht oder der Treibstoff knapp wird. Strategie: minimale Behandlung vor Ort (nur lebenserhaltende Maßnahmen wie die Sicherung der Atemwege).
- **Vollständige Behandlung** (medizinische Entscheidung): Sie hängt vom Luftfahrzeug und der Zusammensetzung der Besatzung ab. Strategie: Behandlung vor Ort oder während des Fluges, inklusive Atemwegssicherung, Reposition von Extremitätenfrakturen und Gelenksverrenkungen, Schienung, Verabreichung von parenteralen Medikamenten, Thoraxdrainagen und Überwachung von EKG, Hämoglobin, Sauerstoffsättigung (SpO_2), $ETCO_2$ und Blutdruck.

Ein Nachtflug kann mithilfe von FLIR-Wärmebildsystemen *(Forward Looking Infrared)*, Nachtsichtbrillen (*Night Vision Goggles* NVG) und ferngesteuerten, fokussierbaren Scheinwerfern erfolgen. Die verschiedenen Transportarten einschließlich der Vorbereitungen und klinischen und logistischen Aspekte sind in den ➤ Kästen 40.4–40.7 dargestellt.

Kasten 40.4

Transportmöglichkeiten

Ein Hubschraubertransport erfordert:

- Geeignete Wetterbedingungen mit ausreichender Sicht
- Einen qualifizierten Piloten mit Ortskenntnissen
- Einen geeigneten und entsprechend konfigurierten Hubschrauber
- Eine qualifizierte Besatzung für Bergrettungseinsätze/medizinische Einsätze
- Zeit

Der bodengebundene Transport erfordert:

- Eine Mannschaft von geeigneter Größe, die entsprechend ausgerüstet ist und sich unter den zu erwartenden Gelände- und Wetterbedingungen sicher bewegen kann
- Technisch qualifiziertes Rettungspersonal
- Technische Ausrüstung zum Sichern und Heben von Patiententragen
- Geeignete Zustiegsrouten, durch die Gefahren wie Lawinen, Steinschlag, Eissturz oder Flussüberquerungen minimiert werden
- Viel Zeit

Gemischter Transport (terrestrisch + Hubschrauber) erfordert:

- Alle oben genannten Punkte
- Einen geeigneten Landeplatz, der groß und eben genug ist und gegen Wildtiere und ungeschulte Passanten abgesichert ist

Kasten 40.5

Checkliste zur Vorbereitung von Hubschraubertransporten

- Rettungsteam/medizinisches Team:
  - Geeignete Kleidung, Schuhwerk, Helm, Parka, Handschuhe, Sonnenbrille herrichten.
  - Bei Einsätzen auf dem Wasser oder beim Überfliegen größerer Wasserflächen sind Schwimmwesten essenziell.
  - Helm, Arbeitshandschuhe und vollständiges Patientensicherungssystem insbesondere während Start und Landung bereithalten.
  - Tragbares Funkgerät (für jedes HEMS-Mitglied). Jedes Mitglied muss wissen, wie man die Geräte bedient.
- Pilot:
  - Geeignete Kleidung und Schuhe, Helm, Handschuhe, Sonnenbrille herrichten.
  - Bei Einsätzen auf dem Wasser oder beim Überfliegen größerer Wasserflächen ist eine Schwimmweste essenziell.
  - Die Flugvorbereitung sowie Vorflugkontrollen sind bei Rettungseinsätzen dieselben wie bei Routineflügen.
  - Medizinisches Material: ausreichend Sauerstoff, Medikamente, Lösungen und andere Hilfsmittel (Beschriftung der Medikamente, die bereits aufgezogen wurden).
- Briefing vor dem Einsatz

40

Kasten 40.6

Klinische Aspekte

- Atemwege: Achten Sie genau auf Veränderungen bei Atemwegen, Oxygenierung und Beatmung. Die Atemwege sollten vor dem Flug gesichert werden. Für die Atemwegskontrolle kann ein Endotrachealtubus verwendet werden, aber auch supraglottische Atemwegshilfen sind akzeptabel und in vielen Situationen erste Wahl. Nasogastrale oder orogastrale Sonden entlasten den Magen. Eine starre Zervikalstütze kann das Risiko einer akzidentellen Extubation verringern. Atemgeräusch und Herztöne sind während des Fluges nicht zu hören, die verbale Kommunikation mit dem Patienten kann schwierig sein.
- Ultraschall: Zur Diagnose eines Pneumothorax oder innerer Blutungen kann eine Ultraschalluntersuchung hilfreich sein. Beim Kreislaufstillstand kann damit die mechanische Herzaktivität evaluiert werden.
- Erbrechen: Kann in einem kleinen Hubschrauber ein erhebliches Risiko darstellen, insbesondere, wenn der Pilot sehr nah am Patienten sitzt. Um eine Aspiration zu verhindern, sollte der Patient seitlich mit dem Gesicht eher in Richtung Boden (stabile Seitenlage) gelagert werden. Wenn möglich, sollte der Patient vom Piloten wegschauen. Magensonden sollten vor dem Flug gelegt und an eine Absaugeinheit angeschlossen werden.
- Patienten sind auch Passagiere: Der Patient muss mit einem zugelassenen System im Hubschrauber gesichert werden. Eine Sicherung ausschließlich in der Vakuummatratze ist möglicherweise nicht zulässig, es sei denn, die zugelassene Rückhaltevorrichtung sichert auch den Patienten. Spineboards sollten nicht zum Transport verwendet werden, außer bei sehr kurzen Transporten. [1]
- Notfallevakuierung: Der Pilot und die medizinische Besatzung müssen in der Lage sein, den Verunglückten schnellstmöglich aus dem Luftfahrzeug zu evakuieren. Dies sollte regelmäßig trainiert werden.
- Immobilisation: Eine Ganzkörperimmobilisation kann mit einer Vakuummatratze und einer Zervikalstütze erreicht werden. Schmerzlindernde oder sedierende Medikamenten können die Ruhigstellung erleichtern.
- Patientenbewegungen einschränken: In einem kleinen Hubschrauber könnte der Patient den Piloten oder die Steuerung mit Händen oder Füßen erreichen. In diesem Fall kann zusätzlich zur physischen Fixierung die medikamentöse Sedierung erforderlich werden. Sedativa sollten nach Möglichkeit vor dem Flug verabreicht werden. Als Ultima ratio sind neuromuskuläre Blocker denkbar.
- Endotracheale Intubation: Die RSI (*Rapid-Sequence Intubation*) sollte vor dem Abflug von einem erfahrenen, medizinischen Team durchgeführt werden. Grundlage ist idealerweise eine gemeinsam zuvor abgearbeitete Checkliste.
- Spannungspneumothorax: Bei Verdacht auf einen Pneumothorax sollte vor dem Abflug eine Nadel- oder Schlauchthorakostomie durchgeführt werden. Der Lärm eines Hubschraubers macht es unmöglich, Atemgeräusche zu hören. Für eine evtl. Entlastungspunktion zur Therapie eine Spannungspneumothorax sollte eine lange 14- oder 16-Gauge-Nadel zur Verfügung stehen. Spritze und Kochsalzlösung müssen griffbereit sein, um Nadel oder Katheter bei Bedarf zu spülen.
- Höhe: Ein abnehmender Luftdruck kann einen Pneumothorax verschlimmern oder einen einfachen Pneumothorax in einen Spannungspneumothorax verwandeln. Ein Flug in geringer Höhe oder eine Erhöhung des Kabinendrucks, sofern das Luftfahrzeug dies zulässt, kann dazu dienen, die Ausdehnung des eingeschlossenen Gases zu minimieren und die Sauerstoffzufuhr zu erhöhen. Der Pilot sollte über diese physiologischen Faktoren informiert bzw. im konkreten Fall unterrichtet sein.

Kasten 40.7

Logistische Aspekte

- Räumliche Einschränkungen: Lange Beinschienen passen möglicherweise nicht in einen kleinen Hubschrauber, Ski- oder Bergschuhe evtl. nicht unter die Ablage oder das Bedienfeld. Daher kann es erforderlich sein, den Patienten in einer halbsitzenden oder diagonalen Position mit erhöhtem Kopf zu lagern, um die effektive Länge der Trage zu verringern.
- Führe zusätzlich Sauerstoff, Batterien, Flüssigkeit, Medikamente, Isolierung und Wärmequellen mit.
- Bei schlechtem Wetter kann es notwendig sein, am Abflugort zu verbleiben oder zum Abflugort zurückzukehren und auf eine Wetterbesserung zu warten oder auf eine bodengebundene Rettung umzusteigen.
- Eine wetterbedingte Umplanung auf einem alternativen Zielort kann jederzeit erforderlich werden. Ist das alternative Ziel nicht das endgültige Krankenhaus, muss die Übergabe an ein bodengebundenes oder ein geeigneteres luftgebundenes Transportmittel organisiert werden. Das aufnehmende Krankenhaus sollte über den neuen Plan und die veränderte Ankunftszeit informiert werden. Bei einer wetterbedingten Umleitung in ein anderes Krankenhaus muss bei diesem vorab angefragt und bei dem ursprünglichen abgesagt werden.
- Medizinische und logistische Vorkehrungen treffen: Die Crew sollte sich vergewissern, dass das aufnehmende Krankenhaus über die voraussichtliche Ankunftszeit und die Anforderungen informiert ist, z. B. über eine evtl. erforderliche Unterstützung bei der Landung und über evtl. erforderliche zusätzliche Personen, die beim Transport des Opfers in einen Krankenwagen helfen

können. In Notfällen sollte das übernehmende Team auf den Patienten warten, nicht umgekehrt. Hubschrauber sind schlecht isoliert, nach dem Abstellen der Turbinen kühlt die Kabine rasch aus. Auch ein Rettungswagen sollte, falls erforderlich, bereits auf die Ankunft des Hubschraubers warten. Wenn der Patient im Hubschrauber ohne Strom und Wärme warten muss, kann dies sehr schnell problematisch werden.

Reanimation während einer Winden- oder Fixtaubergung

Während einer Winden- oder Fixtaubergung ist es unmöglich, manuelle Thoraxkompressionen durchzuführen. Bis eine Rettungsmannschaft bei einem Verunglückten eintrifft, sind reanimationspflichtige Patienten in der Regel nicht mehr zu retten. Die Ausnahme sind Patienten, die aufgrund einer Hypothermie reanimationspflichtig wurden. Unterbrechungen der CPR, z. B. für die Windenbergung, sind bei stark unterkühlten Patienten zulässig, wenn eine kontinuierliche CPR nicht möglich ist und mechanische Reanimationshilfen nicht verfügbar sind. (➤ Kap. 19 *Akzidentelle Hypothermie*) [27] Motorvibrationen, Lärm, Turbulenzen oder sperrige Einsatzkleidung der Rettungsmannschaft können sich negativ auf die Qualität einer CPR auswirken. Außerdem ist es für die Besatzungsmitglieder unmöglich, eine CPR durchzuführen, wenn sie in einem Hubschrauber oder Krankenwagen angeschnallt sind. Daher ist auf dem Transportweg eine mechanische Reanimationshilfe zu bevorzugen.

Mehrere Faktoren können die maschinelle Beatmung von Patienten während einer Evakuierung mit einer Winde oder mit dem Fixtau beeinträchtigen. Dazu gehören Risiken wie der Verlust von Ausrüstung, Hyperventilation, die Unmöglichkeit der Beatmung mit Hypoxie und unzureichende Überwachungsmöglichkeiten. Die Entscheidung zur Intubation eines Opfers noch vor einer Winden- oder Fixtaubergung sollte von Fall zu Fall getroffen werden. [28]

40.4.4 Hubschraubertypen

Die markantesten und wichtigsten Komponenten eines Flugrettungssystems sind die Luftfahrzeuge selbst, alle relevanten Aktivitäten hängen davon ab. Ihre Möglichkeiten und ihre Zuverlässigkeit bestimmen die Möglichkeiten und die Zuverlässigkeit des gesamten Systems. Nicht nur die langfristige Überlebensfähigkeit des Systems, sondern auch das Leben der Besatzungsmitglieder hängt von der Zuverlässigkeit dieses entscheidenden Faktors ab.

Der ideale medizinische Hubschrauber hat eine große Kabine, eine hohe Reisegeschwindigkeit, eine minimale Lärmentwicklung und eine sehr hohe Nutzlast. Er ist zudem wirtschaftlich im Betrieb und absolut sicher. Leider ist der ideale Hubschrauber noch nicht entwickelt worden. Zwar erfüllen eine Reihe kommerziell erhältlicher Luftfahrzeuge einige dieser Kriterien, aber keines erfüllt sie alle. Deshalb sollte jeder Flugrettungsbetreiber seine Fluggeräte sorgfältig nach den eigenen spezifischen Bedürfnissen auswählen:

- Wird ein Flugrettungsdienst in Gegenden mit systematisch schlechten Sichtverhältnissen etabliert, sollten instrumentenflugtaugliche Luftfahrzeuge verwendet werden.
- Flugrettungsdienste im ländlichen Gebieten, bei denen regelmäßig Langstreckentransporte zu absolvieren sind, sollten Fluggeräte mit großer Reichweite vorhalten.
- Flugrettungsstützpunkte, die regelmäßig Krankenhäuser mit sehr kleinen oder schwer zugänglichen Hubschrauberlandeplätzen anfliegen, sollten Hubschrauber wählen, die nur eine kleine Landefläche benötigen.
- Stützpunkte, die viele Intensivverlegungen durchführen, sollten über einen Hubschrauber mit einer ausreichend großen Kabine für das medizinische Team und die notwendige Ausrüstung, verfügen.
- Werden Hubschrauber auch in der Nacht eingesetzt, sollten sie mit Nachtsichtgeräten ausgestattet sein.

Da die Kosten fast immer eine Rolle spielen, stellt die Wahl des Luftfahrzeugs oft einen Kompromiss zwischen dem Idealen und dem Erschwinglichen dar. So ist an Stützpunkten, bei denen größtenteils Intensivverlegungen an der Tagesordnung stehen, ein geräumiger Hubschrauber wünschenswert. Doch je größer ein Hubschrauber ist, desto teurer sind die Anschaffungs- und Betriebskosten.

Stützpunkte mit einem gemischten Einsatzprofil sind unter Umständen gezwungen, ein Luftfahrzeug zu wählen, das für keinen einzelnen Einsatztyp ideal ist, aber in allen Kategorien eine angemessene Leistung erbringt. Werden sowohl Intensivtransporte als auch Primäreinsätze durchgeführt, werden gerne Hubschrauber verwendet, die kleiner als ideal für Intensivverlegungen und größer als ideal für kleine Landeplätze sind und trotzdem beide Einsatzarten durchführen können. Da das Platzangebot an den Einsatzorten meist sehr begrenzt ist, kann es mit einem großen Hubschrauber schwer sein, in der Nähe einen geeigneten Landeplatz zu finden. (➤ Abb. 40.3, ➤ Abb. 40.4 und ➤ Abb. 40.5).

TIPPS

- Entrümpeln Sie Ihren Arbeitsbereich, indem Sie Drähte, Leitungen und Schläuche auf ein Minimum reduzieren, kürzen oder zusammenbinden.
- Ziehen Sie vorab Medikamente auf und beschriften Sie diese.
- Ziehen Sie die Verwendung großer Defibrillator-Pads in Erwägung, auch wenn Sie nur den Herzrhythmus überwachen, da diese nur schwer versehentlich abgezogen werden können.
- Verwenden Sie reichlich stark klebendes Klebeband, um intravenöse Katheter und Leitungen zu sichern.
- Ein Harnkatheter sollte, falls erforderlich, vor dem Abflug gelegt werden.

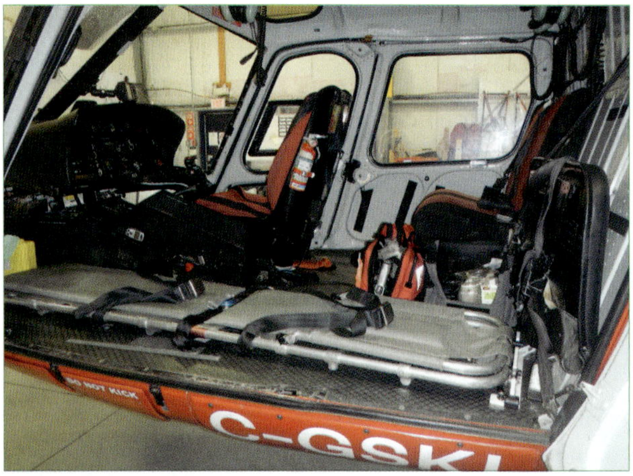

Abb. 40.3 Typische Platzierung einer Patiententrage in einem leichten Mehrzweckhubschrauber. Die Crew in diesem speziellen Hubschrauber besteht aus zwei technischen oder medizinischen Besatzungsmitgliedern. Allerdings hat während des Fluges nur ein medizinisches Crewmitglied direkten Zugang zum Patienten. Eine qualitativ hochwertige, kontinuierliche CPR ist nicht möglich. An einer an der Trage befestigten Halterung können batteriebetriebene Monitore, Perfusoren, Absaugeinheit usw. angebracht werden. Um tragbare Geräte zu betreiben, ist manchmal ein 110/220 Volt Spannungswandler vorhanden. Im Gegensatz zu größeren Hubschraubern ist am Kopf der Trage kein Platz, um eine direkte videolaryngoskopische Intubation zu ermöglichen. Die Rettungskräfte können eine Face-to-face-Intubation", auch als „tomahawk" oder „Eispickel"-Methode bekannt, durchführen. Bei der Face-to-face-Intubation wird das Laryngoskop in der rechten Hand mit dem Spatel nach oben gehalten, während sich der Patient in Rückenlage befindet.

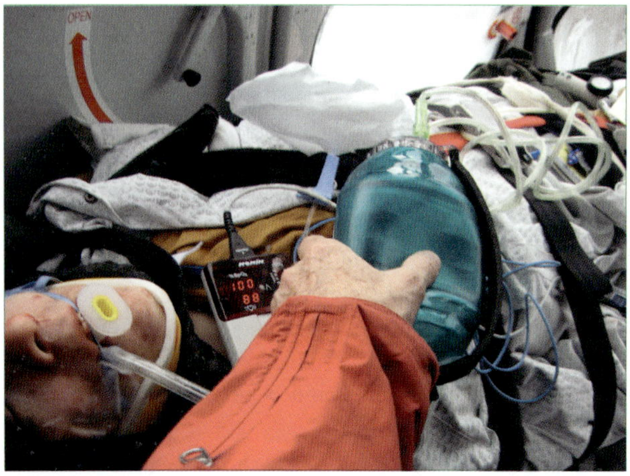

Abb. 40.4 Die erforderliche Überwachung eines beatmungspflichtigen Traumapatienten in einem typischen kleinen Mehrzweckhubschrauber umfasst mindestens Oximetrie und Herzfrequenz. Die Überwachung des $ETCO_2$ ist ebenfalls wünschenswert. Die Abbildung zeigt eine vernünftige Lösung, wenn die Flugzeiten kurz sind und kein größerer, geeigneterer Hubschrauber zur Verfügung steht. In diesem Fall wurde der Patient vor der Verladung in den Hubschrauber narkotisiert und intubiert. Für kurze Flüge ist diese Konfiguration akzeptabel, für längere Flüge, bei denen medizinische Verfahren wie Intubation, Thoraxdrainage oder das Legen eines Katheters erforderlich werden können, jedoch ungeeignet.

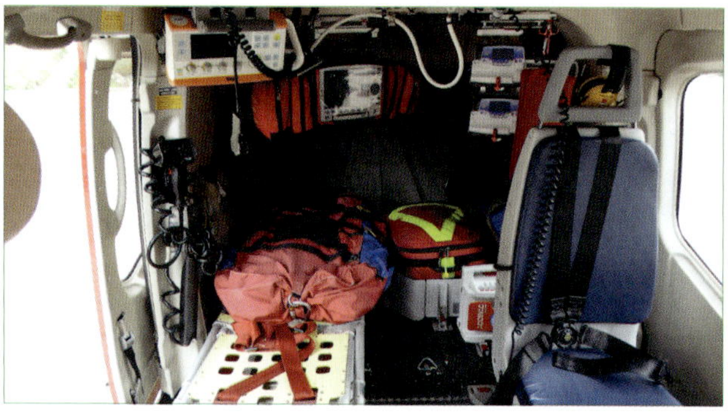

Abb. 40.5 Mittelgroßer Hubschrauber für spezielle Primär-, Sekundär- und Alpinrettungseinsätze. Diese Konfiguration bietet Platz für bis zu drei Besatzungsmitglieder. Manuelle Thoraxkompressionen und Intubation sind möglich. Der wesentliche Vorteil gegenüber kleineren Modellen ist, dass die Behandlung eines Patienten während des Fluges fortgesetzt oder erweitert werden kann.

40.5 Terrestrischer Abtransport

Der terrestrische Transport dauert in der Regel lange (Stunden oder Tage) und ist sehr mühsam. Ein langer Abtransport kann dazu führen, dass das Team keine nachfolgenden Einsätze übernehmen kann und die Aktivierung weiterer Teams zur Übernahme notwendig wird. Bei terrestrischen Einsätzen, ob mit Fahrzeugen oder zu Fuß, auf Skiern oder Schneeschuhen, kann das Rettungsteam jederzeit mit Gefahren wie Eis- oder Steinschlag, Flussüberquerungen, Lawinen oder schlechten Sichtverhältnissen, die die Wegfindung erschweren, konfrontiert werden.

40.5.1 Dynamischer Entscheidungsprozess

Eine schwer verletzte oder schwer kranke Person ist meist nicht mehr in der Lage, ohne Hilfe in das nächstgelegene bewohnte Gebiet zurückkehren. Die Entscheidungsfindung zur Rettung und Evakuierung von Kranken und Verletzten in den Bergen hängt von vielen Faktoren ab, die unbekannt sind, bis die ersten Helfer am Einsatzort eintreffen. Der Entscheidungsprozess ist daher von Anfang an dynamisch.

40.5.2 Front-End-Loading-Strategie

Um auf einen Hilferuf für eine potenziell schwer verletzte Person zu reagieren, kann bei primär nur spärlicher Informationslage die sog. Front-End-Loading-Strategie eingesetzt werden. Dabei werden alle verfügbaren und potenziell sinnvollen Ressourcen gleichzeitig aktiviert, da davon ausgegangen wird, dass ein größerer Einsatz erforderlich sein wird.

Diese maximal ausgerichtete Strategie umfasst auch die parallele Entsendung von luft- und bodengestützen Kräften, vor allem, wenn die Zeit aufgrund einbrechender Dunkelheit oder instabiler Wetterlage drängt. Der Retter, der die Person als erster erreicht, storniert entweder weitere anrückende Einsatzkräfte oder bittet sie, fortzufahren.

40.5.3 Methoden zur Unterstützung des Patienten

Mit folgenden Methoden kann ein Patient unterstützt oder getragen werden:

- Wanderstöcke oder Krücken
- Die Retter unterstützen die selbstständig gehende Person auf beiden Seiten
- Trage: Die Gebirgstrage in der Bergrettung wurde definiert als Rettungsgerät, das dazu dient, *„jedes Opfer, unabhängig von seinen Verletzungen, über jede Art von Gelände zu transportieren, entweder durch Abseilen von Felswänden, Ziehen an steilen Hängen, Rollen entlang von Pfaden, Gleiten über Gletscher oder Schneefelder oder Tragen analog zur gewöhnlichen Trage“* (➤ Abb. 40.2). Zu den Konstruktionsmerkmalen für gängige Bergungen gehören: [29]
  - Kufen zum Gleiten auf Schnee und Grashängen
  - Tragegriffe, die über die Liegefläche hinausreichen
  - Tragegurt, um die Last auf die Schultern des Trägers zu verteilen
  - Befestigungsvorrichtung für ein Rad
  - Sicherungsgurte zur Gewährleistung der Sicherheit und Stabilität des Patienten
  - Leicht zu reinigende Trage mit reduziertem Windwiderstand
  - Solide Befestigungspunkte für eine Winden- bzw. Fixtaubergung
  - Schutz für Kopf und Rücken gegen Steinschlag während der Rettungsaktion
- Improvisierte Tragen: Ein Verletzter darf nicht bewegt werden, bevor das medizinische Notfallteam eintrifft, es sei denn, dies ist unbedingt erforderlich. Solange ein Patient in einer stabilen Position liegt, ist es am besten, zu warten, insbesondere, wenn die Verletzungen den Hals oder die Wirbelsäule betreffen. Muss ein Patient bewegt werden, um ihn aus einer Gefahrenzone zu bringen oder medizinisch behandeln zu können, ist eine robuste Trage am geeignetsten, um jemanden in stabiler Position zu halten und vor weiteren Verletzungen zu schützen. Jede improvisierte Trage sollte stabil, robust, leicht zu tragen und so bequem wie möglich sein. Improvisierte Tragen können aus einer Vielzahl von Materialien hergestellt werden, die Bergsteiger zum Teil bei sich tragen, zum Teil in unmittelbarer Umgebung zu finden sind. So lässt sich zum Beispiel aus drei bis vier längs-zusammengebundenen Rucksäcken eine behelfsmäßige Rucksacktrage machen, bei der der Patient mittels der Rucksack-Hüftgurte gesichert werden kann.
- Rettungsschlitten: Ein Rettungsschlitten kann die Form eines Pulkas (kleiner, niedriger, schmaler nordischer Schlitten, der im Sport oder für den Materialtransport eingesetzt wird), oder eines herkömmlichen kleinen Schlittens haben. In der Regel handelt es sich um einen länglichen, bootsähnlichen Schlitten aus Aluminium oder Glasfaserkunststoff. Er hat erhöhte Enden, an denen jeweils ausziehbare Griffe angebracht werden können. Wenn Skifahrer mit einem Schlitten über einen Schneehang abfahren, sollten ein Heckseil und ein Bremssystem verwendet werden. Auf flachem Schnee können in der Regel mehrere Retter mit Klettergurten auf Tourenskiern oder Schneeschuhen einen Schlitten ziehen.
- Motorisierte Transportmittel: Ein Motorschlitten kann einen Schlitten oder den Akja mithilfe eines Seils ziehen. Dabei muss sichergestellt werden, dass der Rettungsschlitten unabhängig vom Schneemobil angehalten werden kann, z. B. durch einen kompetenten Skifahrer vor dem Akja, der bei Bedarf eine eigens dafür vorgesehene Bremskette oder eine ähnliche Vorrichtung auslöst. Es können geländegängige Fahrzeuge auf Rädern oder Raupen für den Transport eines Patienten verwendet werden. Herstellervorgaben in Bezug auf Schwerpunkt und höchstzulässiges Gesamtgewicht sollten unbedingt beachtet werden.

40.5.4 Techniken für den Abtransport eines Patienten

- Staffeltransport: Ein erstes Team trägt die Trage. Ein zweites Team ruht sich aus und geht dann voraus, um den Transport zu übernehmen. Je nach Gewicht des Patienten und dem Gelände können in schwierigem Gelände zehn und mehr Retter erforderlich sein.
- Unwegsames Gelände: In schwierigem Gelände, kann es notwendig sein, die Patientenüberwachung zu unterbrechen. Die Fortsetzung von Wiederbelebungsmaßnahmen kann schwierig oder unmöglich werden.
- Fließendes Wasser: Die Kraft von fließendem Wasser sollte nicht unterschätzt werden. Wasser, das weniger als 0,6 m tief ist, kann Autos von der Straße schwemmen. Fällt ein Retter oder die Trage in fließendes Wasser, können die Konsequenzen schwerwiegend sein. Bei einer Flussdurchquerung sollten Retter vorausgeschickt werden, um die beste Stelle auszuwählen. Beim Huckepack-Transport oder wenn der Verunglückte selbst gehfähig ist, können Helfer auf beiden Seiten des Helfers und Verunglückten das Risiko eines Sturzes auf glatten Felsen verringern. Beim Tragen einer Verletztentrage sollten so viele Personen wie möglich unterstützen. Der Verunglückte, nicht die Trage, sollte während der Überquerung vom Zielufer aus gesichert werden. Eine sichere, aber zeitaufwändige

Methode zur Überquerung von tiefem Wasser ist die Tiroler Querung, bei der ein Seil oder ein Kabel zwischen zwei hohen Punkten über ein Hindernis, z.B. ein Gewässer oder eine Schlucht gespannt wird. Vor allem, wenn Stahlseile zur Verfügung stehen, kann eine Tiroler Traverse so konstruiert werden, dass eine Trage auf Rollen am Seil entlang gezogen werden kann, wobei der vertikale Abstand der Trage zum Seil stufenlos eingestellt werden kann.

40.5.5 Medizinische Versorgung während des bodengebundenen Transports

Sofern die Ressourcen es zulassen, sollte die medizinische Versorgung von einem entsprechend qualifizierten Teamleader verantwortet werden, der in der Lage ist, adäquate Anweisungen zu geben. Während des Transports kann Folgendes notwendig sein:

- Isolierung und aktive Erwärmung
- Flüssigkeitszufuhr (oral oder intravenös)
- Schmerzlinderung durch Stabilisierung von Frakturen, Verwendung einer Vakuummatratze und Verabreichung von Analgetika mit oder ohne Sedierung
- Psychologische Betreuung durch eine kommunikationsfreudige Person und durch die Ermöglichung des Kontaktes mit Familienangehörigen oder Freunden

40

Fazit

Es sollte so wenig Zeit wie möglich am Einsatzort verbracht werden, wobei dieses Ziel die medizinische Versorgungsqualität nicht beeinträchtigen sollte. Das Team sollte sich die Zeit nehmen, die notwendig ist, um den Patienten für den raschen Transport zur definitiven Versorgung vorzubereiten, sowohl vor dem Beginn eines Rettungseinsatzes als auch während des Abtransports eines Verunglückten. Maßnahmen, die für den Transport nicht erforderlich sind, sollten nach Möglichkeit aufgeschoben werden. Ein häufiger Fehler ist es, wertvolle Zeit mit Stabilisierungsversuchen oder sonstigen Maßnahmen zu vergeuden, obwohl der Patient eigentlich einen raschen Transport zur definitiven Versorgung benötigen würde.

LITERATUR

1. Rammlmair G, Zafren K, Elsensohn F. Qualifications for emergency doctors in mountain rescue operations. In: Elsenshon F, ed. Consensus guidelines on mountain emergency and risk reduction, 1st ed. UIAA MEDCOM (International Federation of Alpine Organisations). Lecco, Italien: Casa Editrice Stefanoni; 2001. pp 31–32.
2. Podsiadlo P, Darocha T, Kosin'ski S, et al. Severe Hypothermia Management in Mountain Rescue: Eine Umfrage-Studie. High Alt Med Biol. 2017;18(4):411–416.
3. Brugger H, Elsensohn F, Syme D, et al. A survey of emergency medical services in mountain areas of Europe and North America: Offizielle Empfehlungen der IKAR Medcom (International Commission for Mountain Emergency Medicine). High Alt Med Biol. 2005;6(3):226–237.
4. NICE guideline on Major trauma: assessment and initial management. Verfügbar unter: nice.org.uk/guidance/ng39. Zugriff im April 2020.
5. Hearns ST. The Scottish mountain rescue victim study. Emerg Med J. 2003;20(3):281–284.
6. Grant PT. The diagnosis of pelvic fractures by springing. Arch Emerg Med. 1990;7(3):178–182.
7. Lee C, Porter KM. Prehospital management of lower limb fractures. Emerg Med J. 2005;22(9):660–663.
8. Fitch MT, BA Nicks, M Pariyadath, et al. Videos in clinical Medicine. Grundlegende Schienungstechniken. N Engl J Med. 2008;359:e32
9. Connor D, Greaves I, Porter K, et al.; on behalf of the consensus group, Faculty of Pre-Hospital Care. Pre-hospital Immobilisation: eine erste Konsenserklärung. Emerg Med J. 2013;30:1067–1069.
10. Hearns ST, Fraser MH, Allan DB, McLean AN. Spinal injuries in Scottish mountaineers. Wilderness Environ Med. 2006;17(3):191–194.
11. Luscombe MD, Williams JL. Comparison of a long spinal board and vacuum mattress for spinal immobilisation. Emerg Med J. 2003 Sep;20(5):476–478.
12. Keller BP, Lubbert PH, Keller E, Leenen LP. Tissue-interface pressures on three different support-surfaces for trauma victims. Injury. 2005;36(8):946–948.
13. Winterberger E, Jacomet H, Zafren K, et al. The use of extrication devices in crevasse accidents: official statement of the International Commission for Mountain Emergency Medicine and the Terrestrial Rescue Commission of the International Commission for Alpine Rescue intended for physicians, paramedics, and mountain rescuers. Wilderness Environ Med. 2008;19(2):108–110.
14. Kolb JC, Summers RL, Galli RL. Cervical collar-induced changes in intracranial pressure. Am J Emerg Med. 1999;17(2):135–137.
15. Mobbs RJ, Stoodley MA, Fuller J. Effect of cervical hard collar on intracranial pressure after head injury. Anz J Surg. 2002 Jun;72(6):389–391.
16. Dodd FM, Simon E, McKeown D, Patrick MR. The effect of a cervical collar on the tidal volume of anaesthetised adult victims. Anaesthesia. 1995;50(11):961–963.
17. Stroh G, Braude D. Can an out-of-hospital cervical spine clearance protocol identify all victims with injuries? Ein Argument für selektive Immobilisation. Ann Emerg Med. 2001;37(6):609–615.
18. Alberts LR, Mahoney CR, Neff JR. Comparison of the Nebraska collar, a new prototype cervical immobilization collar, with three standard models. J Orthop Trauma. 1998;12(6):425–430.
19. Tescher AN, Rindflesch AB, Youdas JW, et al. Range-of-motion restriction and craniofacial tissue-interface pressure from four cervical collars. J Trauma. 2007;63(5):1120–1126.

20. Ransone J, Kersey R, Walsh K. The efficacy of the rapid form cervical vacuum immobilizer in cervical spine immobilization of the equipped football player. J Athl Train. 2000;35(1):65–69.
21. Wood SP, Vrahas M, Wedel SK. Femur fracture immobilization with traction splints in multisystem trauma victims. Prehosp Emerg Care. 2003;7(2):241–243.
22. Grissom CK, Thomas F, James B. Medical helicopters in wilderness search and rescue operations. Air Med J. 2006;25(1):18–25.
23. Deschamp C. History of air medicine: Introduction to air medicine. Saddle River: Pearson Prentice Hall; 2006. pp 25–32.
24. Tomazin I, Ellerton J, Reisten O, et al. Medical standards for mountain rescue operations using helicopters: Offizielle Empfehlungen der IKAR MEDCOM(international commission for mountain emergency medicine). High Alt Med Biol. 2011;12(4):335–341.
25. Tomazin I, Vignuti M, Ellerton J, et al. Factors impacting on the activation and approach times of helicopter emergency medical services in four Alpine countries. Scand J Trauma Resusc Emerg Med. 2012;20:56.
26. Isakov A. Urgent air-medical transport: Right victim, place and time. CMAJ. 2009;181(9):569–570.
27. Gordon L, Paal P, Ellerton JA, et al. Delayed and intermittent CPR for severe accidental hypothermia. Resuscitation. 2015;90:46–49.
28. Pietsch U, Knapp J, Kreuzer O, et al. Advanced airway management in hoist and longline operations in mountain HEMS – considerations in austere environments: ein narrativer Rückblick. Dieser Rückblick wird von IKAR MEDCOM (International Commission for Mountain Emergency Medicine) unterstützt. Scand J Trauma Resusc Emerg Med. 2018;26(1):23.
29. Hignett S, Willmott JW, Clemes S. Mountain rescue stretchers: Brauchbarkeitsstudie. Work. 2009;34(2):215–222.

VI Management im Krankenhaus

41 Traumamanagement in der Notaufnahme 631

42 Management Mehrfachverletzter 643

43 Behandlung einer akzidentellen Hypothermie
im Krankenhaus 661

VI

KAPITEL

41

Osvaldo Chiara, Ken Zafren, Stefania Cimbanassi

Traumamanagement in der Notaufnahme

Zusammenfassung

Die optimale Versorgung von Verletzten im Gebirge erfordert ein präklinisches Rettungssystem für die Erstversorgung am Unfallort und für den raschen Transport in ein Krankenhaus, das für eine Notfallversorgung geeignet ist. Im Idealfall sollte ein schwerverletzter Patient nach genau festgelegten Triagekriterien in ein Traumazentrum gebracht werden. In der Notaufnahme wird der Verletzte von Notfallmedizinern, Chirurgen und weiterem Personal untersucht und behandelt. Diese müssen eng zusammenarbeiten, um das bestmögliche Ergebnis zu erzielen. Gemeinsam bilden all diese Beteiligten ein Traumateam. Die Mitglieder des Traumateams gehen bei einem Traumapatienten systematisch vor: Beim Primary Survey (Erstuntersuchung) werden durch Begutachtung und überblicksmäßige körperliche Untersuchung lebensbedrohliche Verletzungen erfasst, beurteilt und erstversorgt („Treat first what kills first“). Im Rahmen des Secondary Survey (eingehende Untersuchung) wird durch zusätzliche Untersuchungen das Verletzungsmuster möglichst vollständig erfasst. Bei der Erstuntersuchung befasst sich das Traumateam vorrangig mit den Vitalfunktionen Atemwege (Airway), Atmung (Breathing) und Kreislauf (Circulation), die für Leib und Leben des Verletzten entscheidend sind. Auch der neurologische Status (Disability) wird beurteilt, und der Patient wird für eine gründliche Untersuchung entkleidet (Exposure). Eine gründliche Untersuchung mithilfe der Trauma-Sonografie (E-FAST), eine Röntgenuntersuchung des Beckens und bei Bedarf des Brustkorbs werden zur zusätzlichen Orientierung im Rahmen der Erstbehandlung ebenfalls durchgeführt. Zu den lebensrettenden Maßnahmen, die möglicherweise bereits in der Notaufnahme vorgenommen werden müssen, gehören die extraperitoneale Beckentamponade (*Extraperitoneal pelvic packing* – EPP), die Notfallthorakotomie und das Einführen eines *resuscitative endovascular balloon for the occlusion of the aorta* (REBOA) . Bei stabilen Patienten können zusätzliche Untersuchungen durchgeführt werden, vor allem eine Computertomografie (CT), um die weitere Behandlung zu planen. Instabile Patienten müssen konservativ stabilisiert oder sofort in die geeignete Abteilung zur sofortigen Intervention (endovaskulärer Eingriff oder operative Versorgung) verlegt werden.

Fallbeispiel

Ein instabiler Traumapatient

Eine 25-jährige Frau stürzte bei einem Selbstmordversuch aus etwa acht Meter Höhe ab. Die Glasgow-Coma-Scale (GCS) betrug am Unfallort 3. Es lag eine Anisokorie mit einer erweiterten linken Pupille vor. Der Blutdruck betrug 100/60 mmHg, die Herzfrequenz 140/min und die Sauerstoffsättigung (SpO_2) 86 %. Der Notarzt führte eine endotracheale Intubation ohne Medikamente durch. Eine kristalloide Infusionslösung (250 ml) wurde intravenös (i.v.) über periphere Zugänge verabreicht. Nach der Intubation sank der systolische Blutdruck auf 80/40 mmHg; die Herzfrequenz lag trotz eines zweiten kristalloiden 250-ml-Bolus immer noch bei 140/min. Es wurde 1 g Tranexamsäure i.v. verabreicht. Die körperliche Untersuchung am Unfallort ergab eine beidseitige Außenrotation der Beine mit Schwellung der Oberschenkel, das Becken war instabil. Deswegen wurde eine Beckenschlinge angelegt und es wurden die Beine geschient. Die Patientin wurde dann per Helikopter in ein Level-1-Traumazentrum transportiert, wo sie 50 min nach dem Unfall eintraf. In der Notaufnahme war sie immer noch hämodynamisch instabil mit einem Blutdruck von 70/40 mmHg, einer Herzfrequenz von 125/min und unveränderter Erweiterung der linken Pupille. Das Atemgeräusch war seitengleich, das Abdomen konnte klinisch nicht eindeutig beurteilt werden. Die E-FAST-Untersuchung zeigte bilateral normales Pleuragleiten, jedoch Flüssigkeit im Pleuraspalt links. Der abdominelle E-FAST wies keine Auffälligkeiten auf. Es wurde eine Thoraxdrainage links angelegt, woraus sich 500 ml Blut entleerten. In der Röntgenaufnahme des Thorax war das Mediastinum nicht verlagert, die Beckenaufnahme zeigte eine vertikale Scherfraktur (Tile C) (➤ Abb. 41.1).

Das MTP-Protokoll (*Massive Transfusion Protocol*) wurde mit Erythrozytenkonzentrat (PRBC), gefrorenem

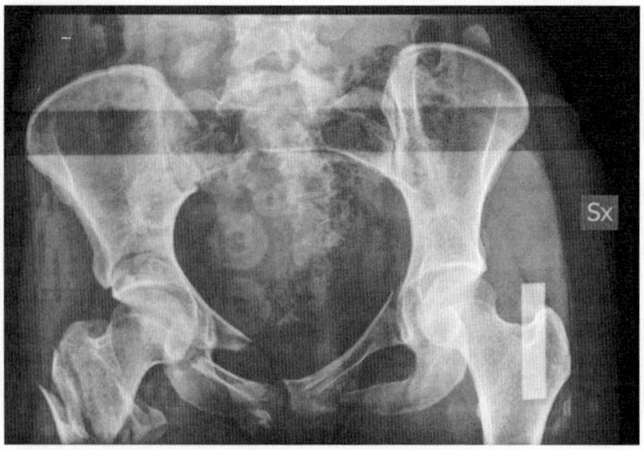

Abb. 41.1 Vertikale Scherfraktur des Beckens.

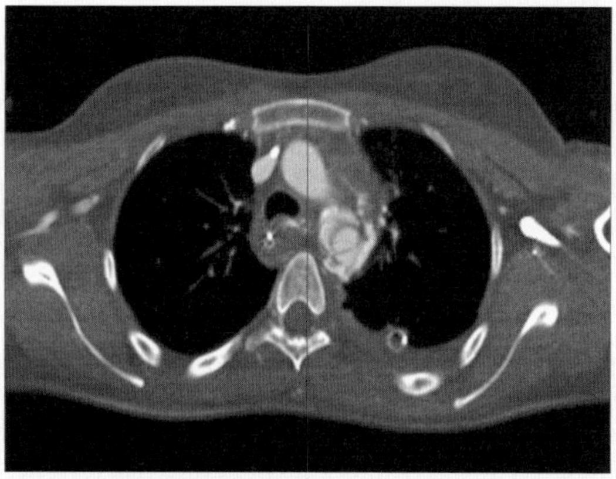

Abb. 41.3 Aortendissektion am Isthmus.

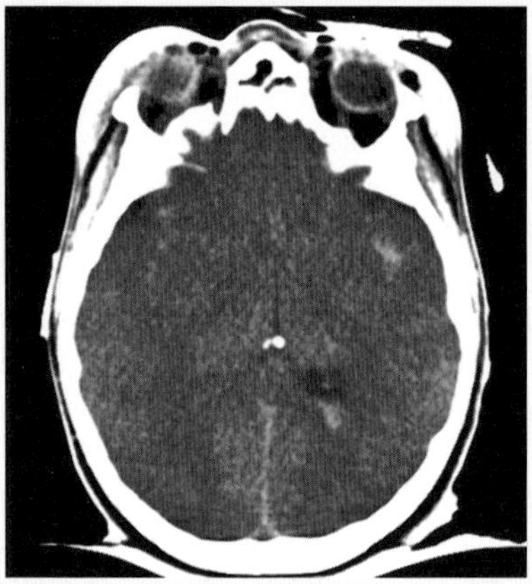

Abb. 41.2 Subarachnoidalblutung.

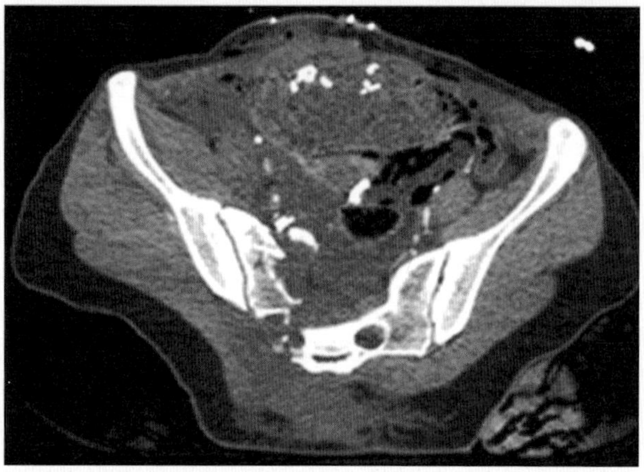

Abb. 41.4 Retroperitoneales Hämatom mit Beckentamponade und residualer Blutung aus der rechten Arteria iliaca interna.

Frischplasma (FFP) und Blutplättchen (PLT) im Verhältnis 1:1:1 eingeleitet. Intravenös wurde Noradrenalin mit 0,8 µg/kg/min und 1 g Tranexamsäure verabreicht. Wegen der anhaltenden hämodynamischen Instabilität und der instabilen Beckenfraktur wurde eine Beckentamponade (*extraperitoneal pelvic packing* [EPP]) zur Kontrolle der Beckenblutung durchgeführt. Nach dieser Maßnahme stieg der Blutdruck auf 100/60 mmHg. Es erfolgten CT-Scans des Schädels, der Halswirbelsäule, des Thorax (Untersuchung des Aortenbogens) sowie des Abdomens und Beckens. Das Schädel-CT zeigte eine Subarachnoidalblutung (➤ Abb. 41.2), die Halswirbelsäule war unauffällig. Das CT von Thorax, Abdomen und Becken ergab eine traumatische Aortendissektion vom Isthmus bis zu den Nierenarterien (➤ Abb. 41.3) mit einem ausgedehnten retroperitonealen Hämatom aufgrund einer aktiven Blutung aus der rechten Arteria iliaca interna (➤ Abb. 41.4). Daraufhin wurde eine endovaskuläre Embolisation der rechten Arteria hypogastrica durchgeführt, was zu einer weiteren Verbesserung der hämodynamischen Situation führte.

Die Aortendissektion wurde mit einer endovaskulären Prothese versorgt. Der intrakranielle Druck (ICP) wurde laufend überwacht und zeigte einen erhöhten Wert von 22 mmHg (normal 7–15 mmHg bei einem Erwachsenen in Rückenlage). Zudem wurde ein Fixateur externe an Oberschenkel und Becken angelegt. Dreieinhalb Stunden nach dem Unfall konnte die Patientin auf die postoperative Überwachungsstation verlegt werden. In den folgenden zwei Wochen verbesserte sich ihr neurologischer Status, und der ICP ging unter medikamentöser Therapie allmählich zurück. Am 14. Tag nach dem Unfall wurden die Becken- und Oberschenkelfrakturen endgültig stabilisiert. Am 21. Tag wurde sie in die Rehabilitationseinrichtung entlassen.

41.1 Traumateam

Mit der Einführung der ATLS-Protokolle (Advanced Trauma Life Support) durch das American College of Surgeons (ACS) ist die Traumaversorgung weltweit weitgehend standardisiert worden. Mehr als eine Million Ärzte und Tausende anderer Gesundheitsdienstleister in mehr als 50 Ländern wurden durch ATLS-Kurse in der Traumaversorgung geschult. [1] Es gibt zwar immer noch erhebliche regionale Unterschiede in der Traumaversorgung, aber die ATLS-Protokolle und Kurse haben weltweit einen gemeinsamen Ansatz und eine gemeinsame „Sprache" gefördert.

Ein Traumateam besteht aus dem Personal, das zum Zeitpunkt des Eintreffens eines Traumapatienten in der Notaufnahme zur Verfügung steht. Das Team kann so organisiert werden, dass ein einzelner Arzt, in der Regel zusammen mit einer Pflegekraft, die Erstversorgung eines Schwerverletzten übernehmen kann. In einem solchen Basisteam werden die Aufgaben nacheinander ausgeführt: Dies wird als vertikaler Ansatz bezeichnet. Die Versorgung ist jedoch viel schneller und effizienter, wenn so viel Personal zur Verfügung steht, dass mehrere Aufgaben gleichzeitig erledigt werden können. Dieser horizontale Ansatz verkürzt die Zeit von der Verletzung bis zu den lebensrettenden Erstmaßnahmen. Die Zusammensetzung der Traumateams variiert je nach den verfügbaren Ressourcen von Region zu Region und von Krankenhaus zu Krankenhaus.

In den meisten Rettungssystemen der Industrieländer ist ein Team für die präklinische Versorgung zuständig. Bereits während Rettung und Transport eines Schwerverletzten wählt das Team ein geeignetes Krankenhaus und bittet um Aktivierung des Traumateams, das den Patienten direkt bei Eintreffen übernimmt und die sofortige Versorgung einleitet bzw. nahtlos weiterführt.

Das Kerntraumateam eines Traumazentrums besteht aus einem Notfallmediziner, einem Unfallchirurgen (der bei einer nicht-kritischen Aktivierung des Teams möglicherweise nicht sofort verfügbar ist), ferner aus Krankenpflege- und Röntgenpersonal. Die Erstversorgung kann durch Assistenzärzte erfolgen, obwohl ein Facharzt für Chirurgie normalerweise bei einer Aktivierung des Traumateams sofort verfügbar sein sollte. Zum Traumateam gehören in der Regel weitere Ärzte (Assistenzärzte und Turnusärzte), ein Anästhesist (bei kritischen Patienten), ein Pharmazeut, Pflegepersonal und Mitarbeiter der Notaufnahme. Der Leiter des Traumateams („Traumateamleader"), der die Behandlung koordiniert und die Einhaltung der Leitlinien sicherstellt, fungiert als Supervisor. Der Teamleader interpretiert die Ergebnisse der Untersuchungen, prüft, ob die Versorgung zufriedenstellend verläuft und entscheidet, welche zusätzlichen Untersuchungen durchgeführt werden sollen. Zudem überwacht er die Abläufe und sorgt durch ausreichende interne Kommunikation dafür, dass der Behandlungsplan von allen gemeinsam unterstützt wird. Je nach örtlichen Gegebenheiten kann das Team von einem Notfallmediziner, einem Chirurgen oder einem Anästhesisten geleitet werden. Eine Krankenpflegekraft, ein Assistenzarzt oder ein anderes Teammitglied übernimmt die Dokumentation und führt das Protokoll (➤ Abb. 41.5). [2]

Das Traumateam sollte auf alle Ressourcen zuzugreifen können, um einen Traumapatienten zu versorgen. Zu den zusätzlichen Personalressourcen gehören Radiologen, Neurochirurgen und andere Fachärzte wie Orthopäden, Gefäßchirurgen und plastische Chirurgen. Krankenhausdienste wie Blutbank, CT-Scanner und Operationssaal sollten benachrichtigt werden und sofort verfügbar sein, um einen Schwerverletzten zu versorgen.

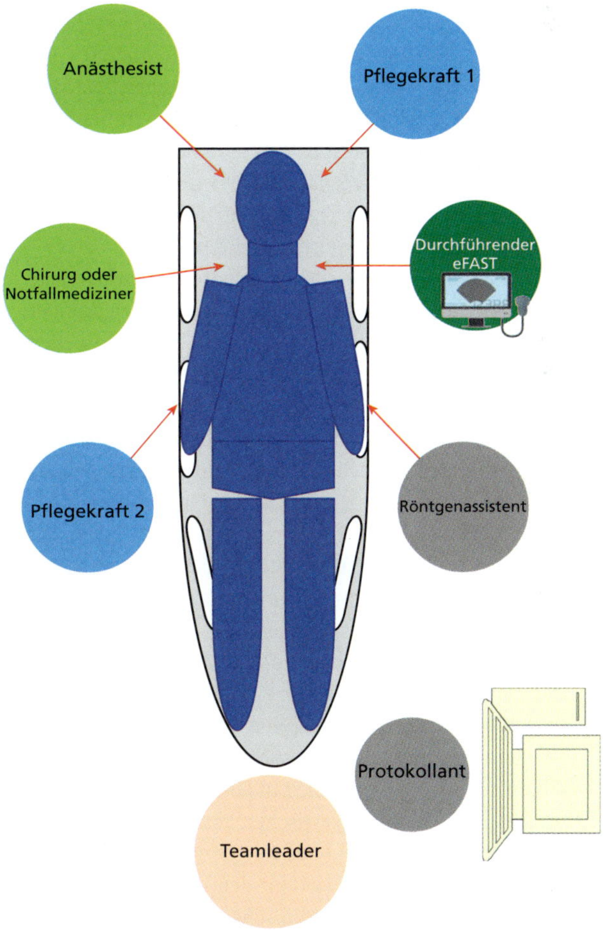

Abb. 41.5 Das Traumateam im Krankenhaus. NA (Notarzt), E-FAST (extended focused assessment with sonography for trauma).

41.2 Kriterien der Trauma-Triage

In städtischen Gebieten sollten schwerverletzte Traumapatienten direkt in ein Traumazentrum transportiert werden. Der Transport in ein Nichttraumazentrum führt häufig zu sekundären Verlegungen und ist mit einer erhöhten Morbidität und Mortalität verbunden. In den europäischen Gebirgsregionen ist es durch die etablierte Flugrettung zumindest bei gutem Wetter in der Regel möglich, Patienten mit schweren Verletzungen direkt in ein Traumazentrum zu transportieren. In vielen Gebirgsregionen außerhalb Europas gibt es weniger Traumazentren mit entsprechend weiteren Entfernungen zum Unfallort. Ein direkter Transport zu einem Traumazentrum ist in diesen Gebieten daher oft nicht möglich.

Es gibt zahlreiche Leitlinien für die Triage von Traumapatienten vor Ort, um festzustellen, wann ein direkter Transport in ein Traumazentrum indiziert ist. Die meisten Leitlinien beruhen direkt oder indirekt auf dem *Field Triage Algorithm* der ACS. [3] Die Leitlinien sind in der Regel in folgende Schritte unterteilt (➤ Abb. 41.6).

1. Zu den klinischen Kriterien gehören eine eingeschränkte Vigilanz, definiert als GCS ≤ 13, Hypotonie (systolischer Blutdruck < 90 mmHg), abnorme Atemfrequenz (< 10 oder > 29/Min) oder die Notwendigkeit einer Beatmung. Diese Kriterien sind die besten Prädiktoren für den Nutzen eines direkten Transports in ein Traumazentrum. Ein Patient mit den entsprechenden Kriterien sollte sofort in das nächste verfügbare Traumazentrum mit der höchsten Versorgungsstufe transportiert werden.
2. Zu den anatomischen Kriterien gehören Stichverletzungen (außer an den distalen Extremitäten), Verletzungen der Thoraxwand, Frakturen der langen Röhrenknochen, Verletzungen, die den Erhalt von Gliedmaßen bedrohen, Verdacht auf Beckenfrakturen, offene oder Impressions-Schädelfrakturen und neu aufgetretene Parästhesien. Wie auch die klinischen Kriterien sind die anatomischen Kriterien ein guter Prädiktor für den Nutzen eines direkten Transports in ein Traumazentrum. Ein Patient, der diese Kriterien erfüllt, sollte ebenso in das nächste verfügbare Traumazentrum mit der höchsten Versorgungsstufe transportiert werden.
3. Zu den Verletzungsmechanismen gehören Stürze aus einer Höhe von mehr als 6 m bei Erwachsenen oder von mehr als 3 m bei Kindern bzw. aus einer Höhe, die dem 2- bis 3-fachen der Körpergröße des Kindes entspricht. Dazu zählen auch Verkehrsunfälle mit einem hohen Verletzungsrisiko (Kollisionen zwischen Pkw und Motorrädern sowie zwischen Auto und Fußgänger oder Radfahrer). Ein Patient, der die Kriterien für den Verletzungsmechanismus, aber nicht die klinischen oder anatomischen Kriterien erfüllt, hat eine geringere Wahrscheinlichkeit, von einem direkten Transport in ein höherwertiges Traumazentrum zu profitieren – er kann daher in jedes Traumazentrum gebracht werden. Der Verletzungsmechanismus allein ist ein schlechter Prädiktor für den Schweregrad eines Traumas und wurde in einigen Triage-Systemen als entscheidendes Kriterium gestrichen.
4. Kinder, Schwangere und Erwachsene über 55 Jahre haben ein höheres Risiko, bei einem Trauma verletzt oder getötet zu werden. Zu den klinischen Kriterien für ältere Erwachsene gehört ein Blutdruck < 110 mmHg, der bei über 65-jährigen Patienten bereits auf einen Schock hinweisen kann. Es sollte immer daran gedacht werden, dass bei älteren Erwachsenen auch auf den ersten Blick unbedeutend erscheinende Unfallmechanismen zu schweren Verletzungen führen können. Ein Verletzter mit zusätzlichen Verbrennungen sollte in ein Traumazentrum eingewiesen werden. Ein Patient mit Kopfverletzung, der antikoaguliert ist oder eine anderweitige Gerinnungsstörung aufweist, sollte ebenfalls in ein Traumazentrum gebracht werden. Auch Patienten, die nach Einschätzung des Rettungspersonals präklinisch ein hohes Risiko aufweisen, sollten in ein Traumazentrum verlegt werden, selbst wenn sie die formalen Traumakriterien nicht erfüllen. Die meisten Leitlinien zur Trauma-Triage enden mit der Empfehlung: „Im Zweifelsfall: Transport in ein Traumazentrum".

MERKE

- Die Kriterien für die Traumatriage sind wie folgt unterteilt:
  - Klinische Kriterien sind die besten Indikatoren für den Nutzen eines direkten Transports in ein Traumazentrum.
  - Auch die anatomischen Kriterien sind gute Prädiktoren für den Nutzen eines direkten Transports in ein Traumazentrum.
  - Der Verletzungsmechanismus allein ist ein schlechtes Vorhersagekriterium für die Schwere des Traumas und wurde aus einigen Triagesystemen gestrichen.
  - Auch über den Algorithmus hinausgehende präklinische Überlegungen können den Transport in ein Traumazentrum rechtfertigen.
- Eine Übertriage ist besser als eine Untertriage.
- Im Zweifelsfall sollte ein Patient direkt in ein Traumazentrum gebracht werden.

41.3 Notfallmaßnahmen

Die Erstversorgung von Traumapatienten in der Notaufnahme erfordert eine Vielzahl von diagnostischen und therapeutischen Verfahren durch ein multidisziplinäres Team. Im Schockraum sollte jeder Arzt und das Krankenpflegepersonal eine definierte Rolle haben, koordiniert arbeiten und zuvor festgelegten Protokollen folgen. Das Ziel des Primary Survey ist es, lebensbedrohliche Zustände schnell zu erkennen und zu beheben. Der Secondary Survey soll endgültige Diagnosen liefern und die restlichen Verletzungen lückenlos identifizieren.

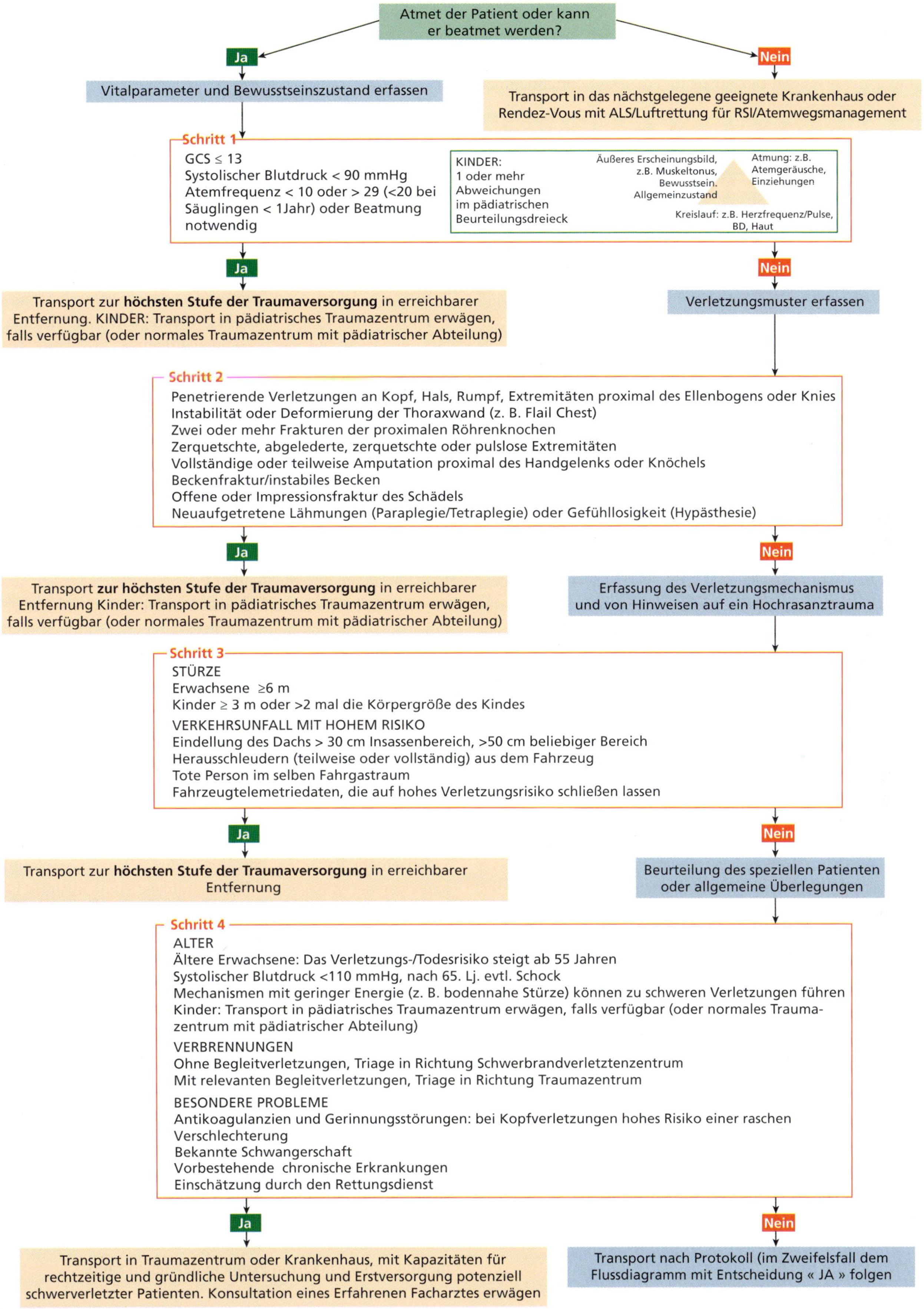

Abb. 41.6 Trauma-Triage-Algorithmus. ALS (advanced life support), GCS (Glasgow coma scale), RSI (rapid-sequence intubation).

41

Die folgenden Abschnitte fassen die Beurteilung und Behandlung eines Traumapatienten in der Notaufnahme zusammen, wobei der Schwerpunkt auf der Erstuntersuchung, der primären Diagnostik und den Notfallmaßnahmen im Schockraum liegt.

41.3.1 Primary Survey

Atemwegsmanagement (A = „Airway")

Nachdem eine lebensbedrohliche äußere Blutung durch direkten Druck, einen Druckverband oder ein Tourniquet gestoppt wurde, ist der nächste Schritt beim Primary Survey (Erstbeurteilung) eines Traumapatienten im Schockraum die Überprüfung der Atemwege. Wenn der Patient normal spricht, sind die Atemwege frei und die Atmung ist wahrscheinlich ausreichend. Obwohl die präklinische Intubation nicht unbedingt die Morbidität und Mortalität senkt, ist die Sicherung der Atemwege in der Notaufnahme in manchen Fällen entscheidend. [4] Eine endotracheale Intubation bei Einlieferung ins Krankenhaus kann angezeigt sein, wenn es Anzeichen für eine Obstruktion gibt (z.B. Stridor oder Einsatz der Atemhilfsmuskulatur), bei unzureichender Oxygenierung (SpO < 90 % unter Sauerstoffgabe über Maske), bei Kieferverletzungen, welche die Durchgängigkeit der oberen Atemwege beeinträchtigen, bei eingeschränktem Bewusstsein (GCS ≤ 8) oder zunehmender neurologischer Verschlechterung, bei schweren Verletzungen, die zweifelsfrei operativ versorgt werden müssen, wenn sich das Opfer „in extremis" präsentiert, also vital bedroht ist, wie z.B. bei Apnoe oder Herzstillstand, aber auch wenn das Opfer schwer zu bändigen ist (z.B. aufgrund von Alkohol oder Drogen) und stark sediert werden muss.

Bei einem bewusstlosen Patienten mit Schutzreflexen ist eine „Ileuseinleitung" (*rapid sequence induction* [RSI]) unter Stabilisierung der Halswirbelsäule indiziert. [5] Zur Analgesie kann Fentanyl, zur Narkose Propofol eingesetzt werden, die Relaxierung erfolgt nach wie vor am besten mit Succinylcholin. Succinylcholin sollte nicht bei einem Patienten mit möglicher Hyperkaliämie verwendet werden: z. B. bei einem Patienten mit „Crush Injury" (großflächige Quetschung/Gewebstraumatisierung). Die Erfolgsquoten für eine RSI durch trainiertes Personal in der Notaufnahme sind sehr hoch. Zu den Komplikationen gehören die Intubation der Speiseröhre oder eines Hauptbronchus und ein Atemwegstrauma. In bis zu 1 % der Fälle – meist bei komplexen Gesichtsverletzungen – ist eine orotracheale Intubation nicht möglich und ein chirurgischer Atemweg erforderlich. Die Krikothyreotomie ist das Verfahren der Wahl für das chirurgische Management der Atemwege in der Notaufnahme (➤ Kap. 36 *Erweitertes Atemwegsmanagement in der Bergrettung*). Eine Tracheostomie kann von einem Chirurgen durchgeführt werden, wenn eine elektive orotracheale Intubation nicht möglich ist. [6]

Zeitgleich zum Atemwegsmanagement sieht der ATLS-Algorithmus auch die Stabilisierung der HWS vor (➤ Kap. 13 *Stabilisierung und Schienung*).

Atmung (B = „Breathing")

Der nächste Schritt im ABCDE-Algorithmus ist die Auskultation des Thorax. Wenn bei einem Patienten mit offenem Atemweg oder bei einem intubierten Patienten (nachdem eine Intubation eines Hauptbronchus ausgeschlossen oder korrigiert wurde) die Atemgeräusche auf einer Seite des Brustkorbs fehlen oder vermindert sind, wenn bei einer E-FAST-Untersuchung (s.u.) kein Pleuragleiten zu erkennen ist, oder wenn auf einer Röntgenaufnahme des Brustkorbs ein Pneumothorax zu sehen ist (s.u.), sollte eine Pleuradekompression vorgenommen werden. Bei einem hypotensiven Patienten sollte diese so schnell wie möglich erfolgen, da eine Hypotonie auf einen Spannungspneumothorax hindeuten kann. In einem Krankenhaus ist eine Thoraxdrainage in halboffener Technik im fünften Interkostalraum der mittleren Axillarlinie die bevorzugte Methode zur Dekompression des Pleuraraums. Diese Technik besteht aus einem Hautschnitt, einer stumpfen Präparation mit einer Schere bis zur Pleurahöhle und dem anschließenden Einführen des Schlauches in die richtige Position entlang eines im Pleuraraum platzierten Fingers. Diese Maßnahme gehört zu den grundlegenden Fertigkeiten bei der Versorgung von Traumapatienten. Es ist besser, den Schlauch in der lateralen Position zu platzieren als in der anterioren Position im zweiten Interkostalraum der mittleren Klavikularlinie. In der anterioren Lage ist die halboffene Technik nicht zu empfehlen. Bei der geschlossenen Technik kommt es häufig zu einer Knickung des Schlauches mit Obstruktion. Die Nadeldekompression mit Einlage eines kleinen Katheters über der Nadel ist mit einer höheren Misserfolgsrate verbunden als die halboffene Thorakostomie. [7]

Bei einem Patienten mit einer sehr dicken Thoraxwand kann vor der Anlage der Thoraxdrainage eine chirurgische Mini-Thorakotomie im fünften Interkostalraum zwischen dem hinteren Rand des M. pectoralis major und dem vorderen Rand des M. dorsalis major lebensrettend sein.

Bei einer offenen, „saugenden" Thoraxwunde *(„sucking chest wound")*, bei der eine offene Verbindung zwischen dem Pleuraraum und der äußeren Umgebung besteht, wird in der Regel an einer anderen Stelle eine Thoraxdrainage eingelegt und die offene Thoraxwunde mit Nähten verschlossen. Eine Thoraxdrainage kann mit einer Komplikationsrate von bis zu 25 % verbunden sein. Zu den Komplikationen gehören die Positionierung des Schlauches außerhalb des Pleuraraums und Verletzungen der Lunge. Beim Hämatothorax oder persistierendem Lufteintritt kann ein operativer Eingriff erforderlich werden. [8] Die Anwendung der halboffenen Technik minimiert die Komplikationsrate, obwohl eine Fehlpositionierung immer noch ein Problem darstellen kann.

Kreislauf (C = Circulation)

Sobald ein Traumapatient in der Notaufnahme eintrifft, werden die Vitalparameter, einschließlich SpO_2 gemessen. Bei Bedarf werden zusätzliche venöse Zugänge gelegt und Blut für Labortests entnommen. Ein 12-Kanal-Elektrokardiogramm (EKG) wird ebenfalls frühzeitig abgenommen. Beim intubierten Patienten sollte eine Magensonde gelegt werden, um den Magen bei Bedarf zu entlasten. Beim hypotensiven Traumapatienten wird bis zum Beweis des Gegenteils davon ausgegangen, dass es sich um einen Schock handelt. Dabei besteht das Ziel der Maßnahmen darin, eine Hypoperfusion festzustellen, die Ursache des Schocks zu ermitteln und den Schock so schnell wie möglich zu beheben. Zunächst werden Kreislauf und Herzfunktion mit Infusionen oder Blutprodukten unterstützt. Bei der überwiegenden Mehrheit der Traumapatienten mit einem Schockzustand ist der Blutverlust die Ursache.

Die ATLS-Klassifizierung des Schocks wurde in einigen europäischen retrospektiven Studien infrage gestellt. [9] Zu den alternativen Kriterien für einen Schock bei einem Traumapatienten gehört ein Laktatwert von > 2 mEq/L. Ein erhöhter Serum-Laktat-Spiegel ist ein guter Marker für Hypoperfusion bei Traumapatienten. [10, 11] Ein Schockindex (Verhältnis zwischen HR und SBP) > 0,8 wurde als frühes Anzeichen für einen Schock vorgeschlagen. Ein Schockindex > 1 mit Laktat > 6 mEq/L ist zusammen mit einem positiven e-FAST-Befund für freie Flüssigkeit im Bauchraum ein guter Indikator für eine kritische Blutung, die den Einsatz des Massivtransfusionsprotokolls (MTP) erfordert, wobei die Definition von Zentrum zu Zentrum variiert. Ein gängiges Kriterium ist die Infusion von > 4 Einheiten Erythrozytenkonzentrat.

Es werden mindestens zwei großlumige i.v.-Zugänge (mit kurzen Kanülen, um einen hohen Durchfluss zu ermöglichen) gelegt und ein Initialbolus (250–1000 ml) kristalloider Flüssigkeit (international in der Regel nach wie vor isotone Kochsalzlösung, im deutschsprachigen Raum eher balancierte Kristalloide, Anmerkung der Übersetzer) infundiert. Auf den Bolus folgt die Infusion von Blutprodukten, sobald diese verfügbar sind. Der intraossäre Zugang ist eine Alternative zum i.v.-Zugang in der ersten Phase der Behandlung, wenn ein i.v.-Zugang nicht schnell genug etabliert werden kann. [12] Ein zentralvenöser Zugang und ein arterieller Zugang zur invasiven Drucküberwachung werden erst nach den initialen Notfallmaßnahmen gelegt.

Das derzeit weltweit am häufigsten verwendete Massivtransfusionsprotokoll (*Massive Transfusion Protocol* MTP) ist ein 1:1:1-Verhältnis von Erythrozyten (PRBC): Frischplasma (FFP): Blutplättchen (PLT). In einigen Studien wird eine frühzeitige Ergänzung der MTP mit Fibrinogenkonzentraten empfohlen, um die Notwendigkeit der Verabreichung von FFP zu verringern. [13, 14] Viskoelastische Tests können dynamische und zeitnahe Informationen über Gerinnselbildung und -auflösung liefern. [15] Eine zielgerichtete MTP, die sich an den Ergebnissen der Thromboelastometrie orientiert, kann das Überleben verbessern. [16] Bei Traumapatienten ohne Schädel-Hirn-Trauma kann die Strategie der permissiven Hypotension zur Anwendung kommen. [17] Dabei wird ein Zielblutdruck von in der Regel weniger als 100 mmHg systolisch angestrebt und dadurch die Menge an Flüssigkeit und Blutprodukten reduziert. Ziel dieser Strategie ist es, zusätzliche Blutungen durch die mit der Blutverdünnung einhergehende Gerinnungsstörung zu vermeiden, bis eine operative Blutstillung durchgeführt werden kann. Ein systolischer Blutdruck von 70 bis 90 mmHg wird im Allgemeinen empfohlen, allerdings ist eine permissive Hypotension bei Patienten mit traumatischen Hirn- oder Wirbelsäulenverletzungen kontraindiziert. Bei diesen Patienten wird ein mittlerer arterieller Druck ≥ 80 mmHg zur Vermeidung einer kritischen Hypoperfusion empfohlen. [18] Der „hämostatische Ansatz" schließt ein MTP und eine permissive Hypotension ein und wird als *Damage Control Resuscitation Strategy* bezeichnet. Dies ist eine Ergänzung zu den chirurgischen Notfalltechniken, um bei der Erstversorgung instabiler Patienten Blutungen zu stoppen und Kontaminationen zu vermeiden.

Äußere Blutungen können mit direktem Druck und *Woundpacking* (Austamponieren von Bereichen wie Mundhöhle, Leiste oder Achselhöhle) sowie mit einem Tourniquet oder einem Beckengurt kontrolliert werden. Tourniquet oder Beckengurt verbleiben dabei in der Regel so lange, bis die endgültige Versorgung der stark blutenden Verletzung möglich ist.

Ein Non-Responder ist ein Schock-Patient, der sich trotz adäquater Flüssigkeitstherapie nicht bessert. Ein transienter Responder reagiert auf die Flüssigkeitsgabe mit einem nur vorübergehenden Anstieg des Blutdrucks. Bei einem Non-Responder oder einem transienten Responder sollte eine nicht-komprimierbare okkulte Blutung in Betracht gezogen und umgehend mit den entsprechenden diagnostischen Tests, wie E-FAST oder Röntgenaufnahme des Beckens verifiziert werden.

Bei einem Patienten mit Schockzustand ohne Anzeichen für eine blutende Verletzung sollten auch nichthämorrhagische Ursachen in Betracht gezogen werden. [1] Ein obstruktiver Schock aufgrund eines Spannungspneumothorax sollte bei der Beurteilung der Atmung erkannt und behandelt werden. Eine stumpfe Herzverletzung mit Myokardkontusion und kardiogenem Schock aufgrund eines Pumpversagens sind bei einem Thoraxtrauma in Betracht zu ziehen, wenn ein auffälliges EKG oder die Herzenzyme im Serum erhöht sind. Bei penetrierenden Verletzungen des Herzbeutels (zentraler Thorax) sollte eine Perikardtamponade durch E-FAST ausgeschlossen werden. Bei einem Patienten mit Verdacht auf eine Halswirbelsäulenverletzung, eine hohe Brustwirbelsäulenverletzung oder eine schwere Hirnverletzung mit Kompression des Hirnstamms ist an einen neurogener Schock aufgrund einer generalisierten Gefäßdilatation zu denken. Um der neurogenen Vasodilatation entgegenzuwirken, sollten Vasopressoren verabreicht werden, wenn hämorrhagische Ursachen für die Hypoperfusion ausgeschlossen wurden.

Noradrenalin ist unter diesen Umständen das am häufigsten eingesetzte Medikament, da es weniger Auswirkungen auf die Herzfrequenz hat als andere Vasopressoren. Ein septischer Schock ist in der frühen posttraumatischen Phase unwahrscheinlich und wird im Allgemeinen nur bei Patienten mit Hohlorganverletzungen oder Weichteilwunden mit Verunreinigungen beobachtet, die erst Tage oder Wochen nach der ursächlichen Verletzung in die Notaufnahme eingeliefert werden. Flüssigkeitszufuhr, Vasopressoren, Antibiotika und die sofortige Beseitigung der Infektionsquelle sind die wichtigsten therapeutischen Maßnahmen zur Behandlung der Sepsis.

Am Ende der Erstuntersuchung gilt ein Traumapatient, der ohne Flüssigkeitsbolus, Bluttransfusion oder vasopressorische Medikamente einen Blutdruck > 90 mmHg, eine Herzfrequenz < 100/min, Laktat < 2 mEq/L und Hämoglobin > 8 g/dL aufweist, als hämodynamisch stabil. Diese Definition ist zwar diskutabel, wird aber allgemein als Grundlage akzeptiert, um weitere diagnostische und therapeutische Strategien festzulegen.

Disability (neurologisches Defizit)

Die neurologische Untersuchung beginnt mit dem Erfassen des GCS-Wertes und der Beurteilung der Pupillengröße und der Lichtreaktion. Wurde der Patient intubiert, wird der GCS-Wert mindestens 30 min nach der Verabreichung von Medikamenten erneut ermittelt. Der Wert für die verbale Reaktion bei intubierten Patienten wird mit 1 angesetzt, da der Patient nicht sprechen kann. Die zuverlässigste Komponente der GCS ist der Wert für die motorische Reaktion. Die Beurteilung der Pupillen umfasst die Prüfung auf Verengung, Erweiterung und Pupillenreaktion auf Licht. Eine einseitig fixierte, erweiterte Pupille ist ein Hinweis auf eine intrakranielle Blutung. Die Beurteilung von Schwäche oder Lähmung der Extremitäten vervollständigt die neurologische Erstuntersuchung. Veränderungen in den Augen, die auf das zentrale Nervensystem zurückzuführen sind, sollten von Zeichen, die auf ein direktes Augentrauma zurückzuführen sind, unterschieden werden. Eine neurologische Verschlechterung mit einer Verschlechterung des GCS um ≥ 2 Punkte oder ≥ 1 Punkt bei der motorischen Komponente oder eine einseitige Pupillenerweiterung ist häufig mit der Notwendigkeit einer notfallmäßigen Schädeldekompression verbunden.

Bei Patienten mit schweren Hirnverletzungen sollte der Blutdruck auf einem Niveau gehalten werden, das eine ausreichende Perfusion des Gehirns gewährleistet. Um sekundäre Hirnverletzungen zu vermeiden, sollte der Blutdruck bei 50- bis 69-jährigen Patienten auf > 100 mmHg und bei 15- bis 49-jährigen oder > 70-jährigen Patienten auf > 110 mmHg gehalten werden. Normale SpO_2- und endtidale CO_2-Werte sind ebenfalls beizubehalten. [19] Bei Patienten mit schweren Hirnverletzungen und noch nicht kontrollierter Blutung ist eine schnelle Blutstillung unerlässlich.

Exposure

Die Kleidung des Patienten sollte entfernt und der gesamte Körper untersucht werden. Für die Untersuchung des Rückens wird der Patient durch drei Personen mittels Log-Roll-Manöver achsengerecht gedreht. Bei einem Patienten mit Verdacht auf eine Verletzung der Halswirbelsäule wird die Zervikalstütze belassen. Ein Helfer sorgt für die Stabilisierung der Halswirbelsäule, während die anderen den Patienten drehen und dabei die achsengerechte Ausrichtung der gesamten Wirbelsäule beibehalten. Der Untersucher schaut sich dann den Rücken an und tastet die Brust- und Lendenwirbelsäule ab. Bei einem Patienten mit Verdacht auf eine Becken- oder Wirbelsäulenfraktur besteht die Möglichkeit, diesen für die Untersuchung der Rückseite auf eine Schaufeltrage zu bringen, obwohl es keine Beweise dafür gibt, dass dieses Verfahren sicherer ist als das achsengerechte Log-Roll-Manöver.

Der Patient sollte so bald wie möglich mit warmen Decken zugedeckt werden, um den Wärmeverlust zu begrenzen. In der Anfangsphase können zunächst reflektierende (isotherme) Decken verwendet werden, die als Dampfsperre wirken. Nach der Behebung von lebensbedrohenden Zuständen sollten beim stabilen Patienten Verrenkungen und Frakturen reponiert werden. Ebenso empfiehlt es sich, Wunden zu reinigen und zu verbinden.

MERKE

- Eine Röntgenaufnahme des Beckens ist für die Diagnostik von Beckenfrakturen nützlich. Bei einem hämodynamisch instabilen Patienten mit einer Beckenfraktur kann ein Notfalleingriff zur Kontrolle der inneren Blutung erforderlich sein.
- Eine Röntgenaufnahme des Thorax ist bei einem Traumapatienten sinnvoll, wenn keine CT-Untersuchung durchgeführt wird.
- Eine AP-Thoraxaufnahme kann einen Hämo- oder Pneumothorax und viele andere Verletzungen zeigen. Eine Verbreiterung des Mediastinums auf einem AP-Thorax-Röntgenbild kann ein Zeichen für eine Aortenverletzung sein.
- Bei einem Traumapatienten mit einem verbreiterten Mediastinum auf einer Röntgenaufnahme des Brustkorbs in Rückenlage ist ein CT-Angiogramm des Brustkorbs (Aortenbogenuntersuchung) erforderlich, es sei denn, eine Aortenverletzung kann auf andere Weise ausgeschlossen werden, z. B. durch eine Wiederholung der Röntgenaufnahme des Thorax in aufrechter Position.

41.3.2 Diagnostische Verfahren im Schockraum

E-FAST-Untersuchung

Das E-FAST-Protokoll (extended Focused Assessment with Sonography for Trauma, erweiterte fokussierte Beurteilung mit Sonografie für Trauma) wird häufig als erstes instrumentelles Diagnoseinstrument bei einem Traumaopfer nach Ankunft in der Notaufnahme eingesetzt. Zusätzlich zur Standardabdominal- und -beckensonografie zur Erkennung von freier Peritonealflüssigkeit (Morrison's Pouch, suprapubisch, links splenorenal) und der subxiphoiden Ansicht des Herzbeutels zur Erkennung einer Tamponade werden parasternale Brustkorbansichten mit einer linearen Sonde zur Feststellung der Pleuraverschiebung eingestellt. Die E-FAST-Untersuchung hat die diagnostische Peritoneallavage (DPL) zum Nachweis einer intraperitonealen Blutung fast vollständig ersetzt. [20] Ein E-FAST-Protokoll kann vom Notarzt oder Chirurgen im Schockraum durchgeführt werden und lässt sich leicht wiederholen, wenn sich der Zustand des Opfers ändert. Das E-FAST hat eine Sensitivität und Spezifität von > 95% für den Nachweis von freier Flüssigkeit im Bauchraum und von > 98% für Pneumothorax. [21] Es ist eine empfindlichere Screening-Untersuchung als eine a.-p.-Röntgenaufnahme des Brustkorbs zur Diagnose eines Pneumothorax. Ein positiver E-FAST-Befund für freie Peritonealflüssigkeit bei einem hämodynamisch instabilen Opfer reicht aus, um das Opfer für eine Notfall-Laparotomie in den Operationssaal zu bringen. Das Fehlen einer Pleuraverschiebung ist ein Indiz für einen Pneumothorax und bestätigt die Notwendigkeit einer Dekompression des Brustkorbs mit einer Tubusthorakostomie. Zu den Einschränkungen von E-FAST gehört das Übersehen von Verletzungen des Retroperitoneums und der Hohlorgane. In beiden Fällen kann bei kleinen Flüssigkeitsmengen die E-FAST-Ultraschalluntersuchung positiv oder negativ sein.

MERKE

- Mit der E-FAST-Untersuchung kann eine intraperitoneale Blutung, die eine operative Behandlung erfordert, schnell diagnostiziert werden.
- Ein positiver E-FAST-Befund für freie Peritonealflüssigkeit bei einem hämodynamisch instabilen Patienten reicht aus, um den Patienten einer Notfall-Laparotomie zu unterziehen.
- Die E-FAST-Untersuchung ist eine empfindlichere Screening-Untersuchung als eine a.-p.-Röntgenaufnahme des Brustkorbs zur Diagnose eines Pneumothorax.
- Fehlendes Pleuragleiten ist ein Hinweis auf einen Pneumothorax und bestätigt die Notwendigkeit einer Thoraxdekompression mit einer Tubusthorakostomie.

Diagnostische Peritoneallavage

Die diagnostische Peritoneallavage (DPL) kommt zur Anwendung, wenn eine E-FAST-Untersuchung aufgrund eines subkutanen Emphysems, das den Ultraschall stört, nicht möglich oder wenn der E-FAST-Befund nicht eindeutig ist. Die DPL kann zur Analyse der freien Flüssigkeit bei Verdacht auf Aszites eingesetzt werden, wenn das Flüssigkeitsvolumen größer ist, als aufgrund des hämodynamischen Status erwartet. Ein weiterer Fall, in dem die DPL hilfreich sein kann, ist die Analyse der freien Bauchflüssigkeit bei einem Opfer mit Verdacht auf eine Darmverletzung. Bei hämodynamisch stabilen Patienten kann eine Laparoskopie statt einer DPL notwendig sein, um eine Darmverletzung zu diagnostizieren.

Röntgen des Beckens

Eine a.-p.-Röntgenaufnahme des Beckens ist angezeigt, wenn der Verdacht auf eine mechanische Beckeninstabilität besteht. Dies ist besonders wichtig bei hämodynamisch instabilen Patienten, da eine Beckenfraktur zu inneren Blutungen führen kann, die eine Notoperation erfordern. Mit der a.-p.-Röntgenaufnahme des Beckens lassen sich vordere Frakturen (Schambein oder Astfrakturen) und, mit geringerer Empfindlichkeit, hintere Iliosakralfrakturen gut erkennen. Beckentraumen können nach dem Verletzungsmechanismus klassifiziert werden: anteroposteriore Kompression, laterale Kompression oder vertikale Scherung. Diese Klassifizierung kann für die Planung von Strategien zur Schadensbegrenzung mit einer externen Fixierung in der Notaufnahme entscheidend sein. [22] In extremis kann ein klinisch instabiles Becken, das durch eine Röntgenaufnahme bestätigt wird, auf die Notwendigkeit einer extraperitonealen Beckentamponade (EPP) oder eines endovaskulären Ballons für den Aortenverschluss (REBOA) hinweisen.

Röntgenaufnahme des Brustkorbs

Die a.-p.-Röntgenaufnahme des Brustkorbs in Rückenlage ist für die Diagnostik eines Pneumo- oder Hämothorax weniger sensitiv und spezifisch als die E-FAST-Untersuchung. [21] Deshalb wird sie in vielen Zentren in der ersten Behandlungsphase schwerer Traumata nicht mehr durchgeführt. Sie kann jedoch bei Verletzten nützlich sein, die zunächst kein CT des Thorax benötigen oder wenn ein CT nicht verfügbar ist. Mit einer a.-p.-Thoraxaufnahme können nicht nur Hämo- oder Pneumothoraxe, sondern auch Rippen-, Schulterblatt- und Schlüsselbeinbrüche, Zwerchfellverletzungen, Lungenquetschungen und eine Mediastinalverbreiterung erkannt werden, die ein Zeichen für eine Aortenverletzung sein können. Nach Ausschluss einer Wirbelsäulenverletzung kann die Röntgenaufnahme des Brustkorbs in aufrechter Position angefertigt werden. Die Sensitivität und Spezifität einer Thorax-Röntgenaufnahme in aufrechter Position ist höher als in Rückenlage. Bei einem Traumapatienten mit einem verbreiterten Mediastinum im Thorax-Röntgen in Rückenlage ist eine CT-Angiografie des Brustkorbs (Aortenbogenuntersuchung) erforderlich, sofern eine Aortenverletzung nicht durch Wiederholung der Röntgenaufnahme in aufrechter Position ausgeschlossen werden kann.

MERKE

- Eine Röntgenaufnahme des Beckens ist für die Diagnostik von Beckenfrakturen nützlich. Bei einem hämodynamisch instabilen Opfer mit einer Beckenfraktur kann eine Notoperation erforderlich sein, um innere Blutungen zu stillen.
- Eine Thorax-Röntgenaufnahme ist bei einem Traumaopfer nützlich, bei dem keine CT-Untersuchung des Thorax durchgeführt werden kann.
- Eine a.p.-Thoraxaufnahme kann einen Hämo- oder Pneumothorax und viele andere Verletzungen erkennen. Eine Verbreiterung des Mediastinums auf einem AP-Thorax-Röntgenbild kann ein Zeichen für eine Aortenverletzung sein.
- Bei einem Traumaopfer mit einem verbreiterten Mediastinum auf einer Thorax-Röntgenaufnahme in Rückenlage ist ein CT-Angiogramm des Brustkorbs (Untersuchung des Aortenbogens) erforderlich, es sei denn, eine Aortenverletzung kann durch Wiederholung der Röntgenaufnahme in aufrechter Position ausgeschlossen werden.

41.3.3 Chirurgische Noteingriffe

Extraperitoneale Beckentamponade

Die extraperitoneale Beckentamponade (*Extraperitoneal Pelvic Packing* – EPP) ist ein schnelles und wirksames Verfahren zur notfallmäßigen Kontrolle von Blutungen im Retroperitonealraum. Retroperitoneale Blutungen können arteriell oder venös durch eine Beckenfraktur bedingt sein. Eine EPP sollte bei einem Patienten mit einer instabilen Beckenfraktur in Erwägung gezogen werden, wenn die hämodynamische Instabilität trotz Anlegen eines Beckengurts und Notfalltransfusion anhält. Die Operationstechnik besteht aus einem suprapubischen Hautschnitt und einem Mittellinienschnitt der Faszie, gefolgt von der Platzierung von 2–3 sterilen Tüchern auf jeder Seite des Blasenhalses unterhalb des Beckenrandes. Der Eingriff wird durch Vernähen des Faszieneinschnitts abgeschlossen. Die Tamponade wird in der Regel innerhalb von 48 Stunden entfernt.

Die EPP wird als Überbrückungstherapie bei einer Beckenfraktur mit schweren hämodynamischen Auswirkungen eingesetzt, um die Blutung vorübergehend zu kontrollieren und so ein Zeitfenster für diagnostische und hämostatische Verfahren wie CT-Scan, Angioembolisation oder Anlage eines Fixateur externe zu schaffen. [23] Die EPP kann auch in einem Nichttraumazentrum ein lebensrettendes Verfahren sein, um die Verlegung in eine höherwertige Einrichtung zu ermöglichen.

Schockraum-Thorakotomie

Die Schockraum-Thorakotomie (Emergency Room/Department Thoracotomy, ERT/EDT) ist ein potenziell lebensrettender chirurgischer Eingriff. Sie kann ohne vorherige diagnostische Untersuchungen bei einem kritischen Patienten mit penetrierendem Trauma in extremis durchgeführt werden, wenn der Patient bei Ankunft noch auf Licht reagierende Pupillen aufweist, Atemanstrengungen oder im EKG elektrische Herzaktivität zeigt oder die Vitalfunktionen kurz vor der Ankunft im Schockraum verloren hat.[24] Die EDT wird über eine linksseitige Eröffnung des Thorax im fünften Interkostalraum durchgeführt. Durch den Eingriff kann eine Herzbeuteltamponade entlastet oder eine Verletzung des Herzmuskels oder eine bronchopulmonale Gefäßfistel verschlossen werden. Zudem kann durch Abklemmen der absteigenden Aorta der Kreislauf zentralisiert oder, falls erforderlich, eine offene Herzmassage durchgeführt werden. Die besten Ergebnisse der EDT werden bei Patienten mit penetrierenden Einzelverletzungen erzielt, falls diese durch den linken Thorakotomieschnitt erreicht werden können. Sie ist auch besonders wirksam bei Patienten mit einem Stich in den als „cardiac box“ bezeichneten anatomischen Bereich des Brustkorbs, der mit hoher Wahrscheinlichkeit das Herz trifft, und wenn der Patient nach der Erstversorgung schnell (scoop and run), nach kurzer Transportzeit und mit schwindender Herzaktivität eingeliefert wird. [25] Der Einsatz der EDT bei Patienten mit stumpfem Trauma mit dem primären Ziel der Wiederbelebung ist sehr umstritten. Die Maßnahme ist in der Regel ausgewählten Patienten vorbehalten, z. B. solchen mit einem stumpfen Thoraxtrauma und gleichzeitigem Herzstillstand oder schwerer hämodynamischer Instabilität, die mit Vitalzeichen in der Notaufnahme ankommen.

Patienten, die nach einer EDT überlebt haben, haben oft erhebliche neurologische Defizite. Das medizinische Personal sollte sich des Risikos bewusst sein, sich bei diesem maximal invasiven und blutigen Eingriff, bei dem die Wahrscheinlichkeit einer Verletzung durch ein scharfes Instrument oder ein Knochenstück hoch ist, mit einer durch Blut übertragbaren Krankheit zu infizieren.

REBOA-Verfahren

Das sog. REBOA-Verfahren (Resuscitative Endovascular Balloon Occlusion of the Aorta) ist eine Alternative zur offenen chirurgischen Abklemmung der Aorta. Die Einführung der REBOA hat zu einem Paradigmenwechsel bei der Behandlung von Traumapatienten mit massiven Rumpfblutungen geführt. [26] In vielen Zentren wird die REBOA inzwischen als Alternative zur Notfallthorakotomie angesehen, um eine Blutung aus penetrierenden oder stumpfen Verletzungen proximal zu stoppen. Die Hauptindikationen für die REBOA bei einem stark hypotensiven Patient sind Blutungen im Abdomen oder im Becken oder beides.

Der REBOA-Ballon wird in der absteigenden thorakalen Aorta (Zone 1) platziert, wenn der E-FAST positiv auf peritoneale freie Flüssigkeit hinweist, und in der Aorta distal der Nierenarterien (Zone 3), wenn der E-FAST negativ ist und das Röntgenbild des Beckens eine instabile Fraktur zeigt. Es liegen noch keine ausreichenden Daten vor, um festzustellen, ob die Anwendung von REBOA im Vergleich zur Notfalllaparotomie mit EPP zu einer rascheren Blutstillung führt. Die Wahl der Behandlungsstrategie sollte auf die klinische Situation und die örtliche Verfügbarkeit von Ressourcen wie chirurgischem Personal, Operationskapazitäten und einer Blutbank zugeschnitten sein. Die REBOA wird über die Arteria femoralis mit einem perkutanen evtl. ultraschallgesteuerten Zugang oder durch einen chirurgischen Schnitt in der Leistengegend eingeführt. Die Kanülierung einer Oberschenkelarterie bei einem hypotensiven Patient kann schwierig sein. Es wurde über eine Verletzungsrate von bis zu 35 % berichtet. Zu den verletzungsgefährdeten Bereichen gehören die Punktionsstelle und die Gefäßwände der Beckenarterien und der Aorta.

MERKE

Ein hämodynamisch instabiler Patient erfordert möglicherweise einen chirurgischen Eingriff noch im Schockraum. Zu diesen chirurgischen Interventionen gehören die extraperitoneale Beckentamponade, die Notfallthorakotomie und die REBOA.

41.3.4 Weiterer Verlauf nach der Erstversorgung

Nach Abschluss des primären Schockraummanagements kann der Patient hämodynamisch stabil oder weiterhin instabil sein. Ein stabiler Patient kann je nach Entscheidung des Teamleiters zur CT-Untersuchung von Schädel, Wirbelsäule, Thorax, Abdomen und Becken oder Extremitäten, einschließlich der CT-Angiografie, in den CT-Raum gebracht werden. Eine CT-Untersuchung des Schädels wird ohne Kontrastmittel durchgeführt, um nach intrakraniellen Blutungen zu fahnden. Sie kann auch zur Diagnose von Schädelfrakturen eingesetzt werden. Die CT-Untersuchung des Abdomens und des Beckens erfolgt mit intravenösem Kontrastmittel. Das Thorax-CT bei einem Trauma ist eigentlich ein CT-Angiogramm des Aortenbogens, obwohl der gesamte Thorax zu sehen ist. Das Thorax CT kann neben Aortenverletzungen auch Lungen-, Rippen- und andere Verletzungen zeigen. Es ist die genaueste verfügbare bildgebende Untersuchung zur Diagnose der meisten Kopf- und Rumpfverletzungen. Eine CT-Untersuchung mit Kontrastmittel kann aktive Blutungsherde aufspüren, die durch Angioembolisation behandelt werden können. Eine CT-Angiografie kann auch zur Beurteilung von Extremitäten mit vermuteten Gefäßverletzungen nützlich sein.

Ein instabiler Patient (Non-Responder oder kurzfristiger Responder) erfordert in der Regel nach Abschluss von Diagnostik und Behandlung im Schockraum eine Notoperation. Der Patient sollte so schnell wie möglich in den Operationssaal verbracht werden. In einem Traumazentrum kann ein Patient mit grenzwertiger hämodynamischer Instabilität vor der Operation einer CT-Untersuchung unterzogen werden, um die endgültige Behandlung der führenden Verletzung zu unterstützen und manchmal auch, um weitere Erkrankungen und Verletzungen aufzuspüren. Beispielsweise kann auf dieser Grundlage der Chirurg die Versorgung der intraabdominell blutenden Verletzung planen und der Neurochirurg beurteilen, ob eine intrakranielle Blutung vorliegt, bei der gleichzeitig eine kraniale Dekompression durchgeführt werden sollte. In einer multizentrischen retrospektiven Studie war die Ganzkörper-CT-Untersuchung von Traumapatienten in der Notaufnahme mit einer erhöhten Überlebenswahrscheinlichkeit assoziiert, [27] wobei nicht festgestellt werden konnte, ob die Ganzkörper-CT-Untersuchung allein für die erhöhte Überlebenswahrscheinlichkeit verantwortlich war. Eine solche Untersuchung des instabilen Patienten sollte nur dann durchgeführt werden, wenn das Gerät im oder in der Nähe des Schockraums sofort verfügbar ist.

Bei einem primär instabilen Patienten erfolgt die Wirbelsäulenabklärung und die Versorgung von Frakturen nach der Erstversorgung im OP, wenn sich der Patient auf der Intensivstation befindet. Es folgen weitere Untersuchungen, selbst wenn das CT negativ sein sollte. Deuten diese Untersuchungen auf ligamentäre Verletzungen mit Instabilitäten hin oder ist die klinische Untersuchung unzuverlässig wie beispielsweise bei einem bewusstlosen oder stark analgosedierten Patienten sollte eine Magnetresonanztomografie erfolgen.

MERKE

- Ein stabiler Patient kann zur Diagnostik von Verletzungen wie intrakraniellen Blutungen, Frakturen und Gefäßverletzungen, einschließlich der Aorta, ins CT gebracht werden.
- Ein hämodynamisch instabiler Traumapatient muss in der Regel operiert werden. Wenn ein Patient in einem Traumazentrum eine grenzwertige hämodynamische Instabilität aufweist, kann ein CT-Scan vor der Operation hilfreich sein, um das operative Management zu planen und zusätzliche Verletzungen zu diagnostizieren.

Fazit

- Ein alpiner Traumapatient sollte nach genau definierten präklinischen Triage-Kriterien in ein Traumazentrum gebracht werden.
- Ein Traumapatient in der Notaufnahme sollte von einem multidisziplinären Traumateam behandelt werden.
- Lebensbedrohliche Zustände sollten bei der Erstuntersuchung festgestellt und mit lebensrettenden Maßnahmen in der Notaufnahme, in der Angiografie oder im Operationssaal behandelt werden.
- Stabile Patienten können zur Planung des weiteren Managements mittels CT-Scan untersucht werden.

LITERATUR

1. ATLS Student Course Manual. Chicago: American College of Surgeons Committee on Trauma; 2018.
2. Groenestege-Kreb DT, Van Maarseveen O, Leenen L. Trauma Team. Br J Anaesth. 2014;113:258–265.
3. Centers for Disease Control and Prevention. Morbidity and Mortality Weekly Report. Guidelines for field triage of injured patients: Recommendations of the National Expert Panel on Field Triage, 2011. Recommendations and Reports 2012;61:1–20.
4. Lecky F, Bryden D, Little R, et al. Emergency intubation for acutely ill and injured patients. Unter: https://pubmed.ncbi.nlm.nih.gov/18425873/ (letzter Zugriff: 14.04.2023).
5. Nakao S, Kimura A, Hagiwara Y, et al. Trauma airway management in emergency departments: a multicenter, prospective, observational study in Japan. BMJ Open. 2015; 5(2):006623.
6. Keller MW, Han PP, Galarneau MR, et al. Airway management un severe combat maxillofacial trauma. Otolaryngol Head Neck Surg. 2015;153(4):532–537.
7. Fitzgerald M, Mackenzie CF, Marasco S, et al. Pleural decompression and drainage during trauma reception and resuscitation. Injury. 2008;39:9–20.
8. Aylwin CJ, Brohi K, Davies GD, Walsh MS. Pre-hospital and in-hospital thoracostomy: indications and complications. Ann R Coll Surg Eng. 2008;90:54–57.
9. Mutschler M, Paffrath T, Wolfl C, et al. The ATLS classification of hypovolemic shock: a well-established teaching tool on the edge? Injury. 2014;455:S35-S38.
10. Lai WH, Wu SC, Rau CS, et al. Systolic blood pressure lower than heart rate upon arrival at and departure from the emergency department indicates a poor outcome for adult trauma patients. Int J Environ Res Public Health. 2016;13:528–546.
11. Mutschler M, Nienaber U, Munzbeg M, et al. The shock index revisited – a fast guide to transfusion requirement? A retrospective analysis on 21,853 patients derived from the Trauma Register DGU. Critical Care. 2013;17:R172-R181.
12. Anson JA. Vascular access in resuscitation. Is there a role for the intra-osseus route? Anesthesiology. 2014;120:1015–1031.
13. Nardi G, Agostini V, Rondinelli B, et al. Prevention and treatment of trauma induced coagulopathy (TIC). An intended protocol from the Italian trauma update research group. J Anesthesiol Clinic Sci. 2013;2:22.
14. Rossaint R, Bouillon B, Cerny V, et al. Management of bleeding following major trauma: an updated European guideline. Crit Care. 2010;14: R52-R68.
15. Inaba K, Rizoli S, Veigas PV, et al. 2014 consensus conference on viscoelastic test-based transfusion giodelines for early trauma resuscitation: report of the panel. J Trauma Acute Care Surg. 2015;78:1220–1229.
16. Gonzalez E, Moore EE, Moore HB, et al. Goal directed hemostatic resuscitation of trauma-induced coagulopathy. Ann Surg. 2016;263:1051–1059.
17. Carrik MM, Leonard J, Slone DS, et al. Hypotensive resuscitation among trauma patients. Biomed Res Int. 2016;2016:8901938.
18. Spahn DR, Bouillon B, Cerny V, et al. Management of bleeding and coagulopathy following major trauma. An updated European guideline. Critical Care. 2013;17:R76.
19. Carney N, Totten AM, O'Really C, et al. Guidelines for the management of severe traumatic brain injury, 4th ed. Neurosurgery. 2016;0:1–10.
20. American College of Emergency Physicians. Policy statement: emergency ultrasound guidelines. Ann Emerg Med. 2009;53: 550–570.
21. Wilkerson BG, Stone MB. Sensitivity of bedside ultrasound and antero-posterior chest radiographs for the identification of pneumothorax after blunt trauma. Acad Energ Med. 2010;17:11–17.
22. Stahel PF, Mauffrey C, Smith WR, et al. External fixation for acute pelvic ring injuries: decision making and technical options. J Trauma Acute Care Surg. 2013;75:882–887.
23. Chiara O, Di Fratta E, Mariani A, et al. Efficacy of extra-peritoneal pelvic packing in hemodynamically unstable pelvic fractures, a propensity score analysis. World J Emerg Surg. 2016;11:22–30.
24. American College of Surgeons-Committee on Trauma. Practice management guidelines for emergency department thoracotomy. J Am Coll Surg. 2001;193:303–309.
25. Seamon MJ, Fisher CA, Gaughan J, et al. Prehospital procedures before emergency department thoracotomy: scoop and run saves lives. J Trauma. 2007;63:113–120.
26. Biffl WL, Fox CJ, Moore EE. The role of REBOA in the control of exsanguinating torso hemorrhage. J Trauma Acute Care Surg. 2015;78:1054–1058.
27. Huber-Wagner S, Lefering R, Qvick LM, et al. Effect of whole body CT during trauma resuscitation on survival: a retrospective multicentre study. Lancet. 2009;373:1455–1461.

KAPITEL

42 Management Mehrfachverletzter

Pierre Bouzat, Luigi Festi, Julien Ghelfi

Zusammenfassung

- Die Behandlung Schwerverletzter ist ein Prozess, der im präklinischen Bereich beginnt und mit der Rehabilitation endet. Will man ihn optimieren, ist detailliertes Wissen um die verschiedenen Prozessphasen entscheidend. Die Erstversorgung von Schwerverletzten im Krankenhaus beginnt im Schockraum und kann sich dann in den Operationssaal oder in die interventionelle Radiologie verlagern. Unabhängig davon, wo der Patient behandelt wird, muss das Management dem Grundprinzip der schnellen Blutstillung folgen. Techniken der Schadensminimierung *(Damage Control)* sollten sowohl im Rahmen der Stabilisierung als auch einer Operation eingesetzt werden. Die Zeit kann ein entscheidender Faktor sein. Jede erforderliche Intervention muss so schnell wie möglich erfolgen, um das Risiko einer zusätzlichen Gewebeschädigung zu minimieren. Obwohl die an der Schwerverletztenversorgung beteiligten Ärzte unterschiedliche Funktionen haben, verfolgen sie alle ein gemeinsames Ziel: Jeden Schritt dieses komplexen Prozesses zu verstehen und zu antizipieren und die Maßnahmen dynamisch und effizient laufend zu adaptieren, um das Outcome zu verbessern.
- Das Hauptziel dieses Kapitels besteht darin, die komplexen Interaktionen zwischen Notärzten, Anästhesiologen, Intensivmedizinern, Unfallchirurgen und Radiologen bei der Behandlung Schwerverletzter im Krankenhaus darzustellen.

42.1 Einleitung

Es mag ungewöhnlich sein, dass ein Buch über alpine Notfallmedizin ein Kapitel über die Behandlung von Schwerverletzten im Krankenhaus enthält, aber das gesamte Management, das mit einer angemessenen Behandlung vor Ort beginnt, hat großen Einfluss auf Gesamtergebnis. Dieses Kapitel skizziert die Verfahren zur Stabilisierung, zum präoperativen Management und zur chirurgischen Notfallbehandlung komplexer Patienten mit schweren Verletzungen.

Das Outcome schwer verletzter Patienten hat sich seit der Einführung der Embolisation kleiner und mittlerer Gefäße zur Blutungskontrolle durch Radiologen, die Maßnahmen der interventionellen Radiologie anwenden, entscheidend verbessert. Die kontinuierliche Weiterentwicklung dieser Techniken hat mittlerweile auch zu ihrem verstärkten Einsatz geführt, sie sind weniger invasiv und mit weniger begleitenden Gewebeverletzungen assoziiert als klassische gefäßchirurgische Eingriffe, was die Morbidität deutlich reduziert. Das Verständnis des Krankenhausmanagements, das sich an das präklinische Management anschließt, ist entscheidend für die Verbesserung des Gesamtoutcomes.

42.2 Systematische Traumaversorgung

Das erste organisierte System zur Traumaversorgung wurde auf der Grundlage der Erfahrungen aus bewaffneten Konflikten wie dem Ersten und Zweiten Weltkrieg, dem Korea- und dem Vietnamkrieg in den Vereinigten Staaten eingerichtet. Die wichtigste Erkenntnis war, dass eine schnelle Evakuierung, die frühzeitige Stabilisierung und der Transport in ein entsprechend erfahrenes chirurgisches Zentrum Sterblichkeitsraten senken können. [1] Die Einführung dieses systematischen Ansatzes für die Behandlung von Schwerverletzten in regionalen Traumanetzwerken in den USA erfolgte durch öffentlichen Druck aufgrund von Berichten, eine unzureichende Versorgung oder Verzögerungen bei der Einleitung der notwendigen Behandlung hätten zu vielen vermeidbaren Todesfällen geführt. [2] Zur gleichen Zeit veröffentlichte die Nationale Akademie der Wissenschaften der USA 1966 einen Bericht mit dem Titel *Accidental Death and Disability: The Neglected Disease of Modern Society* (Unfalltod und Invalidität: Die vernachlässigte Krankheit der modernen Gesellschaft), der die Notwendigkeit einer Reorganisation der Traumabehandlung weiter untermauerte. [3] Zwischen dem Ende der 1970er- bis Anfang der 2000er-Jahre wurde in jedem Bundesstaat der USA ein solches Traumasystem eingeführt.

Die Einführung solcher Traumasysteme hat weltweit zu einer Verbesserung der Behandlungsergebnisse geführt. [4–9] Eine Metaanalyse von 2006 ergab einen Rückgang der Mortalität um 15 %. [4] Studien in Delaware, USA, beschrieben sogar einen Rückgang von > 25 %. [10] In den Niederlanden wurde in einer Vorher-Nachher-Studie eine signifikante Verbesserung der Überlebensraten (odds ratio [OR] 0,89) nachgewiesen. [8] Der größte Nutzen wurde bei den Schwerstverletzten beobachtet [11–14], insbesondere ab 10 Jahren nach Einführung. [15] Es wurden Triageprotokolle erstellt, die auf einer Klassifizierung der Traumazentren nach ihren jeweiligen Möglichkeiten basieren (➤ Abb. 42.1 und ➤ Abb. 42.2). [16]

42.3 Triage und Trauma-Scores

Eine adäquate Triage schwerverletzter Patienten ist eine Herausforderung. [17] Bei der Triage werden die Schwerstverletzten an ein Traumazentrum der Stufe 1 weitergeleitet – das sind Traumazentren, in denen eine hochqualifizierte technische Ausstattung und ärztliche Kompetenz zu einer geringeren Sterblichkeitsrate im Krankenhaus führen. [18] Präklinische Organisationen in vielen Ländern haben Entscheidungsschemata für die Triage entwickelt. Der Triage Revised Trauma Score (T-RTS), der die Atemfrequenz, den systolischen Blutdruck und die Glasgow-Koma-Skala (*Glasgow Coma Scale*, GCS) kombiniert, hat sich allgemein als Indikator für die Mortalität durchgesetzt. [19] Dieser Wert ist vor Ort leicht zu berechnen. Die T-RTS-Skala reicht von 0–12. Der T-RTS kann auch von nichtärztlichem Personal für die präklinische Triage verwendet werden. Da dieser Wert jedoch in Ländern entwickelt wurde, in denen Paramedics die primären präklinischen Helfer sind, ist er möglicherweise nicht auf ärztliche präklinische Systeme anwendbar, wie sie in Europa üblich sind. Der MGAP-Score (*Mechanism, GCS, Age, Arterial Pressure*) wurde vom französischen Rettungsdienst für ein präklinisches System mit ärztlich besetzten Rettungsfahrzeugen entwickelt. Der MGAP wurde an 1.003 Patienten validiert, die zwischen 2003 und 2005 in ein Traumazentrum der Stufe 1 zwischen 2003 und 2005 eingeliefert wurden. [20] Im Allgemeinen ist der MGAP dem T-RTS überlegen. Der Trauma Revised Injury Severity Score (TRISS), der im präklinischen Bereich nicht anwendbar ist, wird als Standardreferenz für die Vorhersage des Outcomes von Schwerverletzten eingesetzt. [19, 21]

Grad A: instabil trotz adäquater Therapie

- Systolischer Blutdruck < 90 mmHg trotz Einsatz von Vasopressoren und/oder Verabreichung von kristalloider Flüssigkeiten >1,5 l
- SpO_2 < 94% trotz mechanischer Beatmung oder Sauerstoffmaske mit hohem Flow
- GCS ≤ 8 oder motorische Antwort GC S ≤ 4

Grad B: Trauma anhand anatomischer Kriterien oder stabil nach prähospitaler Therapie

- Systolischer Blutdruck > 90 mmHg oder SpO_2 > 94% nach initialer Stabilisierung
- GCS 9–13
- Verdacht auf Rückenmarksverletzung
- Positives eFAST
- Verdacht auf schwere Beckenverletzungen
- Penetrierende Verletzung an Kopf/Hals/Rumpf

Grad C: Stabil. Hochrasanztrauma oder entsprechender Unfallmechanismus

- Sturz aus > 6 m, herausgeschleudert/Explosionsverletzung
- Toter im selben Fahrzeug
- Verkehrsunfall mit hoher Geschwindigkeit und erheblichen Fahrzeugschäden, unangeschnallt, Motorradunfall ohne Helm
- Oberschenkel- oder Oberarmfraktur
- Vorerkrankungen, einschließlich Patienten < 5 Jahre oder > 65 Jahre, Schwangere, bekannte Gerinnungsstörung

Abb. 42.1 Klassifizierung von Schwerverletzten nach dem Traumasystem der nördlichen Französischen Alpen (TRENAU). E-FAST erweiterte fokussierte Beurteilung mit Sonografie bei Trauma, GCS (Glasgow Coma Scale). (Adaptiert von [16])

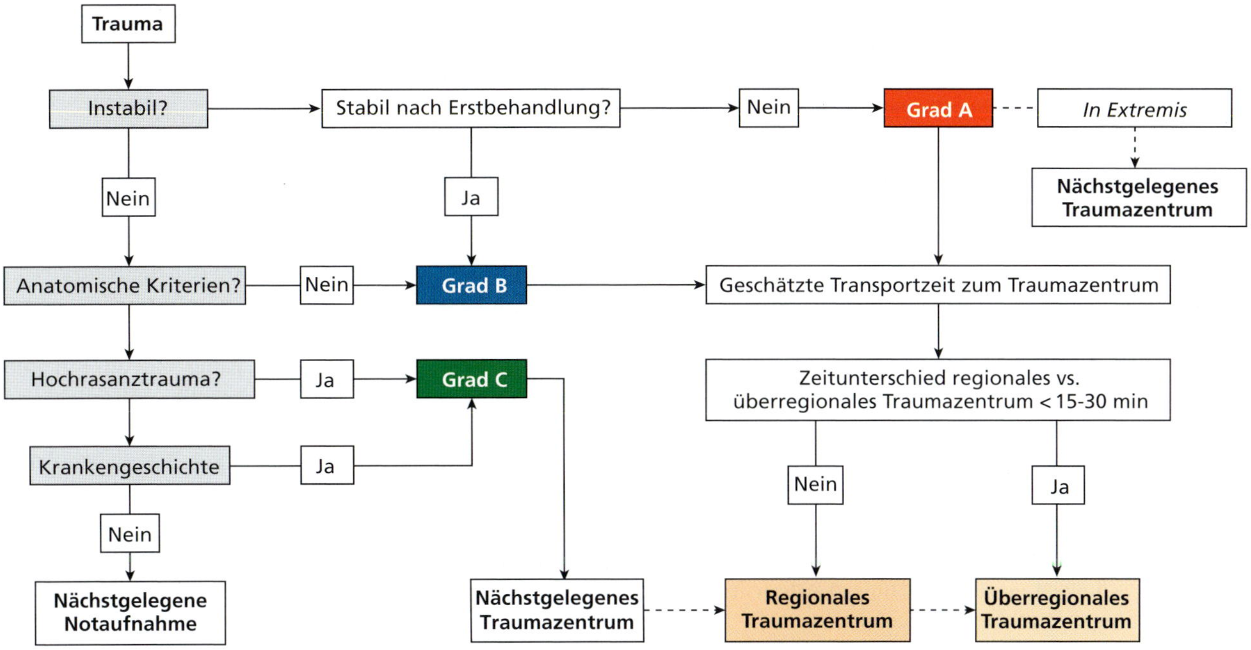

Abb. 42.2 Präklinische Triage anhand der Klassifizierung Schwerverletzter und der technischen Ausstattung des Zielkrankenhauses nach dem Traumasystem der Nördlichen Französischen Alpen (TRENAU). ZNA (Zentrale Notaufnahme), IHT (Inter-Hospital Transfer). (Wiedergegeben aus [16], mit freundlicher Genehmigung)

42

Triageprotokolle sollten die Identifizierung von Schwerverletzten vor Ort mit einem Entscheidungsschema zur Weiterleitung an geeignete Traumazentren verbinden. Untertriage bedeutet, dass Patienten, die in ein Traumazentrum hätten eingewiesen werden müssen, in ein Nichttraumazentrum gebracht werden. Idealerweise sollte die Inzidenz der Untertriage < 5 % betragen. Im Traumasystem der Nördlichen Französischen Alpen (TRENAU) wurde durch das Einführen eines Triage-Algorithmus im präklinischen Bereich die Untertriage von 25 % auf 8 % gesenkt. [22] Die Protokolle basieren nicht auf berechneten Trauma-Scores. Im Traumazentrum der Grenobler Alpen basiert das Einstufungssystem auf physiologischen und anatomischen Kriterien, der Traumaanamnese und das Ansprechen auf die präklinische Behandlung (➤ Abb. 42.1). Das Schema unterteilt die Patienten anhand der Schwere der Verletzung in drei Kategorien. Diese drei Kategorien sind ähnlich denen des MGAP-Scores. Das System ist vor Ort einfach anzuwenden und daher für eine schnelle Entscheidungsfindung am Einsatzort nützlich. Das Triageprotokoll (➤ Abb. 42.2) zeigte eine Sensitivität von 92 % [95 % Konfidenzintervall (CI) 90 % bis 93 %] und eine Spezifität von 41 % (95 % CI 39 % bis 44 %) für die Vorhersage einer korrekt zugewiesenen Aufnahme von Opfern mit einem Injury Severity Score (ISS) von mehr als 15. Außerdem war es mit einer Untertriagerate von 8,5 % (95 % KI 7,0–10,2) und einer Übertriagerate von 58,8 % (56,2–61,4) assoziiert. [20]

42.4 Primärversorgung und Bildgebung

Die Behandlung von Schwerverletzten im Krankenhaus beruht auf Protokollen, die sofort nach Ankunft in Notaufnahme oder Schockraum für Stabilisierung, Einsatz und Blutprodukten, Bildgebung und Operation aktiviert werden.

42.4.1 Bildgebung

Instabile Patienten

Bei einem instabilen Patienten ist die Bildgebung am Krankenbett von entscheidender Bedeutung. Dazu gehören einfache Röntgenaufnahmen (Brust und Becken) und eine erweiterte fokussierte Beurteilung mit Sonografie bei Trauma (E-FAST), die Ultraschalluntersuchungen von Bauch/Becken und Herz mit Ultraschalluntersuchungen der Lunge kombiniert. Sie kann auch einen transkraniellen Doppler umfassen. Die Ergebnisse der Bildgebung können als Grundlage für Notfallmaßnahmen wie Thoraxdrainage, Beckenschlinge oder operative und interventionelle Eingriffe dienen. [23][1]

Stabile Patienten

Wenn der Patient relativ stabil ist, ist eine Multidetektor-Computertomografie (CT) für eine umfassende Beurteilung und zur Steuerung der Behandlung indiziert. Das Erkennen einer anhaltenden Blutung und die schnellstmögliche Blutstillung sind die wichtigsten Ziele bei der Erstuntersuchung. Sobald eine hämodynamische Stabilität erreicht ist, sollte die CT-Untersuchung nicht aufgeschoben werden. Ausgewählte CT-Scans oder Ganzkörperscans (Pan-Scan) können schnell durchgeführt werden, um schwerwiegende Verletzungen wie intrakranielle Verletzungen, Frakturen der Halswirbelsäule, Lungenquetschungen, Aortenverletzungen, arterielle Blutungen oder Darmperforationen zu erkennen.

Es sollten Standardprotokolle befolgt werden, um eine schnelle und zuverlässige CT-Untersuchung zu gewährleisten:

1. CT-Untersuchung des Kopfes ohne Kontrastmittel
2. CT-Untersuchung der Halswirbelsäule ohne Kontrastmittel, von der Schädelbasis bis zur Höhe des zweiten Brustwirbelkörpers[2]
3. Kontrastmittelverstärkte CT-Untersuchung von Brust, Bauch und Becken von der Höhe des sechsten Halswirbels bis zum Trochanter minor während der arteriellen Phase
4. Kontrastverstärkte CT-Untersuchung des Abdomens vom Zwerchfell bis zum Trochanter minor in der portalvenösen Phase

Nach der CT-Untersuchung von Kopf und Halswirbelsäule werden die Arme des Patienten, wenn möglich, über den Kopf gelagert. Ein 120-ml-Bolus von iso-osmolarem, nichtionischem Kontrastmittel wird über die antekubitalen Venen injiziert, gefolgt von einer Kochsalzlösungsspülung von 40 ml mit einer Flussrate von 4 ml/Sek. Die Datenerfassung beginnt sechs Sekunden später mit einer Abschwächung von 100 Hounsfield-Einheiten (HU) in der absteigenden thorakalen Aorta. Nach einer weiteren Verzögerung von 45 Sek wird die erweiterte abdominale portalvenöse Phase erfasst.

42.4.2 Damage Control Resuscitation

Bei der Damage Control Resuscitation (DCR) wird versucht, die hämodynamischen Parameter stabil zu halten und gleichzeitig einen zu hohen Blutdruck und eine Verdünnungskoagulopathie zu vermeiden. Hypotone Patienten werden mit limitierten Mengen kristalloider Lösung (bis zu 1 l) und Vasopressoren, in der Regel Noradrenalin, behandelt, um bei schweren Hirnverletzungen einen mittleren arteriellen Druck von 80 mmHg aufrechtzuerhalten. Bei allen anderen Patienten wird ein systolischer Blutdruck von 80–90 mmHg angestrebt. Die Sedierung kann durch eine kontinuierliche intravenöse Infusion von Ketamin für hämodynamisch instabile Opfer oder Propofol für stabile Opfer erfolgen. Häufig werden auch neuromuskuläre Blockaden und eine Analgosedierung mit Opioiden eingesetzt. Wurde ein Schwerverletzter noch nicht intubiert, sollte er im Rahmen einer Rapid Sequence Induction (RSI) mit Ketamin oder Etomidat zur Sedierung und Succinylcholin oder Rocuronium zur neuromuskulären Blockade intubiert werden. Der Patient sollte dann so beatmet werden, dass eine Normokapnie und Normoxie aufrecht erhalten wird. Zur Überwachung der hämodynamischen Parameter und zur Steuerung des Transfusionsbedarfs können zentrale venöse und arterielle Zugänge gelegt werden.

42.4.3 Damage Control Hematology

Eine traumainduzierte Koagulopathie (*Trauma-induced coagulopathy* TIC kommt nach schwerem Trauma häufig vor und geht mit einem erhöhten Transfusionsbedarf, dem erhöhten Risiko von Komplikationen sowie mit einer erhöhten Sterblichkeit einher. [24] Das frühzeitige Erkennen dieses pathophysiologischen Zustands ist wichtig und setzt die wiederholte Überwachung des Gerinnungsstatus voraus, der typischerweise folgende Werte umfasst: die Prothrombinzeit (PT), die International Normalized Ration (INR), die aktivierte partielle Thromboplastinzeit (aPTT), die Thrombozytenzahl und die Fibrinogenkonzentration. [25] Ein erhöhter INR-Wert wurde mit längeren Krankenhausaufenthalten, Multiorganversagen und einer erhöhten Sterblichkeit in Verbindung gebracht. [26, 27] Der INR-Wert ist auch ein Parameter, der den Bedarf an Erythrozytentransfusionen (*red blood cell* RBC) einschließlich der Notwendigkeit von Massentransfusionen vorhersagen kann. [28] Die klassischen Gerinnungstests sind von der Verfügbarkeit im Labor abhängig und die Ergebnisse sind im Allgemeinen nicht sofort verfügbar. Aufgrund dieser Einschränkung wurden Point-of-

[1] Anmerkung der Übersetzer: Da in immer mehr modernen Schockräumen in Europa bereits ein Multislice-CT-Gerät Standard ist, wird in modernen Traumazentren auch bei instabilen Patienten ein „Polytrauma-Scan" durchgeführt.

[2] Da eine nicht unerhebliche Anzahl an Dissektionen der Halsgefäße speziell bei sehr schwer Verletzten auftreten kann ist eine Gefäßdarstellung mit KM im Polytrauma-Scan empfohlen, vgl. etwa Ernstberger et al. *Computertomografie bei Polytrauma.* Trauma Berufskrankh 2017; 19, 57–63: „In Zusammenschau mit den dargelegten Inzidenzdaten der Carotisdissektion beim Schwerstverletzten (ISS $\geq$ 16) ist daher nach Meinung der Autoren die standardmäßige Kontrastmitteldarstellung der hirnversorgenden Gefäße nicht nur sinnvoll, sondern notwendig."

Care-Geräte (POC) entwickelt, die den Gerinnungsstatus von Vollblut mit Hilfe der viskoelastischen Methode bestimmen. Diese Messung wird manchmal als *Bedside-INR* bezeichnet. POC-INR-Messungen korrelieren nicht mit Labor-INRs. Veränderungen in der Plasmazusammensetzung nach einer starken Blutung wie Verdünnung, niedrige Thrombozytenzahl oder erniedrigter Hämatokrit könnten die Unterschiede erklären. In Traumazentren werden zunehmend viskoelastische Methoden zur Diagnostik der TIC eingesetzt, sie ermöglichen die Titration von gerinnungsaktiven Substanzen. Die Thromboelastometrie während der Phase der akuten Wiederbelebung von Traumapatienten kann den Verbrauch von Blutprodukten und die damit verbundenen Komplikationen verringern. Es wurden auf viskoelastischen Messungen basierende Behandlungsalgorithmen entwickelt, um die hämostatische Therapie individuell zu steuern. Die in diesen Algorithmen verwendeten Gerinnungsparameter werden entweder aus der Korrelation mit Standard-Labortests oder aus lokalen Erfahrungen mit viskoelastischen Messungen abgeleitet. [29] Es fehlen qualitativ hochwertige Belege für die Empfehlung von Schwellenwerten für die Transfusion von Blutprodukten; insbesondere für gefrorenes Frischplasma (*fresh frozen plasma* FFP) und Prothrombinkomplexkonzentrat. [30]

Die derzeitige Behandlung der TIC basiert auf Protokollen für die Verabreichung großer Volumina an Erythrozytenkonzentraten und Gerinnungsfaktoren. Diese Protokolle beinhalten die frühe Verabreichung von FFP in einem Verhältnis von 1:1 bezogen auf die verabreichten Erythrozytenkonzentrate, in Verbindung mit Thrombozytenkonzentraten und Tranexamsäure, wie in der CRASH-2 Studie (*Clinical Randomisation of an Antifibrinolytic in Significant Haemorrhage* 2) beschrieben [49]. In Europa werden üblicherweise Fibrinogenkonzentrate verabreicht, um einem posttraumatischen Fibrinogenmangel entgegenzuwirken. Die Verabreichung von Gerinnungsfaktoren auf der Basis von Thromboelastometrie-Messungen scheint den starren Schemata der Leitlinien für Massivtransfusionen in Bezug auf Mortalität und Wirksamkeit überlegen zu sein. [31, 32] Viele Zentren in den USA und Europa haben Algorithmen für die Verabreichung von Gerinnungsfaktoren eingeführt, die auf der bettseitigen Bewertung der Clot Formation Time (CFT), der Amplitude und der Lyse beruhen. Ein Beispiel für ein Thromboelastometrie-basiertes Protokoll ist in ➤ Abb. 42.3 dargestellt. [16]

42.4.4 Damage Control Radiology

Die sog. Damage Control Radiology umfasst die schnelle Identifizierung lebensbedrohlicher Verletzungen, die endovaskuläre Blutstillung sowie die endovaskuläre Ballonokklusion der Aorta (*Resuscitative Endovascular Balloon Occlusion of the Aorta*, REBOA).

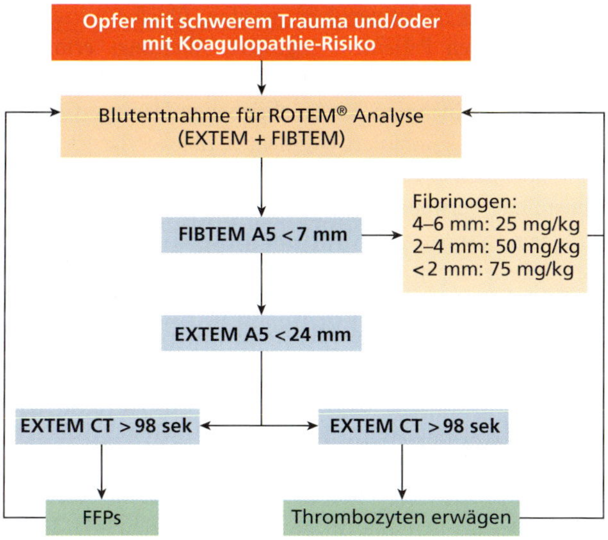

Abb. 42.3 Schweres Trauma oder Risiko einer Koagulopathie. A5 (Amplitude 5 min), CT (Clotting Time, Gerinnungszeit), EXTEM (bildet vor allem den Beitrag des sog „extrinsischen" Gerinnungssystems ab), FFP (frisch gefrorenes Plasma), FIBTEM (bildet den Beitrag des Fibrinogen-Spiegels ab). (Adaptiert aus [16].)

Schnelle Identifizierung lebensbedrohlicher Verletzungen

Nach einer Ganzkörper-CT-Untersuchung hilft dem multidisziplinären Team ein sofortiger Bericht des Radiologen bei der Entscheidung, welche Strategie zur Blutstillung ausgewählt werden sollte: Embolisation, Operation oder eine Kombination von beidem. Verschiedene Kriterien sollten sorgfältig abgewogen werden, wie z. B. die Quelle der Blutung, das Vorhandensein von Atherosklerose und anatomische Varianten. Ein interventioneller Radiologe sollte als Teil des multidisziplinären Teams jederzeit zur Verfügung stehen.

Endovaskuläre Blutstillung

Minimalinvasive Techniken zur Stillung aktiver Blutungen stehen seit vielen Jahren zur Verfügung und werden in Situationen eingesetzt, in denen ein chirurgischer Eingriff besonders schwierig ist, z. B. bei Becken- oder retroperitonealen Blutungen. Bei stabilen Patienten kann die endovaskuläre Blutungskontrolle auch zur Behandlung von Organblutungen eingesetzt werden, insbesondere beim nichtoperativen Management von Milzverletzungen. Kleine, flexible Katheter werden verwendet, um das Risiko eines arteriellen Spasmus bei Traumpatienten, die parallel häufig mit Vasopressoren behandelt werden, zu verringern.

Die Wahl der geeigneten Embolisationsmethode, ob vorübergehend oder dauerhaft, ist jedoch nicht unumstritten. Embolisationsgeräte und Materialien wie Coils, Plugs und

42

absorbierbares Gelatinepulver werden üblicherweise bei schwerverletzen Patienten eingesetzt. Allerdings erfordert ihre Verwendung eine wirksame Gerinnungskaskade und sollte mit Maßnahmen der beschriebenen Damage Control Haematology kombiniert werden. Cyanoacrylat-Klebstoff kann unabhängig von der aktuellen Gerinnungssituation zur Blutstillung verwendet werden. Allerdings ist die Verwendung von Cyanoacrylat-Kleber mit zusätzlichen technischen Herausforderungen verbunden und in einer Notfallsituation nicht immer durchführbar. [32]

Die angiografische Identifizierung einer aktiven Blutung sollte mit einer intraaortalen Kontrastmittelinjektion erfolgen, gefolgt von einer selektiven Katheterisierung. Die Untersuchung ist darauf ausgerichtet, einen Überblick über die Blutungsquellen zu geben, obwohl sie nicht sehr sensitiv ist. Die selektive arterielle Katheterisierung erhöht die Sensitivität, ist aber auf den untersuchten Bereich beschränkt. Es ist Vorsicht geboten, da eine übermäßige selektive Katheterisierung eine Blutung reaktivieren kann, wenn das Kontrastmittel mit hohem Druck in ein intravaskuläres Gerinnsel oder einen Bereich mit Gefäßspasmen injiziert wird, in dem die Blutung bereits ohne Embolisation sistiert.

Der Zustand des Patienten sollte Grundlage für die Entscheidung sein, ob mit einer intraaortalen oder einer selektiven Katheterisierung begonnen werden soll. Im gleichen Untersuchungsgang sollten beide Techniken durchgeführt werden. Die selektive Katheterisierung von Arterien erfordert hochflexible atraumatische Katheter mit geringem Durchmesser (4 French). Atraumatische Katheter werden verwendet, um das Risiko von Spasmen insbesondere bei Patienten zu verringern, die mit Vasopressoren behandelt werden. Die Enden der Katheter sollten seitlich keine Öffnungen aufweisen, wenn Coils verwendet werden, die sich verfangen könnten. Die Embolisation kann temporär oder dauerhaft sein. Bei jungen Patienten mit gesunden Arterien ist es im Allgemeinen besser, absorbierbare Materialien zu verwenden, damit sich die Perfusion wieder normalisieren kann, ohne dass Fremdmaterial im Körper verbleibt. In manchen Situationen sind jedoch permanente Materialien erforderlich, z.B. beim Verschluss eines Arterienstamms mit großem Durchmesser, bei der präzisen Embolisation einer kleinen Arterie oder wenn eine Nekrose im Versorgungsbereich des verschlossenen Gefäßes wahrscheinlich ist, sodass eine Wiederherstellung der normalen Gefäßversorgung keinen Nutzen bringen würde. Die Gesamtkosten der Implantationsmaterialien sind ebenfalls ein zu berücksichtigender Faktor, wenn mehrere Möglichkeiten eine vergleichbare Effektivität aufweisen. [32]

Mehrere Blutungsstellen können in einer einzigen Sitzung behandelt werden. Größere Blutungen sollten zuerst behandelt werden, da eine verbesserte Hämostase mit einer prokoagulatorischen Therapie evtl. zum spontanen Sistieren kleinerer Blutungsstellen führen kann. Arterielle Spasmen aufgrund eines hämorrhagischen Schocks sind häufig, können aber nach Verbesserung der Hämodynamik wieder verschwinden. Die Embolisation kann wiederholt werden, wenn es zu einer sekundären Reaktivierung von zusätzlichen Blutungsstellen gekommen ist. Die Einführhülse des Katheters sollte belassen werden, bis der Patient stabil ist.

Die interventionelle Radiologie und Chirurgie ergänzen sich bei der Schadensbegrenzung. Eine Embolisation kann auch nach einem ersten chirurgischen Eingriff angezeigt sein. Beispielsweise können Unfallchirurgen nach einer schweren Leberverletzung eine abnehmbare Klemme am arteriellen Gefäßstiel anbringen und das Opfer damit in die Angiografieabteilung verlegen. Die Klemme kann dann während der Angiografie gelöst werden, um eine arterielle Embolisation durchzuführen. [33] In einigen Fällen hat die endovaskuläre Sanierung die chirurgische Behandlung vollständig ersetzt. Ein gutes Beispiel ist die Aortenverletzung, bei der heute die thorakale endovaskuläre Aortenreparatur die Standardbehandlung ist. [34]

Endovaskuläre Ballonokklusion der Aorta

Verbluten ist die Hauptursache für einen vermeidbaren Tod nach einem schweren Trauma. Nichtkomprimierbare Stammblutungen sind die häufigste Ursache für unkontrollierbare Blutungen. Auch wenn die offene Chirurgie und interventionelle Radiologie nach wie vor die gängigsten und am häufigsten angewandten Methoden zur Behandlung nicht komprimierbarer Rumpfblutungen sind, wird die REBOA *(Resuscitative Endovascular Balloon Occlusion of the Aorta)*, die endovaskuläre Ballonokklusion der Aorta, immer häufiger eingesetzt. Die REBOA ist eine weniger invasive Methode, bei der die Aorta verschlossen wird, um die Hämodynamik zu stabilisieren, bevor eine endgültige Hämostase erreicht wird. [35] Die REBOA wurde bei verschiedenen Traumen erfolgreich eingesetzt und hat sich zu einer Option bei Patienten mit lebensbedrohlichen Blutungen etabliert.

Zur Behandlung von Kreislaufversagen bei Patienten mit hämorrhagischem Schock durch intraabdominelle oder pelvine Verletzungen ist die REBOA eine schnelle und wirksame Methode. [36] Die Inzidenz von Komplikationen ist gering. Je nach Lage der Blutung kann der Aortenballon für den Einsatz in einer von zwei Zonen aufgeblasen werden, nämlich Zone 1 und 3. [37] Die REBOA kann von interventionellen Radiologen, Anästhesisten, Chirurgen und Notärzten durchgeführt werden. Die Indikation für den Einsatz ist eine anhaltende hämodynamische Instabilität trotz adäquater Schockbekämpfung mit einem systolischen Blutdruck (SBP) < 60 mmHg bei Ankunft, SBP < 90 mmHg trotz erster Schockbekämpfung im Schockraum oder Herzstillstand während der Schockbekämpfung. [38] Der erste Schritt bei der Durchführung der REBOA ist das Einführen einer 10-F-Kanüle in die Oberschenkelarterie unter Verwendung anatomischer Landmarken oder ultraschallgesteuert ohne chirurgischen Schnitt. Ein Katheter mit einem kleinen Latexballon wird durch die

Kanüle eingeführt und in der Aortenzone 1 oder 3 (ohne fluoroskopische Bildgebung) aufgeblasen. [39] Die Platzierung in Zone 1 kontrolliert Blutungen aus dem subdiaphragmatischen Teil der Aorta, während die Platzierung in Zone 3 Blutungen aus dem Becken und den unteren Extremitäten stoppt. Der Verschluss der Aorta wird durch das Ausbleiben der Oberschenkelpulse bestätigt. Eine sofortige Verlegung in die Angiografie ist erforderlich, um die Inflationszeit und damit das Risiko metabolischer Komplikationen zu minimieren.

42.5 Chirurgische Behandlung von Schwerverletzten

42.5.1 Damage Control Surgery

Ein chirurgischer Notfalleingriff bei schwerem Trauma kann eine Reihe schädlicher physiologischer Reaktionen hervorrufen, auch bekannt als die „tödliche Trias", bestehend aus Hypothermie, metabolischer Azidose und Koagulopathie. [40, 41] Die tödliche Trias hat eine Sterblichkeitsrate von etwa 40 %, davon 30 % in den ersten Stunden und 10 % in den folgenden Tagen. [42] Die chirurgischen Versorgungsstrategien haben sich in den letzten Jahrzehnten radikal verändert mit dem Ziel, die Gesamtprognose zu verbessern.

Im Jahr 1993 prägten Rotondo et al. [43] den Begriff der „Damage Control", aus dem sich die „Damage Control Surgery" (DCS) entwickelte. Im Gegensatz zur traditionellen Vorgehensweise bei schweren Traumata hat bei der DCS die Stabilisierung der Hämodynamik vor der endgültigen chirurgischen Sanierung Vorrang, indem der Blutverlust kontrolliert, eine stabile Kerntemperatur erreicht und die Koagulopathien korrigiert werden. Diese initiale Stabilisierung ist wichtiger als eine sofortige chirurgische Ausversorgung. [44] Das Konzept der DCS weist Parallelen zum Konzept der Stabilisierung im Rahmen der initialen Behandlungsphase auf. Die Wirksamkeit der DCS wurde im Rahmen der Behandlung von Kriegsverletzungen und Opfern großer Naturkatastrophen demonstriert. Nationale Gesundheitsstrategien vieler Länder haben zur Etablierung von Notaufnahmen in Krankenhäusern [45, 46] und zur Unterscheidung zwischen elektiver und notfallmäßiger Chirurgie geführt. Im Idealfall sollte der DCS eine angemessene Behandlung vor Ort vorausgehen, wie etwa eine frühzeitige Blutstillung und andere Techniken zur Schadensbegrenzung.

MERKE

Das Konzept der DCS umfasst drei Phasen. [42] Die erste Phase besteht darin, die Blutung zu kontrollieren, Luftaustritt aus dem Darm zu stoppen und die Kontamination durch austretende Darmflüssigkeit zu begrenzen. Die zweite Phase findet auf der Intensivstation statt mit dem Ziel, die physiologischen Parameter und die Gerinnung zu stabilisieren. Die dritte Phase ist die definitive chirurgische Versorgung.

Die erste Phase der DSC wurde zunächst für abdominale Notfälle beschrieben und angewandt, später dann für Brustkorb-, Extremitäten- und Beckentraumen angepasst. Sie besteht in der Kontrolle von Blutungen, welche die Hauptursache vermeidbarer Todesfälle sind. Unkontrollierte Blutungen werden mit Tamponaden behandelt, um einen starken, ausgedehnten und unkontrollierten Blutverlust zu stoppen. Das Tamponieren wurde eingeführt, um schwere Thoraxtraumata zu behandeln [47] und Luftlecks bei Bauchoperationen mit Verletzungen des Magen-Darm-Trakts reduzieren. Die Technik ähnelt derjenigen, die für einen offenen Zugang bei nekrotischer hämorrhagischer Pankreatitis erfolgreich eingesetzt wird. Eine Vakuumverschlussmethode hilft, die Entwicklung eines intraabdominellen Kompartmentsyndroms [48] und Flüssigkeitsverluste zu vermeiden.

Ein Anästhesist oder Intensivmediziner ist für den gesamten therapeutischen Weg der DCS unerlässlich. Zeit ist ein kritisches Element, das im Hinblick auf den hämodynamischen Zustand des Opfers und die Notwendigkeit genauer diagnostischer Verfahren abgewogen werden sollte. Die präoperative Phase wird vom Traumaleader geleitet, der Anästhesist, Chirurg oder Notarzt sein kann. In den ersten Minuten sind diagnostische Standards wie Röntgenaufnahmen von Brust und Becken und E-FAST-Untersuchungen unerlässlich[3]. Wenn der Patient in den Operationssaal gebracht wird, kann die Behandlung der TIC auch nach der DCS erfolgen. Als Nächstes folgt die die hämodynamische und hämostatische „Damage Control". Hierzu gehören ein zentral-venöser Zugang, die intraarterielle Drucküberwachung, die Kontrolle des externen Blutverlusts und, falls erforderlich, die Stabilisierung des Beckens. Eine moderate Hypotension kann toleriert werden, um die Organ- und Hirn-Perfusion aufrechtzuerhalten, aber gleichzeitig spontane Gerinnungsprozesse zu erleichtern. Die Verwendung von Blutprodukten, insbesondere von Erythrozyten- und Plasmakonzentraten, kann erforderlich sein. Daher sollte die Menge an kristalloiden Infusionen und Vasopressoren begrenzt werden. Es ist wichtig, eine Unterkühlung durch die Verwendung von gewärmten Infusionslösungen zu vermeiden.

Die DCS sollte so früh und effektiv wie möglich eingeleitet werden. Das Stoppen der Blutung verbessert den hämodynamischen Zustand des Patienten dramatisch, reduziert den Bedarf an Vasopressoren und verschafft dem Operationsteam mehr Zeit für eine gezielte Behandlung. Der Einsatz

[3] Wie erwähnt, geht der Trend zu einem reinen CT-Scan auch bei instabilen Patienten. (Anmerkung der Übersetzer)

maschineller Autotransfusion kann ebenfalls große Vorteile bieten.

Tranexamsäure hat sich ebenfalls als nützlich erwiesen, um die Sterblichkeit bei Traumapatienten zu reduzieren, insbesondere bei aktiver Blutung. Sie sollte innerhalb von drei Stunden nach dem traumatischen Ereignis verabreicht werden. [42, 49]

42.5.2 Chirurgische Strategie

Erste Phase

Das primäre Ziel der ersten DCS-Phase ist es, die Blutung zu stoppen. [43, 44] Massive Blutungen führen zur Hypotonie, zum Verlust von Gerinnungsfaktoren, zur Hypothermie und metabolischen Azidose. Es ist daher von entscheidender Bedeutung, die Blutung so schnell wie möglich zu stoppen. Die Identifizierung der Blutungsquelle und deren Verschluss mit Nähten oder Metallclips ist die erste Behandlung. Bei mehreren Blutungsquellen oder bei diffusen Blutungen aus großen Risswunden können, sobald die Blutungsquelle identifiziert ist, Geräte wie mechanische Klammergeräte, Argon™-Koagulatoren oder Ultraschall Scheren (Ultracision™), essenziell werden. Leider ist es bei kritischen Patienten oft nicht so einfach, die führende Blutungsquelle zu identifizieren. Auch Unerfahrenheit des Chirurgen kann eine Verzögerung bei der Identifizierung der Blutungsquelle und damit bei der Blutstillung verursachen. Unsere Erfahrung zeigt, dass die Kompression der parenchymatösen Organe mit großen, in warmer Kochsalzlösung getränkten Mullkompressen, die nach und nach in die verschiedenen Bauch- oder Thoraxkompartimente eingeführt werden, die Blutung in den meisten Fällen deutlich reduziert, wenn die Blutungsquelle kein großes Gefäß ist. Das schrittweise Entfernen der Kompressen kann dann helfen, die Blutungsquelle sekundär zu identifizieren und eine gezielte Blutstillung durchzuführen. Die Verletzung eines großen abdominellen oder thorakalen Gefäßes erfordert eine andere Technik. Die Möglichkeit, die Läsion zu verschließen und das verlorene Blut zu ersetzen, hängt ab von

- der Lage der Verletzung,
- dem Vorhandensein und dem Ausmaß von Verletzungen angrenzender Strukturen,
- der Erfahrung des Chirurgen und des Anästhesisten,
- der Einbindung eines Gefäßchirurgen,
- der Zeit von der Verletzung bis zum chirurgischen Intervention,
- der Tamponade durch benachbarte Organe (in der Regel temporär) und
- den anatomische Strukturen in der unmittelbaren Umgebung.

Jede Entscheidung ist kritisch. Austamponieren, d. h. das „Packing" der Blutungsquelle mit großen Kompressen ist normalerweise die wirksamste erste Methode, um eine Blutstillung zu erreichen. Auf das Tamponieren folgt ein vollständiger oder teilweiser Verschluss der Bauch- oder Brustwand, um eine erste Stabilisierung bis zur Aufnahme auf der Intensivstation zu erzielen.

Zweite Phase

Die zweite Phase der DCS findet auf der Intensivstation statt. Das Ziel dieser Phase ist die physiologische Stabilisierung der Hämodynamik, etwa durch den Ersatz von verlorenen Blutkomponenten und die Kontrolle der Sepsis.

Verletzungen des Abdomens

Die Eindämmung des Flüssigkeitsaustritts durch eine Perforation des Magens oder des Darms ist die zweite Priorität bei der DCS. Der Einsatz von Klammergeräten zum Schließen von Defekten in der Magen- oder Darmwand und das Austamponieren der Ileostomie- oder Kolostomiestelle sind erste Schritte. Die mechanische Entfernung von so viel der Verunreinigung wie irgend möglich aus der Bauchhöhle („Peritonealtoilette"), gefolgt von einer Spülung mit Kochsalzlösung, sind sehr effektiv zur Reinigung der Bauchhöhle und zur Identifizierung von Perforationsstellen. Die Verdünnung von Verunreinigungen reduziert das Risiko einer Sepsis und ist somit entscheidend, um ein gutes Ergebnis zu erzielen. Eine offene Technik wird angewendet, wenn es schwierig ist, alle Perforationsherde laparoskopisch zu identifizieren. Ischämische Verletzungen, neu auftretende Blutungen oder die Notwendigkeit eines „Second Look", um die Verletzungen besser eingrenzen zu können, machen oftmals eine weitere Operation erforderlich. Ein verzögerter oder vorübergehender Verschluss der Bauchdecke wird durchgeführt, um die Integrität innerhalb von 24–48 Stunden, nach pathophysiologischer Optimierung auf der Intensivstation, schnell und effektiv wiederherzustellen. Der verzögerte oder vorübergehende Verschluss ermöglicht auch einen schnelleren Zugang im Falle einer erneuten Blutung. Die offene Behandlung birgt als potenzielle Hauptrisiken die Akkumulation von Magen-Darm-Flüssigkeit und anschließende Schwierigkeiten beim Wiederverschluss, häufig erschwert durch die ödematöse Darmschwellung infolge eines paralytischen Ileus. Aus diesem Grund hat unser Zentrum Techniken zur Vakuum-Wund-Drainage entwickelt, um eine Aufblähung des Bauchraums zu vermeiden. Anstelle der üblichen Drainagemethoden, bei welchen große Flüssigkeitsmengen gefiltert und abgesaugt werden, ist es effektiver, den vakuumgestützten Verschluss (*vacuum-assisted closure* VAC) mit Kunststoffschwämmen einzusetzen. Hierbei wird ein Unterdruck von etwa 100–125 mmHg aufgebaut, wodurch der VAC-Schaum starr wird und Flüssigkeit in ein Reservoir abgeleitet wird (➤ Tab. 42.1). [42]

Tab. 42.1 Verfahren und Indikationen für die DCS im Bauch- und Beckenbereich

Verfahren	Indikationen
Perihepatisches Packing	• Subkapsuläres Hämatom der Leber, progredient oder rupturiert • Ausgedehnte oder bilobare hepatische Parenchymläsion • Läsion einer suprahepatischen Vene • Schwere Leberverletzung (AAST-Grad III–IV) mit begleitenden zerebralen oder intestinalen Läsionen (die eine Resektion oder eine Anastomose benötigen) und/oder von parenchymatösen Organen, die eine Resektion erfordern (Milz, Niere) • Hepatische Läsion im Zusammenhang mit einer Massentransfusion • Hepatische Läsion im Zusammenhang mit intraoperativer hämodynamischer Instabilität, Hypothermie, Azidose und/oder Koagulopathie • Hepatische Blutungen, die mit konventionellen Techniken nicht kontrolliert werden können • Zur Erleichterung der Verlegung aus einem regionalen Krankenhaus, das nicht für die Behandlung schwerer Leberverletzungen ausgestattet ist, in ein Traumazentrum der Maximalversorgung
Klammerung und Drainage nach pankreatikoduodenaler Verletzung	• Pankreatikoduodenale Devaskularisierung • Hämorrhagische pankreatikoduodenale Verletzung • Komplexe Läsion mit Beteiligung der Papilla duodeni major, des Ductus choledochus und/oder Pankreasganges
Subperitoneales Packing des Beckens	• Beckenfraktur mit hämodynamischer Instabilität, wenn die technischen Mittel/Expertise zur Durchführung einer sofortigen Embolisation nicht gegeben ist • Schweres Beckentrauma mit aktiver Blutung während des chirurgischen Eingriffs • Beckenfraktur mit massiver Blutung trotz Embolisation
Vorübergehender abdomineller Verschluss (Laparostomie)	• Intraoperativ auftretende Koagulopathie (insbesondere in Verbindung mit Hypothermie und Azidose) • Massiver Volumenersatz (kristalloide Flüssigkeiten, Bluttransfusionen) • Unfähigkeit, einen spannungsfreien Bauchdeckenverschluss zu erreichen • Anzeichen für ein abdominales Kompartmentsyndrom während des abdominalen Verschlusses • Notwendigkeit einer eventuellen Second-Look-Laparotomie zur Entfernung der Tamponaden oder zur Beurteilung der Vitalität des Darms

AAST American Association for the Surgery of Trauma. (Entnommen aus [42], mit freundlicher Genehmigung)

Thoraxverletzungen

Bei der DCS von Thoraxverletzungen liegt der Schwerpunkt auf dem Blutverlust und den Luftlecks, die durch das gerissene oder durchstochene Lungenparenchym verursacht werden. Verletzungen der Lunge und kleine Gefäßverletzungen werden durch lungenschonende Operationen mit Nähten oder Klammern behandelt. [50] Eine Pneumonektomie sollte nur in kritischen Situationen, die den Bronchialbaum oder große Gefäße betreffen, durchgeführt werden. Wenn die Blutung diffus und unkontrollierbar ist oder wenn größere Luftlecks festgestellt werden, kann ein sofortiges Packing, kombiniert mit einer großkalibrigen Thoraxdrainage und einem vorübergehenden Verschluss der Brustwand, lebensrettend sein und verschafft Zeit für die nachfolgende definitive Versorgung. [51, 52] Nach einer DCS ist die mechanische Beatmung auf der Intensivstation erforderlich.

Gefäßverletzungen

Bei Gefäßverletzungen, die Gliedmaßen oder große Gefäße betreffen, wird ein direkter Verschluss empfohlen. Ist dies nicht möglich, kann das Einlegen eines Fogarty-Katheters oder das Legen eines vorübergehenden Shunts erforderlich werden, um die Blutung zu stoppen. (➤ Tab. 42.2) [42]

Tab. 42.2 Verfahren und Indikationen zur Kontrolle von Gefäßschäden

Verfahren	Indikationen
Ballonkompression von Blutungen (externe oder endovaskuläre Kompression)	• Aktive Blutung im zervikalen Bereich der Fossa supraclavicularis • Aktive Blutung aus einem schwer zugänglichen großen Gefäß • Aktive Blutung aus einer tiefen Stichverletzung des hepatischen Parenchyms
Vorübergehender vaskulärer Shunt	• Eine periphere Gefäßläsion in Verbindung mit anderen Läsionen, die ebenfalls operiert werden müssen • Periphere oder abdominelle vaskuläre Läsion, bei welcher der Zeitverlust für eine endgültige Reparatur wahrscheinlich zur „tödlichen Trias" führen würde • Periphere oder abdominale vaskuläre Läsion mit zusätzlicher Hypothermie, Azidose und Koagulopathie • Periphere oder abdominelle vaskuläre Läsion bei gleichzeitig mehreren Patienten oder wenn eine Verlegung in ein Traumazentrum der Maximalversorgung notwendig ist

Entnommen aus [42], mit freundlicher Genehmigung.

Dritte Phase des DCS

Die dritte Phase der DCS ist die chirurgische Revision. Ziel ist es, das komplette Ausmaß der Verletzungen festzustellen, diese zu sanieren und eine Prognose zu erstellen. Der umstrittenste Aspekt ist hierbei das Timing einer möglichen Revisionsoperation. Sie sollte im Allgemeinen innerhalb von 24 bis 48 Stunden erfolgen, kann aber je nach Einschätzung des Chirurgen und des Intensivmediziners auch früher oder später durchgeführt werden. So kann z.B. eine schwere Gefäßläsion, die mit einem Fogarty-Katheter oder Shunt versorgt wurde, eine frühzeitige Reoperation notwendig machen, während eine Brust- oder Bauchtamponade bis zu 48 Stunden warten kann. Nach einigen Leitlinien [42] und nach unserer Erfahrung sind die wichtigsten Voraussetzungen für eine erfolgreiche Re-Intervention die Stabilisierung der folgenden physiologischen Parameter (Ziel jeweils in Klammern)

- Kerntemperatur (≥ 36 °C)
- Basendefizit im Blut (< 5 mmol/l)
- Laktatspiegel (normal)
- Blutgerinnung (Abwesenheit von Gerinnungsstörungen)
- p_aO_2 (normal)

Die Reoperation sollte nicht zu lange hinausgezögert werden. Eine Verzögerung erhöht das Risiko einer Sepsis, einer lokalen Infektion, einer Darmnekrose, entzündlicher Ödeme, eines Darmverschlusses und zudem das Risiko, bis dahin nicht erkannte Verletzungen zu übersehen. Eine erneute Operation sollte von einem erfahrenen Chirurgen durchgeführt werden, der die Schwere der Schäden einschätzen und diese, wenn möglich, beheben kann. Er muss zudem in der Lage sein, Verletzungen, die in der ersten Phase der DCS übersehen wurden, zu erkennen, er muss auch die Vitalität des Gewebes beurteilen und mögliche Infektionsherde identifizieren können.

Wenn es die Umstände erlauben, ist es am besten, das Abdomen oder den Brustkorb während der dritten Phase zu verschließen. Andernfalls wird die Wahrscheinlichkeit eines erfolgreichen Verschlusses mit jedem weiteren Eingriff immer geringer, was die Morbidität und das Mortalitätsrisiko erhöht.

Der Einsatz der DCS ist zurückgegangen [53, 54], was bedingt ist durch unterschiedliche Faktoren, wie z. B. ein intensiveres und länger währendes Stabilisierungskonzept, die Weiterentwicklung der diagnostischen Möglichkeiten und die Entwicklung chirurgischer Geräte, die technisch einfachere und weniger invasive Verfahren zur Blutstillung ermöglichen. So wurden z.B. Gewebeklammergeräte mit Gelenken eingeführt und die explorative Laparoskopie gewinnt zunehmend an Bedeutung. Diese neuen Ansätze der primär definitiven Chirurgie wurden auch aus wirtschaftlichen Gründen gefördert, um die enormen Kosten zu reduzieren, die mit der DCS einhergehen, wie z. B. die Notwendigkeit einer prolongierten Intensivüberwachung mit dem Aufenthalt auf der Intensivstation sowie die Notwendigkeit mehrerer chirurgischer Eingriffe in Folge.

42.5.3 Spezielle Situationen

Verletzungen des Thorax

Thoraxtraumata kommen recht häufig vor, [55] insbesondere Rippen- und Brustbeinfrakturen sowie Herz- oder Lungenkontusionen, allein oder in Kombination mit einem Pneumothorax und/oder einem Hämatothorax.

Die respiratorische Insuffizienz aufgrund eines Pneumothorax oder Hämatothorax erfordert die sofortige Behandlung. In der Regel ist das Legen einer Thoraxdrainage ausreichend, um das Problem sofort zu lösen. In einigen Fällen kann jedoch eine Notfallthorakotomie erforderlich werden. Gemäß den Advanced-Trauma-Life-Support (ATLS)-Leitlinien ist eine Notfallthorakotomie indiziert, wenn nach dem Legen einer Thoraxdrainage der Blutverlust initial > 1.500 ml beträgt oder ein anhaltender Blutverlust von > 200 ml/h besteht. Dies gilt insbesondere bei einem penetrierenden Trauma. Pneumo- und Hämothorax können bereits am Einsatzort durch E-FAST (➤ Kap. 16 *Chirurgische Eingriffe vor Ort*) diagnostiziert werden. In der Notaufnahme kann E-FAST mit konventionellen Thoraxröntgenaufnahmen kombiniert werden.

TIPPS

Achtung!

Ein Thoraxtrauma durch penetrierende Wunden oder ein schweres stumpfes Trauma führt häufig zur hämodynamischen Instabilität, was unmittelbare Lebensgefahr bedeutet. Die Verletzung eines großen Gefäßes lässt möglicherweise keine Zeit für eine weitere diagnostische Bewertung, sondern erfordert eine sofortige Versorgung im Operationssaal. Verletzungen anderer Organe, z. B. der Speiseröhre, die in der Regel durch eine Thorax-CT erkannt werden, machen weitere diagnostische und therapeutische Maßnahmen notwendig, wie z.B. eine Ösophagoskopie und Mediastinoskopie.

Die meisten Thoraxtraumata können mit einer Thoraxdrainage effektiv behandelt werden. [53, 54] Die Möglichkeit, die Brusthöhle zu drainieren und durch die Lungenexpansion eine mechanische Blutstillung zu bewirken sowie die Entwicklung verschiedener Embolisationstechniken durch interventionelle Radiologen haben die Zahl der Notfallthorakotomien weiter reduziert.

Der bevorzugte Ort für die Platzierung von Thoraxdrainagen hat sich durch die Entwicklung kleinerer Kaliber leicht verändert. Die Platzierung einer Thoraxdrainage im zweiten Interkostalraum in der mittleren Klavikularlinie ist weitgehend aufgegeben worden. Bei einem einfachen Pneumothorax wird die Drainage im fünften Interkostalraum der vorderen Axillarlinie platziert. Dies ermöglicht eine schnellere Drainage von Flüssigkeit, die sich im Pleuraraum befindet. Zur Erleichterung der Drainage kann auch ein Vakuum angelegt werden.

Übermäßiger Blutverlust oder Luftaustritt, insbesondere länger anhaltend, erfordern eine Notfallthorakotomie. [51] Der thorakale Blutverlust, der nicht aus dem Lungenparenchym oder aus großen Gefäßen stammt, wird im Allgemeinen durch Verletzungen der Interkostalarterien oder -venen in Verbindung mit Rippenfrakturen verursacht. Kontinuierlicher Blutverlust aus einer Interkostalarterie ist eine Indikation zur Thorakotomie. Die Entwicklung der CT-Angiografie (CTA) und die zunehmende Erfahrung der interventionellen Radiologen haben die Möglichkeiten verbessert, Gefäßverletzungen zu kanülieren und zu embolisieren. Auch nach einer erfolgreichen Gefäßembolisation kann jedoch eine chirurgische Thorakoskopie erforderlich werden, um Gerinnsel vollständig aus der Pleurahöhle zu entfernen, ein Empyem zu vermeiden und eine vollständige Lungenexpansion zu unterstützen.

TIPPS

Achtung!

Die Bildung von intrathorakalen Gerinnseln kann den Blutverlust maskieren. Hämodynamische Instabilität kann der einzige Hinweis darauf sein, dass eine Notfallthorakotomie erforderlich ist.

MERKE

Eine Notfallthorakotomie ist die definitive Behandlung eines großen Blutverlusts oder Luftlecks aufgrund eines Thoraxtraumas.

Der optimale chirurgische Zugangsweg für die Thorakotomie, entweder anterior oder posterolateral, ist umstritten und hängt teilweise von der Erfahrung und Ausbildung des Chirurgen ab. Obwohl wir der Meinung sind, dass der posterolaterale Zugang einen besseren Zugang zu den Gefäßstrukturen am Hilus bietet, zeigt unsere Erfahrung, dass er oft ungeeignet ist, weil sich durch die Seitenlage des Patienten der Druck durch große Blutgerinnsel und nicht geronnenes Blut auf Herzbeutel und Herz erhöht. Der chirurgische Zugang sollte anterior auf der Höhe des fünften oder sechsten Interkostalraums liegen. Ein anteriorer Zugang ermöglicht auch eine offene Herzmassage, falls eine Wiederbelebung notwendig wird.

Während der chirurgischen Exploration der Thoraxhöhle ist es oft nicht möglich, einen doppellumigen Endotrachealtubus für die selektive Beatmung zu verwenden. Dies kann die Exploration der Thoraxhöhle technisch erschweren. Daher wird die Kontrolle von Blutungen und Luftaustritt in der Regel durch Packing erreicht. Die Reparatur des Lungenparenchyms und die Blutstillung sind bei der ersten Exploration nicht möglich, da die Verwendung eines Staplers bei belüftetem Lungenparenchym schwierig ist. Hämodynamische Parameter sind die besten Indikatoren für die Wirksamkeit des chirurgischen Eingriffs. Nach der Blutstillung wird in der Regel eine Thorakostomiekanüle eingelegt und die Thorakotomie vorübergehend verschlossen. Der Verschluss muss nicht luftdicht sein, da der Patient ohnedies weiterhin intubiert und überdruckbeatmet bleibt. Die Zeitspannen bis zur Wiedereröffnung sind im Allgemeinen kürzer als im Bauchraum, da eine vollständige Lungenexpansion erreicht und gefährlichere Komplikationen wie Lungenentzündung und Herztamponade vermieden werden müssen. [55]

Wenn Lungenquetschungen die einzigen Verletzungen sind, erfolgt die Behandlung in der Regel konservativ. Eine sorgfältige Überwachung mit Röntgen und CT sowie eine frühzeitige pulmonale Rehabilitation sind notwendig, um Lungenentzündung und Lungenabszess zu vermeiden. Eine Überdruckbeatmung ist manchmal unerlässlich, um einen partiellen Kollaps der Lunge und eine Atelektase zu vermeiden, die das erste Anzeichen für eine irreversible respiratorische Insuffizienz sein kann.

Eine minimalinvasive Methode, die operative Thorakoskopie, hat in Notfallsituationen an Popularität gewonnen. Die Möglichkeit, die Pleurahöhle zu explorieren und eine mögliche Blutungsquelle zu stoppen, ohne die Pleurahöhle zu öffnen, ist ein großer Fortschritt in der Behandlung schwerer Thoraxtraumata. Die Vorteile der minimal invasiven Chirurgie liegen in der besseren Visualisierung, der genaueren Kontrolle von Luftlecks und kleineren Blutungen sowie der geringeren Rate an peri- und postoperativen Komplikationen. Dieser Ansatz ist nur bei Patienten angezeigt, die hämodynamisch stabil sind und einer selektiven tracheobronchialen Intubation mit einseitiger Beatmung unterzogen werden können.

42

Abdominalverletzungen

Das Abdomen wird häufig verletzt. In einigen Studien weisen etwa 15 % der Traumapatienten abdominelle Verletzungen auf. [56] Abdominalverletzungen können stumpf oder penetrierend sein. Unfälle beim Bergsteigen verursachen in der Regel stumpfe Traumata. Blutungen, insbesondere bei geschlossenen Traumata, werden häufig unterschätzt. Ein Fremdkörper, der in den Bauchraum eingedrungen ist, sollte nur im Operationssaal unter kontrollierten chirurgischen Bedingungen entfernt werden. In den meisten anderen Fällen sollte zunächst die abdominelle Verletzung beurteilt werden. Eine klinische Diagnostik, auch wenn sie nur oberflächlich ist, ist unerlässlich. Der hämodynamische Status ist der wichtigste Faktor, um zu entscheiden, ob eine Operation notwendig ist.

Eine erweiterte Notfallsonografie (E-FAST) kann die Prognose verbessern, indem lebensbedrohliche innere Blutungen schnell erkannt werden. Diese kann mit einer diagnostischen Peritoneallavage (DPL) kombiniert werden[4]. Die DPL wird gelegentlich allein eingesetzt, wenn eine sonografische

[4] Anmerkung der Übersetzer: E-FAST und die Verfügbarkeit einer CT Untersuchung im Schockraum machen die diagnostische Peritoneallavage heute in den meisten Fällen überflüssig.

Bildgebung oder ein CT nicht verfügbar ist. [57] Ein Patient mit Hämoperitoneum im Schock sollte sofort in den Operationssaal gebracht werden. Ein Patient mit Peritonitis durch Magen- oder Gallenflüssigkeit sollte zunächst hämodynamisch stabilisiert und für die Operation vorbereitet werden. Die anschließenden diagnostischen und therapeutischen Schritte hängen vom klinischen Zustand des Patienten ab. Ein hämodynamisch stabiler Patient sollte eine CT-Untersuchung mit intravenösem Kontrastmittel erhalten, da dies die beste Methode zur Diagnostik von Verletzungen der parenchymatösen Organe (Leber, Milz) oder der großen intraabdominalen Gefäße ist. Die CT-Auswertung ist weniger genau bei Rupturen von Hohlorganen (Darm oder Magen), obwohl das Vorhandensein von Ödemen und Peritonealflüssigkeit – in Kombination mit klinischen Anzeichen – zu eben dieser Diagnose führen kann. Auch das Vorhandensein von Flüssigkeit in mehreren abdominalen Quadranten kann auf eine Darmverletzung hinweisen.

Die Entscheidung zu treffen, das Abdomen zu öffnen, ist manchmal nicht einfach. Der klinische Zustand des Patienten, das Vorhandensein einer Peritonitis und eine sich verschlechternde Hämodynamik mit Schwierigkeiten bei der Aufrechterhaltung eines adäquaten Kreislaufs sind entscheidende Faktoren. Ein hypovolämischer oder septischer Schock ist eine absolute Indikation für eine Exploration der Bauchhöhle. Die Entwicklung der laparoskopischen Chirurgie hat ein sichereres, genaueres und spezifischeres chirurgisches Vorgehen ermöglicht. Da die Zeit bei einem hämorrhagischen Schock jedoch oft kritisch ist, stellt die Notfalllaparotomie nach wie vor den Standardeingriff dar.

Die Behandlung penetrierender Wunden oder offener Bauchverletzungen unterscheidet sich von der Behandlung stumpfer Traumata. Die meisten Fallbeschreibungen penetrierender Traumata kommen aus der Militärmedizin und den Notaufnahmen in großen Ballungszentren, insbesondere in den USA. Bei Opfern mit penetrierenden Wunden ist es wichtig, die Eintritts- und Austrittswunden zu identifizieren, um den Weg eines Objekts durch das Abdomen zu bestimmen. Die Laparotomie ist im Allgemeinen indiziert, um die Verletzungen direkt sichtbar zu machen, die Behandlung festzulegen und, wenn möglich, den ursprünglichen Zustand wiederherzustellen (restitutio ad integrum).

Eine konservativere Behandlung von penetrierenden Verletzungen wurde in der Literatur vorgeschlagen. [58] Verletzungen, die nicht in das Peritoneum eindringen, können mit Wundspülung, Debridement von nekrotischem Gewebe, Verbänden und einer schnellen Entlassung aus dem Krankenhaus behandelt werden. Wenn Verletzungen nicht durch eine CT Untersuchung primär identifiziert werden können, ist eine klinische Beobachtung mit wiederholten Untersuchungen im Laufe der Zeit sinnvoll.

Die Laparotomie mit einem Schnitt vom Schwertfortsatz bis zur Schambeinfuge unter Verwendung geeigneter Retraktoren ermöglicht die vollständige Exploration des Abdomens, die Entfernung von geronnenem und ungeronnenem Blut sowie die Darstellung und Kontrolle des gesamten Gastrointestinaltrakts. Ob Wunden geschlossen werden oder nicht, hängt in erster Linie von Faktoren ab, wie der seit dem Trauma verstrichenen Zeit, dem Vorhandensein von Darm- oder Stuhlflüssigkeit, der Präferenz des Chirurgen und der hämodynamischen Stabilität. Der Eingriff sollte schnell erfolgen, um ischämische Gewebeschäden, insbesondere der Darmwand, zu verhindern. Die Zusammenarbeit zwischen Chirurgen und Anästhesisten ist ebenso wichtig wie die Fähigkeit des Chirurgen, gefährdetes Gewebe zu beurteilen und zu reparieren. Wenn es nicht möglich ist, die Bauchdecke direkt zu verschließen, führt dies zunächst zur offenen Weiterbehandlung.

Bei lokalisierten Verletzungen können weniger invasive Optionen als die Laparotomie in Betracht gezogen werden, z.B. die Laparoskopie oder die interventionelle Radiologie.

Verletzungen der Milz

Die Milz ist das am häufigsten verletzte Organ beim abdominellen Trauma. Der zunehmende Gebrauch von zweirädrigen Fahrzeugen hat zu einer Zunahme von Milzverletzungen geführt. Viele Milzverletzungen sind selbstlimitierend und müssen nicht operiert werden, während andere lebensbedrohlich sind und eine Notoperationen erfordern. Die Bildgebung ist wichtig für die genaue Diagnostik und die Planung der chirurgischen Behandlung. Aufgrund der Häufigkeit von Milzverletzungen ist ein entsprechend erfahrener Chirurg erforderlich, der die Schwere der Verletzung einschätzen und entsprechend Entscheidungen treffen kann. Die Sterblichkeit bei Milzverletzungen kann durch Unterschätzung des Schweregrads und mangelnde Blutungskontrolle, insbesondere beim Vorliegen von Begleitverletzungen, erhöht sein.

Milzverletzungen können durch ein direktes Trauma, insbesondere des linken Hemithorax oder indirekt durch plötzliches Abbremsen, z.B. bei Autounfällen entstehen. Die Rigidität der die Milz umgebenden physischen Strukturen führt oft zu einer partiellen Ruptur, wobei sich ein subkapsuläres Hämatom bildet, das später unter Druck einreißen kann. Das Risiko einer sog. „zweizeitigen Ruptur“, die in älteren chirurgischen Texten beschrieben wird, hat zu einer Verfeinerung der konservativen Behandlung unter intensivmedizinischer Beobachtung geführt. Die Möglichkeit, die Milzarterie und ihre Äste zu embolisieren, hat die Indikationen für chirurgische Interventionen bei kleineren Blutungen oder kontrollierten intrasplenischen Hämatomen grundlegend verändert. [59]

Eine hämodynamische Instabilität mit Blutansammlung im Abdomen und einer im E-FAST festgestellten Milzläsion ist eine absolute Indikation zur Splenektomie. Wenn eine partielle hämodynamische Stabilität erreicht werden kann, kann die präoperative CTA weitere Informationen zur genauen Lokalisierung der Blutungsquelle liefern. Diese Informationen sind in der ersten Phase der chirurgischen Behandlung bezüglich der Indikation zur Laparotomie und im Hinblick auf den Zugangsweg von entscheidender Bedeutung. Der übliche Zugang ist ein medianer Schnitt, aber auch eine linke subkostale Inzision kann bei isolierten Milzverletzungen durchgeführt werden. Der Eingriff sollte schnell und effektiv erfolgen, um eine Blutung aus dem Milzhilus zu stillen, aber auch um die Anatomie der umliegenden Organe zu erhalten, insbesondere die Milzflexur des Dickdarms, die große Kurvatur der Magenwand im Abschnitt mit den kurzen Gefäßen und den Pankreasschwanz. Blutende Gefäße sollten vor der Splenektomie ligiert oder auf andere Weise verschlossen werden. Das Outcome hängt vom klinischen Zustand des Opfers beim Eintreffen im Operationssaal, von der Zeit zwischen Trauma und Schockeintritt, und der Schockdauer ab – letztendlich von der Entwicklung der „tödlichen Trias" und deren Behandlung. Auch die Effektivität des ersten präklinischen Eingriffs spielt hierbei eine große Rolle.

Die laparoskopische Splenektomie, eine relativ neue Vorgehensweise, kann nur durchgeführt werden, wenn das Opfer hämodynamisch stabil und die Blutung nicht stark ist. Das Chirurgenteam sollte in minimalinvasiven chirurgischen Techniken erfahren sein. Die Vorteile sind eine geringere Morbidität, weniger Komplikationen und eine exaktere Blutstillung durch Gefäßligaturen. Die Operationstaktik bei hämodynamisch stabilen Opfern hat sich dramatisch verändert. [59, 60] Die Möglichkeit der Embolisation [61] durch einen interventionellen Radiologen und die Verfeinerung der diagnostischen US- und CT-Scans, die eine präzise Einschätzung und Verlaufskontrollen ermöglichen, haben zu einer Zunahme der konservativen Behandlungen geführt; insbesondere bei jüngeren Patienten.

Die Klassifikation der American Association for the Surgery of Trauma (AAST)zur Beurteilung einer Milzverletzung, die Spleen Injury Scoring Scale, hat sich weltweit durchgesetzt (➤ Tab. 42.3). [62] Diese Klassifizierung unterscheidet fünf Schweregrade und bietet Leitlinien für die entsprechende Behandlung. Es gibt genaue Indikationen für eine endovaskuläre Behandlung oder eine konservative Behandlung mit Beobachtung. Die Beobachtung sollte über mindestens sechs sechs Tage erfolgen und ist mit Kosten und dem Einsatz von Ressourcen verbunden, die unter Umständen nicht verfügbar sind.

Für die häusliche Beobachtung sind drei Voraussetzungen erforderlich. [62]

- Der Patient sollte ausreichend über Symptome und Anzeichen informiert sein, die eine sofortige Rückkehr ins Krankenhaus erfordern.
- Der Patient sollte in angemessener Entfernung zu einem Krankenhaus wohnen und in der Lage sein, bei Bedarf sofort dorthin zurückzukehren.
- Das Krankenhaus sollte in der Lage sein, ein CT mit Kontrastmittel durchzuführen, um neu aufgetretene oder sich verschlimmernde extravaskuläre oder extraparenchymale Blutungen zu beurteilen.

Auch bei Patienten, die sich einer CTA unterziehen, besteht die Gefahr, dass bestehende Verletzungen nicht erkannt oder unterschätzt werden. Diese Fehler können durch radiologische Artefakte oder eine zu früh durchgeführte Untersuchung verursacht werden, wenn noch eine relative Hypotonie besteht oder im Frühstadium der Gerinnselbildung, wo diese Gerinnsel noch zu klein sind, um in der CTA erkannt zu werden. Die Beobachtungszeiten, um Sekundärblutungen aufgrund von Rupturen subkapsulärer Hämatome oder Pseudoaneurysmen zu erkennen, variieren von Land zu Land, liegen aber bei etwa einer Woche nach der Verletzung.

Zu den Komplikationen nach nichtinvasiven Behandlungen gehören Milzpseudozysten, Pseudoaneurysmen und arteriovenöse Fisteln. [63] Pseudozysten kommen bei Kindern häufiger vor und neigen oft dazu, sich spontan zu resorbieren, anders als bei Erwachsenen, bei denen sie symptomatisch werden können und eine Laparoskopie erfordern. Milzpseudoaneurysmen sind gefährlich und bergen

42

Tab. 42.3 Klassifikation der American Association for the Surgery of Trauma (AAST) für Milzverletzungen

Grad	Subkapsuläres Hämatom	Intraparenchymales Hämatom	Kapselriss	Devaskularisierung
I	< 10 % Milzoberfläche, nichtexpandierend	Keines	• Tiefe < 1 cm • Nicht-hämorrhagisch	0
II	Oberfläche 10–50 %, nichtexpandierend	• Durchmesser <5 cm • Nicht fortschreitend	• Tiefe 1–3 cm • Blutung betrifft nicht die trabekulären Gefäße	0
III	Oberfläche > 50 % oder Ruptur, oder Ausdehnung oder Blutung	Vergrößernd oder Durchmesser > 5 cm	• Tiefe >3 cm • Blutung betrifft die trabekulären Gefäße	<25 %
IV		Geplatzt	Blutungen mit Beteiligung der segmentalen oder Hilusgefäße	>25 %
V		Milzriss	Hilusläsion(en), mit vollständiger Devaskularisierung der Milz	100 %

Entnommen aus [62], mit Genehmigung.

das Risiko einer Ruptur innerhalb von 2–4 Monaten. Eine Embolisation wird empfohlen.

Verletzungen der Leber

Obwohl die Leber teilweise durch den Brustkorb geschützt ist, sind Verletzungen aufgrund ihrer Größe und exponierten Lage sowohl bei stumpfen als auch bei penetrierenden abdominellen Verletzungen ausgesprochen häufig. Bei einem stumpfen Trauma kann der Verletzungsmechanismus ein direkter Aufprall oder ein Rückstoß sein, bei dem die Haltebänder und der vaskuläre Gallenhilus verletzt werden. Multiple Leberverletzungen oder Parenchymrisse, die bei einem penetrierenden oder schweren stumpfen Trauma auftreten können, können einen abdominellen Notfall darstellen. Die Verbesserung der diagnostischen Bildgebung und interventionelle Radiologie hat die Zahl der Indikationen für eine Notfall-Laparotomie verringert und gleichzeitig das Outcome der Patienten verbessert. [63, 64] Die Einführung von Notaufnahmen und der Mangel an Chirurgen mit Erfahrung in der Leberchirurgie haben zur Entwicklung weniger invasiver chirurgischer Strategien und zur zunehmenden Etablierung des Packings als erste Maßnahme bei kritischen Patienten geführt.

Die Diagnose einer Leberverletzung kann durch E-FAST bei instabilen Patienten und durch ein CT-Abdomen bei Patienten mit teilweiser oder vollständiger hämodynamischer Stabilität gestellt werden. [63] Der Einsatz von Ultraschall zur Darstellung der Leber und der Peritonealhöhle hat die Indikationen für die Laparoskopie in dringenden Fällen und im Notfall erweitert. Die CTA ist jedoch der Goldstandard zur Identifizierung und Quantifizierung des Ausmaßes einer Leberschädigung, um die chirurgische oder interventionelle radiologische Behandlung zu planen.

Die Entwicklung der bildgebenden und interventionellen radiologischen Techniken hat die Behandlung von Lebertraumata radikal verändert und in 80 % der Fälle zu einer nichtchirurgischen Behandlung geführt. [59, 63] Allerdings sind hämodynamische Instabilität und das Risiko der „tödlichen Trias" eine absolute Indikation für einen chirurgischen Eingriff.

Es wurden verschiedene Traumaklassifizierungen vorgeschlagen, wobei die bekannteste die der AAST ist. [65] Wir sind jedoch nach wie vor der Ansicht, dass die hämodynamische Stabilität die wichtigste Determinante des Patientenzustandes ist.

MERKE

Patienten mit schweren Verletzungen der Leber sollten in einem maximalversorgenden Traumazentrum mit umfassender Erfahrung in der Leberchirurgie versorgt werden.

Bei instabilen Patienten mit Leberverletzungen sind eine Damage Control Resuscitation und eine anschließende DCS unabdingbar, um die Blutung und einen evtl. Austritt von Gallenflüssigkeit zu kontrollieren. Die Zusammenarbeit zwischen dem Anästhesisten und dem Chirurgen ist unerlässlich, um den Zeitpunkt des Eingriffs festzulegen. Vor allem das Aufrechterhalten einer moderaten Hypotonie kann die Gerinnungssituation verbessern, ist jedoch sorgfältig gegen die Notwendigkeit des Einsatzes von Flüssigkeit, Erythrozyten, Thrombozyten und Gerinnungsfaktoren abzuwägen. Misslingt die initiale Stabilisierung, so besteht die Indikation für eine chirurgische Behandlung.

Im Allgemeinen bevorzugen wir als Zugang die mediane Längslaparotomie. Der laparoskopische Zugang bei der Erstbehandlung ist vor allem umstritten wegen der schwierigen Exploration und fehlenden Möglichkeiten der Blutungskontrolle bei Blutungen aus dem hinteren Teil der Leber und den suprahepatischen Venen.

Der erste Schritt bei der Laparotomie ist die Blutstillung durch manuelle Kompression (➤ Abb. 42.4). [63] Dieses Verfahren ist heikel, da die Gefahr besteht, die Verletzungen zu aggravieren, vor allem im hinteren Teil der Leber. Die Kompression in Verbindung mit der Resektion des Leberbands ermöglicht die Mobilisierung und so eine verbesserte Blutstillung und Exploration. Liegt eine Parenchymschädigung vor, ist eine Naht mit großen resorbierbaren Fäden in Verbindung mit Packing in etwa 80 % der Fälle erfolgreich, es folgen die klinische Beobachtung und das Management auf der Intensivstation. Ist dieser Zugriff ineffizient, ist das traditionelle Pringle-Manöver mit Verschluss des Leberhilums mit einer Klemme oder eines Tourniquets eine sinnvolle Option (➤ Abb. 42.5). [63] Sistiert die Blutung mit Verschluss des Leberhilus, bedeutet dies, dass die Blutung aus den portalen und/oder arteriellen Ästen der Leberarterie stammt. Das Pringle-Manöver, wiederholt durchgeführt, ermöglicht die Identifizierung der Blutungsquelle und die Ligatur oder Reparatur, sofern möglich. Die Okklusion des Hilus kann

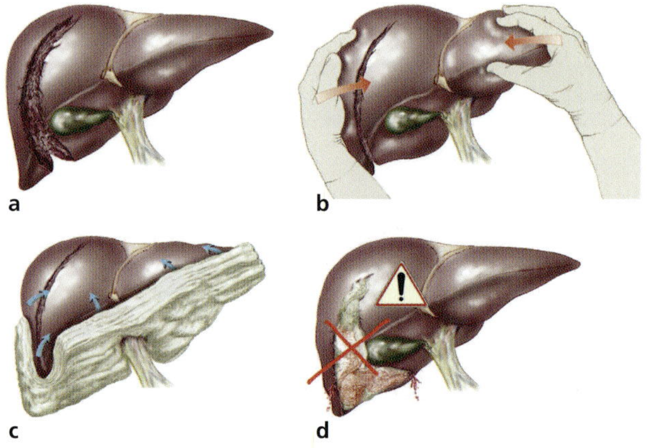

Abb. 42.4 a) Leberriss 3. Grades oder höhergradig. b) Bimanuelle Kompression. c) Perihepatisches Packing. d) Vermeiden Sie die Platzierung von Kompressen direkt in den Leberriss. (Wiedergegeben aus [63], mit freundlicher Genehmigung)

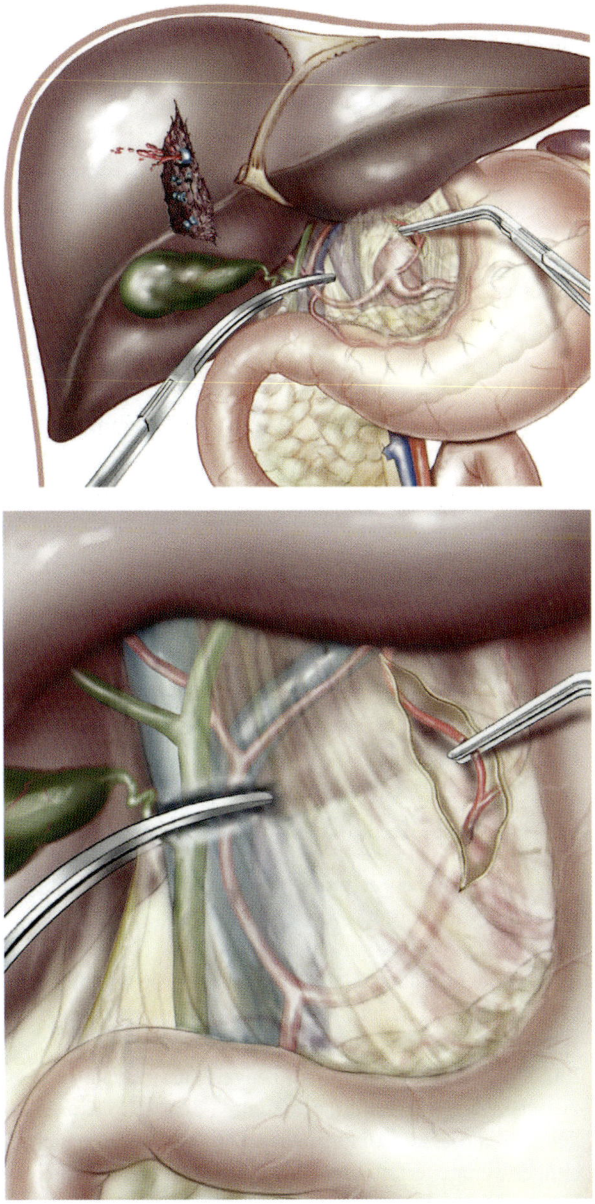

Abb. 42.5 Abklemmung des Leberstiels. Suchen Sie immer nach einer linken Leberarterie, die aus dem Truncus coeliacus entspringt. (Wiedergegeben aus [63], mit freundlicher Genehmigung)

maximal 20–25 min aufrechterhalten werden, bevor es zu ischämischen Verletzungen oder irreversiblen Leberschäden kommt. Gelingt es mit dem Pringle-Manöver nicht, die Blutung zu stoppen, [66] ist von einer Verletzung der Vena suprahepatica oder der Vena cava inferior auszugehen.

Patienten mit einem Lebertrauma kommen oft in kritischem Zustand und ohne zuvor durchgeführter CTA in den Operationssaal. Patienten, bei denen keine CTA durchgeführt wurde, sind schwer zu beurteilen, da die Leberexploration eine akribische Durchtrennung der parenchymatösen Bänder und eine teilweise Torsion des vaskulären Leberhilus erfordert, was das Risiko einer verstärkten Blutung birgt. Die Sterblichkeit kann bis zu 80 % betragen.

Eine initial konservative Therapie (nichtoperatives Management, NOM) ist in etwa 80 % der Fälle eines geschlossenen Lebertraumas durchführbar. [58, 59, 64] Es gibt jedoch einige grundlegende Voraussetzungen wie hämodynamische Stabilität, strenge Kontrolle der Vitalparameter, engmaschige CT-Überwachung, die Verfügbarkeit eines interventionellen Radiologen und die Anwesenheit eines Chirurgen mit Erfahrung in der Leberchirurgie. Es wird oft gesagt, dass Patienten, falls sie nicht in den Operationssaal gebracht werden können, zum CT-Scanner geschickt werden sollten und umgekehrt. Ein CT-Scan mit Kontrastmittel kann die Leberverletzung und andere gleichzeitig bestehende Verletzungen erkennen und klassifizieren.

TIPPS

- Achtung! Die Verletzung anderer Organe als der Leber ist eine Indikation für eine Notoperation, entweder per Laparoskopie oder Laparotomie.
- Mithilfe der CTA können Gefäßverletzungen identifiziert werden, die embolisiert werden können, oder Verletzungen in großen Leber- oder Pfortadergefäßen, die unbedingt operiert werden müssen.

Das NOM erfordert eine enge und kontinuierliche Überwachung des Patienten, insbesondere nach einer Embolisation. Das Auftreten eines Kompartmentsyndroms von neuen Blutungen oder wiederholten Hämoglobinabfällen oder einer Peritonitis aufgrund eines Gallelecks, in der Regel zwei oder drei Tage nach dem Trauma, sind Operationsindikationen. Komplikationen des NOM, insbesondere das Kompartmentsyndrom, erfordern manchmal eine laparoskopische Operation. Das Kompartmentsyndrom wird am häufigsten durch ein Bilom, einen hepatischen oder perihepatischen Abszess oder eine Hämobilie verursacht. Die bevorzugte Vorgehensweise ist die minimalinvasive oder laparoskopische Chirurgie durch einen in der Behandlung von Lebertraumata erfahrenen Chirurgen. Das Verlegen des Patienten in den Operationssaal ist kein Versagen des NOM, sondern eine ergänzende Maßnahme, die manchmal notwendig wird.

Hirnverletzungen

Hirnverletzungen sind für die Notfallmedizin im Gebirge von großer Bedeutung, denn einschlägige Unfallereignisse wie Stürze kommen häufig vor. Klassischerweise werden Hirnverletzungen unterteilt in primäre Verletzungen, die mit dem ursprünglichen Trauma in Verbindung stehen und sekundäre, die sich in der Zeit nach dem Trauma entwickeln. Der primäre Impact, der eine Hirnschädigung oder eine Gefäßruptur verursacht, kann zur Bildung eines Hämatoms und/oder eines

Hirnödems führen. Das vergrößerte Volumen des Gehirns innerhalb des Schädels erhöht den intrakraniellen Druck (*intracranial pressure* ICP), wodurch sich die Perfusion und damit Sauerstoffversorgung des Gehirns verschlechtern und so das Hirnödem verschlimmern. Extrazerebrale, systemische Probleme wie Hypoxämie, Anämie und Hypotonie können die Hirnschädigung noch verstärken.

Eine klassische Verletzung ist das epidurale Hämatom, das in aller Regel durch Blutungen aus der Arteria meningea media oder angrenzenden Gefäßen verursacht wird. Es präsentiert sich häufig mit einem initialen Bewusstseinsverlust, gefolgt von einem klaren Intervall, das dann in eine erneute plötzliche und zunehmende neurologische Verschlechterung übergeht. Die Dekompression des Gehirns durch Entfernung des Hämatoms ist in den meisten Fällen wirksam. Eine weitere klassische Verletzung ist das subdurale Hämatom. Es wird durch eine Ruptur der Brückenvenen zwischen der Dura mater und der Hirnrinde hervorgerufen. Ein subdurales Hämatom geht meist mit größeren zerebralen Schäden einher als ein epidurales Hämatom, da seine Pathogenese eine Dynamik erfordert, die neben dem Hämatom selbst auch diffuse axonale Schädigungen verursachen kann.

Die klinische Beurteilung anhand der GCS und der Pupillenreaktion sollte bereits vor der evtl. Verabreichung von Anästhetika erfolgen, da klinische Befunde, die möglicherweise nur präklinisch erhoben werden können, oft für die Planung der weiteren Behandlung entscheidend sind. [67] Bei der Aufnahme ins Krankenhaus wird eine CT-Untersuchung durchgeführt, um eine Verletzung, die chirurgisch behandelt werden muss, zu erfassen und um das Vorhandensein bzw. das Risiko eines erhöhten ICP zu beurteilen. Die chirurgische Behandlung kann in einer Liquordrainage und Dekompression bestehen. Je nach Größe und Lokalisation kann auch eine sofortige Kraniotomie erforderlich werden, um ein subdurales oder epidurales Hämatom zu entleeren. Eine dekomprimierende Kraniotomie kann bei jungen Opfern indiziert sein, wenn z.B. die initiale GCS ein gutes neurologisches Outcome vorhersagen. Alle diese Verfahren sind komplex und werden am besten in einem erfahrenen Traumazentrum durchgeführt.

Fazit

- Die präklinische Erstversorgung eines schwer verletzten Traumapatienten kann für die Prognose entscheidend sein. Die Verfügbarkeit moderner diagnostischer Techniken, die Vermeidung von Infektionen und der Einsatz der DCS können Mortalität und Langzeitmorbidität effektiv reduzieren. Dies gilt insbesondere bei Katastrophen mit mehreren Verletzten oder wenn sich die Rettung und Evakuierung verzögert, wie es häufig in den Bergen der Fall ist. Die Erstversorgung vor Ort ist außerordentlich wichtig für die anschließende Behandlung im Krankenhaus. Die Verfügbarkeit von Traumazentren, die in der Lage sind, spezialisierte Notfallchirurgie und DSC durchzuführen, hat dazu geführt, dass immer mehr Menschenleben gerettet werden konnten und sich die Ergebnisse verbessert haben. Die Behandlung ist besonders wirksam, wenn die chirurgischen und klinischen Dienste kollegial zusammenarbeiten, unter Einbeziehung der Chirurgen, Anästhesisten, Intensivmediziner und interventionellen Radiologen sowohl während der initialen Stabilisierung als auch während der endgültigen Versorgung.
- Die Strategien der konservativen Behandlung von Leberverletzungen haben sich wesentlich verändert. Eine Leberverletzung kann dramatisch sein, insbesondere wenn große Gefäße wie die suprahepatische Vene, die Vena cava inferior oder die Pfortader betroffen sind. Die Ergebnisse für die Patienten haben sich mit der Verfeinerung von Diagnostik und Überwachung, der interventionellen Radiologie und der zunehmend engen Zusammenarbeit zwischen den Mitgliedern des Trauma-Teams im Krankenhaus verbessert. Ursprünglich war DCS die Domäne einiger weniger erfahrener Chirurgen in speziellen Abteilungen. Heute ist sie als Strategie weit verbreitet und kann die Ergebnisse für die Patienten erheblich verbessern.

LITERATUR

1. Mullins RJ. A historical perspective of trauma system development in the United States. J Trauma. 1999;47:S8-S14.
2. West JG, Trunkey DD, Lim RC. Systems of trauma care: a study of two counties. J Trauma. 1979;114:455–460.
3. Anonymous. National Research Council. Accidental Death and Disability: The Neglected Disease of Modern Society. Washington DC: NationalAcademy of Sciences; 1966.
4. Celso B, Tepas J, Langland-Orban B, et al. A systematic review and meta-analysis comparing outcome of severely injured patients treated in trauma centers following the establishment of trauma systems. J Trauma. 2006;60(2):371–378; discussion 378.
5. Nathens AB, Jurkovich GJ, Cummings P, et al. The effect of organized systems of trauma care on motor vehicle crash mortality. JAMA. 2000;283(15):1990–1994.
6. Nathens AB, Jurkovich GJ, Rivara FP, Maier RV. Effectiveness of state trauma systems in reducing injury-related mortality: a national evaluation. J Trauma. 2000;48(1):25–30.
7. Peleg K, Aharonson-Daniel L, Stein M, et al. Increased survival among severe trauma patients: the impact of a national trauma system. Arch Surg. 2004;139(11):1231–1236.
8. Twijnstra MJ, Moons KG, Simmermacher RK, Leenen LP. Regional trauma system reduces mortality and changes admission rates: a before and after study. Ann Surg. 2010;251(2):339–343.

9. Gabbe BJ, Simpson PM, Sutherland AM, et al.Improved functional outcomes for major trauma patients in a regionalized, inclusive trauma system. Ann Surg. 2012;255(6):1009–1015.
10. Tinkoff GH, Reed JF, 3rd, Megargel R, et al. Delaware's inclusive trauma system: impact on mortality. J Trauma. 2010;69(2):245–252.
11. Demetriades D, Martin M, Salim A, et al. Relationship between American College of Surgeons trauma center designation and mortality in patients with severe trauma (injury severity score > 15). J Am Coll Surg. 2006;202(2):212–215; quiz A245.
12. Nathens AB, Jurkovich GJ, Maier RV, et al. Relationship between trauma center volume and outcomes. JAMA. 2001;285(9):1164–1171.
13. Shifflette VK, Lorenzo M, Mangram AJ, et al.Should age be a factor to change from a level II to a level I trauma activation? J Trauma. 2010;69(1):88–92.
14. Schechtman D, He JC, Zosa BM, et al. Trauma system regionalisation improves mortality in patients requiring trauma laparotomy. J Trauma Acute Care Surg. 2017;82(1):58–64.
15. Nathens AB, Brunet FP, Maier RV.Development of trauma systems and effect on outcomes after injury. Lancet. 2004;363(9423):1794–1801.
16. Gauss T, Balandraud P, Frandon J, et al.; Groupe d'intèrêt en traumatologie grave (GITE). Strategic proposal for a national trauma system in France. Anaesth Crit Care Pain Med. 2019;38:121–130.
17. Bouzat P, Broux C, Ageron FX, et al. Trauma network for severely injured patients. Ann Fr Anesth Reanim. 2013;32(7–8):531–534.
18. MacKenzie EJ, Rivara FP, Jurkovich GJ, et al. A national evaluation of the effect of trauma-centre care on mortality. N Engl J Med. 2006;354(4):366–378.
19. Moore L, Lavoie A, Abdous B, et al. Unification of the revised trauma score. J Trauma. 2006;61(3):718–722; discussion 722.
20. Sartorius D, Le Manach Y, David JS, et al. Mechanism, glasgow coma scale, age, and arterial pressure (MGAP): a new simple pre-hospital triage score to predict mortality in trauma patients. Crit Care Med. 2010;38(3):831–837.
21. Boyd CR, Tolson MA, Copes WS. Evaluating trauma care: the TRISS method. Trauma Score and the Injury Severity Score. J Trauma. 1987;27(4):370–378.
22. Bouzat P, Ageron FX, Brun J, et al. A regional trauma system to optimize the pre-hospital triage of trauma patients. Crit Care. 2015;19:111.
23. Peytel E, Menegaux F, Cluzel P, et al. Initial imaging assessment of severe blunt trauma. Intensive Care Med. 2001;27(11):1756–1761.
24. Chang R, Cardenas JC, Wade CE, Holcomb JB. Advances in the understanding of trauma-induced coagulopathy. Blood. 2016;128(8):1043–1049.
25. Rossaint R, Bouillon B, Cerny V, et al. The European guideline on management of major bleeding and coagulopathy following trauma: fourth edition. Crit Care. 2016; 20:100.
26. Frith D, Goslings JC, Gaarder C, et al. Definition and drivers of acute traumatic coagulopathy: clinical and experimental investigations. J Thromb Haemost. 2010;8(9):1919.
27. Peltan ID, Vande Vusse LK, Maier RV, Watkins TR. An International Normalized Ratio-Based Definition of Acute Traumatic Coagulopathy Is Associated With Mortality, Venous Thromboembolism, and Multiple Organ Failure After Injury. Crit Care Med. 2015;43(7):1429.
28. Callcut RA, Johannigman JA, Kadon KS, et al. All massive transfusion criteria are not created equal: defining the predictive value of individual transfusion triggers to better determine who benefits from blood. J Trauma. 2011;70(4):794.
29. Rossaint R, Bouillon B, Cerny V, et al. The European guideline on management of major bleeding and coagulopathy following trauma: fourth edition. Criti Care (London, England). 2016;20:100.
30. Inaba K, Rizoli S, Veigas PV, et al. 2014 Consensus conference on viscoelastic test-based transfusion guidelines for early trauma resuscitation: Report of the panel. J Trauma Acute Care Surg. 2015;78(6):1220–1229.
31. Innerhofer P, Fries D, Mittermayr M, et al. Reversal of trauma-induced coagulopathy using first-line coagulation factor concentrates or fresh frozen plasma (RETIC): a single-centre, parallel-group, open-label, randomised trial. Lancet Haematol. 2017;4(6):e258
32. Gonzalez E, Moore EE, Moore HB, et al. Goal-directed Hemostatic Resuscitation of Trauma-induced Coagulopathy: A Pragmatic Randomized Clinical Trial Comparing a Viscoelastic Assay to Conventional Coagulation Assays. Ann Surg. 2016;263(6):1051–1059.
33. Frandon J, Arvieux C, Thony F. Indications for embolisation in a French level 1 trauma centre. J Visc Surg. 2016;153(4 Suppl):25–31.
34. Martin C, Thony F, Rodiere M, et al. Long-term results following emergency stent graft repair for traumatic rupture of the aortic isthmus. Eur J Cardiothor Surg. 2017;51(4):767–772.
35. Qasim Z, Brenner M, Menaker J, Scalea T. Resuscitative endovascular balloon occlusion of the aorta. Resuscitation. 2015;96:275–279.
36. Manzano-Nunez R, Orlas CP, Herrera-Escobar JP, et al. A meta-analysis of the incidence of complications associated with groin access after the use of resuscitative endovascular balloon occlusion of the aorta in trauma patients. J Trauma Acute Care Surg. 2018;85(3):626–634.
37. Morrison JJ, Galgon RE, Jansen JO, et al. A systematic review of the use of resuscitative endovascular balloon occlusion of the aorta in the management of hemorrhagic shock. J Trauma Acute Care Surg. 2016;80(2):324–334.
38. Pieper A, Thony F, Brun J, et al. Resuscitative endovascular balloon occlusion of the aorta for pelvic blunt trauma and life-threatening hemorrhage: A 20-year experience in a Level I trauma centre. J Trauma Acute Care Surg. 2018;84(3):449–453.
39. Martinelli T, Thony F, Declety P, et al. Intraaortic balloon occlusion to salvage patients with life-threatening hemorrhagic shocks from pelvic fractures. J Trauma. 2010;68(4):942–948.
40. Roberts DJ, Bobrovitz N, Zygun DA, et al. Indications for use of damage control surgery and damage control interventions in civilian trauma patients: a scoping review. J Trauma Acute Care Surg. 2015;78(6):1187:1196.
41. Cotton BA, Reddy N, Hatch QM, et al. Damage control resuscitation is associated with a reduction in resuscitation volumes and improvement in survival in 390 damage control laparotomy patients. Ann Surg. 2011; 254: 598–605.
42. Malgras B, Prunet B, Lesaffre X, et al. Damage control: Concept and implementation. J Visc Surg. 2017;154:S19-S29.
43. Rotondo MF, Schwab CW, McGonigal MD, et al. 'Damage control': an approach for improved survival in exsanguinating penetrating abdominal injury. J Trauma. 1993;35:375–382.
44. Moore EE, Burch JM, Francoise MJ, et al. Staged physiologic restoration and damage control surgery. World J Surg. 1998;22(12):1184–90; discussion 1190–1.
45. Acosta JA, Yang JC, Winchell RJ, et al. Lethal injuries and time to death in a level I trauma centre. J Am Coll Surg. 1998;186:528–533.
46. Johnson JW, Gracias VH, Schwab CW, et al. Evolution in damage control for exsanguinating penetrating abdominal injury. J Trauma. 2001;51:261–269.
47. Roberts DJ, Bobrovitz N, Zygun DA, et al. Indications for use of thoracic, abdominal, pelvic, and vascular damage control interventions in trauma patients: a content analysis and expert appropriateness rating study. J Trauma Acute Care Surg -2016;79:568–579.

48. Harvin JA, Wray CJ, Steward J, et al. Control the damage: morbidity and mortality after emergent trauma laparotomy. Am J Surg. 2016;212:34–39
49. CRASH-2 trial collaborators, Shakur H, Roberts I, Bautista R, et al. Effects of tranexamic acid on death, vascular occlusive events, and blood transfusion in trauma patients with significant haemorrhage (CRASH-2): A randomised, placebocontrolled trial. Lancet. 2010;376:23–32.
50. Cothren C, Moore EE, Biffl WL, et al. Lung-sparing techniques are associated with improved outcome compared with anatomic resection for severe lung injuries. J Trauma. 2002;53(3):483–487.
51. O'Connor J V, DuBose JJ, Scalea TM. Damage control thoracic surgery: Management and outcomes. J Trauma Acute Care Surg. 2014;77(5):660–665.
52. Caceres M, Buechter KJ, Tillou A, et al. Thoracic packing for uncontrolled bleeding in penetrating thoracic injuries. South Med J. 2004;97(7):637Y641.
53. Benz D, Balogh ZJ. Damage control surgery: Current state and future directions. Curr Opin Crit Care. 2017;23(6):491–497.
54. Higa G, Friese R, O'Keeffe T, et al. Damage control laparotomy: a vital tool once overused. J Trauma 2010;69:53–59.
55. American College of Surgeons Committee on Trauma. National Trauma Data Bank Annual Report 20 Chicago: American College of Surgeons; 2014.
56. American College of Surgeon Committee on Trauma: National Trauma Data Bank Annual Report 20 Chicago: American College of Surgeons; 2012.
57. McKenney M, Lentz K, Nunez D, et al. Can ultrasound replace diagnostic peritoneal lavage in the assessment of blunt trauma? J Trauma. 1994;37:439–441.
58. Nicholas JM, Rix EP, Easley KA, et al. Changing patterns in the management of penetrating abdominal trauma: The more things change, the more they stay the same. J Trauma. 2003;55:1095–1108, discussion 1108–1110.
59. Gaarder C, Gaski IA, Næss PA. Spleen and liver injuries: when to operate? Curr Opin Crit Care. 2017;23(6):520–526.
60. Richardson JD. Changes in the management of injuries of the liver and spleen. J Am Coll Surg. 2005;200:648–649
61. Bhullar IS, Tepas JJ III, Siragusa D, et al. To nearly come full circle: non-operative management of high grade IV-V blunt splenic trauma is safe using a protocol with routinjer angioembolisation. J Trauma Acute Care Surg. 2017;82:657–664.
62. Girard E, Abba J, Cristiano N, et al. Management of splenic and pancreatic trauma. J Visc Surg. 2016;153(4):45–60.
63. Letoublon C, Amariutei A, Taton N, et al. Management of blunt hepatic trauma. J Visc Surg. 2016;153(4):33–43.
64. Letoublon C, Chen Y, Arvieux C, et al. Delayed celiotomy or laparoscopy as part of the nonoperative management of blunt hepatic trauma. World J Surg. 2008;32:1189–1193.
65. Kozar RA, Feliciano DV, Moore EE, et al. Western Trauma Association/critical decisions in trauma: Operative management of adult blunt hepatic trauma. J Trauma. 2011;71:1–5.
66. Beal SL. Fatal hepatic hemorrhage: an unresolved problem in the management of complex liver injuries. J Trauma. 1990;30:163–169.
67. Brain Trauma Foundation; American Association of Neurological Surgeons; Congress of Neurological Surgeons: Guidelines for the management of severe traumatic brain injury. J Neurotrauma. 2007;24(Suppl 1):S1-S106.

KAPITEL

43 Behandlung einer akzidentellen Hypothermie im Krankenhaus

Peter Mair, Monika Brodmann Maeder

Zusammenfassung

Wenn die Kerntemperatur unter 30 °C fällt, wird die Unterkühlung zu einem lebensbedrohlichen Zustand. Behandlungsprotokolle, die an die besondere Pathophysiologie und die Bedürfnisse von unterkühlten Opfern angepasst sind, einschließlich der Strategien zur aktiven Wiederaufwärmung, sind von entscheidender Bedeutung, um die Morbidität und Mortalität zu verbessern. Wann immer möglich, sollten Patienten mit einer Körperkerntemperatur < 28 °C in ein Krankenhaus verlegt werden, das über Möglichkeiten zur extrakorporalen Herz-Lungen-Unterstützung (ECLS) verfügt. Zur Behandlung eines Herz-Kreislauf-Stillstands bei Opfern mit primärer Hypothermie sind offensive, verlängerte Wiederbelebungsmaßnahmen, einschließlich ECLS, angezeigt, da der mit der Hypothermie einhergehende Schutz vor ischämischer Hirnschädigung eine erfolgreiche Wiederbelebung mit guten neurologischen Ergebnissen selbst nach sehr langem Herz-Kreislauf-Stillstand und extrem niedrigen Kerntemperaturen ermöglicht.

43.1 Einleitung

Aufgrund der charakteristischen Pathophysiologie des hypothermen Herzens und Gehirns weist die Behandlung einer schweren akzidentellen Hypothermie im Krankenhaus einige Besonderheiten auf. [1–3] Die Behandlungsprotokolle für Patienten mit akzidenteller Unterkühlung variieren stark zwischen verschiedenen Regionen und Institutionen. [4–12] Viele therapeutische Empfehlungen beruhen hauptsächlich auf Expertenmeinungen oder auf Erfahrungen einzelner Zentren. Nur wenige sind durch solide wissenschaftliche Erkenntnisse gestützt. [1, 3, 11, 12] Die Behandlungsergebnisse können durch die Regionalisierung der Behandlung schwerer Hypothermie in Krankenhäusern mit extrakorporaler Membranoxygenierung (ECMO), durch erfahrenes Personal sowie durch standardisierte Behandlungsalgorithmen verbessert werden. Die Regionalisierung wird deshalb in Gebieten mit hoch entwickelter medizinischer Infrastruktur empfohlen. [13, 14] Da eine akzidentelle Hypothermie aber auch häufig in abgelegenen Wildnis- und Berggebieten auftritt, werden auch Behandlungsalgorithmen und -empfehlungen benötigt, die für kleinere Krankenhäuser in Gebieten mit begrenzten medizinischen Ressourcen geeignet sind und auch in Regionen ohne ECMO-Versorgung funktionieren. [3]

MERKE

Aufgrund des Mangels an wissenschaftlicher Evidenz sind die Behandlungsprotokolle für Patienten mit akzidenteller Unterkühlung sehr unterschiedlich. Sie sollten an die vorhandenen regionalen medizinischen Ressourcen angepasst werden.

43.2 Stationäre Behandlung einer milden akzidentellen Hypothermie

Solange die Kerntemperatur nicht unter 32 °C fällt, verursacht eine Unterkühlung allein keine lebensbedrohlichen Beeinträchtigungen der zerebralen, respiratorischen oder kardiozirkulatorischen Funktion. [1, 3] Die Erstbehandlung von Patienten im Krankenhaus mit leichter akzidenteller Hypothermie (> 32°C) sollte sich auf die Behandlung von Begleiterkrankungen und Verletzungen konzentrieren, während gleichzeitig ein weiterer Wärmeverlust durch eine optimale Isolierung des Patienten vermieden wird. [3, 11] Um die weitere Auskühlung während der Erstbehandlung im Krankenhaus zu verhindern, ist es ebenfalls unerlässlich, Infusionslösungen auf 38–42 °C zu erwärmen und zur Beatmung erwärmte, befeuchtete Atemluft bei Patienten zu verwenden. [11] Falls verfügbar, kann eine nichtinvasive, aktiv externe Erwärmung die Wiedererwärmungsrate erhöhen. Bei Patienten mit Herz-Kreislauf-Stillstand unterscheiden sich Behandlung und Prognose nicht von jenen normothermer Patienten. [3, 11] Unterkühlte Patienten mit einer Kerntemperatur von > 32 °C können im nächstgelegenen Krankenhaus behandelt werden, in dem auch begleitende Verletzungen und Erkrankungen ausreichend behandelt werden können [1, 11] Bei mehrfach verletzten Patienten mit leichter Hypothermie muss unterschieden werden, ob die Hypothermie tatsächlich akzidentell bedingt ist und durch externe Kälteeinwirkung verursacht wurde. Bei der Hypothermie von Traumaopfern kann es sich auch um eine traumatische Hypothermie handeln, die multifaktoriell bedingt ist und auch vom Verletzungsmuster, der Schocktherapie und der traumabedingten Störungen der Thermoregulation und Thermogenese bestimmt wird. [15, 16] Die Kerntemperatur bei Patienten mit traumatischer Hypothermie zeigt einen engen Zusammenhang zur Schwere der Verletzung und zum Vorliegen eines Schocks. [15, 16] Im Gegensatz zur akzidentellen Hypothermie hat die traumatische Hypothermie eine sehr schlechte Prognose; selbst bei nur geringem Absinken der Körperkerntemperatur. Eine traumatische Hypothermie wird als schwerwiegend eingestuft, wenn die Kerntemperatur unter 32 °C fällt, da sie mit einer Sterblichkeitsrate von etwa 90 % einhergeht. [15, 16]

MERKE

Unterkühlte Patienten mit einer Körperkerntemperatur von > 32 °C können im nächstgelegenen Krankenhaus behandelt werden, in dem auch begleitende Verletzungen und Erkrankungen ausreichend versorgt werden können.

43.3 Stationäre Behandlung von mittelschwerer oder schwerer akzidenteller Hypothermie

43.3.1 Pathophysiologie

Wenn die Körperkerntemperatur unter 32 °C fällt, kommt es zu erheblichen Beeinträchtigungen der zerebralen, respiratorischen und kardiozirkulatorischen Funktionen. Unter 30 °C wird die Hypothermie zu einem lebensbedrohlichen Zustand. [1, 2] Bei einer Kerntemperatur von < 28 °C liegt der Patient in der Regel im Koma und ist nicht in der Lage, die Atemwege zu schützen. Wenn die Kerntemperatur weiter sinkt, werden die Pupillen weit und lichtstarr, was eine schwere Hirnschädigung vortäuschen kann. [2] Die Atemfrequenz verlangsamt sich infolge des verminderten Sauerstoffverbrauchs und der verringerten Kohlendioxidproduktion. Ein Patient mit schwerer akzidenteller Hypothermie wird zunehmend bradykard. Eine verringerte kardiorespiratorische Funktion allein stellt für den Patienten kein Risiko für irreversible Schädigungen dar, vielmehr handelt es sich um eine physiologische Anpassung des menschlichen Körpers an den reduzierten Sauerstoffbedarf bei Unterkühlung. Ein hypothermes Herz ist außerdem hochgradig elektrisch instabil und anfällig für ventrikuläre Herzrhythmusstörungen. [1, 2] Minimale kardiovaskuläre Veränderungen oder Bewegungen des Opfers können zu Kammerflimmern führen. [1–3] Ein unterkühltes Herz mit Kammerflimmern reagiert oft nicht auf eine elektrische oder pharmakologische Behandlung, bevor es wieder aufgewärmt wird. [2] Der Gefäßtonus ist erhöht, was zu einem Verlust der peripheren Pulse und zur Unfähigkeit führt, den Blutdruck nichtinvasiv zu messen. [4, 5] Wenn die Körperkerntemperatur unter 24 °C fällt, können eine elektrokardiografische (EKG-)Aktivität und eine langsame, schnappende Atmung die einzigen verbleibenden Lebenszeichen sein. Das Diagnostizieren einer pulslosen elektrischen Aktivität und eines Herz-Kreislaufs-Stillstands wird selbst im Krankenhaus schwierig. [2] Eine Echokardiografie in der Notaufnahme zum Nachweis der Herzaktivität kann zum Ausschluss eines Herz-Kreislauf-Stillstands angewendet werden. [1, 3] Wenn die Körperkerntemperatur unter 20 °C sinkt, treten Atemstillstand und Asystolie auf. [2]

TIPPS

Das plötzliche Auftreten von Kammerflimmern, das auf Defibrillationsversuche nicht anspricht, ist die am meisten gefürchtete Komplikation bei der initialen Stabilisierung und Behandlung von Hypothermiepatienten im Krankenhaus.

43.3.2 Erstbeurteilung im Krankenhaus

Das plötzliche Auftreten von therapieresistentem Kammerflimmern ist die am meisten gefürchtete Komplikation im Rahmen der Erstbehandlung von Hypothermiepatienten im Krankenhaus. [1–5] Am häufigsten tritt Kammerflimmern nach Lageänderungen oder Bewegungen des Patienten und nach mechanischen Reizungen des Herzens auf. Über Kammerflimmern wurde in einem engen zeitlichen Zusammenhang mit jeglichem physischen Kontakt mit dem Patienten berichtet, z. B. bei endotrachealer Intubation, bei Einführen eines Blasenkatheters oder einer Temperatursonde und der Einleitung einer Narkose. [1–5] Die Grundlage für eine erfolgreiche Erstversorgung im Krankenhaus ist der Do-not-touch-Ansatz, d.h. das Vermeiden jeglicher Interaktion mit dem Opfer, die nicht unmittelbar erforderlich ist. [5] Induziertes Kammerflimmern kommt am häufigsten bei Patienten mit einer Kerntemperatur < 26 °C vor. Die Häufigkeit von Kammerflimmern liegt in dieser Hochrisikogruppe bei etwa 30 %. [17] Antiarrhythmika sind zur Prävention oder Behandlung von Kammerflimmern bei Hypothermie unwirksam. [1, 11, 12]

Ein weiterer Eckpfeiler bei der Behandlung von Patienten mit schwerer Hypothermie ist das Vermeiden weiterer Auskühlung durch sofortige Ganzkörperisolierung und durch das Aufschieben nicht unmittelbar lebensrettender diagnostischer und therapeutischer Maßnahmen. [4, 5] Zudem sollten alle Infusionslösungen und Atemgase erwärmt werden. [5, 11] Maßnahmen der Isolierung und passive Wiedererwärmung als alleinige Strategie zur Wiedererwärmung sollten bei Unterkühlungsopfern mit mäßiger oder schwerer Hypothermie nicht angewendet werden. [1–5]

Die Vitalparameter und das Vorhandensein oder Fehlen von Kältezittern ermöglichen eine erste klinische Einschätzung des Schweregrads der Unterkühlung und der ungefähren Körperkerntemperatur bei Patienten ohne Schädel-Hirn-Trauma oder gleichzeitigen neurologischen Erkrankungen. [1] Ein Verunglückter, der bei Bewusstsein ist und kältezittert, hat normalerweise eine Kerntemperatur > 32 °C und befindet sich nicht in akuter Gefahr (Safe-zone-Hypothermie). Wenn das Kältezittern verschwindet und der Patient das Bewusstsein verliert, liegt die Kerntemperatur in der Regel < 30 °C und es besteht eine lebensbedrohliche Unterkühlung (Danger-zone-Hypothermie). [2, 5] Wenn die Atemfrequenz auf weniger als 10/min sinkt und keine peripheren Pulse tastbar sind, liegt die Kerntemperatur in der Regel bei < 26 °C und ein Atemstillstand kann unmittelbar bevorstehen. [1] Die alleinige, klinische Beurteilung der Schwere einer Unterkühlung ist mit erheblichen Einschränkungen verbunden. Die genaue Messung der Kerntemperatur ist daher ein empfohlener, erster Schritt bei der Beurteilung jedes unterkühlten Opfers unmittelbar nach Eintreffen in der Notaufnahme. [1, 3, 18, 19]

Es gibt mehrere Stellen, an denen die Kerntemperatur gemessen werden kann, wobei jede Stelle ihre Vorteile und Grenzen hat. [18, 19] Die Messung der Tympanontemperatur oder eine Blasentemperaturmessung ist sind eine gute Möglichkeit für die Erstmessung im Krankenhaus für Patienten, die keinen Herzstillstand erlitten haben. Die ösophageale Temperaturmessung ist möglicherweise die bessere Methode zur Bestimmung der Körperkerntemperatur bei Patienten mit Herz-Kreislauf-Stillstand.

Die EKG-Überwachung sollte sofort nach Eintreffen des Patienten in der Notaufnahme eingeleitet werden. Die anfängliche Überwachung der Atmung beschränkt sich darauf, die Atemfrequenz zu bestimmen und die Fähigkeit eines unterkühlten Patienten zu beurteilen, seine Atemwege zu schützen und offenzuhalten. Die nichtinvasive Überwachung der Beatmung mittels Pulsoximetrie ist aufgrund der peripheren Vasokonstriktion oft nicht möglich. Die nichtinvasive Nahinfrarotspektroskopie des Gehirns wurde als mögliche Option zur Erkennung einer unzureichenden zerebralen Sauerstoffversorgung vorgeschlagen. [1, 3] Wenn möglich, sollte ein arterieller Gefäßzugang gelegt werden, der wiederholte Blutgasanalysen und eine invasive Blutdrucküberwachung ermöglicht. Die Kanülierungsstelle der Wahl ist die Arteria femoralis in der Leistenfalte. Die Verwendung von Ultraschall kann die Erfolgsrate beim Punktieren erhöhen. Ein peripher-venöser oder intraossärer Zugang ist für die Erstversorgung ausreichend. Später wird jedoch häufig ein zentralvenöser Venenkatheter gelegt. Dabei sollte eine direkte Reizung des Herzens unbedingt vermieden werden. Bei hypothermen Patienten ohne Herz-Kreislauf-Stillstand ist daher die Kanülierung der Vena femoralis die Methode der Wahl. [3]

Gemäß den veröffentlichten Empfehlungen sollte ein Patient mit einer Körperkerntemperatur < 28 °C in ein Krankenhaus verlegt werden, das eine Wiedererwärmungen mittels ECMO durchführen kann. [1, 11] Allerdings ereignen sich Unfälle häufig in abgelegenen Bergregionen. Aus logistischen Gründen werden viele Patienten mit schwerer Unterkühlung in nahe gelegene, kleinere Krankenhäuser eingeliefert. Oft muss man entscheiden, ob ein unterkühlter Patient in einem kleineren Krankenhaus weiterbehandelt oder sofort in das nächstgelegene ECMO-Zentrum verlegt werden soll. Die Möglichkeiten des überweisenden Krankenhauses zur Behandlung einer schweren Hypothermie, die hämodynamische Stabilität des Patienten (Vorliegen einer Hypotonie oder Herzrhythmusstörungen) sowie die Möglichkeiten, Risiken und voraussichtliche Dauer der Verlegung zwischen Krankenhäusern sind wichtige Faktoren, die bei dieser Entscheidung berücksichtigt werden sollten.

TIPPS

Wenn möglich, sollte ein Patient mit einer Körperkerntemperatur < 28 °C in ein Krankenhaus verlegt werden, das in der Lage ist, Wiedererwärmungen mittels ECMO durchzuführen.

43.3.3 Auswahl der Technik für die aktive Wiedererwärmung

Bei einem Patienten mit einer Körperkerntemperatur < 30 °C ist die ausschließliche passive Wiedererwärmung unzureichend. [1, 3, 11, 12] Die Wiedererwärmungsstrategie sollte mit einer aktiv externen oder aktiv internen Methode zur Wiedererwärmung erweitert werden (➤ Tab. 43.1). [1, 3, 11, 12] Viele Einrichtungen verwenden die nichtinvasive konvektive Erwärmung als Methode der Wahl für die aktive Wiedererwärmung von Patienten mit schwerer Hypothermie. (5–7, 11) Bei vielen Patienten ist die Aufwärmrate mit dieser Technik vergleichbar mit den Wiedererwärmungsraten, die bei invasiver aktiv interner Wiedererwärmung erzielt werden. [3, 6, 7, 10] Einige Einrichtungen setzen bei Patienten mit einer Körperkerntemperatur < 28 °C invasive direkte Bluterwärmung ein, wie die Hämofiltration, Hämodialyse oder die intravaskuläre Katheter-Erwärmung. Diese Techniken kommen auch zur Anwendung, wenn die externe Wiedererwärmung nur einen langsamen Anstieg der Körperkerntemperatur bewirkt. Der Einsatz von Körperhöhlenspülungen ist inzwischen unüblich geworden. Die dadurch erzielten Wiedererwärmungsraten variieren stark und sind für den einzelnen Patienten schwer vorherzusagen. [2, 3, 7] Diese invasiven Techniken können auch mit erheblichen Komplikationen einhergehen. [3] Ein naheliegendes Therapieschema für Patienten ohne Herz-Kreislauf-Stillstand in einem ECMO-Zentrum ist, zunächst die konvektive Erwärmung anzuwenden und nur dann auf eine ECMO-Unterstützung umzustellen, wenn die Körperkerntemperatur unter 24 °C liegt, die Wiederaufwärmungsrate mit konvektiver Erwärmung unzureichend ist oder wenn andere Komplikationen auftreten. [2]

Tab. 43.1 Techniken zur Wiederaufwärmung bei akzidenteller Hypothermie

Technik	Wiedererwärmungsrate/Stunde[a]	Typische Indikation[b]	Bemerkung
Passive Wiedererwärmung			
Auf Grundlage endogener Wärmeproduktion bei optimaler Isolierung	~ 1–1.5 °C	Als alleinige Technik empfohlen bei nur leichter Hypothermie >32 °C	Effizienz hängt von der Stoffwechselrate des Patienten ab
Aktive externe Wiederaufwärmtechniken			
Anwendung von elektrischen, chemischen Wärmedecken oder konvektiver Erwärmung	~ 1–2.5 °C	Mäßige und schwere Hypothermie mit hämodynamischer Stabilität	Weit verbreitet, nicht-invasiv
Aktive interne Wiederaufwärmtechniken			
Thorakale Körperhöhlenspülung, Peritoneal-, Blasen- oder Magenspülung	~ 1–2 °C	Schwere Hypothermie zur Unterstützung der Wiedererwärmung mit externen Techniken Hypothermer Herz-Kreislauf-Stillstand, wenn ECMO nicht verfügbar ist	Äußerst variable Effizienz und schlecht vorhersehbar für einzelnen Patienten
Direkte Erwärmung des Blutes durch Hämodialyse oder Hämofiltration	~ 2–3 °C	Schwere Hypothermie zur Unterstützung der Wiedererwärmung mit externen Techniken Hypothermer Herz-Kreislauf-Stillstand, wenn ECMO nicht verfügbar ist	Gut dokumentierte Effizienz; benötigt großvolumigen zentral-venösen Zugang
Direkte Bluterwärmung mit intravaskulären Katheter	~ 1 °C	Schwere Hypothermie zur Unterstützung der Wiedererwärmung mit externen Techniken	Wenig veröffentlichte Datenbezüglich Effizienz
ECMO Systeme	~ 4–10 °C	Hypothermer Herz-Kreislauf-Stillstand, schwere Hypothermie mit kritischer hämodynamischer Instabilität	Methode der Wahl für beide Indikationen, wenn verfügbar

ECMO Extrakorporale Membranoxygenierung
[a] Durchschnittliche Wiederaufwärmungsraten, die in der klinischen Praxis auf der Grundlage veröffentlichter Daten erwartet werden können
[b] In der Literatur wiederholt beschriebene oder in veröffentlichten Leitlinien genannte Indikationen.

43

TIPPS
Die meisten Patienten mit Hypothermie, bei denen kein Herzstillstand vorliegt, einschließlich Patienten mit Körperkerntemperaturen <30 °C, können erfolgreich mit nichtinvasiven, aktiv externen Wiedererwärmungsverfahren erfolgreich wiedererwärmt werden.

43.3.4 Medizinische Therapie: Indikationen und Kontroversen

Sowohl die Therapieansätze zur Wiedererwärmung als auch zur hämodynamischen und respiratorischen Stabilisierung sind von Krankenhaus zu Krankenhaus sehr unterschiedlich. [6–10] Die verschiedenen therapeutischen Ansätze werden hauptsächlich durch retrospektive Studien und Fallserien gestützt. Es gibt keine prospektiven randomisierten Daten, die eindeutig einen Vorteil eines Therapieschemas gegenüber einem anderen belegen. [11, 12] Kliniker sollten ihre institutionellen Ressourcen und Erfahrungen berücksichtigen und immer auch die Risiken und den potenziellen Nutzen einer bestimmten invasiven therapeutischen Maßnahme für jeden einzelnen Patienten abwägen (➤ Tab. 43.2). Dies ermöglicht einen vernünftigen, evidenzbasierten therapeutischen Ansatz für den Großteil der Patienten (➤ Abb. 43.1). Die Entscheidung, ob eine bestimmte Maßnahme eingesetzt werden soll, hängt hauptsächlich von der Wahrscheinlichkeit ab, Kammerflimmern auszulösen bzw. von den möglichen Folgen eines Kammerflimmerns: Bei sofort verfügbarer ECMO sind die Folgen eines Kammerflimmerns andere, als wenn keine ECMO verfügbar ist.

Hämodynamisches Management

Eine ausgeprägte Bradykardie und anhaltende Hypotonie können während einer Hypothermie oft gut toleriert werden. [4, 5] Ein minimalinvasiver therapeutischer Ansatz mit permissiver Hypotension und einer Strategie der „minimalen Intervention" wird seit vielen Jahren erfolgreich eingesetzt. [4–7] Dieser Ansatz ist eine gute therapeutische Option bei einem jungen Patienten mit primärer Hypothermie ohne begleitendes Trauma oder andere Erkrankungen, insbesondere, wenn die verfügbaren Ressourcen begrenzt sind. Es hat sich jedoch auch gezeigt, dass ein niedriger Blutdruck zum Zeitpunkt der Krankenhauseinweisung mit einer erhöhten Sterblichkeit einhergehen kann. Eine leichte Hypotonie wird trotz Hypother-

Tab. 43.2 Medizinische Interventionen bei Patienten mit schwerer akzidenteller Hypothermie

Intervention	Mögliche Indikationen[a]	Bemerkung[b]
Herz-Kreislauf-Interventionen		
Vasopressoren	Vasodilatation während Wiedererwärmung	Hauptsächlich zur Behandlung der Gefäßerweiterung während Wiedererwärmung
	Kritisch niedriger Blutdruck vor Wiedererwärmung	ECLS als Alternative in Betracht ziehen bei anhaltender Hypotonie vor/während Wiedererwärmung
	Erhöhung des kritisch niedrigen Blutdrucks als Brücke zu ECLS	Kann Gewebedurchblutung gefährden, v.a. bei Frostbeulen, Hypovolämie und unzureichender Flüssigkeitswiederbelebung ausschließen
Katecholamine	Kreislaufunterstützung zur Erreichung eines minimalen ausreichenden Herzzeitvolumens, wenn ECLS nicht verfügbar ist	Risiko-Nutzen-Verhältnis nicht gut untersucht und umstritten
Antiarrhythmika	Nicht empfohlen	Wirksamkeit bei Bradykardie und ventrikulären Arrhythmien nicht bewiesen
Transkutane Stimulation	Kritische Hypotonie bei Bradykardie, wenn ECLS nicht verfügbar ist	Selten angewendet, Wirksamkeit durch Fallberichte und Tierversuche belegt
Flüssigkeitsreanimation	Volumenersatz beim Wiederaufwärmen	Hoher Volumenbedarf beim Wiederaufwärmen ist üblich Auf 38-42°C erwärmte Lösungen
Atemwegsinterventionen		
Endotracheale Intervention	• Keine freien Atemwege • Indikation für mechanische Beatmung	• Anästhesie mit Muskelentspannung anwenden • Auf die Behandlung von induziertem VF vorbereitet sein • Eingriff mit höherem Risiko bei Kerntemperatur <26 °C

ECLS (Extrakorporale Herz-Lungen-Unterstützung), VF (Kammerflimmern).
[a] Indikationen, erfolgreiche Anwendung und unerwünschte Wirkungen, beschrieben in Fallberichten, klinischen Studien oder Übersichtsarbeiten.
[b] Durchschnittliche Wiedererwärmungsraten, die in der klinischen Praxis auf der Grundlage veröffentlichter Daten erwartet werden können.

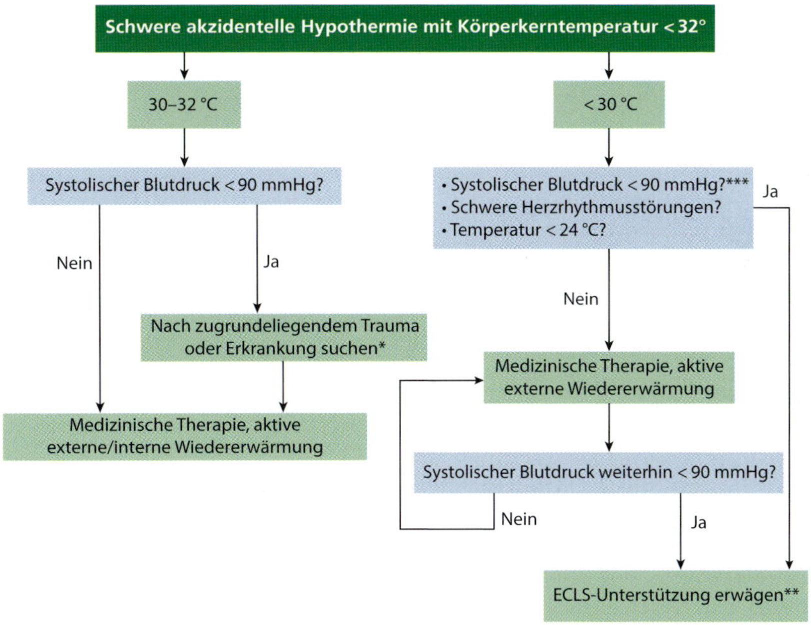

Abb. 43.1 Behandlung von Patienten im Krankenhaus mit schwerer akzidenteller Hypothermie und einer Körperkerntemperatur <32 °C. ECMO (Extrakorporale Membranoxygenierung).
*Hypothermie kann die Hypotonie nicht erklären.
**ECMO kann bei ausgewählten Patienten, wenn verfügbar, das Outcome verbessern.
*** 70 mmHg können bei jungen, gesunden Patienten mit primärer Hypothermie akzeptiert werden.

mie von einigen Patienten schlecht vertragen. [3, 9] Obwohl der Einsatz von Vasopressoren vor der Krankenhausaufnahme in internationalen Leitlinien bei einer Körperkerntemperatur < 30 °C nicht empfohlen wird, [11] kann deren Verabreichung zusammen mit balancierter Flüssigkeitsgabe im Krankenhaus den Blutdruck bei unterkühlten Patienten erhöhen. Diese Maßnahmen werden möglicherweise ohne größere Nebenwirkungen toleriert. [3, 7, 9] Vasopressoren und die ausreichende Flüssigkeitsgabe werden regelmäßig während der Wiedererwärmung eingesetzt. [7, 9] Falls hochdosierte Vasopressoren zur Behandlung einer kritischen Hypotonie vor Beginn der Wiedererwärmung erforderlich sind, sollte, sofern verfügbar, der Einsatz einer ECMO in Betracht gezogen werden. [1, 3, 11, 12] Eine Vasopressortherapie zur Erhöhung des Blutdrucks auf Werte, die für normotherme Opfer empfohlen werden, kann eine gute therapeutische Option sein für unterkühlte Opfer mit gleichzeitig bestehenden kardiovaskulären Erkrankungen, einer Vorgeschichte von Asphyxie oder verlängerter kardiopulmonaler Reanimation (CPR) sowie für unterkühlte Opfer mit traumatischen Hirnverletzungen. [3] Antiarrhythmika zur Verhinderung oder Behandlung bradykarder oder tachykarder Herzrhythmusstörungen werden nicht empfohlen. [1, 11, 12] Die transkutane Schrittmachertherapie kann für Patienten mit Bradykardie und einer kritischen hämodynamischen Situation, wenn eine Verlegung in eine Einrichtung mit ECMO nicht möglich ist, sinnvoll sein. [20, 21] Retrospektive klinische Daten einer einzelnen Studie deuten darauf hin, dass der Einsatz von ECMO auch bei hypothermen Patienten ohne Herz-Kreislauf-Stillstand bei einer Körperkerntemperatur < 28 °C die Prognose verbessert. [8] Allerdings wurden in dieser Studie hauptsächlich ältere Patienten und in der Stadt lebende Patienten mit Hypothermie untersucht [8], die möglicherweise nicht repräsentativ sind für Hypothermiepatienten, die nach Notfällen in den Bergen eingeliefert werden. Der Einsatz der ECMO sollte in Fällen von schwerer Hypothermie mit hämodynamischer Instabilität in Betracht gezogen werden. [1] Die ECMO wird jedoch nur selten bei Patienten eingesetzt, die keinen Herz-Kreislauf-Stillstand erlitten haben. [22–27]

43

MERKE

Ansonsten gesunde Patienten tolerieren häufig die mit der Hypothermie einhergehende Bradykardie und Hypotonie ohne Probleme.

Atemwegsmanagement

Die endotracheale Intubation zur Sicherung der Atemwege und die maschinelle Beatmung zur Unterstützung der Atmung werden in vielen Institutionen bei Patienten mit Hypothermie großzügig eingesetzt. Die Indikationen für diese Eingriffe sind die gleichen wie bei normothermen Patienten. Die endotracheale Intubation gilt als sicherer Eingriff [4], obwohl bei Patienten mit sehr niedriger Kerntemperatur ein geringes Risiko besteht, Kammerflimmern auszulösen. [17, 28, 29] Ein erweitertes Atemwegsmanagement kann eine Narkose mit Muskelrelaxation erfordern, was eine hämodynamische Instabilität, Hyperkaliämie (bei Verwendung depolarisierender Mittel wie Suxamethonium) und Medikamentenakkumulation mit Toxizität verursachen kann. [3] Der gezielte Einsatz der endotrachealen Intubation im Rahmen einer Strategie der „minimalen Intervention“ sollte auf einer individuellen Nutzen-Risiko-Abschätzung beruhen, insbesondere bei einem unterkühlten Patienten, der in einer Einrichtung behandelt wird, die über begrenzte medizinische Ressourcen verfügt.

Fallbeispiel 43.1

Behandlung einer schweren akzidentellen Hypothermie mit minimalinvasiver Wiedererwärmung

Ein gesunder, unverletzter 68-jähriger Bergsteiger war wegen Erschöpfung nicht in der Lage, aus einer Höhe von 3000 m abzusteigen. Als regnerisches und stürmisches Wetter herannahte, beschloss sein Begleiter ihn allein zu lassen und stieg zu einer nahegelegenen Hütte ab, um Hilfe zu rufen. Der Bergrettungsdienst wurde benachrichtigt, aber die ersten Versuche, den Patienten mit einem Hubschrauber zu retten, scheiterten aufgrund der Wetterbedingungen. Ein bodengebundenes Bergrettungsteam traf zwei Stunden nach dem ersten Notruf am Einsatzort ein. Sie fanden einen leicht bekleideten Bergsteiger vor, der nur unzureichend vor starkem Wind und starkem Regen geschützt war. Die Umgebungstemperatur betrug etwa 10 °C. Der Patient hatte das Bewusstsein verloren, atmete aber noch spontan. Die Rettungskräfte wickelten den Patienten sorgfältig in eine Alurettungsdecke, legten ihn in einen Thermorettungssack und begannen sofort mit dem Abstieg, um so schnell wie möglich unter die Wolkendecke zu gelangen. Eine Stunde später erreichte ein Arzt besetzter Rettungshubschrauber das absteigende Rettungsteam. Der Patient atmete noch spontan, war aber nicht ansprechbar und hatte einen GCS-Wert von 6. Die Atemfrequenz lag bei etwa 6 Atemzüge/min. Die EKG-Überwachung zeigte eine Herzfrequenz von 20–30 Schlägen/min. Der Blutdruck konnte nichtinvasiv nicht gemessen werden. Die mit einer Tympanonsonde gemessene Körperkerntemperatur, betrug 21 °C. Am Unfallort wurde ein intravenöser Zugang gelegt und Glukose bei einem Blutzuckerspiegel von 23 mg/dl (1,3 mmol/L) verabreicht. Ohne weitere Interventionen am Unfallort vorzunehmen, wurde der Patient in das nächstgelegene Krankenhaus mit ECMO-Möglichkeiten verbracht. Bei der Einlieferung ins Krankenhaus, 30 min später, waren die Vitalzeichen unverändert. Die Tympanontemperatur in der Notaufnahme betrug 22 °C. Die äußere Untersuchung ergab keine Anzeichen eines Traumas. Die zentralen Pulse waren tastbar. Ein arterieller Zugang wurde in die Oberschenkelarterie gelegt. Der über die arterielle Leitung gemessene Blutdruck lag zwischen 65 und 75 mmHg, der mittlere arterielle Druck betrug etwa 50 mmHg.

Trotz eines GCS-Wertes von nur 6 blieben die Atemwege des Patienten sogar in der Rückenlage offen. Zur Überwachung der zerebralen Oxygenierung wurden Nah-Infrarot-Spektroskopien (NIRS™ Covidien) beidseitig an der Stirn angebracht. Die zerebrale Oxygenierungswerte lagen im normalen Bereich (50–60 %). Die erste arterielle Blutgasanalyse, bei der der Patient über eine Maske 4 l/min Sauerstoff erhielt, zeigte eine metabolische Azidose (pH 7,22, pCO_2 43,6 mmHg, pO_2

163 mmHg, BE -8,9, HCO_3 17,4 mmol/l). Die Blut-Laktat-Konzentration war mit 2,7 mmol/L hoch. Die übrigen Laborwerte waren normal.

Der Patient wurde unter Vermeidung aller nicht unmittelbar lebensrettenden diagnostischen oder therapeutischen Interventionen mit einer minimalinvasiven Strategie wieder aufgewärmt. Unmittelbar nach Ankunft in der Notaufnahme wurde mit konvektiver Erwärmung unter Verwendung einer Ganzkörperdecke (Bair Hugger™) begonnen. Später wurde ein intravaskulärer Katheter (Cool Guard™) zur Wiedererwärmung in die linke Oberschenkelvene gelegt. Ohne weitere diagnostische oder therapeutische Eingriffe erfolgte die Verlegung auf die Intensivstation. Ein ECMO-Team stand bereit, um bei möglichen Komplikationen sofort einzugreifen. Bei der Ankunft auf der Intensivstation betrug der systolische Druck ohne pharmakologische Unterstützung 80 mmHg. Die Temperatur in der Blase betrug 24 °C. Der Herzrhythmus zeigte ein Vorhofflimmern. Die ventrikuläre Frequenz war auf 40–50 Schläge/min gestiegen. Der Patient war immer noch nicht ansprechbar und atmete spontan über eine Sauerstoffmaske mit 4 l/min bei normaler Atemfrequenz. Er wurde innerhalb von 10 Stunden erfolgreich auf 37 °C aufgewärmt, was einer durchschnittlichen Erwärmungsrate von 1,3 °C/Stunde entspricht.

Während der Wiedererwärmung traten keine größeren Komplikationen auf. Als die Körperkerntemperatur anstieg, waren eine Volumengabe und niedrig dosierte Vasopressoren erforderlich, um den Blutdruck zu stabilisieren. Zur Aufrechterhaltung der Urinausscheidung wurde Furosemid verabreicht. Mit fortschreitender Wiedererwärmung, wurde eine Sedierung mit niedrig dosiertem Midazolam und Ketamin verabreicht, da die Agitiertheit zunahm. Bei einer Körperkerntemperatur von 35 °C wurde die Sedierung beendet. Der Patient wachte auf und war vollständig orientiert. Der Laktatspiegel im Blut normalisierte sich auf 0,7 mmol/L. Der weitere Verlauf nach der Wiedererwärmung war durch einen leichten Anstieg des Serumkreatinins und eine leichte vorübergehende zerebelläre Funktionsstörung charakterisiert, beides bildete sich innerhalb von 48 Stunden vollständig zurück. Vier Tage nach dem Unfall hatte sich der Patient vollständig erholt und wurde aus dem Krankenhaus entlassen.

Dieser Fallbericht ist aus mehreren Gründen bemerkenswert: Er verdeutlicht, dass eine rasche Abkühlung und schwere Hypothermie auch bei Personen auftreten kann, die Umgebungstemperaturen ausgesetzt sind, welche weit über dem Gefrierpunkt liegen, insbesondere dann, wenn zusätzliche Faktoren wie Windchill oder nasse Kleidung bestehen. Außerdem zeigt dieser Fallbericht eindrucksvoll, dass Bradykardie und Hypotonie bei gesunden Personen mit schwerer Hypothermie gut toleriert werden können. Es sollte daher immer eine sorgfältige Bewertung der potenziellen Risiken und Vorteile der Behandlung von Bradykardie und Hypotonie vorgenommen werden, bevor invasive therapeutische Interventionen eingeleitet werden.

Der GCS ist ein ungeeignetes Instrument zur Beurteilung der Notwendigkeit einer endotrachealen Intubation bei einem nicht ansprechbaren Hypothermiepatienten. Die Atemwege des Patienten können auch bei einem GCS-Wert < 9 ohne Intubation ausreichend geschützt sein. Dieser Fallbericht zeigt auch, dass Patienten mit schwerer Hypothermie und Körperkerntemperaturen < 26 °C erfolgreich mit nichtinvasiven oder minimalinvasiven Techniken, wie z. B. konvektive Erwärmung und intravaskulärer Kathetererwärmung, behandelt werden können. Obwohl diese Techniken in vielen kleineren Krankenhäusern zur Verfügung stehen, sollten Patienten mit Körperkerntemperaturen < 28 °C dennoch nach Möglichkeit in ein ECMO-Zentrum verlegt werden.

Wenn es bei der nicht-invasiven Wiedererwärmung zu Komplikationen kommt, kann die sofortige Einleitung der ECMO lebensrettend sein.

43.4 Behandlung von schwerer Hypothermie im Krankenhaus

43.4.1 Kardiopulmonale Wiederbelebung

Die Empfehlungen zur Laien-Reanimation (BLS-CPR) und zu erweiterten Reanimationsmaßnahmen (ALS-CPR) beruhen auf tierexperimentellen Studien und Erfahrungen aus der klinischen Praxis. [11, 12] Die meisten Ärzte führen externe Herzdruckmassagen mit der Standardfrequenz und -tiefe durch und beatmen mit Beatmungsfrequenzen und Atemzugvolumen, die jenen normothermer Patienten entsprechen. [11, 12] Simulationen und klinische Studien haben gezeigt, dass mechanische Reanimationsgeräte die Qualität der CPR deutlich verbessern, insbesondere, wenn eine verlängerte CPR oder ein Transport des Patienten erforderlich ist.[30]

Da unterkühlte Patienten während der Erstbehandlung häufig längere Zeit reanimiert werden, wird die mechanische Kompression für die CPR im Krankenhaus empfohlen. [3] Versuche einer Defibrillation scheitern oft gänzlich oder es kommt schnell nach der Rhythmisierung zum Wiederauftreten von Kammerflimmern. [3, 11, 12] In einigen Fällen kann jedoch eine sofortige Defibrillation nach beobachtetem Herzstillstand oder eine spätere Defibrillation nach wiederholten Versuchen während einer anschließenden

CPR erfolgreich sein und zu einer dauerhaften Rückkehr des Spontankreislaufs (ROSC) führen. [6, 31] Die Leitlinien des Europäischen Rates für Wiederbelebung (ERC) empfehlen maximal drei Defibrillationsversuche, solange die Körperkerntemperatur < 30 °C beträgt und weisen darauf hin, dass weitere Versuche die Implantation einer ECLS-Unterstützung nicht verzögern sollten. [11] In den Leitlinien der American Heart Association (AHA) ist die Gesamtzahl der Defibrillationen bei einer Kerntemperatur von < 30 °C nicht begrenzt. [12] In tierexperimentellen Studien erhöhten Vasopressoren den koronaren Perfusionsdruck und begünstigten eine Defibrillation, sie hatten aber nur geringe Auswirkungen auf die Häufigkeit eines anhaltenden ROSC. [32] Ein anhaltender ROSC nach Verabreichung von Adrenalin wurde bei hypothermen Patienten beschrieben. [6, 10, 31] Ein wichtiges Argument gegen die Verabreichung von Adrenalin während der Hypothermie ist die Gefahr der Medikamentenakkumulation und -toxizität aufgrund des reduzierten Metabolismus. [11] Die ERC-Leitlinien empfehlen bei Patienten mit einer Körperkerntemperatur < 30 °C keine Adrenalingabe, während die AHA-Leitlinien vorschlagen, dass der Einsatz von Adrenalin während der CPR bei einem unterkühlten Patienten in Betracht gezogen werden kann. [12] In Anbetracht der ungelösten Kontroversen über ALS-Interventionen sollten der Einsatz von Adrenalin und die Anzahl der Defibrillationsversuche auf Basis der klinischen Erfahrung für jeden Patienten individuell getroffen werden, wobei zu beachten ist, dass diese Interventionen die mögliche Verlegung in eine Einrichtung mit einer ECMO-Möglichkeit niemals verzögern dürfen. Die Überwachung des systemischen Blutflusses mittels end-exspiratorischem CO_2 [3] oder des zerebralen Blutflusses mittels Nah-Infrarot-Spektroskopie [1, 3] sollten nicht vernachlässigt werden, vor allem, wenn eine verlängerte manuelle externe Herzdruckmassage durchgeführt wird.

43.4.2 Prognose und Beendigung der laufenden kardiopulmonalen Wiederbelebung

Die Hypothermie bietet einen erheblichen Schutz vor ischämischen Hirnschädigungen, der eine vollständige neurologische Erholung auch nach einem längeren Herz-Kreislauf-Stillstand oder mehrstündigen Wiederbelebungsmaßnahmen ermöglichen kann. Es ist schwierig, bei einem hypothermen Patienten einen irreversiblen Herz-Kreislauf-Stillstand zu diagnostizieren: Es wurde schon oft darauf hingewiesen und gefordert, dass „niemand tot ist, bis er nicht warm und tot ist". Allerdings stirbt trotz aggressiver Wiederbelebungsmaßnahmen ein großer Teil der unterkühlten Patienten, die unter laufender CPR ins Krankenhaus eingeliefert werden. [23–26] Wichtige Faktoren, welche die schlechte Prognose trotz des zerebralen Schutzes durch die Hypothermie erklären könne, sind eine gleichzeitig bestehende Hypoxie, ein unbeobachteter Herz-Kreislauf-Stillstand, fortgeschrittenes Alter, schwere Traumata und andere Komorbiditäten sowie eine unwirksame CPR in schwierigen Rettungssituationen. [3] Hypotherme Patienten behalten normalerweise einen ausreichenden Kreislauf bei, solange die Körperkerntemperatur über 28 °C liegt. [1, 2] Bei Patienten mit Körperkerntemperaturen zwischen 28 °C und 32 °C ist ein Herzstillstand, der auf konventionelle CPR nicht anspricht, selten auf eine Hypothermie zurückzuführen. Viele ECMO-Zentren beschränken die Anwendung der Erwärmung über eine extrakorporalen Membranoxygenierung auf Patienten mit Körperkerntemperaturen < 28 °C. [23–26]] Eine erste Abschätzung der Prognose eines hypothermen Patienten mit Herz-Kreislauf-Stillstand kann anhand der Anamnese, des Herzrhythmus und der Körperkerntemperatur erfolgen (➤ Abb. 43.2). Bei primärer Hypothermie, wenn die Körperkerntemperatur > 20 °C beträgt, ist der typische Rhythmus, der zum Herz-Kreislauf-Stillstand führt, Kammerflimmern. [2, 3] Eine anhaltende Asystolie

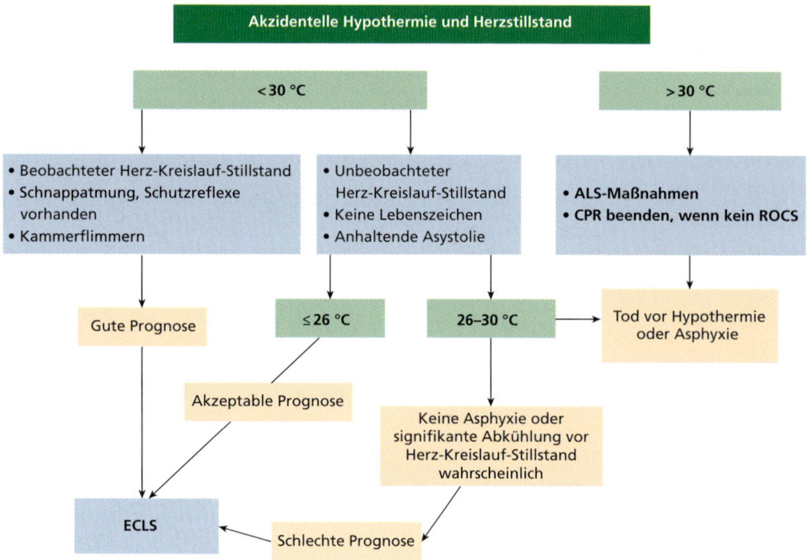

Abb. 43.2 Behandlung im Krankenhaus von unterkühlten Patienten mit Herz-Kreislauf-Stillstand. ALS CPR (Advanced Life Support, kardiopulmonale Wiederbelebung), ROSC (Wiederherstellung des Spontankreislaufs), ECMO (extrakorporale Membranoxygenierung)

bei einem Patienten mit Herz-Kreislauf-Stillstand und einer Körperkerntemperatur > 24 °C weist typischerweise auf eine zugleich bestehende Problematik hin, wie eine Asphyxie, ein längerer unbehandelter Herz-Kreislauf-Stillstand oder ein schweres Trauma. Dennoch ist eine anhaltende, refraktäre Asystolie nicht zwingend ein Zeichen dafür, dass der Herz-Kreislauf-Stillstand irreversibel ist. Das Vorhandensein einer Asystolie alleine ohne andere Faktoren rechtfertigt nicht den Abbruch der CPR.

Ein irreversibler Herz-Kreislauf-Stillstand kann zur Lyse von Zellen führen, die wiederum hohe Serumkaliumspiegel hervorrufen können. [3, 33] Eine Anamnese mit unbeobachtetem Herzstillstand, anhaltender Asystolie trotz ALS und einer Serumkaliumkonzentration von >12 mmol/L, ist ein allgemein anerkanntes Kriterium für den Abbruch der CPR, auch wenn eine Hypothermie vorliegt. [11, 12] Einige Einrichtungen verwenden als Schwellenwert für den Abbruch der Reanimation weniger hohe Kaliumkonzentrationen etwa >7 mmol/l, vor allem bei Lawinenopfern [34]. Normale Serumkaliumspiegel kommen dagegen häufig auch bei Patienten mit einem irreversiblen Herz-Kreislauf-Stillstand vor und sind nicht unbedingt ein Indikator für eine gute Prognose. [3, 33] Man sollte immer ausschließen, dass eine Hyperkaliämie aus anderen Gründen als einem irreversiblen Herz-Kreislauf-Stillstand vorliegt.

Erhöhte Serumkaliumwerte sollten die klinische Diagnose eines irreversiblen Herz-Kreislauf-Stillstands unterstützen und nicht der primäre Grund sein, die CPR abzubrechen. [1, 3] Die Körperkerntemperatur ist kein prognostischer Marker, obwohl 13,7 °C die niedrigste Körperkerntemperatur ist, von der bisher bei einem erwachsenen Überlebenden eines hypothermen Herz-Kreislauf-Stillstands aufgrund einer akzidentellen Unterkühlung berichtet wurde. Die niedrigste berichtete Körperkerntemperatur bei einem Kind beträgt 11 °C. [34, 35] Die Frage, ob die CPR beendet werden sollte, stellt sich häufig in einer Triage-Situation, in der mehrere Patienten mit Herz-Kreislauf-Stillstand gleichzeitig eingeliefert werden oder in Situationen, in denen die medizinischen Ressourcen begrenzt sind.

MERKE

Patienten mit primärer Hypothermie, die einen Herz-Kreislauf-Stillstand erlitten haben, sollten nach dem Grundsatz „Niemand ist tot, bis er nicht warm und tot ist" behandelt werden.

43.4.3 Extrakorporale Kreislaufunterstützung bei hypothermem Herz-Kreislauf-Stillstand

Aufgrund jahrzehntelanger klinischer Erfahrung ist die maschinelle Kreislaufunterstützung die Standardbehandlung beim hypothermen Herz-Kreislauf-Stillstand. [37, 38] Viele Jahre lang wurde der konventionelle kardiopulmonale Bypass (CPB) zur Wiedererwärmung eingesetzt, oft gefolgt von einer extrakorporalen Membranoxygenierung (ECMO) bei weiterbestehendem kardiorespiratorischem Versagen nach der Entwöhnung vom Bypass. Heute wird in den meisten Zentren die ECMO als primäres Unterstützungsverfahren eingesetzt, da sie erhebliche Vorteile gegenüber dem konventionellen kardiopulmonalen Bypass (*cardiopulmonary bypass* CPB) bietet und möglicherweise mit einem verbesserten Überleben einhergeht. [1, 3, 26] Zu den wichtigsten Vorteilen der ECMO gehören, dass geringere Mengen an Antikoagulanzien eingesetzt und perkutane Kanülierungstechniken verwendet werden, ferner die Mobilität des Systems, die mögliche Anwendung außerhalb des Operationssaals, zudem höhere extrakorporale Flussraten und die Möglichkeit einer verlängerten Kreislaufunterstützung über Stunden oder Tage. Die Verlegung eines ECMO-Teams in ein anderes Krankenhaus anstelle des Transports des Patienten in ein ECMO-Zentrum ist manchmal möglich und wird von einigen Zentren angeboten. [3, 39] Die Einleitung der ECMO am Unfallort könnte in naher Zukunft häufiger möglich sein. [40] Trauma und schwere Blutungen sind keine absoluten Kontraindikationen mehr für die ECMO-Wiedererwärmung. Moderne ECMO-Systeme ermöglichen die Durchführung der ECMO ohne systemische Antikoagulation. [3]

Fallbeispiel 43.2

Extrakorporale Kreislaufunterstützung bei persistierendem Herz-Kreislauf-Stillstand bei Patienten mit schwerer akzidenteller Hypothermie

Nach der Bergung aus einer Gletscherspalte erlitt ein 40-jähriger Mann einen Herz-Kreislauf-Stillstand aufgrund von Kammerflimmern. Der Patient reagierte nicht auf insgesamt sechs Defibrillatorschocks. Die Tympanontemperatur, die am Unfallort gemessen wurde, betrug 22 °C. Der Patient wurde unter laufender CPR mit dem Hubschrauber in das nächstgelegene ECMO-Zentrum zur Wiedererwärmung gebracht. Bei der Ankunft in der Notaufnahme war der Patient immer noch im Kammerflimmern und reagierte nicht auf zwei weitere Defibrillationsversuche. Die Ösophagustemperatur lag bei 23,4 °C. Das ECMO-Team war über die Ankunft des hypothermen Patienten informiert und wartete in der Notaufnahme. Nach einer gezielten sonografischen Untersuchung des Thorax und des Abdomens zum Ausschluss größerer Blutungen wurde die manuelle Herzdruckmassage durch eine mechanische Herzdruckmassage ersetzt. Unfraktioniertes Heparin (5000 IE) wurde intravenös verabreicht. Innerhalb von 20 min nach Eintreffen wurden die Oberschenkelgefäße, mit einer venösen 23-F-Kanüle und einer arteriellen 19-F-Kanüle unter transösophagealer echokardiographischer Kontrolle perkutan kanüliert. Die ECMO wurde mit einer Flussrate von 4,7 l/min gestartet.

Eine zusätzliche 5-F-Kanüle wurde in die Oberschenkelarterie für die distale Perfusion des kanülierten Beins eingeführt. Dann wurden ein zentraler Venenkatheter in die rechte Jugularvene und eine arterielle Leitung in die rechte Arteria radialis unter US-Führung gelegt. Der mittlere arterielle Druck betrug 70 mmHg ohne Unterstützung mit Vasopressoren. Die Wiedererwärmung wurde mit einer Rate von 12 °C/h bis zur erfolgreichen Defibrillation bei einer Körperkerntemperatur von 27,9 °C vorgenommen. Die Defibrillatorschocks waren jeweils bei 25,8 °C und 27 °C erfolglos. Nach erfolgreicher Defibrillation wurde die Wiedererwärmungsrate auf 3 °C/h reduziert und der Patient wurde mit laufender ECMO auf die Intensivstation verlegt. Auf der Intensivstation wurde eine kontinuierliche bilaterale Nahinfrarotspektroskopie zur Überwachung der Perfusion des Gehirns und der unteren Gliedmaßen begonnen. Die Wiedererwärmung wurde bei 35 °C gestoppt und der Patient wurde 12 Stunden lang bei dieser Temperatur gehalten. Der anfängliche Verlauf auf der Intensivstation wurde durch ein Lungenödem, biventrikuläres Herzversagen und wiederholte Episoden von Kammertachykardie erschwert. Alle Komplikationen waren ohne Folgen für den Patienten, da die Kreislauf- und Atmungsfunktion weiterhin durch den extrakorporalen Kreislauf unterstützt wurde. Nach 24 Stunden hatte sich die kardiorespiratorische Funktion stabilisiert und die Entwöhnung von der ECMO wurde durch eine vorsichtige, schrittweise Reduzierung des extrakorporalen Blutflusses begonnen. Vierundvierzig Stunden später wurde das System entfernt. Der Patient verbrachte weitere sieben Tage auf der Intensivstation, bevor er auf die Normalstation verlegt werden konnte. Nach drei Wochen intensiver Rehabilitation erholte er sich neurologisch vollständig und wurde aus dem Krankenhaus entlassen.

Dieser Fall veranschaulicht einen evidenzbasierten Ansatz für die extrakorporale Wiedererwärmung, die durch die jüngsten Entwicklungen in der Wiederbelebungsmedizin unterstützt wird. Die Strategie umfasst 1) den frühzeitigen Einsatz der mechanischen Herzdruckmassage, um eine ununterbrochene, optimierte externe Herzdruckmassage sicherzustellen; 2) den Ersatz der Standard Herz-Lungen-Maschine (HLM) durch ein ECMO-System, wodurch die ECMO auch in der Notaufnahme angelegt werden kann, wobei eine niedrig dosierte systemische Antikoagulation und eine perkutane Kanülierungstechnik eingesetzt wird und 3) die großzügige Anwendung einer verlängerten ECMO-Unterstützung für 12–24 Stunden, um ein lebensbedrohliches kardiorespiratorisches Versagen zu behandeln, das nach der Wiedererwärmung häufig auftritt.

Dieser Fall verdeutlicht auch die Bedeutung spezifischer Management- und Überwachungsmaßnahmen zur Vermeidung häufiger Komplikationen, die mit der extrakorporalen Wiedererwärmung verbunden sind, einschließlich 1) der routinemäßigen Verwendung einer separaten 5-F-Kanüle für die distale Perfusion des Beines zur Vermeidung einer Ischämie; 2) die Verringerung der pulmonalen Stauung und Myokardischämie durch Verbesserung der linksventrikulären Entlastung mittels frühzeitiger Defibrillationsversuche und schneller anfänglicher Wiedererwärmung, um eine Defibrillation zu ermöglichen; und 3) die Überwachung der Oxygenierung der oberen Extremitäten, um eine Hypoxämie des vom Herzen gepumpten möglicherweise sauerstoffarmen Bluts bei femoraler Kanülierung sofort zu erkennen.

MERKE

Die ECMO ist die Standardbehandlung für einen hypothermen Herz-Kreislauf-Stillstand, der auf eine kurze konventionelle CPR im Rahmen der ALS therapierefraktär reagiert.

Es gibt keine Standardprotokolle für das Management eines hypothermen Patienten unter ECMO-Therapie während der Wiedererwärmung. Die Perfusionsprotokolle variieren erheblich zwischen den verschiedenen Zentren. Die meisten Einrichtungen vermeiden große Temperaturunterschiede zwischen dem Perfusat und dem Blut des Patienten und unterstützen den Patienten mit hohen extrakorporalen Flussraten von 2,5–3 l/m^2 pro Minute. Die schnelle Wiedererwärmung wird so lange angewendet, bis eine erfolgreiche Defibrillation den pulsierenden Blutfluss wiederherstellt und so die Entlastung des linken Ventrikels verbessert. Dann wird die Wiedererwärmungsrate verringert, um das Risiko einer zusätzlichen Schädigung des kalten, potenziell hypoxischen Gehirns zu reduzieren, die durch die Wiedererwärmung verursacht werden könnte. [2, 3] Eingesetzt werden häufig Vasopressoren zur Aufrechterhaltung des mittleren arteriellen Drucks > 50 mmHg, Natrium-Bikarbonat zur Korrektur einer schweren metabolischen Azidose und katecholaminerge Medikamente zur Unterstützung der linksventrikulären Funktion und Wiederherstellung des pulsierenden Blutflusses. Das Säure-Basen-Management erfolgt normalerweise mit dem Alpha-Stat-Schema, bei dem die Blutgasmessungen nicht für die tatsächliche Körperkerntemperatur korrigiert werden. [2, 3] Obwohl es widersprüchliche Daten gibt, wird die Wiedererwärmung häufig bei einer Körperkerntemperatur zwischen 34 und 36 °C gestoppt und diese Temperatur wird für 12–24 Stunden beibehalten. Eine Rebound-Hyperthermie sollte strikt vermieden werden. [3] In einigen Zentren wird eine verlängerte ECMO für 12–48 Stunden routinemäßig eingesetzt. [3, 26] Wenn der Einsatz von katecholaminergen Medikamenten keine Wiederherstellung eines perfundierenden Rhythmus nach Wiedererwärmung auf > 32 °C ermöglicht, kann die ECMO beendet werden. [2, 3] Bei der femorofemoralen ECMO kann sich die Myokardfunktion möglicherweise vor der Lungenfunktion erholen. Dies kann dazu führen, dass sauerstoffarmes Blut vom Herzen in die proximale Aorta gepumpt wird, während die distale Aorta gut mit Sauerstoff angereichertes Blut aus dem ECMO-System erhält. Die Oxygenierung eines Patienten mit ECMO-Unterstützung sollte immer in der rechten oberen Extremität überwacht werden, um dieses Problem frühzeitig zu erkennen und die mechanische Beatmung anzupassen. Eine Ischämie der unteren Extremitäten ist eine häufige Komplikation der femoralen ECMO. Eine separate Kanüle für die Perfusion des kanülierten Beins sollte immer eingeführt werden, wenn die ECMO-Unterstützung über einen längeren Zeitraum benötigt wird. [2, 3]

43.4.4 Wiederbelebung eines unterkühlten Patienten ohne extrakorporale Kreislaufunterstützung

Die ECMO ist die Methode der Wahl, um einen hypothermen Patienten mit Herz- und Atemstillstand zu erwärmen. [11, 12] Die kardiopulmonale Reanimation sollte jedoch nicht abgebrochen werden, wenn keine ECMO verfügbar ist. Es sollte mit einer forcierten Wiedererwärmung unter fortgesetzter externer Herzdruckmassage begonnen werden. Eine erfolgreiche Wiederbelebung wurde selbst nach 6,5 Stunden Reanimationsdauer beschrieben. [39]

Es gibt keine ausreichenden Beweise, um eine bestimmte Methode der Wiedererwärmung eines unterkühlten Opfers mit Herzstillstand zu empfehlen, wenn keine ECMO verfügbar ist. In den letzten Jahren wurde die Hämodialyse oder die Thoraxspülung mit geschlossenem Brustkorb für die Wiedererwärmung während der laufenden CPR empfohlen [42, 43] Theoretisch erfolgt die Wiedererwärmung durch Hämodialyse bei fehlendem Spontankreislauf wahrscheinlich sehr langsam. Die Thoraxspülung wiederum kann die externe Thoraxkompression beeinträchtigen. [3] Die passive externe Wiedererwärmung kann in Extremsituationen ebenfalls erfolgreich sein, ist jedoch langsam und sollte nicht als einziges Mittel zur Anwendung kommen, wenn eine effizientere Methode der internen Wiedererwärmung verfügbar ist. [1, 3] Als Ergänzung zur aktiven internen Wiedererwärmung kann die passive externe Wiedererwärmung des Rumpfes eingesetzt werden, um den nachträglichen Abfall der Körperkerntemperatur nach dem ROSC zu mildern. Die Anwendung von externer Wärme auf Kopf und Hals sollte vermieden werden, um einen Anstieg der Temperatur des Gehirns während der CPR zu verhindern. [3] Während der Wiedererwärmung kann frühzeitig eine Defibrillation versucht werden. Ein ROSC kann manchmal selbst bei einer Körperkerntemperatur <30 °C erreicht werden. [12] Ob die Gabe von Adrenalin den Erfolg der Defibrillation während der Wiedererwärmung verbessert, ist umstritten. [11, 12] Adrenalindosen in längeren Intervallen können schädlich sein oder auch nicht. [12] Wenn ein ROSC bei einer Körperkerntemperatur > 32 °C nicht erreicht werden kann, sollte die CPR abgebrochen werden. [3, 11, 12] Obwohl eine Reanimation ohne ECMO-Unterstützung erfolgreich sein kann, ist die ECMO wahrscheinlich mit höheren Überlebensraten assoziiert. [1] Ob die Verlegung eines hypothermen Patienten von einem kleineren Krankenhaus in ein ECMO-Zentrum die beste Option für den Patienten ist, sollte von Fall zu Fall entschieden werden; abhängig von der geschätzten Verlegungszeit, den verfügbaren Transportmöglichkeiten, der Erfahrung der behandelnden Ärzte und den vorhandenen Wiederaufwärmtechniken, die im Krankenhaus vor Ort zur Verfügung stehen.

43.5 Unterkühlte Lawinenopfer

Lawinenopfer weisen ein charakteristisches Verletzungsmuster auf – eine Kombination aus Asphyxie, Trauma und Hypothermie. [44, 45] Eine Hypothermie ist selten die Ursache für den Tod durch Lawinenverschüttung. Vollständig verschüttete Patienten sterben in der Regel entweder an Erstickung oder an einem schweren Trauma. Nur ein sehr kleiner Teil der Patienten ist vor dem Einsetzen des Herz-Kreislauf-Stillstand stark unterkühlt. Bei Patienten, die nur teilweise verschüttet sind, ist das Trauma die Haupttodesursache. Die Patienten werden oft über steile Felswände geschleudert oder kollidieren mit Hindernissen wie Bäumen. [44, 45] Bei vollständig verschütteten Patienten, die nicht tödlich verletzt sind, ist das Vorhandensein oder Fehlen einer Asphyxie der Hauptfaktor, der über das Überleben entscheidet. [45]

Die stationäre Behandlung von Patienten ohne kardiale Instabilität nach einer Lawinenverschüttung folgt den üblichen Notfallalgorithmen. Das Management sollte sich auf die Standard-Trauma-Versorgung und das Vermeiden einer weiteren Auskühlung konzentrieren. Eine Röntgenaufnahme des Brustkorbs sollte angefertigt werden, um ein schweres Thoraxtrauma mit Lungenverletzungen im Zusammenhang mit der Lawinenverschüttung auszuschließen. Eine gezielte Ultraschalluntersuchung bei Trauma (FAST) und eine EKG-Überwachung sollten durchgeführt werden. Diagnostische Eingriffe sind so effizient wie möglich durchzuführen, um die Zeit zu begrenzen, in der der Patient in der Notaufnahme dem Risiko eines weiteren Wärmeverlusts ausgesetzt ist.

Lawinenopfer haben unter Umständen bessere Chancen einen längeren dauernden Herz-Kreislauf-Stillstand zu überleben, wenn sich eine schwere Hypothermie bereits vor dem Herz-Kreislauf-Stillstand entwickelt hat. Mehrere Parameter sollten bei der Entscheidungsfindung für schwer unterkühlte Lawinenopfer mit laufender Wiederbelebung in der Notaufnahme berücksichtigt werden. Ein vollständig verschütteter Patient mit verschlossenen Atemwegen, bei dem Mund und Nase bei der Bergung mit Schnee gefüllt waren, stirbt unmittelbar nach der Verschüttung an Erstickung, bevor er unterkühlt ist.

Die Überlebenschance ist bei längerer Wiederbelebung minimal. Die Unterkühlung kann die lebenswichtigen Organe nicht vor Sauerstoffmangel schützen. [46] Ein stark unterkühlter Lawinenpatient mit nachweislich offenen Atemwegen bzw. Atemhöhle, was auf eine Atmung auch nach der Schneeverschüttung hinweist, kann eine realistische Überlebenschance haben. Verlängerte Wiederbelebungsmaßnahmen sind oft gerechtfertigt. Obwohl die Algorithmen für die präklinische Behandlung empfehlen, die Wiederbelebung am Unfallort abzubrechen, wenn die Atemwege verlegt sind oder tödliche Verletzungen vorliegen, [47] werden Lawinenopfer mit Unterkühlung regelmäßig unter laufender CPR ins Krankenhaus gebracht.

Im Gegensatz zum hypothermen Herz-Kreislauf-Stillstand bei Nichtlawinenopfern ist eine hohe Serumkaliumkonzentration ein weithin akzeptierter Marker für eine schlechte Prognose bei einem unterkühlten Patienten nach einer Lawinenverschüttung. Die ERC-Richtlinien empfehlen, die Wiederbelebungsmaßnahmen abzubrechen, wenn der Kaliumspiegel bei Krankenhauseinweisung > 7 mmol/l beträgt. [34] Dieser Schwellenwert wurde durch einen Expertenkonsens festgelegt. Kein in der Literatur beschriebener Patient überlebte nach einer Lawinenverschüttung mit einem Kaliumspiegel > 6,7 mmol/l. Eine hypothermieinduzierte Koagulopathie kann negative Auswirkungen auf bestehende aktive Blutungen haben. Lawinenopfer mit schwerem Begleittrauma sind dem Risiko ausgesetzt, vor oder während der Wiedererwärmung zu verbluten. [15, 16] Es ist wichtig, bei diesen Patienten vor der Wiedererwärmung eine Traumauntersuchung durchzuführen. Der Berner Hypothermie-Algorithmus [48] trägt dieser tödlichen Kombination Rechnung, indem er die Kerntemperatur und das Kalium im Serum misst und bei unterkühlten Lawinenopfern, die mit Herzstillstand im Krankenhaus ankommen, nach Anzeichen für schwere Blutungen sucht.

Fazit

- Eine schwere akzidentelle Hypothermie ist ein medizinischer Notfall mit charakteristischen pathophysiologischen Merkmalen.
- Hypotherme Patienten mit einer Körperkerntemperatur < 28 °C sollten möglichst in spezialisierten Hypothermiezentren behandelt werden.
- Bei einem unterkühlten Patienten mit Herz-Kreislauf-Stillstand, der nicht auf die Standard-CPR anspricht, sollte eine fortgesetzte Wiederbelebung mit Wiedererwärmung in Betracht gezogen werden. Die extrakorporale Wiedererwärmung ist, sofern verfügbar, die wirksamste Methode der Wiedererwärmung.
- Lawinenopfer mit Asystolie nach einem unbeobachteten Herz-Kreislauf-Stillstand haben trotz Hypothermie eine extrem schlechte Prognose.

43

LITERATUR

1. Brown D, Brugger H, Boyd J, Paal P. Accidental Hypothermia. N Engl J Med. 2012;367:1930–1938.
2. Paal P, Gordon L, Strapazzon G, et al. Accidental hypothermia – an update. Scand J Trauma Resusc Emerg Med. 2016;24:111–131.
3. Mair P, Schwarz B, Walpoth B, Silfvast T. Cardiopulmonary resuscitation in hypothermic patients. In: Paradise NA, Halperin HR, Kern KB, Wenzel V, Chamberlain DA, (eds). Cardiac Arrest. Cambridge, New York, Melbourne: Cambridge University Press; 2007. pp 1014–1027.
4. Danzl DF, Pozos RS, Auerbach PS, et al. Multicenter hypothermia survey. Ann Emerg Med. 1987;16:1042–1055.
5. Lloyd EL. Accidental hypothermia. Resuscitation. 1996;32:111–134.
6. Koller R, Schnider TW, Neidhart P. Deep accidental hypothermia and cardiac arrest – rewarming with forced air. Acta Anaesthesiol Scand. 1997;41:1359–1364.
7. Kornberger E, Schwarz B, Lindner KH, Mair P. Forced air surface rewarming in patients with severe accidental hypothermia. Resuscitation. 1999;41:105–111.
8. Morita S, Inokuchi S, Yamagiwa T, et al. Efficacy of portable cardiopulmonary bypass rewarming versus that of conventional internal rewarming for patients with accidental deep hypothermia. Crit Care Med. 2011; 39:1064–1068.
9. Vassal T, Benoit-Gonin B, Carrat F, et al. Severe accidental hypothermia treated in the ICU: prognosis and outcome. Chest. 2001;120:1998–2003.
10. Schober A, Sterz F, Handler C, et al. Cardiac arrest due to accidental hypothermia – a 20 year review of a rare condition in an urban area. Resuscitation. 2014;85:749–756.
11. Truhlar A, Deakin CD, Soar J, et al. European Resuscitation Council Guidelines for Resuscitation 2015: Section 4. Cardiac arrest in special circumstances. Resuscitation. 2015; 95:148–201.
12. Vanden Hoeck TL, Morrison LJ, Shuster M, et al. Part 12: cardiac arrest in special situations: 2010 American Heart Association guidelines for cardiopulmonary resuscitation and emergency cardiovascular care. Circulation. 2010;122(Suppl 3): S 829–861.
13. Darocha T, Kosinski S, Jarosz A, et al. Severe accidental hypothermia center. European J Emerg Med. 2014;22:288–291.
14. Biem J, Koehncke N, Classen D, Dosman J. Out of the cold: management of hypothermia and frostbite. CMAJ. 2003;168: 305–311.
15. Soreide K. Clinical and translational aspects of hypothermia in major trauma patients: From pathophysiology to prevention, prognosis and potential preservation. Injury. 2014;45:647–654.
16. Perlman R, Callum J, Laflamme C, et al. A recommended early goal-directed management guideline for the prevention of hypothermia-related transfusion, morbidity, and mortality in severely injured trauma patients. Critical Care. 2016;20:107–118.
17. Pasquier M, Zurron N, Weith B, et al. Deep accidental hypothermia with core temperature below 24 °C presenting with vital signs. High Alt Med Biol. 2014;15:58–63.
18. Strapazzon G, Procter E, Paal P, Brugger H. Pre-hospital core temperature measurement in accidental and therapeutic hypothermia. High Alt Med Biol. 2014;15:104–111.

19. Strapazzon G, Procter E, Putzer G, et al. Influence of low ambient temperature on epitympanic temperature measurement: a prospective, randomized clinical study. Scand J Trauma Resusc Emerg Med. 2015;23:90–96.
20. Dixon RG, Dougherty JM, White LJ, et al. Transcutaneous pacing in a hypothermic-dog model. Ann Emerg Med. 1997;29:602–606.
21. Ho JD, Heegaard WG, Brunette DD. Successful transcutaneous pacing in 2 severely hypothermic patients. Ann Emerg Med 2007; 49:678–681.
22. Walpoth B, Walpoth-Aslan B, Mattle H, et al. Outcome of survivors of accidental deep hypothermia and circulatory arrest treated with extracorporeal blood warming. N Engl J Med. 1997;337:1500–1505.
23. Debaty G, Moustapha I, Bouzat P, et al. Outcome after severe accidental hypothermia in the French Alps: A 10-year review. Resuscitation. 2015; 93:118–123.
24. Svendsen OS, Grong K, Andersen KS, Husby P. Outcome after rewarming from accidental hypothermia by use of extracorporeal circulation. Ann Thorac Surg. 2017;32:661–669.
25. Hilmo J, Naesheim T, Gilbert M. "Nobody is dead until warm and dead": prolonged resuscitation is warranted in arrested hypothermic victims also in remote areas – a retrospective study from northern Norway. Resuscitation. 2014;85:1204–1211.
26. Ruttmann E, Weissenbacher A, Ulmer H, et al. Prolonged extracorporeal membrane oxygenation-assisted support provides improved survival in hypothermic patients with cardiocirculatory arrest. J Thorac Cardiovasc Surg. 2007;134:594–600.
27. Khorsandi M, Dougherty S, Young N, et al. Extracorporeal life support for refractory cardiac arrest from accidental hypothermia: A 10 year experience in Edinburgh. J Emerg Med. 2017;52:160–168.
28. Hauty MG, Esrig BC, Hill JG, Long WB. Prognostic factors in severe accidental hypothermia: experience from the Mt. Hood tragedy. J Trauma. 1987;27:1107–1112.
29. Baumgartner FJ, Janusz MT, Jamieson WR, et al. Cardiopulmonary bypass for resuscitation of patients with hypothermia and cardiac arrest. Can J Surg. 1992;35:184–187.
30. Rubertsson S. Update on mechanical cardiopulmonary resuscitation devices. Curr Opin Crit Care. 2016;22:225–229.
31. Ruttmann E, Dietl M, Kastenberger T, et al. Characteristics and outcome of patients with hypothermic out-of-hospital cardiac arrest: Experience from a European trauma center. Resucitation. 2017;120:57–62.
32. Schwarz B, Mair P, Wagner-Berger H, et al. Neither vasopressin nor amiodarone improve CPR outcome in an animal model of hypothermic cardiac arrest. Acta Anaesthesiol Scand. 2003;47:1114–1118.
33. Mair P, Brugger H, Mair B, et al. Is extracorporeal rewarming indicated in avalanche victims with unwitnessed hypothermic cardiorespiratory arrest? High Alt Med Biol. 2014;15:500–503.
34. Brugger H, Bouzat P, Pasquier M, et al. Cut-off values of serum potassium and core temperature at hospital admission for extracorporeal rewarming of avalanche victims in cardiac arrest: A retrospective multi-centre study. Resuscitation. 2019;139:222–229.
35. Mroczek T, Gladki M, Skalski J. Successful resuscitation from accidental hypothermia of 11.8C: where is the lower bound for human beings? Eur J Cardiothorac Surg. 2020;58(5):1091–1092.
36. Gilbert M, Busund RS, Kagseth A, et al. Resuscitation from accidental hypothermia of 13.7 °C with circulatory arrest. Lancet. 2000;355:375–376.
37. Dunne B, Christou E, Duff O, Merry C. Extracorporeal-assisted rewarming in the management of accidental deep hypothermic cardiac arrest: a systematic review of the literature. Heart Lung Circ. 2014;23:1029–1035.
38. Vretenar DF, Urschel JD, Parrot JC, Unruh HW. Cardiopulmonary bypass resuscitation for accidental hypothermia. Ann Thorac Surg. 1994;58:895–898.
39. Kumle B, Doering B, Mertes H, et al. Resuscitation of a near drowning patient by the use of a portable extracorporeal circulation device. Anaesthesiol Intensivmed Notfallmed Schmerzther. 1997;32:754–756.
40. Lamhaut L, Jouffry R, Soldan M, et al. Safety and feasibility of prehospital extra corporeal life support implementation by non-surgeons for out-of-hospital refractory cardiac arrest. Resuscitation. 2013;84:1525–1529.
41. Lexow K. Severe accidental hypothermia: survival after 6 h 30 min of cardiopulmonary resuscitation. Arctic Med Res. 1991;50(Suppl 6):112–114.
42. Plaisier BR. Thoracic lavage in accidental hypothermia with cardiac arrest – report of a case and review of the literature. Resuscitation. 2005; 66:99–104.
43. Alfonzo A, Lomas A, Drummond I, McGugan E. Survival after 5-h resuscitation attempt for hypothermic cardiac arrest using CVVH for extracorporeal rewarming. Nephrol Dial Transplant. 2009;24:1054–1056.
44. Boyd J, Brugger H, Shuster M. Prognostic factors in avalanche resuscitation: a systematic review. Resuscitation. 2010;81:645–652.
45. McIntosh SE, Grissom CK, Olivares CR, et al. Cause of death in avalanche fatalities. Wilderness Environ Med. 2007;18:293–297.
46. Moroder L, Mair B, Brugger H, et al. Outcome of avalanche victims with out-of-hospital cardiac arrest. Resuscitation. 2015;89:114–118.
47. Kottmann A, Blancher M, Pasquier M, Brugger H. Avalanche Victim Resuscitation Checklist adaption to the 2015 ERC Resuscitation guidelines. Resuscitation. 2017;113:e3-e4.
48. Brodmann Maeder M, Duenser M, Eberle B, et al. The Bernese Hypothermia Algorithm: a consensus paper on in-hospital decision-making and treatment of patients in hypothermic cardiac arrest at an alpine level 1 trauma centre. Injury. 2011;42:539–543.

43

VII

Spezialwissen

44 Alpiner Massenanfall von Verletzten 677

45 Krisenintervention und Peer-Support bei alpinen Notfällen 689

46 Gesundheitsschutz für Bergretter 699

47 Medikolegale Aspekte 711

48 Ausblick – Riesenschritte vorwärts 733

KAPITEL

44

Marc Blancher, Natalie Hölzl

Alpiner Massenanfall von Verletzten

Zusammenfassung

Massenanfälle von Verletzten (MANV) ereignen sich auch in den Bergen. Da der Zugang zu abgelegenen Unfallorten schwierig sein kann, geraten die alpinen Rettungsorganisationen in den Bergen eher schneller an ihre Grenzen als in städtischen Gebieten. Bei MANV, die sich in abgelegenen Regionen ereignen, sollten die Ersthelfer die Grundsätze der Katastrophenmedizin kennen: Es sollte zu einer Umstellung von der Individualmedizin auf die Organisation zur Rettung von so vielen Leben wie möglich kommen. Dieses Kapitel befasst sich mit den sechs wichtigsten Grundsätzen des Managements von MANV, die von den Bergrettungsdiensten angewendet werden sollten, wenn die Ressourcen durch den Bedarf überlastet sind. Diese Prinzipien können die Rettungskräfte bei der erfolgreichen Bewältigung komplexer Situationen unterstützen, obwohl sie für jedes Szenario angepasst werden müssen. Einige Arten von MANV in den Bergen erfordern eine besondere Vorgehensweise. Folgende Situationen werden in diesem Kapitel vorgestellt: Lawinen, Skiliftunfälle, Blitzschlag und verirrte Personengruppen.

44.1 Hintergrund

In den letzten Jahrzehnten wurde weltweit eine steigende Anzahl von MANV verzeichnet. Einige waren Folge von terroristischen Anschlägen. Auch Naturkatastrophen waren für etliche MANVs verantwortlich. Infolgedessen haben sich die präklinischen Notfallteams und die Notaufnahmen in den Krankenhäusern zunehmend auf diese Ereignisse eingestellt. Urbane Rettungsteams bereiten sich mit Teamtrainings auf derartige Ereignisse in Städten oder im Landrettungsdienst vor. Doch auch in abgelegenen Bergregionen und in der Wildnis kommt es zu MANVs mit letalen Ausgängen. In einer kürzlich durchgeführten Untersuchung wurden in wirtschaftlich entwickelten Ländern etwa 200 Zwischenfälle in den Bergen und in der Wildnis erfasst. Die häufigste Ursache waren Lawinen, gefolgt von Skiliftunfällen. Seit 1956, als der erste Unfall veröffentlicht wurde, gab es mehr als 3.500 Verletzte und 990 Todesopfer. [1]

Es gibt viele Faktoren, die MANVs in der Wildnis und am Berg von jenen in Städten unterscheiden. Erstens finden die Ereignisse an entlegenen Orten statt, die nicht mit Straßenfahrzeugen oder Rettungswagen erreichbar sind. Hubschrauber, Schneemobile und andere – manchmal improvisierte Transportmittel – müssen eingesetzt werden, und in aller Regel sind auch bodengebundene Rettungsteams beteiligt. Oft ist es schwierig, die Rettungsteams und Ausrüstung zum Einsatzort zu transportieren. Die Logistik bei der Rettung und Evakuierung von Patienten im alpinen Setting kann weitaus komplizierter sein als bei der Rettung in Städten. Zweitens haben Umweltaspekte einen großen Einfluss auf Rettungseinsätze, wie bei jeder Bergrettung. Verunglückte und Bergrettungsteams können ohne leicht zugänglichen Unterschlupf schlechtem Wetter, extremen Temperaturen, Nachteinbrüchen, den objektiven Tücken des Berggeländes und anderen Gefahren ausgesetzt sein. Drittens erfordern einige Bedingungen in der alpinen Notfallmedizin, wie Lawinenverschüttungen, akzidentelle Hypothermie und Blitzschlagverletzungen eine spezielle Ausbildung und Ausrüstung.

Ziel dieses Kapitels ist es, die Bergrettungsteams mit den wichtigsten Grundsätzen für das Management von MANVs in der Wildnis vertraut zu machen. Wann sollte ein Bergunfall- oder einer in der Wildnis zu einem Großschaden erklärt werden? Welches sind die wichtigsten Grundsätze für das Management eines solchen Zwischenfalls? Die Katastrophenmedizin ist ein spezieller Teil der Notfallmedizin. Grundsätze der Katastrophenmedizin, die besonders für Notfälle im Gebirge gelten, werden vorgestellt.

Der Schwerpunkt dieses Kapitels liegt auf dem Management von Notfällen im alpinen Bereich. Weitere detaillierte Lektüre zu Massenanfällen von Verletzten und Katastrophenmanagement im Rettungsdienst finden Sie in speziellen Büchern und Publikationen. [2]

44.2 Wann spricht man von einem MANV?

Ein MANV geht in der Regel einher mit einer großen Anzahl von Schwerverletzten. Definitionsgemäß ist ein MANV jedoch unabhängig von der tatsächlichen Anzahl der Verletzten und stellt ein Ungleichgewicht zwischen dem Bedarf an Rettungsmitteln und den verfügbaren Ressourcen dar. Ein MANV sollte deklariert werden, sobald die Zahl der Patienten die verfügbaren technischen und medizinischen Ressourcen übersteigt. [3]

Bei einem Bergrettungseinsatz mit nur einem Patienten bemühen sich die Retter um eine angemessene individualmedizinische Versorgung. Dies gilt auch für Einsätze mit zwei oder mehreren Patienten, wenn genügend Mittel zur Verfügung stehen. Sobald die Ressourcen ein limitierender Faktor werden, kann nicht mehr alles für jeden Patienten geleistet werden. Wenn die Nachfrage die Kapazität übersteigt, ändert sich die Einsatzstrategie von der bestmöglichen Versorgung jedes einzelnen Patienten zur Rettung möglichst vieler Patienten. An diesem Punkt müssen geeignete Entscheidungs- und Organisationsstrukturen eingeführt werden. Diese Umstellung kann für die ersten am Einsatzort eintreffenden Retter eine große Herausforderung darstellen. Ein häufiger Fehler besteht darin, sofort die ersten Patienten individualmedizinisch zu versorgen, ohne sich einen Gesamtüberblick über den Unfallort verschafft und damit eine Strategie für die Triage erstellt zu haben. Infolgedessen kann sich die Umsetzung geeigneter Entscheidungsfindungs- und Organisationsstrukturen verzögern oder gänzlich unzureichend sein. Das erste Rettungsteam am Ort des Geschehens muss sich einen Gesamtüberblick über die Situation verschaffen, erkennen, dass die Anforderungen die Ressourcen überfordern werden, und einen MANV ausrufen. Sobald dieser ausgerufen wurde, muss eine Kaskade von organisatorischen Prozessen in Gang gesetzt werden.

In Gebirgsregionen und in der Wildnis ist die Anzahl der Patienten, die für das Ausrufen eines MANV erforderlich ist, in der Regel weitaus geringer als bei einem MANV im urbanen Raum, da die Ressourcen knapper und die Situationen komplexer sind. Bei einem Lawinenunglück mit mehr als vier vollständig verschütteten Patienten kann ein einzelner Notarzt oder Bergretter, selbst wenn er über ausgezeichnete Fähigkeiten verfügt, nicht jeden Patienten während und unmittelbar nach der Rettung beurteilen und nicht jedem gleichzeitig die beste medizinische Behandlung zukommen lassen. Es sollte einen einzigen Triagepunkt geben, an dem ein Notfallmediziner (ärztlich oder nicht ärztlich) stationiert ist und zu dem jeder Patient nach der Rettung gebracht wird. Mit diesem System werden die Patienten, welche die besten Überlebenschancen haben, die meisten Ressourcen für ihre Versorgung erhalten. Wenn alle Ressourcen auf einen Patienten konzentriert werden, der möglicherweise geringe Überlebenschancen hat, bevor der Zustand der anderen Patienten bekannt ist, können die Überlebenschancen aller Patienten insgesamt verringert werden.

MERKE

Sobald ein Rettungsteam feststellt, dass die benötigten medizinischen Ressourcen die verfügbaren Kapazitäten übersteigen, sollten sie einen MANV ausrufen. Diese Rettungsstrategie konzentriert sich auf die Rettung möglichst vieler Leben.

44.3 Grundsätze der Katastrophenmedizin für die Alpine Notfallmedizin

Sobald ein MANV festgestellt wurde, sollten einige wichtige Grundsätze befolgt und spezifische Organisationsstrukturen eingerichtet werden. Das Hauptproblem beim Umgang mit einem MANV in den Bergen oder der Wildnis ist, dass jeder Einsatz eine neue Situation darstellt. Es ist schwierig, ein standardisiertes Verfahren zu entwickeln. Standardalgorithmen für die Behandlung bei einem MANV sind nicht verfügbar. Die Grundsätze der Katastrophenmedizin sind als Leitlinien zu betrachten, die flexibel auf die jeweilige Situation angewendet werden sollten.

Anpassungsfähigkeit ist eine der wichtigsten Eigenschaften für den medizinischen Leiter am Einsatzort. Die Fallstricke bei der Bewältigung eines MANV sind die gleichen wie in der Katastrophenmedizin: unzureichende Kommunikation, ungenügende Zusammenarbeit zwischen den Rettungsorganisationen, mangelnde Ausbildung und Planung sowie mangelnde Führung. [4, 5] Die Bergrettungsteams, die den medizinischen Einsatz bei einem MANV organisieren, sollten die Grundsätze der Katastrophenmedizin befolgen. Die Teammitglieder sind für die medizinische Versorgung in den Bergen ausgebildet. Es ist für einen Bergrettungsspezialisten einfacher, sich in der Katastrophenmedizin weiter zu bilden, als für einen Katastrophenmediziner, in der Bergrettung kompetent zu sein. Die Grundsätze aus den folgenden Abschnitten sollten in den Köpfen der Bergrettungsteams verankert sein.

44.3.1 Sicherheitsbewertung

Die erste Aufgabe eines Rettungsteams ist es, unversehrt zurückzukommen. Obwohl es die Hauptaufgabe der Bergrettungsteams ist, Menschenleben oder Verletzte zu retten, sollten sich die Teammitglieder der Risiken bewusst sein, die mit der Durchführung eines Einsatzes verbunden sind. Aufgrund der Art ihrer Arbeit haben Rettungskräfte im Vergleich zur Allgemeinbevölkerung ein erhöhtes Sterberisiko. [6, 7] Bergrettungsmannschaften sind sogar noch größeren Risiken ausgesetzt. Die Sicherheitsbewertung ist für einen Bergrettungseinsatz entscheidend. Bei einem MANV kann der Druck von außen durch Medien, Familien, Politiker oder der Öffentlichkeit zusätzlich zum eigenen Gefühl der Dringlichkeit hinzukommen. Die Medien sind oft rasch informiert über potenziell katastrophale Vorfälle, selbst in abgelegenen Gebieten. Dieser Druck von außen kann die Bergrettungsteams beeinflussen. Es ist von entscheidender Bedeutung, die Sicherheit der Rettungsteams zu gewährleisten, bevor eine größere Rettungsaktion gestartet wird. Es sollte kein

44

sekundärer Zwischenfall aufgrund von äußerem Druck auftreten. Die Sicherheit steht im Vordergrund. Bei der Risikobewertung und dem Risikomanagement darf es aufgrund des äußeren Drucks und der Tatsache, dass es sich um einen größeren Einsatz handelt, keine Abstriche geben. Die Retter sind in Risikobewertung und -management geschult. Der Teamleiter muss diese Tatsache möglicherweise noch einmal betonen.

MERKE

Die Sicherheit geht vor!

Fallbeispiel 44.1

Flugzeugabsturz im Gebirge

Am 24. März 2015 stürzte der Germanwings-Flug 9525 von Barcelona nach Düsseldorf über den Alpen der Haute Provence in Südfrankreich ab. Kurz nach dem Unglück wurde klar, dass keiner der Passagiere eine Überlebenschance hatte. Es entstand schnell massiver Druck auf die Bergrettungsdienste, die Leichen sofort aus der Absturzstelle zu bergen. Das Unglücksgebiet war > 120.000 m^2 auf 1.600 m Seehöhe. Es war nur mit dem Hubschrauber erreichbar und erforderte Windeneinsätze. Während des Einsatzes waren 15 Hubschrauber und mehr als 200 Retter beteiligt, obwohl es keine Überlebenden gab. Abgesehen von der psychischen Belastung für die Retter gab es während des Einsatzes keine Zwischenfälle oder Verletzungen. Die Sicherheit war ein großes Anliegen.

44.3.2 Erste Reaktion: Organisation einer Kommando- und Kontrollstruktur

Sobald ein MANV ausgerufen wird, Sicherheitsfragen geklärt sind und der Rettungseinsatz disponiert wurde, besteht die erste Aktion im Aufbau einer Kommando- und Kontrollstruktur. Das erste Ziel besteht darin, sich schnell einen Überblick über die gesamte Situation zu verschaffen, um einen effektiven Einsatz vorzubereiten. Das zweite Ziel ist die Schaffung der ersten Rettungskette vom Ort des Geschehens bis zur sicheren Zone, in welche die Patienten evakuiert werden sollen. Zu diesem Zeitpunkt müssen zwei Führungspositionen am Einsatzort eindeutig festgelegt werden: die des (Gesamt-) Einsatzleiters und des medizinische Einsatzleiters. Der Einsatzleiter ist für die Organisation der technischen Aspekte und für die Verwaltung des Personals zuständig, während der medizinische Leiter die medizinischen Maßnahmen organisiert. Die beiden Leiter müssen eng zusammenarbeiten, um einen effektiven Einsatz der verfügbaren Ressourcen – einschließlich Hubschraubern und Rettungsausrüstung – zu gewährleisten.

MERKE

- Verschaffen Sie sich schnell einen Überblick über den Vorfall, mit Informationen über den Ort des Geschehens und die mögliche Anzahl von Patienten. Organisieren Sie eine Kommandostruktur. Ernennen Sie einen Einsatzleiter und einen medizinischen Leiter. Starten Sie die erste Aktion.
- Stellen Sie den Funkverkehr her. Beginnen Sie keine erweiterte medizinische Versorgung.

44.3.3 Kommunikationsnetz

Der Aufbau eines effektiven Kommunikationsnetzes ist entscheidend für den Erfolg des Einsatzes bei einem MANV. Wenn zahlreiche Organisationen beteiligt sind, sollte der Aufbau eines Kommunikationsnetzes bereits in der Anfangsphase erfolgen, um ein Kommunikationschaos zu vermeiden.

Kommunikation am Einsatzort

Für eine einwandfreie Kommunikation ist es wichtig, dass die Teammitglieder wissen, bei wem sie sich per Funk melden sollen. Rettungsteams am Einsatzort, insbesondere wenn sie sich nicht alle am gleichen Ort befinden, sollten mit dem Einsatzleiter kommunizieren. Die medizinischen Teams sollten mit dem medizinischen Leiter über einen anderen Kanal in Verbindung treten, um eine Überlastung der Kommunikationskanäle zu vermeiden. Der medizinische Leiter sollte sich auf medizinische Entscheidungen konzentrieren.

Die Kommunikationsmittel müssen ausgewählt und die Funkkanäle den Teams und Leitern zugewiesen werden. Dies kann eine zusätzliche Ausrüstung für die Teamleiter mit mehreren Funkgeräten und Headsets erfordern. Technische Defizite, wie z. B. ein Mangel an verfügbarer Funkabdeckung und Funklöcher im Global System for Mobile Communications (GSM)-System sowie tote Winkel sind zu berücksichtigen. Technische Defizite sollten durch die Einrichtung von Repeatern, Gateways oder Relais ausgeglichen werden.

Ein Lawinenunglück – dies stellt in den Bergen eine häufige Ursache für einen MANV dar – kann den Einsatz mehrere Rettungsteams aus verschiedenen Gebieten, mehrere Hubschrauber von verschiedenen Stützpunkten, Hundeführer, Sanitäter, Alpinpolizei und anderes Personal erfordern. Oft arbeiten diese verschiedenen Besatzungen zum ersten Mal zusammen. Klare Kommandostrukturen und Protokolle für die Kommunikation sollten festgelegt werden, um eine effektive Kommunikation zu gewährleisten. Allgemeine Anfragen für Dinge wie Transport und Ausrüstung sollten dann an die nächste Ebene weitergeleitet werden.

Kommunikation vom Einsatzort zur Kommandozentrale

Bei einem MANV sollte die Kommandozentrale von der Unfallstelle entfernt sein. Das Personal der Kommandozentrale stellt die zweite Ebene der Kommandostruktur dar. Sie sind für die Organisation der Verstärkung, die Planung der Evakuierung und die Kommunikation mit den Behörden und den Medien verantwortlich. Es sollten spezielle Kanäle eingerichtet werden, damit der Einsatzleiter vor Ort und der medizinische Einsatzleiter mit der Kommandozentrale kommunizieren kann. Die Kommandostruktur kann nach den Prinzipien des US Incident Command System definiert werden. [8] Eine Person sollte Befehle von einem einzigen Vorgesetzten erhalten und Befehle an maximal drei bis sieben Untergebene erteilen. Die wichtigsten Grundsätze sind in ➤ Abb. 44.1 dargestellt.

MERKE

Ein strukturiertes Kommunikationsnetz ist entscheidend. Vor Ort muss die Kommunikation zwischen dem Einsatzpersonal und dem Einsatzleiter oder dem medizinischen Leiter (auf getrennten Kanälen) möglich sein. Die beiden Kommandanten sollten mit nur einer Person in der Kommandozentrale kommunizieren. Die Interaktion mit den Behörden und den Medien sollte außerhalb des Einsatzgebietes stattfinden.

44.3.4 Triage

Das Wort Triage beschreibt den Prozess der Sortierung oder Kategorisierung von Opfern eines Gefechts oder einer Katastrophe, um ihnen eine medizinische Priorität zuzuweisen und so die Zahl der möglichen Überlebenden zu erhöhen. Die Triage beginnt unmittelbar am Ort des Geschehens, wenn die Patienten aufgefunden werden. Die Triage kann von Ersthelfern (BLS) durchgeführt und in jeder Phase durch Notärzte oder Sanitäter (ALS) abgeändert werden. Viele verschiedene Arten von Triage-Systemen sind in verschiedenen Situationen eingesetzt worden. Keines von ihnen hat sich als überlegen erwiesen. [9] Eine gute Triage kann die Gesamtüberlebenschancen der Patienten bei einem MANV erhöhen. [10]

Während der Triage-Phase sollten nur lebensrettende Interventionen als Sofortmaßnahme durchgeführt werden. Dazu gehören die rasche Beurteilung der Atemwege und der Vitalzeichen sowie die Behandlung offensichtlicher lebensbedrohlicher Blutungen. Zu den Maßnahmen in dieser Phase zählen das Freimachen der Atemwege, die Beurteilung der Rekapillarisierungszeit ≤ 2 Sekunden als Maß für eine ausreichende Durchblutung, das Anlegen eines Tourniquets zur Kontrolle lebensbedrohlicher Blutungen und die Lagerung eines bewusstlosen Patienten in die stabile Seitenlage. Es soll keine weitergehende medizinische Behandlung eingeleitet werden. Häufig wird ein farbcodiertes Triage-System eingesetzt, bei

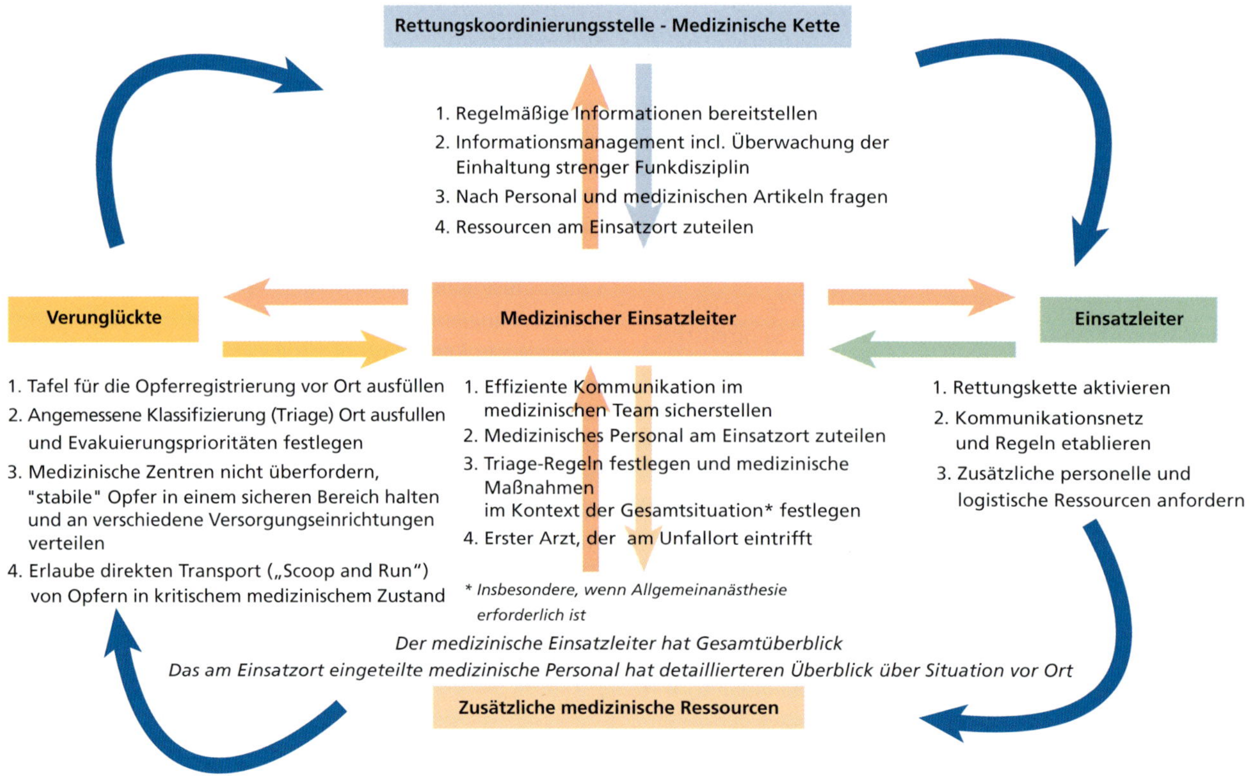

Abb. 44.1 Die wichtigsten Grundsätze des Managements von Massenanfällen bei Bergrettungseinsätzen. (Mit freundlicher Genehmigung von François Albasini)

dem eine farbige Karte an jedem Patienten angebracht wird, um die Triage-Kategorie anzuzeigen (➤ Abb. 44.2). Schon bald nach der ersten Gesamteinschätzung sollte dem medizinischen Leiter die Anzahl der Patienten und die jeweilige Triage-Kategorie der einzelnen Patienten bekannt sein.

Die Anzahl und die Kategorien der Verletzten sind an die Kommandozentrale weiterzugeben. Die anfänglichen Klassifizierungen können sich im Laufe des Einsatzes ändern. Bei Lawinen wird die Zahl der zu erwartenden verschütteten Patienten meist überschätzt. Außerdem kann es vorkommen, dass einige Patienten von den Erstelfern falsch und nach einer zweiten Beurteilung neu eingestuft werden.

44.3.5 Identifikation und Verfolgung

Bei der Triage sollten die Verletzten mit einer Identifikations- und Triagekarte gekennzeichnet werden. In der Regel werden den Verletzten Nummern zur Identifizierung (ID) zugewiesen. Das Nummerierungssystem erleichtert die Kommunikation und schützt die Privatsphäre des Patienten während des Funkverkehrs. Zu jedem Zeitpunkt des Prozesses sollte die genaue Position jedes Patienten bekannt sein. Das Auffinden des Patienten muss im Falle von Nachforschungen möglich sein. Die Patienten sollten vom Einsatzort bis zum ersten Evakuierungsbereich, während des Transports und bis zum Krankenhaus, in das sie transportiert werden, verfolgbar sein.

Viele ID-Systeme wurden für städtische Großschadensfälle getestet. Elektronische Online-Systeme haben sich als effizient erwiesen [11, 12] und könnten in Zukunft eingesetzt werden. Die Verfolgbarkeit der Patienten vom Unfallort bis zu ihrem endgültigen Bestimmungsort ist unerlässlich. Die Informationen zur Verfolgung sollten idealerweise die Nummer (ID), persönliche Angaben einschließlich einer kurzen Beschreibung der Verletzungen, wie z. B. „leichte Verletzung der rechten oberen Extremität“, „mittelschweres Schädel-Hirn-Trauma“, „schweres Polytrauma“ oder „unverletzt“ enthalten.

Die vollständige Identifizierung ist für die Behörden und die Angehörigen der Patienten wichtig. Die Art und Klassifizierung der Verletzungen erleichtert die Kommunikation mit der Hubschrauberbesatzung und den Notaufnahmen der Krankenhäuser für den Second-Line-Koordinator. Ein Register, in das alle Verletzten sowie chronologisch die Entscheidungen des medizinischen Leiters und des Einsatzleiters eingetragen sind, sollte erstellt und aufbewahrt werden. MANV können später Gegenstand von Ermittlungen mit möglichen rechtlichen Konsequenzen für alle Beteiligten z. B. als Zeuge in einem Gerichtsverfahren sein. Eine gründliche Dokumentation ist entscheidend (➤ Abb. 44.3).

44.3.6 Evakuierung

Die Evakuierung von Patienten verfolgt zwei Ziele: Zunächst geht es darum, die Verletzten aus der Gefahrenzone zu bringen. Der zweite Schritt besteht darin, die Verletzten in geeignete medizinische Einrichtungen zu transportieren.

Die Organisation der Evakuierung erfordert die Zusammenarbeit zwischen der medizinischen und der technischen Einsatzleitung. Die Transportpriorität legt der medizinischen Einsatzleiter fest. Je nach Situation am Einsatzort kann eine Behandlung vor Ort in einer sicheren Zone erforderlich sein, bevor die Evakuierung erfolgen kann. Schwere Traumata sind eine häufige Verletzungsart bei MANV. Kälteeinwirkung verschlechtert die Überlebenschancen, unter

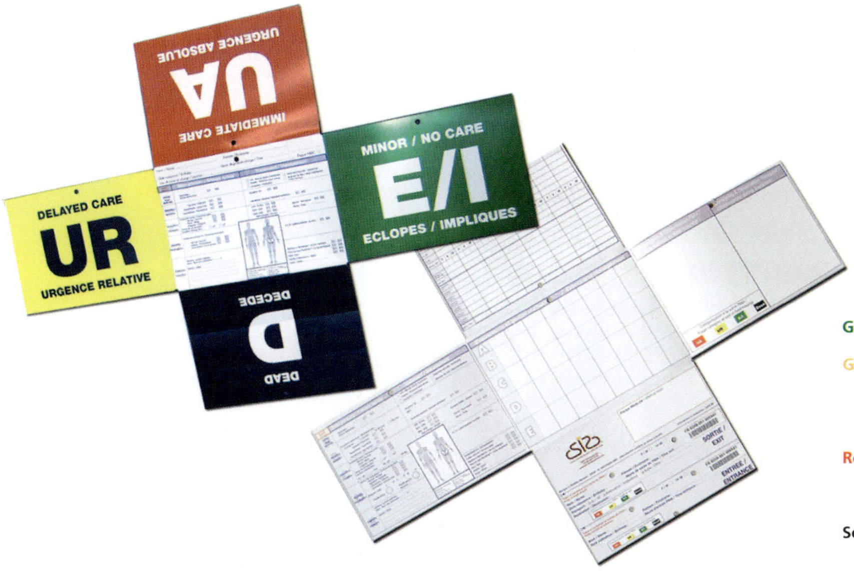

Grün	Für unverletzte Opfer
Gelb	Für Opfer mit nicht lebensbedrohlichen Verletzungen, die eine (verzögerte) Versorgung benötigen
Rot	Für Opfer mit lebensbedrohlichen Verletzungen die eine sofortige Behandlung benötigen
Schwarz	Für tödliche Verletzungen, die schnell zum Tod führen werden

Abb. 44.2 Farbcodiertes Triage-System. (Nachdruck mit freundlicher Genehmigung der Tanit® Company)

anderem durch die Auslösung einer Koagulopathie. Schwer traumatisierte Unfallopfer sollten so schnell wie möglich in ein geeignetes Traumazentrum evakuiert werden. Es gelten die nationalen und internationalen Richtlinien für die Behandlung von Traumapatienten. Idealerweise sollten diese Patienten innerhalb der „golden hour of Trauma" evakuiert werden. In der Wildnis und in der Bergrettung können diese Richtlinien sehr schwer zu erfüllen sein, sollten aber dennoch beachtet werden. Wenn eine sofortige Evakuierung in ein Krankenhaus nicht möglich ist, müssen die Verletzten mit allen verfügbaren Mitteln in eine sichere Zone gebracht werden, z. B. zu Fuß, mit speziellen Tragen oder mit Seilrettungstechniken. Die Sicherheitszone sollte die medizinische Versorgung und eine erneute Untersuchung ermöglichen sowie Schutz und möglicherweise sogar Getränke oder Snacks bieten.

Von der ersten Evakuierungszone aus kann ein koordinierter Transport in eine entsprechende Einrichtung erfolgen. [13] Allerdings können die Evakuierung und der Transport eine große Herausforderung darstellen. Vergleichen Sie ein Lawinenereignis in den Zentralalpen mit dem Erdbeben und Lawinenabgang am Mt. Everest im Jahr 2015. [14]

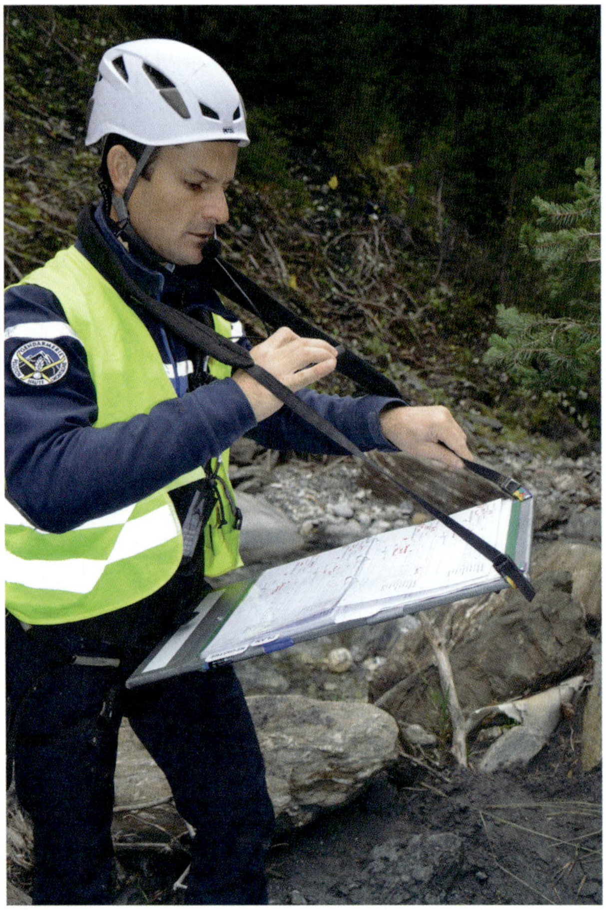

Abb. 44.3 Verwendung eines Vordrucks zur Dokumentation vor Ort. (Reproduziert mit freundlicher Genehmigung der Firma Tanit®)

In Mitteleuropa können oft helikoptergestützte Rettungssysteme eingesetzt werden. Allerdings können die natürliche Gegebenheiten, z.B. Dunkelheit und schlechte Wetterbedingungen, die Verfügbarkeit einschränken. Die bodengebundene Evakuierung eines Massenanfalls an Patienten erfordert zusätzlich zur logistischen Kompetenz des Einsatzleiters eine große Anzahl von Rettungskräften. Technische Evakuierungsausrüstung, wie spezielle Tragen oder Schneeschlitten, Geländefahrzeuge und Schneemobile, müssen für die Evakuierung zum Einsatzort gebracht werden (➤ Abb. 44.4).

44.3.7 Lehren aus der Erfahrung: Ausbildungsstrategie

MANVs kommen sowohl in städtischen Gebieten als auch in Bergregionen selten vor. Es ist deshalb umso wichtiger, die Situation und das Vorgehen gut zu dokumentieren, um daraus Lehren für die Zukunft ziehen zu können. So können z.B. die Situation, die Sicherheitsprobleme, die Zahl der Opfer und Verletzungsmuster analysiert werden. Der Einsatz neuer Rettungsstrategien und medizinischer Behandlung kann neue Ideen für den zukünftigen Umgang mit einem MANV bieten. Die Diskussion von Problemen und Fehlern, die bei früheren Unfällen aufgetreten sind, kann dazu beitragen, das Management zukünftiger MANV zu verbessern. Die Aufzeichnung dieser Daten kann dazu beitragen, schriftliche Verfahren, Checklisten und Schulungsprozesse zu erstellen, um die Retter auf neue Ereignisse vorzubereiten, denen sie begegnen könnten.

Es wird empfohlen, den Umgang mit MANV zu planen und zu trainieren. Dies ist wesentlich effektiver als die Improvisation vor Ort. [15] Internationale Notarztvereinigungen bieten praktische Kurse für die medizinische Reaktion auf Massenanfälle von Verletzten an. Nationale und möglicherweise auch lokale Übungen können angeboten werden. Medizinisches Personal in der Bergrettung sollte auf den Umgang mit

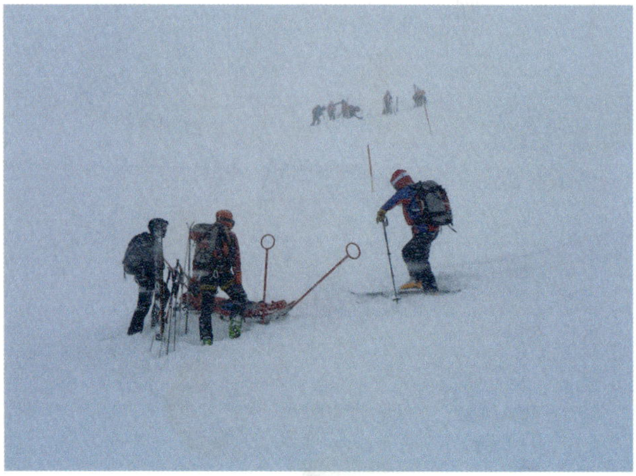

Abb. 44.4 Eine lange terrestrische Bergung.

MANV vorbereitet und geschult sein. Selbst die theoretische Planung und Organisation für die Bewältigung eines MANV in einem abgelegenen Gebiet könnte eine nützliche, interessante und vielleicht auch unterhaltsame Trainingseinheit für einen langen Abend in einer abgelegenen Berghütte sein. Dies kann die Einsatzabwicklung verbessern.

MERKE

- Die Ausbildung für einen MANV ist unerlässlich. Allgemeingültige Algorithmen gibt es nicht. MANV in den Bergen kommen sehr selten vor und sind schwierig zu meistern.
- Die Erfahrungen von Rettungsteams sollten veröffentlicht werden. Einsatzübungen und Rettungspläne sollten erstellt werden.

44.4 MANV in Gebirgs- und Wildnisgebieten

Die Rettung in abgelegenen Berg- und Wildnisgebieten ist Umweltgefahren ausgesetzt. Eine zunächst überschaubare Situation kann schnell schwierig werden, wenn die Nacht einbricht, Kälte, Regen, Schnee oder Eis den Einsatz gefährden. Natürliche Gefahren durch exponiertes Gelände, Steinschlag und schwer zugängliche Stellen können die Situation verschlimmern. Sich einen Überblick zu verschaffen, alle Verletzten zu lokalisieren, sich Zugang zu den Opfern zu verschaffen und die ersten Einsatzkräfte zu erreichen, kann viel mehr Zeit in Anspruch nehmen, als man sich wünschen würde. MANV, die sich an abgelegen Orten ereignet haben, können nicht mit einem Verkehrsunfall verglichen werden. In der ersten Beurteilungsphase des Einsatzes müssen die Einsatzleiter die Umweltaspekte berücksichtigen. Die Sicherheit der Retter muss an erster Stelle stehen. Wenn es zu weiteren Verletzten kommt, wir die Rettung verzögert oder gefährdet.

44.4.1 Kommunikation

Jeder, der in der Wildnis nach einem Handyempfang sucht, kennt die Grenzen. Die alleinige Verwendung von Mobiltelefonen als verlässliche Kommunikationsmethode in der Bergrettung fällt aus. Die Kommunikation über Funk ist die Standardmethode, die am Einsatzort und zur Kommunikation mit der Einsatzleitung, die sich in großer Entfernung vom Einsatzort befindet, genutzt wird. In einigen Regionen sind Satellitentelefone die einzige Möglichkeit der Kommunikation. Zu den Problemen bei der Funkkommunikation kann es gehören, dass Signale nicht aus Schluchten oder Gletscherspalten oder über Bergkämme hinweg übertragen werden können. Dann können der Einsatz von Repeatern, Gateways und anderen geeigneten technischen Systemen für die Kommunikation erforderlich sein. Allerdings kann das Einrichten dieser Systeme zeitaufwendig sein. Außerdem können Berge natürliche Grenzen zwischen Ländern oder Regionen sein, die möglicherweise nicht dieselben Kommunikationskanäle oder Technologien nutzen. Die Ausstattung der Rettungsteams mit kompatiblen Kommunikationsgeräten ist für den Erfolg eines Einsatzes entscheidend. Die Kommandanten müssen unter Umständen mehrere Geräte mit sich führen und mit ihnen kommunizieren. Vor diesem Hintergrund ist die Disziplin am Funkgerät entscheidend.

Die Kommunikation ist besonders wichtig für die Planung und Ausbildung. Rettungsdienste aus benachbarten Regionen und Ländern sollten sich auf gemeinsame Rettungseinsätze vorbereiten. In Europa wird dies regelmäßig organisiert, z.B. zwischen Italien, Frankreich und der Schweiz in Rettungsbereichen, die an gemeinsamen Bergrettungseinsätzen im Gebiet des Mont Blanc teilnehmen.

44.4.2 Verfügbarkeit und Einsatz von Hubschraubern

Notfälle in den Bergen und in der Wildnis ereignen sich oft an abgelegenen Orten, zu denen es keinen direkten Straßenzugang gibt. Der Einsatz von Hubschraubern kann entscheidend sein: Die Verfügbarkeit von Hubschraubern für Bergrettungseinsätze ist von Land zu Land sehr unterschiedlich. Die Hubschrauber können sich in Privatbesitz oder im Besitz der Regierung befinden. Die europäischen Alpen haben die höchste Dichte an Rettungshubschraubern der Welt. Abgesehen von schlechten Wetterbedingungen und einigen umweltbedingten Einschränkungen wie extreme Höhenlagen, Höhlen oder einige Schluchten, sind die meisten Orte mit dem Hubschrauber erreichbar, oder es kann zumindest Hubschrauberunterstützung für eine bodengebundene Rettung bereitgestellt werden. In vielen Teilen der Welt, außer in den europäischen Alpen, stehen Hubschrauber nur selten oder gar nicht zur Verfügung; aus Kostengründen oder wegen des Mangels an ausgebildetem Personal oder Ausrüstung.

Die große Höhe kann ein Problem für die Luftrettung darstellen. Die Einrichtung der Hubschrauberrettung in Nepal in den letzten Jahren mithilfe von Schweizer Rettungskräften und Rettungshubschrauberpiloten zeigt, was in einem weniger entwickelten Land mit Unterstützung gut entwickelter Länder möglich ist. Der Einsatz eines Hubschraubers kann dazu beitragen, Leben zu retten, [16] insbesondere, wenn er bei einem MANV eingesetzt wird. [17] Die Erstversorgung per Hubschrauber kann die Zeit effizient nutzen und einen ersten Eindruck über die Situation geben. Häufig wird der erste Rettungshubschrauber losgeschickt, um sich einen Überblick über die Lage zu verschaffen und mögliche Landezonen (LZs) und Evakuierungsgebiete festzulegen. Oft wird eine Landezone in der Nähe des Ereignisses eingerichtet, mit einer zweiten, weiter entfernten Landezone, in der Rettungskräfte, Ausrüstung und technische Unterstützung,

Unterkünfte und weitere medizinische Versorgung bereitgestellt werden können. Wenn möglich, sollte diese Basis über eine Straße erreichbar sein, um den Transport zu erleichtern.

Im Idealfall werden für einen MANV mehrere Rettungshubschrauber angefordert. Kleinere Hubschrauber können eingesetzt werden, um direkten Zugang zu den Patienten und nachfolgend deren Evakuierung sowie den Transport in Krankenhäuser zu ermöglichen. Größere Hubschrauber – sofern verfügbar – eignen sich für die Verlegung von Rettungsmannschaften und Ausrüstung an den Einsatzort, erfordern aber auch größere Landezonen. Bergrettungsmannschaften sollten für derartige Hubschraubereinsätze ausgebildet werden. [18]

In vielen Gebieten müssen die Rettungskräfte Einsätze ohne Hubschrauber durchführen. Fluguntaugliche Wetterbedingungen können den Einsatz eines Hubschraubers verhindern. Wenn dies der Fall ist, ist die terrestrische Rettung die einzige Option. Bodengebundene Rettungskräfte am Boden brauchen unter Umständen Stunden oder Tage, um den Einsatzort zu erreichen, um so die Verletzten versorgen zu können. Jede alternative Transportart, z.B. Geländewagen, Skidoos, sogar Pferde oder Yaks, können in Bewegung gesetzt werden, um bei der Ausrüstung und dem Transport zu helfen. Die Retter sollten körperlich fit sein, damit sie den Einsatzort zu Fuß erreichen und dabei die notwendige Ausrüstung und Vorräte tragen können.

44.4.3 Unverletzte Patienten

Auch unverletzte Personen, die in einen Unfall verwickelt sind, können zu Patienten werden, wenn sie nicht evakuiert werden. Erschöpfung, Kälteverletzungen und psychischer Stress können auftreten. Wenn eine sofortige Evakuierung nicht möglich ist, sollten Strategien zum Schutz unverletzter Personen vor Ermüdung, Kälte, Dehydrierung und unzureichender Kalorienzufuhr gefunden werden. Falls verfügbar, sollten zur Betreuung dieser Gruppen Kriseninterventionsteams aktiviert werden.

44

44.4.4 Medizinische Behandlung

Bei einem MANV kann die Frage, welche medizinische Behandlung zu leisten, wann und wo sie zu erbringen ist, eine schwierige Herausforderung darstellen. Die allgemeinen Grundsätze der Triagestrategien bei einem MANV gelten wie oben dargelegt. Während der Triage sollten nur unmittelbar lebensrettende medizinische Maßnahmen durchgeführt werden. Wenn möglich, sollten die Patienten an einen sicheren Ort gebracht werden, wo eine angemessene medizinische Behandlung durchgeführt werden kann. Dadurch werden die medizinischen Ressourcen zentralisiert. Die weitere Patientenversorgung und der Transport können dann organisiert werden.

44.5 Spezifische MANV

44.5.1 Lawinen

Eine große Anzahl von Lawinenunfällen betreffen mehr als vier Patienten und überfordern daher schnell die Rettungskapazitäten. Die beiden wichtigsten ersten Aufgaben bei einem Lawinen-MANV sind die Ortung und Extraktion der verschütteten Patienten. Die nächste Aufgabe ist die medizinische Versorgung der Patienten, die unter Umständen bereits während der Extraktionsphase begonnen hat. Die Überlebenschancen der Patienten werden in drei verschiedene Phasen unterteilt: vom Zeitpunkt der Lawinenauslösung bis 35 min nach der Verschüttung, von 35–60 min nach der Verschüttung, und nach über 60 min nach der Verschüttung. Normalerweise trifft die organisierte Rettung nach > 20 min ein, es sei denn, der Lawinenabgang ereignet sich sehr nahe an einer besetzten Bergrettungsstelle. In der ersten Phase (innerhalb von 35 min nach Verschüttung) sollten alle verfügbaren Ressourcen für die Ortung und Freilegung der Patienten eingesetzt werden. Je früher dies geschieht, desto besser sind die Überlebenschancen. [20] Statistische Simulationen helfen, optimale Such- und Befreiungsstrategien zu ermitteln. [21] Bei mehreren verschütteten Patienten ist die Entscheidung, mit der Rettung eines tief verschütteten Patienten zu beginnen, während andere noch nicht geortet wurden, aber möglicherweise weiter oberflächlich unter weniger kompaktem Schnee liegen, kritisch und muss sorgfältig berechnet werden. Es gilt der allgemeine MANV-Grundsatz: So viele Leben wie möglich zu retten. Wenn sich ein lawinenverschütteter Patient im Herz-Kreislauf-Stillstand befindet und nach Freilegen der Atemwege keine Spontanatemversuche zeigt, sollte dieser als verstorben betrachtet werden. Asphyxie oder Trauma sind die wahrscheinlichen Todesursachen. Es ist unwahrscheinlich, dass der Patient einen Herz-Kreislauf-Stillstand aufgrund Unterkühlung in weniger als 35 min nach der Verschüttung erlitten hat. Die Ressourcen sollten sofort umverteilt werden, um andere Patienten zu finden. Zur medizinischen Behandlung von Kap.20. [22, 23]

In der zweiten Phase (35–60 min ab Verschüttung) ist die Überlebensrate von Patienten mit Herzstillstand sehr gering. Die medizinischen Ressourcen sollten zuerst für die Patienten eingesetzt werden, die noch am Leben sind. In der dritten Phase (über 60 min nach Verschüttung) ist die akzidentelle Unterkühlung eine mögliche Ursache für einen Herz-Kreislauf-Stillstand. Die Patienten, die mehr als 60 min lang Kälte und Schnee ausgesetzt waren, können einen Herz-Kreislauf-Stillstand aufgrund von akzidenteller Unterkühlung erleiden. Bei einem Patienten ohne tödliche Verletzungen, mit offenen Atemwegen und einer Körperkerntemperatur < 28 C, sollte die kardiopulmonale Reanimation (CPR) eingeleitet werden. Wenn möglich, sollte der Patient in ein Zentrum gebracht werden, in dem es die Möglichkeit zur Anwendung der extrakorporalen Membranoxygenierung (ECMO) oder der Anlage eines kardiopulmonalen Bypasses (CPB) gibt. Die Entscheidung über die Anwendung dieser Techniken hängt von der Beurteilung bei der Krankenhausaufnahme ab. Das effektive Management von unterkühlten Patienten mit Herzstillstand kann sehr komplex sein. Bei einem MANV wird das Management aufgrund begrenzter Ressourcen und logistischer Herausforderungen noch schwieriger. Das medizinische Rettungspersonal sollte mit der Behandlung von Lawinenopfern gemäß den aktuellen Richtlinien vertraut sein. Wenn eine solche Situation eintritt, sollten sie bereits in den Checklisten geschult sein. Die Verwendung der Avalanche Victim Resuscitation Checklist (AVRC) hilft Bergrettern und Notfallmedizinern, richtige Entscheidungen zu treffen (➤ Abb. 44.5). [23]

Bei einem MANV sollten die medizinischen Ressourcen vorrangig Patienten zugewiesen werden, die noch am Leben sind, anstatt Patienten mit Herz-Kreislauf-Stillstand. Die einzige Ausnahme ist der sog. Rescuecollapse, auch als Bergungstod beschrieben. Dies beschreibt einen beobachten Herzstillstand, der auf eine akzidentelle Unterkühlung durch die Umverteilung des kalten Blutes bei der Rettungsaktion zurückzuführen ist. In dieser Situation liegt die Überlebensrate bei nahezu 100 %, wenn sofort mit der CPR begonnen und die extrakorporale Membranoxygenierung (ECMO) durchgeführt wird.

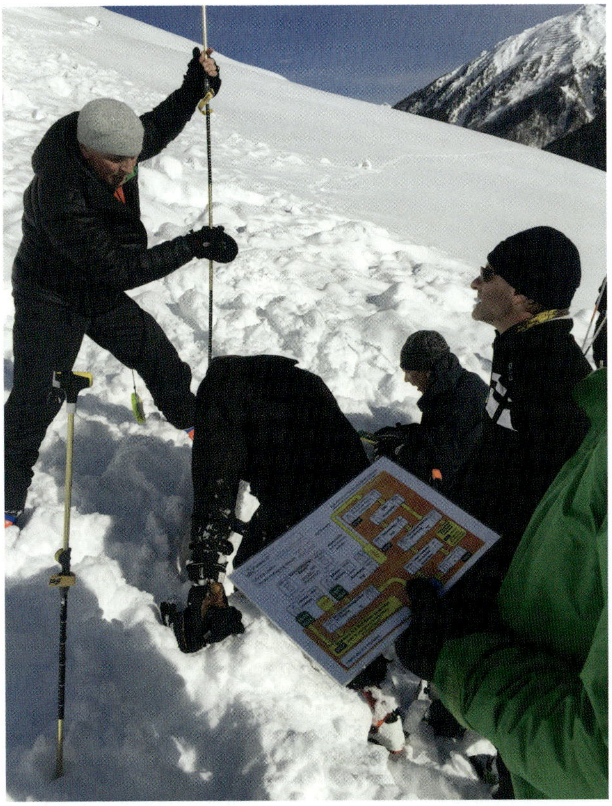

Abb. 44.5 Einsatz der AVRC bei einem Lawinenrettungseinsatz.

Fallbeispiel 44.2

Ein Lawinenabgang mit 52 Patienten

Im Jahr 2015 verschüttete eine Lawine 52 Militärskifahrer bei einer Skitour auf den Col du Petit Argentier in Savoie-Mont Blanc, Frankreich. 33 Skifahrer wurden verschüttet, 18 von ihnen vollständig. Die meisten wurden von ihren Begleitern, einige von organisierten Rettungsteams befreit. Sechs Personen starben an den Folgen einer Asphyxie (Erstickung). Der Unglücksort war abgelegen und für Bodentransportfahrzeuge nicht zugänglich. Die einzige Transportmöglichkeit war der Einsatz von Rettungshubschraubern. Drei verschiedene ärztlich besetzte Bergrettungsstützpunkte waren an der Rettung beteiligt, wobei die Hubschrauber aus drei verschiedenen Regionen kamen: Courchevel, Modane und Briancon. Vier Bergrettungsärzte waren im Einsatz. Einer wurde als medizinischer Einsatzleiter bestimmt. In der Nachbesprechung dieses Rettungseinsatzes wurden einige organisatorische Fehler festgestellt. Die Ärzte konnten sich untereinander nicht verständigen, weil sie nicht über einen gemeinsamen Funkkanal verfügten. Einige Patienten wurden zweimal registriert, während andere gar nicht registriert wurden. Die medizinischen Entscheidungen wurden jedoch anhand der Triage-Algorithmen für den MANV und der ICAR-Checkliste für das Management von Lawinenopfern – Avalanche Victim Resuscitation Checklist (AVRC) korrekt getroffen. [19]

MERKE

Lawinenopfer sollten so schnell wie möglich gerettet werden. Zwischen 35 und 60 min nach der Verschüttung haben Patienten mit einem Herz-Kreislauf-Stillstand eine schlechte Überlebensrate. Sechzig Minuten nach der Verschüttung sollte eine akzidentelle Hypothermie als Ursache für den Herz-Kreislauf-Stillstand in Betracht gezogen werden. Verwenden Sie die Avalanche Victim Resuscitation Checklist (AVRC) als Leitfaden für den Behandlungsalgorithmus und für die Dokumentation. Ressourcen sollen den Lebenden zugeteilt werden.

44.5.2 Skilift- und Seilbahnunfälle

Skiliftunfälle sind die zweithäufigste Ursache für Verkehrsunfälle in den Bergen. [1] Seit 1956 wurden weltweit 38 Ereignisse dokumentiert; 335 Menschen starben, 380 wurden verletzt, und 312 waren beteiligt, aber unverletzt. Die Aufzeichnungen zeigen auch relativ hohe Raten von Todesopfern bei Seilbahnunfällen. Oft gibt es nur wenige Überlebende. Unfälle mit Sesselliften oder Gondeln ermöglichen höhere Überlebensraten. Obwohl nur begrenzte Daten verfügbar sind, sind Traumata die häufigste Verletzungsursache bei Skiliftunfällen. [1]

Skilifte und Gondeln befinden sich in der Regel an zugänglichen Stellen in der Nähe von Pisten. Einige Bereiche unter den Liften können jedoch schwer zugänglich sein, wenn die Lifte Schluchten, Gletscherspalten oder hohe Felswände überspannen. Zugseile können in Tunneln und an abgelegenen unzugänglichen Orten gespannt sein. Ein dramatischer Vorfall ereignete sich in Kaprun, Österreich, im Jahr 2000, bei dem 150 von 162 Passagieren im Gletscherexpress-Zug, der in einem Tunnel verunglückte, aufgrund eines Brandes und einer Kohlenmonoxidvergiftung oder Rauchvergiftung ums Leben kamen. Eine sehr schwierige Situation lag in Frankreich im Jahr 1987 nach einem Seilbahnunfall vor, bei dem 187 Personen schwer verletzt wurden und sechs starben. Die Seilbahn war bei einem gebrochenen Mast entgleist und die Skifahrer wurden aus bis zu 50 Metern Höhe auf Felsen und in den Schnee geschleudert. Die Unglücksstelle war aufgrund der Steilheit extrem schwer zugänglich. Zusätzlich herrschte Steinschlaggefahr und es gab große Mengen an Schnee, sodass es nicht einfach möglich war, einer großen Anzahl von Rettern einen sicheren Zugang zu den Patienten zu ermöglichen. Sessellift- und Gondelunfälle erfordern in der Regel große Rettungsmannschaften. Es werden viele Einsatzkräfte benötigt, um einen sicheren Zugang für die Retter zu gewährleisten, Material zu transportieren und die Patienten an einen sicheren Ort zu bringen, sobald sie am Boden sind.

44.5.3 Blitzunfälle

MANV, die durch Blitzschlag verursacht werden, sind ungewöhnlich. Es wurde von nur wenigen Vorfällen in medizinischen Fachzeitschriften berichtet. Ein Blitzschlag kann aufgrund der gleichzeitigen Depolarisation aller Herzmuskelzellen und der Lähmung des medullären Atemzentrums einen Herz-Kreislauf-Stillstand auslösen. Die Behandlung von Blitzschlagereignissen unterscheidet sich von anderen Arten des MANV. Bei Blitzschlag-MANV ist das erste Ziel die „Wiederbelebung der Toten", da ein Unfallopfer mit Atem- oder Herzstillstand gute Chancen hat, sich mit einer angemessenen, verlängerten CPR oder nur mit der Beatmung zu erholen. [24] Die Wiederbelebung von Patienten im Herz-Kreislauf-Stillstand wird manchmal als „umgekehrte Triage" bezeichnet. Da alle Herzmuskelzellen depolarisiert sind, kann die Herztätigkeit durch die Automatik der Schrittmacherzellen wiederhergestellt werden. In diesem Fall muss die Beatmung unterstützt werden, bis sich das medulläre Atemzentrum erholt. Dies kann viele Stunden dauern. Blitzschlagopfer, die spontan atmen, überleben sehr wahrscheinlich sogar ohne sofortige Behandlung [25], wenn keine anderen lebensbedrohlichen Verletzungen vorliegen. Patienten mit Atem-/Kreislaufstillstand sollten daher wiederbelebt werden, bevor andere Patienten behandelt werden. Blitzschlag kann auch andere Verletzungen verursachen wie Verbrennungen oder stumpfe Traumata.

Blitze gehen in der Regel mit ungünstigen Wetterbedingungen einher, die das Eintreffen der Rettungskräfte verzögern können. Der klinische Ausgang kann sich durch Kälte und Nässe verschlechtern. Die kardiopulmonale Reanimatoin durch Laien oder zumindest die Beatmung sollten bis zum Eintreffen der Rettungskräfte durchgeführt werden.

44.5.4 Verlorene oder gestrandete Gruppen

Patienten, die in der Wildnis verloren sind, können, selbst wenn sie unverletzt sind, lebensbedrohlichen Kältebedingungen und anderen Gefahren ausgesetzt sein. Immer häufiger werden in den Bergen Großveranstaltungen wie Ausdauerwettbewerbe oder Live-Musik-Festivals organisiert. Wenn das Wetter rasch in Schnee, starken Wind oder Gewitter umschlägt, sind viele Menschen plötzlich der Kälte ausgesetzt. Einige werden versuchen, den Ort zu verlassen, und dabei ein hohes Risiko eingehen, sich durch einen Sturz zu verletzen.

In den letzten zehn Jahren sind bei alpinen Bergläufen mehrere Menschen durch plötzliche Unwetter ums Leben gekommen. Die Organisatoren sollten auf Wetterumschwünge vorbereitet sein, indem sie sichere Unterstände bereitstellen oder die Veranstaltung verkürzen oder absagen. Vorbeugung ist der beste Weg zur Vermeidung von MANV bei organisierten Sportveranstaltungen. Wenn sich jedoch eine große Gruppe in der Wildnis verirrt, müssen die Grundsätze der Katastrophenmedizin von medizinischem Personal mit bergmedizinischen Kenntnissen angewendet werden, auch wenn zunächst davon ausgegangen wird, dass alle Personen unverletzt sind. Die Katastrophenvorsorge wird in diesen Situationen zu einem Schlüsselthema.

Fallbeispiel 44.3

Blitzeinschläge mit einem MANV im Grand Teton-Nationalpark, Wyoming, USA

Im Juli 2010 wurden 17 Personen in der Nähe des Gipfels des Grand Teton von einem Blitz getroffen. Eine Person starb noch am Unfallort, neun Bergsteiger blieben unverletzt, drei wurden schwer verletzt, erholten sich aber und vier wurden mittelschwer verletzt. Die Rettung verlief vom Gipfel des Grand Teton (4.200 m) bis ins Tal. Triage und erste erweiterte Reanimationsmaßnahmen wurden auf 3.550 m im unteren Sattel des Grand Teton durchgeführt. Dies war der zweite Blitzeinschlag mit vielen Verletzten in demselben Gebiet. Im Jahr 2003 wurden bei einem Blitzschlag eine Person getötet und 12 Personen verletzt, die alle gerettet werden konnten. [26]

Fazit

- Bergrettungsmediziner sollten für MANV ausgebildet und vorbereitet werden, wie eine schnelle Rettung gut organisierbar ist und bestimmte Strukturen umgesetzt werden müssen. Die Grundsätze der Katastrophenmedizin müssen angewandt werden.
- Der rasche Aufbau einer organisatorischen Kommandostruktur, angemessener Einsatz der verfügbaren Rettungsmittel und ein gut funktionierendes Kommunikationsnetz sind entscheidend. Die Einhaltung dieser Grundsätze kann in Gebirgsregionen, in denen jeder Schritt eine größere Herausforderung darstellen kann als in einem städtischen Krisengebiet, sehr viel schwieriger sein.
- Sehr spezifische Umstände wie Lawinen und Skiliftunfälle erfordern ein hochqualifiziertes Vorgehen, das trainiert werden muss, um ein gewisses Maß an Katastrophenbereitschaft zu erreichen.

LITERATUR

1. Blancher M, Albasini F, Elsensohn F, et al. Management of Multi-Casualty Incidents in Mountain Rescue: Evidence Based Guidelines of the International Commission for Mountain Emergency Medicine (ICAR MEDCOM). High Alt Med Biol. 2018;19:138–140.
2. Ciottone GBP, Darling R, Fares S, et al. Ciottone's Disaster Medicine, 2_{nd} ed. Philadelphia: Elsevier; 2016.
3. Ciottone G. Introduction to disaster medicine. In: Ciottone's disaster medicine, 2nd ed. Philadelphia: Elsevier; 2016. pp 2–5.
4. Donahue A, Tuohy R. Lessons We Don't Learn: A Study of the Lessons of Disasters, Why We Repeat Them, and How We Can Learn Them. Homeland Security Affairs 2006;2/4.
5. Coles EL. Learning the Lessons from Major Incidents; A Short Review of the Literature. Emergency Planning College Occasional Papers 2014;10, Easingwold, York.
6. Garrison HG. Keeping rescuers safe. Ann Emerg Med. 2002;40:633–635.
7. Maguire BJ, Hunting KL, Smith GS, Levick NR. Occupational fatalities in emergency medical services: a hidden crisis. Ann Emerg Med. 2002;40:625–632.
8. The National Incident Management System. Unter: http://www.fema.gov/national-incident-management-system (letzter Zugriff: 27.03.2023).
9. Culley JM, Svendsen E, Craig J, Tavakoli A. A validation study of 5 triage systems using data from the 2005 Graniteville, South Carolina, chlorine spill. J Emerg Nurs.2014;40:453–460.
10. Frykberg ER. Medical management of disasters and mass casualties from terrorist bombings: how can we cope? J Trauma. 2002;53:201–212.
11. Haverkort JJM, Bouman JH, Wind JDD, Leenen LPH. Continuous Development of a Major Incident In-Hospital Victim Tracking and Tracing System, Withstanding the Challenges of Time. Disaster Med Public Health Prep. 2017;11:244–250.
12. Marres GM, Taal L, Bemelman M, et al. Online Victim Tracking and Tracing System (ViTTS) for major incident casualties. Prehosp Disaster Med. 2013;28:445–453.
13. Bouzat P, Ageron FX, Brun J, et al. A regional trauma system to optimize the pre-hospital triage of trauma patients. Crit Care. 2015;19:111.
14. Stokes S, Koirala P, Wallace S, Bhandari S. Tragedy on Everest: the Khumbu icefall. Emerg Med J. 2015;32:418–420.
15. Courtney B, Hodge JG, Jr., Toner ES, et al. Legal preparedness: care of the critically ill and injured during pandemics and disasters: CHEST consensus statement. Chest. 2014;146:e134S-44S.
16. Bekelis K, Missios S, Mackenzie TA. Prehospital helicopter transport and survival of patients with traumatic brain injury. Ann Surg. 2015;261:579–585.
17. Johnsen AS, Fattah S, Sollid SJ, Rehn M. Utilisation of helicopter emergency medical services in the early medical response to major incidents: a systematic literature review. BMJ Open. 2016;6:e010307.
18. Tomazin I, Ellerton J, Reisten O, et al. Medical standards for mountain rescue operations using helicopters: official recommendations of the International Commission for Mountain Emergency Medicine (ICAR MEDCOM). High Alt Med Biol. 2011;12:335–341.
19. Blancher M, Bauvent Y, Bare S, et al. Multiple casualty incident in the mountains: Experience from the Valfrejus avalanche. Resuscitation. 2017;111:e7-e8.
20. Brugger H, Durrer B, Elsensohn F, et al. Resuscitation of avalanche victims: Evidence-based guidelines of the international commission for mountain emergency medicine (ICAR MEDCOM). Resuscitation. 2013;84:539–346.
21. Reiweger I, Genswein M, Paal P, Schweizer J. A concept for optimizing avalanche rescue strategies using a Monte Carlo simulation approach. PLoS One. 2017;12:e0175877.
22. Kottmann A, Blancher M, Spichiger T, et al. The Avalanche Victim Resuscitation Checklist, a new concept for the management of avalanche victims. Resuscitation. 2015;91:e7–8.
23. Kottmann A, Blancher M, Pasquier M, Brugger H. Avalanche Victim Resuscitation Checklist adaption to the 2015 ERC Resuscitation guidelines. Resuscitation. 2017;113:e3–e4.
24. Zafren K, Durrer B, Herry JP, et al. Lightning injuries: prevention and on-site treatment in mountains and remote areas. Official guidelines of the International Commission for Mountain Emergency Medicine and the Medical Commission of the International Mountaineering and Climbing Federation (ICAR and UIAA MEDCOM). Resuscitation. 2005;65:369–372.
25. Cooper MA. Lightning injuries: prognostic signs for death. Ann Emerg Med. 1980;9:134–138.
26. Torres B. MCI in the clouds: the beauty of the clouds & terrain of the Grand Teton masks the obstacles rescuers faced in the response, care & transport of multiple victims of a lightning strike. JEMS. 2004;29:34–36, 38, 40 passim.

44

KAPITEL

45

Barbara Juen, Heiner Brunner, Ruth Warger, Dietmar Kratzer

Krisenintervention und Peer-Support bei alpinen Notfällen

Zusammenfassung

In diesem Kapitel wird der wissenschaftliche Hintergrund der psychosozialen Krisenintervention für Betroffene von Notfällen und Unglücken am Berg beschrieben. Dabei werden Interventionen für Betroffene, Überlebende, Angehörige und Freunde von jenen abgegrenzt, die innerhalb des Rettungsdienstes (Peer-to-Peer-Unterstützung) stattfinden. Anhand von Fallbeispielen werden Charakteristika von Interventionen bei alpinen Notfällen dargestellt. Anschließend wird ein Best-Practice-Beispiel für eine spezialisierte psychosoziale Notfallversorgung (PSNV) und deren Strukturen innerhalb einer Bergrettungsorganisation vorgestellt.

45.1 Psychosoziale Notfallversorgung und Psychische Erste Hilfe in Notfällen

45.1.1 Geschichte und Terminologie

In den vergangenen zwei Jahrzehnten wurden die psychologischen Aspekte von Notfällen zunehmend anerkannt. Die Berücksichtigung psychologischer Aspekte wird von der Europäischen Kommission seit 2001 empfohlen und gefördert. [1] Ebenso wurden zahlreiche Leitlinien entwickelt. [2, 3] Die Begriffe, mit denen die Interventionen in diesem Bereich bezeichnet werden, sind Psychosoziale Notfallversorgung (PSNV) und Psychische Erste Hilfe (PEH). PSNV bezeichnet alle Maßnahmen, die darauf abzielen, die Resilienz von Einzelnen, Familien, Gruppen und Gemeinschaften zu stärken, und die in allen Phasen von Notfällen oder Katastrophen durchgeführt werden können. [4] PEH bezieht sich auf die praktische psychosoziale Unterstützung von Menschen, die von belastenden und schweren Ereignissen betroffen sind. Die PEH umfasst Interventionsstrategien, die sowohl von Laien eingesetzt werden können als auch in vertiefter Form durch geschulte psychosoziale Teams und psychosoziale Fachkräften vorgenommen werden können. Sie konzentriert sich auf die akute Phase eines Notfalls. [5] International wird der Begriff Psychosocial Support (PSS) am häufigsten verwendet. In Deutschland, Österreich und Südtirol (Norditalien) hat sich während der letzten 15 Jahren der Begriff Krisenintervention für die Tätigkeit im Bereich der PEH und der PSNV in der Akutphase von Notfällen oder Katastrophen etabliert. Die Unterstützung der Einsatzkräfte basiert in der Regel auf Peer-Support-Systemen, bei denen speziell geschulte Peers, die selbst Einsatzkräfte sind, den Kolleginnen und Kollegen aus der Einsatzorganisation zur Seite stehen. Diese Teams setzen in der Regel Interventionen ein, die auf dem Critical Incident Stress Management (CISM) basieren. [6] CISM ist ein Ansatz, bei dem geschulte Kollegen (Peers) und einsatzerfahrene psychosoziale Fachkräfte strukturierte Gespräche über kritische Ereignisse in einem Einzel- oder Gruppensetting anbieten.

45.1.2 Traumabedingte psychische Gesundheitsprobleme

Objektive und subjektive Merkmale

Ein psychisches Trauma umfasst objektive und subjektive Merkmale. Objektive Merkmale eines traumatischen Ereignisses ist die Konfrontation mit dem tatsächlichen bzw. drohenden Tod oder eine ernsthafte Verletzung entweder direkt (als Opfer) oder indirekt (als Zeuge oder Helfer). [7] Das subjektive Merkmal eines psychischen Traumas ist gekennzeichnet durch eine existenzielle Diskrepanz zwischen bedrohlichen Umweltfaktoren und individuellen oder kollektiven Bewältigungsmöglichkeiten, die in weiterer Folge zur Erschütterung der Grundannahmen über das Selbst- und Weltbildes führen. [8]

MERKE

Der potenzielle oder tatsächliche Kontrollverlust in einer existenzbedrohlichen Situation ist einer der Kernpunkte eines psychischen Traumas. Diese Erfahrung des „Kontrollverlusts" kann zu schwerwiegenden Folgen für die psychische Gesundheit führen.

Epidemiologie

Über die Auswirkungen von Notfällen oder Katastrophen auf die psychische Gesundheit wurde schon häufig berichtet. [9] Obwohl es ein sehr breites Spektrum an psychischen Folgen aufgrund von traumatischen Ereignissen gibt, sind die am häufigsten beschriebenen Folgen Depressionen, Angststörungen, Substanzmissbrauch und die posttraumatische Belastungsstörung (PTBS). Die bei Überlebenden und Familien am häufigsten dokumentierte psychische Folgeerscheinung ist die PTBS mit einem Anteil zwischen 10% und 34%, die 6 bis 18 Monaten nach einem traumatischen Ereignis auftritt. ➤ Tab. 45.1 zeigt die wichtigsten Prädiktoren. [10–28]

Sowohl hauptamtliche als auch freiwillige Mitarbeiter, die an Rettungsmaßnahmen und anderen Formen der Intervention nach Katastrophen beteiligt sind, weisen im Allgemeinen weniger psychische Probleme auf als die direkt vom Ereignis Betroffenen. Es lassen sich auch kaum geschlechtsspezifische Unterschiede feststellen. [30–33] ➤ Tab. 45.2 zeigt die wichtigsten Prädiktoren für psychische Beschwerden bei Einsatzkräften. [34–39] Die häufigsten psychischen Gesundheitsprobleme sind in ➤ Tab. 45.3 angeführt. [39–41]

Tab. 45.1 Prädiktoren für psychische Gesundheitsbeschwerden in der von einer Katastrophe betroffenen Bevölkerung
Grad der Exposition, gekennzeichnet durch die Nähe zum traumatischen Ereignis, das Ausmaß des sensorischen Inputs und die Schwere des Ereignisses, dem das Opfer ausgesetzt war [10–13]
Verlust eines geliebten Menschen [14, 15]
Beschädigung von Eigentum [15, 16]
Psychische Gesundheitsprobleme vor der Katastrophe [17]
Schuldgefühle [18]
Kritische Lebensereignisse nach der Katastrophe [11, 19]
Weibliches Geschlecht [15–17, 20]
Geringes Maß an staatlicher Unterstützung oder Unzufriedenheit mit der Hilfeleistung und/oder mit Versicherungen nach der Katastrophe [10, 21]
Mangel an sozialer Unterstützung [21–24]
Ältere Menschen [25–28]

Tab. 45.2 Prädiktoren für psychische Gesundheitsbeschwerden bei Einsatzkräften
Grad der Exposition [34–38]
Mangel an Erfahrung und Ausbildung [39]
Mangel an positivem Feedback und organisationaler Unterstützung [39]
Persönlichkeitsfaktoren, wie junges Alter und Neurotizismus [39]

Tab. 45.3 Die häufigsten psychischen Beschwerden nach Katastrophen
Posttraumatische Belastungsstörung [11, 34, 35, 37, 39]
Depression [35, 37, 39, 40]
Somatische Beschwerden [36, 38, 39]
Chronic-fatigue-Syndrom [36, 38, 41]

Wirksamkeit von psychosozialen Interventionen

Die Bewertung der Wirksamkeit psychosozialer Interventionen ist aus verschiedenen Gründen, auch methodischen, nicht einfach. Aus ethischer Sicht ist es nicht durchführbar, nur einem Teil der Betroffenen zu helfen und dem anderen nicht, um das Ideal einer randomisierten kontrollierten Studie zu erreichen. Im Prinzip sind nur Feldstudien möglich, welche die von der Katastrophe betroffene Bevölkerung mit der nicht betroffenen Bevölkerung vergleichen. Darüber hinaus können in einer Katastrophensituation Störfaktoren nicht kontrolliert werden, was es schwierig macht, die Wirkfaktoren von Interventionen zu identifizieren.

In der Regel gibt es kaum Möglichkeiten zur Realisation von Prä- und Post-Designs bei Studien zu PTBS, da die meisten Katastrophen nicht vorhersehbar sind. Zudem sind die Wirkfaktoren für psychosoziale Interventionen umstritten. [42, 43] Das „Debriefing" – eine psychosoziale Gruppeninterventionsmethode aus dem Bereich CISM/Peer-Support, bei der Betroffene bzw. Einsatzkräfte über das Geschehene und ihre Erfahrungen mit dem Ereignis sprechen – wird vielfach kritisiert. [42, 44] Viele Studien zeigen, dass die Zufriedenheit von Einsatzkräften mit Debriefings zwar recht hoch ist, aber keine positiven Auswirkungen auf die mögliche Entwicklung einer PTBS nachgewiesen werden konnte. [44] Das CISM ist ein Bündel von mehreren Maßnahmen und Interventionstechniken, die in ihrer Gesamtheit jedoch wirksam sind. [43]

2007 veröffentlichten Stevan E. Hobfoll und Kollegen eine Übersichtsarbeit [45], in der sie fünf resilienzfördernde Elemente identifizierten, die laut Literatur signifikante Auswirkungen auf das psychische Wohlbefinden und die Genesung betroffener Personen und Gruppen zeigten. Diese fünf Elemente, die sogenannten *Hobfoll-Prinzipien*, sind *Sicherheit*, *Verbundenheit*, *Ruhe*, *Selbst- und kollektive Wirksamkeit* und *Hoffnung* (➤ Tab. 45.4). [45–55]

In Bezug auf die Wirksamkeit der einzelnen Elemente kamen die Autoren zu dem Schluss, dass jedes Element in den spezifischen Kontext übersetzt werden muss, der durch die Kultur, den Ereignistyp und die umweltbezogenen oder persönlichen Merkmale definiert ist. Wir übertragen diese Forschung auf den Kontext der Krisenintervention bei Alpinnotfällen und verwenden zwei Fallbeispiele: eines für betroffene Überlebende und Angehörige, das andere für Bergretter.

Tab. 45.4 Elemente einer wirksamen psychosozialen Unterstützung

Sicherheit bezieht sich auf Interventionen, die darauf abzielen, externe und interne Sicherheit zu bieten, z. B. einen sicheren Ort, ehrliche und genaue Informationen und eine vertrauenswürdige Rettungsperson, die bei dem Opfer bleibt [45–47].
Verbundenheit meint Interventionen, die darauf abzielen, die soziale Unterstützung der Opfer untereinander zu verbessern, z. B. Familienzusammenführung oder Gruppeninterventionen, welche die gegenseitige Unterstützung fördern [48, 49].
Ruhe bezieht sich auf Interventionen, die darauf abzielen, akute Stressreaktionen zu reduzieren, wie z. B. die Schaffung eines Gefühls der Normalität, die Bereitstellung von psychologischer Unterstützung und Aufklärung, psychosoziale Unterstützung von Opfern, um physische und emotionale Distanz zum traumatischen Ereignis aufbauen zu können, z. B. durch Bereitstellung von Spielzeug für betroffene Kinder [50, 51].
Selbst- und kollektive Wirksamkeit meint alle Maßnahmen, die darauf abzielen, den betroffenen Opfern ein Gefühl der Kontrolle zurückzugeben bzw. zu ermöglichen. Dies kann dadurch geschehen, dass man sie durch die Notfallsituation begleitet, damit es ihnen ermöglicht wird selbst Entscheidungen zu treffen und entsprechend handeln zu können [52, 53].
Hoffnung bezieht sich auf Interventionen, welche die Möglichkeit einer positiven Zukunftsorientierung bieten, was häufig bedeutet, dass die Opfer auf die unmittelbare Zukunft und die Aufgaben, welche in den nächsten Stunden und Tagen anstehen, vorbereitet werden. Die Interventionen können Coaching und Gespräche über künftige Aufgaben sowie die Vermittlung an andere Dienste oder an das soziale Umfeld (Familie, Freunde etc.) umfassen. Es geht darum, Vertrauen zurückzugewinnen und Handlungsmöglichkeiten zu eröffnen, um trotz des schlimmen Ereignisses die nächsten notwendigen Schritte mehr oder weniger selbst oder mit Unterstützung unternehmen zu können. [48, 54].

45.1.3 Merkmale von Alpinnotfällen

Alpinnotfälle unterscheiden sich von jenen in urbaner Umgebung in mehreren Punkten, die für die Krisenintervention von Bedeutung sein können. Obwohl es auch andere relevante Elemente geben kann, konzentrieren wir uns im Folgenden auf jeweils drei Merkmale, die zum einen den situativen Aspekten geschuldet sind und zum anderen sich auf personenbezogene Merkmale beziehen. Diese Merkmale leiten wir aus unseren Erfahrungen mit Bergrettungseinsätzen und aus den Ergebnissen qualitativer Studien über Bergrettungseinsätze ab (➤ Tab. 45.5). [56, 57] Bei den personenbezogenen Aspekten handelt es sich um Bewältigungsstrategien von Bergrettern und Bergsteigern, die nachhaltige Auswirkungen auf die Krisenintervention haben können.

Wir stellen jedes der resilienzfördernden Elemente (Hobfoll-Prinzipien) vor, [45] beschreiben wie diese Elemente gehandhabt werden können, um wirksame PSNV gewährleisten zu können, und beziehen dies auf Fallbeispiele aus dem Kriseninterventionsdienst der Bergwacht Bayern.

Tab. 45.5 Merkmale von Alpinnotfällen

Situative Aspekte	Personenbezogene Aspekte (psychische Verfassung der Bergsteiger und Bergretter)
Hohe Risikosituation und starke Abhängigkeit vom Wetter und anderen Umweltbedingungen	Emotionale Beziehung zu den Bergen
Mögliche längere Isolation von Opfern und Rettern, was zu einer langen Exposition führt	Balance zwischen sicherheitsorientiertem und risikofreudigem Verhalten
Hohe gegenseitige Abhängigkeit, die zu einem stärkeren Gruppenzusammenhalt führt, aber auch das Risiko von Gruppenkonflikten birgt, abhängig von der Gruppenhierarchie und den Führungsqualitäten der Teamleiter	Fähigkeit, Emotionen in gefährlichen Situationen zu kontrollieren bzw. adaptiv zu regulieren

Anwendung resilienzfördernder Elemente

Bei der PSNV von Betroffenen (z.B. Opfer, Angehörige, Überlebende) können folgende resilienzfördernde Elemente nach Hobfoll zur Anwendung kommen.

Externe Sicherheit

Externe Sicherheit kann bei Alpinnotfällen schwierig zu gewährleisten sein, da die Bergretter selbst in ernsthafte Gefahr geraten können. Die Teamleiter tragen die Verantwortung für die Sicherheit des Bergrettungsteams und der Verunfallten. Es kann zu Konflikten zwischen der Sicherheit der Einsatzkräfte und der Sicherheit der in Not geratenen Personen kommen. Die Sicherheit der Einsatzkräfte hat immer Vorrang. Wenn ein Bergretter verletzt oder getötet wird, sind die Opfer weiterhin gefährdet.

Interne Sicherheit

Information ist eines der wesentlichsten Element, um die innere Sicherheit zu fördern. In einer Notfallsituation, in der das erste übergeordnete Ziel darin besteht, die betroffene Gruppe zu beruhigen, um eine sichere Rettung zu gewährleisten, können die Informationen, die kommuniziert werden müssen, von Unsicherheit geprägt, nur spärlich vorhanden aber auch schwer vermittelbar sein. Der Aufbau einer vertrauensvollen Beziehung zwischen Überlebenden und Bergrettern ist von entscheidender Bedeutung. Um Vertrauen aufzubauen, sind ehrliche Informationen von größter Wichtigkeit. Werden Informationen zurückgehalten, um beispielsweise ein Opfer oder einen Angehörigen zu schützen, kann dies das Vertrauensverhältnis so stören, dass die Durchführung einer

Rettungsaktion gefährdet werden kann. Der Vertrauensaufbau gelingt in der Regel durch Bergrettungsexperten besser, als wenn dies durch eine bergrettungsunerfahrene Person der Krisenintervention durchgeführt wird.

Verbundenheit

Aufgrund der hohen gegenseitigen Abhängigkeit der Bergretter in Alpinnotfällen, ist in der Regel die Gruppenkohäsion in Bergrettungsteams sehr ausgeprägt. Dies schafft ein allgemeines Gefühl von Verbundenheit und fördert die gegenseitige Unterstützung. Häufig haben Bergretter in ihren Einsätzen nicht nur mit einzelnen Personen, sondern mit Gruppen von Überlebenden, häufig mit Jugendlichen und jungen Erwachsenen, zu tun. In solchen Situationen müssen Bergretter sich der Gruppendynamik bewusst sein und dies mit ihrer Erfahrung koppeln, um eine zuverlässige Führung aufzubauen, die sowohl innerhalb der Gruppe der Überlebenden als auch zwischen den Überlebenden und den Bergrettern Wirkung zeigt. Dies kann von der Größe der Gruppe sowie dem Alter und der Erfahrung der Gruppenmitglieder abhängen. Die Gruppenhierarchie kann bei einem solchen Einsatz eine Rolle spielen. So kann es sehr wichtig sein, den informellen oder formellen Gruppenleiter in die Operation einzubeziehen. Das Ignorieren der Gruppenhierarchie und der Gruppendynamik hingegen können Konflikte verursachen. Erfahrene Bergretter verfügen in der Regel über Fähigkeiten im Umgang mit Gruppendynamiken in speziellen Situationen.

Ruhe

Je nach Umständen kann die Schaffung eines Settings, in dem Stressreduktion möglich ist, bedeuten, dass jemand zur Verfügung steht, der sich die Zeit nimmt, den Bedürfnissen und Wünschen der unverletzten Überlebenden zuzuhören, oder auf die Grundbedürfnisse wie Trinken und Essen achtet. Vor allem bei langandauernden Such- und Rettungseinsätzen können kurze Ruhephasen oder Ablenkung z. B. in Form von Pausen von entscheidender Bedeutung sein, selbst in Situationen mit hoher Dringlichkeit. Während der Pausen kann es hilfreich sein, ein gewisses Maß an Normalität herzustellen, z.B. durch Alltagsroutinen. Die Vertrautheit mit der Bergwelt sowohl auf Seiten der Opfer als auch auf Seiten der Bergretter trägt dazu bei, Normalität herzustellen.

Selbst- und kollektive Wirksamkeit

Je nach Alter und Erfahrung können die Verunglückten aktiv in die medizinischen und operativen Abläufe miteinbezogen werden, um ihnen das Gefühl der Beteiligung und (Selbst)Wirksamkeit zu vermitteln. Dies kann in einer Bergrettungssituation, in der der Sicherheit größte Bedeutung zu kommt, besonders schwierig sein und erfordert, wie bereits erwähnt, Experten im Bereich der Bergrettung. Um den Verletzten, aber auch Angehörigen, die Möglichkeit zu geben, aktiv zu sein und nach Möglichkeit eigene Entscheidungen treffen zu können, ist es wichtig, klare Grenzen zu setzen, innerhalb derer Entscheidungen und Maßnahmen unter Berücksichtigung von Sicherheitsaspekten getroffen werden können: „Wir können dich nicht mit den Bergrettern mitgehen lassen, aber wir können dich über jede Phase des Einsatzes informieren", kann ein akzeptabler Kompromiss für einen Angehörigen sein, der stärker in einen Such- und Rettungseinsatz eingebunden werden möchte.

Hoffnung

Die Aufmerksamkeit der Überlebenden auf die nächsten Schritte zu lenken – sowohl während der Rettung als auch in den Tagen nach dem traumatischen Ereignis – ist ein wirksames Mittel zur Stärkung der Selbstwirksamkeit. Auch hier ist ein Bergrettungsexperte als Informationsvermittler angezeigt. Hoffnung zu geben, bedeutet nicht, falsche Hoffnungen zu machen. Es geht darum, Betroffene so zu stärken und zu unterstützen (Sicherheit, Vertrauen, Selbstwirksamkeit), dass sie die nächsten Schritte angehen und durchführen können (auch zusammen mit Verwandten, Freunden und Rettungskräften). Der Fallbericht 45.1 eines Einsatzes des Kriseninterventionsdienstes der Bergwacht Bayern veranschaulicht dies im Detail.

Anwendung der Hobfoll-Prinzipien bei Einsatzkräften

Interventionen für Rettungskräfte und Gesundheitsdienstleister werden häufig von Peers (geschulten Kollegen) zusammen mit vor Ort erfahrenen psychosozialen Fachkräften durchgeführt. Peer-Interventionen in Rettungsdiensten basieren meist auf dem CISM. [6] Die Interventionsstrategien reichen von der Prävention über die Unterstützung während des Einsatzes (Vor-Ort-Betreuung) bis hin zur Nachsorge wie Einzelberatung, Demobilisierung, Entschärfung, Nachbesprechung und Familienbetreuung. Zusätzlich zu einem Peer-Support-System sind einige entscheidende Elemente eines gesunden Arbeitsumfelds, wie z. B. die Bereitstellung einer angemessenen Ausbildung, Sicherheit, Teamzusammenhalt und gute Führung, wichtig für das Wohlbefinden und die psychische Gesundheit. ➤ Tab. 45.6 zeigt die Elemente einer effektiven Unterstützung von Einsatzkräften. Peer-Support-Systeme können zur Förderung dieser Elemente beitragen. Der Fallbericht 45.2 veranschaulicht, wie die Unterstützung vor Ort in den gesamten PSNV- und Rettungseinsatz integriert werden kann (➤ Abb. 45.2).

Fallbeispiel 45.1

Unfall am Jubiläumsgrat

Der Jubiläumsgrat ist der 5 km lange Grat, der die Zugspitze und die Alpspitze im *Wettersteingebirge in Bayern*, Deutschland, verbindet. Er hat eine Höhe von 2.600–2.700 m und übersteigt nur an wenigen Stellen den Grad II der International Climbing and Mountaineering Federation (UIAA). Es handelt sich um eine anspruchsvolle Bergtour im Winter. Eine dreiköpfige Seilschaft unternahm eine Winterbegehung des Grats. Wechten auf beiden Seiten des Gratverlaufs und tiefer Schnee erschwerten das Vorankommen der Seilschaft. Da es schwierig war, in diesem Gelände die Seilschaft zu sichern, beschränkte sich die Absicherung nur auf die anspruchsvollsten Abschnitte. Nachdem die Gruppe mehr als ein Drittel des Grats bewältigt hatte, stürzte der Führer der Gruppe, als eine Wechte brach, in Richtung Höllental ab. Der Unfall ereignete sich gegen 14.30 Uhr. Nachdem eine kurze Suche durch die Tourenpartner nach ihm erfolglos blieb, alarmierten sie die Bergwacht. Trotz schlechter Wetterbedingungen wurde umgehend ein Hubschrauber entsandt, der gemeinsam mit mehreren bodengebundenen Bergrettern das Gebiet absuchte. Eine rein bodengebundene Rettungskation wäre aufgrund der exponierten Lage des Unfallortes zu langwierig und potenziell zu gefährlich gewesen. In der über 600 Meter abfallenden Felswand waren im Schnee teilweise Spuren des abgestürzten Alpinisten erkennbar. Am Fuß der Felswand hatte sich ein großer Lawinenkegel gebildet, wohin die Retter gebracht wurden. Die Tourenpartner des Verunfallten wurden vom Grat mit dem Hubschrauber evakuiert und ins Tal geflogen. Während weitere Retter zum Einsatzort geflogen wurden, übernahm das Kriseninterventionsteam der Bergwacht in einem separaten Raum der Bergrettungswache die Betreuung der Tourenpartner. Der psychosoziale Einsatz des Kriseninterventionsteams konzentrierte sich auf die folgenden Elemente der psychosozialen Unterstützung:

Tag 1

- **Sicherheit:** Über die Rettungsaktion wurden so oft wie möglich umfangreich und aktuell informiert. Dafür war der kontinuierliche Kontakt mit dem Einsatzleiter notwendig. Bei Fragen der geborgenen Bergsteiger, auch bei unrealistischen Einschätzungen der Situation durch sie, wurde die Situation realistisch dargestellt. So wurde den Bergsteigern beispielsweise mitgeteilt, dass seit dem Unfall mehr als zwei Stunden vergangen waren, die Temperatur am Unfallort bei minus 14 °C lag und die Absturzhöhe etwa 600 m durch felsiges Gelände betrug. Es ist zwar wichtig, eine hoffnungsvolle Haltung beizubehalten, aber ebenso, dass keine unrealistischen Hoffnungen geweckt werden. Gegen 17.30 Uhr wurde für diesen Tag die Suche eingestellt und Entsprechendes mitgeteilt. Die Einsatzkräfte vor Ort waren erschöpft und es wäre unverantwortlich gewesen, von ihnen zu verlangen, in einem Biwak in 2.200 m Höhe zu übernachten. Die Suche wurde am nächsten Tag um 6:00 Uhr morgens wieder aufgenommen.
- **Ruhe:** Es wurde auf die Grundbedürfnisse der Geretteten geachtet und z.B. warme und trockene Kleidung, Getränke und Essen zur Verfügung gestellt, zudem wurden Möglichkeiten geschaffen, um Ruhe einkehren zu lassen. Es wurde auch über mögliche auftretende Stressreaktionen wie Wiedererleben in Form von Bildern, Geräuschen, Flashbacks, aber auch Reaktionen wie Angstzustände, Erschöpfung aufgeklärt.
- **Selbst- und kollektive Wirksamkeit:** Den Geretteten durften ihr Erlebtes mitteilen und ihre Erzählung in eine Struktur bringen, auch um eine zeitliche Ordnung (wann ist was geschehen, wer hat wann was getan) in das traumatische Ereignis zu bringen. Denn das verbal Rekonstruierte ist später leichter zugänglich und lässt sich besser in das Gesamte integrieren.
- **Hoffnung:** Antizipation und Planung nächster Schritte. Wer musste noch informiert werden? Der Verunglückte hatte Eltern und eine Familie. Lokale PSNV-Strukturen im Heimatort des Verunglückten wurden miteinbezogen.
- **Antizipieren:** Wie sollten die Überlebenden der Seilschaft in den 70 km entfernten Heimatort kommen? Wie sollen sie mit der Familie des Verunglückten umgehen? Mit welchen Bedürfnissen ist dies verbunden und was kann im Vorfeld vorbereitet werden?
- **Verbundenheit:** Wer von den Angehörigen und Überlebenden würde am zweiten Tag zurückkehren? Sollte ein soziales Netzwerk in ihrem Heimatort aktiviert werden? Haben die Geretteten jemanden, mit dem sie sprechen können, wenn sie nach Hause kommen? Das Kriseninterventionsteam und die Betroffenen vereinbarten sich am nächsten Morgen ab 7:30 Uhr im Bergrettungszentrum wieder zu treffen.

Tag 2

- **Sicherheit und Verbundenheit:** Die zu betreuenden Personen waren die Eltern und die Familie des Verunglückten und die beiden geborgenen Bergsteiger. Der Informationsaustausch zwischen den Tourenpartnern und den Eltern wurde von einem Kriseninterventionsmitarbeiter koordiniert und begleitet. Zudem wurde laufend Information über den aktuellen Stand der Suche mitgeteilt. Gegen Mittag wurde die vermisste Person in einem 1 m hohen Schneekegel gefunden. Aufgrund der schweren Verletzungen (Schädeltrauma) wurde davon ausgegangen, dass der Bergsteiger während oder unmittelbar nach dem Unfall verstorben ist. Der Einsatzleiter informierte das Kriseninterventionsteam, das den wartenden Angehöri-

gen und Bergsteigerkollegen die Todesnachricht übermittelte. Die Betreuung wurde fortgesetzt, bis der Leichnam vom Berg geborgen wurde (➤ Abb. 45.1) und die ersten Ermittlungen der Behörden abgeschlossen waren.
- **Selbst- und kollektive Wirksamkeit:** Auf Wunsch der betreuten Personen organisierte das Kriseninterventionsteam eine erste Verabschiedung am Leichnam. In Absprache mit dem ermittelnden Beamten der Alpinpolizei und dem Personal der Leichenhalle kümmerte sich ein Kriseninterventionsmitarbeiter um die Aufbahrung in der Leichenhalle. Der Leichnam wurde vorbereitet (z. B. durch Abdecken der schlimmsten Verletzungen, Reinigung des Gesichts), dass ein erster würdevoller Abschied möglich wurde. Nach dem Eintreffen der Familie und der überlebenden Tourenpartner informierte das Kriseninterventionsteam alle Beteiligten und bereitete sie auf die Verabschiedung vor (z. B. wie sieht der Verstorbene aus, welche Verletzungen sind sichtbar). Zudem wurde darauf geachtet, dass genügend Zeit für die Verabschiedung zur Verfügung stand.
- **Hoffnung:** Für die Zeit nach der Abreise ging es um den Aufbau einer Unterstützungsstruktur für die nächsten Tage. Wer könnte weitere Unterstützung anbieten? Ein soziales Netzwerk? Was muss getan werden, z. B. die Überführung des Leichnams, die Beerdigung, die Versicherungslösung und die Ermittlungen der Staatsanwaltschaft?

Strukturen der psychosozialen Unterstützung bei Alpinnotfällen

Viele Bergrettungsteams verfügen über Unterstützungs- und Organisationsstrukturen für Alpinunfälle, die längere Rettungseinsätze erfordern. Die meisten ziehen bei Bedarf externe Kriseninterventionsteams hinzu. Nur sehr wenige Teams

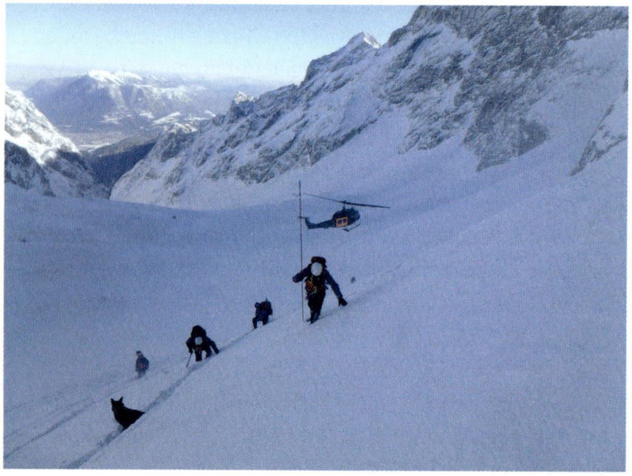

Abb. 45.1 Rettungsaktion am Jubiläumsgrat. (Mit freundlicher Genehmigung von Tony Vogg)

Tab. 45.6 Elemente der psychosozialen Unterstützung für Einsatzkräfte

Sicherheit	Sichere Ausrüstung, hochwertige Ausbildung, präzise Information und Instruktion sowie gute Führung; Vor-Ort-Unterstützung bei längeren Einsätzen
Verbundenheit	Gutes Gruppenklima und gegenseitiges Vertrauen, das bei Bergrettern im Allgemeinen sehr ausgeprägt ist Nach kritischen Einsätzen kann eine kurze Gruppennachbesprechung mit Kollegen oder Teamleitern helfen, den Gruppenzusammenhalt und gegenseitige Unterstützung zu stärken und zu verbessern
Ruhe	Abschluss: Zusammensitzen nach Beendigung des Einsatzes, gemeinsames Essen, Getränke, ein kurzes positives Feedback und Dank an die Einsatzkräfte durch den Einsatzleiter
Selbst- und kollektive Wirksamkeit	Operative Nachbesprechung des Ereignisses, die den Einsatzkräften hilft, den Einsatz als ein Ganzes zu sehen und zu verstehen und Lehren und positive Aspekte aus dem Einsatz zu ziehen
Hoffnung	Wiederherstellen des Vertrauens in sich selbst als Bergretter, aber auch des Vertrauens in die Ausrüstung, das Team, den Teamleiter und die gesamte Organisation

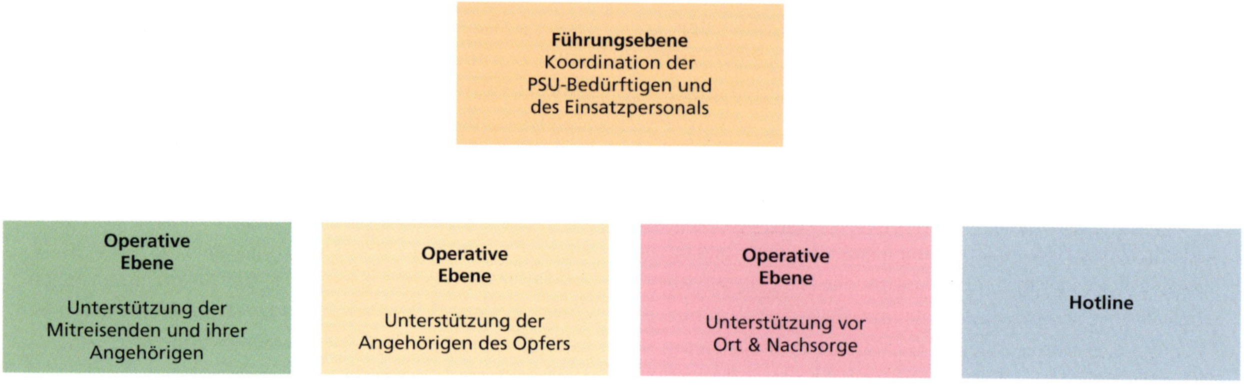

Abb. 45.2 Zwei strukturell unterschiedliche Einsatzbereiche bei der Rettungsaktion aus der Riesending-Höhle. PSU (psychosoziale Unterstützung).

verfügen über interne PSNV-Strukturen (Peerssystem und PSNV für Angehörige und Freunde). Die Bergwacht Bayern und die Bergrettung Südtirol sind Beispiele für Teams mit internen PSNV-Strukturen.

Eine wirksame psychosoziale Unterstützung für Opfer und andere Betroffene (PSNV-B) sowie Einsatzkräfte (PSNV-E) ist in hohem Maße von einer guten Struktur abhängig. Modelle, bei denen PSNV in die Gesamtstruktur der Organisation integriert ist, sind sehr zu empfehlen. Der Kriseninterventionsdienst der Bergwacht Bayern bietet ein solches System, das in das Bergrettungssystem der Bergwacht Bayern eingebettet ist.

Fallbeispiel 45.2

Höhlenrettung aus der Riesending Höhle

Am Samstag, den 7. Juni 2014, stiegen vier Höhlenforscher in die Riesending-Höhle in Bayern, Deutschland, ein. Mit einer gemessenen Tiefe von 1.148 m und einer Länge von über 19,2 km ist dies die derzeit tiefste und längste bekannte Höhle in Deutschland. Am 8. Juni, gegen 1:30 Uhr, erlitt einer der Höhlenforscher in einer Tiefe von etwa 1.000 m durch einen Steinschlag ein schweres Schädel-Hirn-Trauma verbunden mit einer Halbseitenlähmung. Nachdem Erste Hilfe geleistet und der Höhlenforscher versorgt war, blieben zwei Begleiter bei ihm, während der andere sich auf den Weg machte, um Hilfe zu holen. In der Höhle gab es weder Funk noch Mobiltelefon-Empfang. Nach zwölfstündigem Aufstieg erreichte er den Höhlenausgang und nach einem anschließenden Fußmarsch das auf 1.894 Metern hoch gelegene Störhaus, von wo aus die Alarmierung der Bergwacht erfolgte.

Aufgrund der komplizierten Struktur der Höhle gestaltete sich die Rettung äußerst schwierig. Mehrere Retter erreichten den Patienten und stabilisierten ihn, bevor am 11. Juni, drei Tage nach dem Unfall, ein Arzt vor Ort eintraf. Am 13. Juni war der Zustand des Verunfallten stabil genug, um mit der Bergung zu beginnen. Der Transport war wegen der Verletzung und der komplizierten Höhlenstruktur sehr langwierig. Die vertikalen Schächte der Höhle wurden dadurch überwunden, dass die Retter zum Teil als Gegengewicht zur Rettungstrage fungierten. Für den letzten Abschnitt wurde ein Dreibein mit einer handbetriebenen Seilwinde betrieben, die oberhalb des Höhleneingangs angebracht worden war. Am 19. Juni, 11 Tage nach dem Unfall, konnte die Rettungsaktion mit der Ankunft des Verunfallten an der Oberfläche erfolgreich abgeschlossen werden. Im Bereich des Höhleneingangs war ein Rettungscontainer aufgestellt worden, damit der Patient vor dem Transport ins Krankenhaus untersucht und ggf. stabilisiert werden konnte. Die komplizierte Rettungsaktion mit erheblichen logistischen Herausforderungen war auch für das PSNV-Team ein Einsatz, der in seinem Umfang und seiner Struktur außergewöhnlich werden sollte. Unmittelbar nachdem der Begleiter des Unfallopfers die Oberfläche erreicht und den Notruf abgesetzt hatte, nutzte der Einsatzleiter die CISM-Hotline, um die psychosoziale Unterstützung sicherzustellen. Neben der Alarmierung des PSNV-Peer-Systems für das Einsatzpersonal der Rettungskräfte (PSNV-E) aktivierte der Einsatzleiter auch die Krisenintervention zur Betreuung der Angehörigen und der Tourenpartner (PSNV-B).

Nach Gesprächen mit der Gesamteinsatzleitung wurde dem Leiter der PSNV klar, dass der Einsatz mehrere Tage oder sogar Wochen dauern könnte. Eine Reihe von unterstützenden Maßnahmen würde durchgeführt werden müssen. Als Einsatzbereiche wurden die folgenden festgelegt:

- Begleitpersonen des Verletzten und deren Familienangehörige
- Familienangehörige des Verletzten
- Unterstützung des Einsatzpersonals
- Unterstützung des Einsatzpersonals am Einsatzort (on-scene-support)

Von Beginn an wurde durch die Einsatzleitung PSNV für die Aufgabe der Vor-Ort-Betreuung (laufende Unterstützung für die Einsatzkräfte) ausreichend psychosoziales Einsatzpersonal zur Verfügung gestellt. Gründe dafür waren:

- Vorhersehbare lange Einsatzdauer
- Hohe physische und psychische Belastung
- Große Anzahl von Einsatzkräften
- Persönliches Risiko und Gefahr für die Einsatzkräfte

Die Peers waren dafür verantwortlich, ein sicheres und ruhiges Arbeitsumfeld für die Rettungskräfte zu schaffen, was Folgendes beinhaltete:

- Unterstützung und Beratung der Einsatzleitung
- Sensibilisierung für die Bedürfnisse der Einsatzkräfte (z.B. Schlaf, Essen, Trinken, Wechsel der Kleidung, Pausen, Unterkunft, Unterhaltung)
- Niederschwellige deeskalierende Präsenz von Peers
- Wahrnehmung von und diskrete Angebote der Unterstützung für psychisch belastetes Einsatzpersonal
- Informelle Anwesenheit von Peers als kollegiale Unterstützung
- Weitergabe von Informationen an das Einsatzpersonal
- Verfügbarkeit bei möglichen Sekundärmaßnahmen (Demobilisierung, Debriefings)

Dieses unterstützende Umfeld wurde durch die ständige Anwesenheit von drei bis vier Peers aufrechterhalten. Psychosoziale Fachkräfte wurden in gewissem Umfang in die Maßnahme einbezogen oder standen als Hintergrunddienst zur Verfügung. Die Umsetzung dieses Dienstes war ein Schlüsselelement für die erfolgreiche Rettung des Patienten.

Kasten 45.1

Entwicklung und Entstehung der Krisenintervention bei der Bergwacht Bayern

Durch den persönlichen Kontakt von Mitgliedern der Bergwacht Bayern mit Dr. Müller-Cyran, dem Gründer des Kriseninterventionsteams im Arbeiter-Samariter-Bund Deutschland in München, wurde die präklinische Krisenintervention an die Bedürfnisse der Bergwacht angepasst. Im Jahr 1999 wurde das erste Modul der Pilotausbildung gestartet: die zum Fachberater Krisenintervention für die Bergwacht. Ende Oktober 2000 schlossen die ersten 17 Bergretter ihre Ausbildung ab. Keine zwei Wochen später, am 11. November 2000, wurde der Großteil des neu gegründeten Kriseninterventionsdienstes am Berg (KID Berg), Teil der Bergwacht Bayern, zum Seilbahnunglück in Kaprun, Österreich, gerufen, bei dem 155 Menschen ums Leben kamen. Nach dem Kapruner Einsatz von KID-Berg wurde eine 8-köpfige Arbeitsgruppe gebildet, die eine zusätzliche Ausbildung in CISM begann, um ihren Kollegen Peer-Unterstützung zu bieten. Das Angebot umfasst derzeit 16 Peers und 4 einsatzerfahrene psychosoziale Fachkräfte. Es handelt sich um ein kleines, gut ausgebildetes Team mit regelmäßigen Fortbildungen (2,5 Tage pro Jahr), regelmäßiger Supervision, einem hohen Maß an operativer Expertise und einer hohen Akzeptanz bei den Mitgliedern der Bergwacht Bayern. Es ist sehr wichtig, dass die Mitglieder der Bergrettungsorganisationen mit den Strukturen und Arbeitsmethoden der Kriseninterventionsteams vertraut sind. Unabdingbar ist auch, dass das Kriseninterventionspersonal in der Lage ist, den zu betreuenden Personen einen Bergrettungseinsatz zu erklären, ohne ständig nachfragen zu müssen oder auf den Einsatzleiter der Bergwacht angewiesen zu sein. Der Einsatzleiter kann sich dadurch auf seine Kernaufgaben wie die Organisation und Leitung der Rettungsaktion konzentrieren. Bei komplexen oder lang andauernden Einsätzen, wie z. B. Vermisstensuche, Lawineneinsätze, Einsätze bei schlechtem Wetter, Einsätze mit hohem Risiko für die Einsatzkräfte oder bei Einsatzunterbrechungen, ist es besonders wichtig, dass das Kriseninterventionsteam aus aktiven und sachkundigen Bergrettern besteht, die den betreuten Personen das Geschehen besser verständlich machen können. Für den Fall, dass die zu betreuenden Personen weiterhin Probleme oder Fragen haben, bietet die Bergwacht Bayern einen 24/7-Service, die Notfall-Hotline der Bergwacht Bayern, die für Angehörige und Freunde zur Verfügung steht. Sie disponiert alle PSNV-Einsätze der Bergwacht Bayern und steht allen Mitgliedern als Anlaufstelle bei Unfällen im Einsatz oder in der Ausbildung zur Verfügung.

Zwischen 2012 und 2016 wurden 723 PSNV-Einsätze durchgeführt. ➤ Abb. 45.3 zeigt die betreuten Kliententypen in diesem Zeitraum. Es werden drei Zielgruppen differenziert, die in der Regel unterschiedliche Bedürfnisse aufweisen. Diese wahrzunehmen, anzuerkennen und entsprechend dieser Bedürfnisse zu handeln, ist das Hauptziel einer jeden Intervention. Im Durchschnitt werden pro Einsatz vier Personen betreut. Die Bandbreite reicht von einer einzelnen Person bis zu einer Reisegruppe oder Schulklasse von 50 Personen.

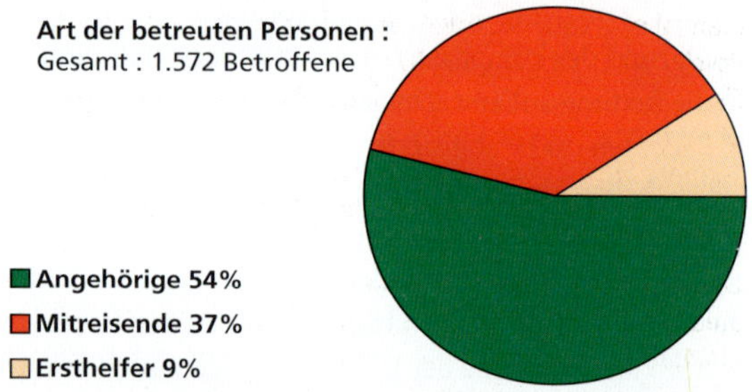

Abb. 45.3 Betreute Personen. Basierend auf den Statistiken des PSNV-Teams der Bergwacht Bayern von 2012 bis 2016 (persönliche Angaben des Autors, 2018).

Fazit

- Information ist ein zentrales Element einer wirksamen PSNV. Die betroffenen Verunglückten sowie Angehörige und Freunde sollten ehrlich, aufrichtig und regelmäßig informiert werden. Damit werden sie in die Abläufe des Einsatzes miteinbezogen und kommen in eine aktive Position, um eigene Entscheidungen treffen zu können, auch wenn diese durch die Notfallsituation sehr eingeschränkt sein können. Dies hat entscheidenden Einfluss auf ihre spätere psychische Verfasstheit und Gesundheit.
- Für Einsatzkräfte muss die psychosoziale Unterstützung die Möglichkeit beinhalten, ein Gesamtbild des Einsatzes zu erlangen, diesen in seiner Gesamtheit zu verstehen und die gewonnenen Erkenntnisse so zu reflektieren, dass der Teamzusammenhalt und das gegenseitige Vertrauen gestärkt werden.
- Beide Formen der psychosozialen Unterstützung PSNV-B (Betroffene, Angehörige, Freunde) und PSNV-E (Einsatzkräfte) werden am besten von Bergrettern mit einer Zusatzausbildung in PSNV vorgenommen.

LITERATUR

1. Seynaeve GJR. Psychosocial support in situations of mass emergency. European Policy Paper concerning different aspects of psychological support and social accompaniment for people involved in major accidents and disasters. European Policy Paper; 2001. Unter: https://www.coe.int/t/dg4/majorhazards/ressources/virtuallibrary/materials/Belgium/cpact03h-en.pdf (letzter Zugriff: 14.04.2023).
2. Inter-Agency Standing Committee (IASC). IASC Guidelines on Mental Health and Psychosocial Support in Emergency Settings. IASC Mental Health Guidelines; 2007. Unter: http://www. who.int/mental_health/emergencies/guidelines_iasc_mental_ health_psychosocial_june_2007.pdf. (letzter Zugriff: 14.04.2023).
3. Bisson JI, Tavakoly B, Witteveen AB, et al. TENTS guidelines. Development of post-disaster psychosocial care guidelines through a Delphi process. Br J Psychiatry. 2010;196:69–74.
4. International Federation of Red Cross Red Crescent Societies (IFRC). IFRC Reference Centre for Psychosocial Support 2018 Annual Report. Unter: https://pscentre.org/wp-content/uploads/2019/07/Annual-Report-2018.pdf (letzter Zugriff: 14.04.2023).
5. World Health Organization, War Trauma Foundation and World Vision International. Psychological first aid: Guide for field workers. WHO: Geneva; 2011. Unter: http://www.searo. who.int/srilanka/documents/psychological_first_aid:guide_for_field_workers.pdf (letzter Zugriff:14.04.2023).
6. Mitchell JT, Everly GS. Critical Incident Stress Debriefing. An operations manual for CISD, defusing and other group crisis intervention services (3rd ed.). Ellicott City, MD: Chevron Publishing Corporation; 2001.
7. American Psychiatric Association. Diagnostic and statistical manual of mental disorders. 5th ed. Arlington, VA: American Psychiatric Association; 2013.
8. Fischer G, Riedesser P. Lehrbuch der Psychotraumatologie. Munich: Ernst Reinhardt; 1998.
9. Thormar SB, Gersons B, Juen B, et al. The mental health impact of volunteering in a disaster setting. A review. J Nerv Ment Dis. 2010;198(8):529–538.
10. Lai TJ, Chang CM, Connor KM, et al. Full and partial PTSD among earthquake survivors in rural Taiwan. J Psychiatr Res. 2004;38:313–322.
11. North CS, Nixon SJ, Shariat S, et al. Psychiatric disorders among survivors of the Oklahoma city bombing. JAMA. 1999;282:755–762.
12. Dirkzwager AJ, Grievink L, Van der Velden PG, Yzermans CJ. Risk factors for psychological and physical health problems after a man-made disaster. Br J Psychiatry. 2006;189:144–149.
13. Hull AM, Alexander DA, Klein S. Survivors of the Piper Alpha oil platform disaster: Long-term follow-up study. Br J Psychiatry. 2002;181:433–438.
14. Lazaratou H, Paparrigopoulos T, Galanos G, et al. The psychological impact of a catastrophic earthquake. J Nerv Ment Dis. 2008;196:340–344.
15. Polusny MA, Ries BJ, Schultz JR, et al. PTSD symptom clusters associated with physical health and health care utilization in rural primary care patients exposed to natural disaster. J Trauma Stress. 2008;21:75–82.
16. Basoglu M, Kihc C, Salcioglu E, Livanou M. Prevalance of post-traumatic stress disorder and comorbid depression in earthquake survivors in Turkey. An epidemiological study. J Trauma Stress. 2004;17:133–141.
17. DeSalvo KB, Hyre AD, Ompad DC, et al. Symptoms of posttraumatic stress disorder in a New Orleans workforce following Hurrican Andrew. J Urban Health. 2007; 84:142–152.
18. Tural U, Coskun B, Onder E, et al.Psychological consequences of the 1999 earthquake in Turkey. J Trauma Stress. 2004;17:451–459.
19. Kuo HW, Wu SJ, Ma TC, et al. Posttraumatic symptoms were worst among quake victims with injuries following the Chi-Chi quake in Taiwan. J Psychosom Res. 2007;62:495–500.
20. Lewin TJ, Carr VJ, Webster RA. Recovery from post-earthquake psychological morbidity: Who suffers and who recovers? Aust N Z J Psychiatry. 1998;32:15–20.
21. Olff M, Langeland W, Draijer N, Gersons BP. Gender differences in post-traumatic stress disorder. Psychol Bull. 2007;133:183–204.
22. Wang X, Gao L, Zhang H, et al. Post-earthquake quality of life and psychological well being: Longitudinal evaluation in a rural community sample in northern China. Psychiatry Clin Neurosci. 2000;54:427–433.
23. Altindag A, Ozen S, Sir A. One year follow up study of post-traumatic stress disorder among earthquake survivors in Turkey. Compr Psychiatry. 2005;46:328–333.
24. Armenian HK, Melkonian AK, Hovanesian AP. Long term mortality and morbidity related to degree of damage following the 1988 earthquake in Armenia. Am J Epidemiol. 2006;148:1077–1084.
25. Feng S, Tan H, Benjamin A, et al. Social support and posttraumatic stress disorder among flood victims in Hunan, China. Ann Epidemiol. 2007;17:827–833.
26. Favaro A, Zaetta C, Colombo G, Santonastaso P. Surviving the Vajont disaster: Psychiatric consequences 36 years later. J Nerv Ment Dis. 2004;192:227–231.
27. Toyabe S, Shioiri T, Kuwabara H, et al. Impaired psychological recovery in the elderly after the Niigata-Chuetsu earthquake in Japan: A population based study. BMC Public Health. 2006;6:1–9.
28. Varela E, Koustouki V, Davos CH, Eleni K. Psychological consequences among adults following the 1999 earthquake in Athens, Greece. Disasters. 2008;32:280–291.
29. Yang YK, Yeh TL, Chen CC, et al. Psychiatric morbidity and posttraumatic symptoms among earthquake victims in primary care clinics. Gen Hosp Psychiatry. 2003;25:253–261.
30. Alexander DA, Wells A. Reactions of police officers to body handling after a major disaster: A before and after comparison. Br J Psychiatry. 1991;159:547–555.
31. Carlier IV, Lamberts RD, Van Uchelen AJ, Gersons BP. Disaster related post-traumatic stress in police officers: A field study of the impact of debriefing. Stress Med. 1998;14:143–148.
32. Marmar CR, Weiss DS, Metzler TJ, Delucchi KL. Characteristics of emergency services personnel related to peritraumatic dissociation during critical incident exposure. Am J Psychiatry. 1996;153(7):94–102.
33. Shih FJ, Liao YC, Chan SM, et al. The impact of the 9–21 earthquake experiences of Taiwanese nurses as rescuers. Soc Sci Med. 2002;55:659–672.
34. Chang CM, Lee LC, Connor KM, et al. Posttraumatic distress and coping strategies among rescue workers after an earthquake. J Nerv Ment Dis. 2003;191:391–398.
35. Fullerton CS, Ursano RJ, Wang L. Acute stress disorder, post-traumatic stress disorder and depression in disaster or rescue workers. Am J Psychiatry. 2004;161:1370–1376.
36. Morren M, Dirkzwager AJ, Kessels FJ, Yzermans CJ. The influence of a disaster on the health of rescue workers: A longitudinal study. CMAJ. 2007;176:1279–1283.
37. Tak S, Driscoll R, Bernard B, West C. Depressive symptoms among firefighters and related factors after the response to Hurricane Katrina. J Urban Health. 2007;84:153–161.
38. Witteveen AB, Bramsen I, Twisk JW, et al. Psychological distress of rescue workers eight and one-half years after professional involvement in the Amsterdam air disaster. J Nerv Ment Dis. 2007;195:31–40.

39. Thormar SB, Gersons BPR, Juen B, et al. The impact of disaster work on community volunteers: The role of peri-traumatic distress, level of personal affectedness, sleep quality and resource loss, on post-traumatic stress disorder symptoms and subjective health. J Anxiety Disord. 2014;28:971–977.
40. Cardozo BL, Holtz TH, Kaiser R, et al. The mental health of expatriate and Kosovar Albanian humanitarian aid workers. Disasters. 2005;29:152–170.
41. Spinhoven P, Verschuur M. Predictors of fatigue in rescue workers and residents in the aftermath of an aviation disaster: A longitudinal study. Psychosom Med. 2006;68:605–612.
42. Rose S, Bisson J, Churchill R, Wessely S. Psychological debriefing for preventing post-traumatic stress disorder (PTSD). Cochrane Database of Systematic Reviews 2002; 2. Art. No.: CD000560. DOI: https://doi.org/10.1002/14651858.CD000560.
43. Beck T, Kratzer D, Mitmansgruber H, Andreatta MP. [Die Debriefing Debatte. Fragen zur Wirksamkeit.] Zeitschrift für Psychotraumatologie, Psychotherapiewissenschaft, Psychologische Medizin. 2007;5(3):9–20. [Article in German].
44. British Psychological Society. Psychological Debriefing. Professional Practice Board Working Party Report. Leicester; 2002.
45. Hobfoll SE, Watson P, Bell CC, et al. Five Essential Elements of Immediate and Mid-Term Mass Trauma Intervention: Empirical Evidence. Psychiatry. 2007;70(4):283–315.
46. Basoglu M, Salcioglu E, Livanou M, et al. Single – session behavioral treatment of earthquake – related Posttraumatic Stress Disorder: A randomized waitlist controlled trial. J Trauma Stress. 2005;18(1):1–11.
47. Hobfoll SE, Spielberger CD, Breznitz S, et al. War-related stress: Addressing the stress of war and other traumatic events. Am Psychol. 1991;46:848–855.
48. Bryant RA. Cognitive behavior therapy. Implications from advances in neuroscience. In: Kato N, Kawata M, Pitman, RK, editors. PTSD: Brain mechanisms and clinical implications. Tokyo: Springer; 2006. pp 255–270.
49. de Jong JTVM. Public mental health, traumatic stress and human rights violations in low-income countries: A culturally appropriate model in times of conflict, disaster and peace. In: de Jong J (ed.). Trauma, war and violence: Public mental health in sociocultural context. New York: Plenum-Kluwer; 2002. pp 1–91.
50. Sattler DN, Preston AJ, Kaiser CF, et al. Hurricane Georges: A cross-national study examining preparedness, resource loss, and psychological distress in the U. S. Virgin Islands, Puerto Rico, Dominican Republic, and the United States. J Trauma Stress. 2002;15(5):339–350.
51. Bryant RA, Harvey AG, Guthrie RM, Moulds ML. Acute psychophysiological arousal and posttraumatic stress disorder: A two year prospective study. J Trauma Stress. 2003;16(5):439–443.
52. Shalev AY. Psychophysiological expression of risk factors for PTSD. In: Yehuda R, editor. Risk factors for posttraumatic stress disorder. Washington, DC: American Psychiatric Press; 1999. pp 143–161.
53. Chen GL, Bliese PD. The role of different levels of leadership in predicting self- and collective efficacy: Evidence for discontinuity. J Appl Psychol., 2002;87(3):549–556.
54. Ginzburg K, Solomon Z, Dekel R, Neria Y. Battlefield functioning and chronic PTSD: Associations with perceived self-efficacy and causal attribution. Pers Individ Dif. 2003;34(3):463–476.
55. Hobfoll SE. Stress, culture, and community: The psychology and philosophy of stress. New York: Plenum; 1998.
56. Pirchner A, Juen B. [Der Tod am Berg aus der Sicht des Bergretters] In: Schönherr C, Juen B, Brauchle G, Beck T, Kratzer D, editors. Belastungen und Stressverarbeitung bei Einsatzkräften. Innsbruck: Studia; 2005. pp 199–218. [Article in German].
57. Nagl D, Schönherr C, Juen B. [Stress und Stressbewältigung bei Bergrettern.] In: Schönherr C, Juen B, Brauchle G, Beck T, Kratzer D, editors. Belastungen und Stressverarbeitung bei Einsatzkräften. Innsbruck: Studia; 2005. pp 189–198. [Article in German].

KAPITEL

46

Thomas Küpper

Gesundheitsschutz für Bergretter

Zusammenfassung

Gesundheitsschutz und Arbeitssicherheit sind äußerst komplexe Aspekte der Bergrettung: Sie umfassen taktische und operative Belange, Training, spezielle Fertigkeiten, körperliche und psychische Belastbarkeit und das Bewusstsein für potenzielle Erkrankungen und Prävention. Die Arbeitsmedizin für Bergretter kombiniert Erkenntnisse aus der Flugmedizin mit denen der Arbeitsmedizin. Obwohl die Datenlage noch dürftig ist, sollte die Arbeitsmedizin für die Bergrettung so evidenzbasiert wie möglich sein. Die Umsetzung einer wirksamen Gesundheits- und Sicherheitsstrategie erfordert die Zusammenarbeit zwischen den Spezialisten für Berg- und Höhenmedizin, den Fachärzten für Arbeitsmedizin mit höhen- und flugmedizinischer Ausbildung, dem Einsatzpersonal und den Teammitgliedern. Die persönliche Erfahrung eines ärztlichen Beraters in der Bergrettung für die Optimierung von Gesundheitsschutz und Arbeitssicherheit in der Bergrettung ist essenziell.

46.1 Geschichte

Obwohl Rettungsaktionen bereits in den Anfangsjahren des Bergsteigens durchgeführt wurden, sind Gesundheitsschutz und Arbeitssicherheit der Retter ein neueres Anliegen. Gesundheitsschutz und Arbeitssicherheit sollten berücksichtigt werden, um sicherzustellen, dass die Teams sicher und gesund nach Hause zurückkehren. Früher waren die Rettungsaktionen eher abenteuerlich, heroisch und oft auch verzweifelt. Die ersten Luftrettungseinsätze fanden schon recht früh statt, kurz nachdem, zu Beginn des 20. Jahrhunderts, die ersten mehr oder weniger zuverlässigen Flugzeuge entwickelt worden waren. Am 7. März 1911 landete Eugène Renaux mit seinem Maurice-Farman-Doppeldecker auf dem Puy de Dôme (1.465 m) in der Nähe von Clermont-Ferrand im französischen Zentralmassiv und bewies damit, dass eine Landung auf Schotterflächen im Gebirge möglich war. Im Jahr 1917, während des Ersten Weltkriegs, führte ein Arzt die heldenhafte Rettung eines Soldaten von der Ortler-Region in Südtirol aus der Luft durch. [1] 1921 landete Francois Durafour mit einem Doppeldecker Chaudron G-3 auf dem Dôme de Côuter im Mont-Blanc-Massiv auf 4.331 m. Ernst Udet landete 1930 mit seinem Tiefdecker Klemm L25 mehrmals auf dem Plateau du Trient (2.977 m) nahe der Schweizer Grenze zu Frankreich (Mont-Blanc-Region), um zu zeigen, dass eine Landung auf einem Gletscher möglich ist und um zu prüfen, ob dies für Rettungsaktionen in Frage käme. [2] Die begrenzte Anzahl von Bergrettungsversuchen mit Flugzeugen zu Beginn des 20. Jahrhunderts lässt sich auf die Leistungsgrenzen der frühen Flugzeuge zurückführen. Damals gab es noch keine Hubschrauber. Die erste Hubschrauberrettung fand am 27. April 1952 in der Nähe von Davos, Schweiz, statt. In den ersten Jahren wurden die Gesundheit und Sicherheit der Flugbesatzungen bei Luftrettungen in den Bergen weitgehend vernachlässigt.

MERKE

Die Hubschrauberrettung ist ein relativ neues und inzwischen technisch gut entwickeltes Verfahren. Es gibt jedoch nur wenige Daten über die Gesundheit und Sicherheit der Flugbesatzungen.

46.2 Gesundheitsschutz und Arbeitssicherheit in der Bergrettung

Zahlreiche Faktoren können den Gesundheitsschutz und die Arbeitssicherheit Teammitglieder und damit den Erfolg der Rettungseinsätze beeinträchtigen. Dabei sollte für Risikoeinschätzung und Gesundheitsschutz zwischen den Rettungsmannschaften am Boden und den Teammitgliedern in der Luft unterschieden werden. Für die fliegerische Besatzung gelten nationale und internationale Vorschriften, die flugmedizinische Regularien einschließen [3]. Dagegen betonen die Regularien für die Rettungsteams technische Aspekte (Helicopter Emergency Medical Service [HEMS] und High Altitude Airship [HAA]). Für den Gesundheitsschutz und die Arbeitssicherheit der Besatzungsmitglieder gibt es bislang keine einheitlichen nationalen oder internationalen Vorschriften. Ist ein Hubschrauber in der Lage, zu landen, kann die Hubschrauber-Crew das medizinische Team unterstützen. In diesem Fall sollten für die Luftfahrzeugbesatzung die gleichen Verfahren zum Schutz der Gesundheit und der Gewährleistung der Sicherheit angewendet werden wie für die Rettungskräfte.

Bei den Maßnahmen zum Schutz von Gesundheit und zur Gewährleistung der Sicherheit sollten u.a. folgende Punkte berücksichtigt werden

- Umwelt (Kälteeinwirkung und ultraviolette [UV] Strahlung)
- Medizinische Aspekte (Hygiene und Infektionsrisiko)
- Arbeitsbelastung (Tauglichkeit für die Rettung)
  - Fitness
  - Rückkehr an den Arbeitsplatz nach einer schweren Krankheit (psychische Belastung)
  - Ausbildung
  - Erfahrung
  - Resilienz
- Exposition gegenüber Einsatzausrüstung (z.B. Helikopter)
  - Lärm
  - Vibration
  - Beschleunigung

Es gibt nur wenige umfassende Richtlinien für den Gesundheitsschutz und die Arbeitssicherheit in der Bergrettung. Auf der Basis von Daten über die Anforderungen und die Belastung bei alpinen Rettungseinsätzen [1] hat die Medizinische Kommission der Union Internationale des Associations d'Alpinisme (UIAA MedCom) eine Empfehlung für die arbeitsmedizinische Betreuung des Einsatzpersonals veröffentlicht. [4] Diese Empfehlungen sollten an die lokalen Gegebenheiten angepasst werden.

MERKE

Die Gefahren für die Retter sind multifaktoriell und variieren stark in Abhängigkeit von den Wetterbedingungen und der Art des Rettungseinsatzes.

46.3 Kälteexposition bei der Bergrettung

Gottfried Neureuther, ehemaliger leitender Arzt der Bergwacht Bayern, schrieb schon vor Jahren: *„Ein Notfall im Gebirge zeichnet sich dadurch aus, dass er sich immer in der Höhe abspielt, dass es zu heiß oder zu kalt ist, dass es oft windig, regnerisch, neblig ist oder schneit, dass die Möglichkeiten begrenzt sind, dass der Verletzte nie in der Waagrechten liegt und dass der Hubschrauber manchmal nicht kommen kann.“* [5, 6] Obwohl Neureuther keine Daten zur Hand hatte, als er diese Aussage machte, beschrieb er die Umweltaspekte der Bergrettung sehr treffend.

Ein Problem bei der Untersuchung der Kälteexposition ist, dass die meisten Faktoren wie Lufttemperatur, Trocken- und Feuchtkugeltemperatur, Wind, Strahlung und Luftfeuchtigkeit während eines Rettungseinsatzes nicht gemessen werden können. Daher müssen einige Annahmen getroffen werden. Darüber hinaus fokussieren verschiedene Systeme zur Risikostratifizierung verschiedene Gefahren.

Die Kälteexposition bei der Bergrettung wurde in den Schweizer Alpen untersucht. [7] Auf der Grundlage von Daten aus 1082 Rettungseinsätzen über einen Zeitraum von 15 Monaten wurde festgestellt, dass die Kälteexposition massiver war, als erwartet. [7] Lokale Erfrierungen waren das Hauptrisiko für die Rettungskräfte, während Unterkühlungen das Hauptrisiko für die Verletzten darstellten, außer in Situationen, in denen der Notruf per Mobiltelefon übermittelt und die Luftrettung sofort eingeleitet wurde. In dieser Studie wurde auch festgestellt, dass die übliche Outdoor-Kleidung keinen ausreichenden Schutz bietet, um die Teammitglieder in einer kalten Umgebung warm zu halten, wenn der Rückzug verzögert wird. [7, 8]

Etwa 87 % der Rettungseinsätze fanden bei Windchill-Temperaturen über -30 °C statt, während 12 % bei Windchill-Temperaturen zwischen -30 °C und -45 °C durchgeführt wurden – bei dieser Temperatur gefriert die ungeschützte Haut innerhalb von 2 min. [7–11] Die restlichen 1 % wurden bei Windchill-Temperaturen unter -45 °C vorgenommen – bei dieser Temperatur friert die ungeschützte Haut innerhalb von 30 Sekunden. Bei der Auswertung der Daten nach Danielsson [12] ergaben sich vergleichbare Ergebnisse: Bei 78 % der Einsätze bestand kein signifikantes Erfrierungsrisiko, bei 20 % der Einsätze lag das Risiko bei > 5 %, bei 6 % der Einsätze bei > 50 % und bei 2 % der Einsätze bei > 95 %. Bei der Analyse der Einsätze nach den Normen des Deutschen Instituts für Normung (DIN) [13] wurde festgestellt, dass 1,5 % der Einsätze unter Bedingungen durchgeführt wurden, die wärmer als die Kälteklasse 1 waren, 2 % unter Bedingungen der Klasse 1, 13 % unter Bedingungen der Klasse 2, 35 % unter Bedingungen der Klasse 3, 35 % unter Bedingungen der Klasse 4 und 14 % der Rettungseinsätze unter den bitterkalten Bedingungen der Klasse 5 (➤ Abb. 46.1).

Bei Rettungseinsätzen ist man wesentlich mehr der Kälte ausgesetzt als bei anderen Arbeiten. Es ist ein großes Problem, die Retter mit geeigneter Kleidung für sehr kalte Bedingungen auszustatten. Typische Gebirgskleidung bietet laut ISO 11079

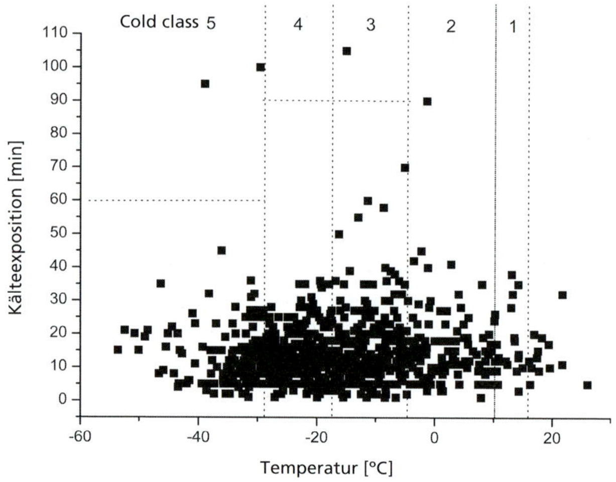

Abb. 46.1 Expositionsbedingungen und Kälteklassen nach DIN 33403.5 (Worst-Case-Abschätzung nach dem Siple-Passel-Modell). (Wiedergegeben aus [7], mit freundlicher Genehmigung)

eine Isolationskapazität von etwa 2 CLO. [14] Das ist ausreichend für 40 % der Sommereinsätze in den West- und Zentralalpen, aber nur für 0,3 % der Wintereinsätze. [7] Bei normalen Einsätzen sind Probleme mit der Kleidung in der Regel nur vorübergehender Natur, da die Retter sehr aktiv sind und nur für eine begrenzte Zeit kälteexponiert sind. Wenn sich der Rückzug jedoch verzögert, können erhebliche Probleme auftreten. Andererseits kann stark isolierende Kleidung zu anderen Problemen führen, z. B. zu eingeschränkter Mobilität bei der Arbeit am Einsatzort, und in einem beheizten Hubschrauber ist es mit solcher Kleidung dann viel zu warm. Es gibt keine goldene Regel für die Bekleidung bei einem Bergrettungseinsatz, aber eine mehrschichtige Bekleidung ist empfehlenswert.

Die Rettungskräfte sollten für sich selbst der Gefahren bewusst sein, insbesondere des Risikos von Erfrierungen (die Opfer haben ihre Haut so vollständig wie möglich bedeckt, während die Retter mit den Händen arbeiten) und sie sollten sich das Risiko der Unterkühlung für die Verletzten bewusst machen. Etwa 75 % der Verletzten können gerettet werden, ohne dass sie eine Unterkühlung erleiden, wenn die Bedingungen günstig sind (d. h. Notruf per Mobiltelefon, Hubschrauber in der Nähe, günstige Wetterbedingungen für die Luftrettung). Bei weniger günstigen Bedingungen liegt die Wahrscheinlichkeit einer Unterkühlung bei nahezu 100 %. [7]

MERKE
Bei den meisten Einsätzen sind Erfrierungen das Hauptrisiko für die Rettungskräfte. Das Risiko einer Unterkühlung ist aufgrund der begrenzten Expositionszeit geringer. In den seltenen Fällen längerer Exposition in extremer Kälte besteht jedoch auch für sie die Gefahr einer Unterkühlung.

46.4 Ultraviolette Strahlung

Obwohl die Strahlung in der Höhe zu therapeutischen Zwecken eingesetzt wird [15], erhöhen hohe Dosen von UV-Licht (und auch Infrarotlicht, das als Co-Karzinogen gilt) das Risiko von Hautkrebs. Es gibt noch keine Daten über das Hautkrebsrisiko von Rettungspersonal, das in großen Höhen arbeitet. Da die meisten Rettungskräfte auch Tätigkeiten wie Bergsteigen und Bergführertätigkeiten ausüben, sind sie insgesamt einer hohen UV-Strahlung ausgesetzt und sollten in zukünftige Studien einbezogen werden. Bergsteiger und Bergführer haben ein deutlich erhöhtes Risiko für Hautkrebs. [16–19] Dieses Risiko kann noch ausgeprägter sein, wenn die Betroffenen an einer Vorerkrankung leiden, die mit Chlorothiazid behandelt wird. [20] Es ist bekannt, dass die konsequente Verwendung von Sonnenschutz das Risiko verringert. Sonnenschutz sollte in den Rettungsstationen verfügbar sein, falls die Retter ihre eigenen Vorräte vergessen. Die arbeitsmedizinische Vorsorge für Bergretter sollte ein Hautkrebsscreening umfassen, zumindest für Bergretter über 40 Jahre. Retter mit verdächtigen Läsionen sollten zur dermatologischen Untersuchung auf Hautkrebs überwiesen werden.

MERKE
Rettungskräfte, die sich regelmäßig beruflich oder in ihrer Freizeit in große Höhen begeben, sollten sich auf Hautkrebs der exponierten Haut, insbesondere im Gesicht und am Hals, untersuchen lassen. Es liegen keine Daten darüber vor, zu welchem Zeitpunkt mit dem regelmäßigen Screening begonnen werden sollte. In Anbetracht der langen Latenzzeit bösartiger Erkrankungen kann es sinnvoll sein, mit der Untersuchung nach mehr als 10 Jahren der Tätigkeit zu beginnen.

46.5 Infektionskontrolle

Für Rettungskräfte ist es besonders wichtig, den direkten Kontakt mit Blut zu vermeiden. Dies ist jedoch nicht immer möglich. Regelmäßige Tests auf Hepatitis B, Hepatitis C und das menschliche Immundefizienz-Virus (HIV) sind Pflicht. Rettungspersonal sollte gegen Hepatitis B geimpft werden. Die Empfehlungen zur Notwendigkeit von Auffrischungen sind von Land zu Land unterschiedlich. Da das Rettungspersonal potenziell einem hohen Expositionsrisiko ausgesetzt ist, besteht eine Strategie darin, den Anti-HbS-Titer regelmäßig zu überprüfen (z. B. alle 3 bis 5 Jahre) und eine Auffrischimpfung zu verabreichen, wenn dieser < 10 U/l ist. [21]

Die Teammitglieder sollten verpflichtet werden, jeden Kontakt mit Blut oder Körperflüssigkeiten zu melden, insbesondere, wenn ein scharfes Objekt eine Verletzung der Haut verursacht. Der Arbeitsmediziner oder eine infektiologische Fachabteilung sollte rund um die Uhr erreichbar sein, um ggfs. eine sofortige Postexpositionsprophylaxe zu veranlassen. Besteht die Möglichkeit einer HIV-Infektion, sollte innerhalb von 72 Stunden eine Postexpositionsprophylaxe eingeleitet werden. Je früher mit der Prophylaxe begonnen wird, desto größer sind die Erfolgsaussichten.

Während medizinisch ausgebildete Personen sich der Infektionsrisiken bewusst sein sollten, ist dies bei Laien, wie Bergführern oder Piloten, die bei der medizinischen Versorgung vor Ort helfen, oft nicht der Fall. Laienmitglieder des Rettungsteams sollten in Sachen Hygiene geschult werden, insbesondere, wenn die Rettungssituation voraussichtlich mühsam und anstrengend sein wird.

MERKE
Strenge Hygiene und, sofern erforderlich, Impfungen sind für alle Mitglieder des Rettungsteams obligatorisch. Außerdem sollten die Retter gemäß den nationalen Vorschriften regelmäßig arbeitsmedizinisch untersucht werden. Eine bei einem Rettungseinsatz auftretende Infektion ist eine Berufskrankheit und muss den zuständigen Behörden gemeldet werden.

46.6 Arbeitsbelastung und Fitness

Es gibt nur wenige Daten zur notwendigen Fitness für alpine Rettungseinsätze. Eine Studie untersuchte die Arbeitsbelastung, die für verschiedene Rettungsaufgaben erforderlich ist. Während Bergsteiger bei der Kameradenrettung als Team agieren können, arbeiten organisierte Rettungskräfte oft allein oder in sehr kleinen Gruppen, z. B. bei Windeneinsätzen. Daher kann eine physische Arbeitsleistung bei einem Puls von 170/min (PWC170) von 2,5 W/kg Körpergewicht für Bergsteiger in solchen Situationen ausreichend sein, während 3–3,5 W/kg Körpergewicht das Minimum für Besatzungsmitglieder darstellt. [1, 4] In einer anderen Studie wurde das Mindestmaß an bergsteigerischen Fertigkeiten ermittelt, welches für die sichere Durchführung von Rettungseinsätzen in alpinem Gelände, einschließlich Fels und Eis, erforderlich ist. Unter Berücksichtigung einer Sicherheitsmarge, z. B. für rutschige Felsen bei schlechtem Wetter, sollte ein Retter in den Zentralalpen in der Lage sein, 50° steiles Eis zu beherrschen und sich sicher bewegen können, wenn er allein in felsigem Gelände des UIAA-Grades III unterwegs ist. [1, 22, 23]

Bei Rettungseinsätzen in Städten, die meist im Flachland oder niedriger Höhe durchgeführt werden, beklagen sich die Teammitglieder häufig über die Arbeitsbelastung während der kardiopulmonalen Reanimation (CPR). In der Höhe nimmt die aerobe Ausdauer ab einer Schwellenhöhe von 1.500 m um etwa 10–15 % pro 1.000 m ab. [1] Die für Rettungseinsätze erforderliche Arbeitsbelastung ist jahrelang weder auf Meereshöhe noch in großer Höhe systematisch untersucht worden. In einer Studie wurden schließlich typische, als anstrengend bekannte Aufgaben ausgewählt und mittels Telemetrie in simulierten Rettungsszenarien untersucht. [1] Am folgenden Tag (um sicherzugehen, dass sich alle physiologischen Parameter nach den ersten Messungen wieder vollständig normalisiert hatten) wurden zum Vergleich eine Standard-Spiroergometrie und eine Laktatanalyse durchgeführt. Das gleiche Protokoll wurde auf Meereshöhe und in Höhen von 3.000 m (Trockener Steg/Zermatt, Schweiz) und 4.560 m (Capanna Margherita, Monte Rosa, Italien) durchgeführt. [1, 22, 24] Zur Überraschung der Forscher zeigten die Daten, dass die CPR auch in großen Höhen aerob durchgeführt werden kann. Allerdings lagen die Aufgaben, bei denen der Patient bewegt wurde, wie z.B. der Transport oder die Spaltenbergung, weit jenseits der anaeroben Schwelle und oft an der Grenze der maximalen Arbeitskapazität des Einzelnen, was bedeutet, dass diese Aufgaben nur für eine sehr begrenzte Zeit durchgeführt werden können.

Eine detaillierte Analyse hat gezeigt, dass Rettungseinsätze in der Höhe nur begrenzt möglich sind, wenn die PWC170 des Retters weniger als 3 W/kg auf Meereshöhe beträgt. Bei einer PWC170 < 2,5 W/kg ist eine Rettung praktisch unmöglich. Es sei darauf hingewiesen, dass diese Mindestanforderungen an die Arbeitsbelastung nicht bedeuten, dass nicht so fitte Bergsteiger nicht in der Lage sind, Kameraden zu retten. Der wichtige Unterschied besteht darin, dass Bergretter bei Hubschraubereinsätzen oft allein (Windenbetrieb) oder mit zwei Personen arbeiten, während Bergsteiger normalerweise in größeren Teams arbeiten können, ggfs. mit Unterstützung durch andere Seilschaften. Daher müssen Erstere fit genug sein, um auch die anstrengendsten Teile einer Operation ohne Hilfe bewältigen zu können.

MERKE

Die relative Arbeitsbelastung für dieselbe Aufgabe steigt mit der Höhe. Ein PWC170 von mindestens 3 W/kg auf Meereshöhe ist für die Durchführung von Rettungseinsätzen in der Höhe erforderlich.

Steiles, oft schnee- und eisbedecktes Gelände sowie Stein- und Eisschlag und andere Gefahren im Gebirge haben erhebliche Auswirkungen auf die Rettungseinsätze und ebenso auf die erforderlichen Fähigkeiten der Retter. Um die Fähigkeiten realistisch zu bewerten, wurde eine Studie über 2.731 Rettungseinsätze in den Tiroler Alpen (Österreich) und im Wallis (Schweiz) durchgeführt, wobei die Auswirkungen des Geländes besonders berücksichtigt wurden. [23] Die Schwierigkeit wurde entweder nach der UIAA-Skala für Felsschwierigkeiten oder nach dem Winkel für die Steilheit von Eisgelände eingestuft. Das Gelände konnte bei fast allen Einsätzen (99,7 %) genau bewertet werden. Bei fast 31 % der Rettungseinsätze waren fortgeschrittene alpinistische Fähigkeiten des Rettungspersonals erforderlich. Bei 6 % entsprachen die Schwierigkeiten im Fels dem UIAA-Grad III und bei 2,4 % dem UIAA-Grad IV oder höher. Etwa 1,5 % aller Rettungseinsätze fanden in Eiswänden mit einer Neigung von mehr als 50° statt.

MERKE

Unterschätzen Sie nicht die technischen Fähigkeiten, die ein Retter oder Arzt vor Ort haben muss. Sichere und effektive Einsätze sind nur möglich, wenn alle Teammitglieder die Schwierigkeiten des Einsatzgeländes beherrschen.

Zunächst müssen die Sicherheitsvorkehrungen festgelegt werden: Wie werden die Gesundheits- und Sicherheitsanforderungen abgewogen gegen die mit den Rettungseinsätzen einhergehenden Risiken? Wenn die Retter über unzureichende technische Fähigkeiten verfügen, wird das Team die meisten Einsätze nicht ohne die Hilfe anderer bewältigen können. Allerdings ist es nicht realistisch, eine ausreichende Anzahl von Kandidaten zu finden, die nicht nur erfahrene Fels- und Eiskletterer sind, sondern auch über eine Ausbildung in der Notfallmedizin und in der Hubschrauberrettung verfügen, um alle Vorkommnisse ohne weitere Unterstützung zu bewältigen. Ausgehend von der ursprünglichen Annahme, dass ein

Team in der Lage sein sollte, 90 % aller Einsätze mit einer Sicherheitsmarge für schlechte Bedingungen wie nasses und rutschiges Gestein zu bewältigen, kamen die Autoren derselben Studie [23] zu dem Schluss, dass die Mindestanforderungen an ein Teammitglied die Fähigkeit zum Klettern in Felsen des UIAA-Grads IV und in Eis bei einer Steilheit von 50° mit Standardtechniken umfassen. Für die restlichen 10 % der Einsätze sind eine spezielle Ausrüstung, spezifische Fähigkeiten und zusätzliche Rettungsspezialisten erforderlich. Insbesondere bei Ärzten reicht es nicht aus, ein kompetenter Notarzt zu sein. Ohne spezifische technische Fertigkeiten besteht ein reales Risiko einer sog. „sudden incapacitation" (plötzliche Handlungsunfähigkeit), die zum Scheitern der Rettungsaktion führen kann.

Daten zu psychologischen Faktoren wie Stress und die Belastbarkeit der Retter gibt es so gut wie nicht. Zweifelsohne kommt es bei der Bergrettung zu Situationen, in denen die meisten Arbeiter (z. B. in der Industrie oder Verwaltung) psychisch dekompensieren würden. Der Einsatz eines Presslufthammers in 40 m Tiefe in einer Gletscherspalte, die gerade breit genug für den Körper des Retters ist, [25] das Hängen in mehr als 160 m Höhe an einem Hubschrauber an einer Longline, wobei der Hubschrauber wie ein kleiner Punkt am Himmel aussieht, der Einsatz in einer großen und sehr steilen alpinen Wand oder Rinne oder die Rettung aus überhängendem Gelände mit einer Jelk-Stange – ein langer Teleskopstab mit einem Haken, den die Retter bei Windeneinsätzen verwenden, um sich unter überhängende Felsen zu ziehen (➤ Abb. 46.2) – sind keine Situationen für Rettungskräfte, die nicht über ein hohes Maß an Geschick, Zuversicht, einen kühlen Kopf und eine außergewöhnliche Belastbarkeit verfügen. Bei solchen Einsätzen kommt eine Art „Healthy-Worker-Effekt" ins Spiel, der besagt, dass diejenigen, die Angst haben zu versagen, oder Unfälle oder Verletzungen befürchten, diese Art von Arbeit meiden. Es ist von entscheidender Bedeutung, dass die Teamleiter sorgfältig auswählen, wer welche Aufgaben während eines Einsatzes übernehmen soll.

Die Altersgrenze von 60 Jahren für europäische Verkehrspiloten (Verordnung Nr. 1178/2011 der Europäischen Agentur für Flugsicherheit), die über 60-jährige Piloten von öffentlichen Transportflügen mit nur einem Piloten ausschließt („single pilot operations"), gilt nicht für Bergrettungseinsätze mit kleinen Hubschraubern. Es gibt keine Daten, die darauf hindeuten, dass ältere Retter oder Piloten häufiger in Unfälle bei HEMS-Einsätzen verwickelt sind als jüngere [26] – im Gegenteil. Ältere Teammitglieder sind tendenziell in weniger Zwischenfälle verwickelt.

MERKE

Es gibt keine Daten die belegen, dass ältere Teammitglieder bei der Durchführung von Hubschrauber-Rettungseinsätzen einem größeren Risiko ausgesetzt sind als jüngere.

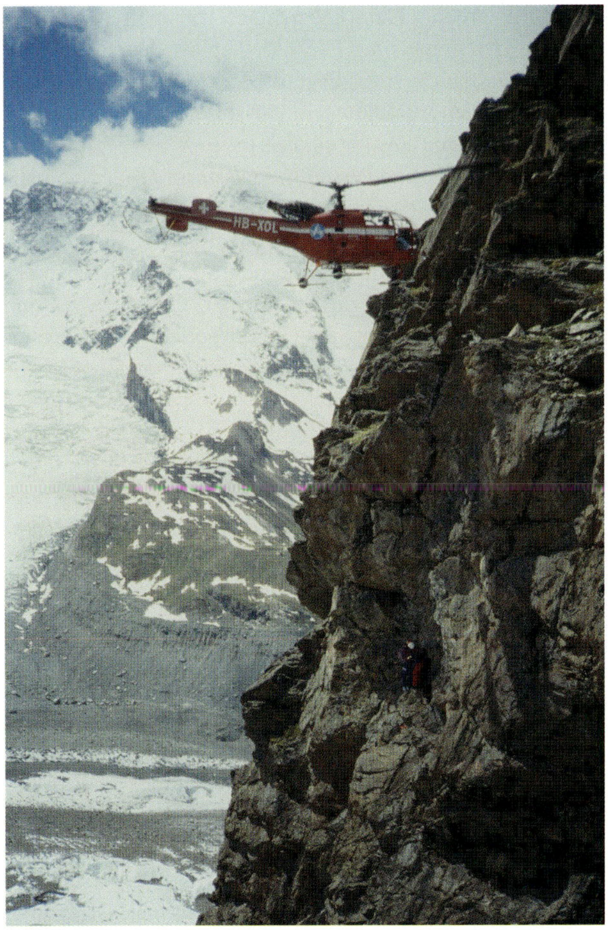

Abb. 46.2 Rettung aus überhängendem Terrain. Der Hubschrauber schwebt extrem nah an der Felswand, der Abstand zwischen Rotor und Felsen beträgt 30–40 cm. Nachdem der Retter einen Jelk-Stock an der Verankerung des Verunglückten eingehängt hat, zieht er sich mit dem Stock in die Wand. Der Retter muss sich vor der Selbstrettung vom Tau lösen. Andernfalls würde der Hubschrauber mit dem Felsen verbunden. Um zurückzukehren, muss der Retter das Tau mit dem Jelk-Stock einholen, sich aus dem Felsanker ausklinken und in das Hubseil einklinken. Dann bringt ein mit dem Piloten abgestimmtes Pendeln den Retter und den Verunglückten zurück in eine Position direkt unter dem Hubschrauber.

Es liegen keine Daten vor, die darauf hinweisen, dass Mitglieder von Bergrettungsmannschaften am Boden oder in der Luft häufiger an posttraumatischen Belastungsstörungen (PTBS) leiden als Mitglieder anderer Rettungsdienste. Etwa 1,3–1,7 % der Mitglieder von Nichtbergrettungsdiensten entwickeln eine PTBS. [27] Diese Rate ist etwa dreimal so hoch wie die der europäischen Allgemeinbevölkerung. Die Tatsache, dass die überwiegende Mehrheit der Mitglieder von Rettungsdiensten keine PTBS hat, deutet auf belastbare Kompensationsmechanismen hin. Für Gesundheits- und Sicherheitsbeauftragte kann das Erkennen einer PTBS schwierige sein, da die PTBS von den Betroffenen verborgen werden kann. Psychische Erkrankungen kommen bei Mitgliedern von Rettungsteams deutlich seltener (etwa 8 %) vor als in der europäischen Allgemeinbevölkerung (etwa 30 %). [28] Die Symptome einer PTBS können als Depression oder Drogenmissbrauch (fehl)diagnostiziert werden, aber auch als komorbide Erkrankungen (80–90 %), die mit einem geringeren Stigma behaftet sind als die PTBS, wie z. B. Angststörungen, Borderline-Persönlichkeitsstörung oder Somatisierungsstörung. [29] Andere Erkrankungen, die mit PTBS in Verbindung gebracht werden können, sind Bluthochdruck, Herzerkrankungen, Schmerzsyndrome und Magen-Darm-Erkrankungen. [30–32] Arbeitsmediziner, Gesundheits- und Sicherheitsbeauftragte, aber auch Kollegen, Familienangehörige und Freunde sollten darauf hingewiesen werden, dass die Möglichkeit einer PTBS besteht.

Eine weitere Folge von psychischem Stress ist das Burnout-Syndrom, ein unzureichend definierter und oft falsch verwendeter Begriff. Familie, Freunde und Kollegen, aber auch Flug- und Arbeitsmediziner, Gesundheits- und Sicherheitsbeauftragte sollten auf frühe Anzeichen eines Burnouts achten, z. B. übermäßige Müdigkeit oder Zynismus. Es kann Wochen oder Monate dauern, bis sich ein Burnout bemerkbar macht. Im Gegensatz zur PTBS wird das Burnout-Risiko durch die Teilnahme an komplexen Einsätzen, die letztendlich erfolgreich sind, verringert. Eine angemessene Ausbildung und berufliche Kompetenz sind die wichtigsten Schutzfaktoren. [27, 33, 34] Die wichtigsten Risikofaktoren für Burnout sind Stress durch Organisationsmängel und Überlastung in der täglichen Routinearbeit. [27, 34, 35]

Flugangst betrifft etwa 3 % des Luftrettungspersonals – unveröffentlichte Daten der Stiftung Mayday, Neu-Isenburg, Deutschland, die Piloten und ihre Familien nach jeder Art von Zwischenfall während des Fluges unterstützt. Etwa 25 % gaben das Risiko als Hauptgrund an, 6 % die Angst vor dem Fliegen und 25 % familiäre Erwägungen, die mit dem Risiko im Zusammenhang stehen könnten. Dies zeigt, wie wichtig das Risikomanagement und das Bewusstsein für die Probleme der Besatzungsmitglieder bei Rettungseinsätzen sind. Solche Maßnahmen verbessern nicht nur die Sicherheit, sondern verringern auch das Risiko, erfahrene Besatzungsmitglieder aufgrund psychischer Probleme zu verlieren. Mehrere Studien zeigen, dass der Verlust von fliegendem Personal durch das Abhalten von Nachbesprechungen im Anschluss an schwierige Rettungseinsätze weiter verringert werden kann (Übersicht in [36]). Die Auswirkungen der Nachbesprechung sind je nach Persönlichkeit unterschiedlich, daher sollten sie allen zur Verfügung gestellt werden, die Teilnahme jedoch freiwillig sein.

MERKE

Eine PTBS sollte frühzeitig erkannt werden. Jedem Teammitglied mit Verdacht auf PTBS sollte eine professionelle Betreuung und ggfs. Therapie zur Verfügung stehen. Regelmäßige Nachbesprechungen, insbesondere nach schwierigen Einsätzen, können das Risiko einer PTBS deutlich verringern.

46.7 Lärmexposition

In Industrieländern mit hoher Bevölkerungsdichte in den Bergen kommen bei Rettungseinsätzen in den meisten Fällen Hubschrauber zum Einsatz. Lärmbedingte Schwerhörigkeit ist seit mindestens 50 v. Chr. bekannt, als Plinius der Ältere berichtete, dass Menschen, die in der Nähe der Stromschnellen des Nils lebten, an Hörschäden litten. [37] Über Hörschäden bei Hubschrauber-Rettungsteams liegen nur wenige Daten vor, vor allem, weil Untersuchungen zur Exposition in der Einsatzrealität technisch und logistisch schwierig sind.

Obwohl nur etwa 0,01 % der Gesamtleistung eines Hubschraubers Lärm erzeugt, ist dieser von enormer Intensität. [38] Hubschrauberlärm ist komplex und besteht aus mehreren Komponenten: (i) niederfrequentes periodisches Rotationsgeräusch; (ii) stochastisches Wirbelgeräusch mit Frequenzen von > 200 Hz, dessen Spektrum kontinuierlicher ist als das des Rotationsgeräuschs; und (iii) hochfrequente Spitzen, die durch das Getriebe, die Turbine und andere Mechanismen verursacht werden. [39–41] Hubschrauberlärm ist durch hohe bis extreme Lärmpegel über ein breites Spektrum von Frequenzen und Impulsen gekennzeichnet.

Die berufsbedingte Lärmbelastung des Bergrettungspersonals unterscheidet sich in zweierlei Hinsicht von derjenigen in anderen Arbeitsumgebungen. Erstens ist die Lärmbelastung durch Hubschrauber sehr unterschiedlich – an Tagen ohne Einsätze gibt es keine Belastung, an anderen extreme. Zweitens ist die Lärmbelastung durch Hubschrauber mit sehr hohen Lärmpegeln und begrenztem Gehörschutz verbunden, wenn die Mannschaft bei Einsätzen „Hot Loading“ und Winden- bzw. Taueinsätzen außerhalb des Fluggeräts durchführt. Beim Hot Loading werden Materialien oder Personen in den mit hoher Turbinenleistung schwebenden Hubschrauber geladen, oder Rettungskräfte steigen bei laufendem Triebwerk in den Hubschrauber ein oder aus. Eine weitere Situation, in der es zu einer längeren Lärmbelastung außerhalb des Hubschraubers kommt, ist die Windenbergung an sich: Je nach Hubschraubertyp können Patient und Retter erst nach der Landung in den Hubschrauber gebracht werden und schweben bis dahin unter dem Fluggerät, knapp 2 m von der Turbine entfernt.

Die Lärmbelastung wurde in einer Studie mit mehr als 2.700 Rettungseinsätzen untersucht. [42] An Tagen, an denen sie an der Rettung beteiligt waren, waren die Teammitglieder äquivalenten Lärmpegeln (Leq8h) von über 85 dB(A) ausgesetzt. [1, 43] Mitglieder von Bergrettungsmannschaften sollten daher auf Gehörverlust getestet werden. In den meisten europäischen Ländern wird ein solcher Test alle drei Jahre empfohlen. [21]

Es ist nicht immer möglich, während einer Rettung einen Gehörschutz zu tragen. Bergführer, der Verunglückte und seine Begleiter, können sehr hohen Lärmpegeln ausgesetzt sein.

Dauerhafte Hörschwellenverschiebungen können durch eine einmalige Lärmexposition von mehr als 110 dB(A) hervorgerufen werden. Diese Pegel können von einem schwebenden Hubschrauber erzeugt werden. Wenn kein Gehörschutz zur Verfügung steht, sollten Umstehende und der Verunglückte – falls möglich – aufgefordert werden, sich die Ohren zu zuhalten bzw. diese mit den Fingern zu verschließen. Dieses Manöver kann den Lärmpegel um mindestens 40 dB(A) verringern. [1]

MERKE

Das Gehör ist sehr anfällig für dauerhafte Schäden, wenn der Lärmpegel sehr hoch ist. Tragen Sie immer einen Gehörschutz, wenn die Turbinen laufen, auch wenn die Expositionszeit kurz ist. Hubschrauberlärm kann innerhalb von wenigen Minuten dauerhafte Hörschäden hervorrufen.

Moderne Hubschrauber erzeugen aufgrund neuer Konstruktionsmerkmale, wie z. B. einem Heckrotor im Ausleger (Fenestron, NOTAR-System), geringere Lärmpegel als ältere Modelle. Dieses Merkmal erhöht die Sicherheit und hat keine Wechselwirkungen mit den Luftwirbeln des Hauptrotors. In einer anderen Studie wurde die Lärmbelastung bei Rettungseinsätzen mit verschiedenen Hubschraubertypen untersucht. [44] Diese Studie bezog ältere Hubschrauber mit ein, um Experten bei der Feststellung zu helfen, ob die permanente Schwellenverschiebung eines Teammitglieds arbeitsbedingt war. Die Studie zeigte, dass moderne Hubschrauber zwar geringere äquivalente Lärmpegel erzeugen (➤ Abb. 46.3), die Pegel aber immer noch hoch genug sind, um bei Rettungskräften, die während des Betriebs der Turbinen Winden- oder Taubergungen, das Hot Loading oder andere Arbeiten außerhalb des Fluggeräts durchführen, einen vorübergehenden oder dauerhaften Hörverlust zu verursachen. Gehörschutz und regelmäßige Hörtests sind nach wie vor erforderlich.

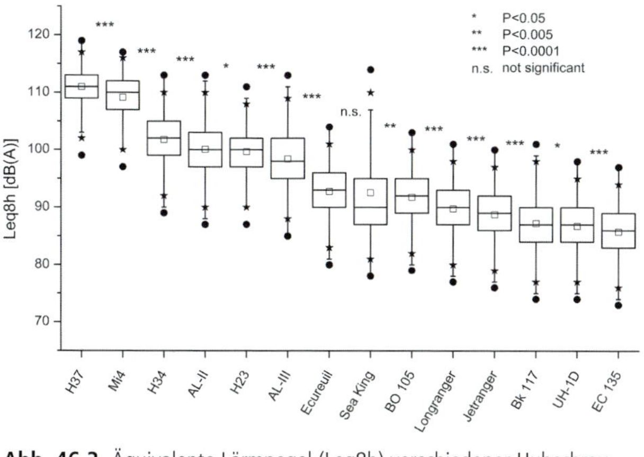

Abb. 46.3 Äquivalente Lärmpegel (Leq8h) verschiedener Hubschraubertypen bei identischen Rettungseinsätzen. (Wiedergegeben aus [44], mit freundlicher Genehmigung)

46.8 Arbeitsmedizinische Vorsorgeuntersuchung von Hubschrauber-Rettungspersonal

Das folgende Protokoll wurde von der UIAA MedCom [4] erstellt und basiert auf den oben beschriebenen Studien. Die Struktur des vorgeschlagenen Verfahrens basiert auf denen des Arbeitsschutzes in Deutschland, kann aber leicht für andere Länder angepasst werden. Das Protokoll bietet ein Instrument zur Umsetzung präventiver Gesundheitsmaßnahmen für Rettungskräfte. Arbeitsmediziner können sie bei Bedarf für bestimmte Arbeitnehmer anpassen. So sind beispielsweise Ergometrie- und Spirometriemessungen bei der Vorsorgeuntersuchung eines Teammitglieds, das gleichzeitig Marathonläufer ist, überflüssig.

46.8.1 Voruntersuchung (vor Beginn der Arbeit)

Anamnese des Patienten

- Allgemeine Anamnese
- Spezifische Anamnese (Flugmedizin und Höhenmedizin)
  - Frühere Probleme während oder nach dem Flug (Welche Art von Problemen? Wann? Wiederkehrend? In welcher Höhe? Andere Symptome?)
  - Jegliche medizinische Probleme in großer Höhe, insbesondere Kurzatmigkeit; unverhältnismäßig reduzierte Arbeitsfähigkeit (Wann? Wiederkehrend? In welcher Höhe? Wie lange nach Ankunft in der Höhe? Andere Symptome?); AMS, HAPE oder HACE?
- Impfungen und durchgemachte Infektionskrankheiten
- Berufliche Vorgeschichte
- Aktuelle Symptome
- Besondere Aufmerksamkeit sollte geschenkt werden:
  - Immunkrankheiten (oder Therapien), die das Immunsystem erheblich beeinträchtigen
  - Herz-Kreislauf-Erkrankungen wie Bluthochdruck oder symptomatische Hypotonie;
  - Herzerkrankungen wie Angina pectoris, Herzinfarkt, Herzrhythmusstörungen oder kongestive Herzinsuffizienz
  - Traumatische Hirnverletzungen
  - Diabetes mellitus (insbesondere Typ I)
  - Nephropathie
  - Dermatologische Erkrankungen, die die Resistenz gegen Krankheitserreger verringern oder erhöhte Lichtempfindlichkeit verursachen
  - Neurologische Erkrankungen, insbesondere Schwindel
  - Psychiatrische Erkrankungen
  - Verwendung von sedierenden Medikamenten oder Drogen, einschließlich Alkohol
  - Augenkrankheiten, die das Sehvermögen beeinträchtigen können

- Zustände, die das Mittel- oder Innenohr beeinträchtigen
- Reisekrankheit
- Phobien wie Akrophobie oder Flugangst
- Psychische Belastbarkeit (Akrophobie, Flugangst)

Medizinische Untersuchungen

Auf der Grundlage der vorherigen Tätigkeitsbeschreibung und der Gefährdungen finden folgende medizinischen Untersuchungen statt:

- Klinische Untersuchung
- Audiologische Untersuchung:
  - Otoskopische Untersuchung
  - Audiometrie (Luftleitung bei 1 bis 6 kHz)
- Laboruntersuchungen:
  - Urinuntersuchung (Messtreifen)
  - Erythrozyten-Sedimentationsrate
  - Großes Blutbild (Anzahl der weißen Blutkörperchen, rote Blutkörperchen, Hämoglobin, Hämatokrit, Thrombozytenanzahl)
  - GGT, AST (GOT), ALT (GPT)
  - Kreatinin
  - Serumglukosekonzentration (mit oralem Glukose-Stresstest oder HbA1c, wenn indiziert)
  - Anti-HBc (bei nicht Geimpften); Anti-HBs, falls geimpft
    - Wenn Anti-HBc positiv, HBs-Ag und Anti-HBs
    - Wenn HBs-Ag positiv, HBe-Ag und Anti-HBe
- Augen:
  - Sehen (nah und fern)
  - Stereoskopisches Sehen (Tiefenwahrnehmung)
  - Farbensehen
  - Gesichtsfelder
  - Nachtsicht (Dämmerungssehen)
- Thoraxröntgen (nur bei Erstuntersuchung)
- Leistungsfähigkeit:
  - Spirometrie
  - Ergometrie (PWC 170)
- Gleichgewicht:
  - Romberg-Test (1 min)
  - Fukuda-Test (1 min)

MERKE

- Eine Audiometrie ist nicht erforderlich, wenn Untersuchungsergebnisse aus den letzten sechs Monaten vorliegen. Sind die Ergebnisse auffällig, ist eine weitere Untersuchung durch einen HNO-Arzt angezeigt.
- Thoraxröntgen ist nicht erforderlich, wenn eine in den letzten zwei Jahren vorgenommene Röntgenuntersuchung des Brustkorbs keine Auffälligkeiten ergeben hat.
- Ein Hautkrebsscreening sollte mindestens einmal jährlich angeboten werden, spätestens nach 10 Jahren im alpinen Rettungsdienst oder bei Besatzungsmitgliedern, die älter als 40 Jahre sind.

Optionale Untersuchungen

- Kranio-Korpografie mit foto-optischer Aufzeichnung
- Spiro-Ergometrie

Arbeits- und flugmedizinische Kriterien für Nichteinsatzfähigkeit

Die folgenden Kriterien gelten auch für Arbeitnehmer, die in isobarer Hypoxie arbeiten (z. B. im Brandschutz). Für Details [45].

Dauerhaft nicht in der Lage, in großer Höhe zu arbeiten

Personen mit einer der folgenden neurologischen, otologischen oder psychiatrischen Erkrankungen, sollten dauerhaft nicht in großer Höhe arbeiten:

- Anfallsleiden oder andere Zustände, die Bewusstseinsstörungen verursachen können
- Neurologische Erkrankungen (zentral oder peripher), jene neurologischen Erkrankungen (zentral oder peripher), die zu erheblichen Funktionseinschränkungen führen, insbesondere nach traumatischen Hirnverletzungen, beeinträchtigter Hirndurchblutung, organischen Erkrankungen des Gehirns oder Rückenmarks oder peripheren Neuropathien
- Gleichgewichtsstörungen mit definierten Anormalitäten im Romberg- oder Fukuda-Test:
  - Seitliche Oszillationen während des Fukuda-Schritttests von >20 cm oder seitliche Abweichung im Romberg-Test von >80° nach rechts oder >70° nach links
  - Längsschwingungen im Romberg-Test von >12 cm oder Querschwingungen von >10 cm, wenn diese nach dem festgelegten Beobachtungszeitraum nicht nach der vorgesehenen Beobachtungszeit nicht verschwinden
- Chronischer oder rezidivierender Schwindel mit abnormaler Elektronystagmografie
- Chronische Einnahme von sedierenden Medikamenten
- Aktueller oder früherer Drogenmissbrauch
- Psychiatrische Erkrankungen, einschließlich gut kompensierter Erkrankungen, wenn eine Dekompensation einen erheblichen Einfluss auf die Arbeitssicherheit hätte (v.a. Erkrankungen einschließlich ihrer Therapie, welche die Fähigkeit zur Stresstoleranz oder zur Risikoeinschätzung beeinträchtigen können).
- Erhöhtes Risiko eines Hörverlusts:
  - Signifikanter Hörverlust bei Knochenleitung auf mindestens einem Ohr und bei mindestens einer getesteten Frequenz zwischen 1 und 6 kHz
  - Peripherer Schwindel oder Morbus Menière
  - Vorgeschichte einer Innenohrerkrankung, wie akuter Hörverlust

- Schwerhörigkeit nach einem Schädel-Hirn-Trauma
- Frühere Operationen wegen Otosklerose
- Unverträglichkeit von Gehörschutz, Headsets oder Helmen mit integrierten Kommunikationssystemen aufgrund von Erkrankungen des Außenohrs oder des äußeren Gehörgangs, wie z. B. hartnäckige Ekzeme
- Unfähigkeit, den Druck des Mittelohrs oder der Nasennebenhöhlen aufgrund einer chronischen Erkrankung auszugleichen
- Chronische Bindehautentzündung

• Personen mit medizinischen Beschwerden oder Leistungseinschränkungen:
  - Jede kardiovaskuläre Erkrankung, die eine dauerhafte Leistungseinschränkung auf einen PWC170 < 3 W/kg zur Folge hat, [1] insbesondere koronare Herzkrankheit, kongestive Herzinsuffizienz, schwere pulmonale Hypertonie oder schwere arterielle Hypertonie
  - Jede Atemwegserkrankung, die zu einer dauerhaften Leistungseinschränkung führt (PWC170 <3 W/kg [1]), z. B. chronisch obstruktive Lungenerkrankung, restriktive Lungenerkrankung oder Erkrankungen, die den Gasaustausch einschränken
  - Signifikante Bullae der Lungen im Thorax-Röntgen. Lungenfachärztlichen Rat einholen (Druckveränderungen beim Fliegen?)
  - Jede hämatologische Erkrankung, die zu einer dauerhaften Leistungseinschränkung auf einen PWC170 <3 W/kg [1] führt, z. B. chronische Anämie jeglicher Ursache; jede Hämoglobinopathie, wie z. B. Sichelzellenanämie, die unter hypoxischen Bedingungen akut dekompensieren kann
  - Jede Haut- oder Gefäßerkrankung, die die periphere Durchblutung beeinträchtigt und ein erhöhtes Risiko für Erfrierungen mit sich bringt, oder eine Vorgeschichte mit tiefen Erfrierungen.
  - Signifikante Nieren- oder Harnwegserkrankungen, wie z. B. eine chronische Nierenschädigung (früher als chronische Niereninsuffizienz bezeichnet) mit einer glomerulären Filtrationsrate <60 ml/min [6]
  - Rheumatische Erkrankungen, die sich durch Kälteeinwirkung verschlimmern können, oder andere schwere rheumatologische Erkrankungen
  - Stoffwechselerkrankungen, die zu einer dauerhaften Beeinträchtigung der Leistungsfähigkeit, der Wachsamkeit, der Koordination oder des Gleichgewichts führen, wie Schilddrüsen-, Nebenschilddrüsen- oder Nebennierenerkrankungen, die nicht gut kontrolliert sind
  - Diabetes mellitus mit hypoglykämischen Episoden in der Vorgeschichte
  - Intoleranz gegenüber Kälte, wie Kälteagglutinin, Kälteurtikaria oder kälteinduzierte Hämoglobinurie
  - Dauerhafte Verringerung der Muskelkraft, der Beweglichkeit oder Verlust einer Gliedmaße, wenn die Beeinträchtigung es unmöglich macht, notwendige Aufgaben zu erledigen
  - Unbehandelte Schlafstörungen, wie z. B. Schlafapnoe, die zu einer erheblichen Beeinträchtigung der Wachsamkeit oder zu pulmonalem Bluthochdruck führen
  - Immunsuppression:
    - Chronische Erkrankungen, wie z. B. eine HIV-Infektion, die zu einer Beeinträchtigung des Immunsystems führen
    - Laufende Behandlung mit immunsuppressiven Medikamenten, zytotoxischen Medikamenten oder Strahlung
    - Chronisches hartnäckiges Ekzem an den Händen, das den Schutz der Haut vor Infektionserregern beeinträchtigt
    - Chronische Hautkrankheiten, die zu Lichtempfindlichkeit führen

Vorübergehend nicht in der Lage, in Höhenlagen oder anderen hypoxischen Umgebungen zu arbeiten

Personen mit einer der oben genannten Erkrankungen können vorübergehend nicht in der Höhe arbeiten, wenn eine vollständige oder ausreichende Genesung zu erwarten ist, wie z.B. bei folgenden Gegebenheiten:

- PWC170 < 3 W/kg durch Lebensumstände (z.B. Trainingsmangel): Es sollte ein Trainingsplan erstellt und die ärztliche Untersuchung nach 6–12 Monaten je nach Leistung und Compliance wiederholt werden
- Anämie von < 11 g/dl, wenn eine Erholung auf normale Werte zu erwarten ist
- Vorübergehende Immunsuppression, z. B. durch eine hoch dosierte systemische Steroidbehandlung oder während einer akuten Erkrankung
- Vorübergehende Unfähigkeit, den Druck im Mittelohr oder in den Nebenhöhlen auszugleichen, z. B. während einer akuten Infektion der oberen Atemwege
- Ein Body-Mass-Index > 28 oder ein Körpergewicht > 90 kg. Das Gewicht des Retters ist in der Gewichtsbegrenzung für die Rettungswinde enthalten. Die Kapazität der Winde umfasst das Gewicht des vollständig bekleideten Retters, des Patienten und der Ausrüstung
- Akutes Ekzem an den Händen oder eine große Abschürfung, die vorübergehend die Integrität der Haut gegenüber Infektionserregern beeinträchtigt
- Romberg-Test und Fukuda-Test liegen über den zulässigen Grenzwerten (siehe oben). Jährliche Wiederholungsuntersuchungen können durchgeführt werden, um die Genesung zu überprüfen. Nach 4 Jahren ist eine Besserung unwahrscheinlich und die Einschränkung wird in der Regel chronisch

- Zustände, die das Tragen von Gehörschutz, Kopfhörern oder Helmen mit integrierten Kommunikationsgeräten vorübergehend unmöglich machen, z. B. Verletzungen des äußeren Ohrs oder akute Erkrankungen des äußeren Gehörgangs
- Vorübergehende Behandlung mit Medikamenten, die Lichtempfindlichkeit verursachen können

Arbeitsfähig, wenn bestimmte Bedingungen erfüllt sind

- Bei leichter Immunsuppression ist zu prüfen, ob eine weitere Tätigkeit vertretbar ist (ggf. spezifische Präventivmaßnahmen ergreifen). Reduzierte Aktivität bis zur ärztlichen Freigabe bei einer erneuten Untersuchung.
- Migräne – diese kann prophylaktische Medikamente erfordern.

Arbeitsfähigkeit

Personen, auf die keine der oben genannten Erkrankungen zutrifft und die nicht durch Vorschriften oder Bestimmungen eingeschränkt sind, sind arbeitsfähig. Einschränkungen können für Gruppen wie schwangere Frauen und Minderjährige gelten.

46.8.2 Nachuntersuchungen

Die in diesem Kapitel angegebenen Zeiträume sind Empfehlungen für Standardfälle. Wenn es einen medizinischen Grund dafür gibt, so kann der Flug- oder Arbeitsmediziner sie gegebenenfalls ändern.

Fristen bis zur Nachuntersuchung

- Erste Nachuntersuchung: Die Nachuntersuchung sollte innerhalb von 6 Monaten nach Wiederaufnahme der Arbeit erfolgen.
- Weitere Nachuntersuchungen: Eine zweite Nachuntersuchung sollte innerhalb von 12 Monaten nach Wiederaufnahme der Arbeit stattfinden.
- Vorzeitige Nachuntersuchung: Eine Nachuntersuchung vor der Wiederaufnahme der Arbeit ist angezeigt bei einer Erkrankung mit einer Dauer von mehr als 4 Wochen oder bei einer Erkrankung, die die Leistungsfähigkeit erheblich beeinträchtigen kann. Eine erneute Untersuchung kurz nach der Rückkehr an den Arbeitsplatz ist angezeigt, wenn der Arbeitnehmer glaubt, dass eine Einschränkung aufgrund der Erkrankung besteht.

46.8.3 Nachgehende Untersuchung

Ein serologischer Test auf Hepatitis B/C und HIV, der vor Ablauf des sechsten Monats nach dem Ausscheiden aus dem Dienst durchzuführen ist, wird für alle früheren Besatzungsmitglieder empfohlen, die direkten Kontakt mit Patienten hatten oder möglicherweise kontaminierte medizinische Geräte benutzten. Es sollte ein Screening auf Hautläsionen und Hautkrebs angeboten werden. Dem Teammitglied sollte geraten werden, sich mindestens einmal jährlich dermatologisch untersuchen zu lassen.

MERKE

Mit Ausnahme der Piloten, die von Fachärzten für Luftfahrtmedizin betreut werden müssen, sollten die Teammitglieder von einem spezialisierten Facharzt für Arbeitsmedizin überwacht werden. Idealerweise sollte dieser auch Teammitglied sein oder zumindest über persönliche Erfahrung in der alpinen Luftrettung verfügen.

Fazit

Das Risiko eines Bergrettungseinsatzes sollte nie unterschätzt werden. Zu den allgemeinen Aspekten der Sicherheitskultur und des Gesundheitsschutzes am Arbeitsplatz „Bergrettung" gehören:

- Vorbereitung:
  - Fitness (PWC170, mindestens 3 W/kg)
  - Spezifische medizinische Kenntnisse (z.B. Höhe, Lawinen)
  - Alpine Fähigkeiten (UIAA Grad IV, Eis 60°)
- Sicherheit:
  - Hygiene
  - Sicherheit im Hubschrauber
  - Sichern
- Vorbeugung:
  - Impfung (Hepatitis B)
  - Gehörschutz
  - Regelmäßige Untersuchungen durch Arbeitsmediziner

LITERATUR

1. Küpper T. Körperliche und fachliche Anforderungen bei der Rettung aus alpinen Notlagen. Analyse der Belastungen und Beanspruchungen der Ersthelfer und der Angehörigen der Rettungsdienste und ihre Konsequenzen für präventive und rehabilitative Ansätze in Flugmedizin, Arbeitsmedizin und alpiner Sportmedizin. Habilitationsschrift an der RWTH Aachen: RWTH Aachen Technical University; 2006.
2. Küpper T. Luftrettung, in Moderne Flugmedizin. Siedenburg J, Küpper T, (eds). Stuttgart: Gentner Verlag; 2015. pp 480–486.
3. Siedenburg J, Küpper T. Moderne Flugmedizin. Stuttgart: Gentner Verlag; 2015.

4. Küpper T, Gieseler U, Schöffl V. Occupational Aspects of Alpine Helicopter Rescue Operations. Recommendation of the UIAA Medical Commission. Vol. 23; 2015. Unter: https://www.researchgate.net/publication/316421000_RECOMMENDATION_OF_THE_UIAA_MEDICAL_COMMISSION_VOL_23_Occupational_Aspects_of_Alpine_Helicopter_Rescue_Operations (letzter Abruf: 23.04.2023).
5. Neureuther G. First aid problems in mountaineering accidents. Munch Med Wochenschr. 1969;111(7)332–339.
6. Neureuther, G. Accidental hypothermia. Sixth Congress of the Red Cross Germany 24–27 April, 1986, Nürnberg, Germany.
7. Küpper T, Steffgen J, Jansing P. Cold exposure during helicopter rescue operations in the Western Alps. Ann Occup Hyg. 2003;47(1):7–16.
8. Wyon DP. Wind-chill equations predicting whole-body heat loss for a range of typical civilian outdoor clothing ensembles. Scand J Work Environ Health. 1989;15(Suppl 1):76–83.
9. Siple P, Passel C. Measurements of dry atmospheric cooling in subfreezing temperatures. Proc Am Philosoph Soc. 1945;89:177–199.
10. Kaufman WC, Bothe DJ. Wind chill reconsidered, Siple revisited. Aviat Space Environ Med. 1986;57(1):23–26.
11. Siple P, Passel C. Excerpts from: Measurements of dry atmospheric cooling in subfreezing temperatures. Wilderness Environm Med 1999;10:176–182.
12. Danielsson U. Windchill and the risk of tissue freezing. J Appl Physiol. 1996;81(6):2666–2673.
13. DIN 33403.5 Climate at the workplace and its environments – Part 5: Ergonomic design of cold workplaces. Berlin: Beuth Verlag; 1996.
14. DIN ISO 11079 Evaluation of cold environments – Determination of required clothing insulation. Berlin: Beuth Verlag; 1998.
15. Vocks E, Seifert B, Hahn H, Fröhlich C. Quantitative assessment of heliotherapy in psoriasis vulgaris in high altitude climate. Z Hautkr. 1989;64(6):466–472.
16. Moehrle M, Dennenmoser B, Garbe C. Continuous long-term monitoring of UV radiation in professional mountain guides reveals extremely high exposure. Int J Cancer. 2003;103(6):775–778.
17. Lichte V, Dennenmoser B, Dietz K, et al. Professional risk for skin cancer development in male mountain guides-a cross-sectional study. J Eur Acad Dermatol Venereol. 2010;24(7):797–804.
18. Zink A, Koch E, Seifert F, et al. Nonmelanoma skin cancer in mountain guides: high prevalence and lack of awareness warrant development of evidence-based prevention tools. Swiss Med Wkly. 2016;146:w14380.
19. Tizek L, Krause J, Biedermann T, Zink A. Satisfaction of mountain guides with high sun protection as a tool to prevent non-melanoma skin cancer. J Eur Acad Dermatol Venereol. 2017;31(11):1825–1827.
20. Pedersen SA, Gaist D, Schmidt SAJ, et al. Hydrochlorothiazide use and risk of nonmelanoma skin cancer: A nationwide case-control study from Denmark. J Am Acad Dermatol. 2018;78(4):673–681.e9.
21. Anonymus. [Principles for occupational medical tests] 6th ed. Deutsche Unfallversicherung. ISBN-10: 3872477560; 2014. [ ].
22. Küpper T, Steffgen J, Morrison A, et al. Workload During Cardiopulmonary Resuscitation. Int Arch Occup Environ Health. 2015; Feb;88(2):175–184.
23. Küpper T, Hillebrandt D, Steffgen J, Schöffl V. Safety in alpine helicopter rescue operations-minimal requirements of alpine skills for rescue personnel. Ann Occup Hyg. 2013;57(9):1180–1188.
24. Küpper T, Steffgen J, Morrison A, et al. V. Workload during cardiopulmonary resuscitation. Int Arch Occup Environ Health. 2015;88(2):175–184.
25. Küpper T, Mann A. [Zur Hypoxietoleranz und Prognose schwerstunterkühlter Verletzter: Beispiel eines Sturzes in eine Gletscherspalte in 4000 Meter Höhe]. Notarzt; 1992. pp 172–174. [ ].
26. Müller A, Prohn MJ, Huster KM, et al. Pilots' age and incidents in helicopter emergency medical services: a 5-year observational study. Aviat Space Environ Med. 2014;85(5):522–528.
27. Beerlage I, Springer S, Hering T et al. [Network for psychosocial emergency care – implementation plans. Volume 2: Quality in education and training]. Bundesamt für Bevölkerungsschutz und Katastrophenhilfe, ISBN 978-3-939347-03-3; 2009.
28. Butollo W, Krüsmann M, Karl R. [Post-hoc prevention of post-traumatic stress syndromes]. Bundesamt für Bevölkerungsschutz und Katastrophenhilfe, ISBN 978-3-939347-09-5; 2012.
29. Beerlage I, Fahnenbruck G. [Psychische Belastung des rettungsdienstlichen Personals]. In: Siedenburg J, Küpper T (eds.) Modern Aviation Medicine. Stuttgart: Gentner Verlag; 2015. pp 487–496.
30. Arndt D. Extremstress im Polizeidienst. Traumatische Erfahrungen und subjektiv wahrgenommene Traumafolgen unter Beachtung von Burnout. FB Erziehungswissenschaften und Psychologie an der FU Berlin. Freie Universität Berlin; 2012.
31. Flatten G. [Update on acute stress disorders and posttraumatic stress syndrome]. In: Aktuelle Entwicklungen in der Psychotraumatologie. Seidler GH, Laszig P, Micka R et al. (eds). Gießen, Germany: Psychosozial-Verlag; 2003. pp 35–54.
32. Siol T, Flatten, Wöller W. [Epidemiology and comorbidity of posttraumatic stress disorders]. In: Leitlinien Psychosomatische Medizin und Psychotherapie: Posttraumatische Belastungsstörung. Flatten G, Gast U, Hofmann A (eds). Stuttgart: Schattauer; 2004. pp 51–70. [ ].
33. Gorißen B. Psychische Belastung im Wachalltag von Berufsfeuerwehrleuten. Ein arbeitspsychologischer Vergleich von Einsatz und Wachalltag. Trauma Gewalt; 2009. pp 278–293.
34. Hering T. [Healthy organisations in emergency medical systems]. Marburg: Tectum, ISBN-10: 3828898890; 2019. [ ].
35. Hering T, Beerlage I, Kleiber D. [Arbeitsanforderungen und Ressourcen im Rettungsdienst. Welche Merkmale der Organisation können Belastungen abpuffern?] Z Gesundheitspsychol. 2011;19(4):159–172. [ ].
36. Roberts NP, Kitchiner NJ, Kenardy J et al. Multiple session early psychological interventions for the prevention of post-traumatic stress disorder. Cochrane Database Syst Rev. 2019;8:CD006869.
37. Owen JP. Noise induced hearing loss in military helicopter aircrew – a review of the evidence. J R Army Med Corps. 1995;141:98–101.
38. Kloppel V, Lowson MV, Fiddes SP, et al. Theoretical studies undertaken during the Helinoise Programme. In: 19th European Rotorcraft Forum. Cernobbio, Italy; 1993.
39. Heinig K. The periodic component of the rotor and propeller sound. Tullahoma, USA & Aachen, Germany: Messerschmitt-Bölkow-Blohm; 1971.
40. Laudien E. Main and tail rotor interaction noise during hover and low-speed conditions. Paper presented at the 2nd Second European Rotorcraft and Powered Lift Aircraft Forum. Bückeburg, Germany; 1976.
41. Laudien E, Huber H. Impulsive helicopter rotor noise. In: 2. GARTEur-5 Specialist Meeting on „Propeller and Helicopter Noise". Paris; 1977.
42. DIN 45645–2. Determination of rating levels from measurement data – Part 2: Determination of the noise rating level for occupational activities at the workplace for the level range underneath the given risk of hearing damage. Unter: https://www.dguv.de/ifa/fachinfos/laerm/normen-und-richtlinien/index-2.jsp (letzter Zugriff: 04.02.2023).

43. Küpper TE, Steffgen J, Jansing P. Noise exposure during alpine helicopter rescue operations. Ann Occup Hyg. 2004;48(5):475–81.
44. Küpper T, Jansing P, Schöffl V, van der Giet S. Does modern helicopter construction reduce noise exposure in helicopter rescue operations? Ann Occup Hyg. 2013;57(1):34–42.
45. Küpper T, Milledge JS, Hillebrandt D, et al. Work in hypoxic conditions-consensus statement of the Medical Commission of the Union Internationale des Associations d'Alpinisme (UIAA MedCom). Ann Occup Hyg. 2011;55(4):369–386.

KAPITEL

47 Medikolegale Aspekte

Corinna Ariane Schön

Zusammenfassung

- Bergrettungseinsätze sind an rechtliche Bedingungen geknüpft. Einerseits ist zu bedenken, dass in jedem Fall ein Dritter verantwortlich sein könnte. Bergretter sind oft die ersten und manchmal die einzigen Zeugen, die vor Ort sind. Neben ihrer Hauptaufgabe, der Rettung und Bergung einer in Not geratenen Person, haben die Retter aus forensischer Sicht eine besondere Verantwortung. Andererseits unterliegt die medizinische Behandlung – auch unter schwierigen Bedingungen im Gebirge – bestimmten Vorschriften, die verstanden und befolgt werden müssen. Bergrettungseinsätze können jedoch unter Bedingungen stattfinden, die Patienten und Retter gleichermaßen gefährden. Diese Ausnahmesituationen erfordern manchmal Maßnahmen, die nicht den üblichen Vorschriften entsprechen.
- In diesem Kapitel werden die Aspekte des Handelns von Bergrettungspersonal und diejenigen Situationen betrachtet, die rechtliche Fragen aufwerfen. Wir geben auch praktische Tipps zur Dokumentation der Ereignisse, wenn eine polizeiliche Untersuchung nicht vor Ort durchgeführt werden kann.

47.1 Hintergrund

Bei einem Bergrettungseinsatz geht es in erster Linie um die Versorgung einer in Not geratenen Person. Neben der Suche und Bergung von eingeklemmten, aber unverletzten Patienten, treten oft auch akute medizinische Probleme auf. Diese reichen von verstauchten Knöcheln bis hin zu lebensbedrohlichen Verletzungen, Krankheiten oder anderen Zuständen, wie Unterkühlung, Erstickung durch Lawinenverschüttung oder Herzrhythmusstörungen durch einen Blitzschlag. Diese akuten Probleme können viele Entscheidungen erfordern, die schnell getroffen werden müssen und ein schnelles, aber organisiertes Handeln des Bergrettungsteams in einer potenziell gefährlichen Umgebung notwendig machen.

Es steht außer Frage, dass die Sicherheit aller an einem Bergrettungseinsatz beteiligten Personen Vorrang haben muss. Bei jedem Einsatz haben jedoch sowohl das Ereignis als auch die anschließende Rettungsaktion rechtliche Konsequenzen.

Die meisten Unfälle sind auf Fahrlässigkeit zurückzuführen, aber die Retter müssen sich bewusst sein, dass eine vorsätzliche Handlung dazu geführt haben könnte, dass eine Person zu Schaden gekommen ist. In diesem Zusammenhang spielen die Mitglieder der Bergrettung eine besondere Rolle, da sie die ersten und oft auch die einzigen „neutralen" Personen vor Ort sind. Für sie ist es wichtig, die Möglichkeit einer Straftat in Betracht zu ziehen, auf relevante Erkenntnisse zu achten und verdächtige Situationen zu melden. Dadurch bilden die Retter ein Bindeglied zwischen dem Ereignis und den anschließenden Untersuchungen durch Strafverfolgungsbehörden und Gerichtsmediziner. Viele Bergretter sind sich dieser wichtigen Rolle nicht bewusst. Darüber hinaus unterliegen die Handlungen der Bergretter rechtlichen Erwägungen. Einige Gesetze und Vorschriften gelten für Ärzte und medizinisches Personal in jeder Situation. Das Rettungsteam sollte alle Regeln verstehen und befolgen. Trotz der Tatsache, dass Rettungseinsätze häufig in Extremsituationen stattfinden, kann dennoch die Frage nach Kunstfehlern aufkommen, wenn der Eindruck entsteht, dass die medizinische Behandlung oder andere Entscheidungen während des Einsatzes einen Schaden verursacht haben könnten.

Die Gesetze und Verfahren der Ermittlungsbehörden unterscheiden sich zwischen und innerhalb der Länder, im Allgemeinen und auch im Speziellen bei Bergunfällen. Außerdem sind die Merkmale der Rettungsorganisationen sehr unterschiedlich (Mutterorganisation, verfügbare personelle und technische Ressourcen, Teamstruktur, Verteilung der Kompetenzen usw.). Daher ist es nicht möglich, allgemeine, weltweit gültige Aussagen zu treffen, und es wird dem Leser daher empfohlen, sich über den lokalen Rechtsrahmen zu informieren.

Ziel dieses Kapitels ist es, praktisches Wissen darüber zu vermitteln, was für Bergretter während und nach einem Einsatz wichtig sein kann, damit sie sich vor möglichen rechtlichen Konsequenzen schützen können. Das Bergrettungspersonal soll auch darüber informiert werden, wie sie der Ermittlungsbehörde bei der Beantwortung rechtlicher Fragen unterstützen kann. Die Umsetzung obliegt in der Regel den einzelnen Bergrettungsorganisationen, welche die länderspezifischen oder regionalen gesetzlichen Regelungen berücksichtigen. Es ist hilfreich, spezifische Anweisungen und Protokolle zu haben. Zur Terminologie ➤ Kasten 47.1.

Kasten 47.1

Verwendung von Fachausdrücken

- Die Begriffe „Ereignis" oder „Vorfall" beziehen sich auf den Grund des Bergrettungseinsatzes. Dieser neutrale Begriff umfasst sowohl Krankheiten als auch Traumata. Der Begriff „Unfall" wird bewusst vermieden, da dies aus forensischer Sicht bereits eine qualitative Einordnung des Ereignisses wäre und die Möglichkeit eines Fremdverschuldens ausgeschlossen werden würde.
- Der Begriff „Ermittlungsbehörde" ist eine neutrale Bezeichnung, da die Namen der Ermittlungsbehörden international unterschiedliche Bezeichnungen haben. Der hier verwendete Begriff bezieht sich in erster Linie auf Strafverfolgungsbehörden und Einrichtungen, die sie bei strafrechtlichen Ermittlungen unterstützen. In einigen Gerichtsbarkeiten können diese die Polizei oder andere Strafverfolgungsbehörden sein, die speziell für die Untersuchung von Ereignissen in den Bergen aufgestellt wurden.
- Der Begriff „Ort" bezieht sich auf den Ort, an dem eine in Not geratene Person gefunden wird und von dem aus die Person evakuiert werden muss. Der Vorfall kann sich jedoch auch an einem anderen Ort ereignet haben, wie bei einem Sturz aus großer Höhe. Daher müssen der Ort des Ereignisses und der Ort des Rettungseinsatzes nicht unbedingt identisch sein.

47.2 Rechtsfragen

Obwohl viele Berggebiete schwer zugänglich sind und eine geringe Bevölkerungsdichte haben, sollten diese Gebiete nicht als rechtsfreier Raum angesehen werden. Wie Gesetze durchgesetzt werden, ist von den geografischen Bedingungen, dem lokalen Rechtssystem und von den lokalen wirtschaftlichen Ressourcen abhängig.

47.2.1 Verhaltenskodexe der medizinischen Versorgung

Auch bei der Arbeit in den Bergen geht der Arzt eine Arzt-Patienten-Beziehung ein, für die bestimmte Regeln gelten. Eine relevante Auswahl von Themen in diesem Zusammenhang wird in diesem Kapitel behandelt.

Aufklärung und Einwilligung

Normalerweise muss ein Arzt seinen Patienten über eine geplante medizinische Behandlung aufklären. Damit erhält der Patient eine Entscheidungsgrundlage, um in die Behandlung rechtswirksam einwilligen zu können. Voraussetzungen hierfür sind u. a., dass der Patient urteilsfähig[1] ist und die ihm vermittelten Informationen auch versteht (medizinische Fachausdrücke, Sprache). Aus Dokumentationszwecken sollte die Aufklärung schriftlich festgehalten und vom Patienten unterschrieben werden. Eine Aufklärung sollte auch zu einem Zeitpunkt erfolgen, die eine ausreichende Bedenkzeit zulässt.

Bei einer Bergrettung kann der gesamte Prozess aufgrund folgender Gegebenheiten schwierig oder unmöglich sein:

- Der Patient befindet sich in einem kritischen Zustand und es bleibt keine Zeit, um zu informieren, ohne das Leben des Patienten zu gefährden.
- Der Patient leidet unter starken Schmerzen.
- Der Patient ist bewusstlos.
- Der Patient spricht nicht dieselbe Sprache wie die Rettungskräfte. Die Kommunikation ist nicht möglich, wenn niemand verfügbar ist, um zu übersetzen.

Je nach den geltenden Gesetzen und Vorschriften kann ein Arzt strafrechtlich verfolgt werden, wenn er keine Einwilligung eingeholt hat. Es gibt folgende Ausnahmen für Situationen, in denen eine Einwilligung nicht eingeholt werden kann:

- Bei Urteilsunfähigkeit eines Patienten kann in einem Notfall nach dem mutmasslichen Willen des Patienten vorgegangen werden.
- Bei Urteilsunfähigkeit eines Patienten kann eine vor Ort anwesende vertretungsberechtigte Person anstatt des Patienten aufgeklärt werden.
- Rechtfertigender Notstand: Wenn eine gegenwärtige Gefahr für Leib und Leben des Patienten nicht anders abgewendet werden kann, darf ein Bergrettungsarzt aus Zeitgründen auch ohne eine umfassende Aufklärung bzw. ohne vom Patienten erfolgte Einwilligung medizinisch tätig werden. In diesem Fall liegt ein Handeln mit mutmasslicher Einwilligung des Verletzten vor.

MERKE

In einem Notfall, der eine sofortige medizinische Behandlung erfordert, ist eine Einwilligung nicht unbedingt erforderlich.

Im Folgenden werden einige besondere Situationen im Zusammenhang mit der Einwilligung angeführt:

- Der Patient verzichtet auf eine Aufklärung: Verzichtet ein urteilsfähiger Patient auf die Aufklärung, willigt aber in die medizinische Handlung ein, so darf diese durchgeführt werden. Der Verzicht über die Aufklärung ist zu dokumentieren.

[1] Durch das Gesetz wird definiert, welche Eigenschaften die Urteilsfähigkeit einer Person ausmachen. Allgemein gesprochen ist eine urteilsfähige Person dazu in der Lage, vernunftgemäß zu handeln. Im medizinischen Kontext bedeutet dies, dass der Patient Grund, Bedeutung und Tragweite einer medizinischen Behandlung versteht und nach eigenem Willen in diese einwilligen oder sie ablehnen kann. Die Urteilsfähigkeit einer Person kann in folgenden Situationen beeinträchtigt sein: Kindesalter (z. B. < 14 Jahre), geistige Behinderung, psychische Störung, Rausch oder ähnliche Zustände. Die Urteilsfähigkeit wird durch einen Arzt beurteilt.

- Verzicht auf Behandlung: Wünscht eine verletzte Person bei Eintreffen des Bergrettungsteams keine Behandlung (z. B. Tourist mit fehlender Versicherungsabdeckung im Ausland), sollte man sich die Ablehnung der medizinischen Hilfe durch den Betroffenen schriftlich bestätigen lassen. Falls aus medizinischer Sicht Zweifel bestehen, die Person ohne medizinische Hilfe zurücklassen zu können, sollte man sie auf die Dringlichkeit der Diagnostik/Behandlung bzw. die möglichen Folgen ohne medizinischen Betreuung hinweisen und dies zur eigenen Absicherung dokumentieren.
- Vorhandensein einer Patientenverfügung:[2]Eine in einer Patientenverfügung beschriebene Situation, z. B. der Wunsch, nicht wiederbelebt zu werden, kann auch bei einer Tour im Gebirge eintreten. Grundsätzlich muss auch hier nach dieser Verfügung gehandelt und damit dem Wunsch des Patienten entsprochen werden. Dass eine Patientenverfügung jedoch in diesem Setting vorliegt oder in Anbetracht der Notlage innerhalb einer hinnehmbaren Frist erhältlich gemacht werden kann, ist eher unwahrscheinlich.

Ärztliche Schweigepflicht

Die Beziehung zwischen Arzt und Patient unterliegt der Schweigepflicht – auch über den Tod des Patienten hinaus. Dies bedeutet, dass alle Informationen über den Patienten, einschließlich des Ereignisses, der medizinischen Anamnese, Untersuchungsergebnisse, Diagnosen weder durch den Arzt noch durch das medizinische Hilfspersonal, einschließlich der Retter, an Personen weitergegeben werden dürfen, die nicht an der medizinischen Behandlung beteiligt sind. Die Wahrung der Vertraulichkeit ist von besonderer Relevanz, wenn sich Medien dafür interessieren (47.6). Im Gegensatz dazu ist die Weitergabe von Informationen, wie etwa über die Medikamente, die vor Ort verabreicht wurden, an das medizinische Personal im Krankenhaus, in dem die Behandlung des Patienten fortgesetzt wird, nicht nur erlaubt, sondern essenziell für die weitere Behandlung.

Ausnahmen von der ärztlichen Schweigepflicht

Es gibt Situationen, in denen die ärztliche Schweigepflicht nicht gilt, z.B. durch die

- Entbindung von der Schweigepflicht durch den Patienten,
- Entbindung von der Schweigepflicht durch eine übergeordnete Behörde sowie durch
- gesetzliche Vorschriften, die eine Anzeige vorschreiben (s. Melderecht/Meldepflicht).

Liegt keine dieser Situationen vor, darf der Fall nur anonymisiert an Personen weitergegeben werden, die nicht an der Rettungsaktion beteiligt sind. Es darf für niemanden, der nicht vor Ort war, möglich sein, den Patienten zu identifizieren. Dies gilt auch für den Funkverkehr, da Funkübertragungen abgehört werden können.

MERKE
Aus Gründen der Vertraulichkeit dürfen im Funkverkehr keine Namen der Patienten genannt werden.

Umgang mit Ermittlungsbehörden

Eine der Hauptaufgaben der Ermittlungsbehörden, insbesondere der Strafverfolgungsbehörden, ist es, festzustellen, ob einem alpinen Ereignis eine strafbare Handlung zugrunde liegt. Auch gegenüber der Ermittlungsbehörde unterliegt der Bergrettungsarzt grundsätzlich der Schweigepflicht, eine Weitergabe der Informationen ist aber aufgrund gesetzlich geregelter Melderechte oder -pflichten in der Regel möglich.

Melderecht/Meldepflicht

Es gibt viele gesetzlich geregelte Situationen, die für das medizinische Personal mit einem Melderecht oder einer Meldepflicht einhergehen. Meldepflicht bedeutet, dass bei entsprechender Situation eine Meldung an eine bestimmte Stelle erfolgen muss; bei einem Melderecht darf der Fall gemeldet werden, muss jedoch nicht. In diesen Fällen ist die Schweigepflicht aufgehoben.

Wenn eine Meldepflicht besteht, ist ein Arzt, der mit einer solchen Situation konfrontiert ist, gesetzlich verpflichtet, diese der zuständigen Behörde zu melden. Die Unterlassung der Meldung kann strafrechtlich verfolgt werden. Bei Bergrettungseinsätzen geht es hauptsächlich um die Meldung von Todesfällen (47.5.1). Andere von der Schweigepflicht befreite Situationen (z. B. Körperverletzungsdelikte bei Lebenden, bestimmte Infektionskrankheiten o. ä.) werden im Gebirge in der Regel keine Rolle spielen.

Fallbeispiel 47.1

Anzeige

In einer Berghütte wurde eines Abends reichlich Alkohol konsumiert. Ein Streit zwischen mehreren Männern eskalierte zu einer Schlägerei, wobei einer zu Boden stürzte. Er zog sich eine Kopfplatzwunde zu und wurde bewusstlos. Ein Rettungshubschrauber brachte den Mann in ein Krankenhaus. Dort wurde ein schweres Schädel-Hirn-Trauma mit einer schlechten Prognose festgestellt. Je nach geltendem Recht hat der Notarzt das Recht oder die Pflicht, den Fall den Behörden anzuzeigen.

[2] In einer Patientenverfügung (Patientenverfügung oder ähnliche Dokumente) legt der Patient fest, ob bestimmte medizinische Maßnahmen, wie z. B. lebensverlängernde Maßnahmen, für den Fall einer Krankheit oder eines Unfalls gewünscht werden, wenn die Person zu diesem Zeitpunkt nicht einwilligungsfähig ist. Die Person muss zum Zeitpunkt der Unterzeichnung der Patientenverfügung entscheidungsfähig sein. Die Befolgung der in einer Patientenverfügung getroffenen Anordnungen ist für das medizinische Personal verpflichtend.

Dokumentationspflicht

Als Arzt unterliegt man einer Dokumentationspflicht: Wesentliches im Zusammenhang mit der medizinischen Behandlung eines Patienten muss sorgfältig, zeitnah (während oder direkt im Anschluss an einen Einsatz) und schriftlich festgehalten werden. Zwar handelt es sich bei Bergrettungseinsätzen um Notfalleinsätze, sodass keine Patientenakten geführt werden, allerdings müssen medizinische Einsatzprotokolle zu jedem Einsatz ausgefüllt werden. Neben der Pflicht die medizinische Versorgung zu dokumentieren, erfüllt das Einsatzprotokoll folgende Funktionen:

- Das Einsatzprotokoll ist nützlich für die Weitergabe von Informationen an nachfolgende behandelnde medizinische Leistungserbringer.
- Es dient als Grundlage für interne Qualitätskontrollen.
- Es kann als Beweismittel in einer Untersuchung verwendet werden, insbesondere nach einem Ereignis mit mehreren verletzten Personen oder nach einem Todesfall.
- Es kann vor Anschuldigungen wegen Fehlverhaltens schützen.

In der Regel gibt es eine gesetzlich vorgeschriebene Frist für die Aufbewahrung solcher Dokumente. Zu Einzelheiten zur Dokumentation von Bergrettungseinsätzen 47.3.

Garantenpflicht

Durch die Übernahme eines Bergrettungseinsatzes entsteht eine Garantenpflicht des Bergretters gegenüber der betroffenen Person. Dies bedeutet, dass man als Mitglied eines Bergrettungsteams dafür Sorge zu tragen hat, dass der Patient keine weiteren gesundheitlichen Schäden davonträgt. Dies gilt für alle Phasen des Einsatzes, einschließlich der Bergung, der medizinischen Versorgung und des Transports. Diese Verpflichtung bedeutet, dass der Retter theoretisch für zusätzliche Verletzungen des Patienten während des Rettungseinsatzes haftbar gemacht werden kann, z.B. wenn ein Patient während des Transports von einer Trage fällt und sich einen Arm bricht, könnte der Retter zur Verantwortung gezogen werden.

Pflicht zur Rettung

Je nach Rechtsprechung ist ein Arzt gesetzlich verpflichtet, einer Person, die sich in einem medizinischen Notfall befindet, Hilfe zu leisten. Die Unterlassung der Hilfeleistung kann somit strafbar sein. Eine Pflicht zur Hilfeleistung besteht grundsätzlich nicht, wenn die Hilfeleistung das Leben der Retter gefährden würde. Die Sicherheit von Bergrettungseinsätzen sollte sorgfältig geprüft werden, um in Erfahrung zu bringen, ob eine Gefahr für das Rettungsteam besteht. Objektive Gefahren wie z.B. Steinschlag, herabstürzendes Eis, Lawinen, Nebel, der die Sicht behindert, Absturzgefahr sollten immer bewertet werden. Eine Rettung sollte nicht versucht werden, wenn sie das Rettungsteam einem unangemessenen Risiko aussetzen würde; aus demselben Grund kann es notwendig sein, einen bereits begonnenen Einsatz abzubrechen. Wird ein Einsatz abgebrochen oder gar nicht erst begonnen, sollten die Gründe für diese Entscheidung detailliert dokumentiert werden.

Delegation von medizinischen Eingriffen

Ein Bergrettungsteam setzt sich aus unterschiedlichen Personen zusammen (Bergrettungsarzt, Bergretter mit und ohne medizinische Berufsausbildung), die zwar ein gemeinsames Ziel verfolgen, aber aufgrund ihrer Ausbildung und Funktion einer gewissen Hierarchie unterliegen und unterschiedliche Aufgaben wahrzunehmen haben.

Befindet sich ein Bergrettungsarzt am Einsatzort, so ist er zwar befugt, medizinische Aufgaben zu delegieren, bleibt für diese jedoch verantwortlich. Ist der Arzt aber (noch) nicht vor Ort, kann bei einem kritischen Zustand des Patienten die Problematik bestehen, ob auch die nichtärztlichen Bergretter (Rettungssanitäter oder medizinisch geschulte Laien) bereits bestimmte Maßnahmen ergreifen dürfen, die eigentlich dem Bergrettungsarzt obliegen würden. Im Hinblick auf allgemeine medizinische Belange und insbesondere für solche Situationen muss klar geregelt sein, wer welche Aufgaben ausführen muss/darf. Falls es sich vor Ort um eine nicht geregelte Situation handelt, sollte nach Möglichkeit immer Kontakt mit dem Bergrettungsarzt aufgenommen und Rücksprache gehalten werden. Auch hier kann ein „rechtfertigender Notstand" vorliegen, der es mit sich bringt, dass ein Rettungssanitäters oder ein medizinischer Laie ausnahmsweise seine Kompetenzen überschreitet, um eine Gefahr für Leib und Leben des Patienten abzuwenden. Mögliche Situationen für eine Inanspruchnahme einer solchen Notkompetenz können sein:

- Der Arzt kann nicht schnell genug eintreffen. Das ist z.B. der Fall, wenn sich ein Patient in schwierigem Gelände befindet, das aufgrund schlechter Wetterbedingungen nur durch eine bodengebundene Rettung erreicht werden kann.
- Der Patient befindet sich in einem kritischen Zustand und muss sofort behandelt werden. Eine sofortige Behandlung, die normalerweise in der Verantwortung des Arztes liegt, ist notwendig, um das Leben des Patienten zu retten.
- Weniger invasive Maßnahmen, die von einem Sanitäter durchgeführt werden könnten, sind wahrscheinlich nicht erfolgreich.
- Der Sanitäter kann das Verfahren kompetent durchführen.

Wichtig ist in diesem Zusammenhang eine regelmässige und entsprechend dokumentierte Ausbildung des nichtärztlichen Personals, damit medizinische Maßnahmen sicher beherrscht werden.

47

Fallbeispiel 47.2

Medizinische Hilfeleistung durch einen Laien, die zu einem Missgeschick führte

Eine Frau luxierte sich bei einer organisierten Outdoor-Aktivität die Schulter. Sie befand sich zwar in der Nähe einer Seilbahn und hätte schnell zu einem Arzt ins Tal transportiert werden können. Die Luxation wurde von einem Bergführer vor Ort reponiert. Bei der ärztlichen Untersuchung am nächsten Tag wurde eine intraartikuläre Fraktur des Schultergelenks festgestellt, die operiert werden musste. Aufgrund von Komplikationen im Heilungsprozess war später eine zweite Operation notwendig.

Neben der Frage, ob es ratsam war, die Schulterluxation vor Ort zu reponieren, wenn professionelle Hilfe schnell und einfach verfügbar war, ist es auch von Interesse, ob der Bergführer als medizinischer Laie qualifiziert war, die Reposition durchzuführen. Nach Angaben des Reiseveranstalters findet jährlich eine medizinische Schulung für Bergführer statt. Allerdings war bei dem Schulungsnachweis des Bergführers nicht ersichtlich, inwieweit das Thema „Schulterluxation" gelehrt wurde und ob die Inhalte theoretisch oder praktisch vermittelt wurden. Im Nachhinein konnte nicht festgestellt werden, ob die intraartikuläre Fraktur durch den Unfall oder durch die Reposition verursacht wurde. Letztendlich hatte dieses Ereignis keine rechtlichen Konsequenzen für den Bergführer.

47.2.2 Kostendeckung von Bergrettungseinsätzen

Bergrettungseinsätze können teuer sein. Der Patient kann die Kosten selbst tragen oder sie werden von Krankenkassen, Unfallversicherungen oder anderen Anbietern wie Reiseversicherungen, Automobilclubs oder Alpenvereine übernommen. In manchen Fällen werden auch die Kosten, z.B. für Suchflüge nach einer vermissten Person, die der Polizei gemeldet wurde, zumindest anfänglich von der Ermittlungsbehörde übernommen. Nichterstattungsfähige Rettungskosten können in einigen Regionen von den lokalen Behörden bezahlt werden.

Die endgültige Quelle der finanziellen Unterstützung für einen Einsatz hängt von folgenden Faktoren ab: dem Grund für den Rettungseinsatz (Krankheit, Unfall, andere), der Art des Einsatzes (Suche, Rettung, Evakuierung) und dem Wohnsitz der betroffenen Person (Inland oder Ausland). Bei einem Hubschraubereinsatz können Unterschiede in der Art des Einsatzes bestehen: Ob er anstelle eines Bodentransports zur schnellen Verlegung eines Patienten in ein Krankenhaus aus medizinischen Gründen (Rettung) oder für die Evakuierung einer unverletzten Person aus unwegsamem Gelände eingesetzt wurde.

Bergrettungseinsätze für ausländische Staatsangehörige werfen oft Probleme auf. Die Versicherungssituation kann schwierig zu bestimmen sein, und die Versicherungsleistungen für ein Ereignis im Ausland können anderen Bedingungen unterliegen als für ein Ereignis, das sich im eigenen Land des Opfers ereignet. Es ist gängige Praxis, dass der Patient die entstandenen Kosten selbst tragen muss und dann selbst dafür verantwortlich ist, die Erstattung der Kosten durch seine eigene Versicherung zu organisieren.

Ein Unfall bei der Ausübung von Bergsportarten kann zu Leistungskürzungen oder sogar zur Ablehnung der Zahlung durch die Versicherung führen, wenn der Schaden durch grobe Fahrlässigkeit oder Abenteuersport (Stichwort: „Risikosport") verursacht wurde. In solchen Fällen können später Auskünfte über die Umstände des Unfalls von der Bergrettungsorganisation angefordert werden.

47.2.3 Bergsportrecht

Das für den Bergsport geltende Recht setzt sich mit Schuld- und Haftungsfragen auseinander, wobei die Antwort auf die Frage, ob ein Sorgfaltspflichtverstoß vorliegt, von zentraler Bedeutung ist. [1] Obwohl Bergsport mit hohen Risiken verbunden ist und die Eigenverantwortung betont wird, werden Ereignisse im alpinen Gelände zunehmend von den zuständigen Behörden untersucht. Hier sind einige Beispiele:

- Ein Gast stirbt während einer geführten Tour.
- Ein Kind verletzt sich auf einem kommerziellen Klettersteig.
- Ein Wanderer stürzt auf einem offiziellen Wanderweg.
- Während eines Eiskletterkurses, der von einem Alpenklub organisiert wurde, verunfallt der Tourenleiter.
- Bei einer Kollision zwischen zwei Skifahrern auf einer Piste erleidet eine Person eine schwere Kopfverletzung mit bleibenden neurologischen Schäden.
- Bei starkem Wind löst sich der Sitz eines Sessellifts vom Seil und stürzt 10 m in die Tiefe, wobei eine Person lebensgefährlich verletzt wird.
- Eine private Skitourengruppe wird von einer Lawine erfasst, zwei Personen werden verschüttet, von denen eine stirbt.

All diese Ereignisse ziehen rechtliche Fragen nach sich. Manchmal ist die Einbeziehung von Experten wie Bergsportspezialisten oder Lawinenspezialisten zur Erstellung eines Gutachtens ratsam. In einigen Ländern wurden Arbeitsgruppen mit spezialisiertem Fachwissen für Zwischenfälle im Gebirge eingerichtet, z.B. in der Schweiz durch die sog. Fachgruppe für Expertisen bei Bergunfällen [2] und in Österreich durch die Arbeitsgruppe Alpiner-Sachverständiger. [3]

Bergrettungsmannschaften sind oft indirekt an solchen Vorgängen beteiligt. In diesem Zusammenhang ist die Dokumentation entscheidend.

47

47.3 Dokumentation des Rettungseinsatzes

Die Dokumentation spielt in verschiedenen Bereichen der Bergrettungseinsätze eine wichtige Rolle. Sie kann zum Teil durch lokale Vorschriften geregelt sein. Eine ausführliche Dokumentation kann zeitaufwendig sein, wobei die Zeit in der Bergrettung oft begrenzt ist.

Wenn sich ein Einsatz zeitlich eng an einen anderen anschließt oder wenn sich die Prioritäten aufgrund situativer Faktoren ändern, z.B. wegen Wetterbedingungen oder wegen des kritischen Gesundheitszustands eines Patienten, kann sich eine umfassende Dokumentation verzögern. Dennoch muss es immer das Ziel sein, jeden Bergrettungseinsatz sorgfältig zu dokumentieren.

47.3.1 Dokumentation der Bergrettungseinsätze

Ein Bergrettungseinsatz sollte vom Anfang bis zum Ende dokumentiert werden. Für die Dokumentation gibt es verschiedene Möglichkeiten. Ein Bericht kann z.B. als Freitext oder auf einem Formular, handschriftlich oder digital, dokumentiert werden. Es ist von Vorteil, ein vorgedrucktes Formular zu verwenden, denn es ist schnell und einfach auszufüllen und lässt sich übersichtlich gestalten. Prinzipiell sollte die schriftliche Dokumentation während oder direkt nach einem Einsatz erfolgen. Wenn dies nicht sofort geschieht, besteht die Gefahr, dass Details vergessen oder mit anderen Einsätzen verwechselt werden. Wenn technisch möglich, kann es hilfreich sein, die Kommunikation während des Einsatzes aufzuzeichnen und zu archivieren. Eine fotografische Dokumentation ist ebenfalls hilfreich und kann für bestimmte Zwecke notwendig sein (47.3.3).

Zu den allgemeinen Informationen, die dokumentiert werden sollten, gehören:

- Angaben zur Alarmierung, einschließlich der verwendeten Geräte, wie Telefon, Funkgerät oder App; Name und Kontaktdaten der meldenden Partei; Details zum Ereignis
- Zeitangaben, einschließlich der Zeit, zu der der Alarm ausgelöst wurde; wann die Retter alarmiert wurden; die Startzeit des Einsatzes; die Zeit des ersten Eintreffens der Retter vor Ort; der Zeitpunkt des Eintreffens im Krankenhaus und die Endzeit des Einsatzes
- Name, Funktion und Telefonnummer der beteiligten Rettungskräfte
- Angaben zum Standort, wie Name, Koordinaten und Höhe
- Art des Ereignisses, z. B. Lawine, Absturz oder Steinschlag
- Art der Rettung, z. B. terrestrisch oder per Hubschrauber
- Mittel zur Bergung
- Name der Person, die das Formular ausgefüllt hat

Die Informationen zur medizinischen Versorgung umfassen:

- Persönliche Daten des Patienten, wie Name, Geburtsdatum und Adresse
- Anamnese, körperliche Befunde und Diagnosen
- Behandlungen, wie Intubation oder Gefäßzugang und Verabreichung von Medikamenten einschließlich Dosierung
- Bei Reanimation Beginn und Ende der Wiederbelebung

Handelt es sich um eine besondere Situation wie z. B. einen Lawinenabgang, so sind hier ereignisspezifische Angaben zu dokumentieren: Wer hat den Verschütteten aufgefunden, Art der Auffindung, Zeitpunkt der Auffindung/Verschüttungsdauer, Art der Verschüttung, Verschüttungstiefe, Vorhandensein einer Atemhöhle. Diese Angaben werden erfahrungsgemäß oft nicht aufgeführt.

Fallbeispiel 47.3

Dokumentation der medizinischen Behandlung

Bei einem Absturz eines kommerziellen Tandem-Gleitschirmfluges wurden sowohl der Gleitschirmpilot als auch der Kunde verletzt. Der Kunde zog sich ein schweres Schädel-Hirn-Trauma mit unklaren Folgen zu, der Pilot erlitt mehrere Knochenbrüche. Unter anderem wegen der Fürsorgepflicht des Piloten ermittelte die Polizei in dem Vorfall.

Im Krankenhaus wurde der Pilot auf medizinische Probleme untersucht, die möglicherweise während des Fluges aufgetreten waren. Außerdem wurde ihm Blut für eine toxikologische Analyse entnommen, um den möglichen Einfluss von Alkohol, Drogen oder bewusstseinsverändernden Medikamenten zum Zeitpunkt des Ereignisses zu beurteilen. Beruhigungsmittel und Analgetika wurden in einer therapeutischen Dosis nachgewiesen. Das Vorhandensein im Blut konnte durch die medizinische Behandlung nach dem Unfall erklärt werden. Die während der Rettungsaktion verabreichten und später bei der Blutuntersuchung gefundenen Medikamente wurden vom Bergnotarzt in seinem Bericht dokumentiert, der zum Zeitpunkt der Rettung erstellt wurde.

47.3.2 Dokumentation der Aussagen von beteiligten Personen oder Zeugen

Wenn ein Patient nicht ansprechbar und deshalb nicht in der Lage ist, Angaben über das Ereignis selbst zu machen, sollten diese Informationen von anderen Personen eingeholt werden. Informationen zur medizinischen Vorgeschichte (vorbestehende Krankheiten und aktuelle Symptome) können für die medizinische Behandlung relevant sein. Informationen über den Verlauf des Ereignisses können für das allgemeine Verständnis des Ereignisses oder für die spätere Rekonstruktion bei einer forensischen Untersuchung wichtig werden.

Bergretter sollten nicht die Aufgaben von Strafverfolgungsbehörden übernehmen. Die Erfahrung hat gezeigt, dass die erste mündliche Information über ein Ereignis in der Regel jene ist, die am wenigsten verzerrt ist und dem wahren Verlauf am nächsten kommt. Aussagen des Rettungsteams sollten so genau wie möglich sein und sie sollten die Identität und die Kontaktdaten des Informanten enthalten.

47.3.3 Fotodokumentation während des Einsatzes

Bergretter sind die ersten und oft die einzigen Personen, die neben den Betroffenen vor Ort sind. Sie können den Ort des Ereignisses in seiner Ursprünglichkeit erleben. Manchmal bleibt der Ort des Primärereignisses unbekannt (z. B. bei einem Sturz aus der Höhe kann es unklar sein, wo der Sturz stattfand). Häufig kann der Ort des Ereignisses und der Ort, an dem der Patient gefunden wurde, erst später von den Strafverfolgungsbehörden ermittelt und aufgesucht werden, wenn überhaupt möglich, z. B. wegen schlechter Wetterbedingungen. Eine Fotodokumentation des Fundorts kann von der Ermittlungsbehörde in Auftrag gegeben werden, wird aber nicht unmittelbar nach dem Ereignis erfolgen. Die ursprünglichen Beobachtungen der Bergretter können daher bei der Rekonstruktion sehr nützlich sein.

Die Fotodokumentation ist entscheidend, um die Beobachtungen der Bergretter objektiv und dauerhaft festzuhalten. Der Einfachheit halber kann ein Smartphone verwendet werden, zumal Smartphones heutzutage über gute Kameras verfügen und fast jeder eines bei sich trägt. Es spielt keine Rolle, wer die Bilder macht, es ist nur wünschenswert, dass sie gemacht werden. Um sicherzustellen, dass dies nicht vergessen wird, sollte im Voraus festgelegt werden, wer diese Aufgabe übernimmt. Nach dem Einsatz ist unbedingt darauf zu achten, dass die Fotos nicht auf privaten Geräten verbleiben, da sie in falsche Hände geraten können (47.6). Fotos sollten so schnell wie möglich sicher an die Strafverfolgungsbehörden übermittelt oder mit den anderen Falldokumenten der Bergrettungsorganisation aufbewahrt werden. Wenn möglich, sollte eine Kamera, die der Bergrettungsorganisation gehört, verwendet werden.

➤ Tab. 47.1 beschreibt die fotografische Dokumentation eines Bergrettungsereignisses aus forensischer Sicht. Die Details müssen an die Situation angepasst werden. Generell sollte ein Gesamtbild mit allen relevanten Details dokumentiert werden, bevor Veränderungen vorgenommen werden. Dies ist wichtig, weil jedes Detail bei der späteren Rekonstruktion des Ereignisses hilfreich sein kann. Bewegungen oder andere Veränderungen am Tatort, insbesondere solche, die den Patienten betreffen, wie das Entfernen von Kleidung oder Ausrüstung, sollten nur vorgenommen werden, wenn sie für die Beurteilung oder für die Rettung oder Bergung der Leiche notwendig sind. Alle Änderungen sollten dokumentiert werden. Wenn eine Untersuchung vor Ort geplant ist, sollte der Ort so unberührt wie möglich bleiben.

Tab. 47.1 Fotografische Dokumentation eines Bergrettungseinsatzes

Bereich des Ereignisses	Situation vor Ort	Ausrüstung	Bergung
Überblick über das Gebiet (Terrain, Bedingungen) beim Anflug zum Unfallort	• Spuren des Ereignisses • Ansicht/Wetterbedingungen am Ort • Endposition des Patienten aus verschiedenen Blickwinkeln vor Umlagerung • Überblick über den Patienten	• Ausrüstung am und um den Patienten (Übersicht, Detailaufnahmen von Anomalien) vor der Manipulation • In der Umgebung befestigte Materialien auf Felsen, der Gletscherspalte usw.	• Ablauf der Bergung • Angewandte Techniken

MERKE

Es ist wichtig, dass eine detaillierte fotografische Dokumentation nicht zu einer Verzögerung führt, welche die Rettungsaktion beeinträchtigen würde. Der Zustand des Patienten und die Sicherheit der Rettungsaktion dürfen nicht gefährdet werden.

Ereignis- bzw. Auffindeort

Für Personen, die später an der Fallbearbeitung beteiligt sind, selbst aber nicht am Ereignis- bzw. Auffindeort waren, ist eine Fotodokumentation der örtlichen Gegebenheiten hilfreich, um einen Eindruck über das Gelände zu bekommen. Wenn nur allgemeine Informationen verfügbar sind, wie z. B. die Höhenmeter, die GPS-Koordinaten, die Höhe, aus der ein Patient gestürzt ist, Beschreibungen des Geländes, wie z. B. „eine steile Felswand" oder „ein Grat", kann die subjektive Vorstellungskraft möglicherweise nicht mit den tatsächlichen Bedingungen am Tatort übereinstimmen.

Für eine solche Dokumentation sind erste Übersichtsaufnahmen bereits beim Anflug (➤ Abb. 47.1) bzw. bei der terrestrischen Annäherung an den Einsatzort zu empfehlen, da sich das Team auf dem Rückweg bzw. Rückflug um den Patienten kümmert. Die ersten Fotos sollten das gesamte Gebiet mit Gelände und Wetterbedingungen abbilden und deutlich zeigen, wo sich der Einsatzort befindet (➤ Abb. 47.2). Die Lokalisierung der Stelle auf einer Karte ist ebenfalls hilfreich.

47

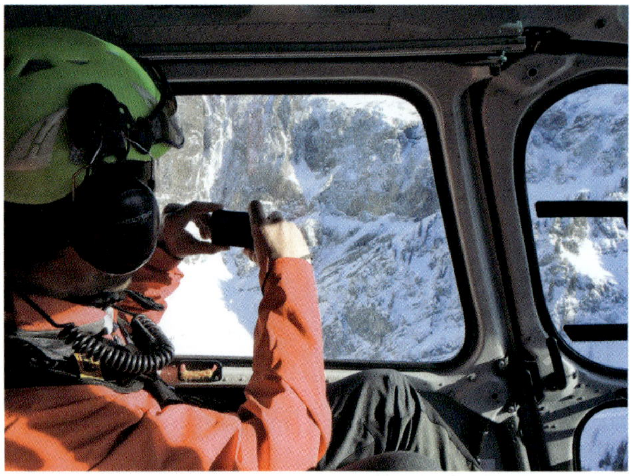

Abb. 47.1 Der beste Zeitpunkt für die Fotodokumentation des Ereignisses ist während des ersten Sichtflugs.

Situation am Einsatzort

Beweissicherung am Fundort

Ein Ereignis kann Spuren und andere Zeichen hinterlassen, die helfen, ein Ereignis zu rekonstruieren. Spuren wie Fußabdrücke (➤ Abb. 47.3) oder Skispuren (Aufstiegs- oder Abfahrtsspuren), Rutschspuren im Schnee, der Ausgangspunkt einer Lawine oder Blut auf Felsen sollten sofort nach ihrem Auffinden aufgenommen werden. Diese Spuren befinden sich im Freien und sind daher ungeschützt. Sie können durch Witterungseinflüsse wie Wind, Regen oder Schnee leicht und unwiederbringlich zerstört werden. Deshalb ist es wichtig, mit der fotografischen Dokumentation so schnell wie möglich zu beginnen. Wenn eine spätere polizeiliche Untersuchung vor Ort geplant ist, sollten sichtbare Spuren abgedeckt werden, um sie möglichst zu schützen.

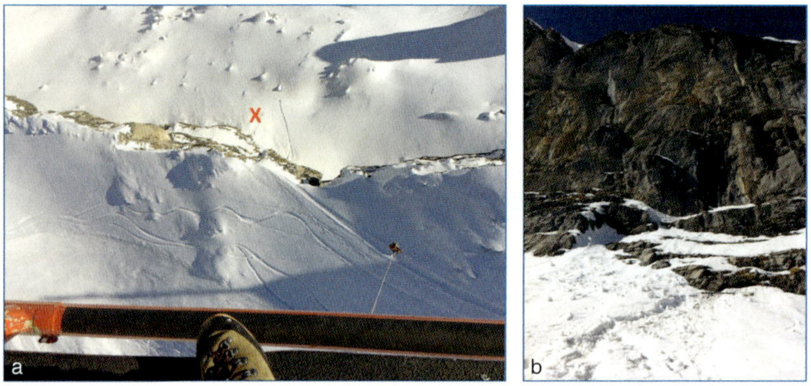

Abb. 47.2 Fotografische Dokumentation des Einsatzortes während einer Hubschrauberbergung mit einem Tau. (Mit freundlicher Genehmigung von Air Glaciers, Schweiz). a) Blick aus dem Hubschrauber auf den Unfallort. Die verletzte Person wurde am Fuße der steilen Klippe (mit einem X markiert) gesichtet. b) Foto der Klippe mit Blick nach oben von der Stelle, an der die Person gefunden wurde.

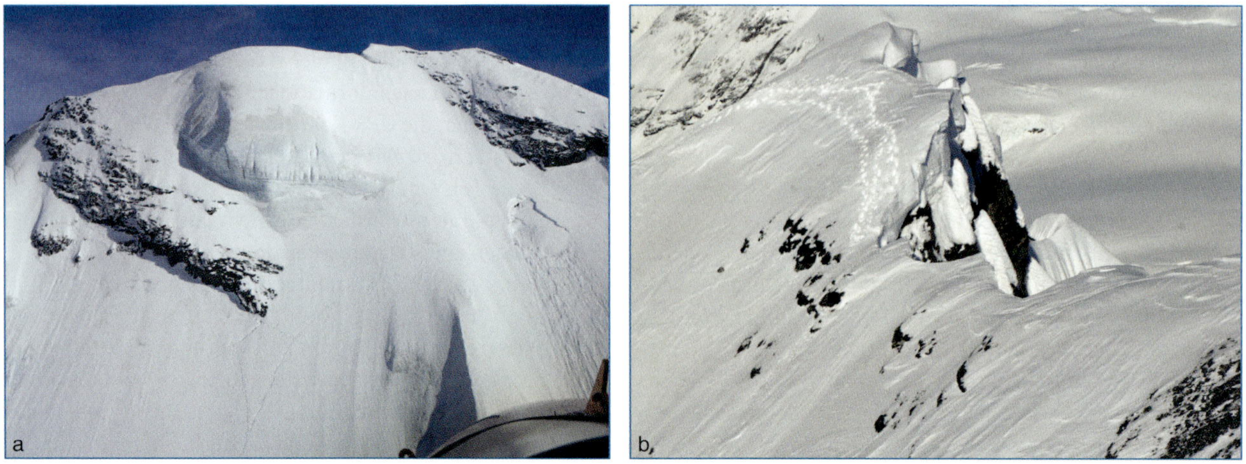

Abb. 47.3 Fotodokumentation der Spuren im Schnee während der Anfahrt des Rettungsteams zum Unfallort. (Mit freundlicher Genehmigung der Kantonspolizei Bern, Schweiz). a) Spuren, die zum Gipfel führen. b) Fußspuren auf dem Gipfelgrat, die plötzlich aufhören. Ein Bergsteiger ist gestürzt, als der Schnee unter ihm wegbrach.

Wetterbedingungen

Die Dokumentation der Sicht vom Unfallort und von den Wetterbedingungen wie Wolken, Nebel oder „White-Out"-Effekte kann wichtig sein, auch wenn sich die Bedingungen mit der Zeit zwischen dem Ereignis und dem Eintreffen des Bergrettungsteams vor Ort geändert haben. So kann z.B. die Sonne untergegangen sein oder das Wetter kann sich geändert haben.

Patient

Wurde die Position des Patienten bis zum Eintreffen der Bergrettung nicht verändert, ist es wünschenswert, diese aus verschiedenen Blickwinkeln zu dokumentieren, bevor der Patient bewegt wird. Wenn das Opfer bereits bewegt worden ist, ist eine detaillierte Darstellung nicht mehr notwendig.

Ausrüstungsmaterial

Am Patienten

Alpintechnisches Material am Körper des Patienten sollte dokumentiert werden, bevor der Körper des Patienten manipuliert oder das Material entfernt wird (➤ Abb. 47.4). Andernfalls können Details, die für die spätere Rekonstruktion des Geschehens wichtig sein könnten, verlorengehen. Neben einer oder mehrerer Übersichtsaufnahmen, aus denen hervorgeht, um welches Ausrüstungsmaterial es sich handelt, sollte gut ersichtlich sein, wo und in welchem Zustand am Körper sich dieses befindet (Nutzungszustand zum Ereigniszeitpunkt). Ereignisrelevante Auffälligkeiten (z.B. Bruch eines Karabiners, geöffneter Anseilknoten, abgerissenes Seilende, Seil, das strangulierend um den Hals führt) sind gezielt festzuhalten. Andernfalls können Details, die für die spätere Rekonstruktion des Geschehens wichtig sein könnten, verlorengehen. In diesem Zusammenhang ist auch zu betonen, dass das Durchtrennen von Gegenständen wie einem Gurt oder einem Seil vermieden werden sollte, es sei denn, dies ist für die Rettungsmaßnahmen notwendig oder muss durchgeführt werden, um Zeit zu sparen. Wenn möglich, sollte die Stelle, an der die Ausrüstung durchtrennt wird, markiert werden.

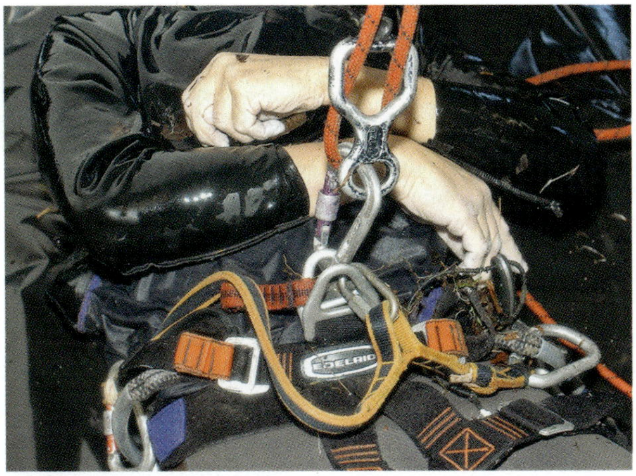

Abb. 47.4 Fotografische Dokumentation der ursprünglichen Lage der technischen Ausrüstung am Körper eines Mannes, der beim Canyoning ums Leben kam. Die Dokumentation erfolgte unmittelbar nach der Bergung der Leiche.

Im Gelände

Technisches Material im Gelände (z.B. Seilsituation am Fels, installierter Flaschenzug bei Spaltensturz) ist ebenfalls zu dokumentieren. Sofern eine polizeiliche Untersuchung am Ereignisort geplant ist, sollten keinesfalls Veränderungen vorgenommen werden, sofern dies die Situation zulässt – andernfalls ist eine möglichst detaillierte Dokumentation wünschenswert.

Fallbeispiel 47.4

Technische Ausrüstung vor Ort

Ein junges Paar mit wenig Klettererfahrung kletterte in einem Gebiet mit leichten Routen zum ersten Mal ohne Bergführer. Nachdem der Mann eine Route abgesichert hatte, kletterte die Frau die Route erfolgreich. Um die Sicherung zu entfernen, musste sie das Seil wieder am Stand befestigen. Beim Umhängen des Seils, stieß sie auf technische Schwierigkeiten. Es gab eine Fehlkommunikation zwischen ihr und ihrem Partner. Er nahm ihr die Sicherung ab. Sie löste sich aus der Verankerung und stürzte die gesamte Route hinunter. Die Sicherung wurde vom Retter unberührt belassen. Dies erleichterte die Rekonstruktion des Geschehens, da der Mann bei seiner polizeilichen Vernehmung selbst zu aufgewühlt war, um genaue Details des Ereignisses zu geben.

Prüfung der Ausrüstung durch Experten

Insbesondere bei einem Todesfall oder bei einem überlebten Ereignis mit unvorhersehbaren Rechtsfolgen sollte eine detaillierte Untersuchung der Ausrüstung Teil der Ermittlungen der Strafverfolgungsbehörden sein. Zur Klärung von Fehlern bei der Verwendung der Ausrüstung, von Ausrüstungsdefekten oder böswilligen Manipulationen, sollten die Untersuchungen von Spezialisten mit besonderen Kenntnissen in Bereichen wie Bergsteigertechnik oder Fachwissen in Sportarten wie Basejumping oder Gleitschirmfliegen hinzugezogen werden. Es ist wichtig, dass die verwendete Ausrüstung so wenig wie möglich verändert und sicher aufbewahrt wird, bis die Untersuchung durchgeführt werden kann.

Bergung einer Person

Informationen über Bergetechniken und Probleme, die während der Bergung aufgetreten sind, sollten festgehalten werden. Dies ist besonders wichtig nach einem Todesfall, wenn die forensische Untersuchung der Leiche durchgeführt wird (47.4.5).

47.4 Todesfall im Gebirge

Viele Aktivitäten in den Bergen gehen mit einem erhöhten Unfallrisiko einher, das zu schweren Verletzungen und sogar zum Tod führen kann. Die Feststellung des Todes sowie die Evakuierung und der anschließende Transport der Leiche werden in der Regel von der Bergrettung durchgeführt, welche die Ermittlungsbehörden unterstützen und Informationen für eine anschließende forensische Untersuchung bereitstellen.

In den folgenden Abschnitten werden die für eine Bergrettungsmannschaft relevanten Themen im Zusammenhang mit tödlichen Bergunfällen erörtert. Auch hier ist zu betonen, dass es große Unterschiede zwischen den gesetzlichen Regelungen und Verfahren in einzelnen Gebieten gibt. Es ist wichtig, dass das Team mit den lokalen Vorschriften vertraut ist.

47.4.1 Epidemiologie

Es ist schwierig, die Statistiken über Todesfälle bei Aktivitäten in den Bergen zu vergleichen. Statistiken aus verschiedenen Forschungspopulationen wie Teilnehmer an einer bestimmten Sportart oder Veranstaltung, aus einem bestimmten Gebirge [4–6] oder einer bestimmten Region [7, 8] haben unterschiedliche Einschlusskriterien. Es besteht immer Unsicherheit darüber, ob alle Fälle erfasst wurden. Vor allem in schwer überschaubarem Gelände wie den Bergen, lässt sich oft nicht feststellen, wie viele Personen während des Beobachtungszeitraums anwesend waren und welche Aktivitäten ausgeübt wurden. Die Erfassung ist in Gebieten, deren Betreten kontrolliert wird, wie in einigen Nationalparks oder in Klettergebieten, die eine Genehmigung erfordern, nur bedingt möglich. Daher können oft nur absolute Zahlen vorgelegt werden.

Die Trends in den Jahresstatistiken der verschiedenen Länder können variieren, selbst zwischen Nachbarländern mit vergleichbarer Infrastruktur, medizinischen Standards und ähnlichen Bedingungen (➤ Abb. 47.5). Zwischen 2008 und 2019 war in der Schweiz und in Österreich kein eindeutiger Trend zu einem Anstieg der tödlichen Unfälle zu erkennen [9, 10], obwohl der Bergsport immer beliebter wird.

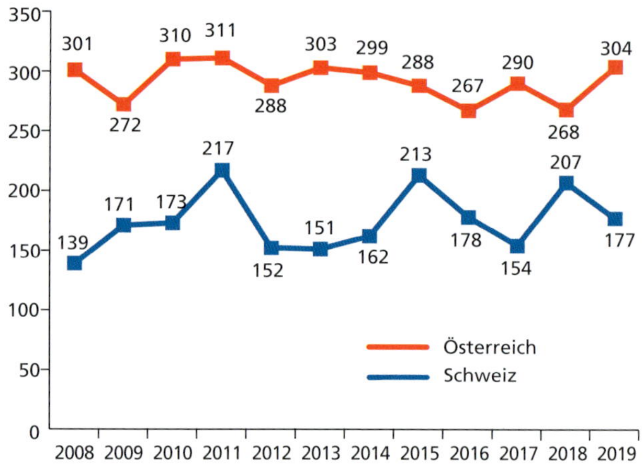

Abb. 47.5 Gebirgstote in der Schweiz und in Österreich im Zeitraum 2008–2019.

Es gibt einige übereinstimmende Ergebnisse von Studien zu diesem Thema. Männer machen mit bis zu 94 % den Großteil der Todesopfer bei Bergsportveranstaltungen aus. [4, 5, 9–11] Bei etwa der Hälfte der Todesfälle ist ein Sturz aus der Höhe die Hauptursache. Ereignisse mit mehreren Patienten kommen regelmäßig vor, wie z. B. der Absturz von Seilschaften oder Lawinenverschüttungen. Grundsätzlich ist zu beobachten, dass die steigende Zahl von Bergtouristen, das wachsende Interesse am Bergsport und die fortschreitende Erschließung bestimmter Bergregionen zu einem Anstieg der Rettungsaktionen und auch zu einer Erhöhung Todesfälle führen. Allerdings können Präventivmaßnahmen, wie Ausbildungsprogramme für Bergsteiger und Rettungskräfte sowie die Verbesserung der Ausrüstung die Zahl der Ereignisse wirksam verringern. Fortschritte bei Alarmsystemen, der Bergrettung und der Alpinen Notfallmedizin können ebenfalls dazu beitragen, die Zahl der Todesfälle zu verringern.

47.4.2 Todesfeststellung aus medizinischer Sicht

Abhängig von der endgültigen Todesursache, der Ausprägung des Krankheits- oder Verletzungsbildes, den individuellen Umständen und der Verfügbarkeit von medizinischer Unterstützung kann das Sterben unterschiedlich lange dauern – es endet mit dem Tod der Person. [12] Aus rechtsmedizinischer Sicht darf der Tod einer Person erst dann als gegeben angenommen und somit auf Rettungsmaßnahmen verzichtet werden, wenn sichere Todeszeichen (➤ Kasten 47.2) vorliegen. Bis zum Auftreten sicherer Todeszeichen nach Todeseintritt (sog. „Individualtod“[3]) vergeht jedoch eine Zeit von

[3] Der Individualtod steht am Ende der Agonie (Sterbephase) und zeichnet sich durch einen irreversiblen Ausfall der großen Funktionssysteme (Herz-Kreislauf-, Atem- und zentrales Nervensystem) aus.

Kasten 47.2

Sichere Todeszeichen

- **Totenflecken (livor mortis, postmortale Hypostase):**Die Totenflecken beziehen sich auf violette Hautverfärbungen der bodennahen Körperteile. Aufgrund der Schwerkraft treten diese nach dem irreversiblen Kreislaufstillstand ein. Die Totenflecke betreffen Bereiche, die mit harten Oberflächen in Kontakt waren oder durch Kleidung eingeengt waren, da der Druck auf das Gewebe den Bluteintritt einschränkt. Die Totenflecke treten etwa 20–30 min nach dem Tod auf. Das anfängliche Erscheinungsbild ist fleckig und rötlich, bevor die Totenflecke aufgrund des Sauerstoffmangels eine bläuliche Färbung annehmen. Anfänglich werden sie auf Druck blass, später werden sie fixiert und lassen sich nicht mehr wegdrücken. Bei kalten Temperaturen kann eine vollständige oder teilweise rötliche Färbung auftreten. Totenflecken können nach Blutverlust vermindert sein oder fehlen (➤ Abb. 47.6). Anzeichen von Totenflecken an inkongruenten Stellen deuten darauf hin, dass der Körper nach dem Tod bewegt wurde; diese Situation muss untersucht werden.
- **Rigor mortis (Leichenstarre):** Nach anfänglicher Entspannung werden die Muskeln zunehmend steif, mit anschließend versteifen die Gelenke aufgrund der Denaturierung von Adenosintriphosphat (ATP). Die Totenstarre tritt in der Regel etwa 2–4 Stunden nach dem Tod auf und verschwindet nach etwa 2–3 Tagen aufgrund der Verwesung. Faktoren, die den Verlauf der Leichenstarre beeinflussen, sind z. B. die Temperatur, der Glykogengehalt der Muskeln und die allgemeine Ernährung des Patienten. Eine hohe Umgebungstemperatur oder eine erhöhte Körperkerntemperatur durch Krankheit oder aus anderen Gründen beschleunigen den Beginn und verkürzen die Dauer der Leichenstarre. Niedrige Temperaturen verlangsamen den Prozess. Ein niedriger Glykogengehalt in den Muskeln aufgrund starker körperlicher Betätigung vor dem Tod führt zu einem schnelleren Einsetzen der Leichenstarre. Die Totenstarre ist bei unterernährten Personen abgeschwächt.
- **Verwesung:** Zersetzung des Körpers durch Bakterien unter hypoxischen Bedingungen. Zu den Veränderungen gehören grün-graue bis braunrote Verfärbung der Haut, Marmorierung der Haut, Bildung von flüssigkeitsgefüllten Hautblasen, Blähungen aus Körperhöhlen und Vergrößerung des Weichteilvolumens aufgrund von Blähungen. Haare und Nägel lassen sich leicht abstreifen. Erhöhte Temperatur und vorbestehende Infektionen verkürzen den Ausbruch und erhöhen den Grad der Fäulnis.
- **Mit dem Leben unvereinbare Zustände des Körpers:** Enthauptung, Zerstörung von Schädel und Gehirn, vollständige Zerstückelung des Rumpfes, vollständig gefrorener Körper mit fehlender Komprimierbarkeit des Brustkorbs, und Verbrennung sind mit dem Leben unvereinbare Zustände.

ca. 20–30 min, weshalb insbesondere kurz nach Todeseintritt eine sichere Todesfeststellung in der Praxis kaum möglich ist. Daher kann es fast unmöglich sein, jemanden kurz nach Eintritt des Todes für tot zu erklären, solange keine Kriterien für die Beendigung der kardiopulmonalen Reanimation oder keine mit dem Leben unvereinbaren Verletzungen vorliegen. [13, 14]

Bis zu diesem Zeitpunkt liegen lediglich als „unsichere“ Todeszeichen bezeichnete Befunde vor. Diese sind zwar auch bei einer verstorbenen Person festzustellen, dürfen aber keinesfalls alleine zur Todesfeststellung herangezogen werden, da es sich hierbei um Befunde handelt, die auch vorübergehender Art und somit reversibel sein können:

- Abkühlung (Senkung der Körperkerntemperatur)
- Blässe
- Areflexie

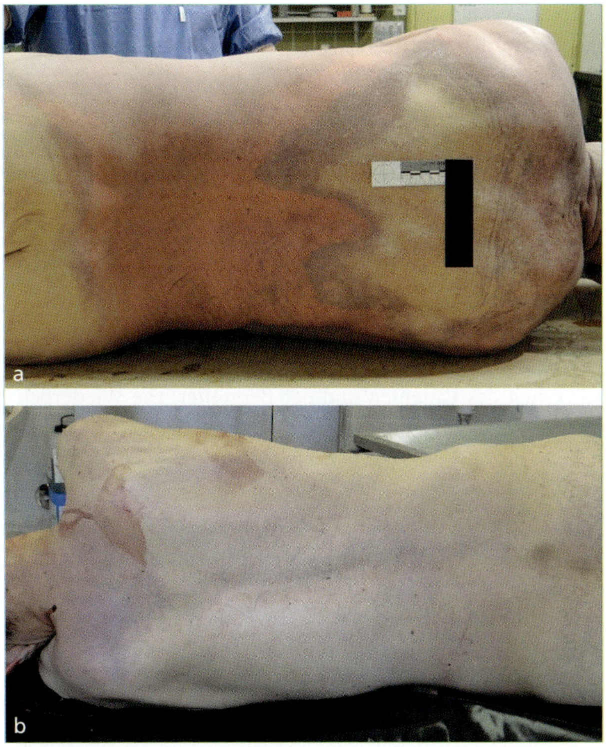

Abb. 47.6 Totenflecken bei Opfern, die über eine Klippe gestürzt sind.
a) Normale Ausprägung der Totenflecke mit blau und rot gefärbten Bereichen nach Lagerung der Leiche in einer Kühlbox. Der Mann hatte eine stumpfe Kopfverletzung, die zum Tod führte.
b) Schwach ausgebildete und fast unsichtbare Totenflecken, insbesondere an der unteren Schulter.

- Atemstillstand
- Herz-Kreislauf-Stillstand
- Starre, geweitete Pupillen (geweitete Pupillen ohne Lichtreflex)
- Erschlaffung der Muskeln (Atonie)

Es ist wichtig, zu bedenken, dass Vitalzeichen in den Bergen aufgrund folgender Gegebenheiten schwer zu erkennen sein können: Eine kalte Körperoberfläche kann bei kalten Umgebungsbedingungen mit Wind und nasser Kleidung nicht die wahre Körperkerntemperatur widerspiegeln; leichte Atembewegungen können wegen der dicken Kleidung übersehen werden; die Zentralisierung des Kreislaufs bei Unterkühlung kann dazu führen, dass der periphere Puls trotz effektiver Herztätigkeit nicht wahrnehmbar ist. [15]

MERKE
Die sichere Feststellung des Todes ist selten in den ersten 20–30 min nach dem Tod möglich. In dieser Zeit gibt es keine Vitalzeichen und keine eindeutigen Anzeichen des Todes. Im Zweifelsfall sollten Wiederbelebungsmaßnahmen sofort eingeleitet werden.

Wenn ein Retter auf eine Person ohne Lebenszeichen (Bewusstsein, Atmung, Puls oder Reaktion auf Schmerzreize) trifft, die auch keine sicheren Todeszeichen aufweist, sollten Wiederbelebungsmaßnahmen eingeleitet und fortgesetzt werden, bis der Patient wiederbelebt wurde oder der Tod festgestellt wird. Leitlinien für die Bedingungen, unter denen die Wiederbelebung präklinisch eingeleitet, fortgesetzt oder abgebrochen werden sollten, sind in den internationalen Wiederbelebungsrichtlinien festgeschrieben. [16] Neben dem Zustand des Patienten spielen auch andere Faktoren eine wichtige Rolle bei der Entscheidungsfindung in der Bergrettung: die Informationen, die zum Zeitpunkt des Einsatzes vorliegen (z.B. Anamnese, Patientenverfügung), die medizinischen Möglichkeiten vor Ort, die Bedingungen des Rettungseinsatzes (Geländeverhältnisse, Schwierigkeiten beim Transport usw.) und die Sicherheit des Patienten und der Bergretter. Die Wiederbelebung sollte jedoch unterbleiben, wenn eine offensichtliche tödliche Verletzung oder ein irreversibler Tod vorliegt. [17]

Die Beurteilung von sicheren Todeszeichen kann problematisch sein, auch für Ärzte. Die Erfahrung spielt eine wichtige Rolle. Eine Ausbildung in der Untersuchung von Leichen kann hilfreich sein, weil eindeutige Todeszeichen mit Symptomen anderer Erkrankungen verwechselt werden können, wie z.B.

- Hämatome oder rötliche Hautverfärbungen bei Unterkühlung können mit Totenflecken verwechselt werden (➤ Abb. 47.7).
- Die Versteifung von Gelenken bei kalten Temperaturen, nach Operationen oder Steifheit bei neurologischen Störungen kann eine Totenstarre vortäuschen.
- Dunkle Hautfärbung, Hämatome, blasenbildende Hauterkrankungen oder Blutungen aus Mund und Nase können mit Fäulnis verwechselt werden.

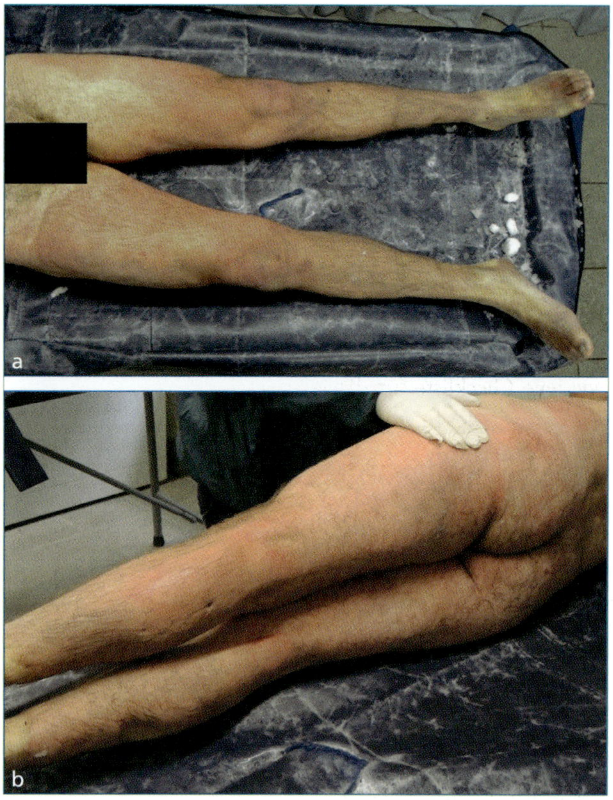

Abb. 47.7 Ein Mann wurde vom schlechten Wetter überrascht und musste auf dem Berg bleiben. Die Temperatur betrug etwa -15 °C und es wehte ein starker Wind in der Nacht. Das Opfer wurde einen Tag nach dem letzten telefonischen Kontakt aufgefunden. Es wurde keine Autopsie durchgeführt, aber es ist wahrscheinlich, dass er an Unterkühlung gestorben ist. a) Die Haut ist an der Vorderseite der unteren Extremitäten gerötet, obwohl er auf dem Rücken liegend aufgefunden wurde. b) Totenflecke mit einer ähnlichen rötlichen Farbe waren – wie erwartet – deutlich auf der Rückseite des Körpers zu sehen.

- Veränderungen aufgrund von Kälteeinwirkung (schwere Erfrierungen mit schwarzer, mumifizierter Haut an kälteexponierten Körperstellen wie Wangen, Ohren, Nase, Finger und Zehen) können mit der Mumifizierung verwechselt werden (einer Spätform der Veränderungen einer Leiche).

Außerdem können Unterkühlung und Blitzschlag, die in den Bergen häufiger vorkommen, den sog. „Scheintod"[4] verursachen: Unzureichende Kenntnisse über diese Bedingungen können zu einer Fehldiagnose des Todes führen.

MERKE
Das korrekte Erkennen definitiver Todeszeichen erfordert Erfahrung und oft eine sorgfältige körperliche Untersuchung. Eine falsche Diagnose des Todes und das Unterlassen lebensrettender Maßnahmen kann schwerwiegende rechtliche Folgen haben.

[4] „Scheintod" bezeichnet einen Zustand, in dem der Körper einer Person äußerlich dem einer verstorbenen Person ähnelt. Obwohl keine Lebenszeichen festgestellt werden können, bestehen keine sicheren Anzeichen des Todes.

TIPPS

Wenn sich nicht zuverlässig feststellen lässt, ob die Gelenke aufgrund der Totenstarre oder aufgrund von Kälte steif sind, sollte die Konsistenz der Weichteile beurteilt werden. Wenn die Weichteile hart oder gefroren sind, kann eine Versteifung der Gelenke, die ausschließlich durch Kälte verursacht wurde, nicht ausgeschlossen werden.

Aufgrund der potenziell schwerwiegenden Folgen von Fehlentscheidungen ist es ratsam, dass die Bergrettungsorganisationen, interne Richtlinien sowohl für Laien als auch für medizinisches Fachpersonal entwickeln und umzusetzen. Die Leitlinien sollten jedes Verfahren einfach und klar beschreiben. Checklisten, wie jene Checkliste für die Wiederbelebung von Lawinenopfern, die von der Internationalen Kommission für Notfallmedizin in den Bergen Medizin (ICAR MedCom) [18] veröffentlicht wurde, sind in bestimmten Situationen sehr hilfreich.

TIPPS

Wenn ein Patient tot zu sein scheint, wird folgende Vorgehensweise zur Feststellung des Todes vorgeschlagen: Trägt das Opfer mehrlagige Kleidung, kann es hilfreich sein, mehrere Gelenke des bekleideten Patienten zu bewegen, um zunächst die Totenstarre zu prüfen. Wenn keine Leichenstarre vorliegt, sollten abhängige Körperbereiche auf Verfärbung untersucht werden. Wenn eine polizeiliche Untersuchung vor Ort zu erwarten ist, sollte die Leiche nur so weit wie unbedingt nötig bewegt werden. Jede Lageänderung sollte dokumentiert werden.

MERKE

Sofern kein eindeutiger Todesbefund vorliegt, sind Stürze aus einer Höhe oder eine Verschüttung durch eine Lawine über einen bestimmten Zeitraum nicht automatisch eine Todesursache, selbst wenn die Überlebenschancen einer Person unzweifelhaft gering sind.

Fallbeispiel 47.5

Fehldiagnose der Totenflecke

Während einer Skitour konnte eine Abseilstelle wegen schlechter Sicht nicht gefunden werden. Die erfahrenste Person der Gruppe machte sich auf die Suche nach der Stelle. Als sie nicht zurückkehrte und auch nicht am Handy erreichbar war, machte sich eine andere Gruppe auf die Suche nach der Frau. Sie fanden sie schließlich am Fuße einer steilen, 80 m hohen Felswand, wobei ihr Kopf und ein Teil ihres Oberkörpers im Schnee steckten. Die Entdeckung machten sie etwa 45 min, nachdem sie ihre Gruppe verlassen hatte. Ein Mitglied der Suchgruppe war ein junger Arzt, der die Frau aufgrund der blauen Verfärbungen in ihrem Gesicht und der Annahme, dass ein Sturz aus dieser Höhe tödlich sein muss, für tot erklärte. Dies wurde der Bergrettungsleitstelle mitgeteilt. Die Evakuierung der „Leiche“ wurde aufgrund der Wetterverhältnisse auf den nächsten Tag verschoben.

Bei der gerichtsmedizinischen Untersuchung der vollständig bekleideten Leiche, wurde die Diagnose des Todes vom Vortag in Frage gestellt. Bei den Verfärbungen im Gesicht der Frau handelte es sich um Hämatome. Es wurden weitere stumpfe Verletzungen im Gesicht festgestellt. Es gab keinen Hinweis darauf, dass die Leiche auf Leichenflecke untersucht worden war. Es gab keine sichtbaren Verletzungen, die auf einen sofortigen Tod des Opfers schließen ließen. Eine Untersuchung der Staatsanwaltschaft wurde eingeleitet.

47.4.3 Rechtliche Rahmenbedingungen der Todesfeststellung

Auch rund um den Tod eines Menschen gibt es verschiedene gesetzliche Regelungen. In den kommenden Abschnitten werden in diesem Zusammenhang relevante Themenbereiche und die damit einhergehenden Probleme im gebirgsmedizinischen Setting erörtert. Die im eigenen Einzugsgebiet geltenden rechtlichen Bestimmungen sind jedoch zwingend zu Rate zu ziehen.

Zur Todesfeststellung befugte Personen

International gibt es große Unterschiede bei der Frage, wer das Recht hat, den Tod zu diagnostizieren und offiziell zu bescheinigen und unter welchen Bedingungen. In vielen europäischen Ländern, wie z. B. Deutschland, Schweiz und Frankreich, darf dies nur ein Arzt tun. In anderen Ländern, wie den USA, Kanada und Südafrika, dürfen andere medizinische Fachkräfte, wie Arzthelferinnen, Sanitäter oder Krankenschwestern, generell oder unter bestimmten Umständen Patienten für tot erklären. In einigen Ländern dürfen Sanitäter oder sogar medizinische Laien diese Entscheidung auch außerhalb eines Krankenhauses treffen, wenn bestimmte Kriterien erfüllt sind. Wenn keine offiziell autorisierte Person vor Ort ist, um den Tod festzustellen, sind wegen der Bedeutung dieser Entscheidung besondere Vorkehrungen erforderlich (47.5.2).

MERKE

Es ist wichtig, die örtlichen Vorschriften für die Todesfeststellung zu kennen – wer darf den Tod feststellen und unter welchen Umständen.

Leichenschau

Im Allgemeinen besteht die Hauptaufgabe einer Untersuchung einer totgeglaubten Person darin, abschließend festzustellen, ob die Person tatsächlich tot ist. Aus offensichtlichen Gründen sollte diese Untersuchung so schnell wie möglich durchgeführt werden. Andere Ziele der Leichenschau sind die Feststellung der Todesursache und -art, zudem muss der Meldepflicht nachgekommen werden (s.u.). Je nach den örtlichen

47

Vorschriften kann derselbe Arzt, der den Tod diagnostiziert hat, verpflichtet werden, diese Untersuchung vor Ort an der unbekleideten Leiche durchzuführen.

Rechtliche Ausnahmen von dieser Verpflichtung können im Zusammenhang mit der Tätigkeit des Notarztes und damit auch in Bergrettungssituationen bestehen. Die Durchführung einer vollständigen äußerlichen Untersuchung wird in Bergrettungseinsätzen keine Rolle spielen, da die meisten Todesfälle an andere Behörden gemeldet und von diesen bearbeitet werden müssen. In diesen Fällen sollte die Situation nicht verändert werden, um eine spätere forensische Untersuchung nicht zu behindern (s.u.).

MERKE

Bei Todesfällen im Gebirge handelt es sich in der Regel um meldepflichtige Todesfälle. Eine Untersuchung des Leichnams sollte sich daher auf die sichere Todesfeststellung beschränken. Bevor weitere Veränderungen am Leichnam vorgenommen werden, ist das weitere Vorgehen mit der Polizei zu besprechen.

In den seltenen Fällen, in denen bei einem Bergungstod eine äußere Untersuchung erforderlich ist, z. B. bei einem Fall, der nicht meldepflichtig oder nicht meldefähig ist, weil zunächst ein natürlicher Tod vermutet wird, ist es besonders wichtig, auf Befunde zu achten, die auf ein Fremdverschulden hindeuten könnten oder die mit dem behaupteten Ereignisverlauf nicht vereinbar sind. Umfassende Kenntnisse der Wundmorphologie sind wichtig, ebenso wie eine kritische Betrachtung der relevanten Befunde an der Leiche. In diesem Zusammenhang ist zu erwähnen, dass die Ausrüstung beim Bergsteigen Verletzungen verursachen kann, die forensisch relevanten Befunden imitieren (z. B. Verletzungen durch Steigeisen können ähnlich aussehen wie Stichwunden, Strangulationsmale können durch Helmgurte oder Seile verursacht werden). Besteht auch nur der geringste Zweifel, sollte der Fall der zuständigen Behörde gemeldet werden. Findet die körperliche Untersuchung in offenem Gelände statt, müssen unbedingt Maßnahmen zur Wahrung der Privatsphäre getroffen werden.

Todesbescheinigung

Die Todesbescheinigung bestätigt offiziell den Tod einer Person. Das Ausfüllen der Todesbescheinigung ist also mit einer besonderen Verantwortung verbunden und darf nur erfolgen, wenn die Identität der verstorbenen Person sicher bekannt ist. Die Abholung des Leichnams durch einen Bestatter oder ein Bestattungsunternehmen ist nur bei Vorliegen einer Todesbescheinigung gestattet Das Ausfüllen der Bescheinigung obliegt in der Regel einem Arzt und muss in Verbindung mit der Feststellung des Todes erfolgen. Nach dem Ausfüllen muss das Dokument an die zuständige Behörde weitergeleitet werden.

MERKE

Das Ausfüllen der Todesbescheinigung ist unbedingt zu unterlassen, wenn Zweifel an der Identität der Leiche bestehen. Im Zweifelsfall muss eine Meldung an die zuständige Polizei erfolgen. Auf der Todesbescheinigung sollte dann der Vermerk „unbekannte Identität" stehen.

Fallbeispiel 47.6

Todesbescheinigung einer entstellten Leiche

Ein Segelflugzeug stürzte nach der Kollision mit einer Felswand auf den Boden. Die Wrackteile lagen verstreut in schwer zugänglichem Terrain auf einem zerklüfteten Gletscher. Während des ersten Überflugs durch den Rettungshubschrauber, etwa 100 m über der Unfallstelle, wurden mehrere Körperteile identifiziert. Aufgrund der Wetterbedingungen und der Tatsache, dass der Pilot tot war, wurde die Evakuierung auf den nächsten Tag verschoben. Nach der Rückkehr wurde der Arzt gebeten, eine Todesbescheinigung mit dem Namen des Piloten auszufüllen. Der Arzt weigerte sich jedoch zu Recht, weil nur Leichenteile entdeckt worden waren und nicht klar war, ob sie dem vermissten Piloten gehörten.

Der Umfang und der auszufüllende Inhalt von Todesbescheinigungen variiert beträchtlich. Zusätzlich zu den persönlichen Angaben können die Informationen über Ort, Zeit und Art des Todes enthalten sein sowie die Bestätigung, dass eine körperliche Untersuchung durchgeführt wurde. Informationen über Vorerkrankungen und die Todesursache können ebenfalls benötigt werden. Wenn der Patient dem Arzt nicht bekannt war, was bei der Bergrettung in der Regel der Fall ist, können diese Informationen während der Rettungsaktion kaum ermittelt werden. An einigen Orten kann unter diesen Umständen ein vorläufiger Totenschein ausgestellt werden.

Zeitpunkt des Todes

Wenn man auf eine bereits verstorbene Person trifft, ist der genaue Zeitpunkt des Todes nicht bekannt. Es gibt verschiedene Möglichkeiten, um das postmortale Intervall (die Zeit zwischen Tod und der Untersuchung des Leichnams) anhand bestimmter Merkmale abzuschätzen. Eine Beschreibung dieser forensischen Methoden würde den Rahmen dieses Abschnitts sprengen. Die Angabe des genauen Todeszeitpunkts kann in einem Strafverfahren relevant sein, da der Todeszeitpunkt ein Alibi oder andere spezifische Aussagen bestätigen oder widerlegen kann. Außerdem kann die Angabe des Todeszeitpunkts bei einem verstorbenen Ehepaar oder anderen Familienmitgliedern Auswirkungen auf das Erbe haben. Man sollte also vorsichtig sein, wenn der genaue Todeszeitpunkt nicht bekannt ist.

Ein genauer Todeszeitpunkt kann nur angegeben werden, wenn eine evtl. durchgeführte Reanimation beendet ist. Der

Todeszeitpunkt muss nicht unbedingt mit dem Zeitpunkt des Ereignisses übereinstimmen, auch massive Verletzungen können über einen gewissen Zeitraum überlebt werden.

Identifikation

Wenn der Tod kurz vor dem Auffinden des Bergtoten eingetreten ist, die Leiche keine größeren Verletzungen aufweist, keine Substanzen wie Erbrochenes oder Blut im Gesicht vorhanden sind, ein Ausweis oder eine andere Form der Identifizierung vorhanden ist und Familienmitglieder, Freunde oder Bekannte bestimmte Merkmale wie Tätowierungen, Operationsnarben, Missbildungen, Kleidung oder Schmuck bestätigen können, kann es gerechtfertigt sein, die Identität einer Person als gegeben anzunehmen.

Die Feststellung der Identität einer verstorbenen Person in den Bergen kann jedoch je nach Zustand der Leiche und den Umständen des Ereignisses schwierig sein. Mögliche Probleme umfassen:

- Die Leiche kann durch einen Sturz aus großer Höhe in unwegsamem Gelände bis zur Unkenntlichkeit entstellt sein.
- Verwesung und andere Verwandlungen, wie Mumifizierung oder Skelettierung, können den Körper so verändert haben, dass er nicht mehr erkennbar ist, wenn er Tage, Wochen oder Jahre nach einer Vermisstenmeldung gefunden wird.

In solchen Fällen, oder wenn aus anderen Gründen Zweifel an der Identität bestehen, sollte das Ausfüllen der Todesbescheinigung mit den Personalien einer bestimmten Person unbedingt unterlassen werden und eine Meldung bei der Polizei erfolgen.

Der Polizei und der Gerichtsmedizin stehen mehrere Methoden zur Verfügung, um die Identität einer Leiche zu ermitteln. In den meisten Fällen handelt es sich um eine visuelle Identifizierung, wie sie oben beschrieben wurde. In schwierigen Fällen mit einer unerkennbaren Leiche können jedoch zuverlässige Methoden wie Fingerabdrücke, Zahndaten oder DNA erforderlich sein. Die Anwendung dieser Methoden setzt voraus, dass Dokumente oder Material zum Vergleich zur Verfügung stehen oder in angemessener Zeit beschafft werden können. Wenn ausländische Touristen bei Bergsportunfällen sterben, ist es notwendig, über die Grenzen des Landes, in dem die Leiche gefunden wurde, zu ermitteln. Die Zusammenarbeit zwischen den Behörden kann dazu beitragen, dass die Angehörigen so schnell wie möglich Gewissheit haben.

Meldewesen bei Todesfällen im Gebirge

Die gesetzlichen Regelungen zum Meldewesen bei Todesfällen (meldepflichtige Ereignisse; Melder, Meldezeitpunkt, Empfänger der Meldung) unterliegen ebenfalls länderspezifischen oder teils sogar regionalen Unterschieden. Vielerorts muss ein Todesfall bei der zuständigen Ermittlungsbehörde gemeldet werden, wenn dieser als nichtnatürlicher oder unklarer Todesfall (➤ Kasten 47.3) eingeordnet wird. Bergtodesfälle werden somit in den meisten Fällen meldepflichtig sein: Einerseits handelt es sich mehrheitlich um nichtnatürliche Todesfälle (z.B. Absturz, Lawine), andererseits besteht bei Unkenntnis des Patienten kaum die Möglichkeit, die medizinische Vorgeschichte abzuklären, die unter Umständen einen natürlichen Tod nahelegen würde. Neben den genannten Situationen ist eine Meldung bei unbekannter oder nur vermuteter Identität des Toten zu erstatten (➤ 47.4.3). Möglicherweise besteht sogar seitens der Bergrettungsorganisation unabhängig vom geltenden Recht die interne Vorgabe, dass jeder Todesfall im Einsatz gemeldet werden soll. Wichtig ist, dass man sich als Arzt niemals bei der Einordung der Todesart beeinflussen lässt. Eine Meldung hat direkt im Anschluss an die Todesfeststellung zu erfolgen. Mit der Meldung des Todesfalls bei der Ermittlungsbehörde ist ein Leichnam vorerst beschlagnahmt; eine Bestattung kann erst nach der Freigabe durch die Ermittlungsbehörde stattfinden.

Sich nach einer Meldung anschließende Untersuchungen: Meldepflichtige Todesfälle werden je nach geltendem Recht durch Rechtsmediziner, speziell ausgebildete Ärzte anderer Disziplinen oder von den Behörden bestimmte Personen ohne medizinischen Hintergrund (z. B. Coroner-System im angelsächsischen Raum) untersucht. Situativ werden im

Kasten 47.3

Todesarten

- **Natürlicher Todesfall:** Ein natürlicher Tod ist ein Tod aufgrund einer Krankheit oder eines anderen körperlichen Zustands. Um einen Tod als natürlichen Tod zu erklären, müssen eine oder mehrere vorbestehende körperliche Zustände oder Krankheiten, die den Tod erklären können, bekannt sein. Es darf kein Verdacht auf Gewaltanwendung oder Verantwortlichkeit einer anderen Person, einschließlich unangemessener medizinischer Behandlung, bestehen.
- **Nichtnatürlicher Todesfall:** Ein unnatürlicher Tod ist ein Tod, der auf äußere Faktoren zurückzuführen ist, wie Unfall oder Vergiftung. Zu diesen Fällen gehören Unfälle, Selbstmorde und Tötungsdelikte. Der Tod kann Tage, Wochen oder Jahre nach einem Ereignis eintreten, ohne dass die Kausalkette unterbrochen wird. Ein Beispiel für einen verzögerten Tod wäre die Folge eines schweren Kopftraumas nach einem Sturz, bei dem ein irreversibles Koma und der Tod mehrere Wochen nach der Verletzung eintritt.
- **Unklarer Todesfall (undetermined or unclassified):** Ein unbestimmter Tod ist der unerwartete Tod einer Person ohne bekannte medizinische Vorgeschichte oder sichtbare Anzeichen von Gewaltanwendung.

Gebirge Verstorbene für diese Leichenschau meist ins Tal verbracht (Spital, Aufbahrungshalle eines Friedhofs, rechtsmedizinisches Institut, o. ä.). Vorteil einer Leichenschau an einem solchen Ort sind die in der Regel deutlich besseren Untersuchungsbedingungen: Der Leichnam kann hier bei guten Lichtverhältnissen an einem von Wettereinflüssen geschützten Ort untersucht werden. Ziel dabei ist es, eine mögliche Fremdeinwirkung bezüglich des Todeseintritts der verstorbenen Person auszuschliessen. Dies geschieht in Zusammenschau mit den polizeilichen Ermittlungsergebnissen. Unter Umständen schliesst sich eine Obduktion an; auch hier ist es rechtlich geregelt, in welchen Fällen eine Obduktion durchzuführen ist, wer diese in Auftrag gibt und wer sie vornimmt.

Fallbeispiel 47.7

Identifizierung durch Röntgenbilder

Ein Basejumper aus einem anderen Land kollidierte mehrere Male mit einer Felswand, bevor er auf den Boden stürzte, was zu massiven Schäden an seinem Körper führte. Die Identifizierung durch seine Kameraden war daher unmöglich. Glücklicherweise befanden sich Röntgenbilder im Auto des Mannes. Diese waren einige Monate zuvor gemacht worden, offenbar im Zusammenhang mit einem anderen Unfall und zeigten orthopädische Implantate in der Wirbelsäule. Der Vergleich der Bilder mit den Daten der postmortalen Computertomographie bestätigte endgültig die Identität des Mannes.

MERKE

Ein Todesfall ist nicht allein deshalb ein natürlicher Tod, weil die Umstände oder das Ausmaß einer Verletzung es offensichtlich machen, dass der Tod eintreten würde. Es wäre zum Beispiel nicht richtig, einen Tod infolge eines Sturzes als natürlichen Tod zu bezeichnen, weil „es natürlich ist, dass jemand nach einem Sturz aus 1000 m Höhe stirbt".

TIPPS

Es kommt häufig vor, dass ein Todesfall, der lange nach einem traumatischen Ereignis im Krankenhaus eintritt, nicht gemeldet wird. Mögliche Gründe dafür sind:

- Der Arzt, der die Todesdiagnose stellt, kennt den Grund für den Krankenhausaufenthalt nicht und nimmt an, dass der Tod natürlich eingetreten ist (z. B. Tod durch Lungenentzündung nach längerer Bettlägerigkeit aufgrund von Mehrfachfrakturen).
- Der Patient hat eine relevante Vorerkrankung, die den Tod verursacht haben könnte, obwohl der Krankenhausaufenthalt auf ein Trauma zurückzuführen ist.

Es ist wichtig, die gesamte Krankengeschichte zu kennen, einschließlich des Grunds für den Krankenhausaufenthalt. Ein Todesfall nach einem traumatischen Ereignis in den Bergen sollte immer gemeldet werden, es sei denn, es ist absolut sicher, dass die Kausalkette unterbrochen wurde.

47.4.4 Folgen und Probleme bei Todesfeststellung im Gebirge

Abbruch eines Bergrettungseinsatzes

Jeder Bergrettungseinsatz ist potenziell mit Gefahren für das Rettungsteam verbunden: So kann z.B. ein Bergretter bei einer bodengebundenen Rettung in unwegsamem Gelände aus der Höhe stürzen, ein Hubschrauberrotor kann bei einem Windeneinsatz auf den Felsen aufschlagen und einen Absturz verursachen. Das Risiko steigt mit schlechten Wetterbedingungen, mit zunehmender technischer Schwierigkeit des umgebenden Geländes und mit anderen objektiven Gefahren. Wenn ein Patient für tot erklärt wird, kann die Rettungsaktion sofort abgebrochen werden. Die Evakuierung des Verstorbenen kann später erfolgen, um das Risiko für das Rettungsteam zu minimieren. Besteht jedoch die Möglichkeit, dass der Patient noch am Leben ist, sollte eine Risiko-Nutzen-Analyse durchgeführt werden, um das Leben der Person zu retten.

Die Information über den Tod einer verunglückten Person hat also Konsequenzen für die weitere Einsatzplanung, sodass der Entscheidung „tot – ja oder nein" eine wesentliche Bedeutung zukommt. Dieser Entscheid sollte also mit absoluter Sicherheit getroffen werden.

Todesfeststellung durch eine nichtbefugte Person

In Ländern, in denen es gesetzlich vorgeschrieben ist, dass die Todesfeststellung durch einen Arzt erfolgen muss, können unterschiedliche Situationen dazu führen, dass ein Bergrettungsarzt den Einsatzort ggf. gar nicht erreichen kann. So kann ein Helikopterflug aufgrund der Witterungsbedingungen zu risikoreich oder der Zustieg für den Bergrettungsarzt alpintechnisch zu schwierig oder konditionell nicht möglich sein. Wird der Patient vom Bergrettungsteam (Laienhelfer, eventuell zusammen mit einem diplomierten Rettungssanitäter) nach einem mehrstündigen Zustieg in einem Zustand angetroffen, der den Tod des Patienten vermuten lässt, so könnten alle weiteren Maßnahmen zur Bergung des Leichnams nötigenfalls auf einen Zeitpunkt verschoben werden, der für die beteiligten Bergretter mit möglichst wenig Risiko behaftet ist (s.o.). Es stellt sich also die Frage, ob und inwieweit eine unbefugte Person, insbesondere ein Retter ohne medizinische Ausbildung, den Tod vor Ort feststellen darf, wenn kein Arzt anwesend ist.

Aufgrund der geschilderten Ausgangslage scheint es aus rechtsmedizinischer Sicht gerechtfertigt zu sein, dass auch nichtärztliches Personal im alpinen, nur erschwert zugänglichen, risikobehafteten Gelände vor Ort vom Tod einer Person ausgehen darf, wenn mindestens eins der folgende Kriterien erfüllt ist:

- Abtrennung des Kopfes vom Körper (Enthauptung) oder Schädel-Hirn-Trauma mit Zerstörung/Öffnung des Schädels und schwerer Zerstörung oder Abwesenheit des Gehirns

- Massive Schädigung des Körpers mit Fragmentierung des Rumpfes
- Völlig erfrorener Körper mit fehlender Komprimierbarkeit des Brustkorbs
- Vollständige Verbrennung
- Zustände mit fortgeschrittener Verwesung des Körpers (z. B. weitgehende Mumifizierung oder Skelettierung des Kopfes)

Da die Beurteilung der sicheren Todeszeichen (Totenflecke, Totenstarre, Fäulnis) Fehlerquellen unterliegen kann (➤ 47.4.2), werden diese Befunde hier bewusst nicht als weitere Kriterien aufgeführt!

Sofern eine Kommunikation mit dem zuständigen Arzt möglich ist, wird generell empfohlen, vor Ort Rücksprache zu nehmen. [19] Bei Unsicherheit bezüglich des Todeseintritts sollte unbedingt von der Todesfeststellung Abstand genommen und alle situativ nötigen und möglichen Maßnahmen bei der verunglückten Person (Bergung, medizinische Erstversorgung, Abtransport) eingeleitet werden.

Konnte ein Bergrettungsarzt nicht vor Ort erscheinen und wurde eine erste Todesfeststellung durch nichtärztliches Personal erhoben, so muss unmittelbar nach der Bergung und Verbringung der mutmaßlich verstorbenen Person an einen gut erreichbaren Ort eine offizielle Todesfeststellung (Leichenschau) und Attestierung des Todes mittels Todesbescheinigung durch einen Arzt vorgenommen werden. Die abschliessende Todesfeststellung kann und darf nicht durch nichtärztliches Personal erfolgen, sofern gesetzlich vorgeschrieben ist, dass diese Tätigkeiten durch einen Arzt ausgeführt werden müssen.

In Gebieten, in denen die Feststellung des Todes durch einen Arzt gesetzlich vorgeschrieben ist, liegt es in der Verantwortung der Rettungsorganisation, diese Aufgabe in Ausnahmefällen an ein anderes Mitglied des Rettungsteams zu delegieren. Das interne Verfahren in einer solchen Situation sollte klar definiert und in einem Protokoll dokumentiert sein (➤ Kasten 47.4). Regelmäßige Schulungen sind erforderlich. Mancherorts sind solche Ausnahmeregelungen bereits umgesetzt worden.

Kasten 47.4

Empfehlungen für die Todesfeststellung durch Unbefugte bei Bergrettungseinsätzen

- Situationen definieren, in denen nichtautorisierte Personen im Namen der medizinischen Leitung der Bergrettung den (vorläufigen) Tod feststellen können.
- Kriterien definieren, die es auch Nichtmedizinern erlauben eine möglichst zuverlässige Feststellung des Todes zu ermöglichen.
- Wenn technisch möglich, immer die autorisierte Person konsultieren, wenn sie vor Ort ist.
- Feststellung des Todes durch eine befugte Person unmittelbar nach der Bergung.
- Bei geringsten Zweifeln an der Feststellung des Todes sind alle erforderlichen Maßnahmen zur Wiederbelebung und Rettung des Patienten zu unternehmen.

Fallbeispiel 47.8

Todesfeststellung am Unfallort durch eine unbefugte Person

Ein Mann meldete der Polizei seine Frau als vermisst, nachdem sie mit einem Freund im Skiurlaub war und er sie einige Zeit telefonisch nicht erreichen konnte. Die polizeilichen Ermittlungen ergaben, dass seine Frau und der Freund der Familie wahrscheinlich am Vortag eine Skitour unternommen hatten und dabei von einer Lawine erfasst worden waren. Die Bergwacht entdeckte die Leichen der beiden einen Tag später (also mindestens zwei Tage nach der Lawinenverschüttung). Beide wurden von Laienrettern für tot erklärt, da man davon ausging, dass sie mindestens zwei Tage lang von der Lawine verschüttet worden waren. Ihre Leichen wurden dann in eine Leichenhalle gebracht.

Die gerichtsmedizinische Untersuchung wurde dort mehr als sechs Stunden nach der Bergung durchgeführt. Kein Arzt (die einzige befugte Person) hatte die Lawinenopfer davor zur Diagnosestellung und Todesfeststellung untersucht. Die Untersuchung der vollständig bekleideten, nicht gefrorenen Leichen ergab keine relevanten Verletzungen und eine geringe Starre. Eine diskrete, aber fixierte, abhängige Färbung war erst nach dem Abnehmen der Kleidung erkennbar. Aufgrund der Untersuchungsergebnisse kam der Gerichtsmediziner zu dem Schluss, dass beide Personen zwar tot aufgefunden wurden, ihr Tod am Unfallort durch Laien ohne klinische Nachweise und ohne Konsultation eines Arztes rein „situativ" festgestellt wurde.

Fallbeispiel 47.9

Erlangung der Todesurkunde unter schwierigen Umständen

Eine Seilschaft verunglückte bei einer Klettertour. Während ein Kletterer mit einer offenen Schädelfraktur auf einem Felsvorsprung lag, hing der andere frei am Seil in der Luft. Obwohl der Bergretter, ein medizinischer Laie, sich sicher war, dass beide Bergsteiger gestorben waren, wollte er die Bestätigung, dass der am Seil hängende Mann nicht im Koma lag. Daraufhin seilte sich eine Person, die befugt war, den Tod festzustellen – in diesem Fall ein technisch versierter Rettungssanitäter – zu dem Opfer ab, um nach Lebenszeichen zu suchen. Durch das Erkennen der Leichenflecke konnte der Sanitäter bestätigen, dass der am Seil hängende Mann ebenfalls tot war.

Todesfeststellung aus der Ferne

Unter bestimmten Umständen ist die erste Begutachtung eines leblosen Patienten nur aus der Ferne möglich. Aus forensischer Sicht ist die Diagnose des Todes in solchen Fällen nur in seltenen Fällen gerechtfertigt, da die Entscheidung meist von der Untersuchung der Leiche abhängt. Um den Tod ohne Leichenschau feststellen zu können, muss jedoch absolut klar sein, dass die Person tot oder der Körper nicht lebensfähig ist. Dies ist nur möglich, wenn der Körper schwer beschädigt ist (z. B. durch Enthauptung, Exhumierung, massive Zerstörung des Körpers oder Einäscherung).

47.4.5 Forensische Untersuchung von tödlichen Bergunfällen

Bei den Bergrettern herrscht oft Unverständnis über die Notwendigkeit forensischer Maßnahmen. Nur wenige Menschen würden es für wahrscheinlich halten, dass ein Mord während einer Klettertour oder einer anderen Bergaktivität geschieht. Der Grund für eine forensische Untersuchung besteht jedoch nicht nur darin, festzustellen, ob ein Dritter für den Tod einer anderen Person verantwortlich ist. Die Funde können auch den Angehörigen des Verstorbenen Einzelheiten über den Vorfall liefern, was für ihren Trauerprozess wichtig sein kann. Darüber hinaus können wichtige Informationen gewonnen werden, um solche Vorfälle in Zukunft zu verhindern. Die Einstufung der Todesart kann auch für spätere Versicherungsleistungen von Bedeutung sein; so wird beispielsweise die Unfallversicherung nicht bei einem natürlichen Tod, sondern nur bei einem Unfalltod gezahlt.

Unterstützung der forensischen Ermittlungen

Abgesehen von den bereits aufgeführten, gesetzlich geregelten Tätigkeiten, die sich nach der Todesfeststellung für einen Arzt anschliessen (evtl. Leichenschau, Ausfüllen der Todesbescheinigung, Wahrnehmen von Meldepflichten), sind im Fall einer sich anschliessenden polizeilichen/rechtsmedizinischen Untersuchung des Todesfalls verschiedene Dinge zu beachten. Hier ist es ratsam, zusammen mit örtlichen Behörden insbesondere das Vorgehen für Bergtodesfälle zu erarbeiten, bei denen die Polizei nicht vor Ort sein kann. ➤ Kasten 47.5 gibt einen Überblick über den Umgang mit Todesfällen im Gebirge.

Kasten 47.5

Empfehlungen für den Umgang mit Todesfällen im Gebirge

- Klinische Untersuchung des Körpers nur bei Bedarf (nicht anzeigepflichtige Fälle oder zur Feststellung des Todes)
- Endgültige Feststellung des Todes nur durch eine befugte Person
- Korrektes Ausfüllen der Todesbescheinigung (Beachtung der korrekten Identität)
- Befolgung der regionalen Meldepflichten
- Bei anzeigepflichtigen Todesfällen:
  - Meldung des Falles an die bereits vor Ort befindliche Polizei
  - Keine Veränderungen am Leichnam oder am Fundort bis zur Genehmigung der Polizei
  - Dokumentation (Protokoll; Fotodokumentation von Ort/Leiche/Ausrüstung)
  - Belassen Sie medizinische Einrichtungen an der Leiche; markieren Sie Verletzungen, die durch medizinische Maßnahmen entstanden sind
  - Evakuierung/Transport der Leiche nur in Absprache mit der Polizei
  - Weitergabe von Informationen
  - Hinterlassen von Kontaktinformationen

Zusammenarbeit mit den Strafverfolgungsbehörden

Sobald der Tod einer Person im Gebirge festgestellt wurde und es sich um einen meldepflichtigen Todesfall handelt, muss bereits vor Ort Meldung bei der Polizei erstattet und der Fall geschildert werden (47.5.1). Ob die Polizei selbst am Ort des Geschehens erscheint und das Ereignis vor Ort aufnimmt, hängt – abgesehen von länderspezifischen Eigenheiten (Untersuchung von Bergtodesfällen vor Ort ja oder nein), den Witterungsbedingungen, der Geländebeschaffenheit und den bergtechnischen Fähigkeiten der diensthabenden Polizeibeamten – von den Fallumständen an sich ab. Insbesondere dann, wenn seitens des Bergrettungsteams der Verdacht geäussert wird, dass das Versterben der Person in einem strafrechtlichen Kontext stehen könnte (z. B. Verdacht auf eine Fremdeinwirkung im Sinne eines mutwilligen Tötungsdeliktes, durch Fahrlässigkeit oder Unterlassung; Vorliegen einer Garantenstellung gegenüber dem Verstorbenen durch einen Bergführer o. ä.), sollte vorerst nichts an der angetroffenen bzw. nach Reanimation bestehenden Situation verändert werden. Grundsätzlich sind in diesen Fällen immer erst in Absprache mit der Polizei weitere Maßnahmen vorzunehmen.

MERKE

Bei einem gemeldeten Todesfall sollten alle Veränderungen am Tatort, einschließlich der Leiche, nur in Absprache mit der zuständigen Strafverfolgungsbehörde vorgenommen werden.

Nach dem ersten Ereignis erfolgt ein Informationsaustausch zwischen dem Rettungsteam und den an dem Fall befassten Stellen, einschließlich der Strafverfolgungsbehörden und Gerichtsmedizin. Wenn ein direkter Kontakt vor Ort nicht möglich ist, ist es sinnvoll, Kontaktdaten zu hinterlassen, z. B. bei der Notrufzentrale.

Spurensicherung/Dokumentation

Nach einem Todesfall in den Bergen wird der Ort nur selten wie ein typischer Tatort behandelt, weil die in städtischen Gebieten üblichen technischen Mittel zur Dokumentation und Spurensicherung in der Regel nicht verfügbar sind. Dennoch

47

kann die Gesamtsituation vor Ort für die spätere forensische Fallbearbeitung sehr relevant sein, da Informationen benötigt werden, um Rückschlüsse auf das Geschehen zu ziehen. Die fotografische Dokumentation durch das Rettungsteam kann äußerst hilfreich sein, wenn die Strafverfolgungsbehörden keinen direkten Zugang zum Ort des Geschehens haben (➤ 47.3.3 *Fotodokumentation während eines Einsatzes*).

Medizinische Tätigkeiten

Wenn das Rettungsteam die Ausrüstung verändert, um die medizinische Behandlung zu erleichtern, sollten die Änderungen dokumentiert werden. Das Durchtrennen von Gegenständen wie Gurten, Seilen oder Fallschirmschnüren sollte vermieden werden, sofern dies nicht notwendig ist. Nach einer erfolglosen Wiederbelebung müssen alle medizinischen Produkte wie z. B. Endotrachealtuben, Thoraxdrainagen und intravenöse (i.v.)-Katheter an Ort und Stelle belassen werden. Alle medizinischen Verfahren, die Verletzungen verursacht haben, wie z. B. fehlgeschlagene Venenpunktionen, sollten mit einem farbigen Marker gekennzeichnet werden (➤ Abb. 47.8). Dies erleichtert die spätere gerichtsmedizinische Untersuchung.

Durch das Zurücklassen einer Kopie des Einsatzprotokolls können ferner aufkommende Fragen beantwortet werden (➤ 47.2.1, ➤ 47.3.1).

Bergung und Transport des Leichnams

Je nach Lokalisation des Leichnams bzw. der Geländebeschaffenheit des Einsatzortes sind die unterschiedlichsten Mittel nötig, um den Leichnam zu bergen. So kann es sein, dass der Leichnam mit Haken aus einem Gewässer geborgen wird, Seile am Körper befestigt werden müssen oder der Körper über unwegsames Gelände abtransportiert werden muss, sofern nicht vom Einsatzort eine Evakuierung per Helikopter erfolgen kann. Alle diese Handlungen können Verletzungen am Körper des Leichnams hinterlassen, die das durch das eigentliche Ereignis entstandene Verletzungsbild verändern können. Dies kann bei einer sich anschliessenden rechtsmedizinischen Untersuchung Fragen aufwerfen oder sogar weitreichende Folgen für die weitere polizeiliche Ermittlung haben (Fallbericht 47.10). Deshalb ist es wichtig, die bei Bergung und Transport eingesetzten Mittel zu dokumentieren und dafür Sorge zu tragen, dass diese Informationen bei einem gemeldeten Fall der Polizei zeitnah mitgeteilt werden. Auch Verletzungen am Leichnam oder Ereignisse während Bergung und Transport, die zu Verletzungen geführt haben könnten (z. B. Anschlagen des Kopfes während der Bergung oder ein Herunterfallen der Bahre während des Transports), sind unbedingt weiterzuleiten. Optimal ist eine Fotodokumentation – besteht diese Möglichkeit situationsbedingt nicht, sollte eine schriftliche Beschreibung erfolgen.

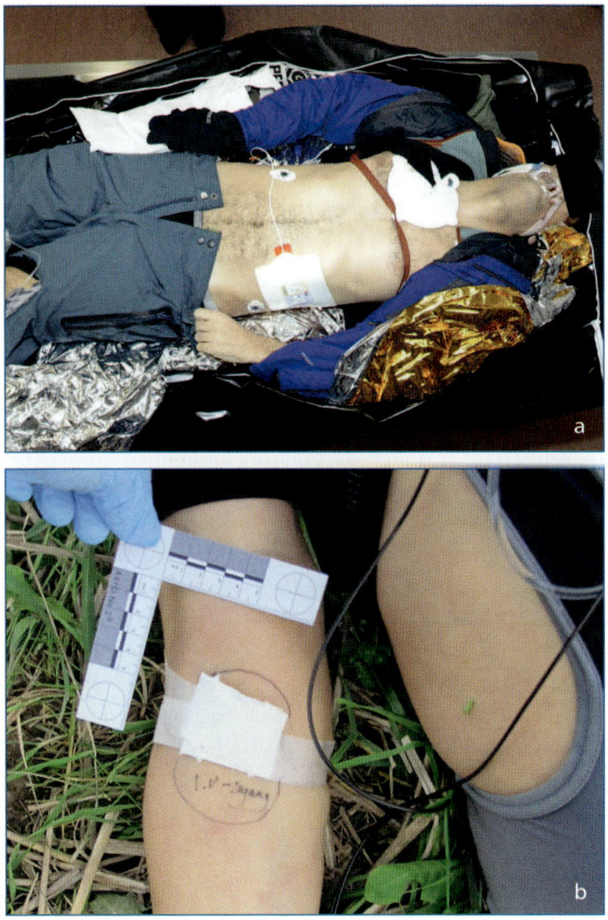

Abb. 47.8 a) Medizinische Ausrüstung, die am Körper eines Lawinenopfers verblieben ist. Zusätzlich zur Intubationsausrüstung, den Defibrillationspads und EKG-Elektroden befand sich ein intraossärer Infusionsschlauch mit angeschlossenem Infusionsbeutel am linken Unterschenkel. Eine fehlgeschlagene Punktion einer Vene in der linken antekubitalen Fossa war nicht markiert. b) Fehlgeschlagene Punktion einer Vene bei einem verstorbenen Mountainbiker, beschriftet mit „i. v.-Zugang" und mit einem Tupfer abgedeckt.

Forensische Untersuchung der Leiche

Je nach den geltenden Vorschriften wird die Leiche eines Patienten von Gerichtsmedizinern, speziell ausgebildeten Ärzten anderer Fachrichtungen oder von Personen ohne medizinischen Hintergrund untersucht, die von einer Behörde wie einem Gerichtsmediziner bestellt werden. Die Untersuchung sollte in enger Zusammenarbeit mit den zuständigen Strafverfolgungsbehörden (Tatortermittler) erfolgen. Bei einem Bergunfall wird die Leiche häufig vom Tatort entfernt und in eine geeignete Einrichtung wie ein Kranken- oder ein Leichenschauhaus gebracht, wo in der Regel wesentlich bessere Bedingungen für die Untersuchung der Leiche herrschen als am Tatort. Hier kann die Untersuchung bei guter Beleuchtung an einem sicheren Ort, drinnen und wettergeschützt durchgeführt werden. Unter besonderen Umständen, wenn dies von der zuständigen Behörde angeordnet wird, folgt eine Autopsie. In den meisten Gerichtsbarkeiten ist eine Autopsie bei Todesfällen in den Bergen selten.

47.5 Umgang mit Medien

Notfälle in den Bergen ziehen oft die Aufmerksamkeit der Medien an, vor allem wenn mehrere Personen beteiligt sind oder jemand stirbt. In solchen Situationen können die Rettungskräfte schnell in den Mittelpunkt des Medieninteresses rücken. Deshalb sollten Rettungsorganisationen vorbereitet sein und die Weitergabe von Informationen geregelt und überwacht werden. Wichtig ist die vorherige Absprache mit den Strafverfolgungsbehörden über den Umfang und den Inhalt der an die Medien weitergegebenen Informationen. [20] Informationen sollten nur von einem Sprecher der Rettungsorganisation gegeben werden. Kein anderer sollte direkt mit den Medien sprechen. Dementsprechend ist es vorzuziehen, Interviews nicht unmittelbar nach einem Einsatz zu geben. Wenn Fragen von Medienvertretern beantwortet werden, sollte das gesamte Material von der interviewten Person überprüft werden, um sicherzustellen, dass die Aussagen korrekt veröffentlicht werden.

MERKE

Sobald eine Ermittlungsbehörde beteiligt ist, bestimmt diese Behörde, welche Informationen an die Medien weitergegeben werden dürfen.

Eine Berichterstattung muss wahrheitsgetreu und unter Einhaltung rechtlicher Regelungen, insbesondere der Schweigepflicht, erfolgen. Es darf weder ein Rückschluss auf die Identität der Betroffenen noch der beteiligten Bergretter möglich sein. Dies gilt auch für schriftliche Berichte, Fotos oder Videoaufnahmen, die während des Einsatzes gemacht werden. Diese dürfen nicht ohne die Zustimmung der abgebildeten Personen an die Öffentlichkeit gelangen. Dies gilt auch für Social-Media-Posts der Rettungsorganisation und ihrer Mitarbeiter. Wenn Informationen über Rettungsaktionen herausgegeben werden, sollten diese Beiträge sorgfältig überprüft werden

Fallbeispiel 47.10

Verletzungen bei der Bergung

Ein 12-jähriges Mädchen wurde von ihren Eltern am Abend bei der Polizei als vermisst gemeldet, nachdem sie nicht von der Schule nach Hause gekommen war. Da die Familie in einem Bergdorf lebte, unterstützte die örtliche Bergrettung die Polizei bei der Suche. Drei Tage später wurde die Leiche des Mädchens von einem Hund in einer kleinen, für Erwachsene kaum zugänglichen, Höhle an einem Berghang gefunden, etwa 500 m von dem Haus der Eltern entfernt. Um die Leiche zu bergen, kroch ein Bergretter kopfüber durch den engen Eingang, während Kollegen seine Füße festhielten. Ein Seil wurde um eines der Handgelenke des Mädchens gebunden und ein weiteres Seil mit einem Karabinerhaken um den anderen Arm befestigt. Der Körper des Mädchens wurde aus der Höhle gezogen und zur gerichtsmedizinischen Untersuchung ins Tal transportiert. Bei der Untersuchung wurden Seilabdrücke am Handgelenk gefunden, welche zur Bergung benutzt worden waren (➤ Abb. 47.9). Ohne Wissen über die Bergungsmethode hätten diese Abdrücke als Fesselungsspuren interpretiert werden können. Dieser Befund hätte zu umfangreichen polizeilichen Ermittlungen wegen eines möglichen Verbrechens führen können. Die Autopsie ergab keine Hinweise auf mechanisches Trauma. Das Mädchen war an Unterkühlung gestorben.

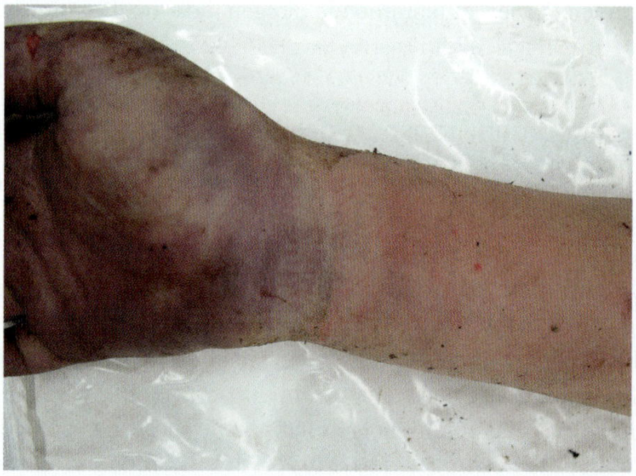

Abb. 47.9 Abdrücke eines Seils am rechten Handgelenk. Das Seil wurde verwendet, um die Leiche aus einer kleinen Höhle zu bergen. Ohne Kenntnis der Bergungsmethode hätte dieser Fund als Fesselungsspur interpretiert werden können.

Fazit

- Die medizinische Versorgung unterliegt auch in den Bergen gesetzlichen Vorschriften.
- Die Rettungsorganisationen müssen das geltende Recht und die Meldepflichten kennen.
- Verletzungen oder Todesfälle in den Bergen können eine strafrechtliche Ursache haben. Dies sollte immer bedacht werden.
- Eine ausführliche Dokumentation während eines Bergrettungseinsatzes erleichtert die Arbeit der Ermittlungsbehörden.
- Todesfeststellungen dürfen nur von einer befugten Person abgegeben werden. Ausnahmen können je nach Situation vor Ort notwendig sein.
- Bei einem anzeigepflichtigen Todesfall sollten die Strafverfolgungsbehörden so schnell wie möglich vom Rettungsteam informiert werden. Das weitere Vorgehen ist von den Strafverfolgungsbehörden vorzugeben.

LITERATUR

1. Müller R. Haftungsfragen am Berg. Zürich: DIKE Verlag; 2016.
2. Jelk F. Lawinenunfälle und ihre strafrechtliche Untersuchung und Beurteilung. Masterarbeit 2009, Universität Luzern, Schweiz
3. Österreichisches Kuratorium für Alpine Sicherheit (ÖKAS). Unter: https://alpinesicherheit.at/das-oekas/ (letzter Zugriff: 15.04.2023).
4. Christensen ED, Lacsina EQ. Mountaineering fatalities on Mount Rainier, Washington, 1997–1997: autopsy and investigation findings. Am J Forensic Med Pathol. 1999;20(2):173–179.
5. McIntosh S, Campbell AD, Dow J, Grissom CK. Mountaineering fatalities on Denali. High Alt Med Biol. 2008;9(1):89–95.
6. Westensee J, Rogé I, Van Roo JD, et al. Mountaineering fatalities on Aconcagua: 2001–2012. High Alt Med Biol. 2013;14(3):298–303.
7. Malcolm M. Mountaineering fatalities in Mt Cook National Park. N Z Med J. 2001;114(1127):78–80.
8. Soulé B, Lefèvre B, Boutroy E. The dangerousness of mountain recreation: A quantitative overview of fatal and non-fatal accidents in France. Eur J Sport Sci. 2017 Aug;17(7):931–939.
9. Schweizer Alpen-Club SAC. Bergnotfallstatistik. Die vergangenen Jahre in der Übersicht. Unter: https://www.sac-cas.ch/de/ausbildung-und-sicherheit/sicher-unterwegs/bergnotfallstatistik/ (letzter Zugriff: 15.04.2023).
10. Österreichisches Kuratorium für Alpine Sicherheit (ÖKAS). Alpine Unfallforschung. Europas größte alpine Unfalldatenbank. Unter: http://www.alpinesicherheit.at/de/Unfallstatistik/ (letzter Zugriff: 15.04.2023).
11. Mochukaev AA et Mochukaev AM. [Characteristics of traumatic death of people in high mountains]. Sud Med Ekspert. 2006;49(6):6–9.
12. Shemie SD, Hornby L, Baker A, et al. International guideline development for the determination of death. Intensive Care Med. 2014;40:788–797.
13. Paal P, Milani M, Brown D, Boyd J, Ellerton J. Termination of cardiopulmonary resuscitation in mountain rescue. High Alt Med Biol. 2012;13:200–208.
14. Hopson LR, Hirsh E, Delgado J, et al. Guidelines for withholding or termination of resuscitation in prehospital traumatic cardiopulmonary arrest: joint position statement of the National Association of EMS Physicians and the American College of Surgeons Committee on Trauma. J Am Coll Surg. 2003;196:106–112.
15. Madea B (Hrsg.). Praxis Rechtsmedizin. Berlin Heidelberg: Springer-Verlag; 2003.
16. Swiss Resuscitation Council (SRC). Kursrichtlinien 2021. Unter: https://www.resuscitation.ch/fileadmin/user_upload/SRC_Kursrichtlinien_d.pdf (letzter Zugriff: 15.04.2023).
17. Bossaerta LL, Perkins GD, Askitopoulou, et al. European Resuscitation Council Guidelines for Resuscitation 2015. Section 11. The ethics of resuscitation and end-of-life decisions. Resuscitation. 2015;95:302–311.
18. International Commission for Alpine Rescue (ICAR).Unter: http://www.alpine-rescue.org (letzter Zugriff: 15.04.2023).
19. Buschmann CT, Tsokos M. Todesfeststellung und Leichenschau Was ist auf hoher See zu beachten? Archiv für Kriminologie. 2009:36–43.
20. Vom richtigen Umgang mit Wort und Bild. Bergretter. 2015;32:2–3.

KAPITEL

48 Ausblick – Riesenschritte vorwärts

Hermann Brugger, Peter Paal, Ken Zafren

Zusammenfassung

Technologische, wissenschaftliche und pädagogische Innovationen, wie z.B. automatische externe Defibrillatoren, mechanische Herzdruckmassagegeräte, die Verwendung von Übungspuppen für die Ausbildung von Ersthelfern und medizinischem Personal, die Einführung von Mobiltelefonen für Notrufe sowie die Einrichtung von Einsatzzentralen und der Einsatz von Rettungshubschraubern sind vielleicht die wichtigsten Errungenschaften in der Geschichte der Notfallmedizin. Es ist anzunehmen, dass in naher Zukunft innovative Kommunikationstechnologien, Ausbildungskonzepte sowie Forschungseinrichtungen den Fortschritt in der alpinen Notfallmedizin beschleunigen werden.

48.1 Einleitung

Zu den Meilensteinen der Wiederbelebung von Patienten mit einem Herzstillstand gehören die Einführung der kardiopulmonalen Reanimation (CPR), bei der die Thoraxkompression mit Mund-zu-Mund-Beatmung kombiniert wird [1, 2], die Entwicklung von automatisierten externen Defibrillatoren (AEDs), [3] mechanischen Herzdruckmassagegeräten [4] und die Verwendung von Übungspuppen für die Notfallausbildung von Laienhelfern (➤ Abb. 48.1). [5]

In der Bergrettung haben einheitliche Notrufnummern und eine flächendeckende Mobilfunkabdeckung Notrufe in den Bergen und in abgelegenen Gebieten möglich gemacht. Dadurch konnten in vielen Ländern die Reaktionszeiten von Stunden auf Minuten verkürzt werden. Standardisierte Arbeitsanweisungen für Disponenten haben die Entscheidungsprozesse in den Notrufzentralen erleichtert. Die Einführung von Notarzthubschraubern, ausgestattet mit Tau und Winden, Nachtsichtgeräten und Instrumentennavigation hat in einigen Ländern einen Einsatz rund um die Uhr bei Notfällen im Gelände ermöglicht. Hochentwickelte Simulationspuppen sowie permanente Einrichtungen für die Ausbildung von Ersthelfern, technischen Rettern und medizinischem Personal haben zur Standardisierung der Ausbildung und des Trainings beigetragen, wodurch die entscheidenden Fähigkeiten weiter verbessert (➤ Abb. 48.2) werden konnten. Heute sind die Überlebensraten von Schwerverletzten, die in den europäischen Alpen von Hubschraubern gerettet wurden (HEMS), vergleichbar mit denjenigen Patienten, die von Rettungskräften im urbanen Raum gerettet werden. [6]

MERKE

Die Prävention hat dazu beigetragen, dass die Anzahl medizinischer Notfälle zurückgeht, obwohl sich die Zahl der Menschen in den Berggebieten vervielfacht hat. Große Fortschritte in der Technik, Organisation, Ausbildung und medizinischen Versorgung haben Bergrettungseinsätze schneller, sicherer und effizienter gemacht.

In den letzten drei Jahrzehnten hat die Zahl der wissenschaftlichen Publikationen über die Notfallmedizin in den Bergen exponentiell zugenommen (➤ Abb. 48.3). Tier- und humanexperimentelle Studien, Fallberichte, multizentrische Beobachtungsstudien und einige wenige randomisierte klinische Studien haben dazu beigetragen, offene Fragen beantworten zu können. Diese Entwicklung zeigt den Fortschritt in Wissenschaft und Technologie in der alpinen Notfallmedizin. [7, 8]

MERKE

Viele Aspekte der alpinen Notfallmedizin sind noch nicht ausreichend erforscht oder in die Praxis umgesetzt, was Raum für Verbesserungen lässt. Wir erwarten auch in Zukunft Fortschritte in den Bereichen Technologie, Aus- und Weiterbildung und vor allem in der Forschungsmethodik. Die Umsetzung des erworbenen Wissens und der Leitlinien ist jedoch im unwegsamen Gelände häufig eingeschränkt und muss deshalb auch in Zukunft flexibel gehandhabt werden. Noch wird das Wissen um eine optimale Versorgung von Notfällen im Gebirge nicht lückenlos an die Rettungsmannschaften weitergegeben. Die an der Bergrettung beteiligten Organisationen sollten bemüht sein, sowohl in der Öffentlichkeit als auch in den Bergrettungsorganisationen vorhandenes Wissen weiter zu verbreiten und auch umzusetzen. [9, 10]

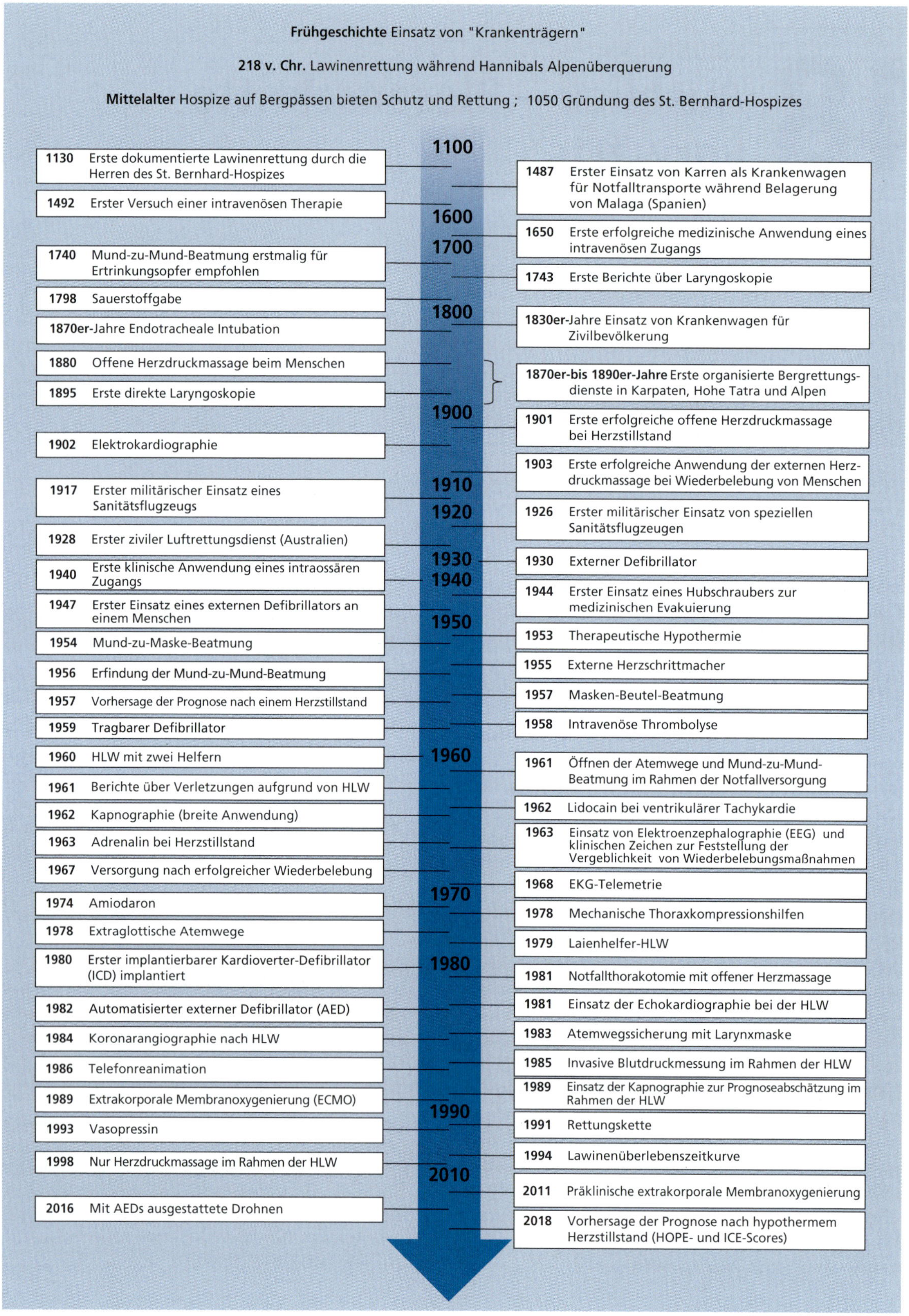

Abb. 48.1 Die Entwicklung der Notfallmedizin, kardiopulmonalen Reanimation und der Bergrettung, HLW = Herz-Lungen-Wiederbelebung.

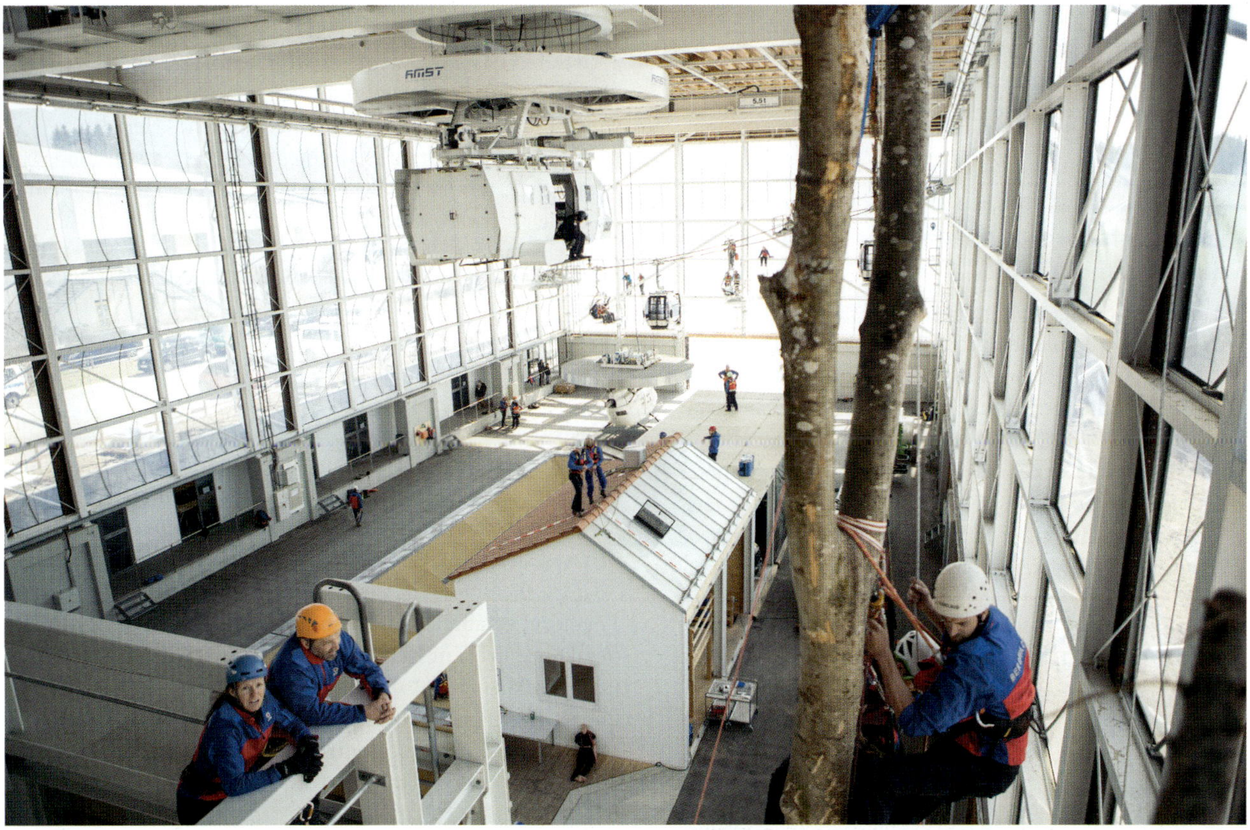

Abb. 48.2 Hubschrauber-Rettungssimulation im Ausbildungszentrum der Bergwacht Bayern, Bad Tölz, Deutschland. (Mit freundlicher Genehmigung der Bergwacht Bayern)

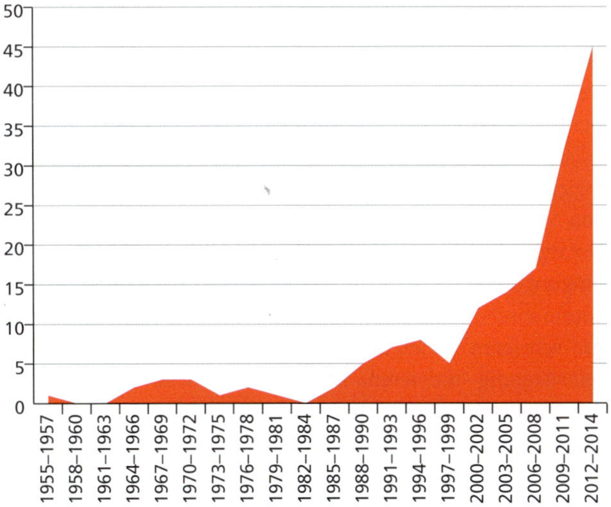

Abb. 48.3 Veröffentlichungen zu Themen der Bergrettung zwischen 1955 und 2014, dargestellt in 3-Jahresintervallen. Die Daten wurden extrahiert aus PubMed unter Verwendung der Schlüsselwörter Berg und Rettung, Lawine und akzidentelle Unterkühlung.

48.2 Technologien und Therapien

48.2.1 Automatische externe Defibrillatoren

Die sofortige CPR nach einem Herzstillstand und unverzügliche Defibrillation bei schockbaren Herzrhythmen sind die wirksamsten Maßnahmen zur Wiederherstellung eines Kreislaufs. Zeit ist Leben! Die Überlebenschance sinkt mit jeder Minute nach dem Herzstillstand um 10 %. [11] Eine schnelle Reaktion innerhalb weniger Minuten ist nur möglich, wenn Umstehende sofort mit der CPR beginnen und ein öffentlich zugänglicher Defibrillator innerhalb weniger Minuten verfügbar ist. Diese Voraussetzungen sind in den Bergen und abgelegenen Gebieten kaum zu erfüllen. [12] Die Internationale Kommission für alpine Notfallmedizin (ICAR MedCom) [13] hat Empfehlungen für den Einsatz von AEDs in abgelegenen Gebieten herausgegeben (➤ Kap. 38 *Automatisierte Externe Defibrillatoren*). Ob diese Empfehlungen die Überlebensrate von Patienten mit plötzlichem Herzstillstand in Bergregionen verbessert haben, ist noch nicht bekannt. Durch die Einführung von neuen Kommunikations- und Transporttechnologien kann die Rettungskette und damit die Überlebenschance jedoch möglicherweise verbessert werden (Fallbericht 48.1).

Fallbeispiel 48.1

Ein zukünftiger Fall: Präklinischer Herzstillstand in den Bergen

An einem sonnigen Tag im Juni 2029 wanderte ein 45-jähriger Mann mit seiner Tochter in den Alpen auf 2.800 m. Sie hatten beschlossen, von einer Hütte in den österreichischen Alpen zu einer Hütte in den Schweizer Alpen zu wandern. Zu Hause joggte der Mann täglich und überprüfte seine Fitness regelmäßig mit einer hochentwickelten Sportuhr.

Nachdem die beiden nach einem steilen Aufstieg einen Berggipfel erreicht hatten, fühlt sich der Mann plötzlich krank, setzt sich hin und hat starke Schmerzen in der Brust. Seine Uhr beginnt zu piepen und zeigt ein rotes Warnsignal. [16] Einige Minuten später verliert der Mann das Bewusstsein. Die Tochter ruft um Hilfe, doch es kommt niemand. Sie versucht daraufhin ihren Vater zu wecken, doch dieser reagiert nicht. Nach ein paar Sekunden beginnt sein Handy akustische Anweisungen zur Durchführung der Herzdruckmassage abzugeben. Die Tochter beginnt mit der Herzdruckmassage, wobei sie das Handy auf der Brust des Vaters platziert, um Tiefe und Frequenz zu überwachen. [17] Das Telefon weist sie an, „fester und schneller zu drücken".

Die nächstgelegene Berghütte ist etwa eine Stunde Fußmarsch von ihrem Standort entfernt. Außerhalb des Gebäudes befindet sich ein kleiner Hangar mit einer GPS-gesteuerten Drohne (ein unbemanntes Luftfahrzeug oder UAV), ausgestattet mit einem AED. Unmittelbar nachdem das Telefon des Mannes den Herzstillstand registriert hatte, öffnet sich das Dach des Hangars automatisch, die Drohne hebt ab und fliegt direkt zum Ort des Geschehens, wo sie landet. Die Tochter folgt den hörbaren Anweisungen der Drohne und packt den AED aus. Sie positioniert die Elektroden wie angewiesen. Nach zwei Schocks hörte die Sportuhr auf zu blinken, obwohl der Vater weiterhin nicht reagiert.

Genau zu dem Zeitpunkt als die Drohne abhob, geht bei der örtlichen Notrufzentrale ein digitaler Notruf vom Mobiltelefon ein, der die genaue Position und die Echtzeitdaten der Sportuhr übermittelt. Wenige Minuten später startet der medizinische Rettungshubschrauber. Er erreicht den Einsatzort in 10 min. Ein Notarzt wird mit der Winde zu dem immer noch bewusstlosen Patienten abgelassen. Das EKG zeigt ST-Hebungen eines anterioren Myokardinfarkts. Der Patient atmet und ist hämodynamisch stabil mit ausreichender Sauerstoffversorgung.

Der Notarzt intubiert den Patienten und lässt ihn dann in das nächstgelegene Krankenhaus fliegen, das eine perkutane Koronarintervention durchführen kann. Während des Flugs wird ein mechanisches Herzdruckmassagegerät für den Fall eines zweiten Herzstillstands angelegt, der jedoch nicht eintritt. Der glückliche Patient erhielt mehrere Koronarstents, erholt sich gut und kehrt nach einem Monat zur Arbeit zurück.

48.2.2 Behandlung von Blutungen

Nach der Veröffentlichung der CRASH-2-Studie wurde die Verabreichung von Tranexamsäure innerhalb der ersten drei Stunden nach einem schweren Trauma zu einem Grundpfeiler in der Behandlung bei traumatischem Blutverlust. [14] Dieses sichere, kostengünstige und wirksame Medikament wird zunehmend in der Notfallmedizin eingesetzt. Einige Zentren verabreichen Gerinnungsfaktoren und Erythrozytenkonzentrate in Hubschraubern bereits vor dem Eintreffen im Krankenhaus. [15] Bisher gibt es jedoch noch keine Daten über die Wirksamkeit der präklinischen Anwendung von Tranexamsäure oder Blutprodukten.

48.2.3 Kommunikation

Kommunikationstechnologien, wie die von den Römern verwendeten Brieftauben, über Telegrafenleitungen übertragene Morsezeichen, Festnetztelefone, Funkgeräte, Satelliten- und Mobiltelefone sowie das Internet haben sich ständig weiterentwickelt und die Lebensqualität der Bewohner von Bergregionen und abgelegenen Gebieten verbessert. In Notfallsituationen haben die modernen Kommunikationstechnologien die Zeit zwischen dem Unfall und der ersten Behandlung von Stunden auf Minuten verkürzt, insbesondere, wenn der Notarzthubschrauber zur Verfügung steht und die Wetterbedingungen für einen Flug günstig sind. In Zukunft könnten automatische Alarmsysteme die Rettungskette für Patienten mit schweren Verletzungen, Herzinfarkt oder Lawinenopfer selbstständig aktivieren. Die kontinuierliche Überwachung der Vitalfunktionen, automatisierte Notrufsysteme und die Einführung der Telemedizin stellen bedeutende Fortschritte in der Kommunikationstechnologie dar. [18] „Intelligente Kleidung" und auf Mobiltelefonen oder Uhren installierte Anwendungen können bei akuten kardialen oder respiratorischen medizinischen Problemen die Einsatzzentralen alarmieren und so einen terrestrischen oder Flugrettungseinsatz auslösen. In einigen Ländern werden bereits heute Personen, die sich in der Nähe eines Patienten mit einem Herzstillstand befinden, automatisch alarmiert und zum Ort des Geschehens und über eine Handy-App zum nächstgelegenen AED gelotst. Das Mobiltelefon oder Internetanwendungen können den Einsatzkräften am Unfallort bei der Triage und der Behandlung der Patienten unterstützen. Sofortige Informationen über die Verfügbarkeit geeigneter Krankenhäuser können angezeigt werden und die Belegung des Krankenhauses kann automatisch erfolgen. Telemedizin in Echtzeit wird in Zukunft die Diagnose erleichtern und die Behandlung unterstützen. [19]

Drohnen können helfen, verschollene oder verschüttete Personen zu finden, sie können auch hilfreich sein beim Transport von medizinischer Ausrüstung und Material, einschließlich AEDs, Medikamenten oder Blut für Transfusionen. Sie können für bestimmte Einsätze schneller eingesetzt werden als terrestrische Fahrzeuge oder Hubschrauber. [20] Simulationen in städtischen als auch in ländlichen Gebieten haben gezeigt, dass Drohnen beim Transport von AEDs die Zeit bis zur Abgabe des ersten Schocks verkürzen können. Die Nutzung dieser Fähigkeit könnte zu einer Verbesserung des neurologischen Outcomes bei den Patienten führen.

48.2.4 Mechanische Thoraxkompression

Die Qualität der CPR ist sehr unterschiedlich und hängt hauptsächlich von den Fähigkeiten und der Ausdauer von zufällig anwesenden Ersthelfern ab. Die Qualität der Herzdruckmassage ist nur für kurze Zeit aufrechtzuerhalten und die Wahrscheinlichkeit, dass der Patient überlebt, sinkt innerhalb weniger Minuten nach dem Herzstillstand. [21] Mechanische Herzdruckmassagegeräte sind so konzipiert, dass sie einen ausreichenden Blutfluss aufrechterhalten, auch wenn der Herzstillstand lange Zeit andauert. Im städtischen Bereich haben Studien keinen signifikanten Unterschied im Outcome von Patienten mit Herzstillstand gefunden, die eine manuelle Herzdruckmassage erhielten im Vergleich zu denjenigen, die eine mechanische Herzdruckmassage erhielten. [22] In Bergregionen und ländlichen Gebieten, wo die Transportzeiten erheblich länger und der Transport technisch schwieriger ist, ist die Qualität der mechanischen Brustkorbkompressionen jedoch wahrscheinlich besser als eine manuelle Herzdruckmassage. [22, 23] Die derzeitigen Geräte wurden an den Transport in schwierigem Gelände und an den engen Raum im Hubschrauber angepasst, sodass sie in der Berg- und Flugrettung eingesetzt werden können. Der Einfluss einer lang anhaltenden mechanischen CPR auf das Outcome von Patienten mit Herzstillstand wurde bisher nicht in einer kontrollierten Studie untersucht.

48.2.5 Überwachung

Die Nahinfrarotspektroskopie (NIRS) ist die einzige Technik, die für die kontinuierliche Überwachung des Gehirns, des Zielorgans der CPR, während der Wiederbelebung eingesetzt werden kann. Sobald sie verfügbar ist, kann die NIRS außerhalb des Krankenhauses dazu beitragen, zwischen überlebensfähigen und nicht überlebensfähigen Patienten zu unterscheiden und bei der Optimierung der Reanimation mithelfen. [24, 25] Neue Thermometer, wie z. B. der Double Sensor oder feldtaugliche Ohrthermometer können die präklinische Behandlung von Patienten mit einem Herzstillstand nach akzidentieller Hypothermie optimieren. [26, 27] Wenn beispielsweise bei einem Patienten eine Unterkühlung als Ursache für einen Herzstillstand ausgeschlossen werden kann, kann die CPR nach 20 min erweiterter Reanimation beendet werden.[28]

48.2.6 Ultraschall

Die Ultraschalluntersuchung am Unfallort oder während des Transports (POCUS) hat die Notfallmedizin revolutioniert. Die Ultraschallgeräte werden immer kleiner, robuster und preiswerter und ermöglichen erfahrenen Ultraschalldiagnostikern, präklinisch Diagnosen wesentlich präziser als bisher zu stellen. Dies ist besonders wichtig, wenn ein langer Transport bevorsteht. POCUS kann auch zur Steuerung der Behandlung während der CPR [29] sowie zur Untersuchung fast aller Körperregionen eingesetzt werden. [30] Die Rolle von POCUS in der Präklinik muss noch definiert werden und bedarf weiterer Untersuchungen.

48.2.7 Ausbildung und Training

Die meisten europäischen medizinischen Universitäten haben die Ausbildung von Medizinstudenten in der Notfallmedizin, insbesondere in der alpinen Notfallmedizin vernachlässigt. Einige wenige Bergrettungsärzte haben ihr Wissen und ihre Erfahrungen in nationalen und internationalen Gesellschaften für Berg- und Alpinmedizin weitergegeben. Initiativen zur Verbreitung dieses Wissen an ein breites medizinisches Publikum sind allerdings noch die Ausnahme. [29]

Die Notfallmedizin ist in vielen Ländern immer noch kein anerkanntes medizinisches Fachgebiet. Die meisten Ärzte außerhalb der alpinmedizinischen Fachgesellschaften kennen die Empfehlungen der ICAR MedCom und der Wilderness Medical Society nicht. Das International Liaison Committee of Resuscitation (ILCOR), die American Heart Association (AHA) und der European Resuscitation Council (ERC) haben einige dieser Richtlinien übernommen. Die alpine Notfallmedizin erhält langsam mehr Aufmerksamkeit, aber es bleibt noch viel zu tun. [31–34]

48.2.8 Simulation

Das Training mit Simulationspuppen und Simulationen von Real-life-Szenarien im Gelände haben die Ausbildung in der Alpinmedizin revolutioniert. Die Kosten für die

Ausbildung sind gesunken. Einige medizinische Fakultäten haben simulationsbasierte Ausbildungskurse eingeführt. Einige Kurse für Notfallmedizin sind inzwischen international anerkannt, wie z. B. Advanced Life Support (ALS, European Resuscitation Council) und Advanced Cardiac Life Support (ACLS, American Heart Association). Auf dem Gebiet der alpinen Notfallmedizin hat die internationale Zusammenarbeit den Fachgesellschaften und die gegenseitige Anerkennung von Kursen sowohl deren Inhalte als auch Qualität standardisiert und den Wissensaustausch gefördert. Seit circa 30 Jahren gibt es auch einen international anerkannten Diplomkurs in Alpinmedizin, der mit dem Diploma in Mountain Medicine (DiMM) abgeschlossen werden kann. Online-Schulungen, wie z. B. Webinare, werden immer häufiger angeboten.

MERKE

Es sind große Anstrengungen erforderlich, um die Ausbildung und das Training von Ersthelfern und medizinischem Personal in der Bergrettung aufrechtzuerhalten und zu verbessern.

48.2.9 Forschung

Bis in die 1990er-Jahre gab es nur wenig systematische Forschung im Bereich der alpinen Notfallmedizin. Seitdem hat die Zahl der Studien, insbesondere zu Hypothermie und Kältetraumen, erheblich zugenommen (➤ Abb. 48.3). Die Wissenschaftler kämpfen jedoch immer noch mit methodischen Herausforderungen, die sich auf die Qualität der Studien auswirken. [7] So weist die Mehrzahl der epidemiologischen Beobachtungsstudien eine sehr geringe Stichprobengröße auf. [8] Dies gilt auch für experimentelle physiologische und klinische Studien, was auf die Komplexität, die Kosten und die Schwierigkeiten bei der Rekrutierung von Probanden zurückzuführen ist. In vielen Beobachtungsstudien sind die Populationen sehr heterogen und weisen eine hohe Variabilität auf. Die Abbrecherquoten sind vor allem in den Feldstudien aufgrund der aufwändigen Logistik und oft wegen schlechtem Wetter hoch. Bei kleinen Stichproben können nur große Unterschiede statistisch verifiziert werden. Positive Resultate bleiben aufgrund der geringen Aussagekraft verborgen, was zu Fehlern vom Typ II und falsch negativen Ergebnissen führt. Um diese Einschränkungen zu überwinden, sind präzisere Messungen und homogenere Stichproben erforderlich. Die Verringerung von Messfehlern ist in der Regel mit hohem apparativem Aufwand und Kosten verbunden, während eine größere Homogenität der Stichprobe die Verallgemeinerbarkeit der Ergebnisse verringert. Außerdem ist es bei Feldstudien fast unmöglich, Umwelteinflüsse wie Kälte, Wind, Feuchtigkeit und Niederschlag zu kontrollieren.

Kleine Stichprobe, eine große interindividuelle Variabilität und eine Vielzahl von störenden Umweltfaktoren sind die Ursachen für die unterschiedlichen und manchmal widersprüchlichen Ergebnisse von Feldstudien in der Alpinmedizin. Dies macht es schwierig, die Ergebnisse von Studien zu vergleichen.

Ein wichtiger Schritt zur Standardisierung der Forschung war die Einführung der Utstein-Style-Leitlinien im Jahr 1991. Dieses einheitliche Datenerfassungsprotokoll für den präklinischen Herzstillstand hat wesentlich zur Verbesserung der wissenschaftlichen Erkenntnisse in der Reanimation beigetragen. [35, 36] Auf der Grundlage des Konsenses einer Expertengruppe wurde eine Reihe von Datenelementen definiert, die zum Standard in der Forschung zum präklinischen Herz-

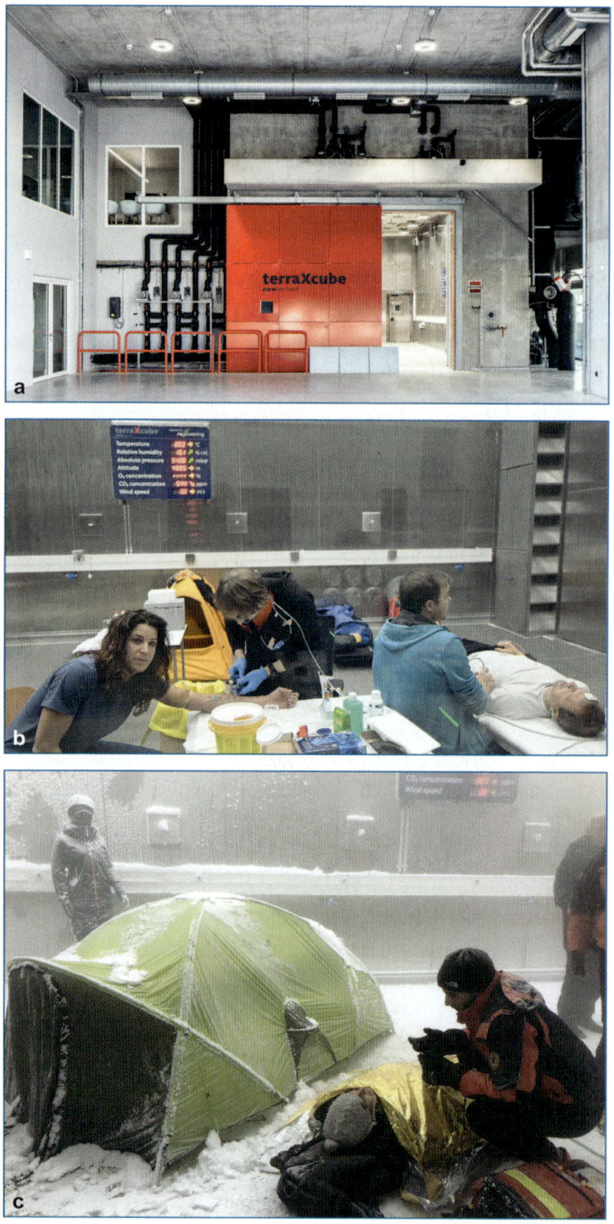

Abb. 48.4 Das Innere des terraXcube, einer Forschungseinrichtung für die Simulation extremer Wetterbedingungen und Höhenlagen. Das Labor wird von Eurac Research in Bozen, Italien, betrieben.

stillstand geworden sind und es den Forschern ermöglichen, Studien zu vergleichen und Metaanalysen durchzuführen.

Ein Problem in der medizinischen Wissenschaft ist die Reproduzierbarkeit von wissenschaftlichen Ergebnissen („reproducibility crisis"). [37] Eine Umfrage unter Forschern lässt vermuten, dass weniger als die Hälfte der Ergebnisse von medizinischen Studien reproduziert werden können. [37, 38] Dieser Befund gilt wahrscheinlich auch für die Forschung der alpinen Notfallmedizin, wobei die Quote hier möglicherweise noch niedriger ist.

Es besteht die Hoffnung, dass die Qualität der MEM-Forschung durch den Einsatz von Umweltsimulatoren verbessert werden kann. So wurde z.B. der terraXcube, eine Klima- und Höhenkammer in Bozen, Italien, im Jahr 2019 in Betrieb genommen (➤ Abb. 48.4). [39] Verwaltet wird sie vom Institut für Alpine Notfallmedizin der Eurac Research. Diese Kammer simuliert eine hypobare Hypoxie bis zu einer Höhe von 9.000 m, Temperaturen zwischen -40 und +60 °C und die Erzeugung von Wind in Orkanstärke, Regen und Schnee. Diese standardisierten Umweltfaktoren können einzeln oder in Kombination getestet werden – im Gegensatz zu den unkontrollierbaren Bedingungen im Feld.

LITERATUR

1. Safar P. Mouth-to-mouth airway. Anesthesiology. 1957;18:904–906.
2. Elam JO, Brown ES, Elder JD Jr. Artificial respiration by mouth-to-mask method; a study of the respiratory gas exchange of paralyzed patients ventilated by operator's expired air. N Engl J Med. 1954;250:749–754.
3. Baskett P. Images in resuscitation: Frank Pantridge and the world's first miniature portable defibrillator. Resuscitation. 2005;65:65.
4. Harrison-Paul R. Resuscitation great. A history of mechanical devices for providing external chest compressions. Resuscitation. 2007;73:330–336.
5. Tjomsland N, Baskett P. Asmund S. Laerdal. Resuscitation. 2002;53:115–119.
6. Rauch S, Dal Cappello T, Strapazzon G, et al. Pre-hospital times and clinical characteristics of severe trauma patients: A comparison between mountain and urban/suburban areas. Am J Emerg Med. 2018;36(10):1749–1753.
7. Brugger H, Pun M, Swenson E, Falk M. Research in High-Altitude and Mountain Emergency Medicine: Is Methodology Key? High Alt Med Biol 2018;19:1–3.
8. Strapazzon G, Procter E, Brugger H. The quest for evidence-based medicine in mountain areas. High Alt Med Biol. 2011;12:399–400.
9. Nolan JP, Berg RA, Callaway CW, et al. The present and future of cardiac arrest care: international experts reach out to caregivers and healthcare authorities. Intensive Care Med. 2018;44:823–832.
10. Finn JC, Bhanji F, Lockey A, et al. Part 8: Education, implementation, and teams: 2015 International Consensus on Cardiopulmonary Resuscitation and Emergency Cardiovascular Care Science with Treatment Recommendations. Resuscitation. 2015;95:e203–224.
11. Larsen MP, Eisenberg MS, Cummins RO, Hallstrom AP. Predicting survival from out-of-hospital cardiac arrest: a graphic model. Ann Emerg Med. 1993;22:1652–1658.
12. Ströhle M, Paal P, Strapazzon G, et al. Defibrillation in rural areas. Am J Emerg Med. 2014;32:1408–1412.
13. Elsensohn F, Agazzi G, Syme D, et al. The use of automated external defibrillators and public access defibrillators in the mountains: official guidelines of the international commission for mountain emergency medicine ICAR-MEDCOM. Wilderness Environ Med. 2006;17:64–66.
14. Roberts I, Shakur H, Afolabi A, et al. The importance of early treatment with tranexamic acid in bleeding trauma patients: an exploratory analysis of the CRASH-2 randomised controlled trial. Lancet. 2011;377:1096–1101, 1101.e 1–2.
15. Innerhofer P, Fries D, Mittermayr M, et al. Reversal of trauma-induced coagulopathy using first-line coagulation factor concentrates or fresh frozen plasma (RETIC): a single-centre, parallel-group, open-label, randomised trial. Lancet Haematol. 2017;4:e258-e271.
16. Michard F, Pinsky MR, Vincent JL. Intensive care medicine in 2050: NEWS for hemodynamic monitoring. Intensive Care Med. 2017;43:440–442.
17. Sarma S, Bucuti H, Chitnis A, et al. Real-Time Mobile Device-Assisted Chest Compression During Cardiopulmonary Resuscitation. Am J Cardiol. 2017;120:196–200.
18. Szawarski P, Hillebrandt D. Doctor won't see you now: changing paradigms in mountain medicine. Postgrad Med J. 2018;94:182–184.
19. Lilly CM, Zubrow MT, Kempner KM, et al. Critical care telemedicine: evolution and state of the art. Crit Care Med. 2014;42:2429–2436.
20. Pulver A, Wei R, Mann C. Locating AED Enabled Medical Drones to Enhance Cardiac Arrest Response Times. Prehosp Emerg Care. 2016;20:378–89.
21. Ochoa FJ, Ramalle-Gomara E, Lisa V, Saralegui I. The effect of rescuer fatigue on the quality of chest compressions. Resuscitation. 1998;37:149–152.
22. Wang PL, Brooks SC. Mechanical versus manual chest compressions for cardiac arrest. Cochrane Database Syst Rev. 2018;8:CD007260.
23. Putzer G, Braun P, Zimmermann A, et al. LUCAS compared to manual cardiopulmonary resuscitation is more effective during helicopter rescue-a prospective, randomized, cross-over manikin study. Am J Emerg Med. 2013;31:384–389.
24. Prosen G, Strnad M, Doniger SJ, et a. Cerebral tissue oximetry levels during prehospital management of cardiac arrest – A prospective observational study. Resuscitation. 2018;129:141–145.
25. Putzer G, Tiefenthaler W, Mair P, Paal P. Near-infrared spectroscopy during cardiopulmonary resuscitation of a hypothermic polytraumatised cardiac arrest patient. Resuscitation. 2012;83:e1–2.
26. Mazgaoker S, Ketko I, Yanovich R, et al. Measuring core body temperature with a non-invasive sensor. J Therm Biol. 2017;66:17–20.
27. Gunga HC, Werner A, Stahn A, et al. The Double Sensor-A non-invasive device to continuously monitor core temperature in humans on earth and in space. Respir Physiol Neurobiol. 2009;169 Suppl 1:S63–68.
28. Paal P, Milani M, Brown D, et al. Termination of cardiopulmonary resuscitation in mountain rescue. High Alt Med Biol. 2012;13:200–208.
29. Blanco P, Martinez Buendia C. Point-of-care ultrasound in cardiopulmonary resuscitation: a concise review. J Ultrasound. 2017;20:193–198.
30. Malbrain M, De Tavernier B, Haverals S, et al. Executive summary on the use of ultrasound in the critically ill: consensus report from the 3rd Course on Acute Care Ultrasound (CACU). Anesthesiol Intensive Ther. 2017;49:393–411.

31. Podsiadlo P, Kosinski S, Darocha T, et al.The Use of E-Learning in Medical Education for Mountain Rescuers Concerning Hypothermia. High Alt Med Biol. 2018;19:272–277.
32. Truhlar A, Deakin CD, Soar J, et al. European Resuscitation Council Guidelines for Resuscitation 2015: Section 4. Cardiac arrest in special circumstances. Resuscitation. 2015;95:148–201.
33. Vanden Hoek TL, Morrison LJ, Shuster M, et al. Part 12: cardiac arrest in special situations: 2010 American Heart Association Guidelines for Cardiopulmonary Resuscitation and Emergency Cardiovascular Care. Circulation. 2010;122:S829–861.
34. Soar J, Perkins GD, Abbas G, et al. European Resuscitation Council Guidelines for Resuscitation 2010 Section 8. Cardiac arrest in special circumstances: Electrolyte abnormalities, poisoning, drowning, accidental hypothermia, hyperthermia, asthma, anaphylaxis, cardiac surgery, trauma, pregnancy, electrocution. Resuscitation. 2010;81:1400–1433.
35. Cummins RO, Chamberlain DA, Abramson NS, et al. Recommended guidelines for uniform reporting of data from out-of-hospital cardiac arrest: the Utstein Style. A statement for health professionals from a task force of the American Heart Association, the European Resuscitation Council, the Heart and Stroke Foundation of Canada, and the Australian Resuscitation Council. Circulation. 1991;84:960–975.
36. Jacobs I, Nadkarni V, Bahr J, et al. Cardiac arrest and cardiopulmonary resuscitation outcome reports: update and simplification of the Utstein templates for resuscitation registries. A statement for healthcare professionals from a task force of the international liaison committee on resuscitation (American Heart Association, European Resuscitation Council, Australian Resuscitation Council, New Zealand Resuscitation Council, Heart and Stroke Foundation of Canada, InterAmerican Heart Foundation, Resuscitation Council of Southern Africa). Resuscitation. 2004;63:233–249.
37. Baker M. 1,500 scientists lift the lid on reproducibility. Nature. 2016;533:452–454.
38. Ioannidis JP. Why most published research findings are false. PLoS Med. 2005;2:e124.
39. Brugger H NA, Villardi A, Turner R, Strapazzon G. EES – Extreme Environment Simulator. In: 7th World Congress of Mountain & Wilderness Medicine. A combined meeting of the International Society for Mountain Medicine and the Wilderness Medical Society July 30–August 4, 2016 Telluride, Colorado. High Alt Med Biol. 2016;17:269–270.

Register

1-10-1-Prinzip, Wasserrettung 398
30-30-Regel 416
4H's und HITS 581–582

A

AAST-Klassifikationen
– Leberverletzung 651
– Milzverletzung 655
Abbindung 193
Abbruch Reanimation (CPR)
– Blitzschlag 607
– Einschränkungen, besondere 604
– Ertrinken 606
– ethische Aspekte 602
– Herz-Kreislauf-Stillstand, primärer 604
– Hyperthermie, akzidentelle 605
– KIndernotfälle 607
– Lawinen 606
– rechtliche Aspekte 608
– Transportzeiten 608
– Trauma 604
– Verbrennungen 607
– Vergiftungen 607
ABCDE-Algorithmus
– Airway 636
– Breathing 636
– Circulation 637
– Disability 638
– Erstuntersuchung 142
– Exposure 638
– Verletzungen 192
Abdomen
– Damage Contol Surgery 651
– Verletzungen 144, 650, 653
Abdominaltrauma 184
Abkühlungsgeschwindigkeit, mittlere 273
Abseilen
– Canyoning 356
Abseilgeräte 354
Acetazolamid
– Erschöpfung 430
Acute Respiratory Distress Syndrome (ARDS) 397
Adrenalin 581
Advanced Life Support (ALS) 580
Advanced Trauma Life Support (ATLS)
– Mehrfachverletzte 652
– Primary Survey 174
– Protokolle 633
AED-Programme 598
Afterdrop
– Definition 248
– Hitzeerkrankungen 446
– Hypothermie 248, 281
– Mechanismen 320
Agitation, psychomotorische 509
Agresti, Blaise 18
Air Ambulance 54
Air Rescue Commission (ARC) 53
Akja 93, 97, 625
Akromioklavikulargelenksluxation 195
Aktivierte partielle Thromboplastinzeit (aPTT) 646
Akute Belastungsreaktion (ABS)
– medikamentöse Therapie 513
– Symptome 513
Akute Höhenkrankheit (AMS) 491
– Diagnostik 497
– Epidemiologie 496
– Management 498
– Pathophysiologie 497
– Risikofaktoren 497
Alarmine 173
Almen von, Otto 22
Alpinnotfälle
– Merkmale 691
– psychosoziale Unterstützung 694
– resilienzfördernde Elemente 691
American Association for the Surgery of Trauma (AAST) 655
American Heart Association (AHA) 4
Amiodaron 581
Amputation
– Erfrierungen 310
– präklinische 219
Analgetika
– Applikation 230
– Canyoning 357
– Dosierungen 541
– häufig verwendete 567
– Präparate 568
– RSI 568
– Schmerztherapie 540
Anaphylaktoide Reaktion 523
Anaphylaxie
– Diagnosekriterien 523
– frühzeitiges Erkennen 535
– Insektenstich 464
– Insektenstiche 465
– Körpersysteme 523
– Nachsorge 524
– Pathophysiologie 522
– Therapie 523–524
Anden 17
Andragogik, Erwachsenenbildung 74
Angst 510
Anpralltrauma 224
Anrissgebiet 264–265
Antibiotika 534
– topische Anwendung 156
Antipsychotika
– Auswahl 516
– Notfälle 516
Antipyretika 445
Antiseren
– Anwendung 458
– Schlangengifte 457
– Skorpione 458, 461
– Sprinnen 463
– Stellenwert 453
Aortendissektion
– Behandlung 484
– Klassifikation 485
– klinisches Bild 484
– Pathophysiologie 484
Argentinien, Bergrettung 10, 13
Asphyxie
– Lawinenopfer 287
– Lawinenverschüttung 271
Aspirin 307
Asthma bronchiale 530
Atemantwort, hypoxische (HVR) 495–496
Atemhöhle, künstliche
– Geräte 291
Atemschutzgerät (SABA) 377
Atemweg, schwieriger 570
Atemwegshilfen
– einfache 115
– Endotrachealtubus 115
– supraglottische (SGA) 115
Atemwegsmanagement
– Atemwegshilfen 113
– Ausrüstung 113
– Canyoning 357
– Indikationen 114
– nichtinvasives 112
– Traumapatienten 636
Atemwegsmanagement, erweitertes
– Anästhesieeinleitung 568
– Definition 563
– Herz-Kreislauf-Stillstand 580
– Indikationen 564
– Komplikationen 572
– Lawinenverschüttung 279
– Leitlinien 565
– Rapid Sequence Induction 563, 567
– Training 572
Atemwegssicherung, Geräte 566
Atmung im Schnee 270
Atrazinismus 462
Auerbach, Paul 18
Aufwachdelir 551
Ausbildung alpine Notfallmedizin 73
– Bewertung Studierende 84
– Diplomkurse 85
– Entwicklung 737
– Lehrinhalte 76
– Lehrkräfte 77
– Lehrmethoden 76, 78
– Lehrplangestaltung 75
– Planung von Lernaktivitäten 82
– Unterrichtstipps 82
Ausrüstung, alpine 94
Ausrüstung, medizinische
– Analgetika 122
– Anforderungen 111
– Ärzte 123

- Entwicklung 109
- Ersthelfer 123
- Gebirgstragen 112
- Gegenstände 112
- Hubschrauberrettung 112
- Medikamente 120
- Rucksack 119–120
- Thoraxkompressionsgeräte 113

Autolockkarabiner 94

Automatisierte externe Defibrillatoren (AED) 590
- Einsatz 595
- Herzstillstand 591
- Standortwahl 591
- technische Voraussetzungen 597

Avalanche Victim Resuscitation Checklist (AVRC) 685

AVPU-Schema 142, 144

AVPU-Skala 175

B

Bachmann-Knoten 356

Bärfuss, Ulrich 18

Basejumping
- Grundlagen 336
- Unfallursachen 338
- Verletzungen 338

Baselayer 34, 92

Basic Life Support (BLS)
- Herz-Kreislauf-Stillstand 579
- Mund-zu-Maske-Beatmung 113
- Rettungssanitäter 4

Bauchtrauma 184

Beatmung, nichtinvasive (NIV) 533

Beckenfrakturen 184
- Blutungen 197
- Komplikationen 198
- Polytrauma 198
- Symptome 143
- Transportvorbereitungen 614

Beckenringstabilität 169

Beckenschlinge 217

Beckentamponade 632
- extraperitoneale (EPP) 639–640

Beckentrauma 184

Beckenverletzungen
- Secondary Survey 143

Bedside-INR 647

Belastungsstörung, somatische 514

Benzodiazepine 517

Bergausrüstung
- alpine Ausrüstung 94
- Bekleidung 92
- Schutzausrüstung 94

Bergesack 112, 186, 405

Bergetaue, fixe 45

Bergetod 146
- Canyoning 351, 363

Bergrettung
- aktueller Stand 41
- Alpen 8
- Anforderungen Retter 96
- Arbeitsbelastung 702
- Bergsteigen 131
- bodengebundene Rettung 41
- Einsatz- und Ressourcenplanung 96
- Entscheidungsfindung 28
- Entwicklung 7
- Erfahrung 29
- erste organisierte 8
- Flugrettung 41
- Frakturen 194
- Geschichte 699
- Gesundheit 699
- Gesundheitsschutz 699
- Gletscher 97
- Herausforderungen 27
- Hubschrauber 617
- Human Factors 130–131
- Infektionskontrolle 701
- Kälteexposition 700
- Kenntnisse 31–32
- Kommunikation 104
- Länderübersicht 10
- Lärmexposition 704
- Luxationen 194
- medikolegale Aspekte 711
- medizinische Ausrüstung 111
- medizinische Versorgung 110
- Persönlichkeiten 18
- Rettungsteams 30
- Rettungstechniken 96
- Risikobewertung 135, 148
- Schienen/Schienung 165
- Sicherheit 133, 699
- soft skills 33
- Transportarten 97
- Überwachungsgerät 116
- ultraviolette Strahlung 701
- Unfälle 711
- Unglücke 14

Bergrettungsdienste 39
- Notfallversorgung, alpine 46, 130

Bergrettungseinsatz *s.* Rettungseinsatz

Bergrettungsorganisationen
- CRP-Abbruch, Protokolle 605

Bergschrund 316

Bergsport 715

Bergsteigen 27
- Aktivitäten 223
- Geschichte 223

Bergung
- Lawinenunfälle 267, 275
- Spaltenbergung 315

Bergungstod 248, 685

Bergwacht-Streckschiene 164

Berliner-Definition, Polytrauma 172

Bertone, Giorgio 19

Beutel-Masken-Beatmung
- Atemwegsmanagment 563, 565
- einhändige 112

Bewusstseinsgrad (LOC) 144–145

Big-wall-Klettern 223

Biner, Gerold 19

Blasen 158
- Erfrierungen 310

Blended learning 78

Blitze
- Epidemiologie 410
- Geschichte 410
- sicheres Dreieck 416
- Wissenswertes 411

Blitzschlag
- kardiopulmonale Reanimation 607
- Verletzungen 146

Blitzschlagverletzungen
- Atemstillstand 412, 415
- Augen 414
- kardiovaskuläre Schäden 412
- Krankenhaus, Management 415
- Lungenverletzungen 412
- Management 414
- MANV 686
- neurologische Verletzungen 412
- Ohren 414
- Pathophysiologie 411
- Prävention 416
- Primary Survey 414
- psychische Verletzungen 414
- Schwangerschaft 414
- Triage 415
- Verletzungsmechanismus 411

Blockaden, regionale
- axilläre Plexusblockade 555
- Fascia-iliaca-Kompartmentblock 554
- Handblockade 556
- N. medianus 556
- N. radialis 556
- N. ulnaris 556

blood sweep 185

Blutgerinnung 180

Blutstillung
- äußere Blutungen 218
- endovaskuläre 647
- Möglichkeiten 151
- Tourniquet 153
- Wundbehandlung 154

Blutungen
- äußere 218
- Ballonkompression 651
- Becken 217
- Behandlung 736
- Frakturen 185, 193
- Gefäße 218
- intraabdominelle 215
- obere Extremität 218
- präklinische Versorgung 116
- REBOA 219
- Tourniquet 153
- unkontrollierbare 218
- Verletzungsfolgen 153

Blutungskontrolle 153

Bodengebundene Rettung 40–41

Bodengebundener Transport 97
- Abtransport des Patienten 625
- medizinische Versorgung 626
- Unterstützung des Patienten 625

Böhler, Lorenz 19

Bohrhaken 388

Bosnien-Herzegovina, Bergrettung 10

Bouldern 223

Bowman, Warren 19

Boxman-Position 335

Boyle-Mariott-Gasgesetz 56

Brugger, Hermann 19
Buchstabieralphabet, internationales 104
Buddy-tape 166
Bülau-Drainage 212
Bulgarien, Bergrettung 10
Burnout-Syndrom 704
Bypass, kardiopulmonaler (CPB)
– MANV 685

C

Cabanne des Vignettes 18
cABCDE-Algorithmus
– Beckenfrakturen 199
– Hängesyndrom 235, 238
– Notfälle 522, 525
– Polytrauma 174
– Primary Survey 614
– Verletzungen 192
– Wundversorgung 151
Camalot-Klemmgerät 419
Campell, Rudi 19
Canadian-C-Spine-Rule (CCR) 168, 203
Canyon
– Hitzestau 354
– Sicherheit 352
– wasserführender 353
Canyoning
– Ausrüstung 353–354
– Fortbewegungstechniken 355
– Geschichte 345
– Rettungen 348
– Rettungseinsätze 351
– Rucksäcke 354
– Schuhe 353
– Schwimmen 356
– technisches Equipement 355
– Unfälle, Epidemiologie 347
– Untergrund 349
– Verletzungen, Krankheiten 347
Canyoning-Hand 353
Canyon-Rettung
– Analgesie 357
– Atemwegsmanagement 357
– Evakuierung 365
– Hypothermie, akzidentelle 358
– Kommunikation 359
– Management 359
– medizinische Ausrüstung 357
– medizinische Interventionen 361
– Rettungstechniken 356
– Tragen 358
– Transport 364
Carcano, Giuseppe 19
Cassic Heat Stroke (CHS) 436
Cassin, Riccardo 19
Cauchy, Emmanuel 19
Cave-Link-System 372, 388
Chiappa, Daniele 19
Chirurgische Eingriffe
– Beckenblutung 216
– Beckentamponade 640
– Blutungen 215
– Gefäßverletzungen 217
– Hämatothorax 211
– Indikationsstellung 207
– Koniotomie 210
– Notfall 640
– Notfallthorakotomie 214
– Pneumothorax 211
– REBOA 216, 640
– Schockraum-Thorakotomie 640
– Thoraxdrainage 214
– Thoraxverletzungen 209
– Ultraschall 208
Chronisch obstruktive Lungenerkrankung (COPD) 531
Cinch-Gurt 405
Cincinnati Prehospital Stroke Severity Scale (CPSSS) 528
Clamshell-Thorakotomie 585
– Herz-Kreislauf-Stillstand 578
– Notfallthoraktomie 214
Closed-Loop-Kommunikation 104
Clusterkopfschmerz 527
Cold water immersion 145
Cold-Induced Vasodilation (CIVD) 300, 306
Confirmation Bias 30
Constellation Malabar Princess 15
Cor pulmonale 476
Corpo Nazionale del Soccorso Alpino Speleologico (Nationales Alpines und speläologische Rettungskorps [CNSAS]) 373
Cosson, Lorenzino 19
CRASH-2-Studie 736
Crashbergung 621
Crew Resource Management (CRM)
– Bereiche 136
– Entwicklung 136
– Grundlagen 57
– Sicherheit 133
Critical Incident Stress Management (CISM) 689
Crush Injury 636
Crush-Syndrom 193, 478

D

Daiber, Ome 19
Dalton-Gesetz 56
Damage associated molecular patterns (DAMPs) 173
Damage Contol Surgery
– Bauch- und Beckenbereich 651
Damage Control 643
Damage Control Hematology (DCH) 646
Damage Control Radiology (DCR)
– Blutstillung 647
Damage Control Resuscitation (DCR) 180, 646
– Herz-Kreislauf-Stillstand 585
– Polytrauma 181
– Traumamanagement 637
Damage Control Surgery (DCS)
– drittePhase 652
– erste Phase 650
– Konzept 649
– Phasen 649
– zweite Phase 650
Dampfsperre 281
Danger-zone-Hypothermie 663
Débridement 155, 160
Debriefing 81
Deeskalation, Vorgehen 508–509
Defibrillation/Defibrillatoren
– automatische externe 735
– Bergregionen 593
– Definition 589
– externe 595
– frühe 591–593
– Herz-Kreislauf-Stillstand 581, 586
– Lawinenopfer 282
– öffentliche 592
Dehydrierung 437
Delir
– Hypoxie 512
– Substanzentzug 511
Denali, Rettungsaktion 14, 16
Deoxygenierung 571
Deutschland, Bergrettung 10
Diagnostic and Statistical Manual of Mental Disorders V (DSM V) 507
Diarrhö, Therapie 534
DiMM (Diplom in Mountain Medicine) 85
DiMM-Kurse
– Elemente 85
– Expeditions- und Wildnismedizin 86
– Grundkurs 86
– Helikopter-Rettungs-Zusatzmodul 86
– Kursarten 85
DiMM-Verwaltungsteam 86
Diplom in Mountain Medicine (DiMM) 85
Dispatch to scene time 45
Dispatch to shock time 591
Dokumentationspflicht 714
Do-not-touch-Ansatz 662
Dopamin-Wiederaufnahmehemmer
– Erschöpfung 429
DOPES-Merkhilfe 572
Downwash
– Beatmungsgerät 115
– Flugunfälle 331
– Hubschrauber 332, 342, 407
Drachenfliegen
– Entwicklung 334
– Unfallursachen 334
– Verletzungen 335
Drehflügler 328
Dreibein 315
– Gletscherspaltenbergung 98
Dritte-Mann-Phänomen 512
Drohnen, Einsatz 209
Drug-Eluting-Stents 471
Durrer, Bruno 20
Dynamische Seile 95

E

ECLS *s.* extrakorporale Verfahren
E-FAST-Untersuchung
– freie Flüssigkeit 640
– Indikationen 208
– Lawinenunfälle 286
– Leberverletzung 656
– Traumapatienten 631
– Vorgehen 638

Eicosanoidderivate 300
Einradtrage 110
Eisgeräte 94
Eispackungen 445
E-Learning 78
Embolisation 647
Emergence reaction 551
Emergency Medical Services (EMS) 4
- Hubschrauberrettung 49
- Transport 613
Emergency Medical Technicians (EMT) 4
Endotrachealtubus
- Atemwegssicherung 566
- Hubschrauberrettung 112
- Lagekontrolle 570
- RSI 115
Endovaskuläre Ballonokklusion der Aorta
- Blutungen, Rumpf 216
- Mehrfachverletzte 648
- Traumapatient 215
Enthauptung 601
Envenomation 451
Enzephalopathie
- Blitzschlagverletzungen 412
- Höhenhirnödem (HACE) 480
- Notfall, hypertensiver 480
Epidurales Hämatom 658
Epilepsie 527
Erfrierungen 297
- Amputation 310
- Anfangsläsion 302
- Behandlung 305
- Diagnosekriterien 302
- Differenzialdiagnose 301–302
- Epidemiologie 299
- Expeditionen 311
- Folgeschäden 312
- Grad I 302
- Grad II 303
- Grad III 303
- Grad IV 303
- Gradeinteilung 302
- hyperbare Sauerstofftherapie (HOB) 309
- Notaufnahme, Versorgung 306
- Oxygenierung 306
- Pathophysiologie 300
- Phasen 300
- Prävention 312
- Regionalanästhesie 305
- Reserpin, intraarterielles 309
- Risikofaktoren 299
- Staging 311
- Sympathektomie 309
- Symptome 300
- Szintigrafie 304
- Untersuchungen 304
- Wiedererwärmung, rasche 306
Ermittlungsbehörden 713
Ermüdung 419
- Definition 420
- Energydrink 428
- Ernährung 427
- körperliche Kondition 426
- Medikamente 429
- Muskelerschöpfung 421
- Nahrungsergänzungsmittel 428
- periphere 421, 423
- Reaktionen 420
- Rettungsaktion 420
- zentrale 423
Erschöpfung 419
- Definition 420
- Medikamente 429
- Prävention 426
- Reaktionen 420
- Ursachen 421
- zentrale 423
Erstbehandlung 191
Ersthelferrucksack 120, 123
Ertrinken
- Canyoning 350
- Definition 397
- Epidemiologie 396
- Hypothermie 398
- kardiopulmonale Reanimation 606
- Pathophysiologie 397
Ertrinkungsopfer, Behandlung 362
Erweiterte Reanimationsmaßnahmen (ALS-CPR) 667
Erweitertes Atemwegsmanagement *s.* Atemwegsmanagement, erweitertes
Erythrozytentransfusionen 646
Etomidat 567
Europäischer Verband für Höhlenrettung (ECRA) 373
European Helicopter Safety Team (EHEST) 57
European HEMS & Air Ambulance Committee (EHAC) 51
European Resuscitation Council (ERC) 4
- Leitlinien 668
Evakuierung 681
Evaporation 434
Exercise associated hyponatraemia (EAH) 437
Exertional Heat Stroke (EHS) 436
Explorativ-Laparoskopie 652
Extended focused assessment with sonography in trauma *s.* E-Fast-Untersuchung
Extended focused assessment with sonography in trauma (E-FAST)
- Lawinenunfälle 208
Extraglottischer Atemweg (EGA) 210
Extrakorporale Herz-Lungen-Unterstützung (ECLS) 661
Extrakorporale kardiopulmonale Reanimation (eCPR)
- Herz-Kreislauf-Stillstand 582
Extrakorporale Membranoxygenierung (ECMO) 243
- femorofemorale 671
- Hypothermie 661, 669
- Hypothermie, akzidentelle 250
Extrakorporale Verfahren (ECLS) 241, 253
- Herz-Kreislauf-Stillstand 582
- Wiedererwärmung 250, 583
Extraperitoneal pelvic packing (EPP) 631–632
Extremitätenfrakturen
- Transportvorbereitungen 615
Extremitätenschienen 615
Extremitätentrauma 184
Extremsport 327

F

Face-to-face-Intubation 624
Fahrtrage 153
Fallbasiertes Lernen 79
Fallschirmspringen
- Grundlagen 335
- Unfallursachen 336
- Verletzungen 336
Farn, Blitzschlagverletzungen 412
Fascia-iliaca-Kompartmentblock
- Indikationen 554
- Technik 555
FAST-MI-Studie 472
FAST-Untersuchung
- Indikationen 208
- Ziele 208
Felsklettern 223
Fentanyl 540, 548
- bukkal 549
- Lutschtablette 549
- RSI 567–568
- sublingual 549
- transmukosales 549
Fernunterricht 78
Festi, Luigi 20
Fieberkrämpfe 535
Fiederung, Blitzschlagverletzungen 412
Field Assessment Stroke Triage for Emergency Destination (FAST-ED)-Skala 528
Field Triage Algorithm 634
Fieseler Storch 50
Fingerschienung 166
First Responder
- Bergrettung 111
- USA 119
First-Responder-Taschen 380
First-Responder-Team 111
Fixseil 65, 103
Fixtau 54
Fixtausysteme 55
FLACC-Skala 557
Flipped Classroom 79
FLIR-Wärmebildsysteme 621
Flora, Gerhard 20
Flugphysiologie 56
Flugrettung 41
- Geschichte 49
- Vorteile 53
Flugrettungsdienste 623
Flugrettungsorganisationen
- Charakteristika 618
- Europa 620
- Hubschraubertransport 621
- Hubschraubertypen 623
- Regelwerk 619
Flugunfälle 327
- Behandlung, medizinische 332
- Downwash 331
- Flugzeugabsturz 332
- forensische Aspekte 331
- Hängen in einem Baum 330

– medizinische Auswirkungen 330
– Rettung von Opfern 330
– Ursachen 329
Flugzeugabsturz
– Faktoren 332
– forensische Aspekte 332
Flüssigkeitstherapie 534
Focused assessment with sonography in trauma (FAST)
– Traumauntersuchung 207
Fogarty-Katheter 651–652
Forschung, alpine Notfallmedizin 738
Frakturen 144
– Becken 197–198
– Beurteilung 194
– Canyoning 349
– Einteilung 193
– Extremitäten 192
– Femurschaft 197
– Hand 196
– Komplikationen 193
– obere Extremität 194, 196
– offene 159, 193
– Patella 197
– pertrochantäre 197
– Primary Survey 192
– Sprunggelenk 198
– Tibiakopf/-schaft 198
– tödliche 216
– Transport 615
Frakturzeichen, sichere/unsichere 192
Frankreich, Bergrettung 10
Free Open Access Medical Education (FOAM) 78
Fremdkörperobstruktion 530
Front-End-Loading-Strategie 624
Frühdefibrillation 591
Funkgeräte 105
Funkgespräch, Ablauf 105
Fußgestütztes Fliegen 328
Fußverletzungen 159

G

Gänsegurgel 231
Ganzkörperimmobilisierung 197
Ganzverschüttung 268
Garantenpflicht 714
Garda, Franco 20
Gasgemische, gefährliche 377
Gasinsufflation 215
Gebirgstragen 625
– Entwicklung 133
– horizontale 134
– medizinische Ausrüstung 112
Gefäßtrauma 218
Gefäßverletzungen 217
– chirurgische Strategie 651
– CTA 657
– Damage Contol Surgery 651
Gegengift 452
Gegengifttherapie
– Algorithmus 458
– Kontraindikationen 458
– Schlangen 458
Geiger, Hermann 20
Gemischt-autonomes (neuroexzitatorisches) Erregungssyndrom 459
Gerinnungsmanagement 180
Gesundheitsschutz, Bergrettung 699
Gewebeplasminogenaktivator, Infusion 309
Giftige Wetter 376
Gift-Immuntherapie (VIT) 464
Girardet, Pierre 20
Glasgow Coma Scale, GCS 144, 644
Gleitschirmfliegen 335
– Disziplinen 333
– Entwicklung 333
– Unfallursachen 333
– Verletzungen 334
Gletscher 97
– Beschaffenheit 316
– Spaltenbildung 316
Gletscherspalten 97, 316
Gletscherspaltenunfälle
– Ausgang 316
– Epidemiologie 316–317
– Hintergrund 315
– Kompressionsverletzungen 316
– medizinische Versorgung 320
– RECCO®-System 318
– Rettung 318
– Spaltenstürze 320
– Sterblichkeitsrate 318
– Transport 321
– Ursachen 316
– Verletzungsmuster 317
Glykolyse, anaerobe 422
Golden Hour of Trauma
– Hubschrauberrettung 53
– MANV 682
– Polytrauma 176
Grammingersitz 133
Gramminger, Ludwig 20
Grand-Mal-Anfälle 527
Griechenland, Bergrettung 11
Groupe d'intervention médicale en montagne – GRIMM 23

H

Hackett, Peter 20
Halbstatikseile 95
Hallenklettern 226
Haloperidol 516
Hämatome
– intrasplenische 654
– subskapuläre 654
Hämatothorax 211
Hämobilie 657
Hämoperitoneum 654
Handblock 556
Handgelenksschienen 165
Handschuhe 93
Hands-off-Zeit 583
Handverletzung 159
Hängesyndrom 235
– Behandlung 237
– Höhlenunfälle 373
– Hubschrauberrettung 112
– neurokardiogener Mechanismus 236
– Pathophysiologie 236
– Positionierung Patient 237
– Prävention 237
Hardshelljacke 93
Hautlappen 160
Headblock 185
Healthy-Worker-Effekt 703
Heißluftballonfahrt
– Grundlagen 341
– Ursachen 342
– Verletzungen 342
Helicopter Emergency Medical Service (HEMS)
– Gesundheitsschutz 699
Helicopter Emergency Medical Services (HEMS) 49
– Aktivitäten Europa 52
– Anfänge 4
– Besatzung 226
– Crew Member 54
– Flug 54
– HEMS-Stützpunkt 59
– Kletterunfälle 226
– Landeplatz 100
– Prinzipien 67
– Rettungswinden 102
– Risiko-Nutzen-Beurteilung 227
– SAR-HEMS-Einsätze 54
– Schwebeflug 101
– Varianten 100
– Voraussetzungen 50
Helikopter 65
HEMS *s.* Helicopter Emergency Medical Services
Heparin, niedermoleulares (NMH)
– Lungenembolie 477
– Thrombose 478
Herz, hypothermes 662
Herzbeuteltamponade
– Herz-Kreislauf-Stillstand 582, 585
Herzinsuffizienz, akute 480
– Behandlung 481
– Pathophysiologie 481
– Symptome 481
Herz-Kreislauf-Stillstand
– Bergregionen 577
– Epidemiologie 577
– HITS/4H's 582
– hypothermer 471, 578, 583, 669
– Hypothermie 579
– hypothermiebedingter 248
– Lawinenopfer 671–672
– primärer 577
– sekundärer 578
– traumatischer 141, 177, 585
– Ursachen, reversible 582
Herz-Lungen-Maschine (HLM) 670
Herztod, plötzlicher 470
Heutagogik, Erwachsenenbildung 74
High Altitude Airship (HAA) 699
High altitude cerebral oedema (HACE) 147
High altitude pulmonary oedema (HAPE) 147
High impact trauma 142
High Recon 174

Hirnverletzungen 657
Histoplasmose 374
HITS und 4 H's 581–582
Hitzeausschlag 434, 441
Hitzeerkrankungen
- Definition 433
- Epidemiologie 433
- leichte 441
- Physiologie 434
- Syndrome, klinische 437
Hitzeerschöpfung 434, 440, 444
Hitzekrämpfe 434, 441
Hitzeödeme 434, 441
Hitzestress
- akuter 435
- chronischer 435
Hitzesynkope 434, 441
Hitzschlag 434
- Anstrengungshitzschlag 436
- Behandlung 363
- Canyoning 351
- Definition 436, 439
- Differenzialdiagnose 439
- Immersionskühlung 441
- klassischer 436
- medikamentöse Behandlung 446
- Pathophysiologie 436
- Symptome 440
- Verdunstungskühlung 443
- Verletzungen 146
Hobfoll-Prinzipien 691
Hochgeschwindigkeitslawinen 266
Hochrasanztrauma 172, 184, 196
Höcker, Wasser 395
Höhe, Definition 491
Höhenassoziierte Erkrankungen
- Differenzialdiagnose 147
Höhenhirnödem (HACE) 491
- Definition 147
- Delir 512
- Epidemiologie 498
- Kopfschmerzen 527
- medizinisches Management 499
- Notfall, hypertensiver 480
- Pathophysiologie 498
- Risikofaktoren 498
Höhenkrankheit, akute (AMS) 147
Höhenkrankheiten
- akute 491, 496
- Arten 491
- chronische 493
- Höhenhirnödem (HACE) 491, 498
- Höhenlungenödem (HAPE) 491, 499
- Höhenpsychose 503
- Prävention 493
Höhenlungenödem (HAPE) 491
- Definition 147
- Delir 512
- Epidemiologie 499
- medizinisches Management 501
- Pathophysiologie 501
- Risikofaktoren 501
- Ultraschall 208
Höhenphysiologie 491
- akute Höhenexposition 492
- chronische Höhenexposition 493
Höhenpsychose 503, 512
Höhlen
- Dunkelheit/Licht 373
- gefährliche Gasgemische 377
- giftige Wetter 376
- horizontale 387
- Kohlenmonoxid/-dioxid 376
- komplexe 374
- Methan 376
- Navigation 374
- Schwefelwasserstoff 376
- Temperatur 377
- trockene 374
- Veränderungen 388
- vertikale 375, 387
- vulkanische Gase 376
- Wasser 377
Höhlenforscher
- Leptospirose 375
- Studien 371
- Tollwutimpfung 375
- verletzter 381–382
Höhlenrettung
- Alarmierung 385
- Ausrüstung 387
- Einsatz, Aufbau 385
- Kommunikation 388
- medizinische Ausrüstung 380–381
- medizinische Überlegungen 378
- Schlüsselkomponenten 385
- Schutzausrüstung 375
- Teams 386
- Traumabehandlung 382
Höhlenrucksack 387
Höhlenunfälle
- Epidemiologie 370
- Geschichte 369
- Hypothermie 382
- Infektionskrankheiten 374
- Leitlinien 382
- Monitoring 381
- Schmerztherapie 383
- Steinschlag 375
- Transport 383
- Ursachen 373
- Verbrennungen 383
- Verletzungen 383
- Verletzungsmuster 371
HOPE-Score (Hypothermia Outcome Prediction after ECLS) 583
- Hypothermie, akzidentelle 251
- Lawinenopfer 282, 287
Host defence failure disease 173
Hot Loading 704
Hubschrauber 340
- Bergrettung 617
- Flugsicherheit 100
- Gefahren 56
- Landeplatz 100
- Rettungsausrüstung 405
- Rettungseinsätze 624
- Rettungskorb 405
- Typen 623
- Vorteile 99
Hubschrauberbesatzung 621
Hubschrauberrettung 49
- Annäherung 406
- Downwash 407
- Flüge große Höhe 55
- Fortschritte 51
- Geschichte 50
- Leitstellen 60
- medizinische Ausrüstung 65, 112
- Nachtflüge 55
- Organisation 57
- Rettungsausrüstung 65
- Rettungswinde 406
- Schutzausrüstung, persönliche 66
- Sicherheit 59
- Team 61
- Zeit 61
Hubschrauber-Rettungskräfte
- arbeitsmedizinische Untersuchung 705
- Kälteexposition 700
Hubschraubertransport
- Arten 621
- klinische Aspekte 622
- logistische Aspekte 622
- Patientenüberwachung 624
- Trage, Platzierung 624
- Voraussetzungen 621
- Vorbereitung 621
Hüftluxation 196
Human Factors
- Bergrettung 130–131
- Flugrettung 57
- Forschung 29
- Luftfahrt 131
- Organisationsstruktur 30
- Sicherheit 133, 135
- Verständnis 29, 129
Humerusfraktur 195
Hunting reaction 300
Hydratation 444
Hymenoptera 463
Hymenopterengifte 465
Hyperarousal-Symptome 513
Hyperbare Sauerstofftherapie (HBO)
- Erfrierungen 309
Hyperkaliämie
- Hängesyndrom 238
- Herz-Kreislauf-Stillstand 582
Hyperkapnie
- Triple-H-Syndrom 271
Hyperoxie
- Erfrierungen 306
Hypertensive Notfälle
- Behandlung 480
- Symptome 479
Hyperthermie
- Belastungshyperthermie 434
- Herz-Kreislauf-Stillstand 582
Hyperventilation 532

Hypnotika 230
– Präparate 567
– Rapid Sequence Induction (RSI) 567
Hypokaliämie
– Herz-Kreislauf-Stillstand 582
Hypokapnie 279
Hyponatriämie, trainingsassoziierte 437
Hypothermie
– Herz-Kreislauf-Stillstand 582
– Schock 180
– Schutz 180
Hypothermie, akzidentelle
– Algorithmus 251
– Atemwegsmanagement 666
– außergewöhnliche Fälle 255
– Behandlung vor Ort 248
– Canyoning 348, 351, 358
– Canyon-Rettung 363
– Diagnostik 244
– Epidemiologie 241
– Gletscherspaltenunfälle 320
– hämodynamisches Managment 664
– Herz-Kreislauf-Stillstand 579
– Herzmuskel 321
– Höhlenunfälle 382
– HT I 243
– HT II 243
– HT III 243
– HT IV 243
– Kälteschock 398
– kardiopulmonale Reanimation 605
– Lawinenopfer 273
– Leitlinien 248
– milde 243, 281, 661
– mittelschwere 662
– moderate 243, 281
– Outcome 255
– Pathophysiologie 242, 662
– Patientenmanagement 254
– physiologische Veränderungen 246
– Polytrauma 181
– primäre 242
– Schweizer Stadieneinteilung 145, 244–245
– schwere 243, 281, 661, 667
– sekundäre 242
– stationäre Behandlung 661
– Symptome 247
– Therapie 664
– Triage 250–251
– Triple-H-Syndrom 271
– Wiedererwärmung 252, 663
Hypothermiebehandlung Krankenhaus
– Erstbeurteilung 662
– hämodynamisches Management 664
– milde Hypothermie 661
– mittelschwere/schwere Hypothermie 662
– schwere Hypothermie 662
Hypotonie
– permissive 180
Hypovolämie 182
– Herz-Kreislauf-Stillstand 582, 585
Hypoxie
– alveoläre 492
– Herz-Kreislauf-Stillstand 582, 585
– hypobare 469, 492, 497
– Koronarsyndrom, akutes 471
– Pathophysiologie 530
– Triple-H-Syndrom 271
Hypoxieantwort, ventilatorische 492
Hypoxische pulmonale Vasokonstriktion (HPV) 492

I

Ibuprofen 307, 540
Identifikations- und Triagekarte 681
ID-Systeme 681
IFR-Flüge 55
Ileuseinleitung 636
Iliosakralfrakturen 639
Iloprost
– Indikationen/Anwendung 307
– Infusionen 297, 308
– Wiedererwärmung 308
Immersionskühlung 441, 443, 445
Immobilisierung/Immobilisation
– Canyoning 357
– Frakturen 544
– Halswirbelsäule 168, 617
– Wirbelsäule 167, 202, 616
Incident Command System (ICS) 385
Indoorklettern 225
Infektionskrankheiten
– Hände 534
– Notfälle 535
– Prävention 535
Infusionen
– kristalloide 372
– Polytrauma 181
Inhalationstraumata 530
Injury Severity Score (ISS) 645
Inline-Stabilisierung 168
Insekten 463
Insektenstiche 159
– Behandlung 465–466
– Epidemiologie 463
– Vergiftungssymptome 464–465
Insomnie, Höhe 510
Inspiratorische Sauerstoffkonzentration (FiO_2) 569
Instrumental Flight Rules (IFR) 55
Instrumentenflugregeln 55
Intermittierende hypoxische Training (IHT) 427
International Liaison Committee on Resuscitation (ILCOR) 141, 177, 591
International Normalized Ration (INR) 646
Internationale Gesellschaft für Bergmedizin (ISMM) 40
Internationale Hypothermie Register (IHR) 254
Internationale Kommission für alpine Notfallmedizin (ICAR MedCom) 4, 39–40, 53, 347
Internationale Kommission für Alpine Rettung (ICAR) 4
– Fachkommissionen 40
– Kategorien für Mitgliedsstaaten 40
Internationaler Bergsteiger- und Kletterverband (UIAA MedCom) 40, 700
Internationaler Verband für Sportklettern (IFSC) 223
Intubation, endotracheale
– ALS-Helfer 113
– Atemwegsmanagement 565, 570
– Durchführung 113
– Polytrauma 177
Irland, Bergrettung 11
Island, Bergrettung 11
Italien, Bergrettung 11

J

Jelk, Bruno 20
Jelk-Stange 703

K

Kältepackungen 445
Kältezittern 662
Kanada, Bergrettung 11
Kapnografie
– Atemwegsmanagement 570
– Kletterunfälle 230
Kardiopulmonale Reanimation (CPR)
– Abbruch 283, 601–602
– American Heart Association 602
– Arbeitsbelastung 702
– besondere Umstände 604
– Blitzschlag 607
– Dauer 602
– Entwicklung 733
– Ertrinken 606
– externe Defibrillation 591
– Herz-Kreislauf-Stillstand 579, 584
– Hypothermie, akzidentelle 605, 667–668
– Kindernotfälle 607
– Lawinenunfälle 606
– Limitationen 608
– manuelle 113
– mechanische 113, 584
– medizinische Ausrüstung 112
– rechtliche Aspekte 608
– Terrain, gefährliches 608
– Transportzeiten, lange 608
– Trauma 604
– Ultraschall 581
– Verbrennungen 607
– Vergiftungen 607
– Verzicht 283
Kardiovaskuläre Notfälle 469
Kardioverter-Defibrillator 590
Katastrophenmedizin
– Evakuierung 681
– Grundsätze 678
– Kommunikation 683
– Triage 680
Katheter
– atraumatische 648
– flexible 647
Kathetererwärmung, intravaskuläre 667
Katheterisierung, selektive 648
Kendrick Extrication Device (KED) 203
Keraunoparalyse 412, 417

Kerntraumateam 633
Ketamin 540
- Analgesie 552
- Indikationen 551
- intranasal 552
- Kontraindikationen 551
- Midazolam als Zusatz 552
- Nebenwirkungen 551
- prozedurale Sedierung 552
- RSI 568
- Verabreichungsmöglichkeiten 552
- Vorsichtsmaßnahmen 552
- Wirkung 550
Ketorolac 541
Khun, Matthias 21
Killip-Klassifizierung 472
Kinabalu 18
Kinder, kardiopulmonale Reanimation 607
Kissen, Wasser 394
Klavikulafraktur 194
Kleidung, Rettungsteam 34
Klemheist-Knoten 356
Klemmknoten 355, 357
Klettergurt 94
Kletterhelm 94
Klettern
- Canyoning 356
- Formen 223–224
Kletterunfälle
- Epidemiologie 224
- Geschichte 223
- Verletzungsmuster 224–225
Knieluxation 197
Koagulopathie
- Hypothermie 244
- traumainduzierte 215
Kommunikation
- Bergrettung 104
- Funkgeräte 106
- Hubschrauber 106
- Risikomanagementprozess 148
Kommunikationsmittel, zuverlässige 105
Kompartmentsyndrom 193
Kompressionsasphyxie 237
Kompressionsverletzungen, Gletscherspaltenunfälle 316
Konduktion 434
Koniotomie
- Vorgehen 210
Kontaktrettung, Ablauf 403
Kopfschmerzen
- lebensbedrohliche Zustände 526
- Meningitis 526
- Migräne 527
- Red Flags 526
- Subarachnoidalblutung 526
Kopf-tief-Position 384
Kopfverletzungen 142
- Canyoning 349
Koronarsyndrom, akutes
- Behandlung 472
- Pathophysiologie 471
- Symptome 472
Körperhöhlenspülungen 663
Körperkerntemperatur (KKT)
- Afterdrop 248
- Lawinenopfer 263, 273, 292
- Messung 246
- Mortalität 247
- sinkende 243–244
Kounis-Syndrom 464
Krampfanfälle 527
Krikoiddruck 570
Krikothyreotomie 210
Krisenintervention
- Alpinnotfälle 691
- psychotherapeutische 514
Kroatien, Bergrettung 11
Kubitaltunnelsyndrom 529
Kumulonimbuswolken 411, 416

L

Labetolol 122
Lachgas 541, 553
Lagerung
- Polytrauma 185
Laien-Reanimation (BLS-CPR) 667
Laktatschwelle (LS) 423
Landmarkentechnik 555
Laparostomie 651
Lärmbelastung 704
Laryngoskop 566
Larynxmaske (LMA)
- Atemwegsmanagement 566
- SGA 115
Larynxtubus (LT)
- Atemwegsmanagement 566
- SGA 114
Last, lokalanästhetikaassoziierte systemische (LAST) 555
Latrodektismus 462
Lawinen 264
- Arten 265
- Dynamik 265
- Geschwindigkeit 266
- Hangneigung 265
- langsamere 266
- Sommer 268
- Zonen 265
Lawinenairbag 290
Lawinenausrüstung 289, 291
Lawinenbahnen 265
Lawinenbildung 264
Lawineninfälle
- kardiopulmonale Reanimation 606
Lawinenkegel 266
Lawinenopfer
- Diagnostik 286
- ganzverschüttete 271
- Gesamtsterblichkeitsrate 267
- hypotherme 671
- Körperkerntemperatur 292
- präklinisches Management 282
- Therapie 287
- Todesursache 269
- Triage 282
- Überlebenswahrscheinlichkeit 281
- Unterkühlung 273
- Verletzungsmuster 671
- Vitalfunktionen 281
Lawinen-Reanimationscheckliste 283
Lawinenrettung, organisierte
- Ablauf 276
- Bergung 277
- bodengebundene Rettung 276
- Erstversorgung, Leitlinie 277
- Hubschrauberrettung 275
Lawinenrettungsteams 292
Lawinenschaufel 95, 291
Lawinensonde 291
Lawinenunfälle
- bewohnten Gebiet, im 268
- Diagnostik 286
- Europa 266
- freien Gelände, im 266
- Ganzverschüttung 261
- HOPE-Score 287
- MANV 684
- Mehrfachverschüttete 288
- Morbidität/Mortalität 267
- RECCO®-System 292
- Rettungsdienste 267
- Transport 286
- Überleben 267
- Verletzungen 144
Lawinenverschüttetensuchgerät (LVS) 263
- Ausrüstung 289
- Genzverschüttung 291
- Gletscherspaltenunfälle 315, 318
- Mortalität 292
- Ortung 291
Lawinenverschüttung
- Asphyxie 271
- Atemwegsmanagement, erweitertes 279
- Erste Hilfe, Begleitperson 275
- Hypothermie, akzidentelle 273
- Lungenödem 272
- Notfallmedikamente 280
- Pathophysiologie 268
- Trauma 273, 277
- Triple-H-Syndrom 271
Lawinen-Wiederbelebungs-Checkliste 286, 292
Leaky-Gut-Syndrom 426
Leber, Verletzungen 656
Leichenschau 723, 729
Leichenstarre 721
Leistungsfähigkeit, körperliche 422
LEO-Satelliten 106
Lichtenberg-Figuren, Blitzschlagverletzungen 413
Load and go 621
Löcher, Wasser 395
Lockerschneelawine 265
Lockerschneelawinen 265
Log-Roll-Manöver 638
Lokalanästhesie 155, 554
Longline 103
- Fixtausysteme 55, 65
- Flugrettung 45

Longlinebergung 100, 103
– Freizeitsport 114
– Hubschrauberrettung 63
– Intubation 230
– Luftrettung 223
– Polytrauma 186
– Vorbereitung 104
– Vorgehen 104
Low-Flow-Organperfusion 243
Luftfahrt, allgemeine 328, 339
– kommerzielle 341
– Unfallursachen 340
– Verletzungen 340
Luftfahrzeug 328
Luftkammerschienen 165
Luftrettung *s.* Flugrettung
Lungenembolie
– Hypertension 479
– Pathophysiologie 475
– pneumologischer Notfall 531
– Symptome 476
Lungenödem
– Differenzialdiagnose 481–482
– kardiales 531
– Lawinenverschüttung 272
Luxation 144
– Beurteilung 194
– Hüfte 196
– Knie 197
– Patella 197
– Schulter 195
– Springgelenk 198
– untere Extremität 196

M

Machard-Knoten 356
MacInnes, Hamish 21
Magnesiumsulfat 122
Maisonneuve-Fraktur 198
Manuelle Inlinestabilisierung (MILS) 181
Mariner, Sebastian 21
Marsigny, Bernard 21
Martignoni, Ferdinand 21
Masken-Beutel-Beatmung *s.* Beutel-Masken-Beatmung
Massenanfälle von Verletzten (MANV)
– Ausbildungsstrategie 682
– Berg- und Wildnisgebiete 683
– Blitzunfälle 686
– Definition 677
– erste Aufgabe 678
– Evakuierung 681
– Geschichte 677
– Grundsätze 677
– Hubschraubereinsatz 683
– Katastrophenmedizin, Grundsätze 678
– Kommunikationsnetz 679
– Kontrollstruktur 679
– Lawinen 684
– medizinische Behandlung 684
– Skilift- und Seilbahnunfälle 685
– Triage 680
– verlorene Gruppen 686
Massive Open Online Courses (MOOCs) 78
Massivtransfusionen 647
Massivtransfusionsprotokoll 637
Mechanische Thoraxkompression 737
Medikamente
– ALS 124
– Analgesie 124
– ATLS 124
– Sedativa 124
Medikamentenzerstäuber, mukosale 546
Medikolegale Aspekte, Bergrettung 711
Meducation 78
Mehrfachverletzte
– chirurgische Behandlung 649
– CT-Untersuchung 646
– DCH 646
– DCR 646–647
– Management 643
– Primärversorgung 645
– RSI 646
– Triage 644
Meldepflicht 713
Melderecht 713
Meldewesen, Todesfälle 725
Melperon 517
Meningoenzephalitis, Kopfschmerzen 526
Meningokokkenmeningitis, Kopfschmerzen 526
Menthonnex, Philippe 21
Metamizol 541
Methoxyfluran 541, 553
MGAP-Score 644
Midazolam 122, 552
– RSI 567–568
Midlayer 34, 93
Migräne 527
Mills, William J. 21
Milz
– Verletzungen 654
Milzläsion 654
Minimalinvasives perkutanes Thoraxdrainage-Kit 212
Mini-Thorakostomie 183
Modafinil
– Erschöpfung 429
Molenaar, Dee 21
Monitoring
– Verletzungen 142
Mont Blanc
– Bezeichnung Bergführer 9
– erster Unfall 15
– Frêney-Zentralpfeiler“ 17
– Henry-Vincedon-Abenteuer“ 16
Montenegro, Bergrettung 12
Morandeira, José Ramon 21
Morphin 540, 548
Mount Kenya 17
Mount Vaughan 17
MTP-Protokoll 631
Mucosal Atomization Device (MAD) 230
Müdigkeit
– Magen-Darm-Trakt 426
– Prävention 426
– zentrale Steuerung 425
Multiorgan-Dysfunktion-Syndrom (MODS) 173
Mund-zu-Masken-Beatmung 112, 118
Muskelfasern
– Typ-I-Fasern 421
– Typ-II-Fasern 421
Muskelrelaxanzien
– RSI 568

N

NACA-Score (National Advisory Committee for Aeronautics 225
Nachtsichtsysteme 55
Nadeldekompression 183
Nadelkrikothyreotomie 210
Nadelthorakostomie 208
– Gletscherspaltenunfälle 320
Nahinfrarotspektroskopie (NIRS) 250, 737
Naloxon 122, 549
Nasopharynxtubus 115
Nassanzüge, Canyoning 354
Nassschneelawine 266
National Advisory Committee for Aeronautics (NACA) 172, 225
National Emergency X-Radiography Utilisation Studie (NEXUS) 168, 203
Nepal, Bergrettung 12
Nervensystem, sympathisches (SNS) 435
Netzhautblutung, höhenbedingte 503
Neureuther, Gottfried 21
Neuroenhancer 515
Neuroexzitatorisches Syndrom 459
Neuroleptisches Syndrom (NMS) 516
Neuropathie
– Nervus radialis 529
– periphere 529
Neuseeland, Bergrettung 12
Nicht-extrakorporale Wiedererwärmung 252
Nichtoperatives Management (NOM)
– Komplikationen 657
– Mehrfachverletzte 657
Nichtopioid-Analgetika 546
Nichtsteroidale Antirheumatika (NSAR)
– Indikationen 547
– Kontraindikationen 547
– Nebenwirkungen 547
– Wirkung 547
Nierenersatzverfahren
– Hängesyndrom 238
Night Vision Imaging Systems (NVIS) 55
No-blame-Kultur 30
Noeline-Gletscher 17
Non-alavanche snow burial (NASB) 272
Non-Dipping-Profil 479
Noradrenalin 122
Normokapnie 279
Notaufnahme, Traumamanagement 631
Notfälle
– cABCDE-Algorithmus 521
– Diagnostik, präklinische 532
– Diarrhö 534
– Fieberkrampf bei Kindern 535
– Handinfektion 534
– hypertensive 479
– Infektionskrankheiten 533, 536
– kardiovaskuläre 469, 531
– neurologische 521, 524, 535

- pneumologische 521, 529, 535
- psychiatrische 507
- Sepsis 521
- Therapie der Wahl 487
- übertragbare Krankheiten 535
- unklare Bewusstseinsstörungen 525
- zerebrovaskuläre 485, 528
Notfall-Koniotomie 572
Notfallmedikamente, psychiatrische 516
Notfallmedizin, alpine
- Aus- und Weiterbildung 3, 737
- Ausbildung 73
- außereuropäische Länder 4
- Europa 4
- Forschung 738
- präklinische 521
- Rettungshelikopter 4
- Wurzeln 3
Notfallmedizinisches System
- alpiner Bereich 46
- Europa 46
- USA 46
Notfallthorakotomie
- anterolaterale 215
- Blutverlust 653
- Definition 653
- Durchführung 214
- Mehrfachverletzte 652
Notfallversorgung
- Bergrettungsdienst 130
- Einführung 129
- Geschichte 689
- Kletterunfälle 226
- menschliche Faktoren 131
- psychosoziale 689

O
Oberschenkelhalsfrakturen 197
Öffentlich zugängliche Defibrillation (PAD)
- kardiopulmonale Reanimation 592
Off-Heading-Öffnung 338
Olanzapin 517
Ondansetron 122
Open-Book-Verletzung 614
Opioide 122
- Indikationen 548
- Kontraindikationen 550
- spezielle 548
- unerwünschte Arzneimittelwirkungen 550
- Wirkung 548
Opioidpflaster, transdermale 546
Optic Nerve Sheath Diameter (ONSD) 208
Optimales externes Larynxmanöver (OELM) 570
Oropharyngealtubus 115
Ortungsgeräte 107
Ösophagustemperatur 246
Österreich, Bergrettung 12
Out of hospital cardiac arrest (OHCA) 589
Outerlayer 34
Oxoscelismus 462
Oxygenierung
- Atemwegsmanagement 569
- Erfrierungen 306

P
Pacing-Strategie 425
PAD (Öffentlich zugängliche Defibrillatoren) 589
Pädiatrisches Beurteilungsdreieck (PAT) 557
PAD-Programme 598
Paediatric Advanced Life Support (PALS) 608
Panikattacken 526
Paracetamol 541, 547
Paramedics 3–4, 53, 145
Paraplegie 182
Passo dei Laghi Gemelli 15
Patellafrakturen 197
Patellaluxation 197
Pathogen associated molecular patterns (PAMPs) 173
PDE-5-Hemmer, Erschöpfung 429
Peer-to-Peer-Unterstützung 689
Perihepatisches Packing 651
Perikardtamponade 637
Peritoneallavage (DPL) 639
- Mehrfachverletzte 653
Perkutane Koronarintervention (PCI) 472
Personal Floating Device (PFD) 398, 401
Phononeutrismus 462
Phosphokreatin-Shuttle 422
Phosphorylierung, oxidative 422
Pian di Neve 15
Pickel 94
Pick-up-Verfahren 46
Piguillem, Sauveur 22
Piper-Cub-Flugzeuge 50
Pleuradekompression 636
Pleuraspülung 252
Plexusblockade, axilläre
- Komplikationen 555
- Technik 555
Pneumonektomie 651
Pneumothorax
- Behandlung vor Ort 211
- Notfall 531
Point-of-Care-Diagnostik (POCT) 480
Point-of-Care-Geräte 647
Point-of-Care-Ultraschall (POCUS) 737
- Notfälle, pneumologische 532
- Pneumothorax 211
- Sonografie am Einsatzort 147
- Traumauntersuchung 208
Polen, Bergrettung 12
Polytrauma
- Anästhesieeinleitung 176
- Berliner-Definition 172
- Bluttransfusionen 180
- Checkliste 117
- Damage associated molecular patterns (DAMPs) 173
- Definitionen 171
- Epidemiologie 172
- Gerinnungsmanagement 180
- Grundlagen 172
- Hypothermie, akzidentelle 181
- Infusionen 181
- Intubation 176–177
- Lagerung 185
- Pathophysiologie 173
- respiratorisches Versagen 176
- Risikoreduktion 174
- Systemic-Inflammatory-Response-Syndrom (SIRS) 173
- Transport 186
- Verletzungsmuster 181
- Versorgung, medizinische 186
Pooling, venöses 237
Positiver endexspiratorischer Druck (PEEP) 563
Postmortales Intervall 724
Postreanimationstherapie 257
Posttraumatische Belastungsstörung (PTBS)
- Bergrettungspersonal 703
- Höhlenunfälle 382
- medikamentöse Therapie 513
- Schmerzen 539
- Symptome 513
Posttraumatische systemische Entzündungsreaktion 173
Präoxygenierung
- Atemwegsmanagament 569
- Polytrauma 176
Präsentationen, interaktive 79
Prehospital trauma life support (PHTLS) 522
Primärverschluss, verzögerter 154–155, 159
Primary Survey
- Advanced Trauma Life Support 174
- Atemwegsmanagement 636
- Atmung 636
- Blitzschlagverletzungen 414
- Canyon-Rettung 361–362
- Disability 638
- Exposure 638
- Frakturen 192, 201
- Grundlagen 142
- Kreislauf 637
- Lawinenrettung 277
- Luxationen 192
- neurologische Untersuchung 638
- Notaufnahme 631
- Polytrauma 174
- Risikomanagement 141
- Traumapatienten 636
Problembasiertes Lernen (PBL) 80
Propofol
- RSI 567
Proximity Flying 337–338
Prusik-Knoten 356
Psychiatrische Notfälle 507
- Angst 510
- Belastungsstörung, akute 513
- Bewohner in großer Höhe 508
- Delir 511
- Insomnie 510
- neuropsychologische Beeinträchtigungen 515
- Notfallausrüstung 516
- Notfallmedikamente 516
- psychomotorische Agitation 509
- Psychose, höhenbedingte 512
- somatische Belastungsstörung 514
- Substanzintoxikation 512
- Suizidalität 509
- Veränderungen der Stimmung 515
Psychische Erste Hilfe (PEH) 689

Psychose, höhenbedingte 512
Psychosocial Support (PSS) 689
Psychosoziale Notfallversorgung (PSNV)
– Geschichte 689
– resilienzfördernde Elemente 691
Psychosoziale Unterstützung
– Einsatzpersonal 695
– Elemente 691
– Notfälle 694
PTT-Taste 105
Public access defibrillation (PAD) 589
– Definition 592
– Programme 590
– Studien 593
Pulka 625
Pulsoxymeter 358

Q

Quetiapin 517
Quick Sepsis-related Organ Failure Assessment (qSOFA) 534

R

Radialisneuropathie 529
Radiologie, interventionelle 643
Rapid Sequence Induction (RSI)
– Alternativen 565
– Anwendung 563
– endotracheale Intubation 570
– Indikationen/Medikamente 115, 567
– Mehrfachverletzte 646
– präklinische 114
– Polytrauma 176
Rating of perceived exertion (RPE) 423
Ready-Heat® 382
Reanimation, verzögerte/intermittierende
– Lawinenopfer 283
REBOA-Verfahren
– Aorta, Verschluss 216
– Blutungen 219
– Einsatzgebiete 216
– Mehrfachverletzte 648
– Traumamanagement 640
Rebound-Hyperthermie 670
RECCO®-System
– Gletscherspaltenunfälle 315
– Lawinenunfälle 292
– Ortung 318
– Rettungshubschrauber 65
Rechtfertigender Notstand 714
Red Flags 29–30
Regionalanästhesie 230, 554
Reisten, Oliver 22
Rekapillarisierungszeit
– Hitzschlag 147
– Polytrauma 179
– Triage 680
Reoperation, DCS 652
Reperfusionsschäden 300
Reperfusionstherapie
– Koronarsyndrom, akutes 473
– Thrombose 478–479
Reposition
– Fingergelenksluxation 196
– Hüftluxation 196
– Kniescheibe 197
– Oberschenkelfraktur 197
– Schulterluxation 195
– Spaso-Technik 195
– Sprunggelenksfraktur 198
– Tibiaschaftfraktur 198
Rescuecollapse 145, 685
RESeau des URgences CORonariennes (RESURCOR) 471
Reserpin, intraarterielles 309
ResQAir® 382
Resuscitative Endovascular Balloon Occlusion of the Aorta (REBOA)
– Blutungen, Rumpf 216
– Mehrfachverletzte 648
– Traumamanagement 631, 640
– Traumapatient 215
Rettungseinsatz
– Abbruch 726
– Ausrüstungsmaterial 719
– Canyoning 351
– Dokumentation 716
– ermüdungsbedingte 420
– Fotodokumentation 717
– Kostendeckung 715
– Risikobewertung 133
– Sicherheit 135
– Todesfall 720
Rettungsgurt, Hubschrauberrettung 405
Rettungspflicht 714
Rettungsschlitten 625
Rettungsstrategien, luftgestützte 621
Rettungsteam
– Anforderungen 96
– Fitness 33
– Kernkompetenz 31
– Kleidung 34
– Kultur 30
– Proviant/Flüssigkeit 34
– Team-Faktoren 31
Rettungswinden
– Bergrettung 45
– Helicopter Emergency Medical Services (HEMS) 102
– Hubschrauberrettung 406
Rhabdomyolyse 193
– Canyoning 351
– Hängesyndrom 236, 238
RICE-Schema
– Basisversorgung 539
– Schmerztherapie 543
– Verletzungen 543
Richon, Jaques 22
Riesending-Höhle 371
Risikomanagement 141
Risswunden 151
R-Ketamin 550
Rocuronium 122
– RSI 568
Röntgen
– Becken 639
– Brustkorb 639
– Thorax 652
ROSC (Return of Spontaneous Circulation) 668
Rotationsflugzeug 328
Rückenmarksverletzungen 182
Rucksäcke 93
– Canyoning 354
Runner's High 424
Rutschen, Canyoning 356

S

SABA (Atemschutzgerät) 377
Safe-zone-Hypothermie 663
Salbutamol 122
SAM®-Schiene 196
Sandwichschienen 165
Satellitentelefone 106
Sauerstoffaufnahme, maximale (VO_2 max) 423
Säure-Basen-Management 670
Saxetbach-Tragödie 350
SCABA (umluftunabhängiges Atemschutzgerät) 377
Schädel-Hirn-Trauma (SHT) 181
Schienen/Schienung
– Canyoning 357
– Druckstellen 169
– Durchblutung 169
– Durchblutung, distale 620
– Extremitäten 615
– Finger 166
– formschlüssige 164
– Grundlagen 163
– Handgelenk 166
– Handgelenkschienen 165
– Instabilität 169
– kraftschlüssige 164
– Luftkammerschienen 165
– mit Zug 164
– Oberarm 166
– Oberschenkel 167
– Oberschenkelschaftfraktur 615
– Rumpf 164
– Schulter 166
– Unterschenkel 167
– Vakuumschienen 165
– Verletzung 383
– vorgeformte 164
Schlaganfall
– Differenzialdiagnose 528
– Pathophysiologie 528
– Skalen 528
– Therapie 528
Schlangen/Schlangenbisse
– Behandlung 456–457
– Vergiftungssymptome 454–455
Schmerzen
– Beurteilung 539
– Kinder 557
– Oligoanalgesie 539
– Rice-Schema 539
– RICE-Schema 543
– Trauma 539
Schmerzmanagement 542
– Kletterunfälle 230

Schmerztherapie
- Analgetika 540–541
- Höhlenunfälle 383
- Inhalation 546
- intramuskuläre 544
- intranasale 545
- intraossäre 545
- intravenöse 544
- Kinder 557
- medikamentöse 544
- nichtpharmakologische 542
- orale 544
- präklinische 539
- subkutane 545
- sublinguale 546
- transdermale 546
Schnee, Eigenschaften 264
Schneebrettlawine 265
Schneefahrzeuge 99
Schneeverschüttung
- nichtlawinenbedingte 272
Schnorchelausrüstung, Canyoning 354
Schock
- Blutprodukte 179
- distributiver 178
- hämorrhagischer 178, 216
- Hypothermie 180
- kardiogener 178
- neurogener 178, 202
- obstruktiver 178
- Polytrauma 178
- präklinisches Management 179
- spinaler 202
- Symptome 179
- vasoplegischer 178
Schockraum, diagnostische Verfahren 638
Schockraummanagement 641
Schockraum-Thorakotomie 640
Schraubkarabiner 94
Schuhe 93
Schulterluxation 195
Schwangerschaft, Blitzschlagverletzungen 414
Schwebeflug 101
Schwebeflugverfahren 54
Schweden, Bergrettung 12
Schweiz, Bergrettung 13
Schweizer Stadieneinteilung
- Hypothermie 244
Schwerverletzte
- chirurgische Behandlung 649
Schwimmen
- aggressives 403
- defensives 402
scoop and run 640
Scrambling 355
Search and Rescue (SAR) 53
Secondary Survey
- Canyon-Rettung 361, 364
- Frakturen 192, 201
- Grundlagen 142
- Luxationen 192
- Notaufnahme 631
- Polytrauma 175
- Traumapatienten 634
Segelflugzeug
- Charakteristika 339
- Definition 328
- Unfallursachen 339
Segregation, inverse 290
Seile 387
Seilrettung, Wasserrettung 404
Seiltechniken
- Canyoning 356
Seilwinde 54
Sekundäruntersuchung *s.* Secondary Survey
Seldinger-Technik 210
Sellick-Manöver 570
Sepsis
- Notfall 521
- präklinisches Erkennen 534
Serbien, Bergrettung 12
Serumkrankheit 458, 461
Serumlaktat 534
Sheldon, Donald 22
Short haul 103
Shunt
- vaskulärer 651
- vorübergehender 651
Sicherheit
- Bergrettung 133
- Rettungseinsätze 135
Sichtflugregeln 55
Simulation 81
Siphon 378–379, 381
S-Ketamin 550
- RSI 567
Skilift- und Seilbahnunfälle 685
Skills Labs 80
Skorpione/Skorpionstiche
- Behandlung 460
- Epidemiologie 458
- Vergiftungssymptome 459–461
Skyrunning 223
Slowakei, Bergrettung 12
Slowenien, Bergrettung 13
SOAP-ME-Merkhilfe 569
Sommerlawinen 268
Sonden 95
Sondierführer 277
Sonografie, am Einsatzort 147
Spaltenbergetechnik 98
Spaltenbergung 315
Spaltensturz
- Hubschraubereinsatz 617
- Verletzungen 146
Spanien, Bergrettung 13
Spannungspneumothorax
- Behandlung vor Ort 211
- Herz-Kreislauf-Stillstand 582, 585
- Hubschraubereinstz 622
- Notfall 531
- Polytrauma 183
Speleo Trauma Care (STC) 382
Spineboard 166, 168
- Polytrauma 182
- Schienung 164
- Wirbelsäulenverletzung 202
Spinnen/Spinnenbisse
- Behandlung 463
- Epidemiologie 461
- Toxinologie 462
- Vergiftungsmuster 462
Spleen Injury Scoring Scale 655
Splenektomie
- hämodynamische Instabilität 654
- laparoskopische 655
Spontankreislauf, Wiedereinsetzen (ROSC) 668, 671
Sportfliegerei 328
Sportklettern 223, 225–226
Springen, Canyoning 356
Sprunggelenksfraktur 198
Stabilisierung
- angrenzende Gelenke 163
- Becken 169
- Halswirbelsäule 166, 168
- Inline-Stabilisierung 168
- manuelle Inlinestabilisierung (MILS) 181, 185
- Oberarm 166–167
- Schulter 166
- Wirbelsäule 202
Staffeltransport 625
Stammesdurchtrennung 601
Standard Operation Procedure (SOP) 608
Standardarbeitsanweisungen (Standard Operating Procedures (SOP) 96
Statikseile 95
Status epilepticus 527
Stay and play 180
Steckschiene 164
Steigeisen 94
Steinlechner, Rudi 22
STEMI (ST-Hebungsinfarkt)
- akutes Koronarsyndrom 472
- Algorithmus 473
Sternotomie 254
- transversale 214
Steroide, Erschöpfung 430
Stiefel 93
Stimmungsänderungen, große Höhe 515
Storch-Flugzeuge 50
Strahlung, ultraviolette 701
Stress-Vulnerabilitäts-Modell 507
Sturz
- Höhlenunfälle 375
- Kletterverletzungen 224
- Verletzungen 145
Subarachnoidalblutung (SAB), Kopfschmerzen 526
Subperitoneales Packing Beckens 651
Substanzintoxikation 512
Succinylcholin 122, 636
- RSI 568
Such- und Rettungseinsätze (SAR)
- Aufgabe 97
- Canyoning 345, 347
- Definitionen 53
- Entscheidungsgrundlage 619
- Hubschraubereinsätze 100
Such- und Rettungshunde 23

Südafrika, Bergrettung 13
Sudden incapacitation 703
SUDOT-System 401
Sufentanil
- RSI 567–568
Suizidalität 507
- Fragen 509
Supraglottische Atemwegshilfen (SGA)
- Atemwegsmanagement 113
- Bergrettungsärzte 120
- erweitertes Atemwegsmanagement 565–566
- Flugrettung 63
- Herz-Kreislauf-Stillstand 580
- Polytrauma 175
- Überblick 115
- zweikanalige 566
- zweite Generation 566
Suspension Syndrome 235
Sympathektomie
- Erfrierungen 309
Synkope
- Diagnostik 525
- neurokardiogene 235–236
- Patient 526
- vasovagale 235
Systemisches inflammatorisches Response-Syndrom (SIRS) 173, 533

T

Takotsubo-Kardiomyopathie 412
Talk-Reach-Throw-Helo-Row-Go 401
Taubergung
- Beatmung 231
- Hubschrauberrettung 64
- Intubation 230
- Ventilation 231
Tauflüge 100
Team-Ressource-Management 33
Telemedizin 209
Temazepam 510, 517
Temperaturmessung 116
- epitympanische 145
Terrestrische Rettung 41
Tetanus 156
Tetraplegie 182
Thermistorsonde 263
Thermistor-Sonde, epitympanale 247
Thermoregulation 435
Thiopental
- RSI 567–568
Thomas-Schiene 164
Thorakoskopie, operative 653
Thoraktomie, Schockraum-Thorakotomie 640
Thorax
- Verletzungen 144
- Wunden 158
Thoraxdrainage
- Anlegen 214
- Beatmung 184
- Durchführung 183
Thoraxdrainage-Kit, perkutanes 212
Thoraxkompressionen, mechanische
- Lawinenopfer 282
Thoraxkompressionsgeräte 113
- Herz-Kreislauf-Stillstand 584
Thoraxtrauma 183, 209, 652
- Komplikationen 214
- Mehrfachverletzte 652
Thoraxverletzungen
- chirurgische Strategie 651
Thromboelastometrie 637, 647
Thrombolytika 478
Thrombose
- Herz-Kreislauf-Stillstand 582
Thrombose, arterielle
- Symptome 478
- Therapie 478
Tibiakopffraktur 198
Tibiaschaftfrakturen 198
Tierbisse 158
Todd-Parese 528
Todesbescheinigung 724–725
Todesfälle im Gebirge
- Epidemiologie 720
- forensische Untersuchung 728
- Meldewesen 725
- Rechtsfragen 712
- Todesfeststellung 726
Todesfeststellung
- Abbruch Einsatz 726
- befugte Personen 723
- Empfehlungen 727
- Leichenschau 723
- medizinische Aspekte 720
- nichtbefugte Person 726
- rechtliche Rahmnebedingungen 723
- Todesbescheinigung 724
- Todeszeitpunkt 724
Todeszeichen 722
Todeszeichen, sichere 601
Tollwut 157, 374
Torsade-des-pointes-Tachykardie 516
Totenflecken 721
Tourenski 94
Tourniquet
- Anwendung 153
- Bauchaorta 216
- Bisse/Stiche 457
- Blutungen 215
- Frakturen 193
- Gefäßverletzungen 218
- junktionales 193, 218
- Traumapatient 637
Toxikologie 452
Toxine 452
Toxinologie 452
- Bienen 464
- Schlangen 454
- Skorpione 459
- Spinnen 462
- Wespen 465
Trad-Klettern 223
Tragen
- Canyon-Rettung 358
- Gebirgstragen 625
- Höhlenunfälle 387
- improvisierte 625
Training, Simulationen 737
Traktionsschiene 164, 197
Tranexamsäure 650
Transitorische ischämische Attacke (TIA) 529
Transmukosales Fentanyl 549
Transport
- Beckenringfrakturen 614
- Bergrettung 613
- bodengebundener 624, 626
- Canyon-Rettung 364
- Extremitätenfrakturen 615
- Frakturen 615
- Gelände, unwegsames 625
- Gletscherspaltenunfälle 321
- Höhlenunfälle 383
- horizontaler 384
- Hubschraubertransport 621
- Lawinenverschüttete 286
- medizinische Versorgung 626
- motorisierter 625
- Staffeltransport 625
- Tragen 625
- Transportvorbereitung 614
- vertikaler 384
- Vorsichtsmaßnahmen 616
- Wasser, fließendes 625
Transportarten
- bodengebunden 97
- Schnee 97–98
Trauma
- Damage Control Radiology 647
- DCS 649
- Epidemiologie 690
- Gletscherspaltenunfälle 320
- kardiopulmonale Reanimation 604
- Koagulopathie 646
- Lawinenverschüttung 273
- psychisches 689
- psychotherapeutische Krisenintervention 514
- REBOA 648
- Scores 644
- Sonografie 645
- Thorax 209
- Triage“ 634
- Triageprotokolle 645
- Verhaltensweisen, zu vermeidende 514
Trauma Revised Injury Severity Score (TRISS) 644
Traumaexperte 209
Trauma-induced coagulopathy (TIC) 646
Traumaklassifizierungen 656
Traumaleader, DCS 649
Traumamanagement 325
- Beckentamponade 640
- Canyon-Rettung 362
- DCR 637
- Diagnostik 638
- Erstversorgung, nach 641
- Notaufnahme 631
- präklinisches 229
- Primary Survey 636
- REBOA-Verfahren 640
- Schockraum-Thoraktomie 640
- Triage 634
- Vasopressoren 637

Traumapatienten
- akute Stabilisierung 647
- Canyoning 347
- chirurgische Noteingriffe 640
- E-FAST 645
- Erstversorgung 634
- präklinische Erstversorgung 658
- Primary survey 636
- Tranexamsäure 650
Traumaseitenlage 185
Trauma-Sonografie (E-FAST) 631
Traumasysteme 644
Traumateam, Notaufnahme 631, 633
Traumateamleader 633
Trauma-Triage
- Algorithmus" 635
- anatomische Kriterien" 634
- klinische Kriterien" 634
- Kriterien 634
Traumaversorgung 633
Traumaversorgung, systematische 643
Traumazentren 644
Treat first what kills first 191
Triage
- Algorithmen 685
- Blitzschlagunfälle 415
- HOPE-Score 251
- Identifikationskarte 681
- Lawinenverschüttete 286
- MANV 680
- Mehrfachverletzte 644
- Notaufnahme" 634
- Phase 680
- Protokolle 644–645
- Schwerverletzte 644
- Trauma" 634
- Ultraschall 208
- umgekehrte 415, 686
Triage Revised Trauma Score (T-RTS) 644
Triagepunkt 678
Triage-Situation 669
Triagestrategien 684
Triage-System, farbcodiertes 680
Trias, tödliche 649, 656
Tricarbonsäurezyklus 422
Trillerpfeifen, Canyoning 354
Triple-H-Syndrom 606
- Lawinenverschüttung 271
Trockenanzüge, Canyoning 353
Trockenschneelawine 266
Trommelfellrisse 414
Tryptophanhydroxylase 424
Tschechische Republik, Bergrettung 13
Tubusthorakostomie 639
Twin-tape 166

U

Überlastungsverletzungen 226
Überlebensausrüstung 95
Übertriage 619, 645
Ultraschall
- Point-of-Care-Ultraschall (POCUS) 208
- schwierige Umgebung 208
Ultraschallgeräte
- Auswahl 208
- tragbare 208
Umlagerung, Polytrauma 186
Umluftunabhängiges Atemschutzgerät (SCABA) 377
Union Internationale des Associations d'Alpinisme (UIAA MedCom) 700
Union Internationale des Associations d'Alpinisme (UIAA) 223, 353
United Kingdom, Bergrettung 14
Unterarmfraktur 195
Unterdruck-Lungenödem 272
Unterkühlung 145
Unterlassene Hilfeleistung 714
Unterspülungen, Wasser 394
Untertriage 619, 645
USA, Bergrettung 14

V

Vakuummatratzen
- Stabilisierung 165
- Wirbelsäule 616
Vakuumschiene 197
Vakuumschienen 165
- undichte 169
Vakuum-Wund-Drainage 650
Vasodilatation, kälteinduzierte 300, 306
Vasopressoren 649
- Anaphylaxie 524
- Bisse/Stiche 457
- Flüssigkeitstherapie 534
- Lawinenopfer 281
- Traumamanagement 637
Venös-arterielle ECMO (VA ECMO) 254
Veno-venöse ECMO (VV-ECMO) 254
Verbrennungen 158
- Höhlenunfälle 383
- kardiopulmonale Reanimation 607
Verdünnungshyponatriämie 437
Verdunstung 434
Verdunstungskühlung 443
Vergiftungen
- Alkohol 512
- Benzodiazepine 512
- Daten 452
- kardiopulmonale Reanimation 607
- neuro-/zytotoxische 456, 458
- Schlangen 453
- Stiche und Bisse 451
Verklausungen 394
Verletzte
- Identifikations- und Triagekarte 681
- Lagerung 185
Verletzungen
- Abdomen 144, 650, 653
- Aorta 484
- Blitzschlag 146, 409, 411
- Extremitäten 163
- Gefäße 651
- Gefäßverletzungen 217
- Gehirn 657
- Gleitschirmfliegen 334
- Hizschlag 146
- Höhlenunfälle 373
- intraabdominelle 648
- Kompressionsverletzungen 316
- Lawinenopfer 273
- Lawinenunfälle 144
- Leber 656
- Milz 654
- Monitoring 142
- pelvine 648
- Spaltensturz 146
- Stromschlag 411
- Sturz 145
- thermische 302
- Thorax 144, 209, 652
- Überlastungsverletzungen 226
- Wirbelsäule 163, 200
Verletzungs- und Krankheits-Score, UIAA Medical Commission 225
Verletzungsarten
- Klettern 230
Verletzungsmechanismen 172
Verletzungsmuster
- Abdomentrauma 184
- Beckentrauma 184
- Canyoning 349
- Extremitätentrauma 184
- Flugunfälle 330
- Gletscherspaltenunfälle 317
- Hochrisikoluftsportarten 330
- Höhlenunfälle 371
- Klettern 173
- Kletterunfälle 224–225
- Polytrauma 172
- Rückenmarksverletzungen 182
- Schädel-Hirn-Trauma 181
- Thoraxtrauma 183
Verrenkungen 144
- Canyoning 349
Versorgung, medizinische
- alpines Gelände 115
- Bergrettung 110
- Polytrauma 186
- zweistufiges System 111
Verwesung 721
Vettorato, Carlo 22
V-Form, Wasser
- stromabwärts 395
- stromaufwärts 395
VFR-Flüge 55
Videolaryngoskop 572
Virtual Learning Environment (VLE) 81
Visual Flight Rules (VFR) 55
Vitalstabilisierung
- Gerinnungsstörungen 180
- Herz-Kreislauf-Stillstand 177
- Hypothermie 181
- respiratorisches Versagen 176
- Schock 178
Vorakklimatisierung 493

W

Wärmeableitung
- beeinträchtigte 435
- Mechanismen 434
Wärmedecken 382

Wärmeleitung 434
Wärmepackungen 382
Wasser
– Höhlen 377
– laminare Srömung 393
– spiralförmige Strömung 394
– Strudel 394
Wasserrettung
– Algorithmus 401
– Ausrüstung 400
– Flussdynamik 391
– Gefahren des Flusses 394
– Geschichte 391
– Grundsätze 400
– Höcker 395
– Kissen 394
– Löcher 395
– luftgestützte Rettungen 404
– Management, medizinisches 399
– Morbidität und Mortalität 399
– Risikobewertung 401
– Selbstrettungstechniken 396
– Standard-Handzeichen 401
– Überlebensdauer 398
– Unterspülungen 394
– Verklausungen 394
– Vorplanung 400
– Wildwasser-Rettungstechniken 402
Weißwasserrettung 391
Wetter, böse 373
White-Out-Effekte 719
Wiedererwärmung
– aktive 663
– Grad I 307
– Grad II 307
– Grad III 307
– minimalinvasive 666
– rasche 306
– Techniken 663–664
– Therapie 664
Wiedererwärmungsmethoden
– Effektivität 253
– extrakorporale 252
– Klassifikation 250
– nicht-extrakorporale 252
Wiget, Urs 22
Wilderness Medical Society (WMS) 40
Wildwasser
– Einstieg 403
– Kontaktrettung 403
– Laminare Strömung 393
– SAR-Hubschrauber 392
– spiralförmige Strömung 394
– Strudel 394
Wildwasserhydrologie 391
Wildwasserrettung
– Einschätzung 401
– luftgestützte Rettungen 404
– Schwimmen im Wildwasser 402
– seilgestützte Rettungstechniken 404
Winch-Operator 102
Windchill 299, 319
Windchill-Temperaturen 700
Windenbergung
– Besonderheit 45
– Flugsicherheit 100
– Hubschrauberrettung 63–64, 102
– Luftrettung 223
– Polytrauma 186
– Rettungswinden 102
Windenbetrieb
– dynamischer 103
– statischer 103
Windenoperator 102
Windenrettung
– dynamische 406
– statische 406
Windensysteme 54
Wirbelsäulenverletzungen
– Canyoning 349
– Lokalisation 202
– Secondary Survey 143
– Transport 616
– Ursachen 200
Woundpacking 637
Wunddehiszenz 156
– Bildung 155
Wunden
– Anamnese 152
– Bauchraum 157
– Blasen 158
– Frakturen 159
– Füße 159
– Gesicht 159
– Hals 159
– Hände 159
– Impfschema 157
– Insektenstiche 159
– Kopf 159
– offene 157
– Schürfwunden 157
– Thorax 158
– Tierbisse 158
– Untersuchung 153
– Verbrennungen 158
Wundheilung 151
Wundinfektion 152
Wundklammer 218
Wundreinigung 154
Wundverschluss
– Methoden 155
– Primärverschluss 155
Wundversorgung
– Antibiotika 156
– Erfrierungen 310
– Tetanus 156
– Tollwurt 157
– Ziele 151
Wurfsack 355, 357

Z

Zafren, Ken 22
Zaleplon 510
Zappelli, Cosimo 22
Zerebrovaskuläre Notfälle
– Behandlung 486
– Klinik 486
– Pathophysiologie 485
Zervikalstützen
– Halswirbelsäule 617
– harte 616
– Transport 617
– Wirbelsäulenverletzungen 616
Ziprasidon 517
Zirkulationsloch 395
Zolpidem 510, 517
Zoonose
– Canyoning 351
Z-Substanzen 517
Zweibein 315, 319
Zwei-Wege-Kommunikationssysteme 61, 91